中 華 人 民 共 和 國 藥 典

中藥

彩色圖集

（1995年版）

A COLOURED ATLAS OF THE CHINESE MATERIA MEDICA SPECIFIED IN PHARMACOPOEIA OF THE PEOPLE'S REPUBLIC OF CHINA

(1995 EDITION)

中華人民共和國衛生部藥典委員會編

Pharmacopoeia Commission of the Ministry of Public Health, P.R. China

三聯書店（香港）有限公司

JOINT PUBLISHING (H.K.) CO., LTD.

責任編輯　陳　岩　邵水生　劉廣第
美術編輯　曹　磊
版式設計　余笑雯　陳毅華　黃　冰　李解香
封面設計　洪清淇

書　　名　中華人民共和國藥典中藥彩色圖集（1995年版）
編　　者　中華人民共和國衛生部藥典委員會
出版發行　三聯書店（香港）有限公司
香港域多利皇后街九號
JOINT PUBLISHING (H.K.) CO., LTD.
9 Queen Victoria Street, Hong Kong
印　　刷　南海國際印刷有限公司
香港柴灣豐業街十號3樓
版　　次　1996年11月香港第一版第一次印刷
規　　格　大16開（210×285mm）536面
國際書號　ISBN 962 · 04 · 1326 · 1

Published & Printed in Hong Kong

本書原出版者為廣東科技出版社，經授權由
三聯書店（香港）有限公司出版發行。

編著者(EDITORS)

姚達木(Yao Damu)	衛生部藥典委員會(Pharmacopoeia Commission of the Ministry of Public Health, P.R.China)
張景保(Zhang Jingbao)	衛生部藥典委員會(Pharmacopoeia Commission of the Ministry of Public Health, P.R. China)
仇良棟(Chou Liangdong)	廣州市藥品檢驗所(Guangzhou Institute for Drug Control)
包雪聲(Bao Xueshcng)	上海市藥品檢驗所(Shanghai Institute for Drug Control)
順慶生(Shun Qingshcng)	上海職工醫學院(Shanghai Medical College for Health Staff)
齊　平(Qi Ping)	衛生部藥典委員會(Pharmacopoeia Commission of the Ministry of Public Health, P.R. China)
鄭漢臣(Zheng Hanchen)	第二軍醫大學(Second Military Medical University)
張　繼(Zhang Ji)	中國藥品生物制品檢定所(National Institute for the Control of Pharmaceutical and Biological Products)
高士賢(Gao Shixian)	長春中醫學院(Changchun College of Traditional Chinese Medicine)
郭濟賢(Guo Jixian)	上海醫科大學(Shanghai Medical University)
郭　蘇(Guo Shu)	中國藥品生物制品檢定所(National Institute for the Control of Pharmaceutical and Biological Products)
王玉璽(Wang Yuxi)	南京軍區總醫院(General Hospital of Nanjing, P.L.A)
林惠蓉(Lin Huirong)	廣東省藥品檢驗所(Guangdong Institute for Drug Control)
朱品業(Zhu Pinye)	廣州市藥品檢驗所(Guangzhou Institute for Drug Control)
楊兆起(Yang Zhaoqi)	中國藥品生物制品檢定所(National Institute for the Control of Pharmaceutical and Biological Products)
李　釗(Li Zhao)	黑龍江省藥品檢驗所(Heilongjiang Institute for Drug Control)
郭　偉(Guo Wei)	衛生部藥典委員會(Pharmacopoeia Commission of the Ministry of Public Health, P.R. China)

前　言

《中華人民共和國藥典中藥彩色圖集》（1990 年版）於 1991 年正式出版發行以來，受到各界人仕的歡迎，相繼出版了香港版、台灣版。國內外影響不斷擴大，被評價為當代最權威的中藥彩色圖集。但該書的編著由於當時條件的限制，尚存在一些不足之處，如某些重要多來源品種的圖片收集不全、藥材樣品代表性不夠，一些圖片質量欠佳等，急需在再版時作進一步補充和提高。

為此，我們在總結經驗的基礎上，加強領導，充實力量，重新編制《中華人民共和國藥典中藥彩色圖集》（1995 年版），對 1990 年版作了較大幅度的增刪和補充，圖版更換率達 50% 以上，使內容更加完善充實，其科學性、學術性、實用性更高，並增加了英文説明，便於國際交流。該圖集中的絕大部份原植物圖片為本書編著者跋山涉水、歷盡艱苦、深入產區、實地拍攝；藥材標本和組織切片經精心選擇及製作。全部圖片真實、準確地反映出《中華人民共和國藥典》1995 年版（一部）所收載中藥材原植（動、礦）物的形態、生境、藥材形狀、組織切片和表面觀制片的特徵，是執行國家藥典的重要系列叢書之一。

本版《圖集》的少部份圖片是1990年版圖集作者鈕祥康拍攝的，另有少部份是劉玉琇、鄔家林、吳光第、李延輝、趙素雲、李寧漢、施大文、彭治章、李永江、岳松健、喬東虎、嚴仲凱、吳承忠、范崔生、付龍庚等同志提供的。本《圖集》的有關部份曾經謝宗萬教授審閱，並得到有關科研、教學、藥檢、生產、供應等單位的大力支持，在此一併致以謝意。

與上一版圖集比較，本版《圖集》盡管做了較大的增刪，日趨完善，但仍還存在一些不足，誠懇希望廣大讀者提出寶貴意見和建議。

中華人民共和國衛生部藥典委員會

PREFACE

The Coloured Atlas of Chinese Materia Medica Specified in Chinese Pharmacopoeia (1990) was published formally in 1991, and well received by personalities of various circles. Since then, the Hong Kong edition and Taiwan edition of the Atlas were published successively. It was exerted a tremendous influence at home and abroad, and has been evaluated as the most authoritarian coloured atlas of Chinese materia medica. However, owing to the limited condition at that time, there are some deficiencies in the Atlas, such as the photographs of some important species from various origins, the representative samples of some crude drugs, and the quality of some photographs are insufficient. Thus, it is of importance to further supplement and improve the Atlas when the new edition will be published.

Based on the experience of the past, we organised a powerful editorial committee for preparing The Coloured Atlas of Chinese Materia Medica Specified in Chinese Pharmacopoeia (1995) . The new edition was revised and enlarged extensively. It has substantial contents, which exhibits high quality scientifically and practically. In order to international cultural exchange, English notices were added. Most of the plant photographs in the new Atlas were taken in the producing areas by the experts who travelled across mountains and rivers hardly. The histological sections were elaborately prepared for microphotography. Photographs were carefully chosen from some thousands of films. More than 50% of the plates were changed. All photographs can really reflect the morphological characters and habitats of the original plants (animals, minerals) , and the macroscopical and microscopical characters (histological sections and surfaces) of the crude drugs specified in Chinese Pharmacopoeia (1995) . The Atlas (1995) is one of the important series publications for carrying out Chinese Pharmacopoeia.

A part of the photographs in the Atlas (1995) were taken by Drs. Niu Xiangkang, one of the authors of the Atlas (1990) , and a few were supplied by Drs. Liu Yuxiu, Wu Jialin, Wu Guangdi, Li Yanhui, Zhao Suyun, Li Ninghan, Shi Dawen, Peng Zhizhang, Li Yongjiang, Yue Songjian, Qiao Donghu, Yan Zhongkai, Wu Chengzhong, Fan Cuisheng and Fu Longgeng. The Atlas (1995) was partially checked and approved by Prof. Xie Zong Wan, and supported by many units of research, teaching, drug control, production, and supply. To all these we are most grateful.

In comparison with the previous edition, the present edition of Atlas has been revised and enlarged extensively. It is certain that this edition is more perfect than the previous edition, but some deficiencies may still exist. It is hoped sincerely that comments and suggestions will be provided by the reading public.

The Pharmacopoeia Commission
of the Ministry of Public Health,
the People's Republic of China

編寫説明

一、《中華人民共和國藥典中藥彩色圖集》（1995年版）按《中華人民共和國藥典》（1995年版，一部）所收載522種藥材及其製品的順序編排，將其原植（動、礦）物生態、藥材性狀、組織橫切面和表面觀的顯微特徵，採用彩色攝影，以幫助讀者準確識別理解、執行《藥典》的內容。

二、本版《圖集》文字敘述約20餘萬字，中英文對照。彩色圖片共1506幅，其中原植物照片606幅，藥材照片659幅，顯微照片241幅。

每一品種下設原植物及藥材兩項，凡《藥典》鑒別項下規定橫切面或表面觀者，則增加相應內容。

原植（動）物彩色照片均係實地拍攝，能如實反映其生態環境，絕大多數原植物照片均有花、果等鑒別特徵。

藥材彩色照片主要根據商品實物拍攝後精選，力求在形態、色澤和斷面等方面與《藥典》規定性狀一致。

藥材橫切面和表面觀採用顯微攝影照片，並增加了偏振光顯微攝影，突出毛茸、結晶、黏液層等的特徵。

三、多來源品種的藥材，其原植物圖片盡可能補齊，如石斛、淫羊藿等多種來源，力求盡量收集全，並配以相應藥材外形圖片。

藥材顯微特徵的描述因在《藥典》正文中已有規定，本版《圖集》不再重覆。

四、本版與一九九○年版相比，增加了〔性味功能與主治〕和〔用法與用量〕二項及英文提要。

五、本書的目錄、各種索引均採用編碼檢索。

NOTICES

1. The 522 kinds of Chinese crude drugs and their preparations specified in the Atlas (1995) are arranged in accordance with Chinese Pharmacopoeia (1995). The ecology of original plants (animals, minerals), the macroscopical and microscopical characters (histological sections and surfaces) of the crude drugs were made into coloured photographs. This Atlas can be of great help to the readers in understanding and carrying out Chinese Pharmacopoeia.
2. This Atlas contains more than 200,000 words of description (Chinese—English), and 1506 coloured photographs, including 606 photographs of original plants, 659 photographs of crude drugs, and 241 photographs of microscopical characters. Each species includes two items——original plant and crude drug.

   All the coloured photographs of original plants were taken in the producing areas. They can really reflect the original plants' ecology. Most of the plants taken were with flowers or fruits.

   The coloured photographs of crude drugs were mainly taken of commodity and carefully chosen. The characters, such as shape, colour, fracture, of the drugs are in accordance with Chinese Pharmacopoeia. The photographs of transverse sections and surfaces were taken by microphotography or polarising microphotography, reflecting the characters of hairs, crystals and mucilage layers, etc.
3. In case of the crude drugs from various sources, their photographs of original plants are collected completely, such as Herba Dendrobii and Herba Epimedii. This Atlas contains no macroscopical and microscopical descriptions of crude drugs, because they are specified in Chinese Pharmacopoeia.
4. The two items——Action and Indications, Usage and Dosage, are added in this edition.

目　録

201 遠志
202 杜仲
203 豆蔻
204 芫花
205 花椒
206 花蕊石
207 芥子
208 蒼朮
209 蒼耳子
210 芡實
211 蘆薈
212 蘆根
213 蘇木
214 蘇合香
215 赤小豆
216 赤石脂
217 赤芍
218 兩頭尖
219 兩面針
220 連錢草
221 連翹
222 吳茱萸
223 牡丹皮
224 牡荊葉
225 牡荊油
226 牡蠣
227 何首烏
228 製何首烏
229 伸筋草
230 佛手
231 皂角刺
232 餘甘子
233 穀芽
234 穀精草
235 龜甲
236 辛夷
237 沙苑子
238 沙棘
239 沉香
240 羌活
241 訶子
242 補骨脂
243 阿魏
244 陳皮
245 附子
246 忍冬藤
247 雞內金
248 雞血藤
249 雞骨草
250 雞冠花
251 玫瑰花
252 青木香
253 青風藤
254 青葉膽
255 青皮
256 青果
257 青葙子
258 青蒿
259 青黛
260 青礞石
261 枇杷葉
262 板藍根
263 松節油
264 松花粉
265 楓香脂
266 刺五加
267 苦木
268 苦杏仁
269 苦參
270 苦楝皮
271 苘麻子
272 鬱李仁
273 鬱金
274 虎杖
275 明黨參
276 岩白菜素
277 昆布
278 羅布麻葉
279 羅漢果
280 知母
281 委陵菜
282 垂盆草
283 使君子
284 側柏葉
285 佩蘭
286 金沸草
287 金果欖
288 金錢白花蛇
289 金錢草
290 金銀花
291 金櫻子
292 金礞石
293 狗脊
294 魚腥草
295 京大戟
296 鬧羊花
297 爐甘石
298 澤蘭
299 澤瀉
300 卷柏
301 降香
302 細辛
303 珍珠
304 珍珠母
305 枳殼
306 枳實
307 柏子仁
308 梔子
309 枸杞子
310 枸骨葉
311 柿蒂
321 胡蘆巴
313 胡黃連
314 胡椒
315 荊芥
316 南沙參
317 南板藍根
318 南鶴虱
319 茜草
320 蓽茇
321 蓽澄茄
322 草烏
323 製草烏
324 草烏葉
325 草豆蔻
326 草果
327 茵陳
328 茯苓
329 茶油
330 茺蔚子
331 荔枝核
332 砂仁
333 牽牛子
334 厚樸
335 厚樸花
336 威靈仙
337 輕粉
338 鴉膽子
339 韭菜子
340 蛤蟆油
341 骨碎補
342 鐘乳石
343 鉤藤
344 香加皮
345 香附
346 香果脂
347 香櫞
348 香薷
349 重樓
350 禹州漏蘆
351 禹餘糧
352 獨活
353 膽南星
354 胖大海
355 急性子
356 洋地黃葉
357 洋金花
358 前胡
359 首烏藤
360 穿山甲
361 穿心蓮
362 薑黃
363 絡石藤
364 珠子參
365 秦艽
366 秦皮
367 桂枝
368 桔梗
369 桃仁
370 核桃仁
371 桉油
372 萊菔子
373 蓮子
374 蓮子心
375 蓮房
376 蓮鬚
377 莪朮
378 荷葉
379 夏天無
380 夏枯草
381 柴胡
382 黨參
383 鴨跖草
384 積雪草
385 射干
386 徐長卿
387 高良薑
388 凌霄花
389 浙貝母
390 海馬
391 海風藤
392 海龍
393 海金沙
394 海螵蛸
395 海藻
396 浮萍
397 粉萆薢
398 益母草
399 益智
400 拳參
401 娑羅子
402 預知子
403 桑葉
404 桑白皮
405 桑枝
406 桑寄生
407 桑椹
408 桑螵蛸
409 通草
410 梅花
411 菟絲子
412 菊花
413 菊苣
414 黃芩
415 黃芪
416 黃連

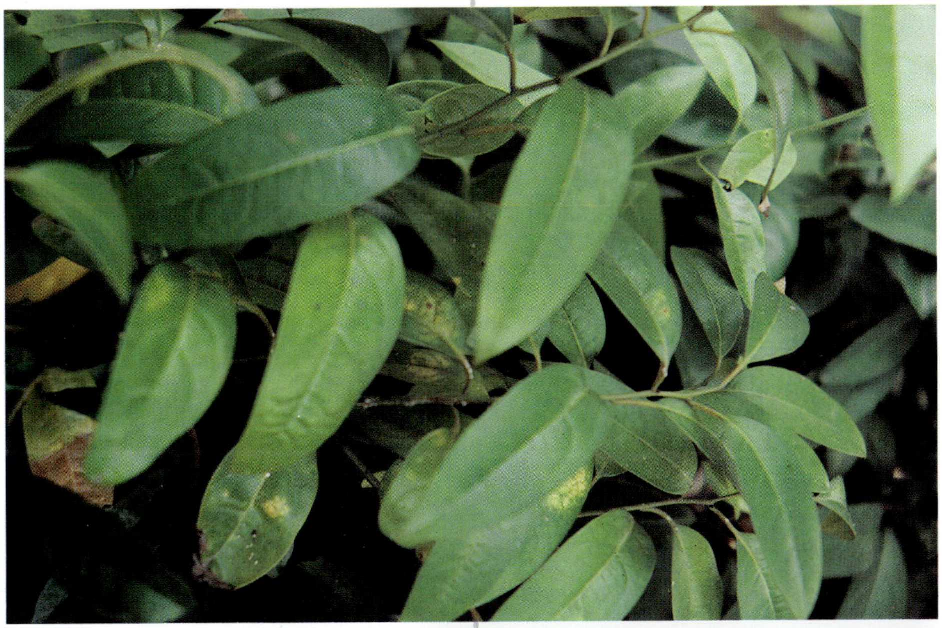

丁公藤 ▲

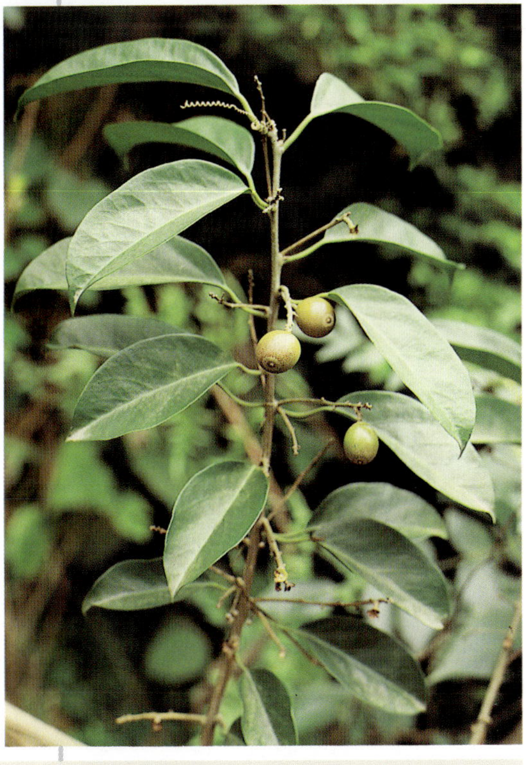

光葉丁公藤 ▶

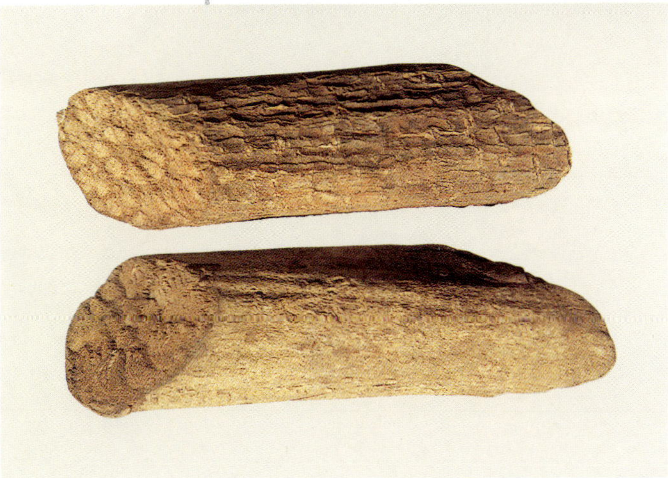

藥材丁公藤 ▶

001 丁公藤

Dinggongteng

Erycibe Stem

CAULIS ERYCIBES

本品為旋花科植物丁公藤 Erycibe obtusfolia Benth. 或光葉丁公藤 Erycibe schmidtii Craib 的乾燥藤莖。

〔**原植物**〕①丁公藤：高大攀援灌木，小枝圓柱形。葉革質，卵狀橢圓形或倒卵形。長 5～15cm，寬 2～6cm。兩面無毛。總狀聚傘花序，腋生或頂生，萼片外有褐色柔毛；花金黃色或黃白色。雌蕊子房圓柱形，漿果球形。②光葉丁公藤：聚傘花序圓錐狀，內萼片密毛。花白色；花瓣中密被黃褐色絹毛。

〔**藥材性狀**〕本品為斜切的段或片，直徑 1～10cm。外皮灰黃色、灰褐色或淺棕褐色，稍粗糙，有淺溝槽及不規則縱裂或龜裂紋。皮孔點狀或疣狀，黃白色。老的栓皮呈薄片剝落。質堅硬，纖維較多，不易折斷。切面橢圓形，黃褐色或淺黃棕色，異型維管束花朵狀或塊狀，木質部的導管呈點狀。

〔**性味功能與主治**〕辛、溫；有小毒。祛風除濕，消腫止痛。用於風濕痹痛，半身不遂，跌撲腫痛。

〔**用法與用量**〕3～6g，用作配製酒劑，內服或外搽。

〔**注意**〕本品有強烈的發汗作用，虛弱者慎用，孕婦忌服。

Erycibe Stem is the dried stem of Erycibe obtusfolia Benth. or Erycibe schmidtii Craib (Fam. Convolvulaceae).

Action To relieve rheumatic conditions, and to relieve swelling and pain.

Indications Rheumatic arthralgia, hemiplegia, traumatic swelling and pain.

Usage and dosage 3～6g, used for making medicinal wines; orally or apply topically.

Precaution It exhibits a strong diaphoretic activity. Used with caution in weak patients. Contraindicated in pregnancy.

002 丁香

Dingxiang

Clove

FLOS CARYOPHYLLI

本品為桃金娘科植物丁香 Eugenia caryophyllata Thunb. 的乾燥花蕾。

〔**原植物**〕常綠喬木。葉對生；葉片長方卵形或長方倒卵形，全緣。花芳香，成頂生聚傘圓錐花序；花萼肥厚，綠色後轉紫紅色。花冠白色，帶紫色，短管狀，4 裂，雄蕊多數。子房下位。漿果紅棕色，長方橢圓形。

〔**藥材性狀**〕本品略呈研棒狀，長 1～2cm。花冠圓球形，直徑 0.3～0.5cm，花瓣 4，覆瓦狀抱合，棕褐色至褐黃色，花瓣內為雄蕊和花柱，搓碎後可見衆多黃色細粒狀的花藥。萼筒圓柱狀，略扁，有的稍彎曲，長 0.7～1.4cm，直徑 0.3～0.6cm，紅棕色或棕褐色，上部有 4 枚三角狀的萼片，十字狀分開。富油性，氣芳香濃烈。

〔**性味功能與主治**〕辛，溫。溫中降逆，補腎助陽。用於脾胃虛寒，呃逆嘔吐，食少吐瀉，心腹冷痛，腎虛陽痿。

〔**用法與用量**〕1～3g。

Clove is the dried flower bud of *Eugenia caryophyllata* Thunb. (Fam. Myrtaceae).

Action To warm the *spleen* and stomach, to regulate the adverse flow of the stomach qi, and to restore the *kidney yang*.

Indications Hiccup, vomiting, anorexia, diarrhea and epigastric and abdominal pain with cold sensation in *deficiency-cold* syndromes of the *spleen* and stomach; impotence due to *deficiency* of the *kidney yang*.

Dosage 1～3g.

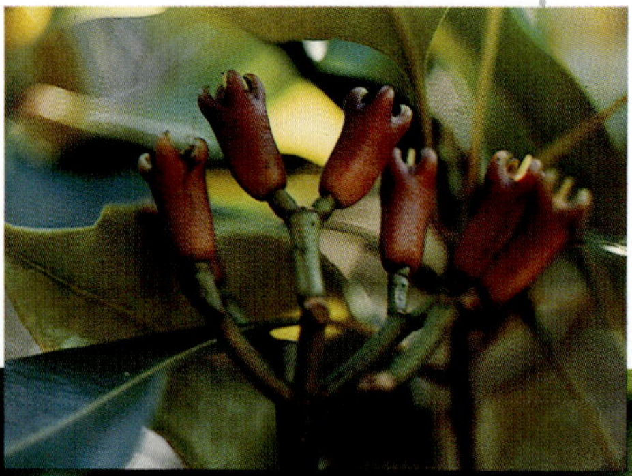

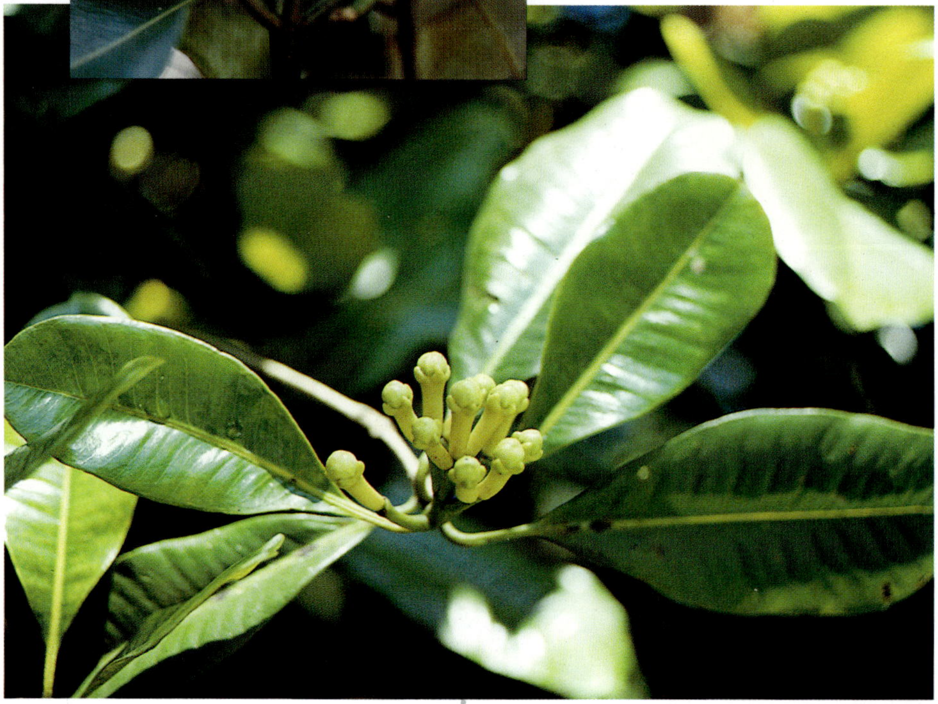

◀▼ 丁香

▼ 藥材丁香萼筒中部橫切面

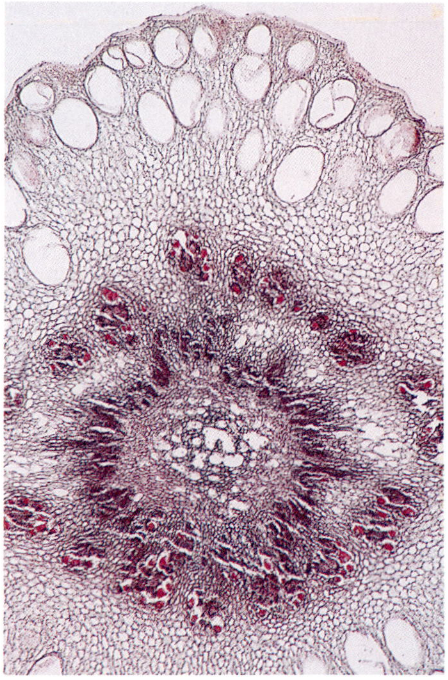

▼ 藥材丁香

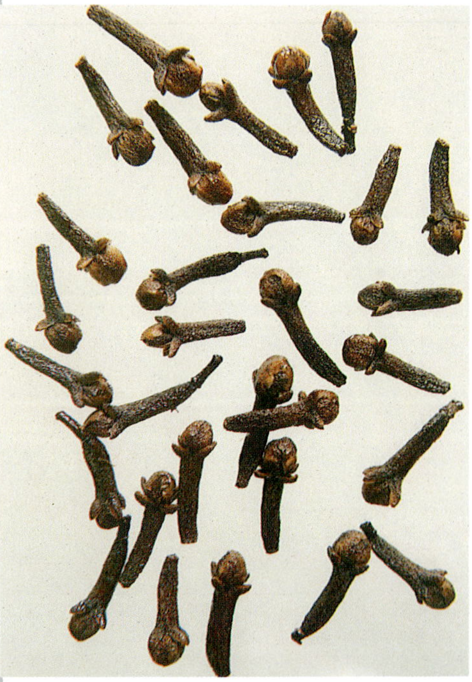

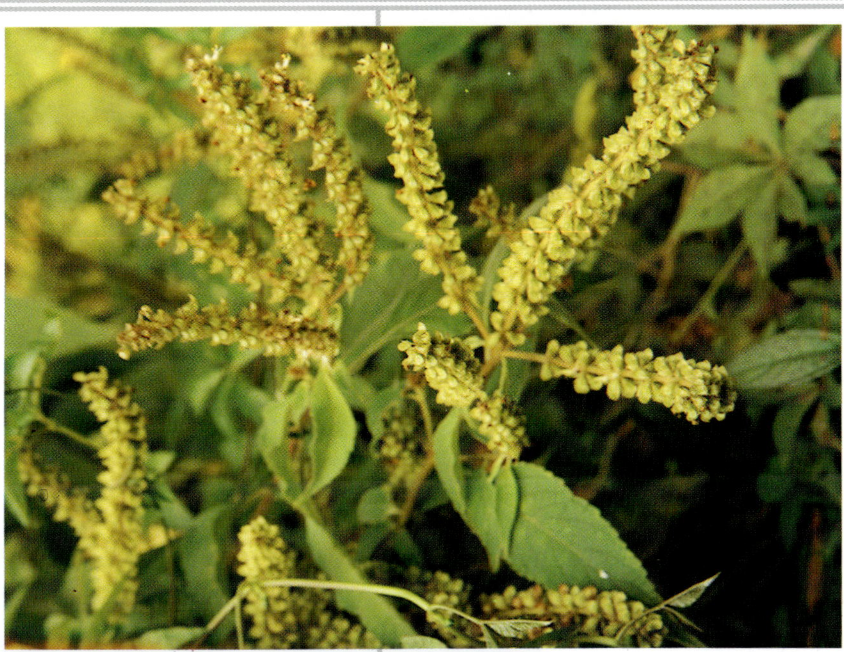

▲ 丁香羅勒

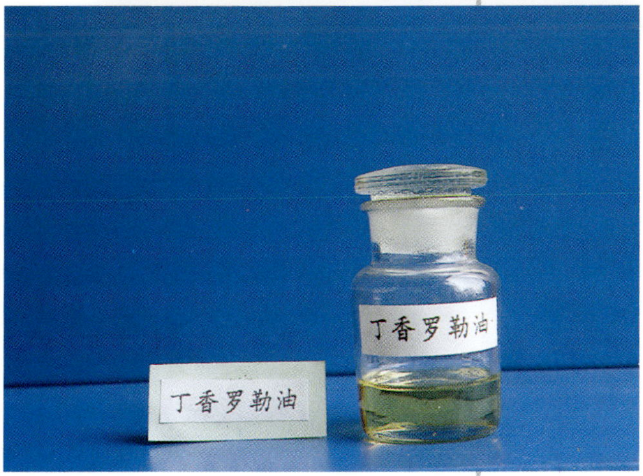

◀ 丁香羅勒油

003 丁香羅勒油

Dingxiang Luoleyou

Ocimum Oil

OLEUM OCIMI GRATISSIMI

本品為唇形科植物丁香羅勒 Ocimum gratissimum L. 的全草經水蒸氣蒸餾得到的揮發油。

〔**原植物**〕直立，灌木高 0.5～1m。全體芳香。莖四方形。葉對生：卵形或卵狀披針形，下面有腺點。輪傘花序頂生，每輪生 6 朵花，花冠兩唇形，黃白色；雄蕊 4，2 強。小堅果 4。

〔**藥材性狀**〕本品為淡黃色的澄清液體；有類似丁香的香氣，味辛辣，而有麻脹感；露置空氣中或貯存日久，漸變棕色，質漸濃稠。

本品在乙醇、乙醚或冰醋酸中易溶，在水中幾乎不溶。

相對密度：應為 1.030～1.050。折光率：應為 1.530～1.540。

〔**功能與主治**〕局部鎮痛、防腐藥。用於齲齒等。

Ocimum Oil is the volatile oil obtained by steam distillation from the herb of *Ocimum gratissimum* L. (Fam. Labiatae).

Action Local analgesic, antiseptic disinfectant.

Indication Toothache due to caries.

004 八角茴香

Bajiaohuixiang

Chinese Star Anise

FRUCTUS ANISI STELLATI

本品為木蘭科植物八角茴香 Illicium verum Hook. f. 的乾燥成熟果實。

〔**原植物**〕常綠喬木，高達 20m。葉互生，革質，橢圓狀倒卵形至橢圓狀倒披針形，全緣，有透明油點。花單生葉腋；花被片 7～12，數輪，覆瓦狀排列，內輪粉紅色至深紅色；心皮 8～9 離生，輪狀排列。聚合果放射星芒狀，紅褐色，蓇葖頂端鈍或鈍尖，稍反曲。

〔**藥材性狀**〕本品為聚合果，多由 8 個蓇葖果組成，放射狀排列於中軸上。蓇葖果長 1～2cm，寬 0.3～0.5cm，高 0.6～1cm；外表面紅棕色，有不規則皺紋，頂端呈鳥喙狀，上側多開裂；內表面淡棕色，平滑，有光澤；質硬而脆。

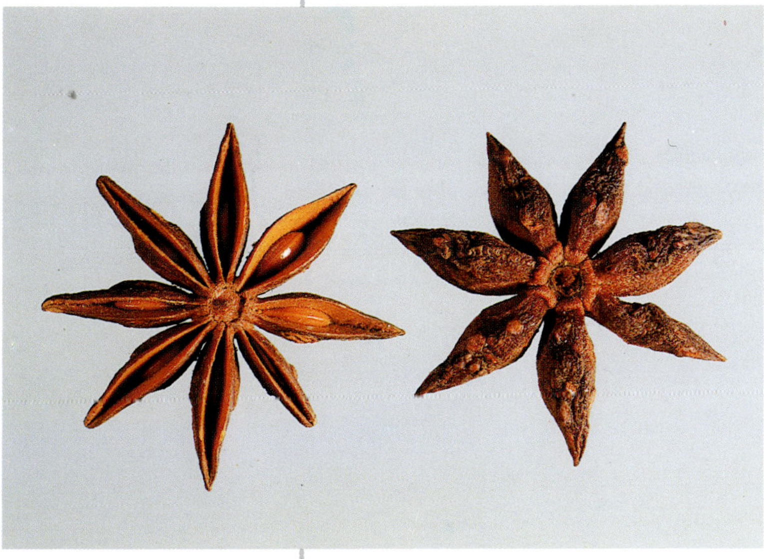

藥材八角茴香 ▶

果梗長 3～4cm，連於果實基部中央，彎曲，常脫落。每個蓇葖果含種子 1 粒，扁卵圓形，長約 6mm，紅棕色或黃棕色，光亮，尖端有種臍；胚乳白色，富油性。

〔性味功能與主治〕 辛、溫。溫陽散寒，理氣止痛。用於寒疝腹痛，腎虛腰痛，胃寒嘔吐，脘腹冷痛。

〔用法與用量〕 3～6g。

Chinese Star Anise is the dried ripe fruit of *Illicium verum* Hook. f. (Fam. Magnoliaceae).

Action To dispel *cold* to regulate the flow of *qi* and to relieve pain.

Indications Abdominal colic; lumbago due to deficiency in the *kidney*; vomiting and epigastric pain due to cold in the stomach.

Dosage 3～6g.

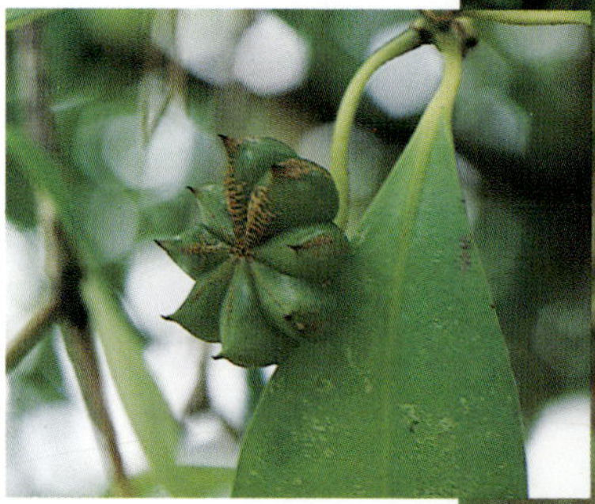

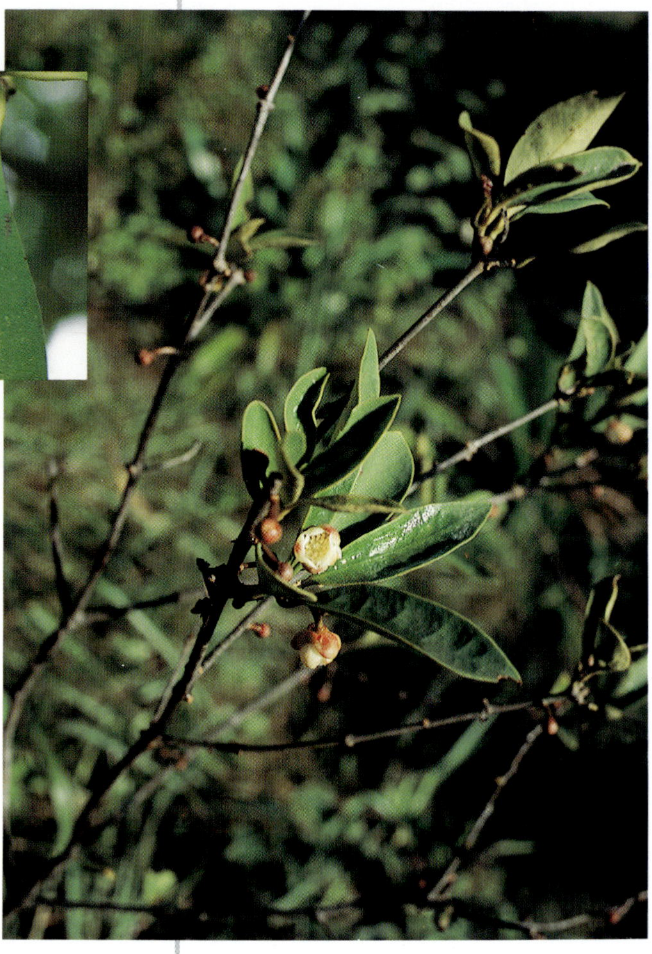

八角茴香 ▲ ▶

005 八角茴香油

Bajiao Huixiangyou

Anise Oil

OLEUM ANISI STELLATI

本品為木蘭科植物八角茴香 Illicium verum Hook. f. 的新鮮枝葉或成熟果實經水蒸氣蒸餾得到的揮發油。

〔原植物〕 見 004 八角茴香。

〔藥材性狀〕 本品為無色或淡黃色的澄清液體；氣味與八角茴香類似。冷時常發生渾濁或析出結晶，加溫後又澄清。本品在 90％乙醇中易溶。

相對密度：在 25℃時應為 0.975～0.988。凝點：應不低於 15℃。旋光度：取本品，置 1dm 的管中，依法測定，旋光度為－2°至＋1°。折光率：應為 1.553～1.560。

〔功能與主治〕 芳香調味藥及健胃藥。

〔用法與用量〕 口服，一次 0.02～0.2ml，一日 0.06～0.6ml。

Anise Oil is the volatile oil obtained by steam distillation from the fresh branch and leaf or the ripe fruit of *Illicium verum* Hook. f. (Fam. Magnoliaceae).

Action and indications Aromatic, flavouring and stomachic.

Dosage 0.02～0.2ml; 0.06～0.6ml daily.

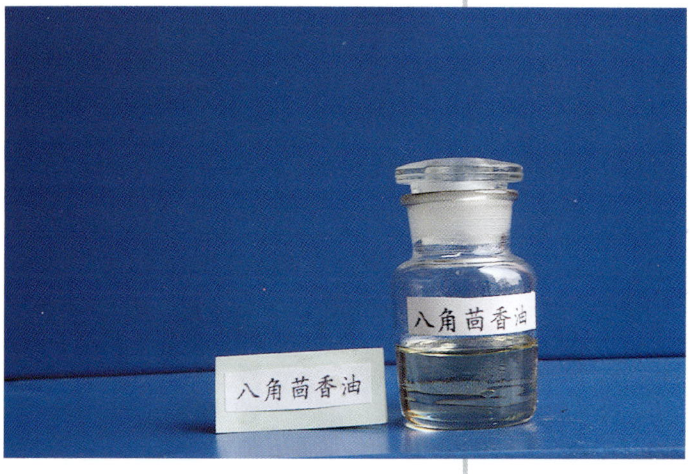

▲ 八角茴香油

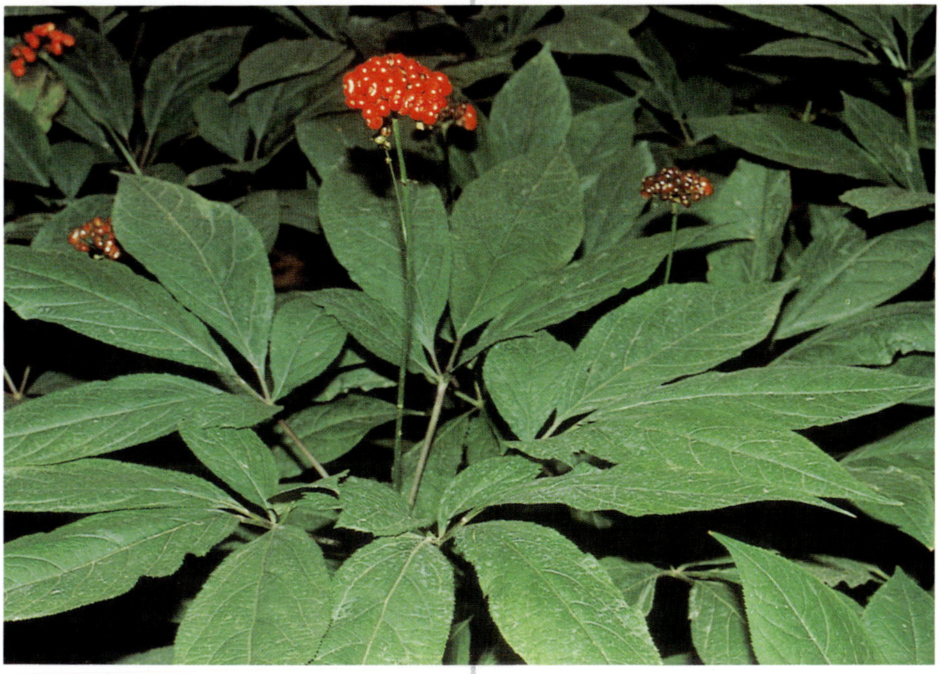

▲ 人参

▼ 藥材野山参

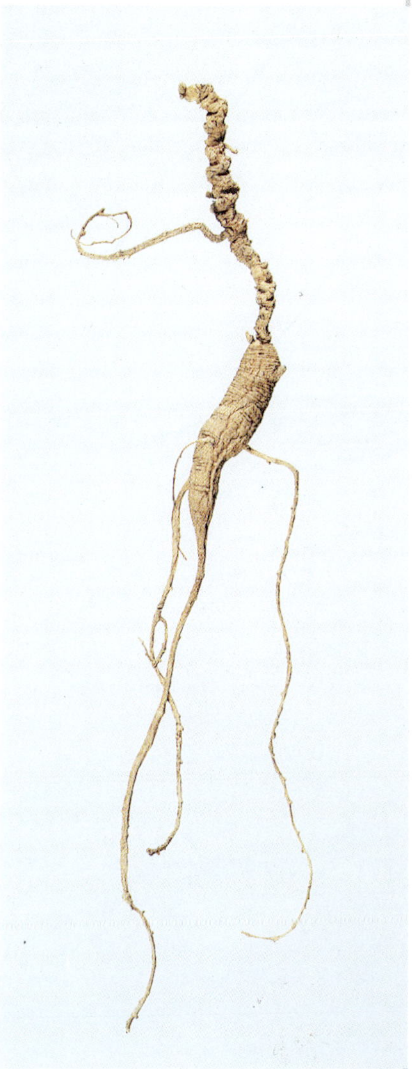

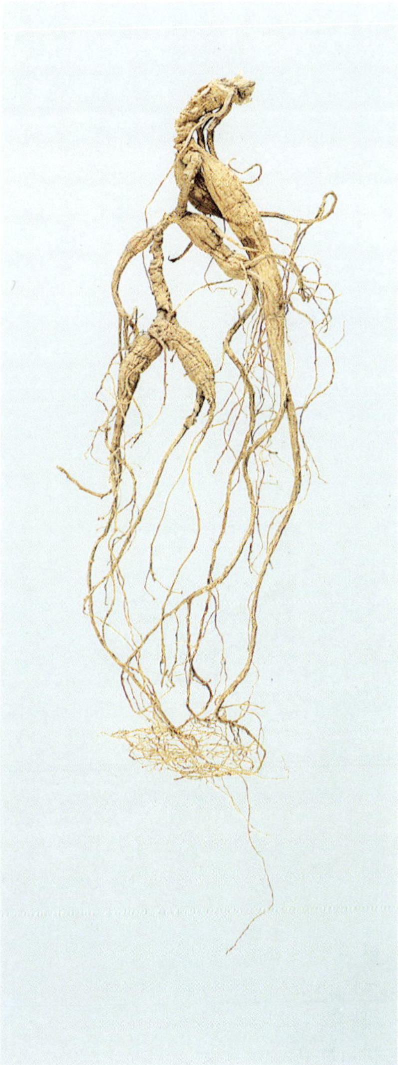

006 人参

Renshen

Ginseng

RADIX GINSENG

本品為五加科植物人參 Panax ginseng C. A. Mey. 的乾燥根。栽培者為"園參",野生者為"山參"。多於秋季採挖,洗淨。園參經曬乾或烘乾,稱"生曬參";蒸製後乾燥,稱"紅參";山參經曬乾,稱"生曬山參"。

〔**原植物**〕多年生草本,高達 65cm。主根肥大,圓柱形或紡錘形,黃白色。莖直立,單生。葉為掌狀複葉,3～6 片輪生莖頂;小葉 3～5;小葉片橢圓形,邊緣有細鋸齒。傘形花序頂生,有花 10～50 朵不等。漿果狀核果,熟時鮮紅色,扁腎形。種子 2 枚,腎形,乳白色。

〔**藥材性狀**〕①生曬參:主根呈紡錘形或圓柱形,長 3～15cm,直徑 1～2cm;表面灰黃色,上部或全體有疏淺斷續的粗横紋及明顯的縱皺,下部有支根 2～3 條,並着生多數細長的鬚根,鬚根上常有不明顯的細小疣狀突起。根莖(蘆頭)長 1～4cm,直徑 0.3～1.5cm,多拘攣而彎曲,具不定根(艼)和稀疏的凹窩狀莖痕(蘆碗)。斷面淡黃白色,顯粉性,形成層環紋棕黃色,皮部有黃棕色的點狀樹脂道及放射狀裂隙。②紅參:全長 6～17cm。主根長 3～10cm;表面半透明,紅棕色,偶有不透明的暗褐色斑塊,具縱溝、皺紋及細根痕,上部可見環紋,下部有 2～3 條扭曲交叉的支根。根莖上有莖痕及 1～2 條完整或折斷的不定根。斷面平坦,角質樣。③生曬山參:主根與根莖等長或較短,呈人字形,菱形或圓柱形,長 2～10cm;表面灰黃色,具縱紋,上端有緊密而深陷的環狀横紋,支根多為 2 條,鬚根細長,清晰不亂,有明顯的疣狀突起,習稱"珍珠疙瘩"。根莖細長,上部具密集的莖痕,不定根較粗,形似棗核。

〔**横切面**〕見圖。

〔**性味功能與主治**〕甘、微苦,平。大補元氣,復脈固脫,補脾益肺,生津,安神。用於體虛欲脫,肢冷脈微,脾虛食少,肺虛喘咳,津傷口渴,內熱消渴,久病虛羸,驚悸失眠,陽痿宮冷;心力衰竭，心原性休克。

〔**用法與用量**〕3～9g。

〔**注意**〕不宜與藜蘆同用。

Ginseng is the dried root of *Panax ginseng* C. A. Mey. (Fam. Araliaceae). The drug derived from the cultivated form is known as "Yuanshen" (Garden Ginseng) and the drug derived from the wild origin is known as "Shanshen" (Wild Ginseng). The drug is collected in autumn and washed clean. Sun-dried or bake dried. Yuanshen is known as "Shengshaishen" (Sun-dried Ginseng). After steamed dried Yuanshen is known as "Hongshen" (Red Ginseng). Sun-dried Shanshen is known as "Shengshaishanshen" (Sun-dried Wild Ginseng).

Action To reinforce the vital energy, to remedy collapse and restore the normal pulse, to benefit the *spleen* and *lung*, to promote the production of body fluid, and to calm the nerves.

Indications Prostration with impending collapse marked by cold limbs and faint pulse; diminished function of the *spleen* with-loss of appetite; cough and dyspnea due to diminished function of the *lung*; thirst due to impairment of body fluid, of diabetes caused by *internal heat*; general weakness with irritability and insomnia in chronic diseases; impotence or frigidity; heart failure, cardiogenic shock.

Usage and dosage 3～9g.

Precaution Incompatible with Rhizoma et Radix Veratri.

007 人參葉

Renshenye

Ginseng Leaf

FOLIUM GINSENG

本品為五加科植物人參 Panax ginseng C. A. Mey. 的乾燥葉。

〔**藥材性狀**〕本品常紮成小把，呈束狀或扇狀，長 12～35cm。掌狀複葉帶有長柄，暗綠色，3～6 枚輪生。小葉通常 5 枚，偶有 7 或 9 枚，呈卵形或倒卵形，基部的小葉長 2～8cm，寬 1～4cm；上部的小葉大小相近，長 4～16cm，寬 2～7cm，基部楔形，先端漸尖，邊緣具細鋸齒及剛毛，上表面葉脈生剛毛，下表面葉脈隆起。紙質，易碎。

〔**性味功能與主治**〕苦、甘、寒。歸肺、胃經。補氣，益肺，祛暑，生津。用於氣虛咳嗽，暑熱煩躁，津傷口渴，頭目

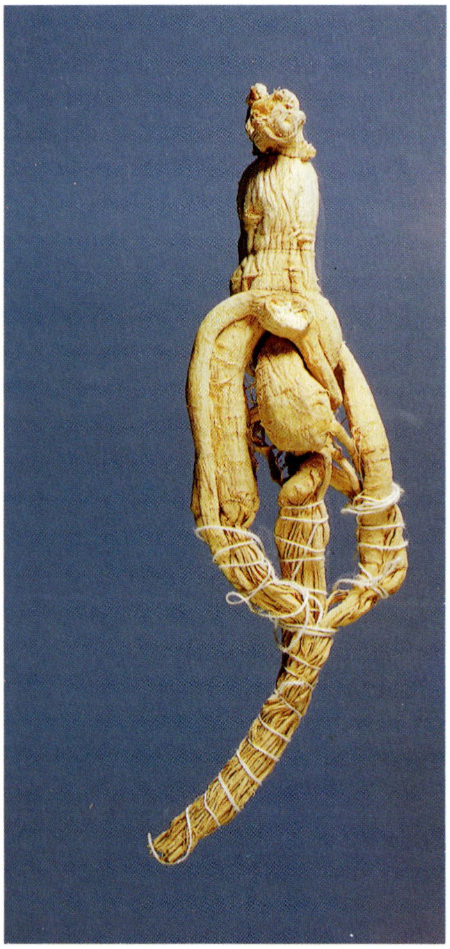

▲ 藥材生曬參

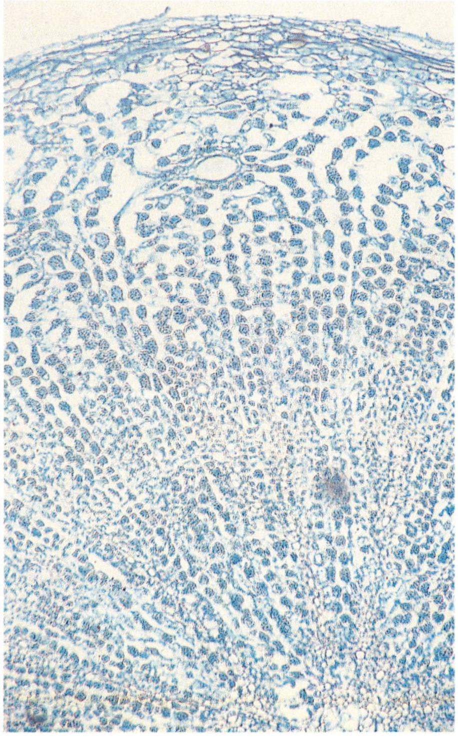

▲ 藥材人參橫切面

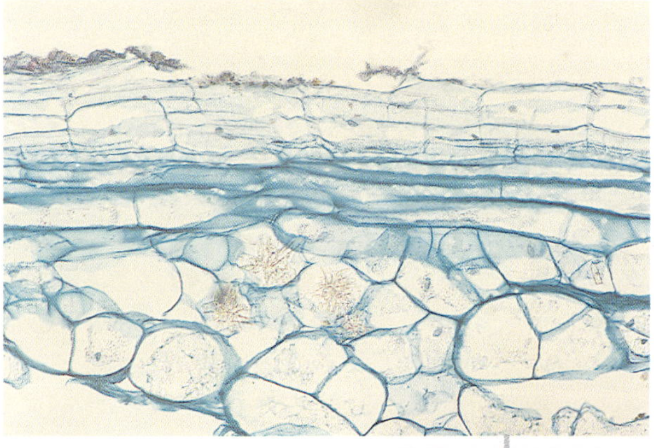

◀ 藥材人參橫切面皮層

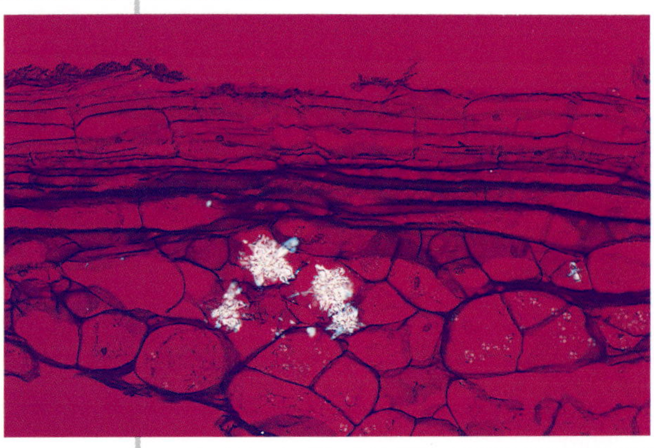

藥材人參橫切面皮層 ▶
（偏振光）

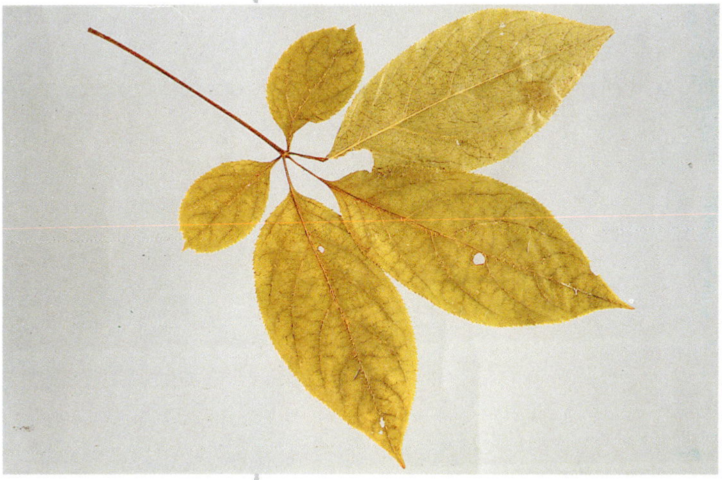

▲ 藥材人參葉

不清，四肢倦乏。

〔**用法與用量**〕3～9g。

〔**注意**〕不宜與藜蘆同用。

Ginseng Leaf is the dried leaf of *Panax ginseng* C. A. Mey. (Fam. Araliaceae).

Action To reinforce vital energy, to tonify the *lung*, to dispel *summer heat*, and to promote secretion of body fluid.

Indications Cough due to deficiency of *qi*; dysphoria due to *summer heat*; thirst due to impairment of body fluid; lassitude of limbs.

Dosage 3～9g.

Precaution Incompatible with Rhizoma et Radix Veratri.

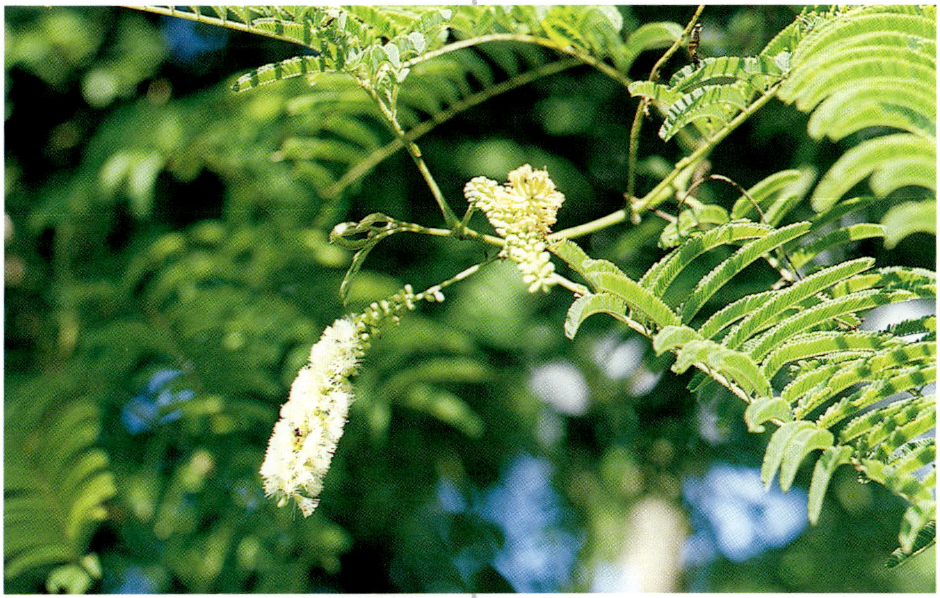

▲ 兒茶

008 兒 茶

Ercha

Cutch Black Catechu

CATECHU

本品為豆科植物兒茶 Acacia catechu (L.) willd. 的去皮枝、幹的乾燥煎膏。

〔**原植物**〕落葉小喬木，高 6～10m。小枝柔弱，有刺，刺雙生，在托葉下面，有鈎，二回雙數羽狀複葉，小葉 60～100，葉綫形。總狀花序腋生，花淡黃色或白色。莢果扁，棕色。種子 7～8 粒。

〔**藥材性狀**〕本品呈方形或不規則塊狀，大小不一。表面棕褐色或黑褐色，光滑而稍有光澤。質硬，易碎，斷面不整齊，具光澤，有細孔，遇潮有黏性。

〔**性味功能與主治**〕苦、澀，微寒。收濕生肌斂瘡。用於潰瘍不斂，濕疹，口瘡，跌撲傷痛，外傷出血。

〔**用法與用量**〕1～3g，包煎，多入丸散服；外用適量。

Cutch or Black Catechu is the dried concentrated decoction prepared from the peeled branch and stem of *Acacia catechu* (L.) Willd. (Fam. Leguminosae).

Action To arrest exudation, promote the growth of new tissue, and cure wounds.

Indications Festering wound difficult to heal up; skin diseases with watery discharge; ulcers in the mouth; tranmatic injury with pain and bleeding.

Usage and dosage 1～3g, wrapped on making decoction, used frequently for making pills or powder; appropriate quantity for external use.

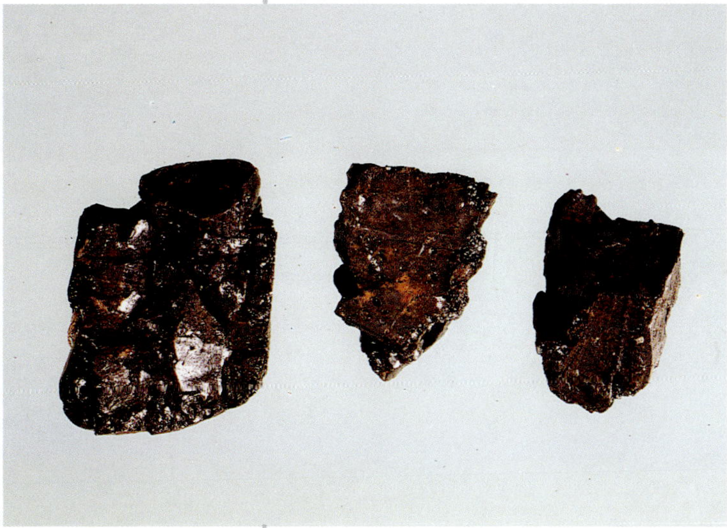

藥材兒茶 ▶

009 九里香

Jiulixiang

Murraya Jasminorage

FOLIUM ET CACUMEN MURRAYAE

本品為芸香科植物九里香 Murraya exotica L. 和千里香 Murraya paniculata（L.）Jack 的乾燥葉和帶葉嫩枝。

〔**原植物**〕①九里香：灌木，多分枝，小枝圓柱形。單數羽狀複葉，互生，小葉3～9片，革質，倒卵形或近菱形，具透明腺點。多花的聚傘花序頂生或腋生，花小，花梗細；萼片5；雄蕊10，長短相間；花柱棒狀，柱頭較子房寬；子房2室，每室胚珠1。果實長圓形或紡錘形，朱紅色；種子1～2，種皮有綿毛。②千里香：小葉片卵形，最寬處在中部以下，尖端漸尖或尾狀漸尖；花大而少，花瓣背面上方被細微柔毛。

〔**藥材性狀**〕本品嫩枝呈圓柱形，直徑1～5cm，表面灰綠褐色，具縱皺紋；質堅韌，不易折斷，斷面不平坦。羽狀複葉有小葉3～9片，多脫落、破碎；完整者呈倒卵形、匙狀倒卵形或近菱形，先端鈍或聚狹的急尖或圓而凹入，基部稍偏斜，全緣；黃綠色，薄革質；上表面有透明腺點；小葉柄短或近無柄，下部有時被柔毛；質脆。

〔**葉橫切面**〕見圖。

〔**性味功能與主治**〕辛、微苦、溫；有小毒。行氣止痛，活血散瘀。用於胃痛，風濕痹痛；外治牙痛，跌撲腫痛，蟲蛇咬傷。

〔**用法與用量**〕6～12g；外用鮮品適量，搗爛敷患處。

Murraya jasminorage is the dried leaf and young foliferous drauch of *Murraya exotica* L. or *Marraya paniculata* (L.) Jack (Fam. Rutaceae).

Action To relieve pain by promoting the circulation of *qi* and blood, and to remove *blood stasis*.

Indications Stomach-ache, rheumatic arthralgia; external use for toothache, traumatic swelling and pain, snake and insect bite.

Usage and dosage 6～12g; for external use, appropriate quantity of the fresh drug to be pounded into paste for topical application.

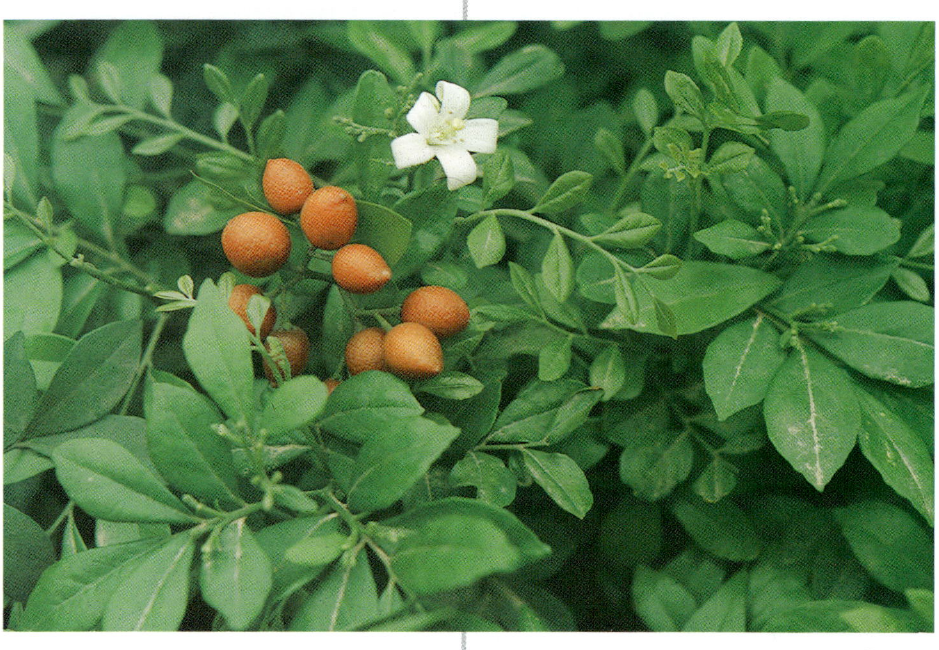

▲ 千里香

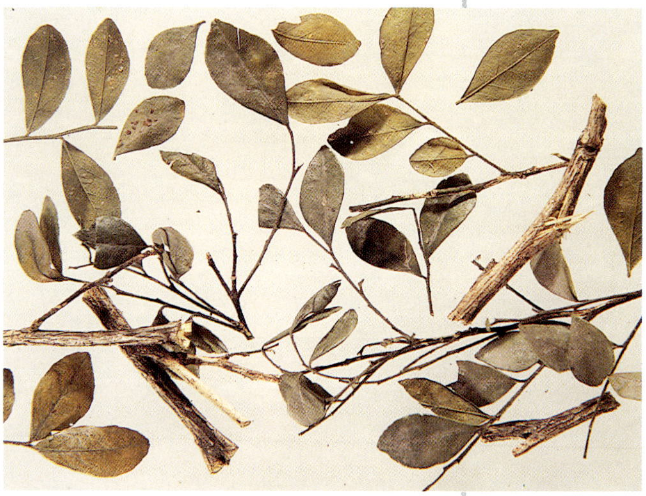

◀ 藥材九里香

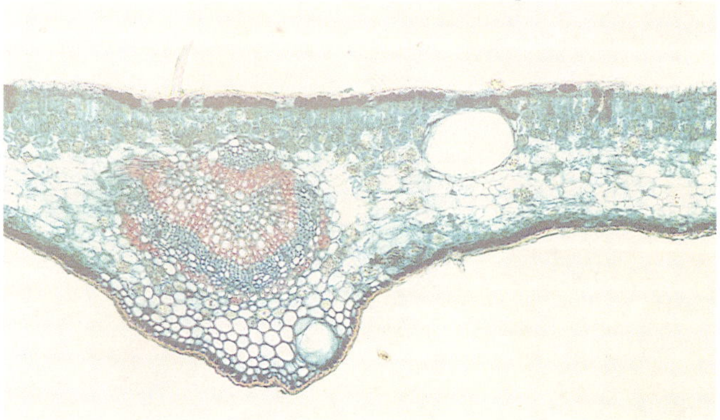

◀ 藥材九里香葉橫切面

010 九香蟲

Jiuxiangchong

Jiuxiang Bug

ASPONGOPUS

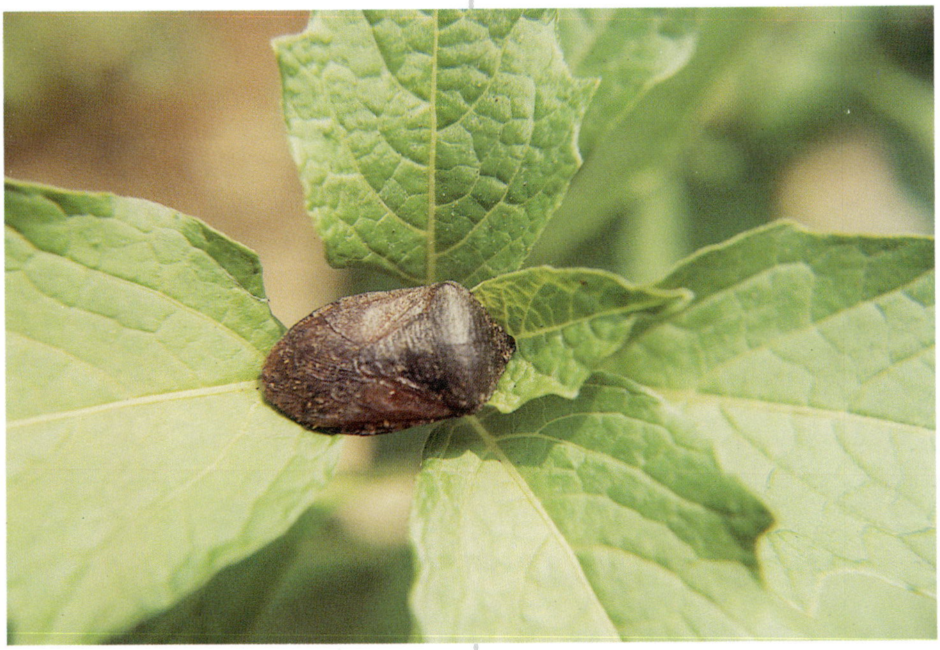

▲ 九香蟲

本品為蝽科昆蟲九香蟲 Aspongopus chinensis Dallas 的乾燥體。

〔**原動物**〕全體橢圓形，體一般紫黑色，帶銅色光澤。頭小，略呈三角形，複眼突出，呈卵圓形；單眼一隻，橙黃色。觸角 5 節。翅 2 對，前翅為半鞘翅，紅棕色，翅末 1/3 為膜質。足 3 對，後足最長。腹面密佈布細刻及皺紋，後胸腹板近前緣區有 2 個臭孔。

〔**藥材性狀**〕本品略呈六角狀扁橢圓形，長 1.6～2cm，寬約 1cm。表面棕褐色或棕黑色。略有光澤。頭部小，與胸部略呈三角形，複眼突出，卵圓狀，單眼 1 對，觸角 1 對各 5 節，多已脫落。背部有翅 2 對，外面的 1 對基部較硬，內部 1 對為膜質，透明；胸部有足 3 對，多已脫落。腹部棕紅色至棕黑色，每節近邊緣處有突起的小點。

〔**性味功能與主治**〕鹹，溫。理氣止痛，溫中助陽。用於胃寒脹痛，肝胃氣痛，腎虛陽痿，腰膝酸痛。

〔**用法與用量**〕3～9g。

Jiuxiang Bug is the dried body of *Aspongopus chinensis* Dallas (Fam. Pentatomidae).

Action To regulate the flow of *qi* and relieve pain, to warm the stomach, and to restore the *kidney yang*.

Indications Epigastric pain with distension due to *cold* in the stomach or due to stagnation of *qi* in the *liver* and stomach; impotence and aching of the loins and knees in *deficency* syndromes of *kidney*.

Usage and dosage 3～9g.

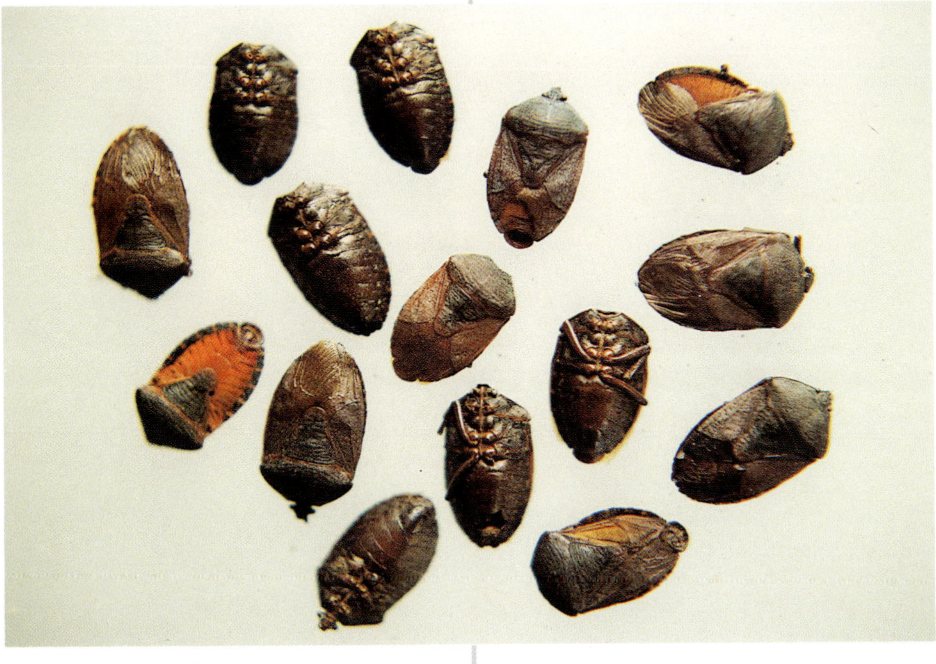

▲ 藥材九香蟲

011 刀豆

Daodou

Jack Bean

SEMEN CANAVALIAE

本品為豆科植物刀豆 Canavalia gladiata (Jacg.) DC. 的乾燥成熟種子。

〔**原植物**〕一年生纏繞狀草質藤本。三出複葉，頂生小葉通常寬卵形，側生小葉基部圓形、偏斜。總狀花序腋生；花冠蝶形，淡紅色或淡紫色；雄蕊 10，合生，對旗瓣的 1 枚基部稍離生。莢果綫形，扁而略彎曲，長可達 30cm。種子 10～14 粒，腎形，紅色或褐色。

〔**藥材性狀**〕本品呈扁卵形或扁腎形，長 2～3.5cm，寬 1～2cm，厚 0.5～1.2cm。表面淡紅色至紅紫色，微皺縮，略有光澤。邊緣具眉狀黑色種臍，長約 2cm，上有白色細紋 3 條。質硬，難破碎。種皮革質，內表面棕綠色而光亮；子葉 2，黄白色，油潤。

〔**性味功能與主治**〕甘、溫。溫中，下氣、止呃。用於虛寒呃逆，嘔吐。

〔**用法與用量**〕4.5～9g.

Jack Bean is the dried ripe seed of *Canavalia gladiata* (Jacg.) DC. (Fam. Leguminosae).

Action To warm the stomach and check its upward adverse movement.

Indications Hiccup and vomiting of *deficiency-cold* type.

Usage and dosage 4.5～9g.

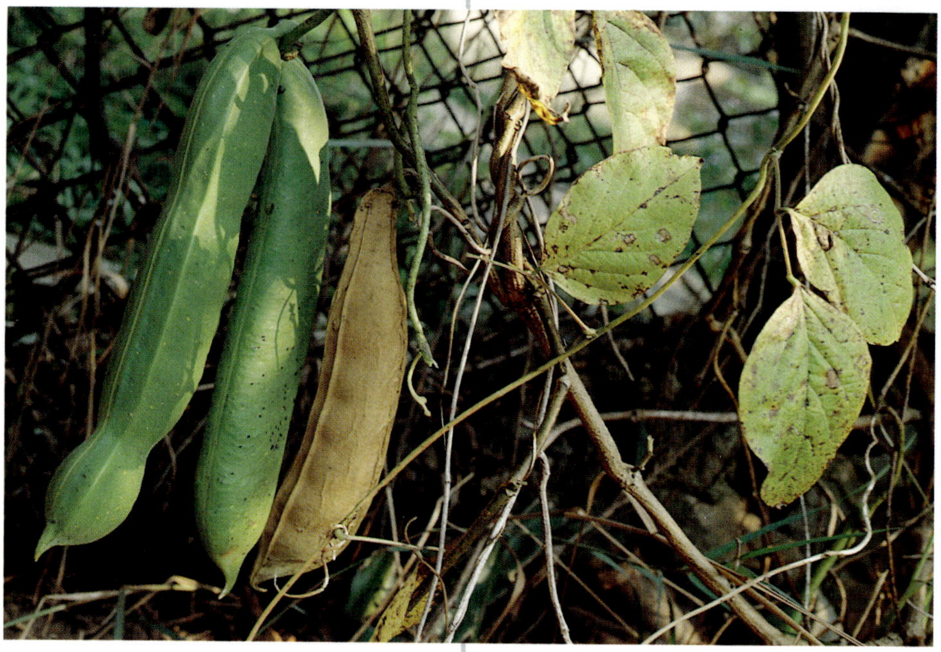

▲刀豆

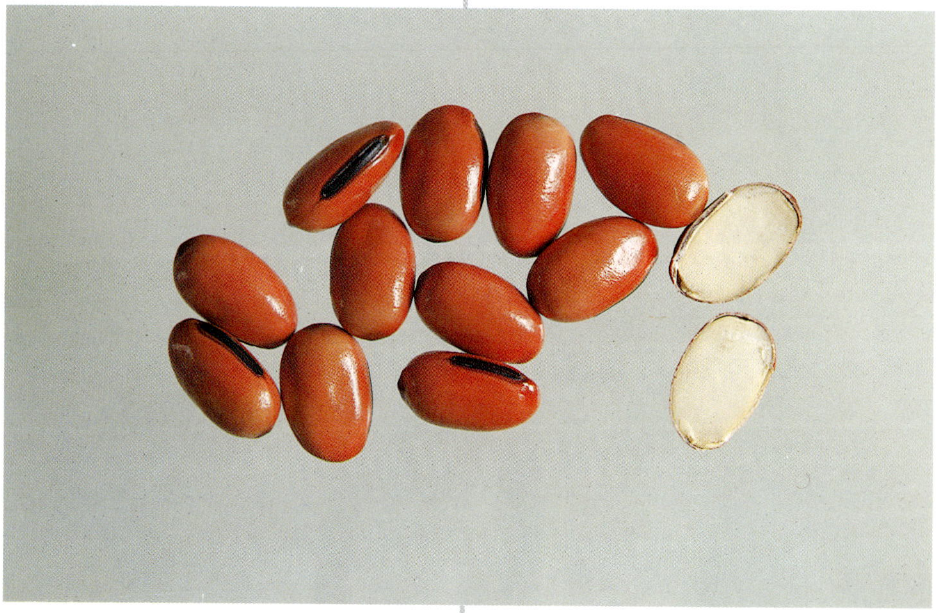

▲ 藥材刀豆

三七▼▶

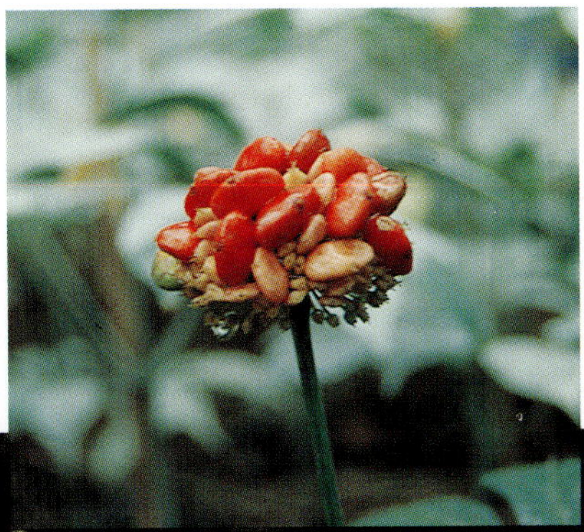

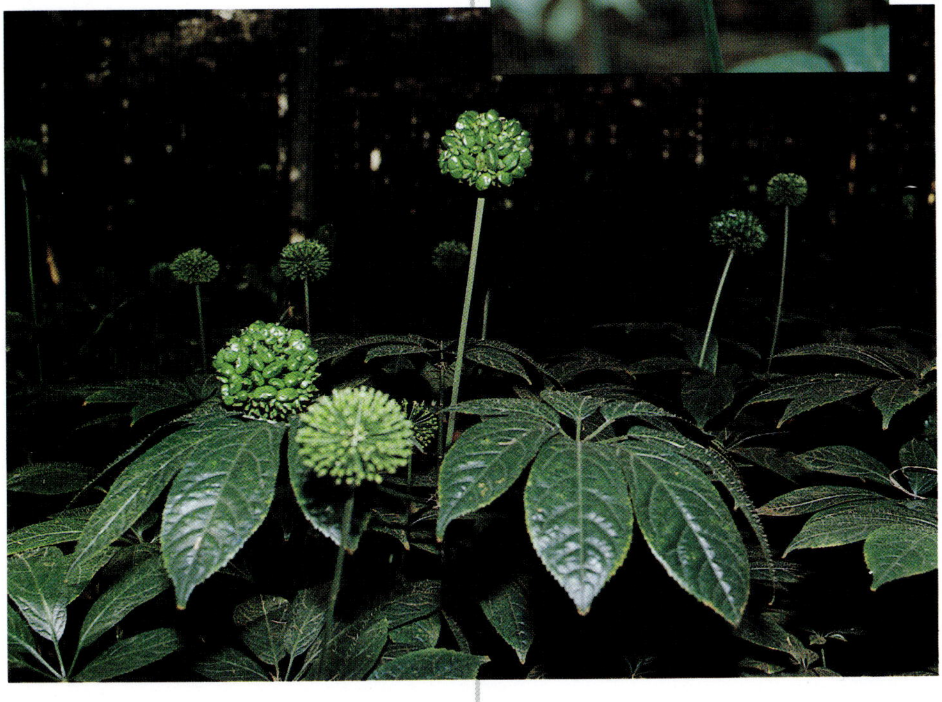

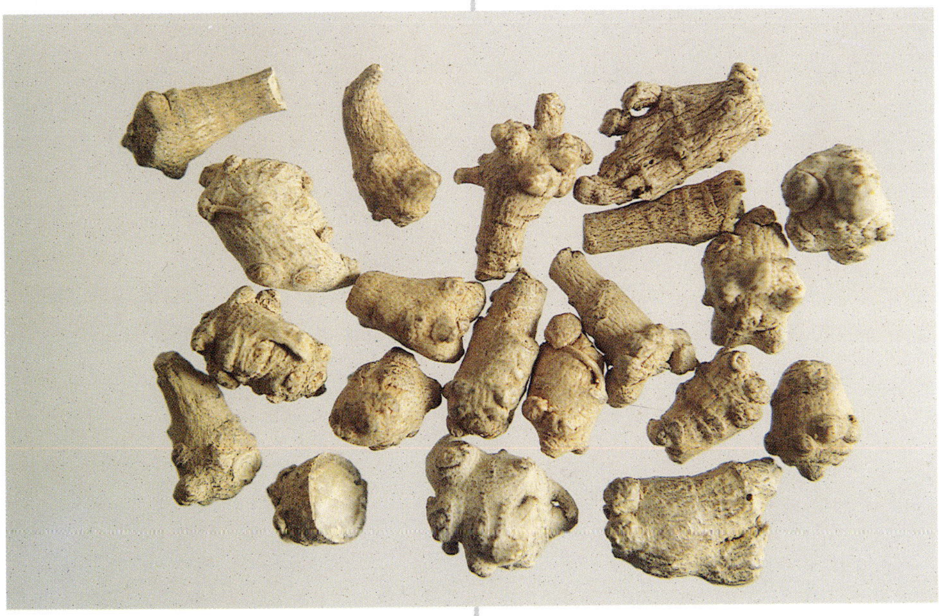

▲ 藥材三七

012 三七

Sanchi

Sanqi

RADIX NOTOGINSENG

本品為五加科植物三七 Panax notoginseng (Burk.) F. H. Chen 的乾燥根。

〔**原植物**〕多年生草本。主根倒圓錐形或短紡錘形，肉質，常有瘤狀突的分枝。根莖短，莖直立，單一。掌狀複葉3～6枚輪生莖頂，葉柄長；小葉通常3～7，兩面脈上有剛毛。傘形花序單個頂生，花小多兩性，有時雜性；花淡黃綠色；漿果狀核果扁球形，成熟時紅色。

〔**藥材性狀**〕主根呈類圓錐形或圓柱形，長1～6cm，直徑1～4cm。表面灰褐色或灰黃色，有斷續的縱皺紋及支根痕。頂端有莖痕，周圍有瘤狀突起。體重，質堅實。斷面灰綠色、黃綠色或灰白色，木部微呈放射狀排列。筋條呈圓柱形，長2～6cm，上端直徑約0.8cm，下端直徑約0.3cm。剪口呈不規則的皺縮塊狀及條狀，表面有數個明顯的莖痕及環紋，斷面中心灰白色，邊緣灰色。

〔**性味功能與主治**〕甘、微苦、溫。散瘀止血，消腫定痛。用於咯血、吐血、衄血、便血、崩漏、外傷出血、胸腹刺痛、跌撲腫痛。

〔**用法與用量**〕3～9g；研粉吞服：每次1～3g；外用適量。

〔**注意**〕孕婦慎用。

Sanchi is the dried root of *Panax notoginseng* (Burk.) F. H. Chen (Fam. Araliaceae).

Action To eliminate *blood stasis*, arrest bleeding, cause subsidence of swelling and alleviate pain.

Indications Hemoptysis, hematemesis, epistaxis, hematochezia, abnormal uterine bleeding, traumatic bleeding; pricking pain in the chest and abdomen, traumatic swelling and pain.

Usage and dosage 3～9g; to be ground into powder and taken with water; appropriate quantity for external use.

Precaution Used with caution in pregnancy.

013 三白草

Sanbaicao

Chinese Lizardtail Rhizome or Herb

RHIZOMA SAURURI HERBA SAURURI

本品為三白草科植物三白草 Saururus chinensis (Lour.) Baill. 的乾燥根莖或全草。

〔**原植物**〕多年生草本，高 30～80cm。根莖肉質，白色。莖直立或下部伏地，無毛。葉紙質，卵形或披針狀卵形，基部心形，有基出脈 5 條，在花序下的 2～3 片葉常為乳白色。總狀花序於莖端與葉對生，花小，兩性，無花被。蒴果熟後頂端分裂為 4 個分果爿，分果爿近球形。

〔**藥材性狀**〕本品根莖呈圓柱形，稍彎曲，有分枝，長短不等；表面灰褐色，粗糙，有節及縱皺紋，節上有鬚根，呈環節狀，節間長約 2cm；質硬而脆，易折斷，斷面類白色，粉性。莖呈圓柱形，有縱溝 4 條，一條較寬廣；斷面黃色，纖維性，中空。單葉互生，葉片卵形或卵狀披針形，長 4～15cm，寬 2～10cm；先端漸尖，基部心形，全緣，基出脈 5 條；葉柄較長，有縱皺紋。總狀花序於枝頂與葉對生，花小，棕褐色。蒴果近球形。

〔**性味功能與主治**〕甘，辛，寒。清熱解毒，利尿消腫。用於小便不利，淋瀝澀痛，白帶，尿路感染，腎炎水腫；外治瘡瘍腫毒，濕疹。

〔**用法與用量**〕15～30g；外用鮮品適量，搗爛敷患處。

Chinese Lizardtail Rhizome or Herb is the dried rhizome or herb of *Saururus chinensis* (Lour.) Baill. (Fam. Saururaceae).

Action To remove *toxic heat* and cause diuresis.

Indications Dysuria with painful difficult urination, urinary infection, nephritic edema; morbid leukorrhea; external use for boils, sores and eczema.

Usage and dosage 15～30g; for external use, appropriate quantity to be pounded into paste for topical application.

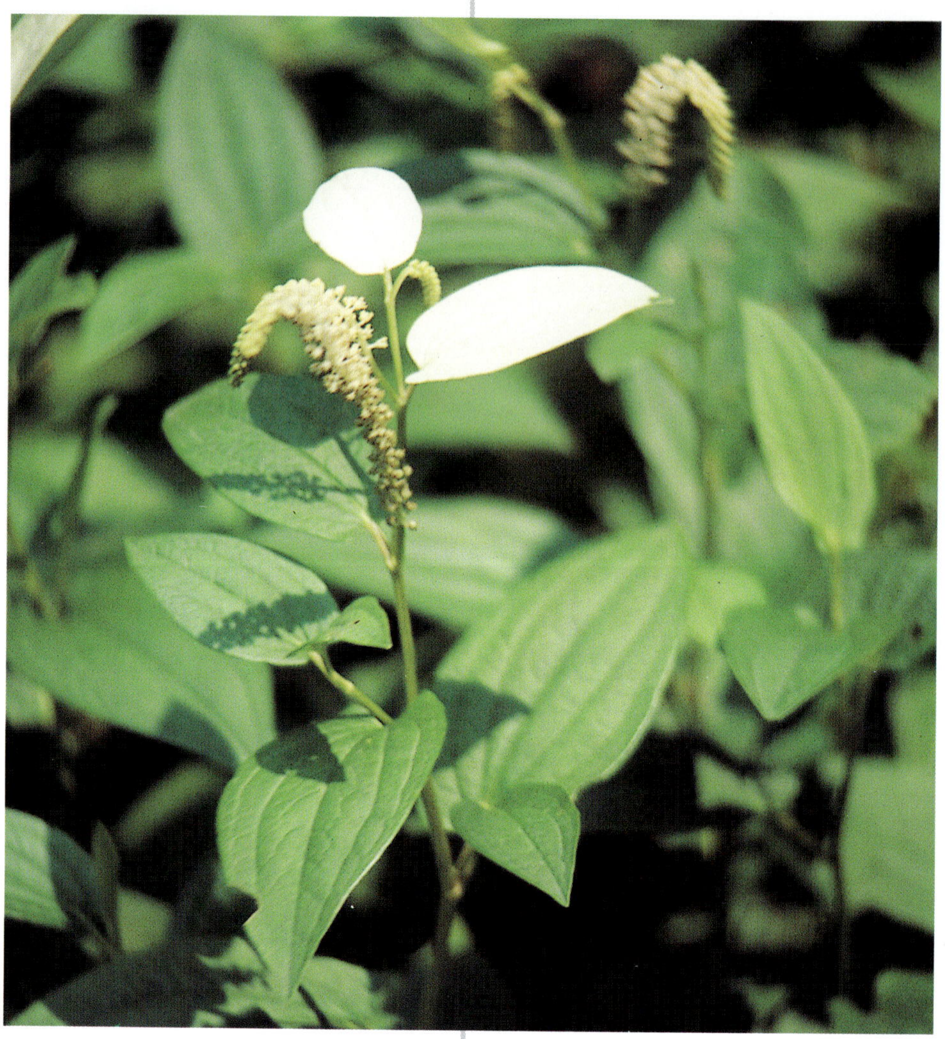

▲ 三白草

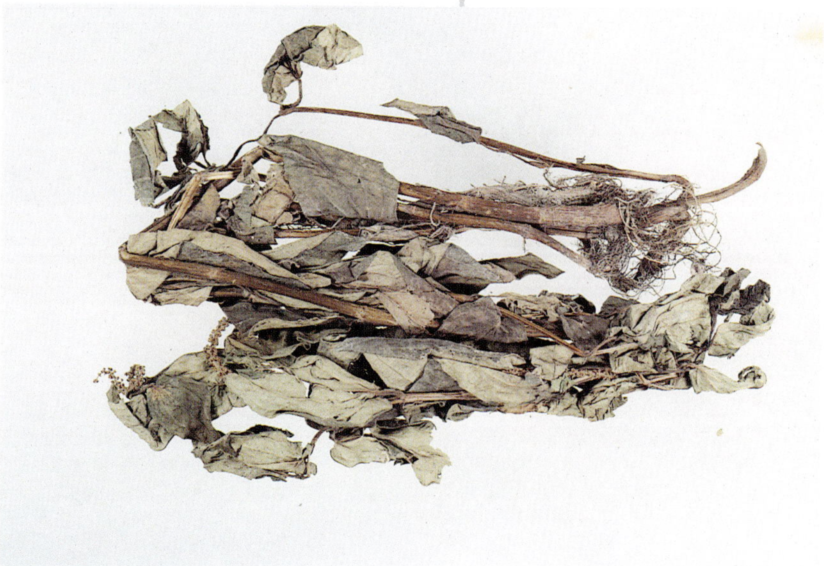

▲ 藥材三白草

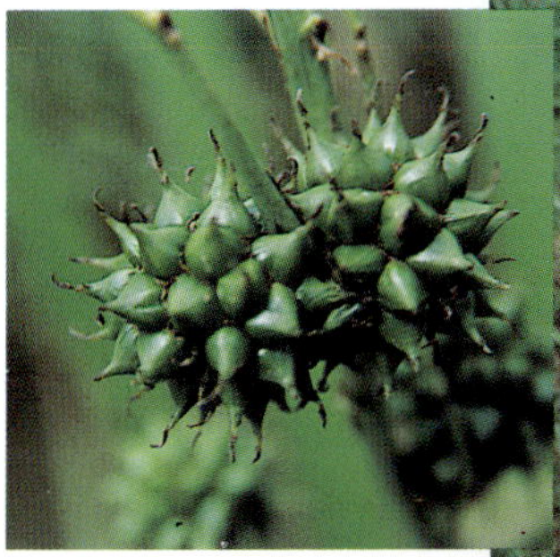

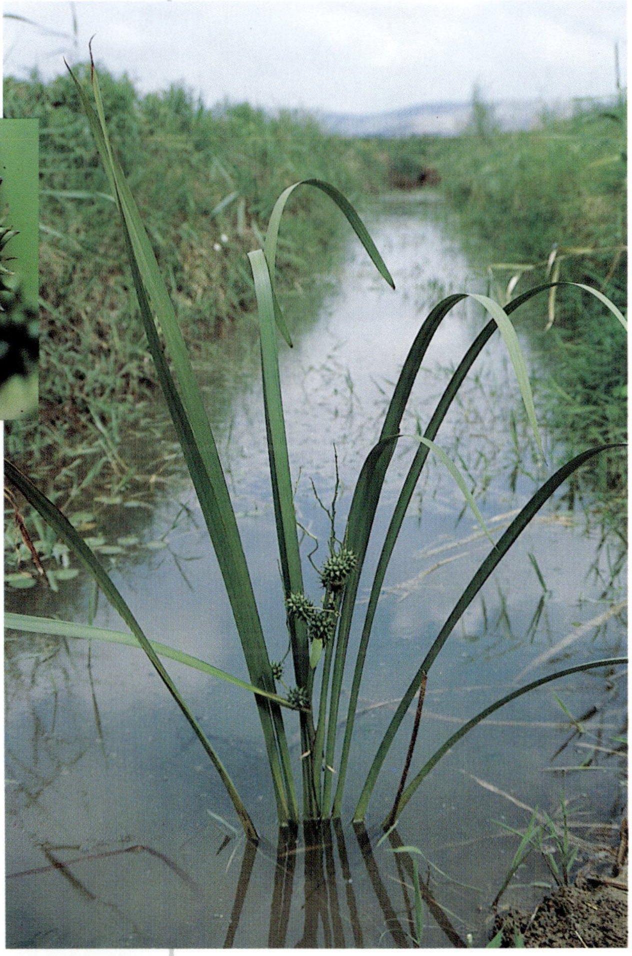

▲ ▶ 黑三棱

014 三棱

Sanleng

Common Burreed Tuber

RHIZOMA SPARGANI

本品為黑三棱科植物黑三棱 Sparganium stoloniferum Buch. -Ham. 的乾燥塊莖。

〔**原植物**〕多年生草本，有根莖。莖直立，高 60～120cm。葉條形，莖生葉長達 95cm。雌花序球形，雌花密集；花被片 3～4。雄花序球形：花被片 3～4。聚花果，果實近陀螺狀。

〔**藥材性狀**〕本品呈圓錐形，略扁，長 2～6cm，直徑 2～4cm。表面黃白色或灰黃色，有刀削痕，鬚根痕小點狀，略呈橫向環狀排列。體重，質堅實。

〔**橫切面**〕見圖。

〔**性味功能與主治**〕辛、苦、平。破血行氣，消積止痛。用於癥瘕痞塊，瘀血經閉，食積脹痛。

〔**用法與用量**〕4.5～9g。

〔**注意**〕孕婦禁用。

Common Burreed Tuber is the dried rhizome of *Sparganium stoloniferum* Buch. -Ham. (Fam. Sparganiaceae).

Action To eliminate *blood stasis* with strong effect, promote the flow of *qi*, remove the retention of undigested food, and relieve pain.

Indications Mass in the abdomen: amenorrhea due to *blood stasis*; abdominal distension and pain caused by retention of undigested food.

Dosage 4.5～5g.

Precaution Contraindicated in pregnancy.

▼ 藥材三棱

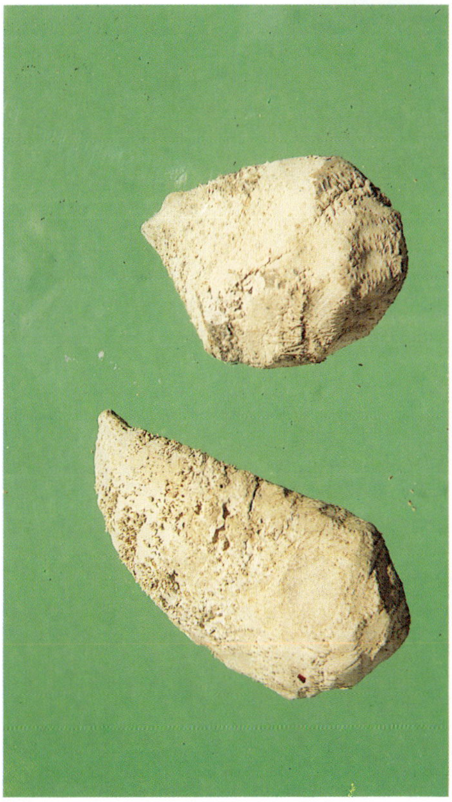

▼ 藥材三棱橫切面

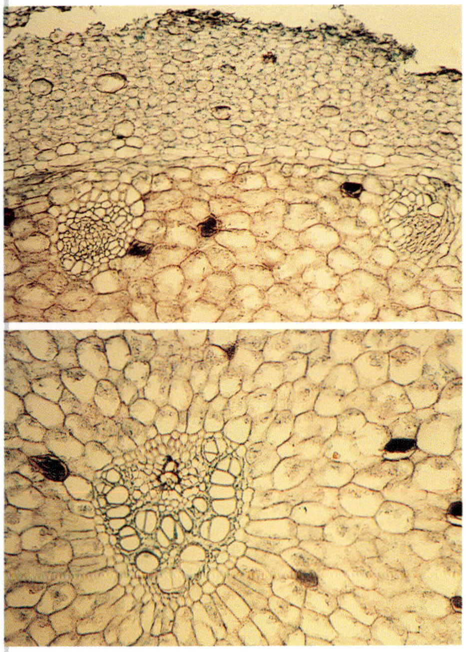

015 乾薑

Ganjiang

Zingiber (Dried Ginger)

RHIZOMA ZINGIBERIS

本品為薑科植物薑 Zingiber officinale Rosc. 的乾燥根莖。

〔**原植物**〕多年生草本，高 0.5～1m；根莖肥厚，有芳香及辛辣味。葉片披針形至條狀披針形，葉舌膜質。花葶單獨自根莖抽出；穗狀花序，花冠黃綠色，唇瓣中央裂片矩圓狀倒卵形，短於花冠裂片，有紫色條紋及淡黃色斑點。

〔**藥材性狀**〕本品呈扁平塊狀，具指狀分枝，長 3～7cm，厚 1～2cm。表面灰黃色或淺灰棕色，粗糙，具縱皺紋及明顯的環節。分枝處常有鱗葉殘存，分枝頂端有莖痕或芽。斷面黃白色或灰白色，粉性和顆粒性，內皮層環紋明顯，維管束及黃色油點散在。

〔**性味功能與主治**〕辛、熱。乾薑溫中散寒，回陽通脈，燥濕消痰。用於脘腹冷痛，嘔吐瀉泄，肢冷脈微，痰飲喘咳。炮薑溫中散寒，溫經止血。用於脾胃虛寒，腹痛吐瀉，吐衄崩漏，陽虛失血。

〔**用法與用量**〕3～9g。

Zingiber is the dried rhizome of *Zingiber officinale* (willd.) Rosc.

Action To dispel *cold* from the *spleen* and the stomach, to promote recovery from collapse, and to eliminate *damp* and *phlegm*.

Indications Epigastric pain with cold feeling, vomiting and diarrhea accompanied by cold extremities and faint pulse; dyspnea and cough with copious frothy expectoration.

Dosage 3～9g。

016 炮薑

Paojiang

Zingiber (processed)

RHIZOMA ZINGBERIS PREPARATA

本品為乾薑的炮製加工品。

〔**藥材性狀**〕本品呈不規則膨脹的塊狀，具指狀分枝。表面棕黑色或棕褐色。質輕泡，斷面邊緣處顯棕色，中心棕黃色，細顆粒性，維管束散在。

〔**性味功能與主治**〕辛、熱。溫中散寒，溫經止血。用於脾胃虛寒，腹痛吐瀉，吐衄崩漏，陽虛失血。

〔**用法與用量**〕同乾薑。

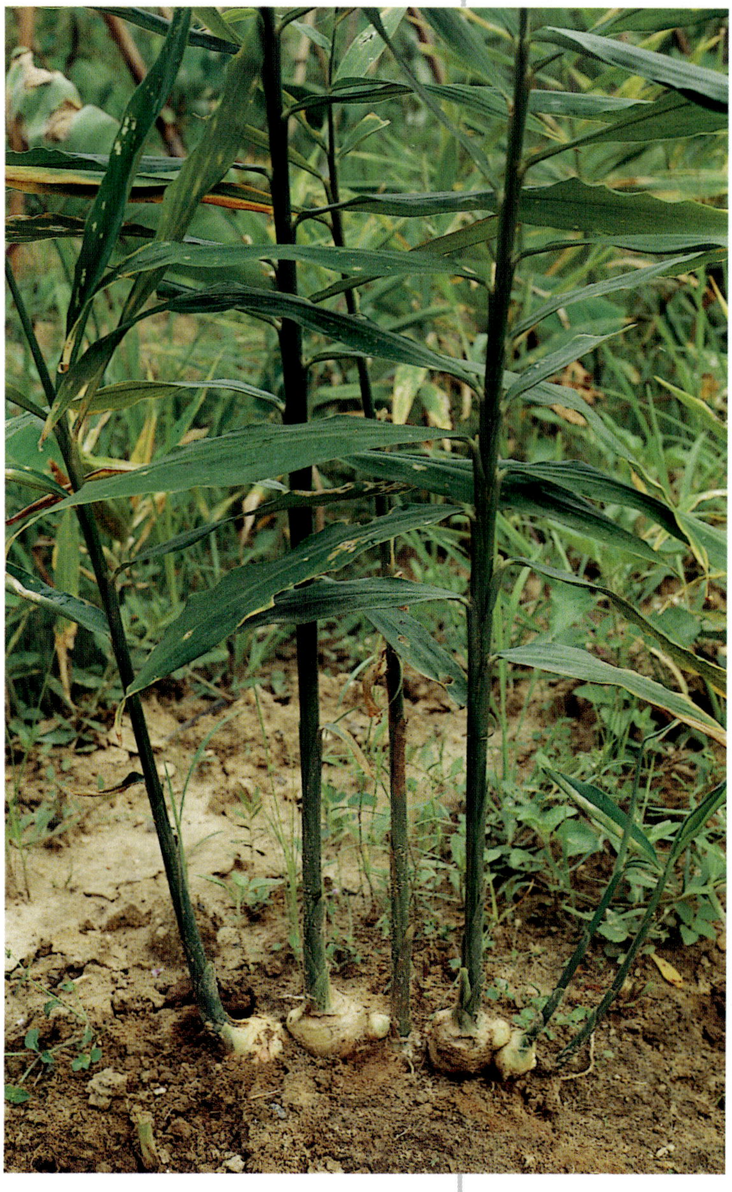

◀ 薑

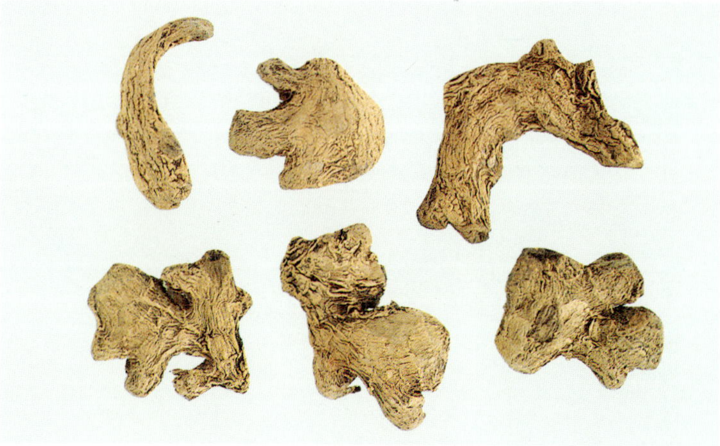

◀ 藥材乾薑

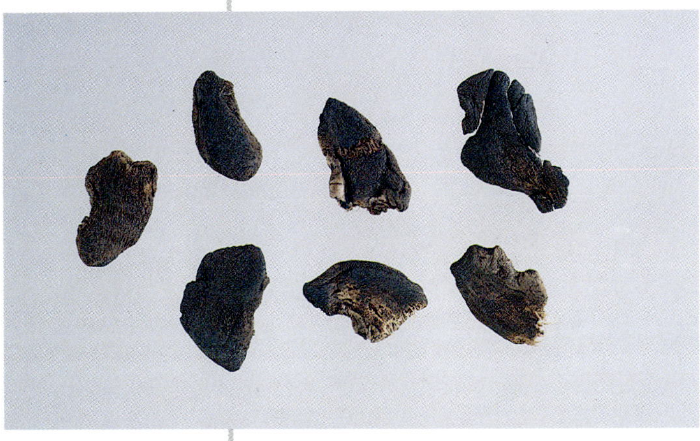

藥材炮薑

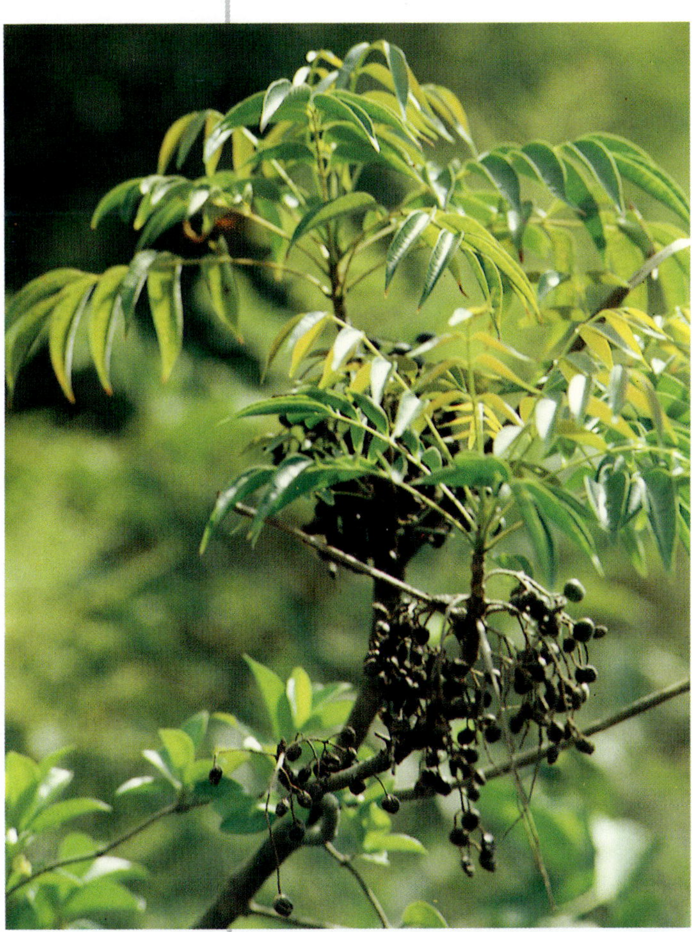

漆樹

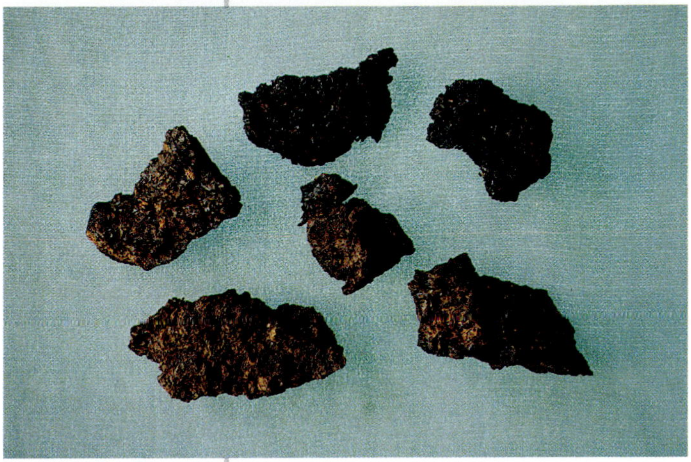

藥材乾漆

Zingiber (processed) is the processed Rhizoma Zingiberis.

Action To dispel *cold* from the *spleen* and the stomach, and to arrest bleeding.

Indications Abdominal pain, vomiting and diarrhea caused by *deficiency-cold* in the *spleen* and the stomach; spitting of blood, epistaxis or abnormal uterine bleeding due to *deficiency of yang*, to keep the blood circulating within the vessels.

Usage and dosage As described under Zingiber.

017 乾漆

Ganqi

Dried Lacquer

RESINA TOXICODENDRI

本品為漆樹科植物漆樹 Toxicodendron vernicifluum (Stokes) F. A. Barkl. 的樹脂經加工後的乾燥品。

〔**原植物**〕落葉喬木。樹皮灰白色。小枝粗壯。單數羽狀複葉互生；小葉 9～15，邊全緣，兩個脈上均有棕色短毛。圓錐花序腋生；花雜性或雌雄異株，密而小，黃綠色。核果扁圓形或腎形，棕黃色。

〔**藥材性狀**〕本品呈不規則塊狀，黑褐色或棕褐色，表面粗糙，有蜂窩狀細小孔洞或呈顆粒狀。

〔**性味功能與主治**〕辛，溫；有毒。破瘀血，消積，殺蟲。用於婦女閉經，瘀血癥瘕，蟲積腹痛。

〔**用法與用量**〕2.4～4.5g。

〔**注意**〕孕婦及體虛無瘀者慎用。

Dried Lacquer is the dried purified resin of *Toxicodendron vernicifluum* (Stokes) F. A. Barkl. (Fam. Anacardiaceae).

Action To eliminate *blood stasis*, and to kill worms.

Indications Amenorrhea and mass formation in the abdomen caused by *blood stasis*; abdominal pain due to intestinal parasitosis.

Dosage 2.4～4.5g.

Precaution Used with caution in pregnancy and debility without *blood stasis*.

018 土木香（藏木香）

Tumuxiang

Inula Root

RADIX INULAE

本品係藏族習用藥材，為菊科植物土木香 Inula helenium L. 或總狀土木香 Inula racemosa Hook. f. 的乾燥根。

〔**原植物**〕①土木香：多年生草本。根莖塊狀而有分歧。全株密被短柔毛。基生葉有柄，闊大，廣橢圓形，莖生葉大形無柄，半抱莖，長橢圓形，基部心形。頭狀花序腋生；黃色，排成傘房花序，邊緣為舌狀雌花，中心管狀花兩性。瘦果，冠毛淺灰白色。②總狀土木香：多年生草本。根狀莖塊狀。葉大，橢圓狀披針形至卵狀披針形。頭狀花序排成總狀。

〔**藥材性狀**〕本品呈圓錐形，略彎曲，長5～20cm。表面黃棕色或暗棕色，有縱皺紋及鬚根痕。根頭粗大，頂端有凹陷的莖痕及葉鞘殘基，周圍有圓柱形支根。質堅硬。斷面略平坦，黃白色或淺灰黃色，有凹點狀油室。

〔**橫切面**〕見圖。

〔**性味功能與主治**〕辛、苦，溫。健脾和胃，調氣解鬱，止痛安胎。用於胸脅、脘腹脹痛，嘔吐瀉痢，胸脅挫傷，岔氣作痛，胎動不安。

〔**用法與用量**〕3～9g，多入丸散服。

Inula Root is the dried root of *Inula helenium* L. or *Inula racemosa* Hook. f. (Fam. Compositae) commonly used by the Tibetan nationality.

Action To invigorate the *spleen* and regulate the function of the *stomach*, to relieve the depression of the *liver qi*, to alleviate pain, and to prevent abortion.

Indications Distending pain in the chest, hypochondrium and epigastrium, vomiting and diarrhea; bruise or sudden sprain of the chest with pain during breathing; threatened abortion.

Usage and dosage 3～9g, mostly used in making pills or powder.

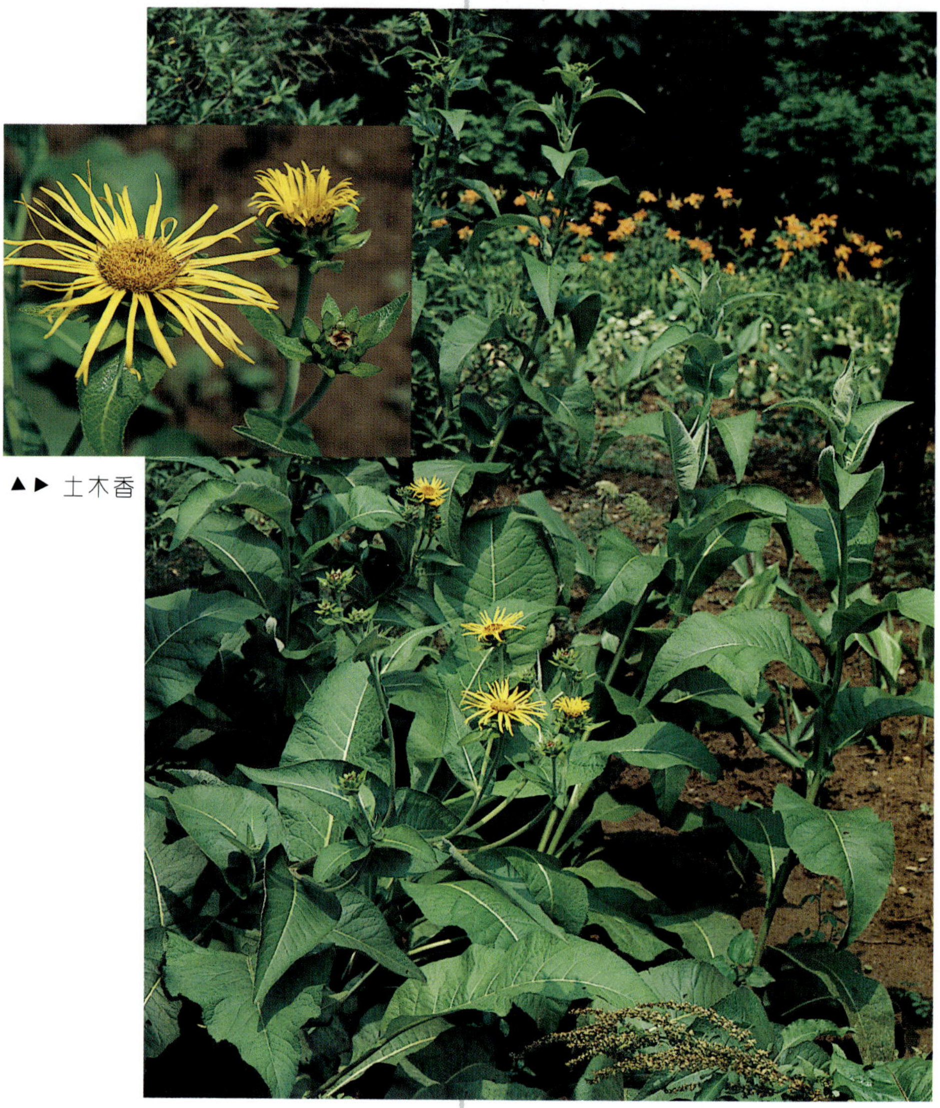

▲▶ 土木香

▼ 藥材土木香橫切面

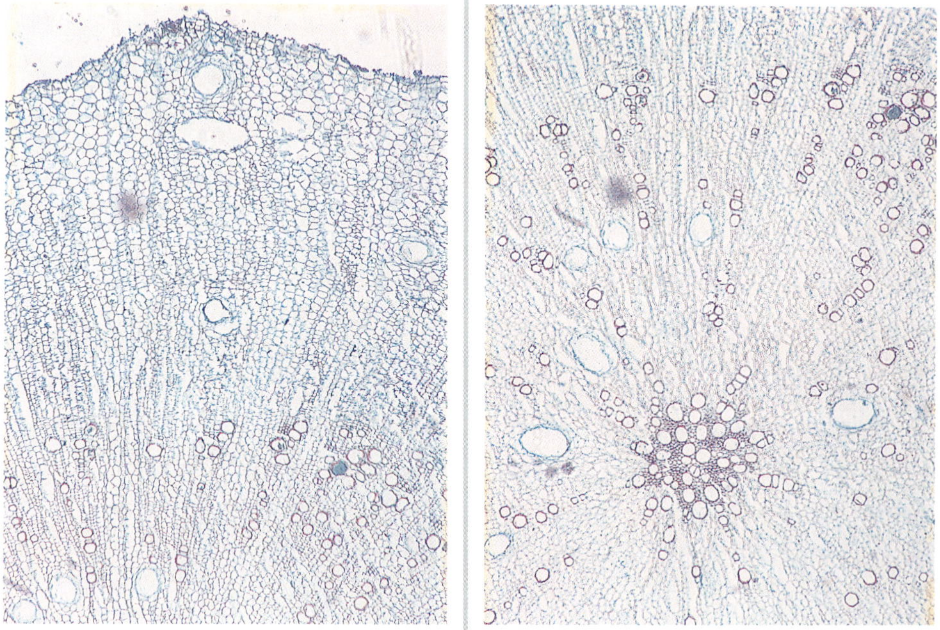

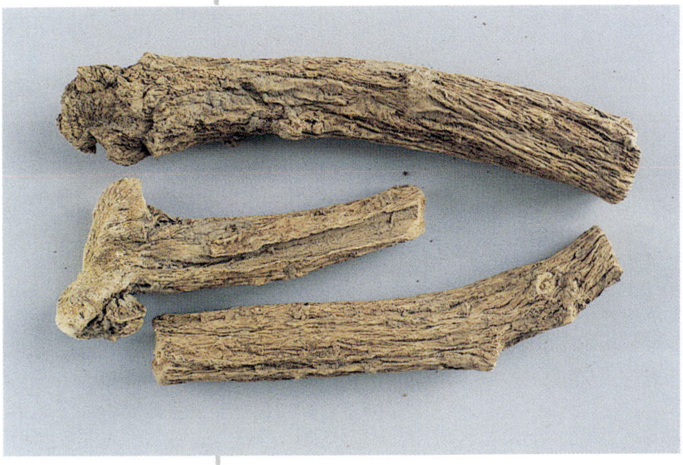

藥材土木香 ▶

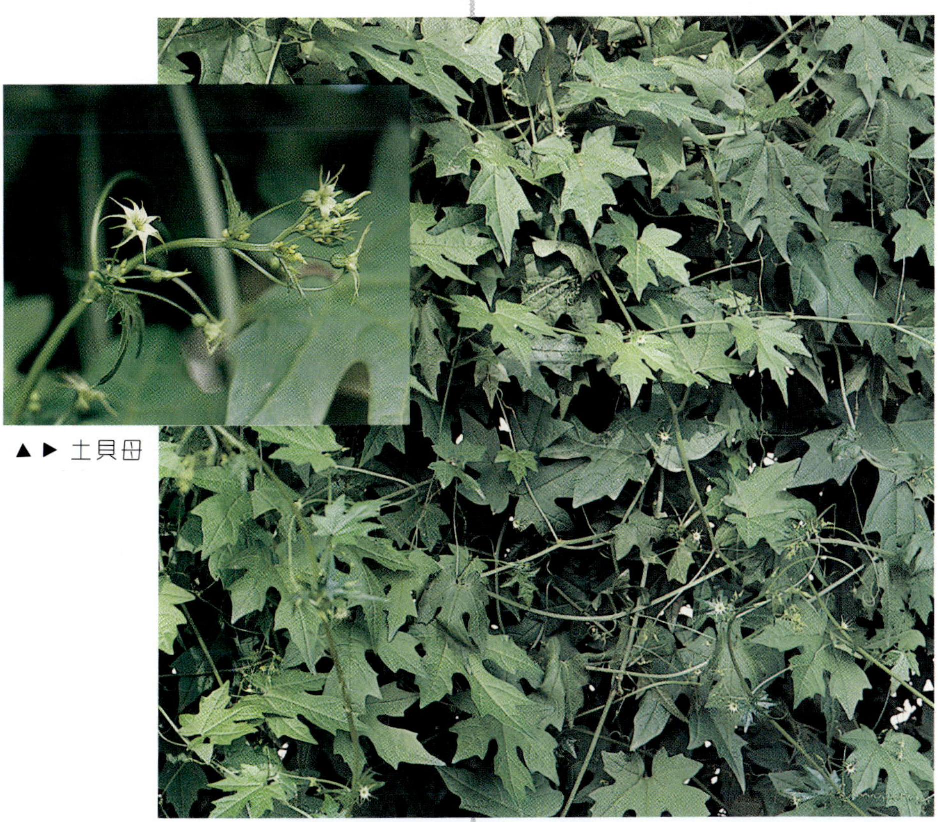

▲▶ 土貝母

019 土貝母

Tubeimu

Paniculate Bolbostemma

RHIZOMA BOLBOSTEMMAE

本品為葫蘆科植物土貝母 Bolbostemma paniculatum (Maxim.) Franquet. 的乾燥塊莖。

〔**原植物**〕攀援性蔓生草本。塊莖肉質，白色，扁球形，或不規則球形；由數個一大一小成為一對，各對交互對生、逐漸增加層次的肉質鱗片狀物組成。莖纖弱，有單生的卷鬚。葉互生，葉片心形，掌狀深裂。腋生圓錐花序；花單性，雌雄異株。蒴果圓筒狀，成熟後頂端蓋裂。

〔**藥材性狀**〕本品為不規則的塊狀，大小不等。表面淡紅棕色或暗棕色，凹凸不平。質堅硬，不易折斷。斷面角質様，光亮而平滑。

〔**性味功能與主治**〕苦、微寒。散結，消腫，解毒。用於乳癰瘰癧，乳腺炎，頸淋巴結結核，慢性淋巴結炎，肥厚性鼻炎。

〔**用法與用量**〕4.5～9g。

Paniculate Bolbostemma is the dried tuber of *Bolbostemma paniculatum* (maxim.) Franquet. (Fam. Cucurbitaceae).

Action To dissolve lumps, cause subsidence of swelling and counteract toxicity.

Indications Mastitis, chronic lymphadenitis, tuberculosis of cervical lymph nodes, hypertrophic rhinitis.

Dosage 4.5 - 9g.

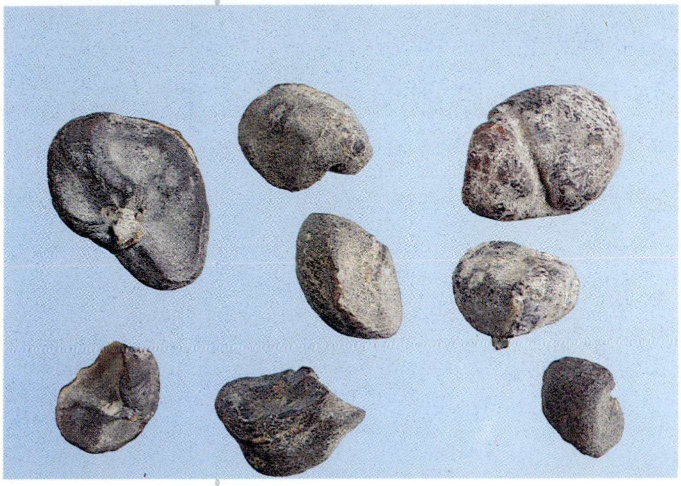

藥材土貝母 ▶

020 土荆皮

Tujingpi

Golden Larch Bark

CORTEX PSEUDOLARICIS

本品為松科植物金錢松 Pseudolarix kaempferi Gord. 的乾燥根皮或近根樹皮。

〔**原植物**〕落葉喬木。小枝有長枝與生長緩慢的矩狀短枝。葉在長枝上螺旋狀散生，在短枝上 15～20 簇生，輻射平展，條形或倒披針狀條形，扁平。雌雄同株；雄球花數個簇生於短枝頂端，雌球花單生短枝頂端。球果卵圓形。

〔**藥材性狀**〕本品根皮呈不規則的長條狀，扭曲而稍卷，大小不一，厚 2～5mm。外表面灰黃色，粗糙，有皺紋及灰白色橫向皮孔，粗皮常呈鱗片狀剝落，剝落處紅棕色。內表面黃棕色至紅棕色，平坦，有細緻的縱向紋理。質韌，折斷面呈裂片狀，可層層剝離。

〔**性味功能與主治**〕辛，溫；有毒。殺蟲，止癢。用於疥癬瘙癢。

〔**用法與用量**〕外用適量，醋或酒浸塗擦，或研末調塗患處。

Golden Larch Bark is the dried root bark or stem bark near the root of *Pseudolarix kaempferi* Gord. (Fam. Pinaceae).

Action To kill parasites and relieve itching.

Indications Scabies and tinea.

Usage and dosage Appropriate quantity soaked with vinegar or wine, or ground into powder and mixed with water to be applied topically.

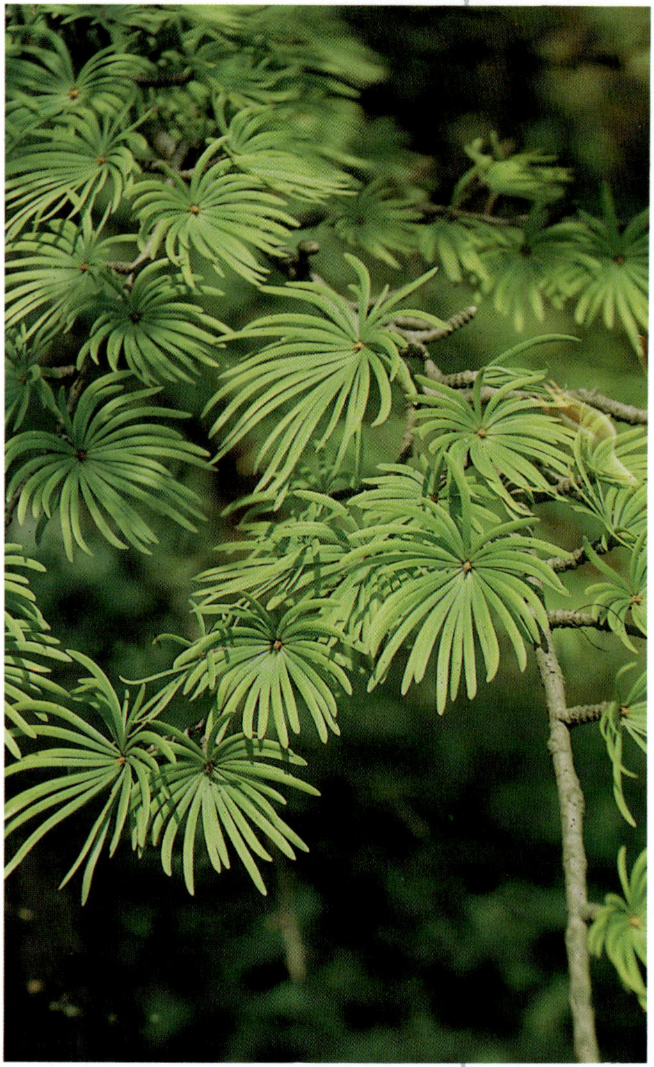

◄ 金錢松

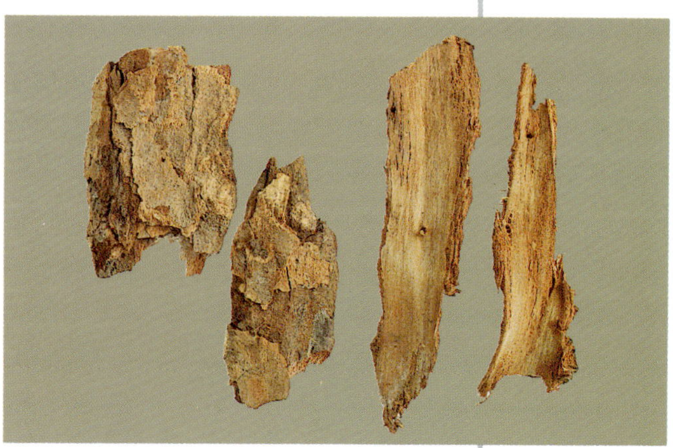

◄ 藥材土荆皮

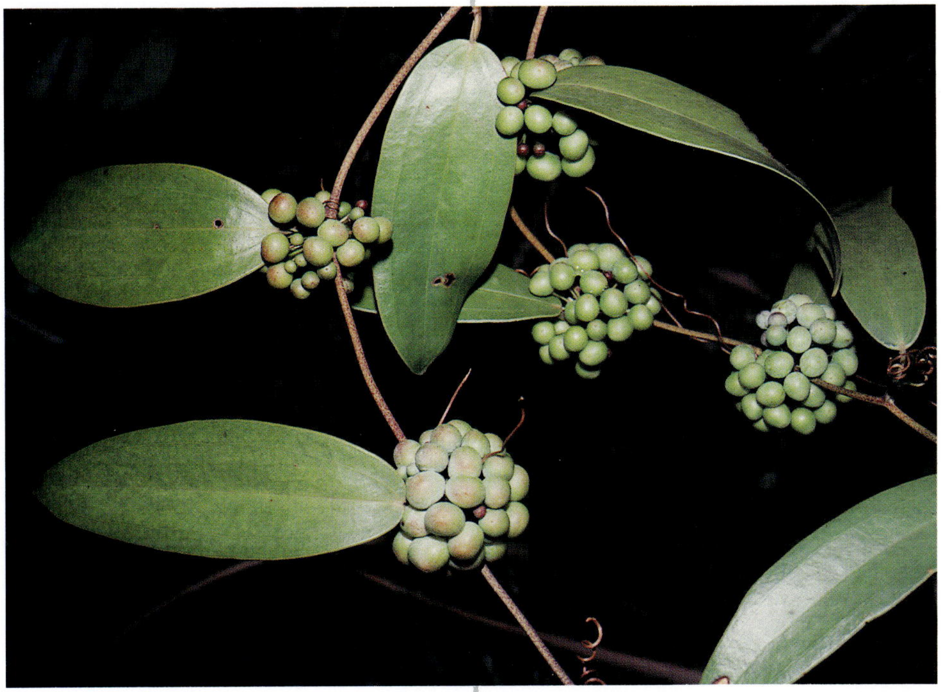

▲ 光葉菝葜

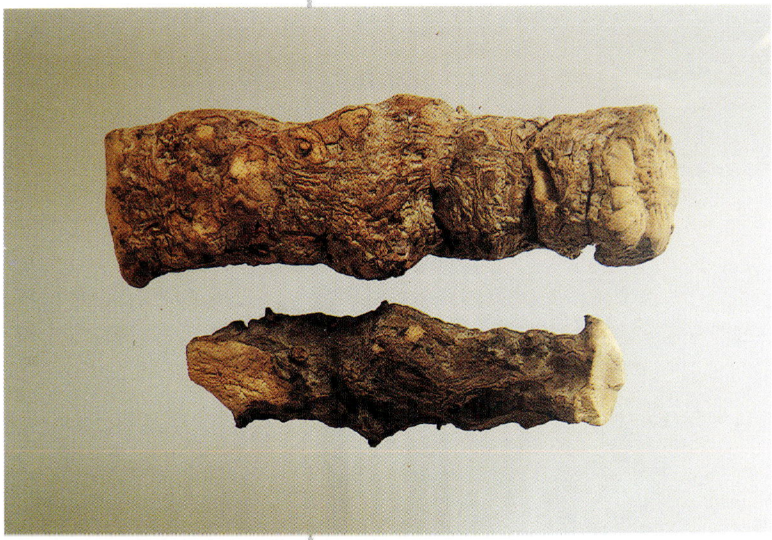

藥材土茯苓 ▶

021 土茯苓

Tufuling

Glabrous Greenbrier Rhizome

RHIZOMA SMILACIS GLABRAE

本品為百合科植物光葉菝葜 Smilax glabra Roxb. 的乾燥根莖。

〔**原植物**〕攀援灌木，高 1～4cm。根莖細長，每隔一段間距生一肥厚的不規則塊根狀根莖。莖與枝條光滑無刺。葉薄革質，狹橢圓狀披針形至狹卵狀披針形；葉柄具鞘，有卷鬚。花單性，雌雄異株；傘形花序，雌雄花花被均為 6 片。漿果球形，成熟時紫黑色。

〔**藥材性狀**〕本品略呈圓柱形，稍扁或呈不規則條塊，有結節狀隆起，具短分枝，長 5～22cm，直徑 2～5cm。表面黃棕色或灰褐色，凹凸不平，有堅硬的鬚根殘基，分枝頂端有圓形芽痕，有的外皮現不規則裂紋，並有殘留的鱗葉；質堅硬。切片厚 1～5mm，切面類白色至淡紅棕色，粉性，可見點狀維管束及多數小亮點。

〔**性味功能與主治**〕甘、淡、平。除濕，解毒，通利關節。用於濕熱淋濁，帶下，癰腫，瘰癧，疥癬，梅毒及汞中毒所致的肢體拘攣，筋骨疼痛。

〔**用法與用量**〕15～60g。

Glabrous Greenbrier Rhizome is the dried rhizome of *Smilax glabra* Roxb. (Fam. Liliaceae).

Action To remove *damp*, to counteract toxicity, and to improve the mobility of joints.

Indications Dysuria with turbid discharge, morbid leukorrhea, carbuncle, lymphadentitis, chronic eczema; contracture of limbs and muscle pain in syphilis with mercury poisoning.

Dosage 15～60g.

022 **土鱉蟲**（䗪蟲）

Tubiechong

Ground Beetle

EUPOLYPHAGA SEU STELEOPHAGA

本品為鱉蠊科昆蟲地鱉 Eupolyphaga sinensis Walker 或冀地鱉 Steleophaga plancyi (Boleny) 的雌蟲乾燥體。

〔**原動物**〕①地鱉：呈扁卵圓形，頭端較窄，尾端較寬，背面棕黑色，有光澤，前胸背板較發達，蓋住頭部，腹背板 9 節，覆瓦狀排列，頭小，有絲狀觸角 1 對，胸部有足 3 對。②冀地鱉：呈長橢圓形，背部黑棕色，邊緣帶淡黃褐色斑塊及黑色小點。

〔**藥材性狀**〕①地鱉：呈扁平卵形，長 1.3～3cm，寬 1.2～2.4cm。前段較窄，後端較寬，背部紫褐色，具光澤，無翅。前胸背板較發達，蓋住頭部；腹背板 9 節，呈覆瓦狀排列。腹面紅棕色，頭部較小，有絲狀觸角 1 對，常脫落。胸部有足 3 對，具細毛和刺。腹部有橫環節。質鬆脆，易碎。②冀地鱉：長 2.2～3.7cm，寬 2.4～2.5cm。背部黑棕色，通常在邊緣帶有淡黃褐色斑塊及黑色小點。

〔**性味功能與主治**〕鹹，寒，有小毒。破瘀血，續筋骨。用於筋骨折傷，瘀血經閉，癥瘕痞塊。

〔**用法與用量**〕3～9g。

〔**注意**〕孕婦禁用。

Ground Beetle is the dried body of female, *Eupolyphaga sinensis* Walker or *Steleophaga plancyi* (Boleny) (Fam. Corydiidae).

Action To remove *blood stasis* with powerful effect, and to promote the healing of bone fracture.

Indications Bone fracture; amenorrhea and formation of mass in the abdomen due to *blood stasis*.

Dosage 3～9g.

Precaution Contraindicated in pregnancy.

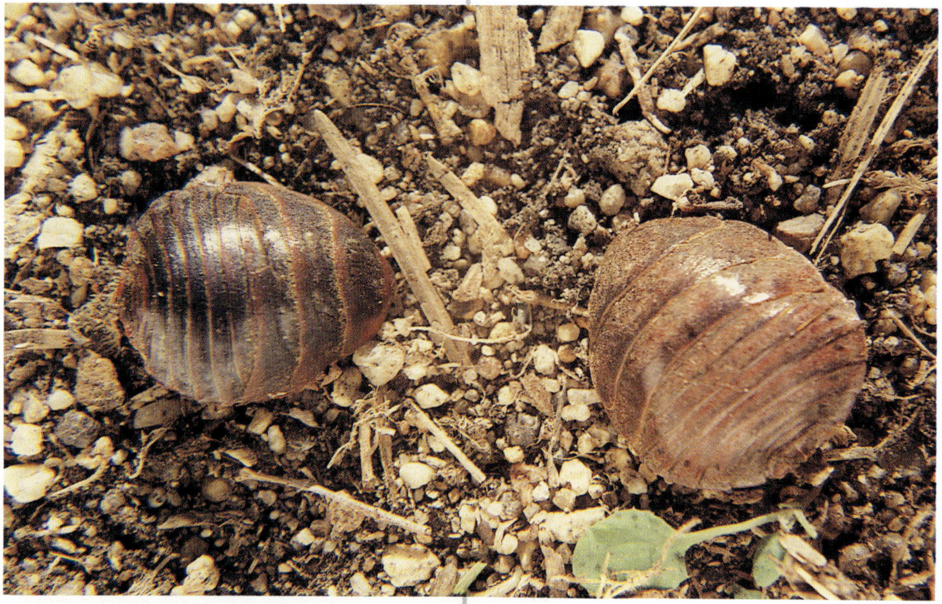

▲ 地鱉

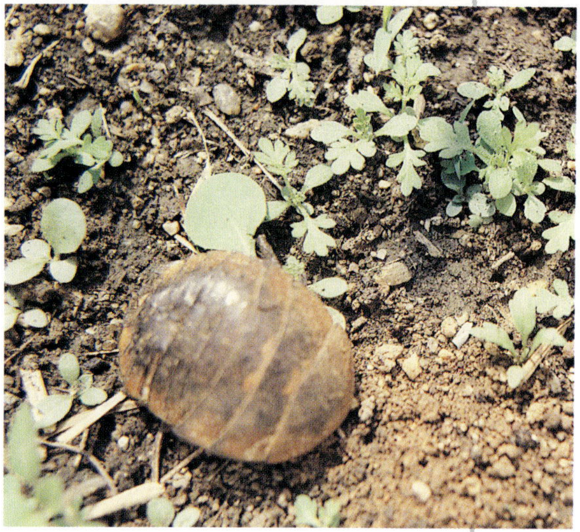

◀ 冀地鱉

▼ 藥材地鱉

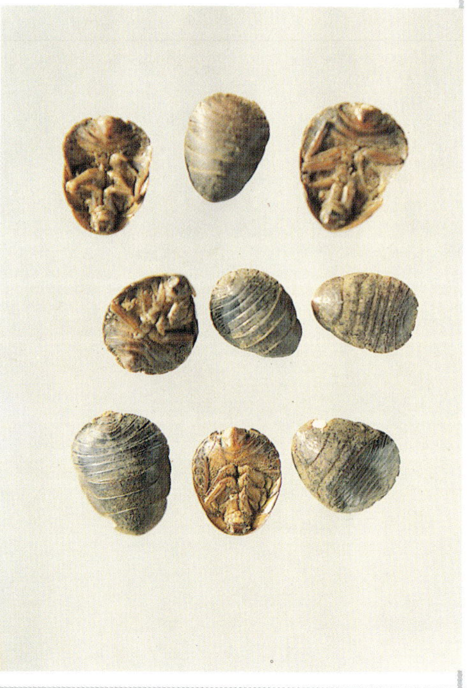

▼ 藥材冀地鱉

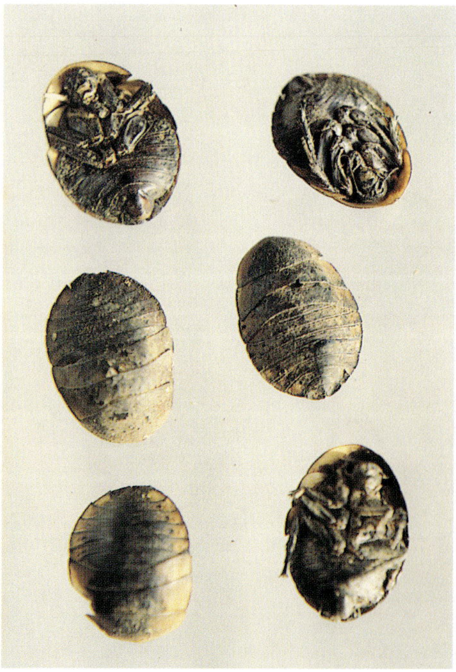

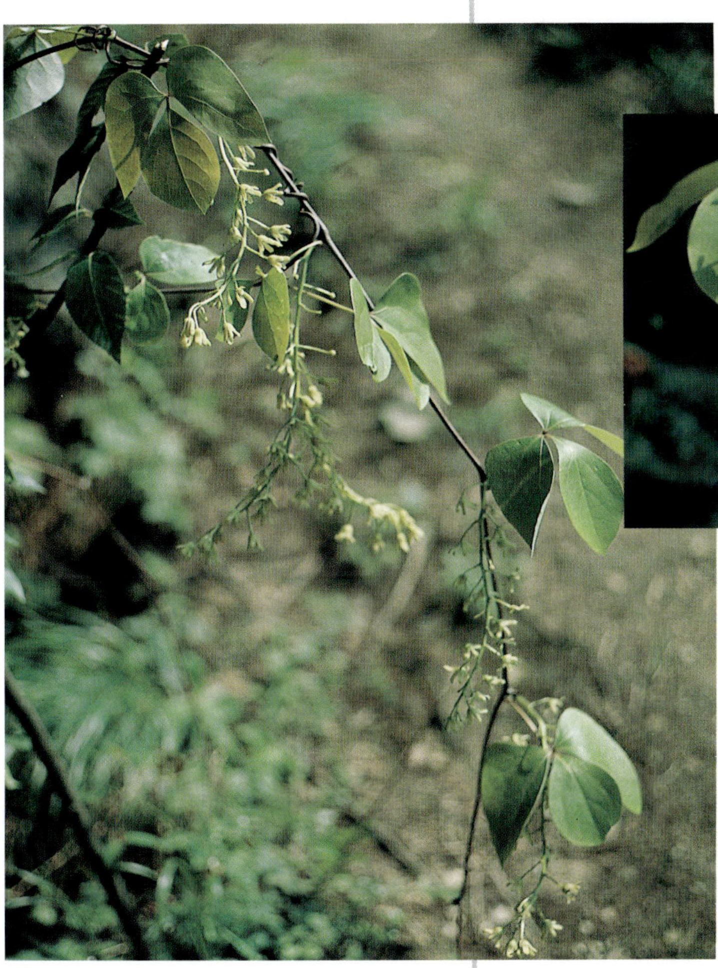

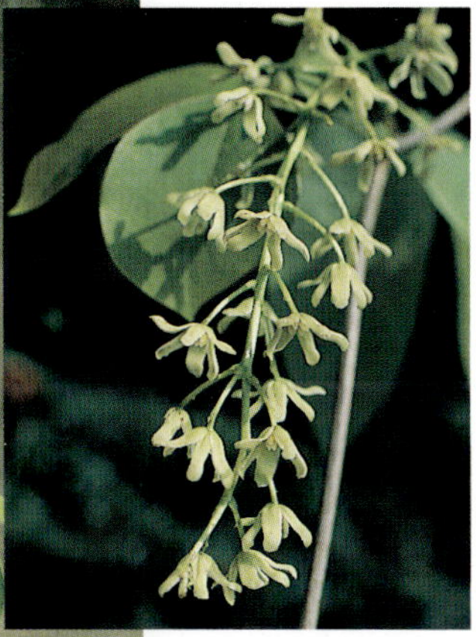

◀▲ 大血藤

▼ 藥材大血藤

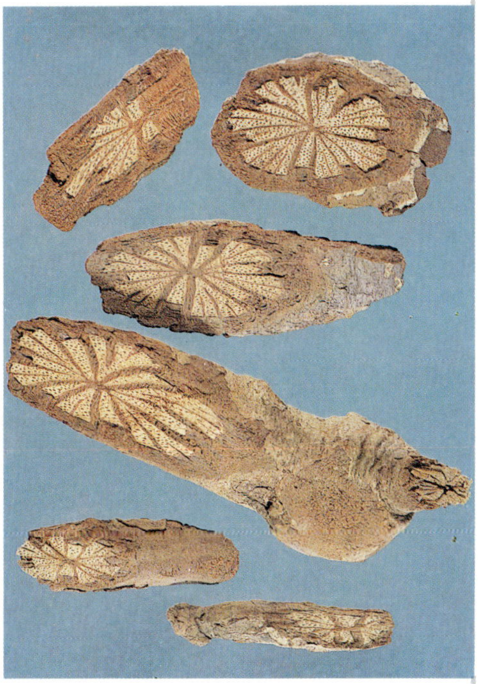

▼ 藥材大血藤橫切面

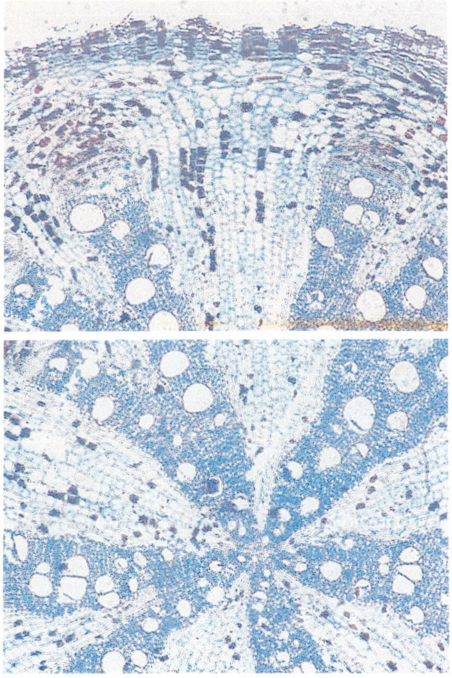

023 大血藤

Daxueteng

Sargentgloryvine Stem

CAULIS SARGENTODOXAE

本品為木通科植物大血藤 Sargentodoxa cuneata (Oliv.) Rehd. et Wils. 的乾燥藤莖。

〔**原植物**〕落葉木質藤本，長達 10m，砍斷時有紅色液汁滲出，葉互生，為三出複葉，中間小葉倒卵形，側生小葉較大，斜卵形。花序總狀，下垂；花單性，雌雄異株；萼片和花瓣各 6 片，黃色。心皮多數，離生，螺旋排列。漿果肉質；種子卵形。

〔**藥材性狀**〕本品呈圓柱形，略彎曲，長 30～60cm，直徑 1～3cm。表面灰棕色，粗糙，外皮常呈鱗片狀剝落，剝落處顯暗紅棕色，有的可見膨大的節及略凹陷的枝痕或葉痕。斷面皮部紅棕色，有數處向內嵌入木部，木部黃白色，有多數細孔狀導管，射綫呈放射狀排列。

〔**橫切面**〕見圖。

〔**性味功能與主治**〕苦，平。清熱解毒，活血，祛風。用於腸癰腹痛，經閉痛經，風濕痹痛，跌撲腫痛。

〔**用法與用量**〕9～15g。

Sargentgloryvine Stem is the dried vine stem of *Sargentodoxa cuneata* (Oliv.) Rehd. et Wils. (Fam. Lardizabalaceae).

Action To remove toxic *heat*, to promote blood circulation, and to relieve rheumatic conditions.

Indications Acute appendicitis; amenorrhea, dysmenorrhea; rheumatic arthralgia; traumatic swelling and pain.

Dosage 9～15g.

024 大青葉

Daqingye

Dyers Woad Leaf

FOLIUM ISATIDIS

本品為十字花科植物菘藍 Isatis indigodica Fort. 的乾燥葉。

〔**原植物**〕二年生草本。主根直徑 5～8mm，灰黃色。莖直立，光滑無毛，多少帶白粉狀。基生葉矩圓狀橢圓形；莖生葉矩圓形至矩圓狀披針形，葉基部垂耳圓形。花序複總狀；花黃色，角果頂端圓鈍或截形。

〔**藥材性狀**〕本品多皺縮卷曲，有的破碎。完整葉片展平後呈長橢圓形至長圓狀倒披針形，長 5～20cm，寬 2～6cm，上表面暗灰綠色，有的可見色較深稍突起的小點；先端鈍，全緣或微波狀，基部狹窄下延至葉柄呈翼狀；葉柄長 4～10cm，淺棕黃色。

〔**性味功能與主治**〕苦、寒。清熱解毒，涼血消斑。用於溫邪入營，高熱神昏，發斑發疹，黃疸，熱痢，痄腮，喉痹，丹毒，癰腫。

〔**用法與用量**〕9～15g。

Dyers Woad Leaf is the dried leaf of *Isatis indigodica* Fort. (Fam. Cruciferae).

Action To remove toxic *heat*, reduce *heat* in blood, and promote subsidence of eruptions.

Indications High fever with impairment of consciousness and skin eruptions in epidemic diseases; jaundice; acute dysentery; mumps; inflammation of the throat, erysipelas, carbuncle.

Dosage 9～15g.

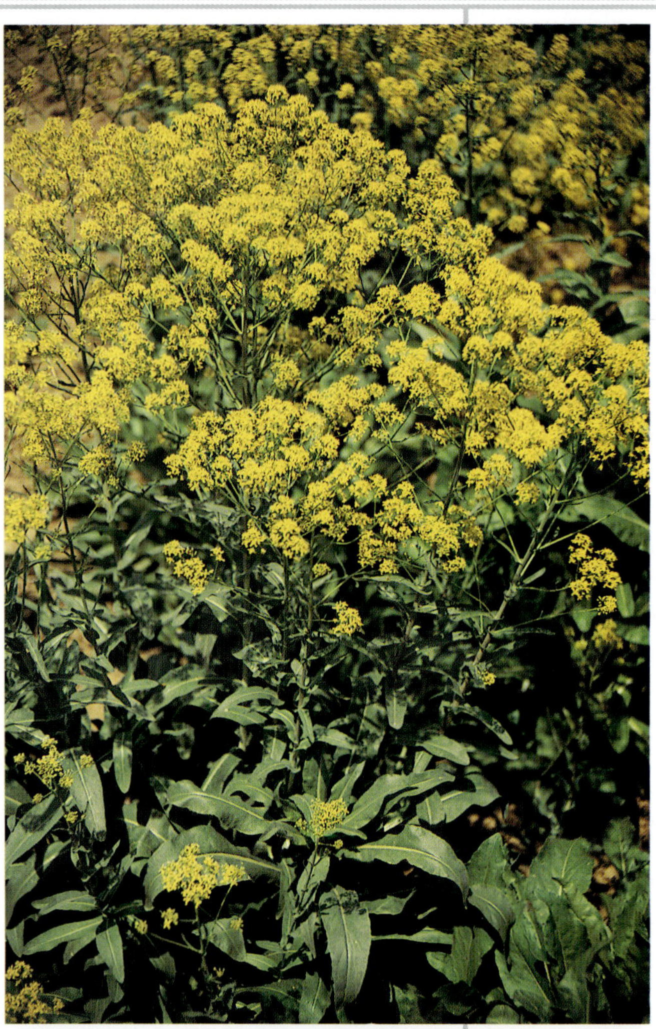

◀ 菘藍（花期）

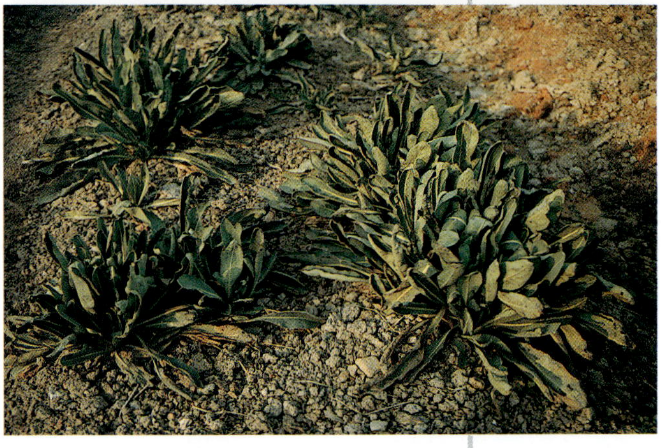

◀ 菘藍（苗期）

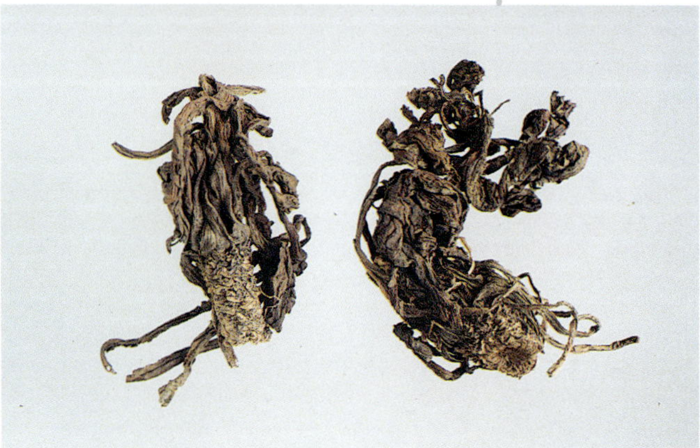

◀ 藥材大青葉

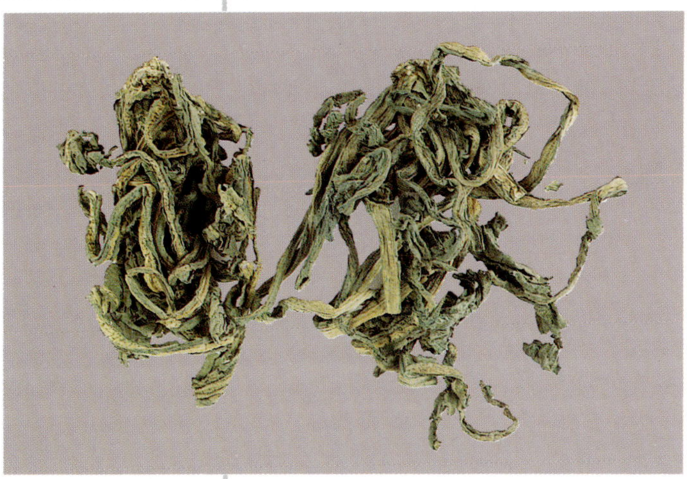

藥材大青葉 ▶

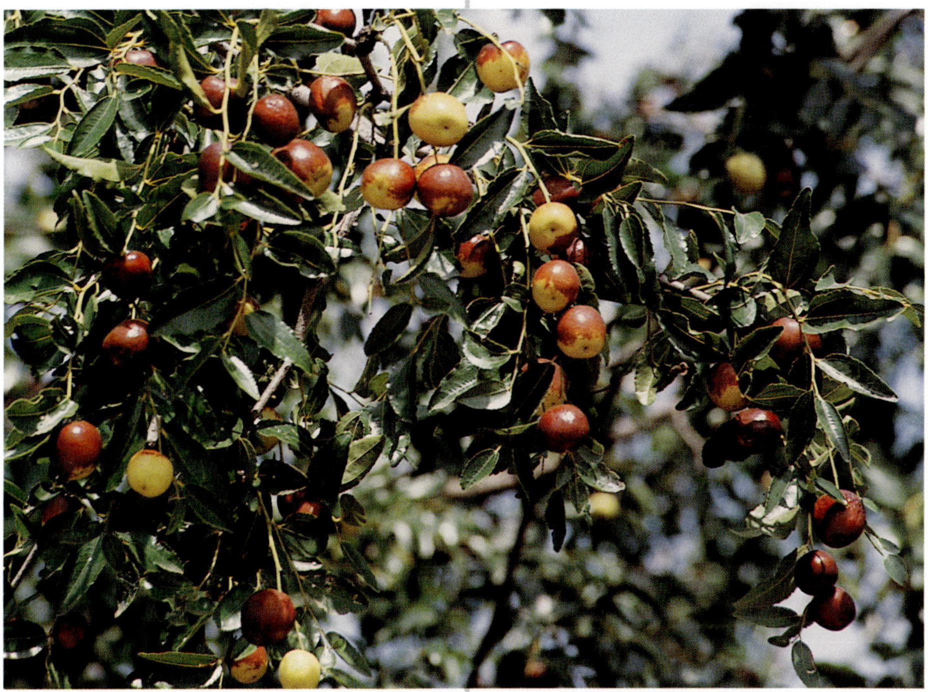

▲ 棗

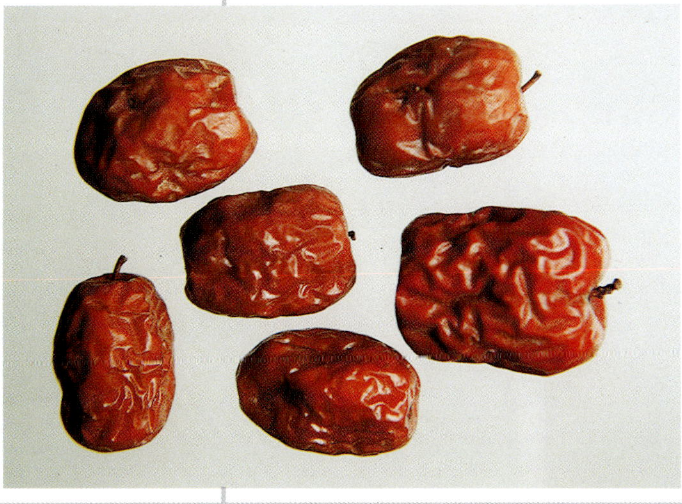

藥材大棗 ▶

025 大棗

Dazao

Chinese Date

FRUCTUS JUJUBAE

本品為鼠李科植物棗 Ziziphus jujuba Mill. 的乾燥成熟果實。

〔**原植物**〕落葉灌木或小喬木。枝幹光滑無刺或具成對的刺，直伸或鉤曲。葉互生，葉片卵圓形至卵狀披針形，具 3 主脈。花較小，常 7～8 朵着生於葉腋成聚傘花序；花瓣 5，淡黃綠色，花盤圓形，邊緣波狀。核果肉質，成熟時深紅色。

〔**藥材性狀**〕本品呈橢圓形或球形，長 2～3.5cm，直徑 1.5～2.5cm。表面暗紅色，略帶光澤，有不規則皺紋。基部凹陷，有短果梗。外果皮薄，中果皮棕黃色或淡褐色，肉質，柔軟。富糖性而油潤。果核紡錘形，兩端銳尖，質堅硬。

〔**性味功能與主治**〕甘，溫。補中益氣，養血安神，用於脾虛食少，乏力便溏，婦人臟躁。

〔**用法與用量**〕6～15g。

Chinese Date is the dried ripe fruit of *Ziziphus jujuba* Mill (Fam. Rhamnaceae).

Action To tonify the *spleen* and replenish *qi*, to nourish blood, and to ease the mind.

Indications Anorexia, lassitude and loose stools in *deficiency syndromes of the spleen*; hysteria in women.

Usage and dosage 6～15g.

026 大黃

Dahuang

Rhubarb

RADIX ET RHIZOMA RHEI

本品為蓼科植物掌葉大黃 Rheum palmatum L.、唐古特大黃 Rheum tanguticum Maxim. ex Balf. 或藥用大黃 Rheum officinale Baill. 的乾燥根及根莖。

〔**原植物**〕①掌葉大黃：多年生草本，高 1～2m。根莖肥厚。莖直立。基生葉有長柄；葉片寬卵形或圓形，掌狀 5～7 中裂，裂片呈窄三角形。花序大圓錐狀；頂生；花淡黃白色；花被片 6，雄蕊 9。瘦果 3 棱，沿棱生翅，暗褐色。②唐古特大黃：葉片掌狀分裂極深，常再二回深裂，小裂片窄長。花序分枝緊密，向上直立，緊貼於莖。③藥用大黃：葉片近圓形，掌狀淺裂，基部心形。

〔**藥材性狀**〕本品呈類圓柱形、圓錐形、卵圓形或不規則塊狀，長 3～17cm，直徑 3～10cm。除盡外皮者表面黃棕色至紅棕色，有的可見類白色網狀紋理及星點（異型維管束）散在，殘留的外皮棕褐色，多具繩孔及粗皺紋。質堅實，有的中心稍鬆軟。斷面淡紅棕色或黃棕色，顯顆粒性；根莖髓部寬廣，有星點環列或散在；根木部發達，具放射狀紋理，形成層環明顯，無星點。

〔**橫切面**〕見圖。

〔**性味功能與主治**〕苦，寒。瀉熱通腸，涼血解毒，逐瘀通經。用於實熱便秘，積滯腹痛，瀉痢不爽，濕熱黃疸，血熱吐衄，目赤，咽腫，腸癰腹痛，癰腫疔瘡，瘀血經閉，跌打損傷，外治水火燙傷；上消化道出血。酒大黃善清上焦血分熱毒。用於目赤咽腫，齒齦腫痛。熟大黃瀉下力緩。瀉火解毒。用於火毒瘡傷。大黃炭涼血化瘀止血。用於血熱有瘀出血症。

〔**用法與用量**〕3～30g，用於瀉下不宜久煎；外用適量，研末調敷患處。

〔**注意**〕孕婦慎用。

Rhubarb is the dried root and rhizome of *Rheum palmatum* L., *Rheum tanguticum* Maxim. ex Balf. or *Rheum officinale* Baill. (Fam. Polygonaceae).

Action To cause catharsis and purge away *heat*, to reduce *heat* in blood and counteract toxicity, and to eliminate *blood stasis* and

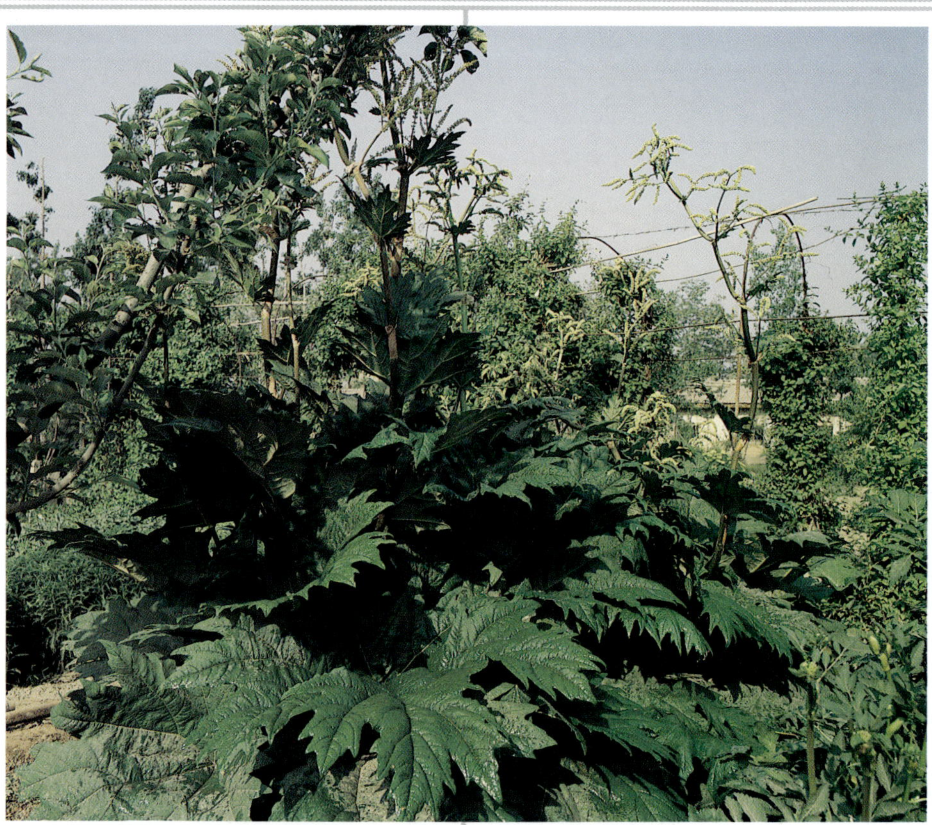

▲ 掌葉大黃

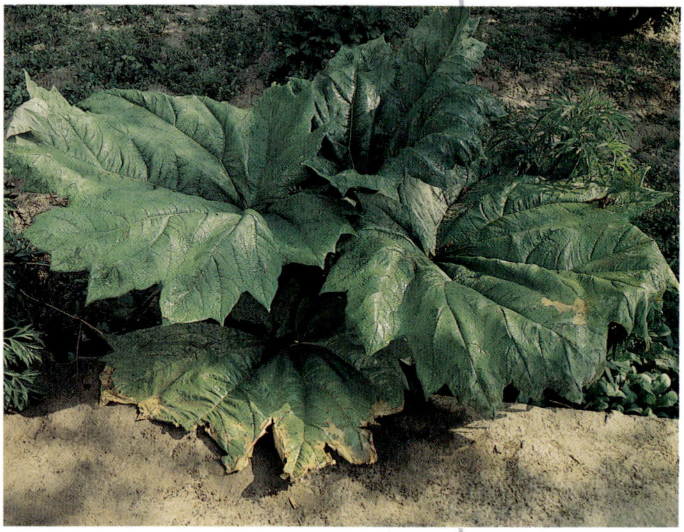

◀ 唐古特大黃

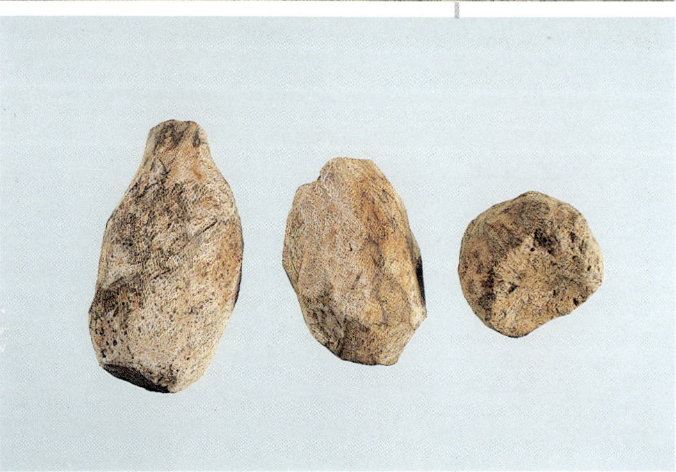

◀ 藥材唐古特大黃

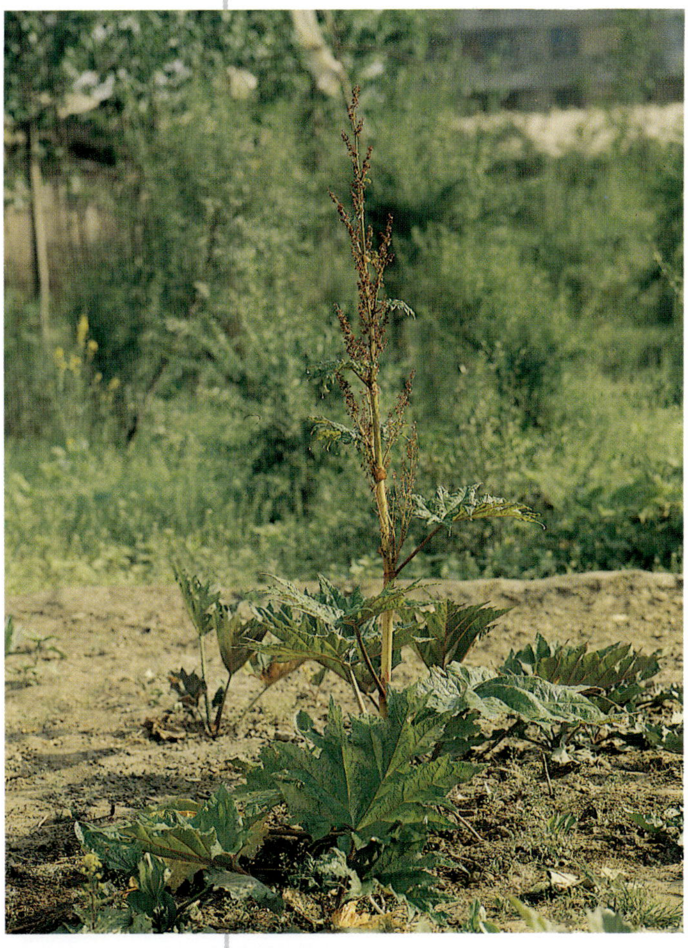

藥用大黃 ▶

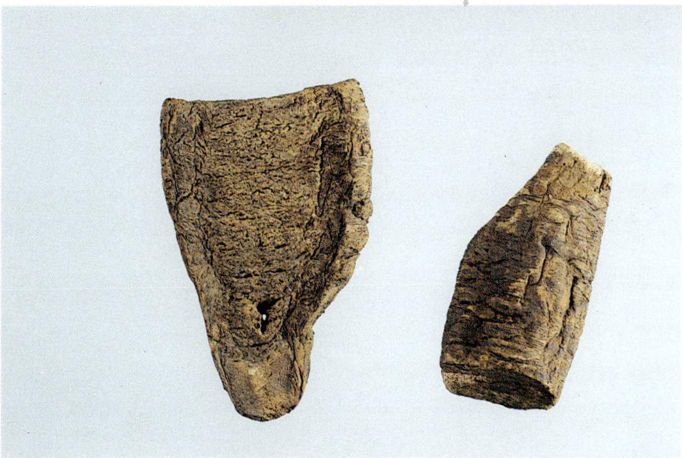

◀ 藥材掌葉大黃

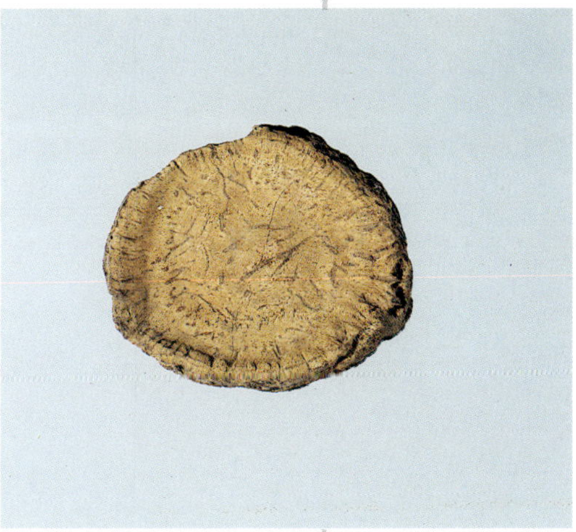

藥材藥用大黃 ▶

▼ 藥材大黃橫切面異形維管束

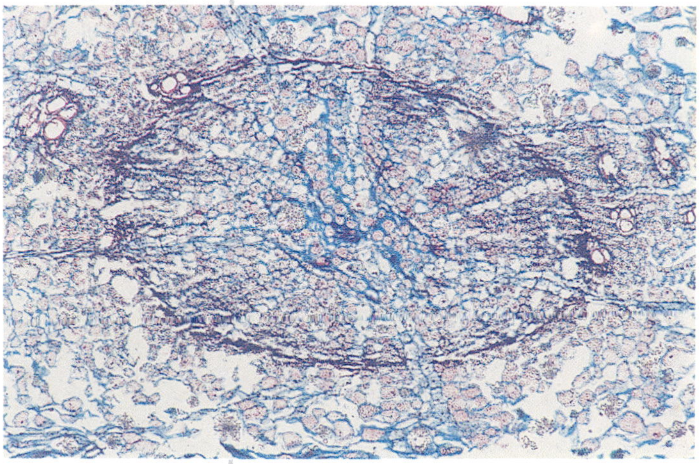

stimulate menstrual discharge.

Radix et Rhizoma Rhei (*stir-fried with wine*): To remove toxic *heat* from the blood in the upper portion of the body.

Radix et Rhizoma Rhei (*prepared*): To purge away *heat* and remove toxic substances, but with less cathartic effect.

Radix et Rhizoma Rhei (*carbonized*): To reduce *heat* in blood, remove *blood stasis*, and arrest bleeding.

Indications Fever with constipation, retention of the feces and abdominal pain; dysentery with inadequate discharge from the bowels; jaundice caused by damp-heat; spitting of blood, epistaxis, inflammation of eye and swelling of the throat due to *heat* in the blood; appendicitis with abdominal pain; boils, sores and abscess; amenorrhea due to *blood stasis*; traumatic injuries; hemorrhage from the upper gastrointestinal tract. External use for scalds and burns.

Radix et Rhizoma Rhei (*stir-fried with wine*): Inflammation of the eye, swelling of the throat and painful swelling of the gums.

Radix et Rhizoma Rhei (*prepared*): Boils, sores and abscess.

Radix et Rhizoma Rhei (*carbonized*): Hemorrhage with *blood stasis* due to *heat* in the blood.

Usage and dosage 3～30g, not to be decocted for a long time if it is used for catharsis; for external use, appropriate quantity to be ground into powder for topical application after mixing with liquid.

Precaution Used with caution in pregnancy

027 **大薊**

Daji

Japanese Thistle Herb

Japanese Thistle Root

HERBA CIRSII JAPONICI

RADIX CIRSII JAPONICI

本品為菊科植物薊 Cirsium japonicum DC. 的乾燥地上部分或根。

〔**原植物**〕多年生草本。根長紡錘形或長圓錐形，簇生。莖直立；莖生葉有柄，葉片倒披針形或倒卵狀橢圓形，羽狀深裂，邊緣齒狀，齒端具刺。頭狀花序單一或數個生於枝端，集成圓錐狀；總苞鐘狀；花兩性，全部為管狀花，花紫色或紫紅色。

〔**藥材性狀**〕①大薊草：莖呈圓柱形，基部直徑可達 1.2cm；表面綠褐色或棕褐色，有數條縱棱，被絲狀毛；斷面灰白色，髓部疏鬆或中空。葉皺縮，多破碎，完整葉片展平後呈倒披針形或倒卵狀橢圓形，羽狀深裂，邊緣具不等長的針刺；上表面灰綠色或黃棕色，下表面色較淺，兩面均具灰白色絲狀毛。頭狀花序頂生，球形或橢圓形，總苞黃褐色，羽狀冠毛灰白色。②大薊根：呈長紡錘形，常簇生而扭曲，長 5～15cm，直徑 0.2～0.6cm。表面暗褐色，有不規則的縱皺紋。斷面粗糙，灰白色。

〔**根橫切面**〕見圖。

〔**葉表面觀**〕見圖。

〔**性味功能與主治**〕甘、苦，涼。涼血止血，祛瘀消腫。用於衄血，吐血；尿血，便血，崩漏下血，外傷出血，癰腫瘡毒。

〔**用法與用量**〕9～15g；外用鮮品適量，搗爛敷患處。

Japanese Thistle Herb or Root is the dried aerial part or root of *Cirsium japonicum* DC. (Fam. Compositae).

Action To arrest bleeding by reducing *heat* in the blood, to remove *blood stasis*, and to promote the subsidence of swelling.

Indications Epistaxis, spitting of blood, hematuria, hematochezia, abnormal uterine bleeding, traumatic bleeding; carbuncles and sores.

Usage and dosage 9～15g; for external use, appropriate quantity of the fresh herb to be pounded into paste and applied topically.

薊 ▼▶

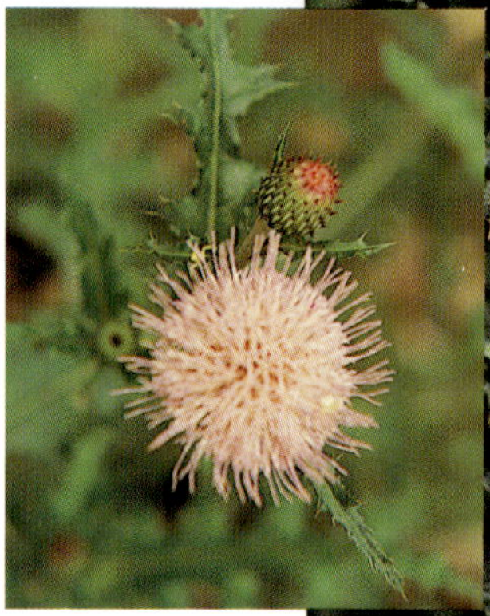

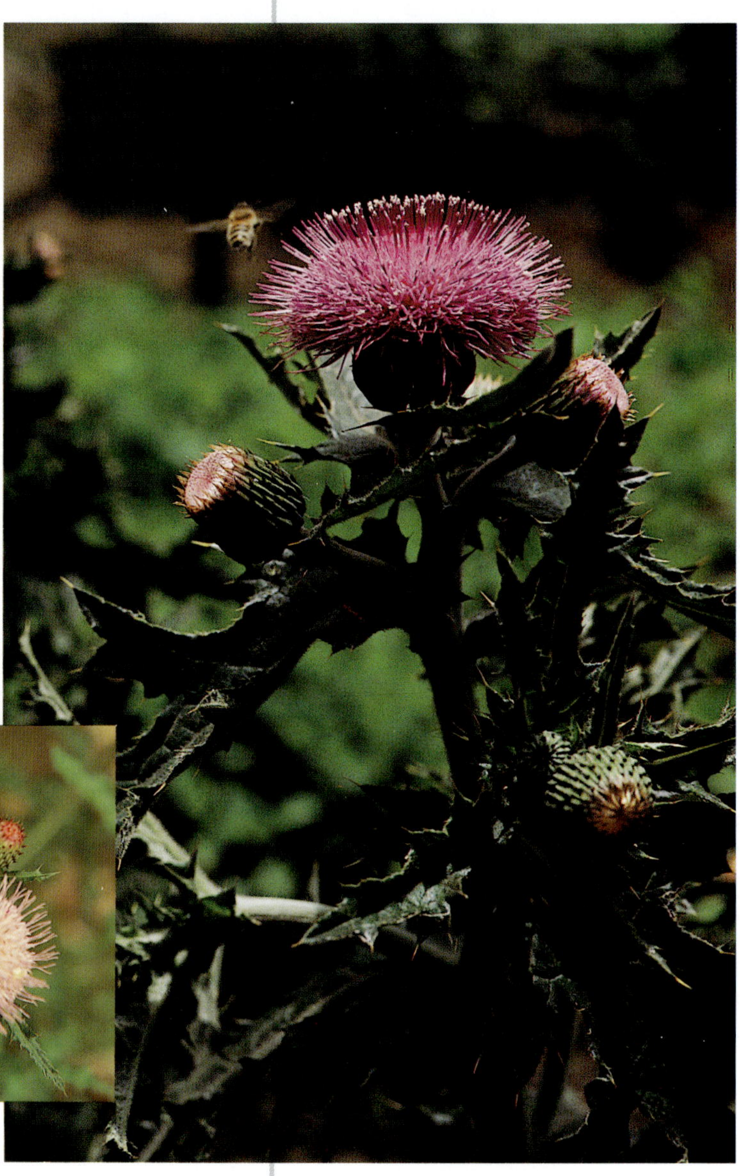

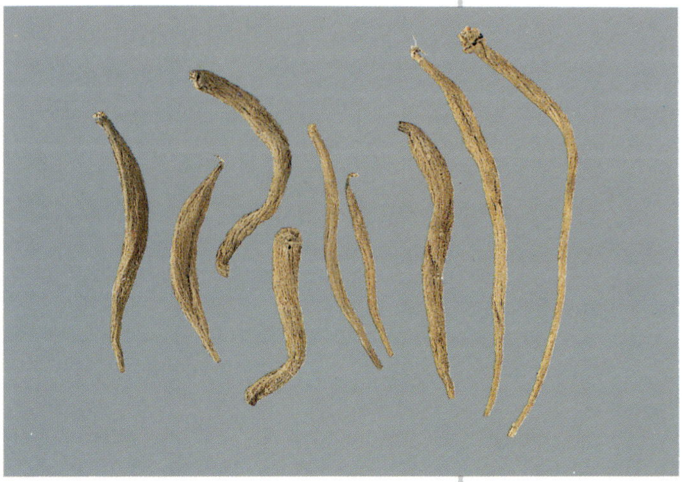

◀ 藥材大薊根

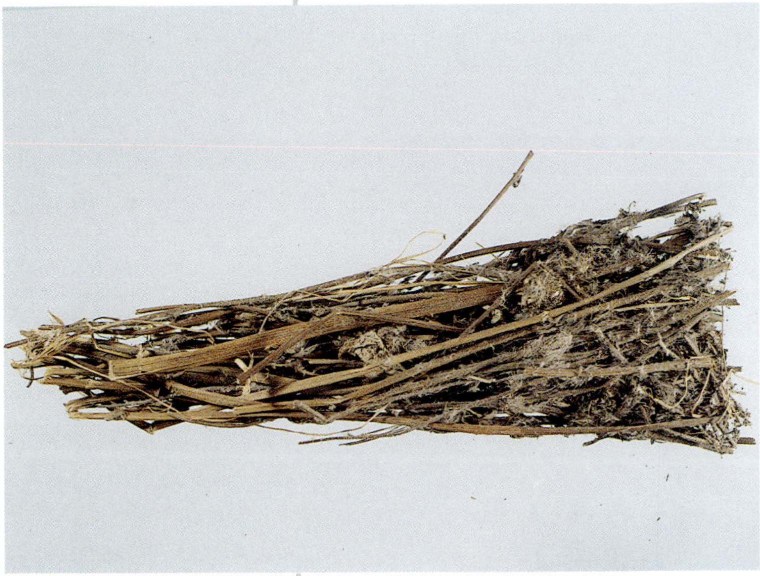

藥材大薊 ▶

▼藥材大薊葉表面觀示上下表皮、氣孔及非腺毛

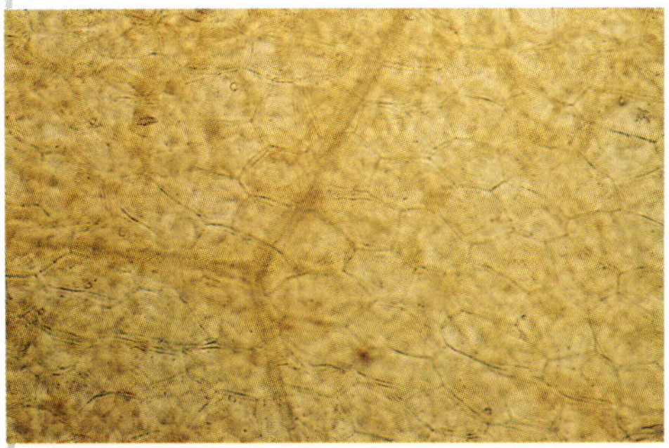

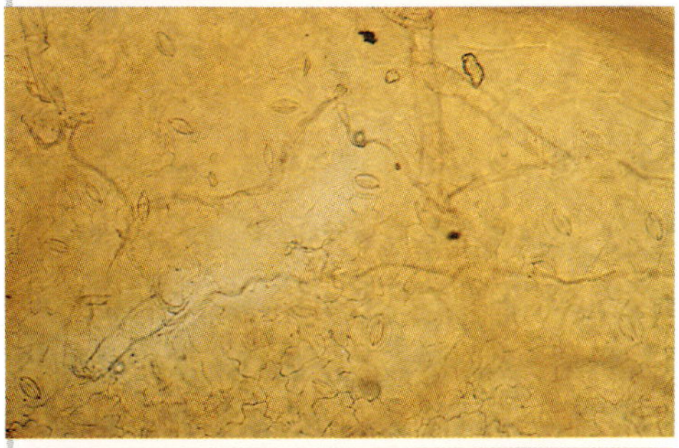

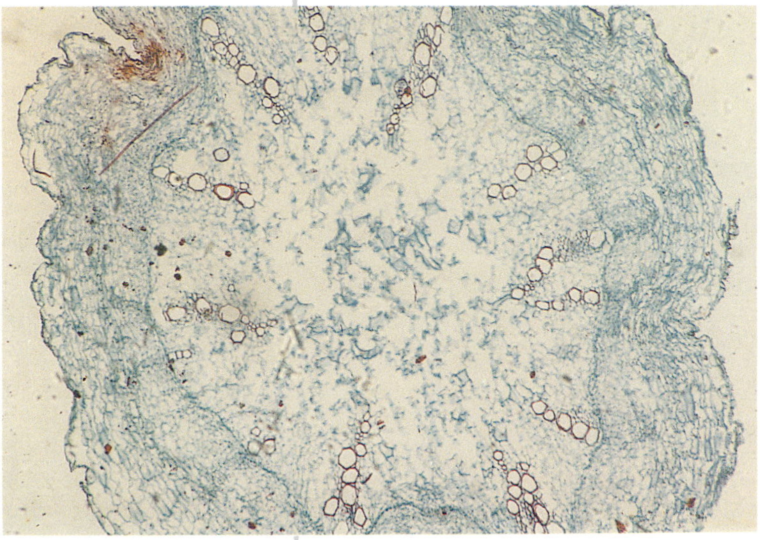

藥材大薊根橫切面 ▶

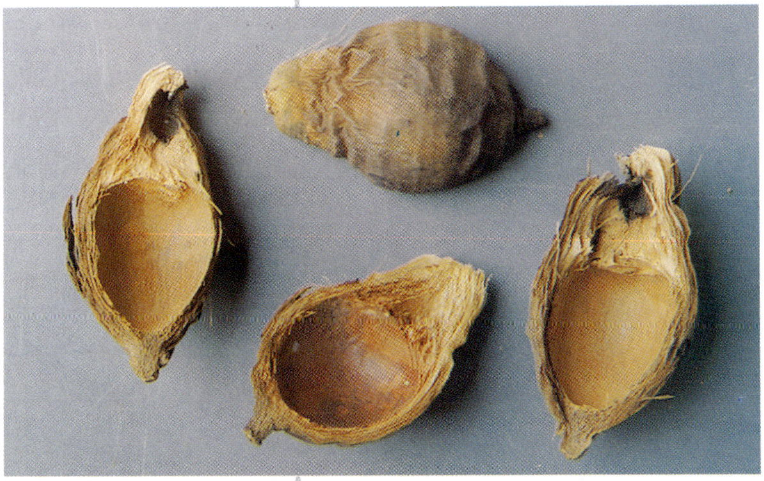

藥材大腹皮 ▶

028 **大腹皮**

Dafupi

Areca Peel

PERICARPIUM ARECAE

本品為棕櫚科植物檳榔 Areca catechu L. 的乾燥果皮。冬季至次春採收未成熟的果實，煮後乾燥，縱剖兩瓣，剝取果皮，習稱"大腹皮"；春末至秋初採收成熟果實，煮後乾燥，剝取皮，打鬆，曬乾，習稱"大腹毛"。

〔**原植物**〕喬木，高 17m 或更高；莖基部略膨大。葉長 1.3～2m，羽狀全裂。肉穗花序生於葉鞘束下，多分枝，排成圓錐花序式，上部着生雄花，下部着生雌花。果長橢圓形，橙紅色，中果皮厚，纖維質；種子卵形，基部平坦。

〔**藥材性狀**〕①大腹皮：略呈橢圓形或長卵形瓢狀，長4～7cm，寬2～3.5cm，厚0.2～0.5cm。外果皮深棕色至近黑色，具不規則的縱皺紋及隆起的橫紋，頂端有花柱殘痕，基部有果梗及殘存萼片。內果皮凹陷，褐色或深棕色，光滑呈硬殼狀。縱向撕裂後可見中果皮纖維。②大腹毛：主為中果皮纖維，呈亂絲團狀，長4～7cm。黄白色或淡棕色，可見附着的外果皮及內果皮碎片。

〔**性味功能與主治**〕辛，微溫。下氣寬中，行水消腫。用於濕阻氣滯，脘腹脹悶，大便不爽，水腫脹滿，腳氣浮腫，小便不利。

〔**用法與用量**〕4.5～9g。

Areca Peel is the dried pericarp of *Areca catechu* L. (Fam. Palmae). The unripe fruit is collected in winter to the next spring, dried after boiled, cut longitudinally into two valves. The pericarp is peeled. It is known as "Dafupi". The ripe fruit is collected from late spring to early autumn, dried after boiled, the pericarp peeled, tapped to loosen and dried in the sun, known as "Dafumao".

Action To promote the descending of *qi*, to relieve abdominal distension, and to cause diuresis.

Indications Stagnation of *qi* due to accumulation of *damp* marked by epigastric and abdominal distension, difficult evacuation of the feces, edems of the legs and oliguia.

Dosage 4.5～9g.

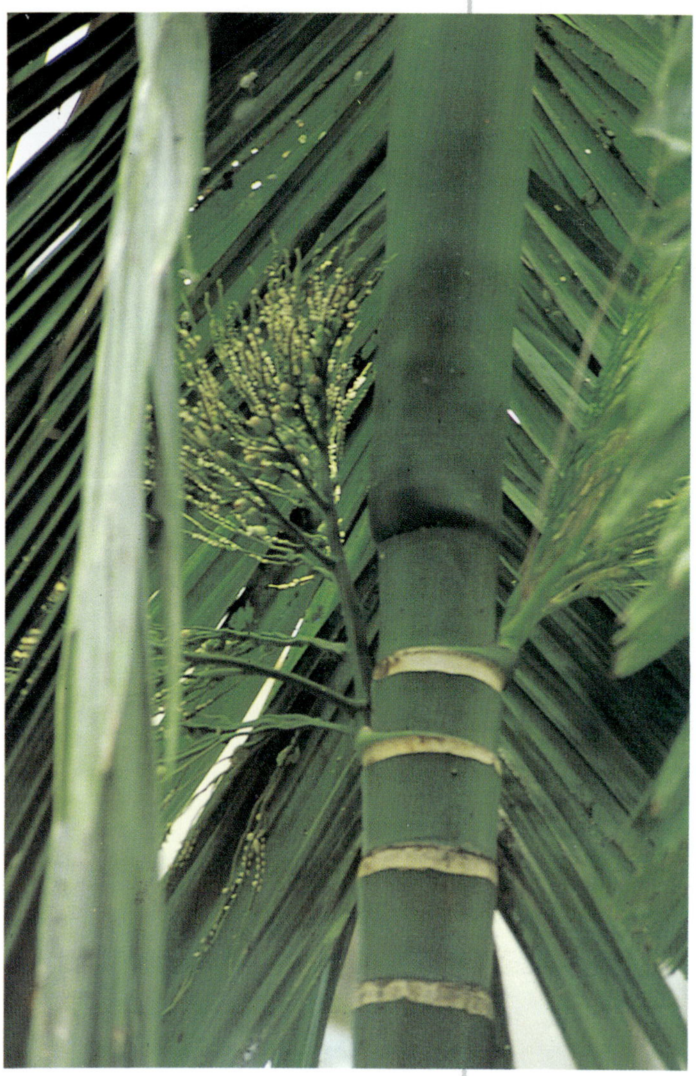

◀ 檳榔

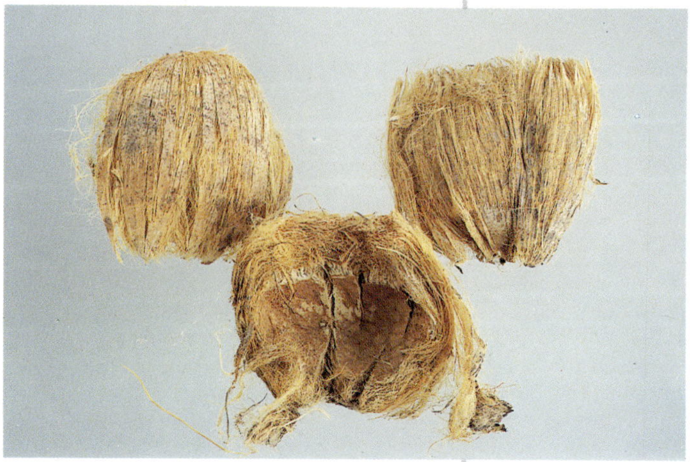

◀ 藥材大腹毛

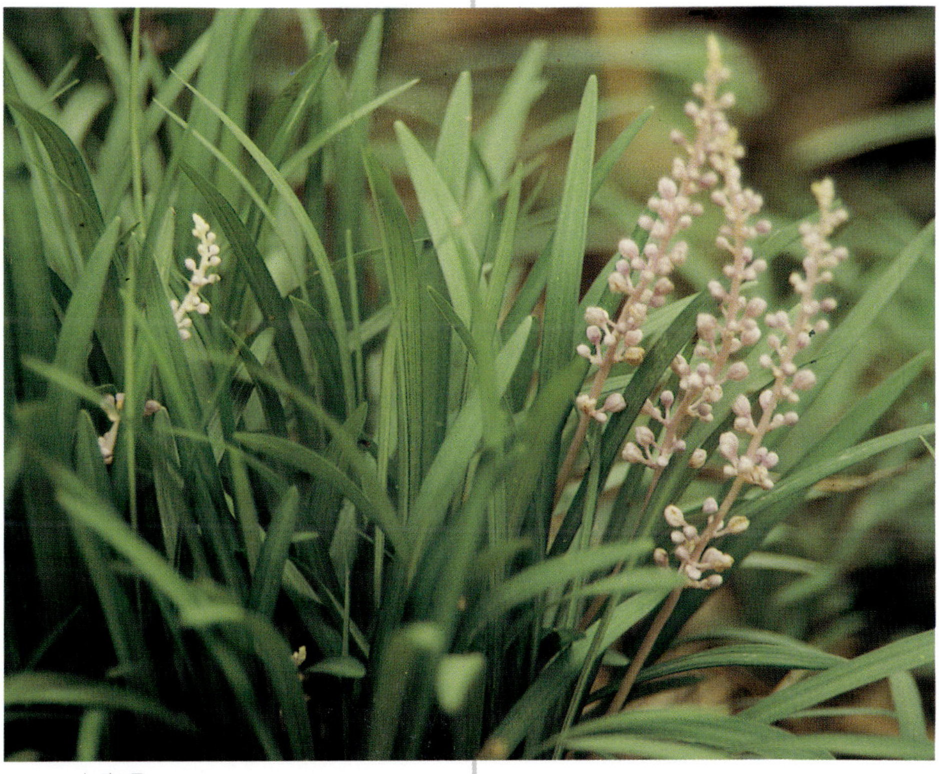

▲山麥冬

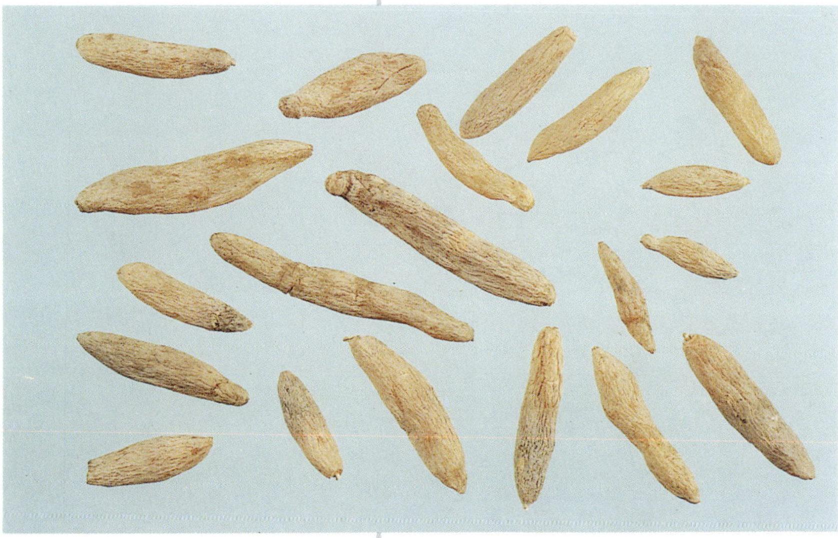

▲藥材山麥冬

029 山麥冬

Shanmaidong

Liriope Root

RADIX LIRIOPES

本品為百合科植物湖北麥冬 Liriope apicata (Thunb.) Lour. var. prolifera Y. T. Ma 或短葶山麥冬 Liriope muscari (Desne) Baily 的乾燥塊根。

〔**原植物**〕①湖北麥冬：多年生草本。細根多數，常於中間膨大呈紡錘形塊根。葉叢生，革質，條形；葉柄有膜質鞘。總狀花序頂生；花淡紫色或藍色，常 1～4 朵聚生，花被 6，離生；雄蕊 6 枚；子房上位，3 室，花序在花後長出葉簇或小苗。漿果球形，藍黑色。②短葶山麥冬：多年生草本，根狀莖短，木質，鬚根前端常膨大成矩圓形、橢圓形或紡錘形塊根。葉叢生，禾狀葉，基部常有褐色的葉鞘。總狀花序，花 3～5 朵簇生於苞片腋內。淡紫色或淡藍色。漿果球形。

〔**藥材性狀**〕①湖北麥冬，呈紡錘形，兩端略尖，長 1.2～3cm，直徑 0.4～0.7cm。表面淡黃色至棕黃色，具不規則縱皺紋。質柔韌，乾後質硬脆，易折斷，斷面淡黃色至棕黃色，角質樣，中柱細小。②短葶山麥冬：稍扁，長 2～5cm，直徑 0.3～0.8cm，具粗縱紋。味甘，微苦。

〔**性味功能與主治**〕甘、微苦、微寒。養陰生津，潤肺清心。用於肺燥乾咳嗽虛勞咳嗽，津傷口渴，心煩失眠，腸燥便秘。

〔**用法與用量**〕 9～15g。

Liriope Root is the dried root tuber of *Liriope apicata* (Thunb.) Lour. var. *prolifera* Y. T. Ma or *Liriope muscari* (Desne) Baily (Fam. Liliaceae).

Action To nourish *yin* and promote the production of body fluid, to moisten the *lung*, and to ease the mind.

Indications Dry cough, phthisical cough; thirst due to impairment of body fluid; fidgetness and insomnia; diabetes caused by *internal heat*; constipation.

Dosage 9～15g.

030 山豆根（廣豆根）

Shandougen

Vietnamese Sophora Root

RADIX SOPHORAE TONKINENSIS

本品為豆科植物越南槐 Sophora tonkinensis Gapnep. 的乾燥根及根莖。

〔**原植物**〕灌木。直立或平卧，根通常2～5條，圓柱形，黃褐色。莖圓柱形。單數羽狀複葉，互生，小葉片11～17，長圓狀卵形或卵形，頂端1小葉較大。總狀花序頂生；蝶形花冠黃白色。莢果紫黑色，串珠狀。

〔**藥材性狀**〕本品根莖呈不規則的結節狀，頂端常殘存莖基，其下着生根數條。根呈長圓柱形，常有分枝，長短不等，直徑0.7～1.5cm；表面棕色至棕褐色，有不規則的縱皺紋及突起的横向皮孔。斷面皮部淺棕色，木部淡黄色。

〔**横切面**〕見圖。

〔**性味功能與主治**〕苦，寒；有毒。清熱解毒，消腫利咽。用於火毒蘊結，咽喉腫痛，齒齦腫痛。

〔**用法與用量**〕3～9g。

Vietnamese Sophora Root is the dried root and rhizome of *Sophora tonkinensis* Gapnep. (Fam. Leguminosae).

Action To remove *toxic heat*, promote the subsidence of swelling, and soothe the sore throat.

Indications Sore throat and painful swelling of the gums due to accumulation of *toxic heat*.

Dosage 3～9g.

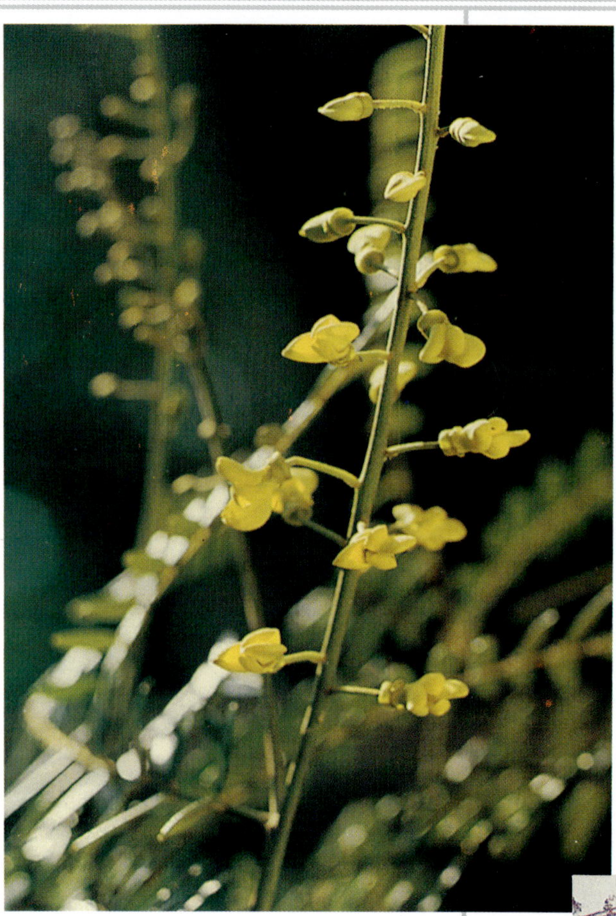

◀ 越南槐

▼ 藥材山豆根横切面

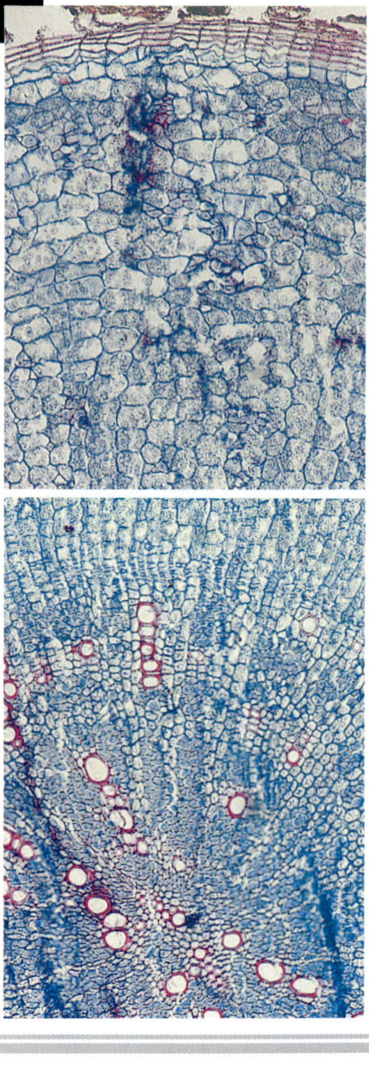

▼ 藥材山豆根

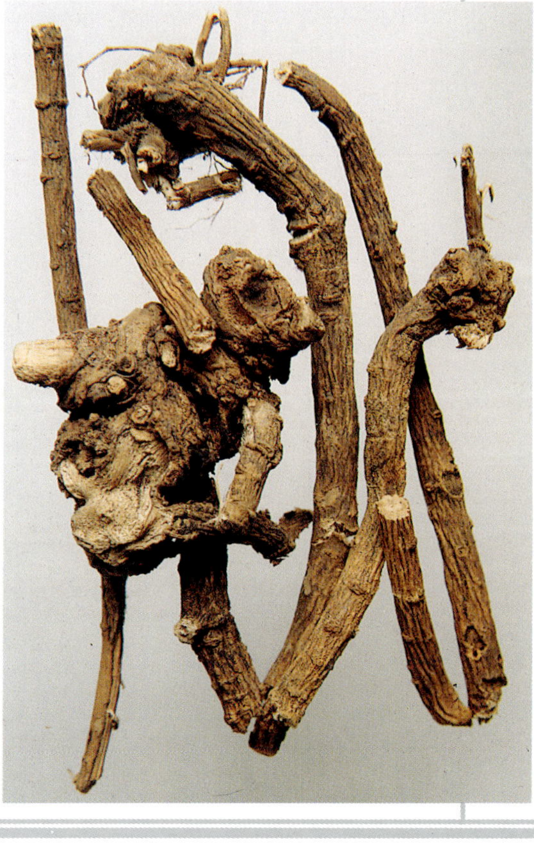

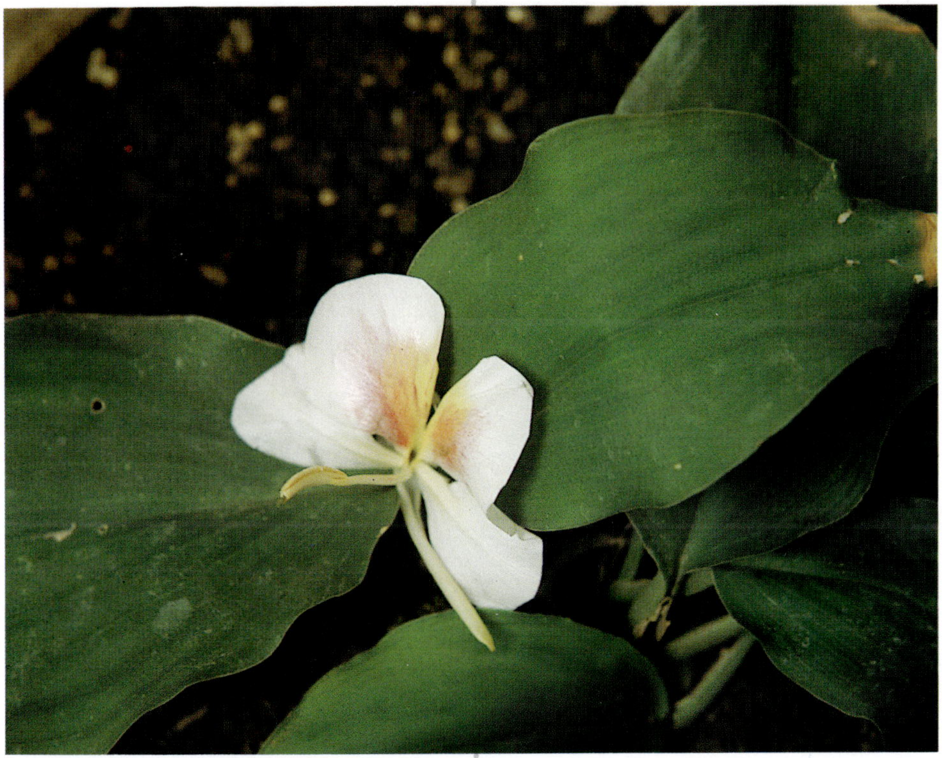

▲ 山柰

▼ 藥材山柰

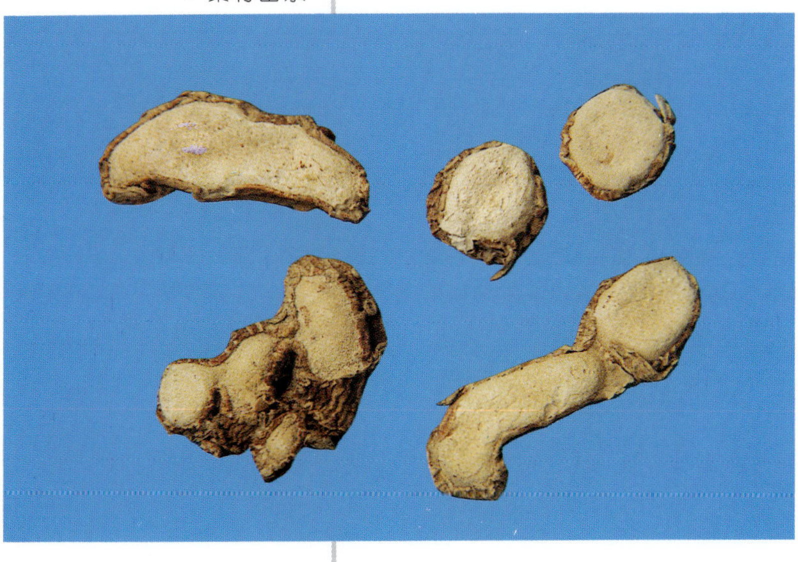

031 山柰

Shannai

Galanga Resurrectionlily Rhizome

RHIZOMA KAEMPFERIAE

本品為薑科植物山柰 Kaempferia galanga L. 的乾燥根莖。

〔**原植物**〕多年生草本。根狀莖塊狀，芳香。葉 2～4 片貼近地面生長，近無柄，有葉鞘；葉片近圓形，乾時於上面可見小紅點。花 6～12 朵頂生，半藏於葉鞘中，花白色，有香氣，唇瓣深 2 裂至中部以下，基部具紫斑，雄蕊無花絲，藥隔附屬體正方形，2 裂。

〔**藥材性狀**〕本品多為圓形或近圓形的橫切片，直徑 1～2cm，厚 0.3～0.5cm。外皮淺褐色或黃褐色，皺縮，有的有根痕或殘存鬚根；切面類白色，粉性，常鼓凸。

〔**性味功能與主治**〕辛，溫。行氣溫中，消食，止痛。用於胸膈脹滿，脘腹冷痛，飲食不消。

〔**用法與用量**〕6～9g。

Galanga Resurrectionlily Rhizome is the dried rhizome of *Kaempferia galanga* L. (Fam. Zingiberaceae).

Action To stimulate the functional activity of the stomach, promote digestion and relieve pain.

Indications Dyspepsia accompanied with epigastric distension, pain and cold feeling.

Dosage 6～9g.

032 山茱萸

Shanzhuyu

Asiatic Cornelian Cherry Fruit

FRUCTUS CORNI

本品為山茱萸科植物山茱萸 Cornus officinalis Sieb. et Zucc. 的乾燥成熟果肉。

〔**原植物**〕落葉灌木或小喬木。葉對生，卵形至長橢圓形，全緣，側脈 5～7 對，弧曲。花先葉開放，20～30 朵簇生於小枝頂端，呈傘形花序狀，花萼裂片 4，不明顯，花瓣 4，黃色，雄蕊 4，子房下位。核果長橢圓形，熟時深紅色。

〔**藥材性狀**〕本品呈不規則的片狀或囊狀，長 1～1.5cm，寬 0.5～1cm。表面紫紅色至紫黑色，皺縮，有光澤。頂端有的有圓形宿萼痕，基部有果梗痕。質柔軟。

〔**性味功能與主治**〕酸、澀、微溫。補益肝腎，澀精固脫。用於眩暈耳鳴，腰膝酸痛，陽痿遺精，遺尿尿頻，崩漏帶下，大汗虛脫，內熱消渴。

〔**用法與用量**〕6～12g。

Asiatic Cornelian Cherry Fruit is the dried ripe sarcocarp of *Cornus officinalis* Sieb. et Zucc. (Fam. Cornaceae).

Action To replenish the *liver* and *kidney*, restrain seminal discharge and relieve collapse.

Indications Dizziness, tinnitus, soreness in the loins and knees, impotence, seminal emission, enuresis, frequency of urination, excessive uterine bleeding and leukorrhea; collapse with profuse sweating diabetes.

Dosage 6～12g.

033 山藥

Shanyao

Common Yam Rhizome

RHIZOMA DIOSCOREAE

本品為薯蕷科植物薯蕷 Dioscorea opposita Thunb. 的乾燥根莖。冬季莖葉枯萎後採挖，切去根頭，洗淨，除去外皮及根鬚，用硫磺薰後，乾燥；也有選擇肥大順直的乾燥山藥，置清水中，浸至無乾心，悶透，用硫磺薰後，切齊兩端，用木板搓成圓柱形，曬乾，打光，習稱“光山藥”。

〔**原植物**〕草質纏繞藤本，根莖略呈圓柱形。莖右旋。單葉互生，中部以上葉

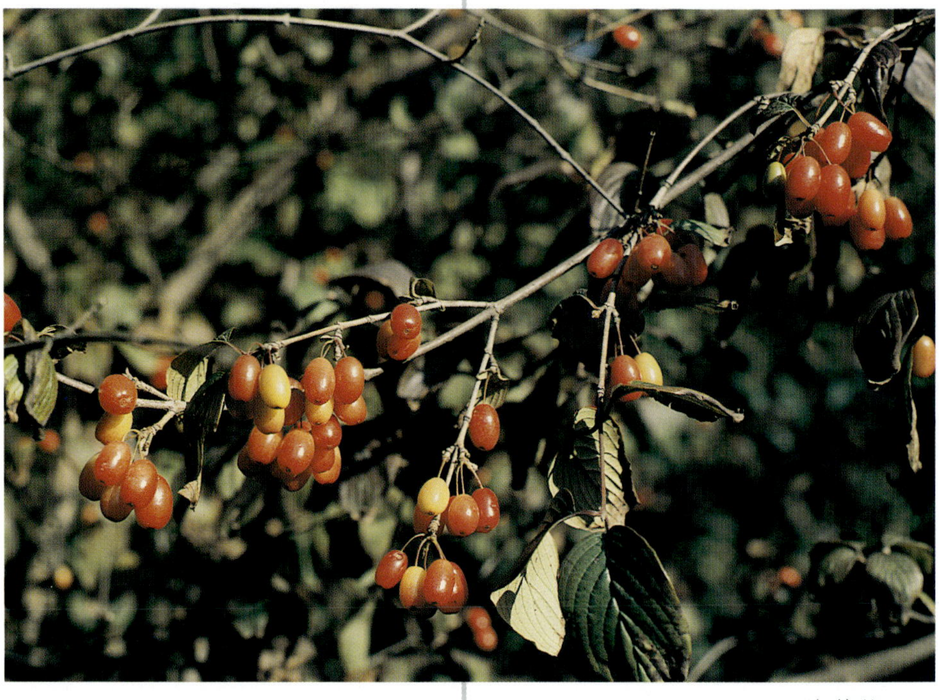

▲ 山茱萸

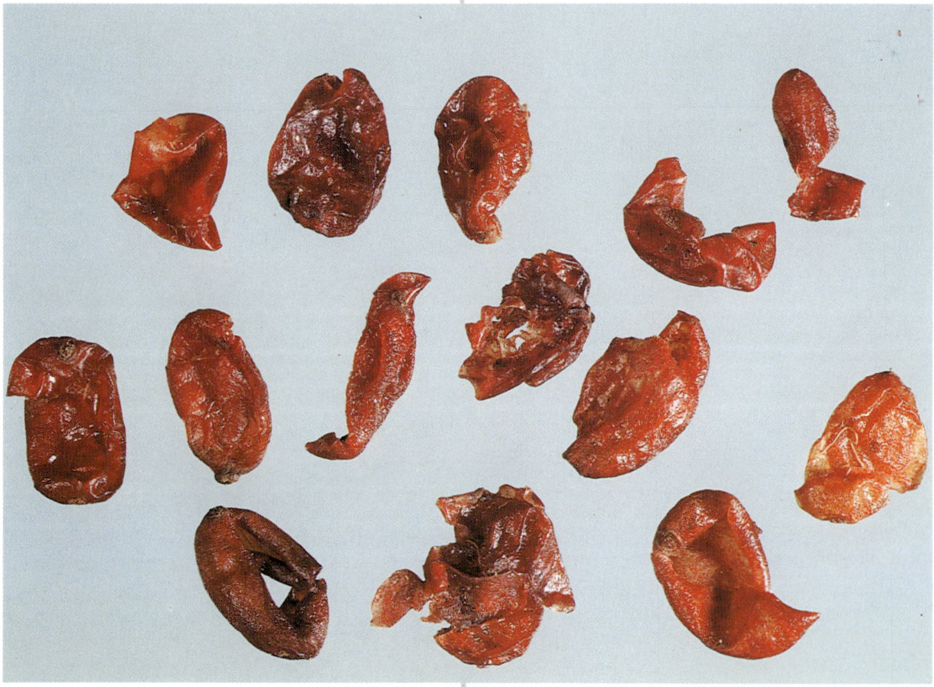

▲ 藥材山茱萸

薯蕷 ▶

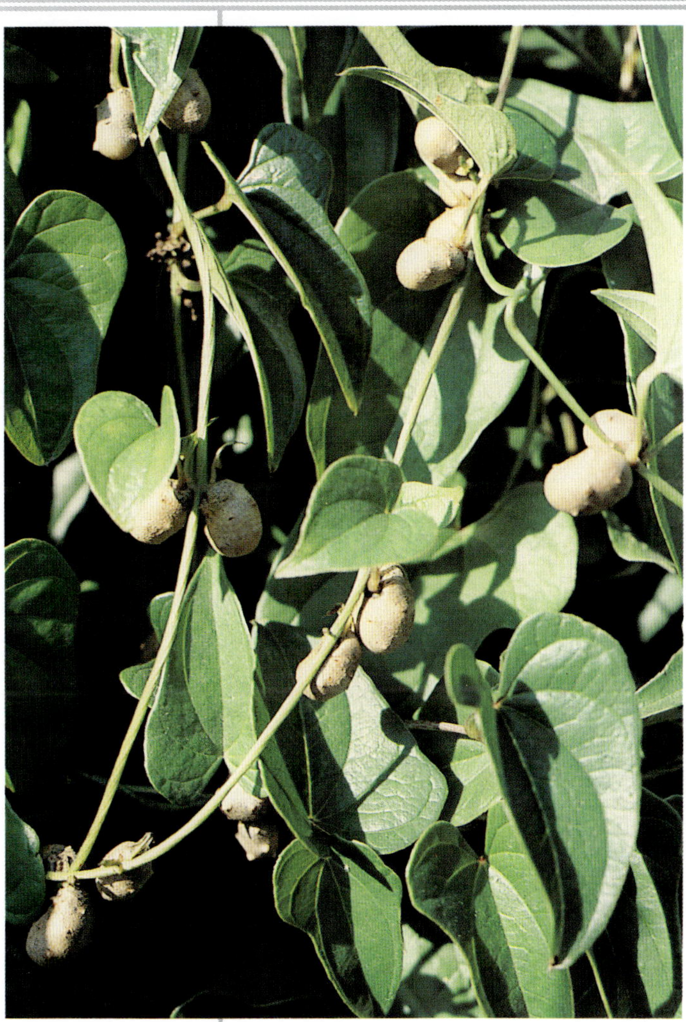

▼ 藥材山藥

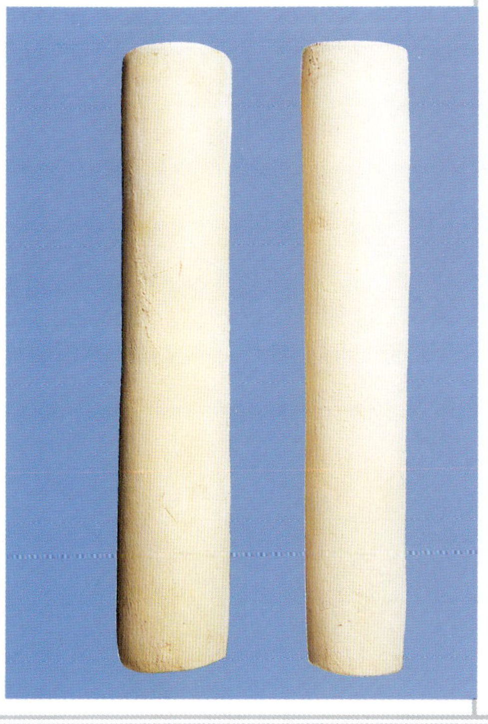

▼ 藥材毛山藥

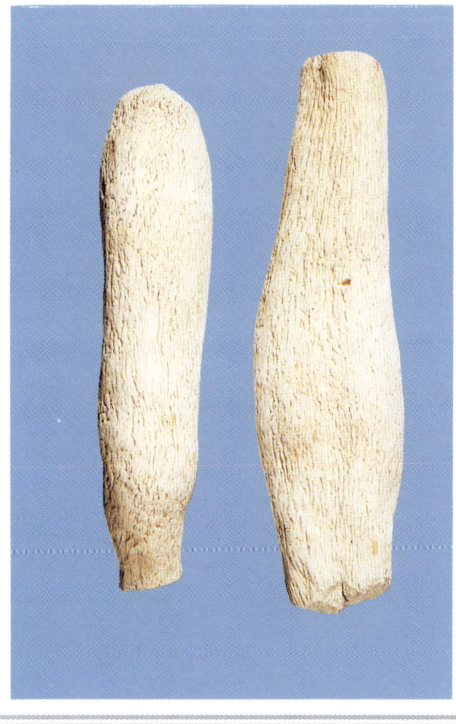

對生，很少有三葉輪生，葉腋間常生有珠芽。葉片形狀變化較大，三角狀卵形至三角狀寬卵形，通常 3 裂。雌雄異株，雄花序穗狀，直立，花小；雌花序下垂。蒴果翅半月形。

〔**藥材性狀**〕本品略呈圓柱形，彎曲而稍扁，長 15～30cm，直徑 1.5～6cm。表面黃白色或淡黃色，有縱溝、縱皺紋及鬚根痕，偶有淺棕色外皮殘留。體重，質堅實，不易折斷。斷面白色，粉性。光山藥呈圓柱形，兩端平齊，長 9～18cm，直徑 1.5～3cm。表面光滑，白色或黃白色。

〔**性味功能與主治**〕甘，平。補脾養胃，生津益肺，補腎澀精。用於脾虛食少，久瀉不止，肺虛喘咳，腎虛遺精，帶下，尿頻，虛熱消渴。麩炒山藥補脾健胃。用於脾虛食少，泄瀉便溏，白帶過多。

〔**用法與用量**〕15～30g。

Common Yam Rhizome is the dried rhizome of *Dioscorea opposita* Thunb. (Fam. Dioscoreaceae). The drug is collected in winter when the stem and leaf are withered, deprived of root stock, washed clean and deprived of outer bark and fibrous root; fumigated with sulfur, and then dried. Otherwise thick large straight and dried rhizome is sorted, soaked in clean water until the central portion of the drug gets wet and softened thoroughly, then fumigated with sulfur, cut two ends to smooth plane and rubbed on a board to become cylindrical in shape, dried in the sun and finally polished. It is known as "Guang Shanyao" (Polished Common Yam Rhizome).

Action To replenish the *spleen* and stomach, to promote fluid secretion and benefit the *lung*, and to strengthen the *kidney* and restrain seminal discharge.

Rhizoma Dioscoreae (*stir-fried with bran*): To replenish the *spleen* and promote the stomach function.

Indications Anorexia and chronic diarrhea due to diminished function of the *spleen*; cough and dyspnea due to diminished function of the *lung*; seminal emission, excessive leukorrhea, frequency of urination or diabetes due to *deficiency* condition of the *kidney*.

Rhizoma Dioscoreae (*stir-fried with bran*): Diminished function of the *spleen* with anorexia, diarrhea and excessive leukorrhea.

Dosage 15～30g.

034 山楂

Shanzha

Hawthorn Fruit

FRUCTUS CRATAEGI

本品為薔薇科植物山裏紅 Crataegus pinnatifida Bge. var. major N. E. Br. 或山楂 Crataegus pinnatifida Bge. 的乾燥成熟果實。

〔**原植物**〕①山裏紅：落葉小喬木，高約 6m，無刺或疏生短刺。葉互生，具托葉，葉片菱狀卵形，具 5～9 羽狀淺裂，邊緣有不規則重鋸齒。傘房花序，花白色或稍帶紅暈。梨果球形，直徑達 2.5cm，深亮紅色。②山楂：葉 3～5 羽狀淺裂。果實直徑 1～1.5cm，深紅色。

〔**藥材性狀**〕本品為圓形片，皺縮不平，直徑 1～2.5cm，厚 0.2～0.4cm。外皮紅色，具皺紋，有灰白小斑點。果肉深黃色至淺棕色。中部橫切片具 5 粒淺黃色果核，但核多脫落而中空。有的片上可見短而細的果梗或花萼殘迹。

〔**性味功能與主治**〕酸、甘、微溫。消食健胃，行氣散瘀。用於肉食積滯，胃脘脹滿，瀉痢腹痛，瘀血經閉，產後瘀阻，心腹刺痛，疝氣疼痛；高血脂症。焦山楂消食導滯作用增強。用於肉食積滯，瀉痢不爽。

〔**用法與用量**〕9～12g。

Hawthorn Fruit is the dried dripe fruit of *Crataegus pinnatifida* Bge, var *major* N. E. Br. or *Crataegus pinnatifida* Bge. (Fam. Rosaceae).

Action To stimulate digestion and promote the functional activity of the stomach, to improve the normal flow of *qi* and dissipate *blood stasis*.

Indications Stagnation of undigested meat with epigastric distension, diarrhea and abdominal pain; amenorrhea due to *blood stasis*, epigastric pain or abdominal colic, after childbirth; heraial pain; hyperlipemia.

Fructus Crataegi (charred): Has more digestant action and is particularly useful for stagnation of undigested meat and diarrhea with inadequate discharge from the bowels.

Dosage 9～12g.

山裏紅 ▼▶

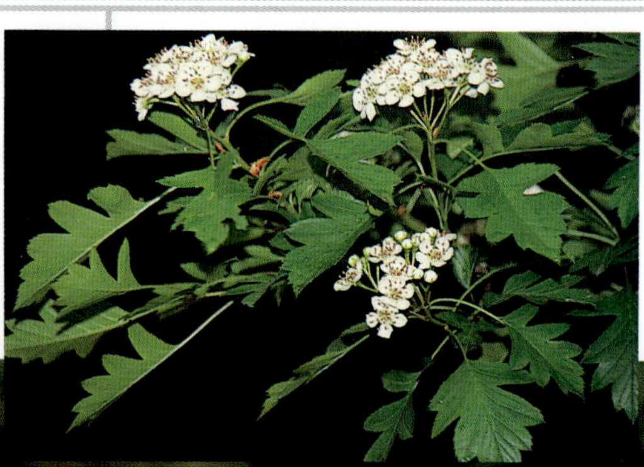

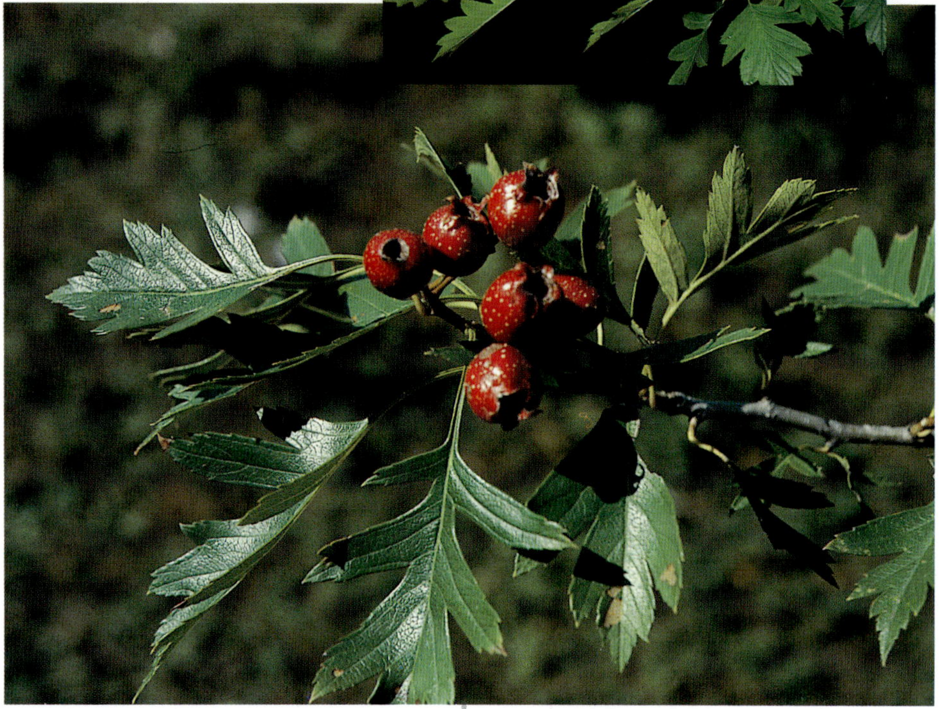

▼ 山楂

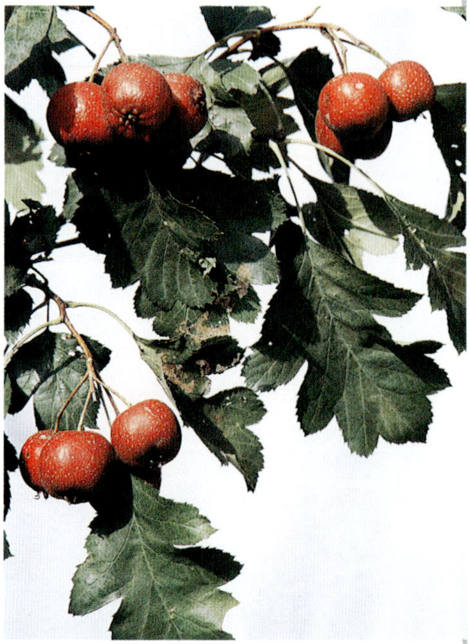

▼ 藥材山楂

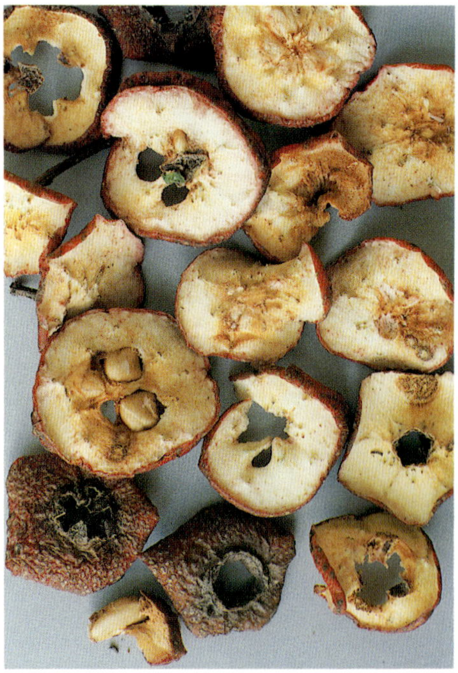

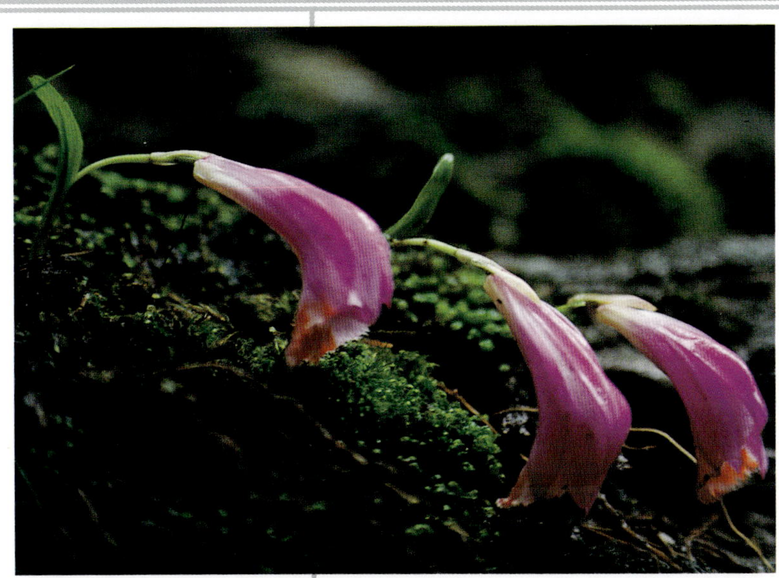

獨蒜蘭 ▶

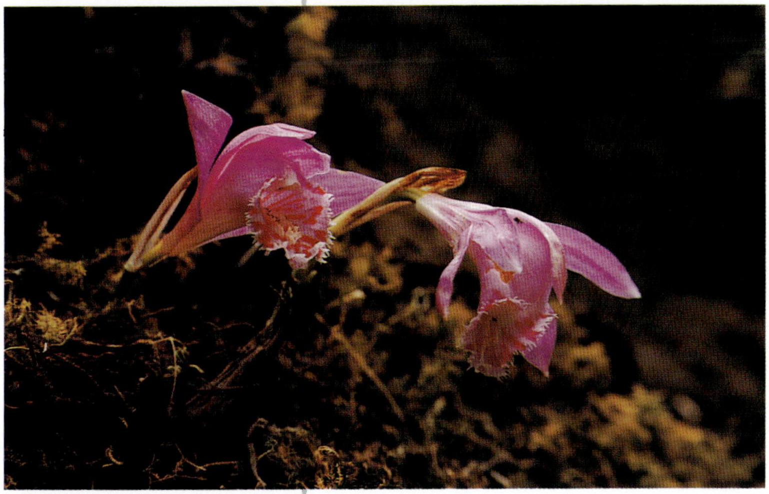

雲南獨蒜蘭 ▶

▼藥材山慈菇橫切面

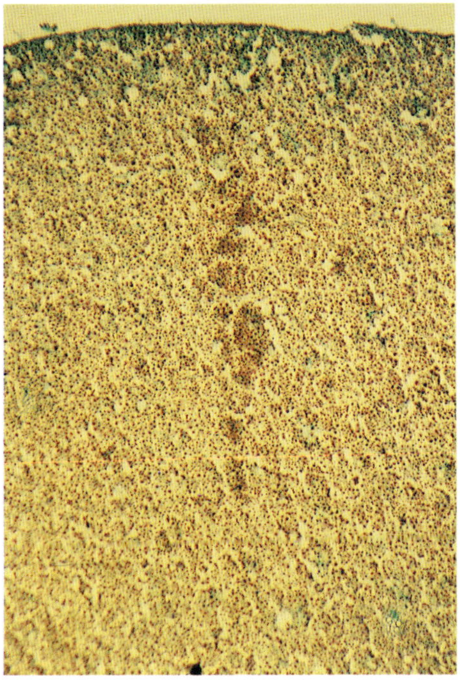

035 山慈菇

Shancigu

Appendiculate Cremastra Pseudobulb or Common Pleione Pseudobulb

PSEUDOBULBUS CREMASTRAE SEU PLEIONES

本品為蘭科植物杜鵑蘭 Cremastra appendiculate (D. Don) Makino、獨蒜蘭 Pleione bulbocodioides (Franch.) Rolfe 或雲南獨蒜蘭 Pleione yunnanensis Rolfe 的乾燥假鱗莖。前者習稱"毛慈菇"，後二者習稱"冰球子"。

〔**原植物**〕①杜鵑蘭：假鱗莖聚生，近球形，粗 1～3cm，頂生 1 葉，很少有 2 葉。花葶側生於假鱗莖頂端，直立，通常超出葉外。總狀花序疏生多數花；花偏向一側，紫紅色；花被片呈筒狀，頂端略開展，萼片和花瓣近相等；唇瓣近匙形，與萼片近等長。②獨蒜蘭：陸生蘭，高 15～25cm。頂生 1 枚葉，葉掉後有一杯狀齒環。花葶頂生 1 朵花，花苞片矩圓形，等於或長於子房。花淡紫色或粉紅色。③雲南獨蒜蘭：陸生蘭，高 13～35cm。頂生花葶和 1 枚葉。開花時無幼葉。頂生 1 花；花苞片狹倒卵形，短於子房。花淡紫色。

〔**橫切片**〕見圖。

〔**藥材性狀**〕①毛慈菇：呈不規則扁球形或圓錐形，基部有鬚根痕。長 1.8～3cm，膨大部直徑 1～2cm。表面黃棕色或棕褐色，有縱皺紋或縱溝，中部有 2～3 條微突起的環節，節上有鱗片葉乾枯腐爛後留下的絲狀纖維。②冰球子：呈圓錐形，瓶頸狀或不規則團塊，直徑 1～2cm，高 1.5～2.5cm。頂端漸尖，有 1～2 條環節，多偏向一側。

〔**性味功能與主治**〕甘、微辛、涼。清熱解毒，化痰散結。用於癰腫疔毒，瘰癧痰核，淋巴結結核，蛇蟲咬傷。

〔**用法與用量**〕3～9g，外用適量。

Appendiculate Cremastra Pseudobulb or Common Pleione Pseudobulb is the dried pseudobulb of *Cremastra appendiculate* (D. Don) Makino, *Pleione bulbocodioides* (Franch.) Rolfe or *Pleione yunnanensis* Rolfe (Fam. Urchidaceae). The former is known as "Maocigu", and the latter two are known as "Bingqiuzi".

Action To remove toxic *heat*, and to dissolve lumps.
Indications Carbuncles, boils, tuberculosis of cervical lymph nodes; snake and insect-bite.
Usage and Dosage 3～9g; appropriate quantity for external use.

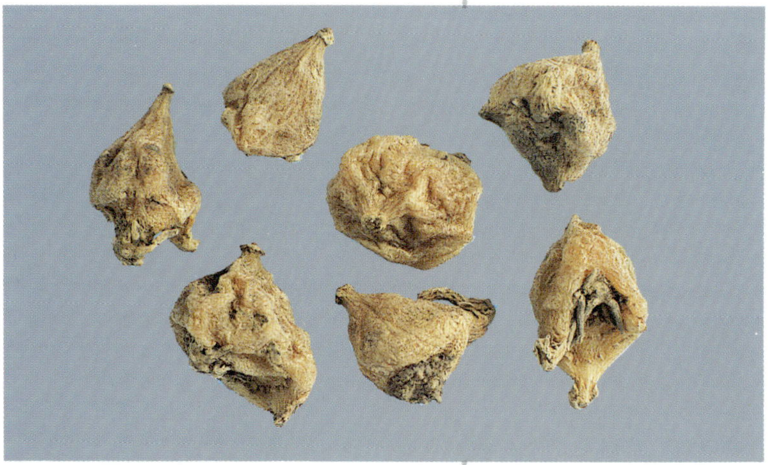

▲ 藥材山慈菇冰球子

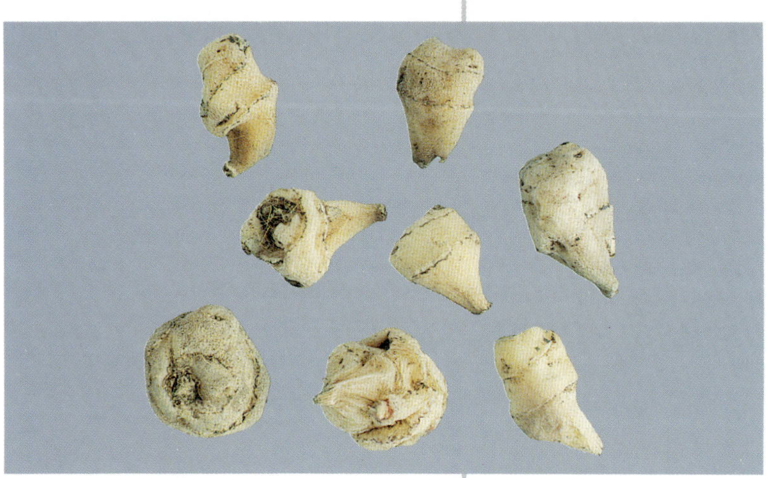

▲ 藥材山慈菇毛慈菇

▼ 千年健

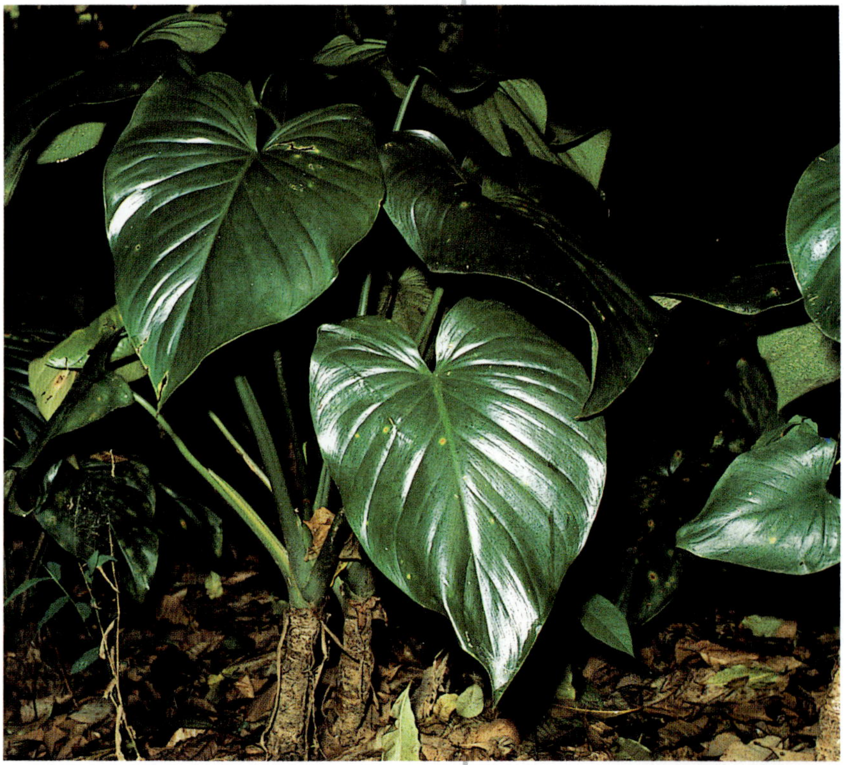

036 千年健

Qiannianjian

Obscured Homalomena Rhizome

RHIZOMA HOMALOMENAE

本品為天南星科植物千年健 Homalomena occulta (Lour.) Schott 的乾燥根莖。

〔**原植物**〕多年生草本。莖匍匐，長圓柱形，肉質，表面棕紅色。葉互生，箭狀心形至心形，全緣，葉柄基部具鞘。肉穗花序，具淡黃白色佛焰苞，下部具雌花，上部具雄花。漿果褐色。

〔**藥材性狀**〕本品呈圓柱形，稍彎曲，有的略扁，長 15～40cm，直徑 0.8～1.5 cm。表面黃棕色至紅棕色，粗糙，可見多數扭曲的縱溝紋，圓形根痕及黃色針狀纖維束。斷面紅褐色，黃色針狀纖維束多而明顯，相對另一斷面呈多數針眼狀小孔及有少數黃色針狀纖維

藥材千年健橫切面 ▶

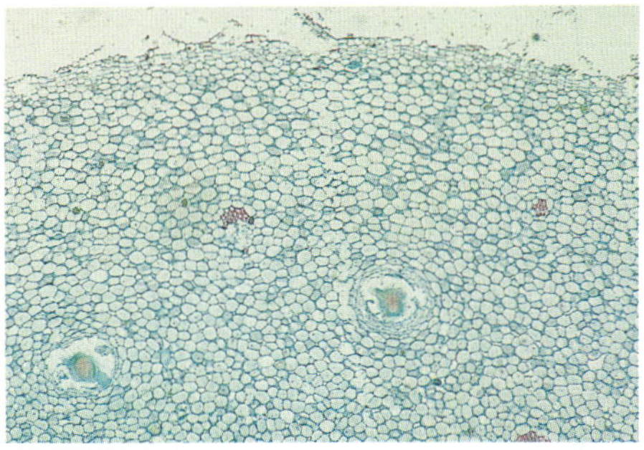

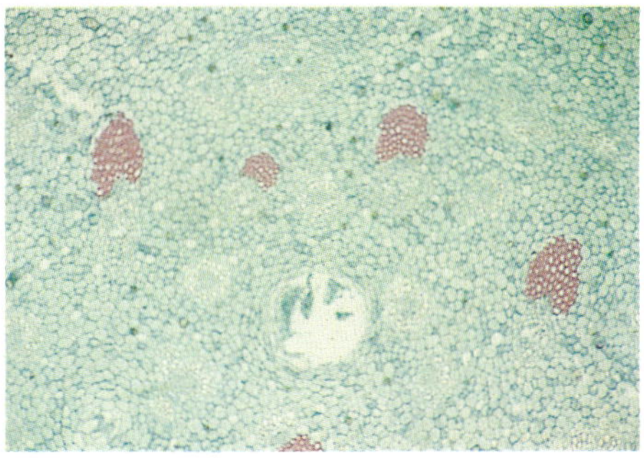

▼ 藥材千年健橫切面（偏振光下）

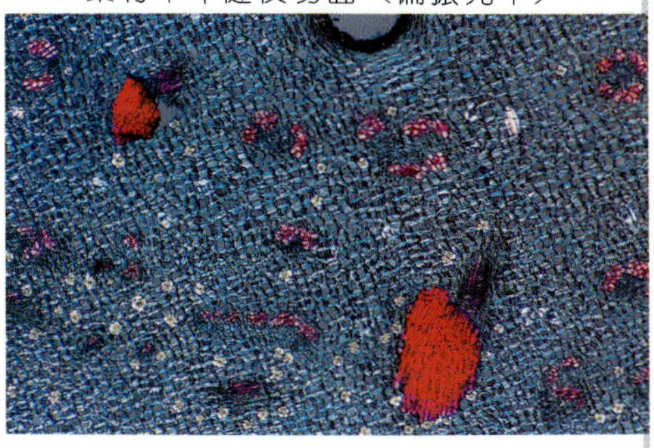

束，可見深褐色具光澤的油點。

〔**橫切面**〕見圖。

〔**性味功能與主治**〕苦、辛、溫。祛風濕，健筋骨。用於風寒濕痹，腰膝冷痛，下肢拘攣麻木。

〔**用法與用量**〕4.5～9g。

Obscured Homalomena Rhizome is the dried rhizome of *Homalomena occulta* (Lour.) Schott (Fam. Araceae).

Action To relieve rheumatic conditions and stregnthen the tendons and bones.

Indications Rheumatoid arthritis with pain and cold sensation in the loins and knees, muscular contracture and numbness of the lower extremities.

Dosage 4.5～9g.

▼ 藥材千年健

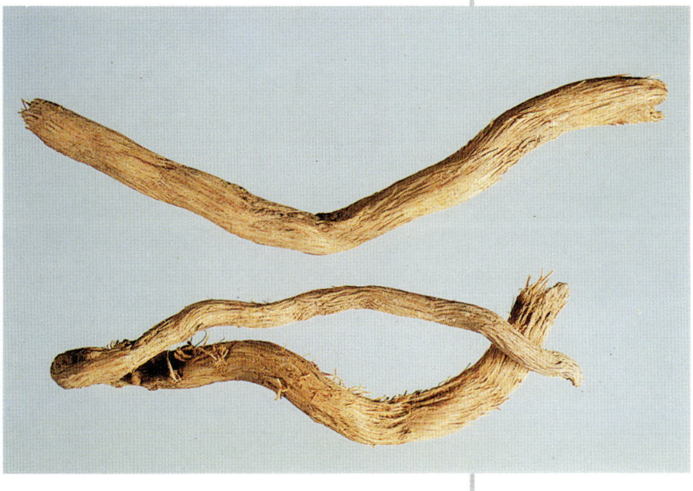

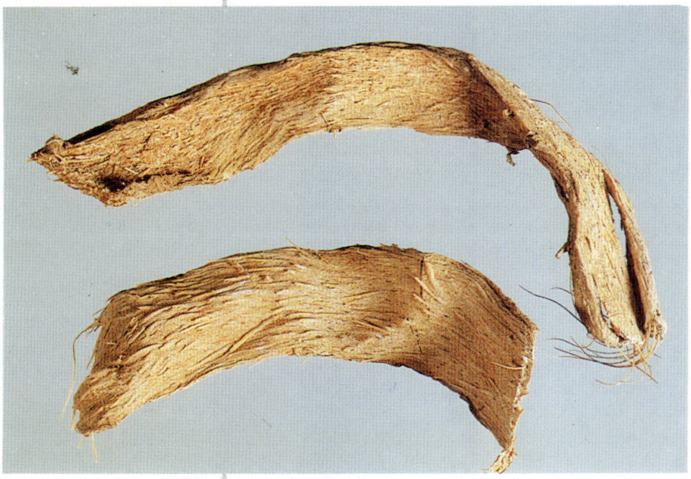

037 千金子

Qianjinzi

Caper Euphorbia Seed

SEMEN EUPHORBIAE

本品為大戟科植物續隨子 Euphorbia lathyris L. 的乾燥成熟種子。

〔**原植物**〕二年生草本。全株無毛，微被白粉，含白色乳汁。莖直立。單葉，對生，莖下部葉綫狀披針形，無柄；莖上部葉具短柄，葉片廣披針形。總花序有 2～4 傘梗，每梗又複 3 分枝，花序總苞杯狀，花單性，無花被；雄花多數，每花有雄蕊 1 枚；雌花 1 朵，位於花序中央。子房 3 室，蒴果近球形。

〔**藥材性狀**〕本品呈橢圓形或倒卵形，

藥材千金子 ▶

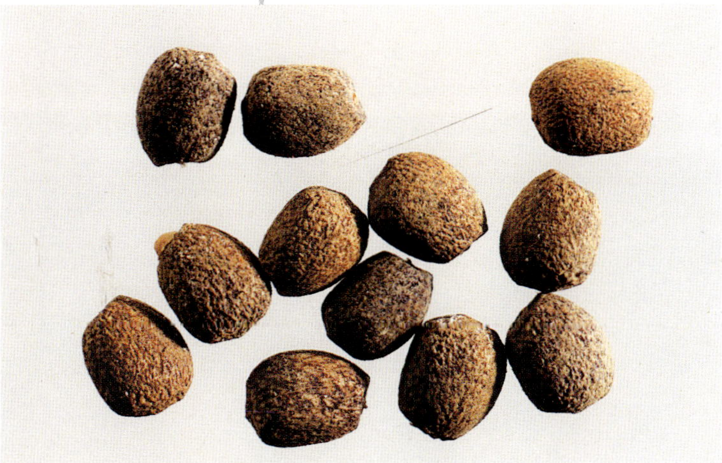

長約 5mm，直徑約 4mm。表面灰棕色或灰褐色，具不規則網狀皺紋，網孔凹陷處灰黑色，形成細斑點。一側有縱溝狀種脊，頂端為突起的合點，下端為綫形種脊，基部有類白色突起的種阜或具脫落後的疤痕。種皮薄脆，種仁白色或黃白色，富油質。

〔**橫切面**〕見圖。

〔**性味功能與主治**〕辛、溫，有毒。逐水消腫，破血消症。用於水腫，痰飲，積滯脹滿，二便不通，血瘀經閉；外治頑癬，疣贅。

〔**用法與用量**〕1～2g；去殼，去油用，多入丸散服。外用適量，搗爛敷患處。

〔**注意**〕孕婦及體弱便溏者忌服。

Caper Euphorbia Seed is the dried ripe seed of *Euphorbia lathyris* L. (Fam. Euphorbiaceae).

Action To cause drastic purgation for treating edema, and eliminate *blood stasis* for treating masses.

Indications Edema or retained fluid with abdominal distension, oliguria and constipation; amenorrhea due to *blood stasis*; external use for ringworm and verrucous vegetations.

Usage and dosage 1～2g, without shell and oil, usually made into pills or powder; for external use, appropriate quantity to be pounded into paste and applied topically.

Precaution Contraindicated in pregnancy or debility with loose bowels.

038 千金子霜

Qianjinzishuang

Caper Euphorbia Seed (pulverized)

SEMEN EUPHORBIAE PULVERATUM

本品為千金子的炮製加工品。

〔**藥材性狀**〕本品為均勻、疏鬆的淡黃色粉末，微顯油性。

〔**性味功能與主治**〕同千金子。

〔**用法與用量**〕0.5～1g，多入丸散服。外用適量。

〔**注意**〕同千金子。

Caper Euphorbia Seed (pulverized) is the processed Semen Euphorbiae.

Action, Indications As described under Caper Euphorbia Seed.

Usage and dosage 0.5～1g, usually made into pills and powder; appropriate quantity for external use.

precaution As described under Caper Euphorbia Seed.

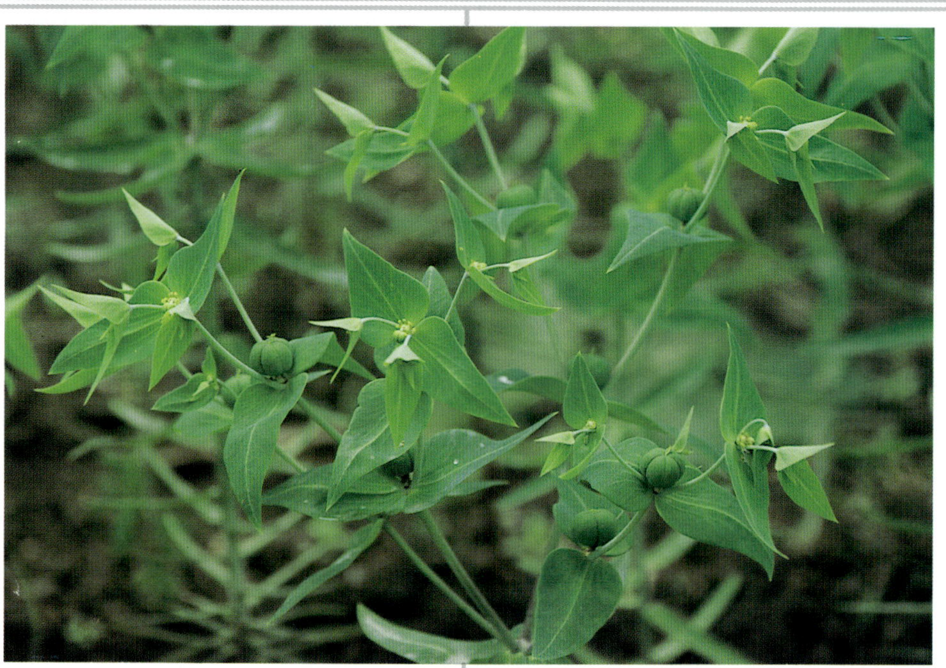

▲ 續隨子

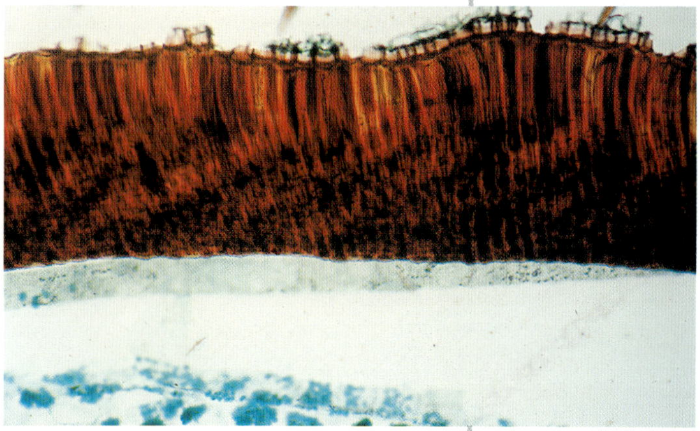

◀ 藥材千金子橫切面

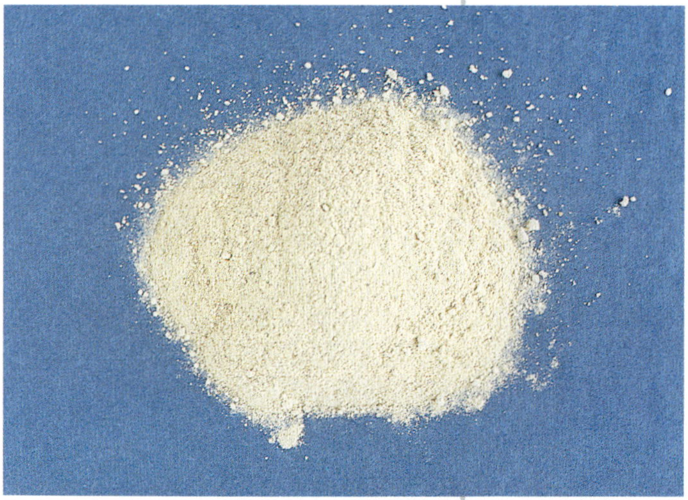

◀ 藥材千金子霜

川木香 ▶

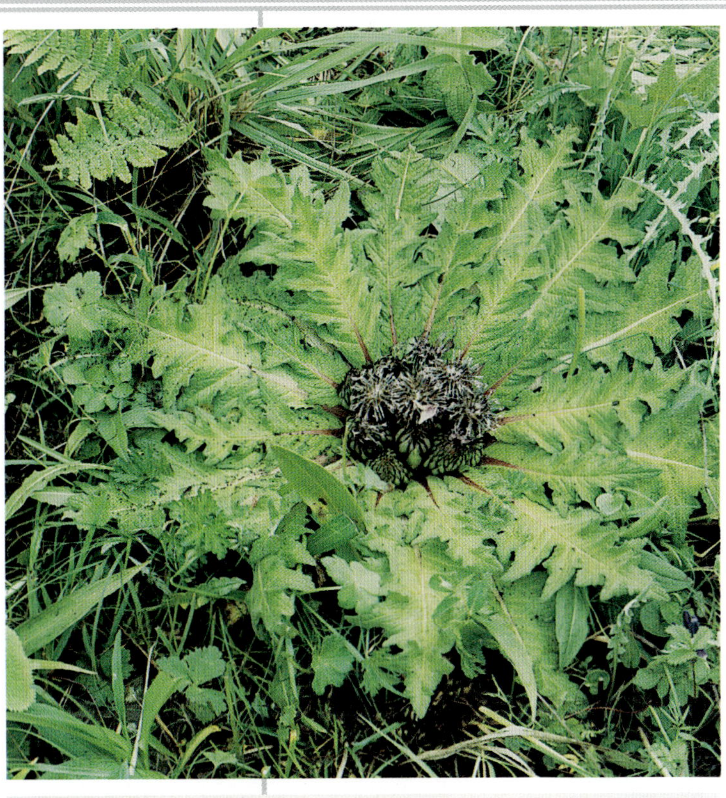

藥材川木香 ▶

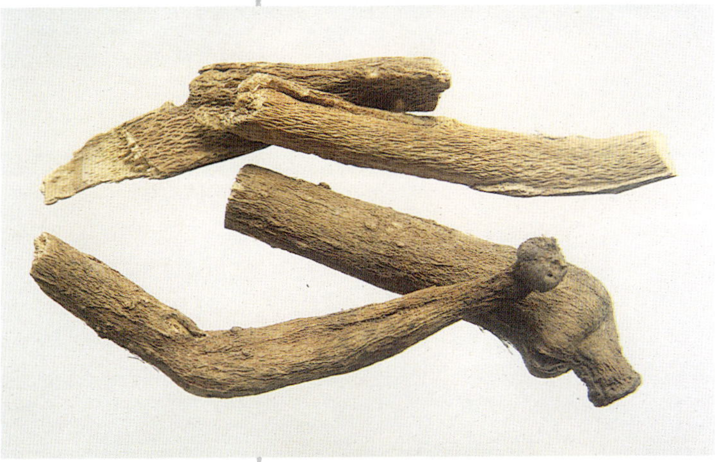

藥材川木香橫切面 ▶

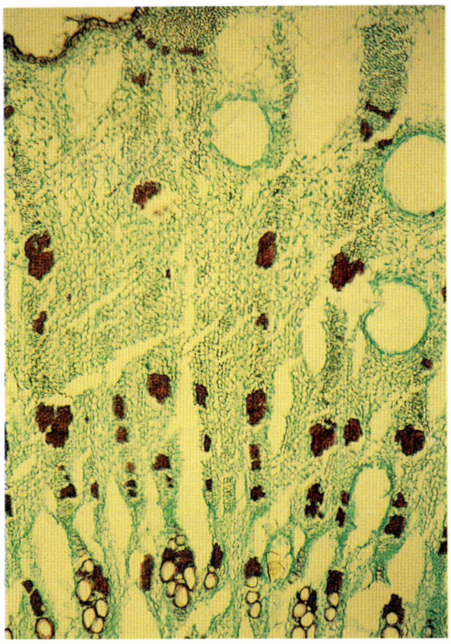

039 川木香

Chuanmuxiang

Common Vladimiriae root

RADIX VLADIMIRIAE

本品為菊科植物川木香 Vladimiria souliei (Franch.) Ling 或灰毛川木香 Vladimiria souliei (Franch.) Ling var. cinerea Ling 的乾燥根。

〔**原植物**〕①川木香：多年生草本。根粗壯，幾無莖。葉蓮座狀，葉片長圓狀披針形，羽狀中裂或淺裂，兩面被糙伏毛，下面疏生蛛絲毛和腺體。頭狀花序6～8，密集，花冠紫色。瘦果有棱；冠毛剛毛狀。②灰毛川木香：葉下面及葉柄被密灰白色蛛絲狀毛。

〔**藥材性狀**〕本品呈圓柱形或有縱槽的半圓柱形，稍彎曲，長10～30cm，直徑1～3cm。表面黃褐色或棕褐色，具皺縱紋，外皮脫落處可見絲瓜絡狀細筋脈；根頭偶有黑色發黏的膠狀物，習稱"油頭"。斷面黃白色或黃色，有深黃色稀疏油點及裂隙，木部寬廣，有放射狀紋理；有的中心呈枯朽狀。

〔**橫切面**〕見圖。

〔**性味功能與主治**〕辛、苦、溫。行氣止痛。用於脘腹脹痛，腸鳴腹瀉，裏急後重。兩脅不舒，肝膽疼痛。

〔**用法與用量**〕3～9g。

Common Vladimiriae root is the dried root of *Vladimiria souliei* (Franch.) Ling or *Vladimiria souliei* (Franch.) Ling var. *cinerea* Ling (Fam. Compositae).

Action To promote the flow of *qi* and relieve pain.

Indications Pain and distention in the epigastrium and abdomen with borborygmi, diarrhea, and tenesmus; discomfort in the hypochondriac regions, pain in liver and gall bladder diseases.

Dosage 3～9g.

040 川木通

Chuanmutong

Armand Clematis Stem

CAULIS CLEMATIDIS ARMANDII

本品為毛茛科植物小木通 Clematis armandii Franch. 或綉球藤 Clematis montana Buch. -Ham. 的乾燥藤莖。

〔**原植物**〕①小木通：常綠藤本，長達 5m。葉對生，為三出複葉；小葉革質，狹卵形至披針形，基部圓形或淺心形，全緣。花序圓錐狀，萼片 4，白色，無花瓣。瘦果扁，羽狀花柱長達 5cm。②綉球藤：藤本，莖長達 8m。葉為三葉複葉，小葉卵形，3 淺裂，邊緣有鋸齒。花數朵，腋生，不呈圓錐狀；萼片 4，白色。瘦果卵形，扁；羽狀花柱長達 2.2cm。

〔**藥材性狀**〕本品呈長圓柱形，略扭曲，長 50～100cm，直徑 2～3.5cm。表面黃棕色或黃褐色，有縱向凹溝及棱綫；節處多膨大，有葉痕及側枝痕。殘存皮部易撕裂。質堅硬，不易折斷。切片厚 0.2～0.4cm，邊緣不整齊，殘存皮部黃棕色，木部淺黃棕色或淺黃色，有黃白色放射狀紋理及裂隙，其間佈滿導管孔，髓部較小，類白色或黃棕色，偶有空腔。

〔**性味功能與主治**〕淡、苦、寒。清熱利尿，通經下乳。用於水腫、淋病，小便不通，關節痹痛，經閉乳少。

〔**用法與用量**〕3～6g。

Armand Clematis Stem is the dried stem of *Clematis armandii* Franch. or *Clematis montana* Buch. -Ham. (Fam. Ranunculaceae).

Action To remove *heat* and induce diuresis, to stimulate menstrual discharge, and promote lactation.

Indications Edema, stranguria oliguria; arthralgia; amenorrhea; lack of lactation.

Dosage 3～9g.

小木通 ▼▶

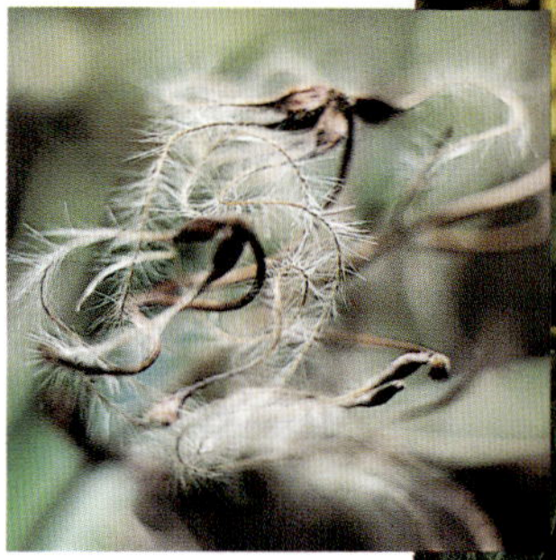

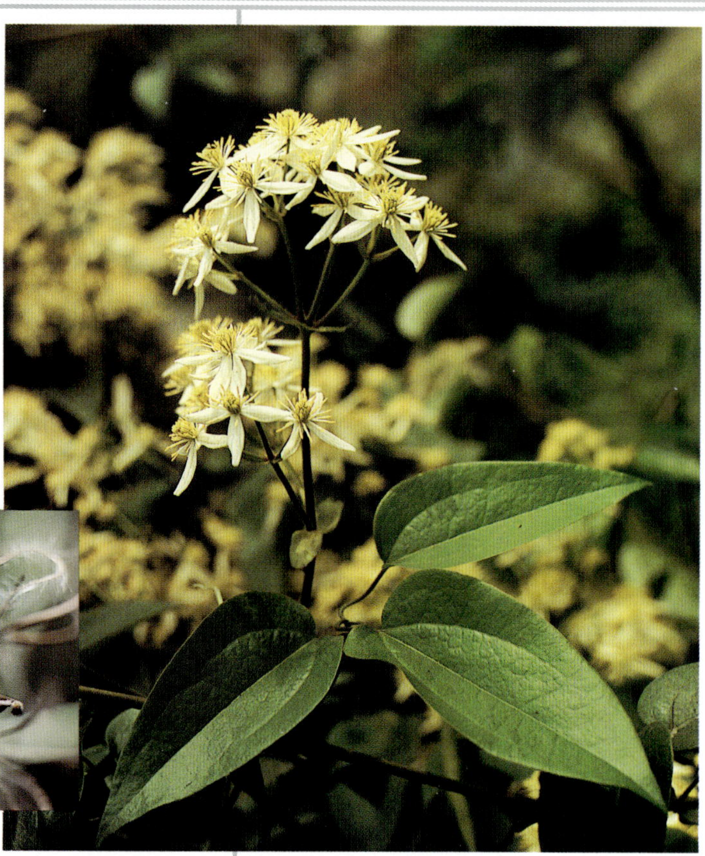

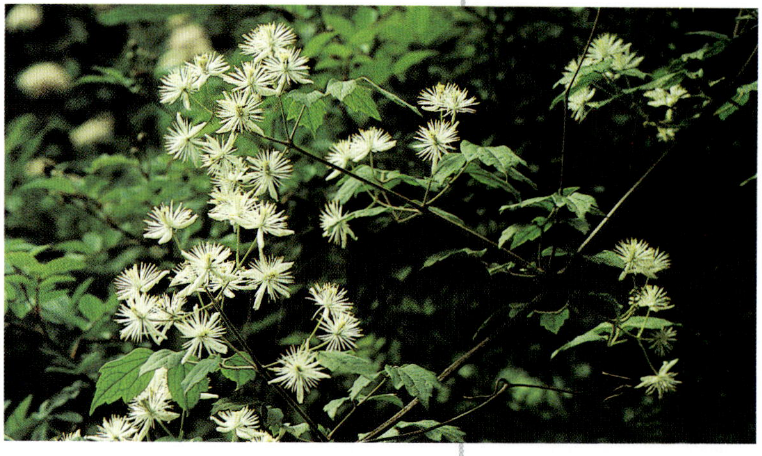

◀ 綉球藤

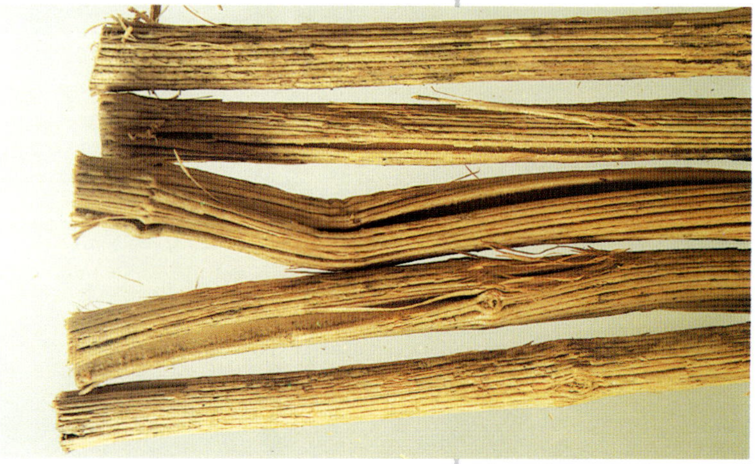

◀ 藥材川木通

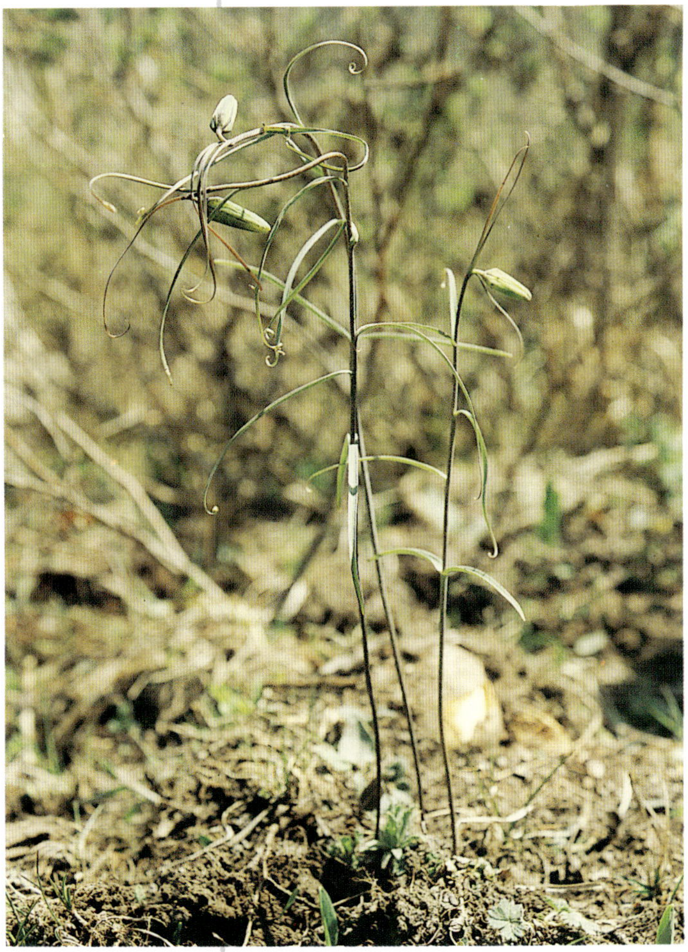

川貝母 ▶

▼甘肅貝母

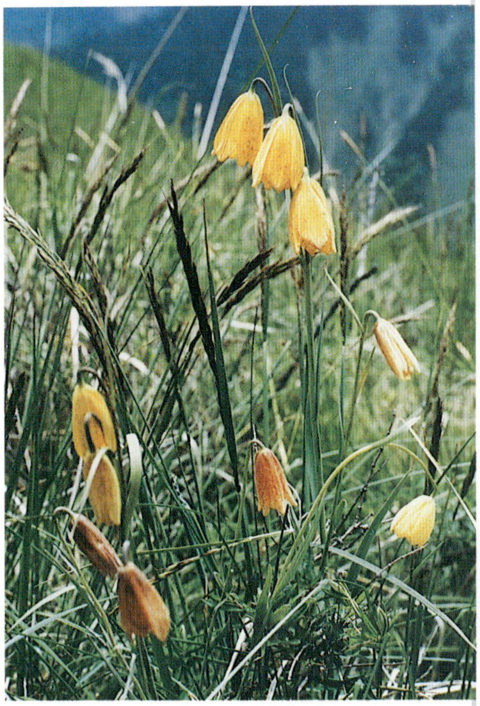

▼暗紫貝母

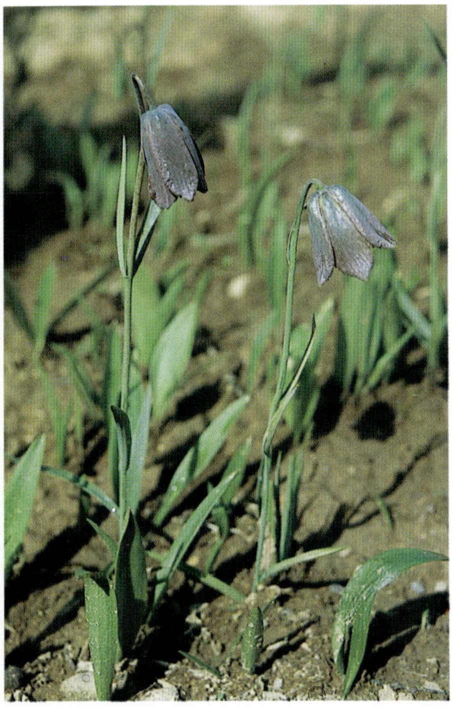

041 川貝母

Chuanbeimu

Tendrilleaf Fritillary Bulb

BULBUS FRITILLARIAE CIRRHOSAE

本品為百合科植物川貝母 Fritillaria cirrhosa D. Don、暗紫貝母 Fritillaria unibracteata Hsiao et K. C. Hsia、甘肅貝母 Fritillaria przewalskii Maxim. 或梭砂貝母 Fritillaria delavayi Franch. 的乾燥鱗莖。前三者按性狀不同分別習稱"松貝"和"青貝"，後者習稱"爐貝"。

〔**原植物**〕①川貝母：多年生草本。鱗莖卵圓形。莖常於中部以上具葉，最下部2葉對生，狹長短圓形至寬條形，其餘3～5枚輪生或對生，狹披針狀條形，最上部具3葉輪生的葉狀苞，條形，先端卷曲。單花頂生，鐘狀；花被片6，綠黃色至黃色，蒴果棱上有窄翅。②暗紫貝母：鱗莖球狀圓錐形，莖中部葉對生或互生，無輪生，葉狀苞片1，先端不卷曲。花被片暗紫色。③甘肅貝母：莖中部葉片及葉狀苞片均為互生。花被片黃色，其上有紫色至黑紫色斑點。④梭砂貝母：近中部以上具葉，下部葉互生。花被片綠黃色，具深色平行脈紋和紫紅色斑點。

〔**藥材性狀**〕①松貝：類圓錐形或近球形，高0.3～0.8cm，直徑0.3～0.9cm。類白色。外層鱗瓣2，大瓣緊抱小瓣，未抱部分呈新月形，習稱"懷中抱月"；內有類圓柱形，頂端稍尖的心芽和小鱗葉1～2枚；頂部鈍圓或稍尖閉合，底部平，微凹入，中心有鱗莖盤，偶有殘存鬚根。斷面白色，富粉性。②青貝：類扁球形，高0.4～1.4cm，直徑0.4～1.6cm。外層鱗瓣2，大小相近，相對抱合，頂部開裂，內有心芽和小鱗葉2～3枚及細圓柱形的殘莖。③爐貝：長圓錐形，高0.7～2.5cm，直徑0.5～2.5cm。類白色或淺棕黃色，有的具棕色斑點。外層鱗瓣2，大小相近，頂部開裂而略尖，基部稍尖或較鈍。

〔**性味功能與主治**〕苦、甘，微寒。清熱潤肺，化痰止咳。用於肺熱燥咳，乾咳少痰，陰虛勞嗽，咯痰帶血。

〔**用法與用量**〕3～9g，研粉沖服，一次1～2g。

〔**注意**〕不宜與烏頭類藥材同用。

Tendrilleaf Fritillary Bulb is the dried bulb of *Fritillaria cirrhosa* D. Don, *Fritillaria unibracteata* Hsiao et K. C. Hsia, *Fritillaria przewalskii* Maxim. or *Fritillaria delavayi* Franch. (Fam. Liliaceae). According to the different characters, the drug derived from the former three are known as "Songbei" and "Qingbei", respectively, and the drug derived from the latter is known as "Lubei".

Action To remove *heat*, moisten the *lung*, resolve phlegm and relieve cough.

Indications Dry cough due to *heat* in the *lung*; cough with bloody sputum in consumptive diseases.

Usage and dosage 3～9g; to be ground into powder and taken with water, 1～2g a time.

Precaution Incompatible with Radix Aconiti and allied drugs.

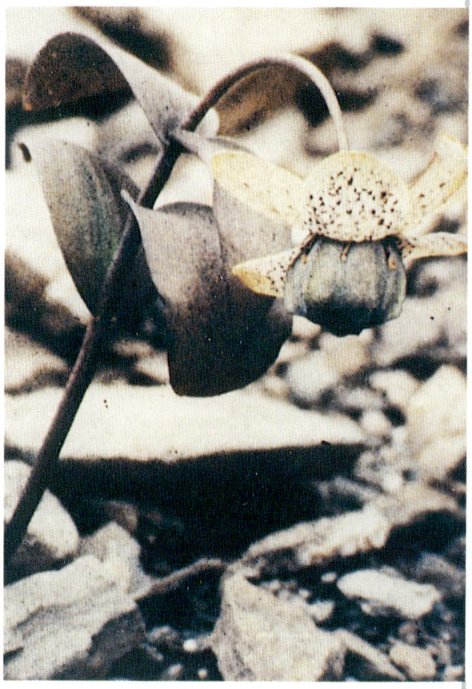

▲ 梭砂貝母

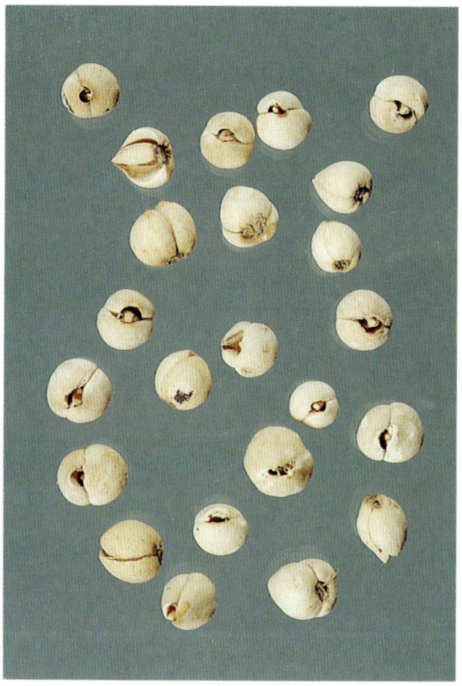

▲ 藥材青貝

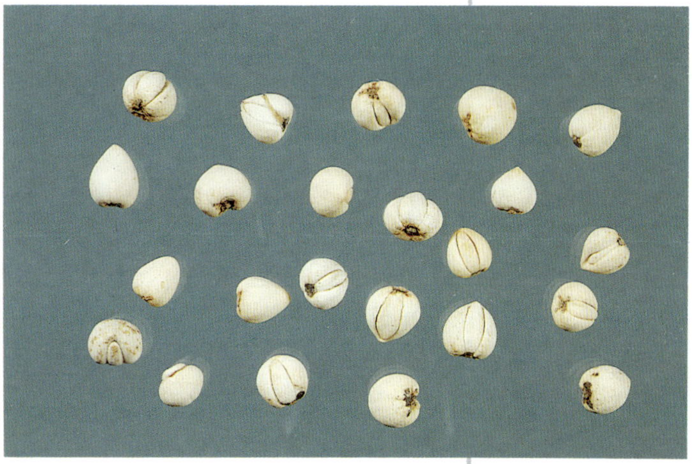

▲ 藥材松貝

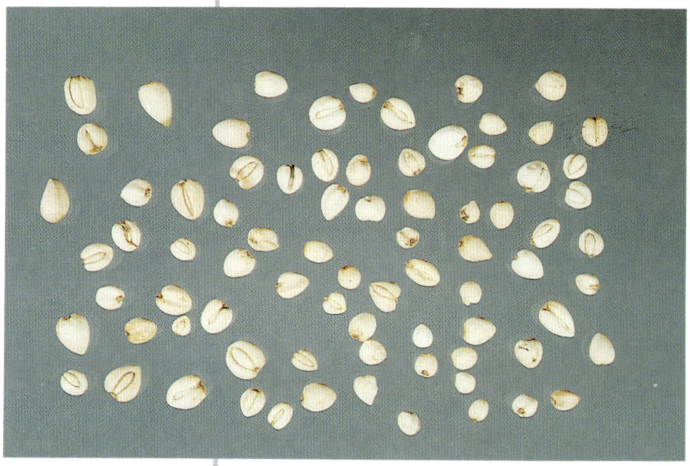

▲ 藥材松貝

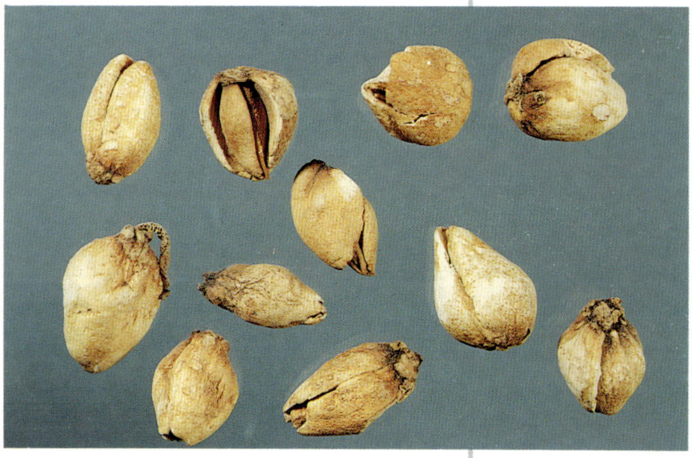

▲ 藥材黄爐貝

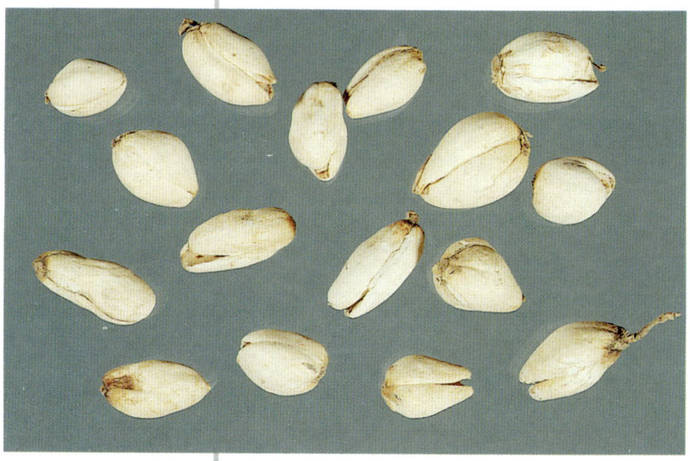

▲ 藥材白爐貝

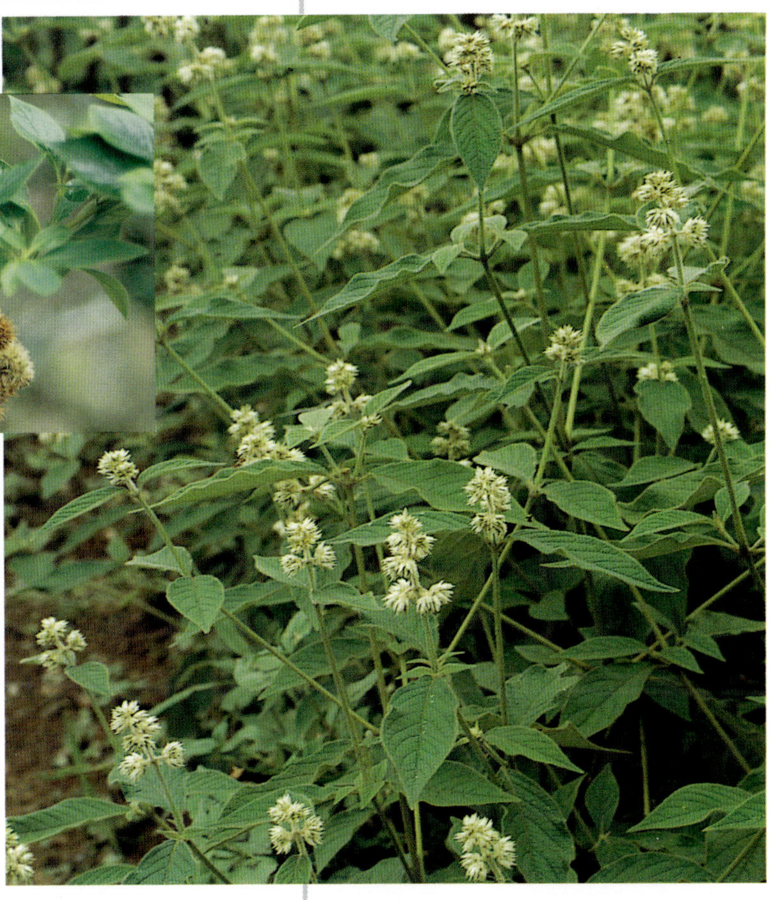

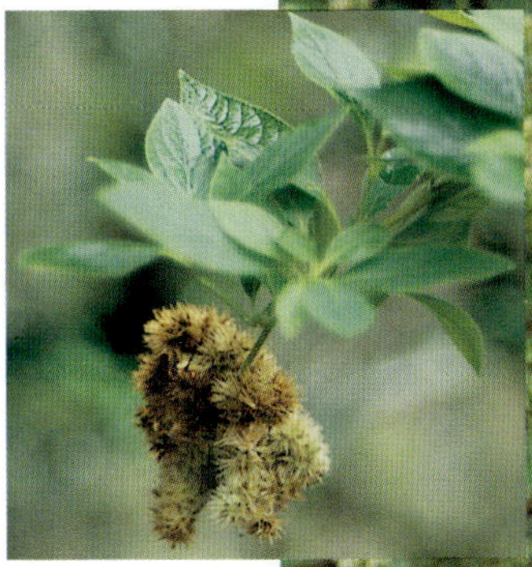

川牛膝 ▲ ▶

▼ 藥材川牛膝橫切面

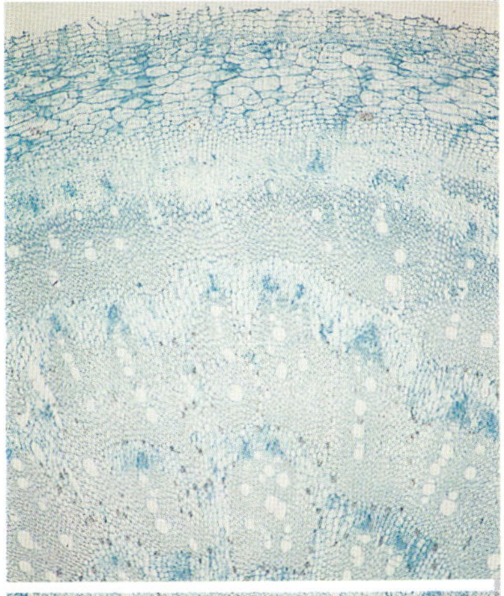

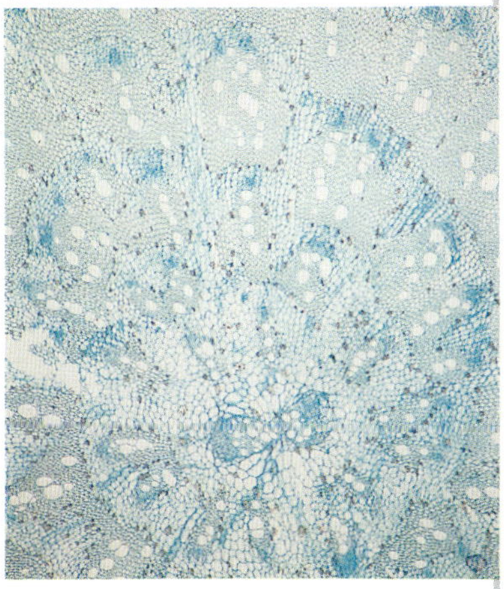

▼ 藥材川牛膝橫切面（偏振光下）

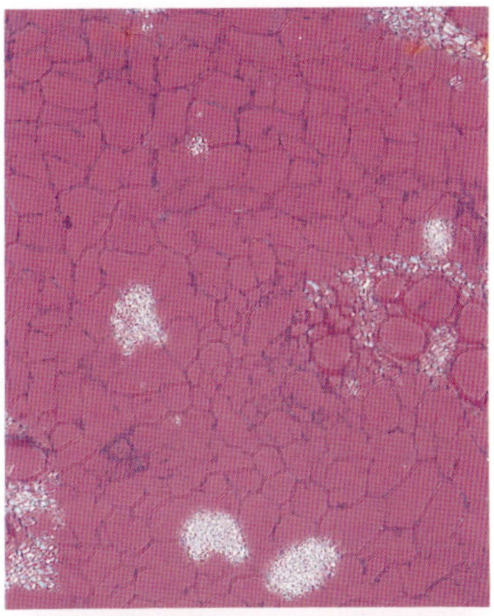

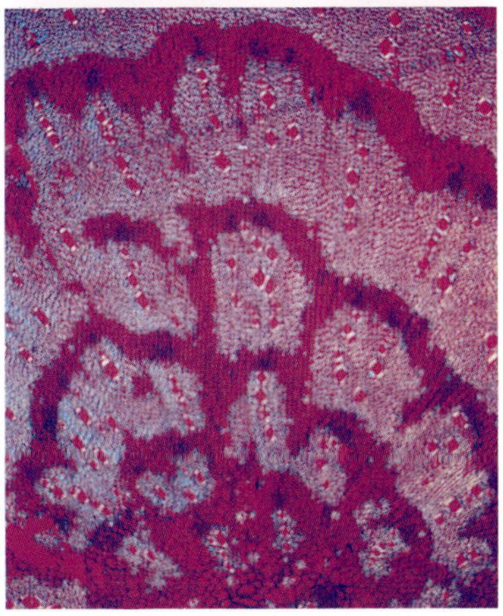

042 川牛膝

Chuanniuxi

Medicinal Cyathula Root

RADIX CYATHULAE

本品為莧科植物川牛膝 Cyathula officinalis Kuan 的乾燥根。

〔**原植物**〕多年生草本，高達 1m，根長圓柱狀。莖下部近圓形，中部近方形。葉橢圓形或狹橢圓形，疏被糙毛，花簇集合成頂生或腋生頭狀花序，數個於枝端排成穗狀，乾後不變暗褐色，胞果長橢圓形。

〔**藥材性狀**〕本品呈近圓柱形，微扭曲，向下略細或有少數分枝，長 30～60cm，直徑 0.5～3cm。表面黃棕色或灰褐色，具縱皺紋、支根痕和多數橫向突起的皮孔。斷面淺黃色或棕黃色，維管束點狀，排列成數輪同心環。

〔**橫切面**〕見圖。

〔**性味功能與主治**〕甘、微苦、平。逐瘀通經，通利關節，利尿通淋。用於經閉癥瘕，胞衣不下，關節痹痛，足痿筋攣，尿血血淋，跌撲損傷。

〔**用法與用量**〕4.5～9g。

〔**注意**〕孕婦禁用。

Medicinal Cyathula Root is the dried root of *Cyathula officinalis* Kuan (Fam. Amaranthaceae).

Action To eliminate *blood stasis* and stimulate menstrual discharge, to allay arthralgia and ease the joint, and to relieve urinary disturbance.

Indications Amenorrhea with mass formation in the lower abdomen; detention of the afterbirth; arthralgia with contracture of the muscles and limitation of the legs in motion; hematuria; traumatic injuries.

Dosage 4.5～9g.

Precaution Contraindicated in pregnancy.

▲ 藥材川牛膝

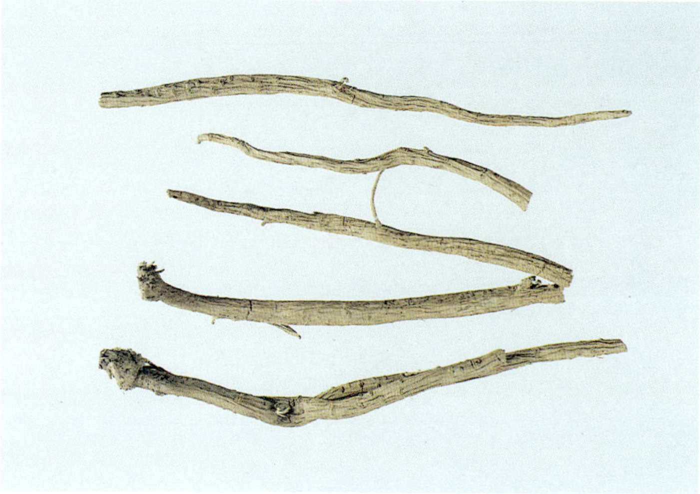

▼ 藥材川烏橫切面

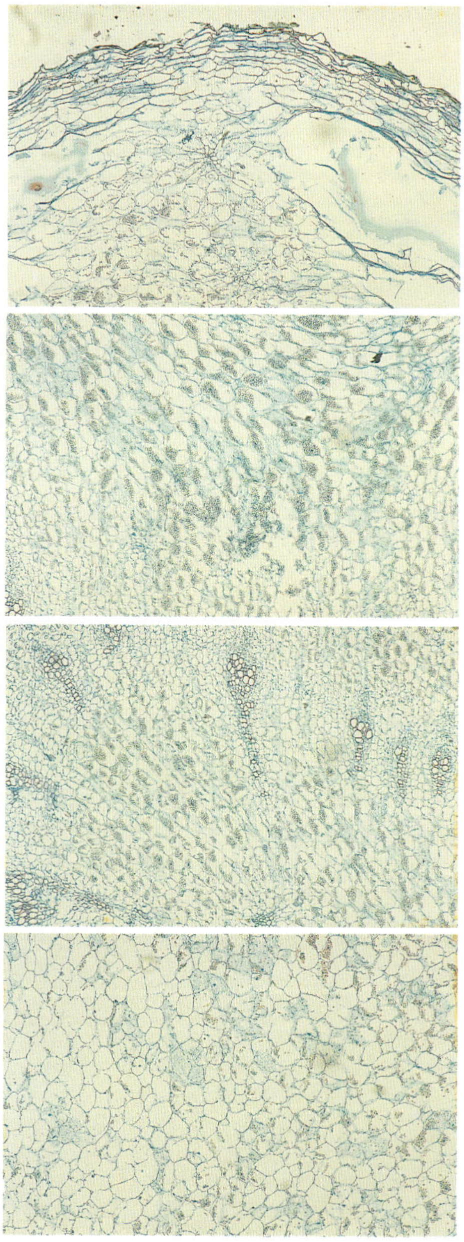

043 川烏

Chuanwu

Common Monkshood Mother Root

RADIX ACONITI

本品為毛茛科植物烏頭 Aconitum carmichaeli Debx. 的乾燥母根。

〔**原植物**〕草本。塊根圓錐形。莖高 60～150cm。葉片三角形，3 全裂，中央裂片寬菱形或菱形，近羽狀分裂。總狀花序狹長，萼片 5，高圓盔形，藍紫色，花瓣 2，有長爪，距拳卷。蓇葖果長 1.5～1.8cm，種子有膜質翅。

〔**藥材性狀**〕本品呈不規則的圓錐形，稍彎曲，頂端常有殘莖，中部多向一側膨大，長 2～7.5cm，直徑 1.2～2.5cm。表面棕褐色或灰棕色，皺縮，有小瘤狀側根及子根脫離後的痕迹。斷面類白色或淺灰黃色，形成層環紋呈多角形。

〔**橫切面**〕見圖。

〔**性味功能與主治**〕辛、苦、熱；有大毒。祛風除濕，溫經止痛。用於風寒濕痹，關節疼痛，心腹冷痛，寒疝作痛，麻醉止痛。

〔**用法與用量**〕一般炮製後用。

〔**注意**〕生品內服宜慎。不宜與貝母、半夏、白及、白蘞、天花粉、瓜蔞同用。

Common Monkshood Mother Root is the dried parent root tuber of *Aconitum carmichaeli* Debx. (Fam. Ranunculaceae).

Action To relieve rheumatic conditions and alleviate pain by warming the *channels*.

Indications Joint pain in rheumatic or rheumatoid arthritis, epigastric pain with *cold* sensation, or abdominal colic due to *cold*, also used as an analgesic in anaesthesis.

▼ 藥材烏頭母根（生川烏）

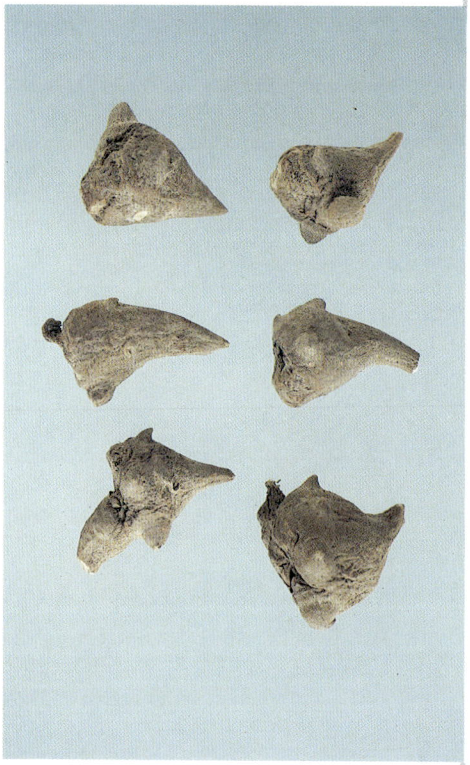

Usage Usually used being processed.
Precaution Be cautious when the unprocessed root is taken orally. Incompatible with Bulbus Fritillariae, Rhizoma Pinelliae, Rhizoma Bletillae, Radix Ampelopsis, Radix Trichosanthis.

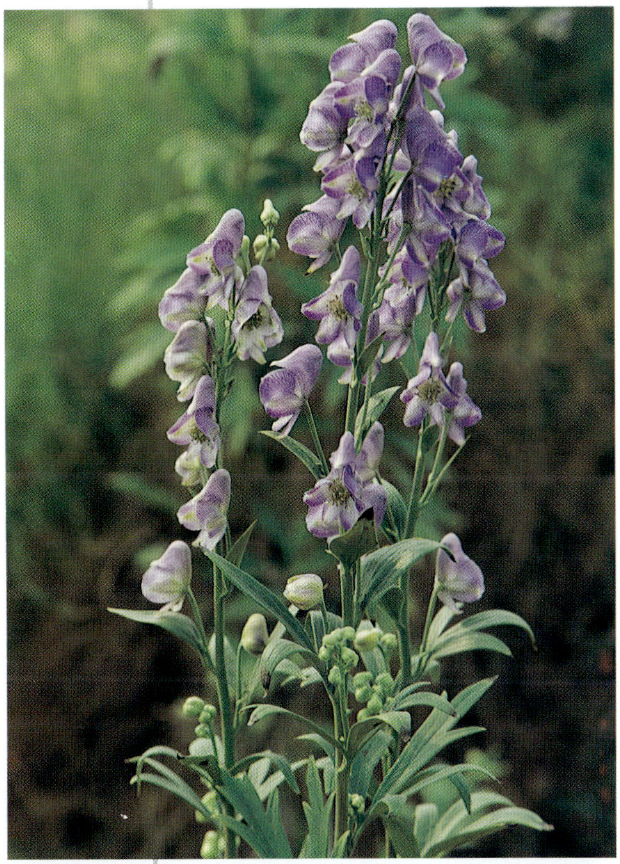
烏頭 ▶

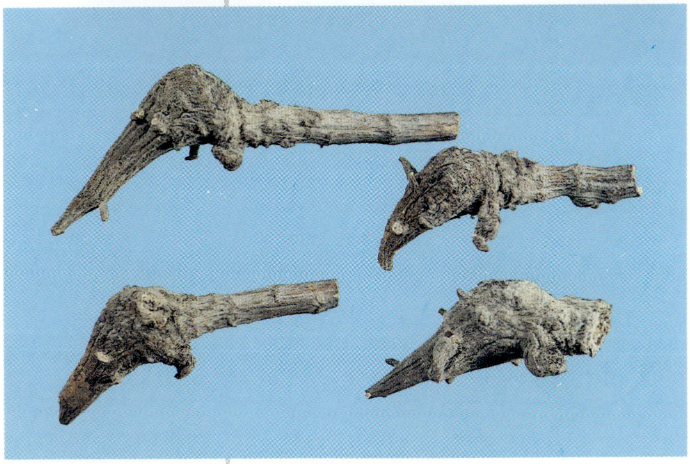
藥材烏頭子根（生烏頭）▶

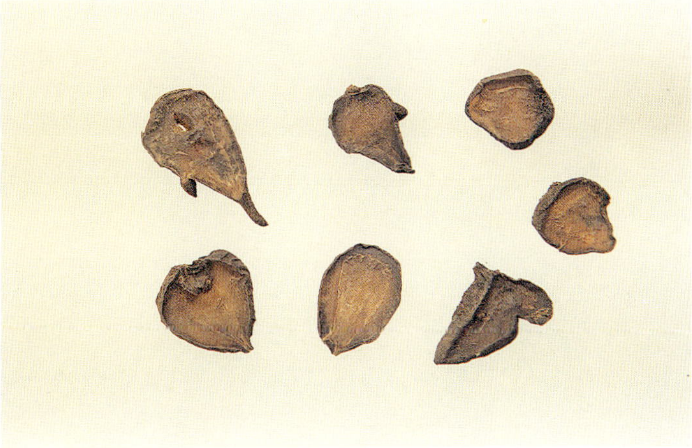
藥材製川烏 ▶

044 製川烏

Zhichuanwu

Prepared Common Monkshood Mother Root

RADIX ACONITI PREPARATA

本品為川烏的炮製加工品。

〔**藥材性狀**〕本品為不規則或長三角的片。表面黑褐色或黃褐色，有灰棕色形成層環紋。

〔**性味功能與主治**〕同川烏。

〔**用法與用量**〕1.5～3g。宜先煎，久煎。

〔**注意**〕孕婦慎用；不宜與貝母、半夏、白及、白蘞、天花粉、瓜蔞同用。

The drug is the processed Radix Aconiti.

Action Indications As described under Radix Aconiti.

Usage and dosage 1.5～3g; to be decocted for a long time before other ingredients are added.

Precaution Used with caution in pregnancy. Incompatible with Bulbus Fritillariae, Rhizoma Pinelliae, Rhizoma Bletillae, Radix Ampelopsis, Radix Trichosanthis, Fructus Trichosanthis.

045 川芎

Chuanxiong

Szechwan Lovage Rhizome

RHIZOMA CHUANXIONG

本品為傘形科植物川芎 Ligusticum chuanxiong Hort. 的乾燥根莖。

〔**原植物**〕多年生草本，高 40～70cm，全株有香氣。根莖呈不整齊結節狀拳形團塊，下端有多數鬚根。莖叢生，直立，表面有縱溝，莖節膨大成盤狀。二至三回羽狀複葉，互生，小葉 3～5 對，邊緣成不整齊羽狀全裂或深裂，裂片細小。複傘形花序，頂生。花白色。雙懸果卵形。

〔**藥材性狀**〕本品為不規則結節狀拳形團塊，直徑 2～7cm。表面黃褐色，粗糙皺縮，有多數平行隆起的輪節，頂端有凹陷的類圓形莖痕，下側及輪節上有多數小瘤狀根痕。質堅實，斷面黃白色或灰黃色，散有黃棕色的油室，形成層呈波狀環紋。

〔**橫切面**〕見圖。

〔**性味功能與主治**〕辛，溫。活血行氣，祛風止痛。用於月經不調，經閉痛經，癥瘕腹痛，胸脅刺痛，跌撲腫痛，頭痛，風濕痹痛。

〔**用法與用量**〕3～9g。

Szechwan Lovage Rhizome is the dried rhizome of *Ligusticum chuanxiong* Hort. (Fam. Umbelliferae).

Action To promote the flow of blood and *qi*, dispel *wind* and relieve pain.

Indications Menstrual disorders, amenorrhea, dysmenorrhea; abdominal pain with mass formation; pricking pain in the chest and costal regions; swelling and pain due to traumatic injury; headache; rheumatic arthralgia.

Dosage 3～9g.

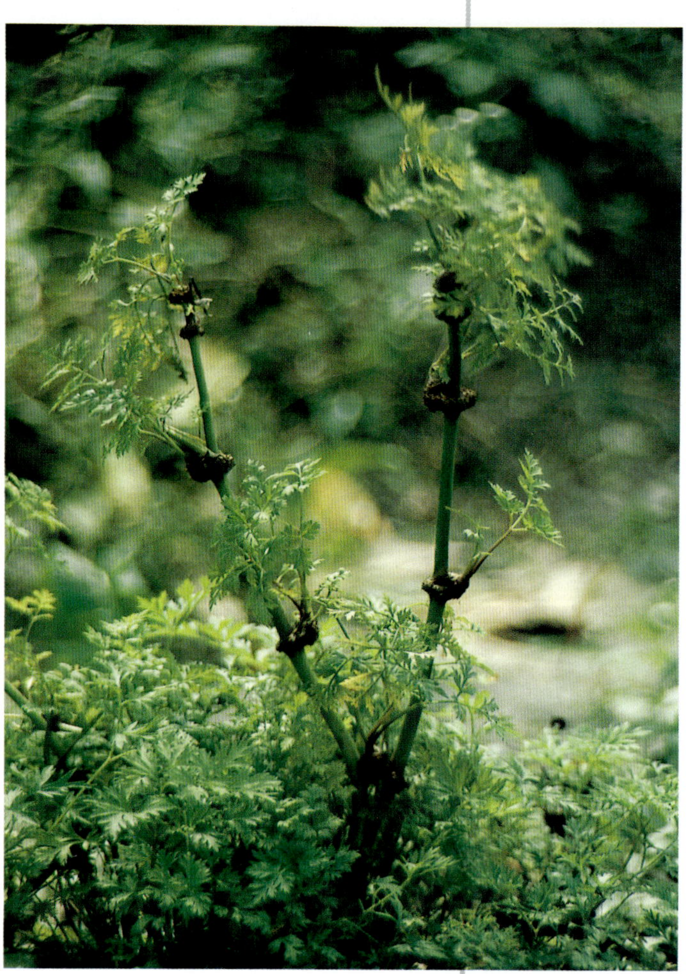

◀ 川芎

▼ 藥材川芎

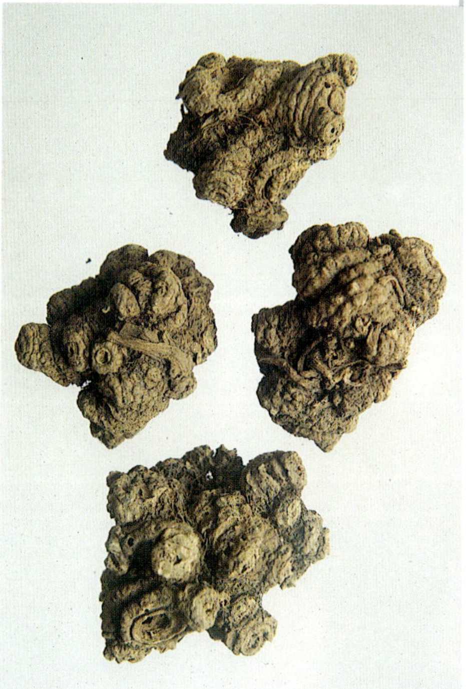

▼ 藥材川芎橫切面

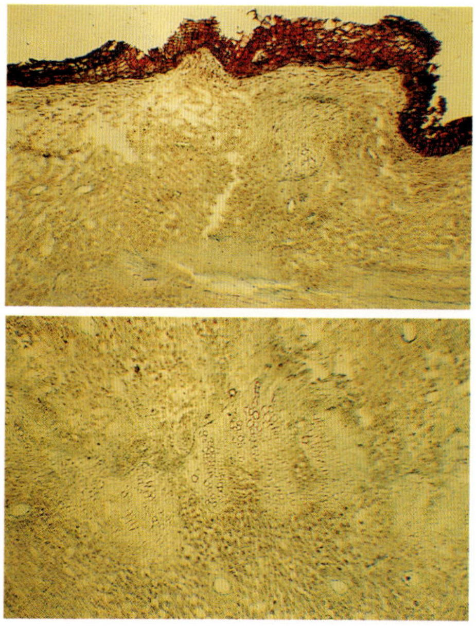

藥材川芎片 ▶

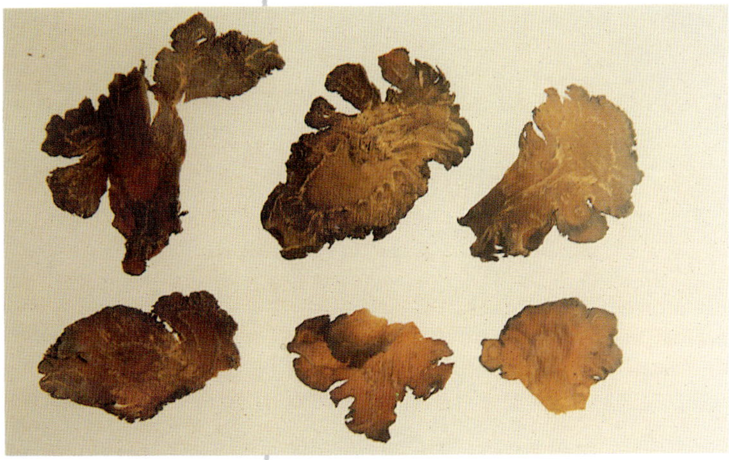

川楝 ▼ ▶

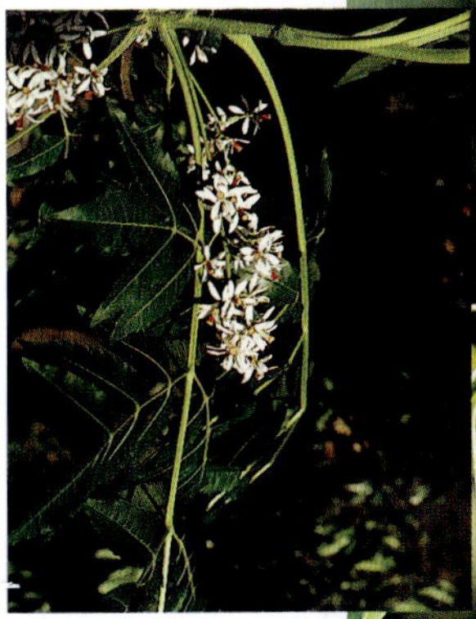

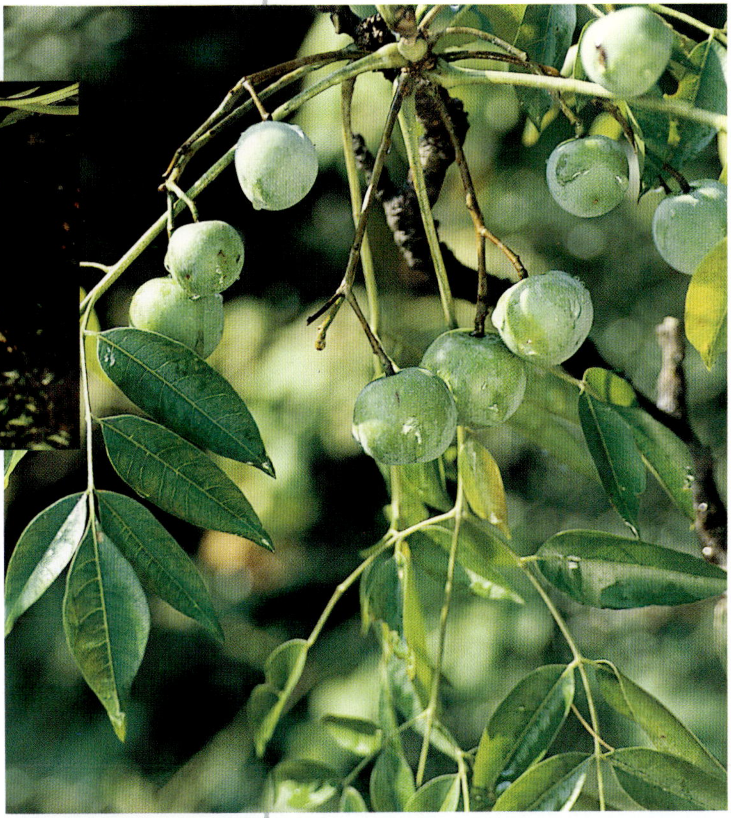

藥材川楝子 ▶

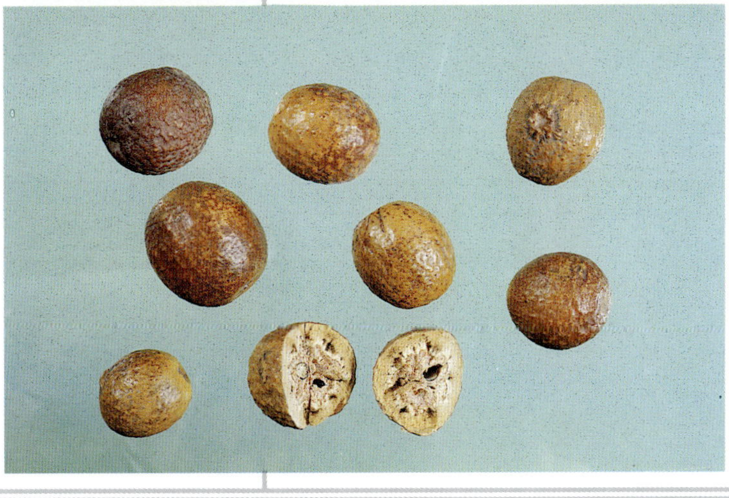

046 川楝子

Chuanlianzi

Szechwan Chinaberry Fruit

FRUCTUS TOOSENDAN

本品為楝科植物川楝 Melin toosendan Sieb. et Zucc. 的乾燥成熟果實。

〔**原植物**〕落葉喬木。葉互生，二回單數羽狀複葉，小葉 5～11 片，窄卵形或卵形，兩側不對稱，全緣或部分具稀疏鋸齒，圓錐花序腋生，花淡紫色或紫色，花瓣 5～6，雄蕊為花瓣的 2 倍，花絲連合成筒。核果橢圓形或近球形，黃色或黃棕色。

〔**藥材性狀**〕本品呈類球形，直徑 2～3.2cm。表面金黃色至棕黃色，微有光澤，少數凹陷或皺縮，具深棕色小點。頂端有花柱殘痕，基部凹陷，有果梗痕。外果皮革質，與果肉間常成空隙，果肉鬆軟，淡黃色，遇水潤濕顯黏性。果核球形或卵圓形，質堅硬，兩端平截，有 6～8 條縱棱，內分 6～8 室，每室含黑棕色長圓形的種子 1 粒。

〔**性味功能與主治**〕苦，寒；有小毒。舒肝行氣止痛，驅蟲。用於胸脅、脘腹脹痛，疝痛，蟲積腹痛。

〔**用法與用量**〕4.5～9g。

Szechwan Chinaberry Fruit is the dried ripe fruit of *Melin toosendan* Sieb. et Zucc. (Fam. Meliaceae).

Action To relieve pain by smoothing the flow of the *liver qi* and to repel worms.

Indications Distending pain in the chest, hypochondrium and epigastrium; colic in the lower abdomen; abdominal pain due to intestinal parastoisis.

Dosage 4.5～9g.

047 廣防己

Guangfangji

Southern Fangchi Root

RADIX ARISTOLOCHIAE FANGCHI

本品為馬兜鈴科植物廣防己 Aristolochia fangchi Y. C. Wu ex L. D. Chou et S. M. Hwang 的乾燥根。

〔**原植物**〕木質大藤本，長達 4m。根圓柱狀。葉互生，葉片紙質或薄革質，長圓形、卵狀長圓形或卵狀披針形。總狀花序有花 1～3 朵；花被管狀，紫紅色。蒴果長圓形或圓柱狀，具 6 棱；種子褐色。

〔**藥材性狀**〕本品呈圓柱形或半圓柱形，略彎曲，長 6～18cm，直徑 1.5～4.5cm。表面灰棕色，粗糙，有縱溝紋；除去粗皮的呈淡黃色，有刀刮的痕迹。斷面粉性，有灰棕色與類白色相間連續排列的放射狀紋理。

〔**橫切面**〕見圖。

〔**性味功能與主治**〕苦、辛、寒。祛風止痛，清熱利水。用於濕熱身痛，風濕痹痛，下肢水腫，小便不利。

〔**用法與用量**〕4.5～9g。

Southern Fangchi Root is the dried root of *Aristolochia fangchi* Y. C. Wu ex L. D. Chou et S. M. Hwang (Fam. Aristolochiaceae).

Action To dispel *wind*, relieve pain, reduce *heat* and induce diuresis.

Indications General aching caused by *damp-heat*, rheumatic arthralgia, edema of the lower extremities with oliguria.

Dosage 4.5～9g.

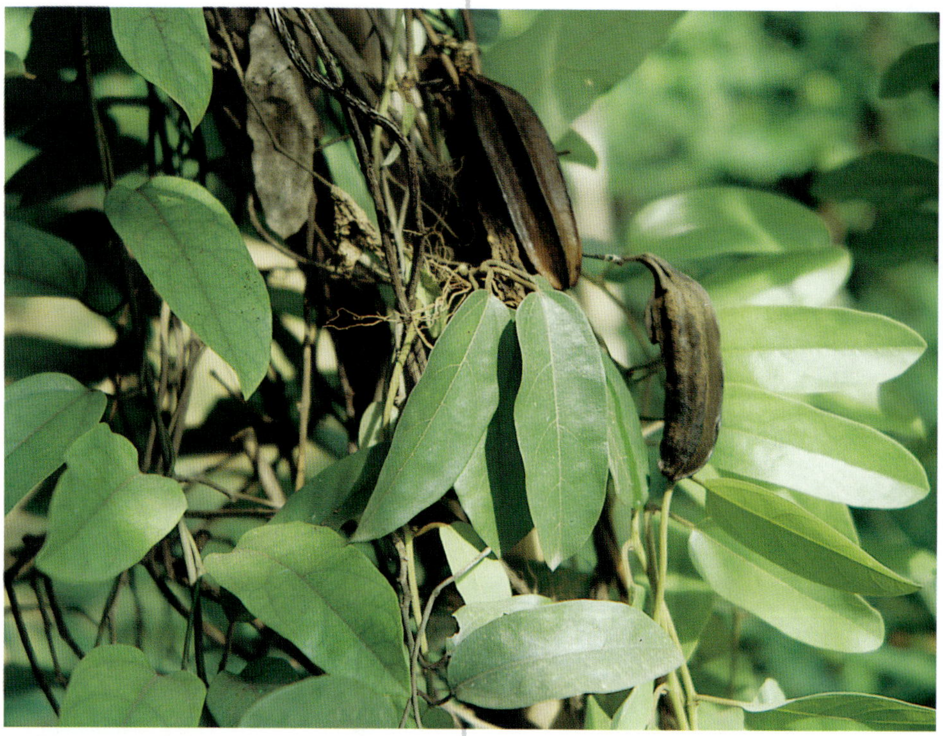

▲ 廣防己

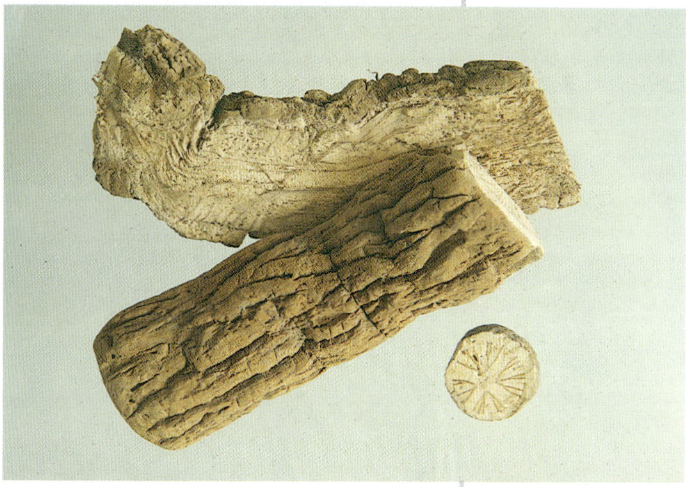

▲ 藥材廣防己

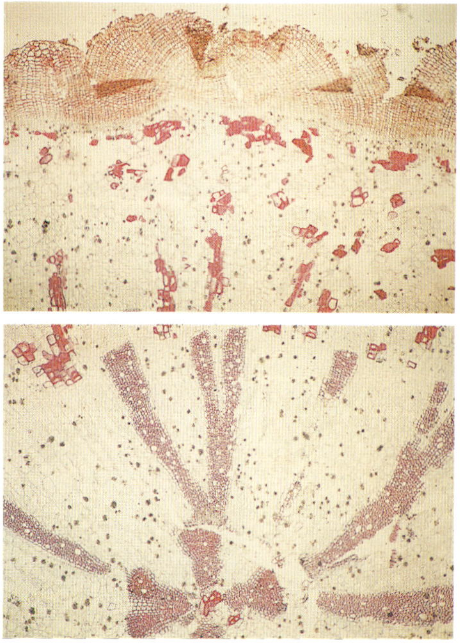

藥材廣防己橫切面 ►

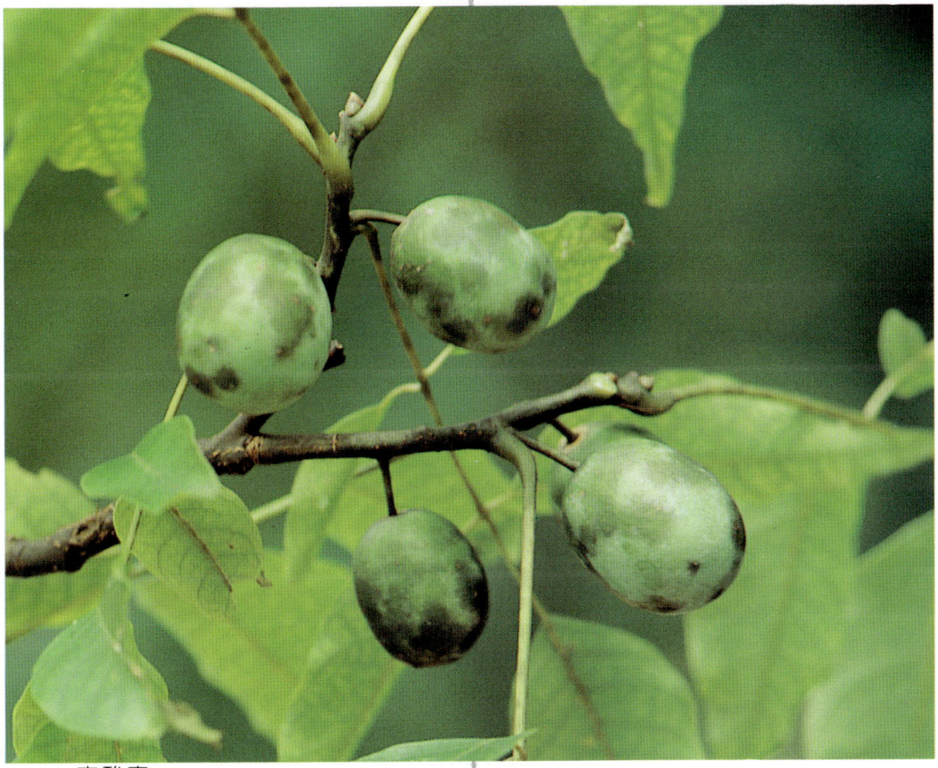

▲ 南酸棗

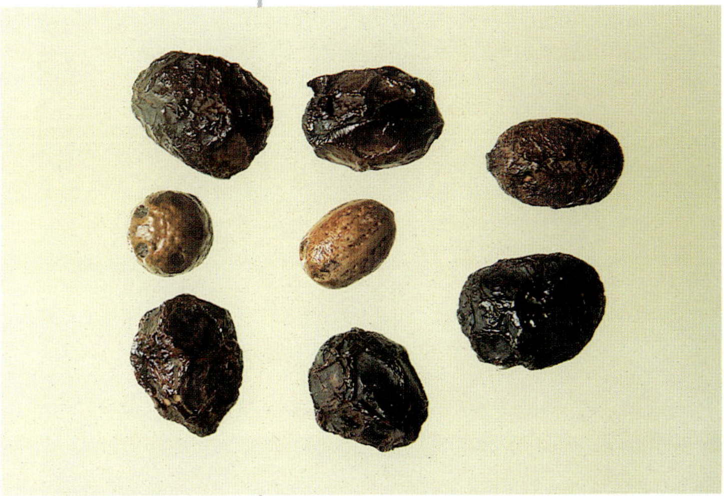

▲ 藥材廣棗

048 廣棗

Guangzao

Axillary Choerospondias Fruit

FRUCTUS CHOEROSPONDIATIS

本品為漆樹科植物南酸棗 Choerospondias axillaris (Roxb.) Burtt et Hill 的乾燥成熟果實。

〔**原植物**〕落葉喬木。單數羽狀複葉，互生；小葉 7～15，對生，卵狀披針形或披針形，全緣。花雜性，異株；雄花和假兩性花淡紫紅色，成聚傘狀圓錐花序；雌花較大，單生於葉腋。核果狀漿果橢圓形或卵形，成熟時黃色。

〔**藥材性狀**〕本品呈橢圓形，長 2～3cm，直徑 1.4～2cm。表面黑褐色或棕褐色，稍有光澤，具皺褶；基部有果梗痕。果肉薄。核近卵形，黃棕色，頂端有 5（偶有 4 或 6）個明顯的小孔，每孔內各含種子 1 枚。

〔**性味功能與主治**〕甘、酸、平。行氣活血，養心，安神。用於氣滯血瘀，胸痹作痛，心悸氣短，心神不安。

〔**用法與用量**〕1.5～2.5g。

Axillary Choerospondias Fruit is the dried ripe fruit of *Choerospondias axillaris* (Roxb.) Burtt et Hill (Fam. Anacardiaceae).

Action To promote the flow of *qi* and blood, to replenish the *heat* and allay excitement.

Indications Stagnation of *qi* and blood with pectoral pain, palpitation and shortness of breath; uneasiness in mind.

Dosage 1.5～2.5g.

049 廣金錢草

Guangjinqiancao

Snowbellleaf Tickclover Herb

HERBA DESMODII STYRACIFOLII

本品為豆科植物廣金錢草 Desmodium styracifolium (Osb.) Merr. 的乾燥地上部分。

〔**原植物**〕半灌木狀草本。莖直立或平卧，葉互生，有托葉 1 對；小葉 1～3，中間小葉大，圓形，全緣，下面密被銀白色絲光毛。總狀花序腋生或頂生，花冠蝶形，紫色。莢果綫狀長圓形；有莢節 3～6 個，每節有腎形種子 1。

〔**藥材性狀**〕本品莖呈圓柱形，密被黃色伸展的短柔毛；質稍脆，斷面中部有髓。葉互生，小葉 1～3，圓形或矩圓形，直徑 2～4cm；先端微凹，基部心形或鈍圓，全緣；上表面黃綠色或灰綠色，無毛，下表面具灰白色緊貼的絨毛，側脈羽狀；葉柄長 1～2cm；托葉披針形。

〔**性味功能與主治**〕甘、淡、涼。清熱除濕，利尿通淋。用於熱淋，砂淋，石淋，小便澀痛，水腫尿少，黃疸尿赤，尿路結石。

〔**用法與用量**〕15～30g。

Snowbellleaf Tickclover Herb is the dried aerial part of *Desmodium styracifolium* (Osb.) Merr. (Fam. Leguminosae).

Action To remove *damp-heat*, induce diuresis and relieve dysuria.

Indications Urination disturbance caused by *damp-heat* or urolithiasis accompanied by difficult painful urination; edema with oliguria; jaundice with dark urine.

Dosage 15～30g.

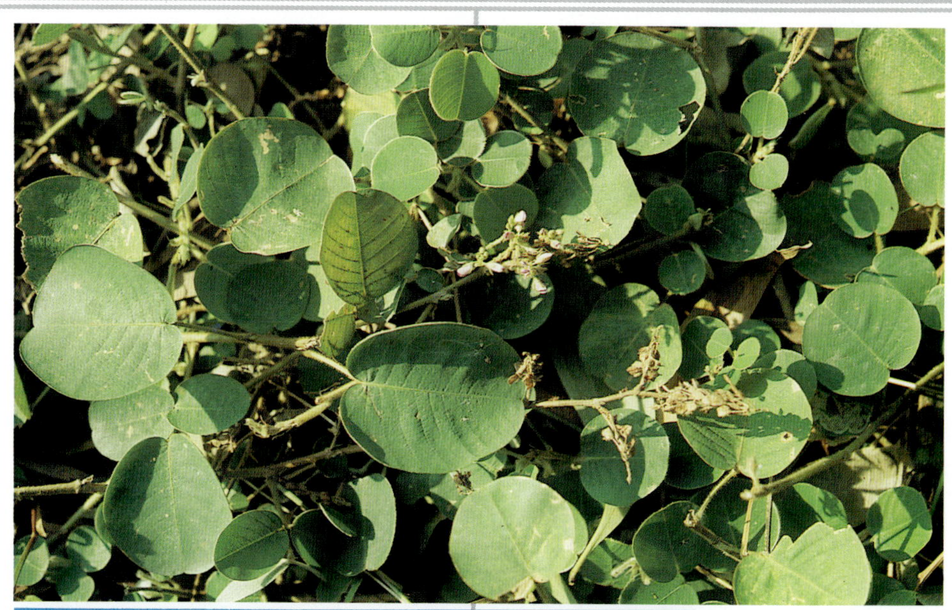

▲廣金錢草

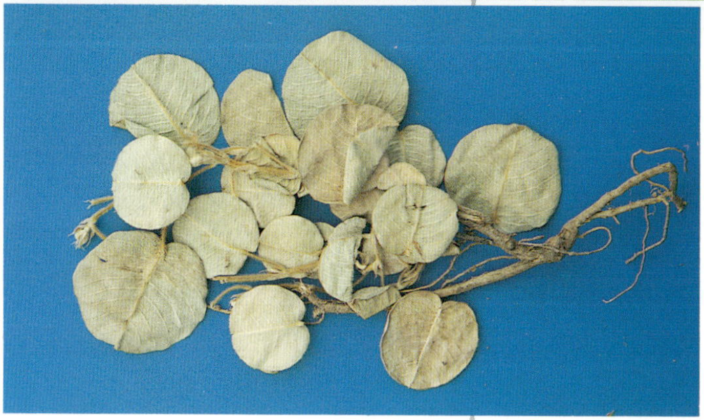

◀ 藥材廣金錢草

050 廣藿香

Guanghuoxiang

Cablin Patchouli Herb

HERBA POGOSTEMONIS

本品為唇形科植物廣藿香 Pogostemon cablin (Blanco) Benth. 的乾燥地上部分。

〔**原植物**〕多年生草本或半灌木。葉對生，有柄，揉之有香氣。葉片卵圓形或長橢圓形，葉緣不整齊的粗鈍齒，兩面皆密被毛茸。輪傘花序密集，組成頂生和腋生的假穗狀花序。唇形花冠，淡紅紫色。

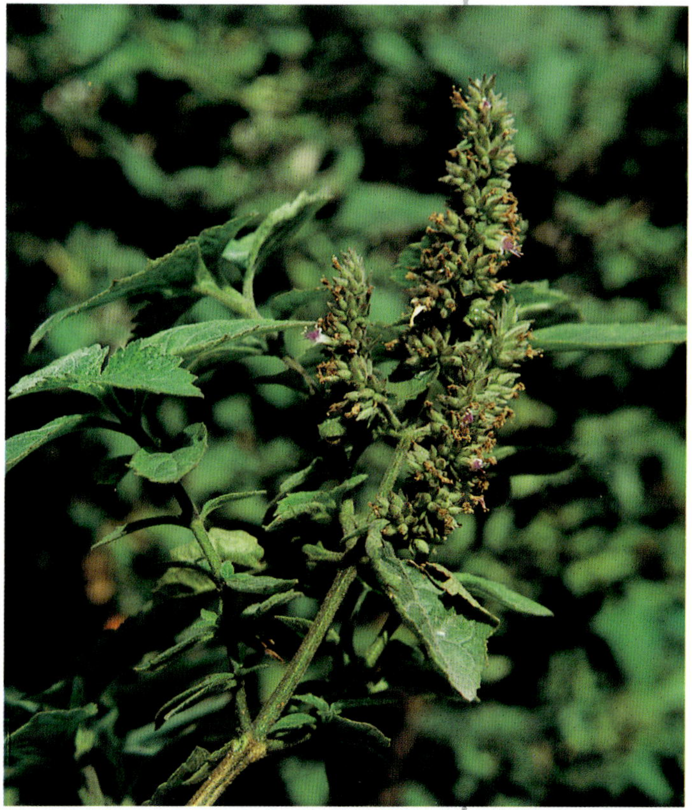

◀ 廣藿香

藥材廣藿香 ▶

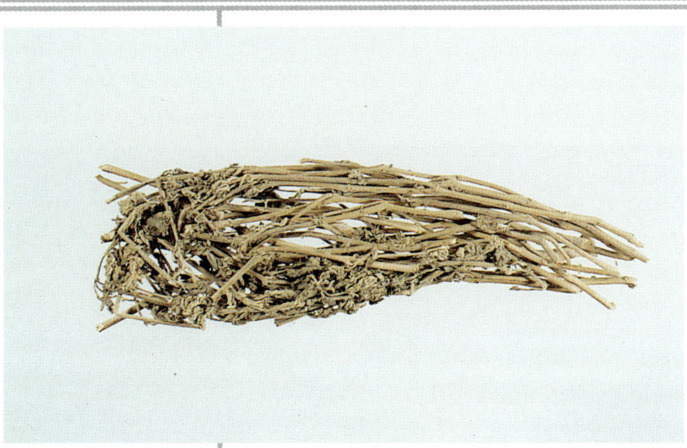

〔**藥材性狀**〕本品莖略呈方形，多分枝，長 30～60cm，被柔毛，質脆易折斷，有髓；老莖類圓柱形，被灰褐色栓皮。葉皺縮成團，展平後呈卵形或橢圓形，長 4～9cm，寬 3～7cm；兩面均被灰白色茸毛，先端短尖或鈍圓，基部楔形或鈍圓，邊緣具鈍齒；葉柄長 2～5cm，被柔毛。

〔**性味功能與主治**〕辛，微溫。芳香化濁，開胃止嘔，發表解暑。用於濕濁中阻，脘痞嘔吐，暑濕倦怠，胸悶不舒，寒濕閉暑，腹痛吐瀉，鼻淵頭痛。

〔**用法與用量**〕3～9g。

Cablin Patchouli Herb is the dried acrial part of *Pogostemon cablin* (Blanco) Benth. (Fam. Labiatae).

Action To resolve turbid *damp*, improve appetite, arrest vomiting and dispel *summer-heat* or *summer-damp*.

Indications Lingering of turbid *damp* in the *spleen* and stomach manifested by stuffiness in the epigastrium and vomiting; *summer-damp* affection marked by lassitude and stuffiness in the chest; *cold-damp* affection in summer time marked by abdominal pain, vomiting and diarrhea; sinusitis with headache.

Dosage 3～9g.

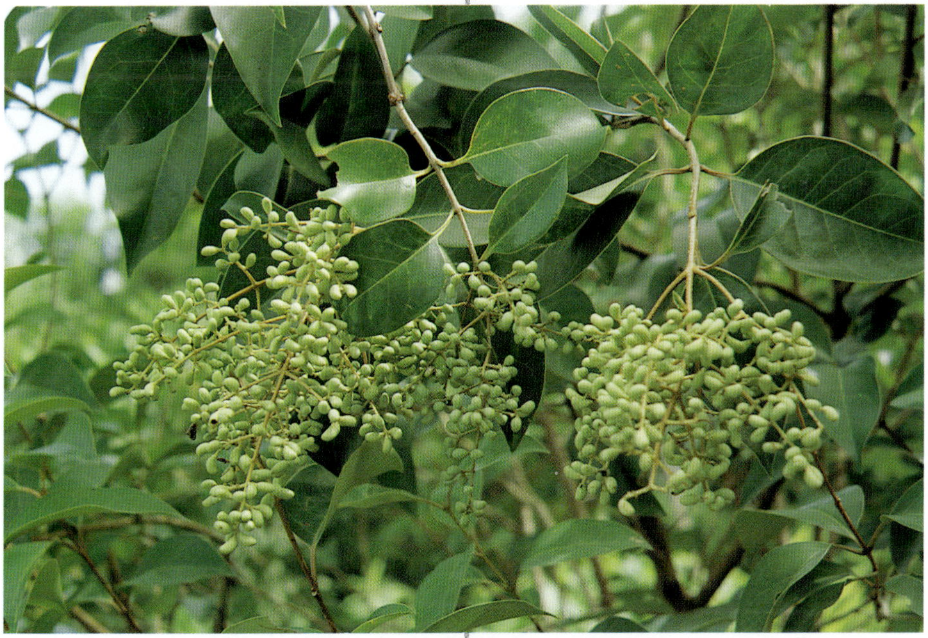

▲ 女貞

051 女貞子

Nuzhenzi

Glossy Privet Fruit

FRUCTUS LIGUSTRI LUCIDI

本品為木犀科植物女貞 Ligustrum lucidum Ait. 的乾燥成熟果實。

〔**原植物**〕常綠大灌木或小喬木。葉對生，革質；葉片卵形至卵狀披針形，全緣。圓錐花序頂生，花萼及花冠鐘狀，均 4 裂，花冠白色，雄蕊 2。漿果狀核果，長圓形，略彎，熟時藍黑色。

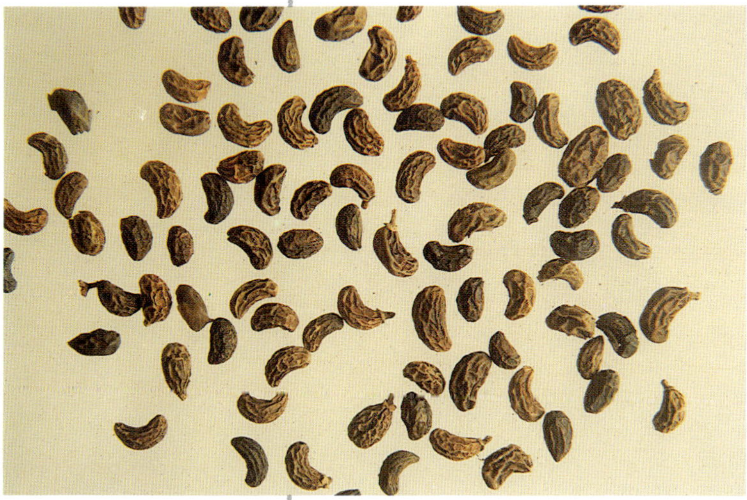

藥材女貞子 ▶

〔**藥材性狀**〕本品呈卵形，橢圓形或腎形，長 6～8.5mm，直徑 3.5～5.5mm。表面黑紫色或灰黑色，皺縮不平，基部有果梗痕或具宿萼及短梗。體輕。外果皮薄，中果皮較鬆軟，易剝離，內果皮木質，黃棕色，具縱棱，破開後種子通常為 1 粒，腎形，紫黑色，油性。

〔**性味功能與主治**〕甘、苦、涼。滋補肝腎，明目烏髮。用於眩暈耳鳴，腰膝酸軟，鬚髮早白，目暗不明。

〔**用法與用量**〕 6～12g。

Glossy Privet Fruit is the dried ripe fruit of *Ligustrum lucidum* Ait. (Fam. Oleaceae).

Action To replenish the *liver* and *kidney*, improve eyesight and promote the growth of black hair.

Indications Vertigo, tinnitus, weakness in the loins and knees, premature whitening of hair and impaired eyesight due to *deficiency* of *yin* of the *liver* and *kidney*.

Dosage 6～12g.

052 小葉蓮

Xiaoyelian

Common Sinopodophyllum Fruit

FRUCTUS PODOPHYLLI

本品係藏族習用藥材，為小檗科植物鬼臼 Podophyllum emodi Wall. 的乾燥成熟果實。

〔**原植物**〕 多年生草本，根莖粗壯，生有多數馬尾狀的根。莖高 25～30cm。莖生葉心形，3 或 5 深裂。花單生，先葉開放；花瓣 6，薔薇紅色，邊緣波狀。漿果卵圓形，紅色，種子多數。

〔**藥材性狀**〕 本品呈橢圓形或近球形，多壓扁，長 3～5.5cm，直徑 2～4cm。表面紫紅色或紫褐色，皺縮，有的可見露出的種子。頂端稍尖，果梗黃棕色，多脫落。果皮與果肉黏連成薄片，易碎，內具多數種子。種子近卵形，長約 4mm；表面紅紫色，具細皺紋，一端有小突起；質硬。種仁白色，有油性。

〔**性味功能與主治**〕 甘，平；有小毒。調經活血。用於血瘀經閉，難產，死胎，胎盤不下。

〔**用法與用量**〕 3～9g，多入丸散服。

Common Sinopodophyllum Fruit is the dried ripe fruit of *Podophyllum emodi* Wall. (Fam. Berberidaceae).

Action To regulate menstruation and promote the flow of blood.

Indications Amenorrhea due to *blood stasis*, difficult labour, missed labour, retention of placenta.

Usage and dosage 3～9g; usually made into pills or powder.

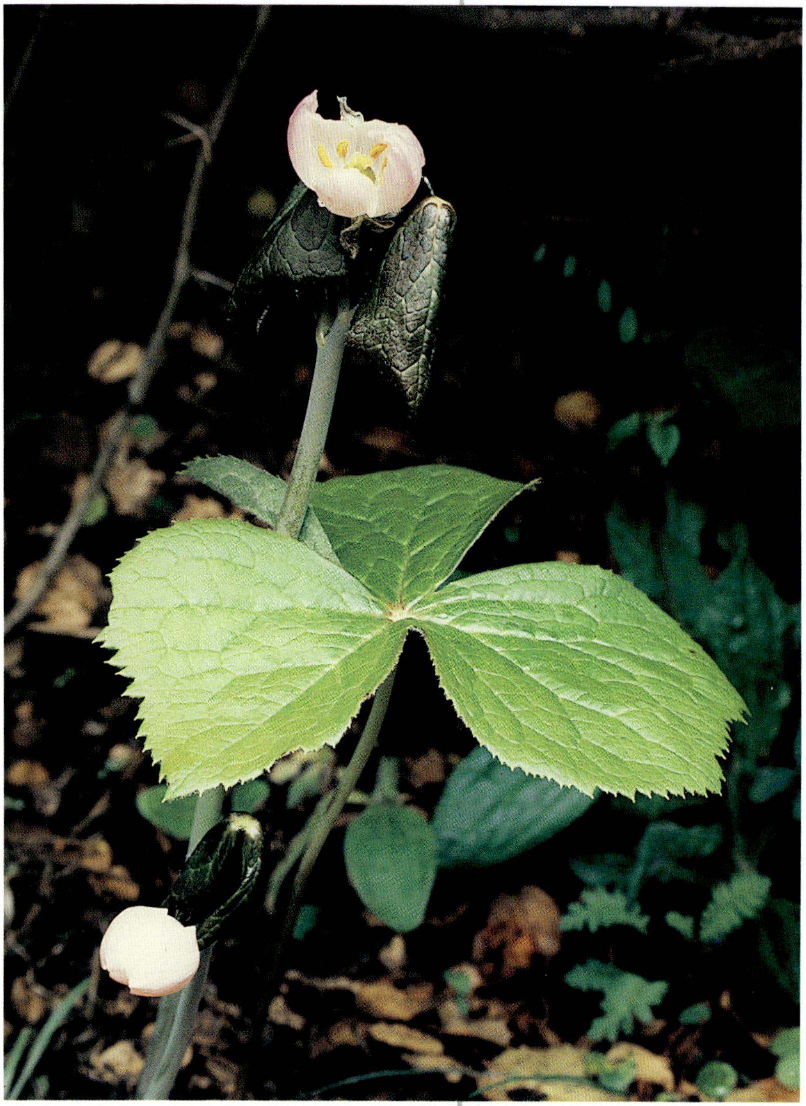

▲ 鬼臼

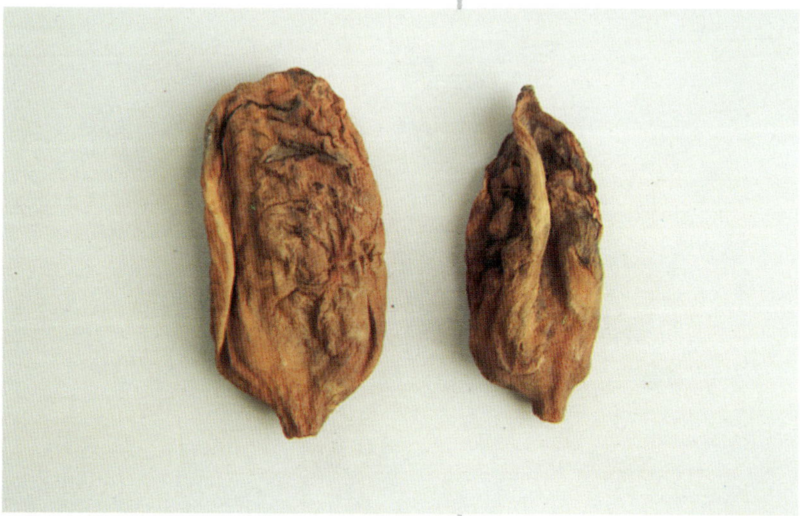

▲ 藥材小葉蓮

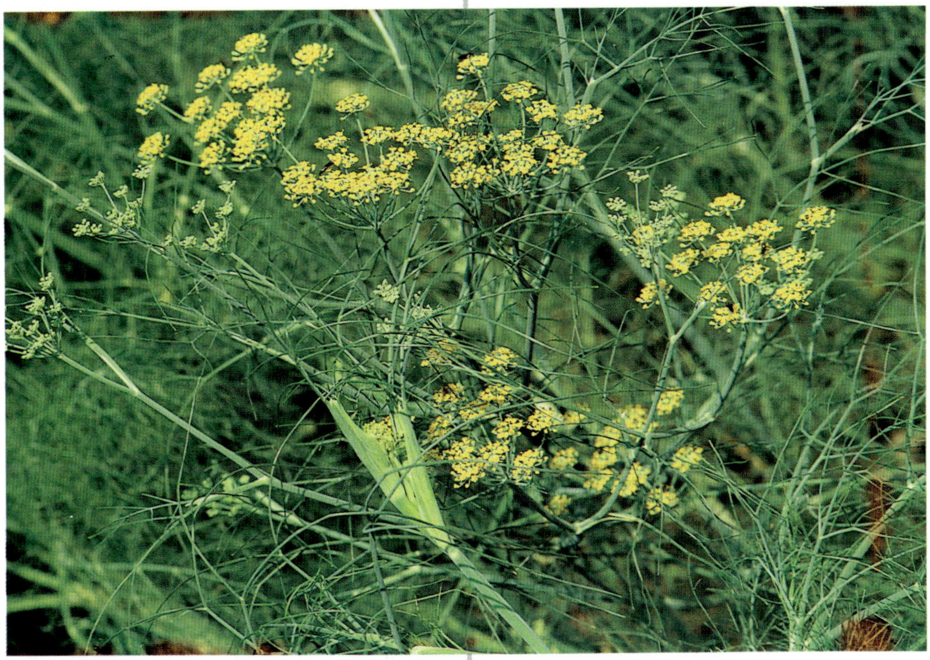

▲ 茴香

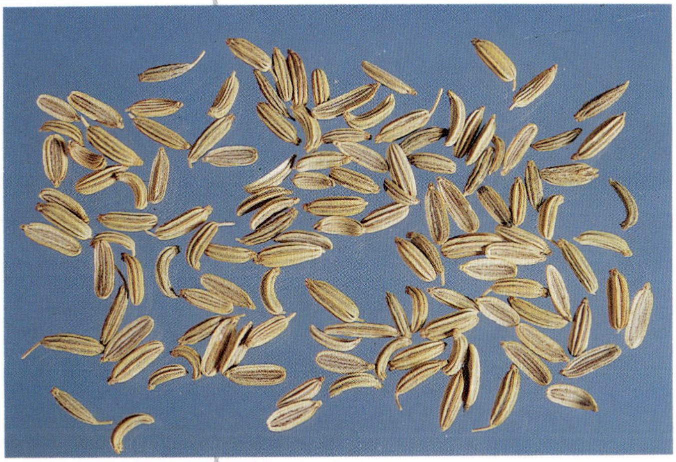

藥材小茴香 ▶

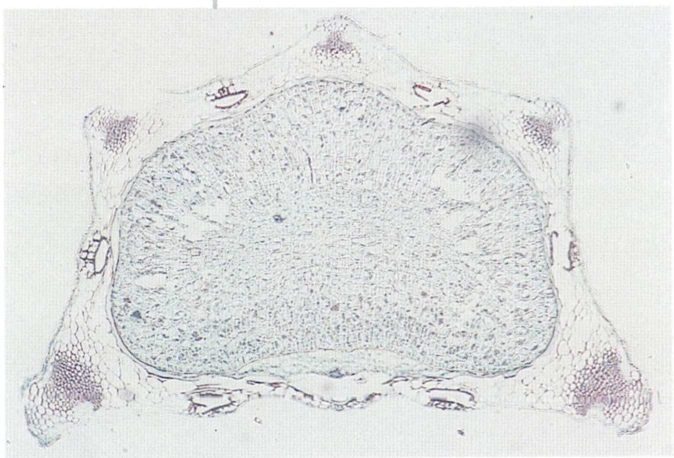

藥材小茴香
分果横切面 ▶

053 小茴香

Xiaohuixiang

Fennel

FRUCTUS FOENICULI

本品為傘形科植物茴香 Foeniculum vulgare Mill. 的乾燥成熟果實。

〔**原植物**〕多年生草本。全株有粉霜，有強烈香氣。莖直立，葉互生，二至三回羽狀細裂，下部葉具長柄，基部鞘狀抱莖。複傘形花序頂生，花小，黃色。雙懸果矩圓形，具特異芳香氣。

〔**藥材性狀**〕本品為雙懸果，呈圓柱形，有的稍彎曲，長 4～8mm，直徑 1.5～2.5mm。表面黃綠色或淡黃色，兩端略尖，頂端殘留有黃棕色突起的柱基，基部有時有細小的果梗。分果呈長橢圓形，背面有縱棱 5 條，接合面平坦而較寬。横切面略呈五邊形，背面的四邊約等長。

〔**分果横切面**〕見圖。

〔**性味功能與主治**〕辛，溫。散寒止痛，理氣和胃。用於寒疝腹痛，睾丸偏墜，痛經，小腹冷痛，脘腹脹痛，食少吐瀉，睾丸鞘膜積液。鹽小茴香暖胃散寒止痛。用於寒疝腹痛，睾丸偏墜，經寒腹痛。

〔**用法與用量**〕3～6g。

Fennel is the dried ripe fruit of *Foeniculum vulgare* Mill. (Fam. Umbelliferae).

Action To dispel *cold* and relieve pain, to regulate the stomach function.

Fructus Foeniculi (*processed with salt*): To dispel *cold* from the interior and relieve pain.

Indications Scrotal hernia with pain and cold extremities; dysmenorrhea with lower abdominal pain and cold sensation; distending pain in the epigastrium with anorexia, vomiting and diarrhea; hydrocele of tunica vaginalis.

Fructus Foeniculi (*processed with salt*): Scrotal hernia with pain and cold extremities; dysmenorrhea with abdominal pain caused by cold.

Dosage 3～6g.

054 小通草

Xiaotongcao

Stachyurus or Japanese Helwingia Pith

MEDULLA STACHYURI
MEDULLA HELWINGIAE

本品為旌節花科植物喜馬山旌節花 Stachyurus himalaicus Hook. f. et Thoms.、中國旌節花 Stachyurus chinensis Franch. 或山茱萸科植物青莢葉 Helwingia japonica (Thunb.) Dietr. 的乾燥莖髓。

〔**原植物**〕①喜馬山旌節花：小喬木或灌木，高 2～5m。葉互生，紙質至草質，卵形，矩圓形或矩圓狀披針形，先端尾狀漸尖或漸尖，基部圓形或近心形，邊緣有密而細的銳鋸齒，側脈 5～7 對。穗狀花序腋生，直立或下垂；花黃色；萼片 4，寬卵形，花瓣 4，倒卵形；雄蕊短於花瓣。漿果圓球形，幾無梗或有短梗。②中國旌節花：葉緣有疏鋸齒。萼片為三角形；雄蕊與花瓣幾等長。漿果有短柄。③青莢葉：落葉灌木，高 1～3cm。葉互生，卵形或卵狀橢圓形，頂端漸尖，基部近圓形或寬楔形，邊緣為細鋸齒，近基部有刺狀齒。花雌雄異株，雄花 5～12 朵形成聚傘花序，雌花具梗，單生或 2～3 朵簇生於葉上面中脈的中部或近基部；花瓣 3～5；雄花具雄蕊 3～5，雌花子房下位，3～5 室。核果近球形，黑色。

〔**藥材性狀**〕①旌節花：呈圓柱形，長 30～50cm，直徑 0.5～1cm。白色或淡黃色。表面無紋理。體輕，質鬆軟，捏之能變形，有彈性，易折斷，斷面平坦，無空心，顯銀白色光澤。水浸後有黏滑感。②青莢葉：表面有淺縱條紋。質堅硬，捏之不易變形，無黏液細胞。

〔**橫切面**〕見圖。

〔**性味功能與主治**〕甘、淡，寒。清熱，利尿，下乳。用於小便不利，乳汁不下，尿路感染。

〔**用法與用量**〕2.5～4.5g。

Stachyurus or Japanese Helwingia Pith is the dried stem pith of *Stachyurus himalaicus* Hook. f. et Thoms., *Stachyurus chinensis* Franch. (Fam. Stachyuraceae) or *Helwingia japonica* (Thunb.) Dietr. (Fam. Cornaceae).

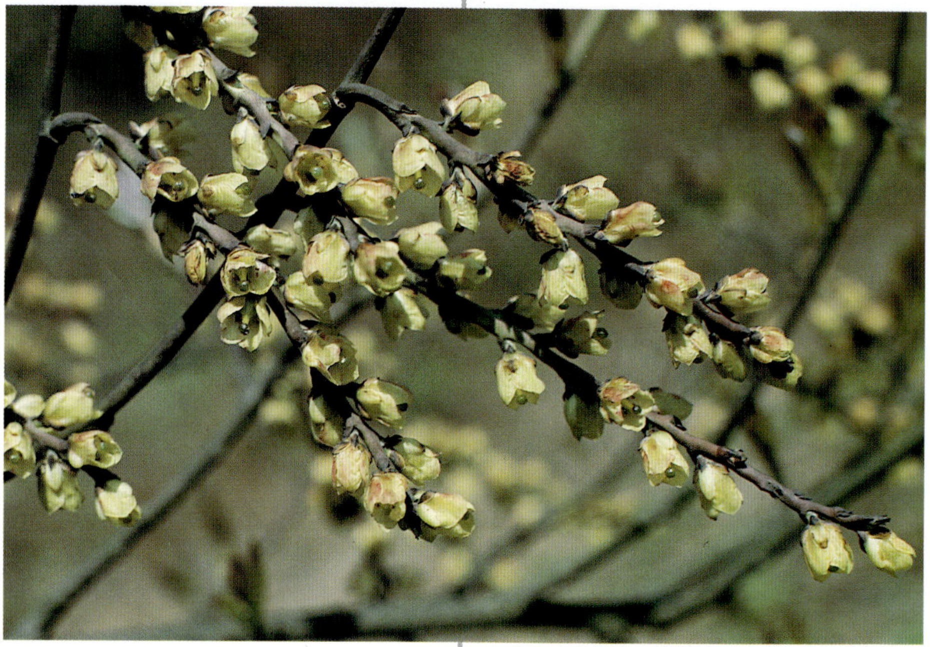

▲ 中國旌節花

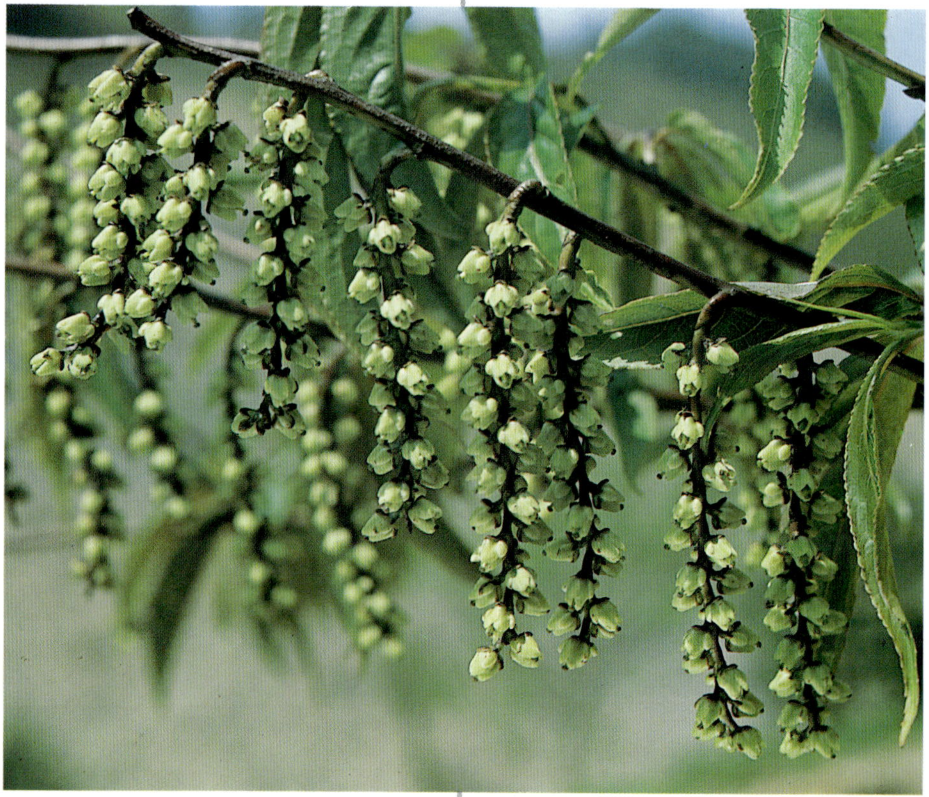

▲ 喜馬山旌節花

Action To remove *heat*, to cause diuresis, and to promote lactation.
Indications Oliguria, urinary infection; galactostasis.
Dosage 2.5～4.5g.

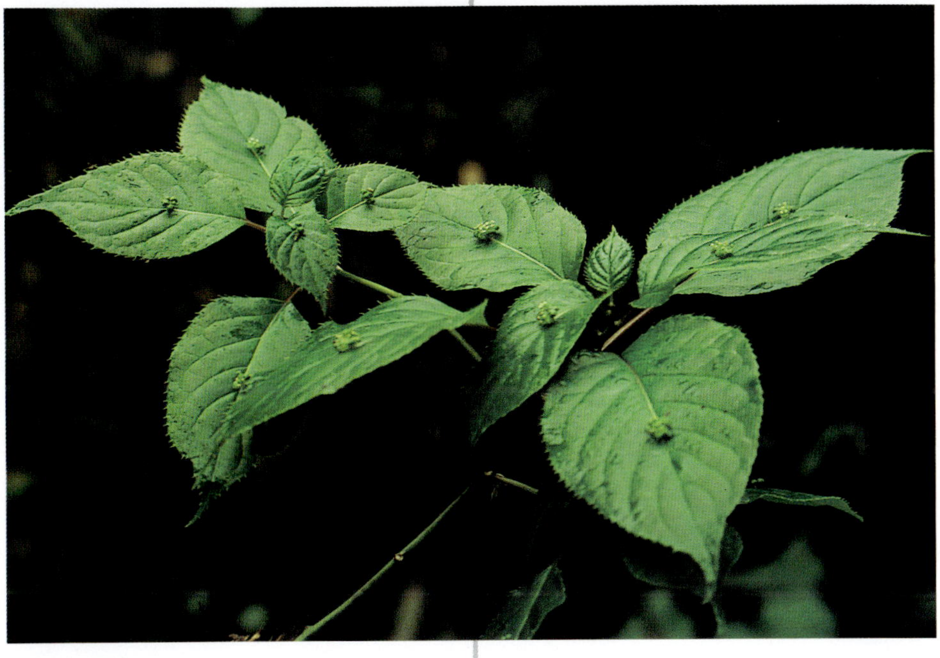

▲ 青莢葉

▼藥材小通草（左：青莢葉 右：旌節花）

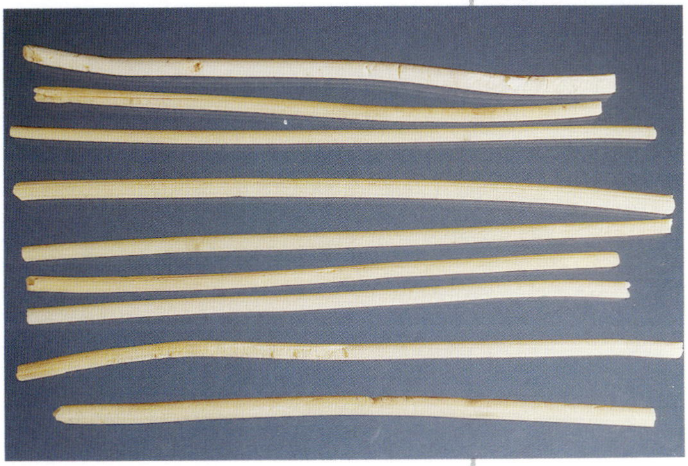

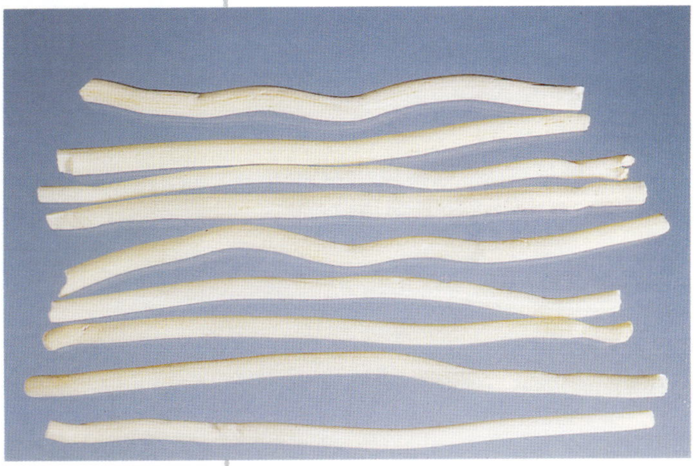

▼ 藥材小通草（旌節花）橫切面

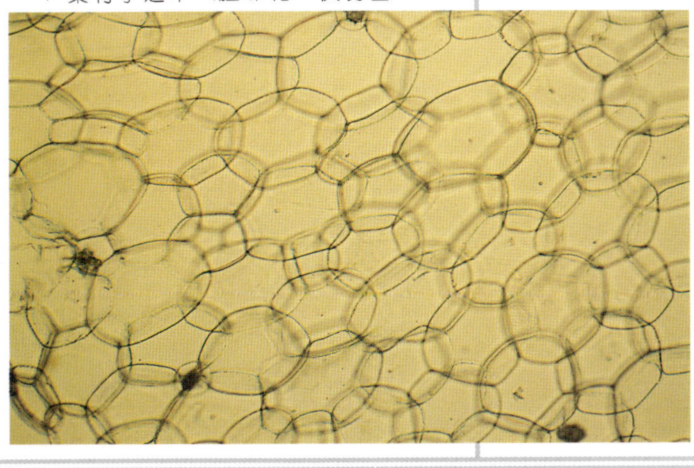

▼ 藥材小通草（青莢葉）橫切面

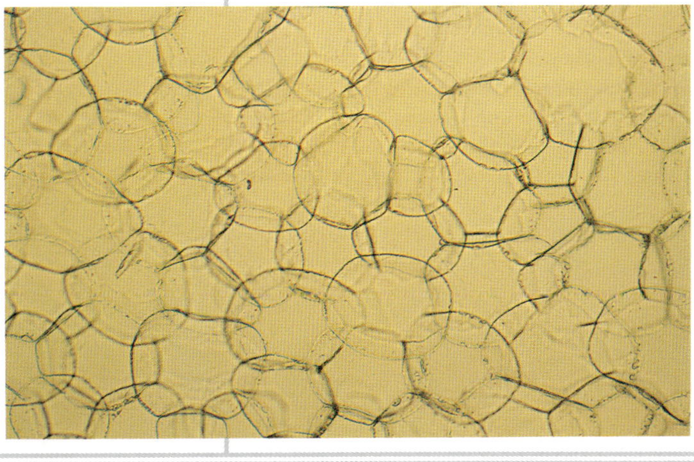

055 小薊

Xiaoji

Field Thistle Herb

HERBA CIRSII

本品為菊科植物刺兒菜 Cirsium setosum (Willd.) MB. 的乾燥地上部分。

〔**原植物**〕多年生草本。根莖長。莖直立。葉橢圓形或矩圓狀披針形，全緣或羽狀淺裂，有刺，兩面有疏或密的白色蛛絲狀毛。頭狀花序單生莖端，雌雄異株，舌狀花冠紫紅色。瘦果橢圓形或長卵形，冠毛羽狀。

〔**藥材性狀**〕本品莖呈圓柱形，有的上部分枝，長 5～30cm，直徑 0.2～0.5cm；表面灰綠色或帶紫色，具縱棱及白色柔毛；質脆，易折斷，斷面中空。葉互生，無柄或有短柄；葉片皺縮或破碎，完整者展平後呈長橢圓形或長圓狀披針形，長 3～12cm，寬 0.5～3cm；全緣或微齒裂至羽狀深裂，齒尖具針刺；上表面綠褐色，下表面灰綠色，兩面均具白色柔毛。頭狀花序單個或數個頂生；總苞鐘狀，苞片 5～8 層，黃綠色；花紫紅色。

〔**葉表面觀**〕見圖。

〔**性味功能與主治**〕甘、苦、涼。涼血止血，祛瘀消腫。用於衄血，吐血，尿血，便血，崩漏下血，外傷出血，癰腫瘡毒。

〔**用法與用量**〕4.5～9g；外用鮮品適量，搗爛敷患處。

Field Thistle Herb is the dried aerial part of *Cirsium setosum* (Willd.) MB. (Fam. Compositae).

Action To arrest bleeding by reducing *heat in blood*, and to remove *blood stasis* and induce the subsidence of swelling.

Indications Epistaxis, spitting of blood, hematuria, hematochezia, abnormal uterine bleeding, traumatic bleeding; carbuncles and sores.

Usage and dosage 4.5～9g for oral administration; appropriate quantity of the fresh herb to be pounded for topical application.

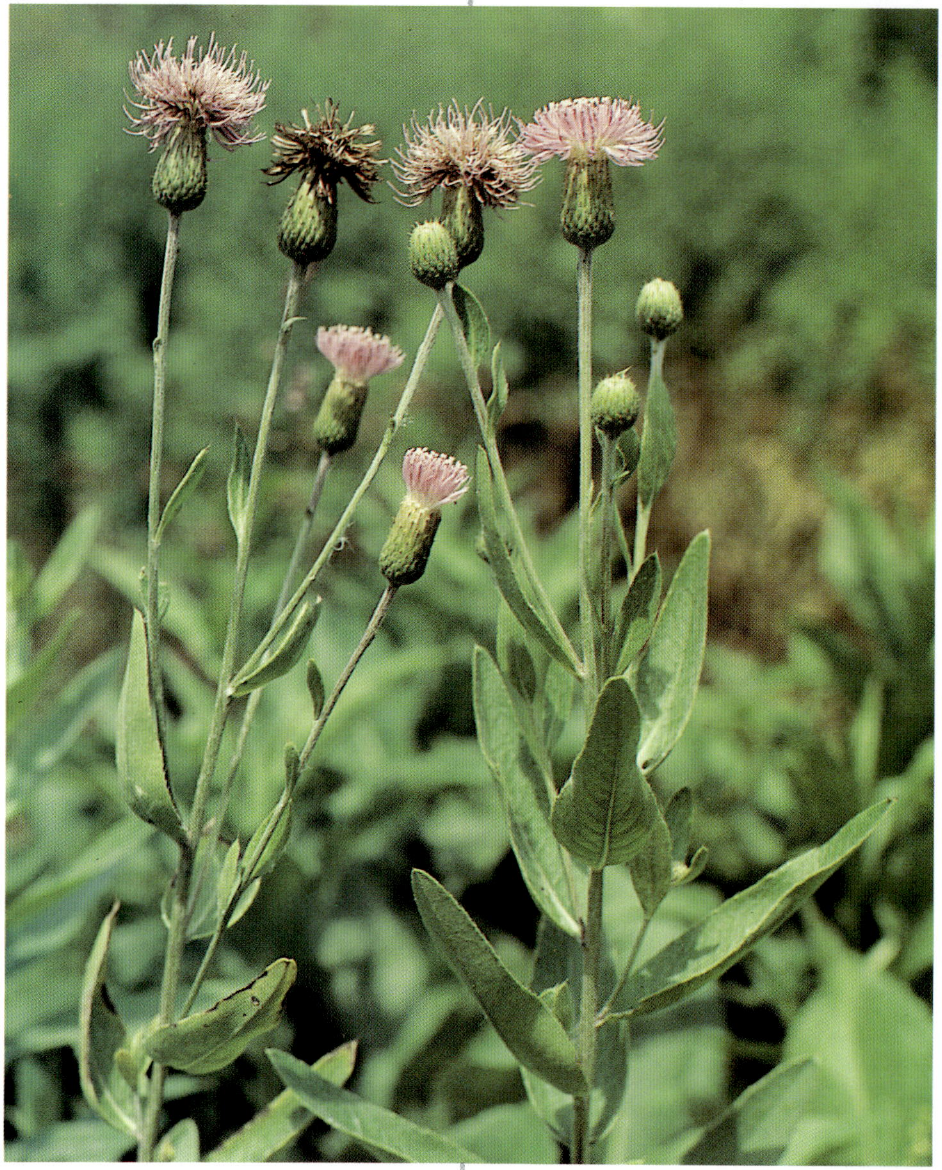

▲ 刺兒菜

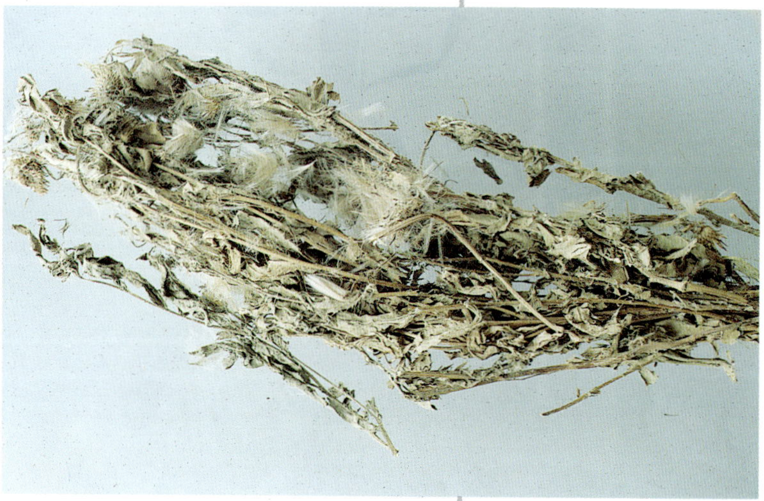

◀ 藥材小薊

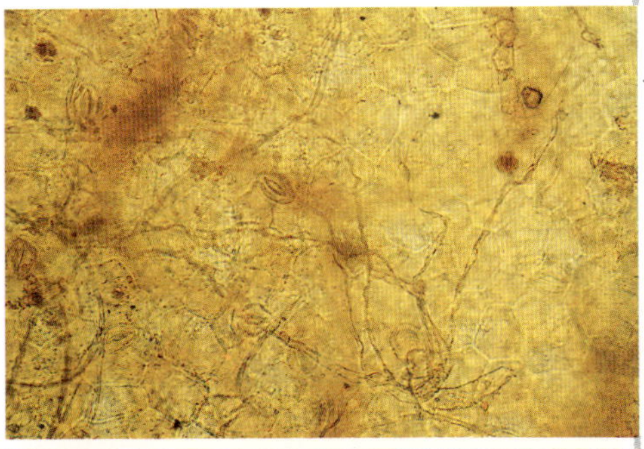

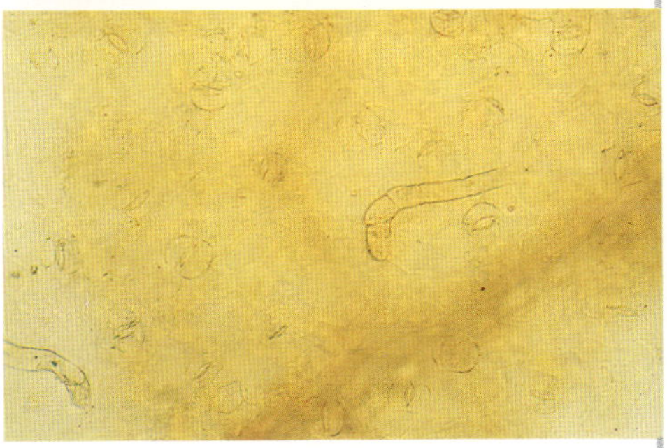

◄ 藥材小薊葉表面觀示上、下表皮、氣孔及非腺毛

▼ 藥材小薊葉表面觀示偏振光下的齒尖針刺

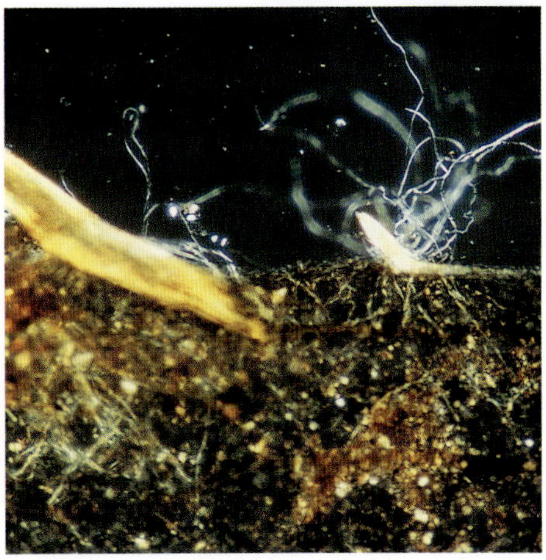

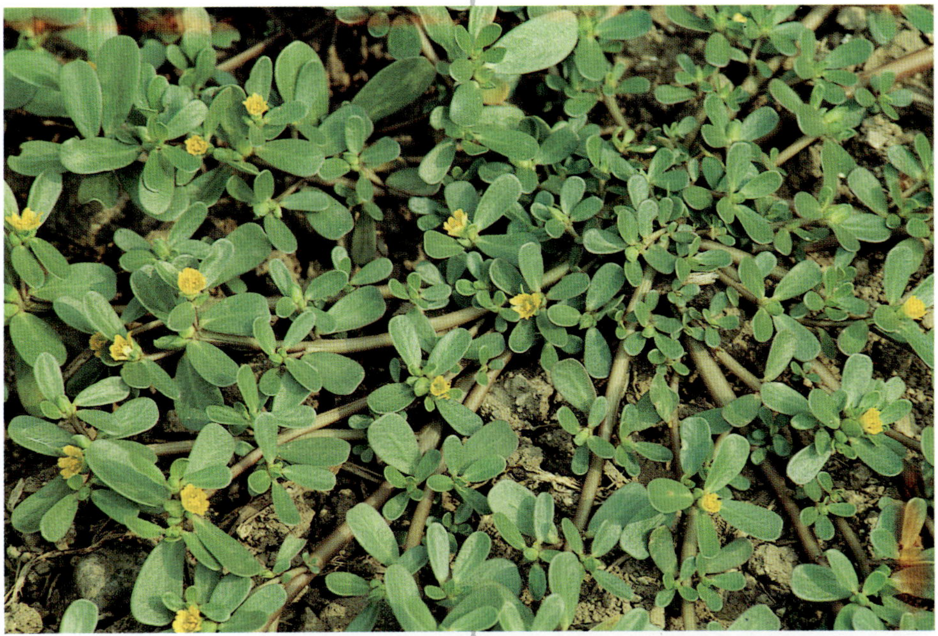

▲ 馬齒莧

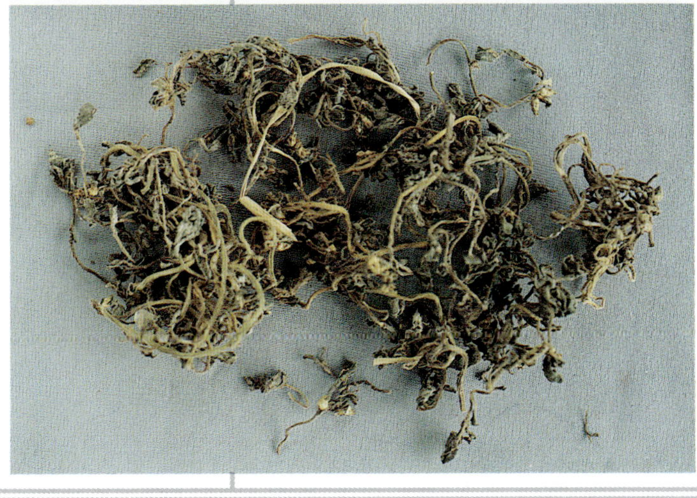

藥材馬齒莧 ►

056 馬齒莧

Machixian

Purslane Herb

HERBA PORTULACAE

本品為馬齒莧科植物馬齒莧 Portulaca oleracea L. 的乾燥地上部分。

〔**原植物**〕一年生草本，莖下部通常匍匐，肉質；莖帶紫色，全體光滑無毛。葉楔狀矩圓形或倒卵形，肉質肥厚。花3～5朵生枝頂端，花黃色。萼片2，花瓣5，凹頭，雄蕊10～12。蒴果圓錐形，蓋裂；種子多數，腎狀卵形，黑色。

〔**藥材性狀**〕本品多皺縮卷曲，常結成團。莖圓柱形，長可達30cm，直徑0.1～0.2cm；表面黃褐色，有明顯縱溝紋。葉對生或互生，易破碎，完整葉片倒卵形，長1～2.5cm，寬0.5～1.5cm；綠褐色，先端鈍平或微缺，全緣。小，3～5朵生於枝端，花瓣5，黃色。蒴果圓錐形，長約5mm，內含多數細小種子。

〔**性味功能與主治**〕酸，寒。清熱解毒，涼血止血。用於熱毒血痢，癰腫疔瘡，濕疹，丹毒，蛇蟲咬傷，便血，痔血，崩漏下血。

〔**用法與用量**〕9～15g，鮮品30～60g；外用適量搗敷患處。

Purslane Herb is the dried aerial part of *Portulaca oleracea* L. (Fam. Portulacaceae).

Action To remove toxic *heat*, and to arrest bleeding.

Indications Dysentery with bloody stools; boils and sores, eczema, erysipelas; snake or insect bite; hematochezia, hemorrhoidal bleeding, abnormal utering bleeding.

Usage and dosage 9～15g of the dried herb or 30～60g of the fresh herb for oral administration; appropriate quantity of the fresh herb to be pounded into paste for topical application.

057 馬勃

Mabo

Puff-ball

LASIOSPHAERA SEU CALVATIA

本品為灰包科真菌脫皮馬勃 Lasiosphaera fenzlii Reich.、大馬勃 Calvatia gigantea (Batsch ex Pers.) Lloyd 或紫色馬勃 Calvatia lilacina (Mont. et Berk.) Lloyd 的乾燥子實體。

〔**原植物**〕①脫皮馬勃：子實體近球形至長圓形；包被薄，外包被成塊地與內包被脫離，內包被紙狀，淺灰色，熟後全部消失，遺留成團的孢體隨風滾動。②大馬勃：子實體球形或近球形，包被白色，後變淺黃色或淡青色，由膜狀外被和較厚的內被所組成，初微具絨毛，成熟後開裂成塊而脫落，露出淺青褐色的孢體。③紫色馬勃：子實體陀螺形，包被薄，兩層，內部紫色。

〔**藥材性狀**〕①脫皮馬勃：呈扁球形或類球形，直徑 15～20cm。包被灰棕色至黃褐色，紙質，常破碎或已全部脫落。孢體灰褐色或淺褐色，緊密，有彈性，內有灰褐色棉絮狀的絲狀物。觸之則孢子飛揚，手捻有細膩感。②大馬勃：殘留的包被由黃棕色的膜狀外包被和較厚的灰黃色的內包被所組成，光滑，質硬而脆，成塊脫落。孢體淺青褐色。③紫色馬勃：呈陀螺形，或已壓扁呈扁圓形，直徑 5～12cm，包被薄，兩層，孢體紫色。

〔**性味功能與主治**〕辛，平。清肺利咽，止血。用於風熱鬱肺咽痛，咳嗽，音啞；外治鼻衄，創傷出血。

〔**用法與用量**〕1.5～6g；外用適量，敷患處。

Puff-ball is the dried sporophore of *Lasiosphaera fenzlii* Reich., *Calvatia gigantea* (Batsch ex Pers.) Lloyd or *Calvatia lilacina* (Mont. et Berk.) Lloyd (Fam. Lycoperdaceae).

Action To remove *heat* from the *lung* and soothe sore throat, and to arrest bleeding.

Indications Sore throat, cough and hoarseness of voice caused by *wind-heat* in the *lung*; epistaxis and traumatic bleeding by external use.

Usage and dosage 1.5～6g; for external use, appropriate quantity to be applied topically.

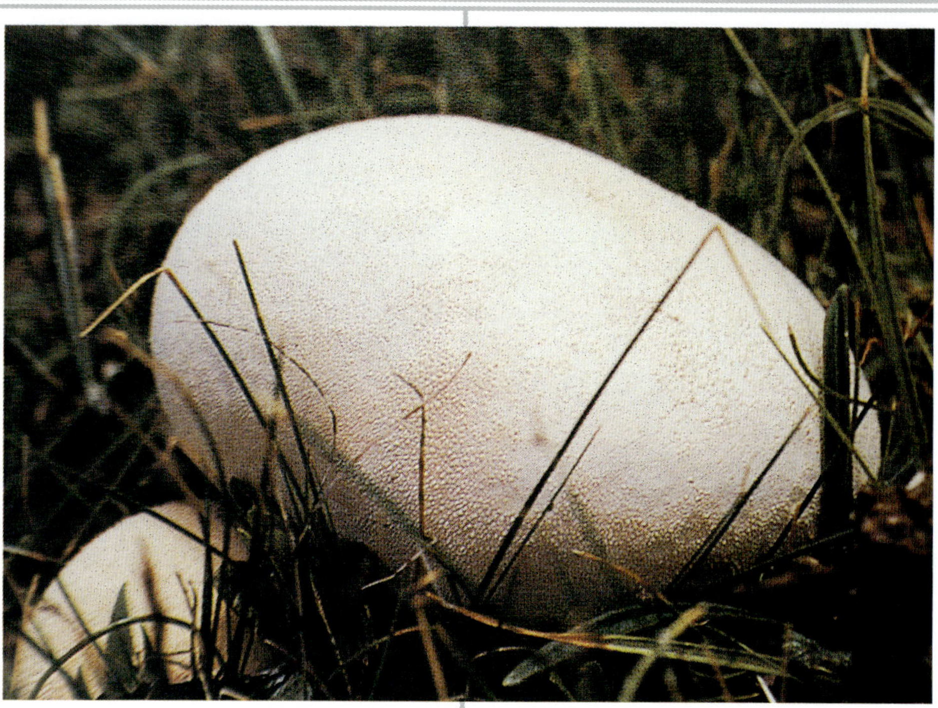

▲大馬勃

▼紫色馬勃（據中國胞子植物圖譜）

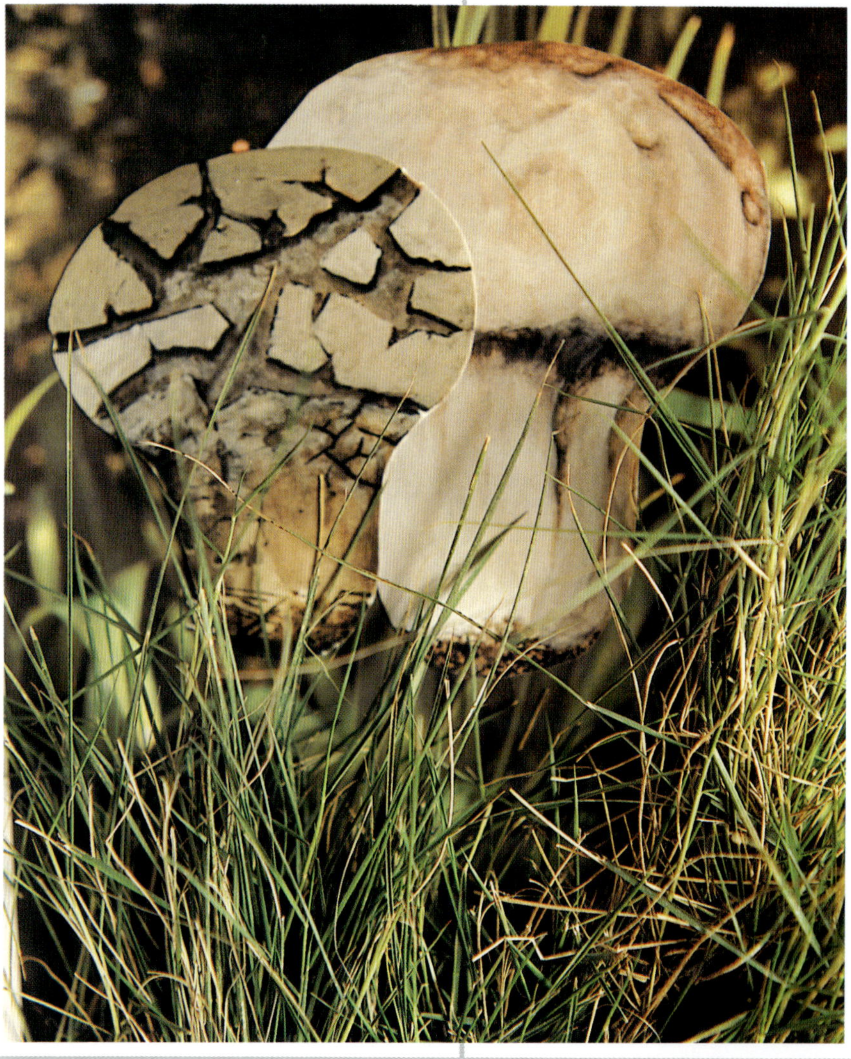

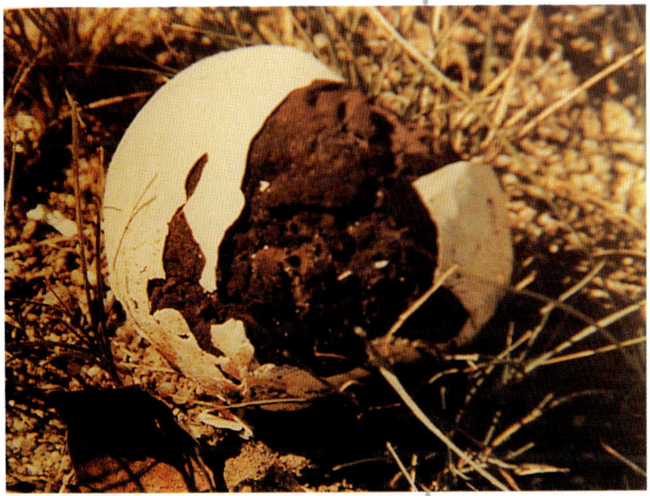

▲ 脫皮馬勃

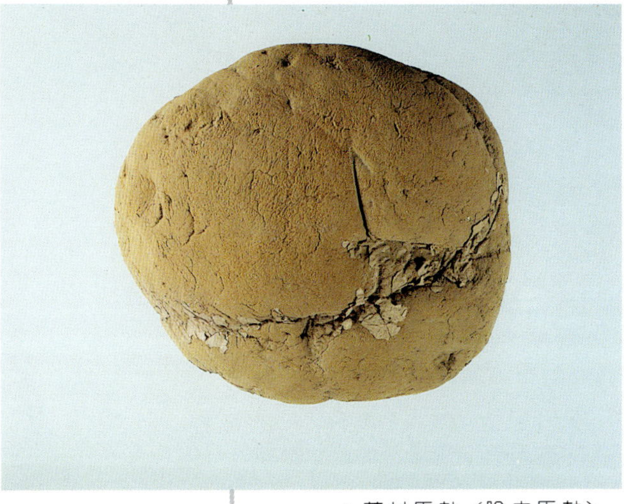

▲ 藥材馬勃（脫皮馬勃）

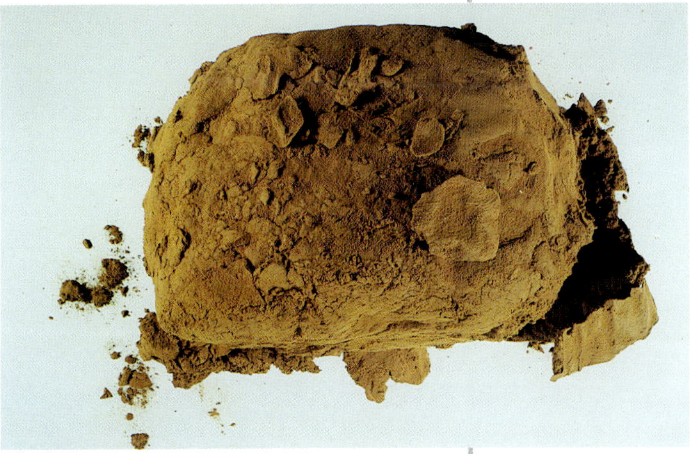

▲ 藥材馬勃（大馬勃）

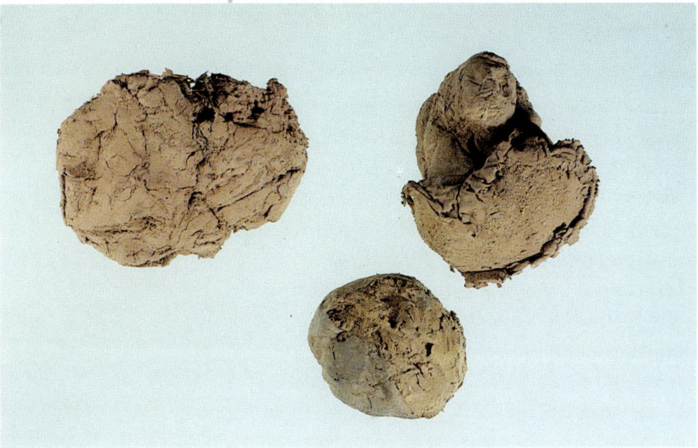

▲ 藥材馬勃（紫色馬勃）

▼ 馬錢

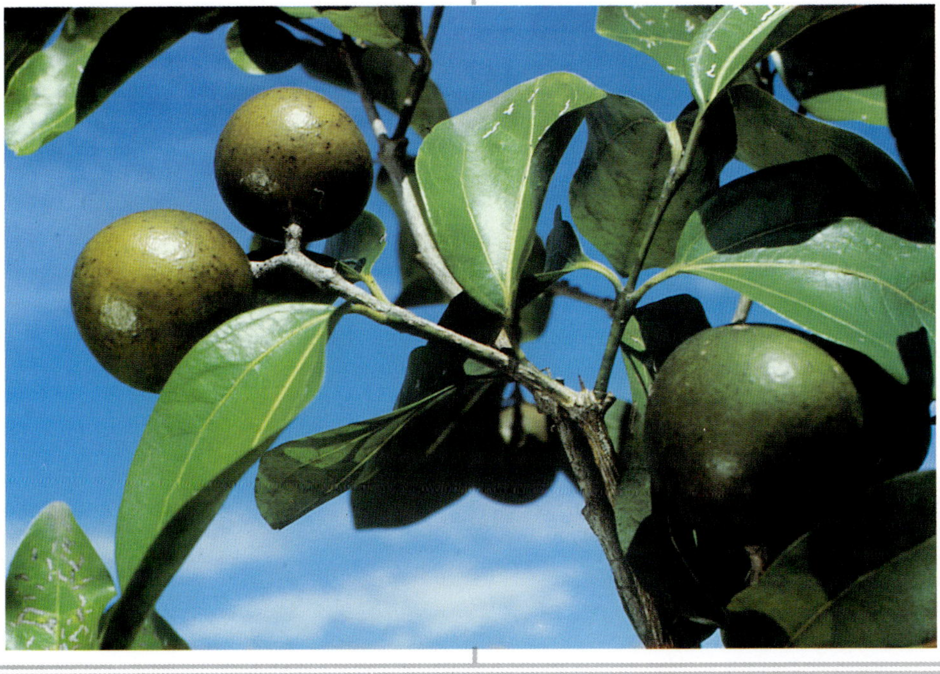

058 馬錢子（番木鱉）

Maqianzi

Nux Vomica

SEMEN STRYCHNI

本品為馬錢科植物馬錢 Strychnos nux-vomica L. 或雲南馬錢 Strychnos pierriana A. W. Hill 的乾燥成熟種子。

〔**原植物**〕①馬錢：喬木。葉對生；葉片革質，廣圓形或近於圓形，主脈 5。聚傘花序頂生，花較小，灰白色。漿果球形，成熟時橙色。②雲南馬錢：木質大藤本，卷鬚腋生。葉對生；葉片革質，橢圓形；葉脈為離基三出脈。圓錐花序頂生；花萼 5 深裂，綠色；花冠筒狀，上部 5 裂，白色；雄蕊 5。漿果球形，熟時橘紅色。

〔**藥材性狀**〕①馬錢：呈鈕扣狀圓盤形，直徑 1.5～3cm，厚 0.3～0.6cm，常一面隆起，一面稍凹下，表面密被灰棕或灰綠色絹狀茸毛，自中間向四周呈幅射狀排列，有絲樣光澤。邊緣稍隆起，較厚，有突起的珠孔，底面中心有突起的圓點狀種臍。質堅硬，胚乳淡黄白色，角質狀，子葉心形，葉脈 5～7 條。②雲南馬錢：呈扁橢圓形或扁圓形，邊緣較薄而微翹，子葉卵形。

〔**性味功能與主治**〕苦，寒；有大毒。通絡止痛，散結消腫。用於風濕頑痹，麻木癱瘓，跌撲損傷，癰疽腫痛；小兒麻痹後遺症，類風濕性關節痛。

〔**用法與用量**〕0.3～0.6g，炮製後入丸散用。

〔**注意**〕不宜生用、多服久服；孕婦禁用。

Nux Vomica is the dried ripe seed of *Strychnos nux-vomica* L. or *Strychnos pierriana* A. W. Hill (Fam. Loganiaceae).

Action To promote the flow of *qi* and blood in the *collaterals*, relieve pain, and promote the subsidence of swelling.

Indications Protracted arthritis, rheumatoid arthralgia; numbness and paralysis; sequala of poliomyelitis; traumatic injury; boils and sores.

Usage and dosage 0.3～0.6g; used for making pills or powder after being processed.

Precaution Not to be used unprocessed, in overdosage or in long term administration; contraindicated in pregnancy.

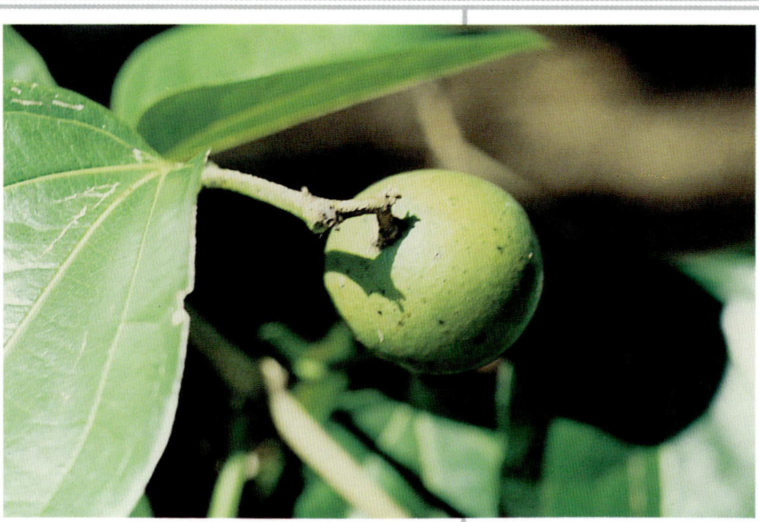

◀ 雲南馬錢

▼ 藥材馬錢子（左：馬錢 右：雲南馬錢）

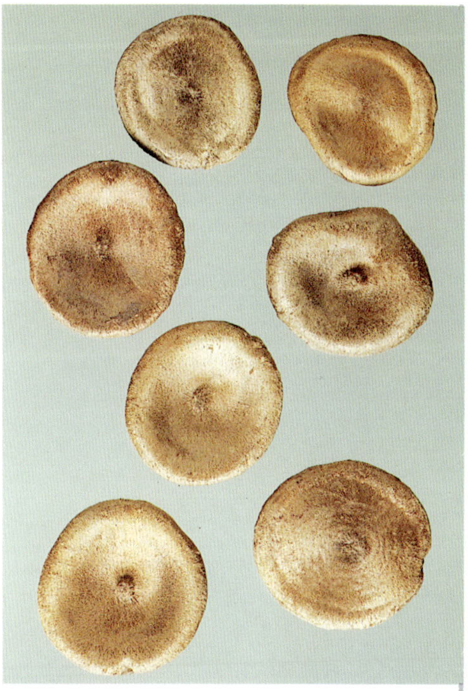

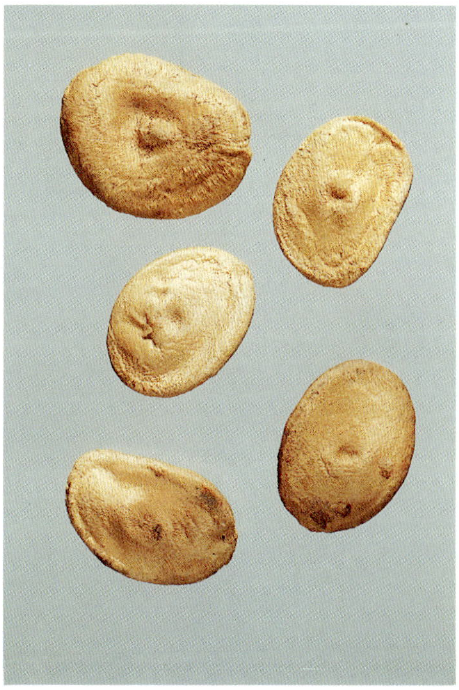

059 馬錢子粉

Maqianzi Fen

Nux Vomica Powder

SEMEN STRYCHNI PULVERATUM

本品為馬錢子的炮製加工品。

〔**藥材性狀**〕本品為黃褐色粉末。

〔**性味功能與主治**〕同馬錢子。

〔**用法與用量**〕0.3～0.6g，入丸散用。

Nux Vomica Powder is the product of processed Semen Strychni.

Action. Indications As described under Semen Strychni.

Usage and dosage 0.3～0.6g; used for making pills or powder.

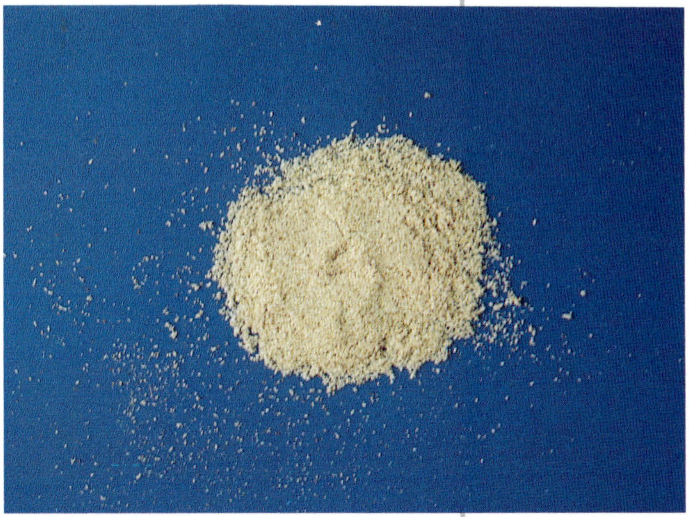

◀ 藥材馬錢子粉

北馬兜鈴 ▶

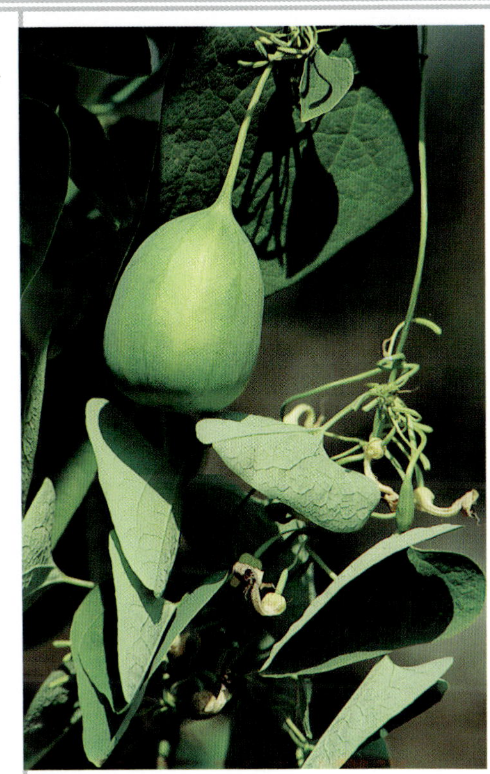

▼ 馬兜鈴

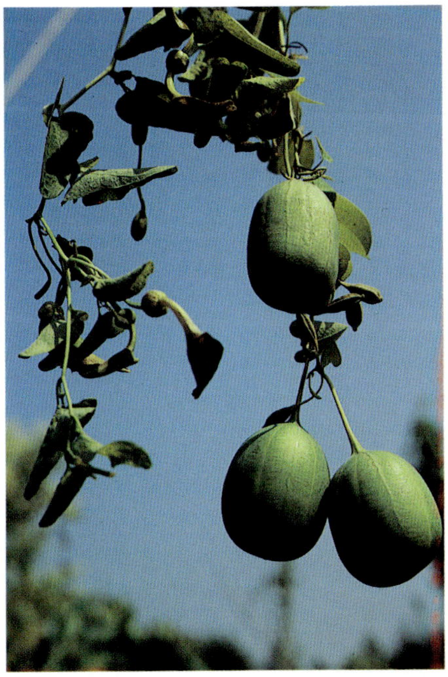

▼ 藥材馬兜鈴（北馬兜鈴）

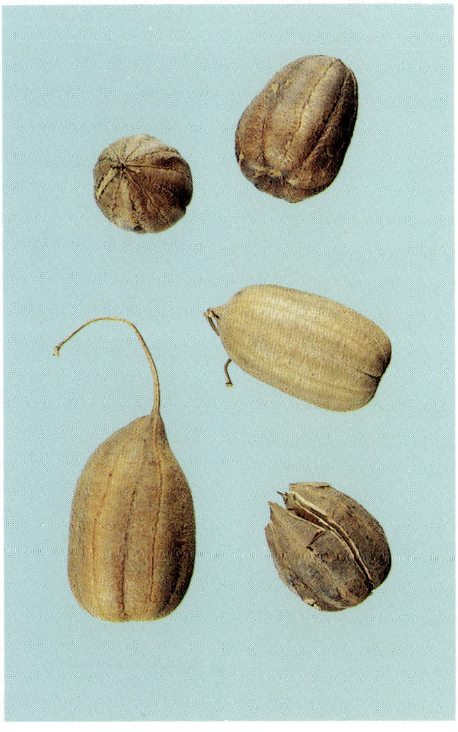

▼ 藥材馬兜鈴（馬兜鈴）

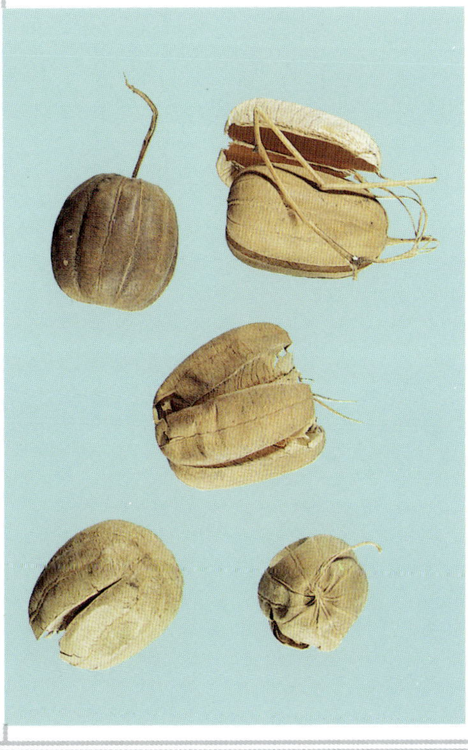

060 馬兜鈴

Madouling

Dutohmanspipe Fruit

FRUCTUS ARISTOLOCHIAE

本品為馬兜鈴科北馬兜鈴 Aristolochia contorta Bge. 或馬兜鈴 Aristolochia debilis Sieb. et Zucc. 的乾燥成熟果實。

〔**原植物**〕①北馬兜鈴：多年生攀援草本。葉互生，三角狀心形至寬卵狀心形。花 3～10 朵簇生於葉腋，花被喇叭狀，綠紫色。蒴果寬倒卵形至橢圓狀倒卵形。②馬兜鈴：根長。葉有長柄，三角狀矩圓形至卵狀披針形或卵形，基部心形，兩側具圓的耳片。花單生於葉腋。蒴果近球形。

〔**藥材性狀**〕本品呈卵圓形，長 3～7cm，直徑 2～4cm。表面黃綠色、灰綠色或棕褐色，有縱棱綫 12 條，由棱綫分出多數橫向平行的細脈紋。頂端平鈍，基部有細長果梗。果皮輕而脆，易裂為 6 瓣，果梗也分裂為 6 條。果皮內表面平滑而帶光澤，有較密的橫向脈紋。果實分 6 室，每室種子多數，平疊整齊排列。種子扁平而薄，鈍三角形或扇形，長 6～10mm，寬 8～12mm，邊緣有翅，淡棕色。

〔**性味功能與主治**〕苦，微寒。清肺降氣，止咳平喘，清腸消痔。用於肺熱喘咳，痰中帶血，腸熱痔血，痔瘡腫痛。

〔**用法與用量**〕3～9g。

Dutohmanspipe Fruit is the dried ripe fruit of *Aristolochia contorta* Bge., or *Aristolochia debilis* Sieb. et Zucc. (Fam. Aristolochiaceae).

Action To remove *heat* from the *lung* and relieve cough and asthma, and to remove *heat* from the large intestine (rectum) for the treatment of hemorrhoid.

Indications Asthma, cough and bloody sputum due to *heat* in the *lung*; bleeding, swollen and painful hemorrhoids due to *heat* in the large intestine.

Dosage 3～9g.

061 馬鞭草

Mabiancao

European Verbena Herb

HERBA VERBENAE

本品為馬鞭草科植物馬鞭草 Verbena officinalis L. 的乾燥地上部分。

〔**原植物**〕多年生草本。莖方形。葉對生，葉片卵圓形至倒卵形或長圓狀披針形。基生葉的邊緣常有粗鋸齒及缺刻；莖生葉多數 3 深裂。穗狀花序細長，花冠管狀，淡紫色至藍色。蒴果長圓形，成熟時裂為 4 個小堅果。

〔**藥材性狀**〕本品莖呈方柱形，多分枝，四面有縱溝，長 0.5～1m；表面綠褐色，粗糙；質硬而脆，斷面有髓或中空。葉對生，皺縮，多破碎，綠褐色，完整者展平後葉片 3 深裂，邊緣有鋸齒。穗狀花序細長，有小花多數。

〔**性味功能與主治**〕苦，涼。活血散瘀，截瘧，解毒，利水消腫。用於癥瘕積聚，經閉痛經，瘧疾，喉痹，癰腫，水腫，熱淋。

〔**用法與用量**〕4.5～9g。

European Verena Herb is the dried aerial part of *Verbena officinalis* L. (Fam. Verbenaceae).

Action To promote the flow of blood and relieve *blood stasis*, to stop matarial attacks, to counteract toxicity, and to cause diuresis.

Indications Masses in the abdomen; amenorrhea and dysmenorrhea; malaria; inflammation of the throat, carbuncles, boils, acute infection of the urinary tract; edema.

Dosage 4.5～9g.

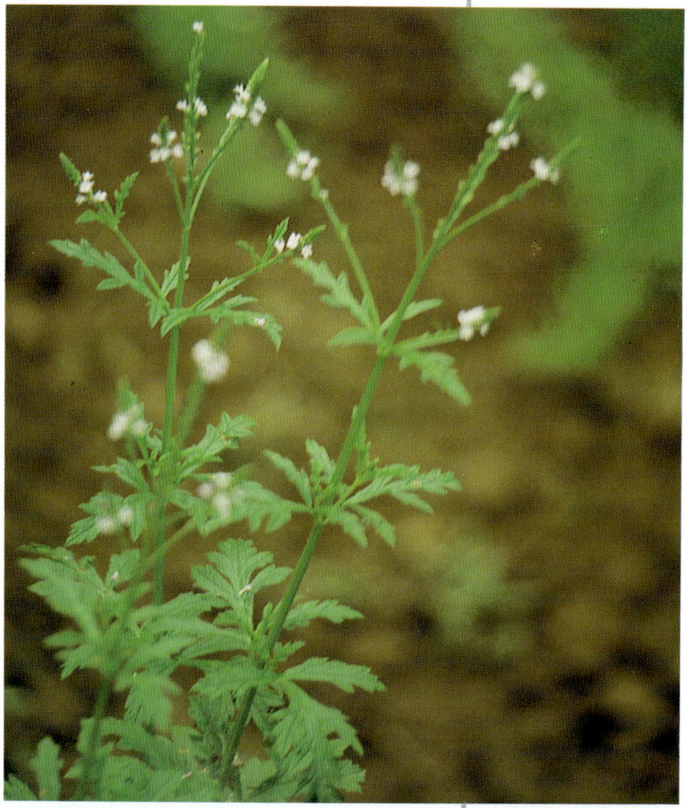

◀ 馬鞭草

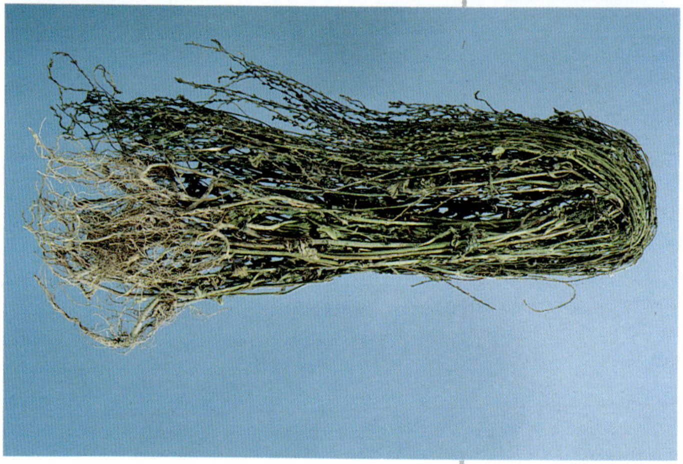

◀ 藥材馬鞭草

062 天仙子（莨菪子）

Tianxianzi

Henbane Seed

SEMEN HYOSCYAMI

本品為茄科植物莨菪 Hyoscyamus niger L. 的乾燥成熟種子。

〔**原植物**〕二年生草本。全株被黏性的腺毛，根粗壯，肉質。一年生植株的莖極短，莖基部有蓮座狀葉叢。二年生植株的莖伸長並分支。莖生葉互生，無葉柄，基部半抱莖，葉片卵形至長圓形，邊緣常羽狀淺裂或深裂。花生於葉腋，花冠鐘狀，黃色而有紫堇色的網紋。蒴

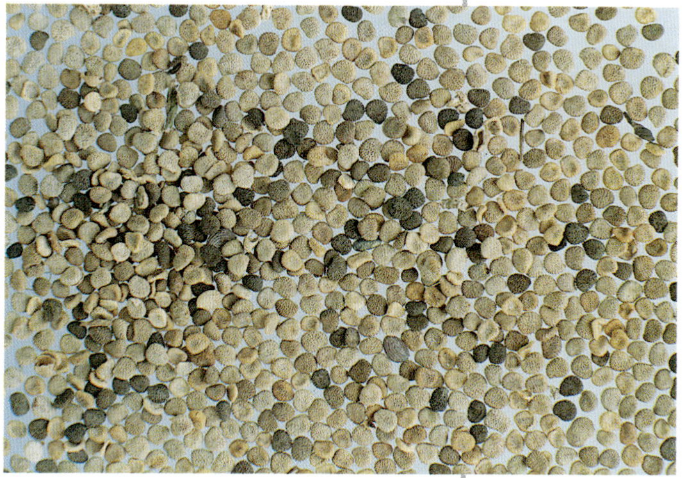

◀ 藥材天仙子

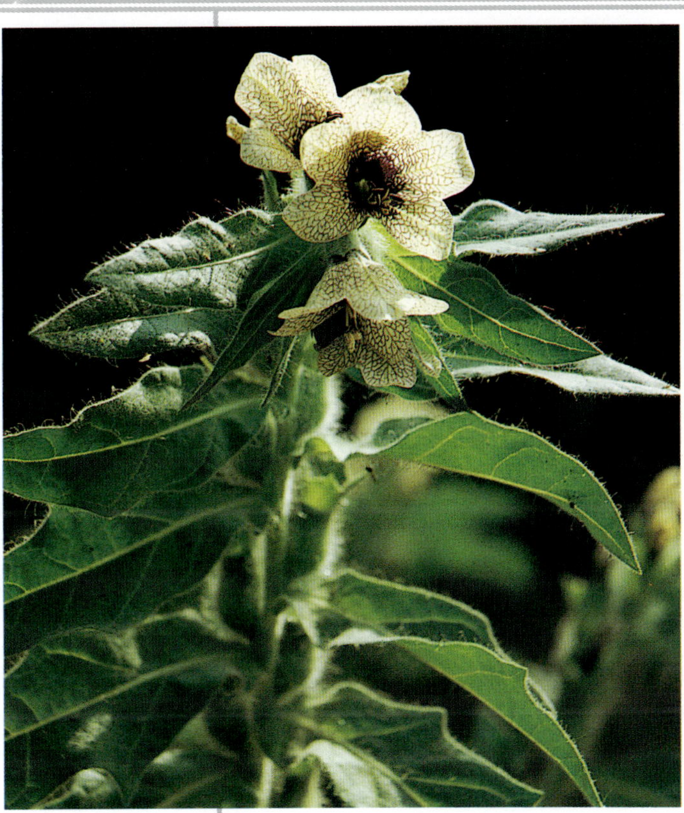

莨菪▶

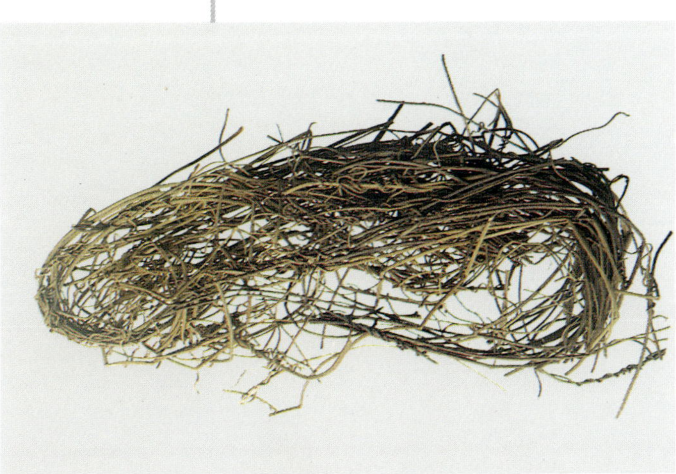

藥材天仙藤▶

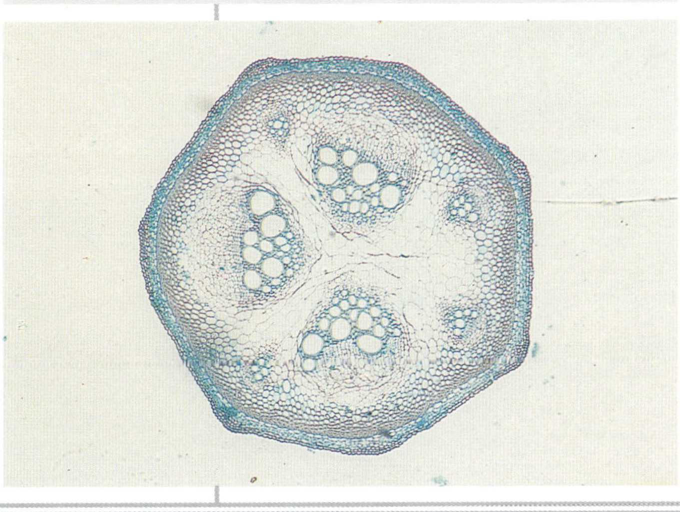

藥材天仙藤
莖橫切面▶

果藏於宿存的萼內，成熟時蓋裂。種子多數。

〔**藥材性狀**〕本品呈類扁腎形或扁卵形，直徑約1mm。表面棕黃色或灰黃色，有細密的網紋，略尖的一端有點狀種臍。剖面灰白色，油質，有胚乳，胚彎曲。

〔**性味功能與主治**〕苦、辛、溫；有大毒。解痙止痛，安神定痛。用於胃痙攣疼痛，喘咳，癲狂。

〔**用法與用量**〕0.06～0.6g。

〔**注意**〕心藏病、心動過速、青光眼患者及孕婦忌服。

Henbane Seed is the dried ripe seed of *Hyoscyamus niger* L. (Fam. eolanaceae).

Action To relieve spasm and pain, and to cause tranquilization.

Indications Gastric spasm and pain; asthma and cough; mania.

Dosage 0.06～0.6g.

Precaution Contraindicated in heart diseases, tachycardia, glaucoma and pregnancy.

063 天仙藤

Tianxianteng

Dutchmanspipe Vine

HERBA ARISTOLOCHIAE

本品為馬兜鈴科植物馬兜鈴 Aristolochia debilis Sieb. et Zucc. 或北馬兜鈴 Aristolochia contorta Bge. 的乾燥地上部分.

〔**原植物**〕見060馬兜鈴。

〔**藥材性狀**〕本品莖呈細長圓柱形，略扭曲，直徑1～3mm；表面黃綠色或淡黃褐色，有縱棱及節，節間不等長；質脆，易折斷，斷面有數個大小不等的維管束。葉互生，多皺縮，破碎，完整葉片展平後呈三角狀狹卵形或三角狀寬卵形，基部心形，暗綠色或淡黃褐色，基生葉脈明顯，葉柄細長。

〔**莖橫切面**〕見圖。

〔**性味功能與主治**〕苦，溫。行氣活血，利水消腫。用於脘腹刺痛，關節痹痛，妊娠水腫。

〔**用法與用量**〕4.5～9g。

Dutchmanspipe Vine is the dried aerial part of *Aristolochia debilis* Sieb. et Zucc. or *Aristolochia contorta* Bge. (Fam. Aristolochiaceae).

Action To promote the flow of *qi* and blood, and to induce diuresis.

Indications Pricking pain in the epigastrium; arthralgia; edema of pregnancy.
Dosage 4.5～9g.

064 天冬

Tiandong

Cochinchinese Asparagus Root

RADIX ASPARAGI

本品為百合科植物天冬 Asparagus cochinchinensis (Lour.) Merr. 的乾燥塊根。

〔**原植物**〕攀援植物。根梢肉質，在中部或近末端呈紡錘狀膨大。莖長可達 1～2m，分枝具棱或翅，葉狀枝常 3 枚成簇。葉鱗片狀，基部具硬刺。花小，淡綠色，通常每 2 朵腋生，下垂，單性，雌雄異株。漿果球形，成熟時紅色。

〔**藥材性狀**〕本品呈長紡錘形，略彎曲，長 5～18cm，直徑 0.5～2cm。表面黃白色至淡黃棕色，半透明，光滑或具深淺不等的縱皺紋，偶有殘存的灰棕色外皮。質硬或柔潤，有黏性。

〔**橫切面**〕見圖。

〔**性味功能與主治**〕甘、苦，寒。養陰潤燥，清肺生津。用於肺燥乾咳，頓咳痰黏，咽乾口渴，腸燥便秘。

〔**用法與用量**〕6～12g。

Cochinchinese Asparagus Root is the dried root tuber of *Asparagus cochinchinensis* (Lour.) Merr. (Fam. Liliaceae).

Action To replenish *yin*, promote fluid secretion and moisten the *lung*.

Indications Dryness of the *lung* marked by dry cough, or parexysmal cough with sticky sputum, dry throat, thirst, and constipation.

Dosage 6～12g.

▼天門冬

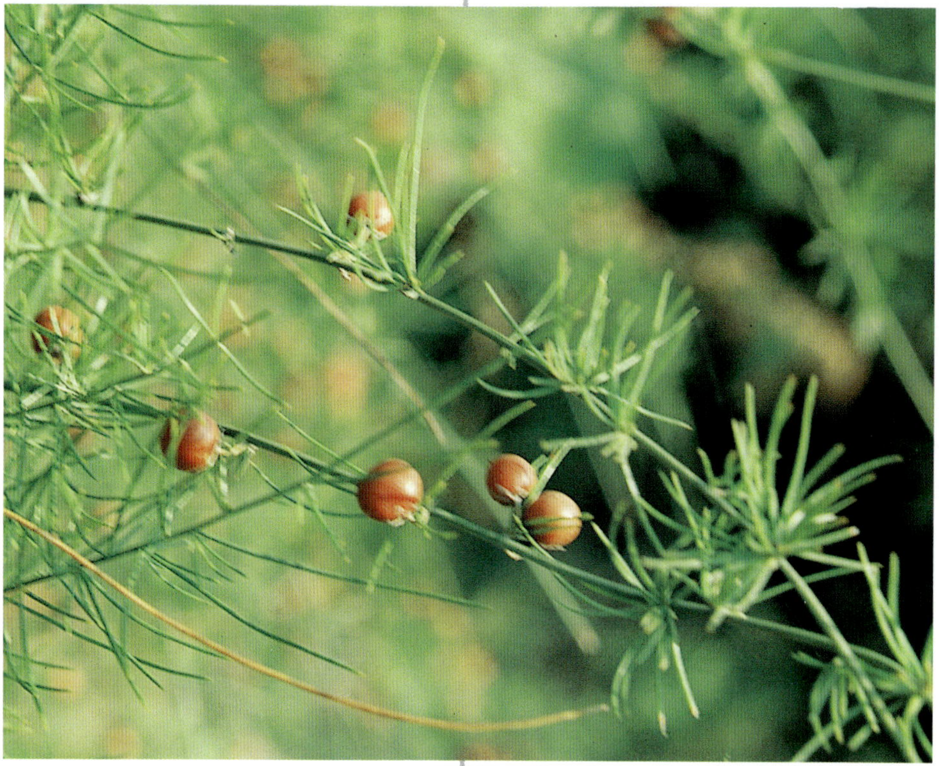

▼藥材天冬橫切面

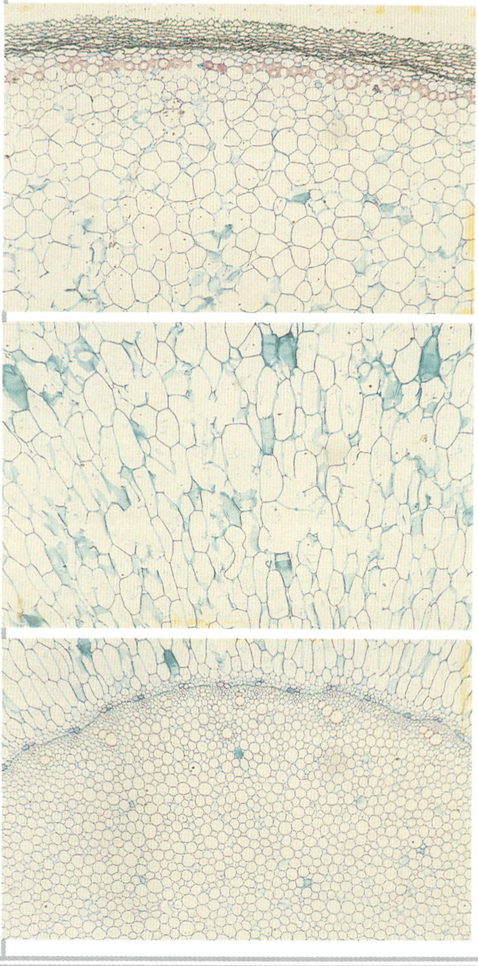

▼藥材天冬

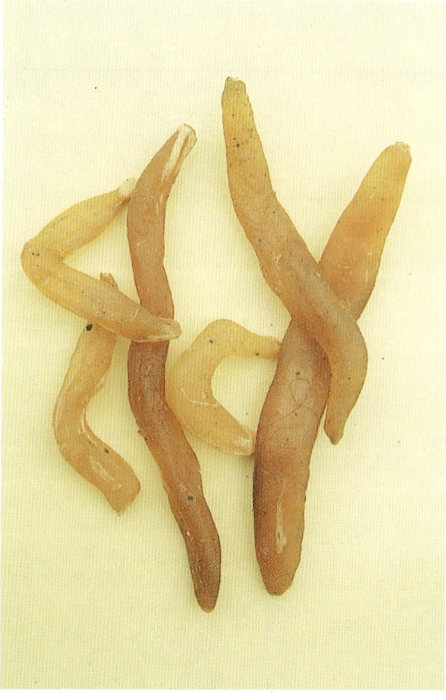

065 天竺黃

Tianzhuhuang

Tabasheer

CONCRETIO SILICEA BAMBUSAE

本品為禾本科植物青皮竹 Bambusa textilis McClure 或華思勞竹 Schizostachyum chinense Rendle 等稈內的分泌液乾燥後的塊狀物。

〔**原植物**〕①青皮竹：植株密叢生；稈直立，高 9～10m，直徑 5～6cm，先端弓形或稍下垂；節間圓柱形，極延長，稈材厚 3～5cm；節明顯，稈籜脫落性，堅硬，光亮，幼時被緊貼的柔毛，很快變禿淨；籜耳小，矩圓形，兩面被小剛毛；枝叢生，主枝極纖細，餘者 3～4 枝中等，其他的更短，近相等。②華思勞竹：稈皮薄，節環不隆起，節間極細長，微具硅質，且貼生微毛；籜鞘口部的剛毛顯著而發達，籜耳退化或近於退化。

〔**藥材性狀**〕本品為不規則的片塊或顆粒，大小不一。表面灰藍色、灰黃色或灰白色，有的潔白色，半透明，略帶光澤。體輕，質硬而脆，易破碎，吸濕性強。

〔**性味功能與主治**〕甘，寒。清熱豁痰，涼心定驚。用於熱病神昏，中風痰迷，小兒痰熱驚癇、抽搐、夜啼。

〔**用法與用量**〕3～9g。

Tabasheer is the dired masses of secretion in stem of *Bambusa textilis* McClure or *Schizostachyum chinense* Rendle (Fam. Gramineae).

Action To remove *phlegm-heat* from the *heart* and counteract convulsions.

Indications Impairment of consciousness in febrile diseases, stroke, infantile convulsion and night crying caused by *phlegm-heat*.

Dosage 3～9g.

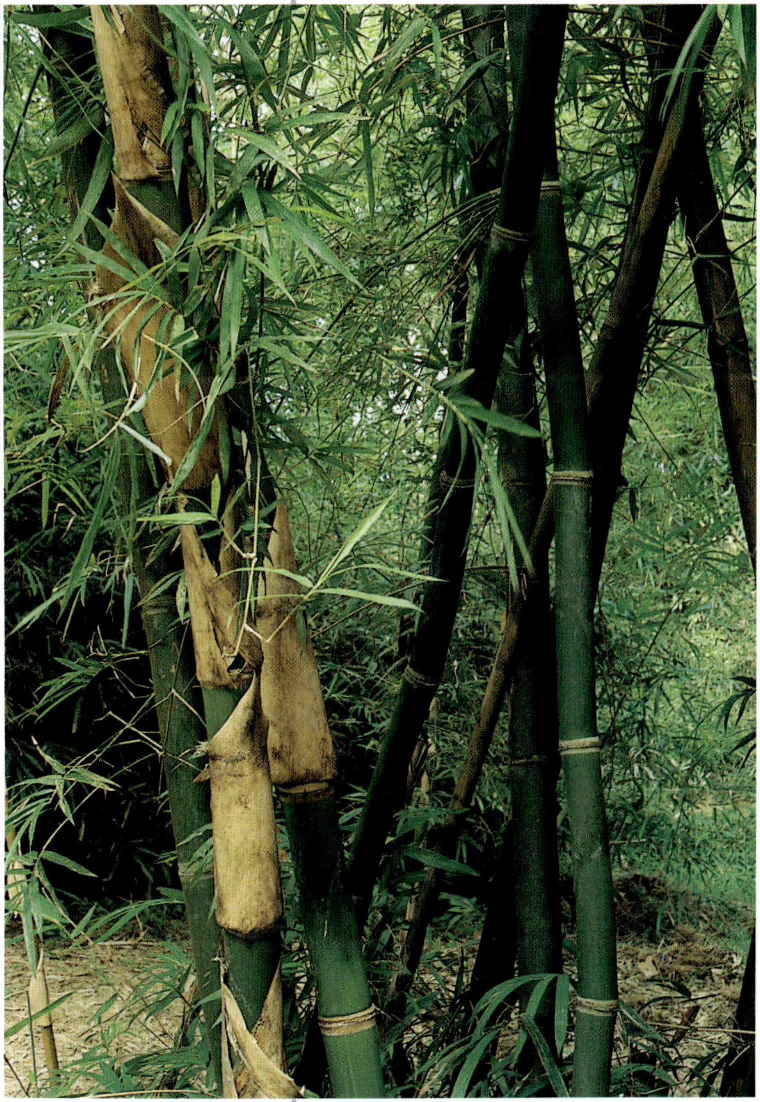

青皮竹 ▶

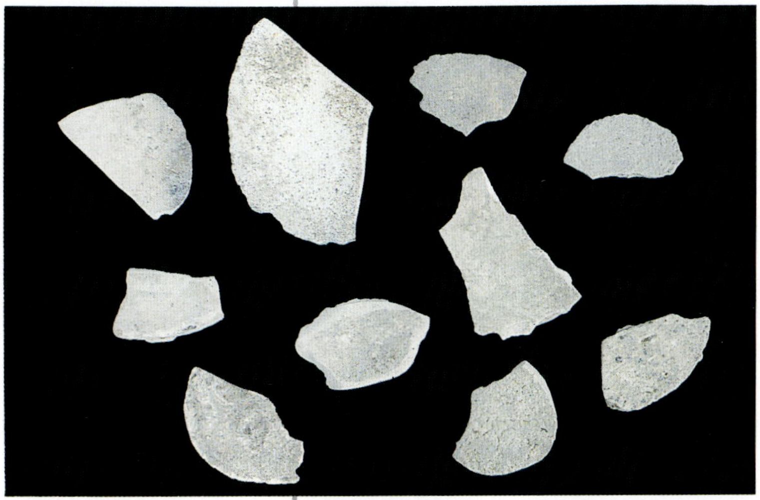

藥材天竺黃 ▶

066 天花粉

Tianhuafen

Snakegourd Root

RADIX TRICHOSANTHIS

本品為葫蘆科植物栝樓 Trichosanthes kirilowii Maxim. 或日本栝樓 Trichosanthes japonica Regel 的乾燥根。

〔**原植物**〕①栝樓：多年生草質藤本。塊根橫生，肥厚。莖無毛，有棱綫，卷鬚2～3歧。葉互生，葉片寬卵狀心形或扁心形，3～5淺裂至深裂，兩面稍被毛。雄花3～8朵成總狀花序，花生於上端1/3處；萼片綫形，全緣。花冠白色，花冠裂片扇狀倒三角形，先端有流蘇，雌花單生，子房橢圓形。果實寬卵狀橢圓形至球形，長7～12cm。種子扁平，卵狀橢圓形，長11～16mm。淺棕色，光滑，近邊緣處有一圈棱綫。②日本栝樓：葉較窄，中央裂片較長，常不裂。果實較小，長約8cm。種子較小，更扁平，長方橢圓形，長約1.1cm，棕褐色，邊緣棱綫明顯。

〔**藥材性狀**〕本品呈不規則圓柱形、紡錘形或瓣塊狀，長8～16cm，直徑1.5～5.5cm。表面黃白色或淡棕黃色，有縱皺紋、細根痕及略凹陷的橫長皮孔，有的有黃棕色外皮殘留。斷面白色或淡黃色，富粉性，橫切面可見黃色導管部，略呈放射狀排列，黃色導管呈條紋狀排列。

〔**性味功能與主治**〕甘、微苦，微寒。清熱生津，消腫排膿。用於熱病煩渴，肺熱燥咳，內熱消渴，瘡瘍腫毒。

〔**用法與用量**〕10～15g。

〔**注意**〕不宜與烏頭類藥材同用。

Snakegourd Root is the dried root of *Trichosanthes kirilowii* Maxim. or *Trichosanthes japonica* Regel (Fam. Cucurbitaceae).

Action To remove *heat*, to promote the production of body fluid, and to facilitate the drainage of pus and the subsidence of swelling.

Indications Thrist in febrile disease; dry cough due to *heat* in the *lung*; diabetes caused by internal *heat*; sores and abscess.

Dosage 10～15g.

Precaution Incompatible with Radix Aconiti and allies drugs.

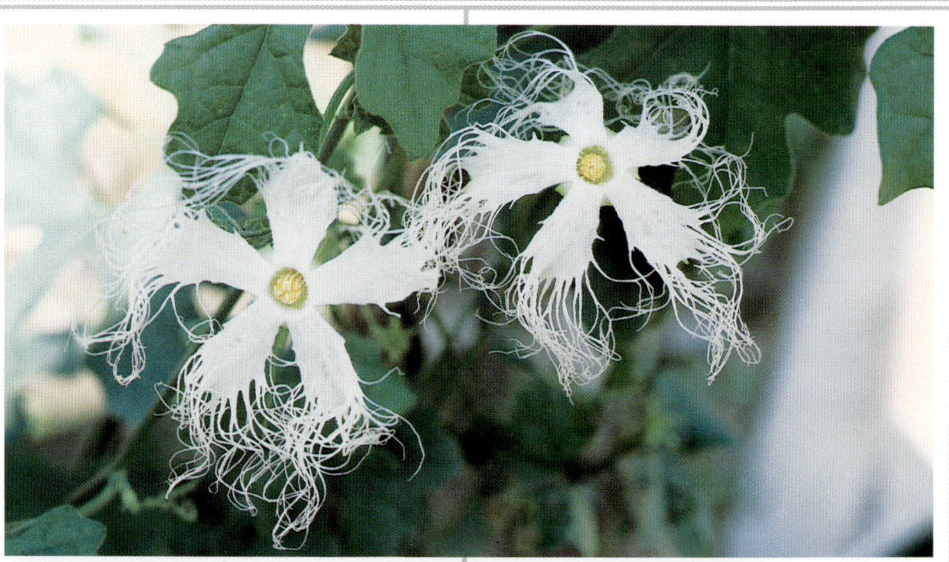

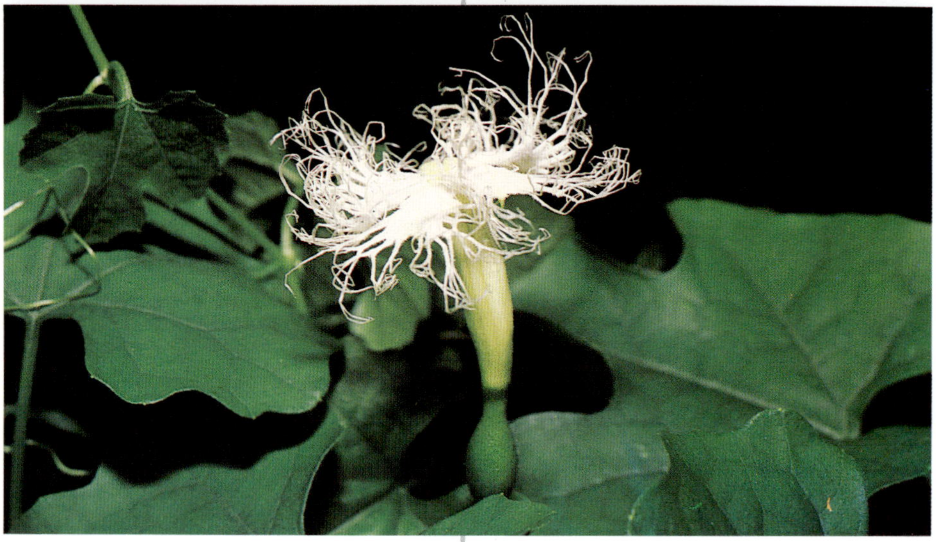

▲ 栝樓 （上：雄花 下：雌花）

▼ 括樓果實

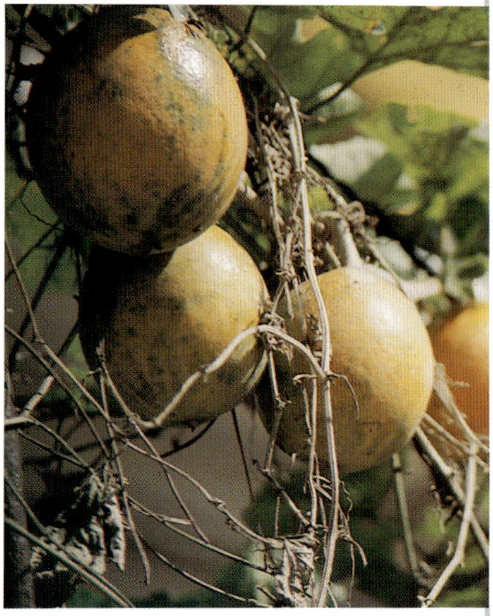

▼ 藥材天花粉

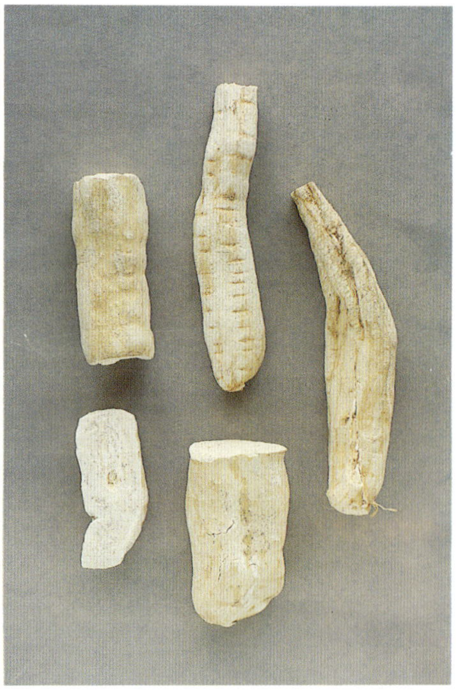

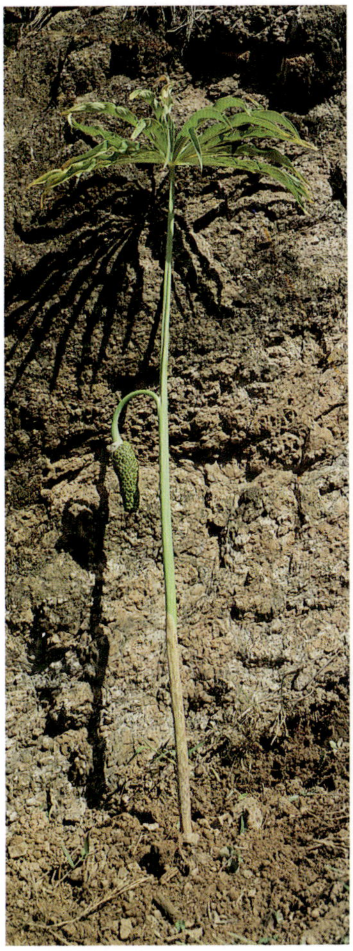

▲天南星

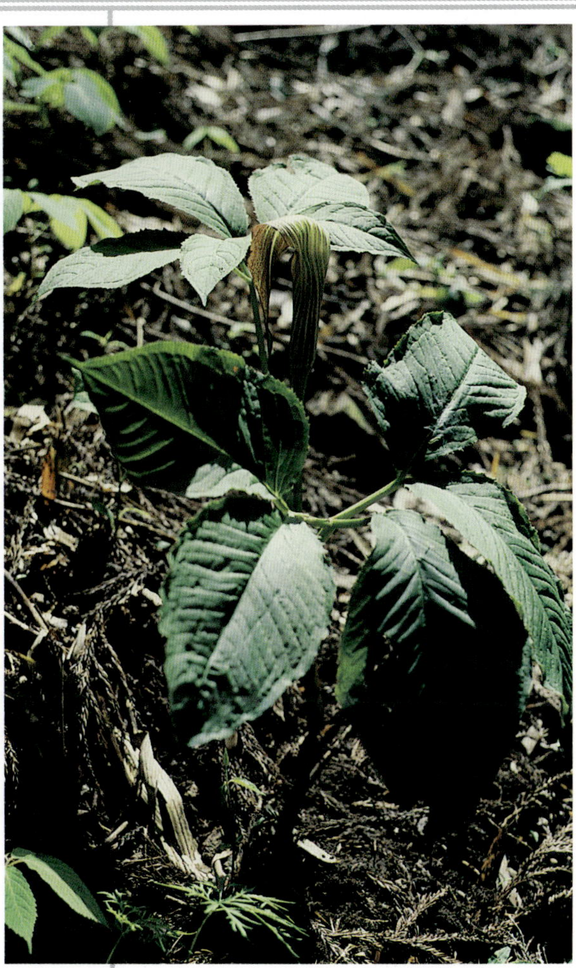

▲東北天南星

▼異葉天南星

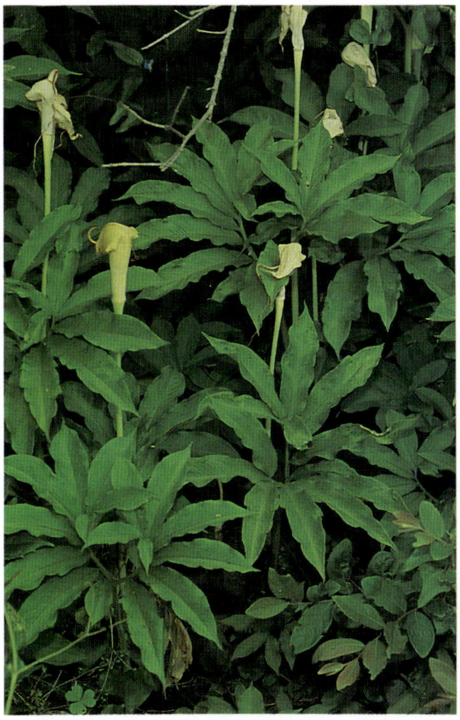

▼藥材天南星

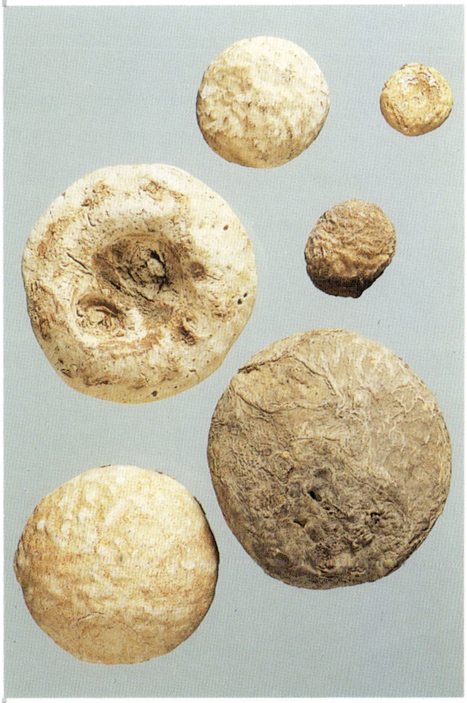

067 天南星

Tiannanxing

Jackinthepulpit Tuber

RHIZOMA ARISAEMATIS

本品為天南星科植物天南星 Arisaema erubescens (Wall.) Schott.、異葉天南星 Arisaema heterophyllum Bl. 或東北天南星 Arisaema amurense Maxim. 的乾燥塊莖。

〔**原植物**〕①天南星：多年生草本。塊莖扁球形，直徑 2～6cm。葉 1 片，稀 2 片，葉片放射狀分裂，裂片 7～20，披針形。花單性異株，無花被，肉穗花序由葉柄鞘部抽出，具褐色斑紋；佛焰苞綠色、綠紫色或深紫色，背面有白色條紋。肉質花序軸先端有棒狀附屬器。雄花序長 2～2.5cm；雌花序長 2cm。漿果紅色。②異葉天南星：多年生草本。塊莖近球形，直徑 1.5～4cm，葉片趾狀分裂，裂片 11～19，倒披針形或窄長圓形，中部裂片通常比側裂片短小。雌雄同株或異株，附屬器細長，鼠尾狀，雄花部分在上。漿果紅色。③東北天南星：多年生草本。塊莖近球形。稍扁、直徑 1～4cm。葉 1 片，葉片趾狀分裂，幼時 3 裂，老時 5 裂，葉片倒卵形或卵狀橢圓形。雌雄異株，漿果紅色。

〔**藥材性狀**〕本品呈扁球形，高 1～2cm，直徑 1.5～6.5cm。表面類白色或淡棕色，較光滑，頂端有凹陷的莖痕，周圍有麻點狀根痕，有的塊莖周邊有小扁球狀側芽。質堅硬，不易破碎，斷面不平坦，白色，粉性。

〔**性味功能與主治**〕苦、辛、溫；有毒。燥濕化痰，祛風止痙，散結消腫。用於頑痰咳嗽，風疾眩暈，中風痰壅，口眼歪斜，半身不遂，癲癇，驚風，破傷風。生用外治癰腫，蛇蟲咬傷。

〔**用法與用量**〕一般炮製後用，3～9g；外用生品適量，研末以醋或酒調敷患處。

〔**注意**〕孕婦慎用。

Jackinthepulpit Tuber is the dried tuber of *Arisaema erubescens* (Wall.) Schott., *Arisaema heterophyllum* Bl. or *Arisaema amurense* Maxim. (Fam. Araceae).

Action To remove *damp-phlegm*, to dispel *wind* and arrest convulsions, and to promote the subsidence of induration and swelling.

Indications Intractable *phlegm* with cough; vertigo; stroke with *phlegm* in the throat, deviation of the eye and the mouth, and hemiplegia; epilepsy and convulsions; tetanus. External use of the crude drug for boils, sores, snake and insect bite.

Usage and dosage 3～9g of the processed drug; for external use, appropriate quantity of the crude drug to be ground into powder and applied to the affected area after mixed with vinegar or liquor.

Precaution Used with caution in pregnancy.

068 天麻

Tianma

Tall Gastrodia Tuber

RHIZOMA GASTRODIAE

本品為蘭科植物天麻 Gastrodia elata Bl. 的乾燥塊莖。

〔**原植物**〕多年生腐生植物。塊莖橫生，橢圓形或卵圓形，肉質，有環節，節上有膜質鱗葉。莖單一，高 30～150cm，黃褐色，葉鱗片狀，膜質，下部鞘狀抱莖。總狀花序頂生，苞片膜質，披針形；花淡綠黃色或橙紅色。蒴果長圓形或倒卵形。種子多而極細小，呈粉末狀。

〔**藥材性狀**〕本品呈橢圓形或長條形，略扁，皺縮而稍彎曲，長 3～15cm，寬 1.5～6cm，厚 0.5～2cm。表面黃白色至淡黃棕色，有縱皺紋及由潛伏芽排列而成的橫環紋多輪，有時可見棕褐色菌素。頂端有紅棕色至深棕色鸚嘴狀的芽或殘留莖基；另端有圓臍形疤痕。質堅硬，不易折斷，斷面較平坦，黃白色至淡棕色，角質樣。

〔**橫切面**〕見圖。

〔**性味功能與主治**〕甘，平。平肝息風止痙。用於頭痛眩暈，肢體麻木，小兒驚風，癲癇抽搐，破傷風症。

〔**用法與用量**〕3～9g。

Tall Gastrodia Tuber is the dried tuber of *Gastrodia elata* Bl. (Fam. Orchidaceae).

Action To subdue the *liver-wind* and arrest convulsions.

Indications Headache, dizziness and numbness of the limbs; infantile convulsion; epilepsy; tetanus.

Dosage 3～9g.

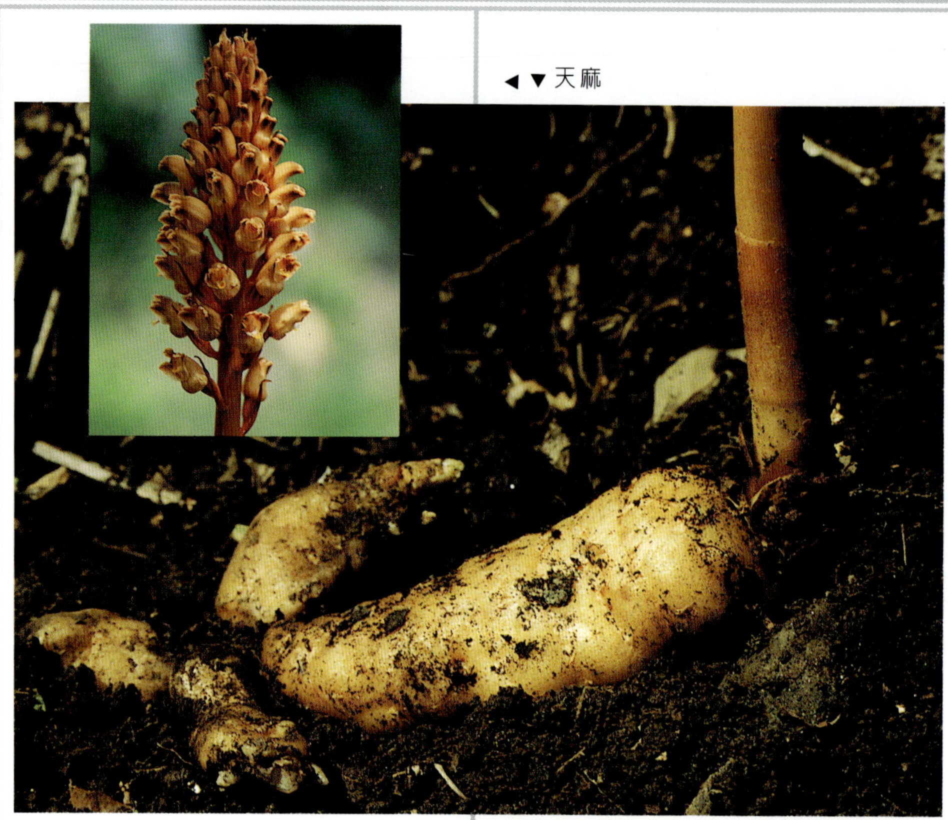

◀▼天麻

藥材天麻橫切面 ▶

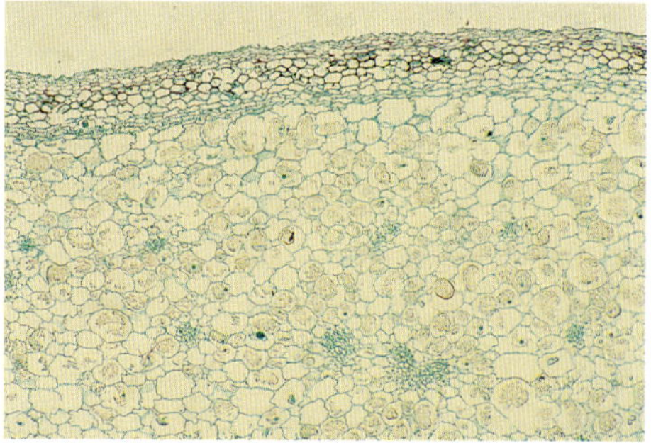

▼藥材天麻

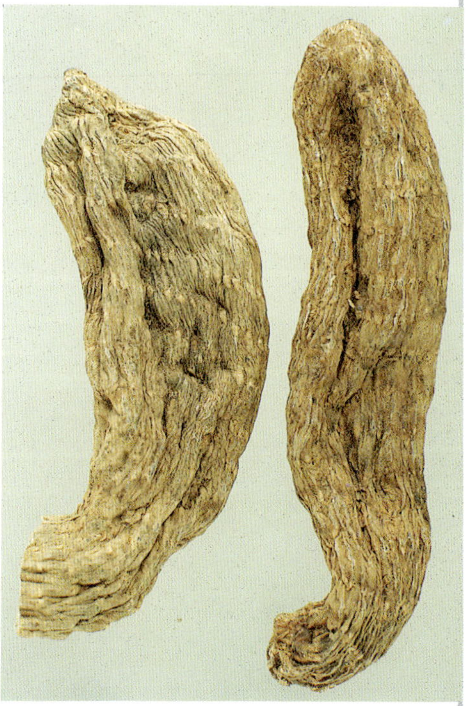

▼藥材天麻橫切面（偏振光）

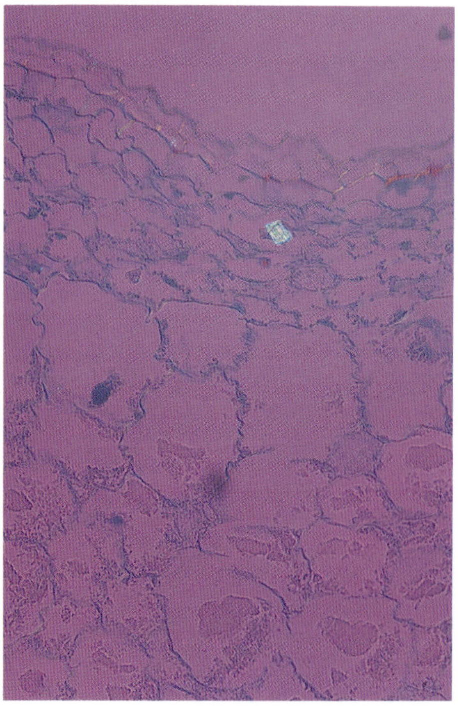

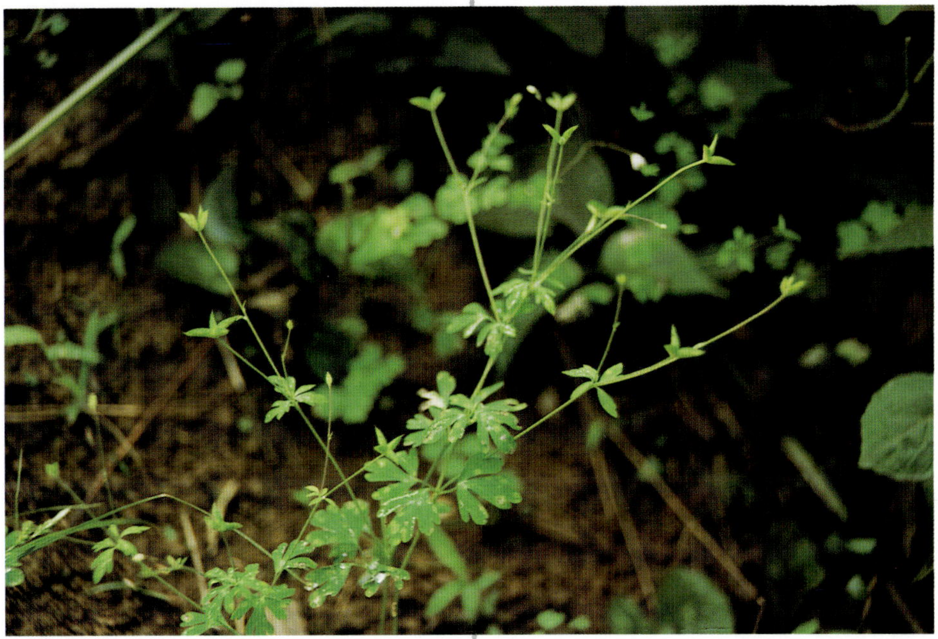

▲天葵

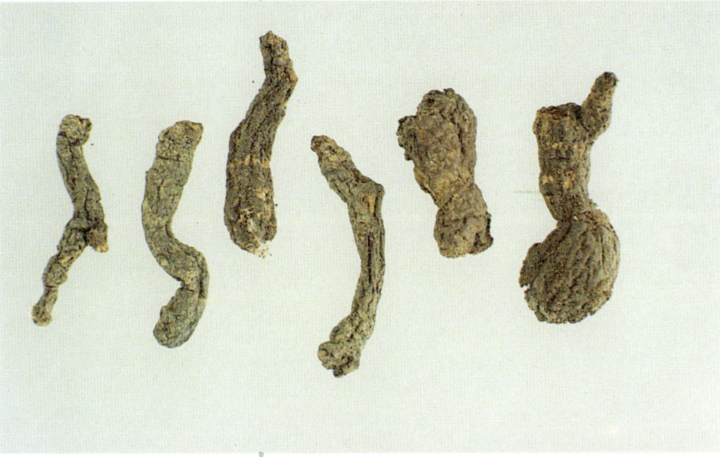

藥材天葵子 ►

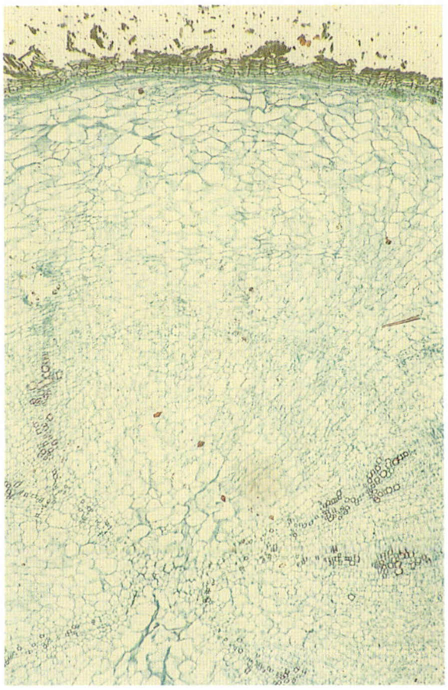

藥材天葵子橫切面 ►

069 天葵子

Tiankuizi

Muskroot-like Semiaquilegia Root

RADIX SEMIAQUILEGIAE

本品為毛茛科植物天葵 Semiaquilegia adoxoides（DC.）Makino 的乾燥塊根。

〔**原植物**〕多年生草本。塊根灰黑色，略呈紡錘形或橢圓形，肉質。莖叢生，纖細。基生葉叢生，有長柄，一回三出複葉，小葉闊楔形，再 3 裂，上面綠色，下面紫色。花單生葉腋，白色。蓇葖果 3～4 枚，熟時開裂，種子細小。

〔**藥材性狀**〕本品呈不規則短柱狀、紡錘狀或塊狀，略彎曲，長 1～3cm，直徑 0.5～1cm。表面暗褐色至灰黑色，具不規則的皺紋及鬚根或鬚根痕。頂端常有莖葉殘基，外被數層黃褐色鞘狀鱗片。斷面皮部類白色，木部黃白色或黃棕色，略呈放射狀。

〔**性味功能與主治**〕甘、苦、寒。清熱解毒，消腫散結。用於癰腫疔瘡，乳癰，瘰癧，毒蛇咬傷。

〔**用法與用量**〕9～15g。

Muskroot-like Semiaquilegia Root is the dried root tuber of *Semiaquilegia adoxoides* (DC.) Makino (Fam. Ranunculaceae).

Action To remove *toxic heat* and promote the subsidence of swelling.

Indications Carbuncles, boils and sores; mastitis, scrofula, venomous snake bite.

Dosage 9～15g.

070 木瓜

Mugua

Common Floweringqince Fruit

FRUCTUS CHAENOMELIS

本品為薔薇科植物貼梗海棠 Chaenomeles speciosa (Sweet) Nakai 的乾燥近成熟果實。

〔**原植物**〕落葉灌木，高 2～3m，枝外展，有直刺。單葉互生；托葉草質，斜腎形至半圓形，邊緣有重鋸齒，葉片薄革質，卵形、長橢圓形或橢圓狀倒披針形，邊緣有銳鋸齒。花先葉開放，3～5 朵簇生於 2 年生枝上，猩紅色、稀淡紅色或白色。果實球形或卵形，黃色或黃綠色，疏生斑點。

〔**藥材性狀**〕本品多呈縱剖對半的長圓形，長 4～9cm，寬 2～5cm，厚 1～2.5cm。外表面紫紅色或紅棕色，有不規則的深皺紋，剖面邊緣向內卷曲，果肉紅棕色，中心部分凹陷，棕黃色。種子扁長三角形，多脫落，質堅硬。

〔**性味功能與主治**〕酸，溫。平肝舒筋，和胃化濕。用於濕痹拘攣，腰膝關節酸重疼痛，吐瀉轉筋，腳氣水腫。

〔**用法與用量**〕6～9g。

Common Floweringqince Fruit is the dried nearly ripe fruit of *Chaenomeles speciosa* (Sweet) Nakai (Fam. Rosaceae).

Action To lessen contracture, regulate stomach function, and dispel *damp*.

Indications Arthritis with ankylosis, aching and heaviness sensation of the loins and knees; systremma due to vomiting and diarrhea; edema and weakness of the legs.

Dosage 6～9g.

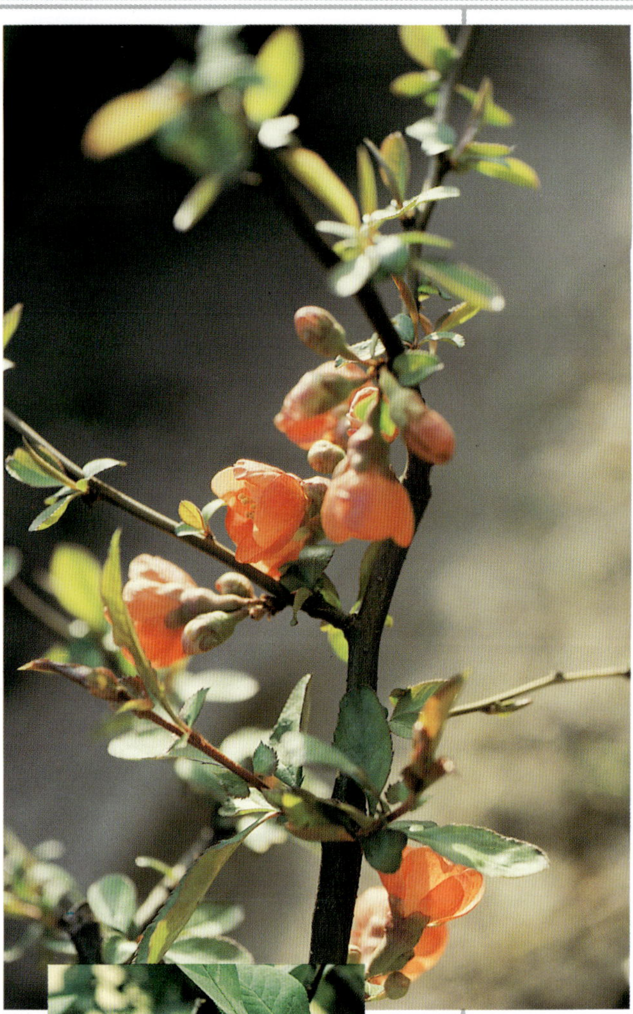

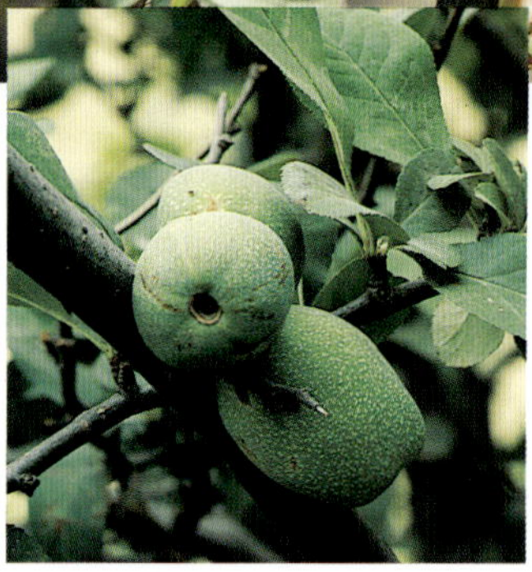

◄ ▼ 貼梗海棠

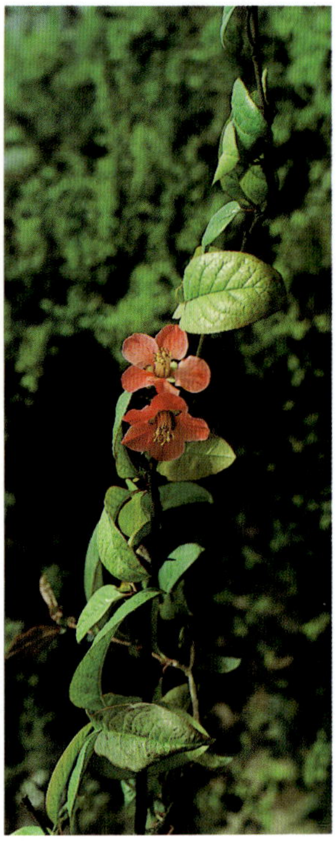

▼ 藥材木瓜

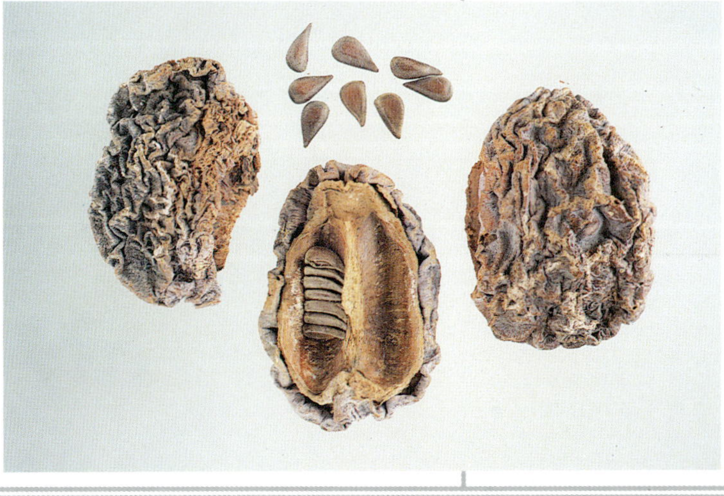

藥材木瓜飲片 ▶

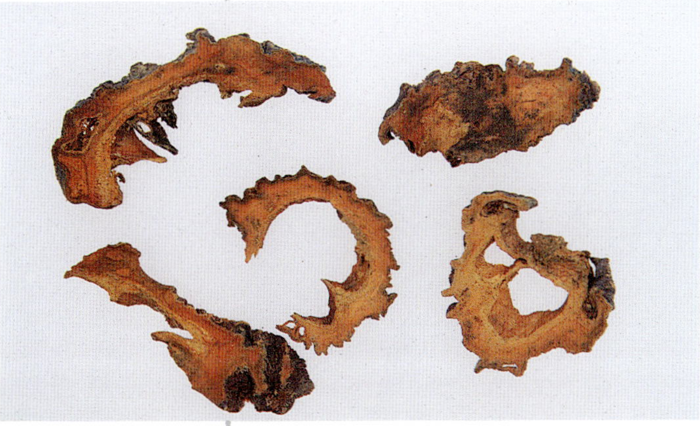

木香 ▶

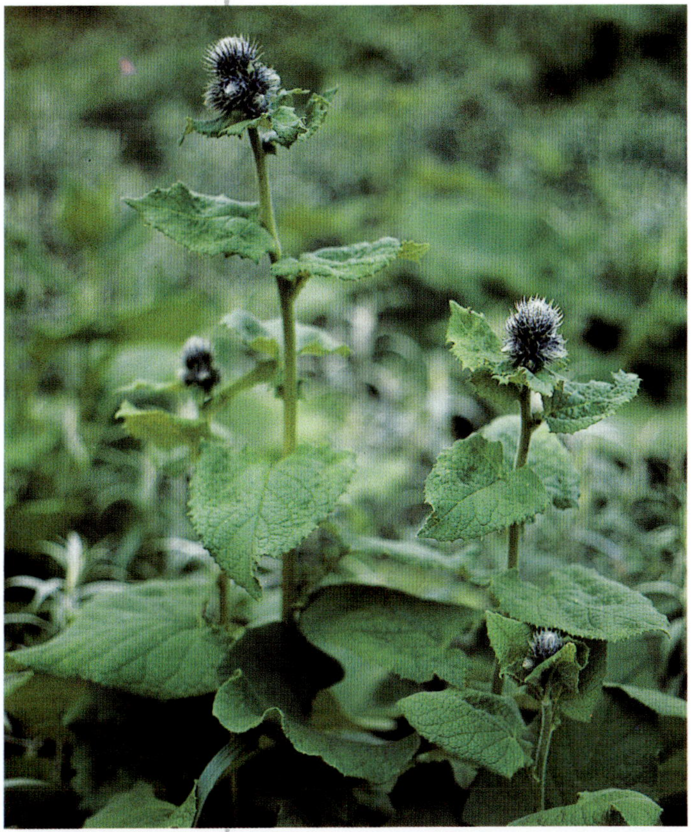

藥材木香 ▶

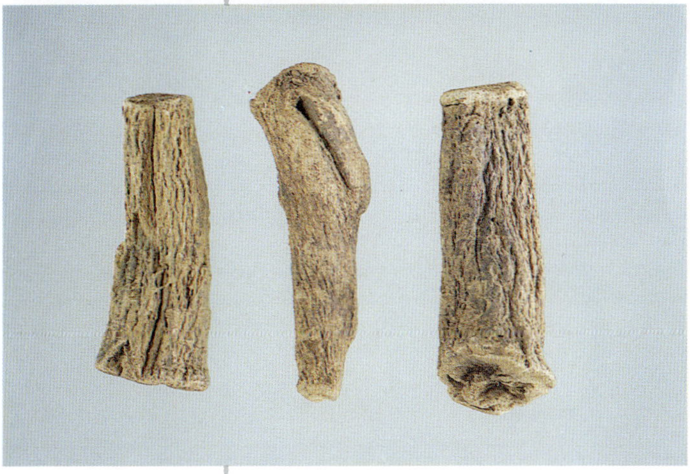

071 木香

Muxiang

Costusroot

RADIX AUCKLANDIAE

本品為菊科植物木香 Aucklandia lappa Decne. 的乾燥根。

〔**原植物**〕多年生草本，高 1.5～2m。主根粗大。莖不分枝。基生葉大，三角形，有具翅羽裂的長葉柄，莖生葉卵形或三角狀卵形，邊緣有不規則的齒，齒端有刺尖，上面有糙短毛。頭狀花序單生莖頂和葉腋；全為管狀花，花冠暗紫色。瘦果矩圓形，具肋；冠毛淡褐色，2層，羽毛狀。

〔**藥材性狀**〕本品呈圓柱形或半圓柱形，長 5～10cm，直徑 0.5～5cm。表面黃棕色至灰褐色，有明顯的皺紋、縱溝及側根痕。斷面灰褐色至暗褐色，周邊灰黃色或淺棕黃色，形成層環棕色，有放射狀紋理及散在的褐色點狀油室。

〔**性味功能與主治**〕辛、甘，溫。行氣止痛，健脾消食。用於胸脘脹痛，瀉痢後重，食積不消，不思飲食。煨木香實腸止瀉。用於泄瀉腹痛。

〔**用法與用量**〕1.5～6g。

Costusroot is the dried root of *Aucklandia lappa* Decne. (Fam. Compositae).

Action To relieve pain by promoting the flow of *qi*, and to improve digestion by reinforcing the *spleen* function.

Radix Aucklandiae (roasted): To check diarrhea.

Indications Distending pain in the chest and epigastrium; tenesmus in dysentery, indigestion with anorexia.

Radix Aucklandiae (roasted): Diarrhea with abdominal pain.

Dosage 1.5～6g.

072 木賊

Muzei

Common Scouring Rush Herb

HERBA EQUISETI HIEMALIS

本品為木賊科植物木賊 Equisetum hiemale L. 的乾燥地上部分.

〔**原植物**〕多年生常綠草本。根莖黑色。地上莖直立，高 50～100cm，單一不分枝或於基部簇生，中空，具棱 20～30 條，脊上有疣狀突起 2 行，觸之有粗糙感。溝中有氣孔綫。葉鞘筒貼於莖上，灰綠色，頂部與基部有 2 黑色圈。夏日於莖頂抽出孢子囊穗。孢子囊穗長圓形。

〔**藥材性狀**〕本品呈長管狀，不分枝，長 40～60cm，直徑 0.2～0.7cm。表面灰綠色或黃綠色，有 18～30 條縱棱，棱上有多數細小光亮的疣狀突起；節明顯，節間長 2.5～9cm，節上着生筒狀鱗葉，葉鞘基部和鞘齒黑棕色，中部淡棕黃色。體輕，質脆，易折斷，斷面中空，周邊有多數圓形的小空腔。

〔**性味功能與主治**〕甘、苦、平。散風熱，退目翳。用於風熱目赤，迎風流淚，目生雲翳。

〔**用法與用量**〕 3～9g。

Common Scouring Rush Herb is the dried aerial part of *Equisetum hiemale* L. (Fam. Equisetaceae).

Action To dispel *wind-heat* and to remove nebula.

Indications Conjunctival congestion caused by *wind-heat*, lacrimination induced by irritation of the *wind*, nebula.

Dosage 3～9g.

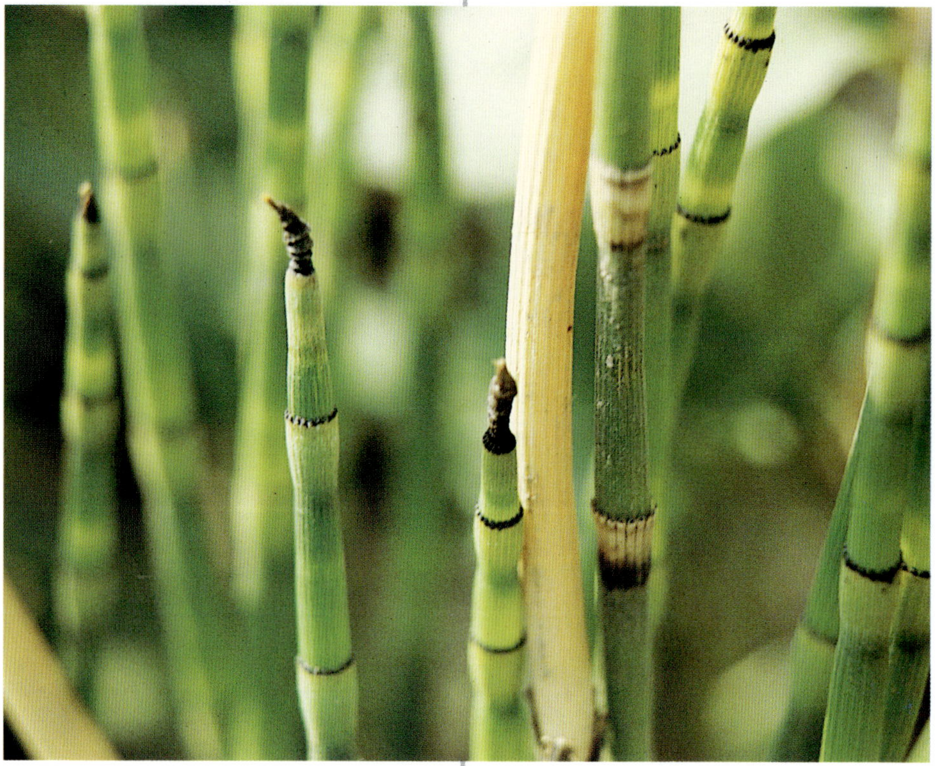

▲ 木賊

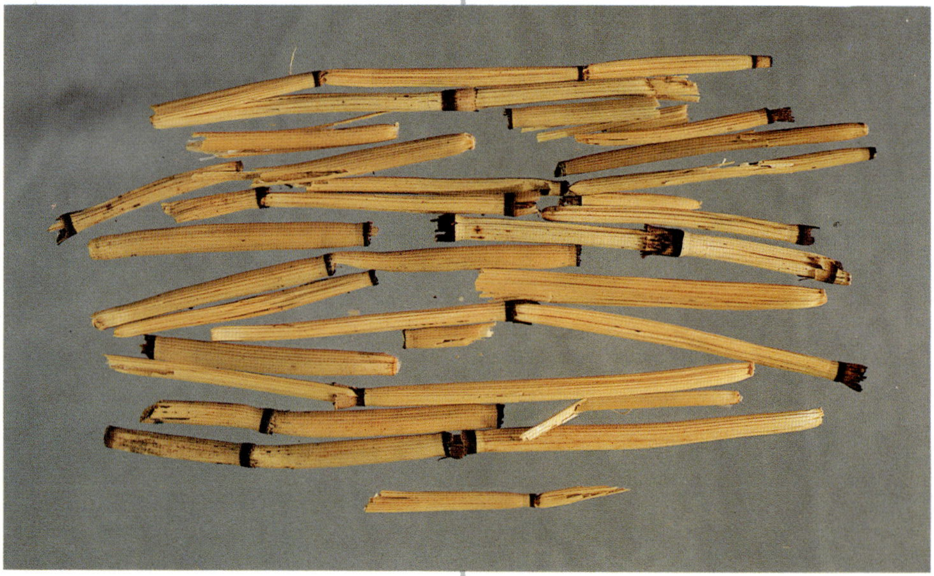

▲ 藥材木賊

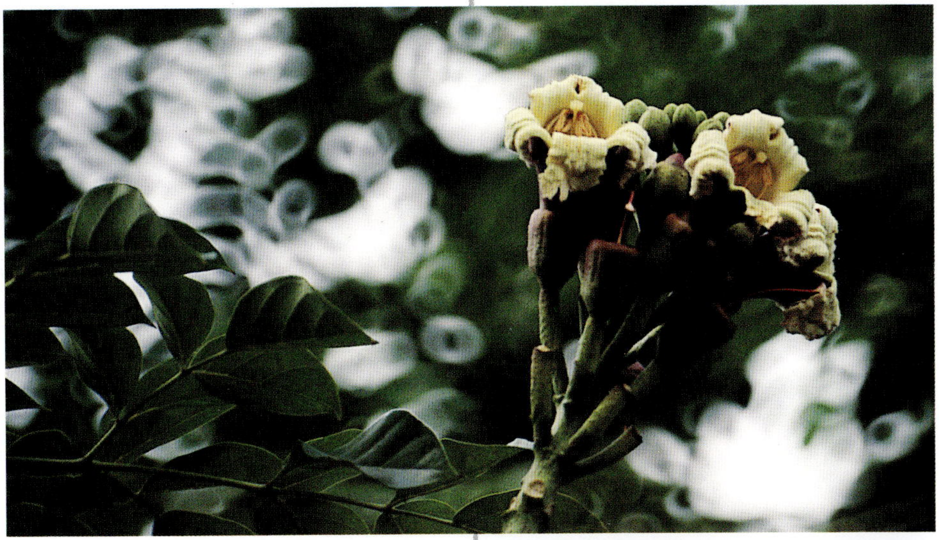

木蝴蝶▲▶

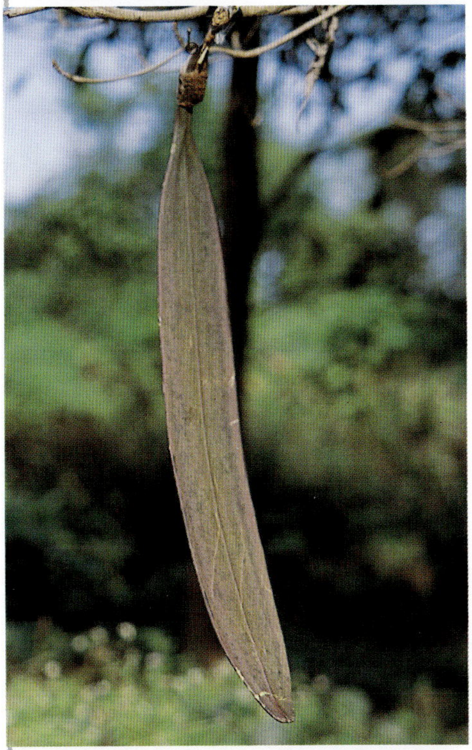

藥材木蝴蝶▶

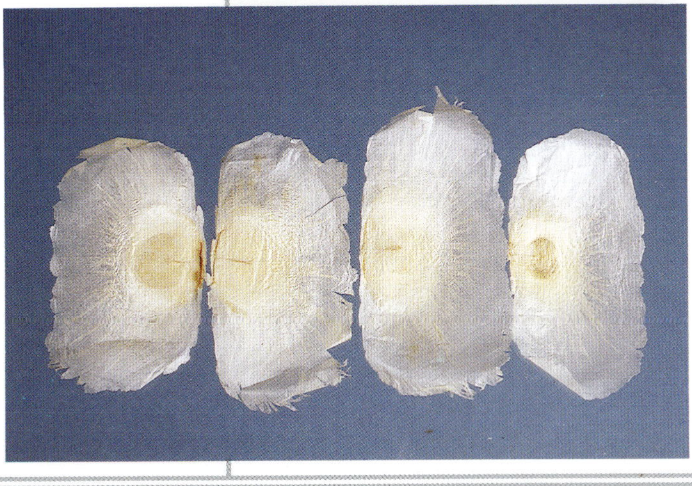

073 木蝴蝶

Muhudie

Indian Trumpetflower Seed

SEMEN OROXYLI

本品為紫葳科植物木蝴蝶 Oroxylum indicum (L.) Vent. 的乾燥成熟種子。

〔**原植物**〕大喬木，高 7～12m。葉極大，對生，三至四回羽狀複葉，小葉多數，厚紙質，橢圓形至闊卵形，全緣。總狀花序頂生，花冠橙紅色，鐘形。蒴果扁平，闊綫形，果瓣木質，熟時由青綠色轉棕褐色，沿腹縫綫開裂。種子多數，種子除基部外全被翅包圍。

〔**藥材性狀**〕本品為蝶形薄片，種皮除基部外三面延長成寬大菲薄的翅。長 5～8cm，寬 3.5～4.5cm。表面淺黃白色，翅半透明，有絹絲樣光澤，上有放射狀紋理，邊緣多破裂。體輕，剝去種皮，可見一層薄膜狀的胚乳緊裹於子葉之外。子葉 2，蝶形，黃綠色或黃色，長徑 1～1.5cm。

〔**性味功能與主治**〕苦、甘、涼。清肺利咽，疏肝和胃。用於肺熱咳嗽，喉痹，音啞，肝胃氣痛。

〔**用法與用量**〕1.5～3g。

Indian Trumpetflower Seed is the dried ripe seed of *Oroxylum indicum* (L.) Vent. (Fam. Bignoniaceae).

Action To remove *heat* from the *lung* and relieve sore throat, and to regulate the flow of *qi* of the *liver* and the *stomach*.

Indications Cough, sore throat and hoarseness of voice due to *heat* in the *lung*; epigastic pain due to stagnation of *qi* of the *liver* and the *stomach*.

Usage and dosage 1.5～3g.

074 木鱉子

Mubiezi

Cochinchina Momordica Seed

SEMEN MOMORDICAE

本品為葫蘆科植物木鱉 Momordica cochinchinensis (Lour.) Spreng. 的乾燥成熟種子。

〔**原植物**〕粗壯大藤本。根塊狀。卷鬚不分叉。葉柄長 5～10cm，頂端或葉片基部有 2～4 個腺體；葉片 3～5 深裂或中裂，葉緣有波狀小齒或稀全緣。花雌雄異株，單生；雄花花梗頂端生一大型苞片，花冠白色而稍帶黃色。雌花花梗近中部生一小型苞片。果實卵狀，生刺狀突起；種子卵形，邊緣有波狀微裂。

〔**藥材性狀**〕本品呈扁平圓板狀，中間稍隆起或微凹陷，直徑 2～4cm，厚約 0.5cm。表面灰棕色至黑褐色，有網狀花紋，在邊緣較大的一個齒狀突起上有淺黃色種臍。外種皮質硬而脆，內種皮灰綠色，絨毛樣。子葉 2，黃白色，富油性。

〔**性味功能與主治**〕苦、微甘、溫；有毒。散結消腫，攻毒療瘡。用於瘡瘍腫毒，乳癰，瘰癧，痔漏，乾癬，禿瘡。

〔**用法與用量**〕0.9～1.2g；外用適量，研末，用油或醋調塗患處。

Cochinchina Momordica Seed is the dried ripe seed of *Momordica cochinchinensis* (Lour.) Spreng. (Fam. Cucurbitaceae).

Action To promote the subsidence of nodulation and swelling, combat poisons and cure sores.

Indications Sores and inflammatory swelling, mastitis, scrofula, hemorrhoids, anal fistula, chronic eczema, neurodermatitis, scald.

Usage and dosage 0.9～1.2g, for oral administration; appropriate quantity to be ground into powder and mixed with oil or vinegar for topical application.

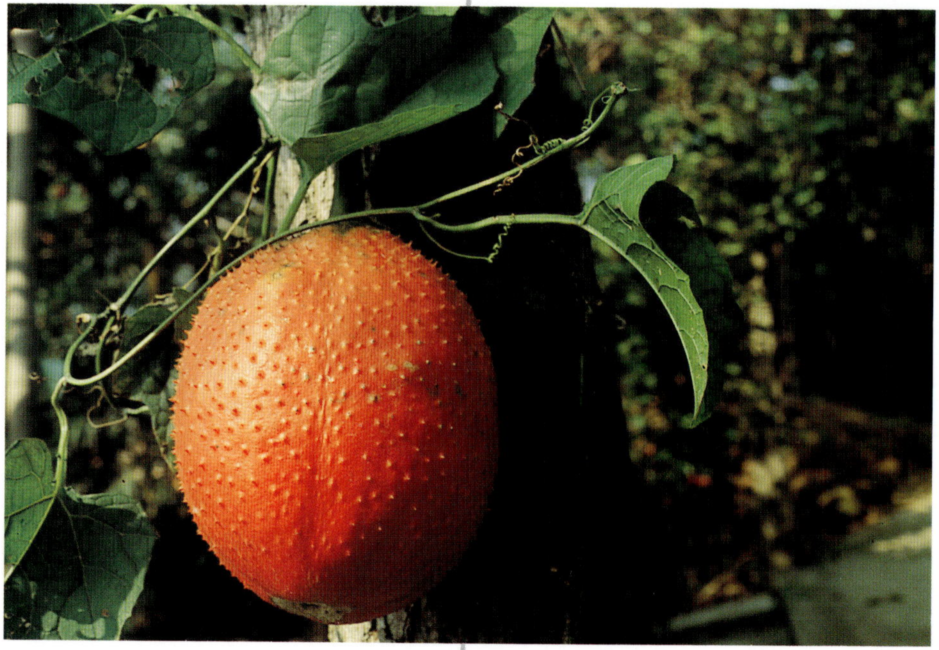

▲ 木鱉（果實）

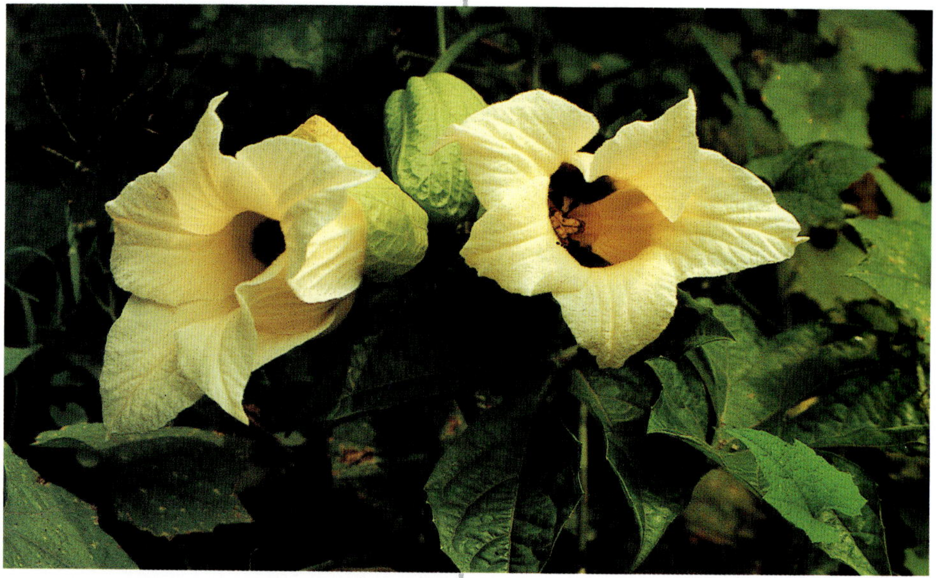

▲ 木鱉（花）

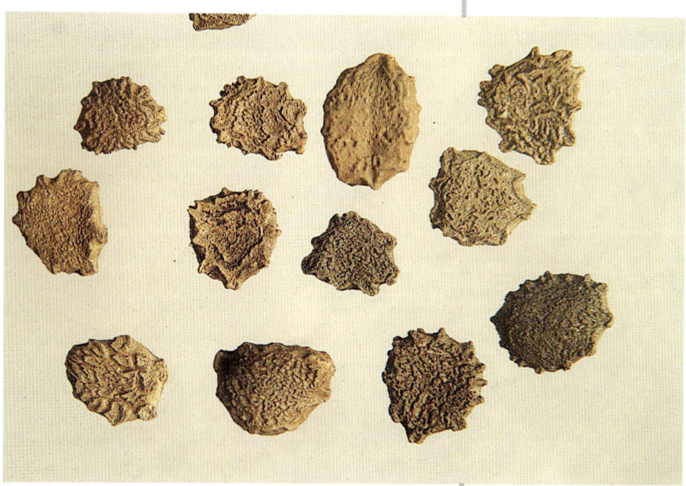

◀ 藥材木鱉子

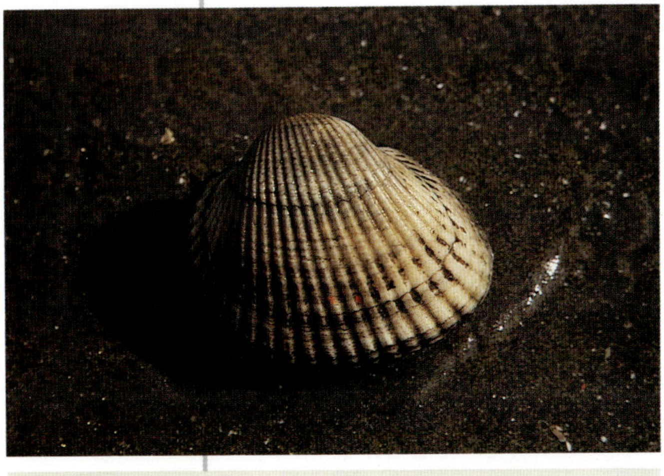

毛蚶 ▶

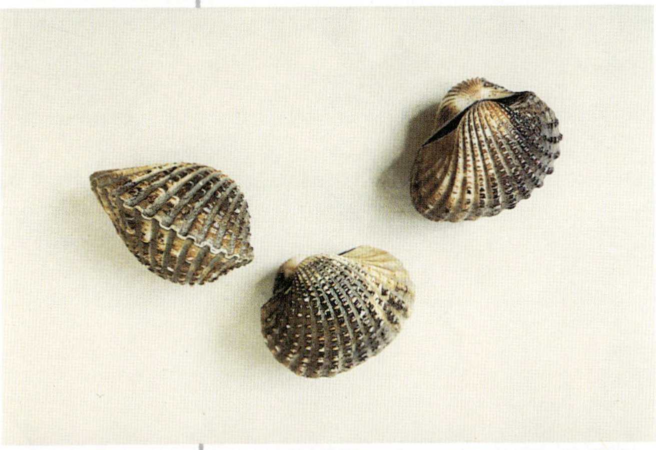

泥蚶 ▶

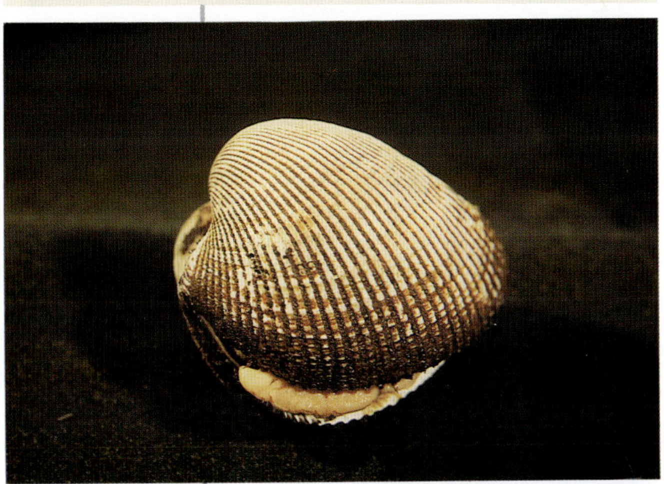

魁蚶 ▶

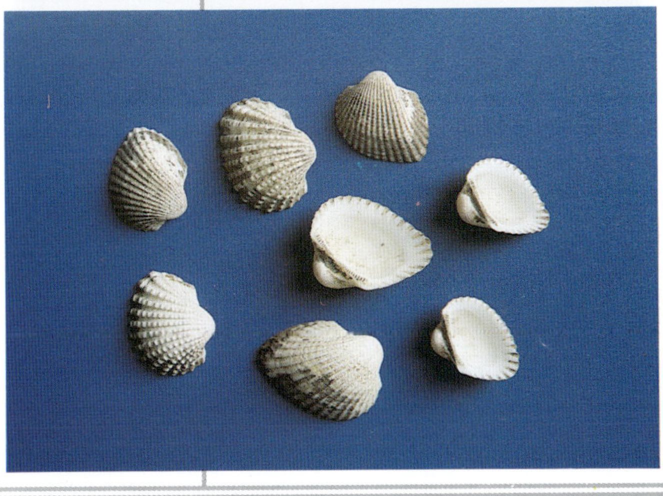

藥材瓦楞子 ▶

075 瓦楞子

Walengzi

Arca Shell

CONCHA ARCAE

本品為蚶科動物毛蚶 Arca subcrenata Lischke、泥蚶 Arca granosa Linnaeus 或魁蚶 Arca inflata Reeve 的貝殼。

〔**原動物**〕①毛蚶：貝殼 2 片，堅厚，呈長卵形。兩殼通常不等，右殼較小，背側兩端略具棱角。殼表放射肋 30～34 條，肋上有小結節，外面被有帶毛的殼皮。鉸合齒約 50 枚。②泥蚶：貝殼較小，卵圓形，放射肋 18～20 條，由斷續的粒狀突起構成。鉸合齒約 40 枚。③魁蚶：貝殼斜卵形，極膨脹，合抱近球形，放射肋 42～48 條，無明顯結節。鉸合齒約 70 枚。

〔**藥材性狀**〕①毛蚶：略呈三角形或扇形，長 4～5cm，高 3～4cm。殼外面隆起，有棕褐色茸毛或已脫落；殼頂突出，向內卷曲；自殼頂至腹面有延伸的放射肋 30～34 條。殼內面平滑，白色，殼緣有與殼外面直楞相對應的凹陷，鉸合部具小齒 1 列。②泥蚶：長 2.5～4cm，高 2～3cm。殼外面無棕褐色茸毛，放射肋 18～21 條，肋上有顆粒狀突起。③魁蚶：長 7～9cm，高 6～8cm。殼外面放射肋 42～48 條。

〔**性味功能與主治**〕鹹，平。消痰化瘀，軟堅散結，制酸止痛。用於頑痰積結，黏稠難咯，癭瘤，瘰癧，癥瘕痞塊，胃痛泛酸。

〔**用法與用量**〕9～15g，宜先煎。

Arca Shell is the shell of *Arca subcrenata* Lischke, *Arca granosa* Linnaeus or *Arca inflata* Reeve (Fam. Arcidae).

Action To eliminate *phlegm*, to remove *blood stasis*, to soften hard masses and dissolve lumps, and to relieve gastric pain by reducing acid.

Indications Retention of sticky phlegm difficult to expectorate; goitre, scrofula, masses in the abdomen; gastric pain with acid regurgitation.

Usage and dosage 9～15g, to be decocted before other ingredients.

076 王不留行

Wangbuliuxing

Cowherb Seed

SEMEN VACCARIAE

本品為石竹科植物麥藍菜 Vaccaria segetalis (Neck.) Garcke 的乾燥成熟種子。

〔**原植物**〕一年生或二年生草本。莖直立，圓柱形，節處略膨大，上部呈二叉狀分枝。葉對生，無柄，卵狀披針形或綫狀披針形。頂生聚傘花序；萼筒有5條綠色棱翅，花後萼筒中下部膨大呈菱狀球形，花淡紅色。蒴果廣卵形，包在萼筒內。

〔**藥材性狀**〕本品呈球形，直徑約2mm。表面黑色，少數紅棕色，略有光澤，有細密顆粒狀突起，一側有1凹陷的縱溝。質硬，胚乳白色，胚彎曲成環，子葉2。

〔**性味功能與主治**〕苦，平。活血通經，下乳消腫。用於乳汁不下，經閉，痛經，乳癰腫痛。

〔**用法與用量**〕4.5～9g。

〔**注意**〕孕婦慎用。

Cowherb Seed is the dried ripe seed of *Vaccaria segetalis* (Neck.) (Fam. Caryophyllaceae).

Action To promote the menstrual flow and the flow of milk, and to cause the subsidence of swelling.

Indications Galactostasis, amenorrhea, dysmenorrhea, mastitis with swelling and pain of the breast.

Dosage 4.5～9g.

Precaution Used with caution in pregnancy.

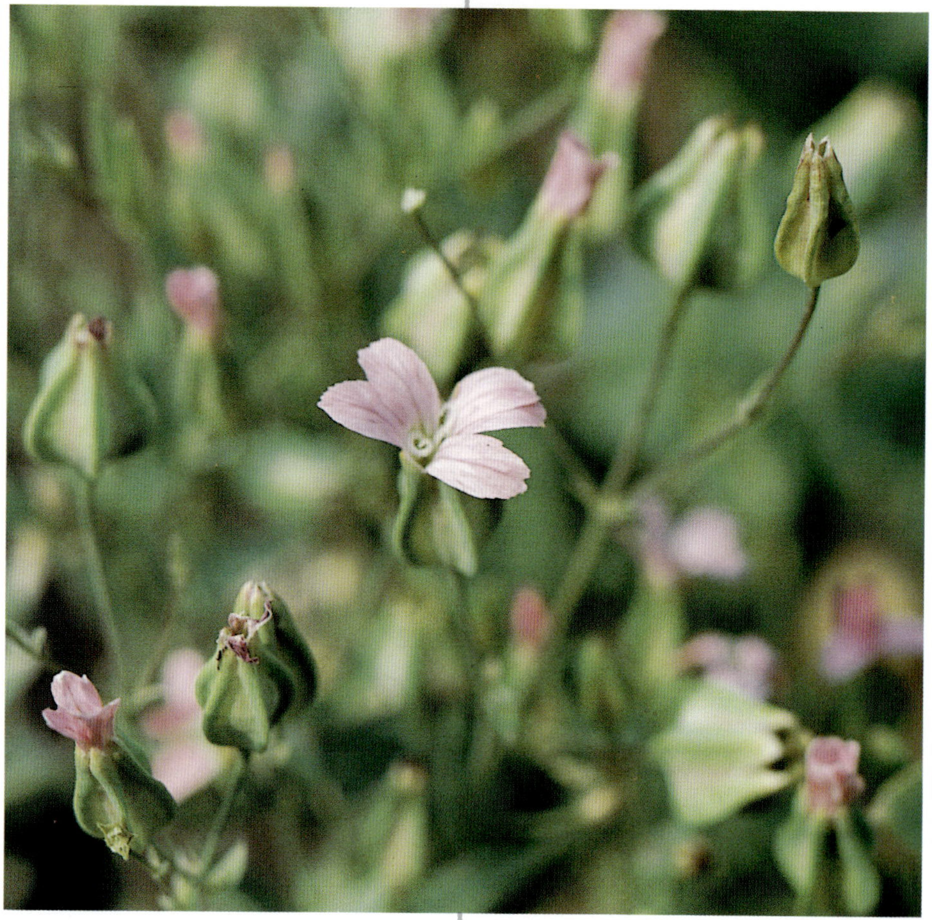

▲ 麥藍菜

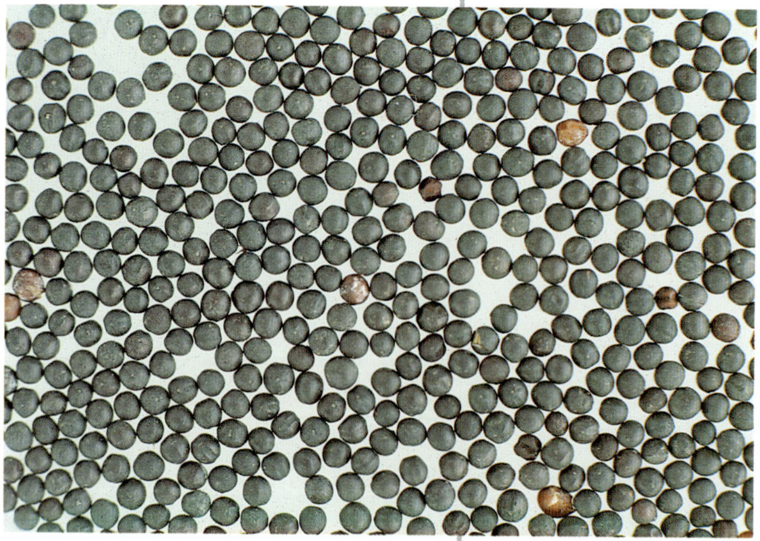

▲ 藥材王不留行

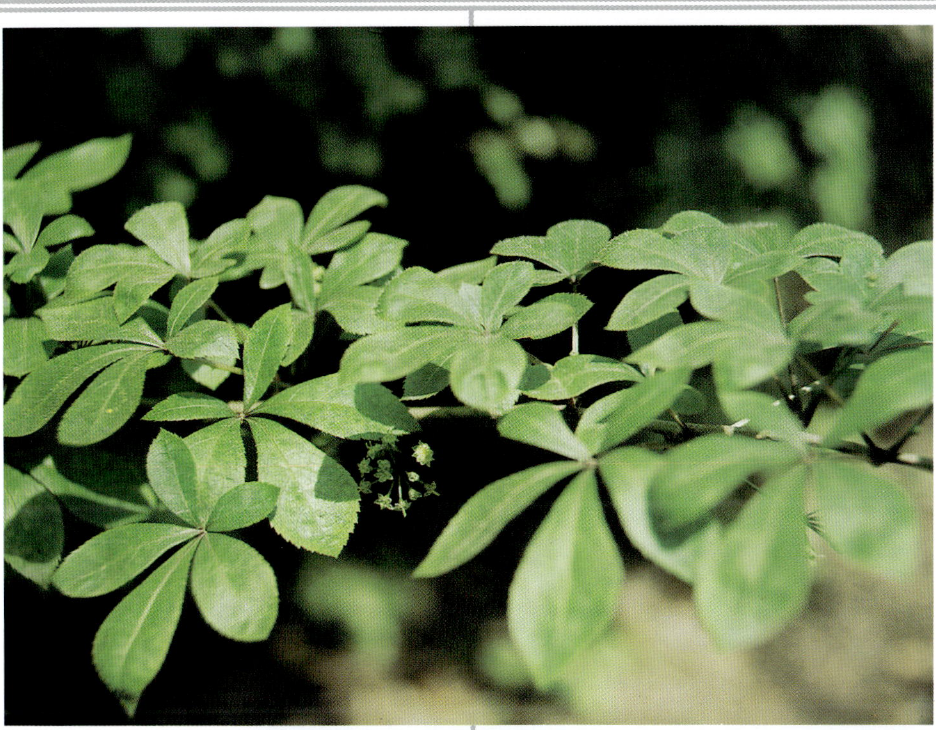

▲ 細柱五加

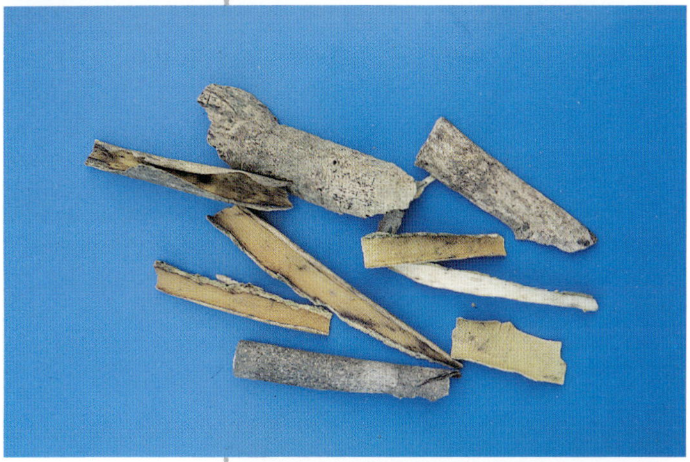

藥材五加皮 ▶

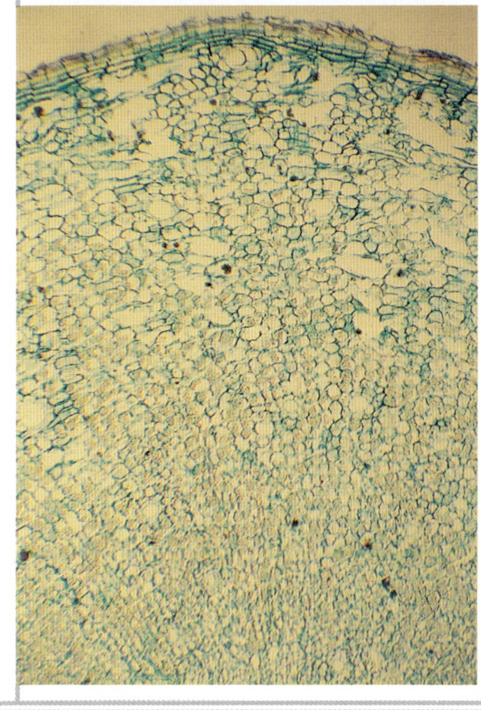

藥材五加皮橫切面 ▶

077 五加皮

Wujiapi

Slenderstyle Acanthopanax Bark

CORTEX ACANTHOPANACIS

本品為五加科植物細柱五加 Acanthopanax gracilistylus W. W. Smith 的乾燥根皮。

〔**原植物**〕灌木，有時蔓生狀，高 2～3m，枝無刺或在葉柄基部單生扁平的刺。掌狀複葉在長枝上互生，在短枝上簇生；小葉 5，稀 3～4，中央一片最大，倒卵形至披針形。傘形花序腋生，或平生於短枝上，花黃綠色。漿果近球形，側扁，成熟時黑色。

〔**藥材性狀**〕本品呈不規則卷筒狀，長 5～15cm，直徑 0.4～1.4cm，厚約0.2 cm。外表面灰褐色，有稍扭曲的縱皺紋及橫長皮孔；內表面淡黃色或灰黃色，有細縱紋。體輕，質脆，易折斷，斷面不整齊，灰白色。

〔**橫切面**〕見圖。

〔**性味功能與主治**〕辛、苦、溫。祛風濕，補肝腎，強筋骨。用於風濕痹痛，筋骨痿軟，小兒行遲，體虛乏力，水腫，腳氣。

〔**用法與用量**〕4.5～9g。

Slenderstyle Acanthopanax Bark is the dried root bark of *Acanthopanax gracilistylus* W. W. Smith (Fam. Araliaceae).

Action To relieve rheumatic conditions, and tonify the *liver* and the *kindney*, and strengthen the tendons and bones.

Indications Rheumatic or rheumatoid arthralgia with flaccidity of extremities; retarded walking and lack of strength in children; edema.

Dosage 4.5～9g.

078 五味子

Wuweizi

Chinese Magnoliavine Fruit

FRUCTUS SCHISANDRAE

本品為木蘭科植物五味子 Schisandra chinensis (Turcz.) Baill. 或華中五味子 Schisandra sphenanthera Rehd. et Wils. 的乾燥成熟果實。前者習稱“北五味子”，後者習稱“南五味子”。

〔**原植物**〕①五味子：多年生落葉木質藤本。莖枝紅棕色或灰紫色。在幼枝上單葉互生，在老莖上則叢生短枝。葉片薄，闊橢圓形，闊倒卵形至卵形，邊緣疏生有腺體的小齒。花單性，雌雄異株，數朵叢生葉腋間而下垂，乳白色；雌花心皮多數，分離，結果時成長穗狀。肉質漿果球形，熟時呈深紅色。②華中五味子：葉質較厚，葉片倒卵形、橢圓形或卵狀披針形。花單生於葉腋，呈橙黃色。

〔**藥材性狀**〕①北五味子：呈不規則的球形或扁球形，直徑 5～8mm。表面紫紅色或暗紅色，皺縮，顯油潤，果肉柔軟，有的表面出現“白霜”。種子 1～2，腎形，表面棕黃色，有光澤，種皮薄而脆。②南五味子：粒較小。表面棕紅色至暗棕色，乾癟，皺縮，果肉常緊貼種子上。

〔**橫切面**〕見圖。

〔**性味功能與主治**〕酸、甘、溫。收斂固澀，益氣生津，補腎寧心。用於久嗽虛喘，夢遺滑精，遺尿尿頻，久瀉不止，自汗，盜汗，津傷口渴，短氣脈虛，內熱消渴，心悸失眠。

〔**用法與用量**〕1.5～6g。

Chinese Magnoliavine Fruit is the dried ripe fruit of *Schisandra chinensis* (Turcz.) Baill. or *Schisandra sphenanthera* Rehd. et Wils. (Fam. Magnoliaceae). The former is known as "BeivWuweizi" (Northern Magnoliavine Fruit) and the latter is known as "Nan Wuweizi" (Southern Magnoliavine Fruit).

Action To arrest discharges, replenish *qi*, promote fluid secretion, tonify the *kidney*, and induce sedation.

Indications Chronic cough and asthma; nocturnal emission, spermatorrhea; enuresis, frequent urination; protracted diarrhea; spontaneous sweating, night sweating; impairment of body fluid with thirst,

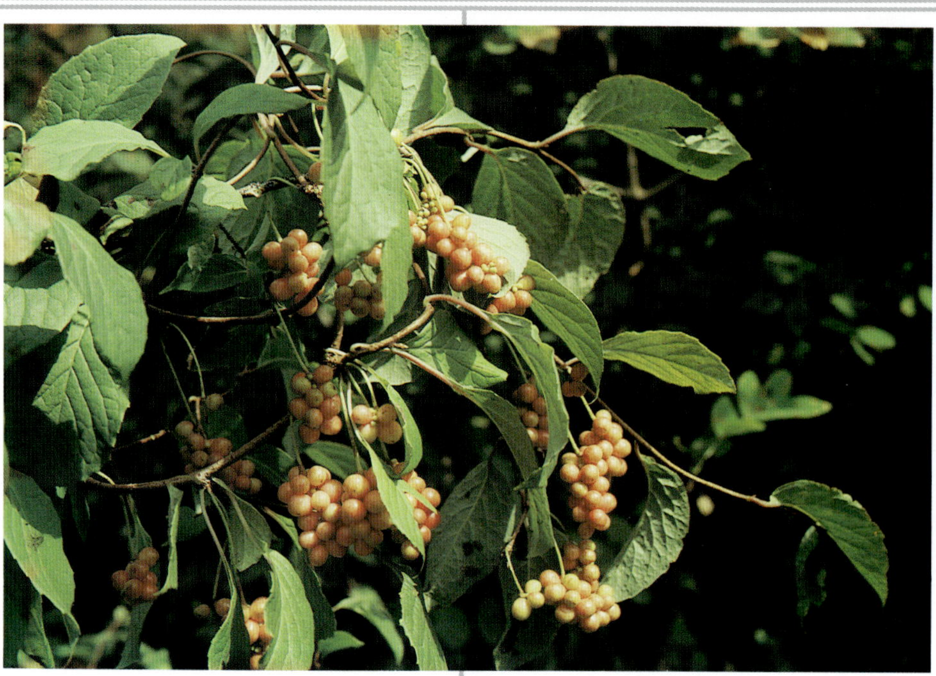

▲ 五味子

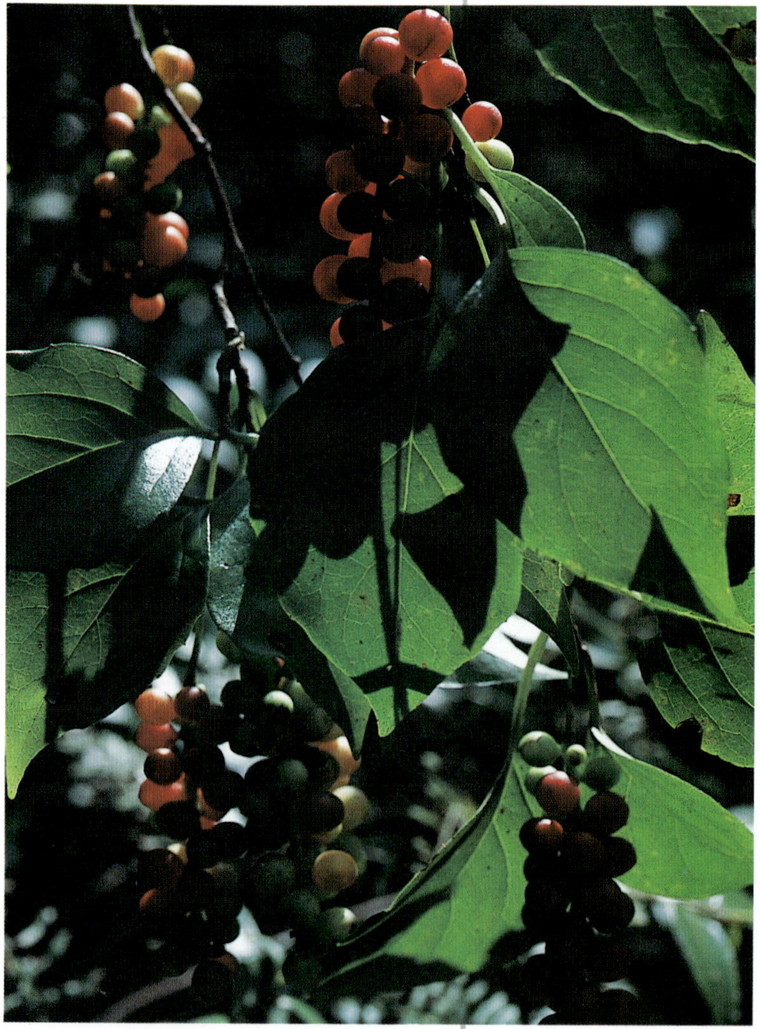

◄ 華中五味子

藥材五味子橫切面 ▶

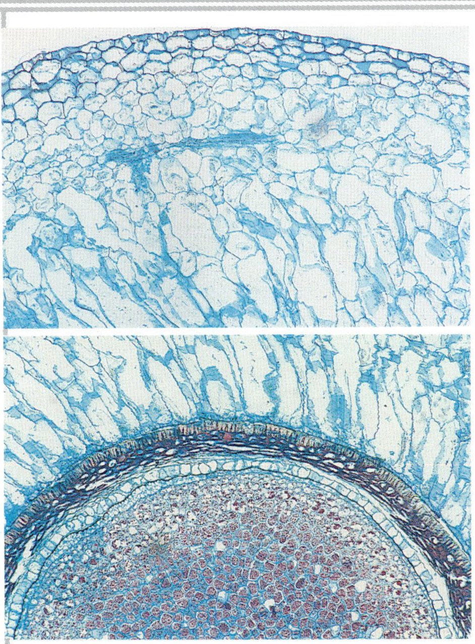

shortness of breath and feeble pulse; diabetes caused by internal *heat*; palpitation and insomnia.

Dosage 1.5～6g.

▼藥材五味子（五味子）

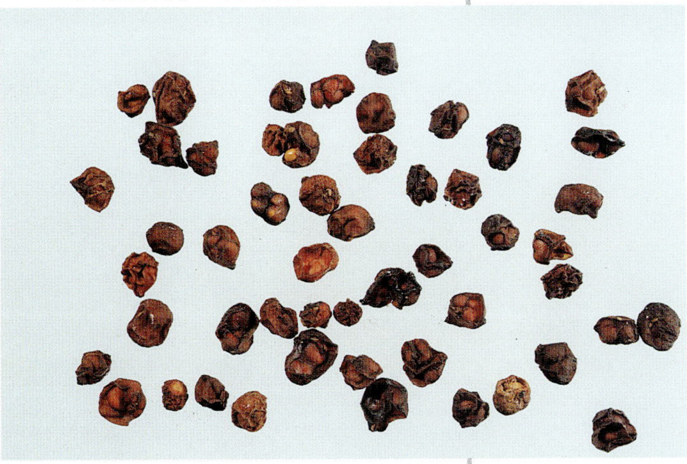

▼ 藥材五味子（華中五味子）

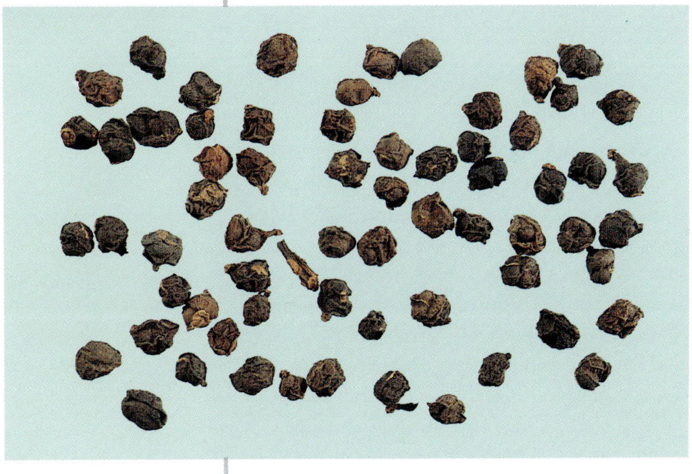

▼ 鹽膚木

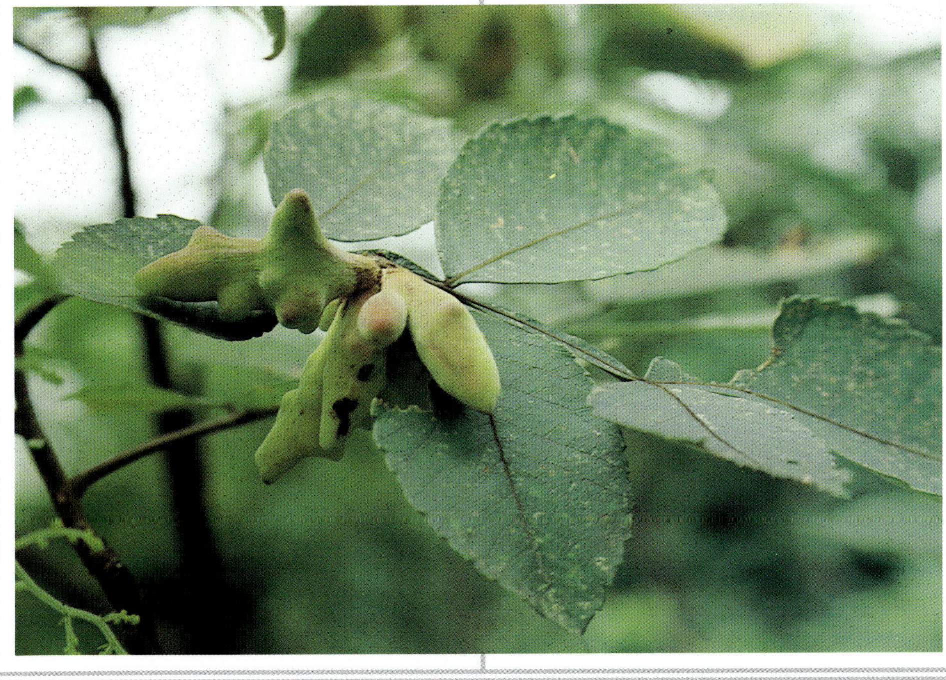

079 五倍子

Wubeizi

Chinese Gall

GALLA CHINENSIS

本品為漆樹科植物鹽膚木 Rhus chinensis Mill.、青麩楊 Rhus potaninii Maxim. 或紅麩楊 Rhus punjabensis Stew. var. sinica (Diels) Rehd. et Wils. 葉上的蟲癭，主要由五倍子蚜 Melaphis chinensis (Bell) Baker 寄生而形成。按外形不同，分為“肚倍”和“角倍”。

〔**原植物**〕①鹽膚木：灌木或小喬木，小枝、葉柄及花序都密生褐色柔毛。單數羽狀複葉互生，葉軸及葉柄常有翅；小葉片 7～13，下面密生灰褐色柔毛。圓錐花序；花雜性，黃白色。核果紅色。②青麩楊：葉軸圓筒形，有時在上部的小葉片間有狹翅；小葉 7～9，邊緣全緣，下面脈上有毛或近於無毛；花雜性，白色。核果血紅色。③紅麩楊：小枝被有短柔毛。葉軸上部有狹翅，小葉7～13，全緣，下面沿脈有細毛。花雜性，白色。核果深紅色。

〔**藥材性狀**〕①肚倍：呈紡錘形囊狀，長2.5～9cm，直徑1.5～4cm。表面灰褐色微有柔毛。質硬易破碎，斷面角質樣，壁厚0.2～0.3cm，內有黑褐色死蚜蟲及灰色粉狀排泄物。②角倍：呈菱形，具不規則的角狀分枝，柔毛較明顯，壁較薄。

〔**性味功能與主治**〕酸、澀、寒。斂肺降火，澀腸止瀉，斂汗止血，收濕斂瘡。用於肺虛久咳，肺熱痰嗽，久瀉久痢，盜汗，消渴，便血痔血；外傷出血，癰腫瘡毒。

〔**用法與用量**〕3～6g；外用適量。

Chinese Gall is the gall produced mainly by parasitic aphids of *Melaphis chinensis* (Bell) Baker on the leaf of *Rhus chinensis* Mill., *Rhus potaninii* Maxim., or *Rhus punjabensis* Stew. var. *sinica* (Diels) Rehd. et Wils. (Fam. Anacardiaceae). According to its form the drug is divided into "Dubei" and "Jiaobei".

Action To remove *heat* from the *lung*, to arrest cough, diarrhea, excessive sweating, bleeding and exudation from, sores.

Indications Cough and expectoration due to *heat* in the *lung*; chronic cough, chronic dysentery of diarrhea, night sweating, hematochezia, hemorrhoidal bleeding, traumatic bleeding, abscess, sores and skin lesions with exudation; diabetes.

Usage and dosage 3～6g; appropriate quantity for external use.

080 車前子

Cheqianzi

Plantain Seed

SEMEN PLANTAGINIS

本品為車前科植物車前 Plantago asiatica L. 或平車前 Plantago depressa Willd. 的乾燥成熟種子。

〔**原植物**〕①車前：多年生草本。具鬚根。基生葉直立或開展；葉片卵形或寬卵形，邊緣近全緣、波狀、或有疏鈍齒至淺裂，常有分成7條明顯的、近於平行的弧形主脈。穗狀花序，花疏生，綠白色；每花有一個三角形宿存的苞片。

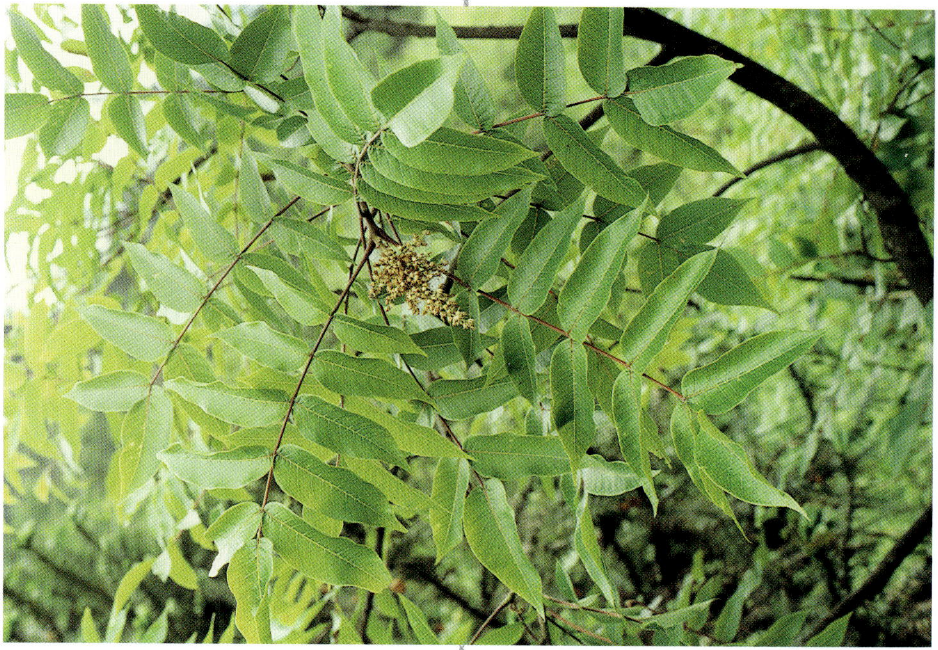

▲ 青麩楊

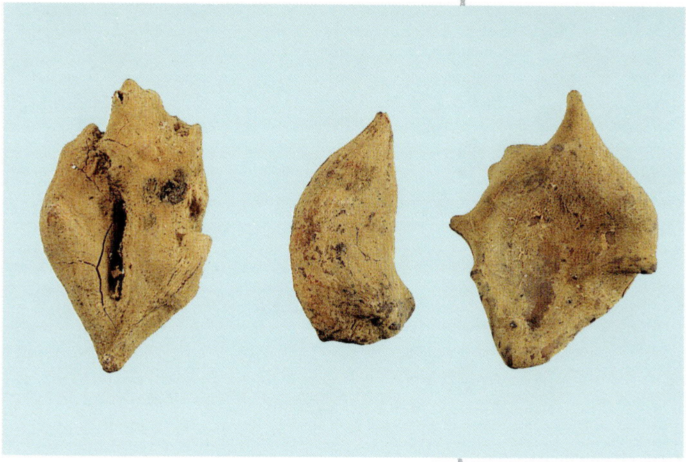

◀ 藥材五倍子

▼ 平車前

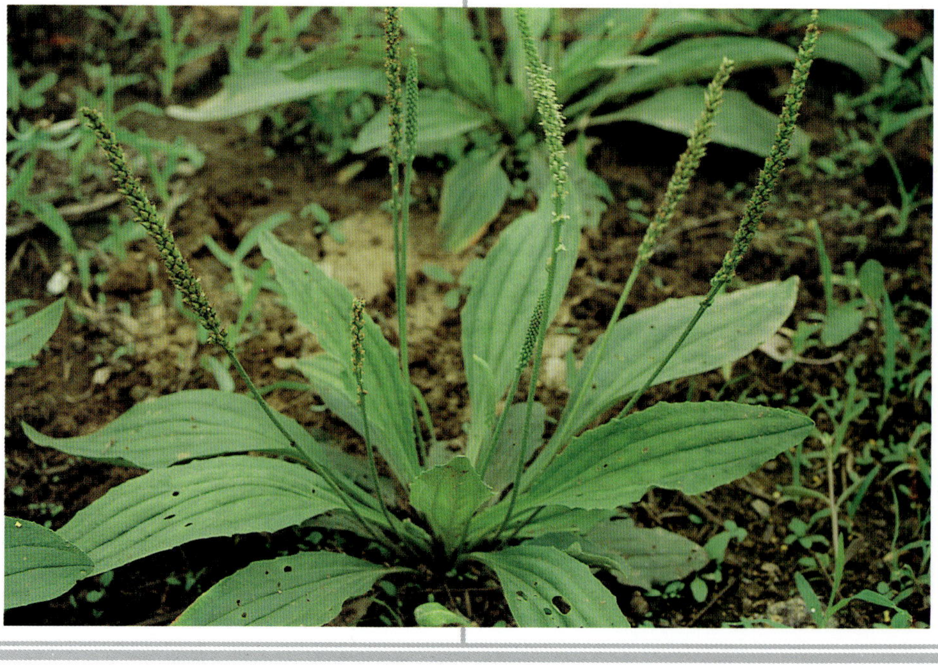

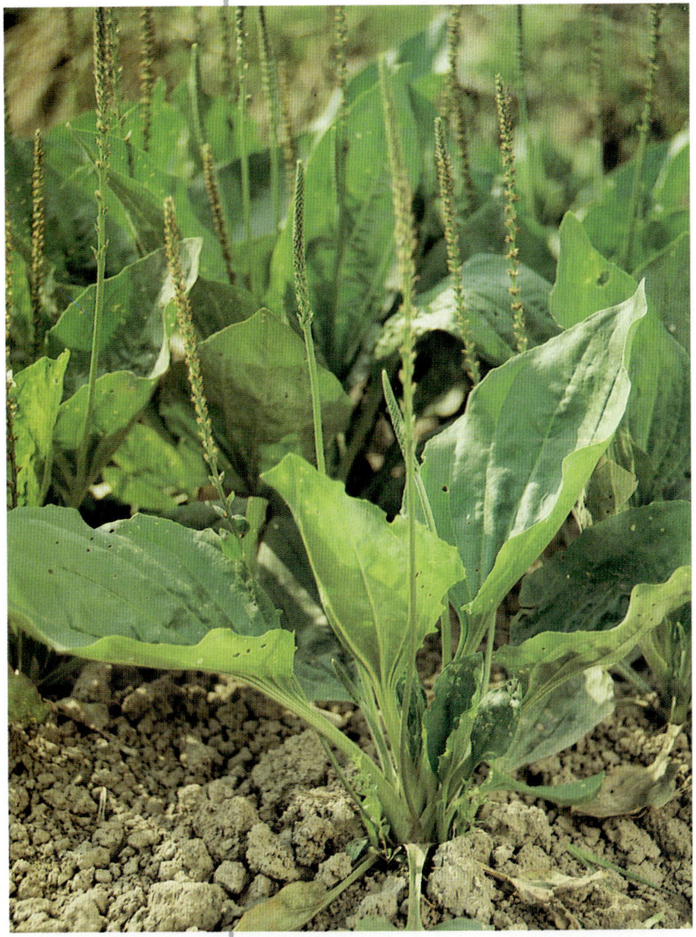

車前 ▶

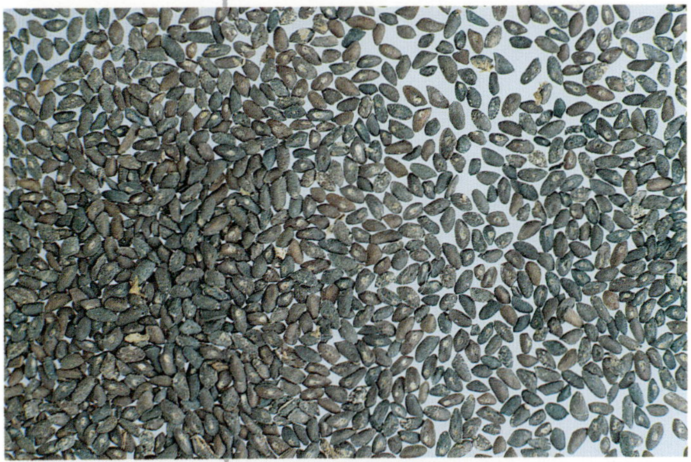

藥材車前子(車前) ▶

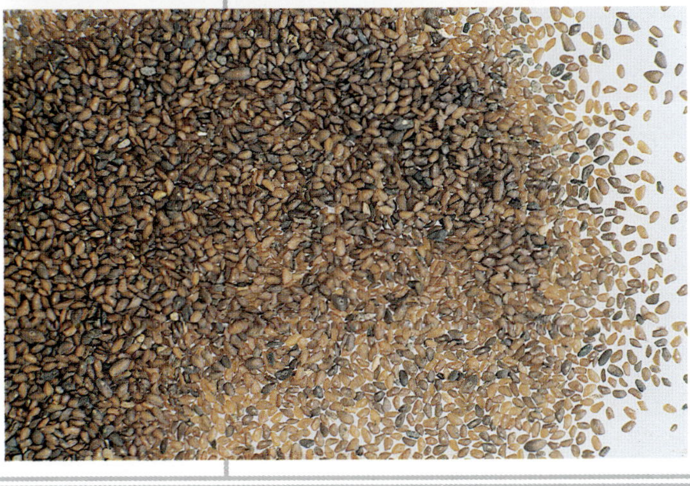

藥材車前子
(平車前) ▶

蒴果卵狀圓錐形，周裂。種子細小，近橢圓形，黑褐色。②平車前：一年生草本。具圓柱狀直根。葉橢圓形，橢圓狀披針形或卵狀披針形，邊緣有小齒或不整齊鋸齒。

〔**藥材性狀**〕本品呈橢圓形，不規則長圓形或三角狀長圓形，略扁，長約2mm，寬約1mm。表面黃棕色至黑褐色，有細皺紋，一面有灰白色凹點狀種臍。質硬。

〔**性味功能與主治**〕甘，微寒。清熱利尿，滲濕通淋，明目，祛痰。用於水腫脹滿，熱淋澀痛，暑濕泄瀉，目赤腫痛，痰熱咳嗽。

〔**用法與用量**〕9～15g，入煎劑宜包煎。

Plantain Seed is the dried ripe seed of *Plantago asiatica* L. or *Plantago depressa* Willd. (Fam. Plantaginaceae).

Action To remove *heat*, to cause diuresis and eliminate *damp*, to relieve dysuria, to clear the eye, and to promote expectoration.

Indication Edema; dysuria with difficult painful urination; diarrhea caused by *summer-damp*; inflammation of the eye; cough caused by *phlegm-heat*.

Usage and dosage 9～15g, to be wrapped for making decoction.

081 車前草

Cheqiancao

Plantain Herb

HERBA PLANTAGINIS

本品為車前科植物車前 Plantago asiatica L.、或平車前 Plantago depressa Willd. 的乾燥全草。

〔**原植物**〕見 080 車前子。

〔**藥材性狀**〕①車前：根鬚狀。葉片展平後呈卵狀橢圓形。穗狀花序數條。蒴果蓋裂。②平車前：主根直而長。葉長橢圓形或橢圓狀披針形。

〔**葉表面觀**〕見圖。

〔**性味功能與主治**〕甘、寒。清熱利尿，祛痰，涼血，解毒。用於水腫尿少，痰熱咳嗽，吐血衄血，癰腫瘡毒。

〔**用法與用量**〕9～30g，鮮品 30～60g，煎服或搗汁服；外用鮮品搗敷。

Plantain Herb is the dried herb of *Plantago asiatica* L. or *Plantago depressa* Willd. (Fam. Plantaginaceae).

Action To remove *heat*, to induce diureses, to promote expectoration, to reduce *heat* in blood and to counteract toxicity.

Indications Edema with oliguria; urinary infection with difficult painful urination; diarrhea caused by *summer-damp*; cough caused by *phlegm-heat*; spitting of blood, epistaxis; carbuncles and sores.

Usage and dosage 9～30g; or 30～60g of the fresh herb to be decocted or to be pounded to obtain the juice for oral administration; for external use, appropriate quantity of the fresh herb to be pounded into paste and applied topically.

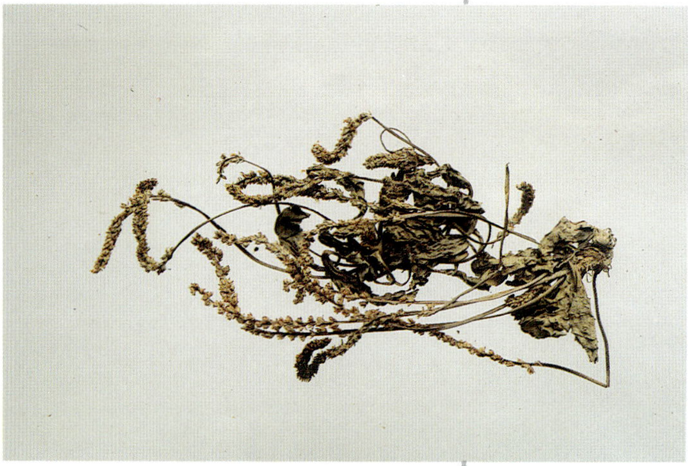

◀ 藥材車前草

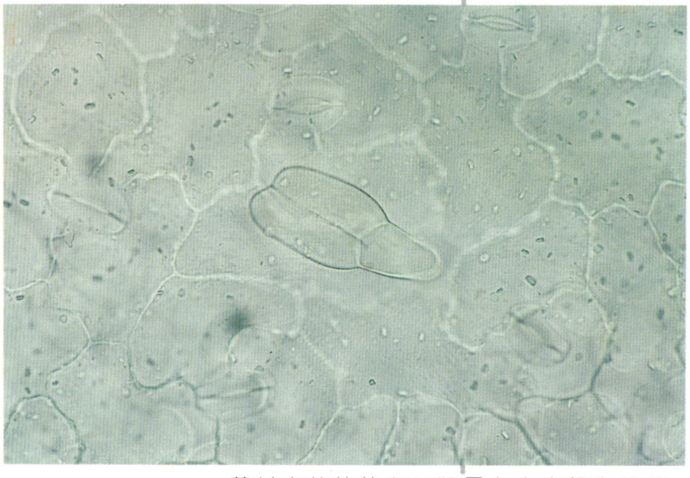

▲ 藥材車前草葉表面觀 示上表皮細胞具角質綫紋、氣孔和腺毛

082 太子參

Taizishen

Heterophylly Falsestarwort Root

RADIX PSEUDOSTELLARIAE

本品為石竹科植物孩兒參 Pseudostellaria heterophylla (Miq.) Pax ex Pax et Hoffm. 的乾燥塊根。

〔**原植物**〕多年生草本，高 15～20cm。塊根長紡錘形。莖下部葉匙形，基部漸狹；上部葉卵狀披針形、長卵形或菱狀卵形；莖頂端兩對葉稍密集，成十字形排列。花二型：普通花 1～3 朵頂生，白色。閉鎖花生莖下部葉腋，小形。蒴果卵形。

〔**藥材性狀**〕本品呈細長棒形，稍彎曲，

▼ 孩兒參

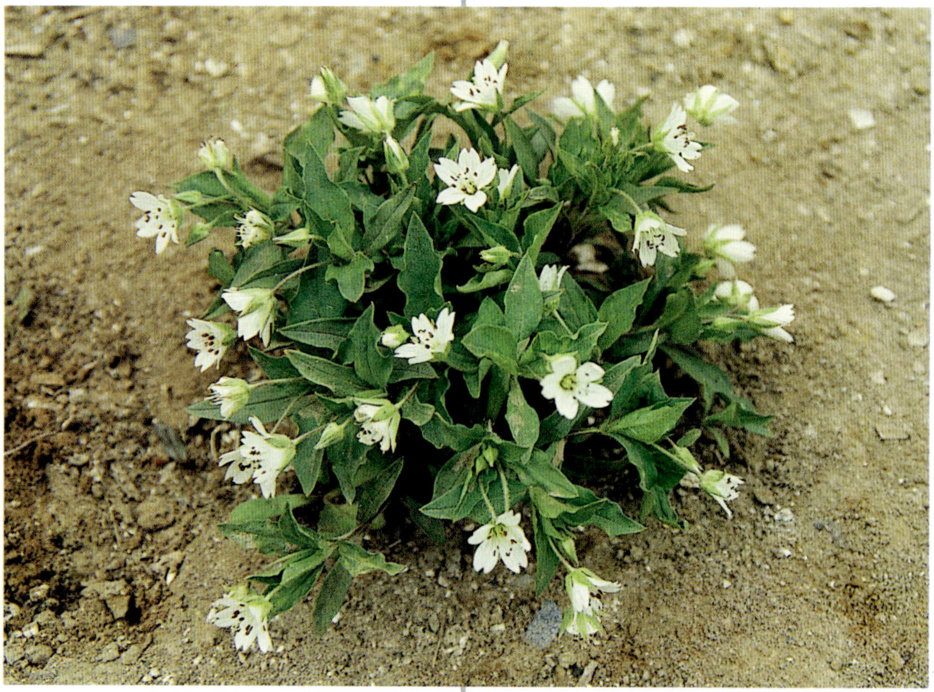

藥材太子參▶

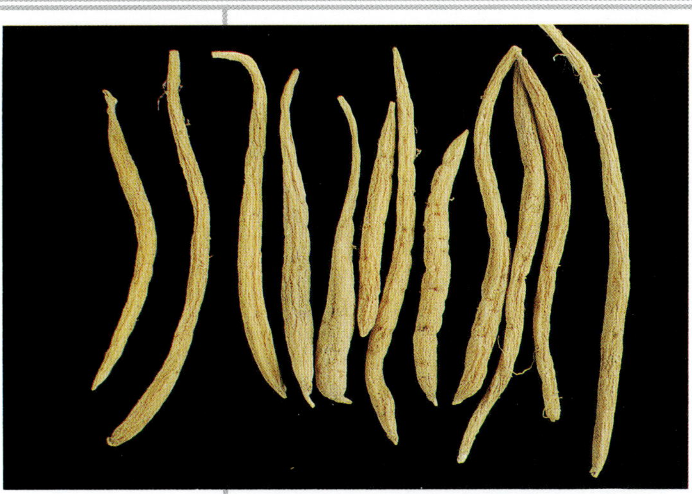

化州柚 ▼▶

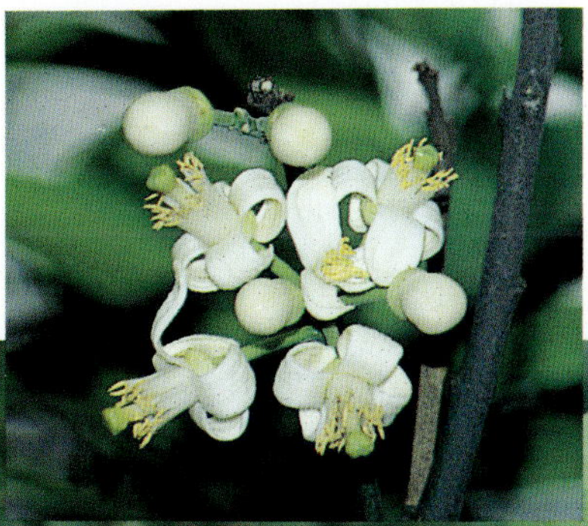

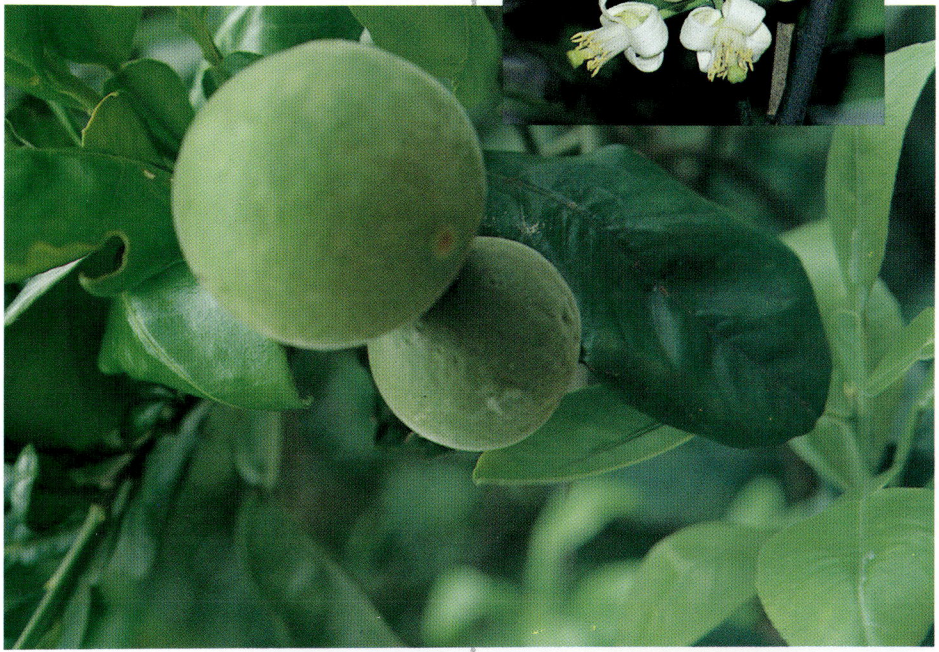

藥材化橘紅(光五爪)▶

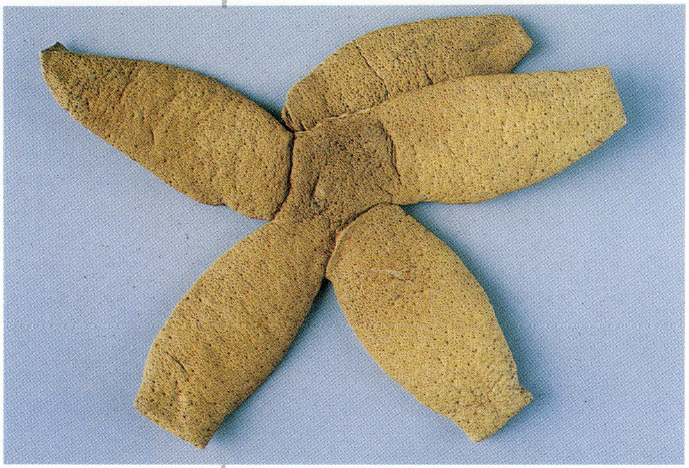

長 3～10cm，直徑 0.2～0.6cm。頂端有莖痕，表面黃白色，較光滑，凹陷處有鬚根痕。斷面淡黃白色。

〔**性味功能與主治**〕甘、微苦，平。益氣健脾，生津潤肺。用於脾虛體倦，食欲不振，病後虛弱，自汗口渴，肺燥乾咳。

〔**用法與用量**〕9～30g。

Heterophylly Falsestarwort Root is the dried tuber of *Pseudostellaria heterophylla* (Miq.) Pax ex Pax et Hoffm. (Fam. Caryophyllaceae).

Action To replenish *qi* and invigorate the *spleen* function, and to promote fluid secretion and moisten the *lung*.

Indications Hypofunction of the *spleen* with lassitude and anorexia; debility and deficiency of *qi* and *yin* marked by spontaneous sweating and thirst during convalescence, dry cough due to dryness of the *lung*.

Dosage 9～30g.

083 化橘紅

Huajuhong

Pummelo Peel

EXOCARPIUM CITRI GRANDIS

本品為芸香科植物化州柚 Citrus grandis "Tomentosa" 或柚 Citrus grandis (L.) Osbeck 的未成熟或近成熟的乾燥外層果皮。前者習稱"毛橘紅"，後者習稱"光七爪"、"光五爪"。

〔**原植物**〕①化州柚：常綠喬木，高 3～3.5m，幼枝被柔毛。葉互生，葉片長橢圓，先端渾圓。單生或腋生花瓣 4，白色；雄蕊 20～25。果實圓形或略扁，有毛。②柚：高 5～10m。葉大，葉柄有倒心形寬葉翼；葉片先端鈍圓或微凹，基部圓鈍，有半透明油腺點。柑果梨形、倒卵形或圓形、扁圓形，檸檬黃色，油室大而明顯；果皮厚，海綿層柔軟發達，瓤囊 10～18 瓣，汁胞粗大，白色或帶粉紅色。

〔**藥材性狀**〕①化州柚：呈對折的七角或展平的五角星狀，單片呈柳葉形。完整者展平後直徑 15～28cm，厚 0.2～0.5cm。外表面灰黃綠色，密佈茸毛；內表面黃白色。斷面不整齊，外緣有 1 列不整齊的下凹的油室，內側稍柔而有彈性。②柚：外表面黃綠色至黃棕色，無毛。

〔**性味功能與主治**〕辛、苦，溫。散寒，燥濕，利氣，消痰。用於風寒咳嗽，喉癢痰多，食積傷酒，嘔惡痞悶。

〔**用法與用量**〕3～6g。

Pummelo Peel is the dried exocarp of unripe or almost ripe *Citrus grandis* "Tomentosa" or *Citrus grandis* (L.) Osbeck (Fam. Rutaceae). The former is commonly known as "Maojuhong", and the latter "Guangqizhua" or "Guangwuzhua".

Action To dispel *cold*, eliminate damp and *phlegm*, and arrest emesis or nausea.

Indications Cough, itching of the throat and profuse expectoration in colds; nausea, vomiting and epigastric distension caused by improper diet or excessive drinking.

Dosage 3～6g.

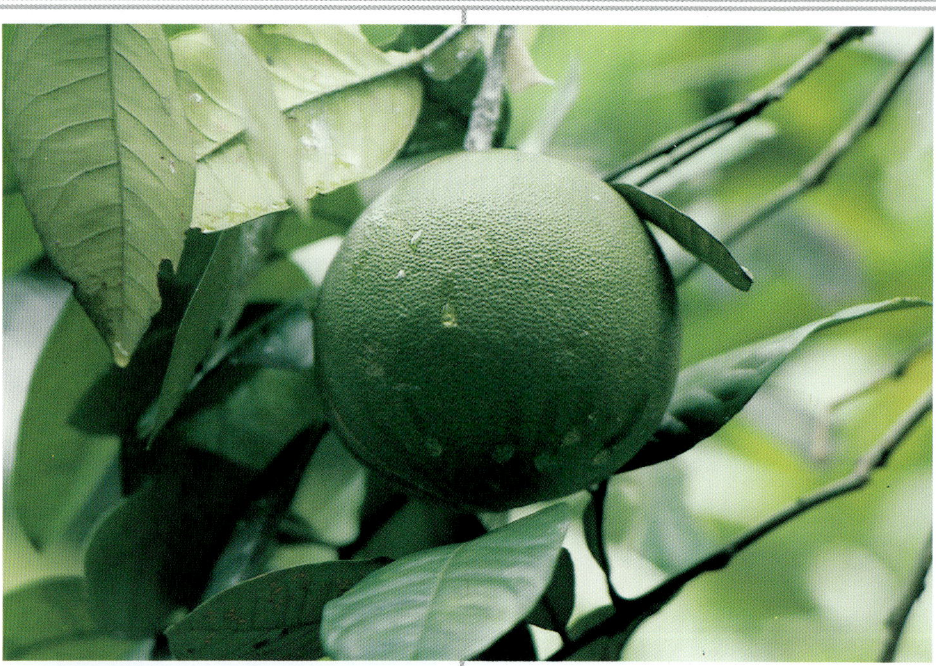

▲ 柚

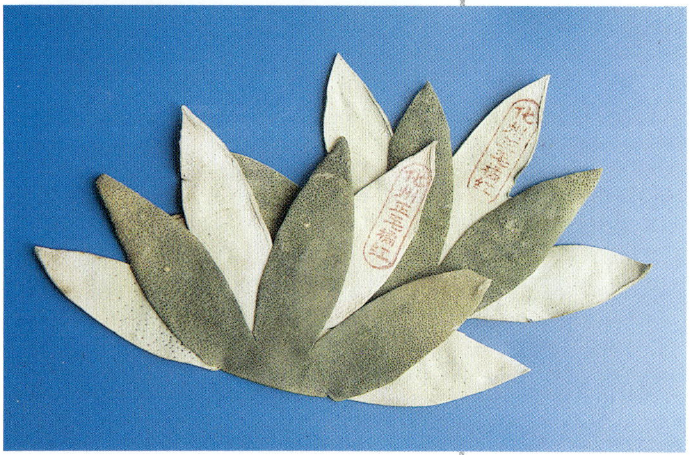

▲ 藥材化橘紅（光七爪）

084 毛訶子

Maohezi

Belleric Terminalia Fruit

FRUCTUS TERMINALIAE BILLERICAE

本品係藏族習用藥材，為使君子科植物毗黎勒 Terminalia billerica (Gaertn.) Roxb. 的乾燥成熟果實。

〔**原植物**〕落葉喬木，高 18～35m。葉螺旋狀集生枝頂，闊卵形或倒卵形，全緣或微波狀，兩面無毛，疏生白色細瘤點，葉柄長，中上部有 2 腺體。穗狀花序腋生，常集成傘房狀，上部為雄花，基部為兩性花；花 5 數，淡黃色，萼管杯狀，5 裂；花瓣缺，雄蕊 10；子房下位；假核果。

〔**藥材性狀**〕本品呈卵形或橢圓形，長 2～3.8cm，直徑 1.5～3cm。表面被紅棕色絨毛，具 5 棱脊及不規則皺紋，質堅硬。果肉厚 2～5mm，暗棕色或淺綠黃色。果核淡棕黃色。種子 1，種皮棕黃色，種仁黃白色。

〔**性味功能與主治**〕甘、澀，平。清熱解毒，收斂養血，調和諸藥。用於各種熱症，瀉痢，黃水病，肝膽病，病後虛弱。

▼ 毗黎勒

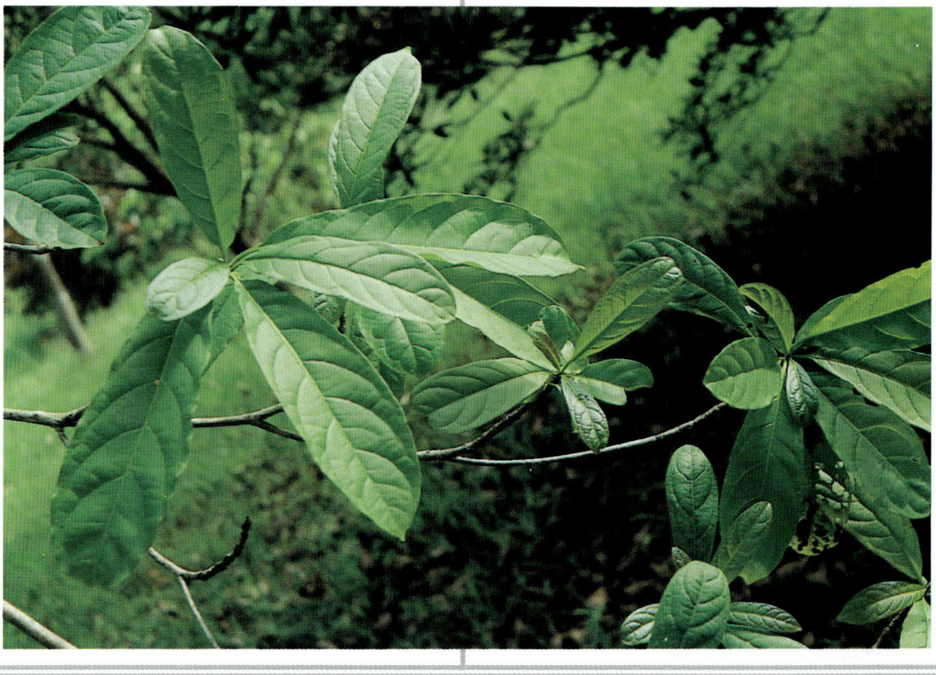

藥材毛訶子 ▶

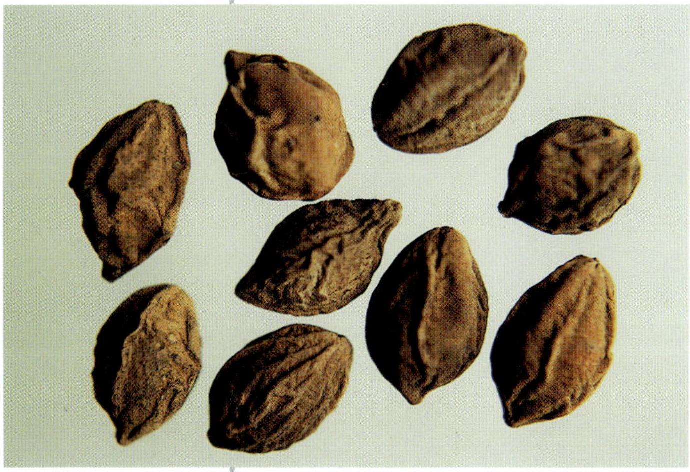

〔**用法與用量**〕3～9g，多入丸散服。

Belleric Terminalia Fruit is the dried ripe fruit of *Terminalia billerica* (Gaertn.) Roxb. (Fam. Combrataceae), used commonly by Tibetan nationality.

Action To remove *toxic heat*, to arrest discharges, to nourish blood, and to coordinate the actions of various ingredients in a prescription.

Indications Various febrile diseases; diarrhea, impetigo; liver and gallbladder diseases; debility during convalescence.

Usage and Dosage 3～9g; usually made into pills or powder.

▼ 牛

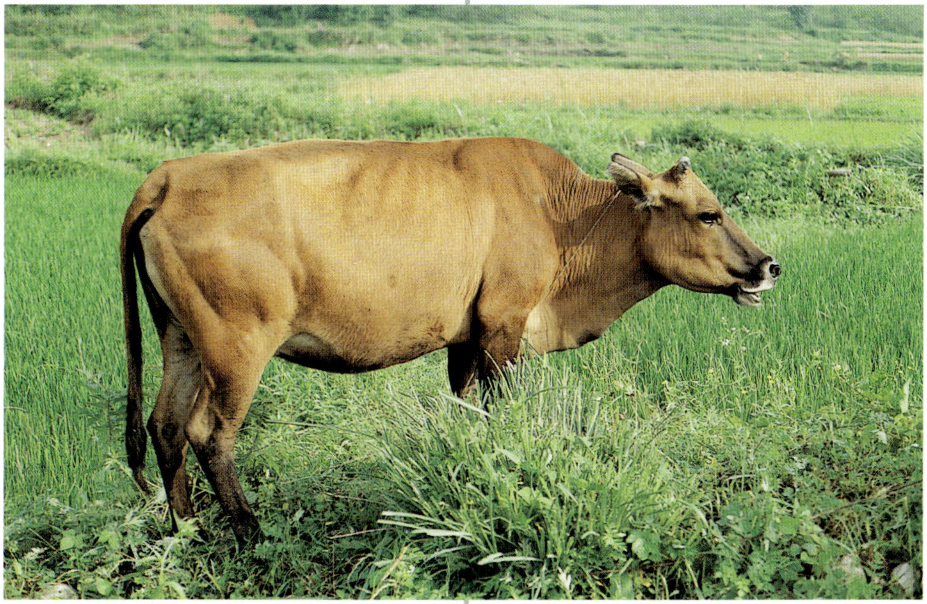

▼ 藥材牛黃

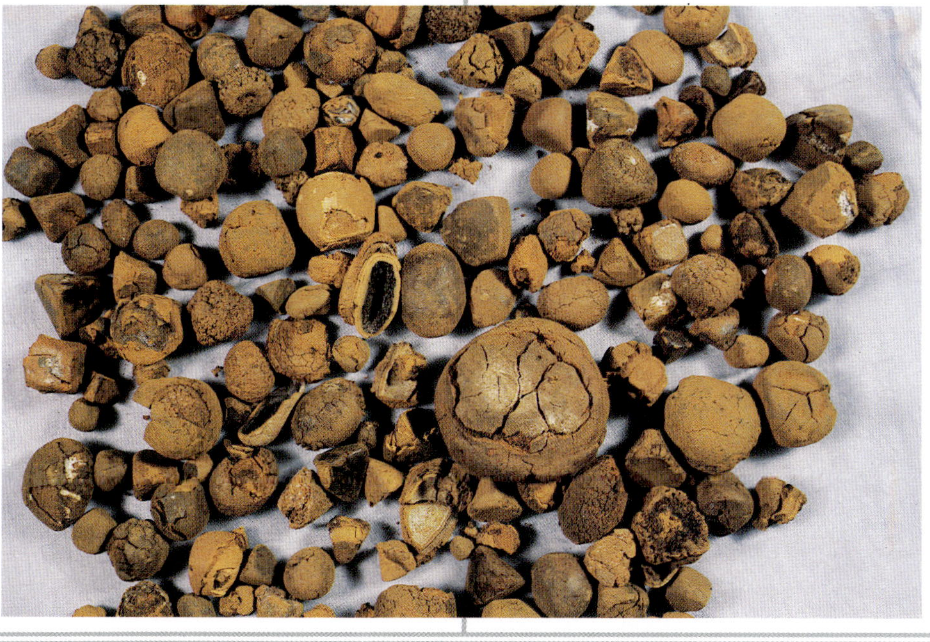

085 牛黃

Niuhuang

Bezoar

CALCULUS BOVIS

本品為牛科動物牛 Bos taurus domesticus Gmelin 乾燥的膽結石。

〔**原動物**〕哺乳動物，習見家畜。頭上有角 1 對，左右分開，角之長短、大小隨品種而異，彎曲，無分枝，中空，內有骨質角髓。四肢勻稱，4 趾，均有蹄甲，其後方 2 趾不着地。尾端具叢毛。毛色大部為黃色。

〔**藥材性狀**〕本品多呈卵形、類球形、三角形或四方形，大小不一。表面黃紅色至棕黃色，有的表面掛有一層黑色光亮的薄膜，習稱"烏金衣"，有的粗糙，具疣狀突起，有的具龜裂紋。質酥脆，易分層剝落，斷面金黃色，可見細密的同心層紋，有的夾有白心。

〔**性味功能與主治**〕甘，涼。清心，豁痰，開竅，涼肝，息風，解毒。用於熱病神昏，中風痰迷，驚癇抽搐，癲癇發狂，咽喉腫痛，口舌生瘡，癰腫疔瘡。

〔**用法與用量**〕0.15～0.35g，多入丸散用。

Bezoar is the dried gallstone of *Bos taurus domesticus* Gmelin (Fam. Bovidae).

Action To restore consciousness by reducing *fire* and eliminating *phlegm*, to relieve convulsions, and to counteract toxicity.

Indications Impairment of consciousness in febrile diseases and stroke; infantile convulsion, epilepsy, mania; sore throat, ulcers in the mouth; carbuncles and boils.

Usage and dosage 0.15～0.35g, mostly used in making pills or powder; for external use, appropriate qunatity to be ground into powder and applied topically.

086 牛蒡子

Niubangzi

Great Burdock Achene

FRUCTUS ARCTII

本品為菊科植物牛蒡 Arctium lappa L. 的乾燥成熟果實。

〔**原植物**〕二年生草本，高 1～2m。根粗壯，肉質，圓錐形，莖直立。基生葉叢生；莖生葉互生；葉片卵形、長卵形或廣卵形，先端具刺尖。頭狀花序簇生於莖頂或排列成傘房狀。總苞片鈎刺狀；花紅紫色，均為管狀花，兩性。瘦果，冠毛短刺狀，淡黃棕色。

〔**藥材性狀**〕本品呈長倒卵形，略扁，微彎曲，長 5～7mm，高 2～3mm。表面灰褐色，帶紫黑色斑點，有數條縱棱，通常中間 1～2 條較明顯。頂端鈍圓，稍寬，頂面有圓環，中間具點狀花柱殘迹。子葉 2，淡黃白色，富油性。

〔**性味功能與主治**〕辛、苦、寒。疏散風熱，宣肺透疹，解毒利咽。用於風熱感冒，咳嗽痰多，麻疹，風疹，咽喉腫痛，痄腮丹毒。

〔**用法與用量**〕6～12g。

Great Burdock Achene is the dried ripe fruit of *Arctium lappa* L. (Fam. Compositae).

Action To dispel *wind-heat* and relieve cough, to promote eruption, to counteract toxicity, and to soothe sore throat.

Indications Cough and expectroation in influenza or upper respiratory infection; measles; rubella; sore throat; mumps; erysipelas, carbuncles and sores.

Dosage 6～12g.

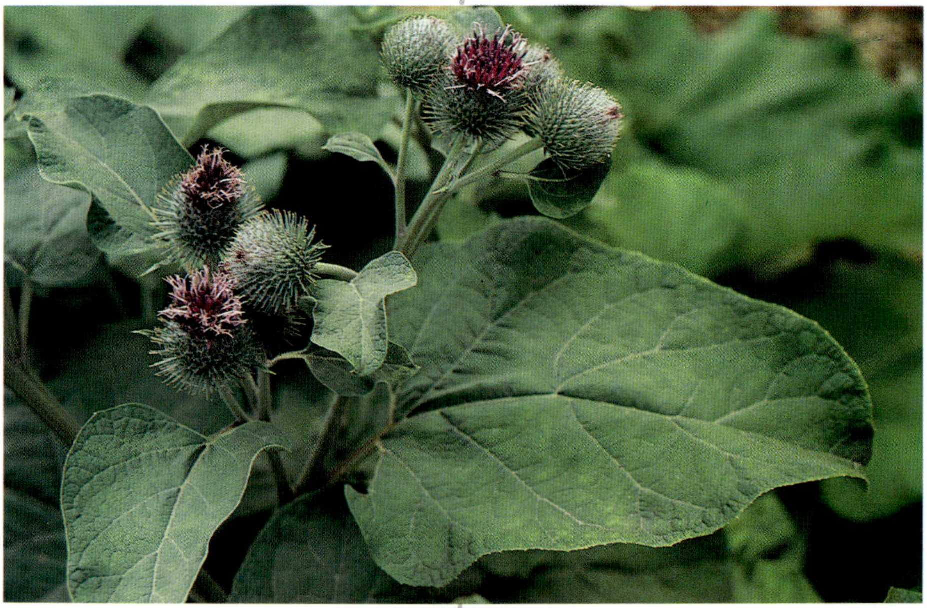

▲牛蒡

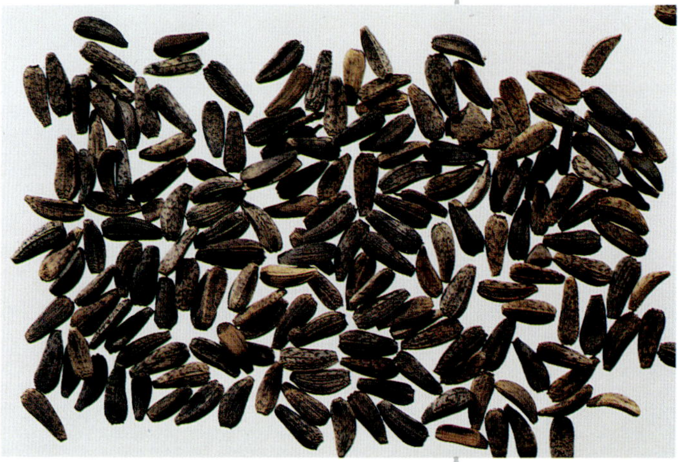

◀ 藥材牛蒡子

087 牛膝

Niuxi

Twotooth Achyranthes Root

RADIX ACHYRANTHIS BIDENTATAE

本品為莧科植物牛膝 Achyranthes bidentata Bl. 的乾燥根。

〔**原植物**〕多年生草本，高 70～120cm；根圓柱形；莖有棱角，節部膝狀膨大。葉卵形至橢圓形，或橢圓狀披針形，全緣，兩面被柔毛。穗狀花序腋生和頂生，花後總花梗伸長，花向下折而貼近總花梗。花黃綠色。胞果矩圓形。

〔**藥材性狀**〕本品呈細長圓柱形，有的稍彎曲，上端稍粗，下端較細，長 15～

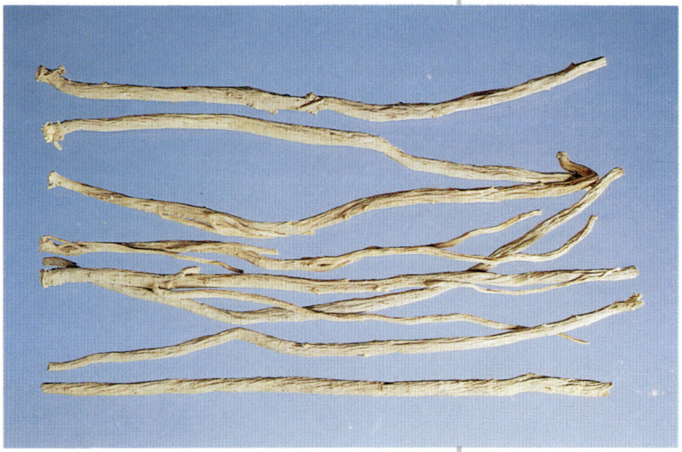

◀ 藥材牛膝

牛膝 ▶

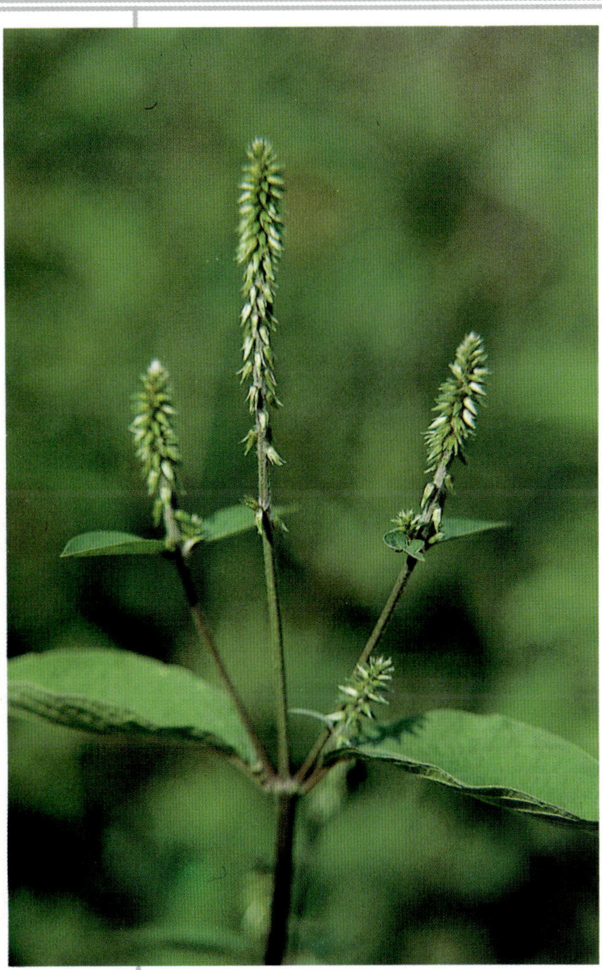

▼ 藥材牛膝橫切面

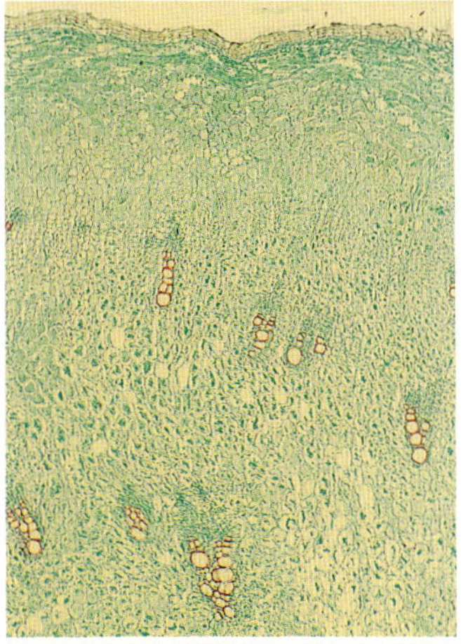

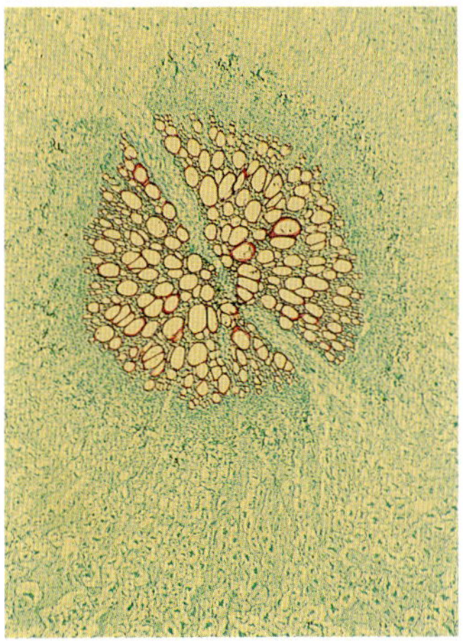

50cm，最長可達 90cm，直徑 0.4～1cm。表面灰黃色或淡棕色，有略扭曲而細微的縱皺紋、橫長皮孔及稀疏的細根痕。受潮則變柔軟，斷面平坦，黃棕色，微呈角質樣而油潤，中心維管束木部較大，黃白色，其外圍散有多數點狀的維管束，排列成 2～4 輪。

〔**橫切面**〕見圖。

〔**性味功能與主治**〕苦、酸、平。補肝腎，強筋骨，逐瘀通經，引血下行。用於腰膝酸痛，筋骨無力，經閉癥瘕，肝陽眩暈。

〔**用法與用量**〕4.5～9g。

〔**注意**〕孕婦慎用。

Twotooth Achyranthes Root is the dried root of *Achyranthes bidentata* Bl (Fam. Amaranthaceae).

Action To replenish the *liver* and the *kidney*, to strengthen the tendons and bones, to eliminate *blood stasis* and stimulate menstrual discharge, and to lead the blood to flow downward.

Indications Soreness of the lumbar and knee joints with weakness in the legs; amenorrhea with mass formation in the abdomen; dizziness due to hyperactivity fo the *liver*.

Dosage 4.5～9g.

Precaution Used with caution in pregnancy.

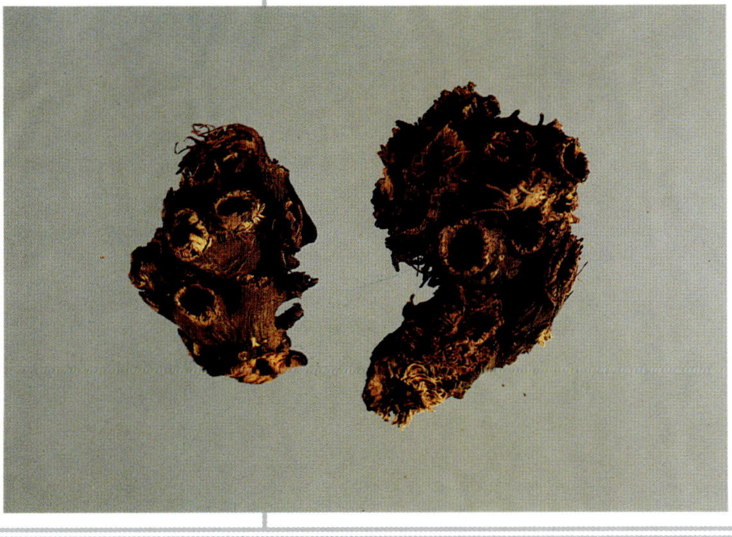

藥材升麻 ▶

088 升麻

Shengma

Largetrifoliolious Bugbane Rhizome

RHIZOMA CIMICIFUGAE

本品為毛茛科植物大三葉升麻 Cimicifuga heracleifolia Kom.、興安升麻 Cimicifuga dahurica (Turcz.) Maxim. 或升麻 Cimicifuga foetida L. 的乾燥根莖。

〔**原植物**〕①大三葉升麻：多年生草本。根莖粗壯，有圓洞狀老莖殘痕。莖高 1m 或更高，下部微具槽。下部莖生葉為二回三出複葉，頂生小葉倒卵形，葉片稍革質。圓錐花序具 2～9 條分枝，花兩性。蓇葖果長圓形，無毛或近無毛。②興安升麻：頂生小葉寬菱形。圓錐花序具 7～20 分枝。花單性，雌雄異株。③升麻：頂生小葉菱形，葉片紙質。圓錐花序具 3～20 分枝。花兩性。蓇葖果長圓形，被貼伏的柔毛。

〔**藥材性狀**〕本品為不規則的長形塊狀，多分枝，呈結節狀，長 10～20cm，直徑 2～4cm。表面黑褐色或棕褐色，有鬚根殘留，並有數個圓形空洞的莖基痕，洞內壁顯網狀溝紋；下面凹凸不平，具鬚根痕。斷面平坦，纖維性，黃綠色或淡黃白色。

〔**性味功能與主治**〕辛、微甘，微寒。發表透疹，清熱解毒，升舉陽氣。用於風熱頭痛，齒痛，口瘡，咽喉腫痛，麻疹不透，陽毒發斑；脫肛，子宮脫垂。

〔**用法與用量**〕3～9g。

Largetrifoliolious Bugbane Rhizome is the dried rhizome of *Cimicifuga heracleifolia* Kom., *Cimicifuga dahurica* (Turcz.) Maxim. or *Cimicifuga foetida L.* (*Fam. Ranunculaceae*).

Action To induce perspiration and promote eruption, to remove toxic *heat*, and to cure drooping and ptosis.

Indications Headache caused by *wind-heat*, toothache, ulcers in the mouth, sore throat; measles with inadequate eruption and other eruptive febrile disease; prolapse of the rectum or the uterus.

Dosage 3～9g.

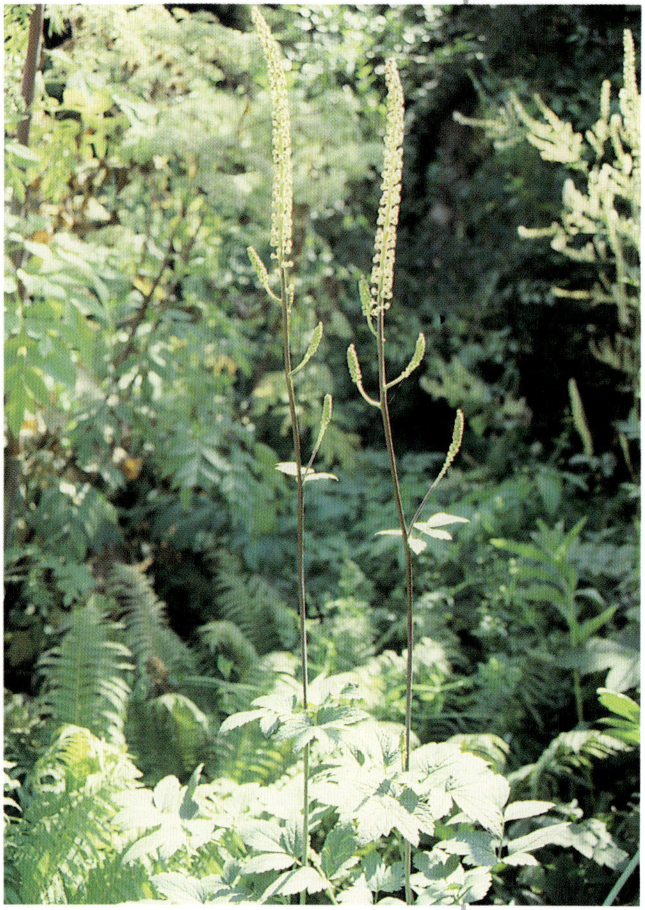

◀ 興安升麻

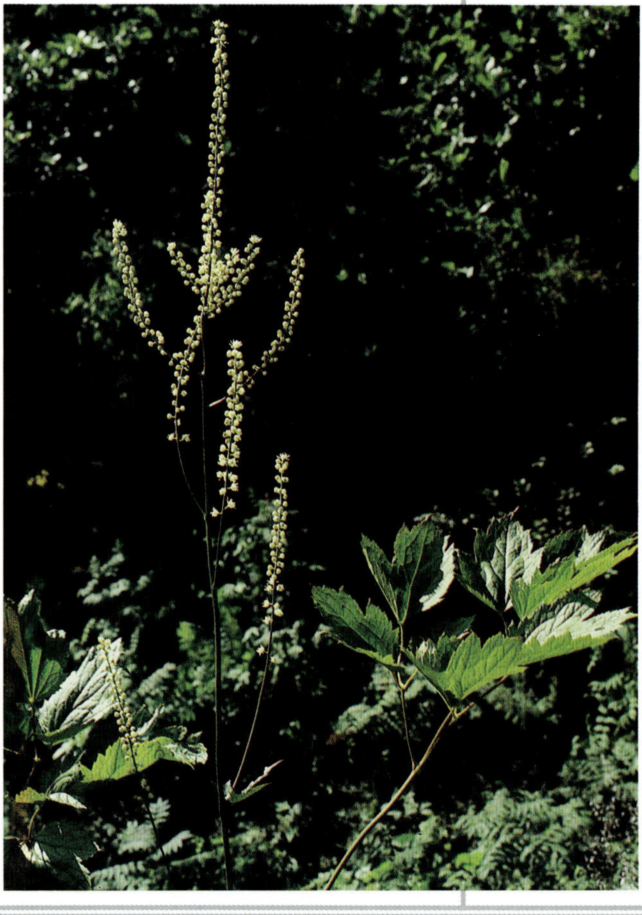

◀ 大三葉升麻

藥材片薑黃 ▶

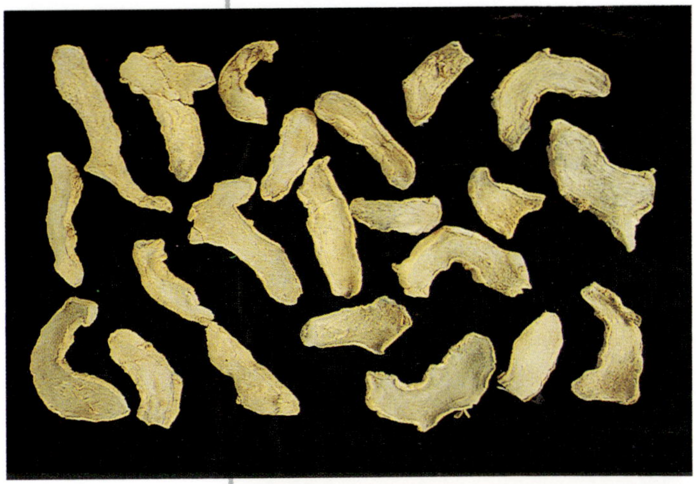

藥材片薑黃橫切面 ▶

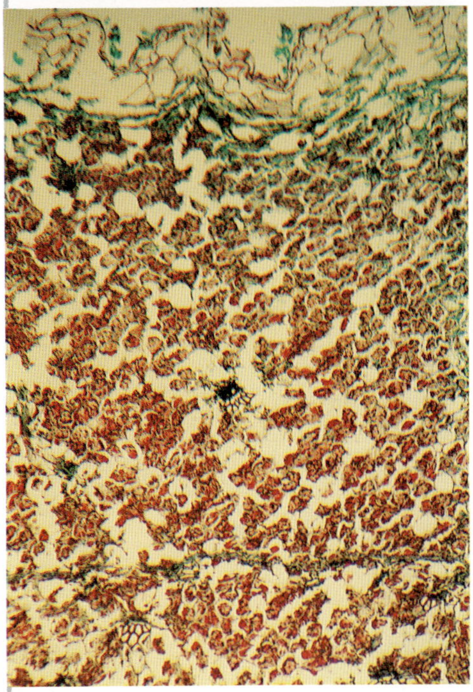

089 片薑黃

Pianjianghuang

Wenyujin Concise Rhizome

RHIZOMA WENYUJIN CO NCISA

本品為薑科植物溫鬱金 Curcuma wenyujin Y. H. Chen et C. Ling 的乾燥根莖切成片。

〔**原植物**〕見鬱金。

〔**藥材性狀**〕呈長圓形或不規則的片狀，長 3～6cm，寬 1～3cm，厚 0.1～0.4cm。斷面灰黃白色。

〔**橫切面**〕見圖。

〔**性味功能與主治**〕辛、苦、溫。破血行氣，通經止痛。用於血滯經閉，行經腹痛，胸脅刺痛，風濕痹痛，肩臂疼痛，跌撲損傷。

〔**用法與用量**〕3～9g。

〔**注意**〕孕婦慎用。

Wenyujin Concise Rhizome is the dried rhizome of *Curcuma wenyujin* Y. H. Chen et C. Ling (Fam. Zingberaceae).

Action To eliminate *blood stasis*, promote the flow of *qi*, stimulate the menstrual discharge and relieve pain.

Indications Amenorrhea and dysmenorrhea due to *blood stasis*; pricking pain in the chest and hypochondriac regions arthralgia.

Dosage 3～9g.

Precaution Used with caution in pregnancy.

▼ 烏藥

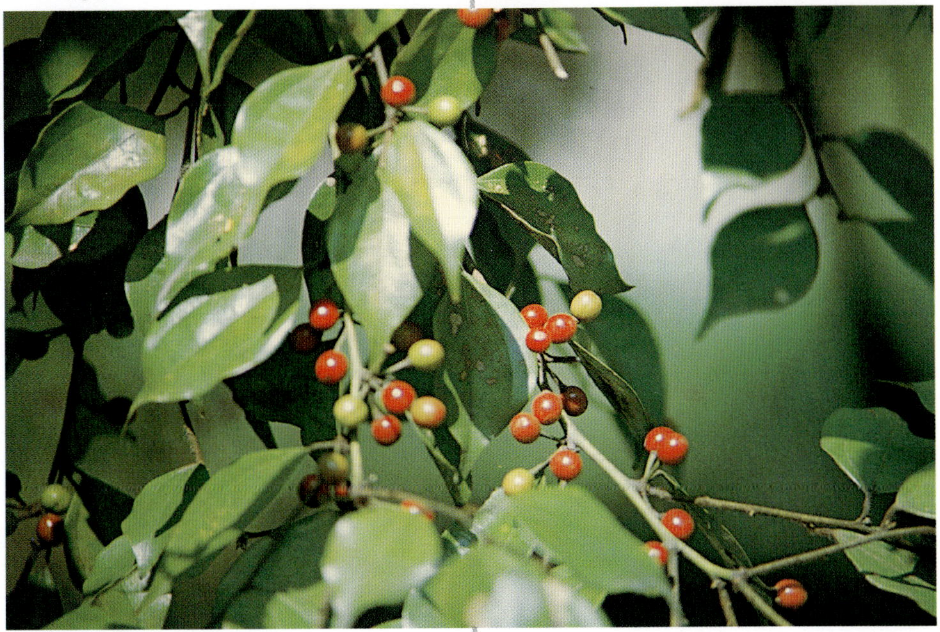

090 烏藥

Wuyao

Combined Spicebush Root

RADIX LINDERAE

本品為樟科植物烏藥 Lindera aggregata (Sims) Kosterm. 的乾燥塊根。

〔**原植物**〕常綠灌木或小喬木，高 5m。葉互生，革質，下面密生灰白色柔毛，有三出脈。雌雄異株；傘形花序腋生；總花梗幾無；花被片 6，淡綠色；能育雄蕊 9，花藥內向瓣裂。果實橢圓形。

〔**藥材性狀**〕本品多呈紡錘狀或連珠狀，長 6～15cm，直徑 1～3cm；表面黃棕色有縱皺紋及稀疏的細根痕。切片厚 0.2～2mm，切面淡黃棕色。可見年輪環紋。質老、不呈紡錘狀的直根，不可供藥用。

〔**性味功能與主治**〕辛，溫。順氣止痛，溫腎散寒。用於胸腹脹痛，氣逆喘急，膀胱虛冷，遺尿尿頻，疝氣，痛經。
〔**用法與用量**〕3～9g。

Combined Spicebush Root is the root tuber of *Lindera aggregata* (Sims) Kosterm. (Fam. Lauraceae).

Action To smooth the flow of *qi* and relieve pain, and to warm and tonify the *kidney* and the urinary bladder.

Indication Distending pain in the chest and abdomen accompanied by dyspnea; enuresis and frequency of urination due to hypofunction of the urinary bladder; hernia; dysmenorrhea.

Dosage 3～9g.

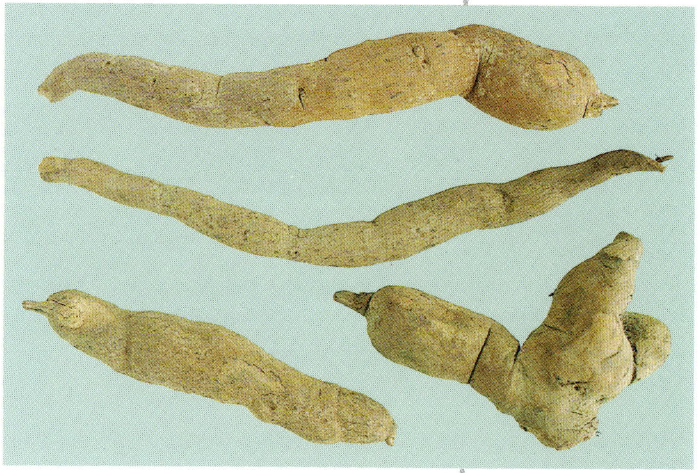

◀ 藥材烏藥

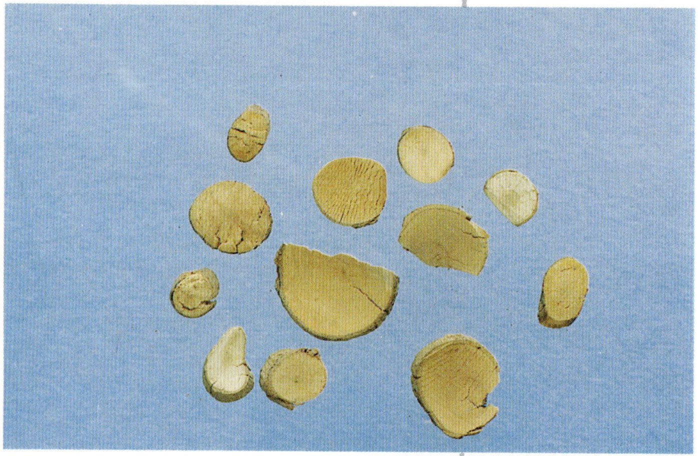

◀ 藥材烏藥片

091 烏梢蛇

Wushaoshe

Black Snake

ZAOCYS

本品為游蛇科動物烏梢蛇 Zaocys dhumnades (Cantor) 的乾燥體。

〔**原動物**〕全長可達 2m 以上。體背灰褐色或黑褐色，其上有二黑綫縱貫全身。老年個體後段色深，黑綫不明顯，脊背黃褐色，縱綫較為醒目；幼蛇背面灰綠色，其上有 4 條黑綫縱貫全身。頰鱗 1；眶前鱗 2；顳鱗 2（1）＋2；上唇鱗 8；背鱗 16－16－14，中央 2－4 行起棱。

〔**藥材性狀**〕本品呈圓盤狀，盤徑約 16cm。表面黑褐色或綠黑色；背中央 2～4 行鱗片強烈起棱，形成兩條縱貫全體的黑綫。頭盤在中間，扁圓形。脊部

▼烏梢蛇

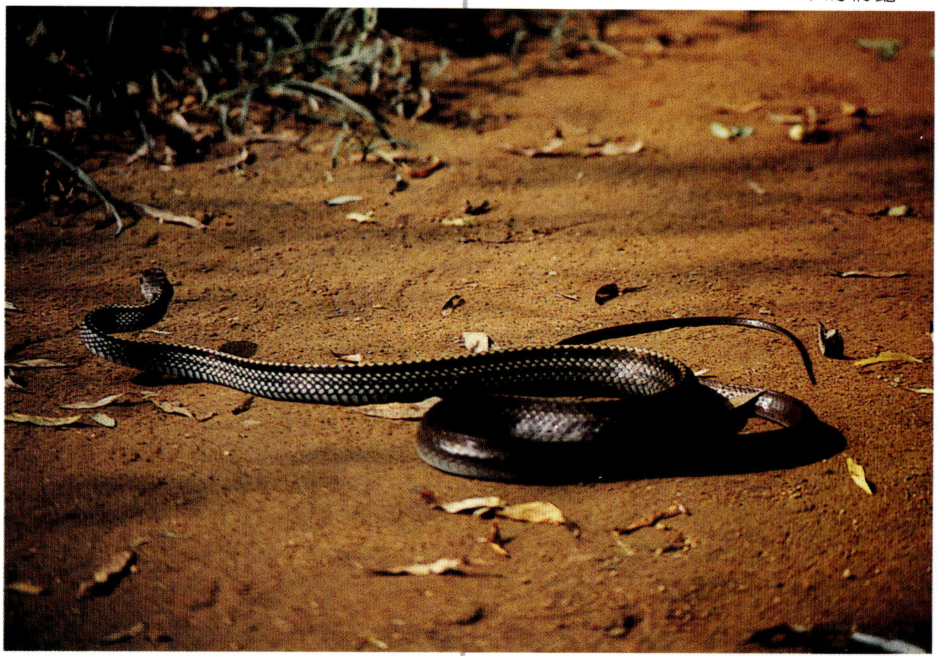

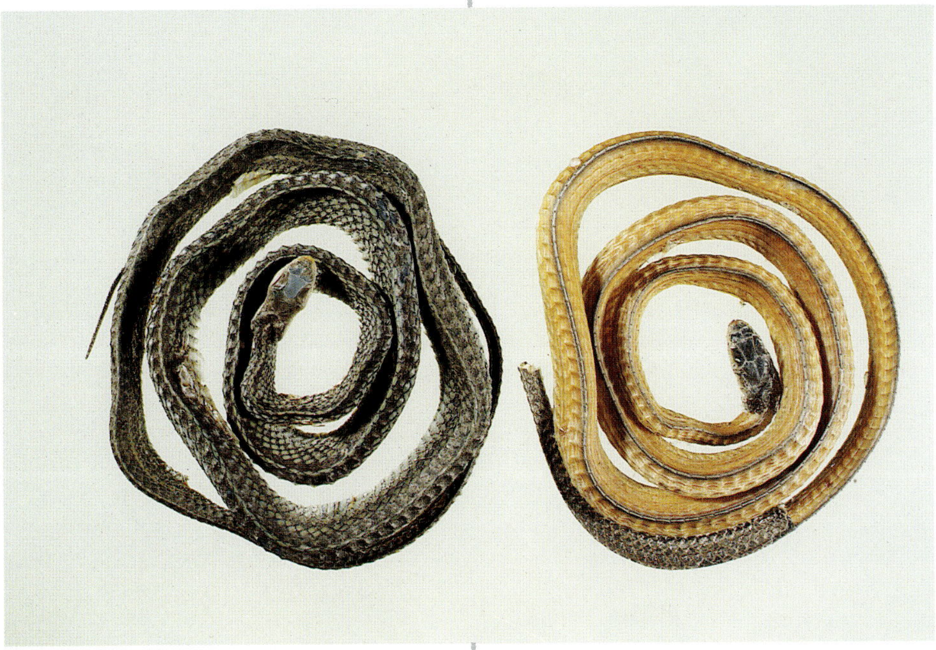

▲藥材烏梢蛇

高聳成屋脊狀。腹部剖開邊緣向內卷曲，脊肌肉厚，黃白色或淡棕色。剝皮者僅留頭尾之皮，中段較光滑。

〔性味功能與主治〕 甘，平。祛風，通絡，止痙。用於風濕頑痹，麻木拘攣，中風口眼喎斜，半身不遂，抽搐痙攣，破傷風症，麻風疥癬，瘰癧惡瘡。

〔用法與用量〕 9～12g。

Black Snake is the dried body of *Zaocys dhumnades* (Cantor) (Fam. Colubridae).

Action To dispel *wind*, remove obstruction of the *collaterasl*, and relieve spasms and convulsions.

Indications Chronic rheumatiod arthritis with numbness and ankylosis; hemiplegia in stroke; convulsion, tetanus, leprosy, scabies, scrofula with suppuration.

Dosage 9～12g.

092 烏梅

Wumei

Smoked Plum

FRUCTUS MUME

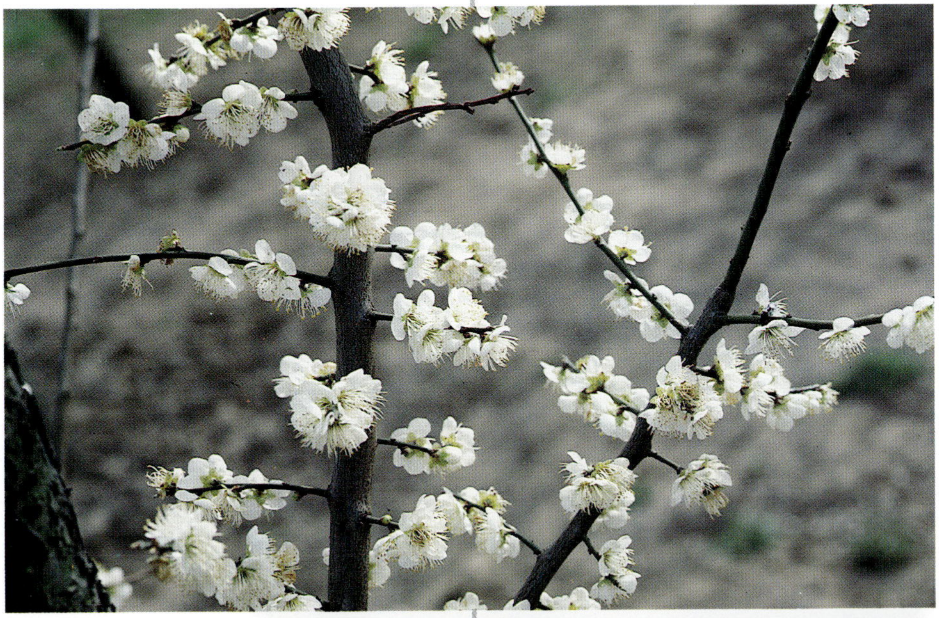

▲梅（綠萼梅）

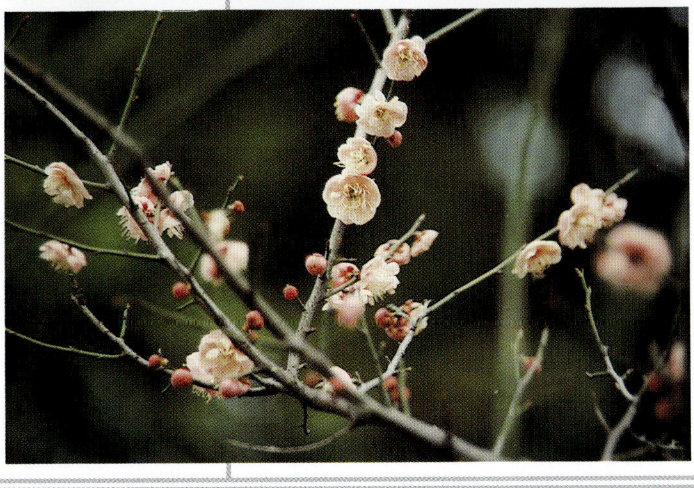

梅（紅梅）▶

本品為薔薇科植物梅 Prunus mume (Sieb.) Sieb. et Zucc. 的乾燥近成熟果實。

〔原植物〕 落葉小喬木。小枝綠色，枝端尖刺狀。葉互生，葉柄近頂端有2腺體；葉片闊卵形或卵形，先端長漸尖，邊緣有細鋸齒。花先葉開放，白色或淡紅色。核果球形，綠色，熟時變黃。

〔藥材性狀〕 本品呈類球形或扁球形，直徑1.5～3cm。表面烏黑色或棕黑色，皺縮不平，基部有圓形果梗痕。果核堅硬，橢圓形，棕黃色，表面有凹點；種子扁卵形，淡黃色。

〔性味功能與主治〕 酸、澀、平。斂肺，澀腸，生津，安蛔。用於肺虛久咳，久痢滑腸，虛熱消渴，蛔厥嘔吐腹痛，膽道蛔蟲症。

〔用法與用量〕 6～12g。

Smoke Plum is the dried almost ripe fruit of *Prunus mume* (Sieb.) Sieb. et Zucc. (Fam. Rosaceae).

Action To arrest persistent cough, to relieve diarrhea by astringing the intestines, to promote the production of body fluid, and to relieve colic caused by ascaris.

Indications Persistent cough in *deficiency*

syndromes of the lung; chronic dysentery and diarrhea; thirst in consumprive diseases; colic and vomiting caused by ascaris, biliary ascariasis.

Dosage 6～12g.

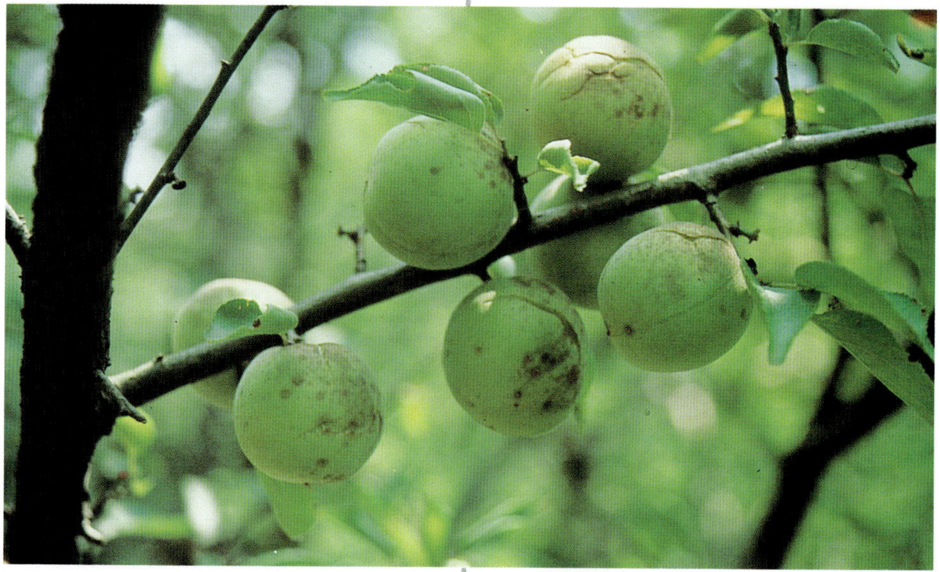

▲ 梅（果）

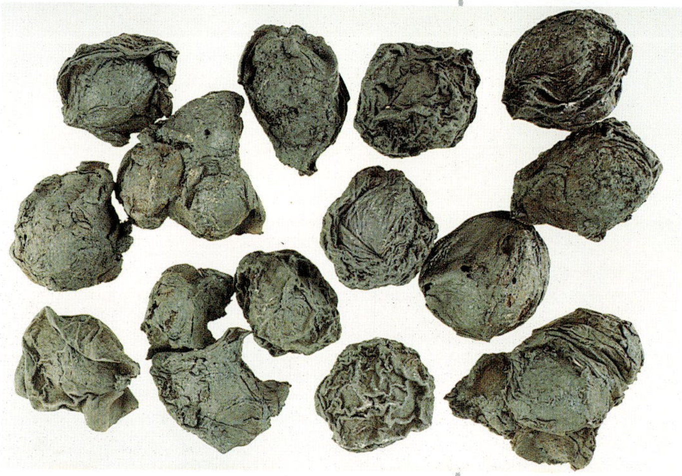

◀ 藥材烏梅

093 丹參

Danshen

Danshen Root

RADIX SALVIAE MILTIORRHIZAE

本品為唇形科植物丹參 Salvia miltiorrhiza Bge. 的乾燥根及根莖。

〔**原植物**〕多年生草本。根圓柱形，朱紅色。莖四方形。葉對生，羽狀複葉，小葉 5～7，兩面被白色柔毛。輪傘花序組成頂生或腋生的假總狀花序；花冠藍紫色，二唇形。小堅果橢圓形。

〔**藥材性狀**〕本品呈長圓柱形，略彎曲，有的分枝並具鬚狀細根，長 10～20cm，直徑 0.3～1cm。栽培品較粗壯，表面棕紅色或暗棕紅色，具縱皺紋。斷面疏鬆，皮部棕紅色，木部灰黃色或紫褐色。

〔**性味功能與主治**〕苦，微寒。祛瘀止痛，活血通經，清心除煩。用於月經不調，經閉痛經，癥瘕積聚，胸腹刺痛，熱痹疼痛，瘡瘍腫痛，心煩不眠；肝脾

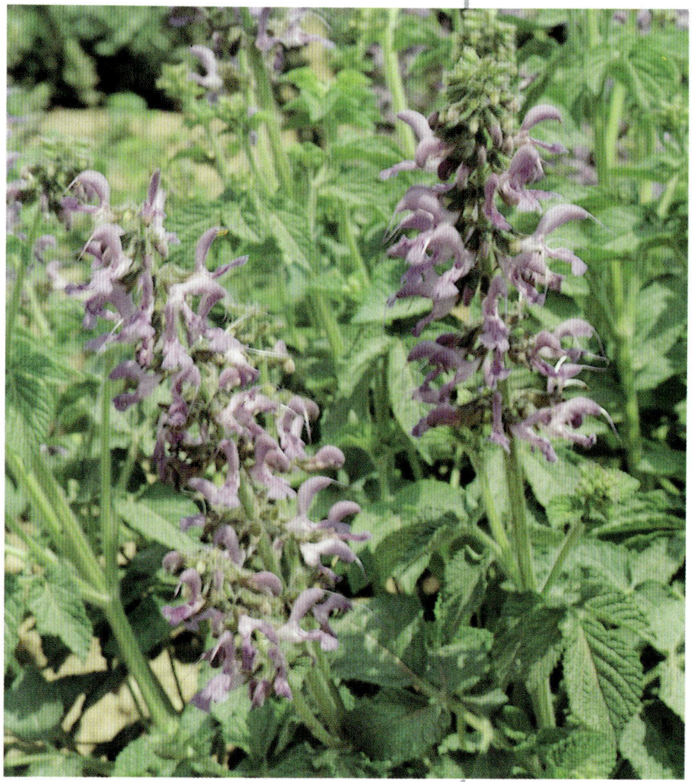

◀ 丹參

藥材丹參 ▶

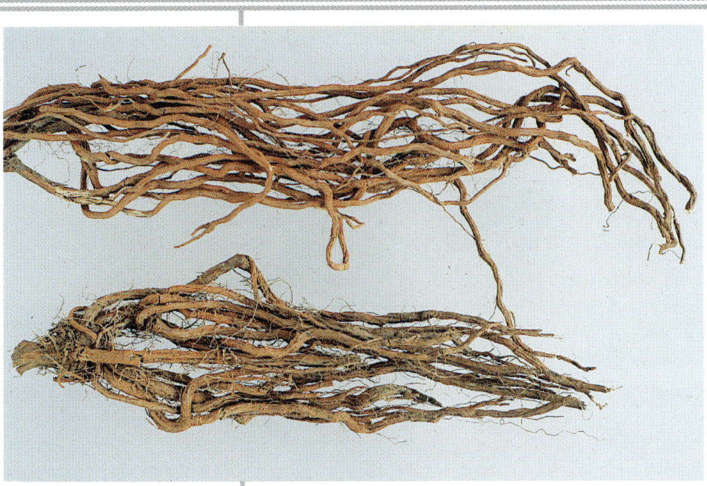

腫大，心絞痛。

〔**用法與用量**〕9～15g。

〔**注意**〕不宜與藜蘆同用。

Danshen Root is the dried root and rhizome of *Salvia miltiorrhiza* Bge. (Fam. Labiatae).

Action To remove *blood stasis* and relieve pain, to promote the flow of blood and stimulate menstrual discharge, and to ease the mind.

Indications Menstrual disorders, amenorrhea, dysmenorrhea; mass formation in the abdomen; pricking pain in the chest and abdomen, pain in acute arthritis and subcutaneous infections; fidgets and insomnia; hepatosplenomegaly; angina pectoris.

Dosage 9～15g.

Precaution Incompatible with Rhizoma et Radix Veratri.

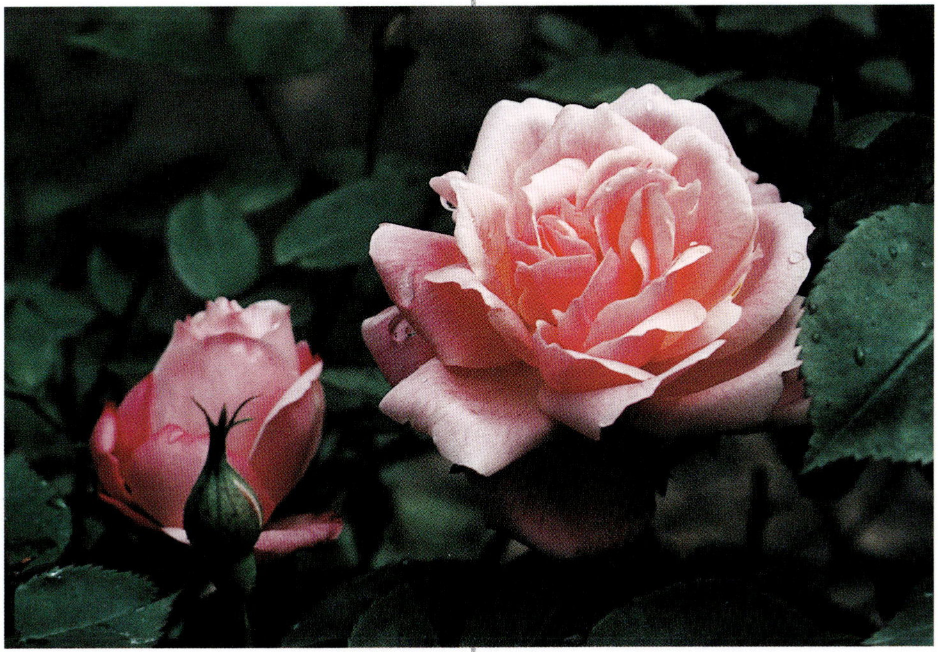

▲月季

094 月季花

Yuejihua

Chinese Rose Flower

FLOS ROSAE CHINENSIS

本品為薔薇科植物月季 Rosa chinensis Jacq. 的乾燥花.

〔**原植物**〕灌木。枝有三棱形鉤狀皮刺。單數羽狀複葉互生；小葉 3～5，稀為 7 枚；小葉片，邊緣有尖鋸齒。春末即開始開花直至秋季，花數朵簇生，紅色或玫瑰色，重瓣。

〔**藥材性狀**〕本品呈類球形，直徑 1.5～2.5cm。花托長圓形；萼片 5，暗綠色，先端尾尖；花瓣呈覆瓦狀排列，有的散落，長圓形，紫紅色或淡紫紅色；雄蕊多數，黃色。體輕，質脆。

〔**性味功能與主治**〕甘，溫。活血調經。用於月經不調，痛經。

〔**用法與用量**〕1.5～4.5g。

Chinese Rose Flower is the dried flower of *Rosa chinensis* Jacq. (Fam. Rosaceae).

Action To promote blood circulation and regulate menstruation.

Indications Menstrual disorders, dysmenorrhea.

Dosage 1.5～4.5g.

藥材月季花 ▶

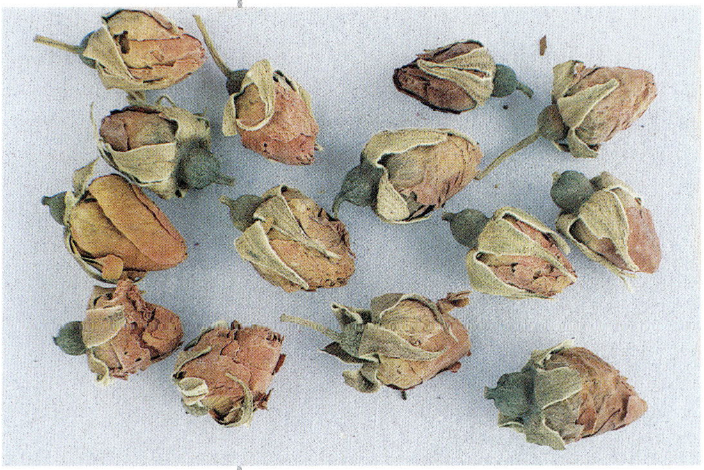

095 火麻仁

Huomaren

Hemp Seed

SEMEW CANNABIS

本品為桑科植物大麻 Cannabis sativa L. 的乾燥成熟種子。

〔**原植物**〕一年生草本。高 1～3m。葉互生或下部的對生，掌狀全裂，裂片 3～11，披針形至條狀披針形，上面有糙毛，下面密被灰白色氈毛，邊緣具粗鋸齒。雌雄異株；雄花排成長而疏散的圓錐花序，黃綠色，雌花叢生葉腋，綠色。瘦果。

〔**藥材性狀**〕本品呈卵圓形，長 4～5.5mm，直徑 2.5～4mm。表面灰綠色或灰黃色，有微細的白色或棕色網紋，兩邊有棱，頂端略尖，基部有 1 圓形果梗痕。果皮易破碎。種皮綠色，子葉 2，乳白色，富油性。

〔**性味功能與主治**〕甘，平。潤燥，滑腸，通便。用於血虛津虧，腸燥便秘。

〔**用法與用量**〕9～15g。

Hemp Seed is the dried ripe seed of *Cannabis sativa* L. (Fam. Moraceae).

Action To cause laxation.

Indications Constipation due to *deficiency of blood* and inrestinal fluid.

Dosage 9～15g.

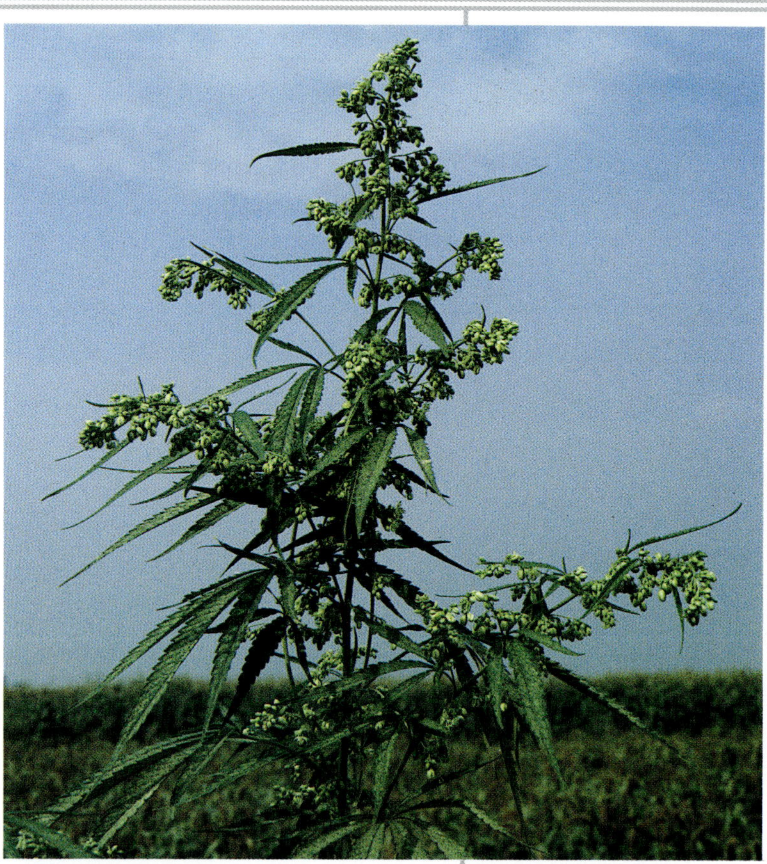

◀ 大麻

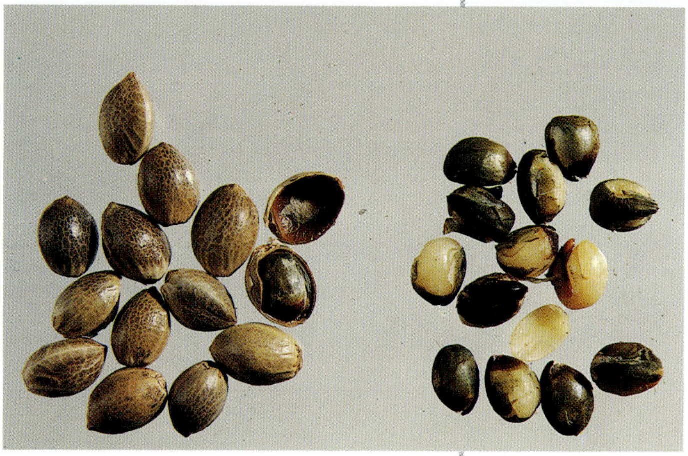

◀ 藥材火麻仁（右為已除果皮的種子）

096 巴豆

Badou

Croton Fruit

FRUCTUS CROTONIS

本品為大戟科植物巴豆 Croton tiglium L. 的乾燥成熟果實。

〔**原植物**〕灌木或小喬木，高 2～7m。葉卵形至矩圓狀卵形，掌狀脈 3 出，兩面被稀疏星狀毛，基部兩側近葉柄處各有 1 無柄腺體。頂生總狀花序；花小；單性；雌雄同株。蒴果矩圓狀，有 3 個鈍角，無毛或有星狀毛，3 室；種子長卵形。

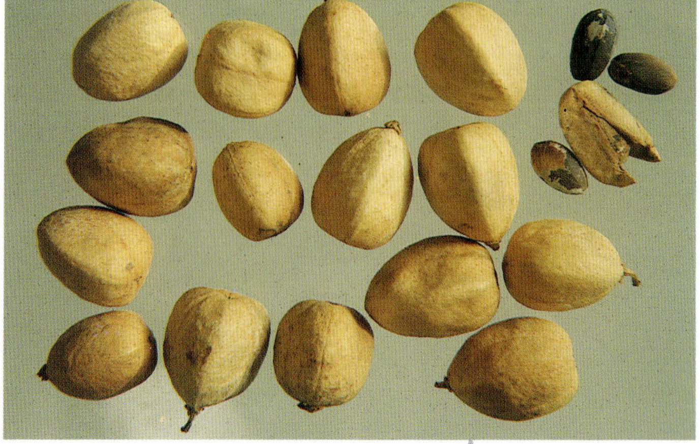

◀ 藥材巴豆

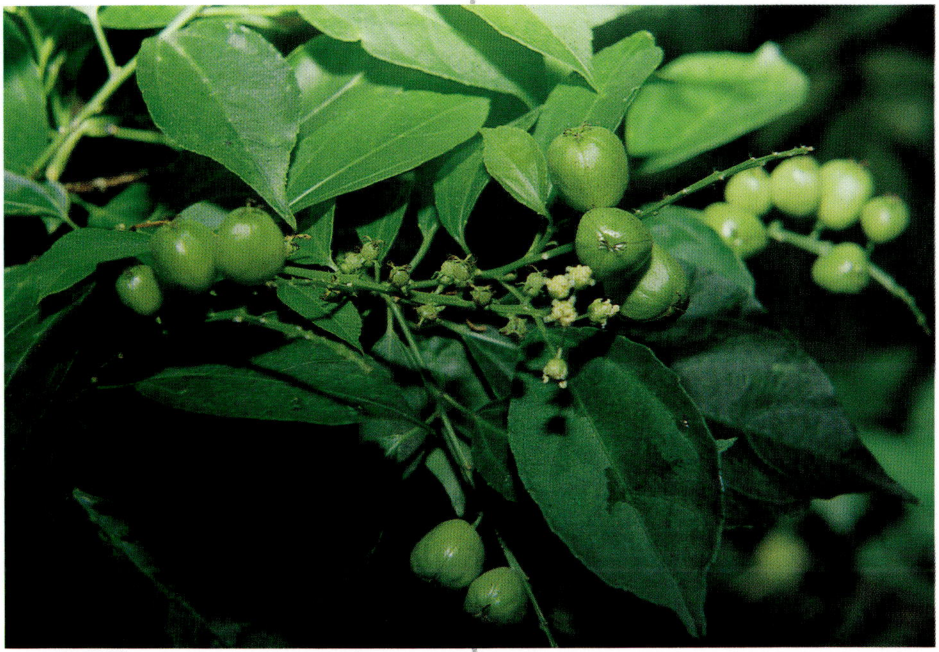

▲巴豆

〔藥材性狀〕本品呈卵圓形，一般具三稜，長1.8～2.2cm，直徑1.2～1.4cm。表面灰黃色或稍深，粗糙，有縱綫6條，頂端平截，基部有果梗痕。破開果殼，可見3室，每室含種子1粒。種子呈略扁的橢圓形，長1.2～1.5cm，直徑0.7～0.9cm；表面棕色或灰棕色，一端有小點狀的種臍及種阜的疤痕，另端有微凹的合點，其間有隆起的種脊；外種皮薄而脆，內種皮呈白色薄膜，種仁黃白色，油質。

〔性味功能與主治〕辛、熱；有大毒。外治蝕疮。用於惡瘡疥癬，疣痣。

〔用法與用量〕外用適量，研末塗患處，或搗爛以紗布包擦患處。

Croton Fruit is the dreid ripe fruit of *Croton tiglium* L. (Fam. Euphorbiaceae).

Action To cause cauterization by external use.

Indications Malignant ulcer, scabies, wart.

Usage and dosage Appropriate quantity to be ground into powder for topical application or pounded into paste and wrapped in a piece of gauze for rubbing onto the affected skin.

097 巴豆霜

Badoushuang

Defatted croton Seed Powder

SEMEN CROTONIS PULVERATUM

本品為巴豆的炮製加工品。

〔藥材性狀〕本品為粒度均勻、疏鬆的淡黃色粉末，顯油性。

〔性味功能與主治〕辛、熱；有大毒。峻下積滯，逐水消腫，豁痰利咽。用於寒積便秘，乳食停滯，下腹水腫，二便不通，喉風、喉痹。

〔用法與用量〕0.1～0.3g，多入丸散用。

〔注意〕孕婦禁用，不宜與牽牛子同用。

The drug is a processed product of croton seed.

Action To cause drastic purgation, to relieve edema, and to soothe the throat.

Indications Constipation and indigestion due to accumulation of cold; ascites and edema with oliguria and constipation; inflammation of the throat.

Usage and dosage 0.1～0.3g; mostly used for making pills or powder.

Precaution Contraindicated in pregnany. Incompatible with Semen Pharbitidis.

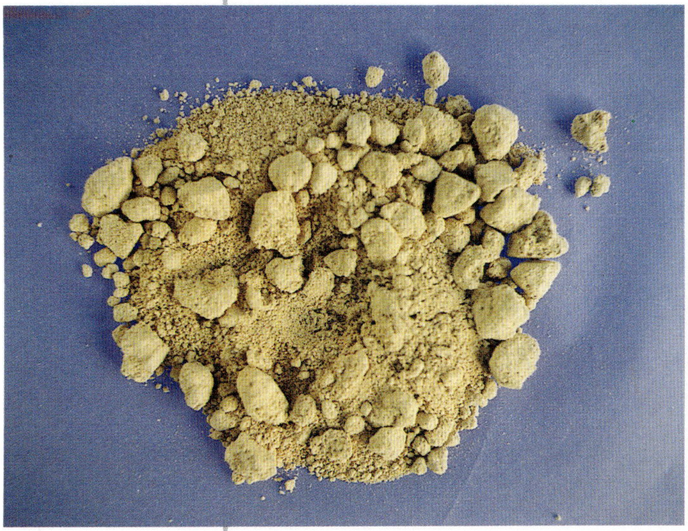

藥材巴豆霜 ▶

098 巴戟天

Bajitian

Morinda Root

RADIX MORINDAE OFFICINALIS

本品為茜草科植物巴戟天 Morinda officinalis How 的乾燥根。

〔**原植物**〕藤本；根肉質，多少收縮成串珠狀。葉對生，矩圓形，上面疏被粗糙伏毛，下面沿中脈被短粗毛，脈腋內有短柔毛；托葉鞘長 2.5～4mm。花序為 3 至多個頭狀花序組成的傘形花序，有花 2～10 朵；花冠白色。聚合果成球形，直徑 6～11mm，紅色。

〔**藥材性狀**〕本品為扁圓柱形，略彎曲，長短不等，直徑 0.5～2cm。表面灰黃色或暗灰色，具縱紋及橫裂紋，有的皮部橫向斷離露出木部，質韌，肉厚易剝落。斷面皮部厚，紫色或淡紫色，易與木部剝離，木部堅硬，黃棕色或黃白色。

〔**橫切面**〕見圖。

〔**性味功能與主治**〕甘、辛、微溫。補腎陽，強筋骨，祛風濕。用於陽痿遺精，宮冷不孕，月經不調，小腹冷痛，風濕痹痛，筋骨痿軟。

〔**用法與用量**〕3～9g。

Morinda Root is the dried root of *Morinda officinalis* How (Fam. Rubiaceae).

Action To reinforce the *kidney yang*, to strengthen the tendons and the bones, and to relieve rheumatic conditions.

Indications Impotence, seminal emission, infertility, menstrual disorders, pain and cold feeling in the lower abdomen; rheumatic arthralgia; limpness of the legs.

Dosage 3～9g.

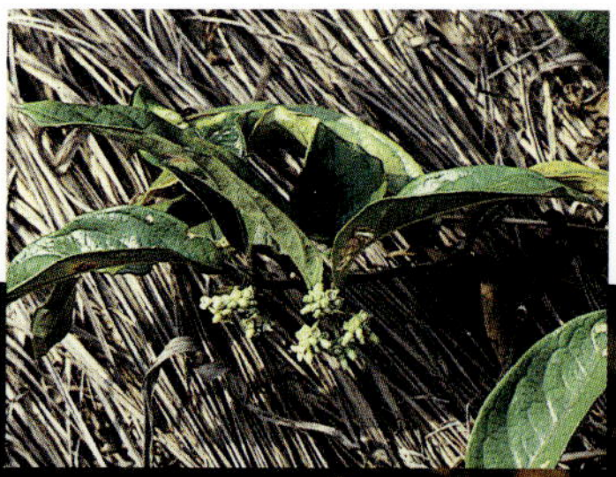
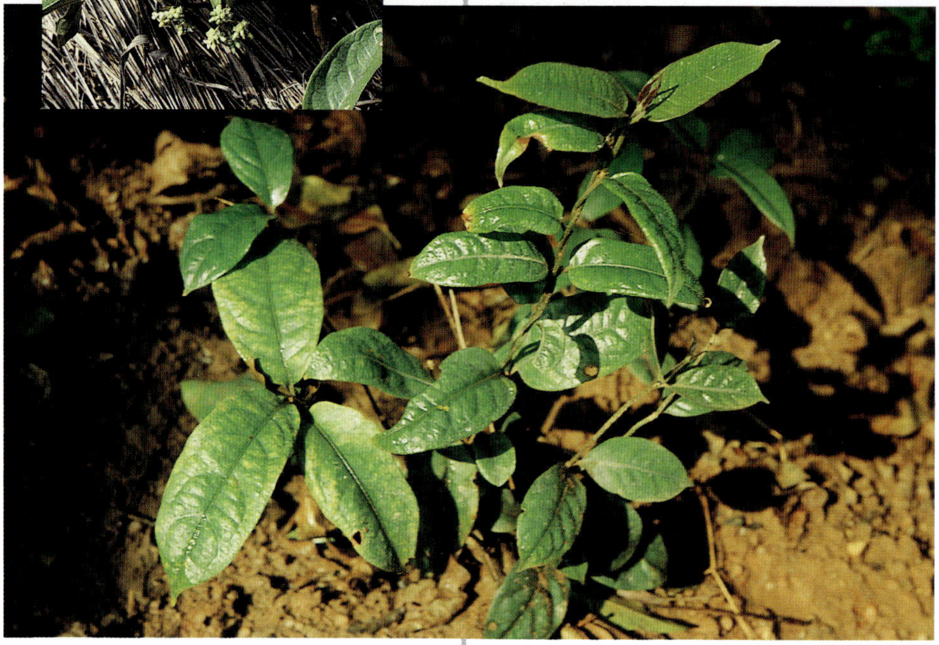

◀▼巴戟天

▼ 藥材巴戟天橫切面

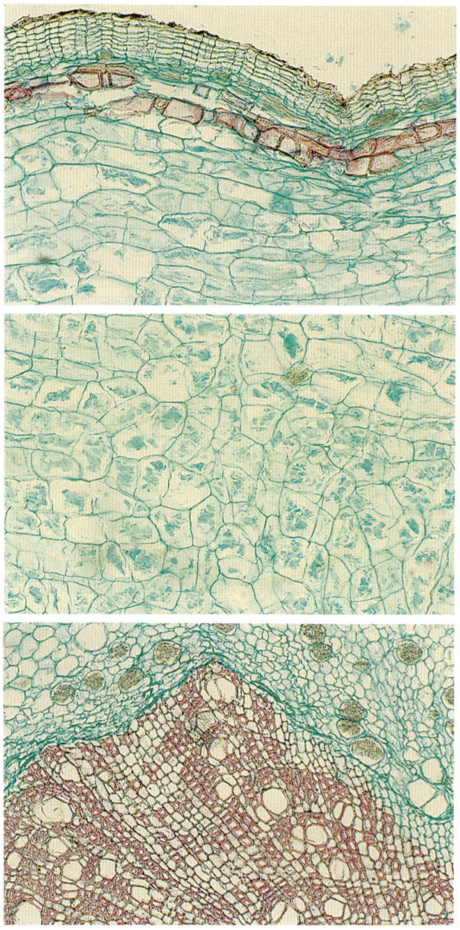

▼ 藥材巴戟天橫切面（偏振光）

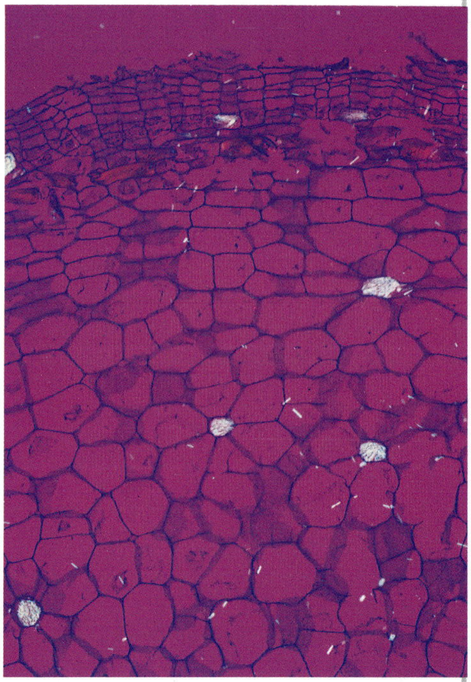

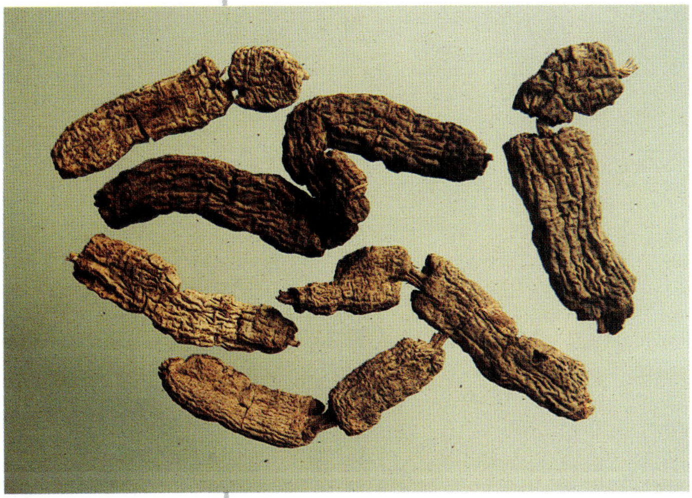

藥材巴戟天 ▶

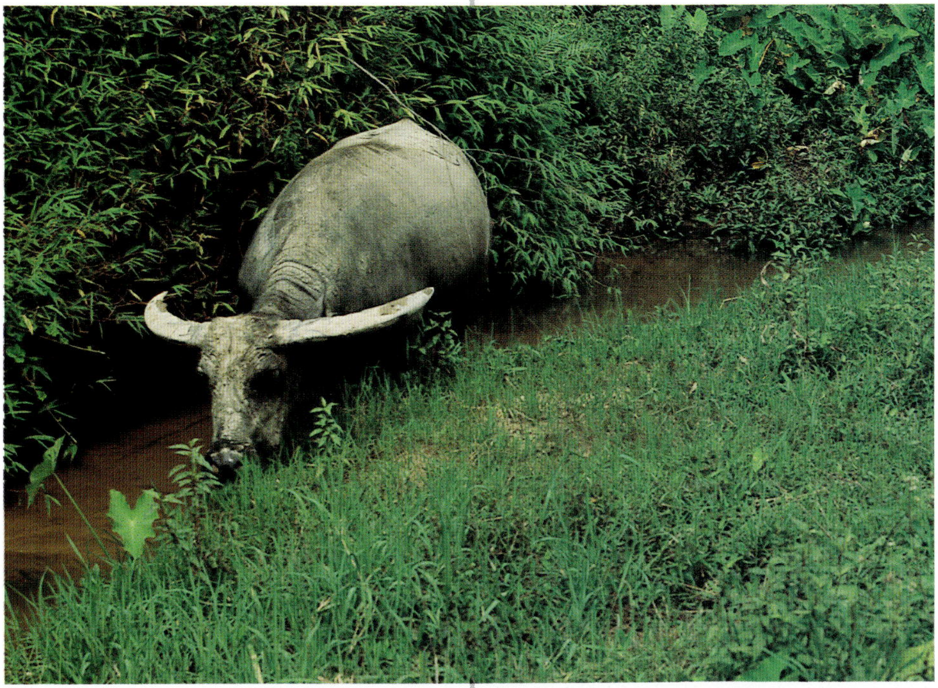

▲ 水牛

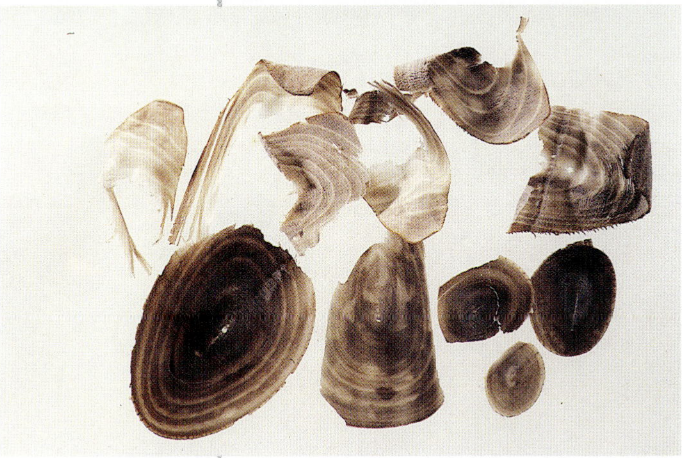

水牛角片 ▶

099 水牛角

Shuiniujiao

Buffalo Horn

CORNU BUBALI

本品為牛科動物水牛 Bubalus bubalis Linnaeus 的角。

〔**原動物**〕大型家畜。體粗壯，額方，鼻寬，嘴向前伸。雌雄均有角1對，呈彎曲弧形，角表面具環紋，中空，頭長、頸短、無門齒和犬齒，臼齒強大，有四趾。毛粗硬而稀疏，青灰色，偶見白色，有光澤。

〔**藥材性狀**〕本品呈稍扁平而彎曲的錐形，長短不一。表面棕黑色或灰黑色，一側有數條橫向的溝槽，另一側有密集的橫向凹陷條紋。上部漸尖，有縱紋，基部略呈三角形，中空。角質，堅硬。

〔**性味功能與主治**〕苦，寒。清熱解毒，涼血，定驚。用於溫病高熱，神昏譫語，發斑發疹，吐血衄血，驚風，癲狂。

〔**用法與用量**〕15～30g，宜先煎3小時以上。

Buffalo Horn is the horn of *Bubalus bubalis* Linnaeus (Fam. Bovidae).

Action To remove *toxic heat*, to reduce *heat* in blood, and to arrest convulsions.

Indications High fever, delirium and eruptions in epidemic diseases; spitting of blood, epistaxis; convulsions, mania.

Usage and dosage 15～30g, to be decocted for more than 3 hours before other ingredients.

100 水牛角濃縮粉

Shuiniujiao Nongsuofen

Condensed Buffalo Horn Powder

PULVIS CORNUS BUBALI CONCENTRATUS

本品為水牛角的半濃縮粉。

〔**原動物**〕見 099 水牛角。

〔**藥材性狀**〕本品為淡灰色粉末；氣微腥、味微鹹。

〔**性味功能與主治**〕同水牛角。

〔**用法與用量**〕冲服，一次 1.5～3g，一日 2 次。

Condensed Baffalo Horn Powder is the semi-condensed powder of *Cornu Bubali*.

Action, Indications As described under Corni Bubali.

Usage and dosage 1.5～3g, 2 times a day.

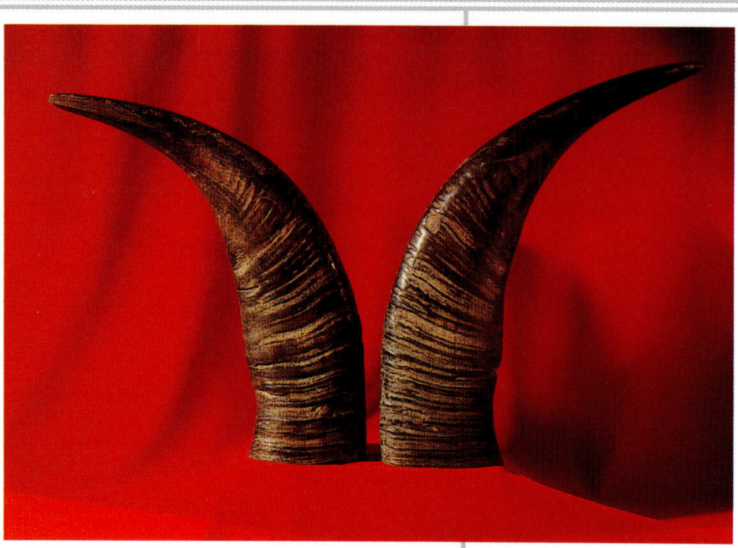

◀ 藥材水牛角

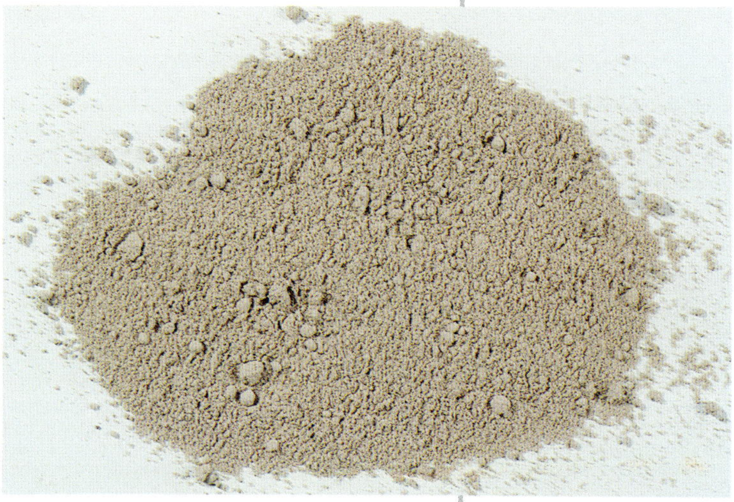

▲ 藥材水牛角濃縮粉

101 水紅花子

Shuihonghuazi

Frince's-feather Fruit

FRUCTUS POLYGONI ORIENTALIS

本品為蓼科植物紅蓼 Polygonum orientale L. 的乾燥成熟果實。

〔**原植物**〕一年生草本，高 1～2m，莖直立，密生長毛。葉有長柄；葉片卵形或寬卵形，頂端漸尖，基部近圓形，全緣，兩面疏生長毛；托葉鞘筒狀，下部膜質，上部草質。花序圓錐狀；苞片寬卵形；花被淡紅色，5 深裂。瘦果。

〔**藥材性狀**〕本品呈扁圓形，直徑 2～3.5mm，厚 1～1.5mm。表面棕黑色，有的紅棕色，有光澤，兩面微凹。頂端

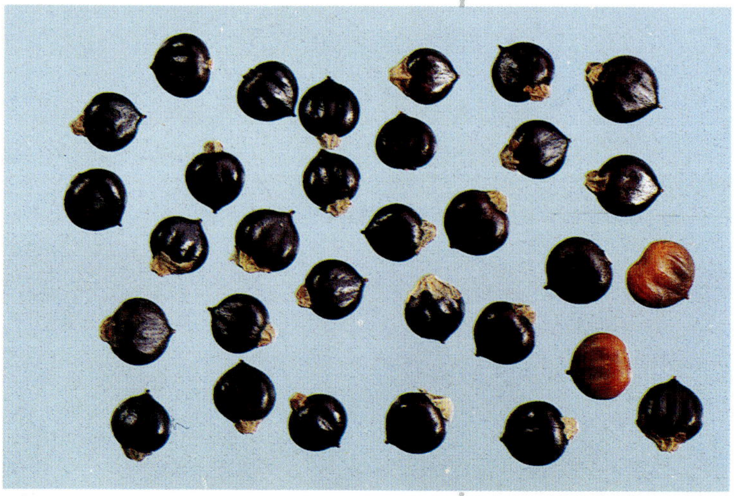

◀ 藥材水紅花子

紅蓼 ▶

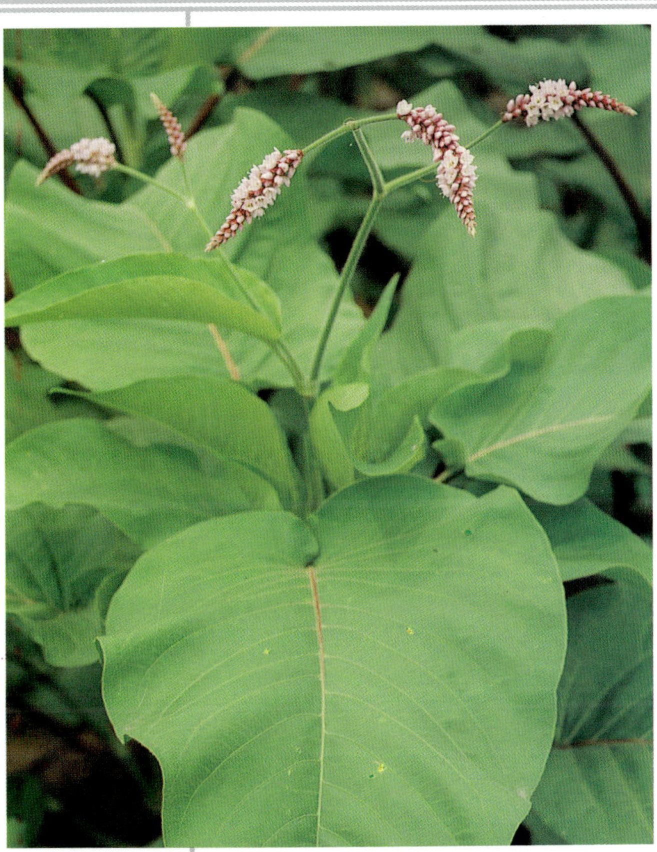

有突起的柱基，基部有淺棕色略突起的果梗痕，有的有膜質花被殘留。質硬。

〔**性味功能與主治**〕鹹，微寒。散血消症，消積止痛。用於癥瘕痞塊，癭瘤腫痛，食積不消，胃脘脹痛。

〔**用法與用量**〕15～30g；外用適量，熬膏敷患處。

Frince's-feather Fruit is the dried ripe fruit of *Polygonum orientale* L. (Fam. Polygonaceae).

Action To reduce masses by dissipating *blood stasis*, and to relieve pain by removing stagnancy of food.

Indications Mass in the abdomen, goitre with pain, epigastric pain and distension due to indigestion.

Usage and dosage 15～30g; for external use, appropriate quantity to be made into plasters for topical application.

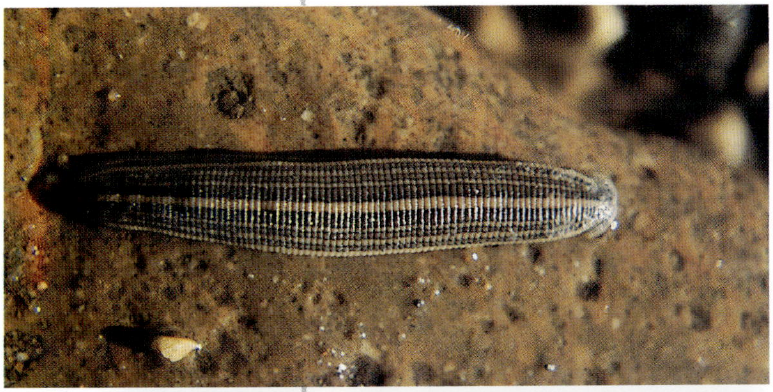

螞蟥 ▶

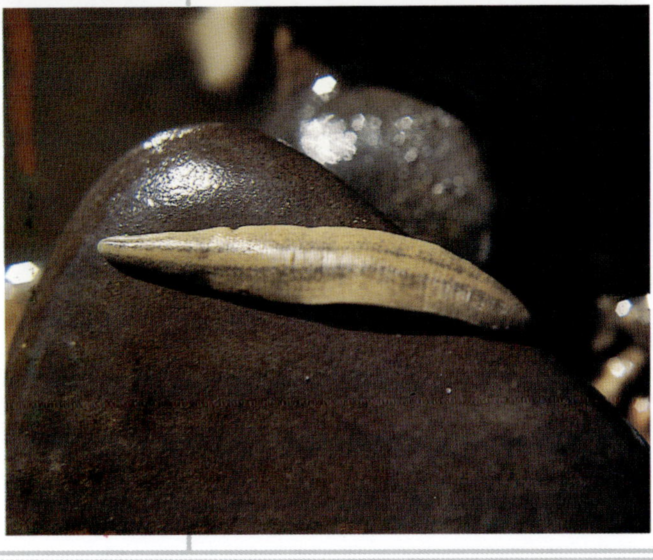

水蛭 ▶

102 水蛭

Shuizhi

Leech

HIRUDO

本品為水蛭科動物螞蟥 Whitmania pigra Whitman、水蛭 Hirude nipponica Whitman 或柳葉螞蟥 Whitmania acranulata Whitman 的乾燥體。

〔**原動物**〕①螞蟥：體略呈紡錘形，背面通常綠色，有 5 條由黑色和淡黃色兩種斑紋相間組成的縱紋，中間一條縱紋較粗長，腹面兩側各有一條較粗而明顯的黃褐或黑褐色縱紋，具 107 環。②水蛭：體狹長，略呈圓柱狀，背部黃綠色或黃褐色，有 5 條黃白色縱紋，中間一條較寬，腹面暗灰或淡黃褐色，具 103 環。③柳葉螞蟥：體呈柳葉形，背部為橄欖色或茶褐色，有 5 條黃褐色或黃綠色斑紋組成的縱紋，腹面灰色，具 105 環。

〔**藥材性狀**〕①螞蟥：呈扁平紡錘形，有多數環節，長 4～10cm，寬 0.5～2cm。背部黑褐色或黑棕色，稍隆起，有黑色斑點排成 5 條縱紋；前端略尖，後端鈍圓，兩端各具 1 吸盤，前吸盤不顯著，後吸盤較大。質脆，易折斷。②水蛭：扁長圓柱形，體多彎曲扭轉，長 2～5cm，寬 0.2～0.3cm。③柳葉螞蟥：狹長而扁，長 5～12cm，寬 0.1～0.5cm。

〔**性味功能與主治**〕鹹、苦、平；有毒。破血，逐瘀，通經。用於癥瘕痞塊，血瘀經閉，跌打損傷。

〔**用法與用量**〕1.5～3g。

〔**注意**〕孕婦禁用。

Leech is the dried body of *Whitmania pigra* Whitman, *Hirude nipponica* Whitman or *Whitmania acranulata* Whitman (Fam. Hirudinjdae).

Action To eliminate *blood stasis* and stimulate menstrual discharge.

Indications Mass formation in the abdomen, amenorrhea due to *blood stasis*; traumatic injuries.

Usage and dosage 1.5～3g.

Precaution Contraindicated in pregnancy.

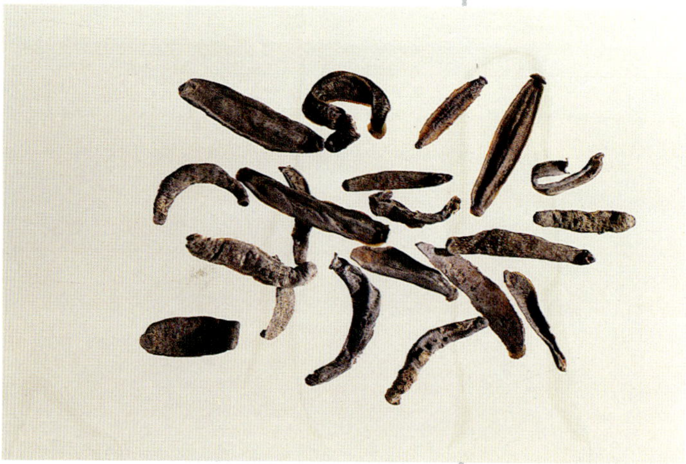

◀ 藥材水蛭（水蛭）

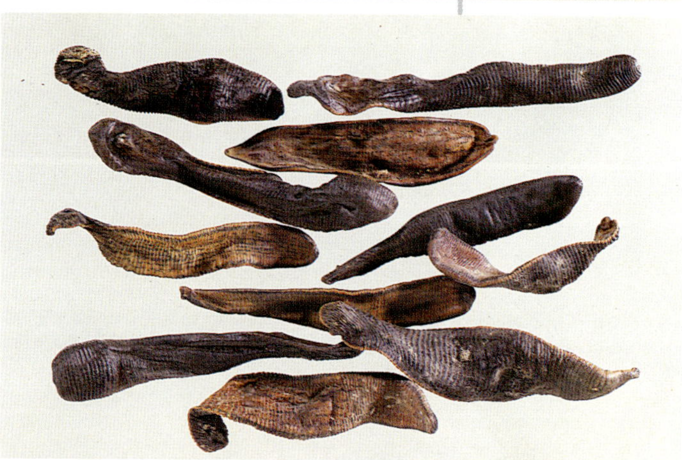

◀ 藥材水蛭（螞蟥）

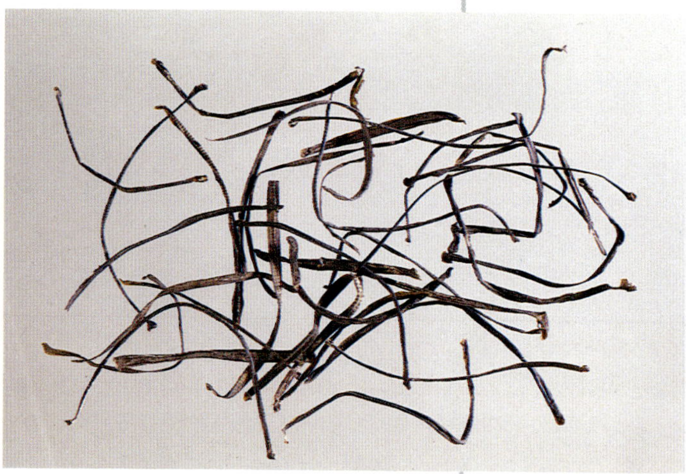

◀ 藥材水蛭（柳葉螞蟥）

▼ 藥材功勞木

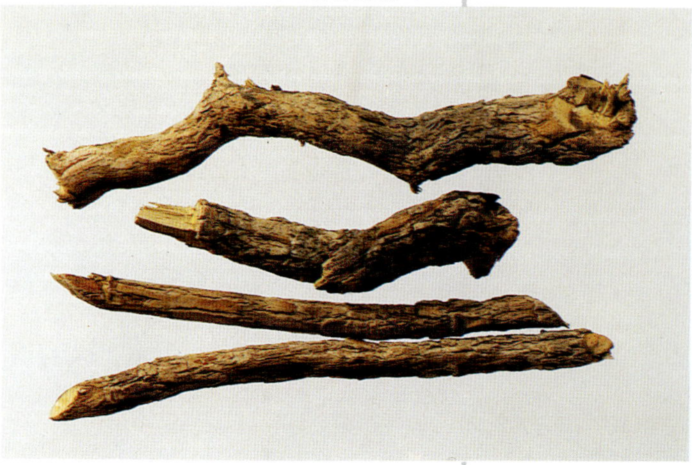

▼ 藥材功勞木

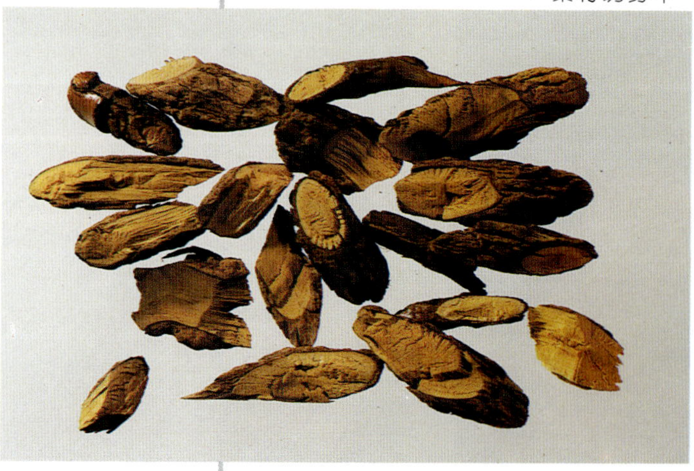

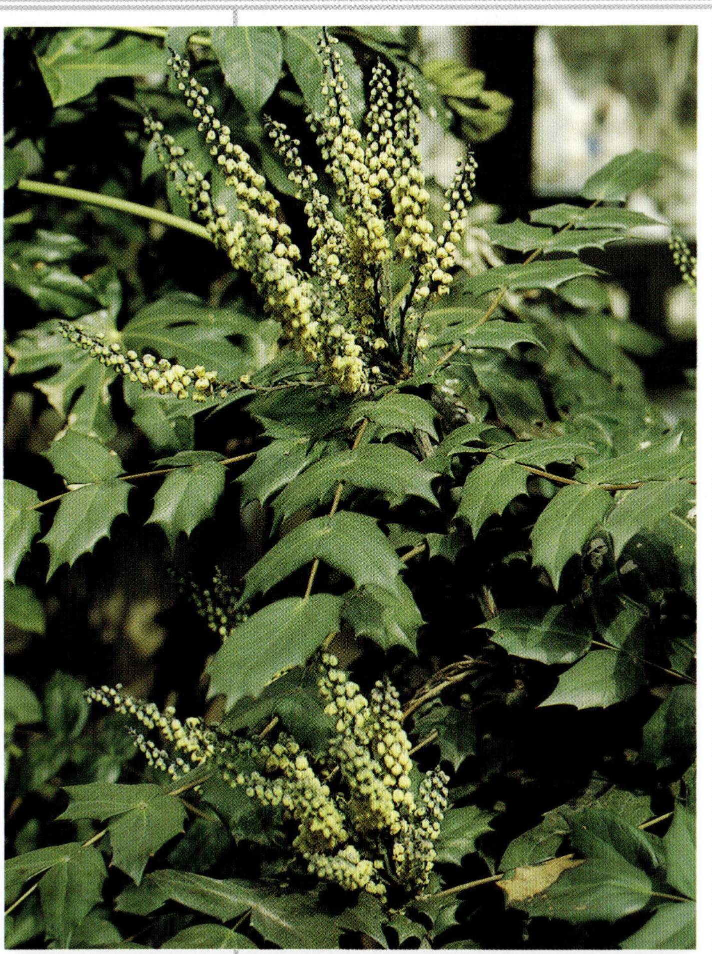

闊葉十大功勞 ▶

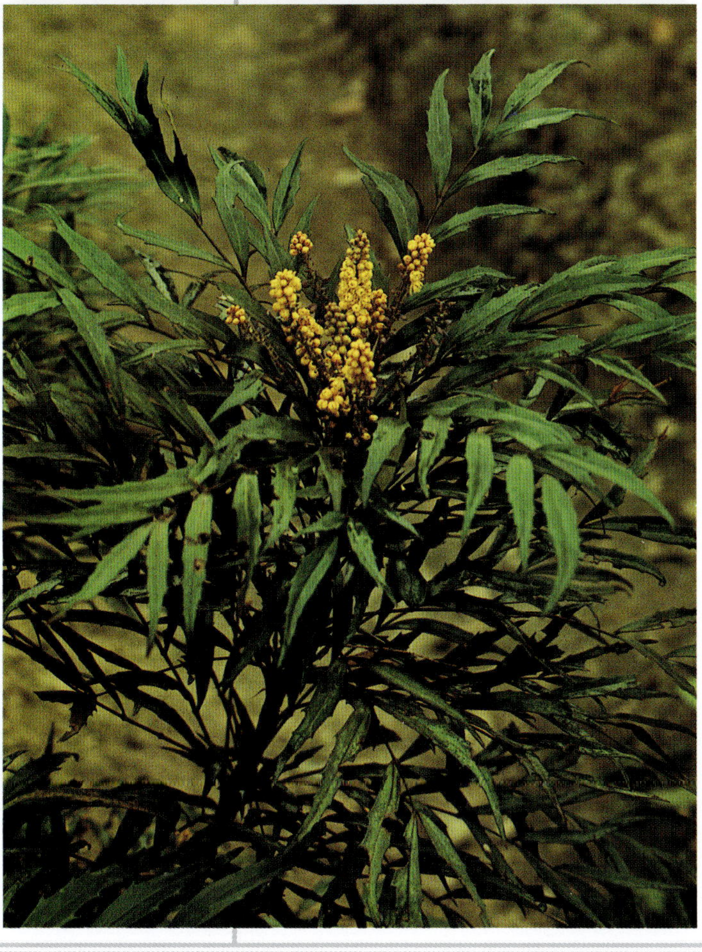

細葉十大功勞 ▶

103 功勞木

Gonglaomu

Chinese Mahonia Stem

CAULIS MAHONIAE

本品為小蘗科植物闊葉十大功勞 Mahonia bealei (Fort.) Carr. 或細葉十大功勞 Mahonia fortunei (Lindl.) Fedde 的乾燥莖。

〔**原植物**〕①闊葉十大功勞：常綠灌木，全體無毛。單數羽狀複葉；小葉 7～15，厚革質，小葉卵形，頂端漸尖，基部闊楔形或近圓形，每邊有 2～8 刺鋸齒，邊緣反卷。總狀花序於頂端簇生；花褐黃色。漿果卵形，暗藍色，帶白粉。②細葉十大功勞：植株較上矮小，小葉 3～9，革質，橢圓狀披針形，頂端急尖或略漸尖，基部楔形，邊緣每側有 6～13 刺狀銳齒。總狀花序 4～8 個簇生，花黃色。漿果圓形或矩圓形，藍黑色，有白粉。

〔**藥材性狀**〕本品為不規則的塊片，大小不等。外表面灰黃色至棕褐色，有明顯的縱溝紋及橫向細裂紋，有的外皮較光滑，有光澤，或有葉柄殘基。切面木部黃色，可見數個同心性環紋及排列緊密的放射狀紋理。

〔**性味功能與主治**〕苦，寒。清熱燥濕，瀉火解毒。用於濕熱瀉痢，黃疸，目赤腫痛，胃火牙痛，瘡癤，癰腫，痢疾，黃疸型肝炎。

〔**用法與用量**〕9～15g；外用適量。

Chinese Mahonia Stem is the dried stem of *Mahonia bealei* (Fort.) Carr. or *Mahonia fortunei* (Lindl.) Fedde (Fam. Berberidaceae).

Action To remove *damp-heat*, quench *fire*, and counteract toxicity.

Indications Acute dysentery, icteric hepatitis conjunctivitis, ulcers, boils, carbuncles; toothache due to *fire* in the stomach.

Usage and dosage 9～15g; appropriate quantity for external use.

104 艾葉

Aiye

Argy Wormwood Leaf

FOLIUM ARTEMISIAE ARGYI

本品為菊科植物艾 Artemisia argyi Levl. et Vant. 的乾燥葉。

〔**原植物**〕多年生草本，高可達 1m 以上，密被茸毛。葉互生；中部葉基部急狹；葉片羽裂，側裂片約 2 對，常楔形；中裂片又常 3 裂，裂緣有齒，上面被蛛絲狀毛，有白色腺點，下面被白色密茸毛；上部葉漸小，3 裂或全緣。頭狀花序多數，排列成複總狀；花帶紅色，外層雌性，內層兩性。瘦果長達 1mm，無毛。

〔**藥材性狀**〕本品多皺縮、破碎，有短柄。完整葉片展平後呈卵狀橢圓形，羽狀深裂，裂片橢圓狀披針形，邊緣有不規則的粗鋸齒，上表面灰綠色或深黃綠色，有稀疏的柔毛及腺點，下表面密生灰白色絨毛。質柔軟。

〔**性味功能與主治**〕辛、苦，溫；有小毒。散寒止痛，溫經止血。用於少腹冷痛，經寒不調，宮冷不孕，吐血，衄血，崩漏經多，妊娠下血；外治皮膚瘙癢。醋艾炭溫經止血。用於虛寒性出血症。

〔**用法與用量**〕3～9g；外用適量，供灸治或薰洗用。

Argy Wormwood Leaf is the dried leaf of *Artemisia argyi* Levl. et Vant. (Fam. Compositae).

Action To dispel *cold*, relieve pain, and arrest bleeding.

Folium Artemisiae Argyi (*carbonized and processed with vinegar*): To arrest excessive menstrual discharge.

Indications Pain in the lower abdomen with cold sensation; menstrual disorders of *cold* type; infertility; spitting of blood, epistaxis, uterine bleeding in pregnancy, excessive menstrual flow; external use for itching.

Folium Artemisiae (*carbonized and processed with vinegar*): Excessive menstrual flow of *deficiency-cold* type.

Usage and dosage 3 ～ 9g; appropriate quantity for moxibustion or fuming and washing.

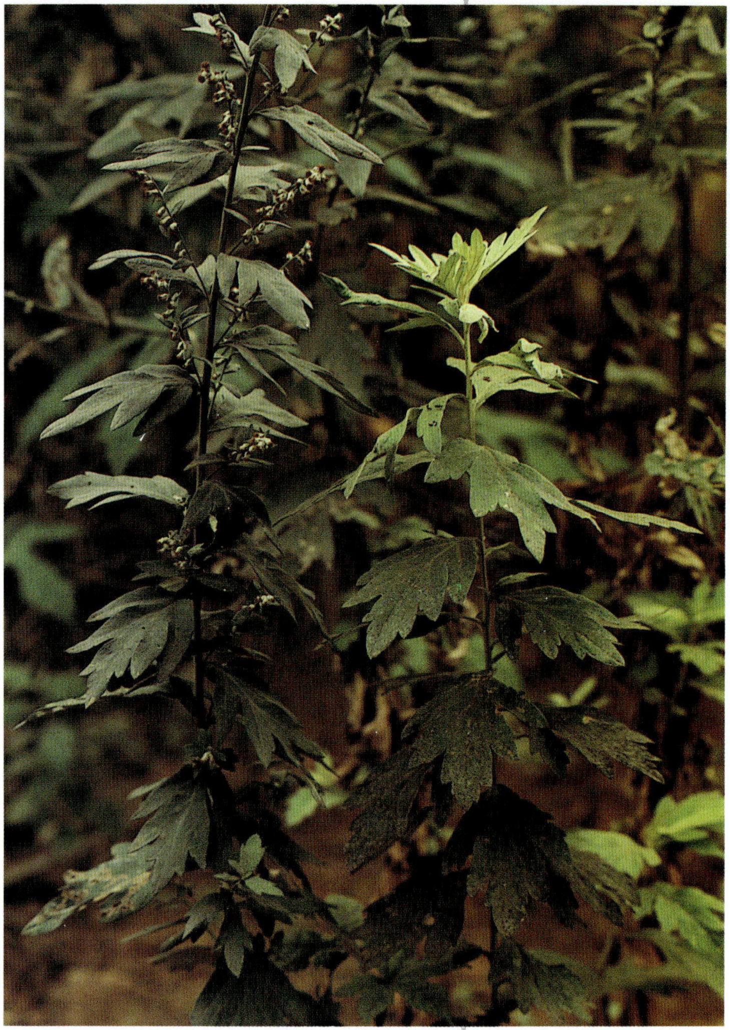

◀ 艾

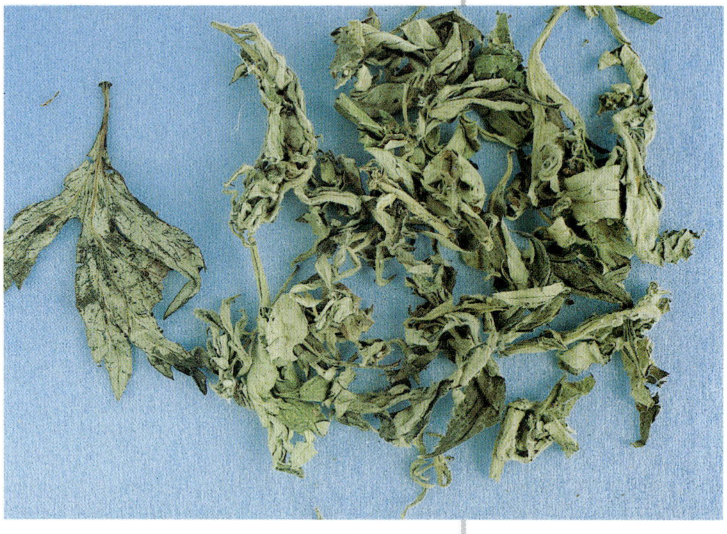

◀ 藥材艾葉

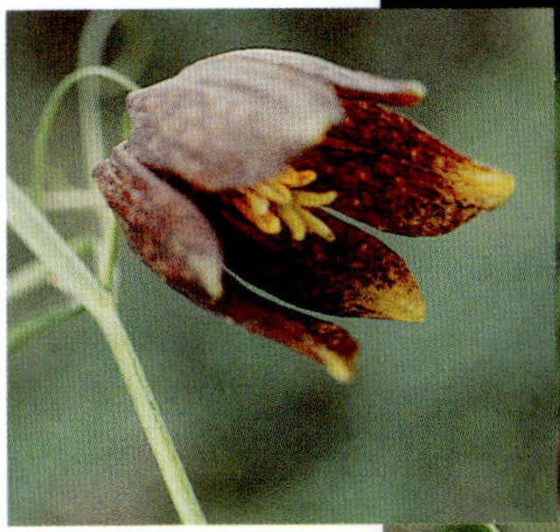

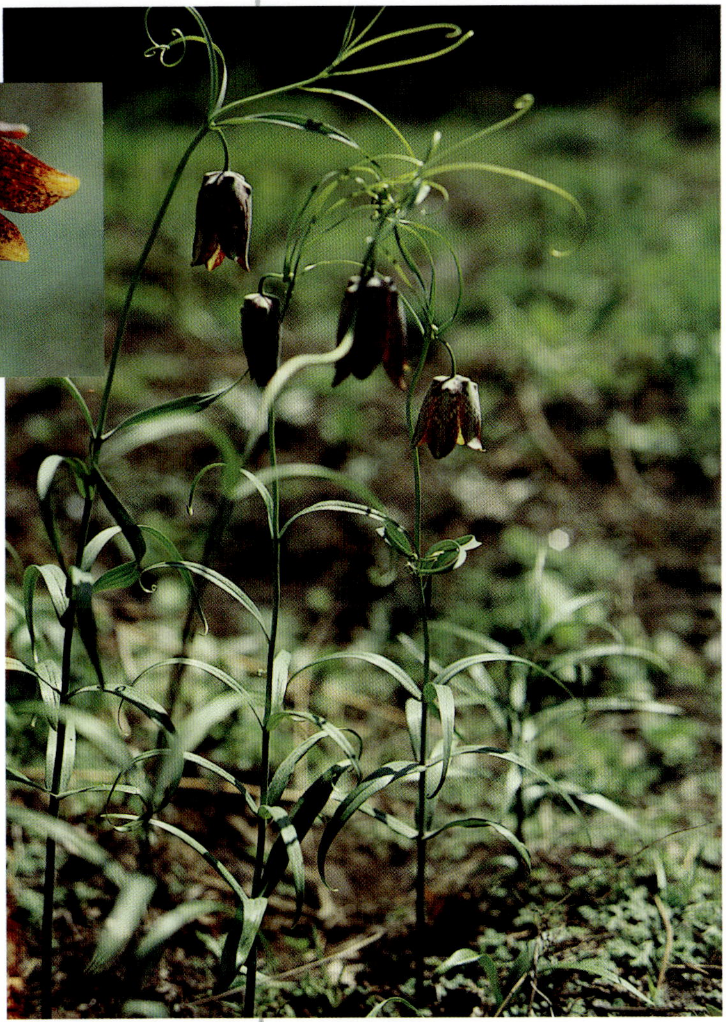

平貝母▲▶

105 平貝母

Pingbeimu

Ussuri Fritillary Bulb

BULBUS FRITILLARIAE USSURIENSIS

本品為百合科植物平貝母 Fritillaria ussuriensis Maxim. 的乾燥鱗莖。

〔**原植物**〕鱗莖扁平，直徑 1～1.4cm，莖高 40～60cm。葉條形，頂端卷曲狀，對生、輪生或互生。單花頂生，俯垂，稀為 2 花，具極狹的條狀苞片，苞片頂端極卷曲；花被鐘狀，花被片 6，矩圓狀倒卵形，鈍頭，外面褐紫色；內面紫色，具黃色方格狀斑紋。蒴果寬倒卵形，具棱。

〔**藥材性狀**〕本品呈扁球形，高 0.5～1cm，直徑 0.6～2cm。表面乳白色或淡黃白色，外層鱗葉 2 瓣，肥厚，大小相近或一片稍大抱合，頂端略平或微凹入，常稍開裂；中央鱗片小。質堅實而脆，斷面粉性。

〔**性味功能與主治**〕苦、甘、微寒。清熱潤肺，止咳，化痰。用於肺熱咳嗽，咯痰帶血，痰黏胸悶。

〔**用法與用量**〕3～9g，研粉冲服，一次 1～2g。

Ussuri Fritillary Bulb is the dried bulb of *Fritillaria ussuriensis* Maxim. (Fam. Liliaceae).

Action To remove *heat* from the *lung*, relieve cough and resolve *phlegm*.

Indications Heat in the lung with cough, sticky and bloody sputum, and distress in the chest.

Usage and dosage 3～9g; or 1～2g as one dose, to be ground into powder and taken after pouring liquid on it.

Precaution Incompatible with Radix Aconiti and allied drugs.

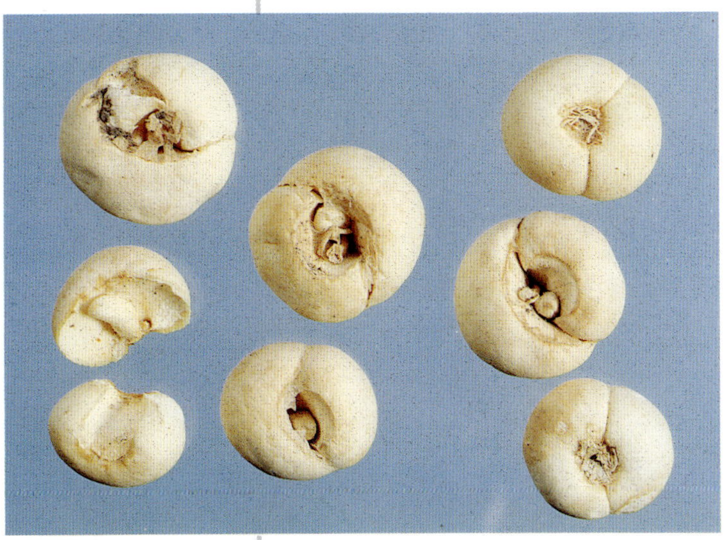

藥材平貝母▶

106 玉竹

Yuzhu

Fragrant Solomonseal Rhizome

RHIZOMA POLYGONATI ODORATI

本品為百合科植物玉竹 Polygonatum odoratum (Mill.) Druce 的乾燥根莖。

〔**原植物**〕根莖圓柱形，結節不粗大，直徑 5～15mm，莖高 20～50cm。葉互生，橢圓形至卵狀矩圓形，長 5～12cm，頂端尖。花序腋生，具花 1 至數朵，總花梗長 1～1.5cm；花被白色或頂端黃綠色，合生成筒狀，全長 15～20mm，裂片 6，長約 3mm；雄蕊 6，花柱長 10～14mm。漿果直徑 7～10mm，藍黑色。

〔**藥材性狀**〕本品呈長圓柱形。略扁，少有分枝，長 4～18cm，直徑 0.3～1.6cm。表面黃白色或淡黃棕色，半透明，具縱皺紋及微隆起的環節，有白色圓點狀的鬚根痕和圓盤狀莖痕。質硬而脆或稍軟，易折斷。斷面角質樣或顯顆粒性。

〔**橫切面**〕見圖。

〔**性味功能與主治**〕甘，微寒。養陰潤燥，生津止渴。用於肺胃陰傷，燥熱咳嗽，咽乾口渴，內熱消渴。

〔**用法與用量**〕6～12g。

Fragrant Solomonseal Rhizome is the dried rhizome of *Polygonatum odoratum* (Mill.) Druce (Fam. Liliaceae).

Action To nourish *yin*, promote the production of body fluid, and relieve dryness syndromes.

Indications Impairment of *yin* of the *lung* and the stomach with dry cough, dryness of the throat and thirst; diabetes caused by internal *heat*.

Dosage 6～12g.

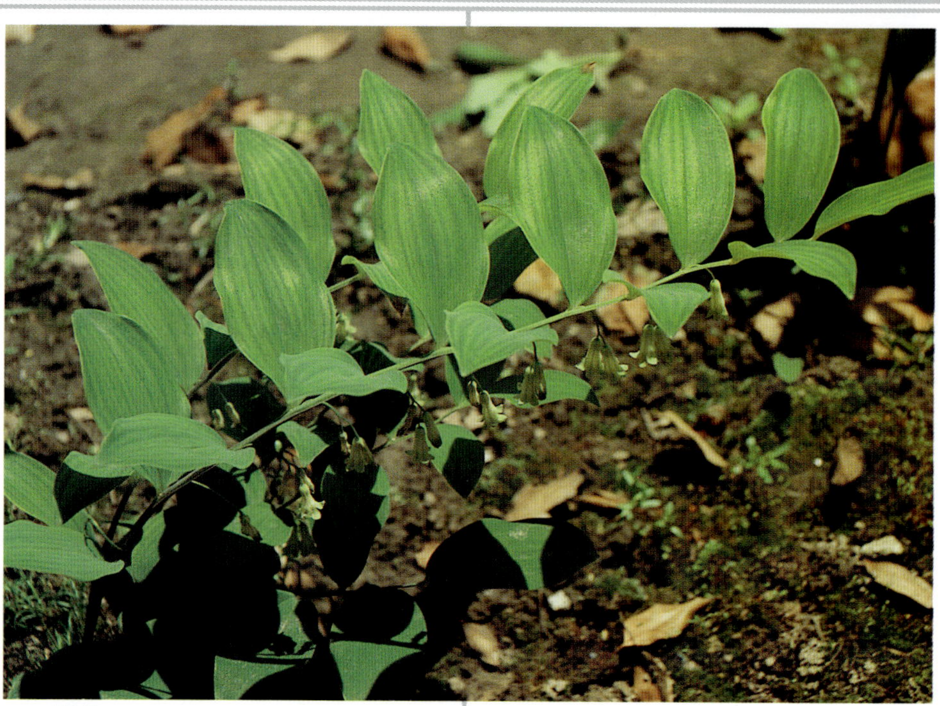

▲ 玉竹

▼藥材玉竹橫切面

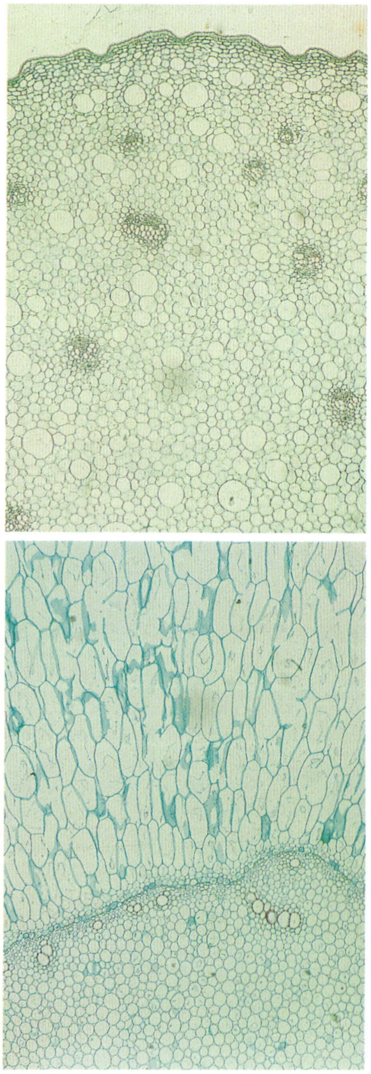

▼ 藥材玉竹

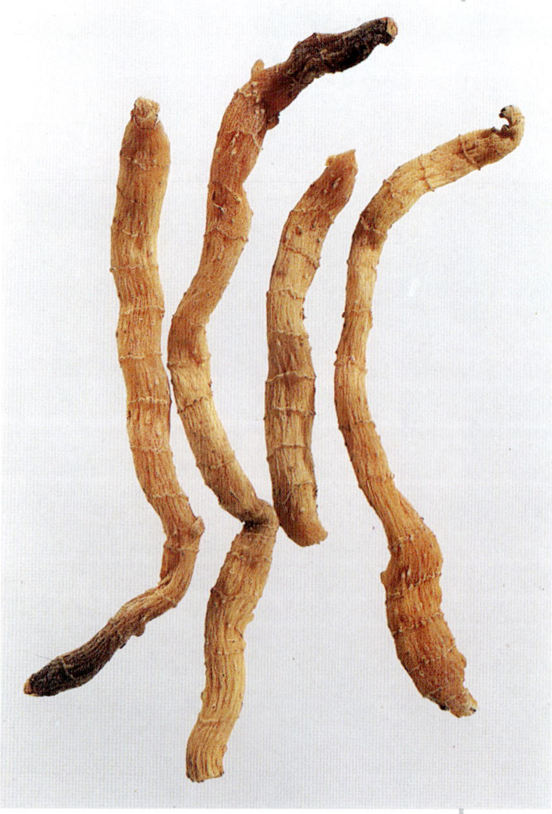

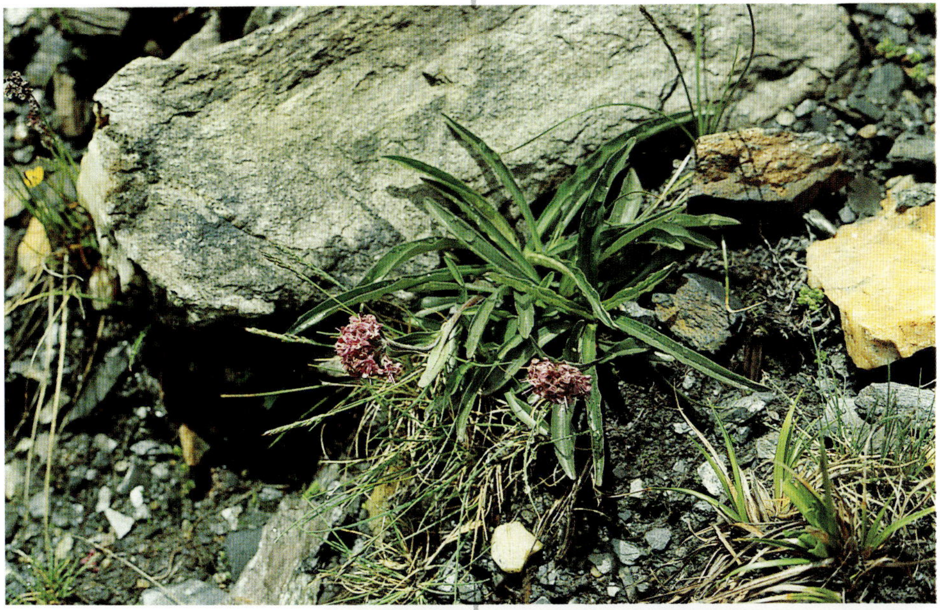

▲匙葉甘松

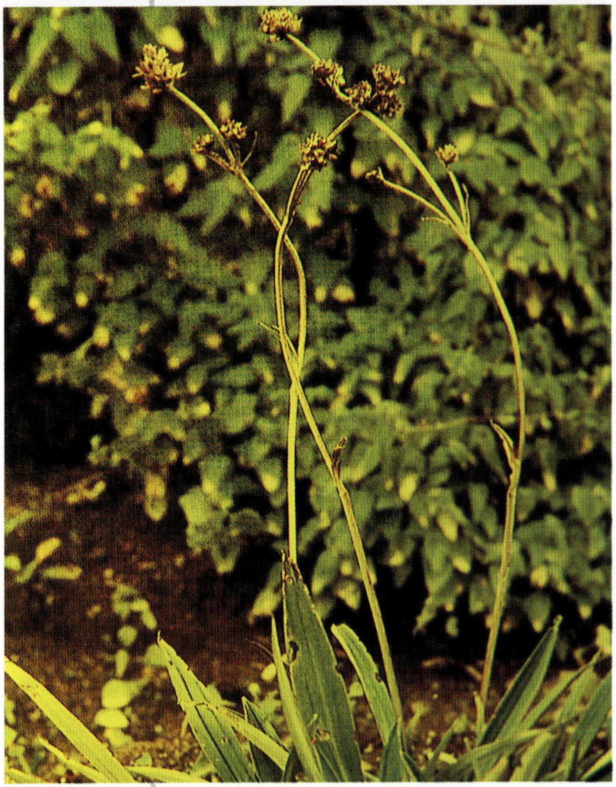

甘松 ▶

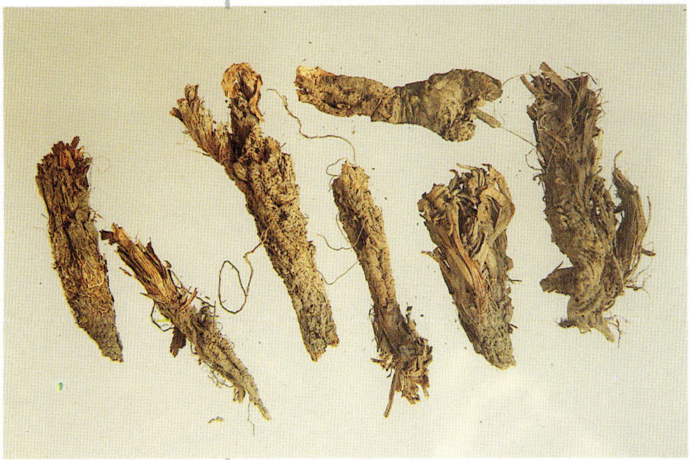

藥材甘松 ▶

107 甘松

Gansong

Nardostachys Rhizome

RADIX SEU RHIZOMA NARDOSTACHYOS

本品為敗醬科植物甘松 Nardostachys chinensis Batal. 或匙葉甘松 Nardostachys jatamansi DC. 的乾燥根及根莖。

〔**原植物**〕①甘松：多年生草本，根莖粗短，圓柱狀，根粗硬，頂端有葉鞘纖維，具強烈松脂氣味，基生葉數片，條狀披針形，主脈平行三出；莖生葉小，2～4對。聚傘花序多呈緊密圓頭狀；花冠淡紅色。瘦果倒卵形，長約3mm，頂端有細小宿存花萼。②匙葉甘松：葉叢生，長匙形或條狀披針形。花莖旁出，高達40cm；密花聚傘花序近圓頭狀，花後小傘梗常伸長使花序近傘狀。花冠漏斗狀，裏面有白毛。瘦果長倒卵形，被毛，長約5mm。

〔**藥材性狀**〕本品略呈圓錐形，多彎曲，長5～18cm。根莖短小，上端有莖、葉殘基，呈狹長的膜質片狀或纖維狀。外層黑棕色，內層棕色或黃色。根單一或數條交結、分枝或並列，直徑0.3～1cm。表面棕褐色，皺縮，有細根及鬚根，質鬆脆，易折斷。斷面粗糙，皮部深棕色，常成裂片狀，木部黃白色。

〔**性味功能與主治**〕辛、甘、溫。理氣止痛，開鬱醒脾。用於脘腹脹滿、食欲不振、嘔吐；外治牙痛、腳腫。

〔**用法與用量**〕3～6g；外用適量，泡湯漱口或煎湯洗腳或研末敷患處。

Nardostachys Rhizome is the dried root and rhizome of *Nardostachys chinensis* Batal. or *Nardostachys jatamansi* DC. (Fam. Valerianaceae).

Action To regulate the flow of *qi* and relieve pain, and to invigorate the *spleen* function.

Indications Epigastric and abdominal distension with anorexia and vomiting; external use for toothache and swelling of the foot.

Usage and dosage 3～6g; for external use, appropriate quantity to be made into infusion for gargle, made into decoction for washing or ground into powder for topical application.

108 甘草

Gancao

Liquorice Root

RADIX GLYCYRRHIZAE

本品為豆科植物甘草 Glycyrrhiza uralensis Fisch.、脹果甘草 Glycyrrhiza inflata Bat. 或光果甘草 Glycyrrhiza glabra L. 的乾燥根及根莖。

〔**原植物**〕①甘草：根和根莖粗壯，莖直立，有白色短毛和刺毛狀腺體。羽狀複葉，小葉 7～17，卵形或寬卵形，兩面有短毛和腺體。總狀花序腋生；花密集；花萼鐘狀，外面有短毛和刺毛狀腺體；花冠藍紫色。莢果條形，呈鐮刀狀或呈環狀彎曲，外面密生刺毛狀腺體；種子 6～8 顆，腎形。②脹果甘草：植株局部常被密集成片的淡黃褐色鱗片狀腺體，無腺毛，有時有微柔毛或無毛；小葉 3～7，卵形邊緣波卷狀。總狀花序一般與葉等長。莢果短小而直，膨脹，略有不顯明的腺瘤。③光果甘草：植株密被淡黃褐色腺點和鱗片狀腺體，常局部有白霜，不具腺毛，小葉較多，橢圓形或長圓狀窄卵形。花序穗狀，較葉為短，花稀疏。莢果扁而直，長圓形，無毛，亦無腺毛，有時有少許不明顯的腺瘤。

〔**藥材性狀**〕①甘草：根呈圓柱形，長 25～100cm，直徑 0.6～3.5cm。外皮鬆緊不一。表面紅棕色或灰棕色，具顯著的縱皺紋、溝紋、皮孔及稀疏的細根痕。斷面略顯纖維性，黃白色，粉性，形成層環明顯，射綫放射狀，有的有裂隙。根莖呈圓柱形，表面有芽痕，斷面中部有髓。②脹果甘草：根及根莖木質粗壯，有的分枝，外皮粗糙，多灰棕色或灰褐色。斷面木質纖維多，粉性小。根莖不定芽多而粗大。③光果甘草：根及根莖質地較堅實，有的分枝，外皮不粗糙，多灰棕色，皮孔細而不明顯。

〔**橫切面**〕見圖。

〔**性味功能與主治**〕甘，平。補脾益氣，清熱解毒，祛痰止咳，緩急止痛，調和諸藥。用於脾胃虛弱，倦怠乏力，心悸氣短，咳嗽痰多，脘腹、四肢攣急疼痛，癰腫瘡毒，緩解藥物毒性、裂性。炙甘草補脾益氣複脈。用於脾胃虛弱，倦怠乏力，心動悸，脈結代。

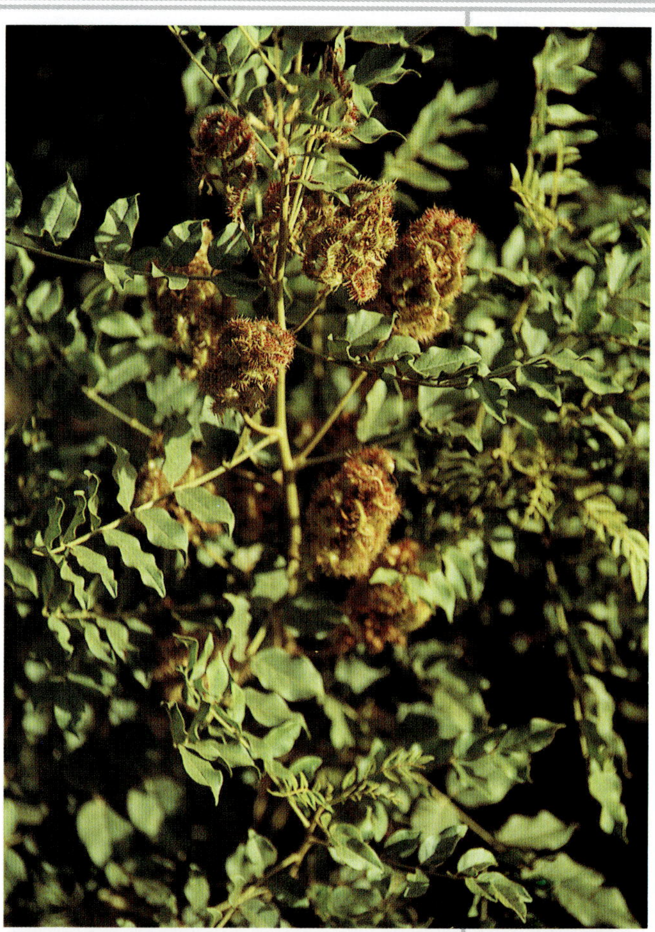

◀ 甘草

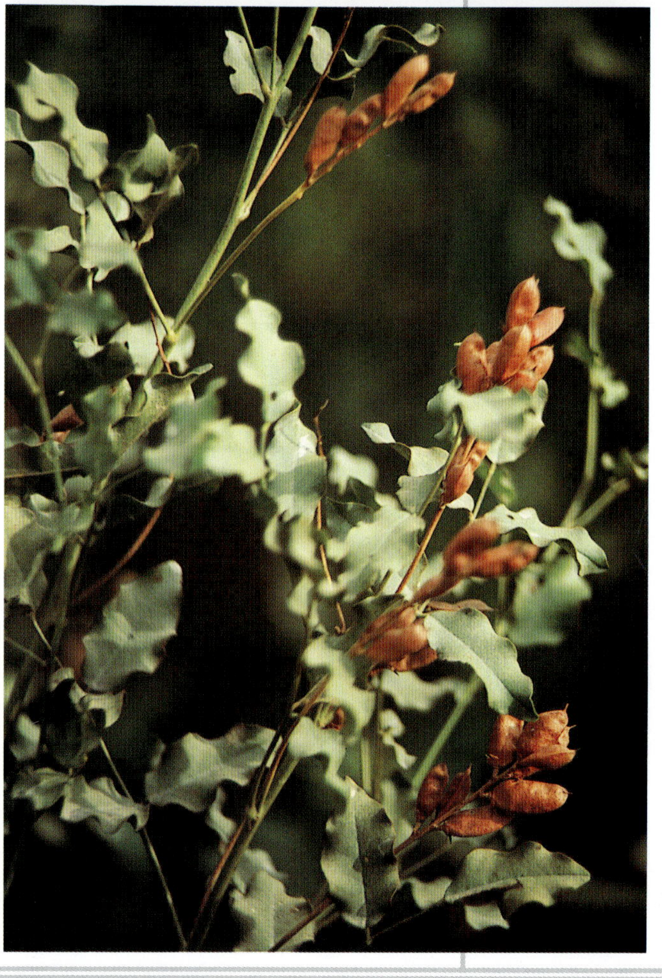

◀ 脹果甘草

藥材甘草 ▶

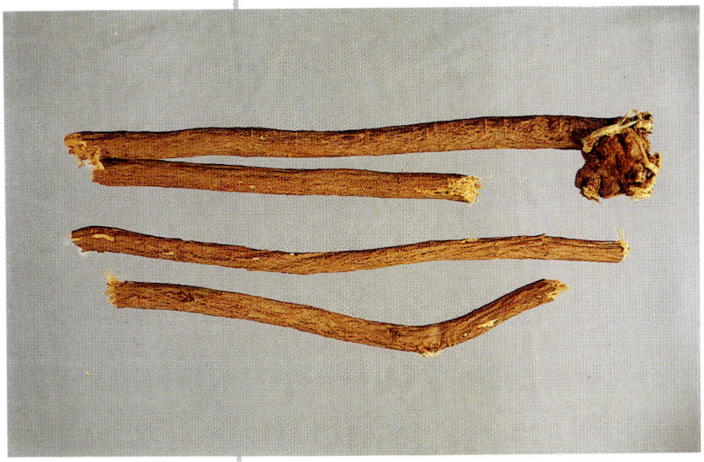

〔**用法與用量**〕1.5～9g。

〔**注意**〕不宜與大戟、芫花、甘遂同用。

Liquorice Root is the dried root and rhizome of *Glycyrrhiza uralensis* Fisch., *Glycyrrhiza inflata* Bat. or *Glycyrrhiza glabra* L. (Fam. Leguminosae).

Action To reinforce the function of the *spleen* and replenish *qi*, to remove *heat* and counteract toxicity, to dispel *phlegm* and relieve cough, to alleviate spasmodic pain, and to moderate drug actions.

Indications Weakness of the *spleen* and the *stomach* marked by lassitude and weakness; cardiac palpitation and shortness of breath; cough with much *phlegm*; spasmodic pain in the epigastrium, abdomen and limbs; carbuncles and sores. It is often used for reducing the toxic or drastic actions of other drugs.

Dosage 1.5～9g.

Precaution Incompatible with Radix Euphorbiae Pekinensis, Flos Genkwa and Radix Kansui.

▼ 藥材甘草橫切面

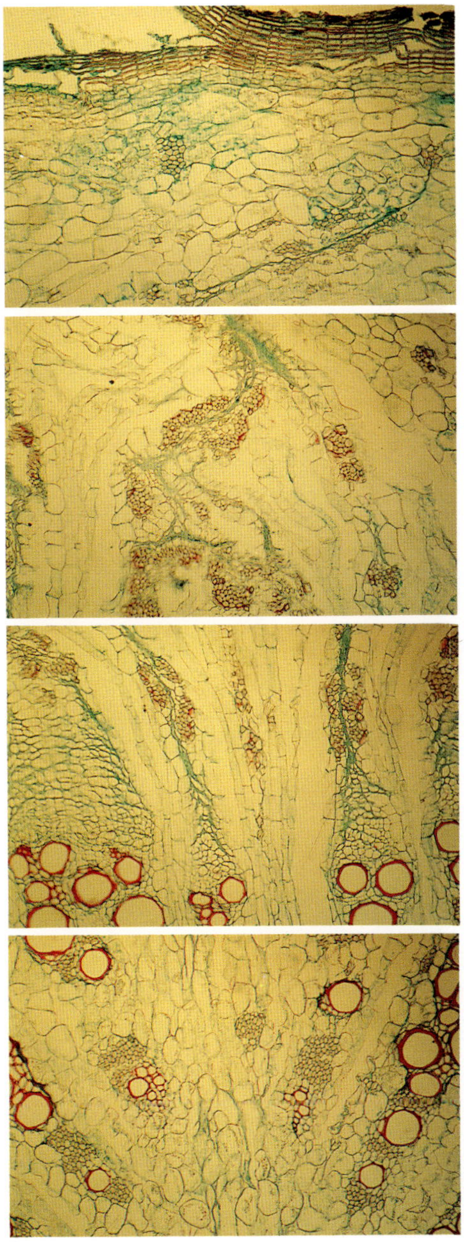

▼ 光果甘草

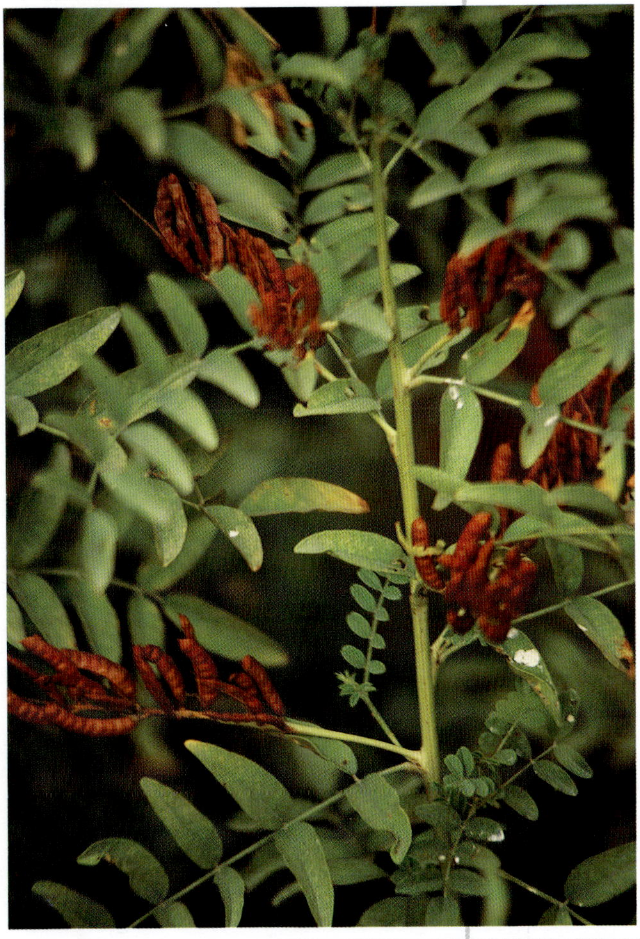

109 炙甘草

Zhigancao

Liquorice Root (processed with honey)

RADIX GLYCYRRHIZAE PREPARATA

本品為甘草的炮製加工品。

〔**藥材性狀**〕本品為類圓形或橢圓形切片，表面紅棕色或灰棕色，微有光澤，切面黃色至深黃色，形成層環明顯，射綫放射狀。

〔**性味功能與主治**〕甘、平。補脾和胃，益氣複脈。用於脾胃虛弱，倦怠乏力，心動悸，脈結代。

〔**用法與用量**〕同甘草。

Liquorice Rood (processed with honey) is the processed Radix Glycyrrhizae.

Action To reinforce the function of the *spleen* and replenish *qi*, and to restore the normal cardiac rhythm.

Indications Weakness of the spleen and the stomach with lasssitude and lack of strength; arrhythmia.

Dosage, Precaution : As described under Liquorice Root.

110 甘遂

Gansui

Gansui Root

RADIX KANSUI

本品為大戟科植物甘遂 Euphorbia kansui T. N. Liou ex T. P. Wang 的乾燥塊根。

〔**原植物**〕多年生草本，高 25～40cm，有乳汁。塊根球狀或橢圓狀，常連結，莖無毛，葉互生，近無柄，條狀披針形或披針形，長 2～5cm，寬 4～10mm，全緣。頂生總狀花序有 5～9 傘梗，每傘梗再二叉狀分枝；苞片三角狀寬卵形，杯狀花序總苞鐘狀，有腺體 4，生於總苞裂片之間的外緣，呈新月形，黃色。花單性，無花被；雄蕊；子房 3 室。蒴果近球形。

〔**藥材性狀**〕本品呈橢圓形，長圓柱形或連珠形，長 1～5cm，直徑 0.5～2.5cm。表面類白色或黃白色，凹陷處有棕色外皮殘留。斷面木部微顯放射狀紋理；長圓柱狀者纖維性較強。

〔**性味功能與主治**〕苦，寒；有毒。瀉水逐飲。用於水腫脹滿，胸腹積水，痰飲積聚，氣逆喘咳，二便不利。

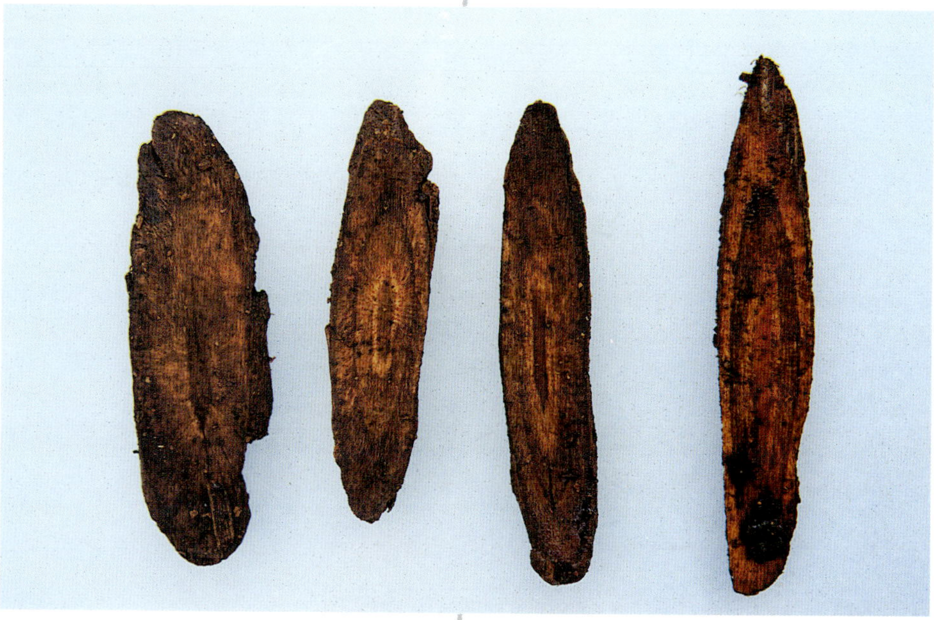

▲ 藥材炙甘草

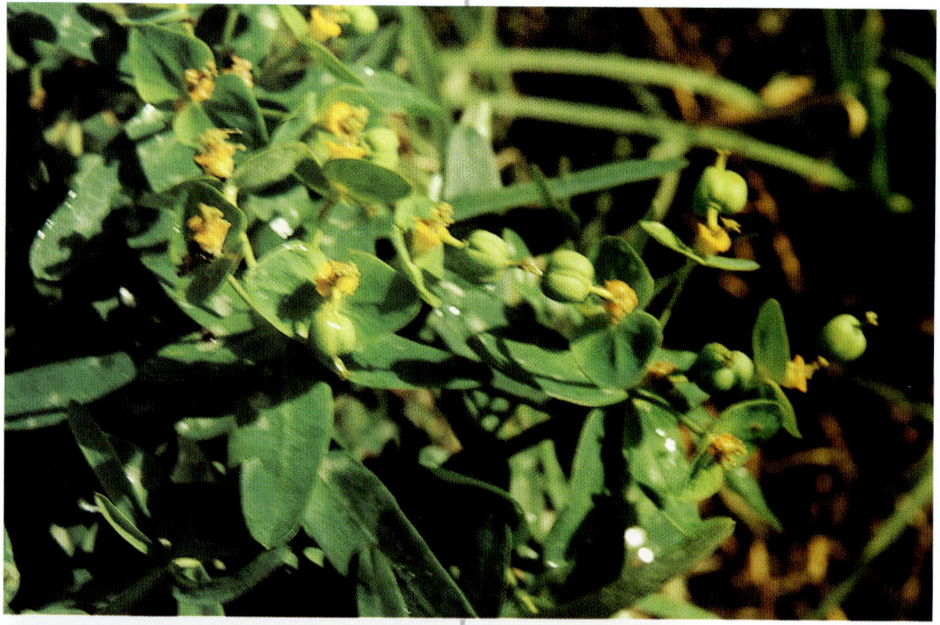

▲ 甘遂

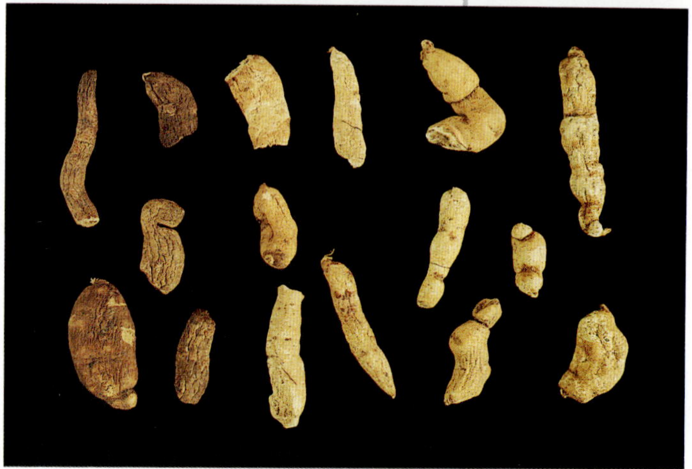

◀ 藥材甘遂

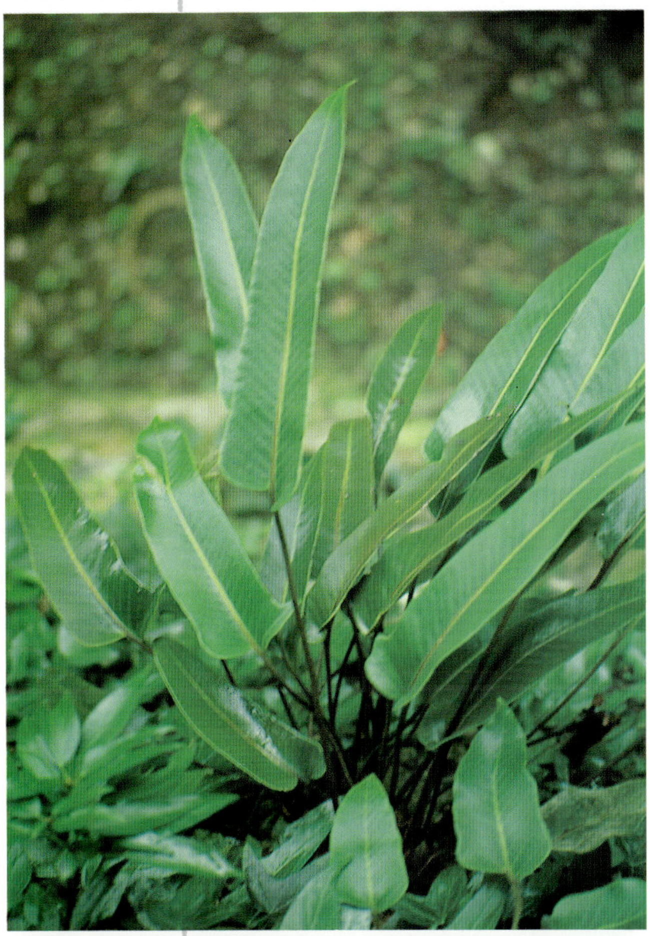

廬山石韋 ▶

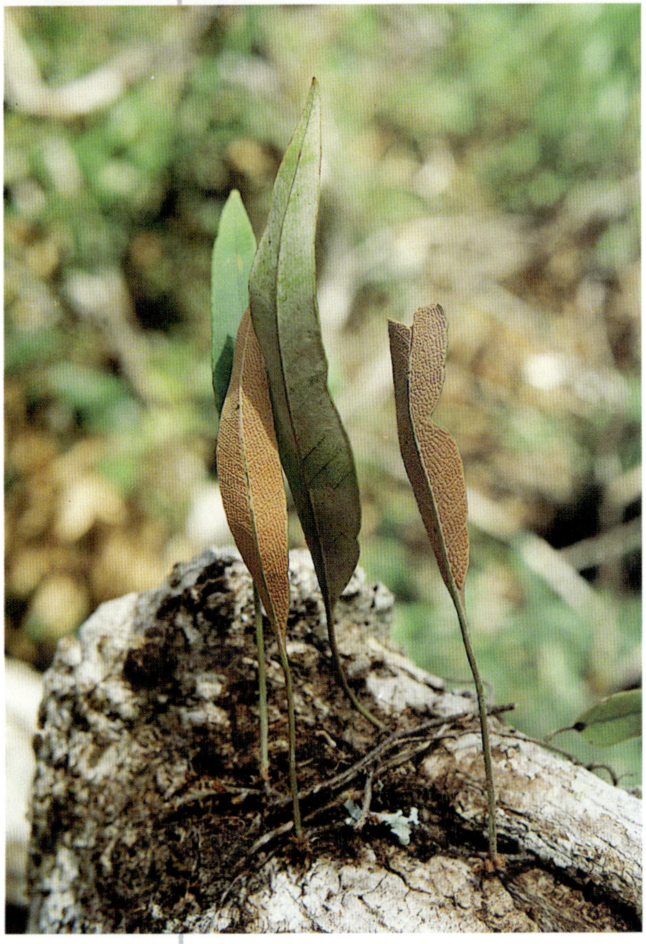

石韋 ▶

〔**用法與用量**〕0.5～1.5g。

〔**注意**〕孕婦禁用，不宜與甘草同用。

Gansui Root is the dried tuber root of *Euphorbia kansui* T. N. Liou ex T. P. Wang (Fam. Euphorbiaceae).

Action To cause drastic purgation and expel the retained water.

Indications Anasarca, hydrothorax or ascites with dyspnea, constipation and oliguria.

Usage and dosage 0.5～1.5g, mostly used for making pills or powder after processing.

Precaution Contraindicated in pregnancy. Incompatible with Radix Glycyrrhizae.

111 石韋

Shiwei

Shearer's Pyrrosia Leaf

FOLIUM PYRROSIAE

本品為水龍骨科植物廬山石韋 Pyrrosia sheareri (Bak.) Ching、石韋 Pyrrosia lingua (Thunb.) Farwell 或有柄石韋 Pyrrosia petiolosa (Christ) Ching 的乾燥葉。

〔**原植物**〕①廬山石韋：根莖粗短，横走，密被鱗片；葉一型，簇生，厚革質，上面綠色無毛，有細密凹點，下面密被星狀毛；葉片闊披針形，頂端漸尖，基部不等；側脈兩面略下凹，孢子囊群小，在側脈間排成複行。②石韋：植株較小。葉遠生，革質，能育葉披針形至矩圓狀披針形，不育葉同形或略短闊；孢子囊群在側脈間緊密而整齊排列。③有柄石韋：植株較矮小。葉遠生，二型，厚革質，乾後通常向上内卷；不育葉長為能育葉的 2/3～1/2，葉柄和葉片等長，能育葉柄遠長於葉片。

〔**藥材性狀**〕①廬山石韋：葉片略皺縮，展平後呈披針形，長 10～25cm，寬 3～5cm。先端漸尖，基部偏斜，全緣，邊緣常向内卷曲，革質。上表面黃綠色，散有黑色小凹點；下表面密生紅棕色星狀毛，側脈間佈滿棕色孢子囊群。葉柄具四棱，略扭曲，有縱槽。②石韋：葉片披針形或長圓披針形，長 8～12cm，寬 1～3cm。基部楔形，對稱。③有柄石韋：葉片多卷曲，展平後呈長圓形或卵狀長圓形，長 3～8cm，寬 1～2.5cm。基部楔形，對稱。下表面側脈不明顯。

〔**性味功能與主治**〕甘、苦、微寒。利尿通淋，清熱止血。用於熱淋，血淋，石淋，小便不通，淋瀝澀痛，吐血，衄血，尿血，崩漏，肺熱喘咳。

〔**用法與用量**〕6～12g。

Shearer's Pyrrosia Leaf is the dried leaf of *Pyrrosia sheareri* (Bak.) Ching, *Pyrrosia lingua* (Thunb.) Farwell or *Pyrrosia petiolosa* (Christ) Ching (Fam. Polypodiaceae).

Action To induce diuresis, relieve dysuria, remove *heat* and arrest bleeding.

Indications Urinary infection and urolithiasis with difficult painful urination; spitting of blood, epistaxis, hematuria, abnormal uterine bleeding; cough and asthma due to *heat* in the *lung*.

Dosage 6～12g.

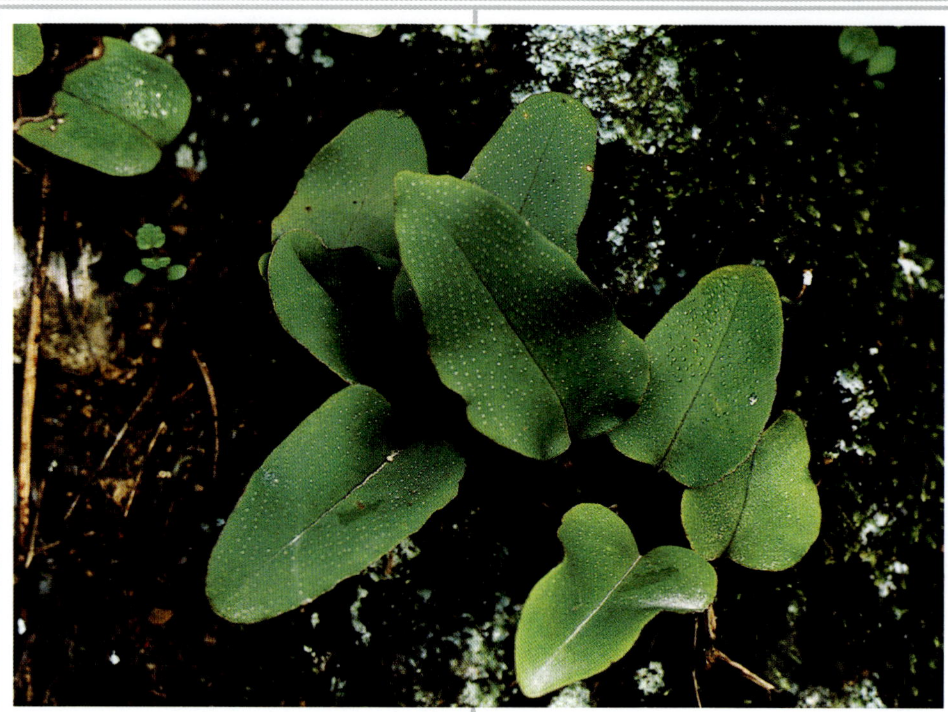

▲有柄石韋

▼ 藥材石韋（廬山石韋）

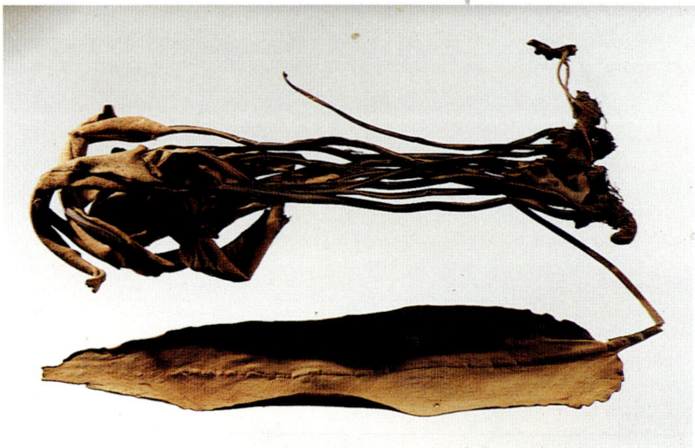

▼ 藥材石韋（石韋）

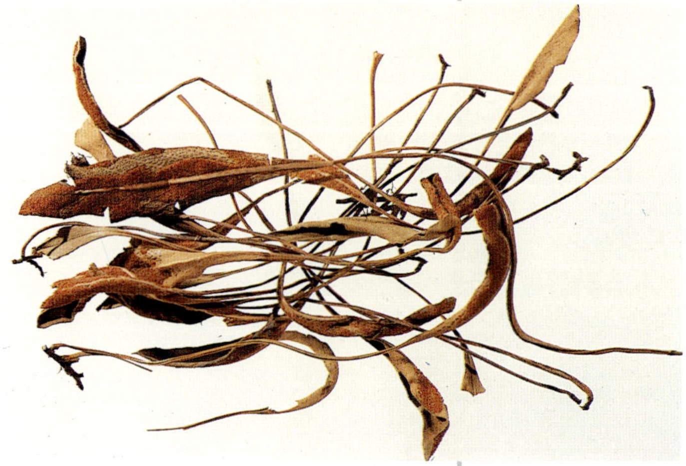

112 石决明

Shijueming

Sea-ear shell

CONCHA HALIOTIDIS

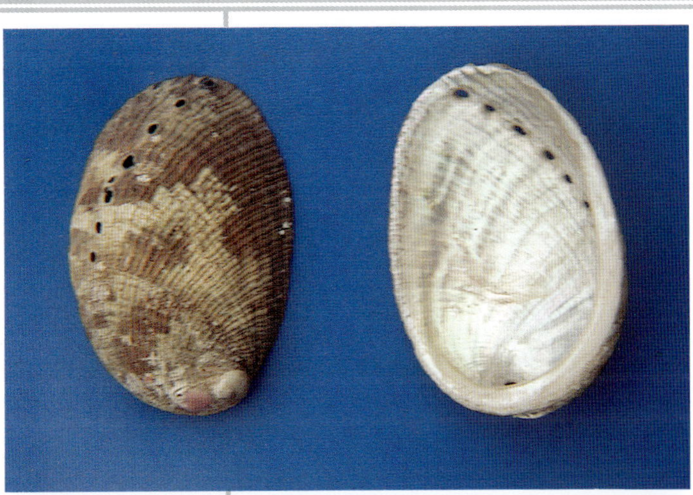

雜色鮑 ▶

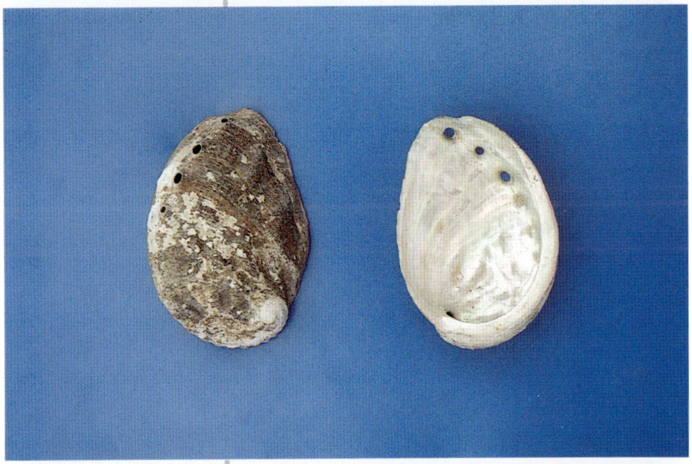

皺紋盤鮑 ▶

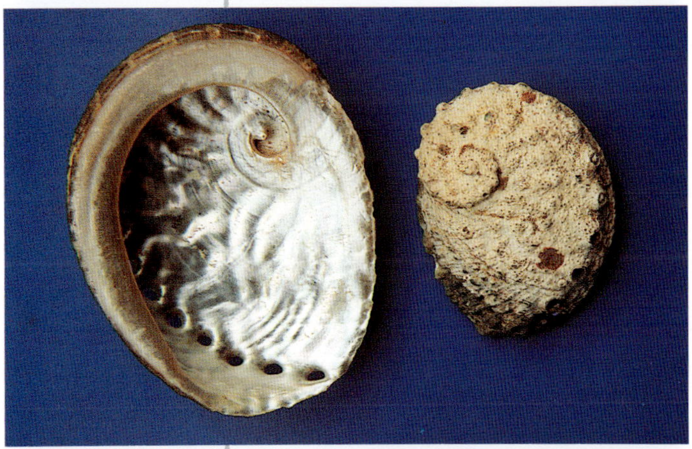

羊鮑 ▶

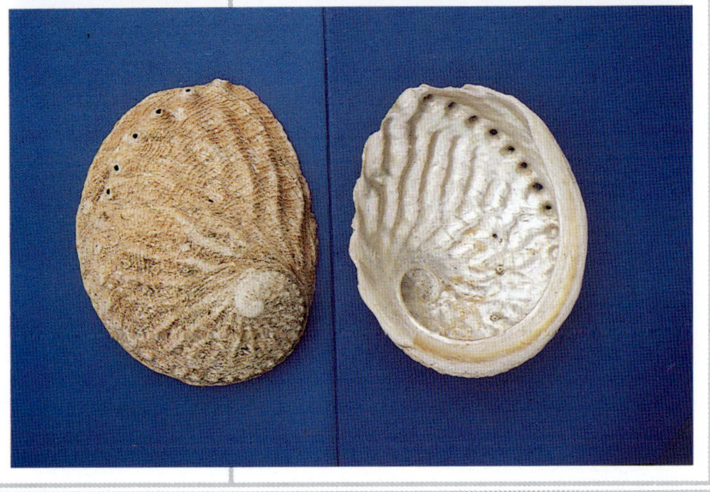

澳洲鮑 ▶

本品為鮑科動物雜色鮑 Haliotis diversicolor Reeve、皺紋盤鮑 H. discus hannai Ino、羊鮑 H. ovina Gmelin、澳洲鮑 H. ruber (Leach)、耳鮑 H. asinina Linnaeus 或白鮑 H. laevigata (Donovan) 的貝殼。

〔**原動物**〕①雜色鮑：貝殼呈卵圓形，質堅厚。殼寬約為殼長的 2/3，殼高約為殼長的 1/4。殼頂部鈍，稍低於體螺層的殼面。由殼頂向下，從第二螺層中部開始到體螺末端邊緣，有一列排列整齊逐漸增大的突起和孔，約 30 餘個，其中靠體螺層邊緣的 6～9 孔開口。②皺紋盤鮑：貝殼長橢圓形。寬約為殼長的 3/4，殼高約為殼長的 1/4，殼頂鈍，稍高於殼面。開口孔通常 3～5 個。③羊鮑：貝殼寬短，近圓形。殼寬約為殼長的 5/7，殼高約為殼長的 1/4～1/5，殼頂平，其位置較其他種類稍接近殼的中部，突起與小孔極突出，其中 4～5 個開口。④澳洲鮑：貝殼卵圓形，質較薄。殼頂鈍，離一側後緣約 2cm 處。外表磚紅色。孔口突起突出，其中開口約 9 個。⑤耳鮑：貝殼較小，狹長，略彎曲，呈耳狀。殼寬小於殼長的 1/2，殼高小於殼長的 1/6，約相當殼寬的 1/3。殼頂鈍，靠近邊緣。開口孔 5～7 個。⑥白鮑：貝殼形大，呈卵圓形，表面光滑，白色，有磚紅色斑塊，殼頂高於殼面，有 30 餘個疣狀突起；末端有 9 個開口，孔口與殼平。

〔**藥材性狀**〕①雜色鮑：卵圓形，略呈耳形。表面暗紅色，有不規則的螺肋和細密生長綫，開孔口與殼面平。②皺紋盤鮑：呈長橢圓形，表面灰棕色，有多數粗糙而不規則的皺紋，生長綫明顯，孔口突出殼面，殼較薄。③羊鮑：近圓形，螺旋部與體螺部各佔 1/2，從螺旋部邊緣有 2 行整齊的突起，尤以上部較為明顯。④澳洲鮑：卵圓形，表面磚紅色，螺肋和生長綫呈波狀隆起。⑤耳鮑：耳狀，狹長，略扭曲，表面光滑，具翠綠色、紫色及褐色等多種顏色形成的斑紋。⑥白鮑：卵圓形，表面磚紅色，光滑，生長綫頗為明顯，螺旋部約為殼面的 1/3。

〔**性味功能與主治**〕鹹、寒。平肝潛陽，清肝明目。用於頭痛眩暈，目赤翳障，視物昏花，青盲雀目。

〔**用法與用量**〕3～15g，先煎。

Sea-ear shell is the shell of *Haliotis diversicolor* Reeve, *Haliotis discus hannai* Ino., *Haliotis ovina* Gmetlin, *Haliotis ruber* (Leach), *Haliotis asinina* Linnaeus or *Haliotis laevigata* (Donovan) (Fam. Haliotidae).

Action To subdue hyperactivity of the *liver*, quench its *fire* and improve eyesight.

Indications Headache and dizziness; blurred vision due to nebula, optic atrophy and night blindness.

Dosage 3～15g, to be decocted before adding other ingredients.

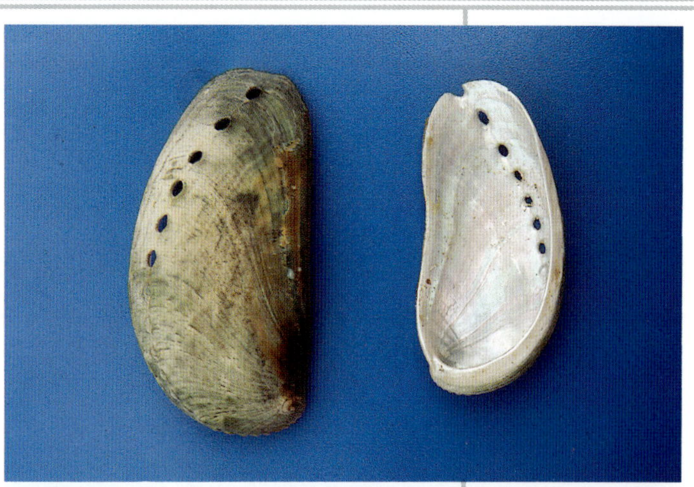

◀ 耳鮑

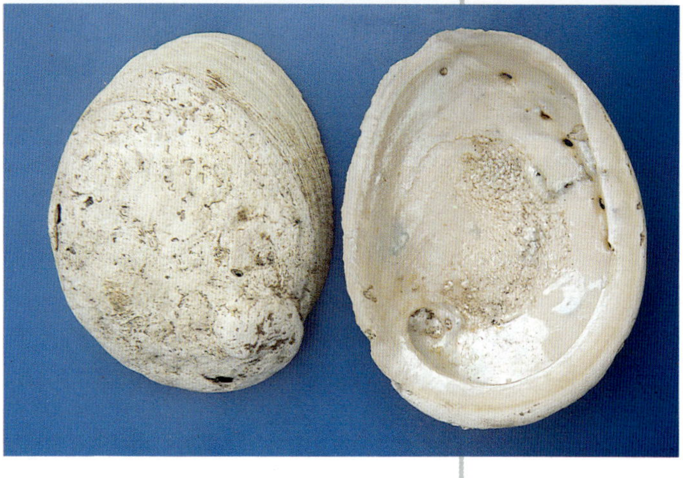

◀ 白鮑

113 石菖蒲

Shichangpu

Grassleaf Sweetflag Rhizome

RHIZOMA ACORI TATARINOWI

本品為天南星科植物石菖蒲 Acorus tatarinowii Schott. 的乾燥根莖。

〔**原植物**〕根莖稍粗壯，直徑 5～8mm，芳香。葉綫形，長 20～30（～50）cm，基部對折，中部以上平展，無中肋。葉狀佛焰苞長 13～25cm，為肉穗花序長的 2～5 倍；肉穗花序圓柱狀，長 4～6cm，粗 4～7mm，花白色，果序成熟時長 7～8cm，粗可達 1cm。

〔**藥材性狀**〕本品呈扁圓柱形，多彎曲，常有分枝，長 3～20cm，直徑 0.3～1cm。表面棕褐色或灰棕色，粗糙，有疏密不勻的環節，節間長 0.2～

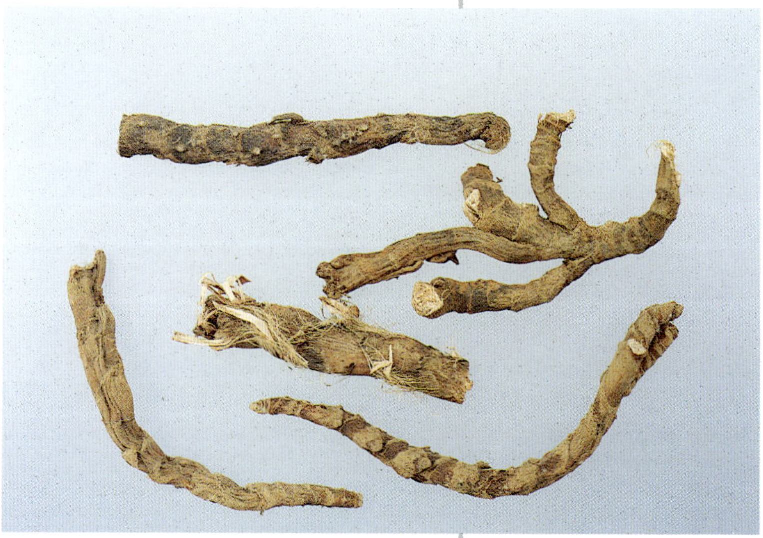

◀ 藥材石菖蒲

0.8cm，具細縱紋，一面殘留鬚根或圓點狀根痕；葉痕呈三角形，左右交互排列，有的其上有毛鱗狀的葉基殘餘。斷面纖維性，類白色或微紅色，內皮層環明顯，可見多數維管束小點及棕色油細胞。

〔橫切面〕 見圖。

〔性味功能與主治〕 辛、苦、溫。化濕開胃，開竅豁痰，醒神益智。用於脘痞不饑，噤口下痢，神昏癲癇，健忘耳聾。

〔用法與用量〕 3～9g。

Grassleaf Sweetflag Rhizome is the dried rhizome of *Acorus tatarinowii* Schott. (Fam. Araceae).

Action To eliminate *damp* and *phlegm*, to improve appetite, and to restore consciousness and benefit the mentality.

Indications Stuffiness sensation in the epigastrium with anorexia; severe case of dysentery with total loss of appetite; impairment of consciousness in epilepsy; forgetfulness and impaired hearing.

Dosage 3～9g.

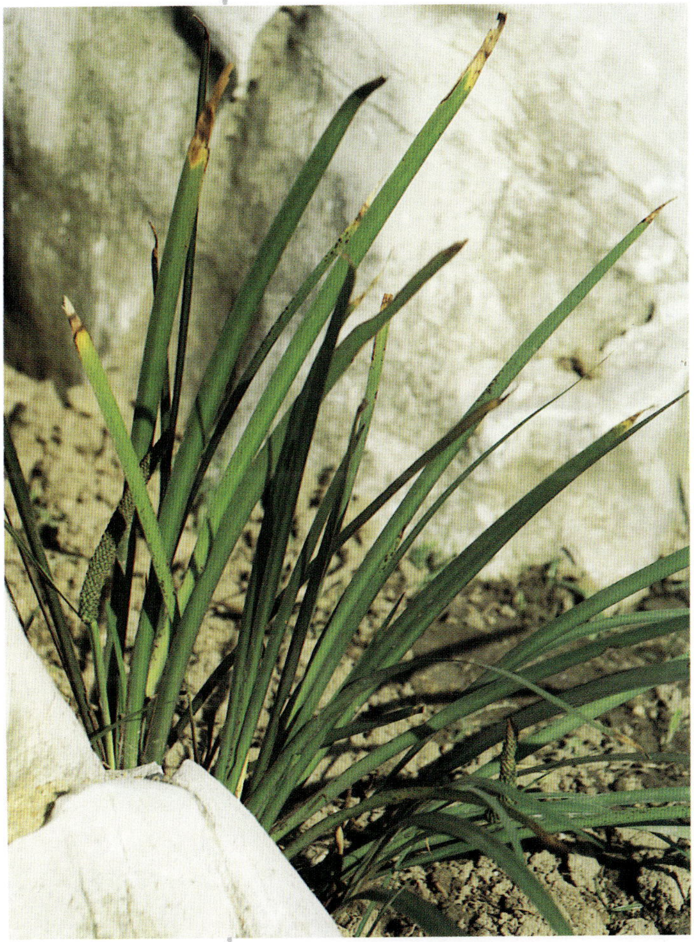

石菖蒲 ▶

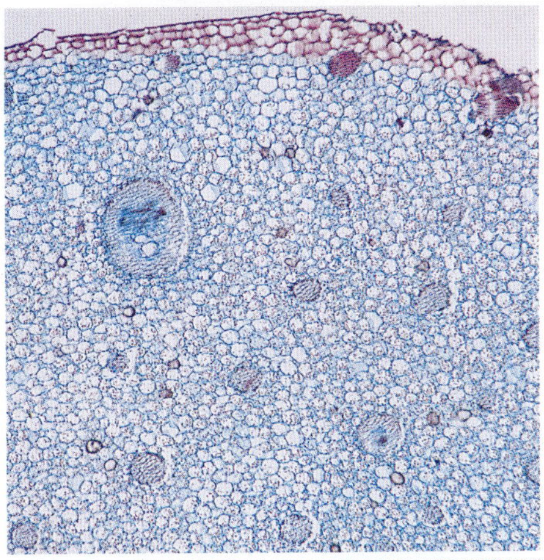

藥材石菖蒲橫切面 ▶

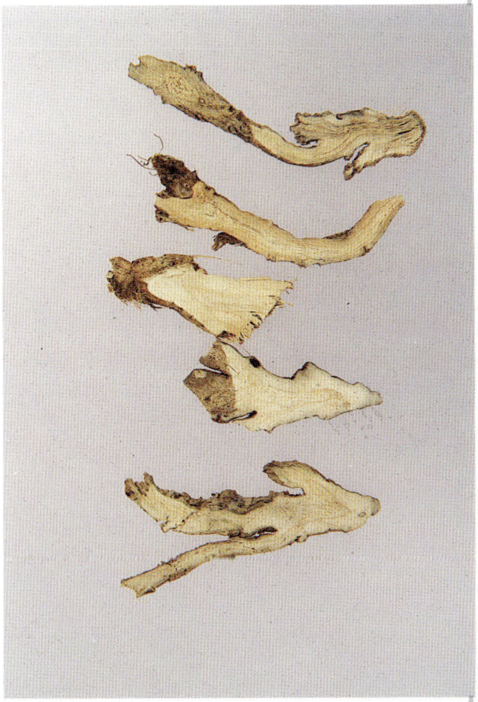

▼藥材石菖蒲飲片

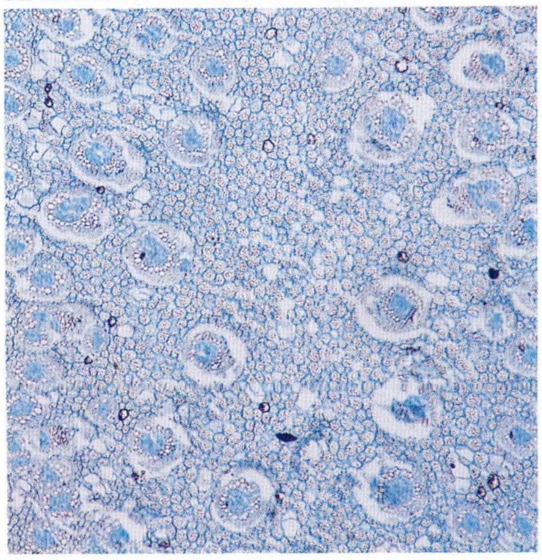

114 石斛

Shihu

Dendrobium

HERBA DENDROBII

本品為蘭科植物環草石斛 Dendrobium loddigesii Rolfe、馬鞭石斛 D. fimbriatum Hook. var. oculatum Hook.、黃草石斛 D. chrysanthum Wall、鐵皮石斛 D. candidum Wall. ex Lindl. 或金釵石斛 D. nobile Lindl. 的新鮮或乾燥莖。

〔**原植物**〕①環草石斛：莖圓柱形，高10～45cm，粗 2～7mm。葉矩圓狀披針形或舌形，頂端銳尖而略鈎轉；花期具葉。花單生，淡玫瑰色；中萼片卵狀矩圓形，頂端鈍；側萼片較中萼片長而窄；花瓣橢圓形，邊緣多少有齒；唇瓣近圓形，唇盤凹陷，被短柔毛，3 條綫紋從基部直達頂端，邊緣具流蘇。②馬鞭石斛：莖高達 60cm，具槽棱，葉矩圓形或橢圓形。總狀花序長 15cm，下垂，具花 6～12 朵；花黃色，花瓣與萼片同形，矩圓形，但較寬；唇瓣近圓形，具短爪，唇盤上表面密被短柔毛，近基部有一個腎形紫色斑塊。③黃草石斛：莖高可達 1～2m，葉披針形或矩圓狀披針形。傘形花序具花數朵，花黃色；中萼片矩圓形，側萼片近鐮形；唇瓣橫長圓形，兩面密被絨毛，唇盤上表面具2 個血紫色圓斑塊。④鐵皮石斛：莖細長達 35cm。葉矩圓狀披針形，葉鞘具紫斑，鞘口張開，常與節留下 1 個環狀間隙。總狀花序常生於莖上端；花被片黃綠色；唇瓣卵狀披針形。基部邊緣內卷並具 1 個胼胝體；唇盤被乳頭狀毛，具紫色斑點。⑤金釵石斛：莖稍扁，高10～60cm，具槽棱，葉片矩圓形。總狀花序具 1～4 朵花；花大，直徑可達8cm，白色帶紫紅色頂端；唇瓣寬卵狀矩圓形，具短爪，唇盤上面具 1 個紫斑。

〔**藥材性狀**〕①環草石斛：細長圓柱形，常彎曲或盤繞成團，直徑 0.1～0.3cm，節間長 1～2cm，表面金黃色，有光澤，具細縱紋。②馬鞭石斛：長圓錐形，直徑 0.5～0.8cm，節間長 3～4.5cm，表面黃色至暗黃色，有深縱槽。③黃草石斛：長圓柱形，直徑 0.3～0.5cm，節間長 2～3.5cm，表面金黃色

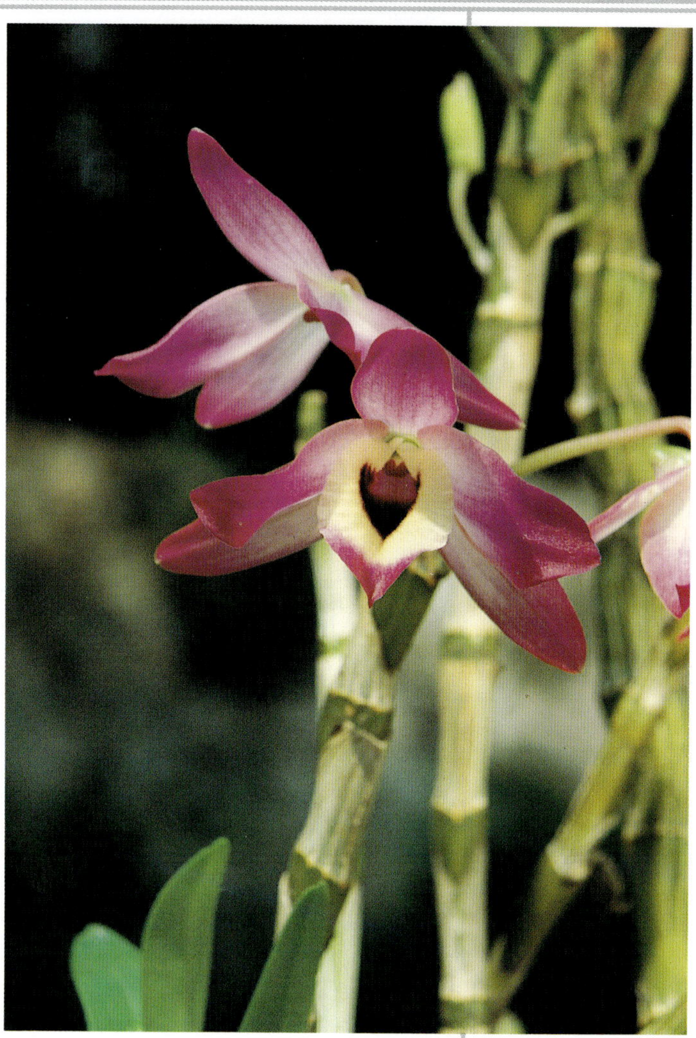

◀ 金釵石斛

▼ 環草石斛

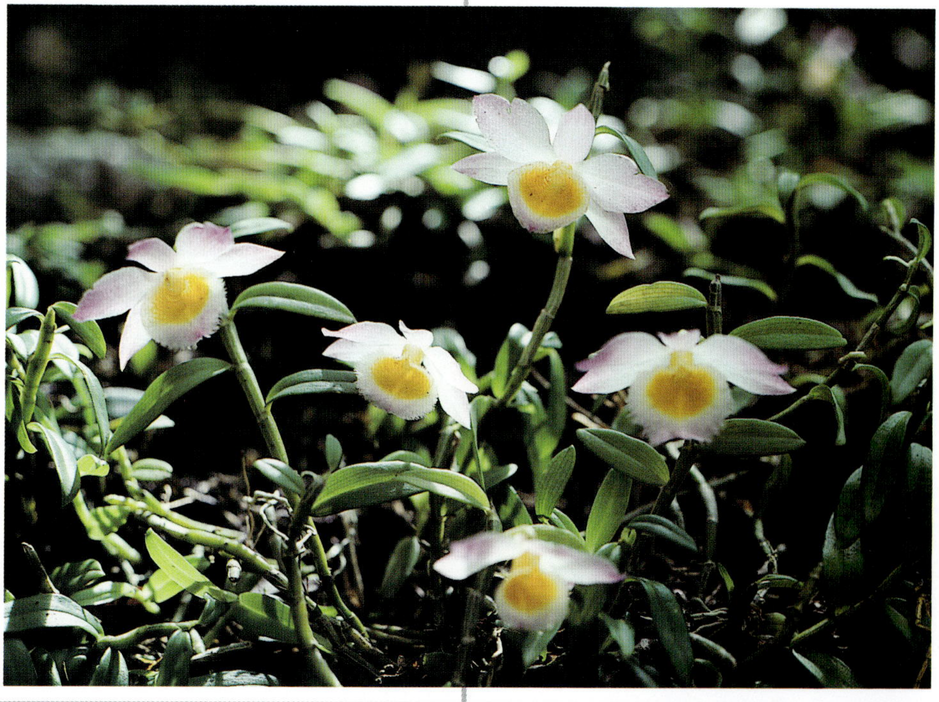

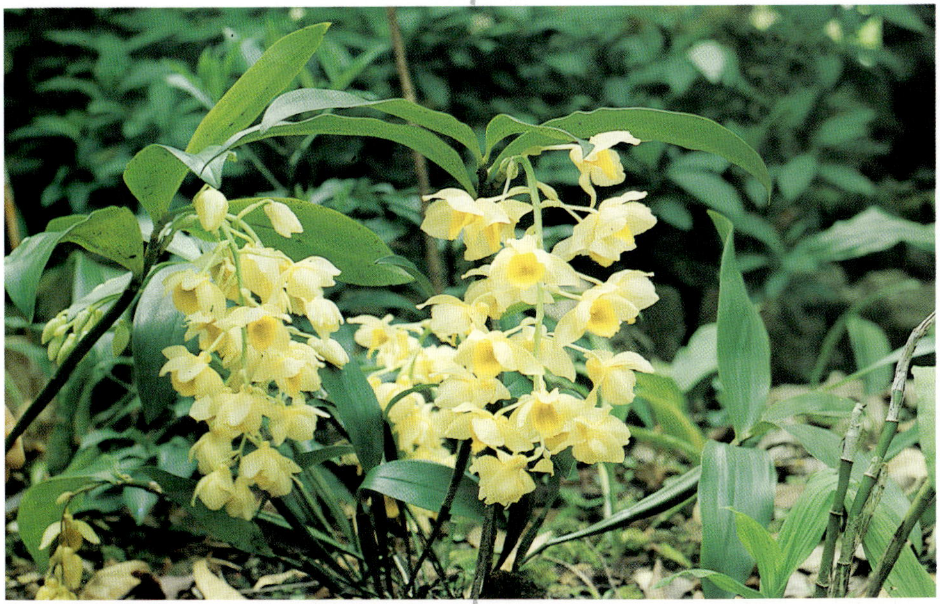

▲馬鞭石斛

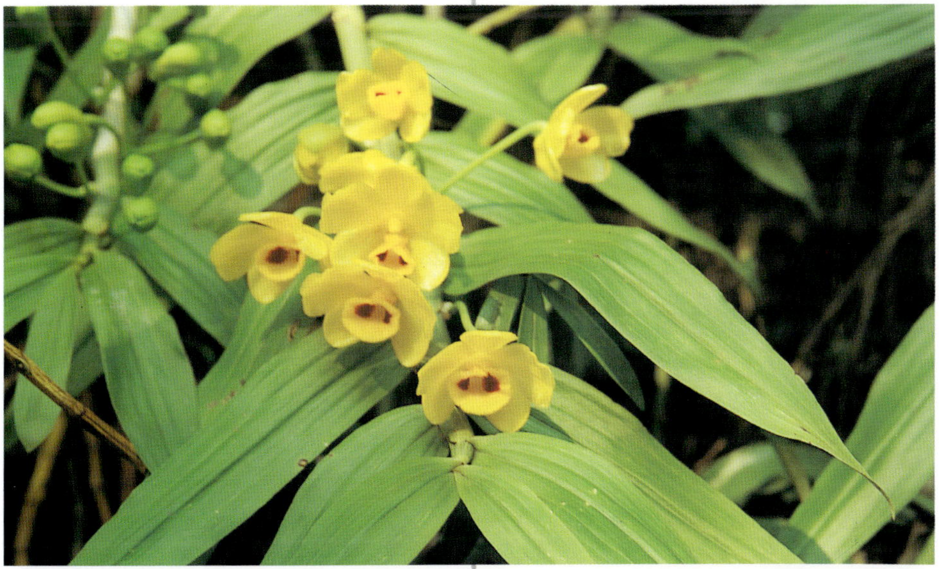

▲黃草石斛

▼鐵皮石斛

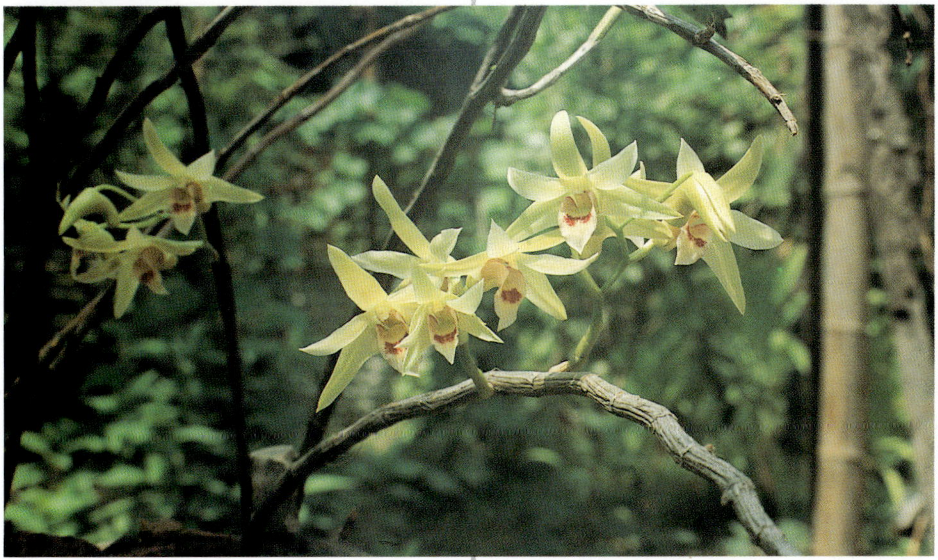

至淡黃褐色，具縱溝。④金釵石斛：扁圓柱形，直徑 0.4～0.6cm，節間長 2.5～3cm，表面金黃色或黃中帶綠色，有深縱溝。⑤鮮石斛：為多種石斛的鮮品，呈圓柱形或扁圓柱形，肉質，多汁，富黏性。⑥耳環石斛：為多種石斛的加工品，呈螺旋形或彈簧形，表面黃綠色，有細縱皺紋。

〔**性味功能與主治**〕甘，微寒。益胃生津，滋陰清熱。用於陰傷津虧，口乾煩渴，食少乾嘔，病後虛熱，目暗不明。

〔**用法與用量**〕6～12g，鮮品 15～30g。

Dendrobium is the fresh or dried stem of *Dendrobium loddigesii* Rolfe, *Dendrobium fimbriatum* Hook. var. *oculatum* Hook., *Dendrobium chrysanthum* Wall., *Dendrobium candidum* Wall. ex Lindl. or *Dendrobium nobile* Lindl. (Fam. Orchidaceae).

Action To benefit the stomach, to promote the production of body fluid, to nourish *yin*, and to remove *heat*.

Indications Thirst due to impairment of *yin* or *deficiency of body* fluid; loss of appetite with nausea; fever in *deficiency* conditions after a severe disease; impaired vision.

Dosage 6～12g; or 15～30g of the fresh herb.

石斛鮮藥材 ▶

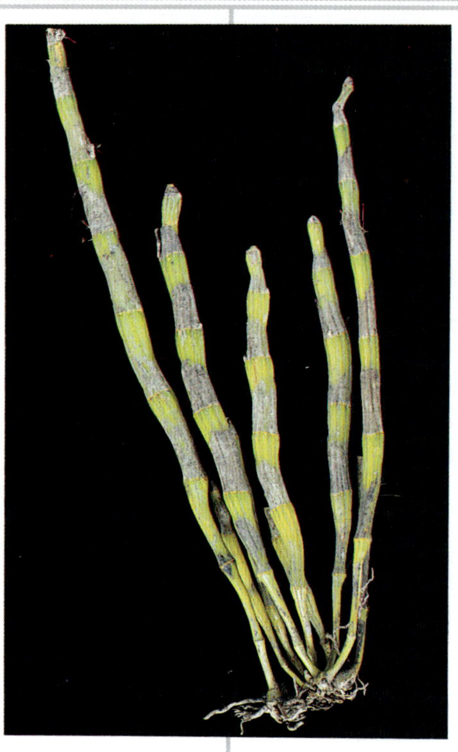

▼ 藥材大黃草

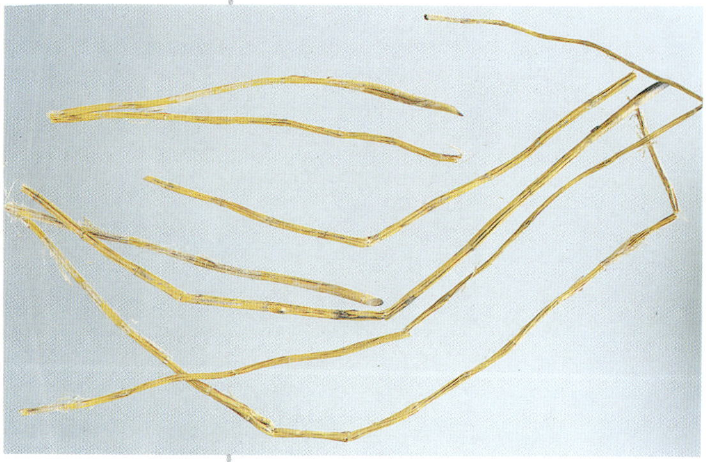

▼ 藥材中黃草

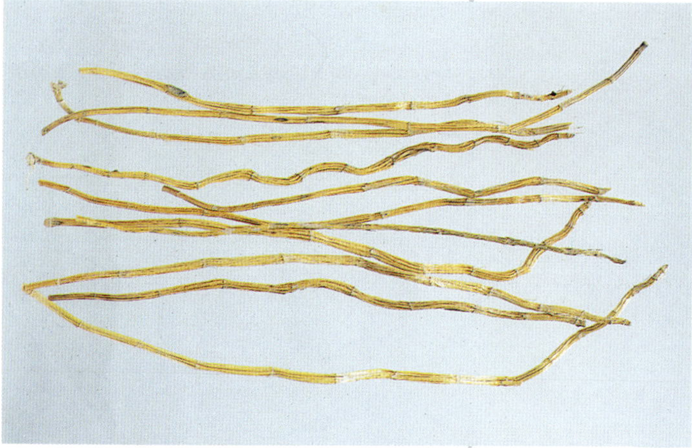

▼ 藥材小黃草

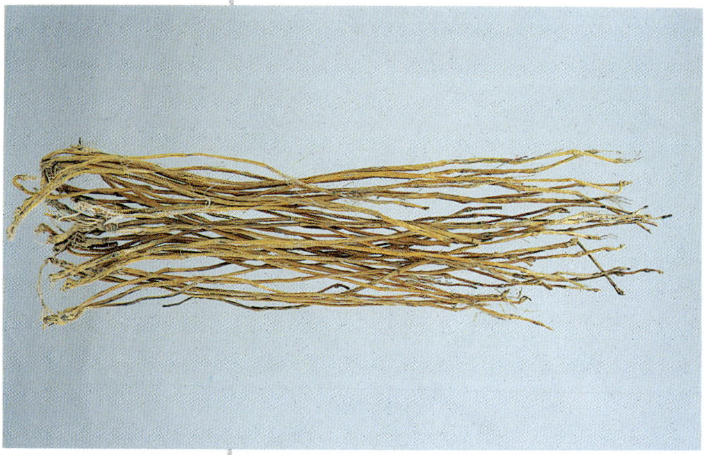

▼ 藥材石斛（楓斗）

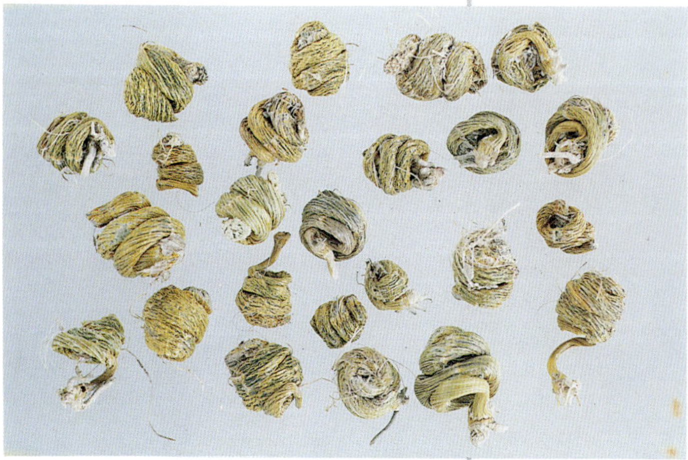

▼ 藥材石斛（金斗、扁斗）

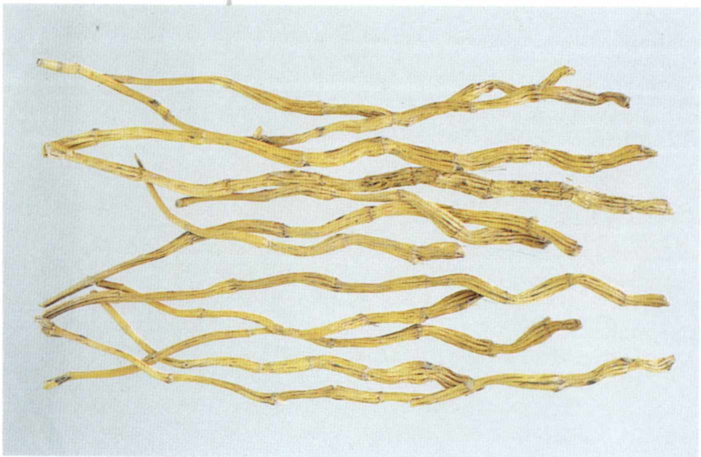

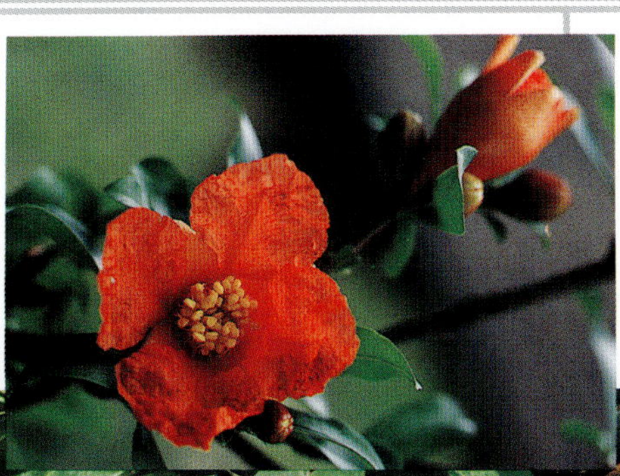

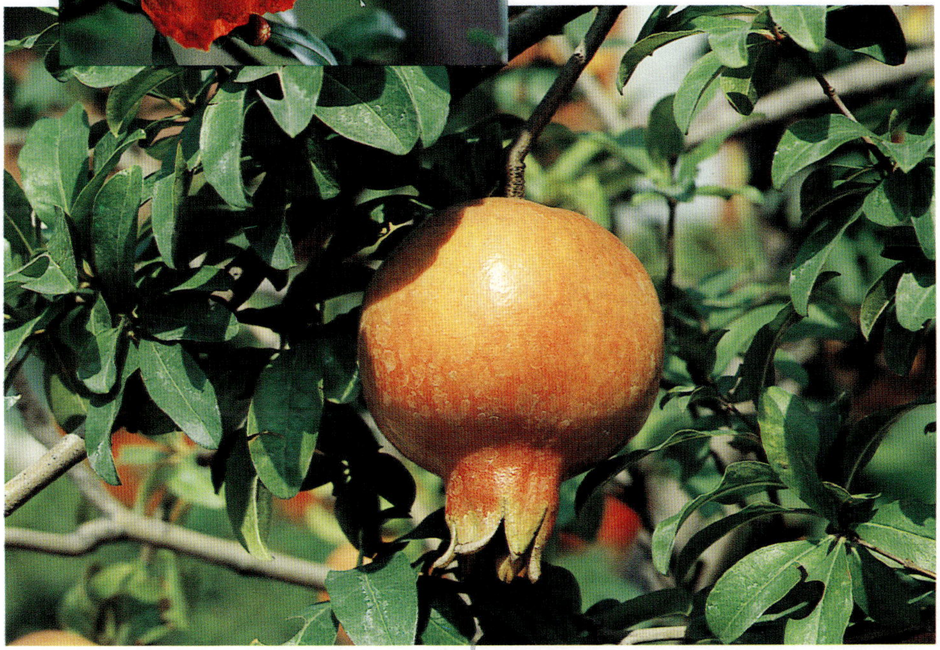

◀▼石榴

115 石榴皮

Shiliupi

Pomegranate Rind

PERICARPIUM GRANATI

本品為石榴科植物石榴 Punica granatum L. 的乾燥果皮。

〔**原植物**〕落葉灌木或小喬木，幼枝常呈四棱形，頂端多為刺狀。葉對生或近簇生，矩圓形或倒卵形。花 1 至數朵生枝頂或葉腋；花萼鐘形，紅色質厚；花瓣通常紅色，少有白色，質地柔軟多皺。漿果成球形。果皮厚，頂端有宿存花萼，直徑約 6cm，種子多數，有透明肉質外種皮。

〔**藥材性狀**〕本品呈不規則的片狀或瓢狀，大小不一，厚 1.5～3mm。外表面紅棕色，棕黃色或暗棕色，略有光澤，粗糙，有多數疣狀突起。有的有突起的筒狀宿萼及粗短果梗或果梗痕。內表面黃色或紅棕色，有隆起呈網狀的果蒂殘痕。斷面略顯顆粒狀。

〔**性味功能與主治**〕酸、澀、溫。澀腸止瀉，止血，驅蟲。用於久瀉，久痢，便血，脫肛，崩漏，白帶，蟲積腹痛。

〔**用法與用量**〕3～9g。

Pomegranate Rind is the dried pericarp of *Punica granatum* L. (Fam. Punicaceae).

Action To check diarrhea, arrest bleeding and repel worms.

Indications Protracted diarrhea, chronic dysentery; hematochezia, prolapse of the anus; abnormal uterine bleeding, excessive leukorrhea; intestinal parastosis with abdominal pain.

Dosage 3～9g.

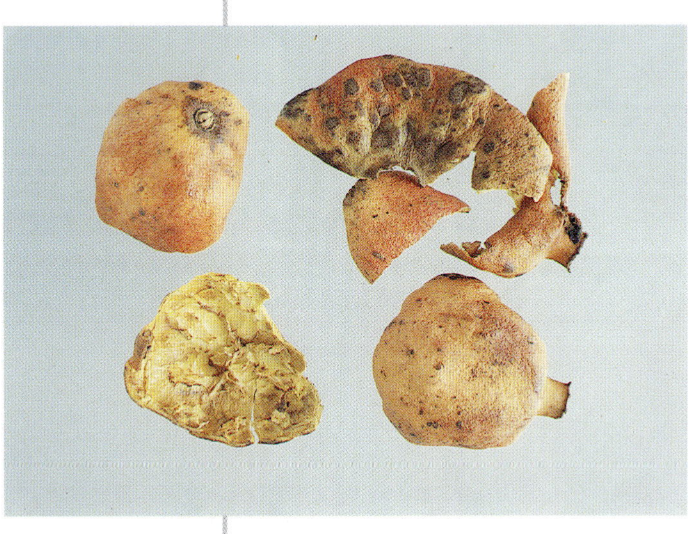

藥材石榴皮 ▶

116 石膏

Shigao

Gypsum

GYPSUM FIBROSUM

本品為硫酸鹽類礦物硬石膏族石膏，主含含水硫酸鈣（$CaSO_4 \cdot 2H_2O$）。

〔**原礦物**〕板狀或纖維狀晶體的集合體。呈長塊狀、板塊狀或不規則的塊狀。無色透明或白色、灰白色，條痕白，具玻璃光澤。板狀晶體以及解理片裂處具珍珠樣光澤；針柱、纖維狀集合體呈絲絹光澤；碎裂成的小塊有直角、斜角等狀態。

〔**藥材性狀**〕本品為纖維狀的集合體，呈長塊狀、板塊狀或不規則塊狀。白色、灰白色或淡黃色，有的半透明。體重，質軟，縱斷面具絹絲樣光澤。

〔**性味功能與主治**〕甘、辛，大寒。生用清熱瀉火，除煩止渴。用於外感熱病，高熱煩渴，肺熱喘咳，胃火亢盛，頭痛，牙痛。煅石膏收濕，生肌，斂瘡，止血。外治潰瘍不斂，濕疹瘙癢，水火燙傷，外傷出血。

〔**用法與用量**〕內服用生石膏15～60g，先煎；外用多用煅石膏研末撒敷患處。

Gypsum is a plaster stone of sulfate of plaster stone group, containing mainly hydrated calcium sulfate ($CaSO_4 \cdot 2H_2O$).

Action To remove *heat*, quench *fire*, and relieve thirst.

Indications Febrile diseases due to *exogenous affection* with high fever and dire thirst; asthma and cough caused by *heat* in the lung; headache and toothache caused by exuberant *fire* in the stomach.

Usage and dosage For oral administration, 15～60g to be decocted before other ingredients.

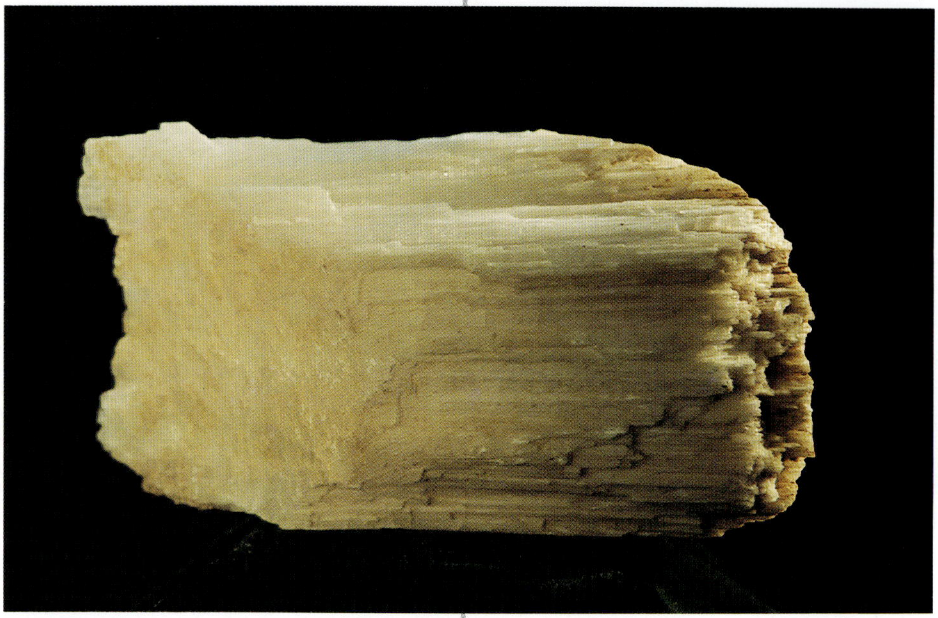

▲石膏

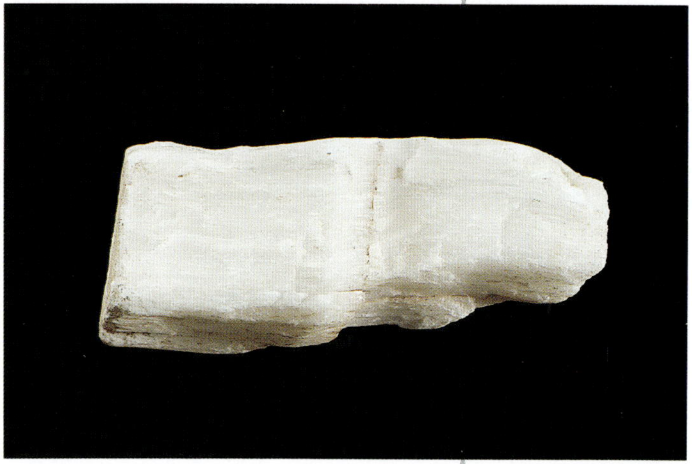

◀ 藥材石膏

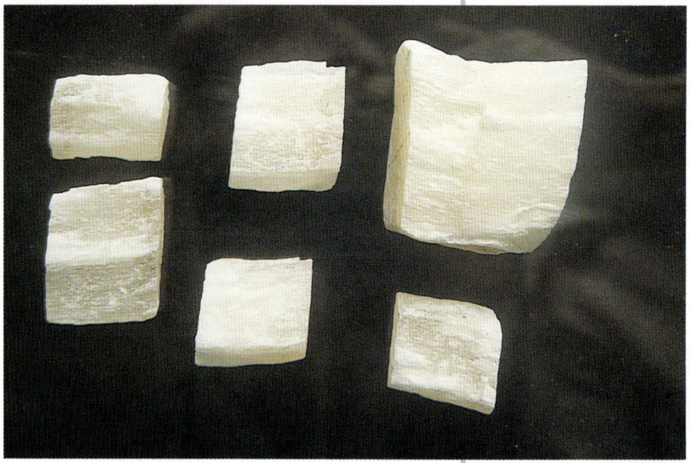

◀ 藥材石膏

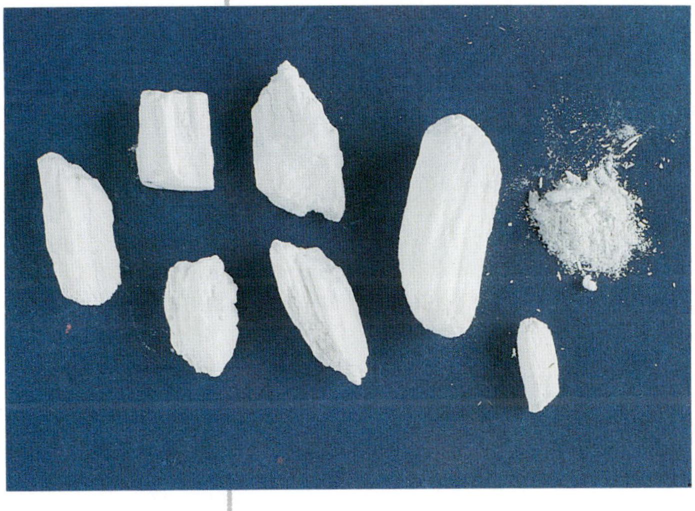

藥材煅石膏 ▶

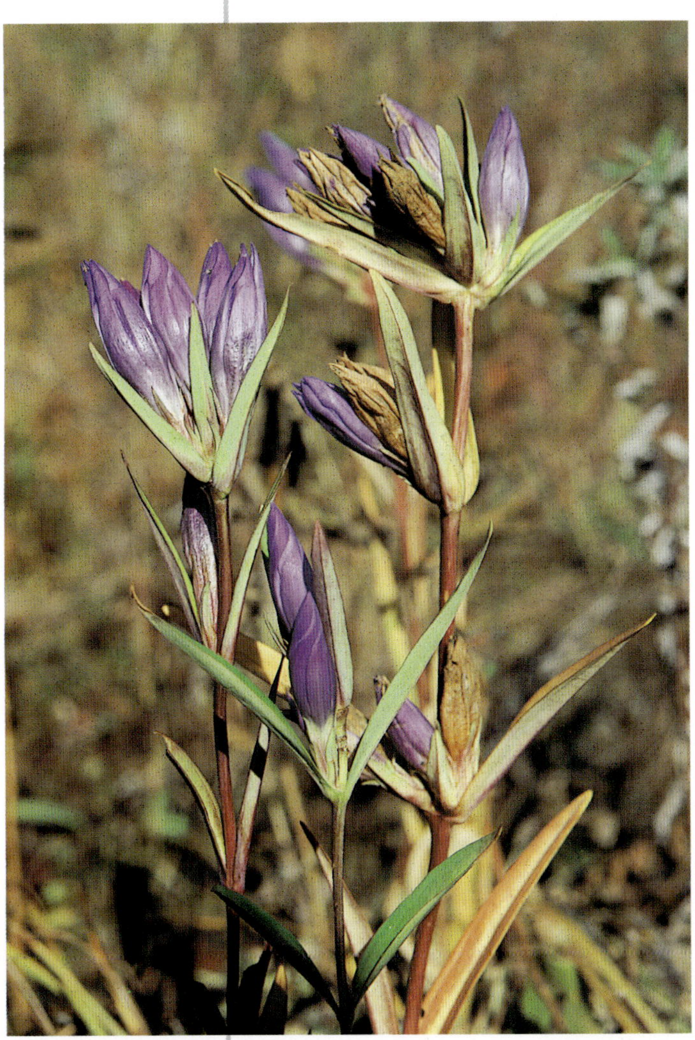

條葉龍膽 ▶

117 煅石膏

Duanshigao

Gypsum (calcined)

GYPSUM FIBROSUM PREPARATA

本品為石膏的炮製品。

〔**藥材性狀**〕本品為白色的粉末或酥鬆塊狀物，表面透出微紅色的光澤，不透明。體較輕，質軟，易碎，捏之成粉。

〔**性味功能與主治**〕甘、辛、澀、寒。歸肺、胃經。收濕，生肌，斂瘡，止血。外治潰瘍不斂，濕疹瘙癢，水火燙傷，外傷止血。

〔**用法與用量**〕研末撒敷患處。

Gypsum (calcined) is the processed Gypsum.

Action To check exudation, promote the growth of new tissue, and arrest bleeding.

Indications External use for ulcers difficult to heal up, eczema with itching, scalds and burns.

Usage Appropriate quantity to be ground into powder and applied topically.

118 龍膽

Longdan

Chinese Gentian

RADIX GENTIANAE

本品為龍膽科植物條葉龍膽 Gentiana manshurica Kitag、龍膽 Gentiana Scabra Bge.、三花龍膽 Gentiana triflora Pall. 或堅龍膽 Gentiana rigescens Franch. 的乾燥根及根莖。

〔**原植物**〕①條葉龍膽：多年生草本，高20～70cm。根數條，莖直立不分枝，具棱。葉對生，下部葉鱗片狀，中部以上葉較大，披針形或條狀披針形。花1～2朵頂生，無梗，花冠鐘狀，藍紫色；萼筒鐘狀，裂片披針形短於萼筒長，花冠裂片三角卵形。先端急尖。②龍膽：葉卵形或卵狀披針形，花簇生頂端或葉腋；萼筒裂片條狀披針形，與萼筒幾等長；花冠裂片三角卵形，先端尖。③三花龍膽：葉披針形。花通常3～5朵簇生莖頂端或葉腋；萼筒裂片不等長，與萼筒近等長或稍長；花冠裂片卵圓形，先端鈍。④堅龍膽：葉卵狀短圓形。聚傘花序頂生或腋生；花紫紅色；萼筒裂片披針形，2大3小。

〔**藥材性狀**〕①龍膽：根莖呈不規則的塊狀，長1～3cm，直徑0.3～1cm；表面暗灰棕色或深棕色，上端有莖痕或殘留莖基，周圍和下端着生多數細長的根。根圓柱形，略扭曲，長 10～20cm，直徑 0.2～0.5cm；表面淡黃色或黃棕色，上部多有顯著的横皺紋，下部較細，有縱皺紋及支根痕。斷面略平坦，皮部黃白色或淡黃棕色，木部色較淺，呈點狀環列。②堅龍膽：表面無横皺紋，外皮膜質，易脫落；木部黃白色，易與皮部分離。

〔**横切面**〕見圖。

〔**性味功能與主治**〕苦，寒。清熱燥濕瀉肝膽火。用於濕熱黃疸，陰腫陰癢，帶下，強中，濕疹瘙癢，目赤，耳聾，脅痛，口苦，驚風抽搐。

〔**用法與用量**〕3～6g。

Chinese Gentian is the dried root and rhizome of *Gentiana manshurica* Kitag, *Gentiana scabra* Bge., *Gentiana triflora* Pall. or *Gentiana rigescens* Franch. (Fam. Gentianaceae).

Action To eliminate *damp-heat* and quench the *fire* of the *liver* and gall bladder.

Indications Jaundice caused by *damp-heat*; swelling and itching of the vulva with excessive leukorrhea; prolonged erection of the penis with spontaneous emission; eczema accompanied by itching; blood-shot eyes; impairment of hearing, pain in the costal regions and bitter taste in the mouth; convulsion.

Dosage 3～6g.

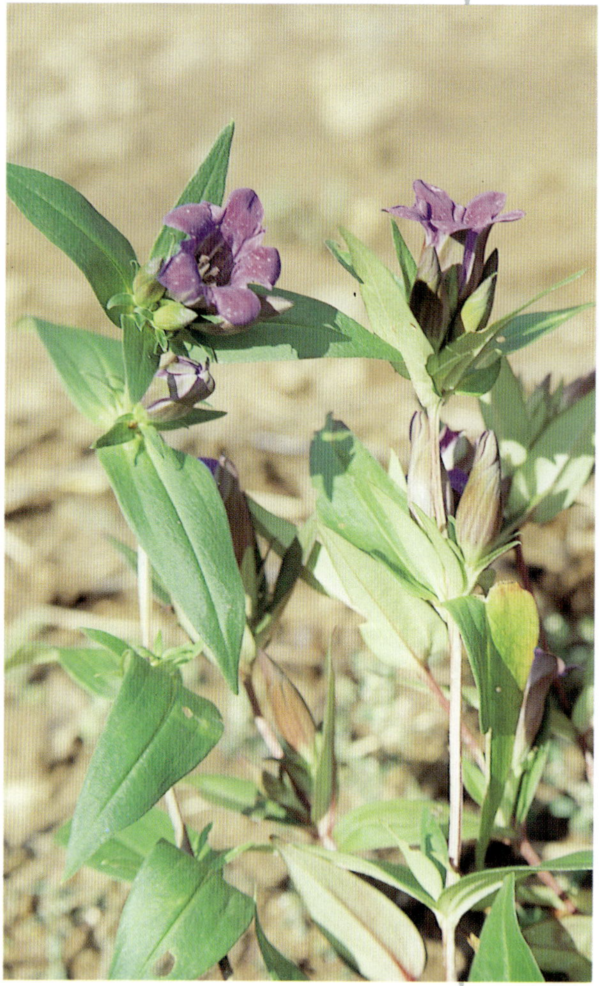

▲龍膽

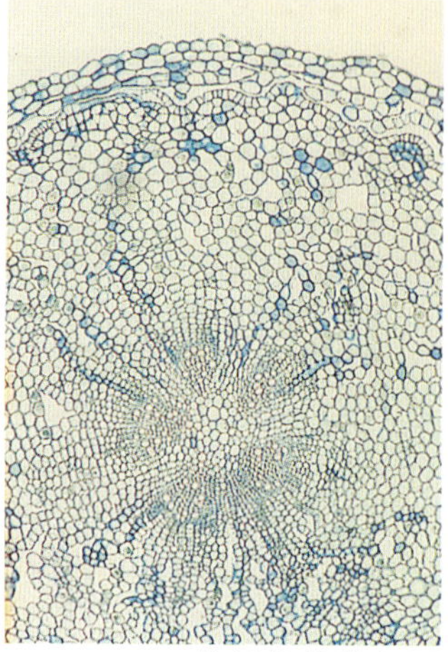

▲藥材龍膽横切面

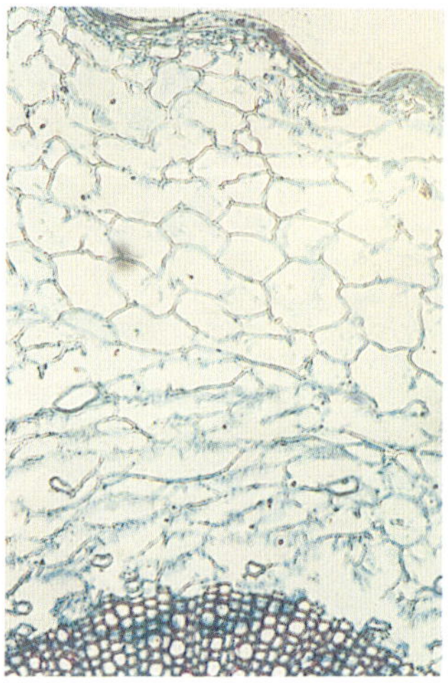

▲藥材堅龍膽横切面

▼三花龍膽

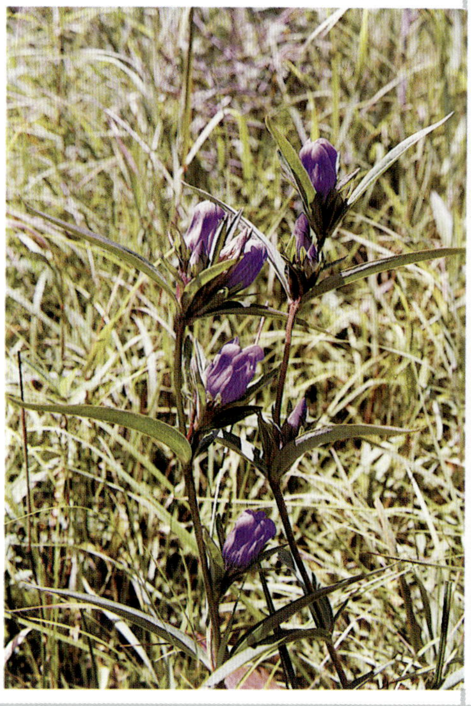

▼藥材龍膽

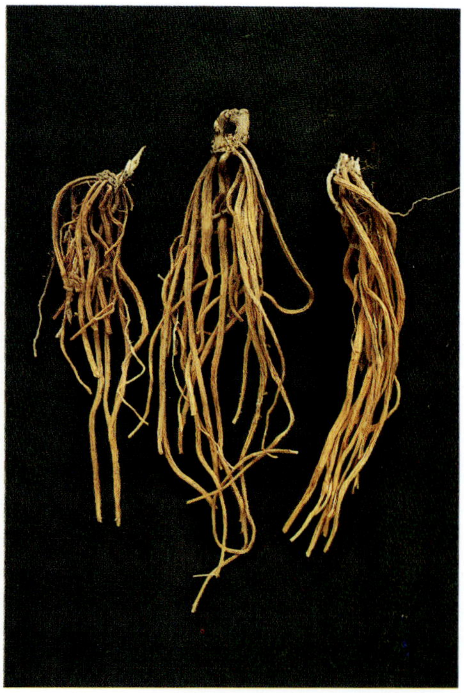

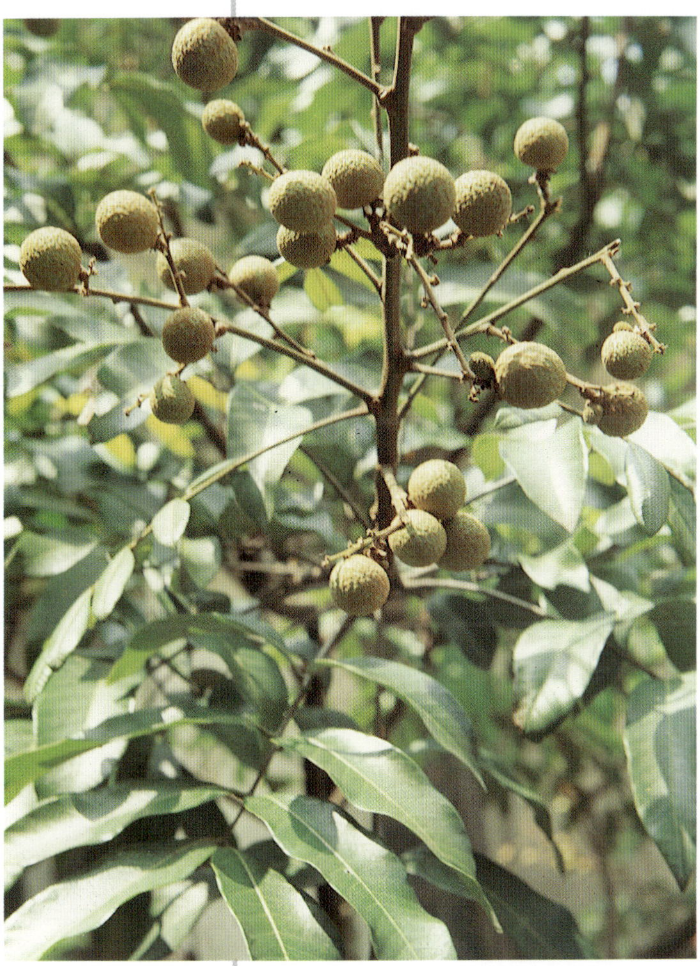

龍眼 ▶

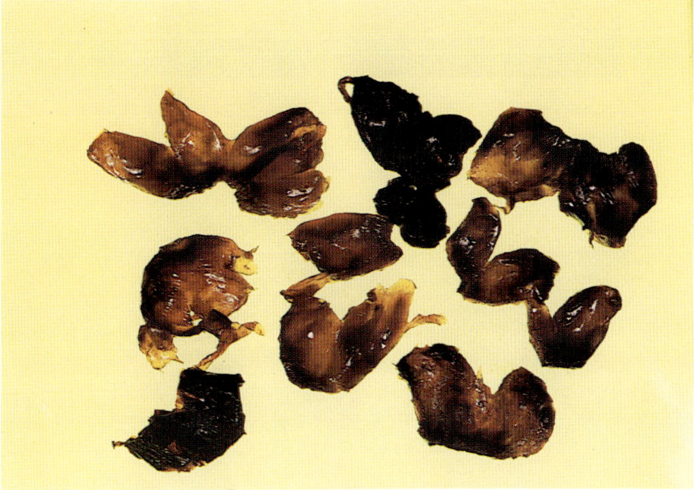

藥材龍眼肉 ▶

119 龍眼肉

Longyanrou

Longan Aril

ARILLUS LONGAN

本品為無患子科植物龍眼 Dimocarpus longan Lour. 的假種皮。

〔**原植物**〕常綠喬木，高可達 10m。雙數羽狀複葉，互生，小葉 2～6 對，近對生或互生，革質，長橢圓形或長橢圓狀披針形。圓錐花序頂生或腋生，長 12～15cm，有銹色星狀柔毛；花小，黃白色。果球形，核果狀，不開裂，直徑 1.2～2.5cm，外皮黃褐色；假種皮新鮮時白色，半透明，肉質，多汁，味甜。種子球形，黑褐色，光亮。

〔**藥材性狀**〕本品為縱向破裂的不規則薄片，常數片黏結。長約 1.5cm，寬 2～4cm，厚約 0.1cm。棕褐色，半透明。一面皺縮不平，一面光亮而有細縱皺紋。質柔潤。

〔**性味功能與主治**〕甘，溫。補益心脾，養血安神。用於氣血不足，心悸怔忡，健忘失眠，血虛痿黃。

〔**用法與用量**〕9～15g。

Longan Aril is the aril of *Dimocarpus longan* Lour (Fam. Sapindaceae).

Action To tonify the *heart* and the *spleen* to nourish blood, and to tranquilize the mind.

Indications Cardiac palpitation, forgetfulness and insomnia due to *deficiency of qi* and *blood*; anemia.

Dosage 9～15g.

120 北豆根

Beidougen

Asiatic Moonseed Rhizome

RHIZOMA MENISPERMI

本品為防己科植物蝙蝠葛 Menispermum dauricum DC. 的乾燥根莖。

〔**原植物**〕纏繞性落葉木質藤本，長可達 10 數米，小枝有細縱條紋。葉圓腎形或寬卵形，頂端急尖或漸尖，基部淺心形，全緣或 3～7 淺裂，掌狀脈 5～7 條；葉柄盾狀着生。花單性，雌雄異株；花序圓錐狀，腋生。果實核果狀，圓腎形，直徑 8～10mm，成熟時黑紫色。

〔**藥材性狀**〕本品呈細長圓柱形，彎曲，有分枝，長可達 50cm，直徑 0.3～0.8cm。表面黄棕色至暗棕色，多有彎曲的細根，並可見突起的根痕及縱皺紋，外皮易剝落。質韌，不易折斷。斷面纖維性，木部淡黄色，呈放射狀排列，有髓。

〔**性味功能與主治**〕甘、寒；有小毒。清熱解毒，祛風止痛。用於咽喉腫痛，腸炎痢疾，風濕痹痛。

〔**用法與用量**〕3～9g。

Asiatic Moonseed Rhizome is the dried rhizome of *Menispermum dauricum* DC. (Fam. Menispermaceae).

Action To remove toxic *heat* and relieve rheumatic pains.

Indications Sore throat, colitis, dysentery, rheumatic arthralgia.

Dosage 3～9g.

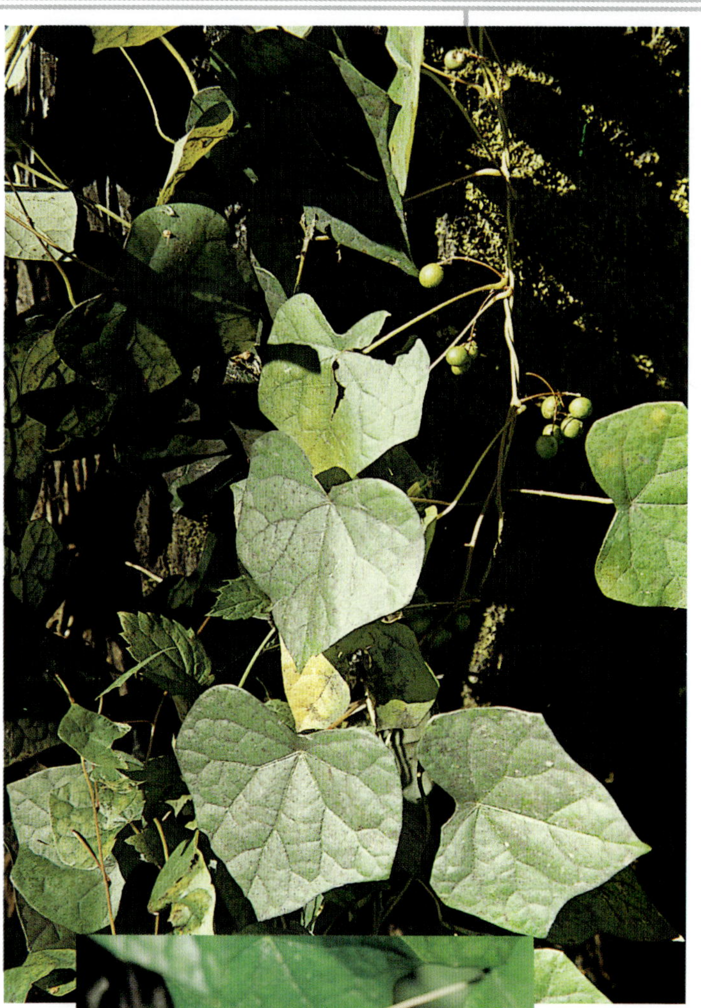

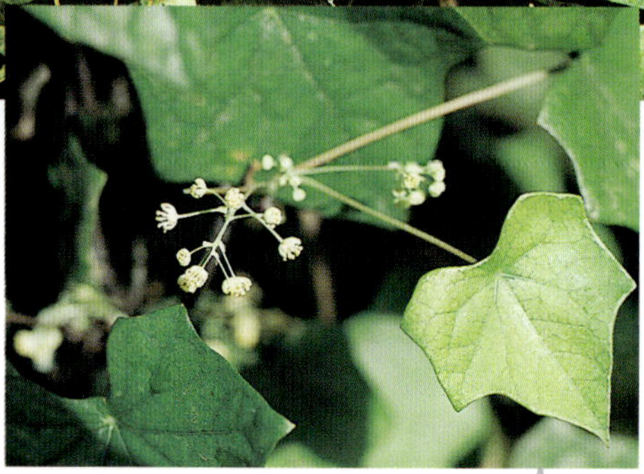

◄▲ 蝙蝠葛

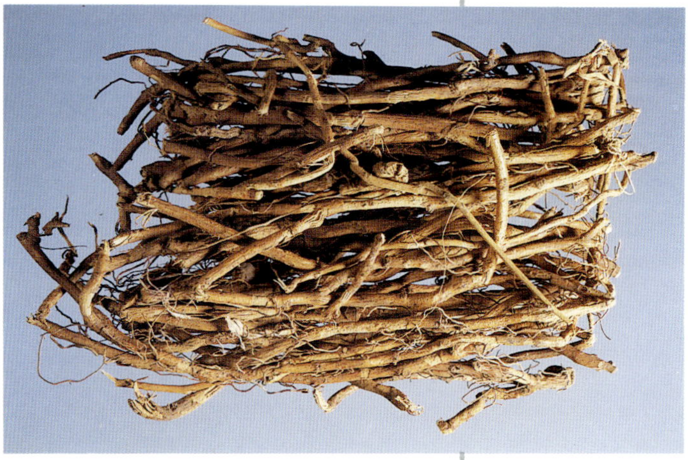

◄ 藥材北豆根

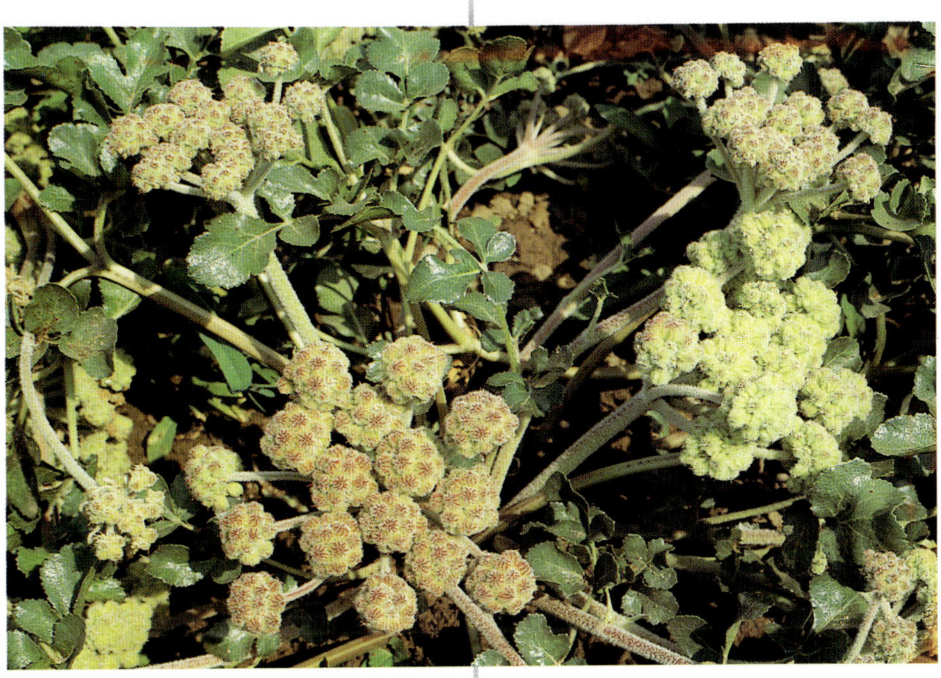

▲ 珊瑚菜

▼ 藥材北沙參橫切面

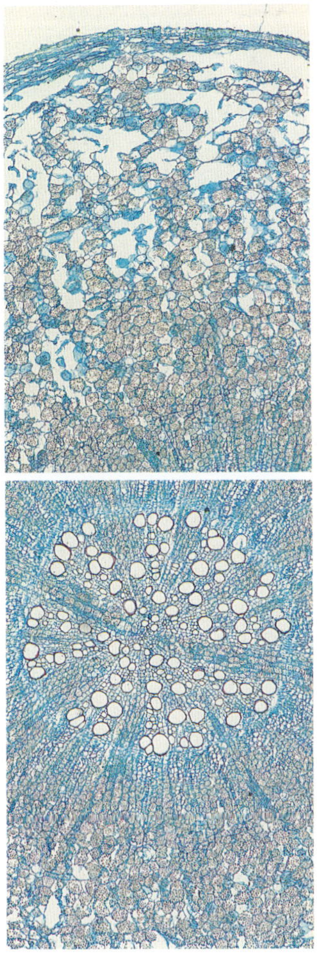

▼藥材北沙參

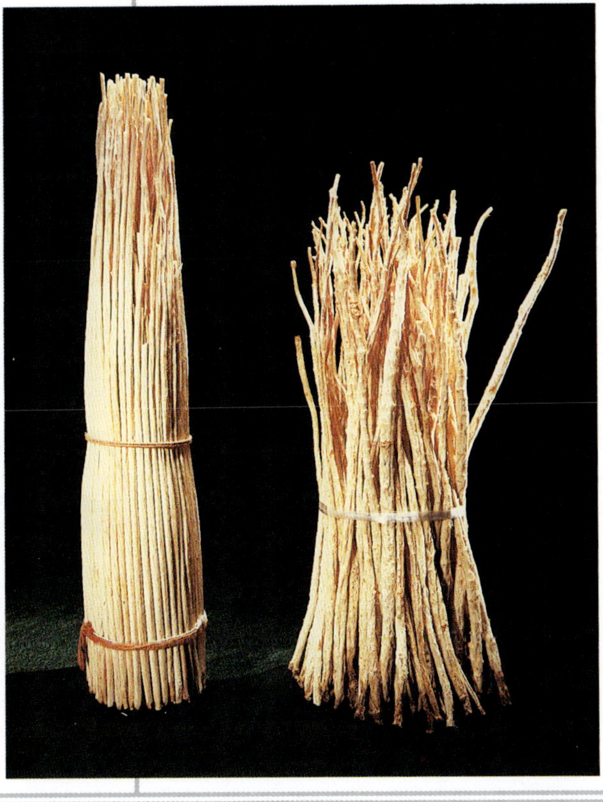

121 北沙參

Beishashen

Coastal Glehnia Root

RADIX GLEHNIAE

本品為傘形科植物珊瑚菜 Glehnia littoralis Fr. Schmidt ex Miq. 的乾燥根。

〔**原植物**〕多年生草本，高 5～20cm，全體有灰褐色絨毛；主根圓柱形。基生葉卵形或寬三角狀卵形，三出式羽狀分裂或二至三回羽狀深裂；莖上部葉卵形，邊緣具三角形圓鋸齒。復傘形花序，無總苞；傘幅 10～14；小總苞片條狀披針形；花白色。雙懸果圓球形或橢圓形，直徑 6～10mm，果棱 5，具木栓翅，有棕色粗毛。

〔**藥材性狀**〕本品呈細長圓柱形，偶有分枝，長 15～45cm，直徑 0.4～1.2cm。表面淡黃白色，略粗糙，偶有殘存外皮，不去外皮的表面黃棕色。全體有細縱皺紋及縱溝，並有棕黃色點狀細根痕。頂端常留有黃棕色根莖殘基，上端稍細，中部略粗，下部漸細。質脆，易折斷。斷面皮部淺黃白色，木部黃色。

〔**橫切面**〕見圖。

〔**性味功能與主治**〕甘、微苦、微寒。養陰清肺，益胃生津。用於肺熱燥咳，勞嗽痰血，熱病津傷口渴。

〔**用法與用量**〕4.5～9g。

〔**注意**〕不宜與藜蘆同用。

Coastal Glehnia Root is the dried root of *Glehnia littoralis* Fr. Schmidt ex Miq. (Fam. Umbelliferae).

Action To replenish *yin* of the *lung* and stomach, remove *heat* from the *lung*, and promote fluid secretion.

Indications Dry cough caused by *heat* in the *lung*; bloody sputum in phthisis; thirst in febrile diseases.

Dosage 4.5～9g.

Precaution Incompatible with Rhizoma et Radix Veratri.

122 仙茅

Xianmao

Common Curculigo Rhizome

RHIZOMA CURCULIGINIS

本品為石蒜科植物仙茅 Curculigo orchioides Gaertn. 的乾燥根莖。

〔**原植物**〕多年生草本，高 10～40cm；根莖圓柱形，直徑約 1cm。葉基生，3～6 枚，披針形，長 15～30cm，寬 6～20mm。花葶極短，隱藏在葉鞘內；花黄色，花被有長疏毛；子房下位，有長毛，花柱細長。漿果長矩圓形，長約 1.2cm，頂端有宿存細長的花被筒。

〔**藥材性狀**〕本品呈圓柱形，略彎曲，長 3～10cm，直徑 0.4～0.8cm。表面黑褐色或棕褐色，粗糙，有細孔狀的鬚根痕及縱橫皺紋。斷面不平坦，淡褐色或棕褐色，近中心處色較深。

〔**性味功能與主治**〕辛，熱；有毒。補腎陽，強筋骨，祛寒濕。用於陽痿精冷，筋骨痿軟，腰膝冷痹，陽虛冷瀉。

〔**用法與用量**〕3～9g。

Common Curculigo Rhizome is the dried rhizome of *Curculigo orchioides* Gaertn. (Fam. Amaryllidaceae).

Action To reinforce the *kidney yang*, to strengthen the tendons and bones, and to dispel *cold-damp*.

Indications Impotence; limpness of the limbs; arthrits of the lumbar and knee joints due to affection of *cold-damp*; watery diarrhea with aversion to *cold*.

Dosage 3～9g.

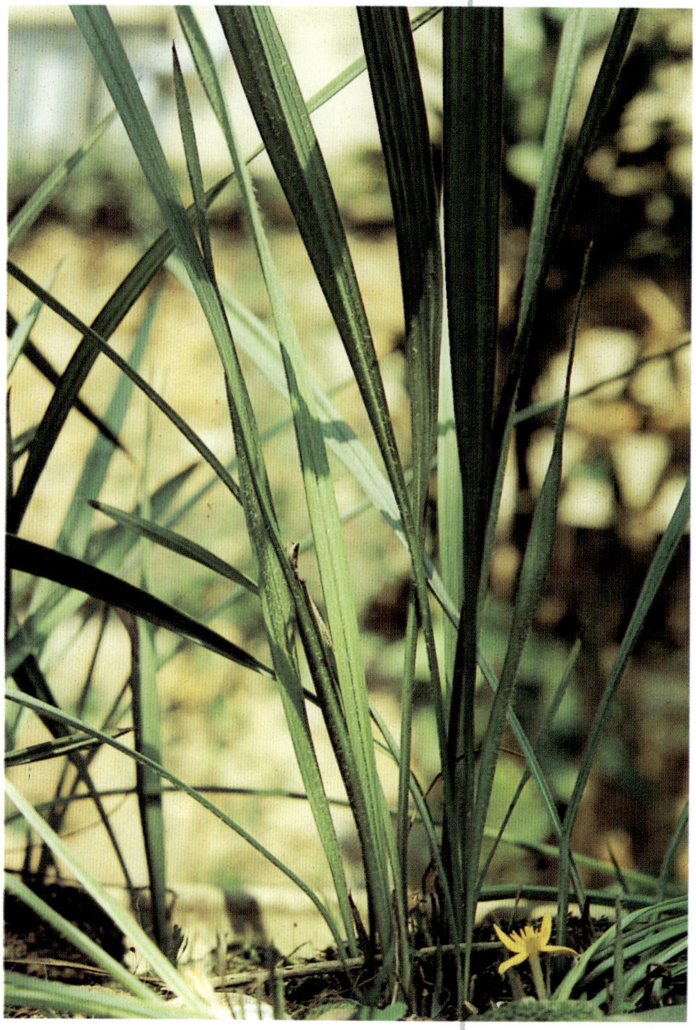

◀ 仙茅

▼ 藥材仙茅横切面

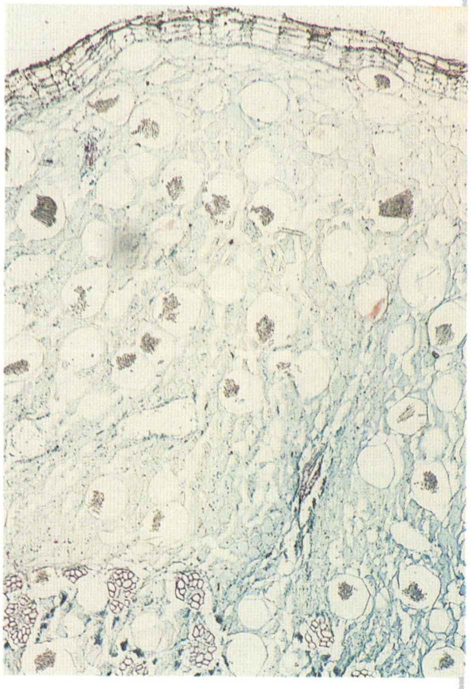

▼ 藥材仙茅横切面（偏振光下）

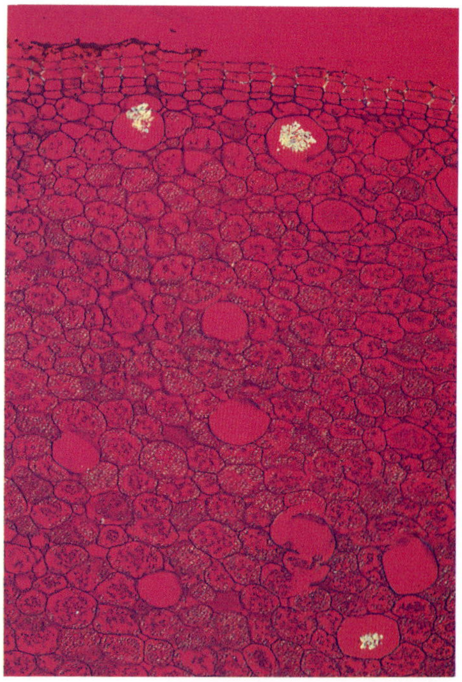

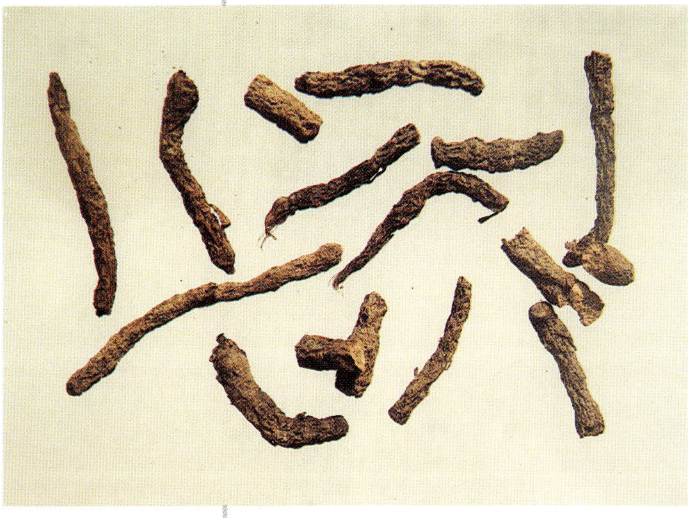

藥材仙茅▶

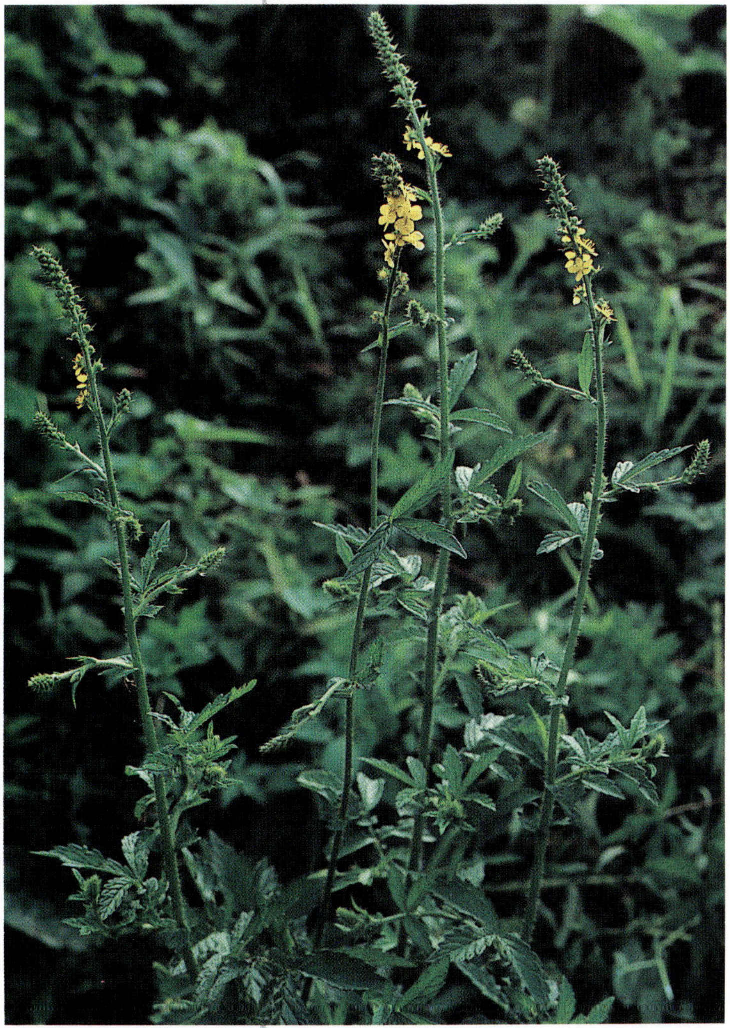

龍牙草▶

123 仙鶴草

Xianhecao

Hairyvein Agrimonia Herb

HERBA AGRIMONIAE

本品為薔薇科植物龍牙草 Agrimonia pilosa Ledeb. 的乾燥地上部分。

〔**原植物**〕多年生草本，高 30～60cm，全部密生長柔毛，單數羽狀複葉，小葉 5～7，雜有小型小葉，邊緣有鋸齒，兩面疏生柔毛，下面有多數腺點。頂生總狀花序有多花，花黃色；萼筒外面有槽並有毛，頂端生一圈鈎狀刺毛。瘦果倒圓錐形，萼裂片宿存。

〔**藥材性狀**〕本品長 50～100cm，全體被白色柔毛。莖下部圓柱形，直徑 4～6mm，紅棕色，上部方柱形，四面略凹陷，綠褐色，有縱溝及棱綫，有節。體輕，質硬。單數羽狀複葉互生，暗綠色，皺縮卷曲；質脆，易碎；葉片有大小 2 種，相間生於葉軸上，頂端小葉較大，完整小葉片展平後呈卵形或長橢圓形，先端尖，基部楔形，邊緣有鋸齒；托葉 2，抱莖，斜卵形。總狀花序細長，花萼下部呈筒狀，萼筒上部有鈎刺，先端 5 裂，花瓣黃色。

〔**性味功能與主治**〕苦、澀，平。收斂止血，截瘧，止痢，解毒。用於咳血，吐血，崩漏下血，瘧疾，血痢，脫力勞傷，癰腫瘡毒，陰癢帶下。

〔**用法與用量**〕6～12g；外用適量。

Hairyvein Agrimonia Herb is the dried aerial part of *Agrimonia pilosa* Ledeb. (Fam. Rosaceae).

Action To arrest bleeding, to stop malarial attacks, to relieve dysentery, and to counteract toxicity.

Indications Hemoptysis, bematemesis, abnormal uterine bleeding; malaria; dysentery with bloody stools; overstrain; boils and sores; pudental itching with excessive leukorrhea.

Usage and dosage 6～12g; appropriate quantity for external use.

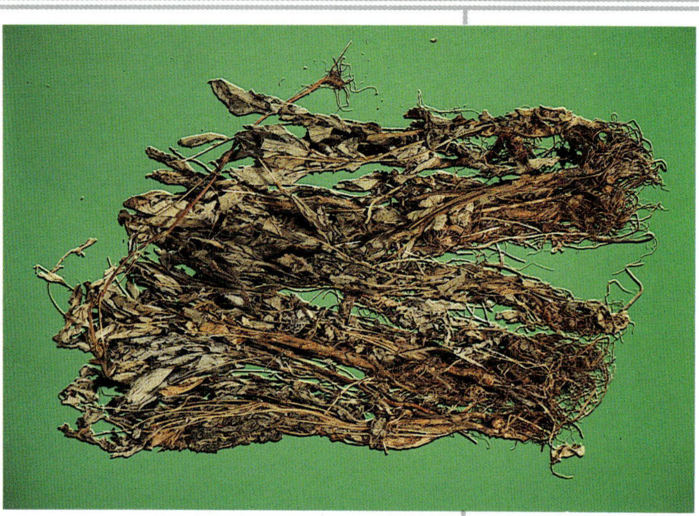

◀ 藥材仙鶴草

124 冬瓜皮

Dongguapi

Chinese Waxgourd Peel

EXOCARPIUM BENINCASAE

本品為葫蘆科植物冬瓜 Benincasa hispida (Thunb.) Cogn. 的乾燥外層果皮。

〔**原植物**〕一年生蔓生草本；莖密被黃褐色毛；卷鬚2～3分叉。葉片腎狀近圓形，基部彎曲深，5～7淺裂或有時中裂，邊緣有小鋸齒，兩面生有硬毛。雌雄同株；花冠黃色；子房卵形或圓筒形，密生黃褐色硬毛。果實大型，長圓柱形，有毛和白粉。種子扁卵形。

〔**藥材性狀**〕本品為不規則的碎片，常向內卷曲，大小不一。外表面灰綠色或黃白色，被有白霜，有的較光滑不被白霜；內表面較粗糙，有的可見筋脈狀維管束。體輕，質脆。

〔**性味功能與主治**〕甘，涼。利尿清腫。用於水腫脹滿，小便不利，暑熱口渴，小便短赤。

〔**用法與用量**〕9～30g。

Chinese Waxgourd Peel is the dried exocarp of *Benincasa hispida* (Thunb.) Cogn. (Fam. Cucurbitaceae).

Action To cause diuresis.

Indications Edema with oliguria; thirst and oliguria due to *summer-heat*.

Dosage 9～30g.

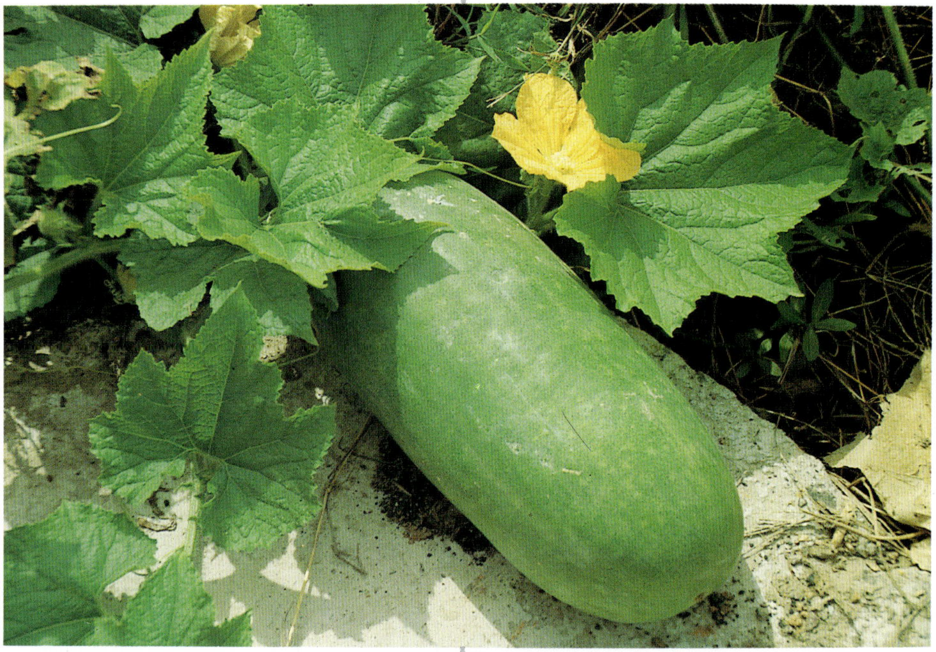

▲冬瓜

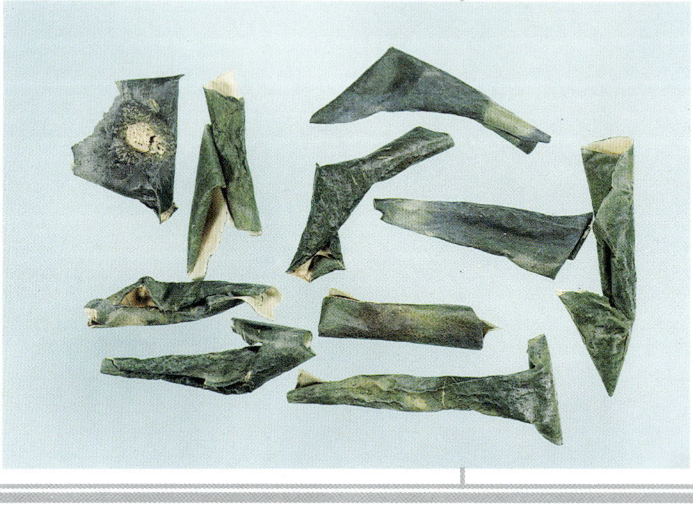

◀ 藥材冬瓜皮

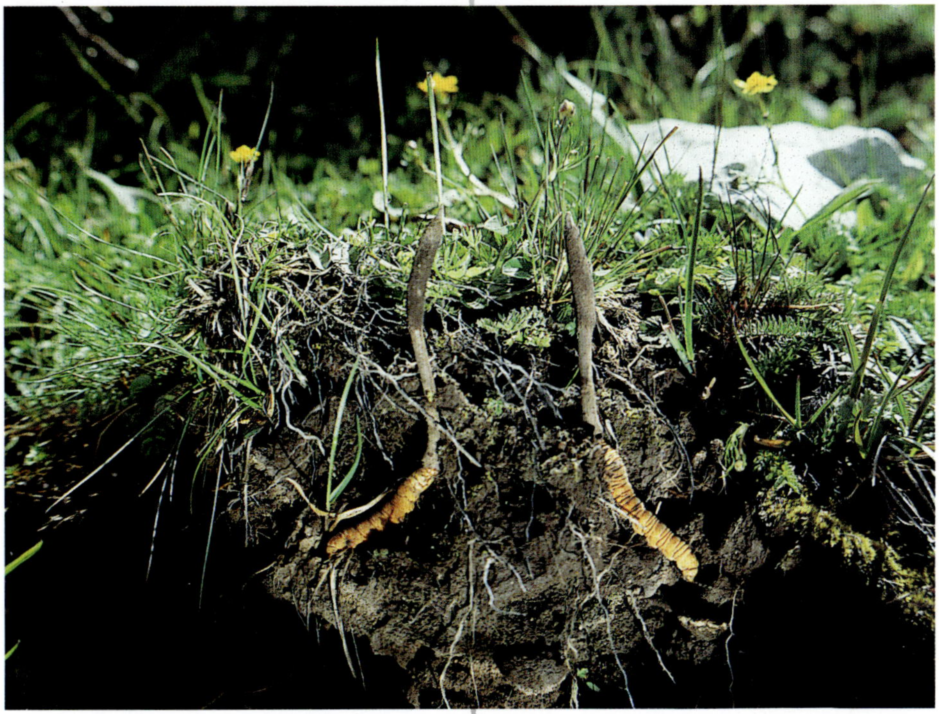

▲冬蟲夏草子座

▼藥材冬蟲夏草

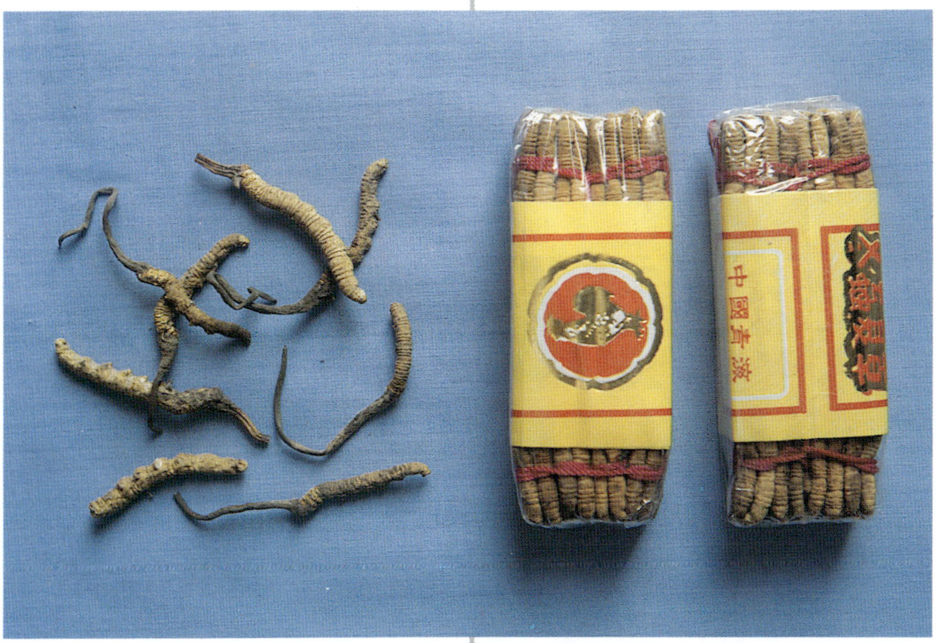

125 冬蟲夏草

Dongchongxiacao

Chinese Caterpillar Fungus

CORDYCEPS

本品為麥角菌科真菌冬蟲夏草 Cordyceps sinensis (Berk.) Sacc. 寄生在蝙蝠蛾科昆蟲幼蟲上的子座及幼蟲屍體的複合體。

〔**原植物**〕子座單生，出自寄主的頭部，子座柄細長，2～3cm，頂端部分稍膨大，近圓筒形，長 1～1.5cm，褐色；幼時內部中間充塞，成熟後則空虛；柄基部留在土中與幼蟲頭部相連，幼蟲深黃色，細長圓柱形，長 3～5cm，有 20～30 環節，形略如蠶。

〔**藥材性狀**〕本品由蟲體與從蟲頭部長出的真菌子座相連而成。蟲體似蠶，長 3～5cm，直徑 0.3～0.8cm；表面深黃色至黃棕色，有環紋 20～30 個，近頭部的環紋較細；頭部紅棕色，足 8 對，中部 4 對較明顯；質脆，易折斷。子座細長圓柱形，長 4～7cm，直徑約 0.3cm；表面深棕色至棕褐色，有細縱皺紋，上部稍膨大；質柔韌。斷面類白色。

〔**性味功能與主治**〕甘，平。補肺益腎，止血化痰。用於久咳虛喘，勞嗽咯血，陽痿遺精，腰膝酸痛。

〔**用法與用量**〕3～9g。

Chinese Caterpillar Fungus is a composite consisting of the stroma of the fungus, *Cordyceps sinensis* (Berk.) Sacc. (Fam. Hypocreaceae), parasitized on the larva of some species of insects (Fam. Hepialidae), and the dead caterpillar.

Action To tonify the *lung* and the *kidney*, arrest bleeding, and dispel *phlegm*.

Indications Chronic cough and asthma; hemoptysis in phthisis; impotence and seminal emissions with aching of loins and knees.

Dosage 3～9g.

126 冬葵果

Dongkuiguo

Cluster Mallow Fruit

FRUCTUS MALVAE

本品係蒙古族習用藥材，為錦葵科植物冬葵 Malva verticillata L. 的乾燥成熟果實。

〔**原植物**〕二年生草本，高 60～90cm；莖直立，有星狀長柔毛。葉互生，腎狀圓形，掌狀 5～7 淺裂，兩面被稀疏糙伏毛或幾無毛。花小，淡紅色，叢生於葉腋間；萼杯狀，5 齒裂；花瓣頂端凹入；子房 10～11 室。果扁圓形，由 10～12 個心皮組成，熟時心皮分離並與中軸脫落。

〔**藥材性狀**〕本品呈扁球狀盤形，直徑 4～7mm，外被膜質宿萼。宿萼鐘狀，黃綠色或黃棕色，有的微帶紫色，先端 5 齒裂，裂片內卷，其外有條狀披針形的小苞片 3 片，果梗細短。果實由分果瓣 10～12 枚組成，在圓錐形中軸周圍排成 1 輪，分果類扁圓形，直徑 1.4～2.5mm，表面黃白色或黃棕色，具隆起的環向細脈紋。種子腎形，棕黃色或黑褐色。

〔**果皮橫切面**〕見圖。

〔**宿萼表面觀**〕見圖。

〔**性味功能與主治**〕甘、澀、涼。清熱利尿，消腫。用於尿路感染，尿閉，水腫，口渴。

〔**用法與用量**〕3～9g。

Cluster Mallow Fruit is the dried ripe fruit of *Malva verticillata* L. (Fam. Malvaceae), commonly used by the Mongol nationality.

Action To remove *heat* and induce diuresis, to relieve edema.

Indications Urinary infection with oliguria, edema and thirst.

Dosage 3～9g.

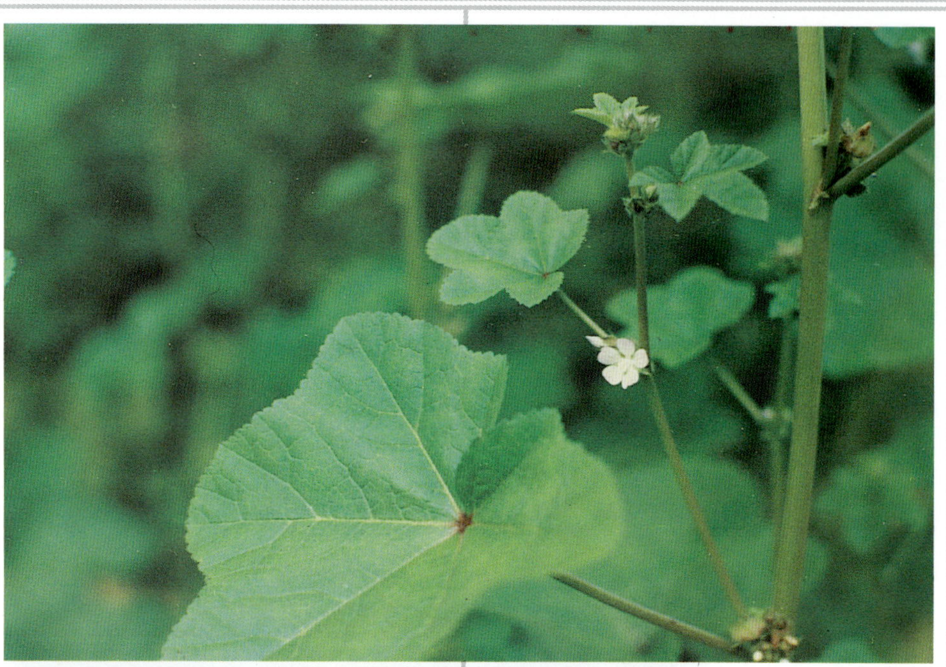

▲ 冬葵

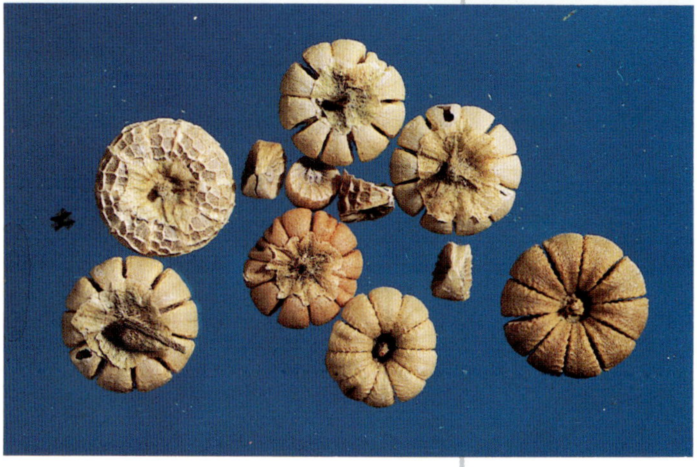

◀ 藥材冬葵果

藥材冬葵果果皮橫切面 ▶

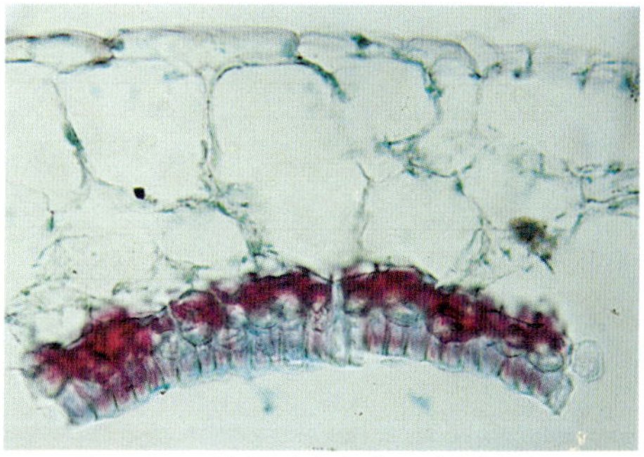

藥材冬葵果宿萼表面觀示星狀毛與草酸鈣簇晶（左：普通光下 右：偏光下）

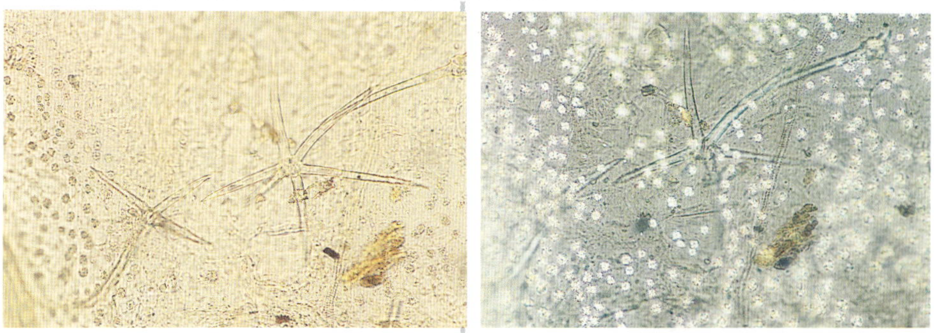

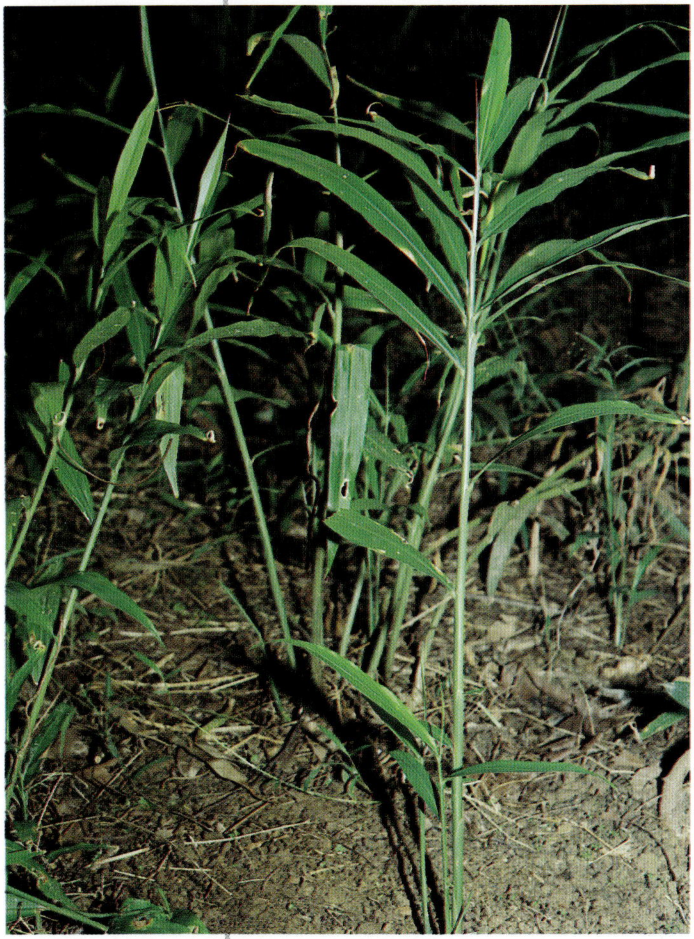

薑 ▶

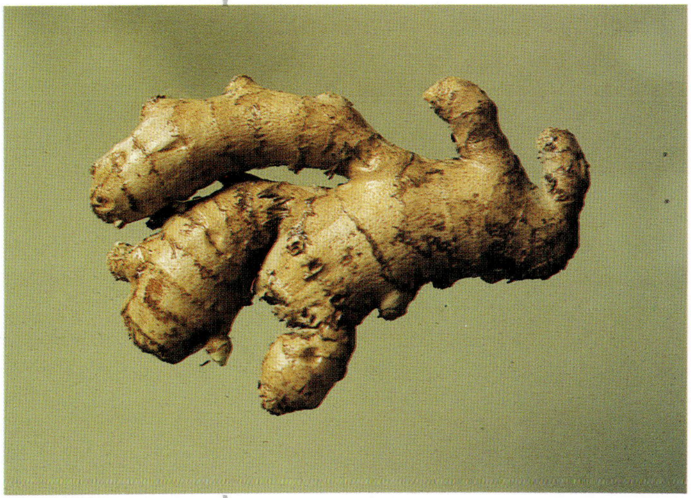

藥材生薑 ▶

127 生薑

Shengjiang

Fresh Ginger

RHIZOMA ZINGIBERIS RECENS

本品為薑科植物薑 Zingiber officinale (Willd.) Rosc. 的新鮮根莖。

〔**原植物**〕見 015 乾薑。

〔**藥材性狀**〕本品呈不規則塊狀，略扁，具指狀分枝，長 4～18cm，厚 1～3cm。表面黃褐色或灰棕色，有環節，分枝頂端有莖痕或芽。斷面淺黃色，內皮層環紋明顯，維管束散在。

〔**性味功能與主治**〕辛、微溫。解表散寒，溫中止嘔，化痰止咳。用於風寒感冒，胃寒嘔吐，寒痰咳嗽。

〔**用法與用量**〕3～9g。

Fresh Ginger is the fresh rhizome of *Zingiber officinale* (Willd.) Rosc. (Fam. Zingiberaceae).

Action To induce perspiration and dispel *cold*, to warm the stomach and arrest vomi-ting, and to resolve *phlegm* and relieve cough.

Indications Common cold, vomiting caused by *cold* in the stomach; cough with expectoration of whitish thin sputum.

Dosage 3～9g.

128 白及

Baiji

Common Bletilla Tuber

RHIZOMA BLETILLAE

本品為蘭科植物白及 Bletilla striata (Thunb.) Reichb. f. 的乾燥塊莖。

〔**原植物**〕多年生草本，地下塊莖扁圓形或不規則菱形，肉質，黃白色，常數個並生。葉披針形或廣披針形，先端漸尖，基部下延成鞘狀抱莖。總狀花序頂生，常有花 3～8 朵；花淡紫紅色，蒴果紡錘狀，有 6 條縱棱。

〔**藥材性狀**〕本品呈不規則扁圓形，多有 2～3 個爪狀分枝，長 1.5～5cm，厚 0.5～1.5cm。表面灰白色或黃白色，有數圈同心環節和棕色點狀鬚根痕，上面有凸起的莖痕，下面有連接另一塊莖的痕迹。質堅硬，不易折斷。斷面類白色，角質樣。

〔**性味功能與主治**〕苦、甘、澀，微寒。收斂止血，消腫生肌。用於咳血吐血，外傷出血，瘡瘍腫毒，皮膚皸裂；肺結核咳血，潰瘍病出血。

〔**用法與用量**〕6～15g；研粉吞服 3～6g；外用適量。

〔**注意**〕不宜與烏頭類藥材同用。

Common Bletilla Tuber is the dried tuber of *Bletilla striata* (Thunb.) Reichb. f. (Fam. Orchidaceae).

Action To arrest bleeding, and to promote the subsidence of swelling and the growth of new tissue.

Indications Hemoptysis in pulmonary tuberculosis, hematemesis in peptic ulcer, traumatic bleeding, boils and sores; rhagadia.

Usage and dosage 6～15g, or 3～6g to be ground into powder for oral administration; appropriate quantity for external use.

Precaution Incompatible with Radix Aconiti and allied drugs.

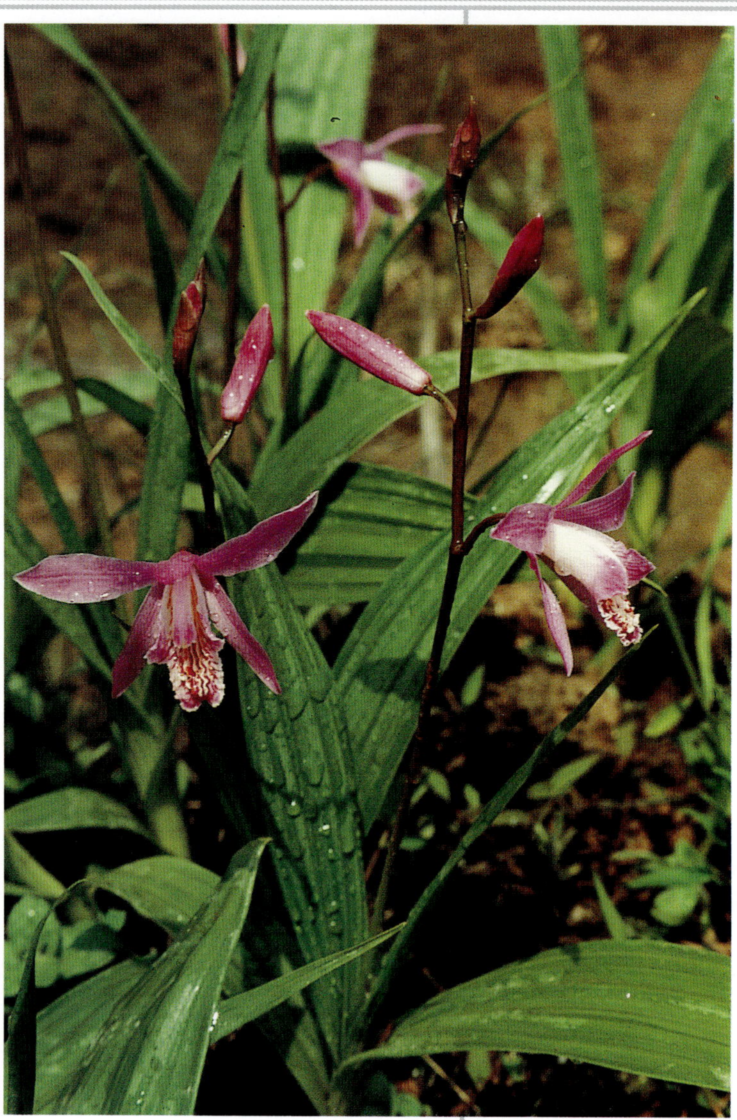

◀ 白及

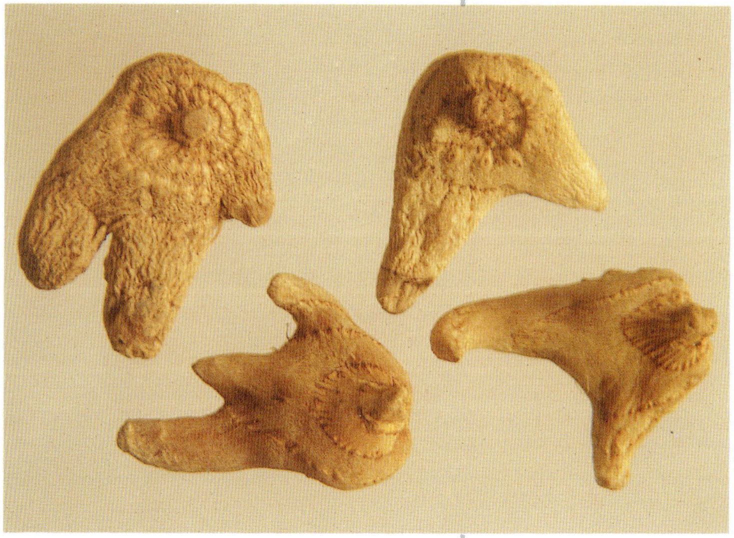

◀ 藥材白及

129 白术

Baizhu

Largehead Atractylodes Rhizome

RHIZOMA ATRACTYLODIS MACROCEPHALAE

本品為菊科植物白术 Atractylodes macrocephala Koidz. 的乾燥根莖。

〔**原植物**〕多年生草本，根莖肥厚，略呈拳狀，有不規則分枝，外皮灰黃色。葉互生，下部葉有長柄，葉片3深裂，偶為5深裂，頂端裂片最大，橢圓形至卵狀披針形，邊緣有刺狀齒。頭狀花序單生於枝頂端，總苞鐘狀，花冠紫色。瘦果橢圓形，稍扁，被有黃白色絨毛。

〔**藥材性狀**〕本品為不規則的肥厚團塊，長3～13cm，直徑1.5～7cm。表面灰黃色或灰棕色，有瘤狀突起及斷續的縱皺和溝紋，並有鬚根痕，頂端有殘留莖基和芽痕。質堅硬。斷面不平坦，黃白色至淡棕色，有棕黃色的點狀油室散在，烘乾者斷面角質樣，色較深或有裂隙。

〔**性味功能與主治**〕苦、甘，溫。健脾益氣，燥濕利水，止汗，安胎。用於脾虛食少，腹脹泄瀉，痰飲眩悸，水腫，自汗，胎動不安。土白术健脾，和胃，安胎。用於脾虛食少，泄瀉便溏，胎動不安。

〔**用法與用量**〕6～12g。

Largehead Atractylodes Rhizome is the rhizome of *Atractylodes macrocephala* Koidz. (Fam. Compositae).

Action To invigorate the function of the *spleen* and replenish *qi*, to eliminate *damp* by causing diuresis, to arrest excessive perspiration, and to prevent miscarriage.

Rhizoma Atractylodis Macrocephalae (*processed with terra*): To invigorate the function of the *spleen* and regulate the function of the *stomach*, and to prevent miscarriage.

Indications Hypofunction of the *spleen* with anorexia, abdominal distension and diarrhea; dizziness and palpifation due to retention of *phlegm* and fluid; edema; spontaneous sweating; threatened abortion.

Rhizoma Atractylodis Macrocephlalae (*processed with terra*): Hypofunction of the *spleen* with anorexia and diarrhea; threatened abortion.

Dosage 6～12g.

白术▶

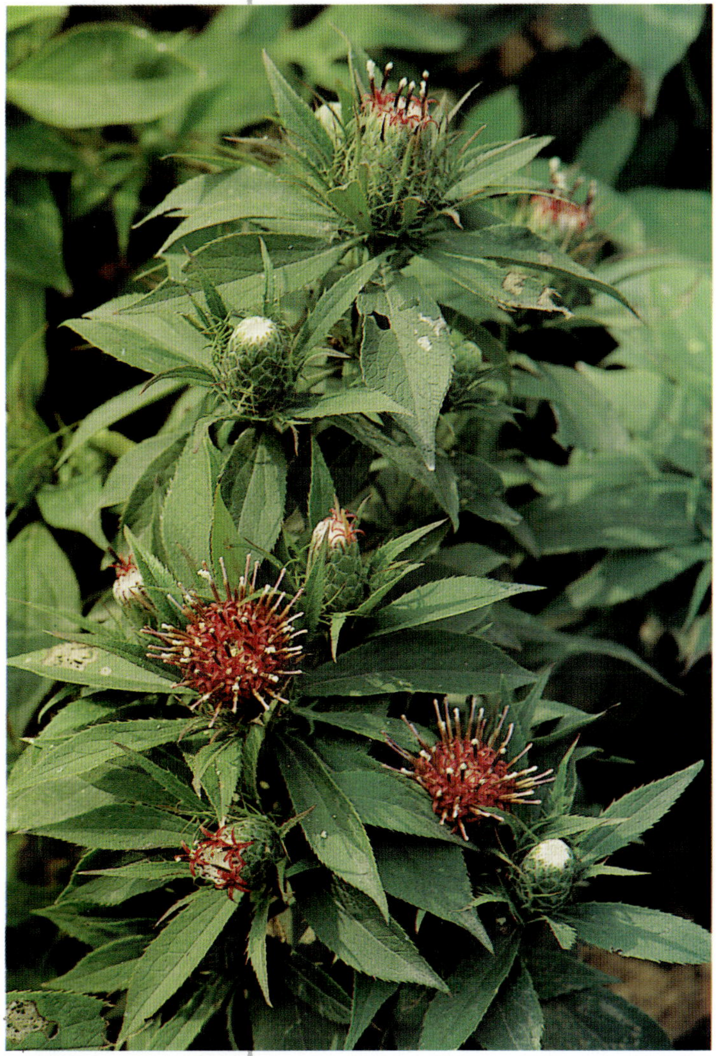

▼藥材白术（飲片）

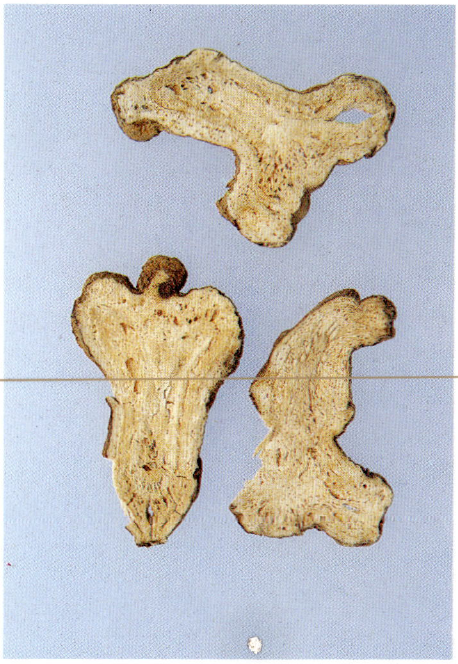

▼藥材白术

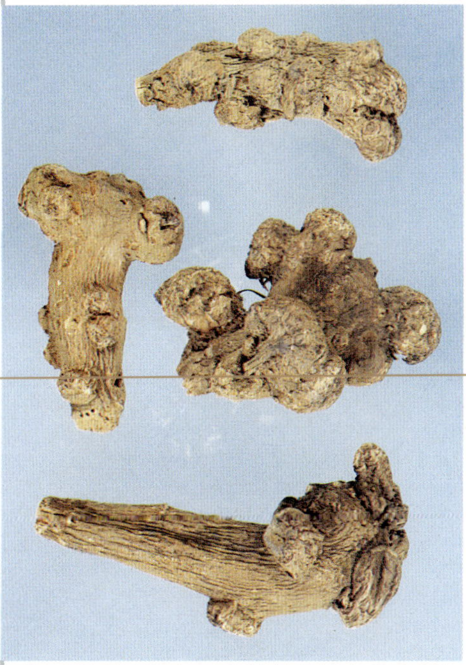

130 白頭翁

Baitouweng

Chinese Pulsatilla Root

RADIX PULSATILLAE

本品為毛茛科植物白頭翁 Pulsatilla chinensis (Bge.) Regel 的乾燥根。

〔**原植物**〕多年生草本。根圓錐形，基生葉 4～5；葉片寬卵形，下面有柔毛，3 全裂，中央裂片有柄，3 深裂，側生裂片無柄，不等 3 裂。總苞鐘形，有密柔毛。花單朵頂生，萼片花瓣狀，6 片，紫藍色，外面有綿毛。瘦果有宿存羽毛狀花柱，長 3.5～6.5cm。

〔**藥材性狀**〕本品呈類圓柱形或圓錐形，稍扭曲，長 6～20cm，直徑 0.5～2cm。表面黃棕色或棕褐色，具不規則縱皺紋或縱溝，皮部易脫落，露出黃色的木部，有的有網狀裂紋或裂隙，近根頭處常有朽狀凹洞。根頭部稍膨大，有白色絨毛，有的可見鞘狀葉柄殘基。斷面皮部黃白色或淡黃棕色，木部淡黃色。

〔**性味功能與主治**〕苦，寒。清熱解毒，涼血止痢。用於熱毒血痢，陰癢帶下，阿米巴痢。

〔**用法與用量**〕9～15g。

Chinese Pulsatilla Root is the dried root of *Pulsatilla chinensis* (Bge.) Regel (Fam. Ranunculaceae).

Action To remove *toxic heat* and relieve bloody dysentery.

Indications Amoebie dysentery; pudendal itching with excessive leukorrhea.

Dosage 9～15g.

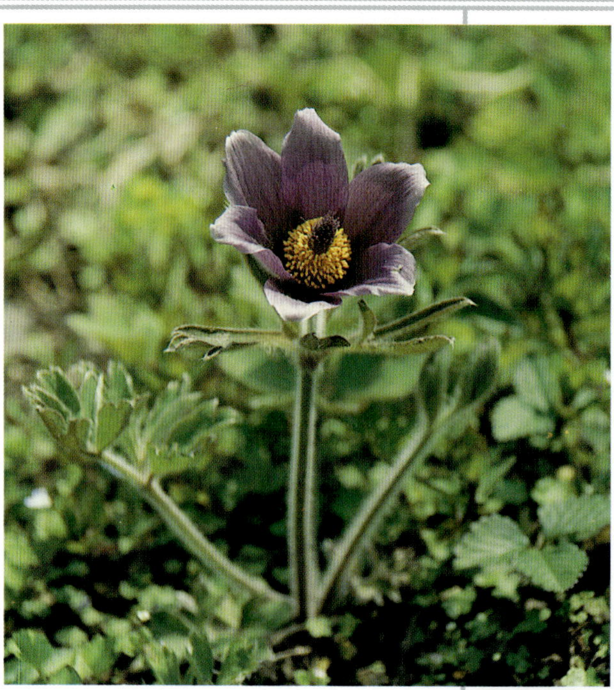

白頭翁（上：花 下：果）▲▶

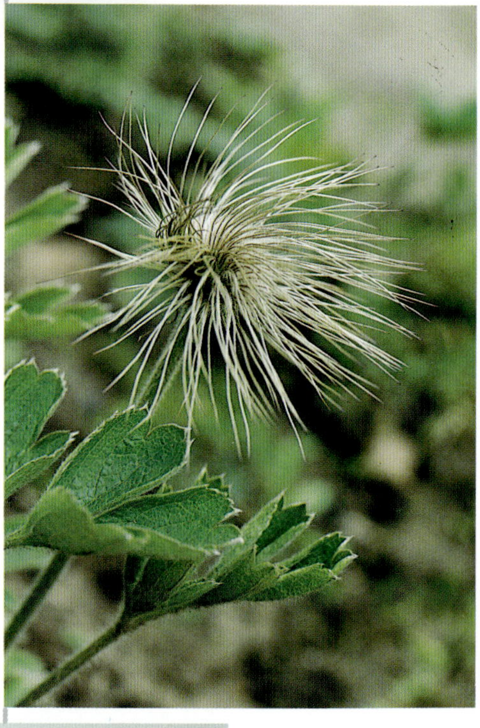

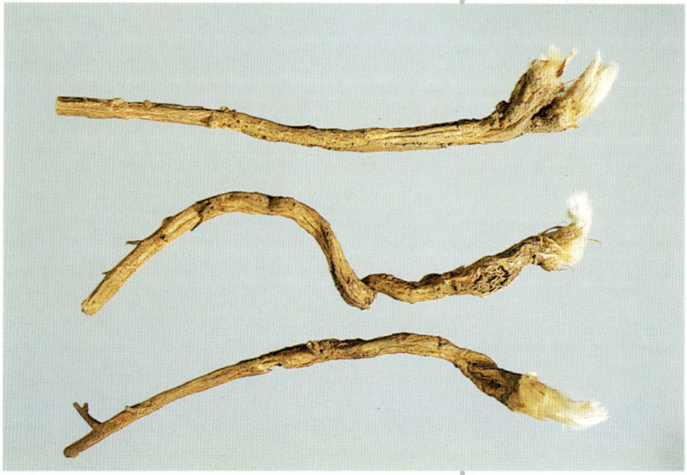

◀ 藥材白頭翁

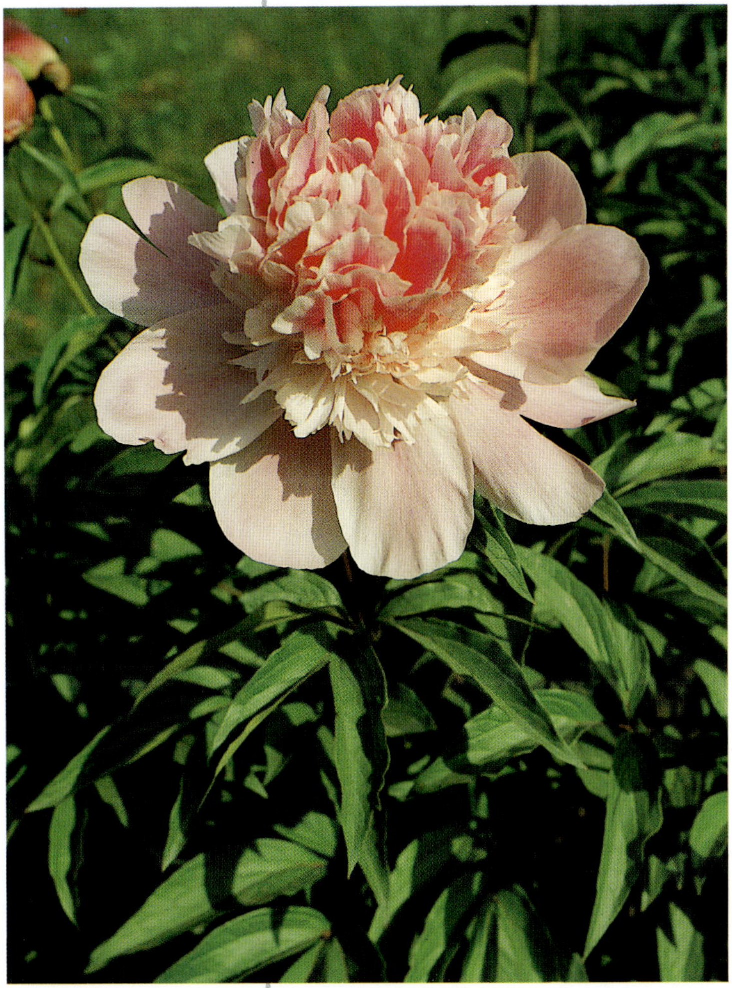

芍藥 ▶

▼ 芍藥

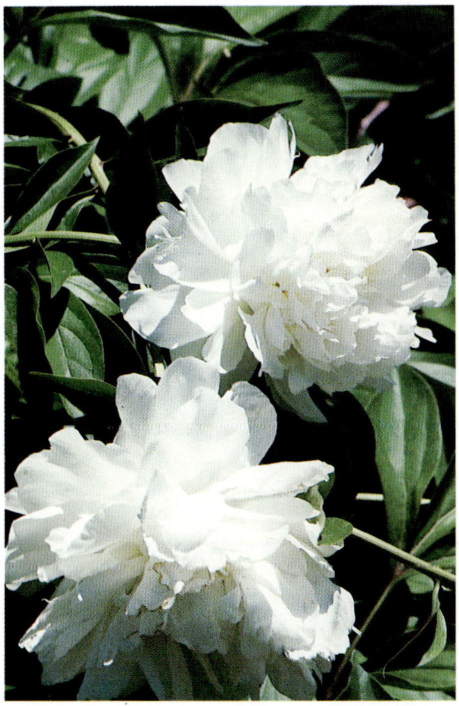

▼ 藥材白芍

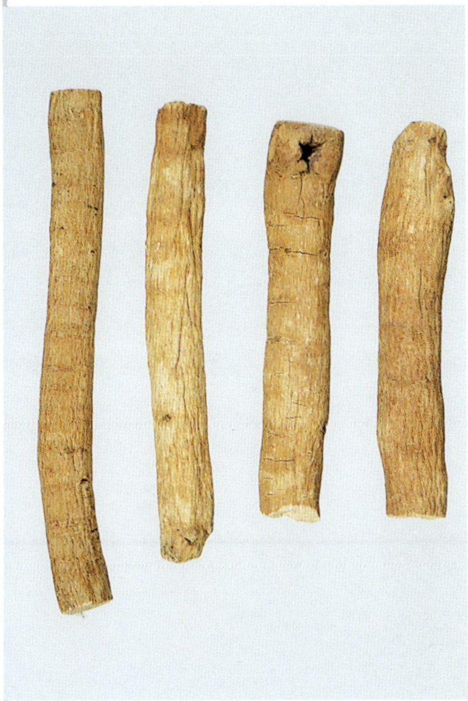

131 白芍

Baishao

White Peony Root

RADIX PAEONIAE ALBA

本品為毛莨科植物芍藥 Paeonia lactiflora Pall. 的乾燥根。

〔**原植物**〕多年生草本，根粗肥，圓柱形或略呈紡錘形。莖下部葉為二回三出複葉，小葉窄卵形、披針形，邊緣密生骨質白色小乳突，下面延脈疏生短柔毛。花大，頂生或腋生，花瓣白色或粉紅色。雄蕊多數，心皮 4～5。

〔**藥材性狀**〕本品呈圓柱形，平直或稍彎曲，兩端平截，長 5～18cm，直徑 1～2.5cm。表面類白色或淡紅棕色，光潔或有縱皺紋及細根痕，偶有殘存的棕褐色外皮。斷面較平坦，類白色或微帶棕紅色，形成層環明顯，射綫放射狀。

〔**性味功能與主治**〕苦、酸、微寒。平肝止痛，養血調經，斂陰止汗。用於頭痛眩暈，肋痛，腹痛，四肢攣痛，血虛痿黃，月經不調，自汗，盜汗。

〔**用法與用量**〕6～15g。

〔**注意**〕不宜與藜蘆同用。

White Peony Root is the dried root of *Paeonia lactiflora* Pall. (Fam. Ranunculaceae).

Action To subdue hyperactivity of the *liver* and relieve pain, to nourish blood and regulate menstruation and to check excessive perspiration.

Indications Headache and dizziness; costal and abdomina pain; spasmodic pain of the limbs; anemia; menstrual disorders; spontaneous sweating and night sweating.

Dosage 6～15g.

Precaution Incompatible with Rhizoma et Radix Veratri.

132 白芷

Baizhi

Dahurian Angelica Root

RADIX ANGELICAE DAHURICAE

本品為傘形科植物白芷 Angelica dahurica (Fisch. ex Hoffm.) Benth. et Hook. f. 或杭白芷 Angelica dahurica (Fisch. ex Hoffm.) Benth. et Hook. f. var. formosana (Boiss.) Shan et Yuan 的乾燥根。

〔**原植物**〕①白芷：多年生大型草本，高2～2.5米。根粗大，圓錐形。莖粗壯，常帶紫色。莖生葉互生，有長柄，葉柄基部擴大成半圓形葉鞘，抱莖，帶紫色。二至三回羽狀複葉，小葉片披針形至長圓形，基部下延呈翅狀。花白色，大型複傘形花序。雙懸果扁平，分果具5棱，無毛或有極少毛。②杭白芷：植株較矮小，主根的側根略排成4條稍斜縱行，側根基部的木栓突起粗大而高。花黃綠色，雙懸果橢圓形，有疏毛。

〔**藥材性狀**〕本品呈長圓錐形，長10～25cm，直徑1.5～2.5cm。表面灰棕色或黃棕色，根頭部鈍四棱形或近圓形，具縱皺紋，支根痕及皮孔樣的橫向突起，有的排列成四縱行。頂端有凹陷的莖痕。質堅實。斷面白色，粉性，形成層環棕色，近方形或類圓形，皮部散有多數棕色油點。

〔**性味功能與主治**〕辛，溫。散風除濕，通竅止痛，消腫排膿。用於感冒頭痛，眉棱骨痛，鼻塞，鼻淵，牙痛，白帶，瘡瘍腫痛。

〔**用法與用量**〕3～9g。

Dahurian Angelica Root is the dried root of *Angelica dahurica* (Fisch. ex Hoffm.) Benth. et Hook. f. or *Angelica dahurica* (Fisch. ex Hoffm.) Benth. et Hook. f. var. *formosana* (Boiss.) Shan et Yuan (Fam. Umbelliferae).

Action To dispel *wind*, remove *damp*, clear the stuffed nose, and relieve pain, and to promote the subsidence of swelling and drainage of pus.

Indications Headache, particularly pain in the forehead, and stuffed nose due to colds; sinusitis; toothache; excessive leukorrhea; swelling and pain of sores and wounds.

Dosage 3～9g.

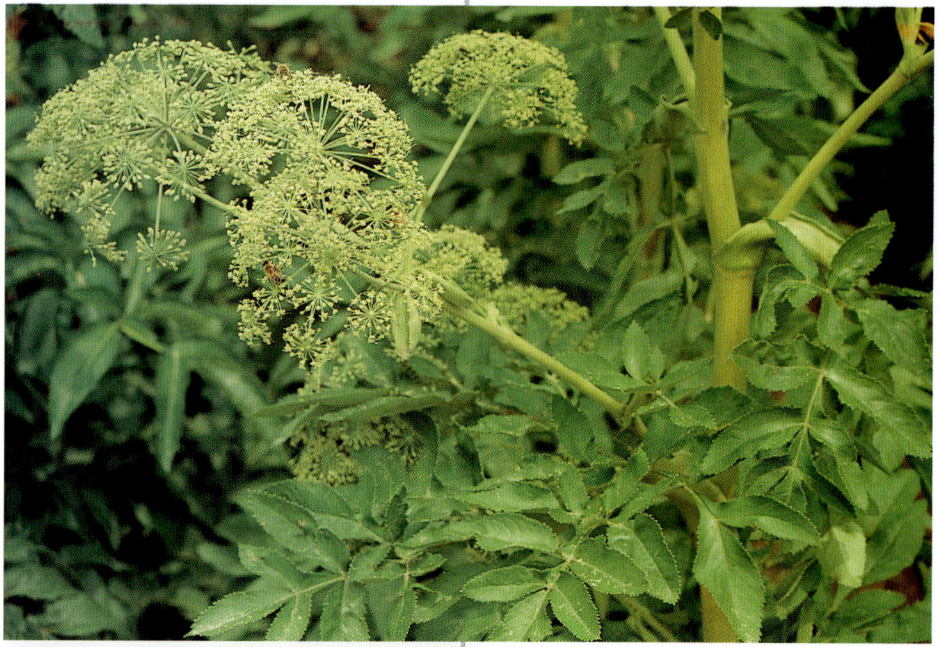

▲杭白芷

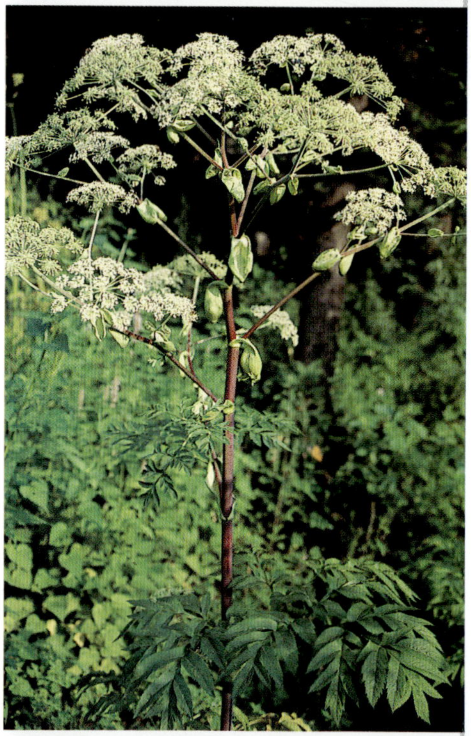

◀ 白芷

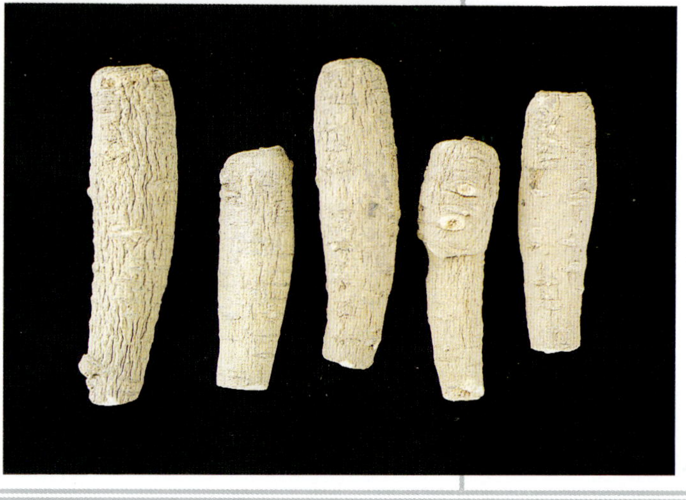

◀ 藥材白芷

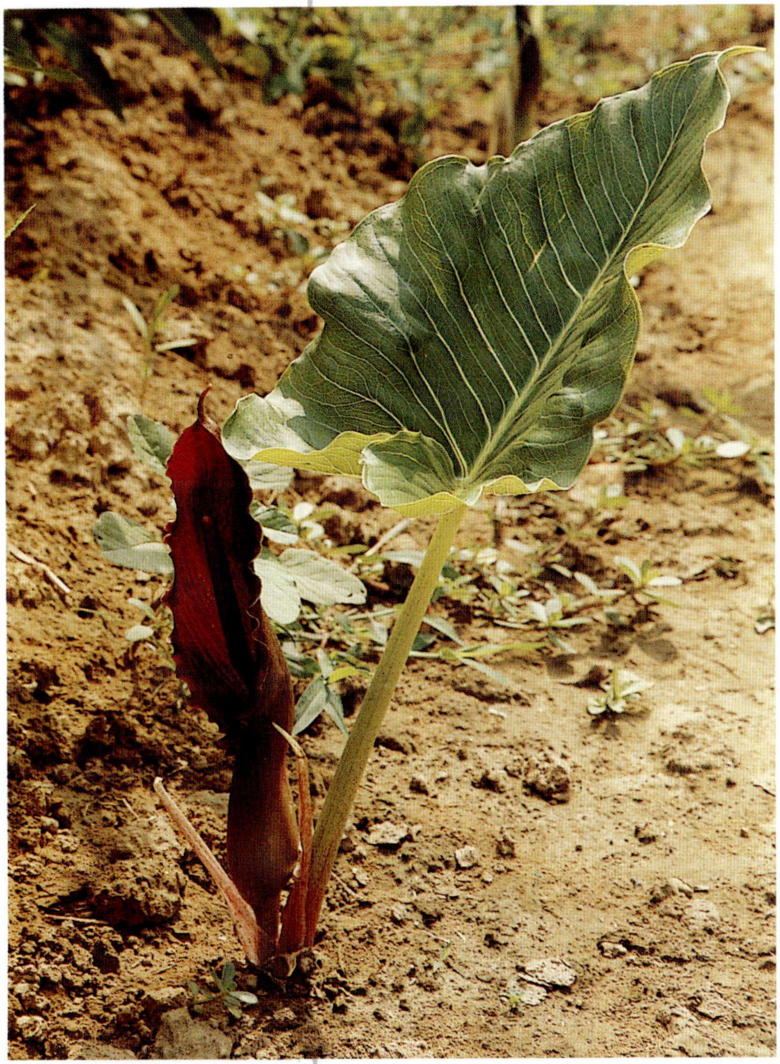

獨角蓮 ▶

▼藥材白附子

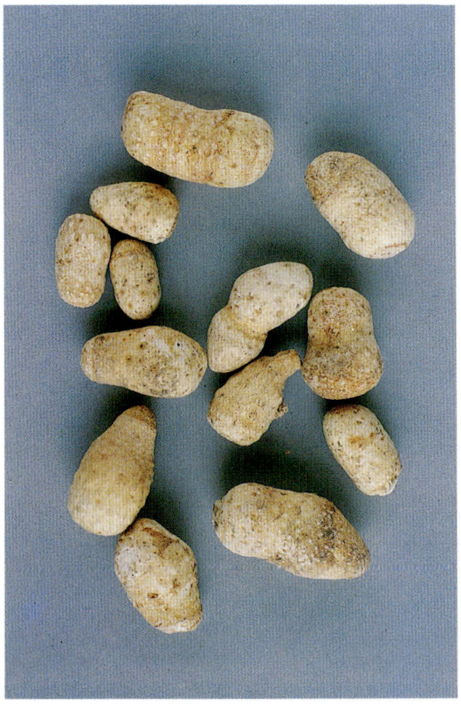

▼藥材白附子橫切面

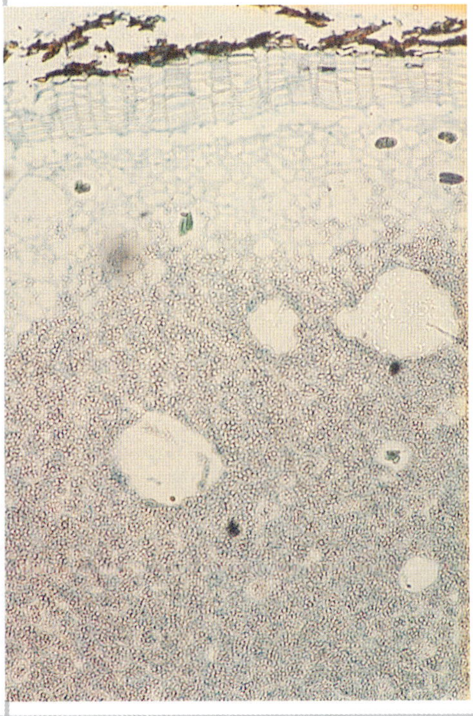

133 白附子

Baifuzi

Giant Typhonium Rhizome

RHIZOMA TYPHONII

本品為天南星科植物獨角蓮 Typhonium giganteum Engl. 的乾燥塊莖。

〔**原植物**〕多年生草本。地下塊莖卵形至卵狀橢圓形，味麻辣刺舌。葉基生，葉柄長而肥厚，基部擴大成鞘。葉片三角狀卵形，基部似箭形，無毛，長 10～30cm。花葶長 8～10cm，肉穗狀花序紫色，被紫色的佛焰苞包圍，花序頂端延伸的棒狀物不伸出佛焰苞外圍。漿果熟時紅色。

〔**藥材性狀**〕本品呈橢圓形或卵圓形，長 2～5cm，直徑 1～3cm。表面白色至黃白色，略粗糙，有環紋及鬚根痕，頂端有莖痕或芽痕。斷面白色，粉性。

〔**橫切面**〕見圖。

〔**性味功能與主治**〕辛，溫；有毒。祛風痰，定驚搐，解毒散結止痛。用於中風痰壅，口眼喎斜，語言澀謇，痰厥頭痛，偏正頭痛，喉痹咽痛，破傷風症；外治瘰癧痰核，毒蛇咬傷。

〔**用法與用量**〕一般炮製後用，3～6g；外用生品適量搗爛，熬膏或研末以酒調敷患處。

〔**注意**〕孕婦慎用。生品內服宜慎。

Giant Typhonium Rhizome is the dried tuber of *Typhonium giganteum* Engl. (Fam. Araceae).

Action To dispel *wind-phlegm*, to check convulsions, and to counteract toxicity, promote subsidence of nodulation and relieve pain.

Indications Stroke with gurgling in the throat, deviation of the eye and the mouth, and impairment of speech; upward invasion of *phlegm* causing headache accompanied with dizziness, heaviness of the body, restlessness, fidgetness, nausea and cold extremities, or migraine; sore throat; tetanus; external use for scrofula, venomous snakevbite.

Usage and dosage Usually used after processed, 3～6g; for external use, appropriate quantity of the unprocessed tuber to be pounded into paste, stewed into soft extract or ground into powder (mixed with wine), and applied topically.

Precaution Be cautions when the unprocessed tuber is taken orally. Used with caution in pregnancy.

134 白茅根

Baimaogen

Lalang Grass Rhizome

RHIZOMA IMPERATAE

本品為禾本科植物白茅 Imperata cylindrica Beauv. var. major (Nees) C. E. Hubb. 的乾燥根莖。

〔**原植物**〕多年生草本，根莖白色，節部生有鱗片，稈從生，直立。單葉互生，葉片條形或條狀披針形。圓錐狀花序緊縮呈圓柱狀，長 5～20cm，基部的白色絲狀柔毛長於小穗 3～5 倍。

〔**藥材性狀**〕本品呈長圓柱形，長 30～60cm，直徑 0.2～0.4cm。表面黃白色或淡黃色，微有光澤，具縱皺紋，節明顯，稍突起，節間長短不等，通常長 1.5～3cm。斷面皮部白色，多有裂隙，放射狀排列，中柱淡黃色，易與皮部剝離。

〔**性味功能與主治**〕甘，寒。涼血止血，清熱利尿。用於血熱吐血，衄血，尿血，熱病煩渴。黃疸，水腫，熱淋澀痛；急性腎炎水腫。

〔**用法與用量**〕9～30g，鮮品 30～60g。

Lalang Grass Rhizome is the dried rhizome of *Imperata cylindrica* Beauv. var. *major* (Nees) C. E. Hubb. (Fam. Gramineae).

Action To arrest bleeding by reducing *heat* in blood, to remove *heat*, and to cause diuresis.

Indications Spitting of blood, epistaxis and bematuria due to *heat* in the blood; febrile diseases with thirst; jaundice; urinary infection with difficult painful urination; edema in acute nephritis.

Dosage 9～30g; 30～60g of the fresh rhizome.

135 白礬

Baifan

Alum

ALUMEN

本品為硫酸鹽類礦物明礬石經加工提煉製成。主含硫酸鋁鉀〔$KAl(SO_4)_2 \cdot 12H_2O$〕。

〔**藥材性狀**〕本品呈不規則的塊狀或粒狀。無色或淡黃白色。透明或半透明。表面略平滑或凹凸不平，具細密縱棱，有玻璃樣光澤。質硬而脆。

〔**性味功能與主治**〕酸、澀，寒。外用解毒殺蟲，燥濕止癢；內服止血止瀉，

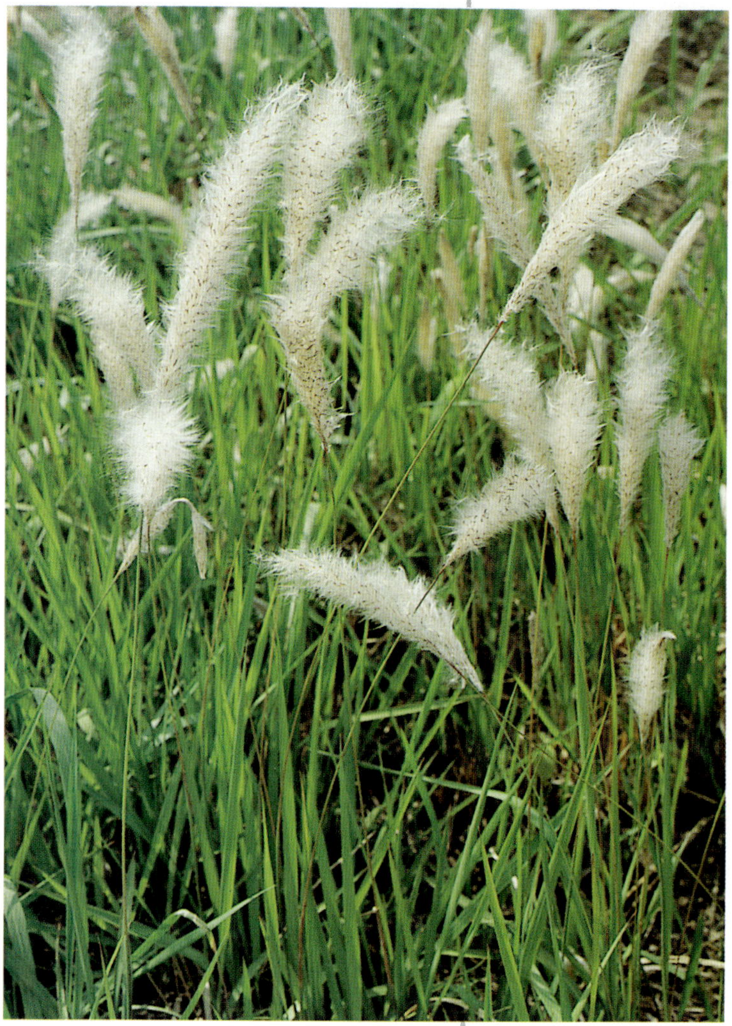

◀ 白茅

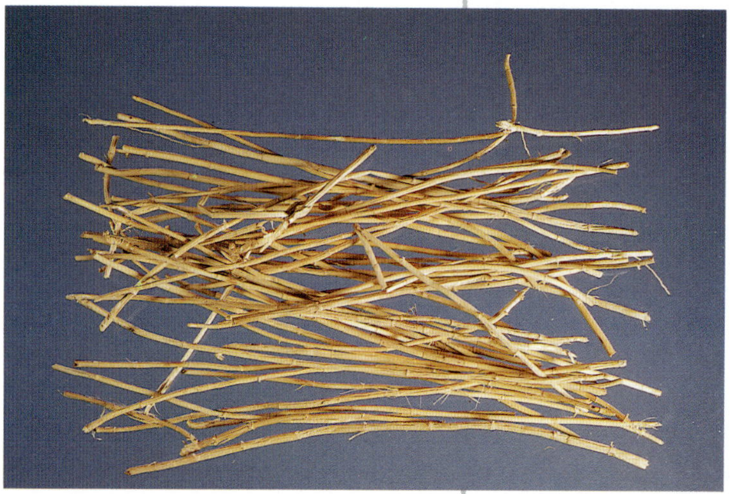

◀ 藥材白茅根

祛除風痰。外治用於濕疹，疥癬，聤耳流膿；內服用於久瀉不止，便血，崩漏，癲癇髮狂。枯礬收濕斂瘡，止血化腐。用於濕疹濕瘡，聤耳流膿，陰癢帶下，鼻衄齒衄，鼻息肉。

〔**用法與用量**〕外用適量，研末敷或化水洗患處；內服 0.6～1.5g。

Alum is a processed mineral of sulfates of alumstone containing mainly potassium aluminium sulfate 〔$KAl(SO_4)_2 \cdot 12H_2O$〕.

Action To counteract toxicity, to kill parasites, to arrest discharges, and to relieve itching by external use; to arrest bleeding, to relieve diarrhea, and to dispel *wind-phlegm* by internal administration.

Alumen (calcined): To arrest discharges, promote the healing of ulcers, arrest bleeding, and cause cauterization.

Indications External use for eczema, scabies, otitis media with purulent discharge; internal use for chronic diarrhea, hematochezia, abnormal uterine bleeding, epilepsy and mania.

Alumen (calcined): Eczema, discharge from ulcers otitis media with purulent discharge, excessive leukorrhea with pudendal itching, bleeding from the nose or gums; nasal polyp.

Usage and dosage For external use, appropriate quantity to be ground into powder for topical application or dissolved in water for washing; 0.5～1.5g for oral administration.

136 白果

Baiguo

Ginkgo Seed

SEMEN GINKGO

本品為銀杏科植物銀杏 Ginkgo biloba L. 的乾燥成熟種子。

〔**原植物**〕落葉高大喬木，高 30～40m。葉具長柄，簇生於短枝頂端或螺旋狀散生於長枝上，葉片扇形，上緣淺波狀，具 2 叉狀並列細脈。花單性異株。種子核果狀，近球形，外種皮肉質、有臭氣，中種皮骨質白色，內種皮膜質，胚乳豐富。

〔**藥材性狀**〕本品略呈橢圓形，一端稍尖，另端鈍，長 1.5～2.5cm，寬 1～2cm，厚約 1cm。表面黃白色或淡棕黃色，平滑，具 2～3 條棱綫。中種皮（殼）骨質，堅硬。內種皮膜質，種仁寬卵球形或橢圓形，一端淡棕色，另端

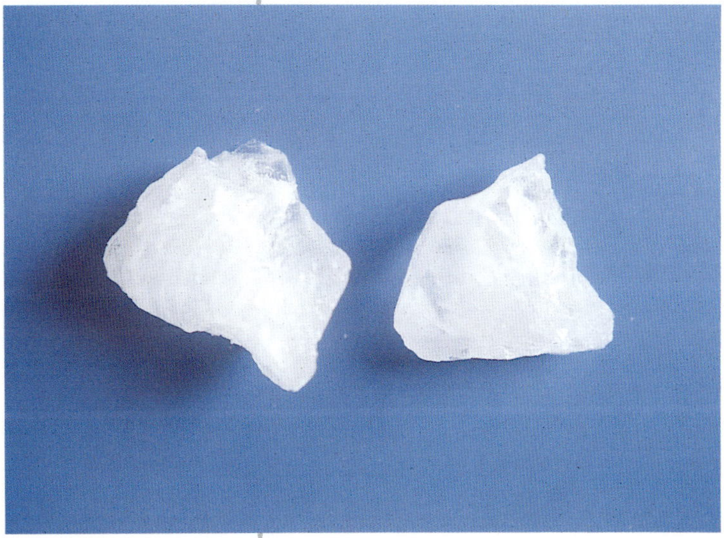

藥材白礬 ▶

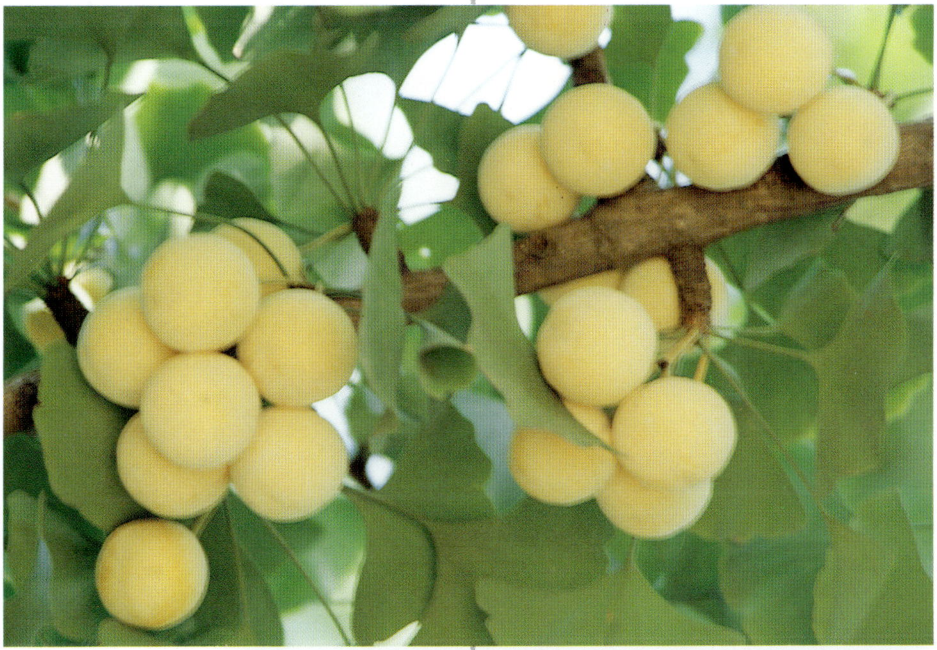

▲ 銀杏

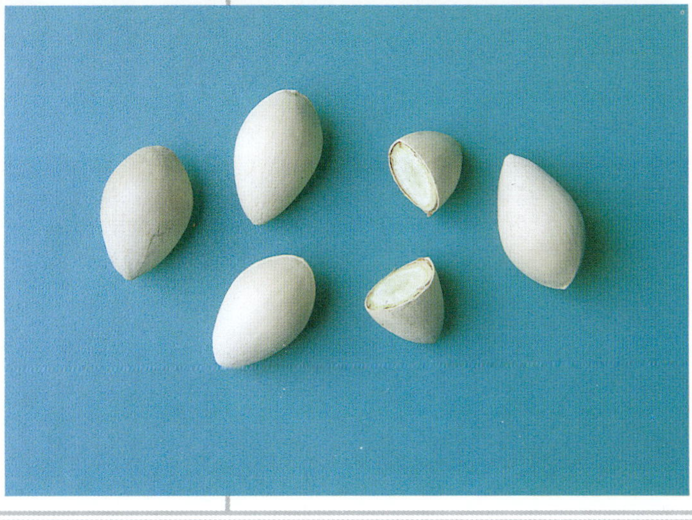

藥材白果 ▶

金黄色。

〔**性味功能與主治**〕甘、苦、澀、平；有毒。斂肺定喘，止帶濁，縮小便。用於痰多喘咳，帶下白濁，遺尿尿頻。

〔**用法與用量**〕4.5～9g。

〔**注意**〕生食有毒。

Ginkgo Seed is the dried ripe seed of *Ginkgo biloba* L. (Fam. Ginkgoaceae).

Action To arrest persistent cough and asthma, and to reduce leukorrhea and urination.

Indications Persistent cough and asthma with profuse expectoration; morbid leukorrhea with whitish discharge; enuresis, frequent urination.

Dosage 4.5～9g.

Precaution Raw Semen Ginkgo is toxic.

137 白前

Baiqian

Willowleaf Swallowwort Rhizome

RHIZOMA CYNANCHI STAUNTONII

本品為蘿摩科植物柳葉白前 Cynanchum stauntonii (Decne.) Schltr. ex Levl. 或芫花葉白前 Cynanchum glaucescens (Decne.) Hand. -Mazz. 的乾燥根莖及根。

〔**原植物**〕①柳葉白前：多年生直立草本，根莖横走或斜生，中空如鵝管，有稱鵝管白前。單葉對生，葉片披針形，狀如柳葉。聚傘花序腋生，花小紫色，蓇葖果長角狀，種子多數，頂端具白色絲狀絨毛。②芫花葉白前：葉片橢圓形，狀如芫花葉。花較大，花冠黃白色。蓇葖果，略呈梭狀，種子為扁卵形。

〔**藥材性狀**〕①柳葉白前：根莖呈細長圓柱形，有分枝，稍彎曲，長 4～15cm，直徑 1.5～4mm。表面黃白色或黃棕色，節明顯，節間長 1.5～4.5cm，頂端有殘莖。質脆。節處簇生纖細彎曲的根，長可達 10cm，直徑不及 1mm，有多次分枝呈毛鬚狀，常盤曲成團。②芫花葉白前：根莖較短小或略呈塊狀；表面灰綠色或灰黃色，節間長 1～2cm。質較硬。根稍彎曲，直徑約 1mm，分枝少。

〔**性味功能與主治**〕辛、苦、微溫。降氣，消痰，止咳。用於肺氣壅實，咳嗽痰多，胸滿喘急。

〔**用法與用量**〕3～9g。

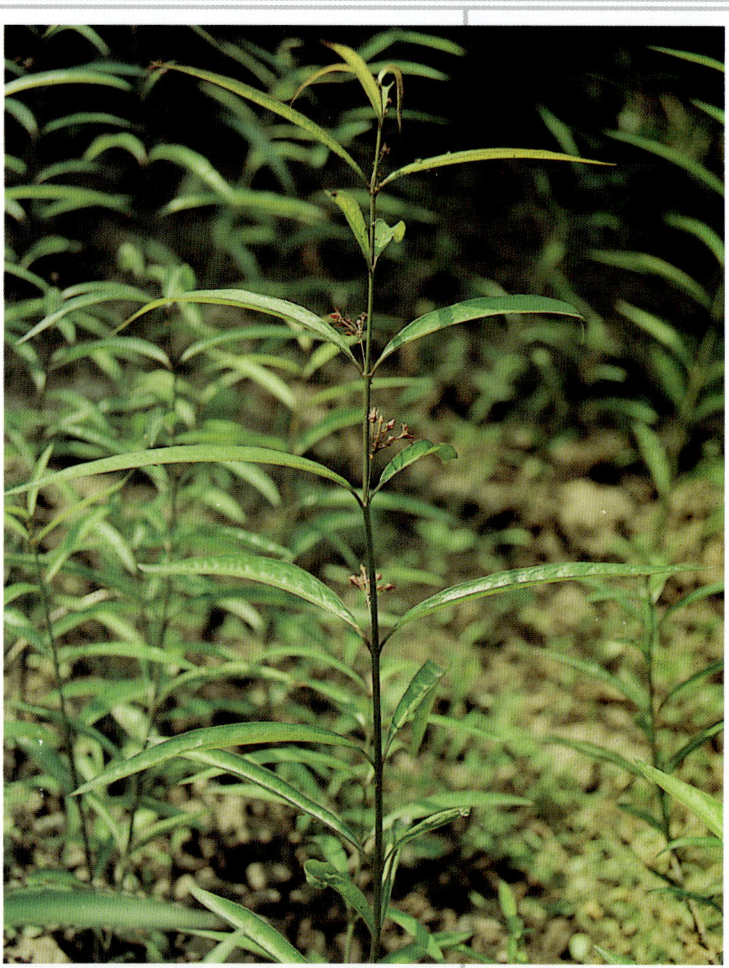

◄ 柳葉白前

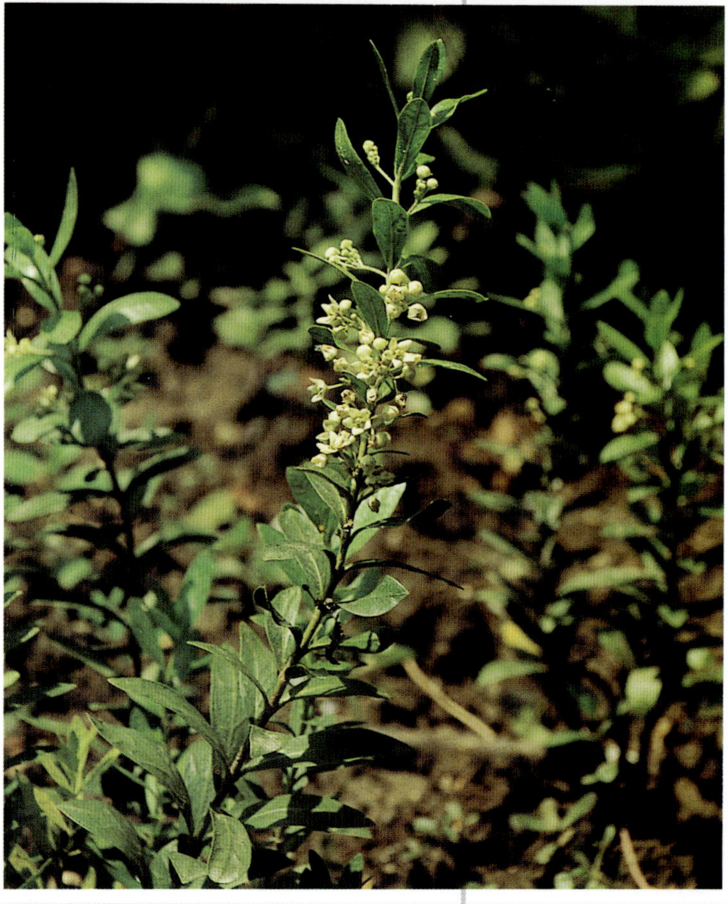

◄ 芫花葉白前

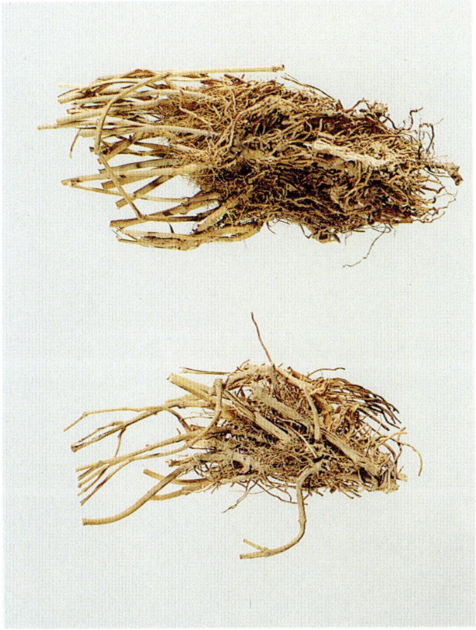

▲藥材白前（柳葉白前）

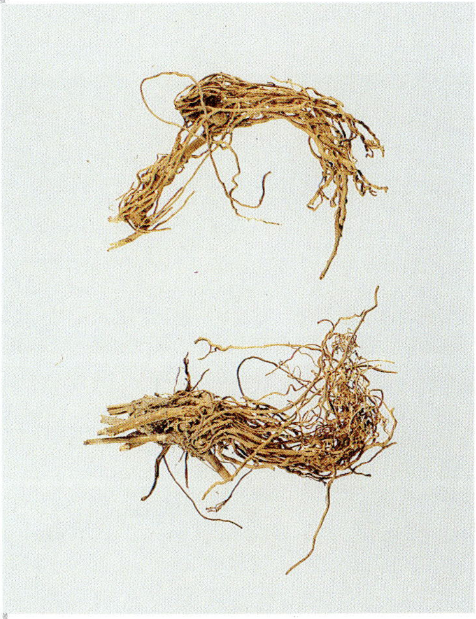

▲藥材白前（芫花葉白前）

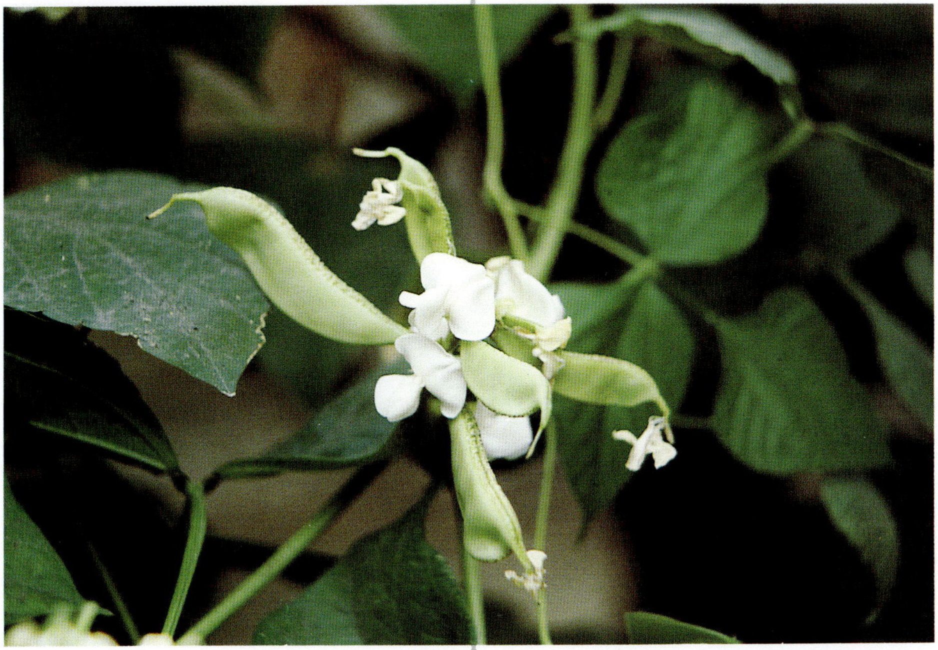

▲扁豆

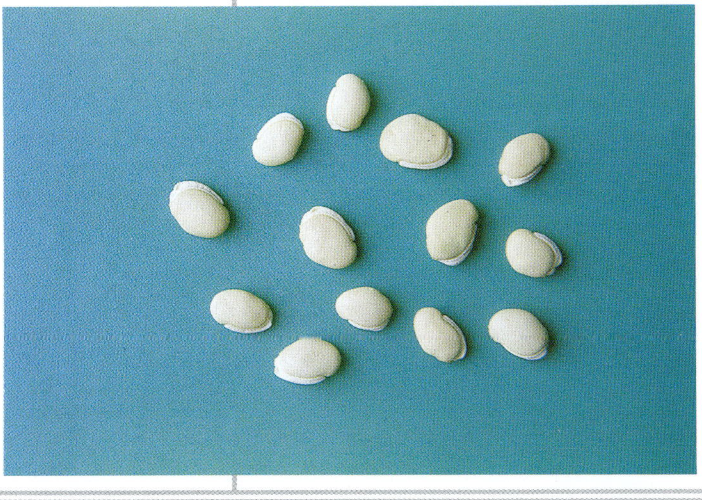

藥材白扁豆 ▶

Willowleaf Swallowwort Rhizome is the dried rhizome and root of *Cynanchum stauntonii* (Decne.) Schltr. ex Levl. or *Cynanchum glaucescens* (Decne.) Hand.-Mazz. (Fam. Asclepiadaceae).

Action To eliminate *phlegm* and relieve cough.

Indications Cough with copious expectoration and dyspnea.

Dosage 3～9g.

138 白扁豆

Baibiandou

White Hyacinth Bean

SEMEN LABLAB ALBUM

本品為豆科植物扁豆 Dolichos lablab L. 的乾燥成熟種子。

〔**原植物**〕一年生纏繞草本。葉為三出複葉，互生，托葉小，三角狀卵形，小葉片廣寬卵形，先端尖，莖部廣楔形或截形，全緣，兩面均被疏毛。花蝶形，白色。莢果扁平略彎曲，淡綠色。種子2～5粒，白色。

〔**藥材性狀**〕本品呈扁橢圓形或扁卵圓形，長 8～13mm，寬 6～9mm，厚約7mm。表面淡黃白色或淡黃色，平滑，略有光澤，一側邊緣有隆起的白色半月形種阜。質堅硬。種皮薄而脆，子葉2，肥厚，黃白色。

〔**性味功能與主治**〕甘、微溫。健脾化濕，和中消暑。用於脾胃虛弱，食欲不振，大便溏瀉，白帶過多，暑濕吐瀉，胸悶腹脹。炒扁豆健脾化濕。用於脾虛泄瀉，白帶過多。

〔**用法與用量**〕9～15g。

White Hyacinth Bean is the dried ripe seed of *Dolichos lablab* L. (Fam. Leguminosae).

Action To invigorate the *spleen* and remove *damp*, particularly the *summer-damp*.

Semen Lablab Album (*stir-fried*): To invigorate the *spleen* and remove *damp*.

Indications Weakness of the *spleen* and stomach with loss of appetite and loose bowels; excessive leukorrhea; vomiting, diarrhea, distress in the chest and distension in the abdomen caused by *summer-damp*.

Semen Lablab Album (*stir-fried*): Diarrhea and excessive leukorrhea in *deficiency* syndromes of the *spleen*.

Dosage 9～15g.

139 白蘞

Bailian

Japanese Ampelopsis Root

RADIX AMPELOPSIS

本品為葡萄科植物白蘞 Ampelopsis japonica (Thunb.) Makino 的乾燥塊根。

〔**原植物**〕多年生攀援藤本。塊根粗壯肉質，長紡錘形或卵形，數個聚生。幼枝光滑有條紋，帶淡紫色，卷鬚與葉對生。掌狀複葉互生，小葉 3～5 片，羽狀分裂或缺刻，裂葉卵形或披針形。聚傘花序小；黃綠色小花。花盤邊緣稍分裂。漿果球形，熟時紫藍色。

〔**藥材性狀**〕本品縱瓣呈長圓形或近紡錘形，長 4～10cm，直徑 1～2cm；切面周邊常向內卷曲，中部有 1 凸起的棱綫；外皮紅棕色或紅褐色，有縱皺紋，細橫紋及橫長皮孔，易層層脫落，脫落處呈淡紅棕色。斜片呈卵圓形，長 2.5～3cm，寬 2～3cm，切面類白色或淺紅棕色，可見放射狀紋理，周邊較厚，微翹起或略彎曲。

〔**性味功能與主治**〕苦，微寒。清熱解毒，消癰散結。用於癰疽髮背，疔瘡，瘰癧，水火燙傷。

〔**用法與用量**〕4.5～9g；外用適量，煎湯洗或研成極細粉敷患處。

〔**注意**〕不宜與烏頭類藥材同用。

Japanese Ampelopsis Root is the dried root tuber of *Ampelopsis japonica* (Thunb.) Makino (Fam. Vitaceae).

Action To remove toxic *heat*, to cure carbuncles, and to reduce nodules.

Indications Carbuncles, deep-rooted boils, scrofula, scalds and burns.

Usage and dosage 4.5～9g; appropriate quantity to be decocted for washing or ground into fine powder for topical application.

Precaution Incompatible with Radix Aconiti and allied drugs.

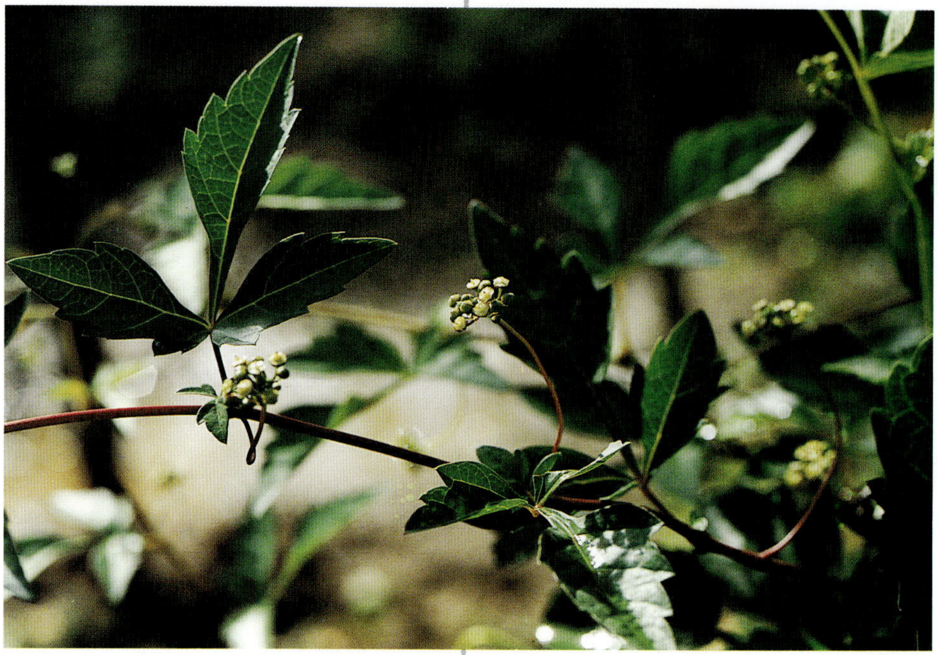

▲ 白蘞

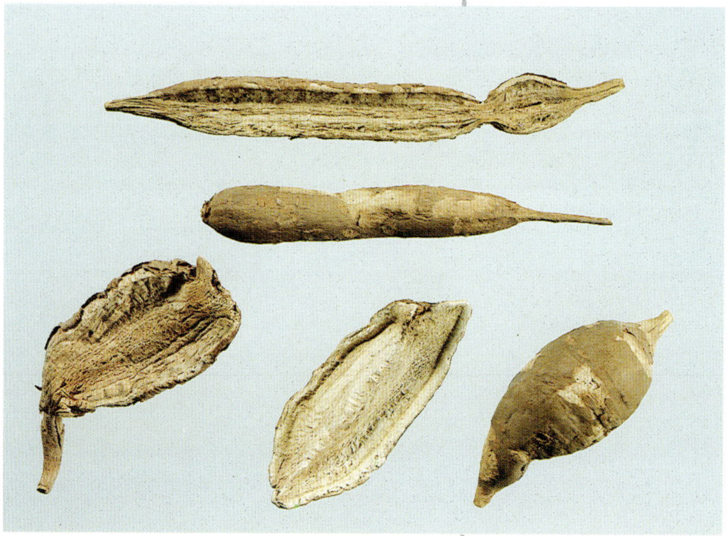

◀ 藥材白蘞

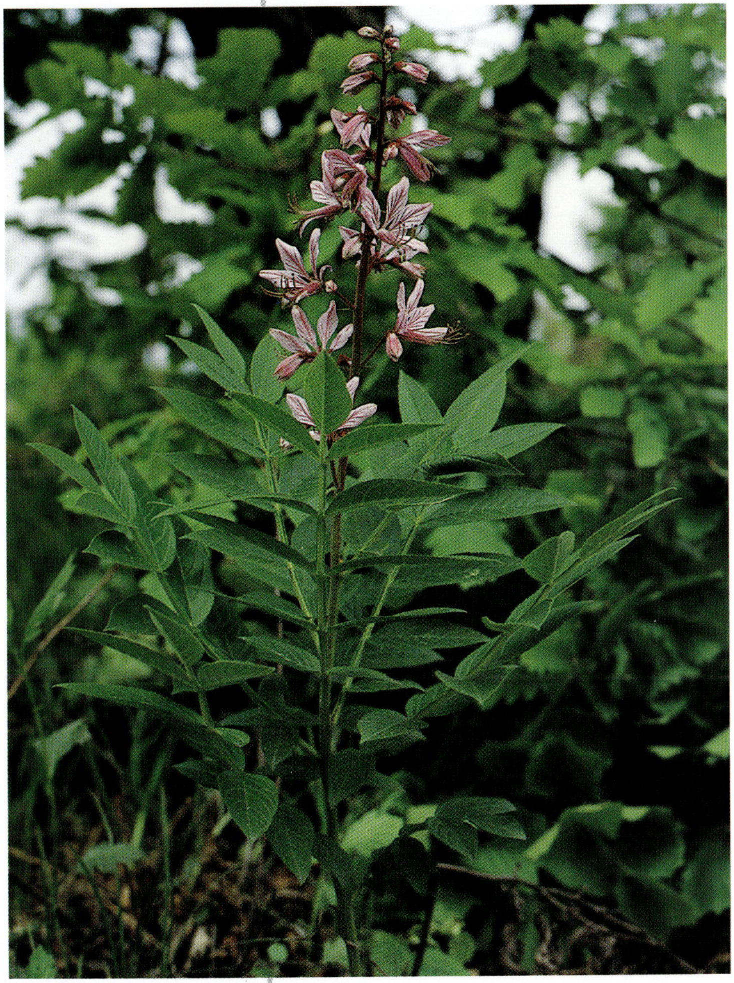

白鮮 ▶

▼ 藥材白鮮皮

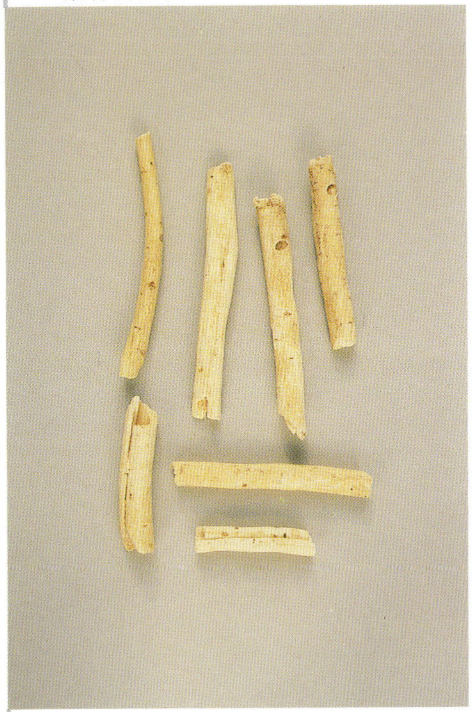

▼ 藥材白鮮皮橫切面

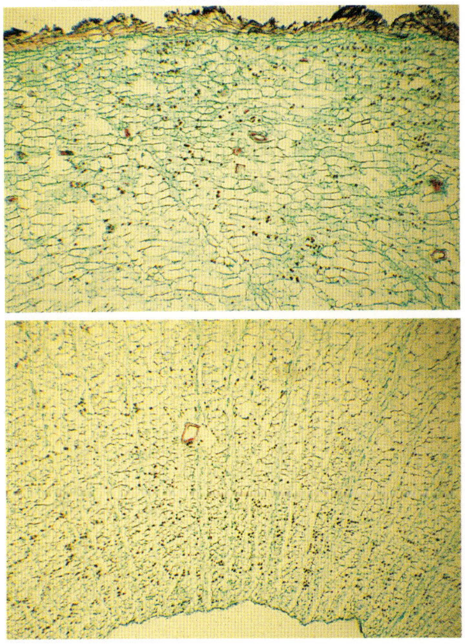

140 白鮮皮

Baixianpi

Densefruit Pittany Root-bark

CORTEX DICTAMNI

本品為芸香科植物白鮮 Dictamnus dasycarpus Turcz. 的乾燥根皮。

〔**原植物**〕多年生宿根草本，全株有強烈香氣。根斜出，肉質，幼嫩部分密被白色的長毛並着生水泡狀凸起的腺點。單數羽狀複葉互生，小葉5～13，對生、紙質。總狀花序頂生，開白色或淡紫色花。蒴果5裂，表面被棕黑色腺點、腺毛及白色細柔毛。

〔**藥材性狀**〕本品呈卷筒狀，長5～15cm，直徑1～2cm，厚0.2～0.5cm。外表面灰白色或淡灰黃色，具細縱皺紋及細根痕，常有突起的顆粒狀小點；內表面類白色，有細縱紋。斷面不平坦，略呈層片狀，剝去外層，迎光可見閃爍的小亮點。

〔**橫切面**〕見圖。

〔**性味功能與主治**〕苦，寒。清熱燥濕，祛風解毒。用於濕熱瘡毒，黃水淋漓，濕疹，風疹，疥癬瘡癩，風濕熱痹，黃疸尿赤。

〔**用法與用量**〕4.5～9g；外用適量，煎湯洗或研粉敷。

Densefruit Pittany Root-bark is the dried root bark of *Dictamnus dasycarpus* Turcz. (Fam. Rutaceae).

Action To remove *damp-heat* detoxicating and dispel *wind*.

Indications Skin inflammation with yellowish watery discharge, eczema, rubella, tinea, scabies; acute rheumatic arthritis; jaundice with dark urine.

Usage and dosage 4.5～9g; for external use, appropriate quantity to be decocted for washing or ground into powder for topical application.

141 白薇

Baiwei

Blackend Swallowwort Root

RADIX CYNANCHI ATRATI

本品為蘿摩科植物白薇 Cynanchum atratum Bge. 或蔓生白薇 Cynanchum versicolor Bge. 的乾燥根及根莖。

〔**原植物**〕①白薇：多年生草本，莖直立，下面簇生多數細長條狀根，淡黃色，狀如馬尾。莖直立，被灰白色短柔毛，折斷時有白漿。單葉對生，葉片廣卵形或矩圓形。花黑紫色，簇生於莖梢葉腋間。蓇葖果角狀紡錘形。種子多數，頂端有白色長綿毛。②蔓生白薇：莖較細長，上部蔓生。花較小，初時黃綠色，後漸變為黑紫色；副花冠小型，較蕊柱短。

〔**藥材性狀**〕本品根莖粗短，有結節，多彎曲。上面有圓形的莖痕，下面及兩側簇生多數細長的根。根長10～25cm，直徑0.1～0.2cm。表面棕黃色。斷面皮部黃白色，木部黃色。

〔**性味功能與主治**〕苦、鹹、寒。清熱涼血，利尿通淋，解毒療瘡。用於溫邪傷營發熱，陰虛發熱，骨蒸勞熱，產後血虛疑熱，熱淋，血淋，癰疽腫毒。

〔**用法與用量**〕4.5～9g。

Blackend Swallowwort Root is the dried root and rhizome of *Cynanchum atratum* Bge. or *Cynanchum versicolor* Bge. (Fam. Asclepiadaceae).

Action To remove *heat* from blood, to relieve dysuria, and to counteract toxicity and cure sores.

Indications Febrile diseases with invasion of the pathogenic factors into the blood; fever due to *deficiency of yin*, in phthisis, or due to *deficiency of blood* after delivery; acute urinary infection, dysuria with hematuria; carbuncles and other subcutaneous pyogenic infections.

Dosage 4.5～9g.

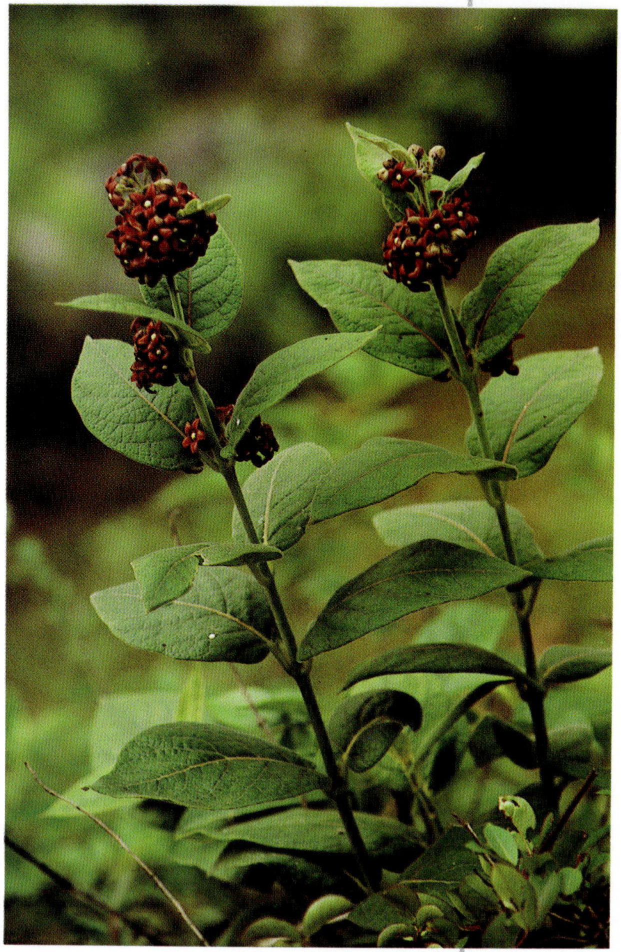

◀ 白薇

▼ 藥材白薇（蔓生白薇）

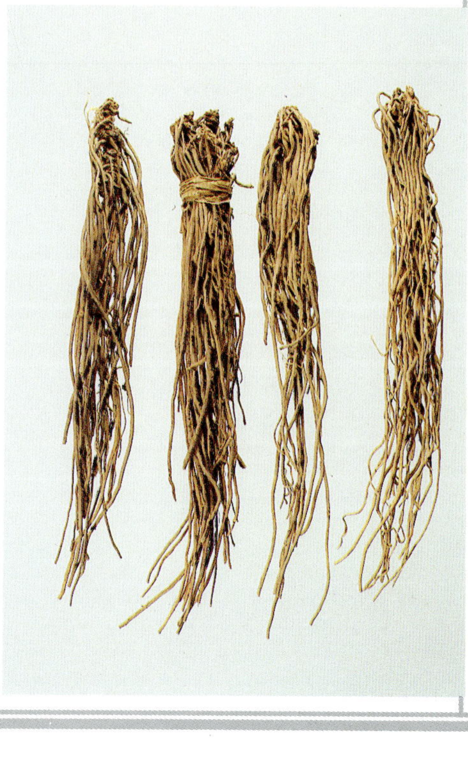

▼ 藥材白薇（白薇）

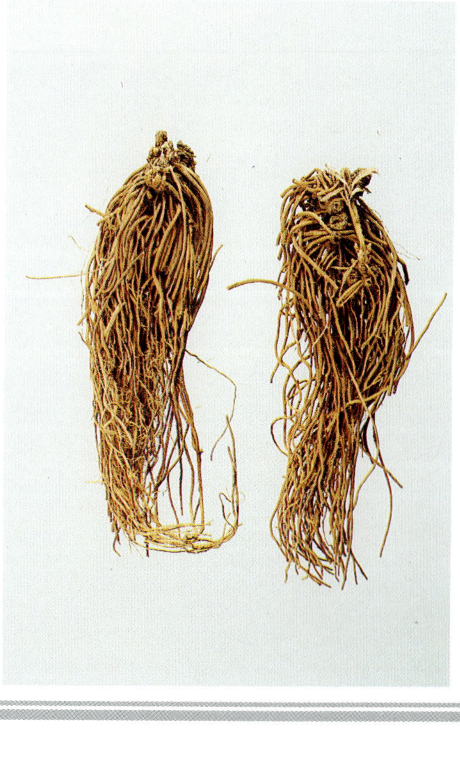

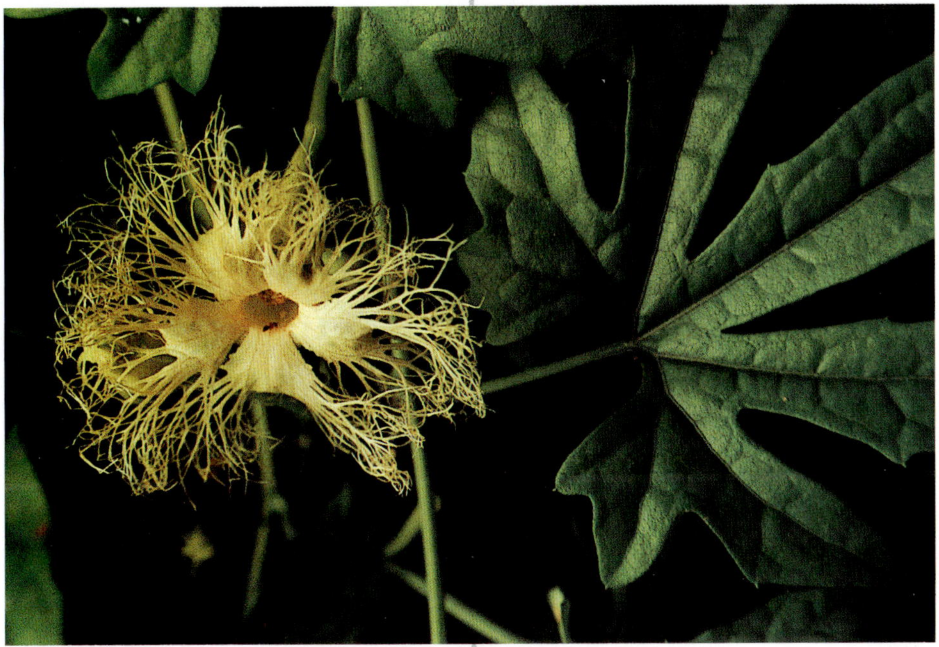

▲雙邊栝樓

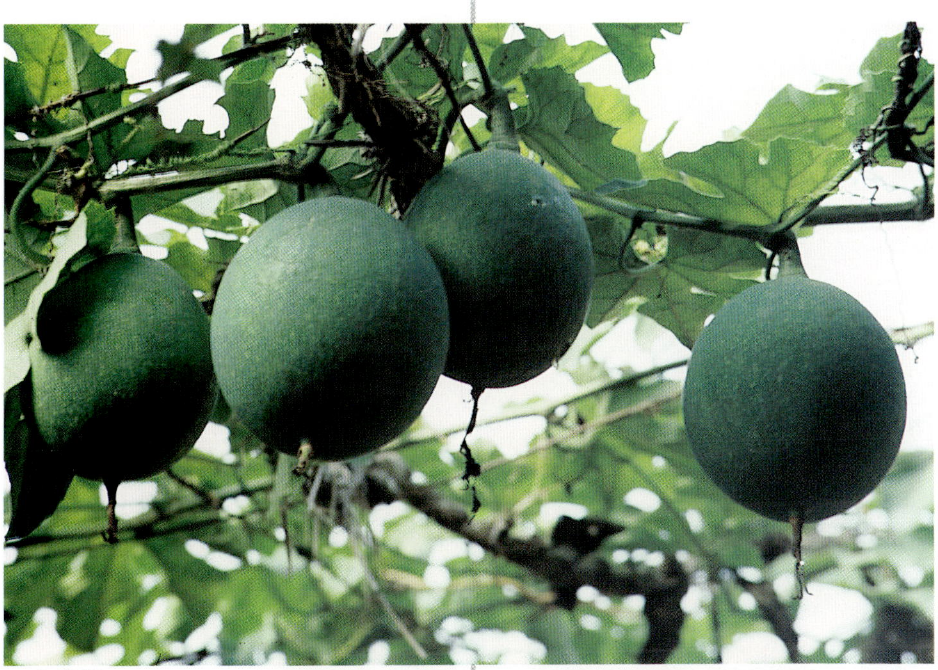

▲栝樓

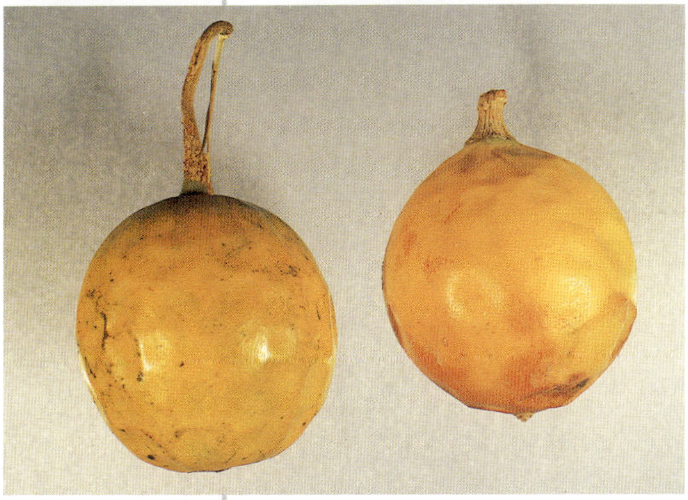

藥材瓜蔞 ►

142 瓜蔞

Gualou

Snakegourd Fruit

FRUCTUS TRICHOSANTHIS

本品為葫蘆科植物栝樓 Trichosanthes kirilowii Maxim. 或雙邊栝樓 Trichosanthes rosthornii Harms 的乾燥成熟果實。

〔**原植物**〕①栝樓：見066天花粉。②雙邊栝樓：葉紙質，葉片5～7。深裂幾達基部，裂片狹長近披針形。總狀花序，有花3～4朵。種子邊緣有明顯平行棱綫。

〔**藥材性狀**〕本品呈類球形或寬橢圓形，長7～15cm，直徑6～10cm。表面橙紅色或橙黃色，皺縮或較光滑，頂端有圓形的花柱殘基，基部略尖，具殘存的果梗。輕重不一，易破開，內表面黃白色，有紅黃色絲絡，果瓤橙黃色，黏稠，與多數種子黏結成團。

〔**性味功能與主治**〕甘、微苦，寒。清熱滌痰，寬胸散結，潤燥滑腸。用於肺熱咳嗽，痰濁黃稠，胸痹心痛，結胸痞滿，乳癰，肺癰，腸癰腫痛，大便秘結。

〔**用法與用量**〕9～15g。

〔**注意**〕不宜與烏頭類藥材同用。

Snakegourd Fruit is the dried ripe fruit of *Trichosanthes kirilowii* Maxim. or *Trichosanthes rosthornii* Harms (Fam. Cucurbitaceae).

Action To remove *heat* and eliminate *phlegm*, to alleviate chest pain, and to facilitate bowel movement.

Indications Cough with thick purulent sputum; angina pectoris and stuffiness sensation in the chest; mastitis, lung abscess, appendicitis; constipation.

Dosage 9～15g.

Precaution Incompatible with Radix Aconiti and allied drugs.

143 瓜蔞子

Gualouzi

Snakegourd Seed

SEMEN TRICHOSANTHIS

本品為葫蘆科植物栝樓 Trichosanthes kirilowii Maxim. 或雙邊栝樓 Trichosanthes rosthornii Harms 的乾燥成熟種子。

〔**原植物**〕①栝樓：見066天花粉。②雙邊栝樓：見142瓜蔞。

〔**藥材性狀**〕①栝樓：呈扁平橢圓形，長12～15mm，寬6～10mm，厚約3.5mm。表面淺棕色至棕褐色，平滑，沿邊緣有1圈溝紋。頂端較尖，有種臍，基部鈍圓或較狹。種皮堅硬；內種皮膜質，灰綠色，子葉2，黃白色，富油性。②雙邊栝樓：較大而扁，長15～19mm，寬8～10mm，厚約2.5mm。表面棕褐色，溝紋明顯而環邊較寬。頂端平截。

〔**性味功能與主治**〕甘，寒。潤肺化痰，滑腸通便。用於燥咳痰黏，腸燥便秘。

〔**用法與用量**〕9～15g。

〔**注意**〕不宜與烏頭類藥材同用。

Snakegourd Seed is the dried ripe seed of *Trichosanthes kirilowii* Maxim. or *Trichosanthes rosthornii* Harms (Fam. Cucurbitaceae).

Action To resolve *phlegm* and to cause laxation.

Indications Dry cough with sticky sputum; constipation.

Dosage 9～15g.

Precaution Incompatible with Radix Aconiti and allied drugs.

144 瓜蔞皮

Gualoupi

Snakegourd Peel

PERICARPIUM TRICHOSANTHIS

本品為葫蘆科植物栝樓 Trichosanthes kirilowii Maxim. 或雙邊栝樓 Trichosanthes rosthornii Harms 的乾燥成熟果皮。

〔**原植物**〕①栝樓：見066天花粉。②雙邊栝樓：見142瓜蔞。

〔**藥材性狀**〕本品常切成2至數瓣，邊緣向內卷曲，長6～12cm。外表面橙紅色或橙黃色，皺縮，有的有殘存果梗，內表面黃白色。

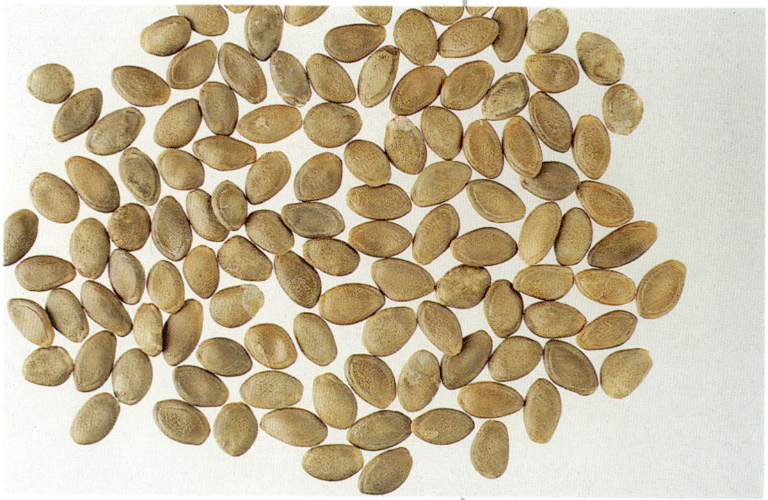

▲藥材瓜蔞子

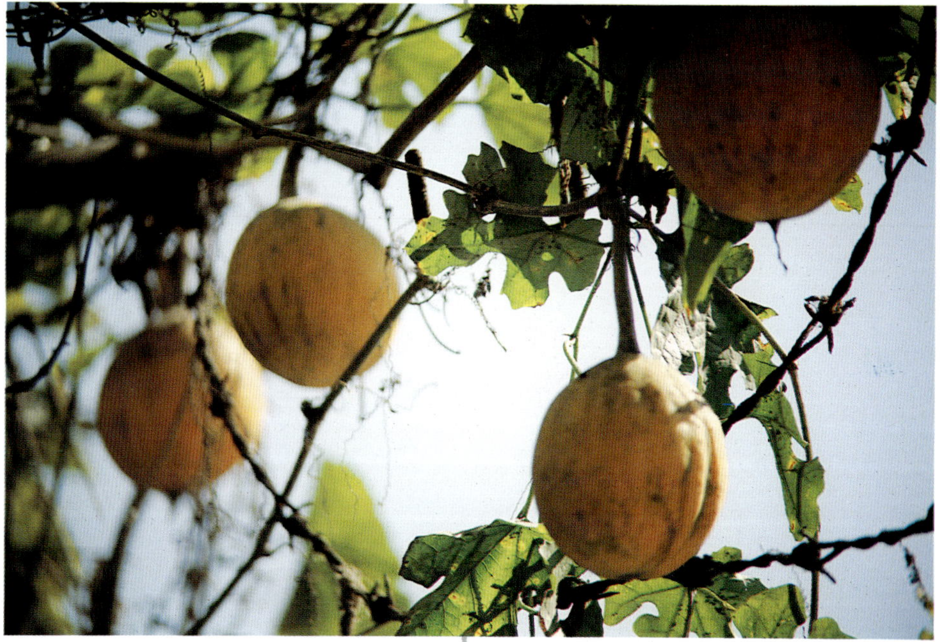

▲ 栝樓

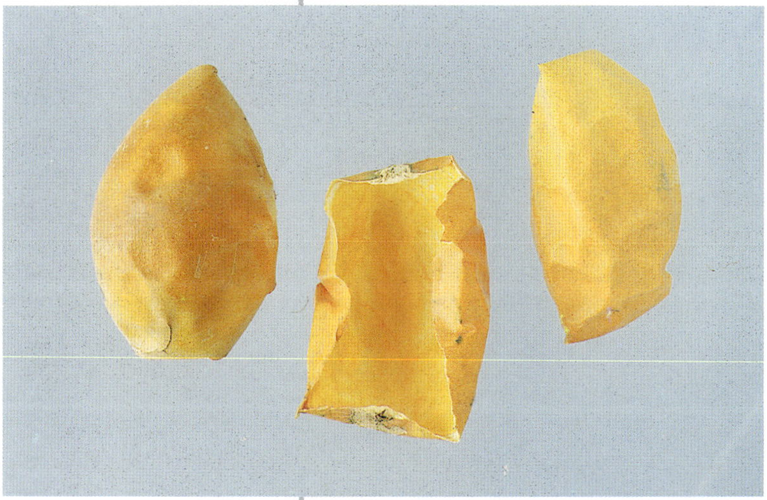

藥材瓜蔞皮 ▶

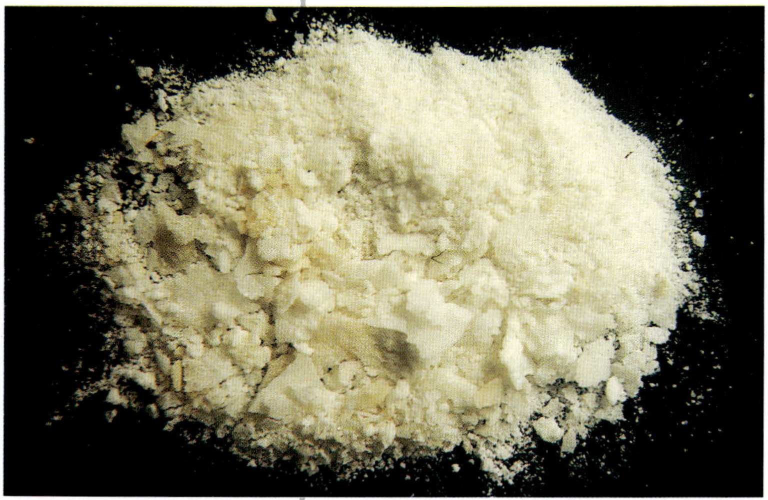

藥材玄明粉 ▶

〔**性味功能與主治**〕甘，寒。清化熱痰，利氣寬胸。用於痰熱咳嗽，胸悶脅痛。
〔**用法與用量**〕6～9g。
〔**注意**〕不宜與烏頭類藥材同用。

Snakegourd Peel is the dried pericarp of ripe fruit of *Trichosanthes kirilowii* Maxim. or *Trichosanthes rosthornii* Harms (Fam. Cucurbitaceae).

Action To remove *heat* and resolve *phlegm*, and to smooth the flow of *qi* in the chest.

Indications Cough with yellowish sticky expectoration, oppressed feeling in the chest and costal pain.

Dosage 6～9g.

Precaution Incompatible with Radix Aconiti and allied drugs.

145 玄明粉

Xuanmingfen

Exsiccated Sodium Sulfate

NATRII SULFAS EXSICCATUS

本品為芒硝經風化乾燥製得。主含硫酸鈉（Na_2SO_4）。
〔**藥材性狀**〕本品為白色粉末。無臭，味鹹。有引濕性。
〔**性味功能與主治**〕鹹、苦，寒。瀉熱通便，潤燥軟堅，清火消腫。用於實熱便秘，大便燥結，積滯腹痛；外治咽喉腫痛，口舌生瘡，牙齦腫痛，目赤，癰腫，丹毒。
〔**用法與用量**〕3～9g；外用適量，水化洗敷，或研末吹敷患處。
〔**注意**〕孕婦禁用。

Exsiccated Sodium Sulfate is obtained from efflorescence of Glauber's salt, containing mainly sodium sulfate (Na_2SO_4).

Action To soften the dry feces, relax the bowels and purge off *heat*, and to remove *fire* and cause the subsidence of swelling.

Indications Constipation with retention of dry feces and abdominal pain caused by excessive *heat*.

External use of Natrii Sulfas Exsiccatus: Sore throat, ulcers of the mouth and tongue, swelling and pain of the gums, conjuctivitis, carbuncles, erysipelas.

Usage and dosage 3～9g; for external use, appropriate quantity to be dissolved in water for washing or to be ground into powder for insufflating in the mouth or throat.

Precaution Contraindicated in pregnancy.

146 玄參

Xuanshen

Figwort Root

RADIX SCROPHULARIAE

本品為玄參科植物玄參 Scrophularia ningpoensis Hemsl. 的乾燥根。

〔**原植物**〕多年生草本，根圓錐形或紡錘形，外皮灰黃褐色，乾時內部變黑。莖直立，四棱形，常帶暗紫色，葉對生，近莖頂者互生，葉片卵形至卵狀披針形，邊緣具細密鋸齒，下面脈上有毛。花暗紫色，聚傘花序疏散開展呈圓錐狀；花冠管壺狀，有5個圓形裂片，雄蕊4，二強。蒴果卵圓形，頂端有喙，稍超出宿萼之外。

〔**藥材性狀**〕本品呈類圓柱形，中間略粗或上粗下細，有的微彎曲，長6～20cm，直徑1～3cm。表面灰黃色或灰褐色，有不規則的縱溝，橫向皮孔及稀疏的橫裂紋和鬚根痕。斷面黑色，微有光澤。

〔**橫切面**〕見圖。

〔**性味功能與主治**〕甘、苦、鹹、微寒。涼血滋陰，瀉火解毒。用於熱病傷陰，舌絳煩渴，溫毒發斑，津傷便秘，骨蒸勞嗽，目赤，咽痛，瘰癧，白喉，癰腫瘡毒。

〔**用法與用量**〕9～15g。

〔**注意**〕不宜與藜蘆同用。

Figwort Root is the dried root of *Scrophularia ningpoensis* Hemsl. (Fam. Scrophulariaceae).

Action To reduce *heat* from blood, to nourish *yin*, to quench *fire*, and to counteract toxicity.

Indications Febrile diseases with impairment of *yin* manifested by deep red tongue and dire thirst, or with eruptions; constipation due to impairment of body fluid; phthisis with cough; conjunctivitis, sore throat, scrofula, diphtheria, boils and sores.

Dosage 9～15g.

Precaution Incompatible with Rhizoma et Radix Veratri.

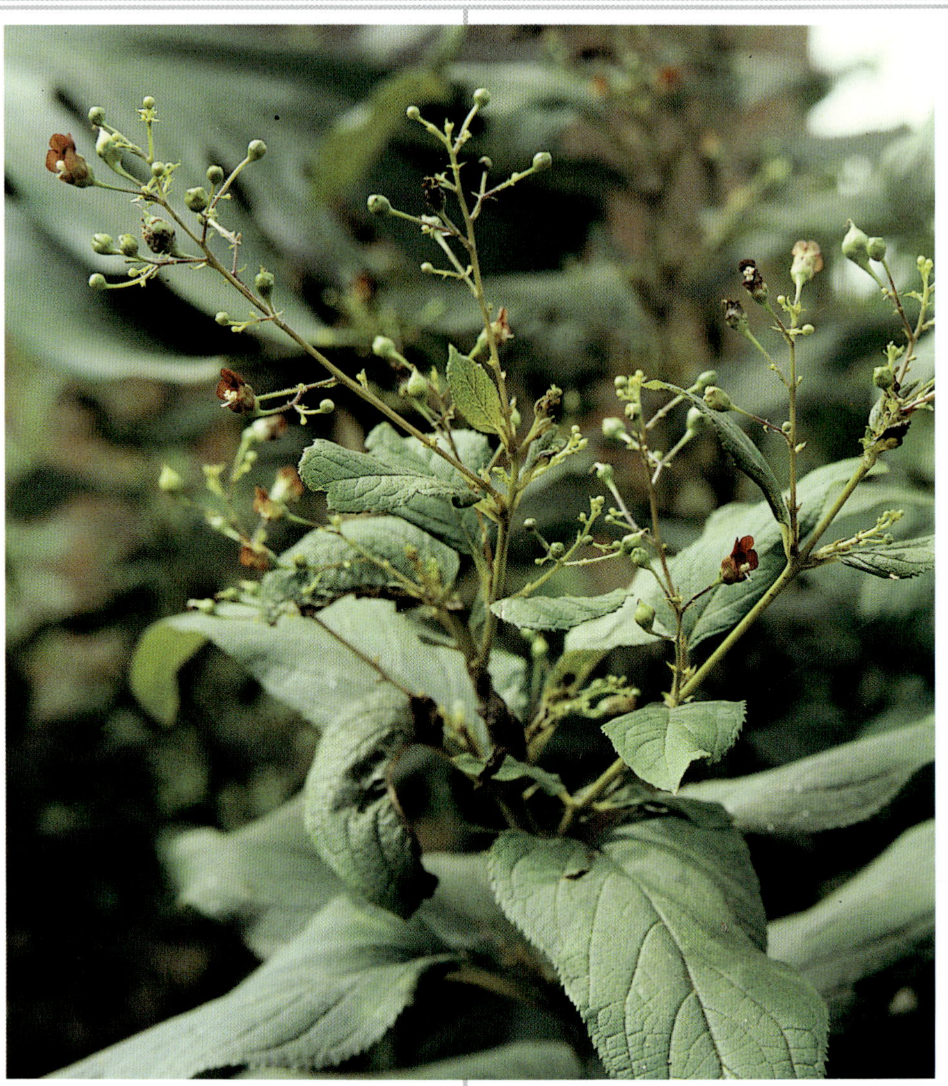

▲玄參

▼藥材玄參

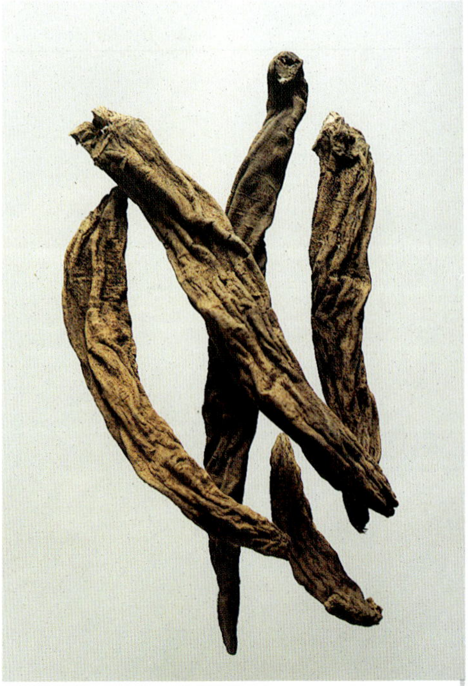

▼藥材玄參橫切面

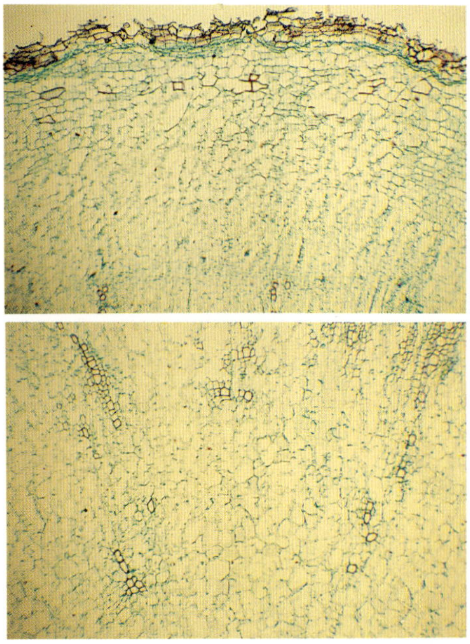

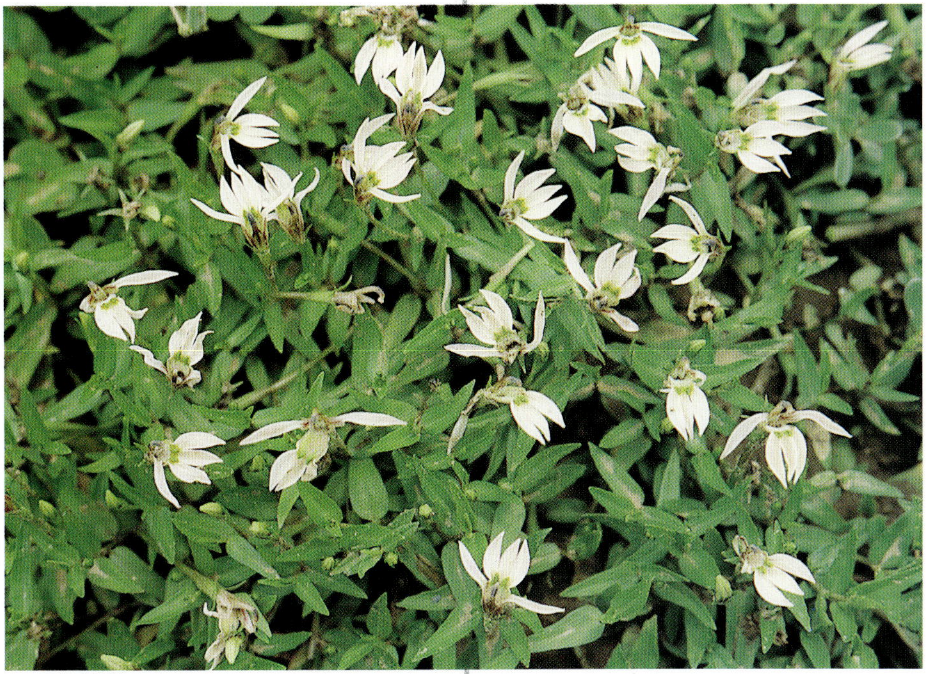

▲半邊蓮

▼藥材半邊蓮

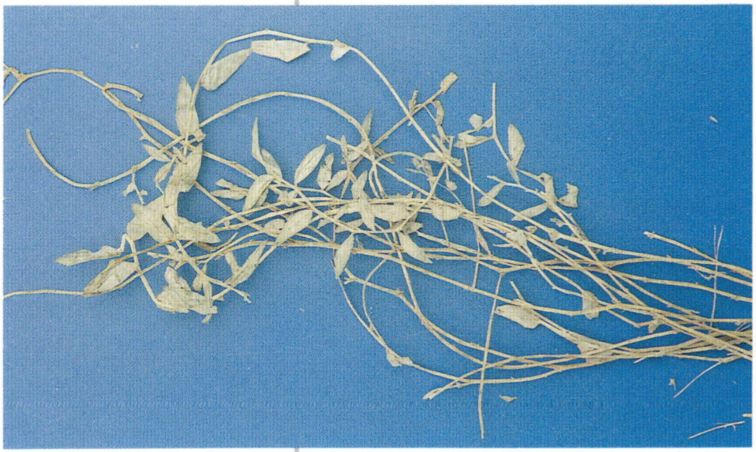

147 半邊蓮

Banbianlian

Chinese Lobelia Herb

HERBA LOBELIAE CHINENSIS

本品為桔梗科植物半邊蓮 Lobelia chinensis Lour. 的乾燥全草。

〔**原植物**〕多年生小草本，全株光滑無毛，有乳汁。莖細弱匍匐，節處着地生多數鬚根。葉互生，無柄；葉片條形或條狀披針形，長1.2～2.5cm，寬2.5～6mm。花小，腋生，單朵，淡紫色或白色；花冠基部合成管狀，上部向一邊5裂展開；雄蕊5；子房下位。蒴果2瓣開裂。種子細小，多數。

〔**藥材性狀**〕本品常纏結成團。根莖直徑1～2mm，表面淡棕黃色，平滑或有細縱紋。根細小，黃色，側生纖細鬚根。莖細長，有分枝，灰綠色，節明顯，有的可見附生的細根。葉互生，無柄，葉片多皺縮，綠褐色，展平後葉片呈狹披針形，長1～2.5cm，寬0.2～0.5cm，邊緣具疏而淺的齒。花梗細長，花小，單生於葉腋，花冠基部筒狀，上部5裂，偏向一邊，淺紫紅色，花冠筒內有白色茸毛。

〔**性味功能與主治**〕辛，平。利尿消腫，清熱解毒。用於大腹水腫，面足浮腫，癰腫疔瘡，蛇蟲咬傷；晚期血吸蟲病腹水。

〔**用法與用量**〕9～15g。

Chinese Lobelia Herb is the dried herb of *Lobelia chinensis* Lour. (Fam. Campanulaceae).

Action To cause diuresis, and to remove *toxic heat*.

Indications Anasarca and ascites; carbuncles, boils and snake or insect bite; ascites in late schistomiasis.

Dosage 9～15g.

148 半枝蓮

Banzhilian

Barbated Skullcup Herb

HERBA SCUTELLARIAE BARBATAE

本品為唇形科植物半枝蓮 Scutellaria barbata D. Don 的乾燥全草。

〔**原植物**〕一年生或多年生草本。莖下部匍匐生根，上部直立，四棱形。葉對生，有短柄或無柄；葉片卵形至披針形，長1～3cm，寬0.5～1.5cm。輪傘花序頂生，集成偏一側的總狀花序，上唇背部有盾狀附屬體，花冠淺藍紫色。小堅果卵形，包於宿萼中。

〔**藥材性狀**〕本品長15～35cm，無毛或花軸上疏被毛。根纖細。莖叢生，較細，方柱形；表面暗紫色或棕綠色。葉對生，有短柄；葉片多皺縮，展平後呈三角狀卵形或披針形，長1.5～3cm，寬0.5～1cm；先端鈍，基部寬楔形，全緣或有少數不明顯的鈍齒；上表面暗綠色，下表面灰綠色。花單生於莖枝上部葉腋，花萼裂片鈍或較圓；花冠二唇形，棕黃色或淺藍紫色，長約1.2cm，被毛。果實扁球形，淺棕色。

〔**性味功能與主治**〕辛、苦，寒。清熱解毒，化瘀利尿。用於疔瘡腫毒，咽喉腫痛，毒蛇咬傷，跌撲傷痛，水腫，黃疸。

〔**用法與用量**〕15～30g，鮮品30～60g；外用鮮品適量，搗敷患處。

Barbated Skullcup Herb is the dried whole plant of *Scutellaria barbata* D. Don (Fam. Labiatae).

Action To remove toxic *heat*, and to cause diuresis.

Indications Boils, sores, swelling and pain of the throat, venomous snakebite, traumatic injuries; edema; jaundice.

Usage and dosage 15～30g; or 30～60g of the fresh herb; for external use, appropriate quantity to be pounded into paste and applied topically.

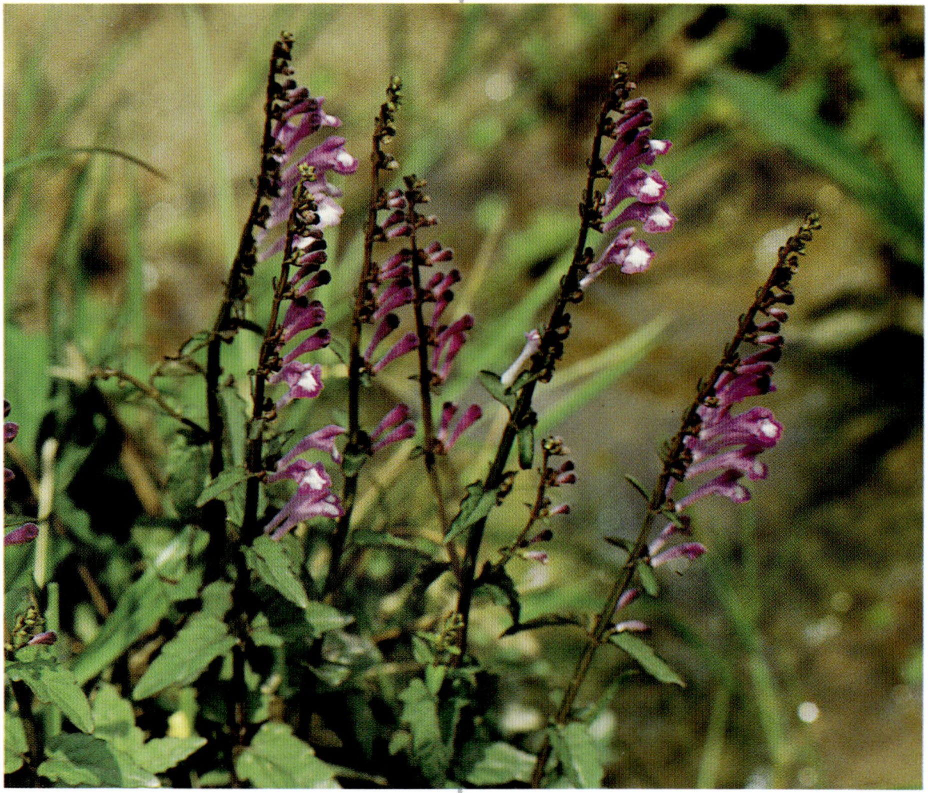

▲半枝蓮

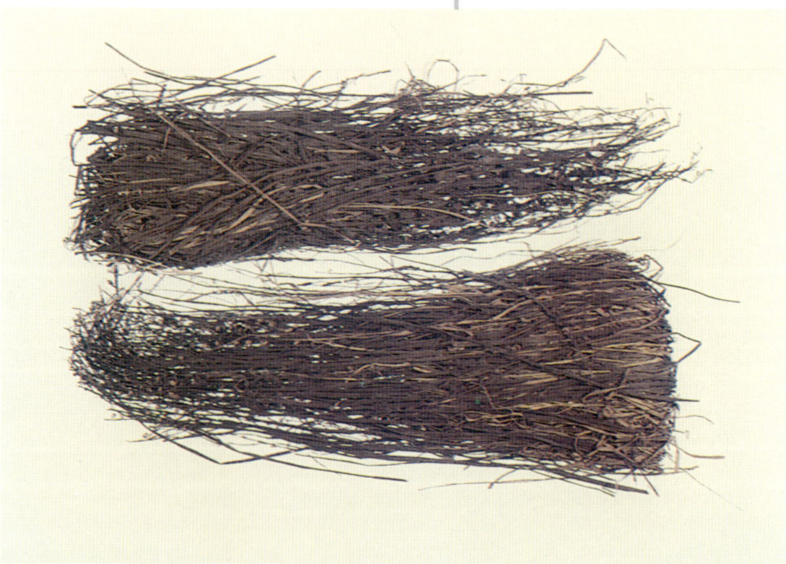

▲藥材半枝蓮

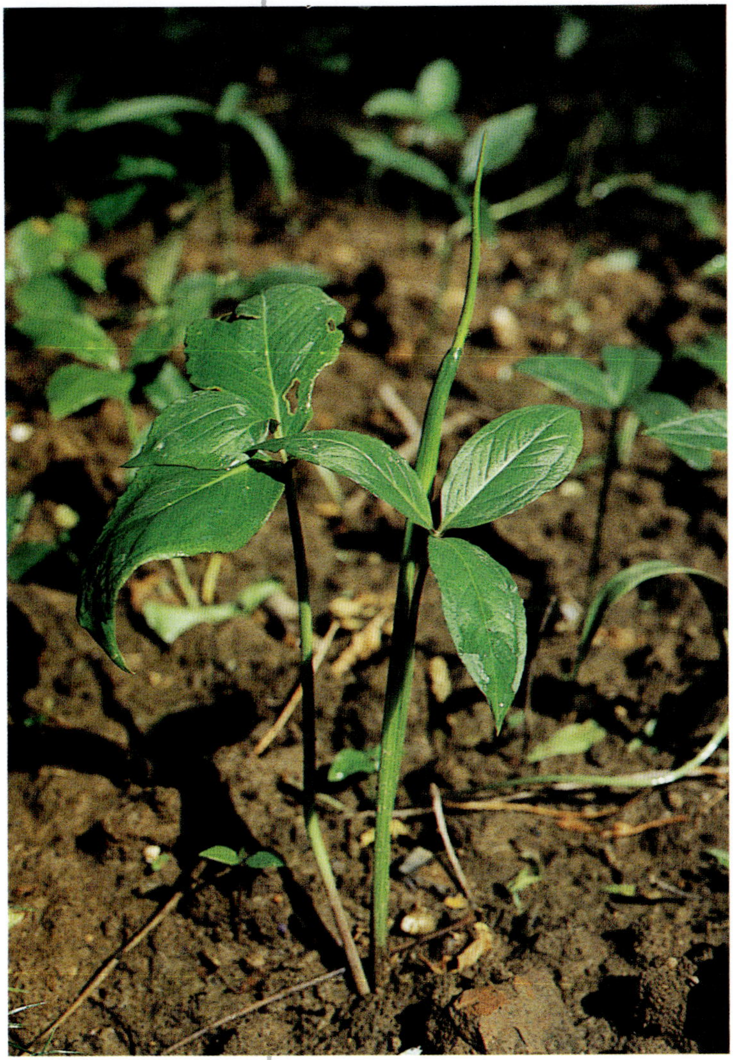

半夏 ▶

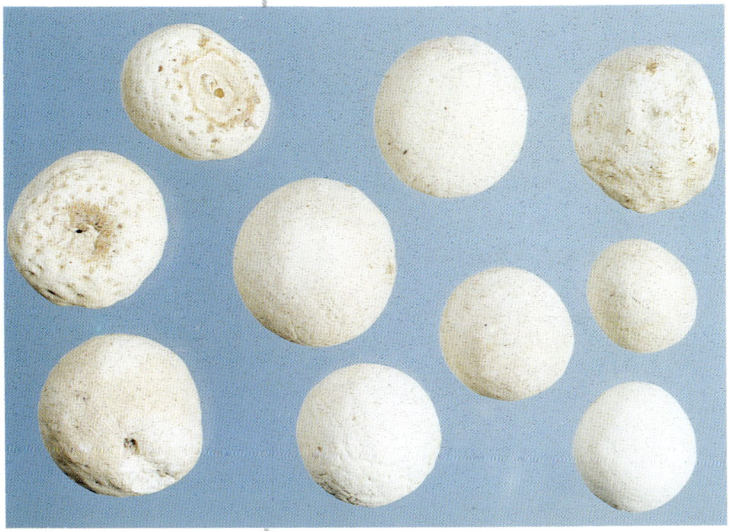

藥材半夏 ▶

149 半夏

Banxia

Pinellia Tuber

RHIZOMA PINELLIAE

本品為天南星科植物半夏 Pinellia ternata (Thunb) Breit. 的乾燥塊莖。

〔**原植物**〕多年生草本，地下塊莖球形或扁球形，生多數鬚根。葉從塊莖頂端生出，為3小葉複葉，小葉橢圓形至披針形，葉柄下部內側生一白色珠芽；佛焰苞下部細管狀，綠色，內部紫黑色。肉穗花序基部一側與佛焰苞貼生，花序軸先端附屬物延伸呈鼠尾狀。漿果熟時紅色。

〔**藥材性狀**〕本品呈類球形，有的稍偏斜，直徑1～1.5cm。表面白色或淺黃色，頂端有凹陷的莖痕，周圍密佈麻點狀根痕；下面鈍圓，較光滑。斷面潔白，富粉性。

〔**性味功能與主治**〕辛、溫；有毒。燥濕化痰，降逆止嘔，消痞散結。用於痰多咳喘，痰飲眩悸，風痰眩暈，痰厥頭痛，嘔吐反胃，胸脘痞悶，梅核氣症；生用外治癰腫痰核。姜半夏多用於降逆止嘔；法半夏多用於燥濕化痰。

〔**用法與用量**〕3～9g；外用適量，磨汁塗或研末以酒調敷患處。

〔**注意**〕不宜與烏頭類藥材同用。

Pinellia Tuber is the dried tuber of *Pinellia ternata* (Thunb.) Breit. (Fam. Araceae).

Action To remove *damp* and *phlegm*, to relieve nausea and vomiting, and to eliminate stuffiness in the chest and the epigastrium.

Indications Cough and asthma with much *phlegm*; dizziness and palpitation due to retention of *phlegm* and fluid; vertigo caused by *wind-phlegm*; headache with cold extremities due to attack of *phlegm*; stuffiness in the chest and the epigastrium; globus hystericus. *Rhizoma Pinelliae* (*processed with ginger*) is often used for relieving nausea and vomiting, while *Rhizoma pinelliae* (*Proccessed with alum*) for removing *damp* and *phlegm*. *Rhizoma Pinelliae* (*unproccessed*) is used externally for boils, sores and lymphadenitis.

Usage and dosage 3～9g; for external use, appropriate quantity to be rubbed into juice or ground into powder and applied topically after mixing with liquor.

Precaution Incompatible with Radix Aconiti and allied drugs.

150 法半夏

Fabanxia

Pinellia Tuber (processed with Radix Glycyrrhizae and lime).

RHIZOMA PINELLIAE PREPARATA

本品為半夏的炮製加工品。

〔藥材性狀〕 本品呈球形或破碎成不規則顆粒狀。表面淡黃白色、黃色或棕黃色。質較鬆脆或硬脆，斷面黃色或淡黃色，顆粒者質稍硬脆。

〔性味功能與主治〕 辛、溫。歸脾、胃、肺經。燥濕化痰。用於痰多咳喘，痰飲眩悸，風痰眩暈，痰厥頭痛。

〔用法與用量〕 同半夏。

Pinellia Tuber (processed with Radix Glycyrrhizae and lime) is the processed Rhizoma Pinelliae.

Action To remove damp and phlegm.

Indications Cough and asthma with much *phlegm*; dizziness and palpitation due to retention of *phlegm* and fluid; vertigo caused by *wind-phlegm*; *headache* with cold extremities due to attack of *phlegm*.

Usage and dosage, Precaution As described under Pinellia Tuber.

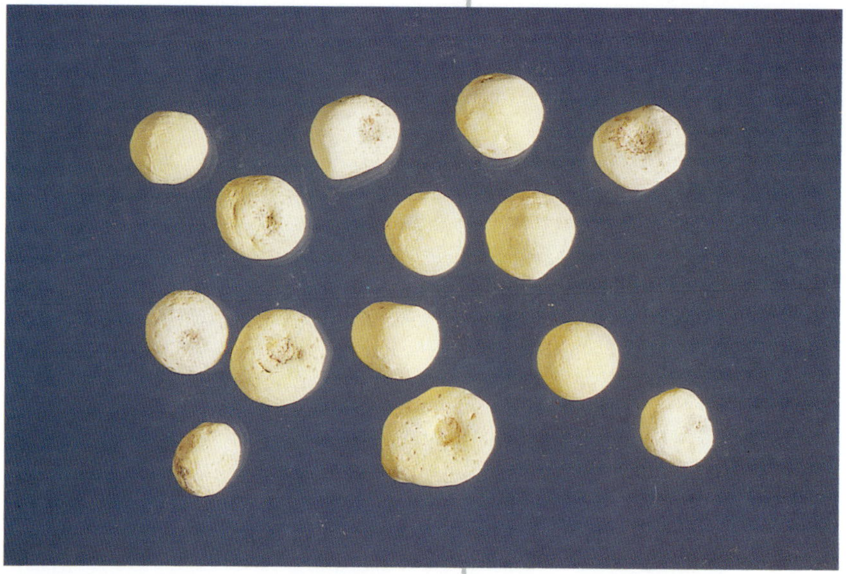

▲藥材法半夏

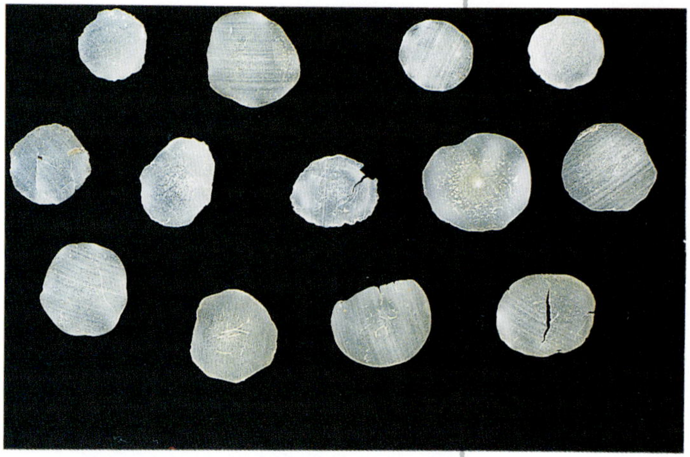

▲ 藥材法半夏（片狀）

151 絲瓜絡

Sigualuo

Luffa Vegetable Sponge

RETINERVUS LUFFAE FRUCTUS

本品為葫蘆科植物絲瓜 Luffa cylindrica (L.) Roem. 的乾燥成熟果實的維管束。

〔原植物〕 一年生攀援草本，枝具棱，棱上有粗毛，卷鬚常3裂。單葉互生，葉片掌狀心形。葉腋開單性花、雌雄同株；花冠淺黃色或近白色。瓠果長圓柱形，下垂。種子扁矩卵形，黑色。

〔藥材性狀〕 本品為絲狀維管束交織而成，多呈長菱形或長圓筒形，略彎曲，長30～70cm，直徑7～10cm。表面淡黃白色。體輕，質韌，有彈性，不能折斷。橫切面可見子房3室，呈空洞狀。

〔性味功能與主治〕 甘，平。通絡，活血，祛風。用於痹痛拘攣，胸脅脹痛，乳汁不通。

〔用法與用量〕 4.5～9g。

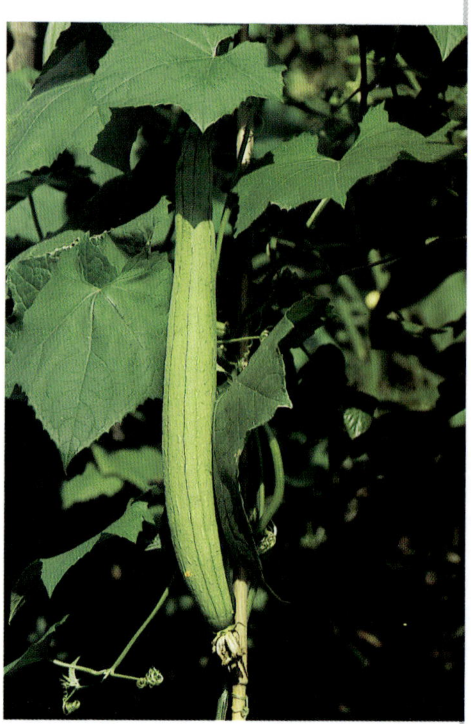

◀ 絲瓜

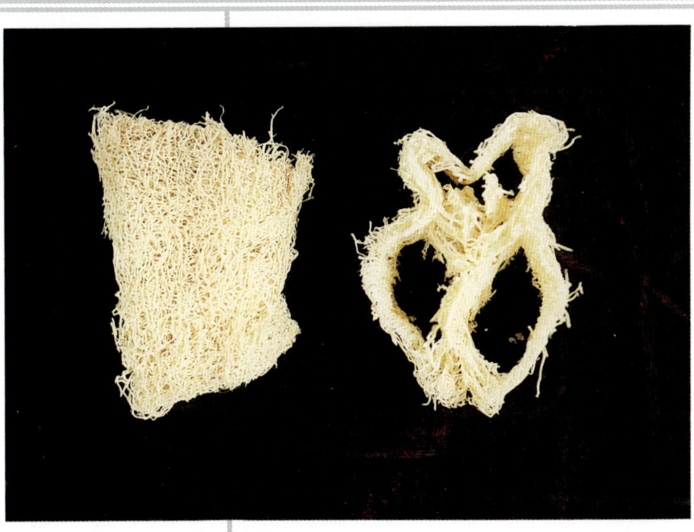

藥材絲瓜絡 ▶

Luffa Vegetable Sponge is the dried vascular bundles of ripe fruit of *Luffa cylindrica* (L.) Roem. (Fam. Cucurbitaceae).

Action To remove obstruction from the *collaterals*, to promote blood circulation, and to dispel *wind*.

Indications Arthralgia with muscular contracture; distension and pain in the chest and costal regions, galactostasis.

Dosage 4.5～9g.

▼ 参環毛蚓

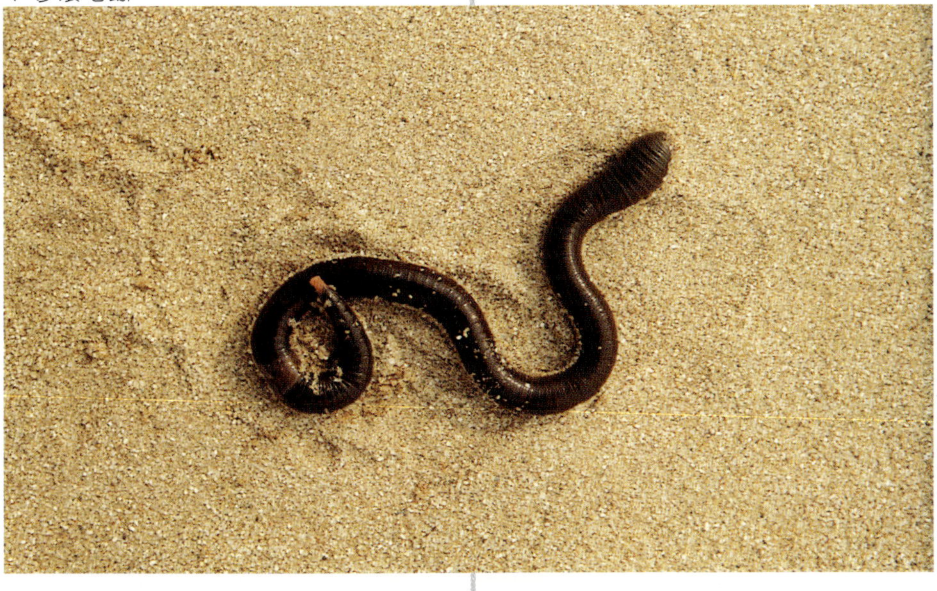

▼ 通俗環毛蚓

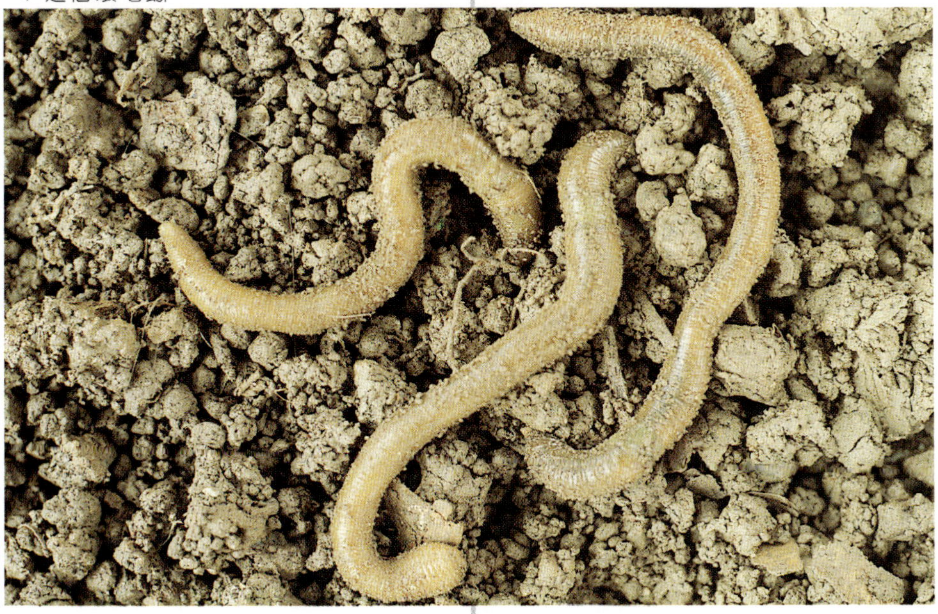

152 地龍

Dilong

Ground Dragon

PHERETIMA

本品為鉅蚓科動物參環毛蚓 Pheretima aspergillum (E. Perrier)、通俗環毛蚓 Pheretima vulgaris Chen、威廉環毛蚓 Pheretima guillelmi (Michaelsen) 或櫛盲環毛蚓 Pheretima pectinifera Michaelsen 的乾燥體。前一種習稱“廣地龍”，後三種習稱“滬地龍”。

〔**原動物**〕①參狀環毛蚓：圓筒形，長11～38cm、徑0.5～1.2cm，頭部退化、口在前端，全體100多體節組成，每節具剛毛1圈，雌雄同體，雌生殖孔1個位於第14節，雄生殖孔1對，位於第18節腹面兩側，受精囊孔3對。②通俗環毛蚓：長9.6～15.0cm，寬0.5～0.8cm。背部青黃色或灰青色。背中淺青色。第14～16節為生殖帶，無剛毛。身體上剛毛較細。雄生殖孔在第18節兩側，雄交配腔深廣，內壁多皺紋，有平頂孔突三個。③威廉環毛蚓：體形色澤均與通俗環毛蚓相似，唯雄生殖孔在18節兩側一淺交配腔內，陷入時呈縱裂縫，內壁有褶皺，褶皺間有剛毛2～3條。無受精囊腔。④櫛盲環毛蚓：背面及側面深紫色或紫紅色。雄性生殖孔位於一個十字形突的中央，常被一淺囊狀的皮褶所掩蓋，受精囊孔3對，孔常陷入，副性腺有索狀短管，盲管較長。

〔**藥材性狀**〕①廣地龍呈長條狀薄片，彎曲，邊緣略卷，長15～20cm，寬1～2cm。全體具環節，背部棕褐色至紫灰色，腹部淺黃棕色；第14～16節為生殖環帶，習稱"白頸"較光亮。體前端稍尖，尾端鈍圓，剛毛圈粗糙而硬，色稍淺。受精囊孔2對。②滬地龍呈長條狀薄片，扭曲，邊緣略卷，長8～15cm，寬0.4～0.8cm。全體具環節，背部棕褐色，腹部淺黃棕色，體前端稍尖。受精囊孔3對。通俗環毛蚓的雄交配腔能全部翻出，呈花菜狀或陰莖狀；威廉環毛蚓的雄交配腔孔呈縱向裂縫狀；櫛盲環毛蚓的雄生殖孔內側有1～4個小乳突。

〔**性味功能與主治**〕鹹，寒。清熱定驚，通絡，平喘，利尿。用於高熱神昏，驚癇抽搐，關節痹痛，肢體麻木，半身不遂，肺熱喘咳，尿少水腫，高血壓症。

〔**用法與用量**〕4.5～9g。

Ground Dragon is the dried body of *Pheretima aspergillum* (E. Perrier), *Pheretima vulgaris* Chen, *Pheretima guillelmi* (Michaelsen), or *Pheretima pectinifera* Michaelsen (Fam. Megascolecidae). The former one species is known as "Guang Dilong", and the latter three species are known as "Hu Dilong".

Action To remove *heat*, to arrest convulsions, to remove obstruction from the *collaterals*, to relieve asthma, and to cause diuresis.

Indications High fever with impaired consciousness, convulsions; arthralgia, numbness of the limbs, hemipiegia; cough and asthma due to *heat* in the *lung*; edema and oliguria; hypertension.

Dosage 4.5～9g.

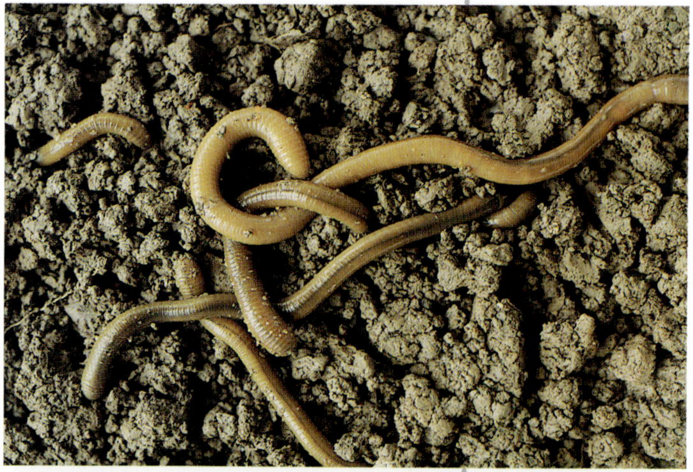

◀ 威廉環毛蚓

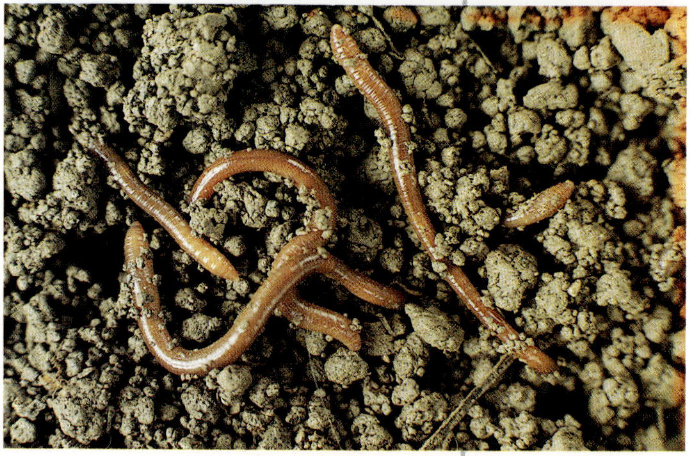

◀ 櫛盲環毛蚓

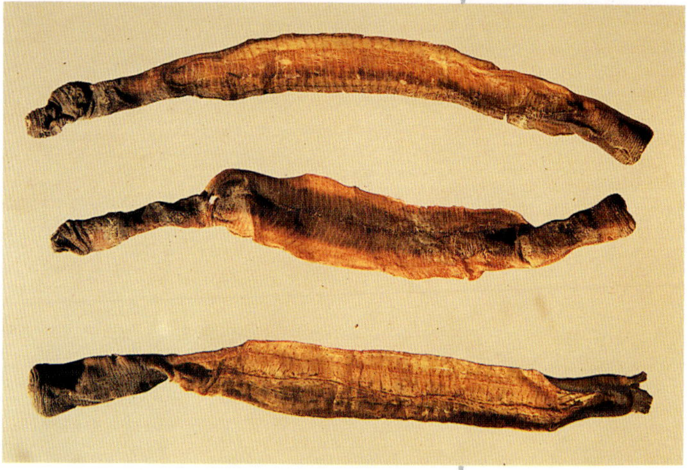

◀ 藥材廣地龍

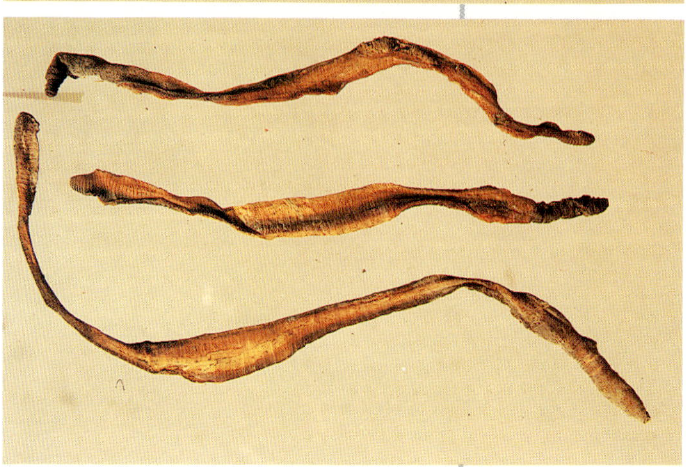

◀ 藥材滬地龍

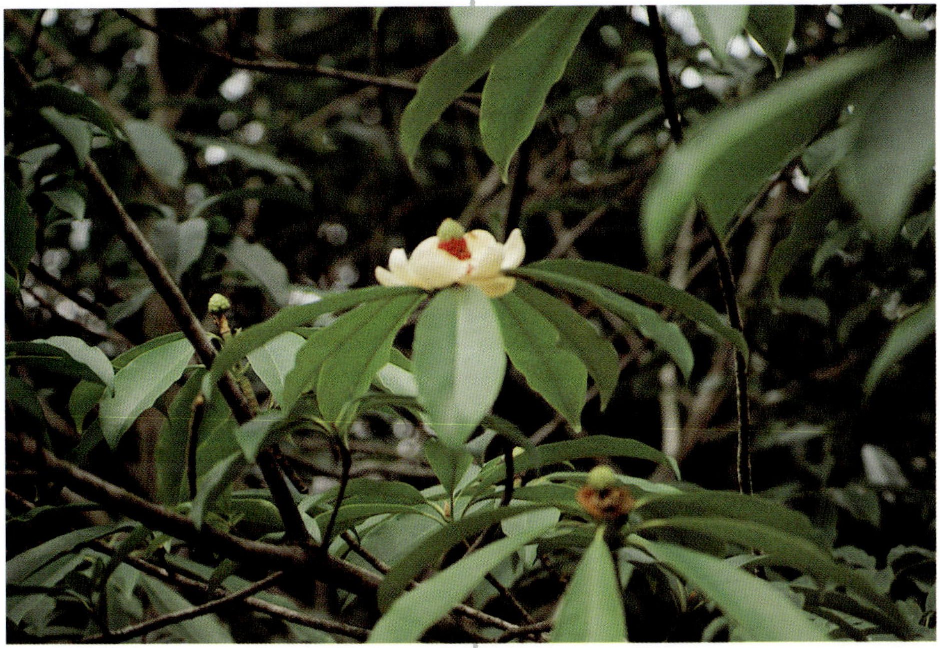

▲ 地楓皮

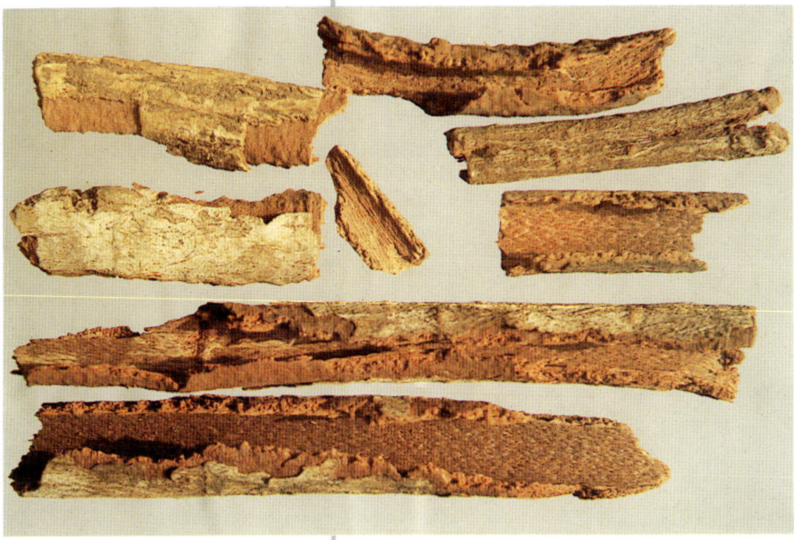

藥材地楓皮 ▲

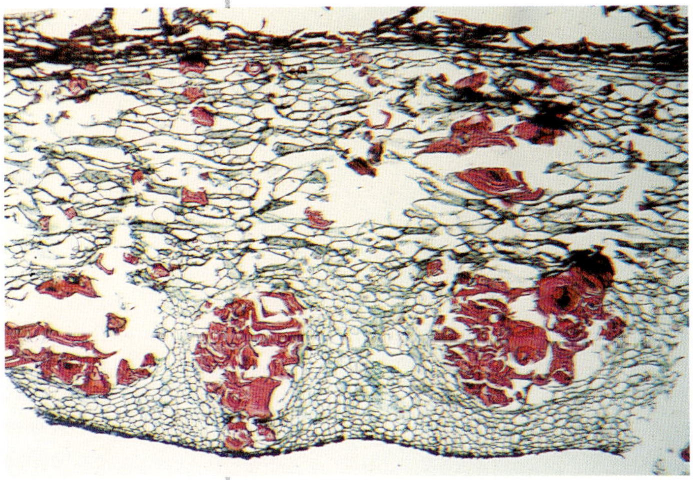

藥材地楓皮橫切面 ▶

153 地楓皮

Difengpi

Difengpi Bark

CORTEX ILLICII

本品為木蘭科植物地楓皮 Illicium difengpi K. I. B. et K. I. M. 的乾燥樹皮。

〔**原植物**〕常綠灌木，全株芳香。葉片革質倒披針形、長橢圓形或倒卵狀橢圓形；花腋生或近頂生，紅色，花被片15～17（～20）片，肉質；雄蕊兩輪，常為21。聚合果常由9～11個成熟心皮組成，蓇葖頂端有彎尖頭。

〔**藥材性狀**〕本品呈卷筒狀或槽狀，長5～15cm，直徑1～4cm，厚0.2～0.3cm。外表面灰棕色至深棕色，有的可見灰白色地衣斑，粗皮易剝離或脫落，脫落處棕紅色。內表面棕色或棕紅色，具明顯的細縱皺紋。質鬆脆，易折斷。斷面顆粒狀。

〔**橫切面**〕見圖。

〔**性味功能與主治**〕微辛、澀，溫；有小毒。祛風除濕，行氣止痛。用於風濕痹痛，腰肌勞損。

〔**用法與用量**〕6～9g。

Difengpi Bark is the dried stem bark of *Illicium difengpi* K. I. B. et K. I. M. (Fam. Magnoliaceae).

Action To relieve rheumatic conditions, and to promote the flow of *qi* and relieve pain.

Indications Rheumatic arthralgia, lumbar muscle strain.

Dosage 6～9g.

154 地膚子

Difuzi

Belvedere Fruit

FRUCTUS KOCHIAE

本品為藜科植物地膚 Kochia scoparia (L.) Schrad. 的乾燥成熟果實。

〔**原植物**〕一年生草本，多分枝，老枝紅色，幼枝有白色短柔毛。單葉互生，無柄；葉片綫狀披針形，基脈3條明顯。黃綠色小花，單生或2朵並生於葉腋，花被5裂，結果時自背部生出三角形橫突起成翅狀。胞果扁球形，包於宿存的花被內。種子橫生，扁平。

〔**藥材性狀**〕本品呈扁球狀五角星形，直徑1～3mm。外被宿存花被，表面灰綠色或淺棕色。周圍具膜質小翅5枚，背面中心有微突起的點狀果梗痕及放射狀脈紋5～10條；剝離花被，可見膜質果皮，半透明。種子扁卵形，長約1mm，黑色。

〔**性味功能與主治**〕辛、苦，寒。清熱利濕，祛風止癢。用於小便澀痛，陰癢帶下，風疹，濕疹，皮膚瘙癢。

〔**用法與用量**〕9～15g；外用適量，煎湯熏洗。

Belvedere Fruit is the dried ripe fruit of *Kochia scoparia* (L.) Schrad. (Fam. Chenopodiaceae).

Action To remove *damp-heat*, to dispel *wind*, and to relieve itching.

Indications Painful and difficult urination; pruritus vulvae with leukorrhea; rubela, eczema, cutaneous pruritus.

Usage and dosage 9～15g; for external use, appropriate quantity to be decocted from fuming and washing.

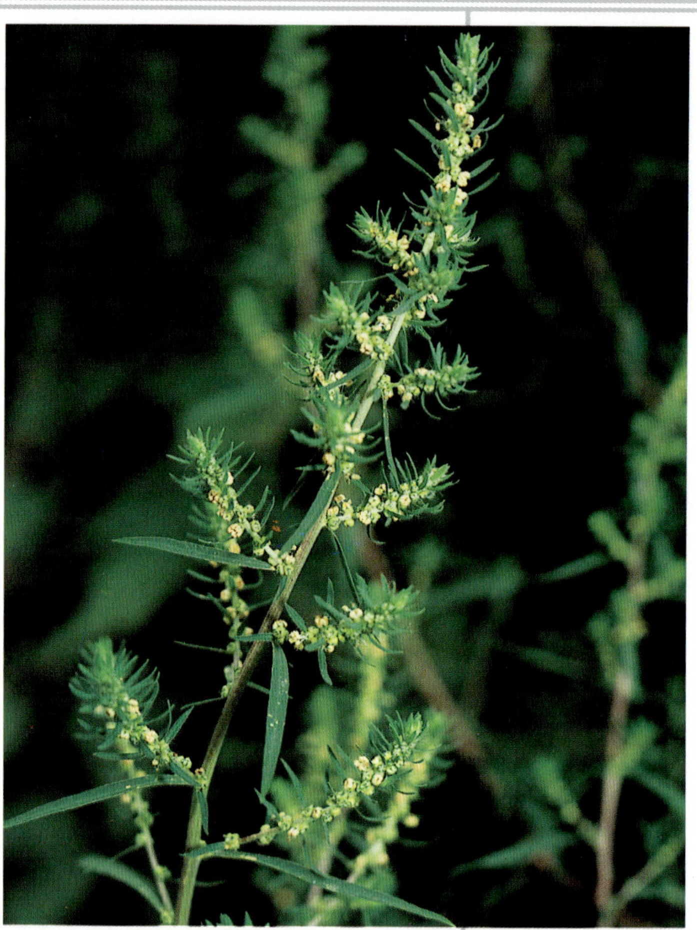

◀ 地膚

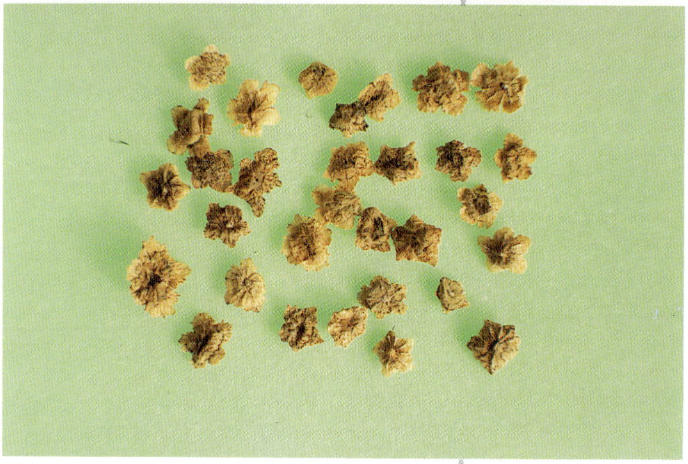

◀ 藥材地膚子

155 地骨皮

Digupi

Chinese Wolfberry Root-bark

CORTEX LYCII

本品為茄科植物枸杞 Lycium chinense Mill. 或寧夏枸杞 Lycium barbarum L. 的乾燥根皮。

〔**原植物**〕①枸杞：灌木，主根長，有支根，外皮黃褐色，粗糙。枝條細長，先端通常彎曲下垂，小枝常有刺。葉互生，葉片卵狀披針形。花單生或3～5朵

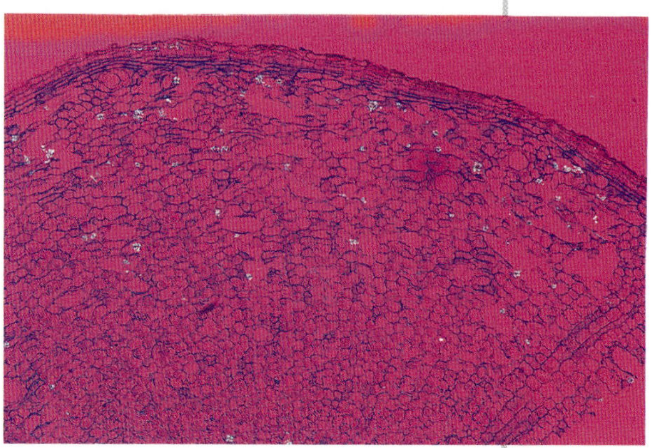

◀ 藥材地骨皮橫切面偏振光

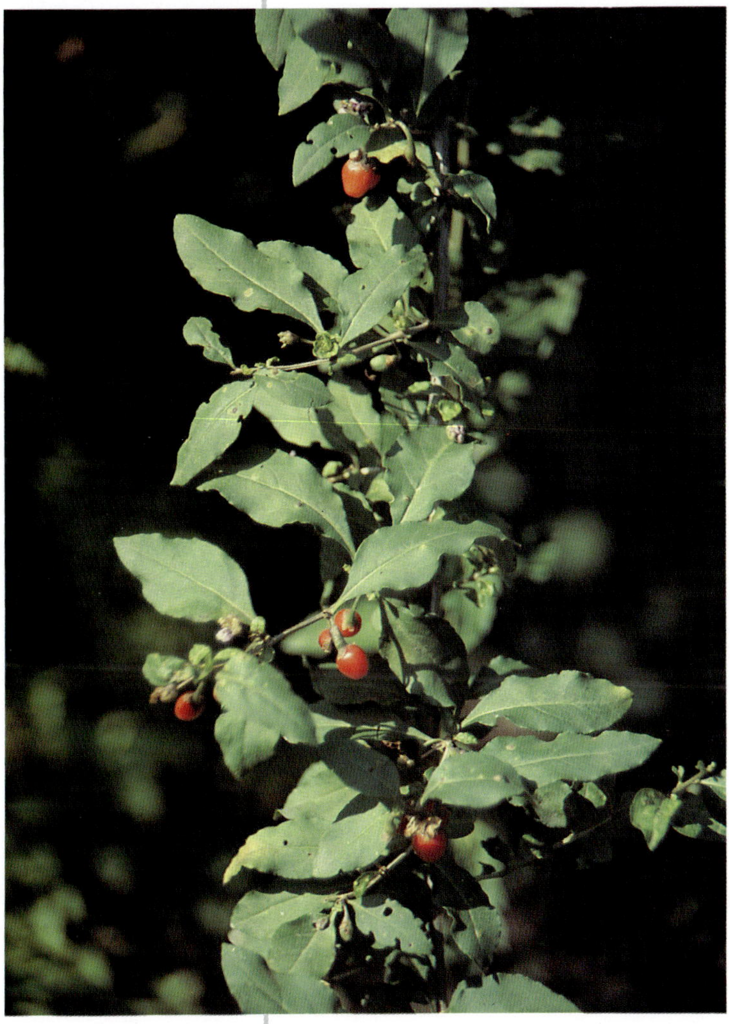

枸杞 ▶

簇生葉腋，花冠漏斗狀，淡紫色。漿果卵形至長卵形，熟時深紅色。種子多數。②寧夏枸杞：見309枸杞子。

〔**藥材性狀**〕本品呈筒狀或槽狀，長3～10cm，寬0.5～1.5cm，厚0.1～0.3cm。外表面灰黃色至棕黃色，粗糙，有不規則縱裂紋，易成鱗片狀剝落。內表面黃白色至灰黃色，較平坦，有細縱紋。體輕，質脆，易折斷。斷面不平坦，外層黃棕色，內層灰白色。

〔**橫切面**〕見圖。

〔**性味功能與主治**〕甘，寒。涼血除蒸，清肺降火。用於陰虛潮熱，骨蒸盜汗，肺熱咳嗽，咯血，衄血，內熱消渴。

〔**用法與用量**〕9～15g。

Chinese Wolfberry Root-bark is the dried root bark of *Lycium chinense* Mill. or *Lycium barbarum* L. (Fam. Solanaceae).

Action To reduce *heat* in blood, to relieve consumptive fever, and to remove *heat* from the *lung*.

Indications Afternoon fever and night sweating in consumptive diseases; cough, hemoptysis and epistaxis due to *heat* in the *lung*; diabetes caused by *internal heat*.

Dosage 9～15g.

▼藥材地骨皮

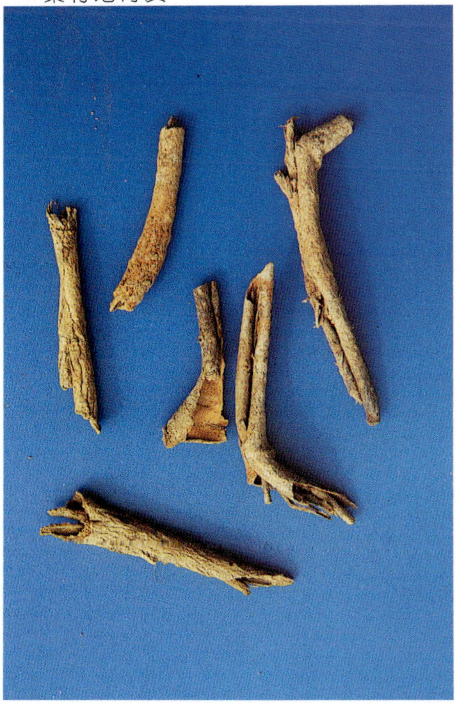

▼藥材地骨皮橫切面

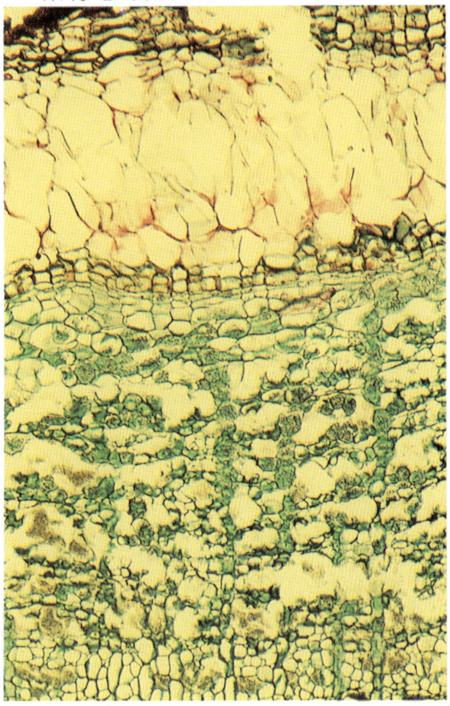

156 地黃

Dihuang

Rehmannia Root

RADIX REHMANNIAE

本品為玄參科植物地黃 Rehmannia glutimosa Libosch. 的新鮮或乾燥塊根。

〔**原植物**〕多年生草本，全株被灰白色長柔毛及腺毛。塊根肥厚肉質。葉基生成叢，長橢圓形，上面多皺，下面帶紫色。花莖頂端有稀疏的總狀花序；花萼鐘狀、花冠紫紅色，裏面常有黃色帶紫的條紋，花冠管彎曲，先端5淺裂，略成二唇形。蒴果卵形。

〔**藥材性狀**〕①鮮地黃：呈紡錘形或條狀，長8～24cm，直徑2～9cm。外皮薄，表面淺紅黃色，具彎曲的縱皺紋、芽痕、橫長皮孔及不規則疤痕。肉質，易斷，斷面皮部淡黃白色，可見橘紅色油點，木部黃白色，導管呈放射狀排列。②生地黃：多呈不規則的團塊狀或長圓形，中間膨大，兩端稍細，長6～12cm，直徑3～6cm。有的細小，長條狀，稍扁而扭曲。表面棕黑色或棕灰色，極皺縮，具不規則的橫曲紋。體重，質較軟而韌，不易折斷。斷面棕黑色或烏黑色，有光澤，具黏性。

〔**橫切面**〕見圖。

〔**性味功能與主治**〕鮮地黃：甘、苦，寒。清熱生津，涼血，止血。用於熱風傷陰，舌絳煩渴，發斑發疹，吐血，衄血，咽喉腫痛。生地黃：甘，寒。清熱涼血，養陰，生津。用於熱病舌絳煩渴，陰虛內熱，骨蒸勞熱，內熱消渴，吐血，衄血，發斑發疹。熟地黃：甘、微溫。滋陰補血，益精填髓。用於肝腎陰虛，腰膝酸軟，骨蒸潮熱，盜汗遺精，內熱消渴，血虛痿黃，心悸怔忡，月經不調，崩漏下血，眩暈，耳鳴，鬚髮早白。

〔**用法與用量**〕鮮地黃：12～30g。生地黃：9～15g。

Rehmannia Root is the fresh or dried root tuber of *Rehmannia glutimosa* Libosch. (Fam. Scrophulariaceae).

Action *Fresh Radix Rehmanniae*: To remove *heat* and promote the production of body fluid, to reduce *heat* in blood, and to arrest bleeding.

Radix Rehmanniae (*unprocessed*): To reduce *heat* in blood, to nourish *yin* and pro-

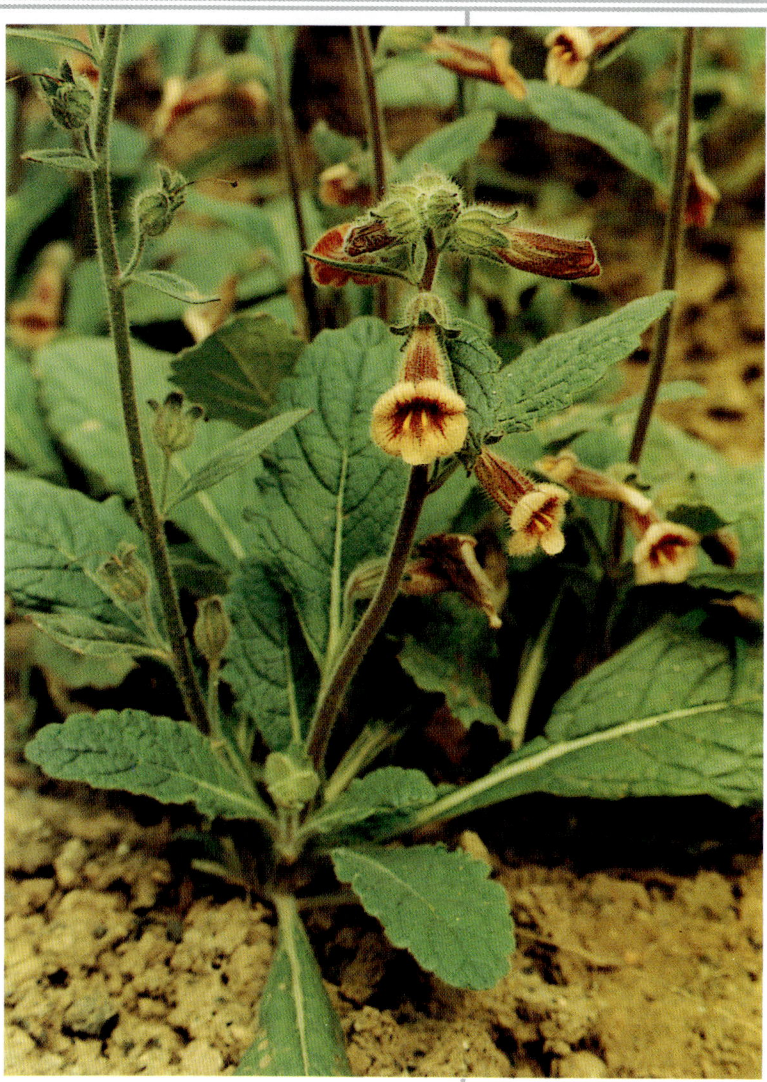

◀ 地黃

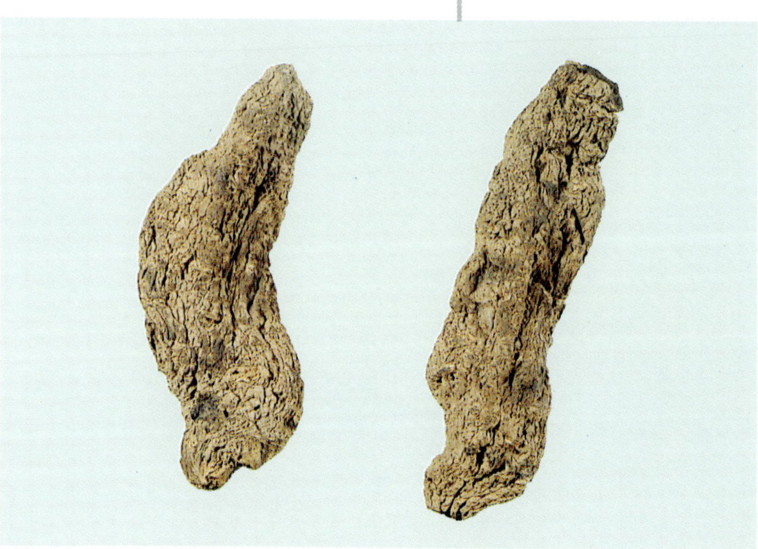

◀ 藥材生地黃

▼鮮地黃

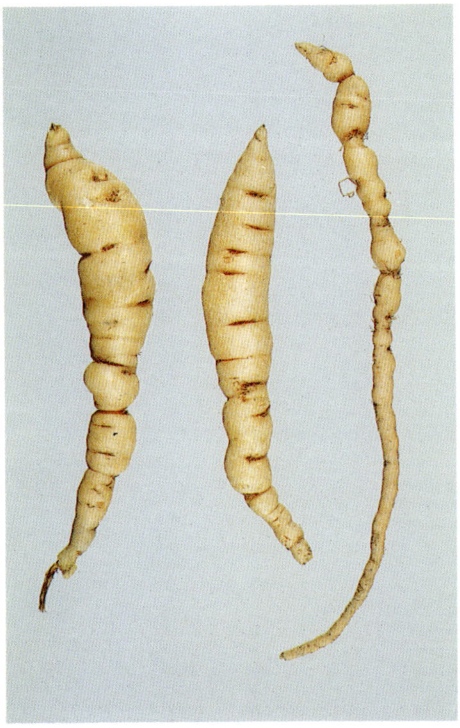

▼藥材地黃橫切面

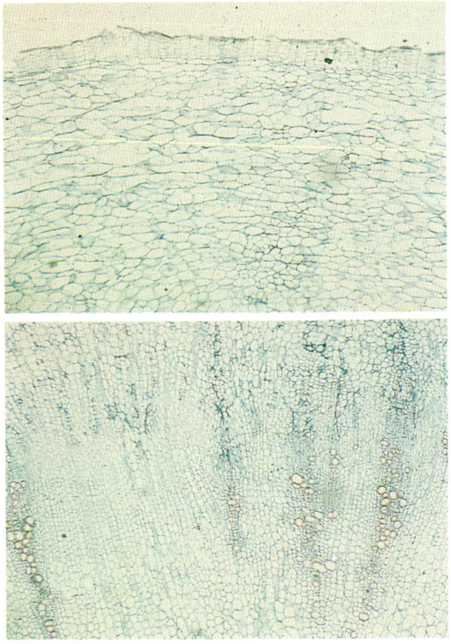

▼藥材熟地黃

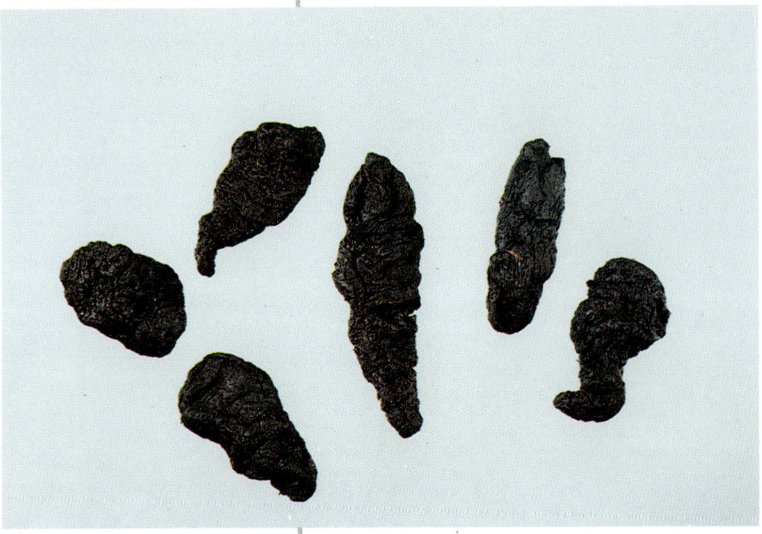

mote the production of body fluid.

Indications *Fresh Radix Rehmanniae*: Impairment of *yin* in febrile diseases marked by deep red tongue and thirst; skin eruption and maculation; spitting of blood, epistaxis; sore throat.

Radix Rehmanniae (unprepared): Febrile diseases with deep red tongue and thirst; deficiency of *yin* with *internal heat*; consumptive fever; diabetes caused by internal *heat*; spitting of blood, epistaxis; skin eruption and maculation.

Dosage Fresh Radix Rehmanniae: 12～30g. Radix Rehmanniae (unprocessed): 9～15g.

157 熟地黃

Shudihuang

Rehmannia Root (processed)

RADIX REHMANNIAE PREPARATA

本品為生地黃的炮製加工品。

〔**藥材性狀**〕本品為不規則的塊片、碎塊，大小、厚薄不一。表面烏黑色，有光澤，黏性大，質柔軟而帶韌性，不易折斷，斷面烏黑色，有光澤。

〔**性味功能與主治**〕甘、微溫。歸肝、腎經。滋陰補血，益精填髓。用於肝腎陰虛，腰膝酸軟，骨蒸潮熱，盜汗遺精，內熱消渴，血虛痿黃，心悸怔忡，月經不調，崩漏下血，眩暈。耳鳴，鬚髮早白。

〔**用法與用量**〕9～15g。

Rehmannia Root (processed) is the processed Radix Rehmanniae.

Action To nourish *yin*, tonify blood and replenish essence.

Indications *Deficiency of yin* of the liver and the kidney marked by aching and limpness of the loins and kness, consumptive fever, night sweating and seminal emission; diabetes caused by *internal heat*; anemia; cardiac palpitation; menstrual disorders, abnormal uterine bleeding; dizziness, tinnitus; premature greying of beard and hair.

Dosage 9～15g.

158 地榆

Diyu

Garden Burnet Root

RADIX SANGUISORBAE

本品為薔薇科植物地榆 Sanguisorba officinalis L. 或長葉地榆 Sanguisorba officinalis L. var. longifolia (Bert.) Yu et Li 的乾燥根。

〔**原植物**〕①地榆：為多年生草本，根莖粗，木質化，生多數條紡錘形或長圓柱形的根，外面紅褐色，斷面帶暗紅色。葉為單數羽狀複葉，小葉7～19片，基生葉較大。花小密集，穗狀花序呈頭狀，直立，5～8個花序再排成疏散的聚傘狀，花被4裂，暗紫紅色。瘦果橢圓形，棕色。種子1粒。②長葉地榆：基生小葉綫狀長圓形至綫狀披針形，基部微心形至寬楔形，莖生葉與基生葉相似，但較細長。穗狀花序圓柱形，長2～6cm，直徑通常0.5～1cm。

〔**藥材性狀**〕本品呈不規則紡錘形或圓柱形，稍彎曲或扭曲，長5～25cm，直徑0.5～2cm；表面灰褐色、棕褐色或暗紫色，粗糙，有縱皺紋、橫裂紋及支根痕。斷面較平坦或皮部有衆多的黃白色至黃棕色綿狀纖維，木部黃色或黃褐色，略呈放射狀排列。切片呈不規則圓形或橢圓形，厚0.2～0.5cm；切面紫紅色或棕褐色。

〔**性味功能與主治**〕苦、酸、澀，微寒。涼血止血，解毒斂瘡。用於便血，痔血，血痢，崩漏，水火燙傷，癰腫瘡毒。

〔**用法與用量**〕9～15g；外用適量，研末塗敷患處。

Garden Burnet Root is the dried root *of Sanguisorba officinalis* L. or *Sanguisorba officinalis* L. var. *longifolia* (Bert.) Yu et Li (Fam. Rosaceae).

Action To arrest bleeding by dispelling *heat* for blood, and to counteract toxicity and cure sores.

Indications Hematochezia, hemorrhoidal blooding, bloody dysentery, abnormal uterine bleeding; scalds and burns; carbuncles, boils and sores.

Usage and dosage 9～15g; for external use, appropriate quantity to be ground into powder and applied topically.

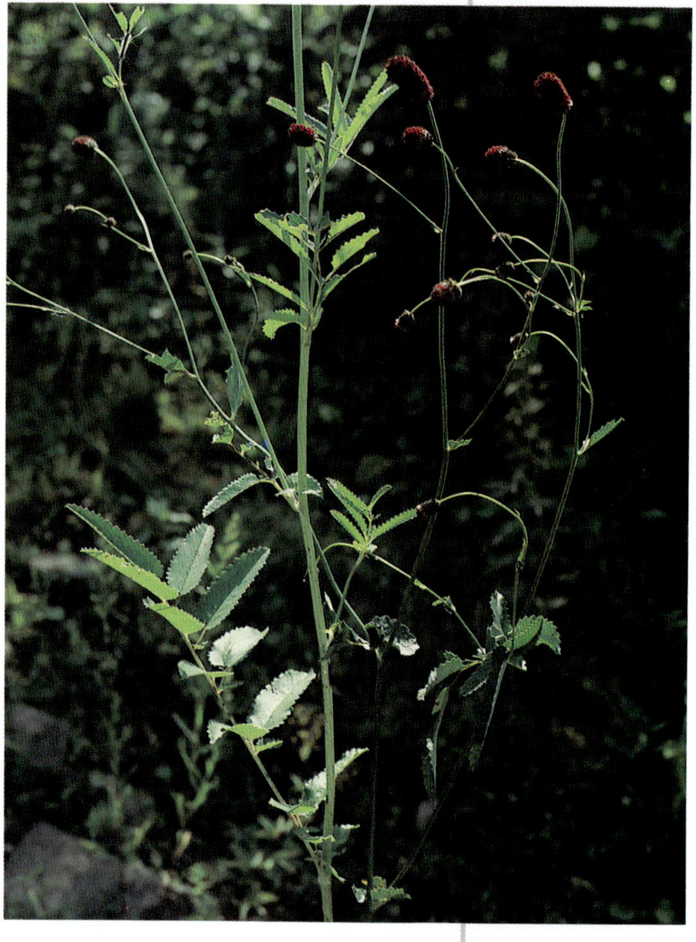

◀ 地榆

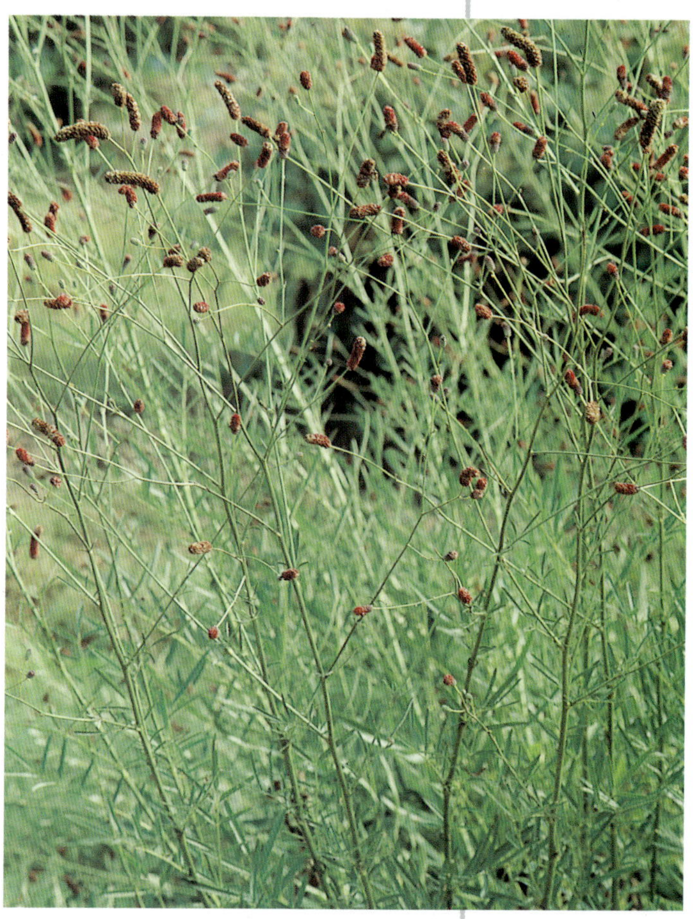

◀ 長葉地榆

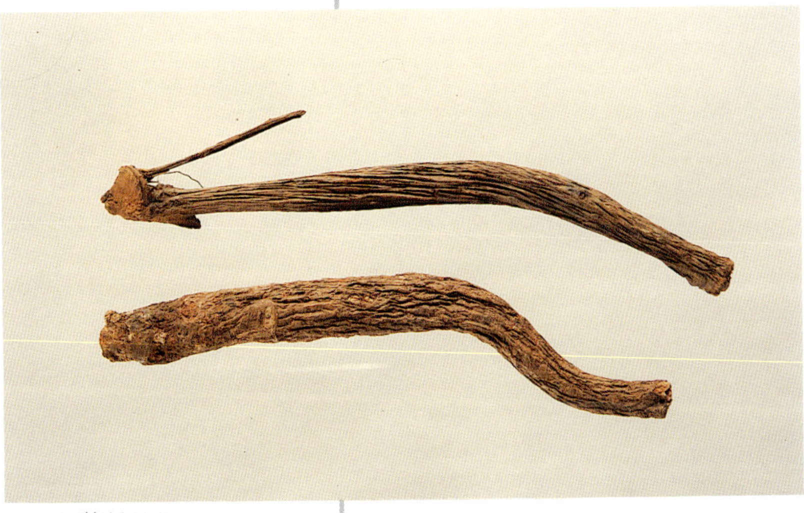

▲藥材地榆

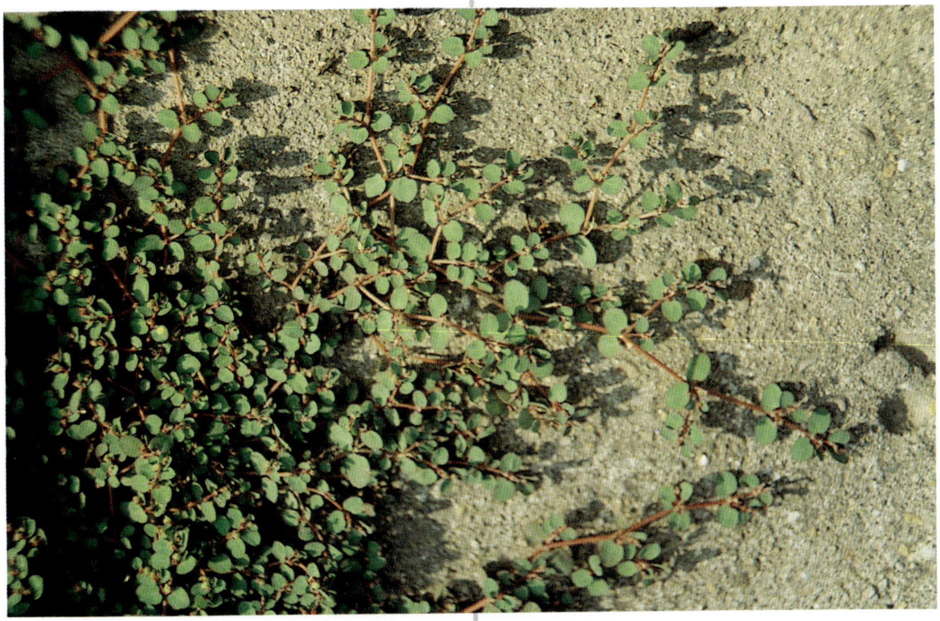

▲地錦

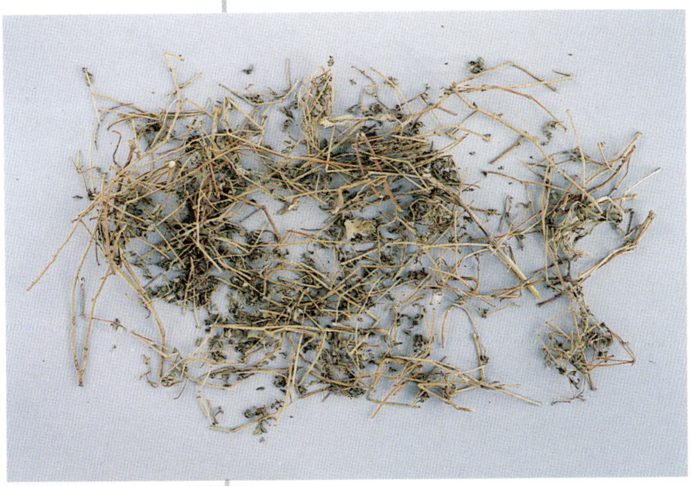

藥材地錦草▶

159 地錦草

Dijincao

Creeping Euphorbia

HERBA EUPHORBIAE HUMIFUSAE

本品為大戟科植物地錦 Euphorbia humifusa Willd. 或斑地錦 Euphorbia maculata L. 的乾燥全草。

〔**原植物**〕①地錦：一年生匍匐小草本，含白色乳汁。枝柔細，紫紅色。單葉對生，具短柄；葉片長圓至長矩圓形，邊緣有細齒狀缺刻，下面灰綠色或略帶紫色。花單性同株；總苞倒圓錐形，淺紅色，頂端4裂；腺體4，具白色花瓣狀附屬體。蒴果三棱狀錐形。種子卵形，黑褐色。②斑地錦：植株小，有白色細柔毛。葉片邊緣中部以上有細鋸齒，上面中央有紫色斑紋。

〔**藥材性狀**〕①地錦：常皺縮卷曲，根細小。莖細，呈叉狀分枝，表面帶紫紅色，光滑無毛或疏生白色細柔毛；質脆，易折斷，斷面黃白色，中空。單葉對生，具淡紅色短柄或幾無柄；葉片多皺縮或已脫落，展平後呈長橢圓形，長5～10mm，寬4～6mm；綠色或帶紫紅色，通常無毛或疏生細柔毛；先端鈍圓，基部偏斜，邊緣具小鋸齒或呈微波狀。杯狀聚傘花序腋生，細小。蒴果三棱狀球形，表面光滑。種子細小，卵形，褐色。②斑地錦：葉上表面具紅斑，蒴果被稀疏白色短柔毛。

〔**性味功能與主治**〕辛，平。清熱解毒，涼血止血。用於痢疾，腸炎，咳血，尿血，便血，崩漏，瘡癤癰腫。

〔**用法與用量**〕9～20g，鮮品30～60g；外用適量。

Creeping Euphorbia is the dried whole plant of *Euphorbia humifusa* Willd. or *Euphorbia maculata* L. (Fam. Euphorbiaceae).

Action To remove *toxic heat* and to arrest bleeding by reducing *heat* in blood.

Indications Dysentery, colitis; hemoptysis, hematuria, hematochezia, abnormal uterine bleeding; boils, carbuncles.

Usage and dosage 9～20g; or 30～60g of the fresh herb; appropriate quantity for external use.

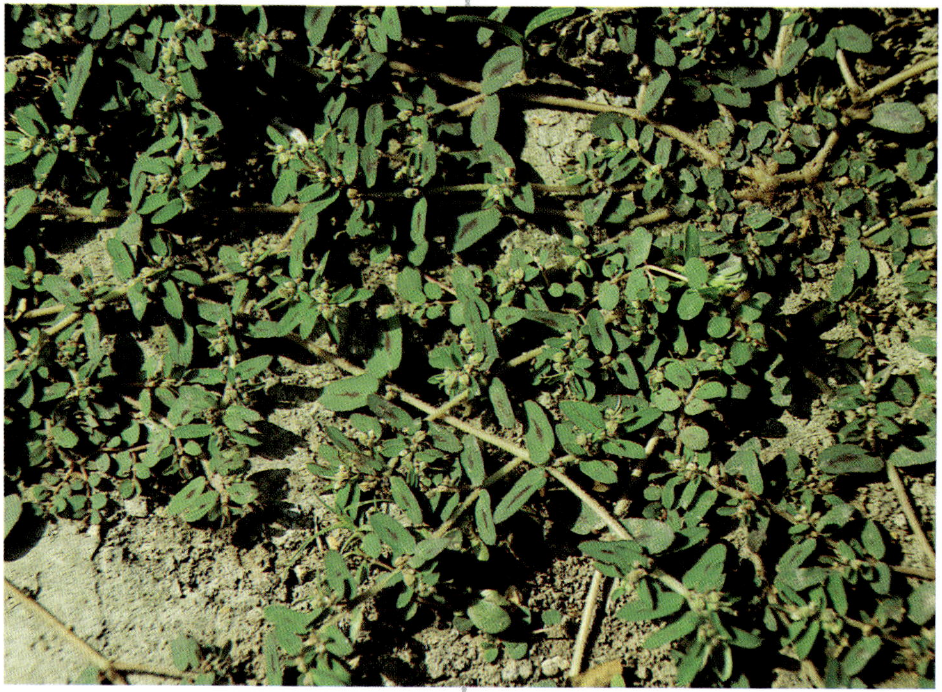

▲ 斑地錦

160 芒硝

Mangxiao

Sodium Sulfate

NATRII SULFAS

本品為硫酸鹽類礦物芒硝族芒硝，經加工精製而成的結晶體。主含含水硫酸鈉（$Na_2SO_4 \cdot 10H_2O$）。

〔**藥材性狀**〕本品為棱柱狀、長方形或不規則塊狀及粒狀。無色透明或類白色半透明。質脆，易碎，斷面呈玻璃樣光澤。

〔**性味功能與主治**〕鹹、苦，寒。瀉熱通便，潤燥軟堅，清火消腫。用於實熱便秘，大便燥結，積滯腹痛，腸癰腫痛；外治乳癰，痔瘡腫痛。

〔**用法與用量**〕6～18g；外用適量。

〔**注意**〕孕婦禁用。

Sodium Sulfate is a mineral of sulfates of Glauber's salts group, a cystalline substance obtained from a process of purification, containing mainly hydrated sodium sulfate ($Na_2SO_4 \cdot 10H_2O$).

Action To soften the dry feces, relax the bowels and purge off *heat*, and to remove *fire* and cause subsidence of swelling.

Indications Constipation with retention of dry feces and abdominal pain caused by excessive *heat*; appendicitis.

External use of Natrii Sulfas: Mastitis; painful swollen hemorrhoids.

Usage and dosage 6～18g; appropriate quantity for external use.

Precaution Contraindicated in pregnancy.

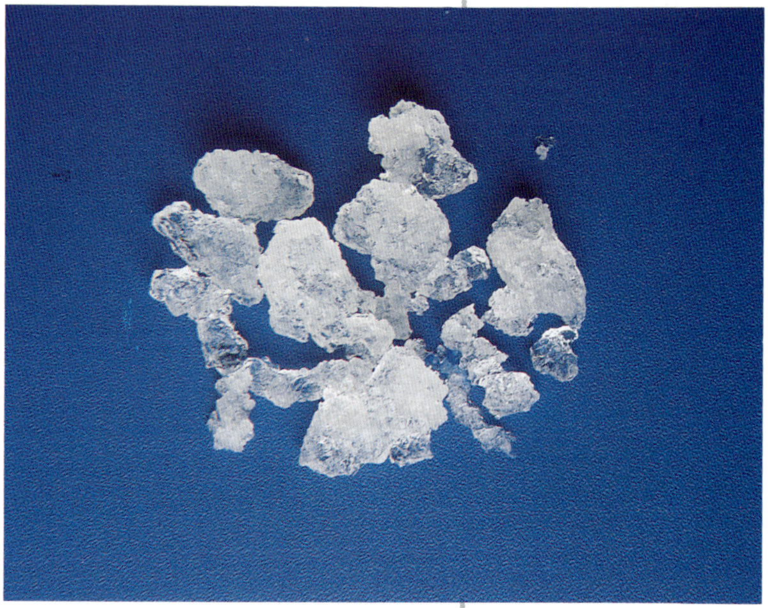

◀ 藥材芒硝

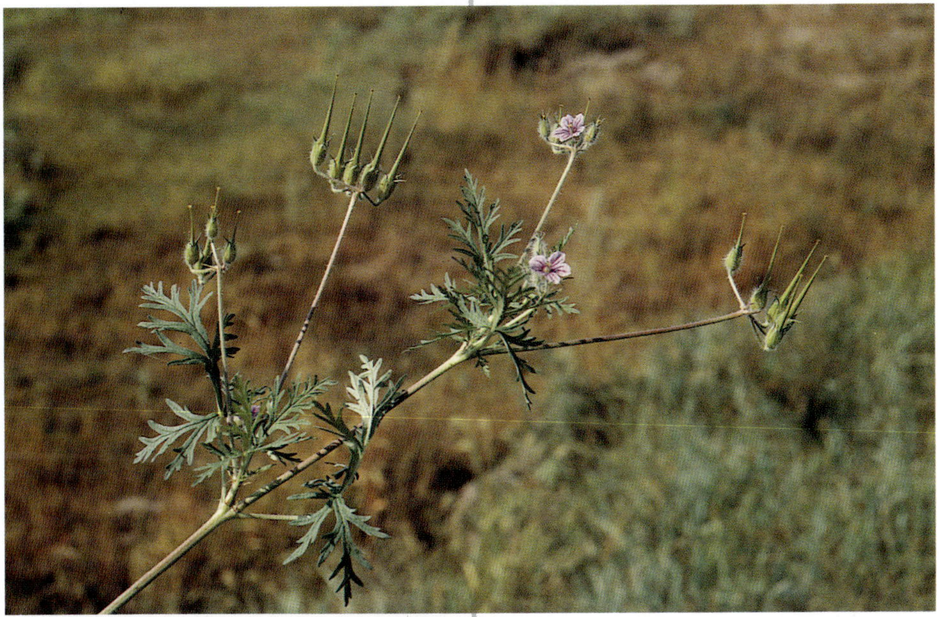

▲牻牛兒苗

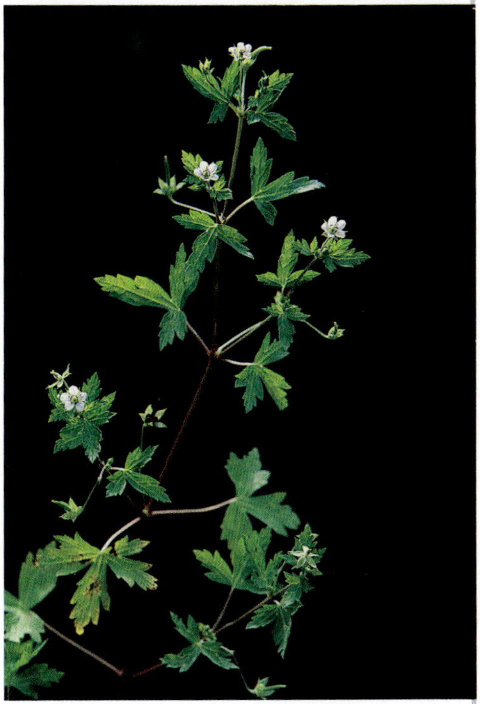

◀老鸛草

▼藥材老鸛草（左：長嘴老鸛草 右：短嘴老鸛草）

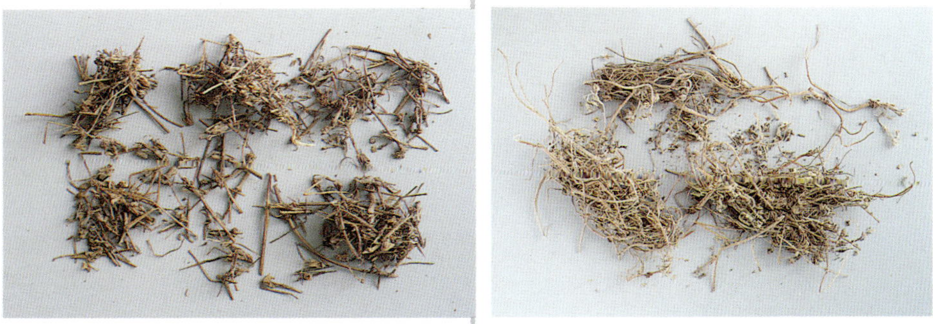

161 老鸛草

Laoguancao

Common Heron's Bill Herb , Wilford Granesbill Herb

HERBA ERODII

HERBA GERANII

本品為牻牛兒苗科植物牻牛兒苗 Erodium stephanianum Willd. 或老鸛草 Geranium wilfordii Maxim. 的乾燥地上部分。前者習稱“長嘴老鸛草”，後者習稱“短嘴老鸛草”。

〔**原植物**〕①牻牛兒苗：一年生草本，密被白色直生毛。莖平鋪或斜生。葉對生，三回羽狀深裂或全裂，裂片3～9對。傘形花序腋生，常2～6朵聚生於細長花序梗頂端，花淡紫色或粉紅色。蒴果，被白色長柔毛，頂端有長喙。成熟時喙部由上向下呈螺旋狀卷曲。②老鸛草：多年生草本，莖細長，下部稍蔓生，有倒生微柔毛。單葉對生，葉片腎狀三角形，基部心形，花序腋生，花2朵，花瓣淡紅色。蒴果喙較短，成熟時喙部由下向上內卷。

〔**藥材性狀**〕①長嘴老鸛草：莖長30～50cm，直徑0.3～0.7cm，多分枝，節膨大；表面灰綠色或帶紫色，有縱溝紋及稀疏茸毛。葉具細長葉柄；葉片完整者為二回羽狀深裂，裂片披針綫形。果實長圓形，長0.5～1cm，宿存花柱長2.5～4cm，形似鸛喙，有的裂成5瓣，呈螺旋形卷曲。②短嘴老鸛草：莖較細，略短。葉片圓形，3或5深裂，裂片較寬，邊緣具缺刻。果實球形，長0.3～0.5cm。花柱長1～1.5cm，有的5裂向上卷曲呈傘形。

〔**性味功能與主治**〕辛、苦，平。祛風濕，通經絡，止瀉痢。用於風濕痹痛，麻木拘攣，筋骨酸痛，泄瀉痢疾。

〔**用法與用量**〕9～15g。

Common Heron's Bill Herb or Wilford Granesbill Herb is the dried aerial part of *Erodium stephanianum* Willd. or *Geranium wilfordii* Maxim. (Fam. Geraniaceae). The former is known as "Changzui Laoguancao" (Laoguancao with a long mouth. Herba Erodii) and the latter is known as "Duanzui Laoguancao" (Laoguancao with a short mouth. Herba Geranii).

Action To remove obstruction of *channels* and *collaterals*, relieve rheumatic conditions, and arrest diarrhea.

Indications Rheumatic or rheumatoid arthralgia, numbness and limitation of motion; diarrhea, dysentery.

Dosage 9～15g.

162 西紅花

Xihonghuo

Saffron

STIGMA CROCI

本品為鳶尾科植物番紅花 Crocus sativus L. 的乾燥柱頭。

〔**原植物**〕多年生宿根草本，地下球莖直徑約3cm。葉窄條形，花後長大。花着生於花葶頂端，花被6片，呈淡紅紫色，子房下位，花柱細長，其上部分成3條下垂的柱頭，呈深紅色。蒴果長橢圓形。

〔**藥材性狀**〕本品呈綫形，三分枝，長約3cm，暗紅色，上部較寬而略扁平，頂端邊緣顯不整齊的齒狀，內側有一短裂隙，下端有時殘留一小段黃色花柱。體輕，質鬆軟，無油潤光澤，乾燥後質脆易斷。

〔**性味功能與主治**〕甘，平。活血化瘀，涼血解毒，解鬱安神。用於經閉癥瘕，產後瘀阻，溫毒發斑，憂鬱痞悶，驚悸發狂。

〔**用法與用量**〕3～9g。

〔**注意**〕孕婦慎用。

Saffron is the dried stigma of *Crocus sativus* L. (Fam. Iridaceae).

Action To activate blood circulation and eliminate *blood stasis*, to remove *heat* from blood and counteract toxicity, and to calm the nerves.

Indications Amenorrhea with abdominal mass formation; *blood stasis* after childbirth; eruptions in infectious diseases; emotional dejection, mania.

Dosage 3～9g.

Precaution Used with caution in pregnancy.

番紅花▼▶

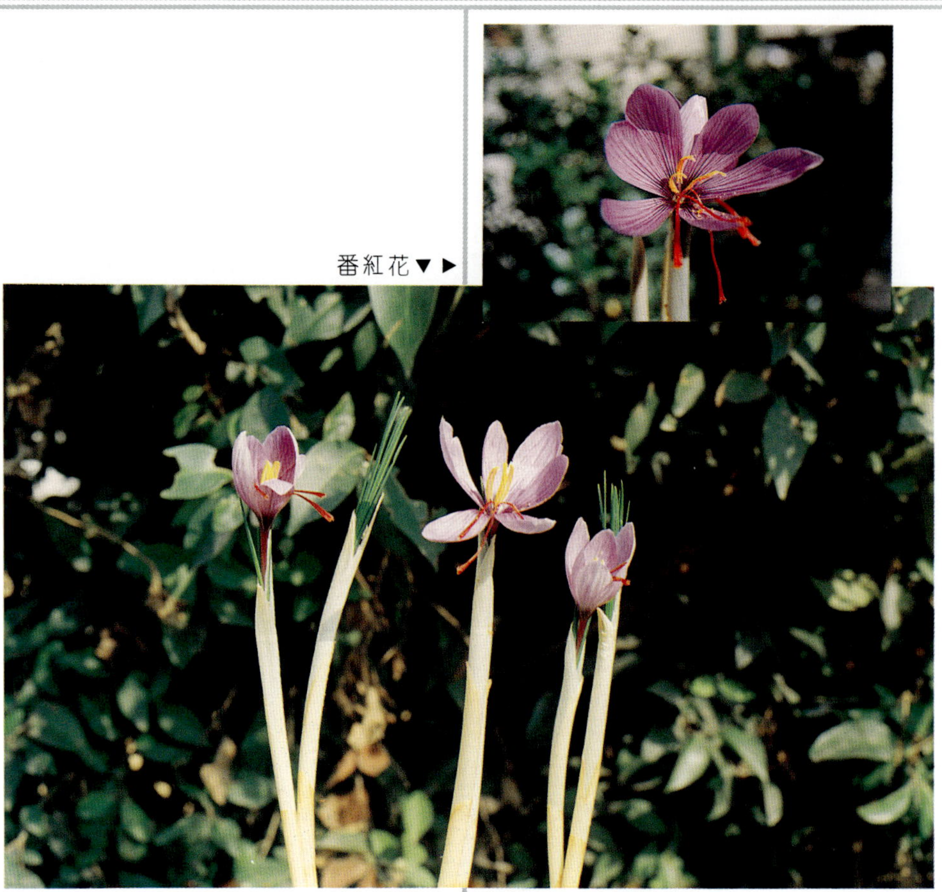

▼藥材西紅花

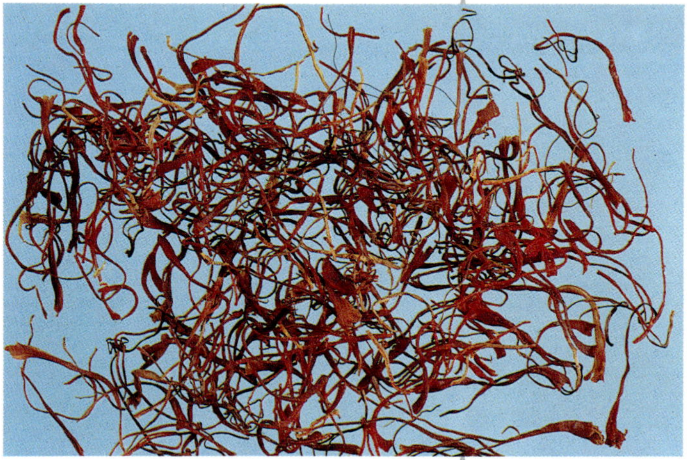

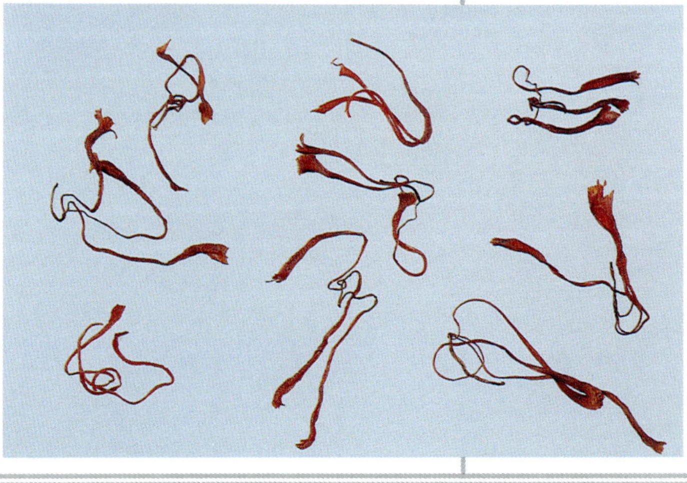

◀藥材西紅花
（示花柱三柱頭）

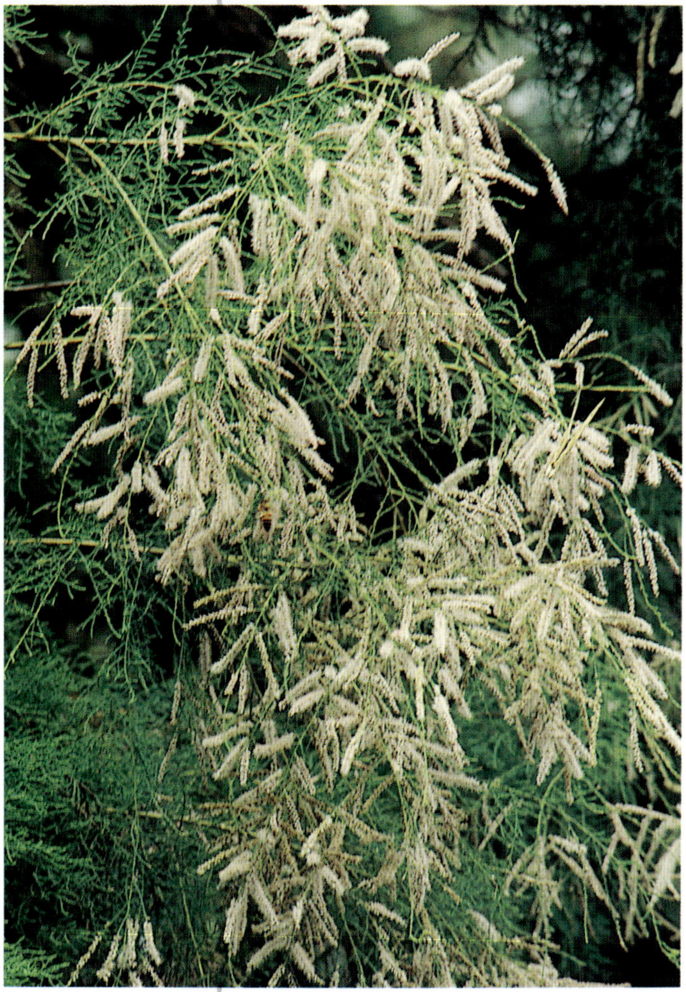

檉柳 ▶

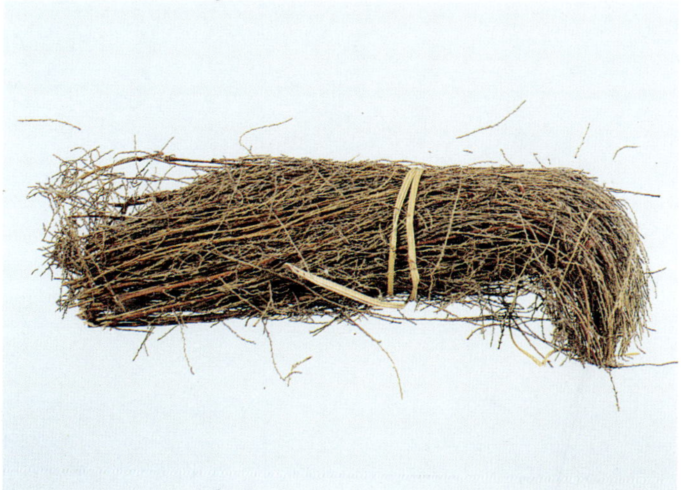

藥材西河柳 ▶

163 西河柳

Xiheliu

Chinese Tamarisk Twig

CACUMEN TAMARICIS

本品為檉柳科植物檉柳 Tamarix chinensis Lour. 的乾燥細嫩枝葉。

〔**原植物**〕落葉灌木或小喬木，枝條柔弱擴展而下垂，紫紅色。單葉互生，無柄，藍綠色；葉片鱗片狀，在當年新枝上作覆瓦狀緊密地排列。纖弱總狀花序生新枝頂端，常下垂，花小，淡紅色。萼片、花瓣、雄蕊均各為5。蒴果3瓣裂。種子先端有叢毛。

〔**藥材性狀**〕本品莖枝呈細圓柱形，直徑0.5～1.5mm。表面灰綠色，有多數互生的鱗片狀小葉。質脆，易折斷。稍粗的枝表面紅褐色，葉片常脫落而殘留突起的葉基。

〔**性味功能與主治**〕甘、辛、平。散風，解表，透疹。用於痲疹不透，風濕痹痛。

〔**用法與用量**〕3～6g；外用適量，煎湯擦洗。

Chinese Tamarisk Twig is the dried young twig and leaf of *Tamarix chinensis* Lour. (Fam. Tamaricaceae).

Action To induce diaphoresis and dispel wind and to promote eruption.

Indications Measles without adequate eruption; rheumatic arthralgia.

Usage and dosage 3～6g; for external use, appropriate quantity to be decocted for topical application or washing.

164 亞乎奴（錫生藤）

Yahunu

Common Cissampelos Herb

HERBA CISSAMPELOTIS

本品是傣族習用藥材，為防已科植物錫生藤 Cissampelos pareira L. var. hirsuta (Buch. ex DC.) Formen 的乾燥全株。

〔**原植物**〕藤本。根粗壯，扁圓柱形，纏繞莖纖細，具扭旋縱棱和細溝，密被黃棕色柔毛。單葉互生，紙質，圓腎形或心形，全緣，兩面被黃棕色柔毛。花單性，雌雄異株；花瓣4，合生成一杯狀體。核果扁卵形。核馬蹄狀，扁平。

〔**藥材性狀**〕本品根呈扁圓柱形，多彎曲，長短不一，直徑約1cm；表面棕褐色或暗褐色，有皺紋及支根痕。匍匐莖圓柱形，節略膨大，常有根痕或細根；表面棕褐色，節間有扭旋的縱溝紋；易折斷，折斷時有粉塵飛揚，纏繞莖纖細，有分枝，表面被黃棕色絨毛。葉互生，有柄，微盾狀着生；葉片展平後呈心狀扁圓形，先端微凹，具小突尖，上表面疏被白色柔毛，下表面密被褐黃色絨毛。

〔**性味功能與主治**〕甘、苦，溫。消腫止痛，止血，生肌。用於外傷腫痛，創傷出血。

〔**用法與用量**〕外傷腫痛，乾粉加酒或蛋清調敷患處。創傷出血，乾粉適量外敷，每日1～2次。

Common Cissampelos Herb is the dried whole plant of *Cissampelos pareira* L. var. *hirsuta* (Buch. ex DC.) Formen (Fam. Menispermaceae), used commonly in the Dai nationally.

Action To cause the subsidence of swelling, and relieve pain, to arrest bleeding, and to promote the growth of new tissues.

Indications Traumatic swelling, pain and bleeding.

Usage and dosage For traumatic swelling and pain, appropriate quantity of the dried powder to be applied topically after mixing with egg white; for traumatic bleeding, appropriate quantity of dry powder to be applied externally, 1～2 times daily.

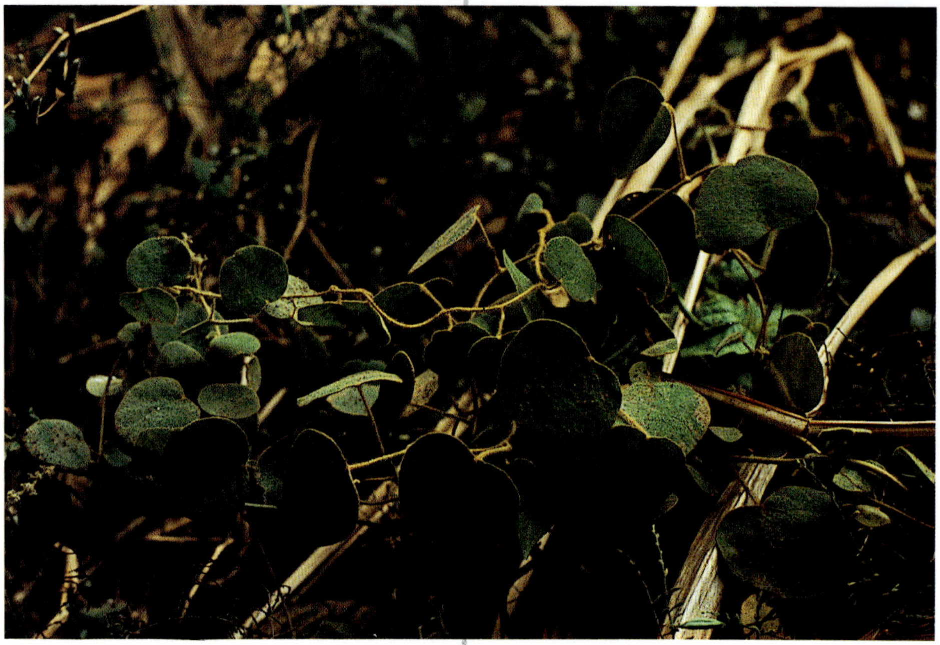

▲ 錫生藤

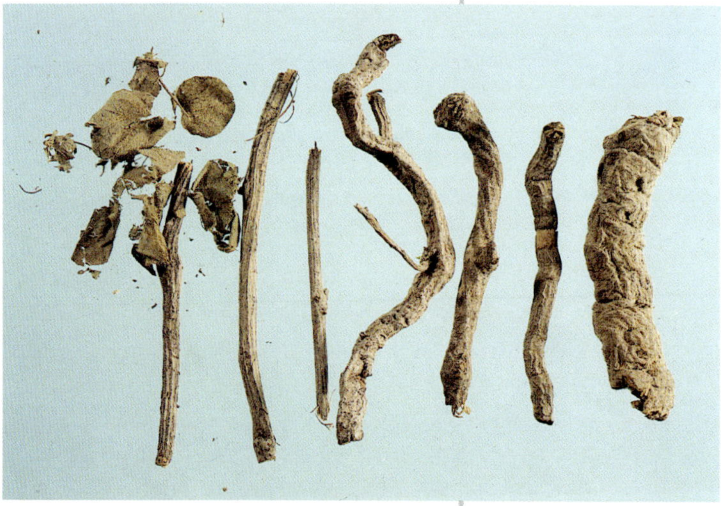

◀ 藥材亞乎奴

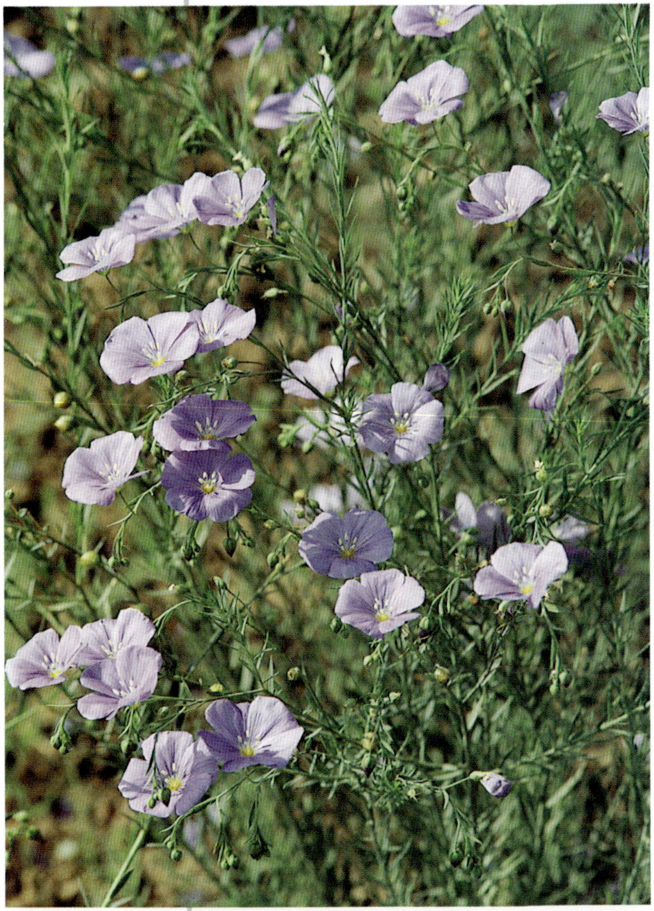

亞麻 ▶

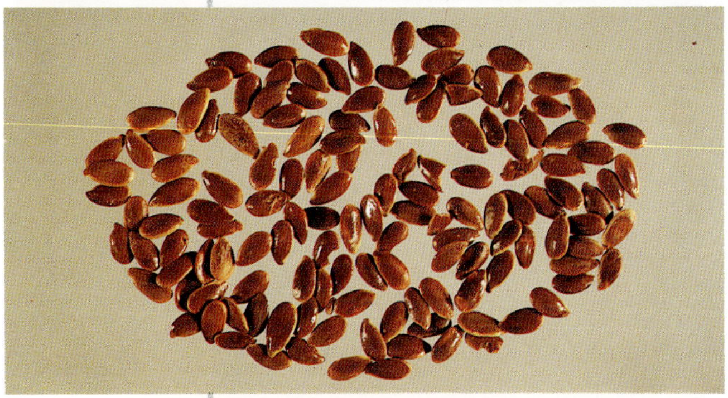

藥材亞麻子 ▶

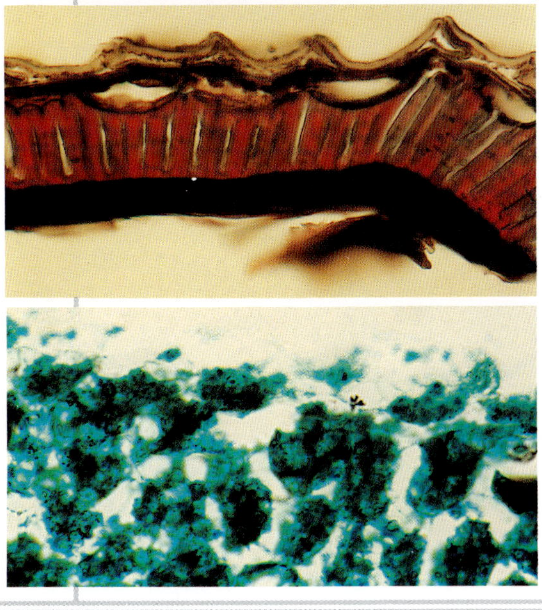

藥材亞麻子橫切面 ▶

165 亞麻子

Yamazi

Linseed

SEMEN LINI

本品為亞麻科植物亞麻 Linum usitatissimum L. 的乾燥成熟種子。

〔**原植物**〕一年生草本，莖直立，小枝表面縱紋較為明顯，呈角棱狀，葉互生，葉片綫形，三出脈。花多數，萼片5，宿存；花瓣5，藍色或白色；雄蕊5，花絲基部合生。蒴果球形稍扁。種子扁平，黃褐色。

〔**藥材性狀**〕本品呈扁平卵圓形，長4～6mm，寬2～3mm。表面紅棕色或灰褐色，平滑有光澤，一端鈍圓，另端尖而略偏斜。種臍位於尖端的凹入處；種脊淺棕色，位於一側邊緣。種皮薄，胚乳棕色，薄膜狀，子葉2，黃白色，富油性。

〔**橫切面**〕見圖。

〔**性味功能與主治**〕甘，平。潤燥，祛風。用於腸燥便秘，皮膚乾燥瘙癢，毛髮枯萎脫落。

〔**用法與用量**〕9～15g。

〔**注意**〕大便滑瀉者忌用。

Linseed is the dried ripe seed of *Linum usitatissimum* L. (Fam. Linaceae).

Action To cause lubrication, and to dispel wind.

Indications Constipation, dryness and itching of the skin, withering and loss of hair.

Dosage 9～15g.

Precaution Contraindicated in patients with loose bowels.

166 百合

Baihe

Lily Bulb

BULBUS LILII

本品為百合科植物卷丹 Lilium lancifolium Thunb.、百合 Lilium brownii F. E. Brown ver. viridulum Baker 或細葉百合 Lilium pumilum DC. 的乾燥肉質鱗片。

〔**原植物**〕①卷丹：多年生草本、鱗莖卵圓扁球形，莖直立，被白毛。葉互生，無柄，披針形至橢圓狀披針形。花被漏斗形，裂片6，橙紅色，有紫黑色點，花被片強烈外卷；雄蕊伸出極長。②百合：鱗莖球形，淡白色，其暴露部分帶紫色。莖常帶紫色斑點。葉互生，全緣或微波狀，平行脈5條。花大，單生於莖頂，花被白色而背帶褐色。③細葉百合：葉密集，窄條形。花俯垂，花被向外反卷，鮮紅色或紫紅色，內面無暗色斑點。

〔**藥材性狀**〕本品呈長橢圓形，長2～5cm，寬1～2cm，中部厚1.3～4mm。表面類白色、淡棕黃色或微帶紫色，有數條縱直平行的白色維管束。頂端稍尖，基部較寬，邊緣薄，微波狀，略向內彎曲。質硬而脆。

〔**性味功能與主治**〕甘，寒。養陰潤肺，清心安神。用於陰虛久咳，痰中帶血，虛煩驚悸，失眠多夢，精神恍惚。

〔**用法與用量**〕6～12g。

Lily bulb is the dried fleshy scale leaf of *Lilium lancifolium* Thunb., *Lilium brownii* F. E. Brown var. *viridulum* Baker or *Lilium pumilum* DC.

Action To nourish *yin* and moisten the *lung*, and to tranquilize the mind.

Indications Deficiency of *yin* with chronic cough and bloody sputum; fidgetness, palpitation, insomnia. Dreamdisturbed sleep and absent-mindedness.

Dosage 6～12g.

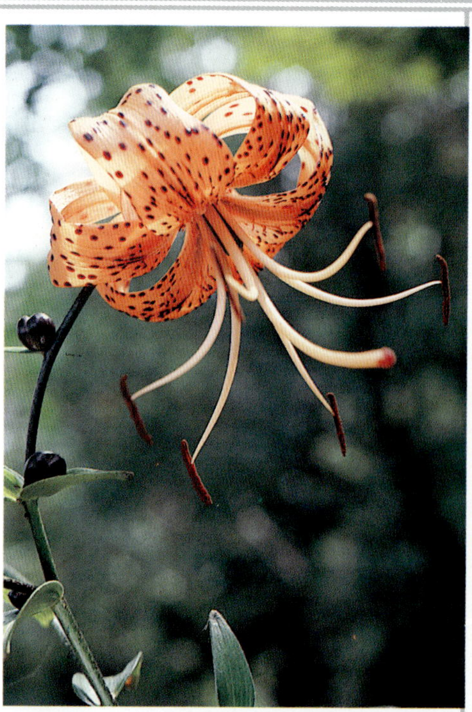

◀ 卷丹

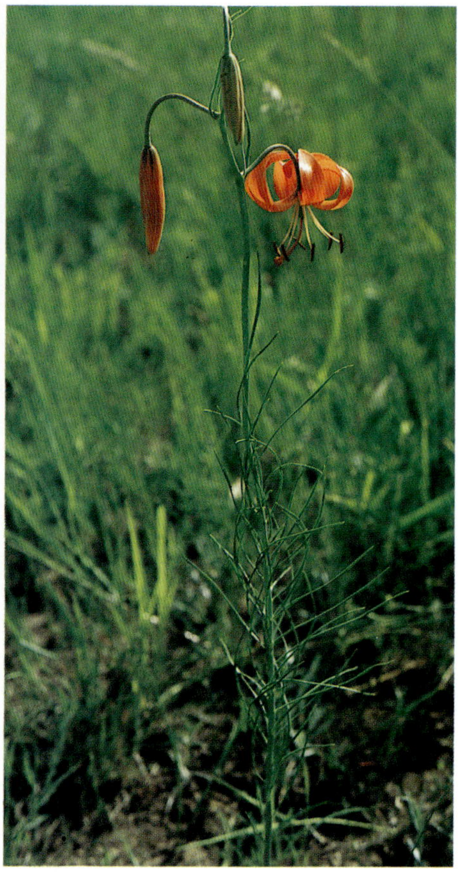

▼細葉百合

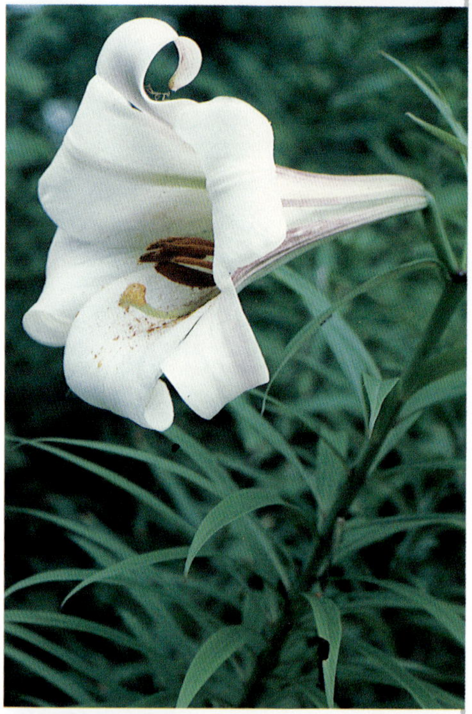

◀ 百合

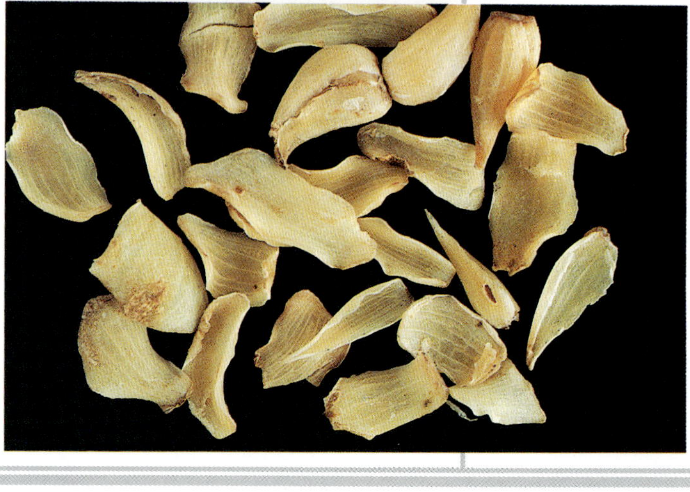

◀ 藥材百合

直立百部▼▶

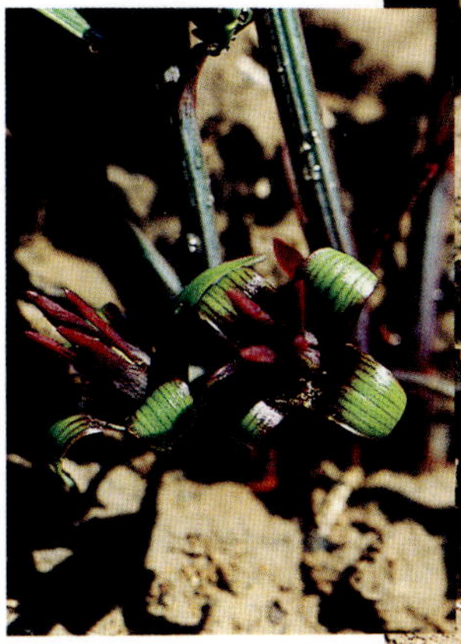

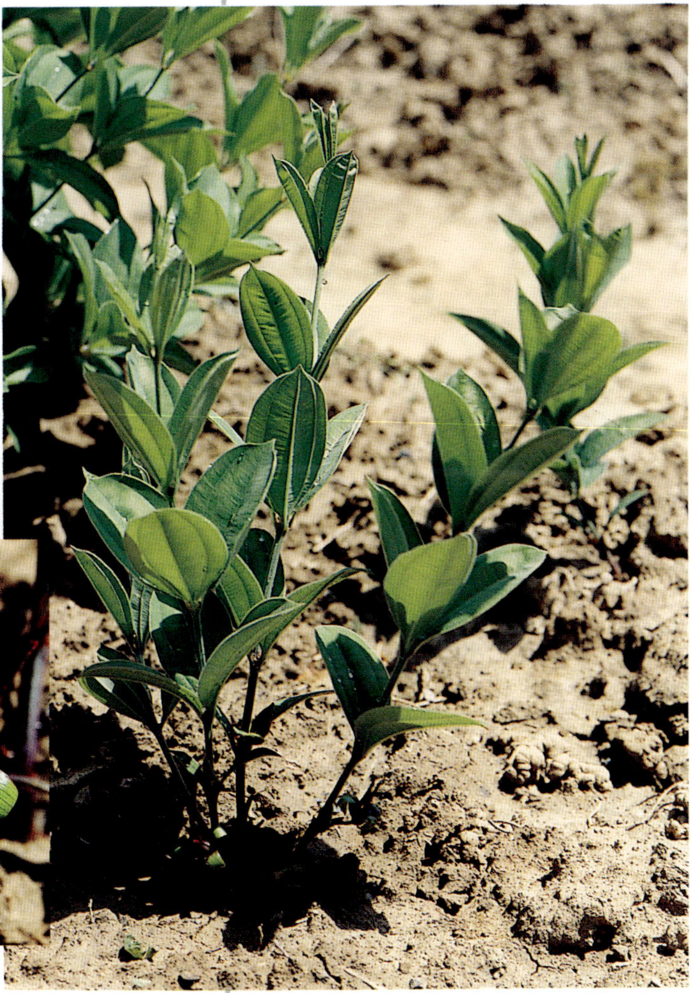

▼藥材百部（左：直立百部　右：蔓生百部）

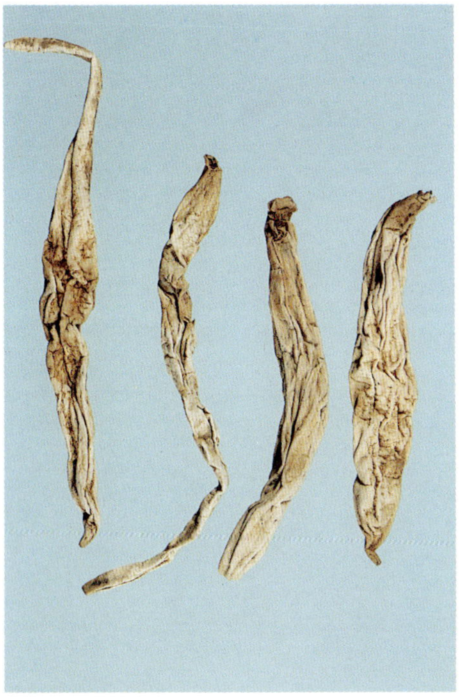

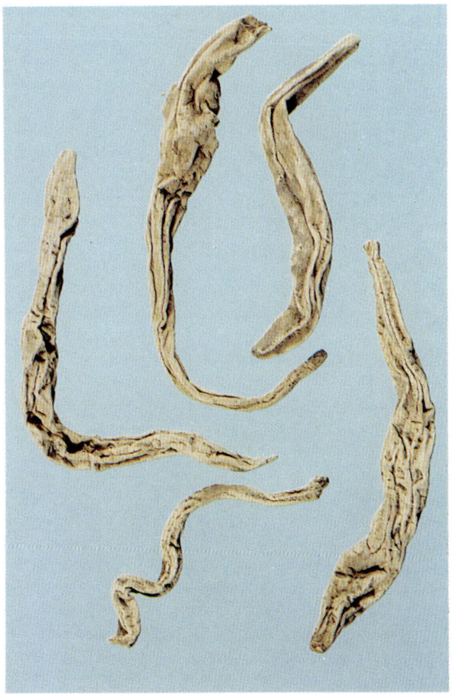

167 百部

Baibu

Stemona Root

RADIX STEMONAE

本品為百部科植物直立百部 Stemona sessilifolia（Miq.）Miq.、蔓生百部 Stemona japonica（Bl.）Miq. 或對葉百部 Stemona tuberosa Lour. 的乾燥塊根。

〔**原植物**〕①直立百部：多年生草本。塊根肉質，呈紡錘形，數個至數十個簇生。莖直立，不分枝。葉3～4片輪生，近無柄；葉片卵形或橢圓形，全緣，主脈3～5（～7）條，中間三條明顯。花生於莖下部鱗葉腋間，花被4片成二輪，紫色。蒴果扁卵形。②蔓生百部：多年生纏繞草本。葉具柄；葉片卵形至卵狀披針形，邊緣微波狀，葉脈5～9條，兩面隆起。花單生，基部貼生於葉片中脈上，每梗通常生花1朵，開放後花被外反卷。蒴果卵狀，稍扁。③對葉百部：多年生攀援草本。塊根大。葉通常對生，葉片寬卵形，全緣或微波狀，基部淺心形，葉脈7～11條。花大，腋生，花梗與葉分離。蒴果倒卵形。

〔**藥材性狀**〕①直立百部：呈紡錘形，上端較細長，皺縮彎曲，長5～12cm，直徑0.5～1cm。表面黃白色或淡棕黃色，有不規則深縱溝，間或有橫皺紋。斷面平坦，角質樣，淡黃棕色或黃白色，皮部較寬，中柱扁縮。②蔓生百部：兩端稍狹細，表面多不規則皺褶及橫皺紋。③對葉百部：呈長紡錘形或長條形，長8～24cm，直徑0.8～2cm。表面淺黃棕色至灰棕色，具淺縱皺紋或不規則縱槽。質堅實。

〔**橫切面**〕見圖。

〔**性味功能與主治**〕甘、苦、微溫。潤肺下氣止咳，殺蟲。用於新久咳嗽，肺勞咳嗽，百日咳；外用於頭虱，體虱，蟯蟲病，陰癢症。蜜百部潤肺止咳。用於陰虛勞嗽。

〔**用法與用量**〕3～9g；外用適量，水煎或酒浸。

Stemona Root is the dried root tuber of *Stemona sessilifolia* (Miq.) Miq., *Stemona japonica* (Bl.) Miq. or *stemona tuberosa* Lour. (Fam. Stemonaceae).

Action To moisten the *lung* and relieve cough, and to kill insects and worms.

Radix Stemonae (*Stir-fried with honey*): To moisten the *lung* and relieve cough.

Indications Acute and chronic cough, cough in phthisis, whooping cough; external use: for pediculosis capitis, pediculosis corporis, oxyruiasis, pudendal itching. *Radix Stemonae* (*Stir-fried with honey*): cough in phthisis.

Usage and dosage 3～9g; for external use, appropriate quantity to be decocted with water or infused in wine.

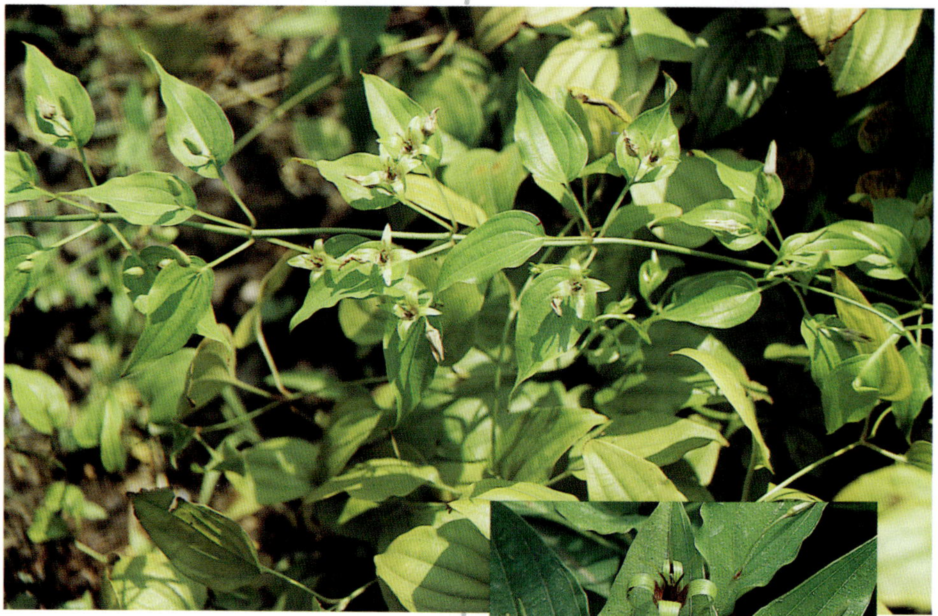

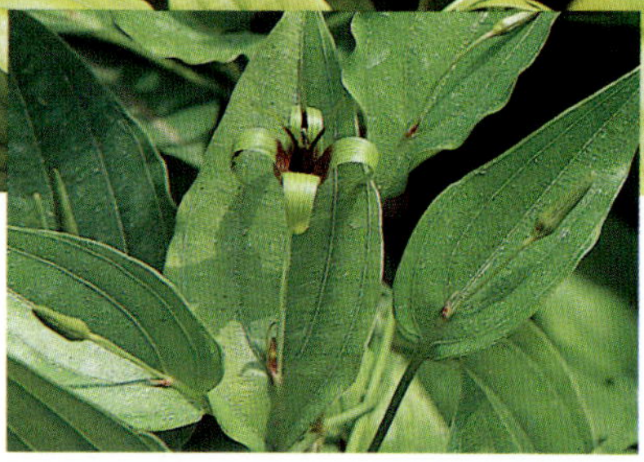

蔓生百部▲▶

▼對葉百部

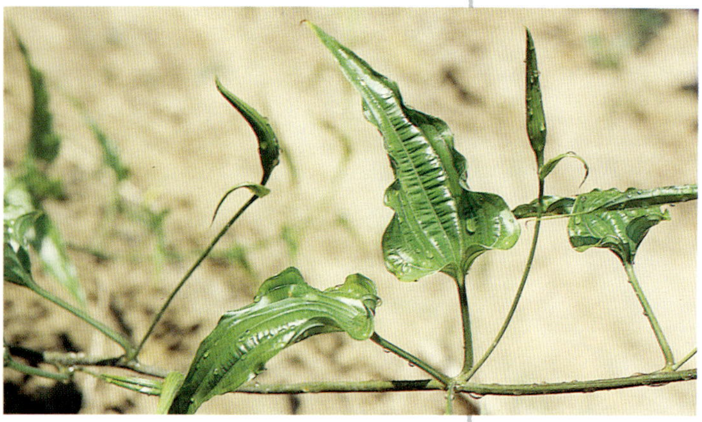

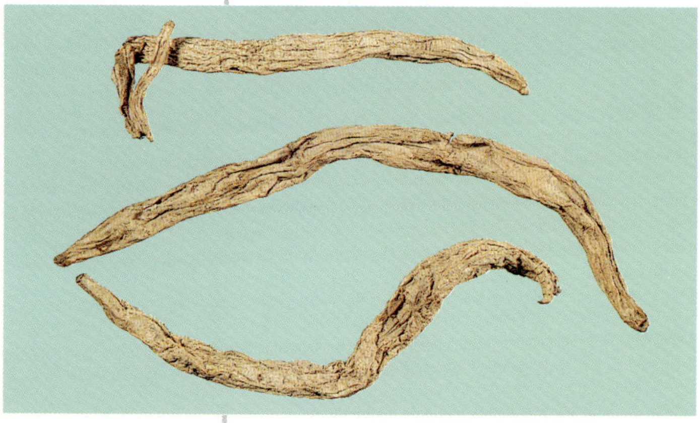

▲ 藥材百部（對葉百部）

▼藥材百部橫切面（左：直立百部 中：蔓生百部 右：對葉百部）

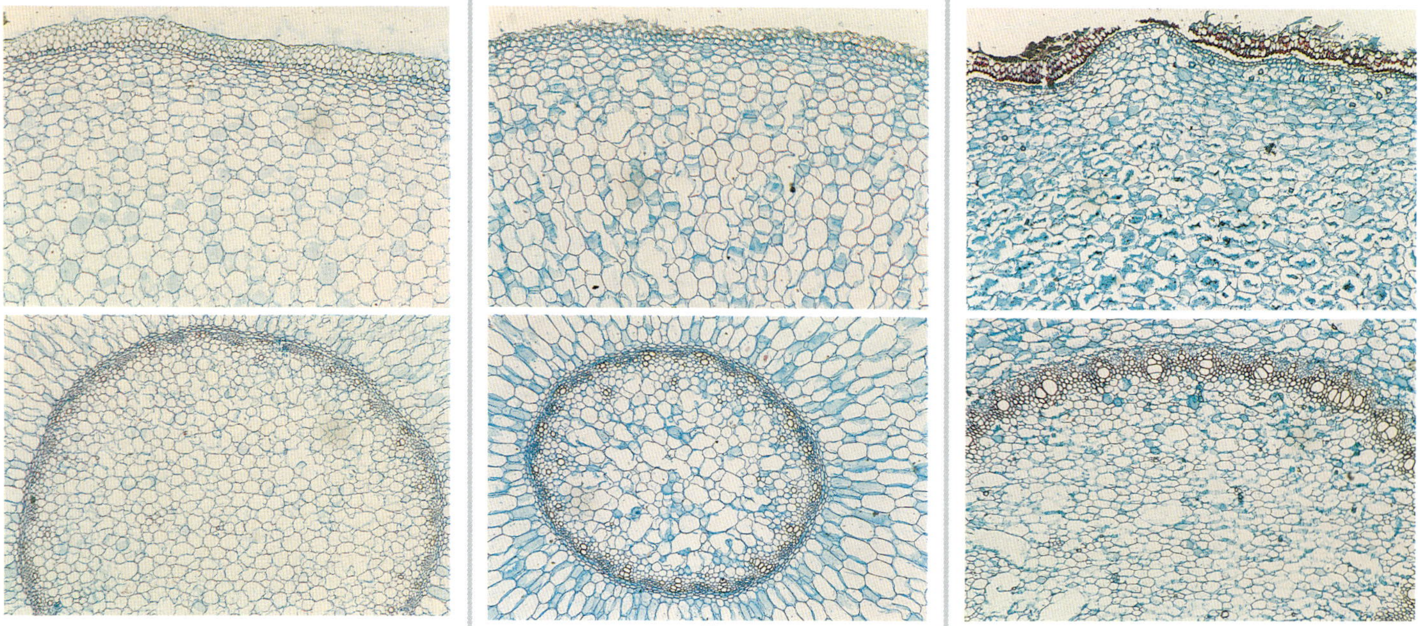

当歸 ▶

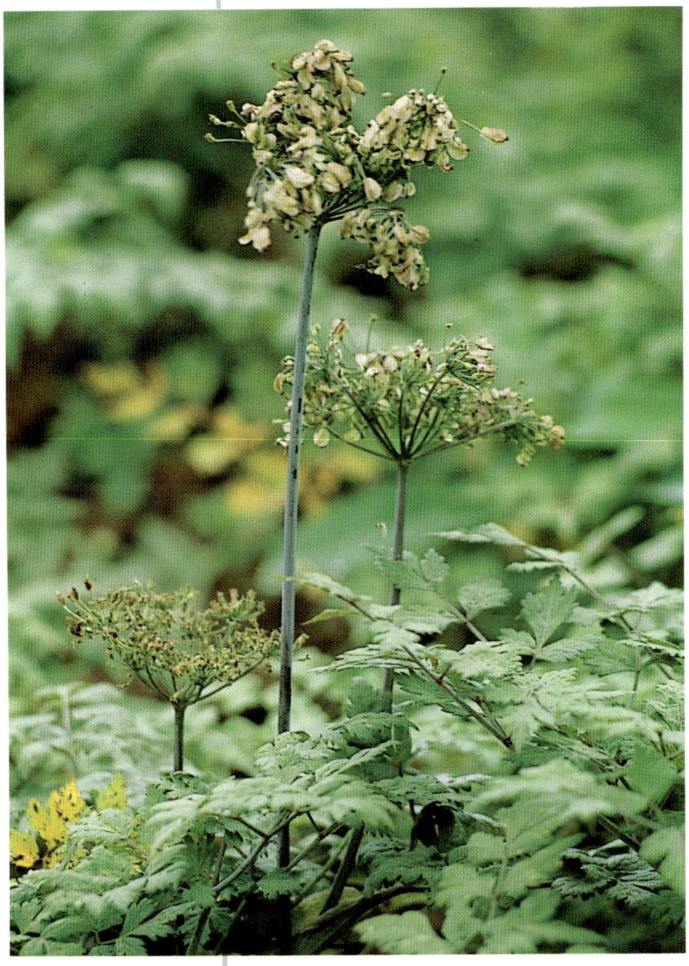

▼ 藥材當歸橫切面

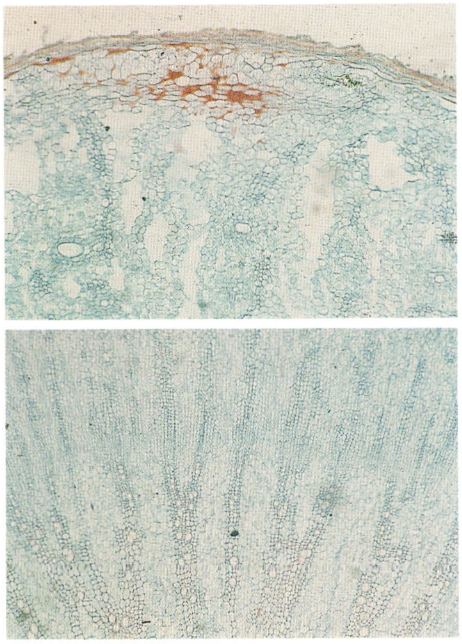

▼ 藥材當歸

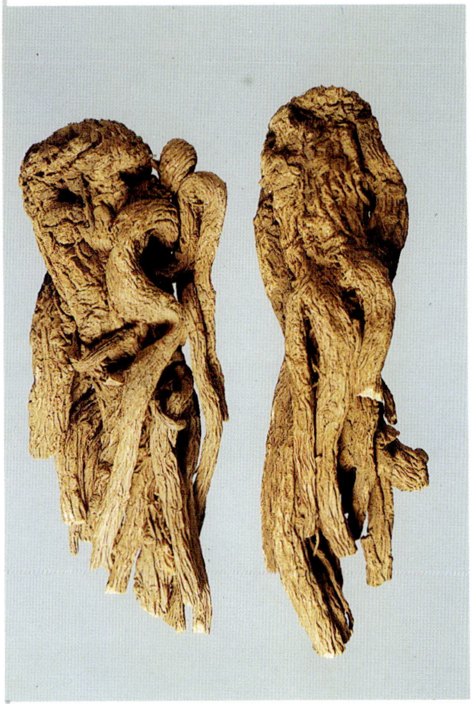

168 當歸

Danggui

Chinese Angelica

RADIX ANGELICAE SINENSIS

本品為傘形科植物當歸 Angelica sinensis (Oliv.) Diels 的乾燥根。

〔**原植物**〕多年生草本，全株有特異香氣。主根粗短，肥大肉質，下面分為多數粗長支根。莖直立，帶紫色。葉互生，基部呈鞘狀抱莖，紫褐色，葉為二至三回羽狀複葉，最終裂片卵形或橢圓形，邊緣有齒狀缺刻或粗鋸齒。複傘形花序頂生，傘幅10～14，上開綠白色小花。雙懸果橢圓形，分果有果棱5條，側棱具寬翅。

〔**藥材性狀**〕本品略呈圓柱形，下部有支根3～5條或更多，長15～25cm。表面黃棕色至棕褐色，具縱皺紋及横長皮孔。根頭(歸頭)直徑1.5～4cm，具環紋，上端圓鈍，有紫色或黃綠色的莖及葉鞘的殘基；主根(歸身)表面凹凸不平；支根(歸尾)直徑0.3～1cm，上粗下細，多扭曲，有少數鬚根痕。質柔韌，斷面黃白色或淡黃棕色，皮部厚，有裂隙及多數棕色點狀分泌腔，木部色較淡，形成層環黃棕色。

〔**横切面**〕見圖。

〔**性味功能與主治**〕甘、辛、溫。補血活血，調經止痛，潤腸通便。用於血虛萎黃，眩暈心悸，月經不調，經閉痛經，虛寒腹痛，腸燥便秘，風濕痹痛，跌撲損傷，癰疽瘡瘍。酒當歸活血通經。用於經閉痛經，風濕痹痛，跌撲損傷。

〔**用法與用量**〕4.5～9g。

Chinese Angelica is the dried root of *Angelica sinensis* (Oliv.) Diels (Fam. Umbelliferae).

Action To enrich blood, activate blood circulation, regulate menstruation, relieve pain, and relax bowels.

Radix Angelicae Sinensis (*stir-fried with wine*): To activate blood circulation and stimulate menstrual discharge.

Indications Anemia with dizziness and palpitation; menstrual disorders, amenorrhea, dysmenorrhea; constipation; rheumatic arthralgia; traumatic injuries; carbuncles, boils and sores.

Radix Angelicae Sinensis (*stir-fried with wine*): Amenorrhea, dysmenorrhea, rheumatic arthralgia, traumatic injuries.

Dosage 4.5～9g.

169 蟲白蠟

Chongbaila

Insect Wax

CERA CHINENSIS

本品為介殼蟲科昆蟲白蠟蟲 Ericerus pela（Chavannes）Guerin 的雄蟲群棲於木犀科植物白蠟樹 Fraxinus chinensis Roxb、女貞 Ligustrum lucidum Ait 或女貞屬他種植物枝幹上分泌的蠟，經精製而成。

〔**原動、植物**〕①白蠟蟲：雌蟲體橢圓形，長1.2～1.5mm。體表褐色，有深黑斑點。單眼1對，口器為甲殼質針狀吸收器，腹面灰黃色，有多個尖棘，沿身體邊緣排列。尾端有深凹陷。雄蟲體色與雌蟲相似，但有粗大的足，腹部有硬棘及很多分泌蠟孔。②白蠟樹：見366秦皮。③女貞：見051女貞子。

〔**藥材性狀**〕本品呈塊狀，白色或類白色。表面平滑或稍有皺紋，具光澤。體輕，質硬而稍脆，搓捻則粉碎。斷面呈條狀或顆粒狀。

熔點：應為81～85℃。酸值：應不大於1。皂化值：應為70～92。碘值：應不大於9。

〔**用途**〕作為賦形劑，製丸、片的潤滑劑。

Insect Wax is the purified wax secreted by male insect of *Ericerus pela* (Chavannes) Guerin, which dwelling gregariously at the stem and branch of *Frasxinus chinensis* Roxb. *Ligustrum lucidum* Ait. (Fam. Oleaceae) or other species of the genus *Legustru*.

Usage Excipient and lubricant for making pills and tablets.

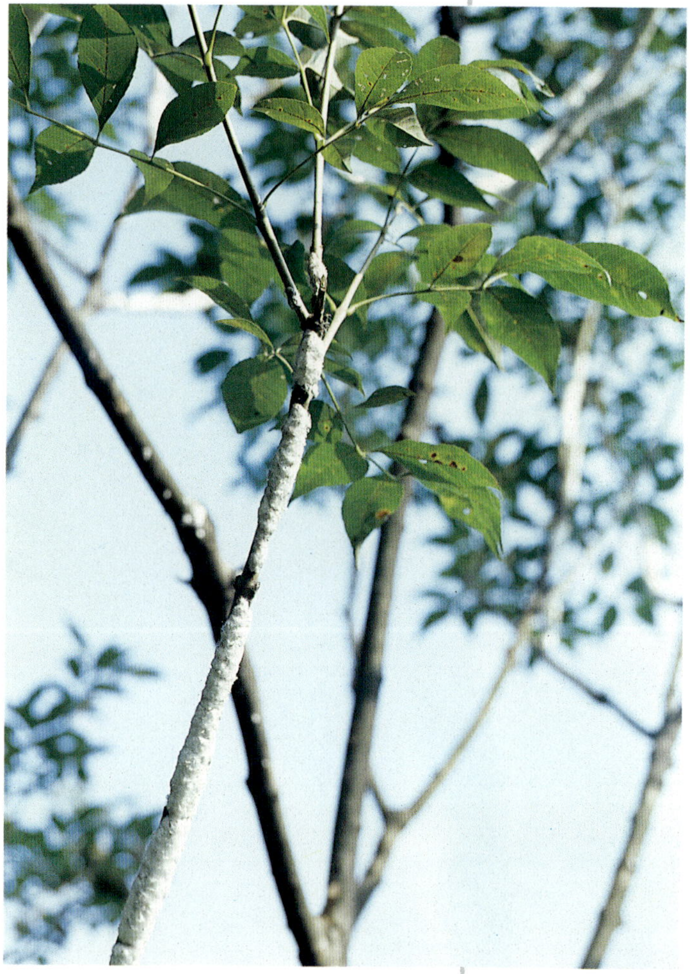

▲白蠟蟲在樓主上形成的蠟枝

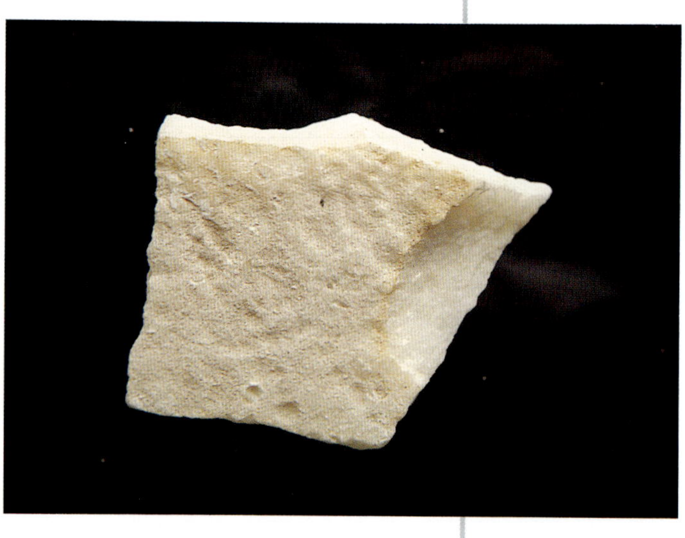

◀藥材蟲白蠟

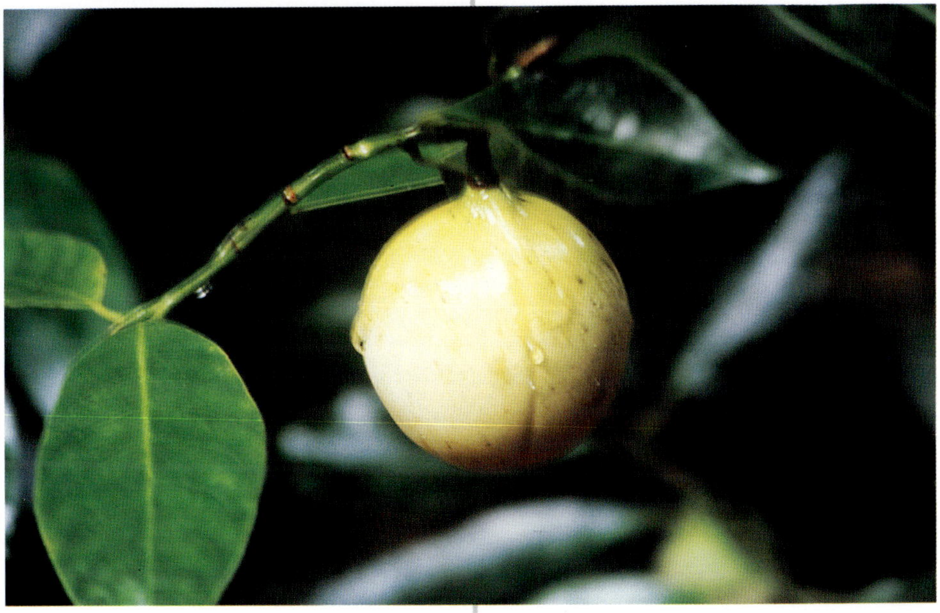

▲ 肉豆蔻

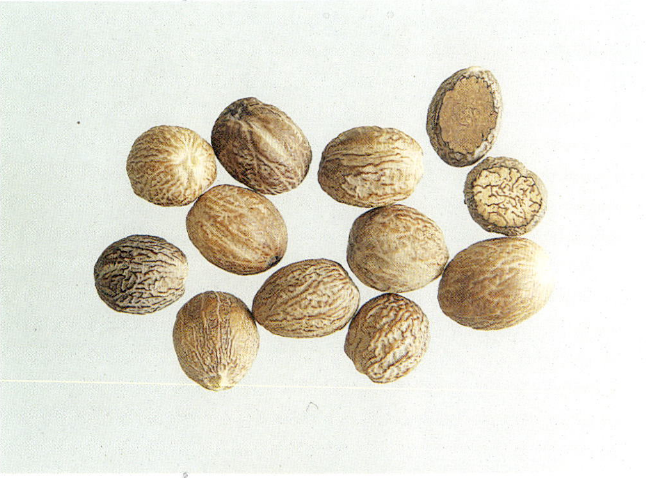

藥材肉豆蔻 ▶

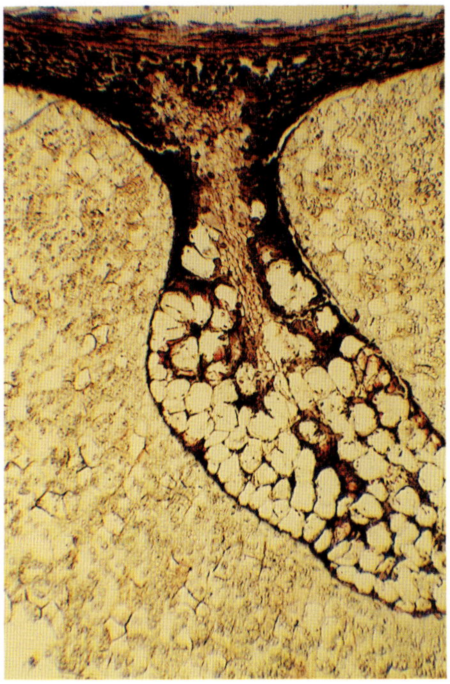

藥材肉豆蔻橫切面 ▶

170 肉豆蔻

Roudoukou

Nutmeg

SEMEN MYRISTICAE

本品為肉豆蔻科植物肉豆蔻 Myristica fragrans Houtt 的乾燥成熟種仁。

〔**原植物**〕高大喬木。葉常綠，葉片橢圓狀披針形，革質、全緣。總狀花序、花小、小苞片鱗片狀。果實梨形或近圓球形，淡紅色至黃色，成熟後縱裂2瓣顯出緋紅色假種皮。種子木質，長球形，種皮紅褐色。

〔**藥材性狀**〕本品呈卵圓形或橢圓形，長2～3cm，直徑1.5～2.5cm。表面灰棕色或灰黃色。全體有淺色縱行溝紋及不規則網狀溝紋。種臍位於寬端，呈淺色圓形突起，合點呈暗凹陷。縱溝狀種脊連接兩端。斷面顯棕黃色相雜的大理石花紋，寬端可見乾燥皺縮的胚，富油性。

〔**橫切面**〕見圖。

〔**性味功能與主治**〕辛，溫。溫中行氣，澀腸止瀉。用於脾胃虛寒，久瀉不止，脘腹脹痛，食少嘔吐。

〔**用法與用量**〕3～9g。

Nutmeg is the dried kernel of *Myristica fragrans* Houtt (Fam. Myristicaceae).

Action To warm the *spleen* and stomach and promote the flow of *qi*, to arrest diarrhea as an astringent.

Indications *Deficiency-cold* of the *spleen* and stomach with persistent diarrhea, epigastric and abdominal distension and pain, anorexia, and vomiting.

Dosage 3～9g.

171 肉蓯蓉

Roucongrong

Desertliving Cistanche

HERBA CISTANCHES

本品為列當科植物肉蓯蓉 Cistanche deserticola Y. C. Ma 的乾燥帶鱗片的肉質莖。

〔**原植物**〕多年生肉質寄生草本，莖肉質肥厚，扁平，不分枝；葉密集，螺旋排列，肉質鱗片狀，黃色；基部葉三角狀卵形；上部葉漸窄長，三角狀披針形。穗狀花序粗大，花冠管黃色，5裂裂片藍紫色；雄蕊2對，花絲基部有毛。蒴果二裂。種子極多，細小。

〔**藥材性狀**〕本品呈扁圓柱形，稍彎曲，長3～15cm，直徑2～8cm。表面棕褐色或灰棕色，密被覆瓦狀排列的肉質鱗葉。體重，質硬，微有柔性，不易折斷。斷面棕褐色，有淡棕色點狀維管束，排列成波狀環紋。

〔**性味功能與主治**〕甘、鹹，溫。補腎陽，益精血，潤腸通便。用於陽痿，不孕，腰膝酸軟，筋骨無力，腸燥便秘。

〔**用法與用量**〕6～9g。

Desertliving Cistanche is the dried fleshy stem with scales of *Cistanche deserticola* Y. C. Ma (Fam. Orobanchaceae).

Action To reinforce the *kidney*, replenish *vital essence* and blood, and induce laxation.

Indications Impotence, infertility; general weakness with aching of the loins and kness; constipation.

Dosage 6～9g.

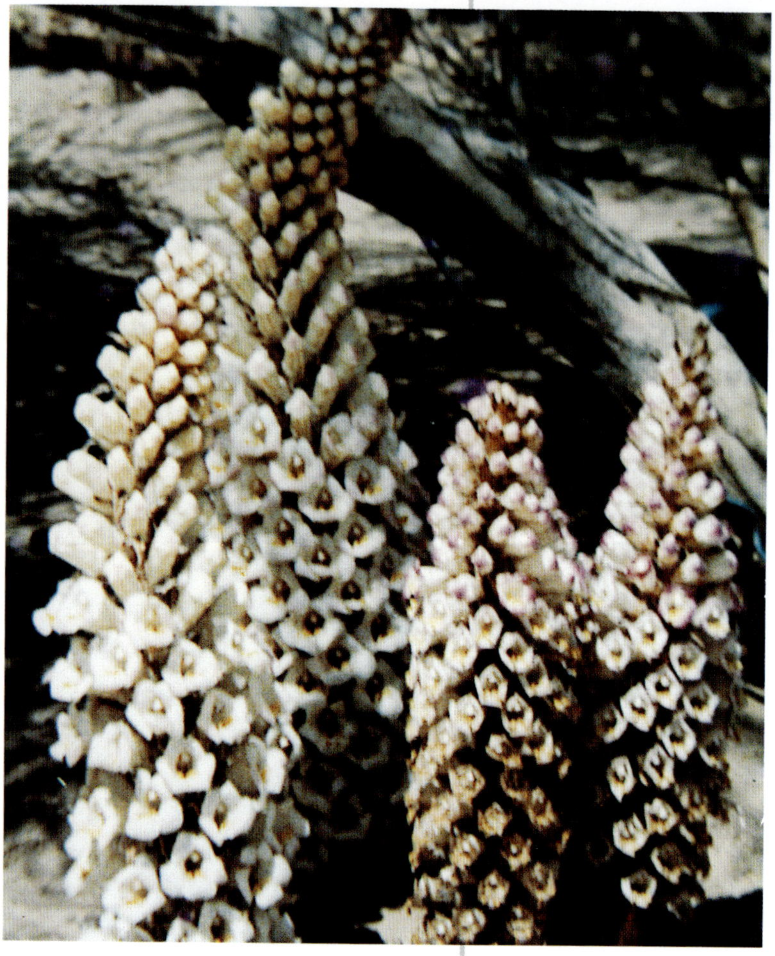

◀肉蓯蓉

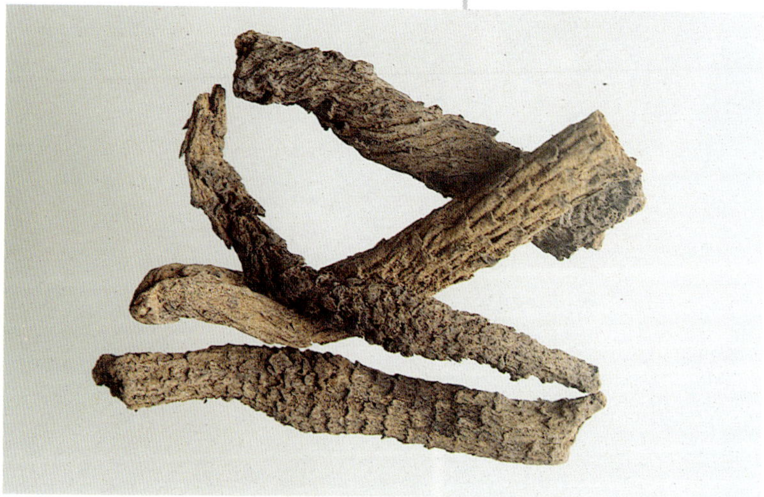

◀藥材肉蓯蓉

肉桂 ▶

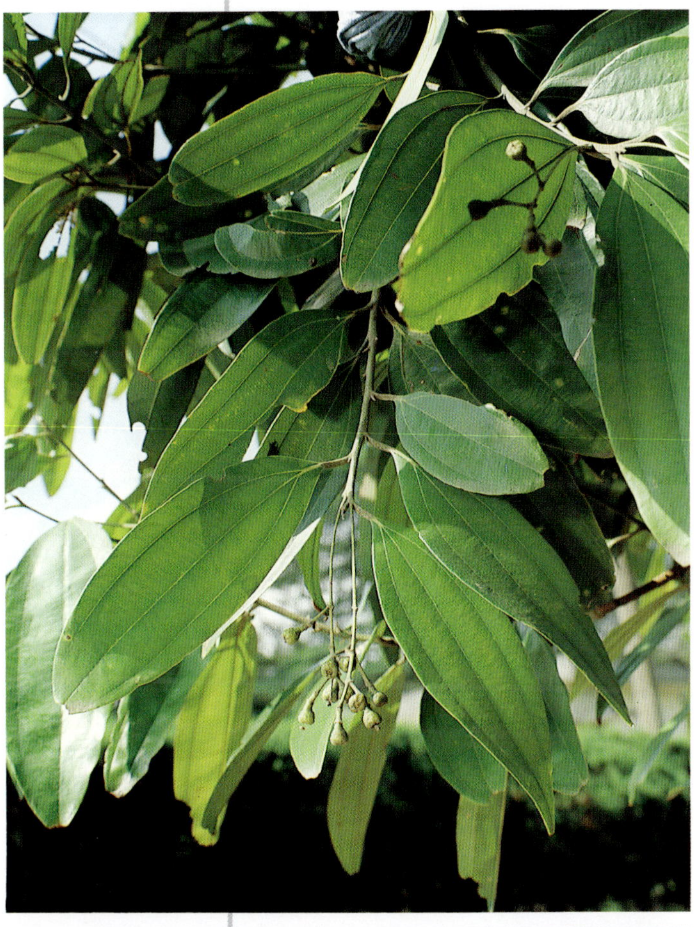

藥材肉桂 ▶

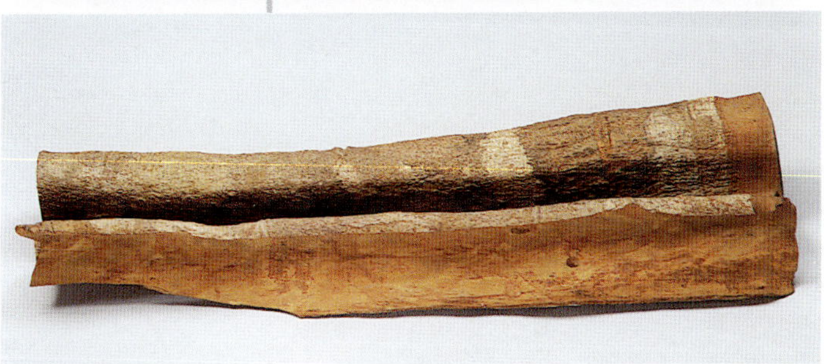

▼藥材肉桂橫切面

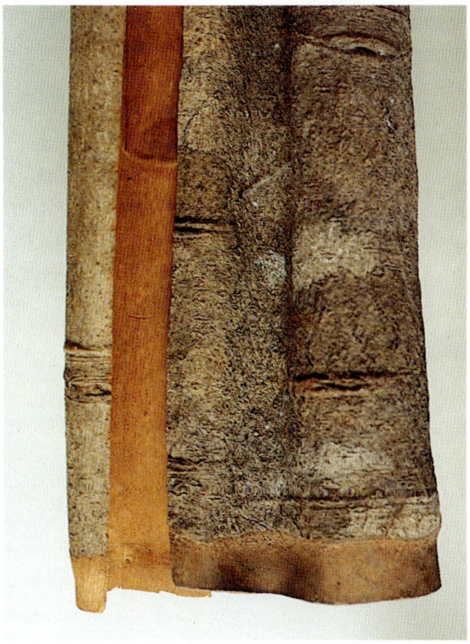

▼ 藥材肉桂

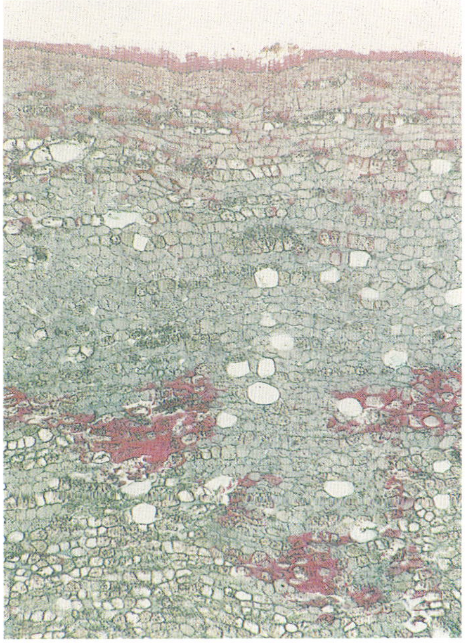

172 肉桂

Rougui

Cassia Bark

CORTEX CINNAMOMI

本品為樟科植物肉桂 Cinnamomum cassia Presl 的乾燥樹皮。

〔**原植物**〕常綠喬木，樹皮外表面灰棕色，皮孔橢圓形，芳香而味甜。葉互生，葉柄稍稍膨大；葉片革質，長橢圓形或披針形，全緣，具離基三出脈。枝頂或葉腋開黃綠色小花，聚成圓錐花序；花被6片，雄蕊9，退化雄蕊3。果實橢圓形，熟時暗紫色。

〔**藥材性狀**〕本品呈槽狀或卷筒狀，長30～40cm，寬或直徑3～10cm，厚0.2～0.8cm。外表面灰棕色，稍粗糙，有不規則的細皺紋及橫向突起的皮孔，有的可見灰白色的斑紋；內表面紅棕色，略平坦，有細縱紋，劃之顯油痕。斷面不平坦，外層棕色而較粗糙，內層紅棕色而油潤，兩層間有1條黃棕色的綫紋。

〔**橫切面**〕見圖。

〔**性味功能與主治**〕辛、甘，大熱。補火助陽，引火歸源，散寒止痛，活血通經。用於陽痿，宮冷，腰膝冷痛，腎虛作喘，陽虛眩暈，目赤咽痛，心腹冷痛，虛寒吐瀉，寒疝，奔豚，經閉，痛經。

〔**用法與用量**〕1～4.5g。

〔**注意**〕有出血傾向者及孕婦慎用，不宜與赤石脂同用。

Cassia Bark is the dried stem bark of *Cinnamomum cassia* Presl (Fam. Lauraceae). The drug is frequently collected in autumn, and dried in the shade.

Action To supplement body *fire*, reinforce *yang*, and lead the *fire* back to the *kidney*, to dispel cold and relieve pain, and to activate blood circulation and stimulate menstrual discharge.

Indications Impotence, frigidity, feeling of coldness and pain in the loins and knees; dyspnea in *deficiency syndrome of the kidney*, dizziness, inflammation of the eye and sore throat dueto *yang deficiency*; precordial and abdominal pain with cold sensation, vomiting and diarrhea in *deficiency-cold* syndromes; neurosis with a feeling of gas rushing up through the chest to the throat from the lower abdomen; amenorrhea, dysmenorrhea.

Dosage 1～4.5g.

Precaution Used with caution in patients with bleeding tendency or pregnancy. Incompatible with Halloysitum Rubrum.

173 肉桂油

Rouguiyou

Cassia Bark Oil

OLEUM CINNAMOMI

本品為樟科植物肉桂 Cinnamomum cassia Presl 的乾燥枝、葉經水蒸氣蒸餾得到的揮髮油。

〔**原植物**〕見172肉桂。

〔**藥材性狀**〕本品為黃色或黃棕色的澄清液體；有肉桂的特異香氣，味甜、辛，露置空氣中或存放日久，色漸變深，質漸濃稠。在乙醇或冰醋酸中易溶。

相對密度：應為1.055～1.070。折光率：應為1.602～1.614。

〔**功能與主治**〕驅風藥及健胃藥。

〔**用法與用量**〕口服，一次0.02～0.2ml，一日0.06～0.6ml。

Cassia Bark Oil is the volatile oil obtained by steam distillation from the dried branch and leaf of *Cinnamomum Cassia* Presl (Fam. Lauraceae).

Action and indications Carminative and stomachic.

Dosage 0.02～0.2ml; 0.06～0.6ml, daily.

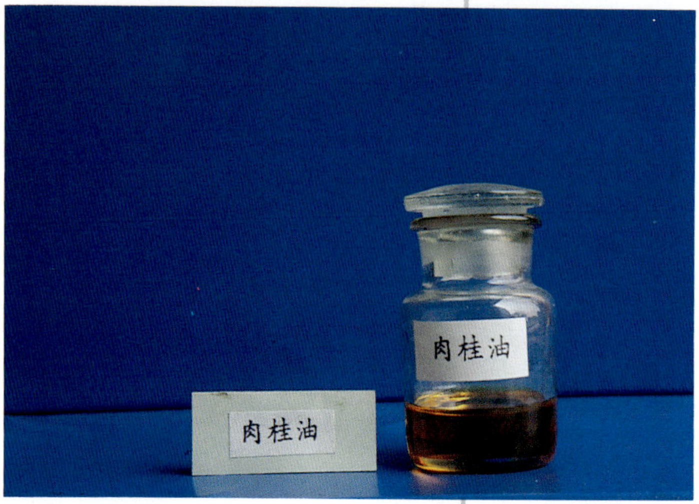

◄ 藥材肉桂油

174 竹節參

Zhujieshen

Japanese Ginseng

RHIZOMA PANACIS JAPONICI

本品為五加科植物竹節參 Panax japonicus C. A. Mey. 的乾燥根莖。

〔**原植物**〕多年生草本。根莖橫卧呈竹鞭狀，節結膨大，節間較短，每節有一淺環形的莖基痕，側面常生多數圓錐狀肉質根。莖直立，掌狀複葉數個輪生莖頂，邊緣有鋸齒，脈上有時疏生短刺毛。傘形花序常單一，花淡黃綠色，核果漿果狀，熟時紅色，頂端常為黑色。種子2～3粒。

〔**藥材性狀**〕本品略呈圓柱形，稍彎曲，有的具肉質側根。長5～22cm，直徑0.8～2.5cm。表面黃色或黃褐色，粗糙，有致密的縱皺紋及根痕。節明顯，節間長0.8～2cm，每節有1凹陷的莖痕。斷面黃白色至淡黃棕色，黃色點狀維管束排列成環。

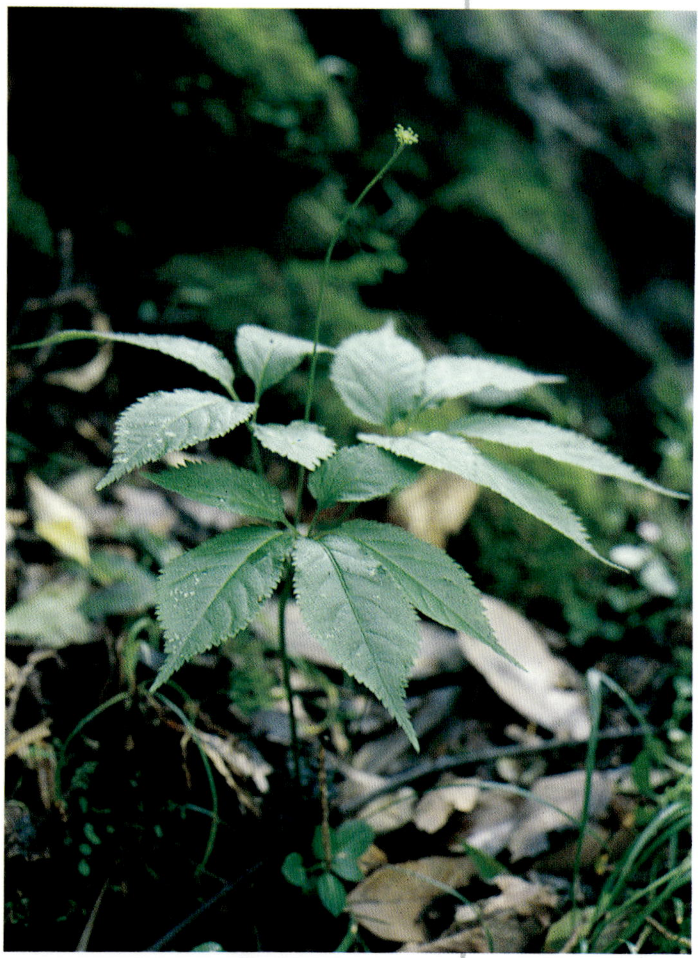
◄ 竹節參

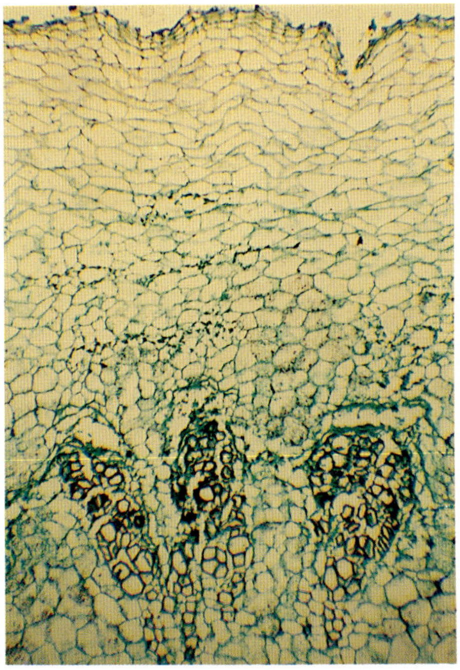

▲ 藥材竹節參橫切面

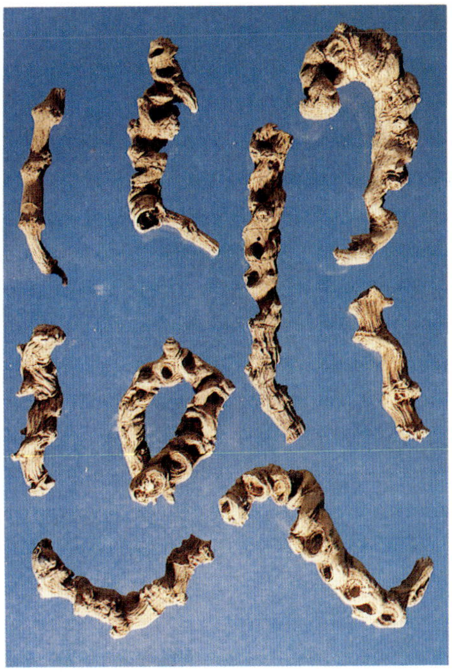

▲藥材竹節參

〔**橫切面**〕見圖。

〔**性味功能與主治**〕甘、微苦，溫。滋補強壯，散瘀止痛，止血祛痰。用於病後虛弱，勞嗽咯血，咳嗽痰多，跌撲損傷。

〔**用法與用量**〕6～9g。

Japanese Ginseng is the dried rhizome of *Panax japonicus* C. A. Mey. (Fam. Araliaceae).

Action To strengthen the constitution, to eliminate *blood stasis* and relieve pain, to arrest bleeding, and to promote expectoration.

Indication General weakness after disease; consumptive cough with hemoptysis, cough with profuse sputum; traumatic injuries.

Dosage 6～9g.

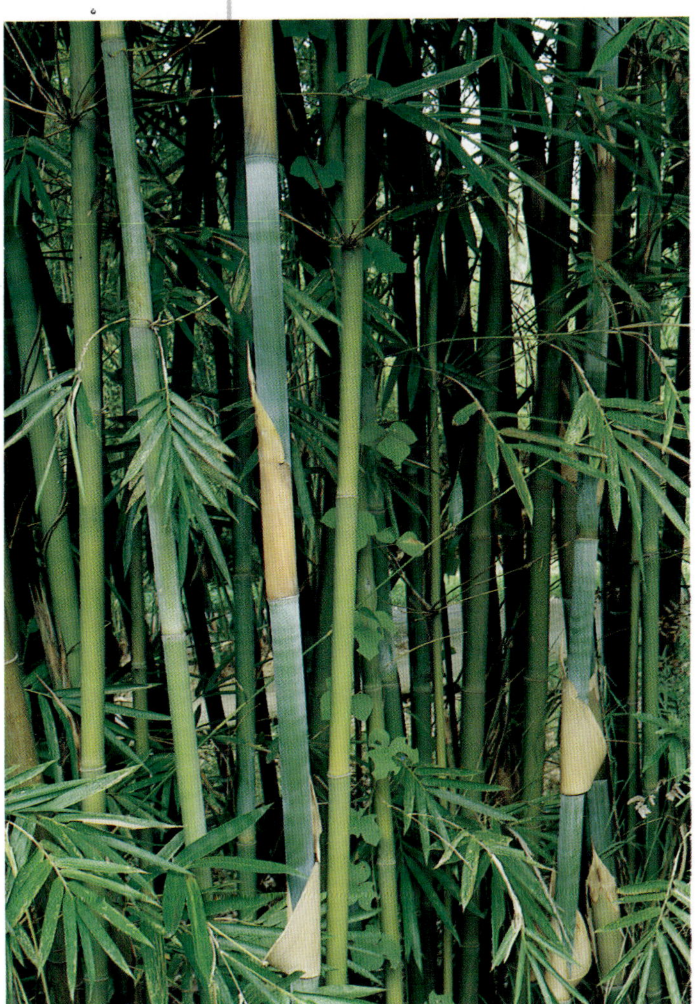

青稈竹 ▶

175 竹茹

Zhuru

Bamboo Shavings

CAULIS BAMBUSAE IN TAENIAM

本品為禾本科植物青稈竹 Bambusa tuldoides Munro、大頭典竹 Sinocalamus beecheyanus (Munro) McClure var. pubescens. P. F. Li 或淡竹 Phyllostachys nigra var. henonis Stapf 的莖的乾燥中間層。

〔**原植物**〕①青稈竹：喬木或灌木。稈直立，中空，節間圓筒形，表面綠色。葉互生，葉片狹披針形，淡綠色，基部圓形，全緣，疏生細柔毛。花少見，生長數十年開花後植物即死亡。②大頭典竹：稈稍彎曲，節間有氈狀毛茸。③淡竹：稈的每節分枝2枚，其不分枝的節間作圓筒形，而分枝的一側則扁平或具縱溝。

〔**藥材性狀**〕本品為卷曲成團的不規則絲條或呈長條形薄片狀。寬窄厚薄不等，淺綠色或黃綠色。體輕鬆，質柔韌，有彈性。

〔**性味功能與主治**〕甘，微寒。清熱化痰，除煩止嘔。用於痰熱咳嗽，膽火挾痰煩熱嘔吐，驚悸失眠，中風痰迷，舌強不語，胃熱嘔吐，妊娠惡阻，胎動不安。

〔**用法與用量**〕4.5～9g。

Bamboo Shavings is the dried middle shavings of stem of *Bambusa tuldoides* Munro, *Sinocalamus beecheyanus* (Munro) McClure var. *pubescens* P. F. Li or *Phyllostachys nigra* var. *henonis* Stapf (Fam. Gramineae).

Action To remove *heat*, to resolve *phlegm*, to relieve restlessness and to arrest vomiting.

Indications Cough due to *heat* and *phlegm*; restlessness, vomiting, palpitation and insomnia caused by excess *fire* in the gallbaldder, stroke with impairment of consciousness; stiff tongue vomiting due to *heat* in the stomach; hyperemesis gravidarum, threatened abortion.

Dosage 4.5～9g.

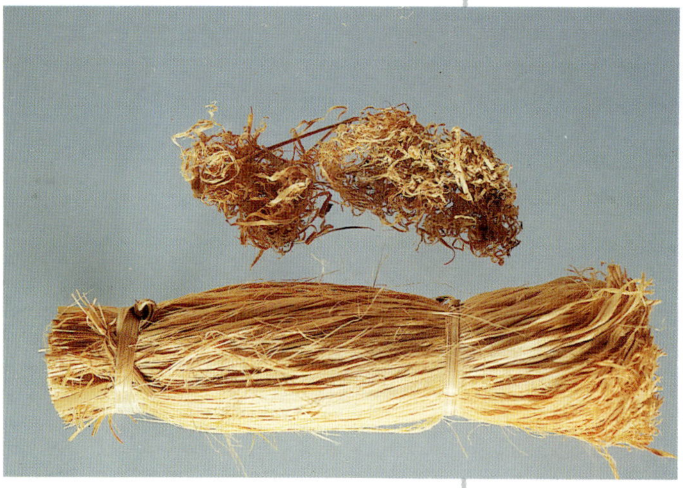

◀ 藥材竹茹

176 朱砂

Zhusha

Cinnabar

CINNABARIS

本品為硫化物類礦物辰砂族辰砂，主含硫化汞（HgS）。

〔**原礦物**〕見圖。

〔**藥材性狀**〕本品為粒狀或塊狀集合體，呈顆粒狀或塊片狀。鮮紅色或暗紅色，條痕紅色至褐紅色，具光澤。體重，質脆，片狀者易破碎，粉末狀者有閃爍的光澤。

〔**性味功能與主治**〕甘，微寒；有毒。清心鎮驚，安神解毒。用於心悸易驚，失眠多夢，癲癇發狂，小兒驚風，視物昏花，口瘡，喉痹，瘡瘍腫毒。

〔**用法與用量**〕0.3～1.5g，多入丸散服；外用適量。

〔**注意**〕本品有毒，不宜大量久服。

Cinnabar is a mineral of sulfides of cinnabar group, containing mainly mercuric sulfide (HgS).

Action To cause sedation and to counteract toxicity.

Indications Palpitaion, insomnia and dream-disturbed sleep; epilepsy, mania, infantile convulsion; blurred vision; ulcers in the mouth; painful swelling of the throat; boils and sores.

Usage and dosage 0.3～1.5g, used in making pills or powder for oral administration; appropriate quantity for external use.

Precaution Long term administration of large doses should be avoided because of the toxicity.

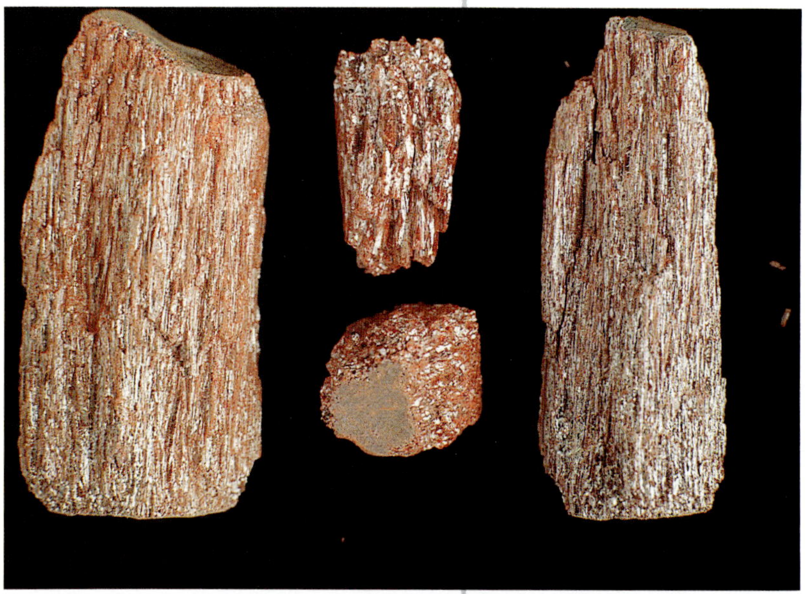

◀ 朱砂

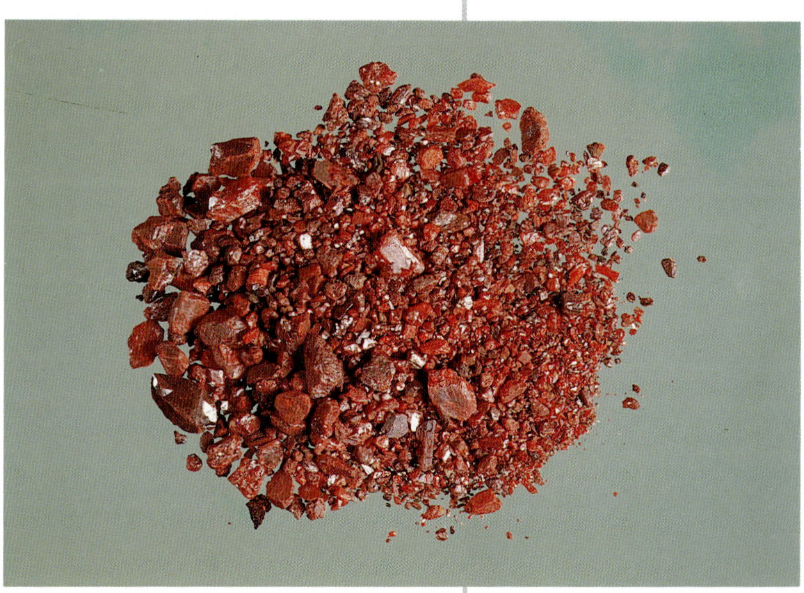

◀ 朱砂

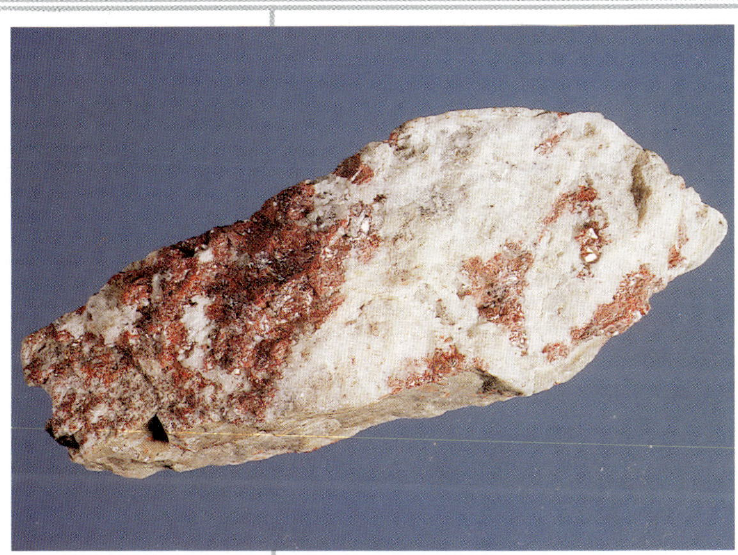

辰砂 ▶

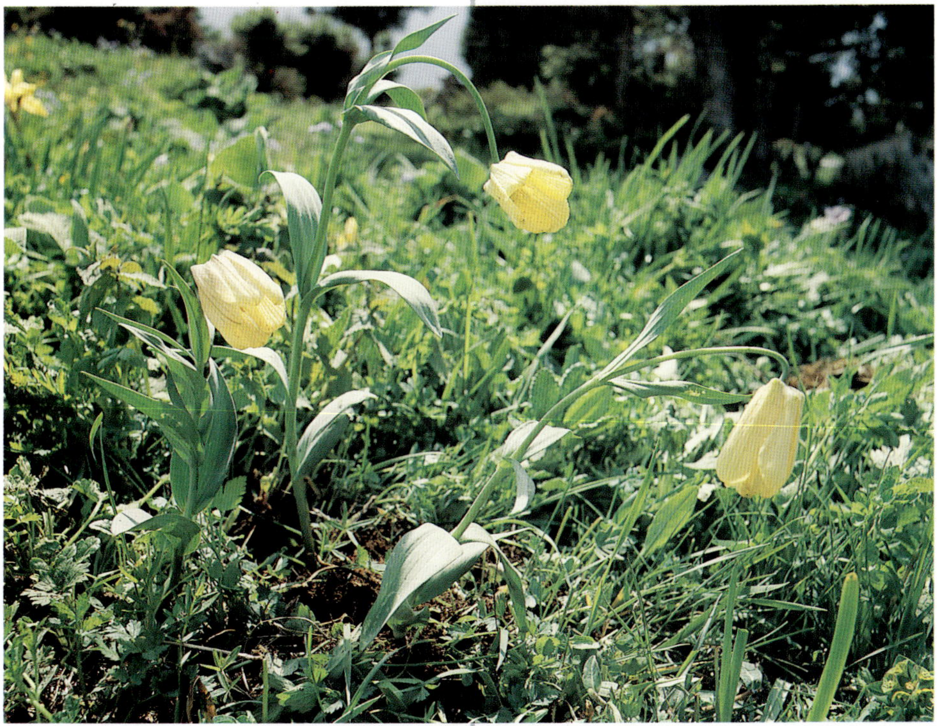

▲ 新疆貝母

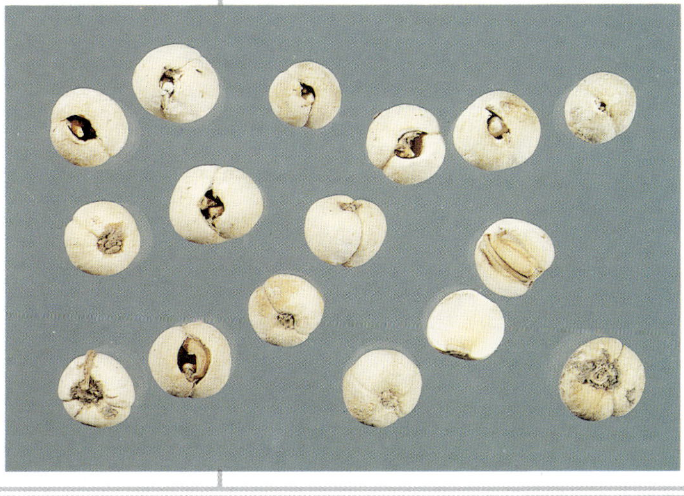

藥材伊貝母 ▶
(新疆貝母)

177 伊貝母

Yibeimu

Sinkiang Fritillary Bulb

BULBUS FRITILLARIAE PALLIDIFLORAE

本品為百合科植物新疆貝母 Fritillaria walujewii Regel 或伊犁貝母 Fritillaria pallidiflora Schrenk 的乾燥鱗莖。

〔**原植物**〕①新疆貝母：多年生草本。鱗莖直徑1～1.5cm。葉披針形、綫狀披針形至綫形，除基部的葉外，其餘的頂端多少卷曲，苞片頂端極卷曲。單花頂生，俯垂，花被鐘狀，外面灰紫色，內面紫紅色，有淺色小方格。蒴果具棱。②伊犁貝母：多年生草本，鱗莖大形，直徑1.4～2.8cm。葉互生或對生。花黃色，下垂。

〔**藥材性狀**〕①新疆貝母：呈扁球形，高0.5～1.5cm。表面類白色，光滑。外層鱗葉2瓣，月牙形，肥厚，大小相近而緊靠。頂端平展而開裂，基部圓鈍，內有較大的鱗片及殘莖，心芽各1枚。質硬而脆，斷面白色，富粉性。②伊犁貝母：呈圓錐形，較大。表面稍粗糙，淡黃白色。外層鱗葉心臟形，肥大，一片較大或近等大，抱合。頂端稍尖，少有開裂，基部微凹陷。

〔**性味功能與主治**〕苦、甘，微寒。清肺，化痰，散結。用於肺熱咳嗽，胸悶痰黏，瘰癧，癰腫。

〔**用法與用量**〕3～9g。

〔**注意**〕不宜與烏頭類藥材同用。

Sinkiang Fritillary Bulb is the dried bulb of *Fritillaria walujewii* Regel or *Fritillaria pallidiflora* Schrenk (Fam. Liliaceae).

Action To remove *heat* from the *lung*, to resolve *phlegm*, and to reduce nodules.
Indications *Heat* in the *lung* manifested by cough, stuffiness feeling in the chest and sticky sputum; scrofula and other inflammatory nodules.
Dosage 3～9g.
Precaution Incompatible with Radix Aconiti and allied drugs.

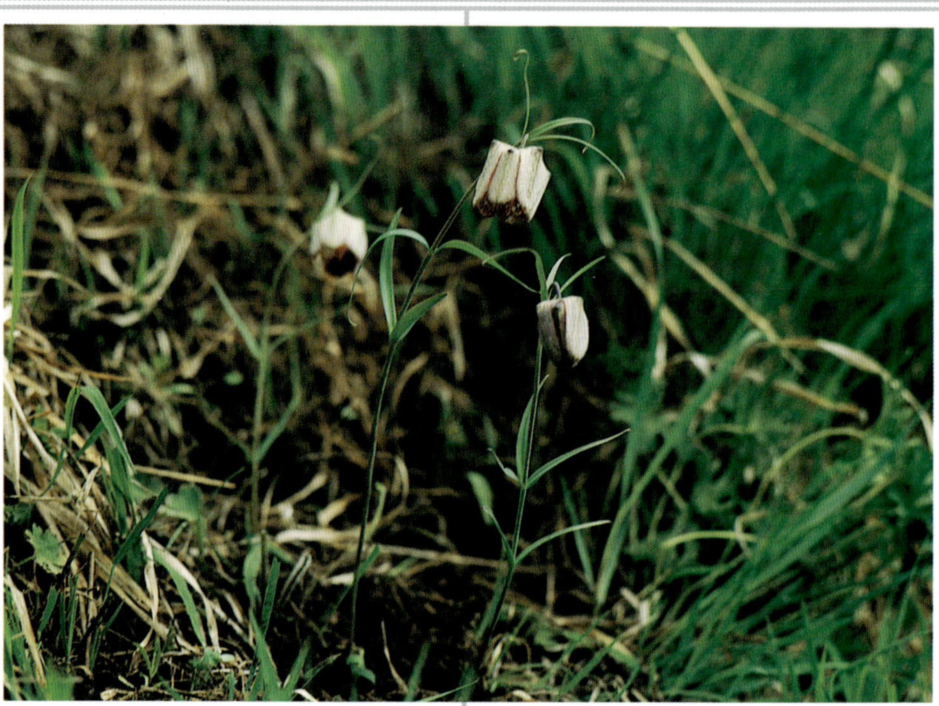

▲伊犁貝母

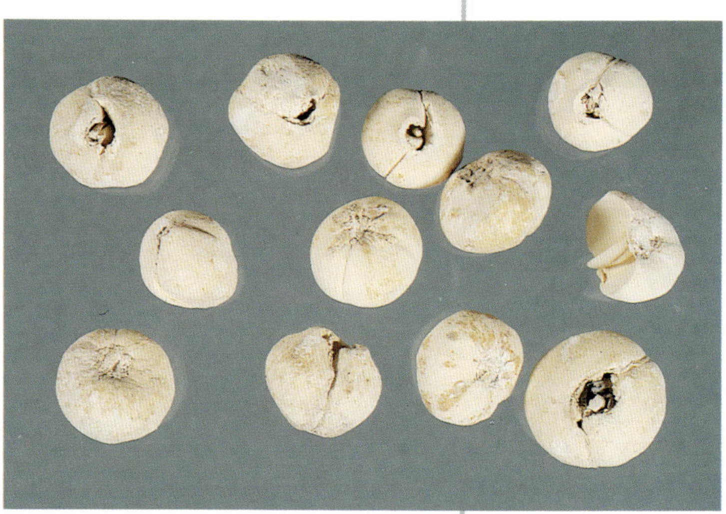

◀藥材伊貝母
（伊犁貝母）

178 華山參

Huashanshen

Funneled Physochlaina Root

RADIX PHYSOCHLAINAE

本品為茄科植物漏斗泡囊草 Physochlaina infundibularis Kuang 的乾燥根。

〔**原植物**〕多年生草本。根圓錐狀，肉質。莖被白色長柔毛。葉互生，葉片寬卵形或三角狀寬卵形，邊全緣或微波狀，有時具疏齒。傘房狀聚傘花序，頂生或腋生。花冠漏斗狀鐘形，黃色或微帶紫色。蒴果近球形。

〔**藥材性狀**〕本品呈長圓錐形或圓柱

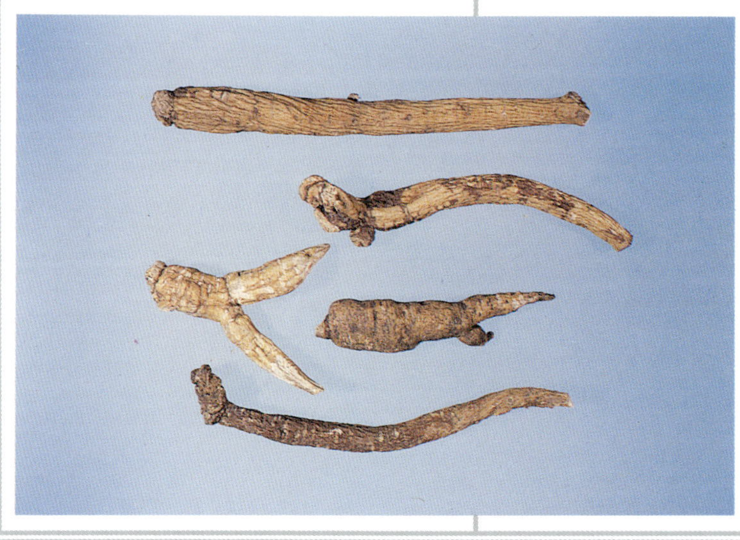

◀藥材華山參

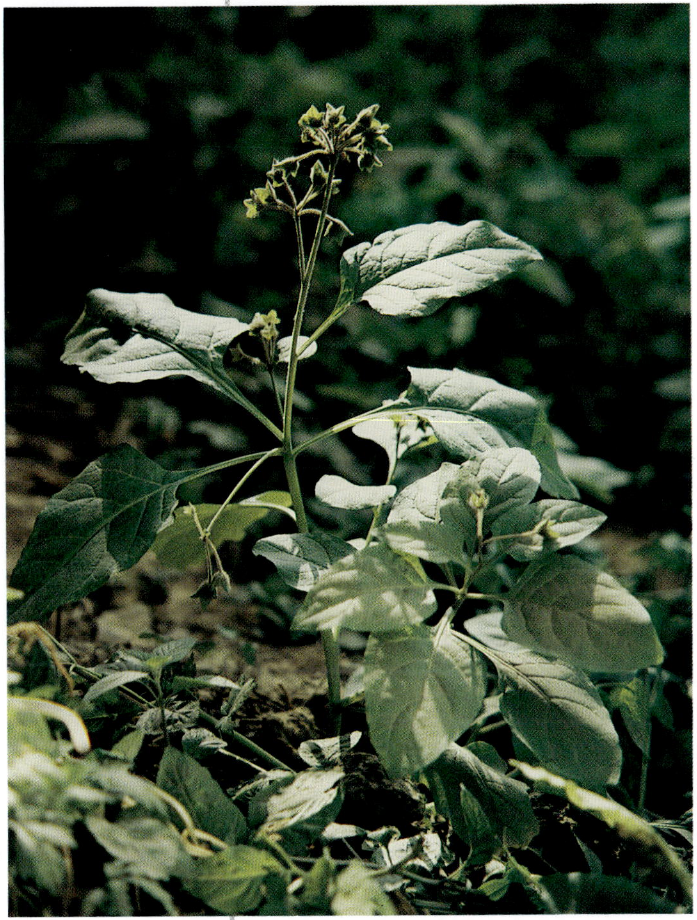

漏斗泡囊草 ▶

▼ 藥材華山参橫切面（左：自然光　右：偏振光下）

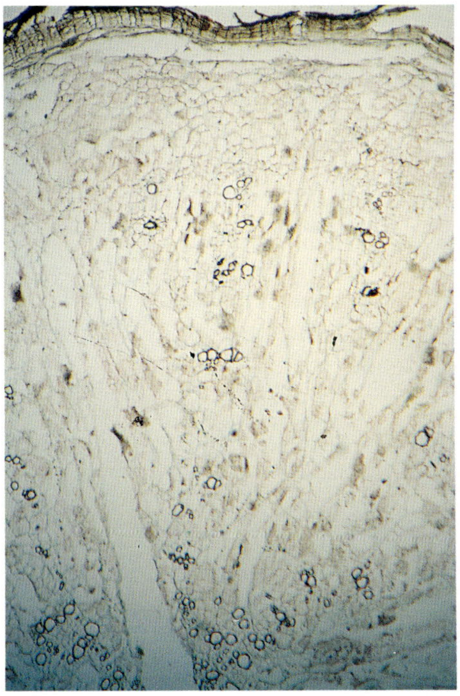

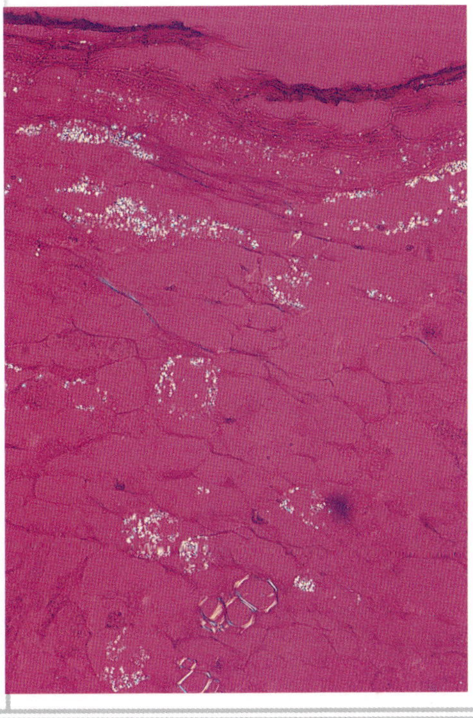

形，略彎曲，有的有分枝，長10～20cm，直徑1～2.5cm。表面棕褐色，有黃白色橫長皮孔、鬚根痕及縱皺紋，上部有環紋。頂端常有1至數個根莖，其上有莖痕及疣狀突起。斷面類白色或黃白色，皮部狹窄，木部寬廣，可見細密的放射狀紋理。

〔**橫切面**〕見圖。

〔**性味功能與主治**〕甘，微苦，熱；有毒。平喘止咳，安神鎮驚。用於寒痰喘咳，心悸失眠易驚。

〔**用法與用量**〕0.1～0.2g。

〔**注意**〕本品不宜多服，以免中毒。青光眼患者禁用。孕婦慎用，前列腺極度肥大者慎用。

Funneled Physochlaina Root is the dried root of *Physochlaina infundibularis* Kuang (Fam. Solanaceae). The drug is collected in spring, removed from rootlet, washed clean, and dried in the sun.

Action To relieve asthma and cough, and to induce sedation.

Indications Cough and asthma with thin expectoration; palpitation and insomnia.

Dosage 0.1～0.2g.

Precaution Overdosage may cause intoxication. Contraindicated to patients with glaucoma. Used with caution in pregnancy and in patients with marked prostatomegaly.

179 **延胡索**（元胡）

Yanhusuo

Yanhusuo

RHIZOMA CORYDALIS

本品為罌粟科植物延胡索 Corydalis yanhusuo W. T. Wang 的乾燥塊莖。

〔**原植物**〕多年生草本。塊莖扁圓球形。莖直立，纖細。葉互生，有長柄二回三出，全裂，末回裂片披針形或長圓狀披針形，全緣或頂端有大小不等的缺刻。總狀花序，花紅紫色，有距。蒴果綫形。

〔**藥材性狀**〕本品呈不規則的扁球形，直徑0.5～1.5cm。表面黃色或黃褐色，有不規則網狀皺紋。頂端有略凹陷的莖痕，底部常有疙瘩狀凸起。斷面黃色，角質樣，有蠟樣光澤。

〔**性味功能與主治**〕辛、苦，溫。活血，利氣，止痛。用於胸脅、脘腹疼痛、經閉痛經，產後瘀阻，跌撲腫痛。

〔**用法與用量**〕3～9g，研末吞服每次1.5～3g。

Yanhusuo is the dried tuber of *Corydalis yanhusuo* W. T. Wang (Fam. Papaverpaceae).

Action To promote circulation of blood and *qi* and relieve pain.

Indication Chest pain, epigastric pain; amenorrhea, dysmenorrhea, *blood stasis* after childbirth; traumatic swelling and pain.

Usage and dosage 3～9g; or 1.5～3g of powder to be swallowed.

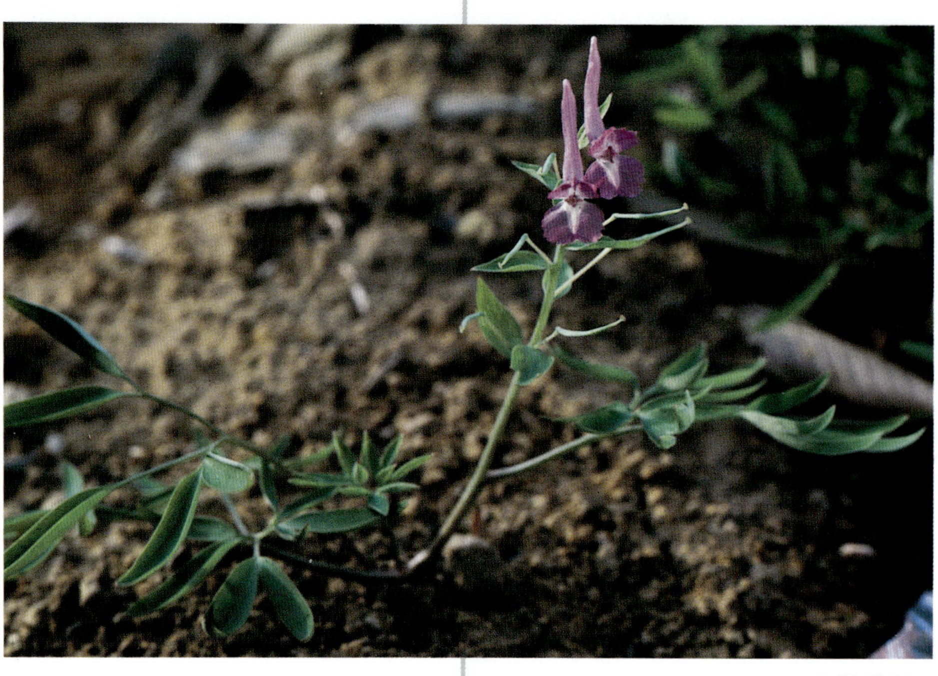

▲延胡索

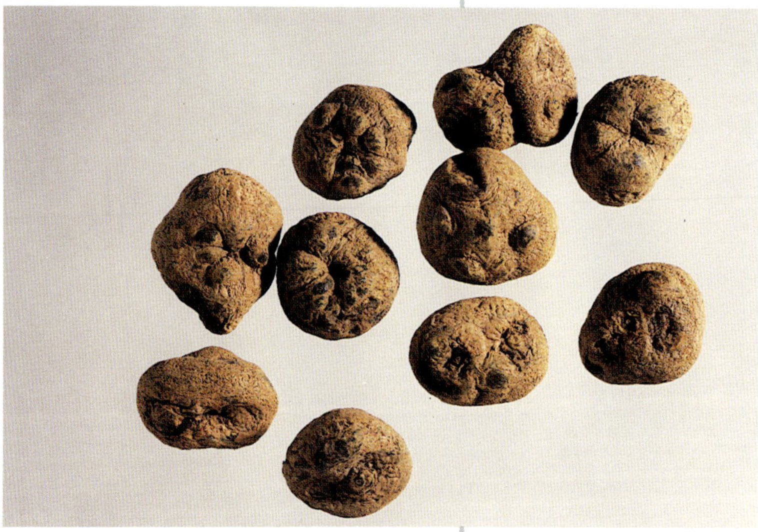

◀ 藥材延胡索

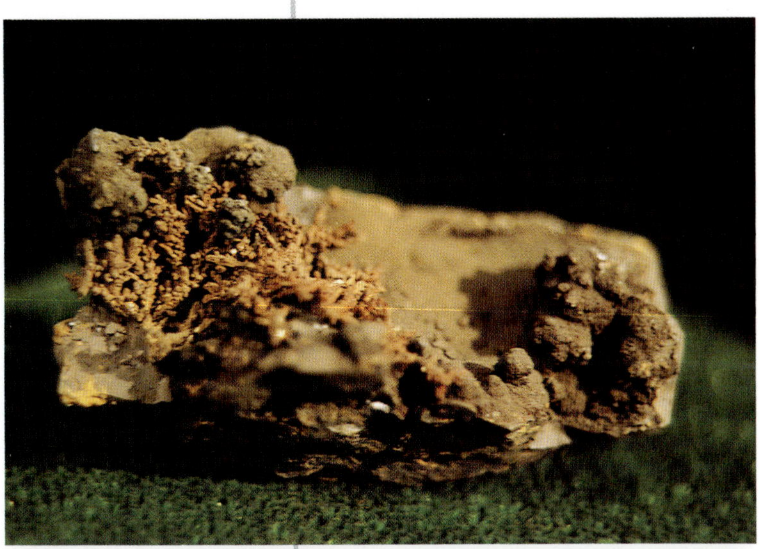

黃鐵礦礦石 ▶

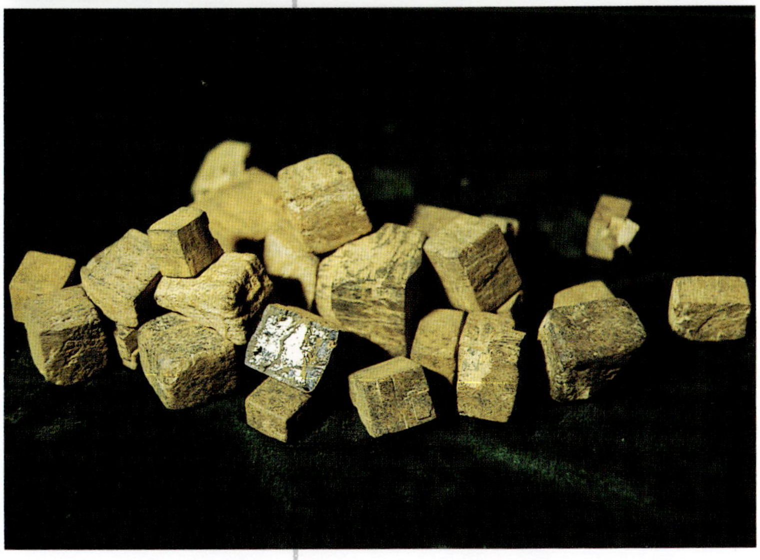

藥材自然銅 ▶

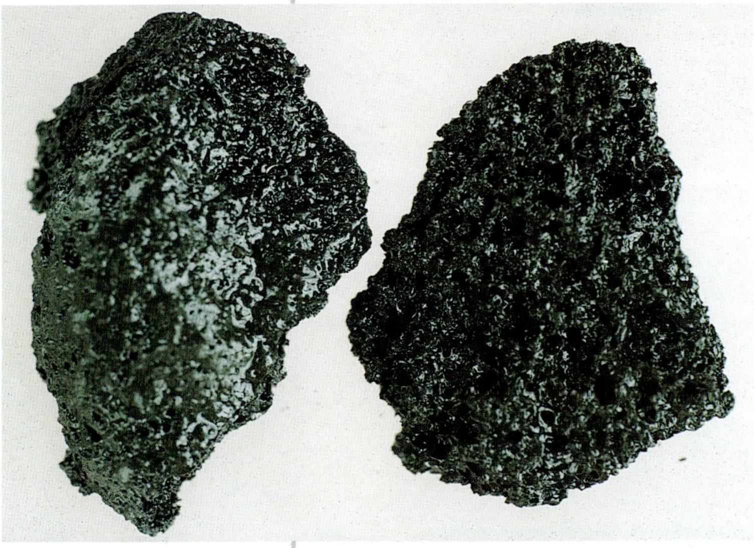

藥材血餘炭 ▶

180 自然銅

Zirantong

Pyrite

PYRITUM

本品為硫化物類礦物黃鐵礦族黃鐵礦，主含二硫化鐵（FeS_2）。

〔**原礦物**〕見圖。

〔**藥材性狀**〕本品晶形多為立方體，集合體呈致密塊狀。表面亮淡黃色，有金屬光澤；有的黃棕色或棕褐色，無金屬光澤。具條紋，條痕綠黑色或棕紅色。體重，質堅硬或稍脆，易砸碎。斷面黃白色，有金屬光澤；或斷面棕褐色，可見銀白色亮星。

〔**性味功能與主治**〕辛，平。散瘀，接骨，止痛。用於跌撲腫痛，筋骨折傷。

〔**用法與用量**〕3～9g，多入丸散服；外用適量。

Pyrite is a mineral of sulfide of Pyrite group, containing mainly iron sulfide (FeS_2).

Action To eliminate *blood stasis*, promote healing of fracture and relieve pain.

Indications Traumatic swelling and pain, bone fracture.

Usage and dosage 3～9g, mostly used in making pills or powder. Appropriate quantity for external use.

181 血餘炭

Xueyutan

Carbonized Hair

CRINIS CARBONISATUS

本品為人頭髮製成的碳化物。

〔**藥材性狀**〕本品呈不規則塊狀，烏黑光亮，有多數細孔。體輕，質脆。

〔**性味功能與主治**〕苦，平。止血，化瘀。用於吐血，咯血，衄血，尿血，崩漏下血，外傷出血。

〔**用法與用量**〕4.5～9g。

Carbonized Hair is the carbonized human hair.

Action To arrest bleeding and remove *blood stasis*.

Indications Hematemesis, epistaxis, hematuria, abnormal uterine bleeding, traumatic bleeding.

Dosage 4.5～9g。

182 全蝎

Quanxie

Scorpion

SCORPIO

本品為鉗蝎科動物東亞鉗蝎 Buthus martensii Karsch 的乾燥體。

〔**原動物**〕體長約6cm，分頭胸部及腹部。頭胸部7節，前面有鉗肢1對及下顎（螯肢）1對。前端兩側各一單眼，胸部有4對足。腹部分前腹部及後腹部，前腹部7節。後腹部狹長，末端具強大毒刺。

〔**藥材性狀**〕本品頭胸部與前腹部呈扁平長橢圓形，後腹部呈尾狀，皺縮彎曲，完整者體長約6cm。頭胸部呈綠褐色，前面有1對短小的螯肢及1對較長大的鉗狀腳鬚，形似蟹螯，背面覆有梯形背甲，腹面有足4對，均為7節，末端各具2爪鈎；前腹部由7節組成，第七節色深，背甲上有5條隆脊綫。背面綠褐色，後腹部棕黃色，6節，節上均有縱溝，末節有銳鈎狀毒刺，毒刺下方無距。

〔**性味功能與主治**〕辛，平；有毒。熄風鎮痙，攻毒散結，通絡止痛。用於小兒驚風，抽搐痙攣，中風口喎，半身不遂，破傷風症，風濕頑痺，偏正頭痛，瘡瘍，瘰癧。

〔**用法與用量**〕2.5～4.5g。

Scropion is the dried body of *Buthus martensii* Karsch (Fam. Buthidae).

Action To relieve convulsions, to combat poisons and reduce nodulation, to remove obstructions from the *collaterals*, and to relieve pain.

Indications Infantile convulsion; twitching, spasm; apoplectic hemiplegia; tetanus; chronic arthritis; headache or migraine; sores; scrofula.

Dosage 2.5～4.5g.

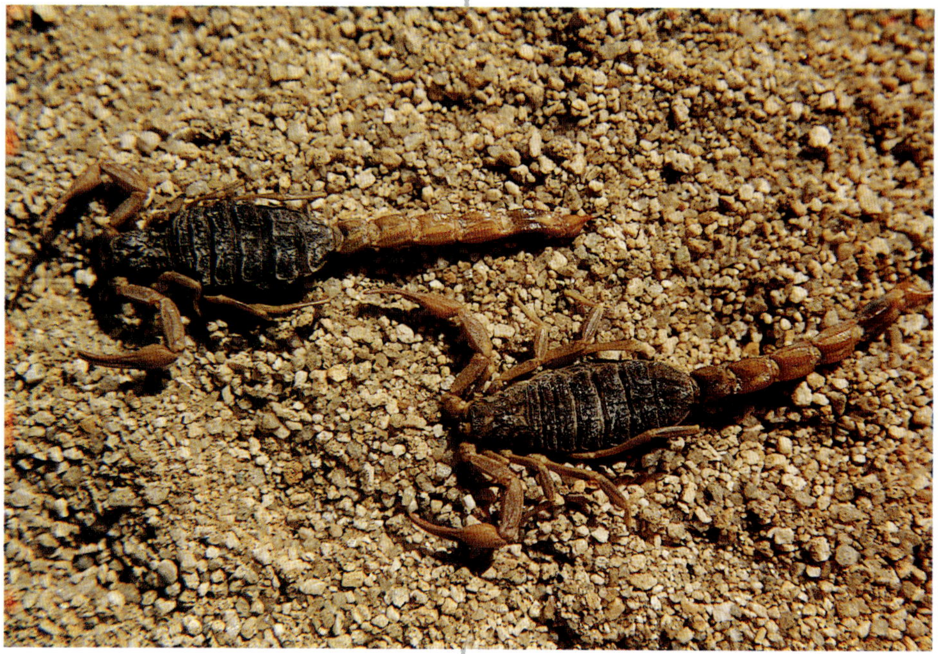

▲東亞鉗蝎

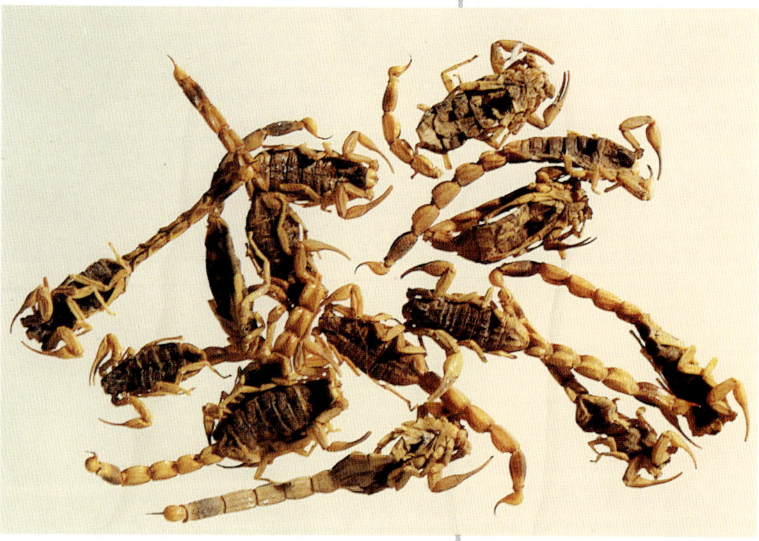

◀ 藥材全蝎

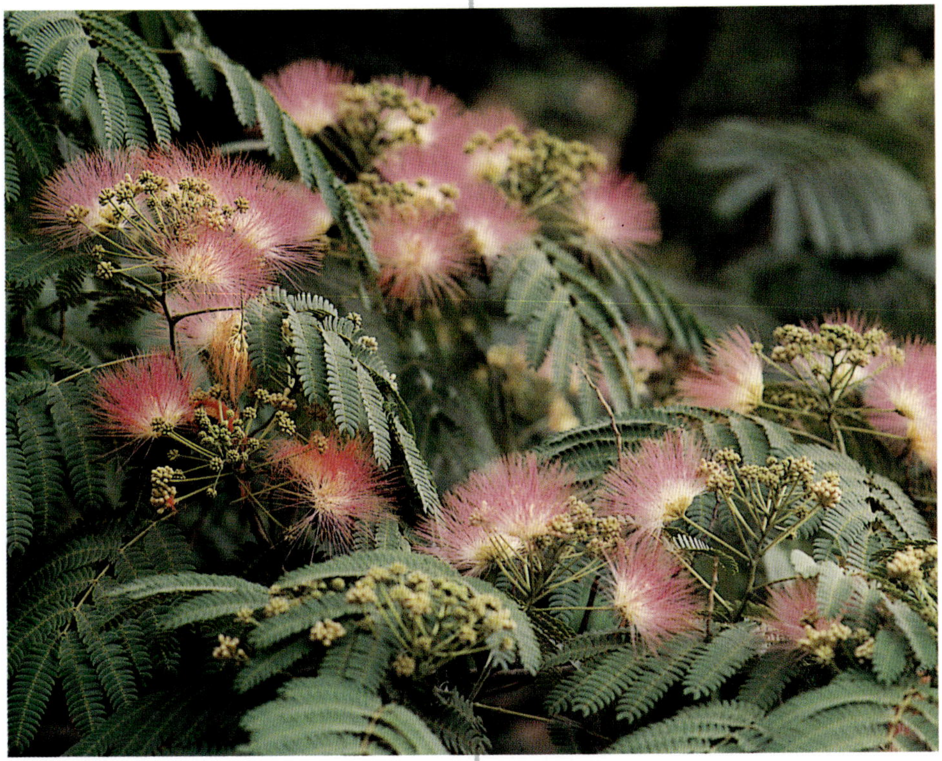

▲合歡

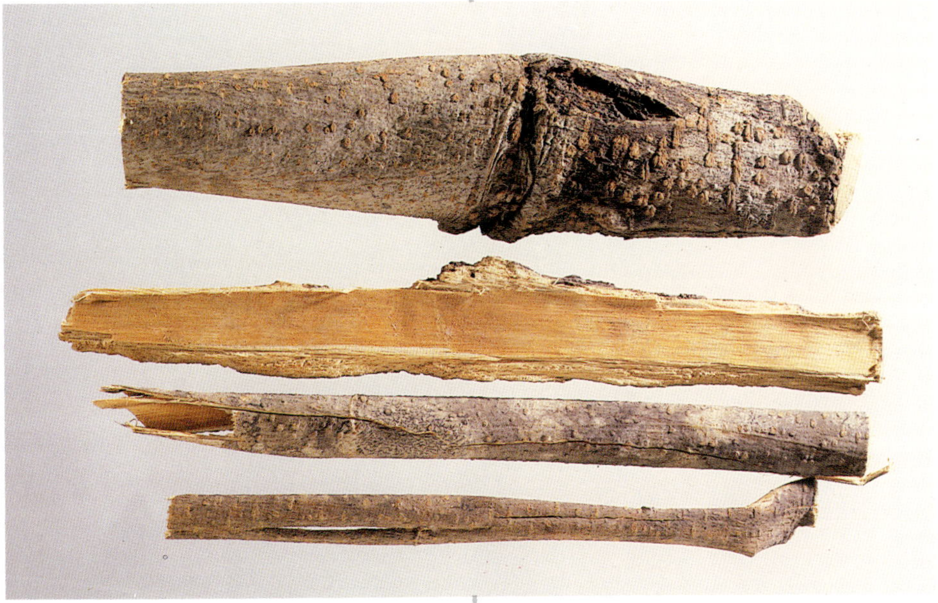

▲藥材合歡皮

183 合歡皮

Hehuanpi

Silktree Albizia Bark

CORTEX ALBIZIAE

本品為豆科植物合歡 Albizia julibrissin Durazz. 的乾燥樹皮。

〔**原植物**〕落葉喬木。樹皮灰棕色，平滑；幼枝帶棱角，被毛，散生黃棕色近圓形皮孔。二回偶數羽狀複葉，互生，羽片4～16對，每片小葉10～30對，日開夜合，小葉片鐮狀長圓形。頭狀花序簇生葉腋或密集小枝先端，呈傘房狀；花冠漏斗形，淡紅色，雄蕊多數，遠長於花冠，長達4cm，上部粉紅色。莢果長橢圓形，先端尖，邊緣波狀。種子小，扁橢圓形。

〔**藥材性狀**〕本品呈卷曲筒狀或半筒狀，長40～80cm，厚0.1～0.3cm。外表面灰棕色至灰褐色，稍有縱皺紋，有的成淺裂紋，密生明顯的橢圓形橫向皮孔，棕色或棕紅色，偶有突起的横棱或較大的圓形枝痕，常附有地衣斑；內表面淡黃棕色或黃白色，平滑，有細密縱紋。斷面呈纖維性片狀，淡黃棕色或黃白色。

〔**性味功能與主治**〕甘，平。解鬱安神，活血消腫。用於心神不安，憂鬱失眠，肺癰瘡腫，跌撲傷痛。

〔**用法與用量**〕6～12g；外用適量，研末調敷。

Silktree Albizia Bark is the dried stem bark of *Albizia julibrissin* Durazz. (Fam. Leguminosae).

Action To ease the mind and indue tranquillization, and to cause subsidence of swelling by activating blood circulation.

Indications Distractibility, melancholy and insomnia; lung abscess; sores and traumatic injuries.

Usage and dosage 6～12g; for external use, apropriate quantity to be ground into powder, mixed with liquid and applied topically.

184 合歡花

Hehuanhua

Albizia Flower

FLOS ALBIZIAE

本品為豆科植物合歡 Albizia julibrissin Durazz. 的乾燥花序。

〔**原植物**〕見183合歡皮。

〔**藥材性狀**〕本品為頭狀花序，皺縮成團。花細長而彎曲，長0.7～1cm，淡黃棕色至淡黃褐色，具短梗。花萼筒狀，先端有5小齒；花冠筒長約為萼筒的2倍，先端5裂，裂片披針形；雄蕊多數，花絲細長，黃棕色至黃褐色，下部合生，上部分離，伸出花冠筒外。

〔**性味功能與主治**〕甘，平。解鬱安神。用於心神不安，憂鬱失眠。

〔**用法與用量**〕4.5～9g。

Albizia Flower is the dried inflorescence of *Albizia julibrissin* Durazz. (Fam. Leguminosae).

Action To ease the mind and induce tranquilization

Indications Anxiety, depression and insomnia.

Dosage 4.5～9g.

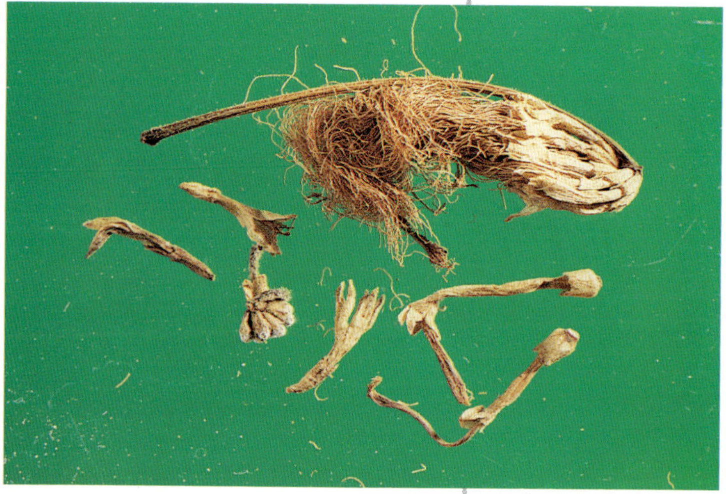

◀ 藥材合歡花

185 燈心草

Dengxincao

Common Rush

MEDULLA JUNCI

本品為燈心草科植物燈心草 Juncus effusus L. 的乾燥莖髓。

〔**原植物**〕多年生草本；根莖粗壯，橫走，黑褐色。稈直立叢生，圓柱形，內充滿白色髓。無葉，下部有鱗片狀鞘狀葉數個，基部葉鞘紫褐色或淡褐色，葉鞘先端常具芒尖。花序假側生，疏散為複聚傘花序；花小、綠色。蒴果三棱狀倒錐形，淡黃褐色。

〔**藥材性狀**〕本品呈細圓柱形，長達90cm，直徑0.1～0.3cm。表面白色或淡黃白色，有細縱紋。體輕，質軟，略有彈性，易拉斷。

〔**性味功能與主治**〕甘、淡，微寒。清心火，利小便。用於心煩失眠，尿少澀痛，口舌生瘡。

〔**用法與用量**〕1～3g。

Common Rush is the dried stem pith of *Juncus effusus* L. (Fam. Juncaceae).

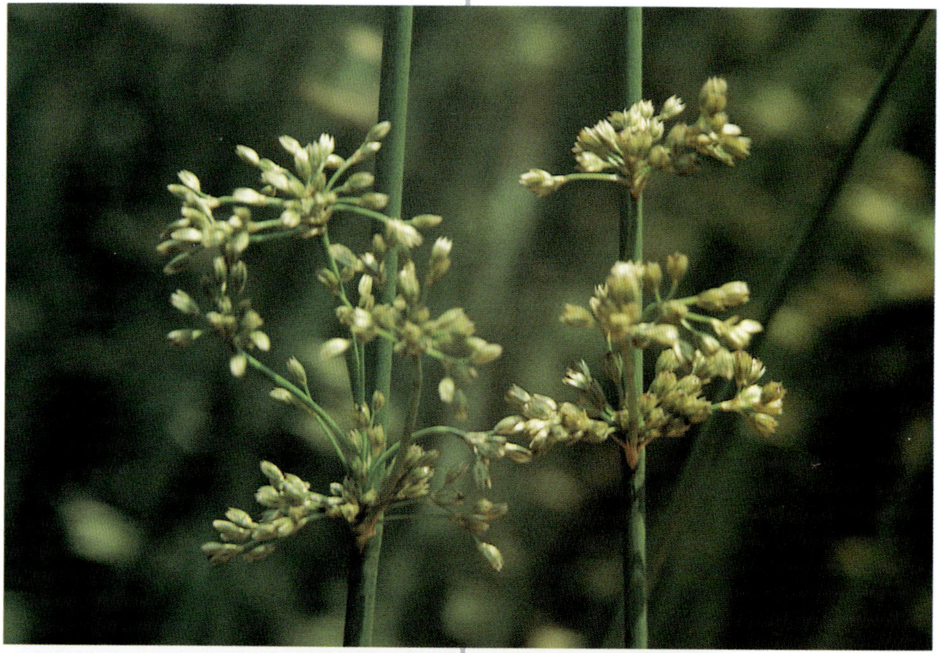

▲ 燈心草

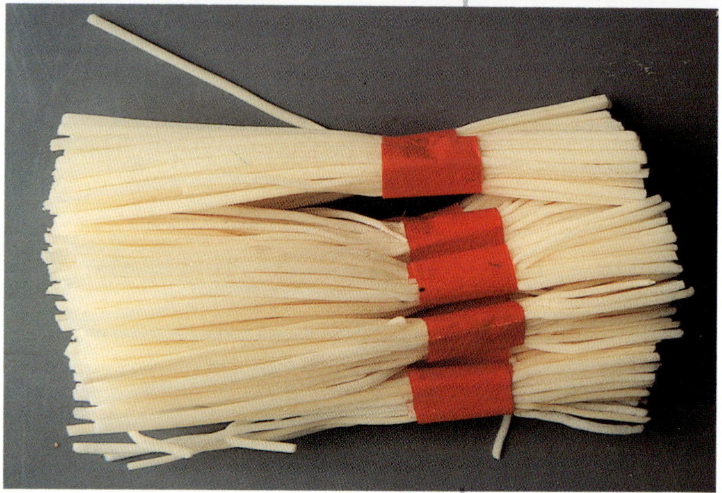

◀ 藥材燈心草

Action To eliminate excess *fire* in the *heart*, and to induce diuresis.

Indications Fidgetness and insomnia with oliguria and painful difficult urination or with ulceration in the mouth or on the tongue.

Dosage 1～3g.

186 決明子

Juemingzi

Cassia Seed

SEMEN CASSIAE

本品為豆科植物決明 Cassia obtusifolia L. 或小決明 Cassia tora L. 的乾燥成熟種子。

〔**原植物**〕①決明：為一年生半灌木狀草本，高50～150cm，上部多分枝，全體被短柔毛。葉互生，偶數羽狀複葉，葉軸上第1對小葉間或在第1對和第2對小葉間各有一長約2mm 的針刺狀暗紅色腺體；托葉腺形，早落；小葉片3對。花冠黃色。莢果細長，四棱柱狀，略扁，稍彎曲。②小決明：植株較小。葉軸上第1、第2對小葉間均有1針刺狀腺體。莢果較短。

〔**藥材性狀**〕①決明：略呈棱方形或短圓柱形。兩端平行傾斜，長3～7mm，寬2～4mm。表面綠棕色或暗棕色，平滑有光澤。一端較平坦，另端斜尖，背腹面各有1條突起的棱綫，棱綫兩側各有1條斜向對稱而色較淺的綫形凹紋。質堅硬，不易破碎。種皮薄，子葉2，黃色，呈“S”形折曲並重疊。②小決明：呈短圓柱形，較小，長3～5mm，寬2～3mm。表面棱綫兩側各有1片寬廣的淺黃棕色帶。

〔**性味功能與主治**〕甘、苦、鹹、微寒。清熱明目，潤腸通便。用於目赤澀痛，羞明多泪，頭痛眩暈，目暗不明，大便秘結。

〔**用法與用量**〕9～15g。

Cassia Seed is the dried ripe seed of *Cassia obtusifolia* L. or *Cassia tora* L. (Fam. Leguminosae).

Action To remove *heat* from the *liver*, to improve eyesight, and to relax bowels.

Indications Inflammation of the eye with pain, photophobia and lacrimination; headache, dizziness, blurred vision and constipation.

Dosage 9～15g.

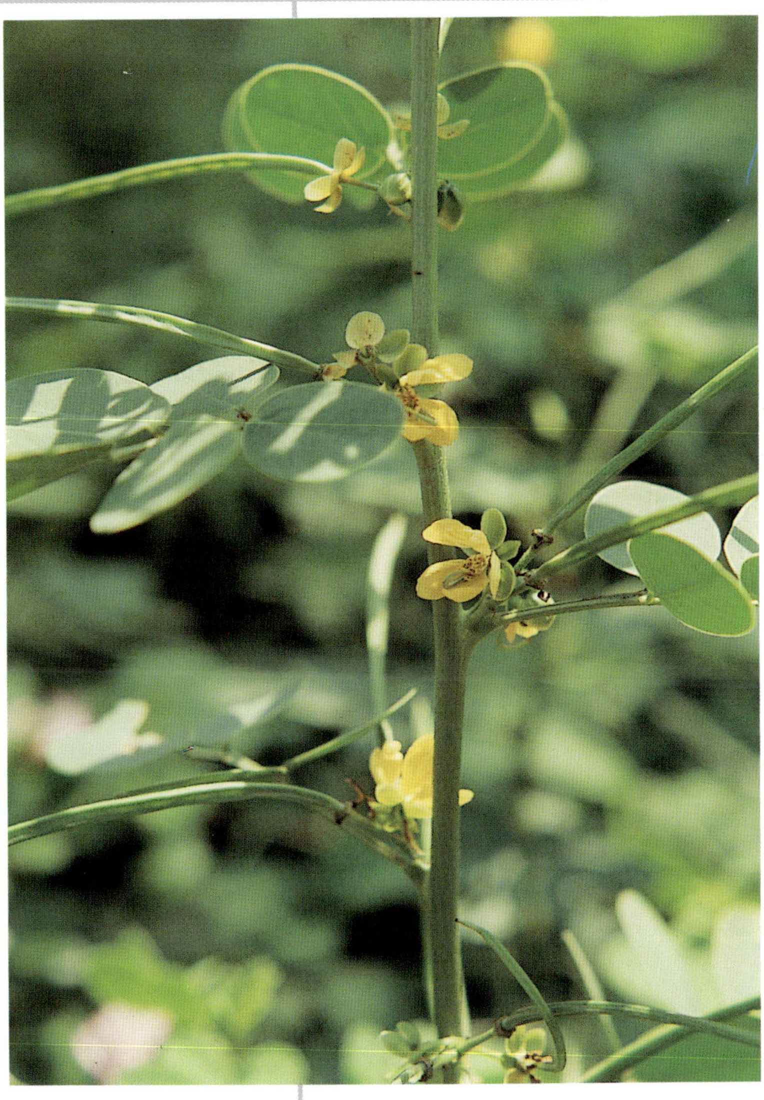

小決明 ▶

▼ 決明

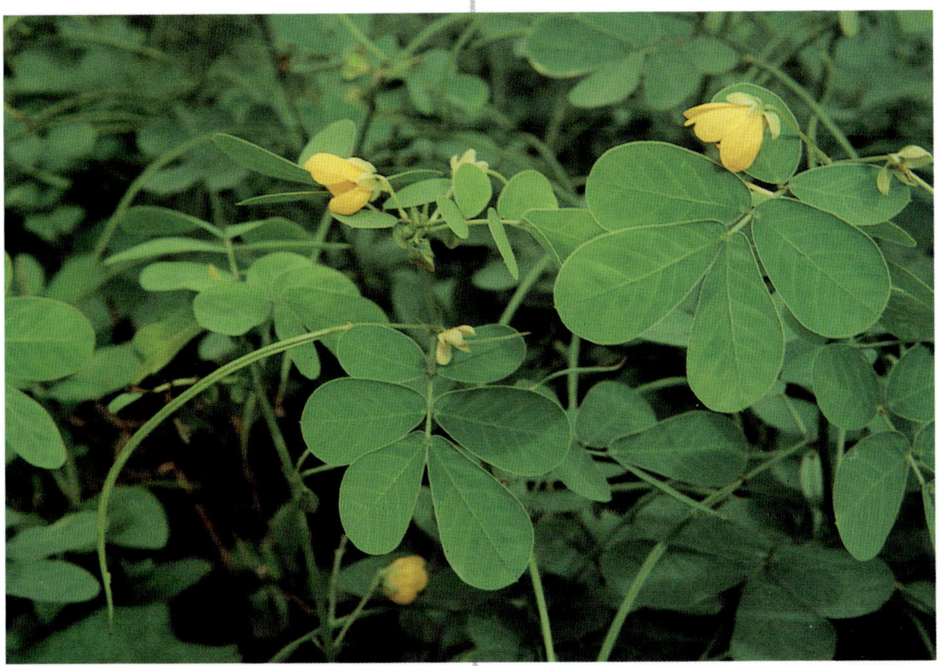

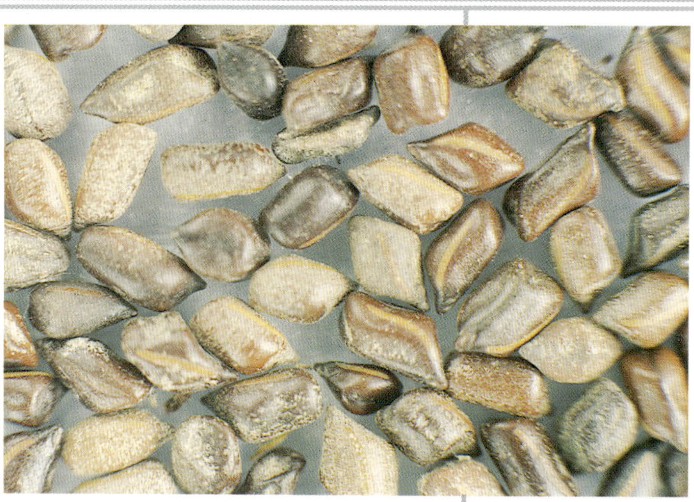

▲▼ 藥材決明子(上：決明〔放大圖〕 下：小決明)

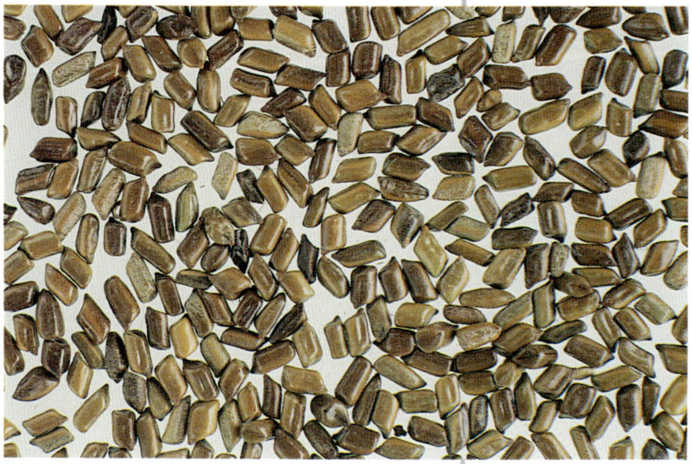

187 冰片(合成龍腦)

Bingpian

Borneol

BORNEOLUM SYNTHETICUM

本品為合成龍腦。

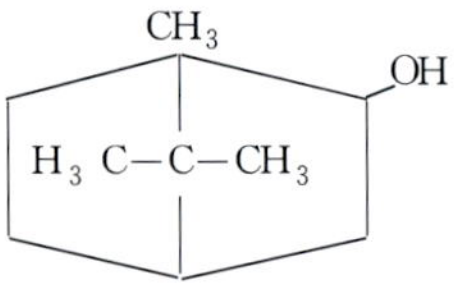

[$C_{10}H_{18}O$＝154.25]

〔**藥材性狀**〕本品為無色透明或白色半透明的片狀鬆脆結晶；有清香氣，具揮發性，點燃發生濃烟，並有帶光的火焰。

〔**性味功能與主治**〕辛、苦，微寒。開竅醒神，清熱止痛。用於熱病神昏、痙厥，中風痰厥，氣鬱暴厥，中惡昏迷，目赤，口瘡，咽喉腫痛，耳道流膿。

〔**用法與用量**〕0.15～0.3g，入丸散用；外用研粉點敷患處。

〔**注意**〕孕婦慎用。

Action To restore consciousness, to remove *heat*, and to relieve pain.

Indications Loss of consciousness and convusion in febrile diseases, stroke and attack of noxious factors; syncope due to violent excitment; inflammation of the eye, ulcers in the mouth, sore throat, purulent discharge from the auditory canal.

Usage and dosage 0.15～0.3g, used in making pills or powder; for external use, appropriate quantity to be ground into powder and applied topically.

Precaution Used with caution in pregnancy.

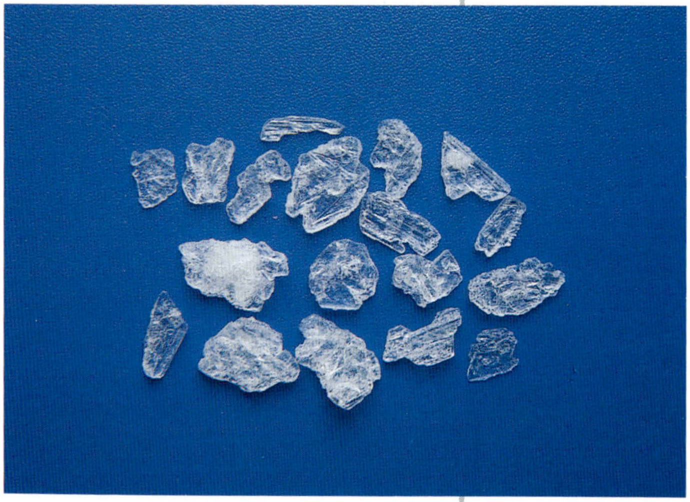

◀ 藥材冰片

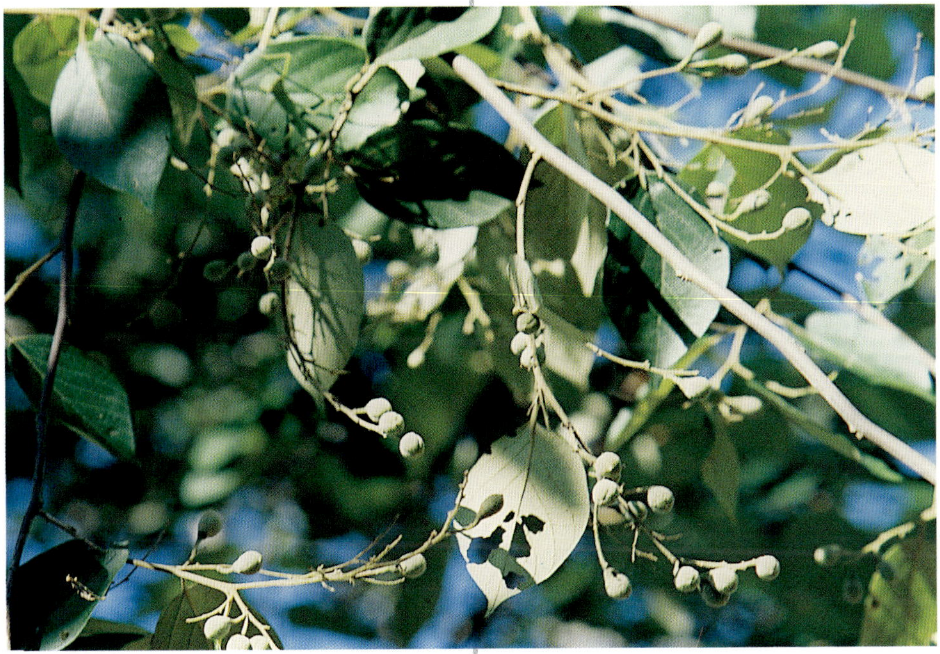

▲ 白花樹

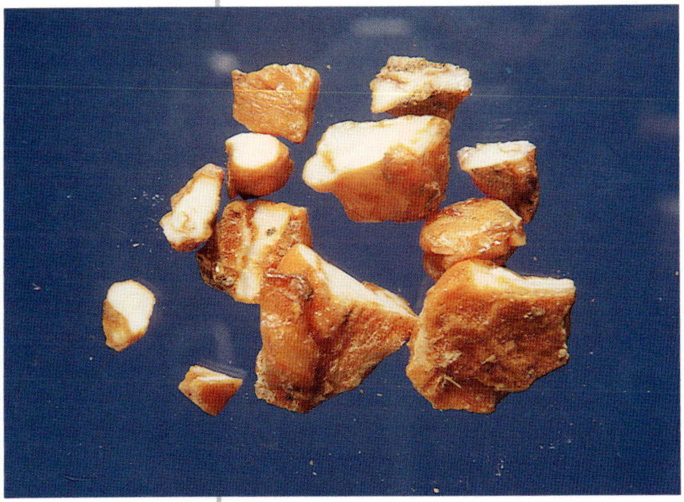

藥材安息香 ▶

188 安息香

Anxixiang

Benzoin

BENZOINUM

本品為安息香科植物白花樹 Styrax tonkinensis (Pierre) Craib ex Hart. 的乾燥樹脂。

〔**原植物**〕喬木，樹幹直徑達1. 3m。樹皮灰色，光滑；幼枝被黃色星狀毛。葉卵形，全緣或近上部呈微齒狀，表面光滑。花序圓錐狀，腋生或頂生；花多，白色。果實卵形。種子1枚，偶有2枚。

〔**藥材性狀**〕本品為不規則的小塊，稍扁平，常黏結成團塊。表面橙黃色，具蠟樣光澤；或為不規則的圓柱狀、扁平塊狀，表面灰白色至淡黃白色。質脆，易碎，白色。放置後逐漸變為淡黃棕色至紅棕色。

〔**性味功能與主治**〕辛、苦，平。開竅清神行氣，活血，止痛。用於中風痰厥，氣鬱暴厥，中惡昏迷，心腹疼痛，產後血暈，小兒驚風。

〔**用法與用量**〕0. 6～1. 5g，多入丸散用。

Benzoin is the dried resin collected from the trunk of *Styrax tonkinensis* (Pierre) Craib ex Hart. (Fam. Styracaceae).

Action To restore consciousness, to activate the flow of *qi* and blood, and to relieve pain.

Indications Loss of consciousness in stroke and attack of noxious factors, syncope due to violent excitement or postpartem anemia; pain in the chest and epigastrium; infantile convulsion.

Usage and dosage 0. 6～1. 5g; mostly used in making pills or powder.

189 關木通

Guanmutong

Manchurian Dutchmanspipe Stem

CAULIS ARISTOLOCHIAE MANSHURIENSIS

本品為馬兜鈴科植物東北馬兜鈴 Aristolochia manshuriensis Kom. 的乾燥藤莖。

〔**原植物**〕木質大藤本，長可達10m。斷面淺黃色，有放射狀綫及密集小孔洞。葉互生，葉片圓心形，長8～29cm，嫩葉密生短柔毛。單花腋生，有圓心形苞片1枚，花被烟斗狀，頂端3裂，黃綠色，喉部有圓形環紋；子房下位，先端稍膨脹。蒴果圓柱狀有6棱。種子三角形，淺灰褐色。

〔**藥材性狀**〕本品呈長圓柱形，稍扭曲，長1～2m，直徑1～6cm。表面灰黃色或棕黃色，有淺縱溝及棕褐色殘餘粗皮的斑點。節部稍膨大，有1枝痕。斷面黃色或淡黃色，皮部薄，木部寬廣，有多層整齊環狀排列的導管，射綫放射狀，髓部不明顯。有樟腦樣臭。

〔**性味功能與主治**〕苦，寒。清心火，利小便，通經下乳。用於口舌生瘡，心煩尿赤，水腫，熱淋澀痛，白帶，經閉乳少，濕熱痹痛。

〔**用法與用量**〕3～6g。

〔**注意**〕孕婦慎用。

Manchurian Dutchmanspipe Stem is the dried stem of *Aristolochia manshuriensis*Kom. (Fam. Aristolochiaceae).

Action To remove *heat* from the *heart*, to relieve dysuria and promote diuresis, to stimulate menstrual discharge, and to promote the flow of milk.

Indications Ulcers in the mouth and on the tongue accompanied by fidgets and dark urine; edema, painful difficult urination; excessive leukorrhea; amenorrhea; lack of lactation; acute arthritis due to *damp heat*.

Dosage 3～6g.

Precaution Used with caution in pregnancy.

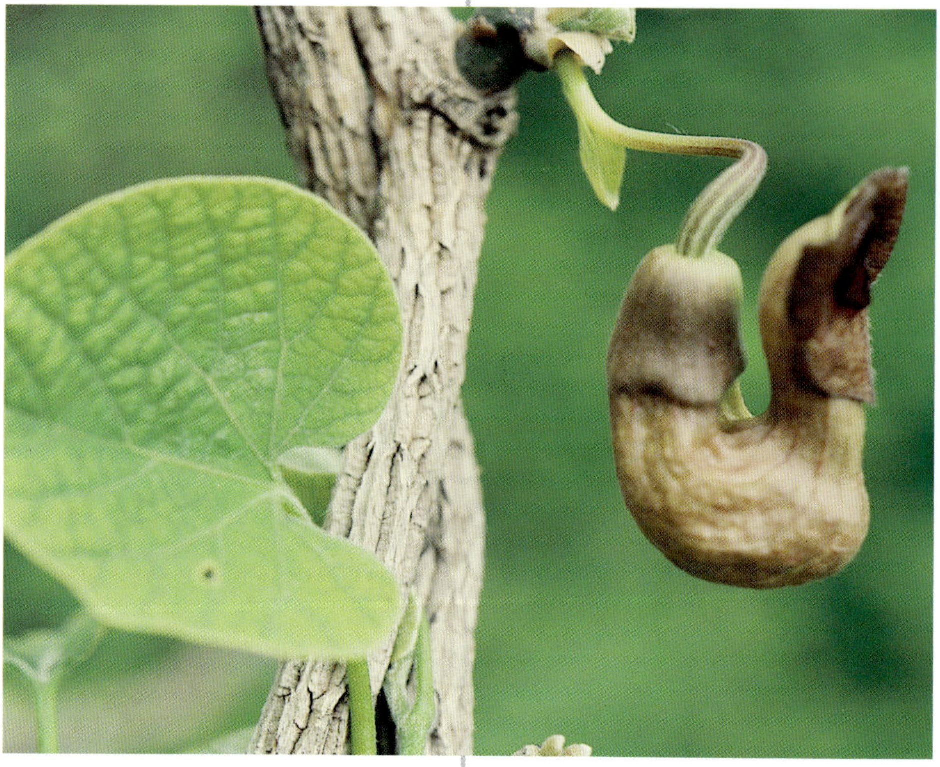

▲東北馬兜鈴

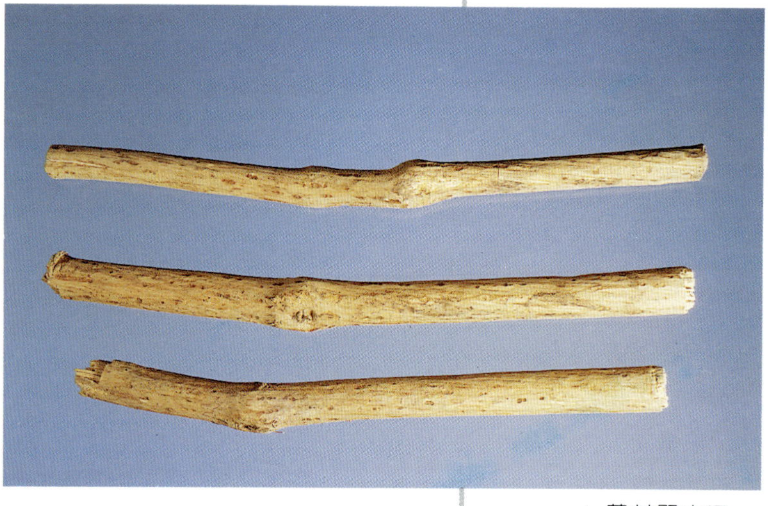

▲藥材關木通

粉防己▼ ▶

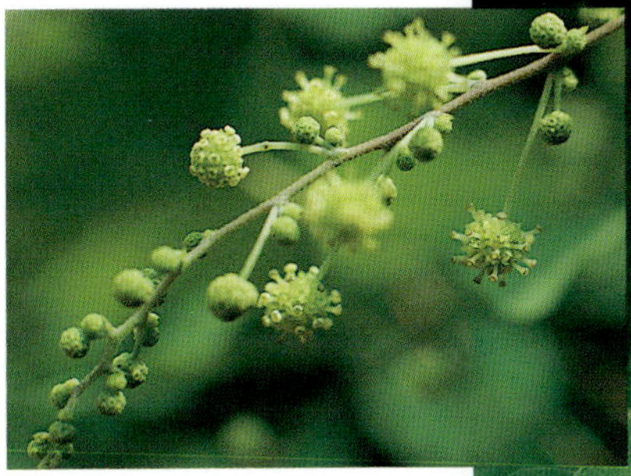

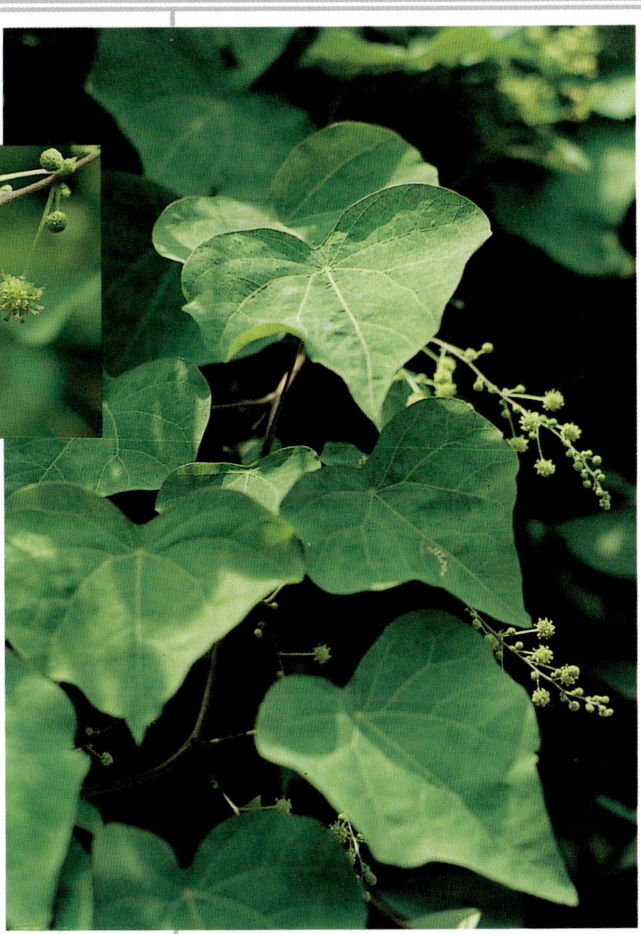

▼藥材防己橫切面

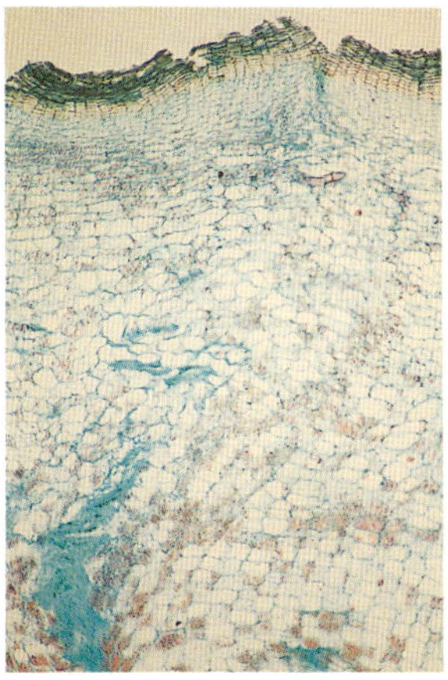

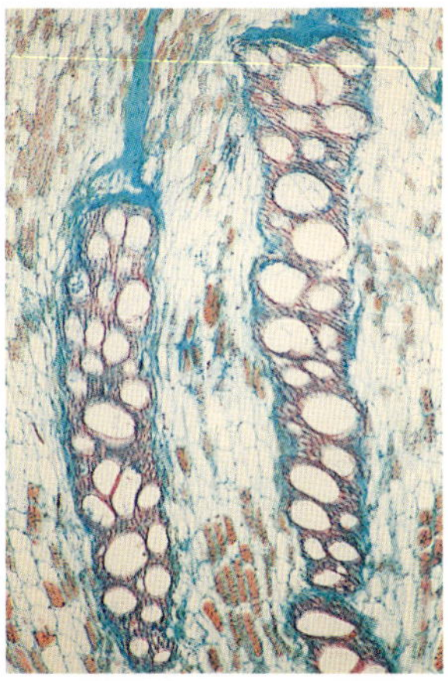

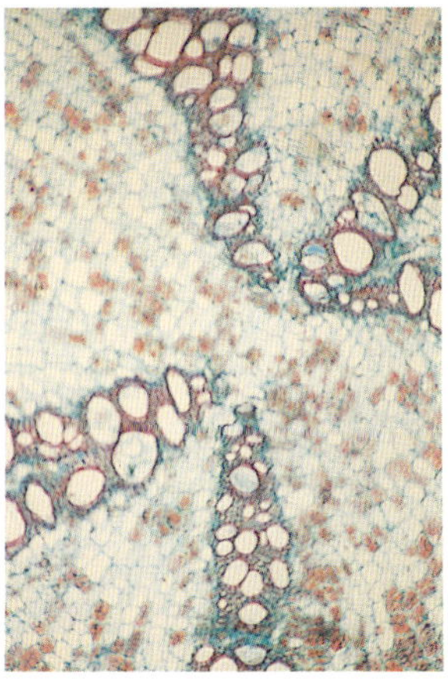

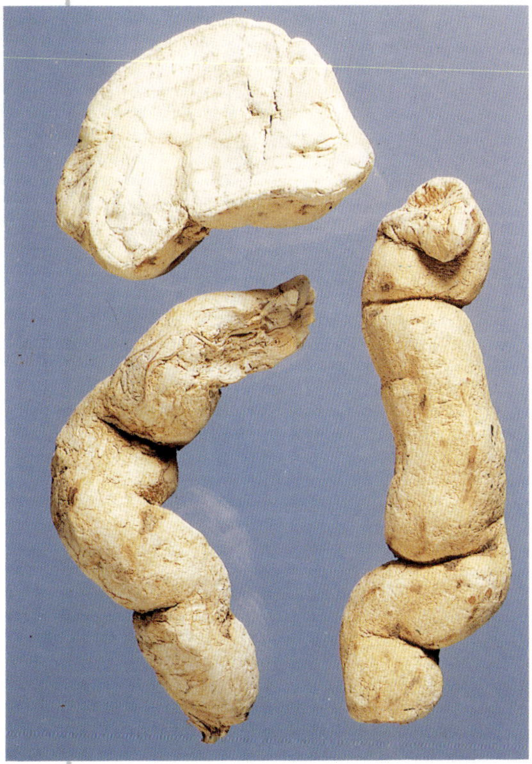

▲藥材防己

190 防己

Fangji

Fourstamen Stephania Root

RADIX STEPHANIAE TETRANDRAE

本品為防己科植物粉防己 Stephania tetrandra S. Moore 的乾燥根。

〔**原植物**〕多年生落葉藤本，長可達數米。根圓柱狀而彎曲，直徑3～5cm。莖纏繞。葉互生，葉柄盾狀着生；葉片寬三角狀卵形，下面灰綠色或粉白色。兩面有短柔毛。花單性，雌雄異株；雄花序由許多頭狀聚傘花序組成，再作長總狀排列；雄花萼片3～5；花瓣4；雄蕊4，花絲合生成柱狀；雌花序較短；雌花萼片、花瓣與雄花同數；心皮1，花柱3，子房上位。核果球形，熟時紅色，直徑5～6mm。

〔**藥材性狀**〕本品呈不規則圓柱形，半圓柱形或塊狀，多彎曲，長5～10cm，直徑1～5cm。表面淡灰黃色，在彎曲處常有深陷橫溝而成結節狀的瘤塊樣。斷面平坦，灰白色，富粉性，有排列較稀疏的放射狀紋理。

〔**橫切面**〕見圖。

〔**性味功能與主治**〕苦，寒。利水消腫，祛風止痛。用於水腫腳氣，小便不利，濕疹瘡毒，風濕痹痛；高血壓症。

〔**用法與用量**〕4.5～9g。

Fourstamen Stephania Root is the dried root of *Stephania tetrandria* S. Moore (Fam. Menispermaceae).

Action To cause diuresis and to relieve rheumatic conditions.

Indications Edema with oilguria; eczema; rheumatic arthritis; hypertension.

Dosage 4.5～9g.

191 防風

Fangfeng

Divaricate Saposhnikovia Root

RADIX SAPOSHINKOVIAE

本品為傘形科植物防風 Saposhnikovia divaricata（Turcz.）Schischk. 的乾燥根。

〔**原植物**〕多年生草本，高20～80cm，全體無毛。根近圓柱形，頂端密被棕黃色葉柄殘基。莖單生，二歧分枝。基生葉具長柄，柄基部成鞘狀而抱莖；葉片二至三回羽狀分裂，最終裂片條形至倒披針形，頂端2～3裂或不裂；莖生葉較小。複傘形花序頂生，常排成聚傘狀圓錐花序，總苞片無或具1片；小總苞片4～5，條形至披針形，小傘形花序有花4～9朵；花小，白色。雙懸果長卵形，具疣狀突起，分果具5棱。

〔**藥材性狀**〕本品呈長圓錐形或長圓柱形，下部漸細，有的略彎曲，長15～30cm，直徑0.5～2cm。表面灰棕色，粗糙，有縱皺紋，多數橫長皮孔及點狀突起的細根痕。根頭部有明顯密集的環紋，有的環紋上殘存棕褐色毛狀葉基。斷面不平坦，皮部淺棕色，有裂隙，木部淺黃色。

〔**橫切面**〕見圖。

〔**性味功能與主治**〕辛、甘，溫。解表祛風，勝濕，止痙。用於感冒頭痛，風濕痹痛，風疹瘙癢，破傷風。

〔**用法與用量**〕4.5～9g。

Divaricate Saposhnikovia Root is the dried root of *Saposhnikovia divaricata* (Turcz.) Schischk. (Fam. Umbelliferae).

Action To induce diaphoresis, to dispel *wind*, to alleviate rheumatic conditions, and to relieve spasm.

Indications Headache in colds; urticaria; rheumatic arthralgia; tetanus.

Dosage 4.5～9g.

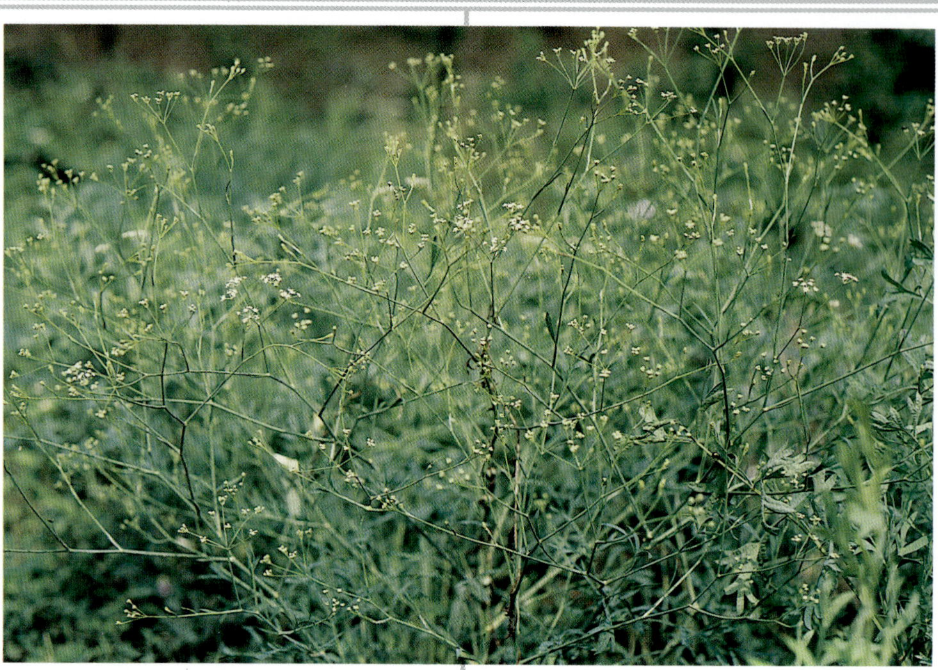

▲ 防風

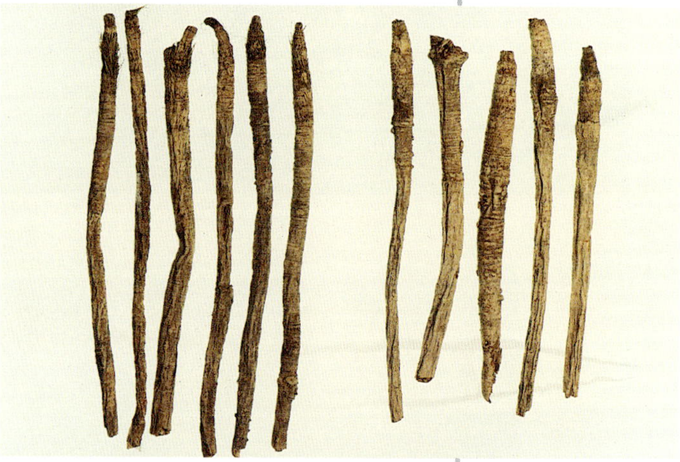

◀ 藥材防風

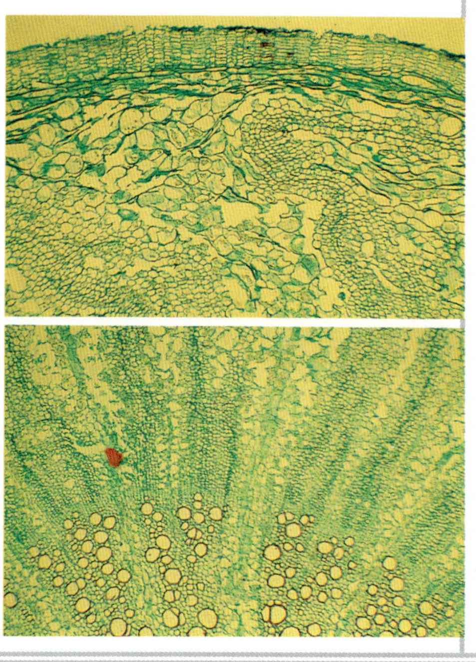

◀ 藥材防風橫切面

紅大戟 ▶

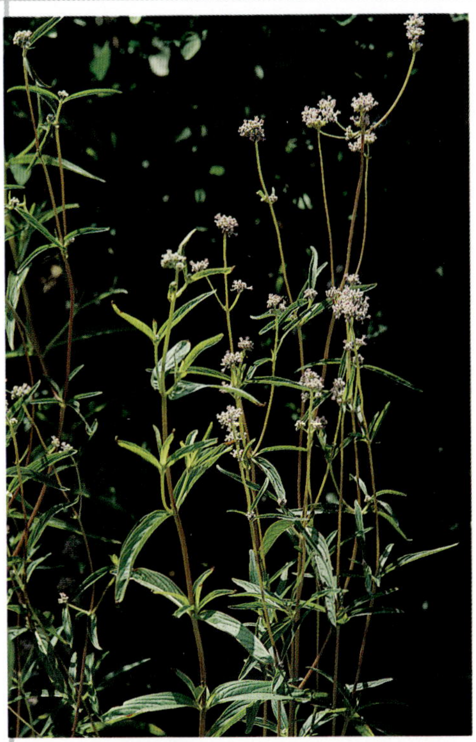

藥材紅大戟 ▶

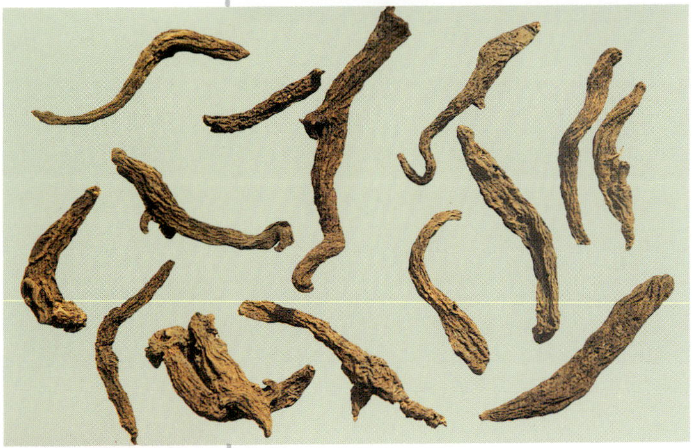

▼藥材紅大戟橫切面
(偏振光下)

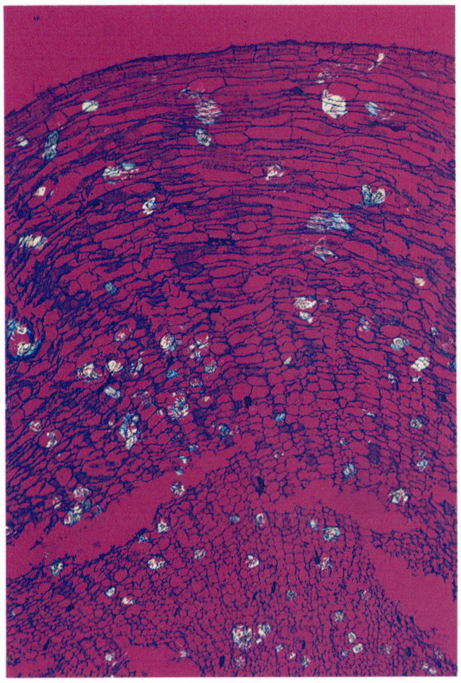

▼藥材紅大戟橫切面

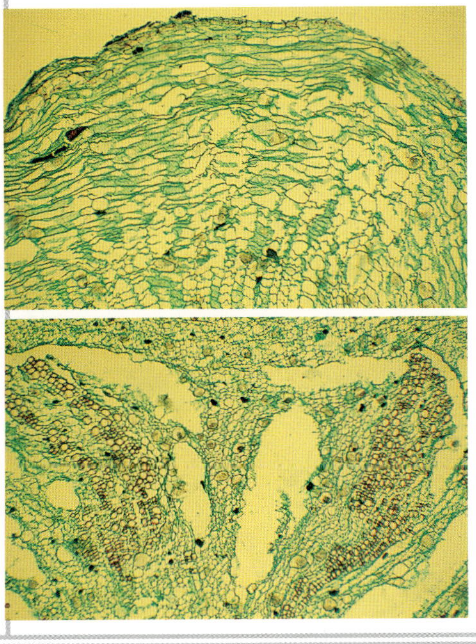

192 紅大戟

Hongdaji

Knoxia Root

RADIX KNOXIAE

本品為茜草科植物紅大戟 Knoxia valerianoides Thorel et Pitard 的乾燥塊根。

〔**原植物**〕多年生草本，高0.3～1m。通常具2～3個紡錘形塊根，紅褐色或棕褐色。莖直立，上部稍呈蔓狀，稍具棱。葉對生，無柄；葉片長橢圓形至條狀披針形，全緣，有短毛，脈上更甚。花序頂生，密集成球形，直徑1～1.5cm；花萼4齒裂；花冠管狀漏斗形，淡紫紅色或白色，喉部密被長毛，先端4裂；雄蕊4，着生於花冠管中部；子房下位，果實小，卵形或橢圓形。

〔**藥材性狀**〕本品略呈紡錘形，偶有分枝，稍彎曲，長3～10cm，直徑0.6～1.2cm。表面紅褐色或紅棕色，粗糙，有扭曲的縱皺紋。上端常有細小的莖痕。斷面皮部紅褐色，木部棕黃色。

〔**橫切面**〕見圖。

〔**功能與主治**〕苦，寒；有小毒。瀉水逐飲，攻毒消腫散結。用於胸腹積水，二便不利，癰腫瘡毒，瘰癧痰核。

〔**用法與用量**〕1.5～3g。

Knoxia Root is the dried root of *Knoxia valerianoides* Thorel et Pitard (Fam. Rubiaceae).

Action To cause drastic purgation and expel the retained water, and to counteract toxicity and induce subsidence of swelling and nodulation.

Indications Hydrothorax and ascites with constipation and oliguria; carbuncles, sores, scrofula.

Dosage 1.5～3g.

193 紅花

Honghua

Safflower

FLOS CARTHAMI

本品為菊科植物紅花 Carthamus tinctorius L. 的乾燥花。

〔**原植物**〕一年生草本，高40～100cm。莖直立，無毛，上部分枝。葉互生，幾無柄，葉片長橢圓形或卵狀披針形，邊緣具不規則銳鋸齒，齒端有針狀刺，兩面無毛，上部葉成苞片狀圍繞着頭狀花序。頭狀花序頂生，直徑3～4cm，常多個排成傘房狀；總苞片多列，外側2～3列邊緣具尖刺，內側數列卵形，最內列為條形，薄膜質。花兩性，全為管狀花，先端5深裂，初放時黃色，漸變為橘紅色至深紅色。瘦果類白色，具4棱。

〔**藥材性狀**〕本品為不帶子房的管狀花，長1～2cm。表面紅黃色或紅色。花冠筒細長，先端5裂，裂片呈狹條形，長5～8mm。雄蕊5，花藥聚合成筒狀，黃白色。柱頭長圓柱形，頂端微分叉。質柔軟。

〔**性味功能與主治**〕辛，溫。活血通經，散瘀止痛。用於經閉，痛經，惡露不行，癥瘕痞塊，跌撲損傷，瘡瘍腫痛。

〔**用法與用量**〕3～9g。

〔**注意**〕孕婦慎用。

Safflower is the dried flower of *Carthamus tinctorius* L. (Fam. Compostiae).

Action To activate blood circulation and stimulate menstrual discharge, and to remove *blood stasis* and relieve pain.

Indications Amenorrhea, dysmenorrhea; retention of lochia; formation of mass in the abdomen; traumatic injuries or sores with swelling and pain.

Dosage 3～9g.

Precaution Used with caution in pregnancy.

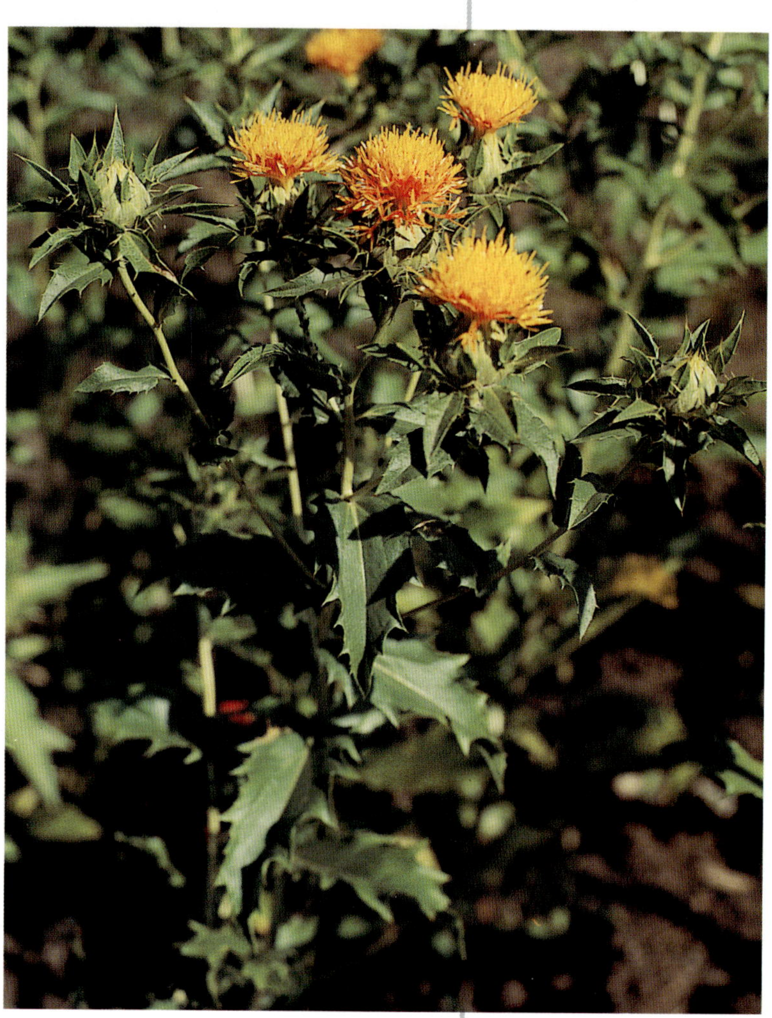

◀ 紅花

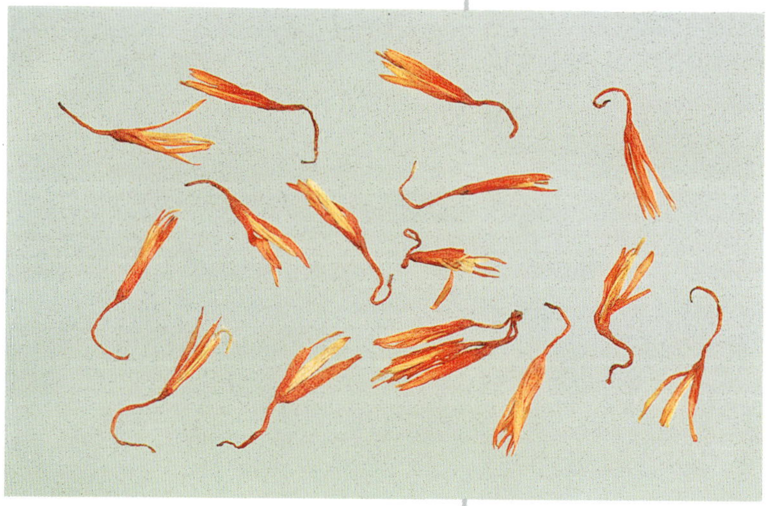

◀ 藥材紅花

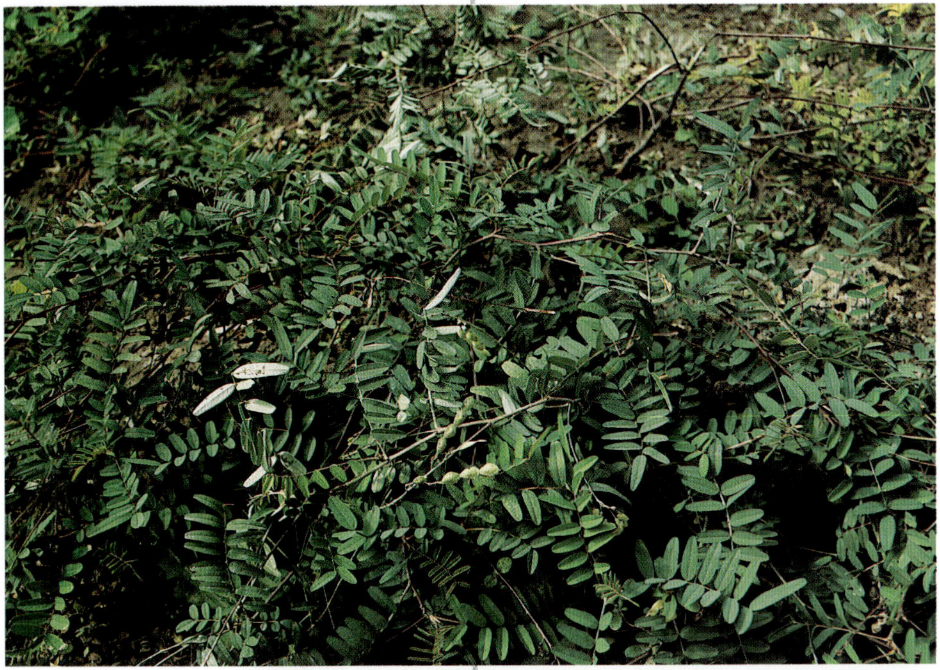

▲ 多序巖黃芪

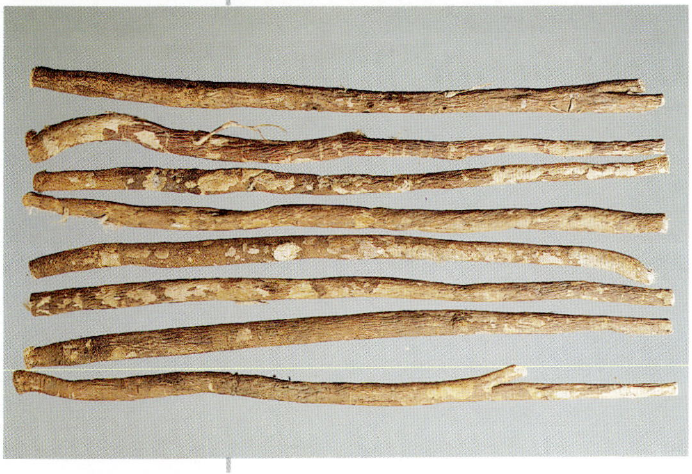

藥材紅芪 ▶

▼ 藥材紅芪橫切面（左：偏振光下）

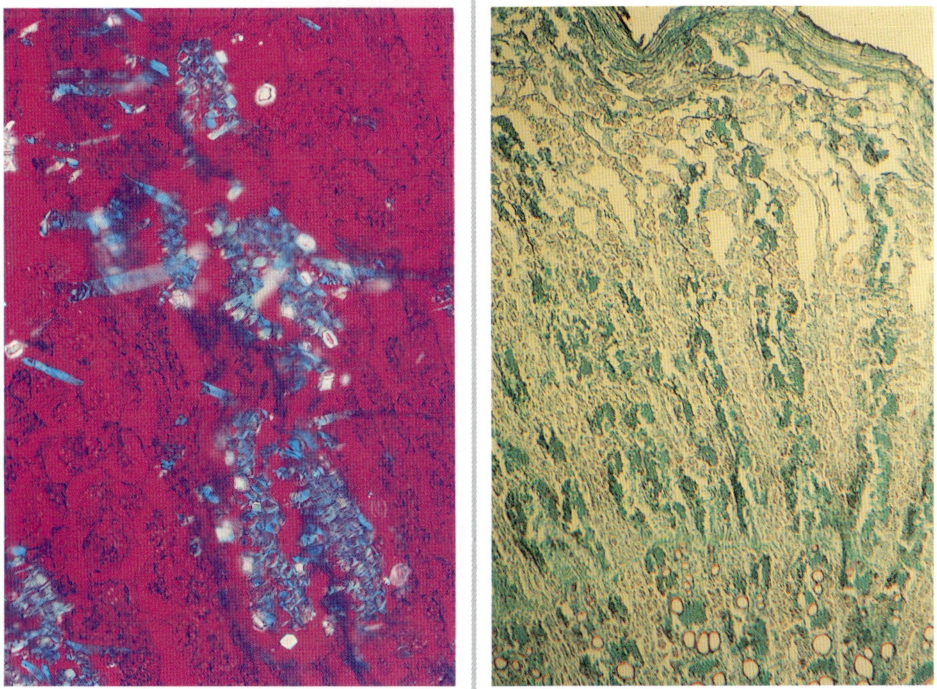

194 紅芪

Hongqi

Manyinflorescenced Sweetvetch Root

RADIX HEDYSARI

本品為豆科植物多序巖黃芪 Hedysarum polybotrys Hand-Mazz. 的乾燥根。

〔**原植物**〕直立草本，高可達1.5m。根長柱形，灰紅棕色，具皮孔。莖多分枝，細瘦。單數羽狀複葉互生，小葉7～25枚，先端近平截或微凹，有小刺尖。總狀花序腋生，具花20餘朵，花梗有長柔毛；花萼斜鐘形；花冠蝶形，淡黃色，長約1cm。莢果有3～5個莢節，邊緣有狹翅，扁平，表面有稀疏網紋及短柔毛。

〔**藥材性狀**〕本品呈圓柱形，少有分枝，上端略粗，長10～50cm，直徑0.6～2cm。表面灰紅棕色，有縱皺紋、橫長皮孔及少數支根痕，外皮易脫落，剝落處淡黃色。斷面纖維性，並顯粉性，皮部黃白色，木部淡黃棕色，射綫放射狀，形成層環淺棕色。

〔**橫切面**〕見圖。

〔**性味功能與主治**〕甘，溫。補氣固表，利尿托毒，排膿，斂瘡生肌。用於氣虛乏力，食少便溏，中氣下陷，久瀉脫肛，便血崩漏，表虛自汗，氣虛水腫，癰疽難潰，血虛萎黃，內熱消渴；慢性腎炎蛋白尿，糖尿病。蜜紅芪益氣補中，用於氣虛乏力，食少便溏。

〔**用法與用量**〕9～30g。

Manyinflorescenced Sweetvetch Root is the dried root of *Hedysarum polybotrys* Hand. -Mazz. (Fam. Legminosae).

Action To reinforce *qi* and strengthen the superficial resistance, to cause diuresis, and to promote the drainage of pus and the growth of new tissue.

Indications *Deficiency of qi* with lack of strength, anorexia and loose stools; sinking of the *spleen qi* marked by protracted diarrhea and prolapse of the rectum; hematochezia and abnormal uterine bleeding; spontaneous sweating due to weakened superficial resistance; edema due to *deficiency of qi*; abscess or boil difficult to burst; anemia; diabetes mellitus; albuminuria in chronic nephritis.

Dosage 9～30g.

195 炙紅芪

Zhihongqi

Manyinflorescenced Sweetvetch Root (processed with honey)

RADIX HEDYSARI PREPARATA

本品為紅芪的炮製加工品。

〔**藥材性狀**〕本品為圓形或橢圓形厚片，直徑0.4～1.5cm，厚1～2mm；外表皮紅棕色，略有光澤，可見縱皺紋及殘留少數支根痕。切片表面多具曲折裂隙，皮部淺黃色，形成層環淺棕色，木質部淺黃棕色至淺棕色，可見放射狀紋理。

〔**性味功能與主治**〕甘、溫。補中益氣。用於氣虛乏力，食少便溏。

〔**用法與用量**〕同紅芪。

Manyinflorescenced Sweetvetch Root (processed with honey) is the processed Radix Hedysari.

Action To reinforce *qi* and strengthen the superficial resistance.

Indications *Dificiency of qi* with lack of strength, anorexia and loose stools.

Dosage 9～30g.

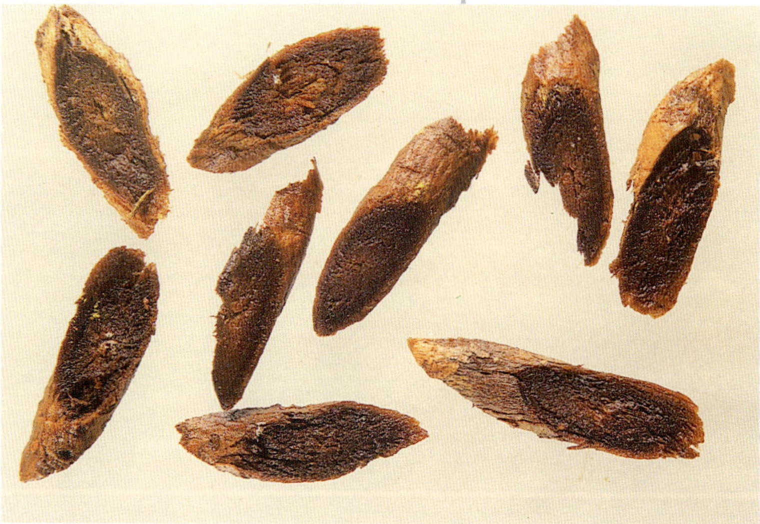

◀ 藥材製紅芪

196 紅豆蔻

Hongdoukou

Galanga Galangal Fruit

FRUCTUS GALANGAE

本品為薑科植物大高良薑 Alpinia galanga Willd. 的乾燥成熟果實。

〔**原植物**〕多年生草本，高可達2m。莖直立。葉排成2列；葉鞘長而抱莖；葉片長30～60cm，兩面無毛；葉舌短而圓，有毛。圓錐花序頂生，花序軸密生短柔毛，2叉分枝；花綠白色，稍帶淡紅色條紋，有異味；小苞片、萼筒宿存；裂片矩圓形；唇瓣倒卵狀匙形，白色而具紅條紋，深2裂。果矩圓形，熟時橙紅色。種子多數，黑色。

〔**藥材性狀**〕本品呈長球形，中部略細，長0.7～1.2cm，直徑0.5～0.7cm。表面紅棕色或暗紅色，略皺縮，頂端有黃白色管狀宿萼，基部有果梗痕。果皮薄，易破碎。種子6，扁圓形或三角狀多面形，黑棕色或紅棕色，外被黃白色膜質假種皮，胚乳灰白色。

〔**橫切面**〕見圖。

〔**性味功能與主治**〕辛，溫。燥濕散寒，醒脾消食。用於脘腹冷痛，食積脹滿，嘔吐泄瀉，飲酒過多。

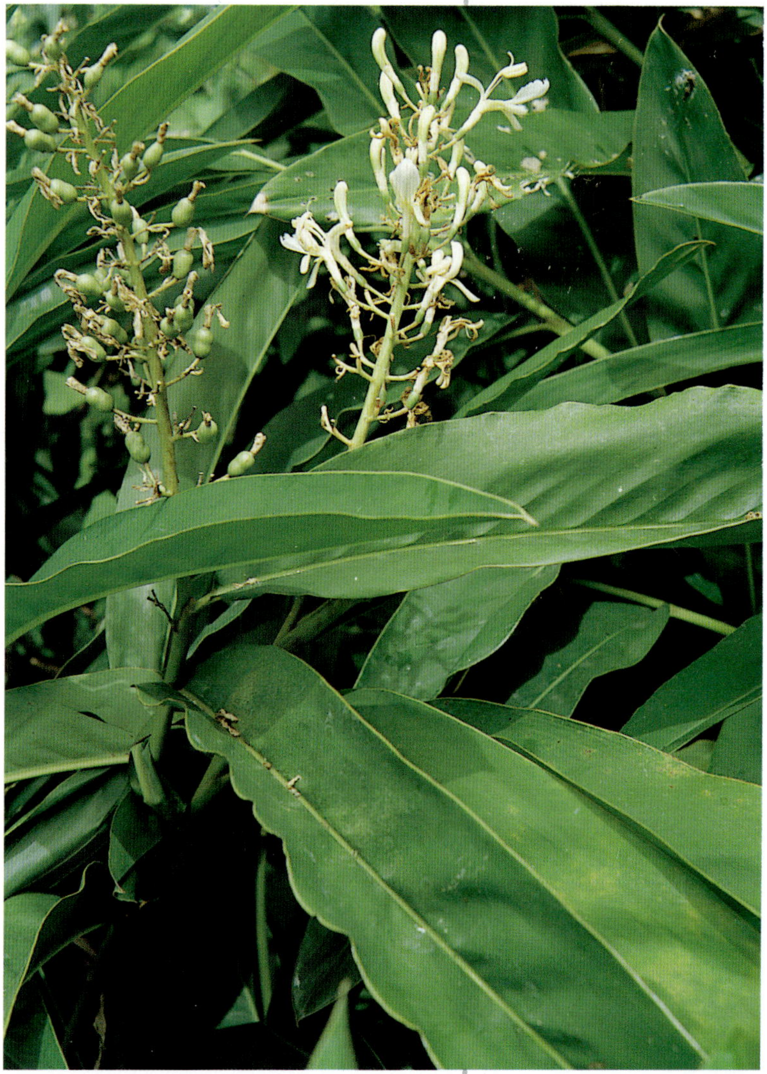

◀ 大高良薑

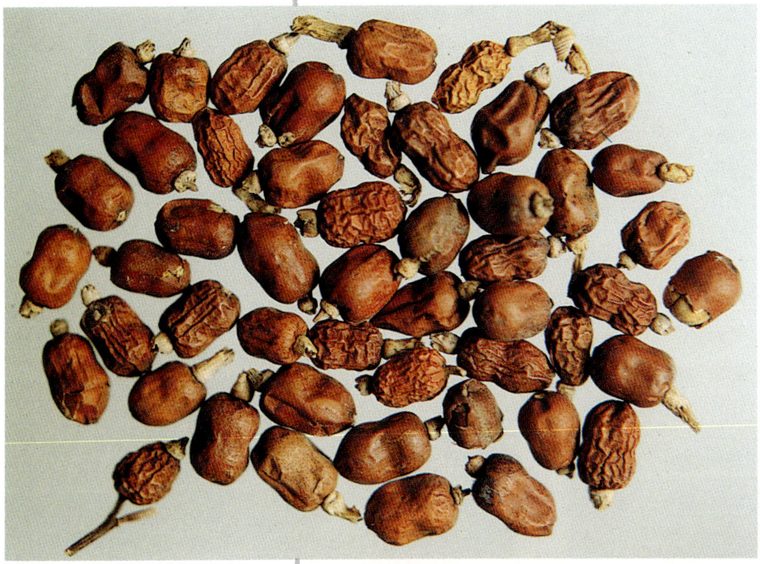

藥材紅豆蔻 ▶

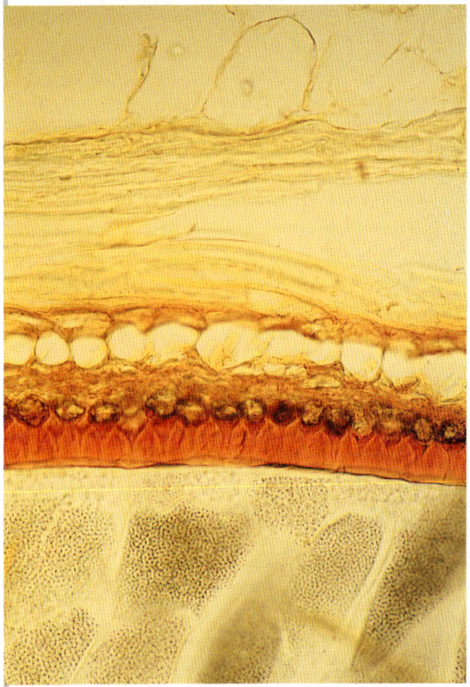

藥材紅豆蔻橫切面 ▶

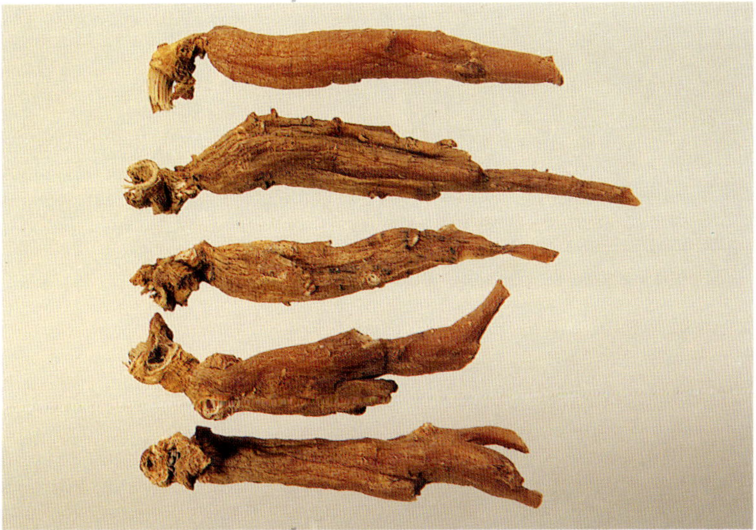

藥材紅參 ▶

〔**用法與用量**〕 3～6g。

Galanga Galanagal Fruit is the fruit of *Alipinia galanga* Willd. (Fam. Zingiberaceae).

Action To dispel *damp-cold*, to invigorate the function of the *spleen*, and to promote digestion.

Indications Epigastric pain accompained by cold sensation; retention of undigested food with abdominal distension, vomiting and diarrhea; excessive alcohol drinking.

Dosage 3～6g.

197 紅參

HongShen

Red Ginseng

RADIX GINSENG RUBRA

本品為五加科植物人參 Panax ginseng C. A. Mey. 的栽培品（習稱“園參”）經蒸製後的乾燥根。

〔**原植物**〕 見人參。

〔**藥材性狀**〕 主根呈紡錘形或柱形，頭 3～10cm，直徑1～2cm，表面半透明，紅棕色，偶有不透明的暗黃褐色斑塊。具縱溝，皺紋及細根痕，上部有斷續的不明顯環紋，下部有2～3條扭曲交差的支根，並帶彎曲的鬚根或僅具有殘迹，根莖（蘆頭）長1～2cm，上有數個凹窩狀莖痕（蘆碗），有的帶有1～2條完整或折斷的不定根。質硬而脆，斷面平坦，角質樣。

〔**性味功能與主治**〕 甘、微苦，溫。大補元氣，複脈固脫，益氣攝血。用於體虛欲脫，肢冷脈微，氣不攝血，崩漏下血；心力衰竭，心原性休克。

〔**用法與用量**〕 10～30g。

〔**注意**〕 不宜與藜蘆同用。

Red Ginseng is the steamed and dried root of the cultivated form of *Panax ginseng* C. A. Mey (commonly known as "Yuanshen") (Fam. Araliaceae).

Action To reinforce the vital energy, to remedy collapse and restore the normal pulse, to invigorate *qi* and arrest bleeding.

Indications Prostration with impending collapse marked by cold limbs and faint pulse; hemorrhea due to exhaustion of *qi*; metrorrhagia and metrostagis; *heart* failure; cardiogenic shock.

Dosage 10～30g.

Precaution Incompatible with Rhizoma et Radix Veratri.

198 紅粉

Hongfen

Red Mercuric Oxide

HYDRARGYRI OXYDUM RUBRUM

本品為紅氧化汞（HgO）。

〔**藥材性狀**〕本品為橙紅色片狀或粉狀結晶，片狀的一面光滑略具光澤，另一面較粗糙。粉末橙色。質硬，性脆；無臭；遇光顏色逐漸變深。

〔**性味功能與主治**〕辛，熱；有大毒。拔毒，除膿，去腐，生肌。用於癰疽疔瘡，梅毒下疳，一切惡瘡，肉暗紫黑，腐肉不去，竇道瘻管，膿水淋漓，久不收口。

〔**用法與用量**〕外用適量，研極細粉單用或與其他藥味配成散劑或製成藥捻。

〔**注意**〕本品有毒，只可外用，不可內服。外用亦不宜大量持久使用。

The drug is red mercuric oxide (HgO).

Action To draw out of the pus, remove the putrid tissues and promote the growth of new tissues.

Indications Carbuncles, sores, chancre and other malignant boils with dark-coloured putrid tissues, formation of fistulae or sinuses, constant discharge of pus, and difficult to heal up.

Usage and dosage For external use only; appropriate quantity of its fine powder to be used alone or mixed with other ingredients and made into powder or medicated thread.

Precaution No oral administration because of its toxicity. Persistent external use in large dosage is also prohibited.

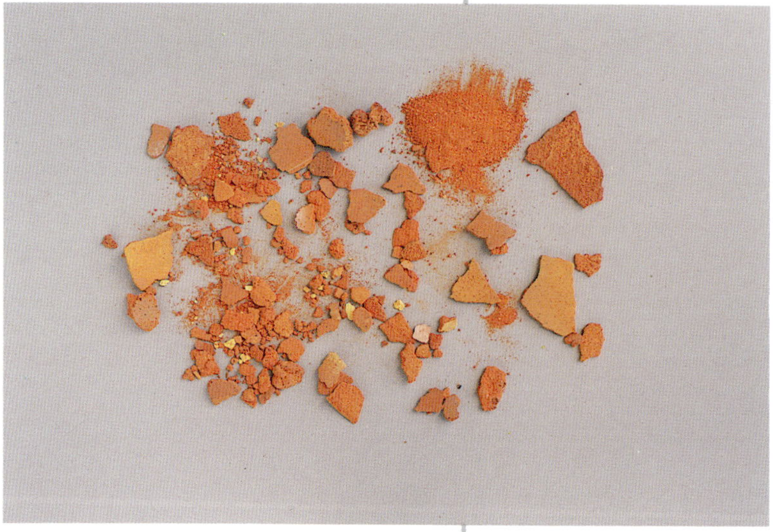

◀ 藥材紅粉

199 麥冬

Maidong

Dwarf Lilyturf Tuber

RADIX OPHIOPOGONIS

本品為百合科植物麥冬 Ophiopogon japonicus (Thunb.) Ker-Gawl. 的乾燥塊根。

〔**原植物**〕多年生常綠草本。根莖橫走，節上具膜質鱗片；鬚根細長，先端或中部常膨大成紡錘形的肉質塊根。葉基生成叢，長條形，長15～30cm，寬2～4mm，兩面光滑無毛，暗綠色。花葶從葉叢中生出，短於葉，長7～12cm；總狀花序頂生，長2～4cm，具8～10朵花，常1～3朵聚生；花被片6，淡紫色或白色，長約5mm，稍下垂；雄蕊6；子房

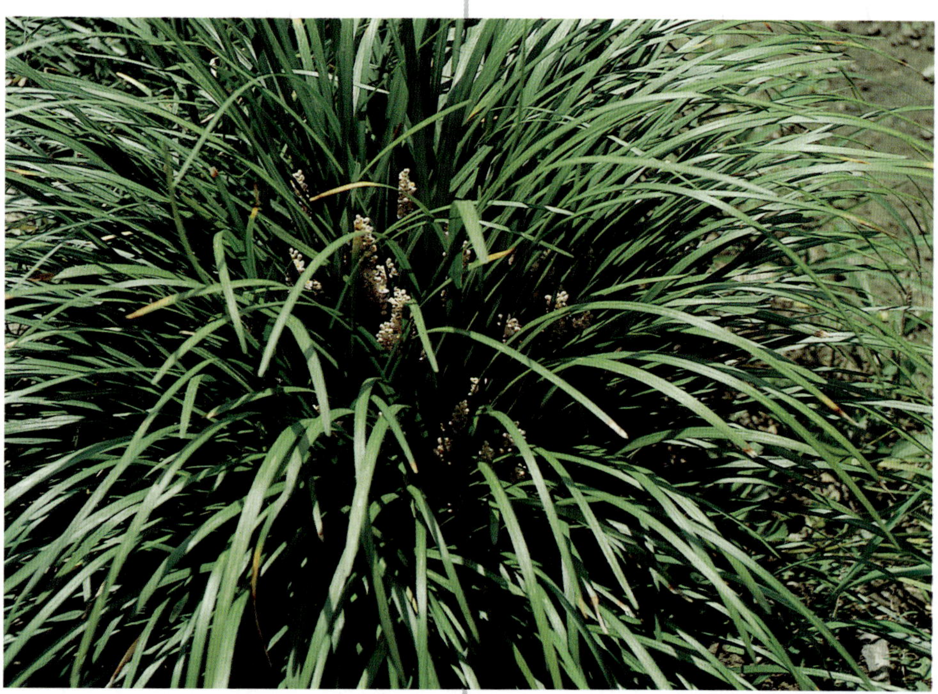

▲ 麥冬

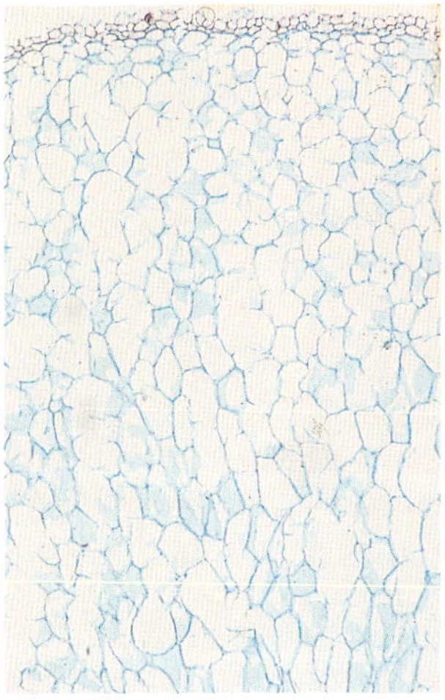

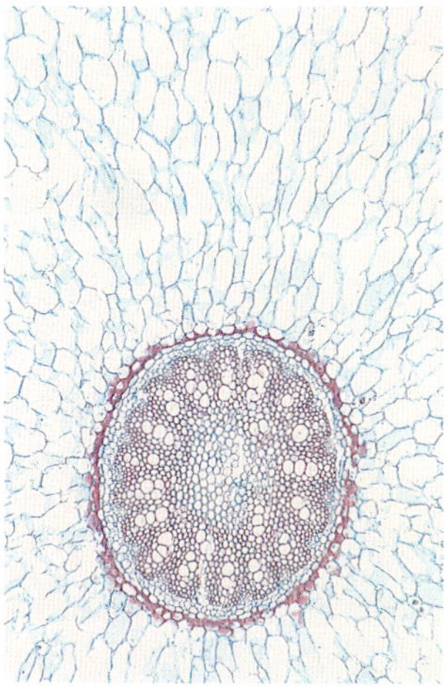

▲ 藥材麥冬橫切面

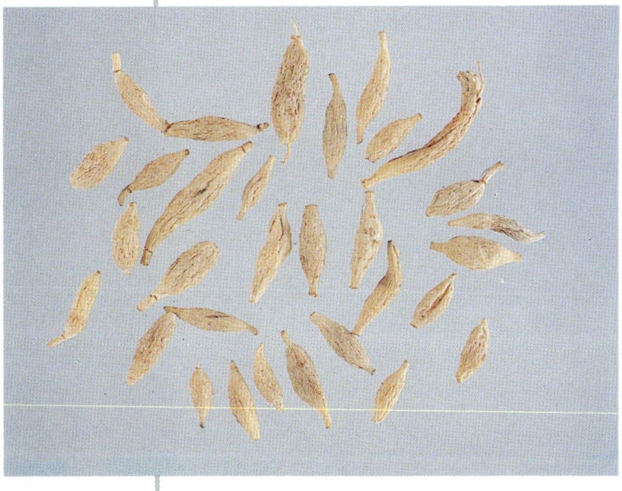

▲▼ 藥材麥冬(下：麥冬 上：杭麥冬)

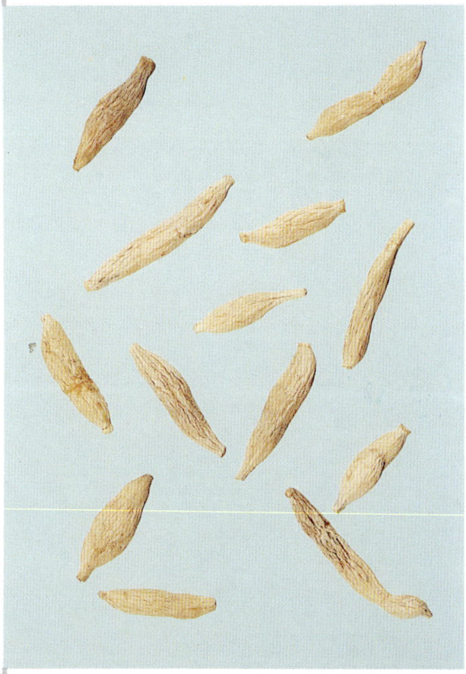

▼大麥

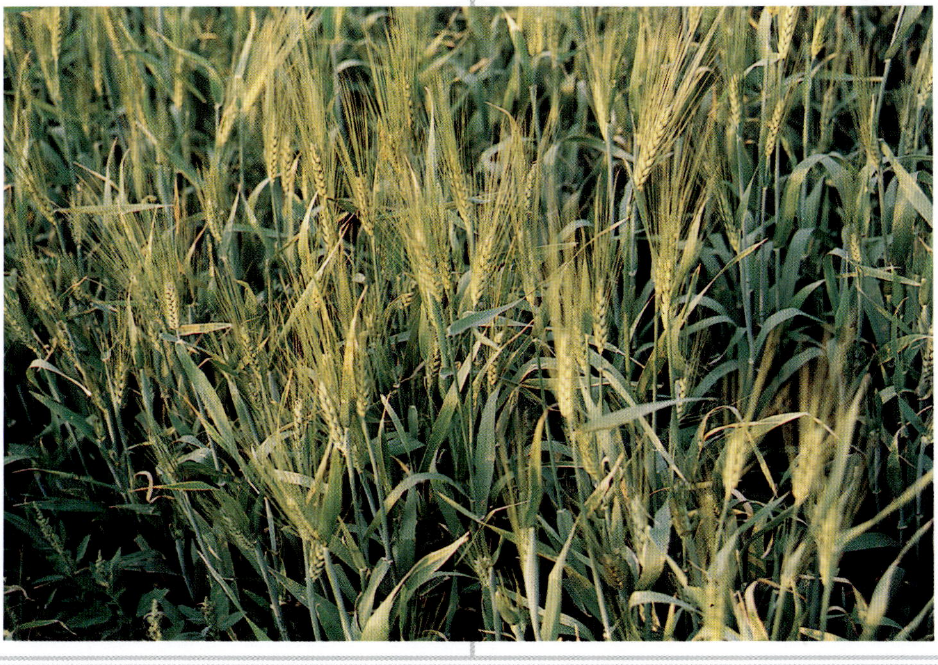

半下位，花柱長約4mm。果實球形，熟時藍黑色。

〔**藥材性狀**〕本品呈紡錘形，兩端略尖，長1.5～3cm，直徑0.3～0.6cm。表面黃白色或淡黃色，有細縱紋。斷面黃白色，半透明，中柱細小。

〔**橫切面**〕見圖。

〔**性味功能與主治**〕甘、微苦，微寒。養陰生津，潤肺清心。用於肺燥乾咳，虛勞咳嗽，津傷口渴，心煩失眠，內熱消渴，腸燥便秘，咽白喉。

〔**用法與用量**〕6～12g。

Dwarf Lilyturf Tuber is the dried root tuber of *Ophiopogon japonicus* (Thunb.) Ker-Gawl. (Fam. Liliaceae).

Action To nurish *yin* and promote the production of body fluid, to moisten the *lung*, and to ease the mind.

Indication Dry cough, phthisical cough; thrist due to impairment of body fluid; fidgetness and insomnia; diabetes caused by *internal heat*; constipation; diphtheria.

Dosage 6～12g.

200 麥芽

Maiya

Germinated Barley

FRUCTUS HORDEI GERMINATUS

本品為禾本科植物大麥 Hordeum vulgare L. 的成熟果實經髮芽乾燥而得。

〔**原植物**〕一年生或二年生草本，高60～100cm。稈直立，光滑。葉鞘先端兩側具彎曲鈎狀的葉耳；葉舌小，長1～2mm，膜質；葉片長披針形或帶形，上面粗糙，下面較平滑。穗狀花序長4～10cm，每節生3枚結實小穗；穎綫形，無脈，長8～14mm，頂端延伸成8～14mm的芒；內稃與外稃等長。穎果腹面具縱溝，成熟後與稃體黏着不易脫粒。

〔**藥材性狀**〕本品呈梭形，長8～12mm，直徑3～4mm。表面淡黃色，背面為外稃包圍，具5脈，先端長芒已斷落，腹面為內稃包圍。除去內外稃後，腹面有1條縱溝；基部胚根處生出幼芽及鬚根，幼芽長披針狀條形，長約0.5cm，鬚根數條，纖細而彎曲。斷面白色，粉性。

〔**性味功能與主治**〕甘，平。行氣消食，健脾開胃，退乳消脹。用於食積不消，脘腹脹痛，脾虛食少，乳汁鬱積，乳房脹痛，婦女斷乳。生麥芽健脾和胃通乳。用於脾虛食少，乳汁鬱積。炒麥芽行氣消食回乳。用於食積不消，婦女斷乳。焦麥芽消食化滯。用於食積不消，脘腹脹痛。

〔**用法與用量**〕9～15g；回乳炒用60g。

Germinated Barley is the dried germinated ripe fruit of *Hordeum vulgare* L. (Fam. Gramineae).

Action *Unprocessed Fructus Hordei Germinatus*: To invigorate the function of the *spleen*, to regulate the function of the stomach, and to promote the flow of milk.
Fructus Horidei Germinatus (stir-fried): To promote digestion, and to check the secretion of milk.
Fructus Horei Germinatus (charred): To stimulate digestion and remove the retention of undigested food.

Indication *Unprocessed Fructus Hordei Germinatus*: Anorexia due to diminished function of the *spleen*; galactostasis.
Fructus Hordei Germinatus (stir-fried): Indigestion; weaning a baby.
Fructus Hordei Germinatus (charred): Retention of undigested food with epigastric distension and pain.

Usage and dosage 9～15g; for checking the secretion of milk, 60g of Fructus Hordei Germinatus (stir-fried).

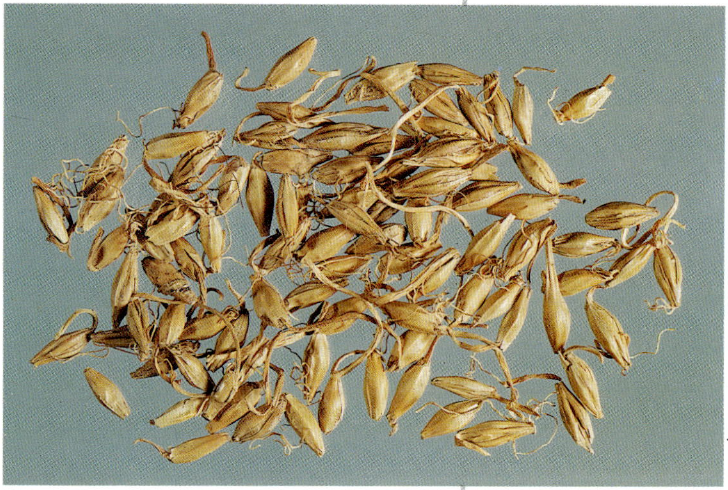
◀ 藥材麥芽

201 遠志

Yuanzhi

Thinleaf Milkwort Root

RADIX POLYGALAE

本品為遠志科植物遠志 Polygala tenuifolia Willd. 或卵葉遠志 Polygala sibirica L. 的乾燥根。

〔**原植物**〕①遠志：多年生草本，高25～40cm。主根圓柱形，彎曲。莖直立或斜生，叢生狀，上部多分枝，綠色。葉互生，綫形或條形，長1～4cm，寬0.1～0.3cm。總狀花序頂生；萼5片，其中2片呈花瓣狀，花瓣3，淡紫色，側瓣歪倒卵形，中央花瓣較大，龍骨狀，頂端生絲狀附屬物；雄蕊8，花絲基部愈合成鞘狀。蒴果卵形而扁，先端微凹，平滑無毛，基部有宿存的花萼。②卵葉遠志：多年生草本，高8～20cm。葉橢圓形至矩圓狀披針形，長0.8～2cm，寬3～6mm。總狀花序頂生或腋生，花藍紫色。蒴果具狹翅，疏生短睫毛。

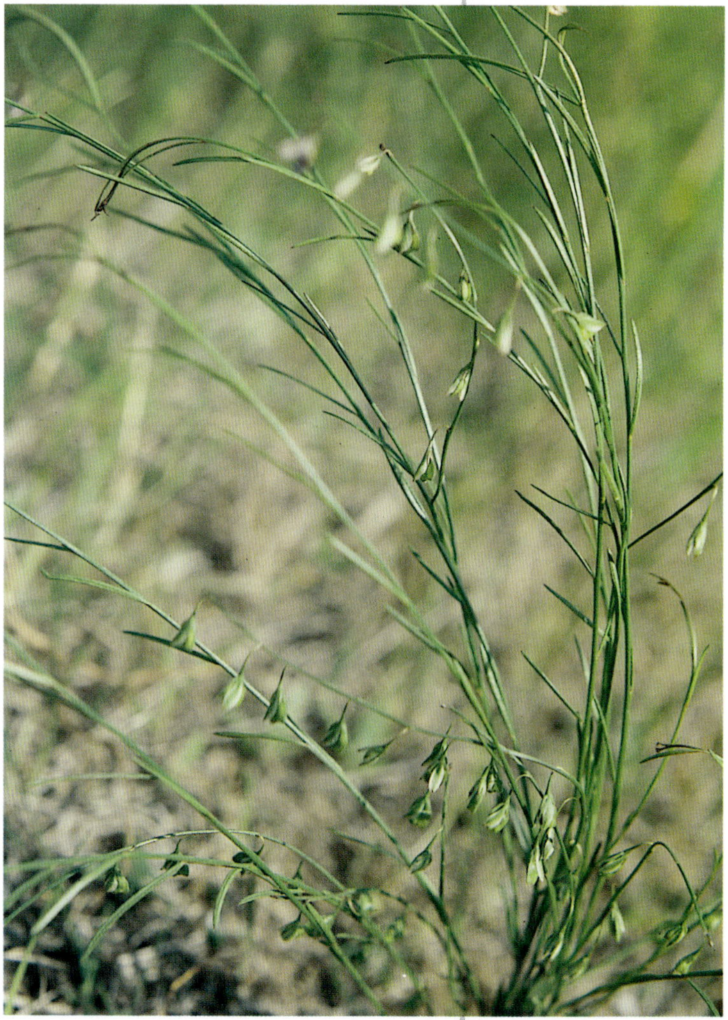
◀ 遠志

卵葉遠志 ▶

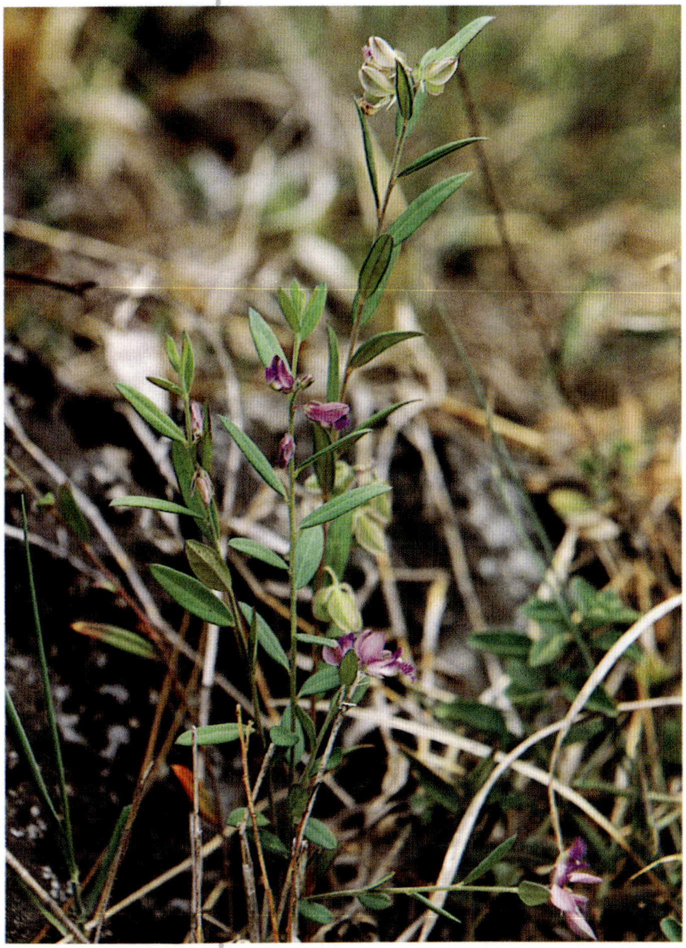

▼藥材遠志橫切面

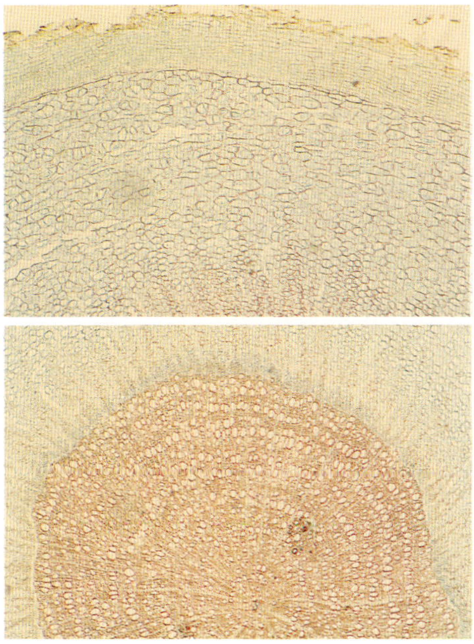

▼ 藥材遠志

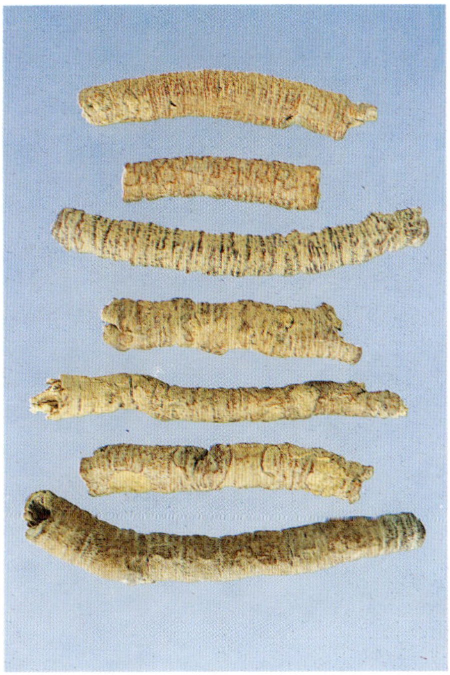

〔**藥材性狀**〕本品呈圓柱形，略彎曲，長3～15cm，直徑0.3～0.8cm。表面灰黃色至灰棕色，有較密並深陷的橫皺紋、縱皺紋及裂紋，老根的橫皺紋較密更深陷，略呈結節狀。斷面皮部棕黃色，木部黃白色，皮部易與木部剝離。

〔**橫切面**〕見圖。

〔**性味功能與主治**〕苦、辛，溫。安神益智，祛痰，消腫。用於心腎不交，失眠多夢，健忘驚悸，神志恍惚，咳痰不爽，瘡瘍腫毒，乳房腫痛。

〔**用法與用量**〕3～9g。

Thinleaf Milkwort Root is the dried root of *Polygala tenuifolia* Willd. or *Polygala sibirica* L. (Fam. Polygalaceae).

Action To indue sedation and benefit the mentality, to promote expectoration, and to cause subsidence of swelling.

Indications Insomnia, dream-disturbed sleep, forgetfulness, palpitation, trance; cough with sputum difficult to expectorate; boils and sores, swelling and pain in the breast.

Dosage 3～9g.

202 杜仲

Duzhong

Eucommia bark

CORTEX EUCOMMIAE

本品為杜仲科植物杜仲 Eucommia ulmoides Oliv. 的乾燥樹皮。

〔**原植物**〕落葉喬木，高10～20m。樹皮、枝葉、果皮內含硬性橡膠，折斷後見有銀白色細絲。樹皮灰色，小枝具皮孔。葉橢圓狀卵形，互生，長6～13cm，寬3～7.5cm。花單性，雌雄異株，無花被，先葉開放或與葉同時開放，生於小枝基部；雄花有雄蕊6～10枚，花藥條形，花絲極短；雌花長約8mm，子房狹長，花柱2叉狀。翅果扁而薄，長橢圓形，長約3.5cm。種子1粒。

〔**藥材性狀**〕本品呈板片狀或兩邊稍向內卷，大小不一，厚3～7mm。外表面淡棕色或灰褐色，有明顯的皺紋或縱裂槽紋；有的樹皮較薄，未去粗皮，可見明顯的皮孔；內表面暗紫色，光滑。斷面有細密、銀白色、富彈性的橡膠絲相連。

〔**性味功能與主治**〕甘，溫。補肝腎，強筋骨，安胎。用於腎虛腰痛，筋骨無力，妊娠漏血，胎動不安；高血壓症。

〔**用法與用量**〕6～9g。

Eucommia bark is the dried stem bark of *Eucommia ulmoides* Oliv. (Fam. Eucommiaceae).

Action To tonify the *liver* and the *kidney*, to strengthen the tendons and bones, and to prevent miscarrige.

Indications Deficiency condition of the *kidney* marked by lumbago and lack of strength; threatened abortion; hypertension.

Dosage 6～9g.

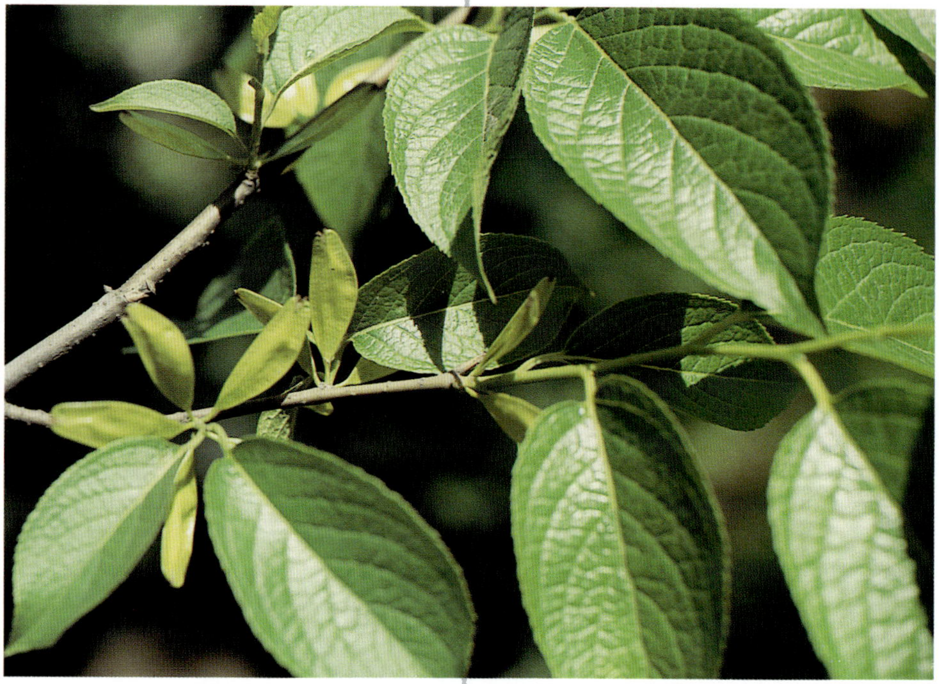

▲杜仲

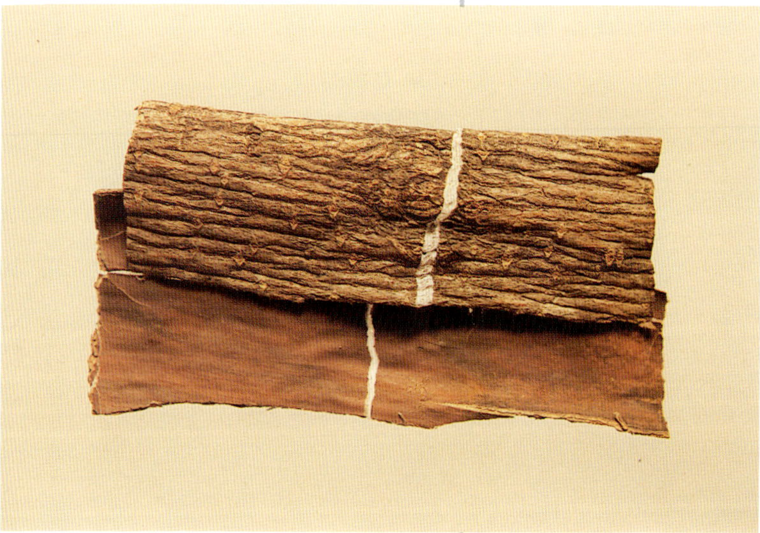

◀ 藥材杜仲

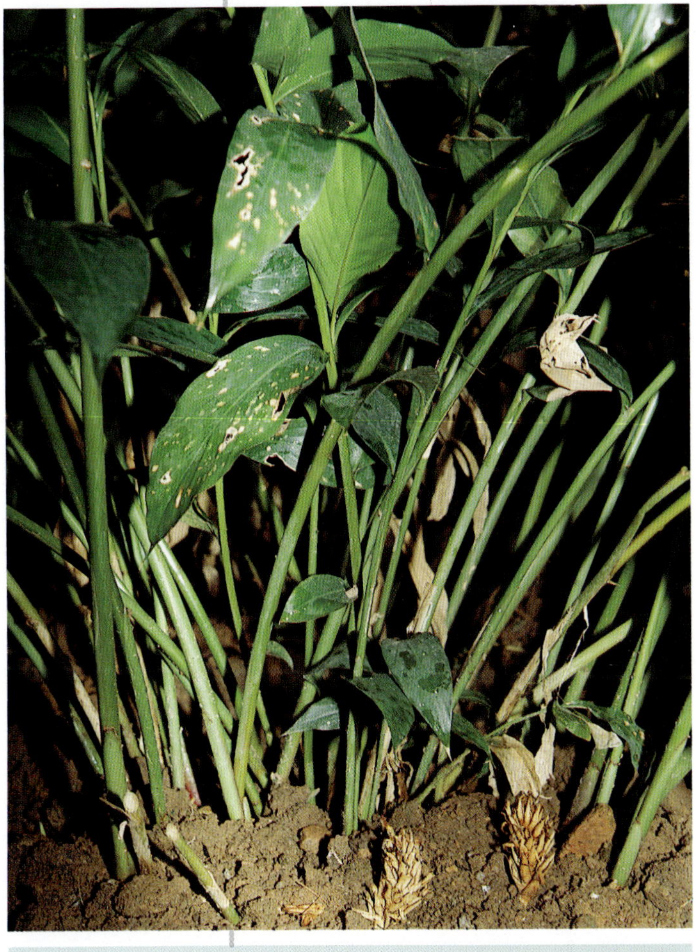

白豆蔻 ▶

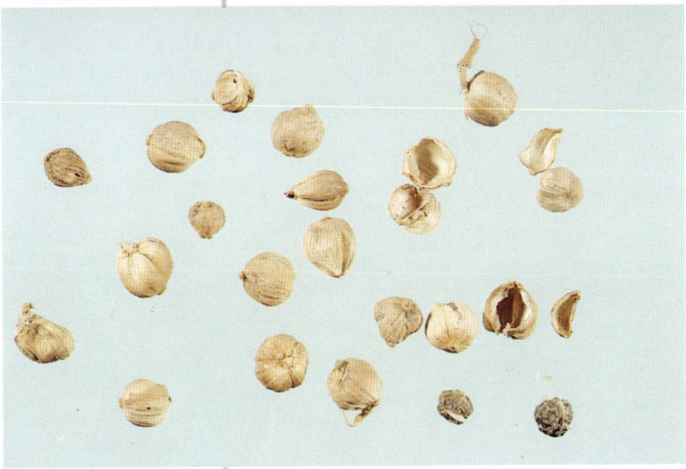

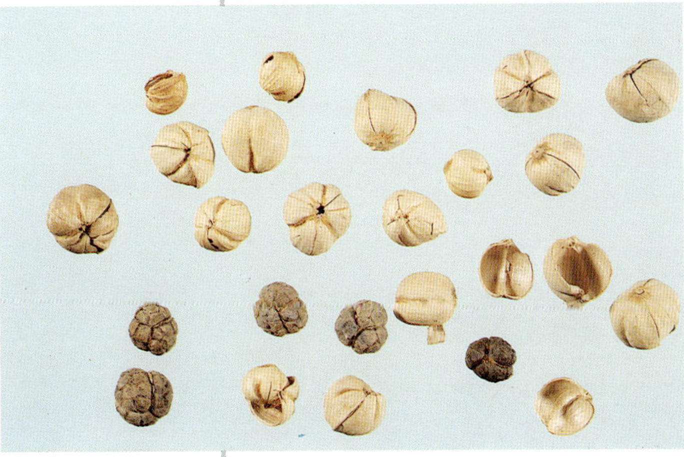

藥材豆蔻 ▶
（上：白豆蔻
下：爪哇白豆蔻）

203 豆蔻

Doukou

Round Cardamon Fruit

FRUCTUS AMOMI ROTUNDUS

本品為薑科植物白豆蔻 Amomum kravanh. Pirre ex Gagnep. 或爪哇白豆蔻 Amomum compactum Soland ex Maton 的乾燥成熟果實。按產地不同分為"原豆蔻"和"印尼白蔻"。

〔**原植物**〕①白豆蔻：多年生草本，高2～2.5cm，根莖粗壯。葉2列，披針形，無柄；葉舌淺黃色，葉舌及前鞘口密被長粗毛。總狀花序從根莖抽出，苞片長3.5～4cm；花冠黃色，唇瓣中央淡黃色。蒴果近球形，被粗毛。②爪哇白豆蔻：葉邊緣近波狀，葉鞘口無毛。蒴果近球形，光滑。

〔**藥材性狀**〕①原豆蔻：呈類球形，直徑1.2～1.8cm。表面黃白色至淡黃棕色，有3條較深的縱向槽紋，頂端有突起的柱基，基部有凹下的果柄痕，兩端均具有淺棕色絨毛。果皮體輕，質脆，易縱向裂開，內分3室，每室含種子約10粒；種子呈不規則多面體，背面略隆起，直徑3～4mm，表面暗棕色，有皺紋。並被有殘留的假種皮。②印尼白蔻：個略小，表面黃白色，有的微顯紫棕色，果皮較薄，種子瘦癟。

〔**性味功能與主治**〕辛，溫。化濕消痞，行氣溫中，開胃消食。用於濕濁中阻，不思飲食，濕溫初起，胸悶不饑，寒濕嘔逆，胸腹脹痛，食積不消。

〔**用法與用量**〕3～6g，入煎宜後下。

Round Cardamon Fruit is the dried ripe fruit of *Amonum kravanh* Pirre ex Gagnep. or *Amomum compactum* Soland ex Maton (Fam. Zingiberaceae). It can be classified as "Protogenic Round Cardamon Fruit" and "Indonesian Round Cardamon Fruit" according to the different localities of production.

Action To resolve *damp*, to remove stagnancy of food, and to promote digestion.

Indications Loss of appetite due to accumulation of turbid *damp* in the *spleen* and stomach; feeling of suffocation in the chest with anorexia at the early stage of *damp-warm* syndromes; nausea, vomiting, distension and pain in the chest and abdomen caused by *cold-damp*; indigestion with retention of food.

Usage and dosage 3～6g, to be added when the decoction is nearly done.

204 芫花

Yuanhua

Lilac Daphne Flower Bud

FLOS GENKWA

本品為瑞香科植物芫花 Daphne genkwa Sieb. et Zucc. 的乾燥花蕾。

〔**原植物**〕落葉灌木，高40～120cm。根多分枝，外皮紅棕色，内皮白色。莖直立，多分枝，不易折斷，外皮帶紫褐色。單葉對生，有時互生，葉片長橢圓形，長2.5～5cm，寬0.5～2cm，幼時兩面密被短柔毛，老時漸脱落，僅下面脈上有柔毛。花先葉開放，淡紫紅色，3～6朵成簇腋生；花被筒狀，長約1.5cm，外被絹狀毛，裂片4；雄蕊8，2輪，分別着生於花被筒中部及上部；花盤杯狀；子房密被淡黃色柔毛，核果長圓形，熟時白色。

〔**藥材性狀**〕本品常3～7朵簇生於短花軸上，基部有苞片1～2片，多脱落為單朵。單朵呈棒槌狀，多彎曲，長1～1.7cm，直徑約1.5mm；花被筒表面淡紫色或灰綠色，密被短柔毛，先端4裂，裂片淡紫色或黃棕色。質軟。

〔**表面觀**〕見圖。

〔**性味功能與主治**〕苦、辛，寒；有毒。瀉水逐飲，解毒殺蟲。用於水腫脹滿，胸腹積水，痰飲積聚，氣逆喘咳，二便不利；外治疥癬禿瘡，凍瘡。

〔**用法與用量**〕1.5～3g；醋芫花研末吞服，一次0.6～0.9g，一日1次。

〔**注意**〕孕婦禁用；不宜與甘草同用。

Lilac Daphne Flower Bud is the dried flower bud of *Daphne genkwa* Sieb. et Zucc. (Fam. Thymelaeaceae).

Action To cause drastic purgation and expel the retained water, and to kill parasites.

Indications Anasarca, hydrothorax and ascites with dyspnea, constipation and oliguria; external use for scabies, tinea and frostbite.

Usage and dosage 1.5～3g.

Flos Genkwa (*processed with vinegar*): To be ground into powder, 0.6～0.9g, once daily.

Precaution Contraindicated in pregnancy. Incompatible with Radix Glycyrrhizae.

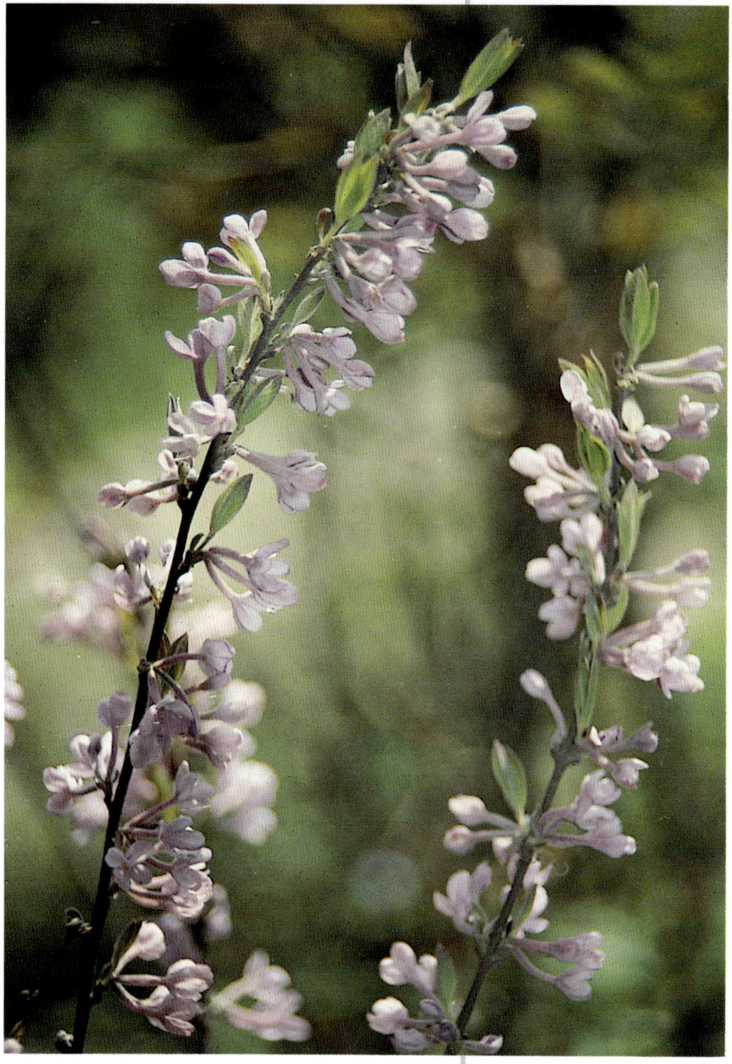

◀ 芫花

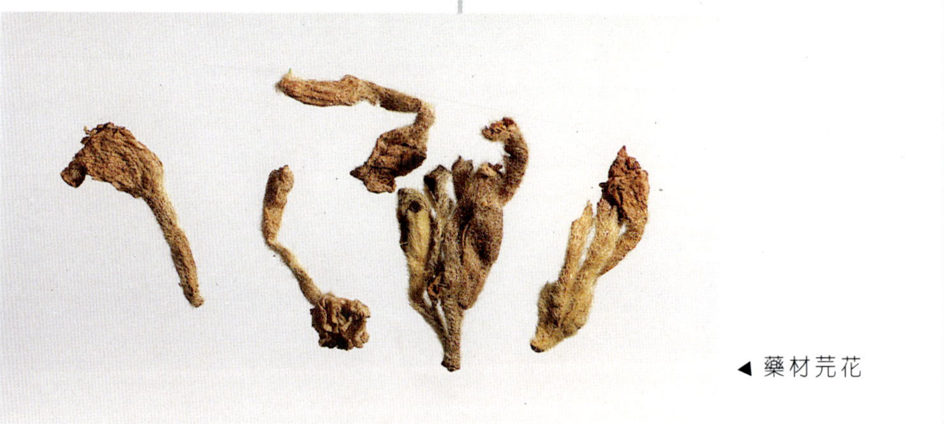

◀ 藥材芫花

▼ 藥材芫花表面觀示花粉粒和非腺毛

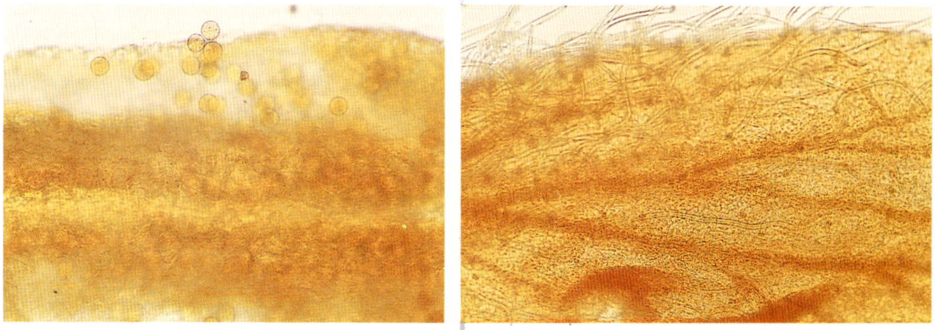

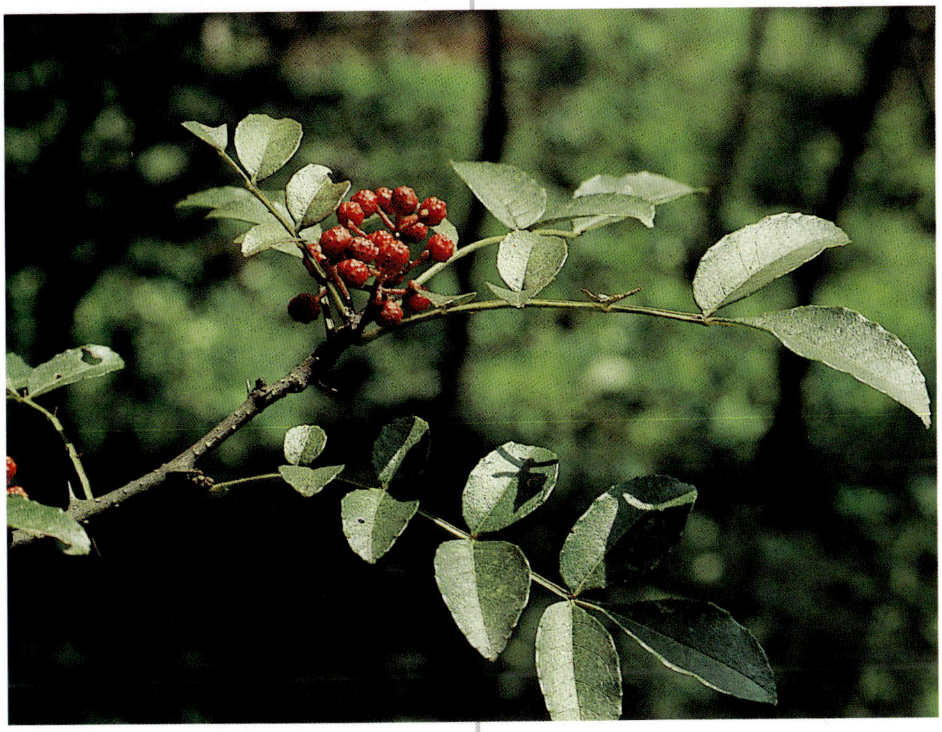

▲花椒

▼藥材花椒（上：青椒　下：花椒）

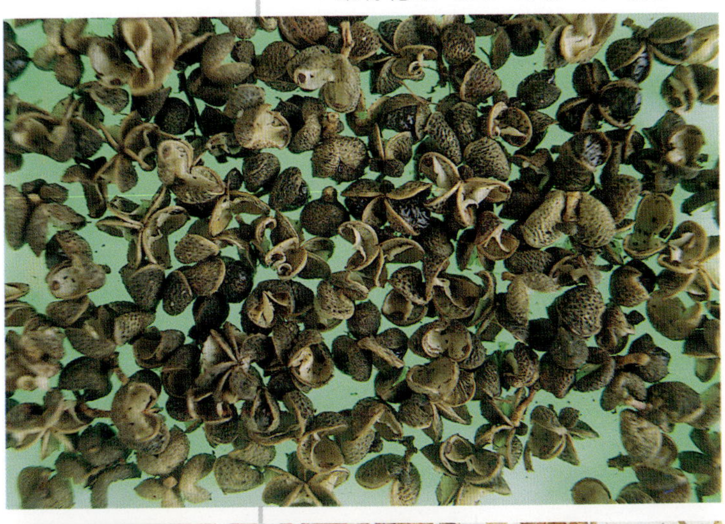

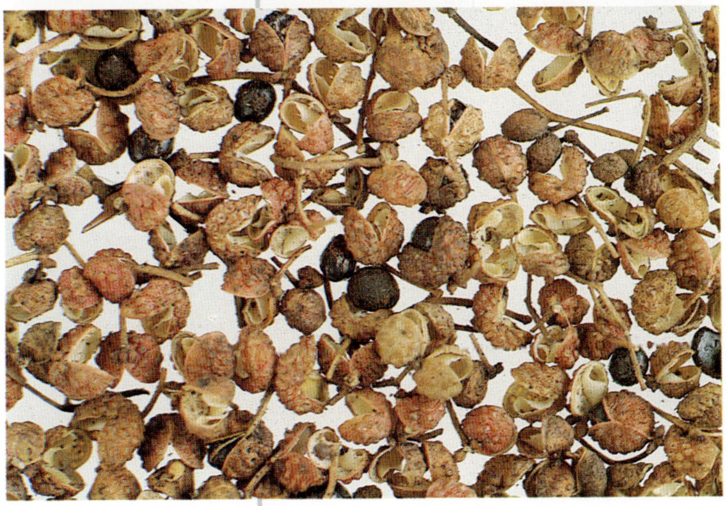

205 花椒

Huajiao

Pricklyash Peel

PERICARPIUM ZANTHOXYLI

本品為芸香科植物青椒 Zanthoxylum schinifolium Sieb. et Zucc. 或花椒 Zanthoxylum bungeanum Maxim. 的乾燥成熟果皮。

〔**原植物**〕①青椒：灌木，高1～3m。樹皮暗灰色，枝暗紫色，疏生平直而尖銳的皮刺。單數羽狀複葉，互生；小葉11～21，邊緣有細鋸齒，齒縫有腺點。傘房狀圓錐花序頂生；花單性，雌雄異株，蓇葖有短喙。種子藍黑色，有光澤。②花椒：高2～5m，小葉5～11片，近無柄；葉軸基部兩側常有一對扁平皮刺；小葉片卵形或卵狀矩圓形，下面中脈基部兩側有一簇銹褐色長柔毛。果實熟時紅色或暗紅色。

〔**藥材性狀**〕①青椒：多為2～3個上部離生的小蓇葖果，集生於小果梗上，蓇葖果球形，沿腹縫綫開裂，直徑3～4mm。外表面灰綠色或暗綠色，散有多數油點及細密的網狀隆起皺紋；內表面類白色，光滑。內果皮常由基部與外果皮分離。殘存種子呈卵形，長3～4mm，直徑2～3mm，表面黑色，有光澤。②花椒：蓇葖果多單生，直徑4～5mm。外表面紫紅色或棕紅色，散有多數疣狀突起的油點，直徑0.5～1mm，對光觀察半透明；內表面淡黃色。

〔**性味功能與主治**〕辛，溫。溫中止痛，殺蟲止癢。用於脘腹冷痛，嘔吐泄瀉，蟲積腹痛，蛔蟲症；外治濕疹瘙癢。

〔**用法與用量**〕3～6g；外用適量，煎湯熏洗。

Pricklyash Peel is the dried pericarp of ripe fruit of *Zanthoxylum schinifolium* Sieb. et Zucc. or *Zanthoxylum bungeanum* Maxim. (Fam. Rutaceae).

Action To warm the *spleen* and the stomach and relieve pain, to kill worms, and to relieve itching.

Indications Epigastric pain accompanied by cold sensation, vomiting and diarrhea; abdominal pain due to intestinal parasitosis; ascariasis. External use for itching in eczema.

Usage and dosage 3～6g; for external use, appropriate quantity to be decocted for washing.

206 花蕊石

Huaruishi

Ophicalcite

OPHICALCITUM

本品為變質巖類巖石蛇紋大理岩。

〔**藥材性狀**〕本品為粒狀和致密塊狀的集合體。呈不規則的塊狀。具棱角，而不鋒利。白色或淺灰白色，其中夾有點狀或條狀的蛇紋石，呈淺綠色或淡黃色，習稱"彩暈"，對光觀察有閃星狀光澤，蛇紋石具蠟質樣光澤。體重。兩者硬度均較小（3～3.5）。無臭，味淡。

〔**性味功能與主治**〕酸、澀，平。化瘀止血。用於咯血，吐血，外傷出血，跌撲傷痛。

〔**用法與用量**〕4.5～9g，多研末服；外用適量。

Ophicalcite is a serpentine marble of metamorphic group.

Action To remove *blood stasis* and arrest bleeding.

Indications Hemoptysis, hematemesis, traumatic bleeding and pain.

Usage and dosage 4.5～9g, to be ground into powder for oral administration; appropriate quantity for external use.

207 芥子

Jiezi

Mustard Seed

SEMEN SINAPIS

本品為十字花科植物白芥 Sinapisalba L. 或芥 Brassica juncea (L.) Czern. et Coss. 的乾燥成熟種子。前者習稱"白芥子"，後者習稱"黃芥子"。

〔**原植物**〕①白芥：一年生或二年生草本，高達1m。全體被稀疏粗毛。葉互生，莖基部葉具長柄，葉片寬大，倒卵形，琴狀深裂或近全裂，莖上部葉具短柄，葉片較小。總狀花序頂生，花黃色，四強雄蕊。長角果廣條形，長2～3cm，密被粗白毛，先端有喙。種子圓形，淡黃白色，直徑1.5～2mm。②芥：莖頂部葉常全緣。花淡黃色。長角果光滑無毛，先端無長喙。種子較小。色較黃。

〔**藥材性狀**〕①白芥子：呈球形，直徑1.5～2.5mm。表面灰白色至淡黃色，具細微的網紋，有明顯的點狀種臍。種皮薄而脆，破開後內有白色折疊的子

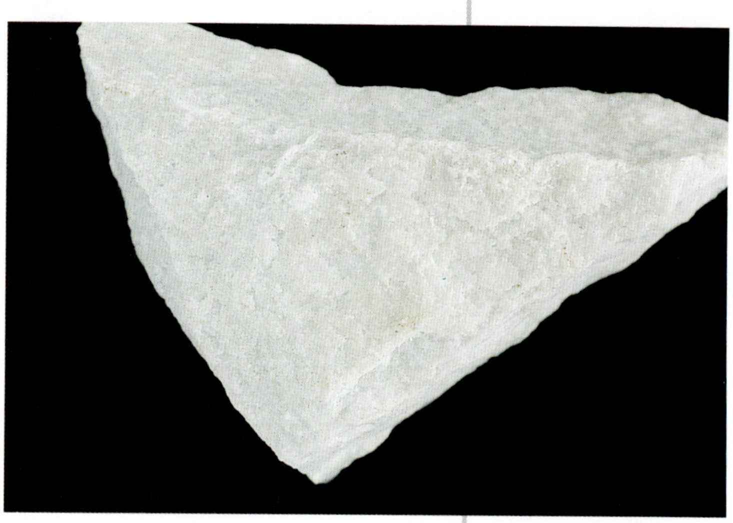

◀ 藥材花蕊石

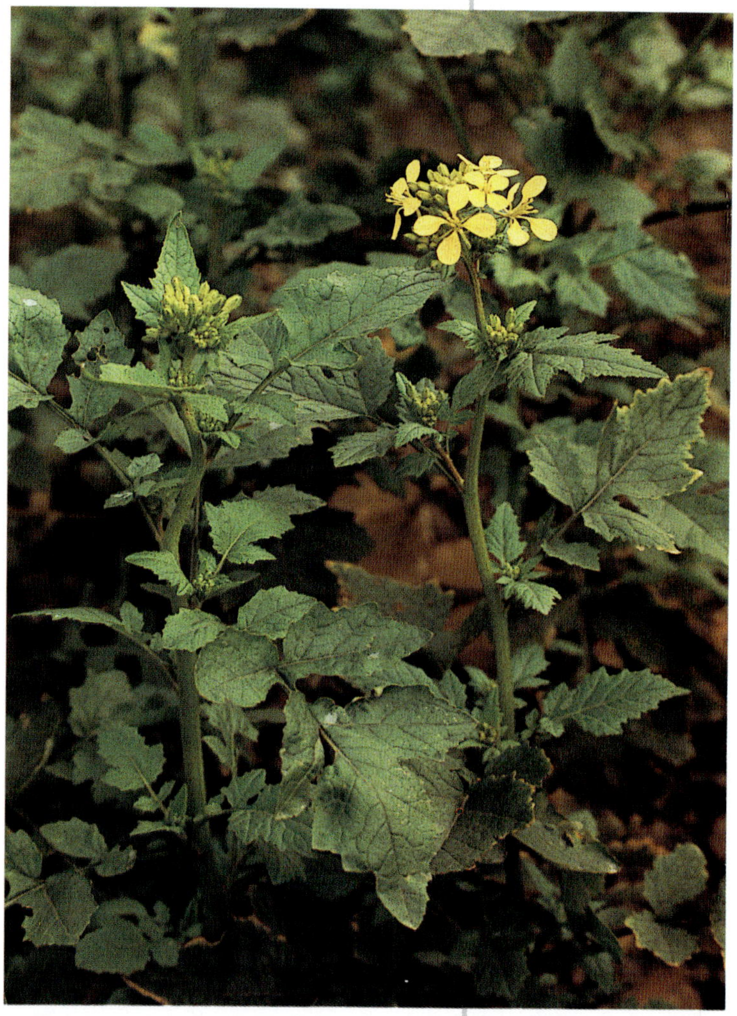

◀ 白芥

藥材白芥子橫切面 ▶

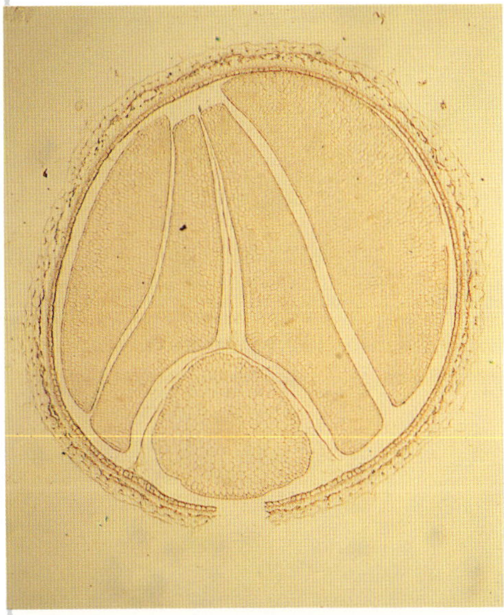

▼藥材芥子（左：白芥子 右：黃芥子）

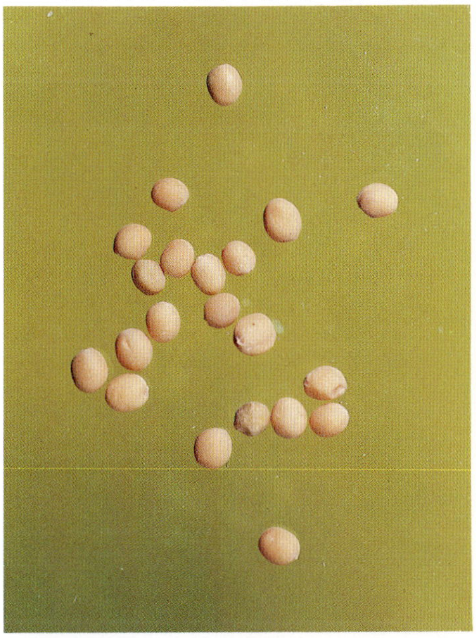

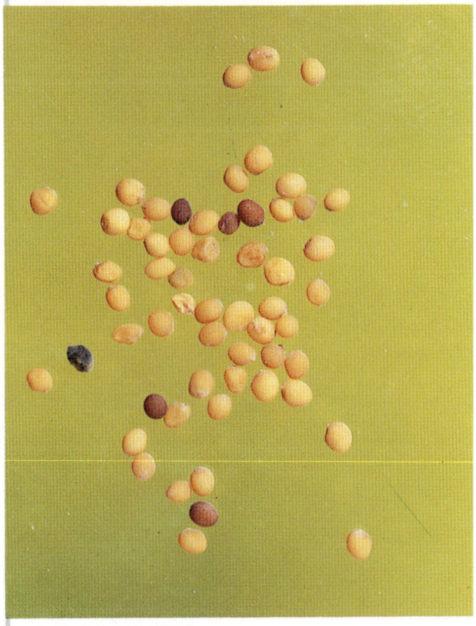

▼北蒼術

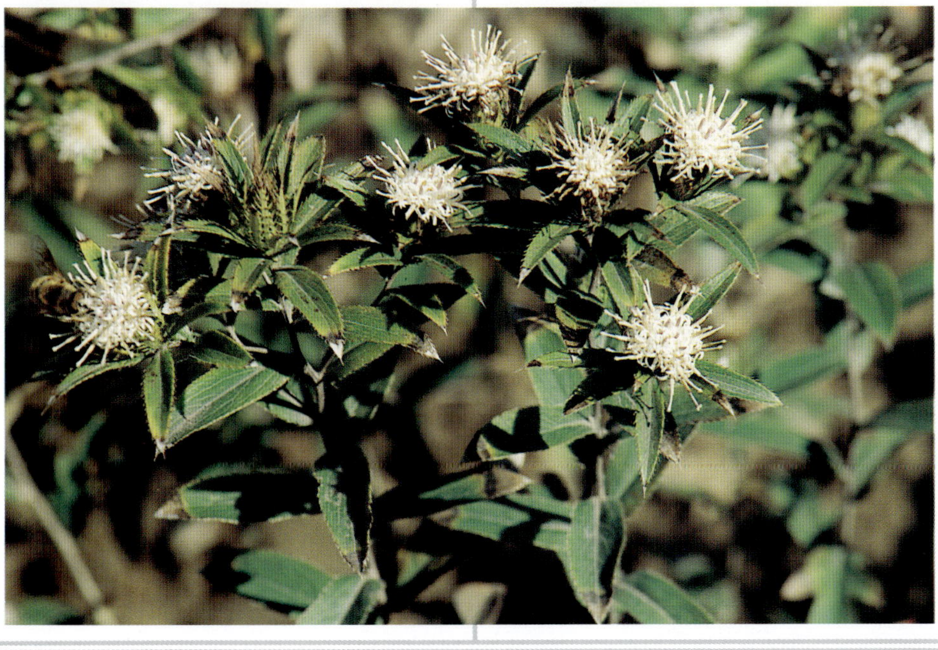

葉，有油性。②黃芥子：較小，直徑1～2mm。表面黃色至棕黃色，少數呈暗紅棕色。研碎後加水浸濕，則發生辛烈的特異臭氣。

〔**橫切面**〕見圖。

〔**性味功能與主治**〕辛，溫。溫肺豁痰利氣，散結通絡止痛。用於寒痰喘咳，胸脅脹痛，痰滯經絡，關節麻木、疼痛，痰濕流注，陰疽腫毒。

〔**用法與用量**〕3～9g；外用適量。

Mustard Seed is the ripe seed of *Sinapis alba* L. or *Brassica juncea* (L.) Czern. et Coss. (Fam. Cruciferae). The former is known as "Bai Jiezi" (Semen Sinapis Albae). The latter is known as "Huang Jiezi" (Semen Brassicae Junceae).

Action To relieve dyspnea and cough by eliminating *cold-phlegm*, to reduce nodulation, and to relieve pain by removing the obstruction of *collaterals*.

Indications Cough, asthma and distending pain of the chest caused by *cold-phlegm*; arthralgia accompanied by numbness due to obstruction of collaterals by *phlegm*; deep abscess.

Usage and dosage 3～9g; appropriate quantity for external use.

208 蒼術

Cangzhu

Atractylodes Rhizome

RHIZOMA ATRACTYLODIS

本品為菊科植物茅蒼術 Atractylodes lancea (Thunb.) DC. 或北蒼術 Atractylodes chinensis (DC.) Koidz. 的乾燥根莖。

〔**原植物**〕①茅蒼術：多年生草本，高30～70cm。根莖粗，結節狀，棕褐色，有香氣。莖直立，有縱棱。葉互生，有柄或無柄，常在花期前凋落，中部葉橢圓狀披針形，完整或3～7羽狀淺裂，邊緣有刺狀鋸齒。頭狀花序頂生，兩性花與單性花多異株，花全為管狀，白色或稍帶紫色，兩性花具羽狀長冠毛。瘦果長圓形，被棕黃色柔毛。②北蒼術：葉通常無柄，葉片一般為羽狀5深裂，上部葉3～5羽狀淺裂或不裂。

〔**藥材性狀**〕①茅蒼術：呈不規則連珠狀或結節狀圓柱形，略彎曲，偶有分枝，長3～10cm，直徑1～2cm。表面灰棕色，有皺紋，橫曲紋及殘留鬚根，頂端具莖痕或殘留莖基。斷面黃白色或灰白色。散有多數橙黃色或棕紅色油室，暴露稍久，可析出白色細針狀結晶。②北蒼術：呈疙瘩塊狀或結節狀圓柱形，長4～9cm，直徑1～4cm。表面黑棕色，除去外皮者黃棕色。質較疏鬆，散有黃棕色油室。

〔**性味功能與主治**〕辛、苦，溫。燥濕健脾，祛風，散寒，明目。用於脘腹脹滿，泄瀉，水腫，腳氣痿躄，風濕痹痛，風寒感冒，雀目夜盲。

〔**用法與用量**〕3～9g。

Atractylodes Rhizome is the dried rhizome of *Atractylodes lancea* (Thunb.) DC. or *Atractylodes chinensis* (DC.) Koidz. (Fam. Compositae).

Action To remove *damp* and invigorate the function of the *spleen*, to disple *wind-cold*, and to improve eyesight.

Indications Epigastric distension and diasrrhea; edema, particularly edema of the legs with lameness; rheumatic arthralgia; common cold; night blindess.

Dosage 3～9g.

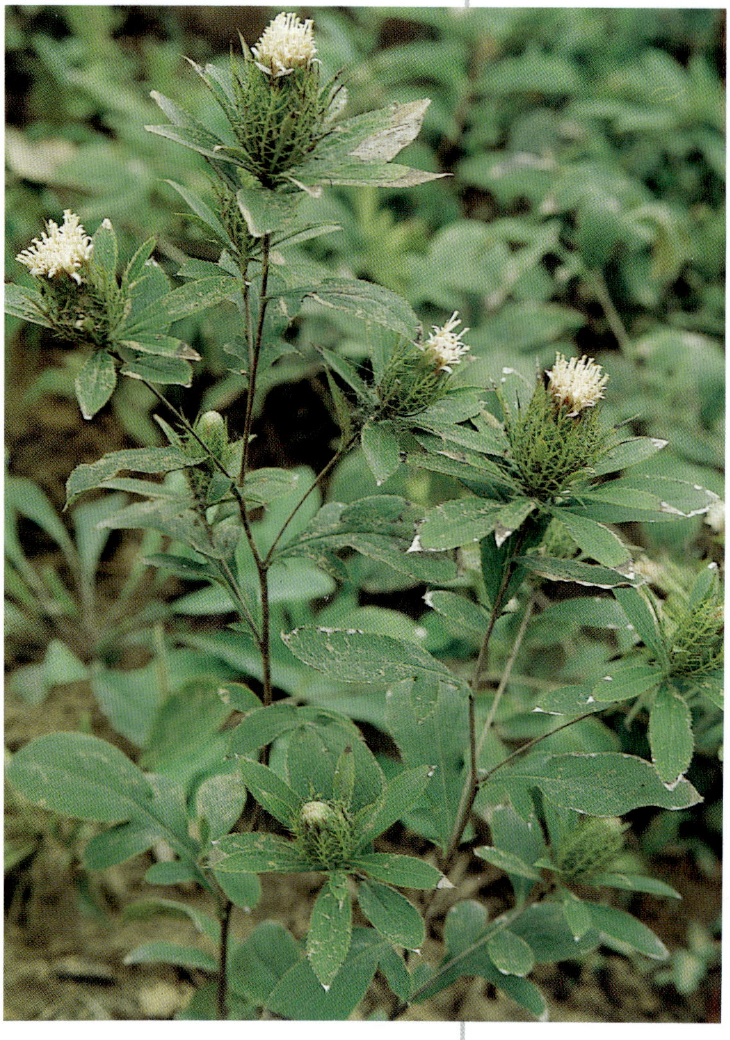

◀ 茅蒼術

▼ 藥材蒼術（左：茅蒼術 右：北蒼術）

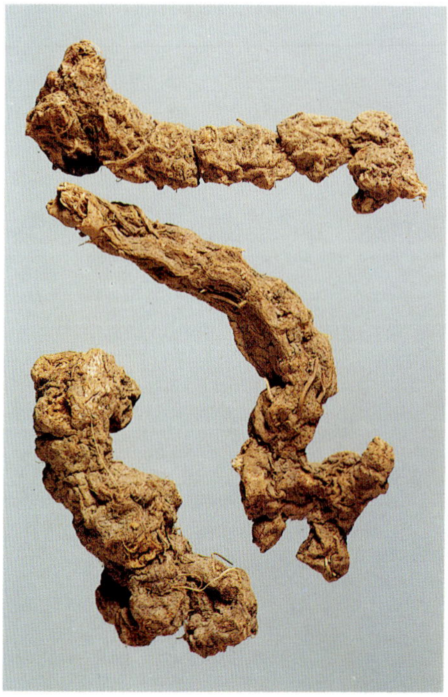

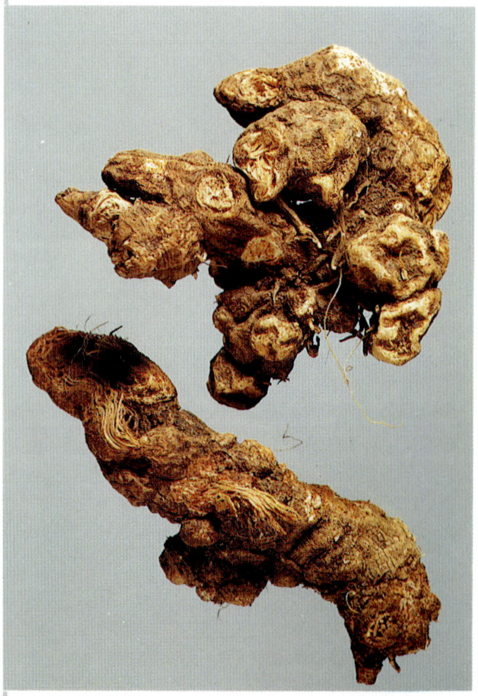

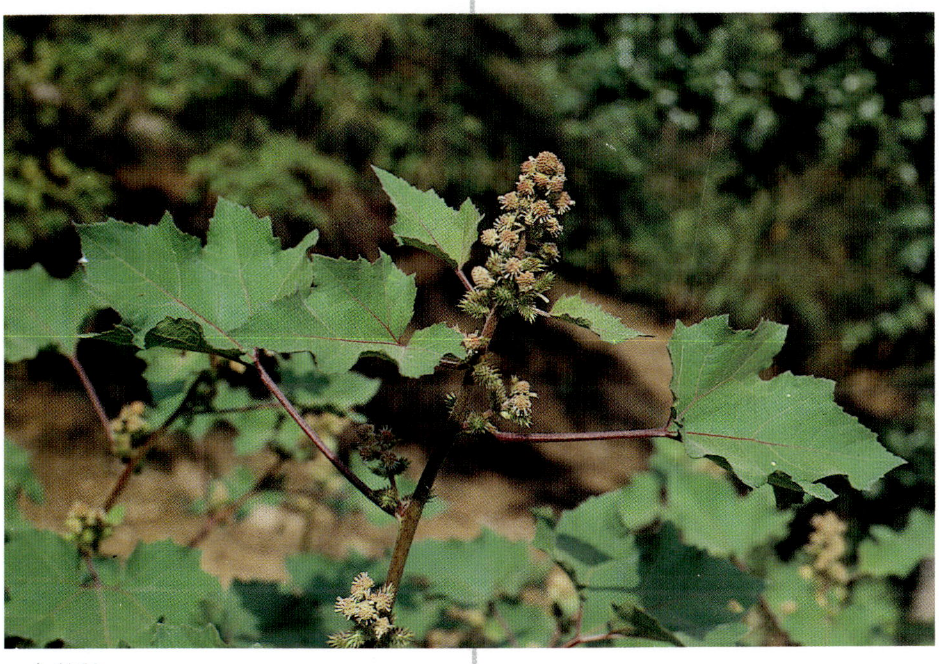

▲蒼耳

209 蒼耳子

Cang' erzi

Siberian Cocklebur Fruit

FRUCTUS XANTHII

本品為菊科植物蒼耳 Xanthium sibiricum Patr. 的乾燥成熟帶總苞的果實。

〔**原植物**〕一年生草本。全株被白色短毛。葉互生，葉片寬三角形，兩面被短毛。頭狀花序幾無梗，腋生，頂生或聚生，花單性同株；雄花序球狀；雌花序在下部，内層總苞片結合成囊狀。成熟而具瘦果的總苞體堅硬，灰褐色，表面疏生鈎狀的總苞刺。瘦果2，倒卵形。

〔**藥材性狀**〕本品呈紡錘形或卵圓形，長1～1.5cm，直徑0.4～0.7cm。表面黃棕色或黃綠色，全體有鈎刺。頂端有2枚較粗的刺，分離或相連，基部有果梗痕。質硬而韌，横切面中央有縱隔膜，2室，各有1枚瘦果。瘦果略呈紡錘形，一面較平坦，頂端具1突起的花柱基，果皮薄，灰黑色，具縱紋。種皮膜質，淺灰色，子葉2，有油性。

〔**性味功能與主治**〕辛、苦，溫；有毒。散風濕，通鼻竅。用於風寒頭痛，鼻淵流涕，風疹瘙癢，濕痹拘攣。

〔**用法與用量**〕3～9g。

Siberian Cocklebur Fruit is the dried ripe bur with involucre of *Xanthium sibricum* Patr. (Fam. Compositae).

Action To dispel *wind* and *damp*, and to relieve nasal obstruction.

Indications Headache caused by *wind-cold*; sinusitis with nasal discharge; urticaria with itching; arthritis with muscle contracture caused by damp.

Dosage 3～9g.

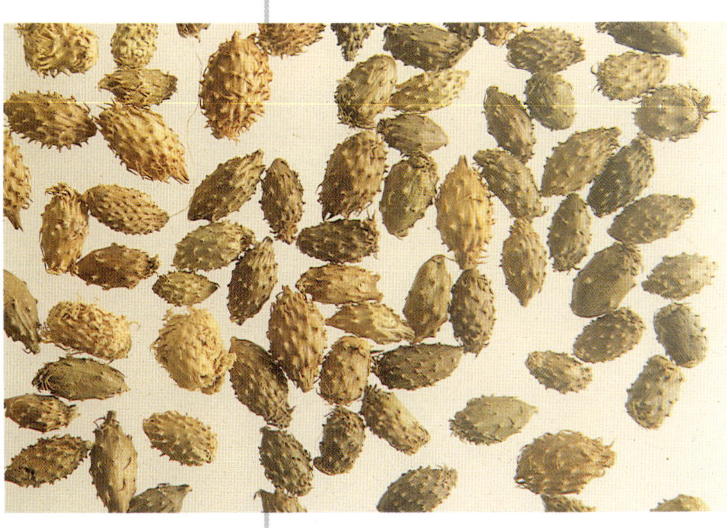

藥材蒼耳子▶

210 芡實

Qianshi

Gordon Euryale Seed

SEMEN EURYALES

本品為睡蓮科植物芡 Euryale ferox Salisb. 的乾燥成熟種仁。

〔**原植物**〕一年生水生草本，全株具尖刺。葉浮於水面，革質，圓形或稍呈心形，直徑65～130cm，多皺褶，下面紫色。花單生於花葶頂端，部分露出水面；萼片4，宿存，內面紫色，外面綠色，密生鈎狀刺；雄蕊多數，子房下位，8室。漿果球形，海綿質，有刺；種子球形。

〔**藥材性狀**〕本品呈類球形，多為破粒。完整者直徑5～8mm。表面有棕紅色內種皮，一端黃白色，約佔全體1/3，有凹點狀的種臍痕，除去內種皮顯白色。質較硬，斷面白色，粉性。

〔**性味功能與主治**〕甘、澀，平。益腎固精，補脾止瀉，祛濕止帶。用於夢遺滑精，遺尿尿頻，脾虛久瀉，白濁，帶下。

〔**用法與用量**〕9～15g。

Gordon Eurylae Seed is the dried kernel of ripe seed of *Euryale ferox* Salisb. (Fam. Nymphaeaceae).

Action To benefit the *kidney* and arrest seminal discharge, to invigorate the function of the *spleen* and relieve diarrhea, and to remove *damp* and check excessive leukorrhea.

Indications Nocturnal emission, spermatorrhea, enuresis, frequent urination; chronic diarrhea due to hypofunction of the *spleen*; turbid discharge mixed with urine, excessive leukorrhea.

Dosage 9～15g.

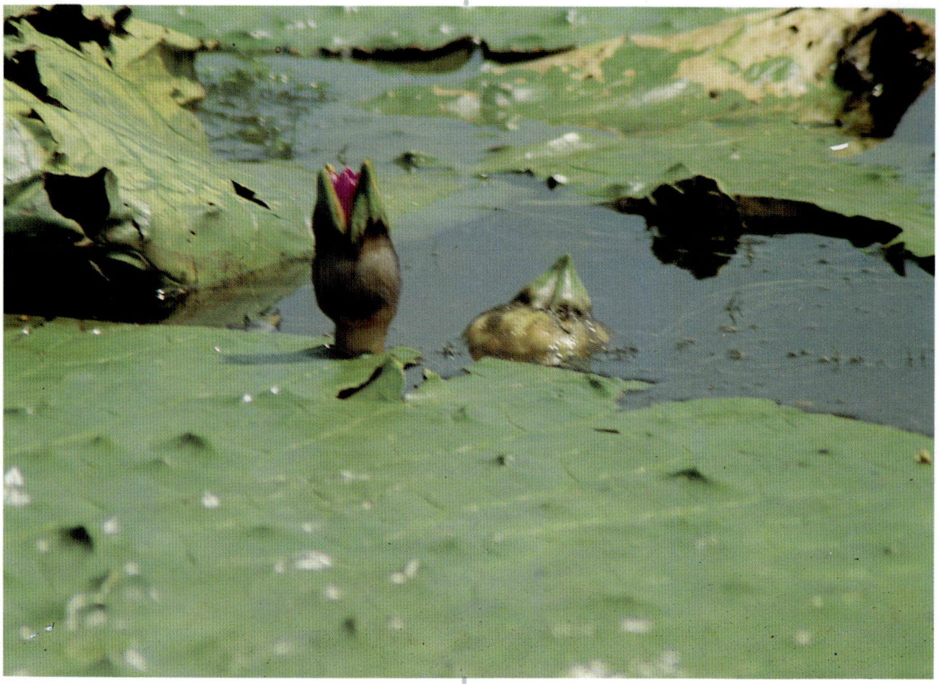

▲ 芡

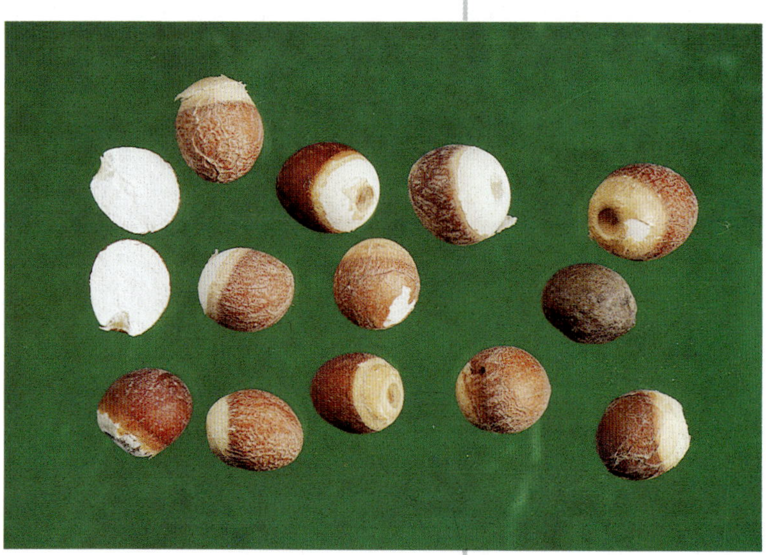

◀ 藥材芡實

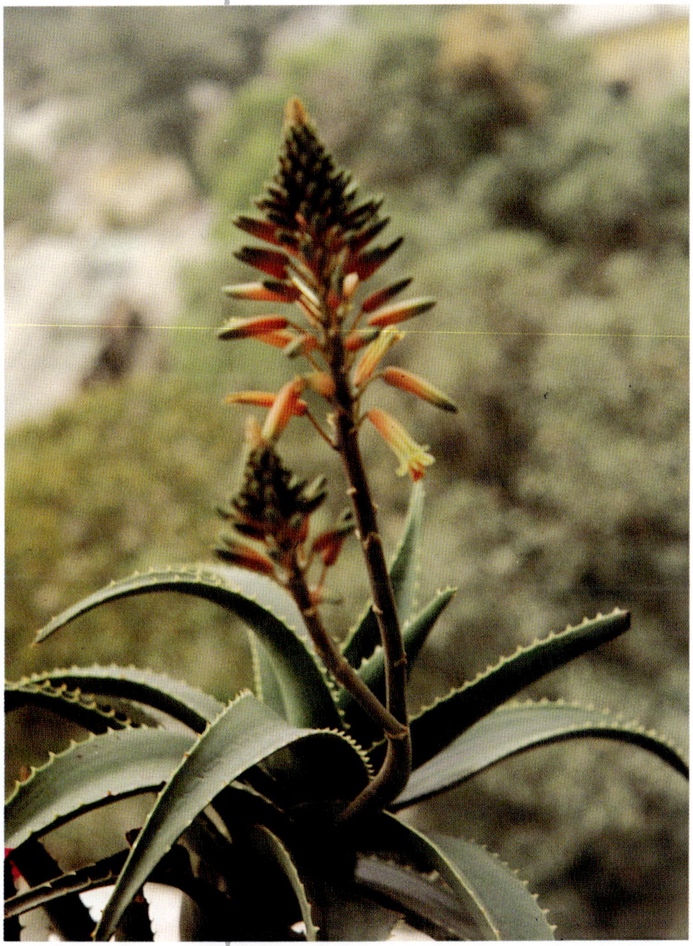

蘆薈屬植物一種 ▶

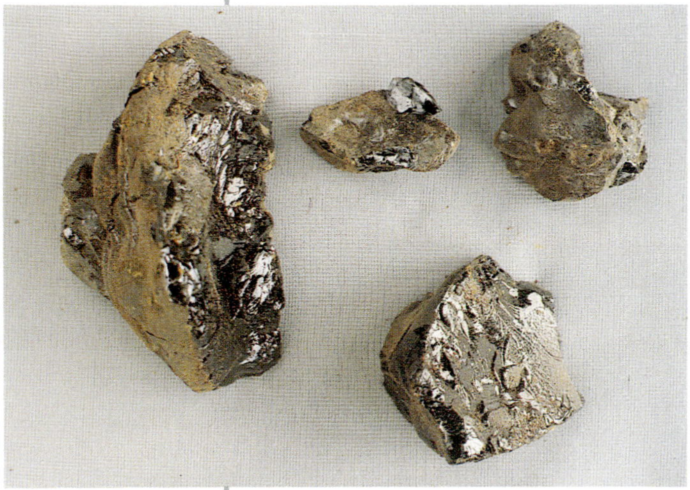

藥材蘆薈 ▶

211 蘆薈

Luhui

Aloes

ALOE

本品為百合科植物庫拉索蘆薈 Aloe barbadensis Miller、好望角蘆薈 Aloe ferox Miller 或其他同屬近緣植物葉的液汁濃縮乾燥物。

〔**原植物**〕①庫拉索蘆薈：多年生肉質草本，莖高0.3～0.6m，其上密生蓮座式排列的肉質葉，葉肥厚半圓狀。葉緣具尖齒狀刺，幼時被白粉。穗狀花序頂生，長可達1m；花管狀，鮮黃色。蒴果。②好望角蘆薈：莖直立，高3～6m，葉30～50片，生於莖的頂端，緊密排列呈蓮座式；葉片披針形，具刺，深綠色至藍綠色，被白粉。圓錐狀花長60cm；花被呈管狀；上端分離微反卷，淡紅色至黃綠色，蒴果。

〔**藥材性狀**〕①庫拉索蘆薈：呈不規則塊狀，常破裂為多角形，大小不一。表面呈暗紅褐色或深褐色，無光澤。體輕，質硬，不易破碎，斷面粗糙或顯麻紋，富吸濕性。②好望角蘆薈：表面呈暗褐色，略顯綠色，有光澤。體輕，質鬆，易碎，斷面玻璃樣而有層紋。

〔**性味功能與主治**〕苦、寒。清肝熱，通便。用於便秘，小兒疳積，驚風。外治濕癬。

〔**用法與用量**〕1.5～4.5g；外用適量，研末敷患處。

Aloes is the dried concentrated matter obtained from the juice of the leaf of *Aloe barbadensis* Miller, *Aloe ferox* Miller or other species of the same genus.

Action To remove *heat* from the *liver*, and to relax the bowels.

Indication Constipation; infantile malnutrition due to improper feeding and convulsion; external use for eczema and ringworm.

Usage and dosage 1.5～4.5g; for external use, appropriate quantity to be ground into powder and applied topically.

212 蘆根

Lugen

Reed Rhizome

RHIZOMA PHRAGMITIS

本品為禾本科植物蘆葦 Phragmites communis Trin. 的新鮮或乾燥根莖。

〔**原植物**〕多年生高大濕生草本，地下根莖橫走，黃白色，節上生多數鬚根。地上莖直立，高2～4m。葉片狹披針形至條形，兩面粗糙；葉鞘包圍着稈，葉舌有毛。圓錐花序由多數穗狀花序組成，頂生，棕紫色；小穗有3～7花。穎果橢圓形，與內稃和外稃分離。

〔**藥材性狀**〕①鮮蘆根：呈長圓柱形，有的略扁，長短不一，直徑1～2cm。表面黃白色，有光澤，外皮疏鬆可剝離。節呈環狀，有殘根及芽痕。體輕，質韌，不易折斷。切斷面黃白色，中空，壁厚1～2mm，有小孔排列成環。②乾蘆根：呈扁圓柱形。節處較硬，節間有縱皺紋。

〔**性味功能與主治**〕甘，寒。清熱生津，除煩，止嘔，利尿。用於熱病煩渴，胃熱嘔噦，肺熱咳嗽，肺癰吐膿，熱淋澀痛。

〔**用法與用量**〕15～30g；鮮品用量加倍，或搗汁用。

Reed Rhizome is the fresh or dried rhizome of *Phragmites communis* Trin. (Fam. Gramineae).

Action To remove *heat*, to promote the production of body fluid, to relieve emesis, and to alleviate dysuria.

Indication Dire thirst in febrile diseases; vomiting or retching due to *heat* in the stomach; *heat* in the *lung* with cough; lung abscess; urinary infection with difficult painful urination.

Usage and dosage 15～30g; or 30～60g of the fresh rhizome to be decocted or pounded for juice.

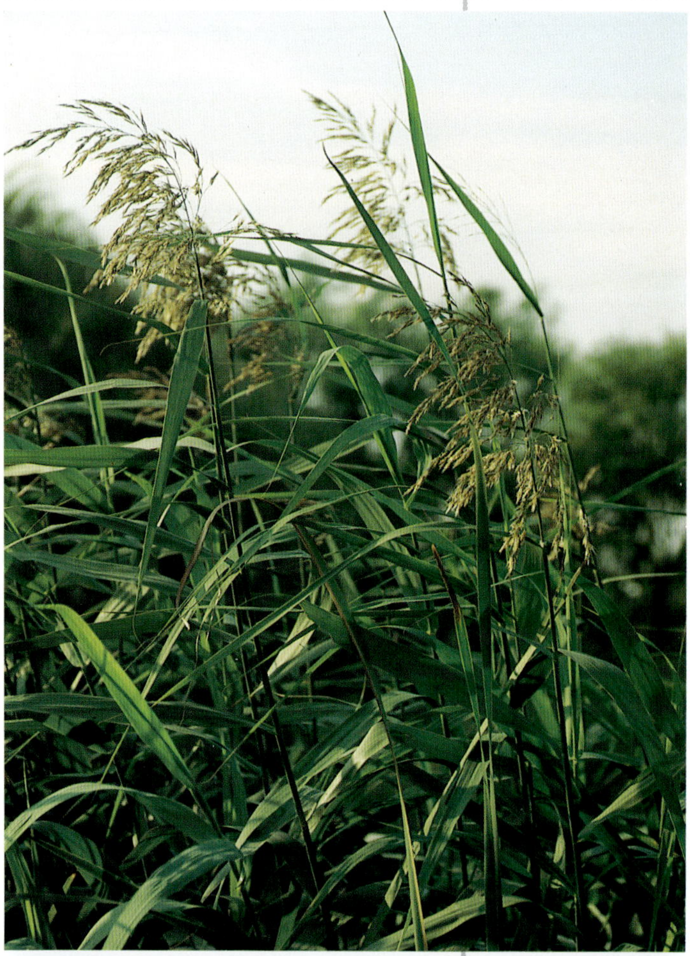

◀ 蘆葦

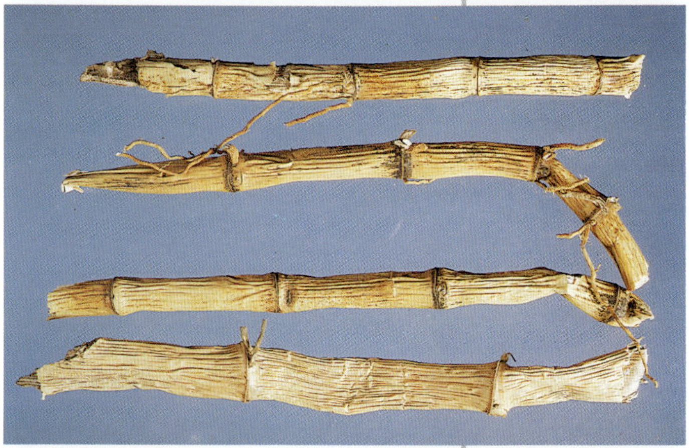

◀ 藥材蘆根

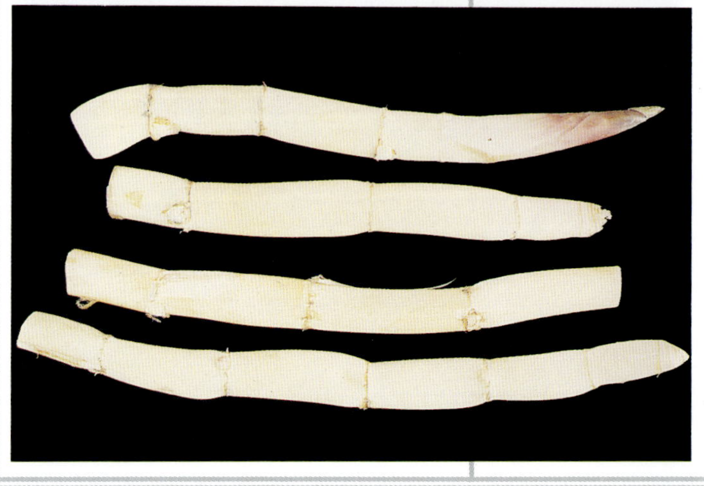

◀ 鮮蘆根

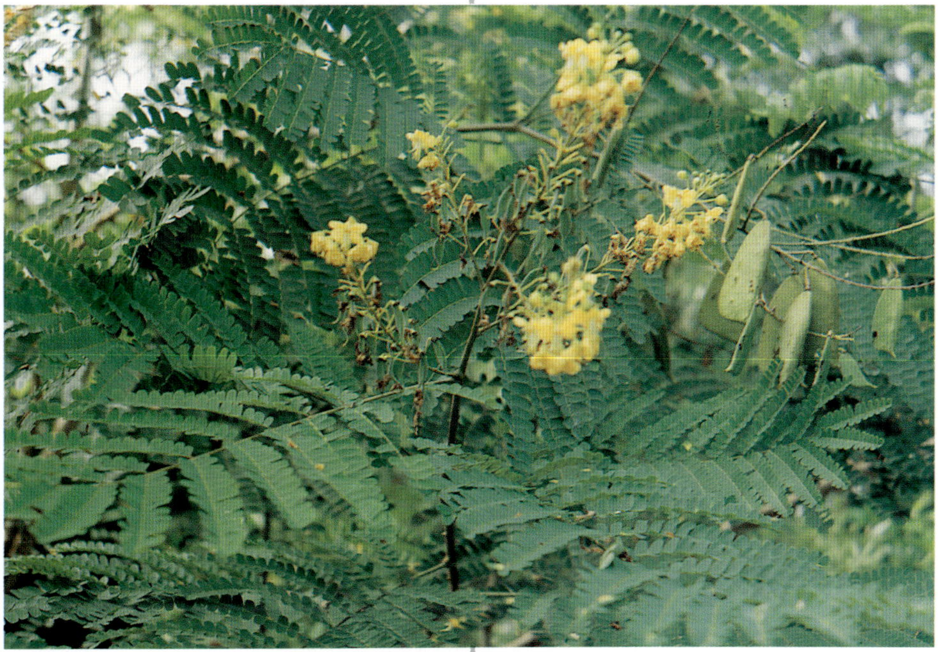

▲ 蘇木

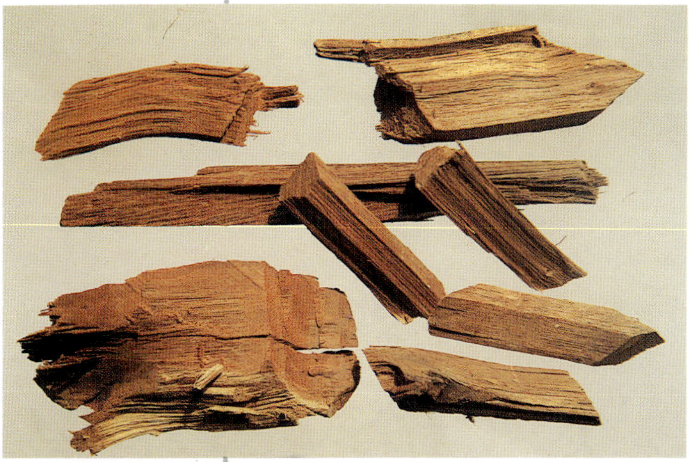

藥材蘇木 ▶

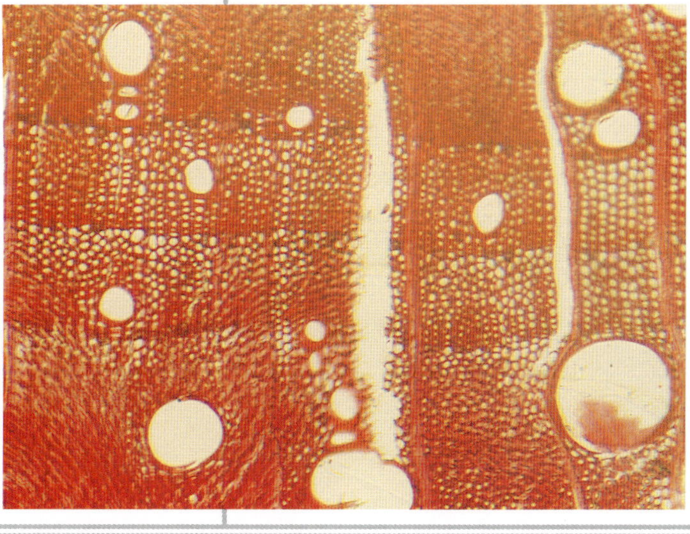

藥材蘇木橫切面 ▶

213 蘇木

Sumu

Sappan Wood

LIGNUM SAPPAN

本品為豆科植物蘇木 Caesalpinia sappan L. 的乾燥心材。

〔**原植物**〕喬木或蔓狀大灌木，高5～13cm。樹幹及枝條有疏刺。二回偶數羽狀複葉互生，羽片18～26枚；小葉10～17對，矩圓形，偏斜，先端圓而微缺，基部近截形，有腺點。圓錐花序頂生或腋生；萼5裂；花瓣5，黃色；雄蕊10，花絲下部密被綿毛；子房密生棕色絨毛。莢果倒卵狀矩圓形，木質，有喙。

〔**藥材性狀**〕本品呈長圓柱形或對剖半圓柱形，長10～100cm，直徑3～12cm。表面黃紅色至棕紅色，具刀削痕和枝痕，常見縱向裂縫。橫斷面略具光澤，年輪明顯，有的可見暗棕色、質鬆、帶亮星的髓部。質堅硬。

〔**橫切面**〕見圖。

〔**性味功能與主治**〕甘、鹹，平。行血袪瘀，消腫止痛。用於經閉痛經，產後瘀阻，胸腹刺痛，外傷腫痛。

〔**用法與用量**〕3～9g。

〔**注意**〕孕婦慎用。

Sappan Wood is the dried heart wood of *Caesalpinia sappan* L. (Fam. Leguminosae).

Action To promote blood circulation and remove *blood stasis*, and to cause subsidence of swelling and relieve pain.

Indications Amenorrhea, dysmenorrhea, *blood stasis* after delivery; pricking pain in the chest and abdomen, traumatic swelling and pain.

Dosage 3～9g.

Precaution Used with caution in pregnancy.

214 蘇合香

Suhexiang

Storax

STYRAX

本品為金縷梅科植物蘇合香樹 Liquidambar orientalis Mill. 的樹幹滲出的香樹脂，經加工精製而成。

〔**原植物**〕喬木，葉互生；具長柄；托葉小，早脫；葉片掌狀五裂，裂片卵形，先端急尖基部心形，邊緣有鋸齒。花小，單性，雌雄同株，多數成圓頭狀花序，黃綠色，無花瓣。果序圓球狀。

〔**藥材性狀**〕本品為半流動性的濃稠液體，棕黃色或暗棕色，半透明，質粘稠。本品在90％乙醇、二硫化碳、氯仿或冰醋酸中溶解，在乙醚中微溶。

酸值：應為52～76。皂化值：應為160～190。

〔**性味功能與主治**〕辛，溫。開竅，破穢，止痛。用於中風痰厥，卒然昏倒，胸腹冷痛，驚癇，溫症。

〔**用法與用量**〕0.3～1g，宜入丸散服，不入煎劑。

Storax is the purified balsam obtained from the trunk of *Liquidambar orientalis* Mill. (Fam. Hamamelidaceae).

Action To induce resuscitation to expel evil factors, and to relieve pain.

Indications Stroke, sudden loss of consciousness; epilepsy and convulsions; pain with cold sensation in the chest or abdomen.

Usage and dosage 0.3～1g, used in pills or powder, but not decoction.

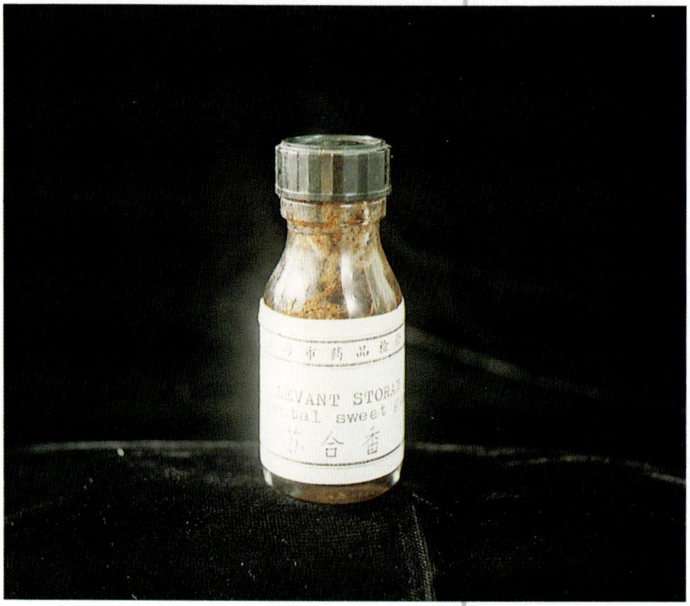

◀ 藥材蘇合香

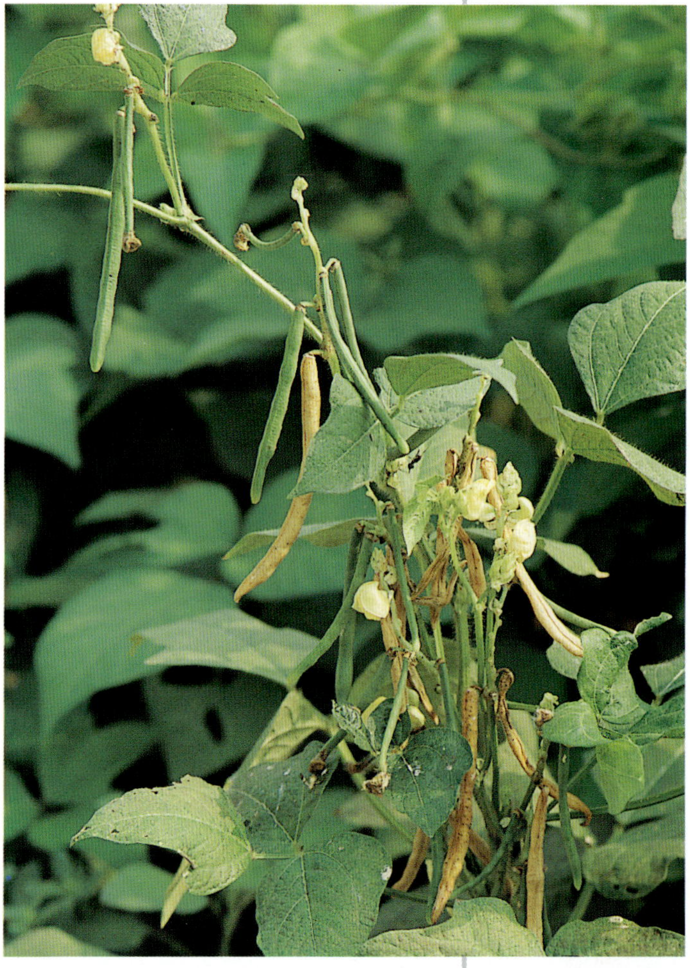

◀ 赤豆

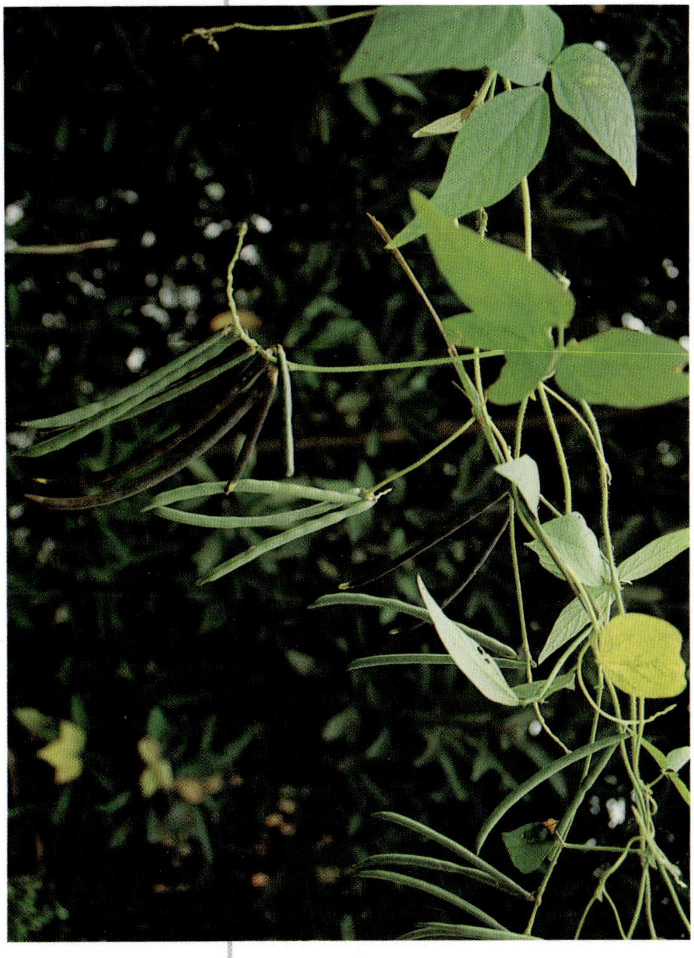

赤小豆 ▶

▼ 藥材赤小豆（左：赤豆 右：赤小豆）

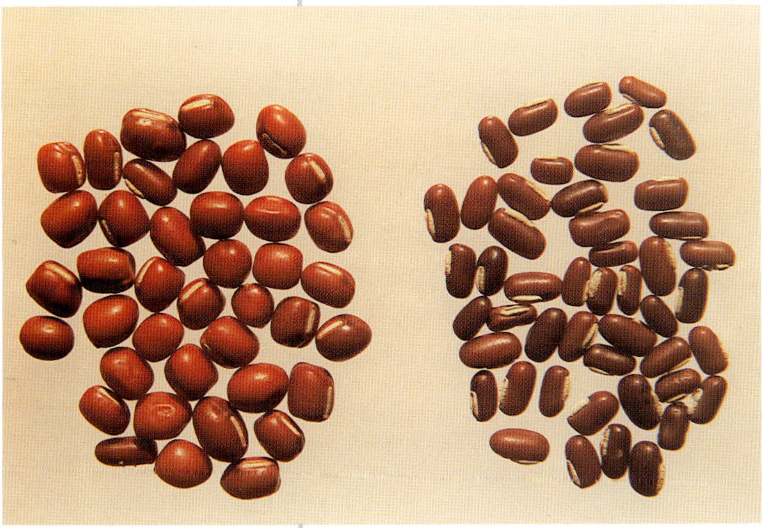

215 赤小豆

Chixiaodou

Rice Bean

SEMEN PHASEOLI

本品為豆科植物赤小豆 Phaseolus calcaratus Roxb. 或赤豆 Phaseolus angularis Wight. 的乾燥成熟種子。

〔**原植物**〕①赤小豆：一年生半攀援草本，莖密被倒生毛。托葉披針形；三出複葉，小葉披針形或長圓狀披針形。總狀花序頂生或腋生，具花2～4朵；花冠蝶形，黃色；二體雄蕊；子房密被短硬毛。莢果圓柱形，細瘦，內含6～10粒種子。種子暗紅色，長矩圓形，長6～8mm，直徑約4mm，種臍凹陷。②赤豆：一年生直立草本，有時攀援狀，三出複葉的頂生小葉片寬卵形，側生小葉片偏斜。種子矩圓形，長5～6mm，徑約4mm，赤紅色。

〔**藥材性狀**〕①赤小豆：呈長圓形而稍扁，長5～8cm，直徑3～5mm。表面紫紅色，微有光澤，一側有綫形突起的種臍，偏向一端，白色，約為全長2/3，中間凹陷成縱溝。另側有1條不明顯的棱脊。質硬，不易破碎，子葉2，乳白色。②赤豆：呈短圓柱形，兩端較平截或鈍圓，直徑4～6mm。表面暗棕紅色，有光澤，種臍不突起。

〔**性味功能與主治**〕甘、酸，平。利水消腫，解毒排膿。用於水腫脹滿，腳氣浮腫，黃疸尿赤，風濕熱痹，癰腫瘡毒，腸癰腹痛。

〔**用法與用量**〕9～30g；外用適量，研末調敷。

Rice Bean is the dried ripe seed of *Phaseolus calcaratus* Roxb. or *Phaseolus angularis* Wight (Fam. Leguminosae).

Action To cause diuresis, to counteract toxicity, and to promote the drainage of pus.

Indications Edema; jaundice with dark urine; acute rheumatic arthritis; carbuncles, boils, appendicitis.

Usage and dosage 9～30g; for external use, appropriate quantity to be ground into powder and applied topically after mixing with liquid.

216 赤石脂

Chishizhi

Red Halloysite

HALLOYSITUM RUBRUM

本品為硅酸鹽類礦物多水高嶺石族多水高嶺石，主含含水硅酸鋁〔$Al_4(Si_4O_{10})(OH)_8 \cdot 4H_2O$〕。

〔**藥材性狀**〕本品為塊狀集合體，呈不規則的塊狀。粉紅色、紅色至紫紅色，或有紅白相間的花紋。質軟，易碎，斷面有的具蠟樣光澤。吸水性強。

〔**性味功能與主治**〕甘、酸、澀，溫。澀腸，止血，生肌斂瘡。用於久瀉久痢，大便出血，崩漏帶下；外治瘡瘍不斂，濕疹膿水浸淫。

〔**用法與用量**〕9～12g；外用適量，研末敷患處。

Red Halloysite is a mineral of silicate salt of polyhydrate kaolinate group, containing mainly hydrated aluminium silicate〔$Al_4(Si_4O_{10})(OH)_8 \cdot 4H_2O$〕.

Action To astringe the intestines, to arrest bleeding, and to promote the growth of new tissues.

Indications Chronic diarrhea, chronic dysentery; hematochezia; abnormal uterine bleeding, excessive leukorrhea; external use for ulcers difficult to heal up, eczema with exudation.

Usage and dosage 9～12g; appropriate quantity to be ground into powder for topical application.

▼藥材赤石脂

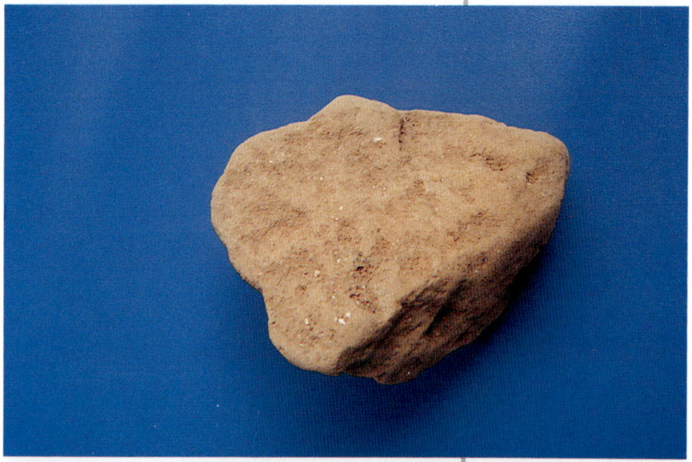

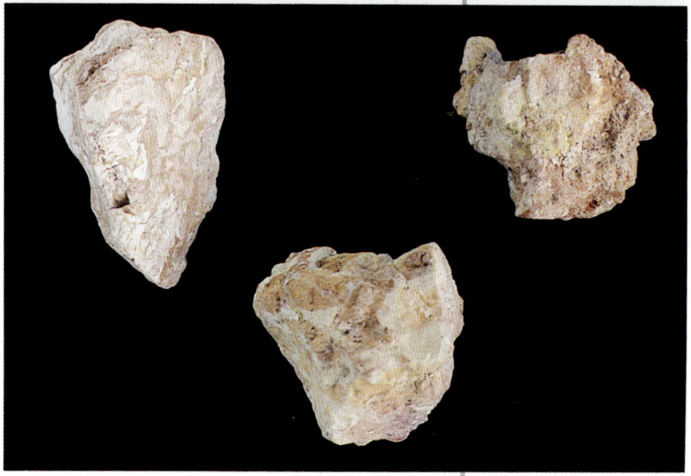

▼藥材赤芍

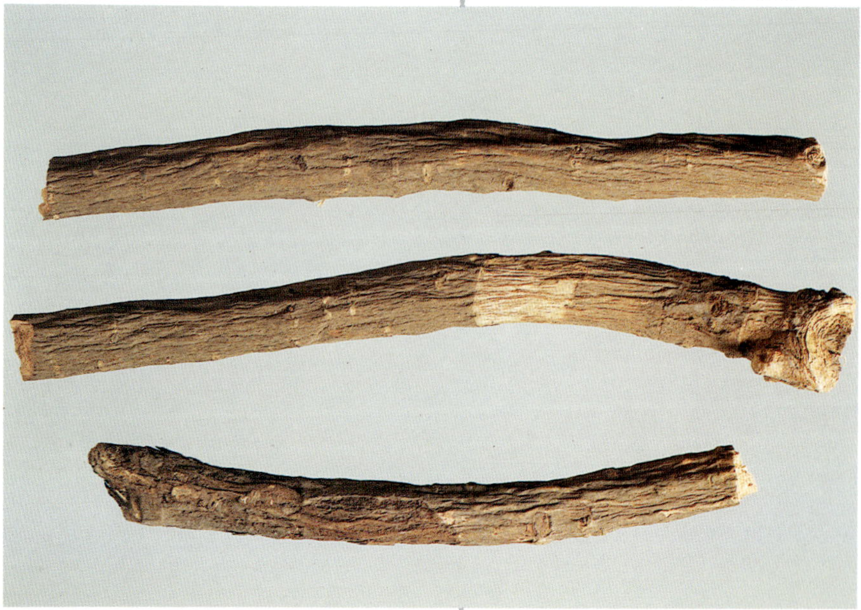

川赤芍 ▶

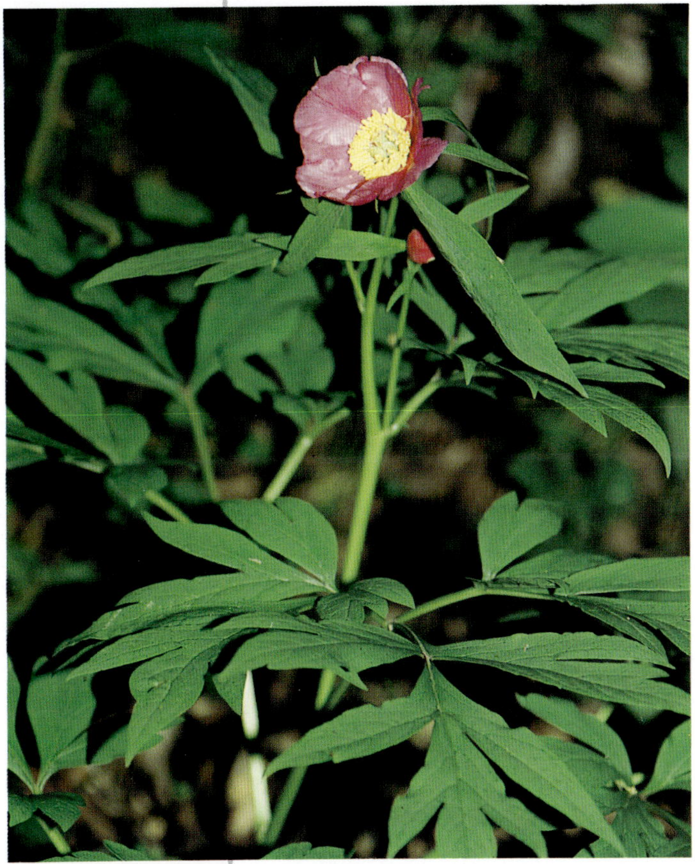

217 赤芍

Chishao

Red Peony Root

RADIX PAEONIAE RUBRA

本品為毛茛科植物芍藥 Paeonia lactiflora Pall. 或川赤藥 Paeonia veitchii Lynch 的乾燥根。

〔**原植物**〕①芍藥：見131白芍。②川赤藥：小葉為二回羽狀分裂，小裂片條狀披針形或披針形，寬0.8～1.5cm，上面葉脈疏生短毛；花2～4朵生莖頂或其下葉腋，心皮有黃色絨毛。

〔**藥材性狀**〕本品呈圓柱形，稍彎曲，長5～40cm，直徑0.5～3cm。表面棕褐色，粗糙，有縱溝及皺紋，並有鬚根痕及橫向凸起的皮孔，有的外皮易脫落。質硬而脆，易折斷，斷面皮部窄，木部放射狀紋理明顯，有的現裂隙。

〔**橫切面**〕見圖。

〔**性味功能與主治**〕苦，微寒。清熱涼血，散瘀止痛。用於溫毒發斑，吐血衄血，目赤腫痛，肝鬱脅痛，經閉痛經，癥瘕腹痛，跌撲損傷，癰腫瘡瘍。

〔**用法與用量**〕6～12g。

〔**注意**〕不宜與藜蘆同用。

Red Peony Root is the dried root of *Paeonia lactiflora* Pall. or *Peaonia veitchii* Lynch (Fam. Ranuncullaceae).

Action To remove *heat* from blood, to eliminate *blood stasis*, and to relieve pain.

Indication Maculation in epidemic diseases; spitting of blood, epistaxis; inflammation of the eye; pain in the chest and costal regions; amenorrhea, dysmenorrhea; mass formation in the abdomen; traumatic injuries; boils and sores.

Dosage 6～12g.

Precaution Incompatible with Rhizoma et Radix Veratri.

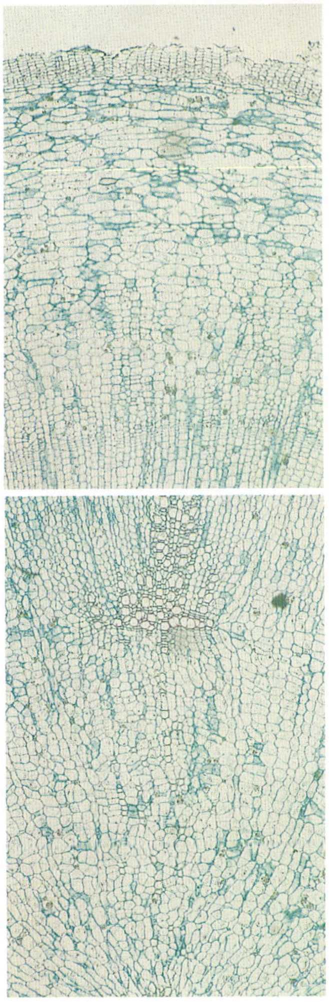

◀ 藥材赤芍橫切面

藥材赤芍橫切面
▼（偏振光下）

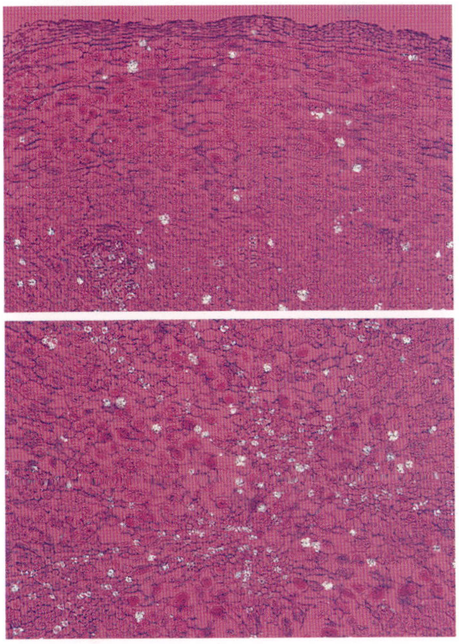

218 兩頭尖（竹節香附）

Liangtoujian

Radde Anemone Rhizome

RHIZOMA ANEMONES RADDEANAE

本品為毛茛科植物多被銀蓮花 Anemone raddeana Regel 的乾燥根莖。

〔**原植物**〕多年生草本，高約90cm。根莖橫走，紡錘形，兩頭稍尖，黑褐色。葉通常1枚，基生，三出複葉，小葉3～5裂，每裂片又3淺裂。花單生，花莖有葉狀苞片3枚；花被10～16片，黃白色，外側略帶紫色；雄蕊多數；心皮多數，離生。瘦葖果。

〔**藥材性狀**〕本品呈類長紡錘形，兩端尖細，微彎曲，其中近一端處較膨大。長1～3cm，直徑2～7mm。表面棕褐色至棕黑色，具微細縱皺紋，膨大部位常有1～3個支根痕呈魚鰭狀突起，偶見不明顯的3～5環節。質硬而脆，易折斷，斷面略平坦，類角質樣。

〔**橫切面**〕見圖。

〔**性味功能與主治**〕辛，熱；有毒。祛風濕，消癰腫。用於風寒濕痹，四肢拘攣，骨節疼痛，癰腫潰爛。

〔**用法與用量**〕1.5～3g；外用適量。

Radde Anemone Rhizome is the dried rhizome of *Anemone raddeana* Regel (Fam. Ranunculaceae).

Action To relieve rheumatic conditions, and to cure carbuncle.

Indications Rheumatoid arthritis with muscular contracture and joint pain; carbuncle with ulceration.

Usage and dosage 1.5～3g; appropriate quantity for external use.

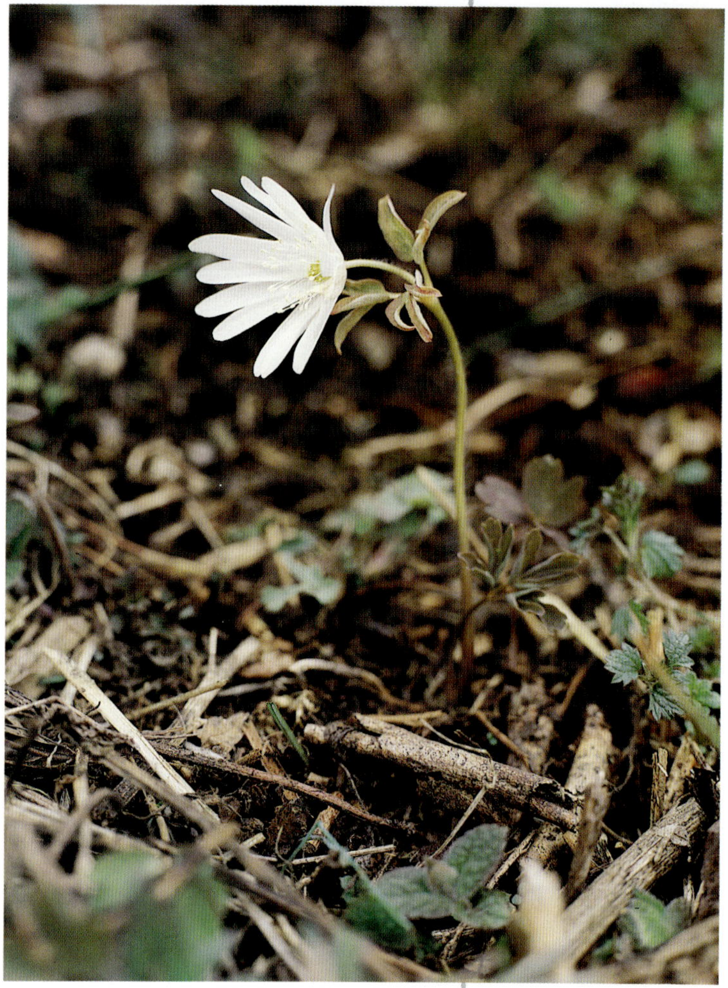

◀ 多被銀蓮花

▼ 藥材兩頭尖

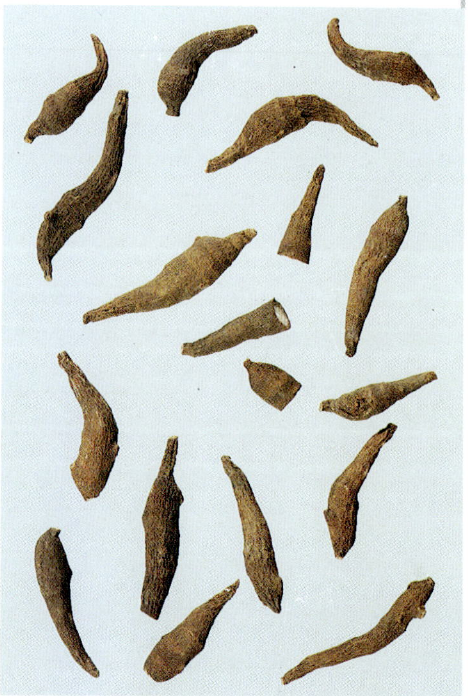

▼ 藥材兩頭尖橫切面

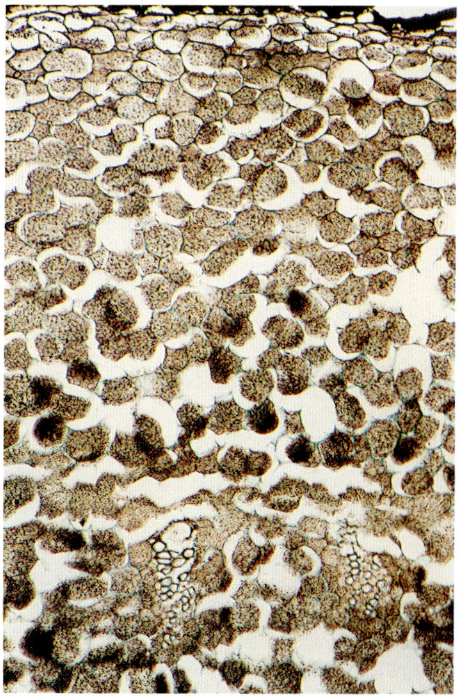

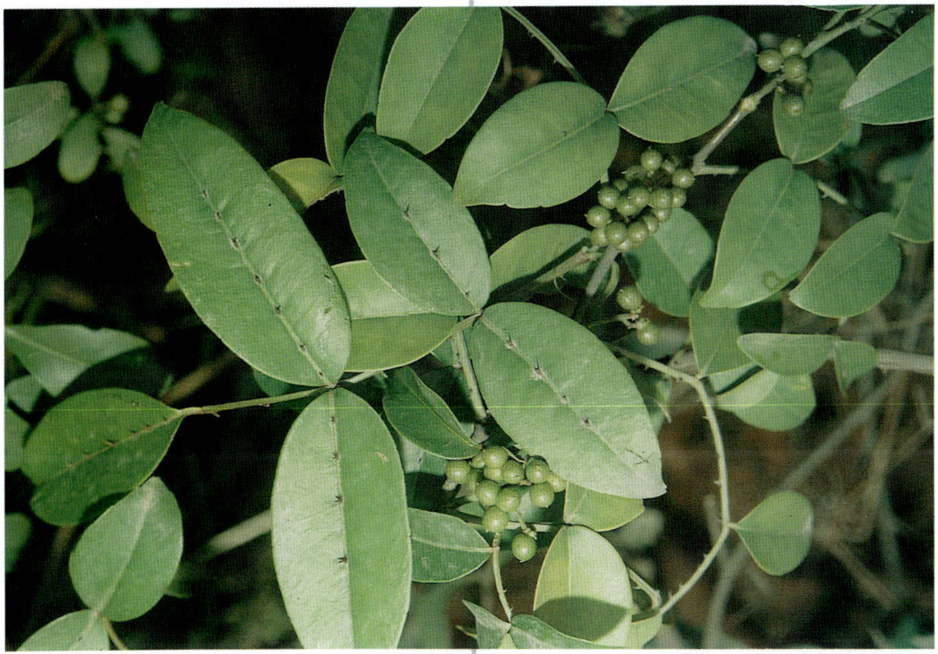

▲ 兩面針

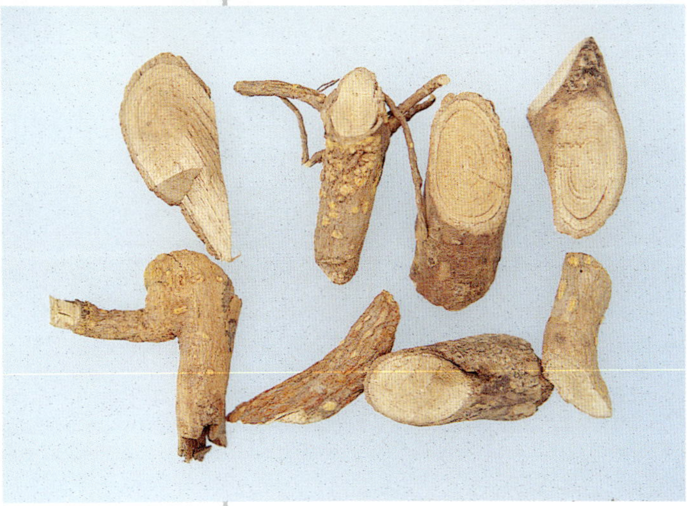

藥材兩面針 ▶

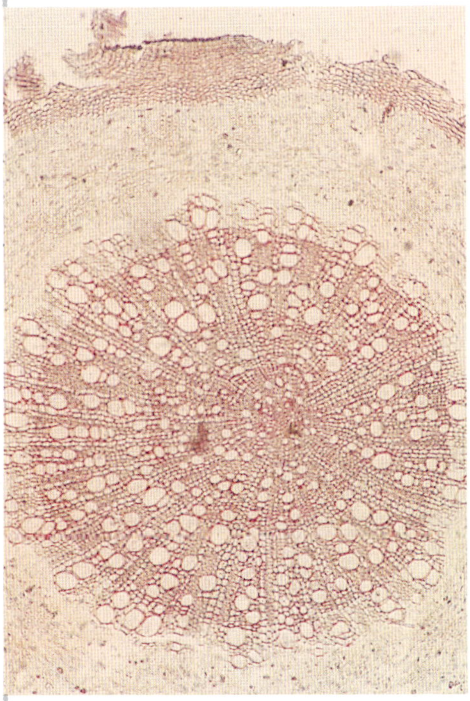

藥材兩面針根橫切面 ▶

219 兩面針

Liangmianzhen

Shiny Pricklyash

RADIX ZANTHOXYLI

本品為芸香科植物兩面針 Zanthoxylum nitidum (Roxb.) DC. 的乾燥根。

〔**原植物**〕木質藤本。莖、枝、葉軸下面和小葉中脈兩面均着生鈎狀皮刺。單數羽狀複葉，小葉3～11，對生，革質，卵狀至卵狀矩圓形，頂端短尾狀，基部圓形或寬楔形；傘房狀圓錐花序，腋生，花4數；萼片寬卵形；雄蕊藥隔頂端有短的突尖體，退化的心皮頂端常為叉裂。蓇葖果成熟時紫紅色，有粗大腺點，頂端具短喙。

〔**藥材性狀**〕本品為厚片或圓柱形短段，長2～20cm，厚0.5～6cm，少數至10cm。表面淡棕色或淡黃色，有鮮黃色或黃褐色類圓形皮孔。切斷面較光滑，皮部淡棕色，木部淡黃色，可見同心性環紋及密集的小孔。質堅硬。

〔**橫切面**〕見圖。

〔**性味功能與主治**〕苦、辛、平；有小毒。行氣止痛，活血散瘀，通絡祛風。用於跌打損傷，風濕痹痛、胃痛、牙痛、毒蛇咬傷。外用治湯火燙傷。

〔**用法與用量**〕5～10g。外用適量，研末調敷或煎水洗患處。

〔**注意**〕服用不能過量。忌與酸味食物同服。

Shiny Pricklyash is the dried root of *Zanthoxylum nitidum* (Roxb.) DC. (Fam. Rutaceac).

Action To pnomote the flow of *qi* and relieve pain, to promote blood circulation and remove *blood stasis*, to remove obstruction from the *collaterals* and dispel wind.

Indications Traumatic injury; rheumatic arthralgia; stomachache; toothache; snake bite; external use for scald.

Usage and dosage 5～10g; for external use, appropriate quantity to be pounded into paste for topical application or to be decocted for washing.

Precaution Over dose should be avoided. Incompatible with sour food.

220 連錢草

Lianqiancao

Longtube Ground Ivy Herb

HERBA GLECHOMAE

本品為唇形科植物活血丹 Glechoma longituba (Nakai) Kupr. 的乾燥地上部分。

〔**原植物**〕多年生匍匐草本，莖四棱形，幼嫩部分被柔毛。葉對生，葉片心形或腎形，兩面脈上具短柔毛。輪傘花序腋生，每輪具花2～6朵；花萼5齒裂，齒端有芒；花冠唇形，藍紫色或淡紫色，下唇具深色斑點，冠筒細，向喉部擴展；雄蕊4，二強，花絲頂端分2枝，其中1枝着生花藥；柱頭2裂。小堅果褐色。

〔**藥材性狀**〕本品長10～20cm，疏被短柔毛。莖呈方柱形，細而扭曲；表面黃綠色或紫紅色，節上有不定根；質脆，易折斷，斷面常中空。葉對生，葉片多皺縮，展平後呈腎形或近心形，長1～3cm，寬1.5～3cm，灰綠色或綠褐色，邊緣具圓齒；葉柄纖細，長4～7cm。輪傘花序腋生，花冠二唇形，長達2cm。

〔**性味功能與主治**〕辛、微苦，微寒。利濕通淋，清熱解毒，散瘀消腫。用於熱淋，石淋，濕熱黃疸，瘡癰腫痛，跌撲損傷。

〔**用法與用量**〕15～30g；外用適量，煎湯洗或取鮮品搗爛敷患處。

Longtube Ground Ivy Herb is the dried aerial part of *Glechoma longituba* (Nakai) Kupr. (Fam. Labiatae).

Action To relieve dysuria, to remove *toxic heat*, to eliminate *blood stasis*, and to cause subsidence of swelling.

Indication Acute urinary infection, urolithiasis; acute jaundice; painful swelling in sores and carbuncles; traumatic injuries.

Usage and dosage 15～30g; for external use, appropriate quantity of the dried herb to be decocted for washing or the fresh herb to be pounded into paste for topical application.

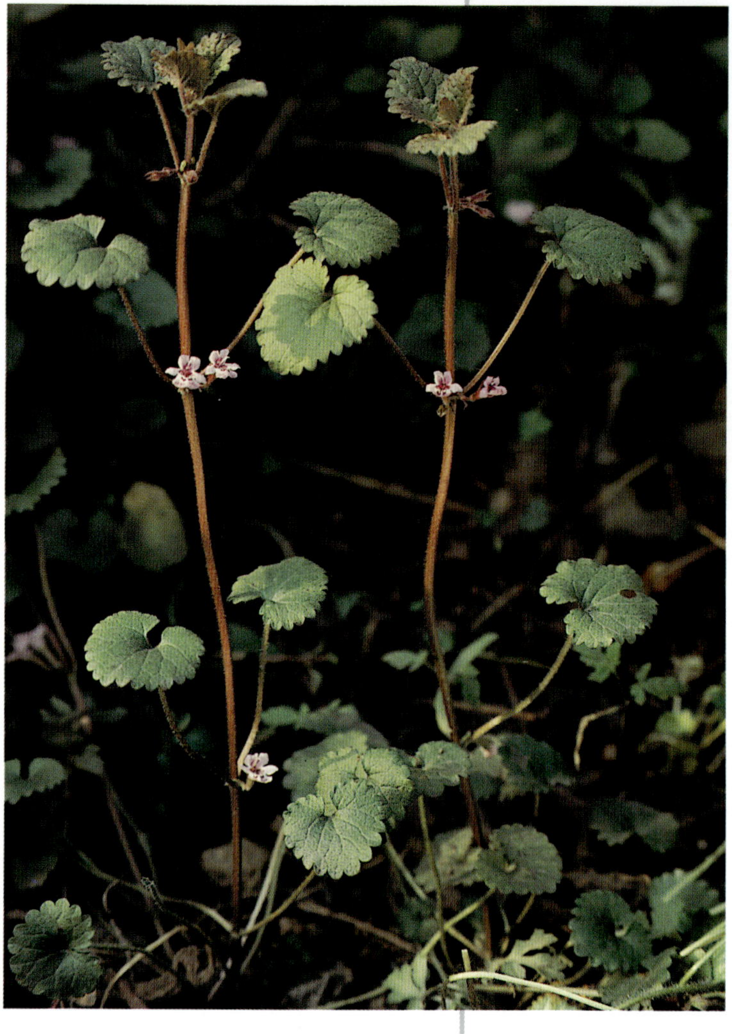

◀ 活血丹

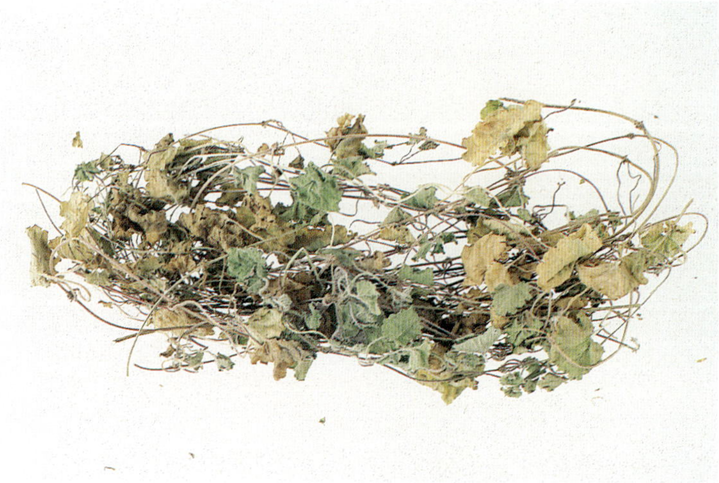

◀ 藥材連錢草

221 連翹

Lianqiao

Weeping Forsythia Capsule

FRUCTUS FORSYTHIAE

本品為木犀科植物連翹 Forsythia suspensa (Thunb.) Vahl 的乾燥果實。秋季果實初熟尚帶綠色時採收，除去雜質，蒸熟，曬乾，習稱“青翹”；果實熟透時採收，曬乾，除去雜質，習稱“老翹”。

〔**原植物**〕落葉灌木，高2～3m，枝細長平展或下垂，中空。葉對生，單葉，有時三深裂或為三出複葉，葉片卵形或寬卵形，邊緣有不整齊鋸齒。花先葉開放，1～4朵生於葉腋；花萼4深裂；花冠淺黃色，4深裂，裂片卵狀矩圓形；雄蕊2，着生於花冠筒基部，短於花柱；花柱細長，柱頭2裂。蒴果木質，鳥嘴狀，有多數疣狀突起。種子多數，有薄翅。

〔**藥材性狀**〕本品呈長卵形至卵形。稍扁，長1.5～2.5cm，直徑0.5～1.3cm。表面有不規則的縱皺紋及多數凸起的小斑點，兩面各有1條明顯的縱溝。頂端銳尖，基部有小果梗或已脫落。“青翹”多不開裂，表面綠褐色，凸起的灰白色小斑點較少；質硬；種子多數，黃綠色，細長，一側有翅。“老翹”自頂端開裂或裂成兩瓣，表面黃棕色或紅棕色，內表面多為淺黃棕色，平滑，具一縱隔；質脆；種子棕色，多已脫落。

〔**果皮橫切面**〕見圖。

〔**性味功能與主治**〕苦，微寒。清熱解毒，消腫散結。用於癰疽，瘰癧，乳癰，丹毒，風熱感冒，溫病初起，溫熱入營，高熱煩渴，神昏發斑，熱淋尿閉。

〔**用法與用量**〕6～15g。

Weeping Forsythia Capsule is the dried fruit of *Forsythia suspnsa* (Thunb.) Vahl (Fam. Oleaceae). The drug is collected in autumn when nearly ripe and still greenish, removed from foreign matter, steamed thoroughly and dried in the sun (know as “Qingqiao”); or the drug is collected when fully ripe, dried and removed from foreign matter (known as “Laoqiao”)

Action To remove *toxic heat*, to cause subsidence of sweeling, and to eliminate nodulation.

Indications Carbuncles, boils, lymphadenitis, mastitis, erysipelas; upper res-

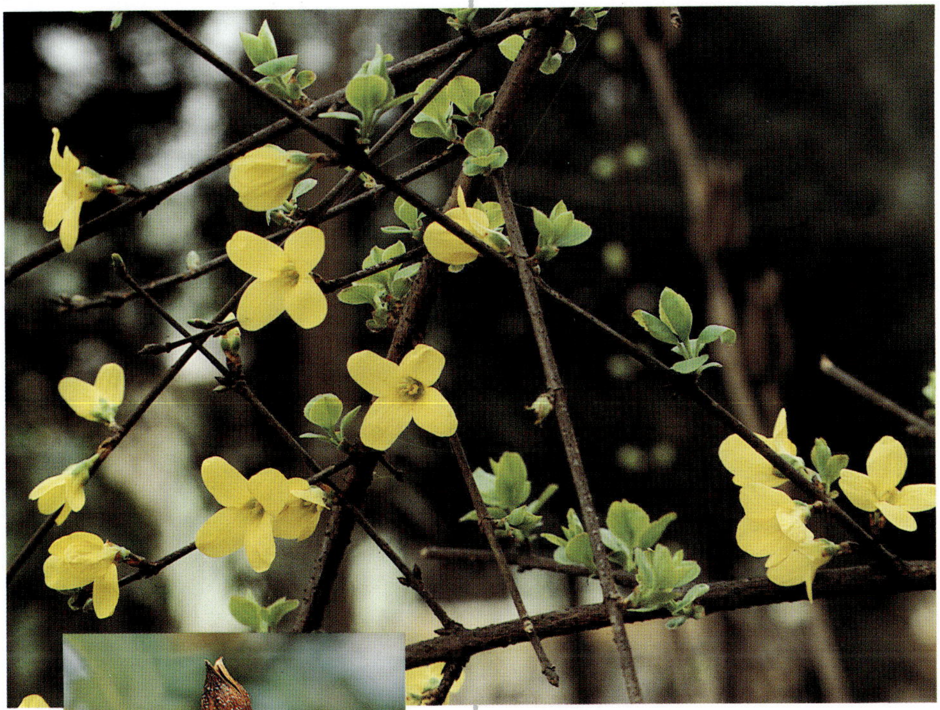

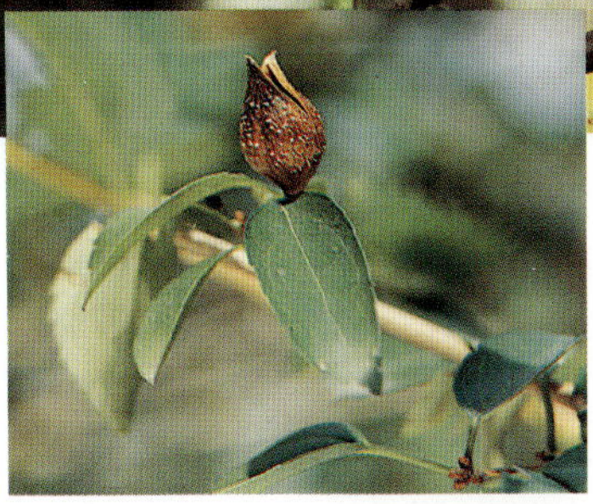

◄ ▲ 連翹

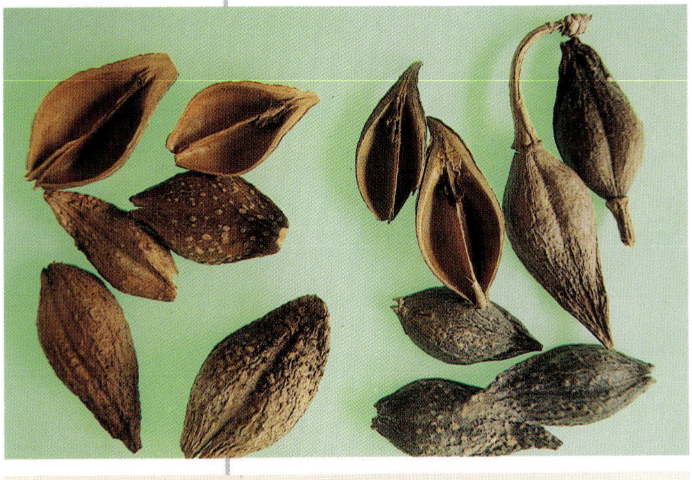

藥材連翹 ►
（左：老翹
右：青翹）

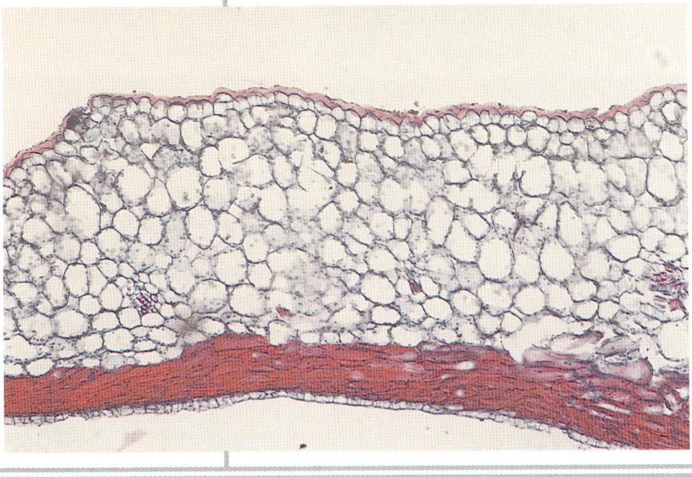

藥材連翹果皮橫切面 ►

piratory infection; febrile diseases at the early stage and at the stage with high fever, dire thirst, delirium and maculation; acute urinary infection with oliguria.

Dosage 6～15g.

222 吳茱萸

Wuzhuyu

Medicinal Evodia Fruit

FRUCTUS EVODIAE

本品為芸香科植物吳茱萸 Evodia rutaecarpa (Juss.) Benth.、石虎 Evodia rutaecarpa (Juss.) Benth. var. officinalis (Dode) Huang 或疏毛吳茱萸 Evodia rutaecarpa (Juss.) Benth. var. bodinieri (Dode) Huang 的乾燥將近成熟果實。

〔**原植物**〕①吳茱萸：落葉小喬木或灌木，高3～10m，幼枝、葉軸及花序軸均被銹色長柔毛，小枝紫褐色。單數羽狀複葉對生，小葉5～9片，橢圓形或卵圓形，上面疏被柔毛，下面密被白色柔毛，有粗大透明油腺點。花單性異株，聚傘圓錐花序頂生；雄花萼片、花瓣、雄蕊均5數，具退化子房；雌花花瓣質較肥厚，退化雄蕊5，心皮5。蓇葖果熟時紫紅色。種子黑色。②石虎：小葉片較窄，呈長卵狀披針形，先端漸尖。雌花的花瓣較短小，長3～4mm。③疏毛吳茱萸：植株被毛較稀疏。

〔**藥材性狀**〕本品呈球形或略呈五角狀扁球形，直徑2～5mm。表面暗黃綠色至褐色，粗糙，有多數點狀突起或凹下的油點。頂端有五角星狀的裂隙，基部殘留被有黃色茸毛的果梗。質硬而脆，橫切面可見子房5室，每室有淡黃色種子1～2粒。

〔**性味功能與主治**〕辛、苦，熱；有小毒。散寒止痛，降逆止嘔，助陽止瀉。用於厥陰頭痛，寒疝腹痛，寒濕腳氣，經行腹痛，脘腹脹痛，嘔吐吞酸，五更泄瀉，外治口瘡；高血壓症。

〔**用法與用量**〕1.5～4.5g；外用適量。

Medicinal Evodia Fruit is the dried nearly ripe fruit of *Evodia rutaecarph* (Juss.) Benth., *Evodia rutaecarpa* (Juss.) Benth. var. *officinalis* (Dode) Huang or *Evodia rutaecarpa* (Juss.) Benth. var. *bodinieri* (Dode) Huang (Fam. Rutaceae).

Action To dispel *cold* and alleviate pain, to relieve vomiting, and to check diarrhea.

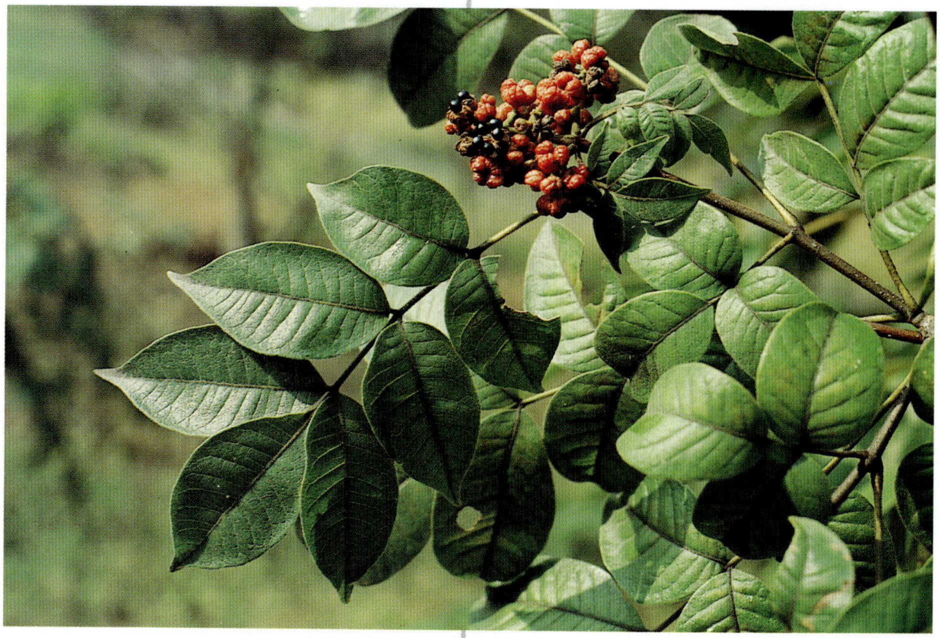

▲吳茱萸

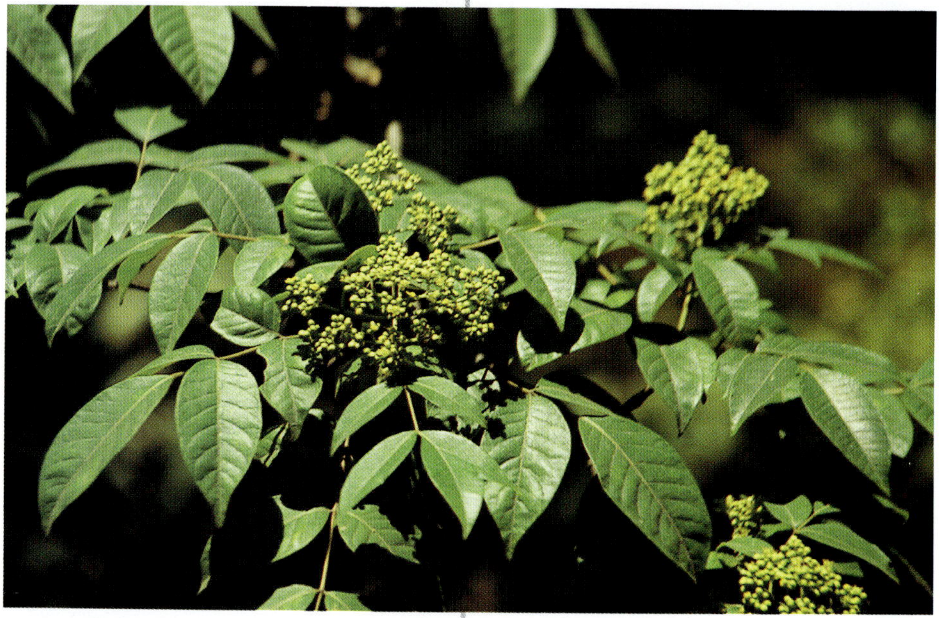

▲ 石虎

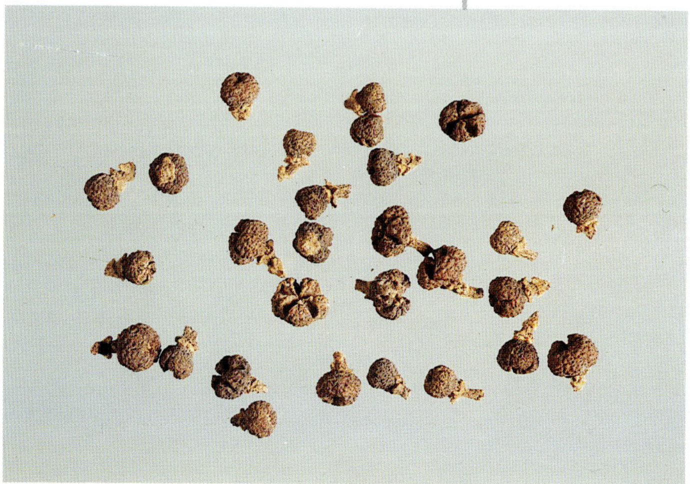

◀ 藥材吳茱萸

牡丹 ▶

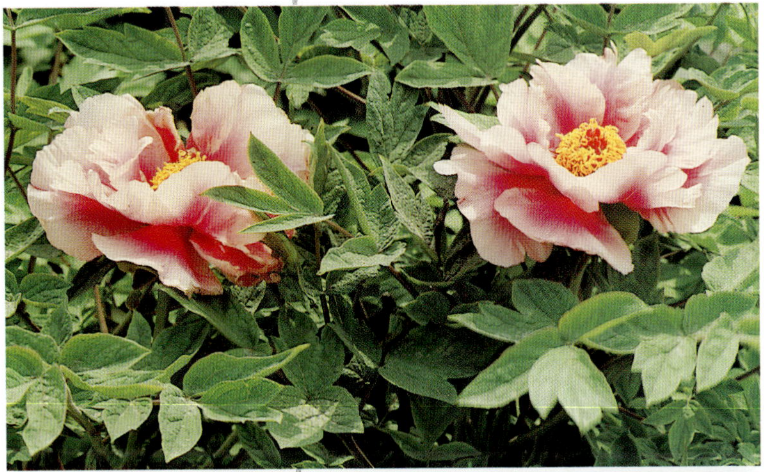

牡丹 ▶

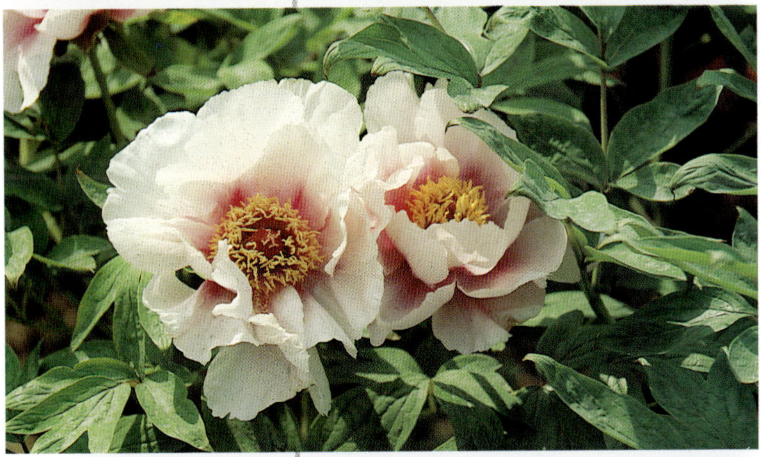

藥材牡丹皮（刮丹）▶

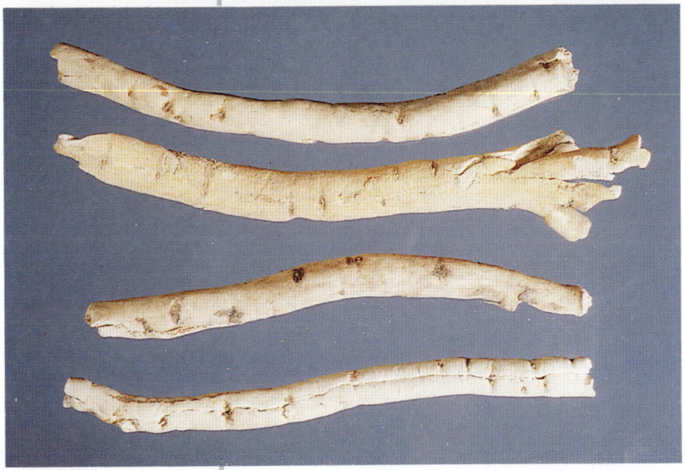

藥材牡丹皮（鳳丹）▶

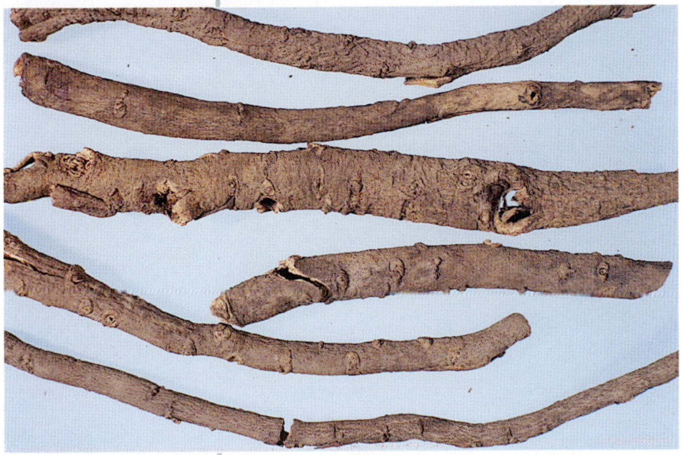

Indications Headache accompanied by retching and cold limbs; abdominal colic; weakness and edema of the legs; abdominal pain during menstruation; epigastric distension and pain with vomiting and acid regurgitation; diarrhea occurring before dawn daily; hypertension. External use for ulcers in the mouth.

Usage and dosage 1.5～4.5g; appropriate quantity for external use.

223 牡丹皮

Mudanpi

Tree Peony Bark

CORTEX MOUTAN

本品為毛茛科植物牡丹 Paeonia suffruticosa Andr. 的乾燥根皮。

〔**原植物**〕落葉灌木，高1～2m，樹皮黑灰色。多為二回三出複葉，頂生小葉3裂，側生小葉2淺裂或不裂，葉片下面有白粉。花大，單生於枝頂，直徑10～20cm；萼片5，綠色；花瓣5或重瓣，因品種不同而有白、紅、紫紅、黃等多種顏色；雄蕊多數，花藥黃色；心皮5，被柔毛。蓇葖果卵形。

〔**藥材性狀**〕本品呈筒狀或半筒狀，有縱剖開的裂縫，略向內卷曲或張開，長5～20cm，直徑0.5～1.2cm，厚0.1～0.4cm。外表面灰褐色或黃褐色，有多數橫長皮孔及細根痕，栓皮脫落處粉紅色；內表面淡灰黃色或淡棕色，有明顯的細縱紋，常見髮亮的結晶。質硬而脆，易折斷，斷面較平坦，粉性，淡粉紅色。

〔**性味功能與主治**〕苦、辛，微寒。清熱涼血，活血化瘀。用於溫毒發斑，吐血衄血，夜熱早涼，無汗骨蒸，經閉痛經，癰腫瘡毒，跌撲傷痛。

〔**用法與用量**〕6～12g。

Tree Peony Bark is the dried root bark of *Paeonia suffruticosa* Andr. (Fam. Ranunculaceae).

Action To remove *heat* from blood, to activate blood circulation and eliminate *blood stasis*.

Indications Eruptions in epidemic diseases; spitting of blood, epistaxis; consumptive fever occurring at night and subsiding in the morning without sweating; amenorrhea, dysmeorrhea; carbuncles and sores; traumatic injuries.

Dosage 6～12g.

224 牡荊葉

Mujingye

Hempleaf Negundo Chastetree Leaf

FOLIUM VITICIS NEGUNDO

本品為馬鞭草科植物牡荊 Vitex negundo L. var. cannabifolia (Sieb. et Zucc.) Hand. -Mazz. 的新鮮葉。

〔**原植物**〕落葉灌木或小喬木，高2～5m，小枝四棱形。掌狀複葉對生；小葉5枚，廣披針形，邊緣具粗鋸齒。圓錐花序頂生；花萼5齒裂，被毛；花冠二唇形，淡紫色，長約6mm；雄蕊4，上位2枚較短；子房球形，柱頭2。核果小，黑褐色，基部由宿萼包被。

〔**藥材性狀**〕本品為掌狀複葉，小葉5片或3片，披針形或橢圓狀披針形，中間小葉長5～10cm，寬2～4cm，兩側小葉依次漸小，先端漸尖，基部楔形，邊緣具粗鋸齒；上表面綠色，下表面淡綠色，兩面沿葉脈有短茸毛，嫩葉下表面毛較密；總葉柄長2～6cm，有一淺溝槽，密被灰白色茸毛。

〔**橫切面**〕見圖。

〔**性味功能與主治**〕微苦、辛，平。解毒祛痰，止咳平喘。用於咳喘，慢性支氣管炎。

〔**用法與用量**〕鮮用，供提取牡荊油用。

Hempleaf Negundo Chastetree Leaf is the fresh leaf of *Vitex negundo* L. var. *cannabifolia* (Sieb. et Zucc.) Hand. -Mazz. (Fam. Verbenaceae).

Action To counteract toxicity, and to induce expectoration, relieve cough and asthma.

Indications Chronic bronchitis with cough and asthma.

Usage Used while fresh for the extraction of Oleum Viticis Negundo.

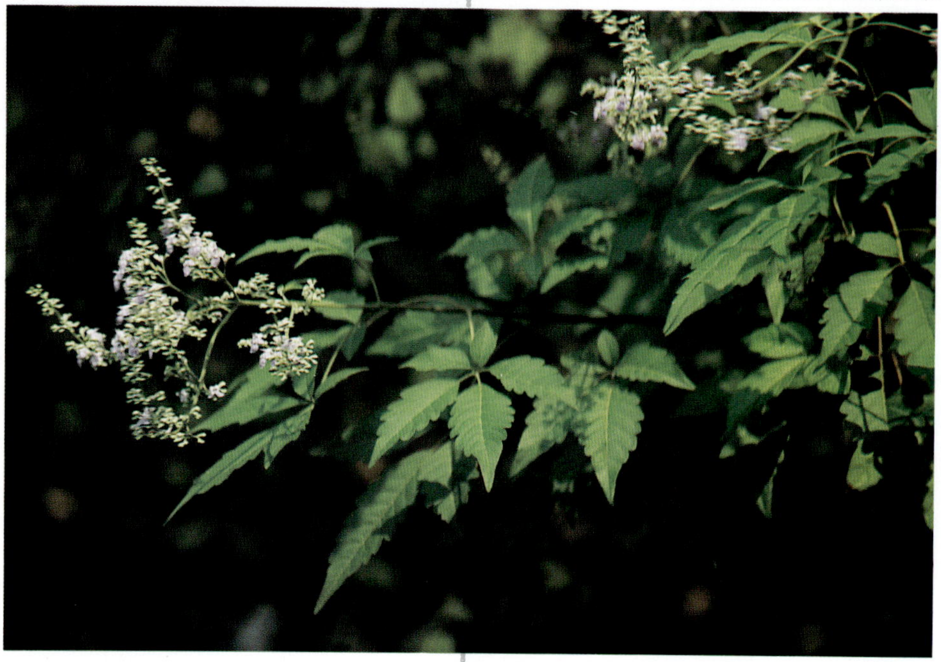

▲ 牡荊

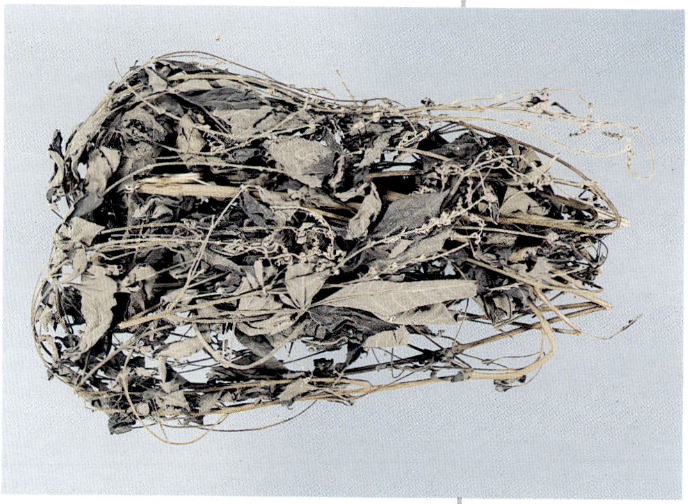

◀ 藥材牡荊葉

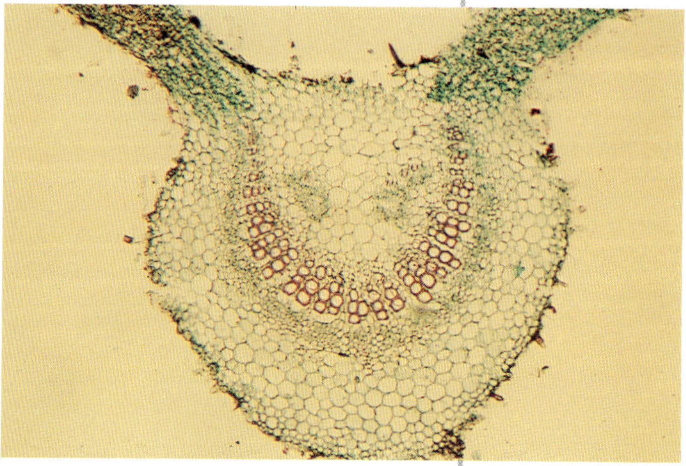

◀ 藥材牡荊葉橫切面

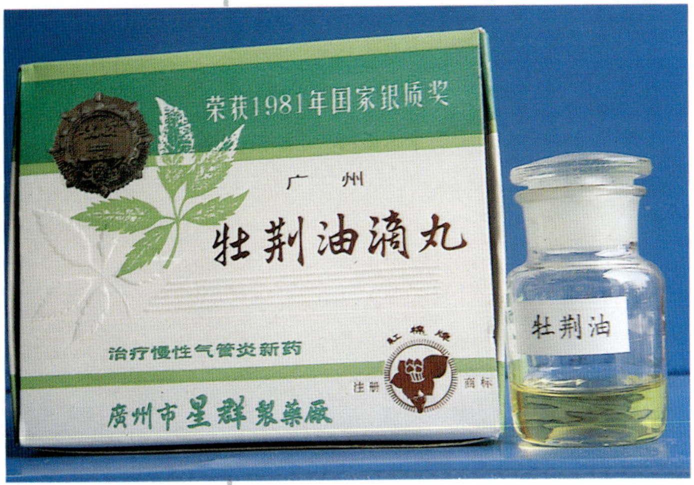

藥材牡荊油 ▶

▼ 長牡蠣

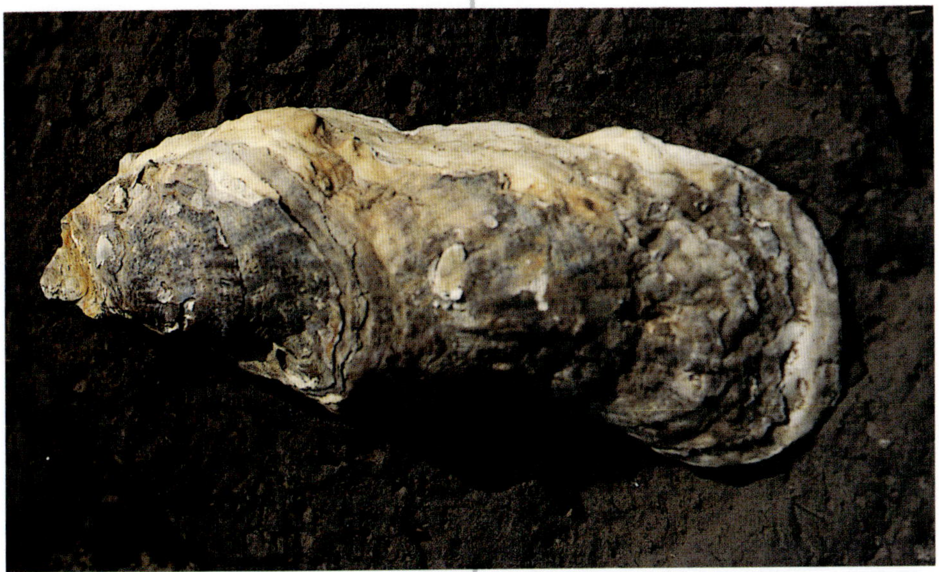

▼ 大連灣牡蠣

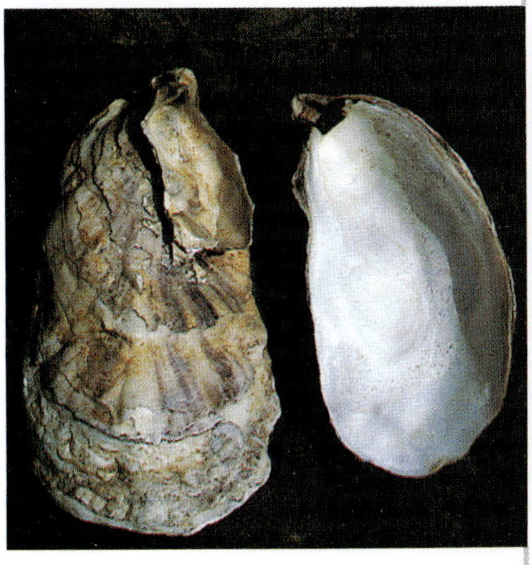

▼ 近江牡蠣

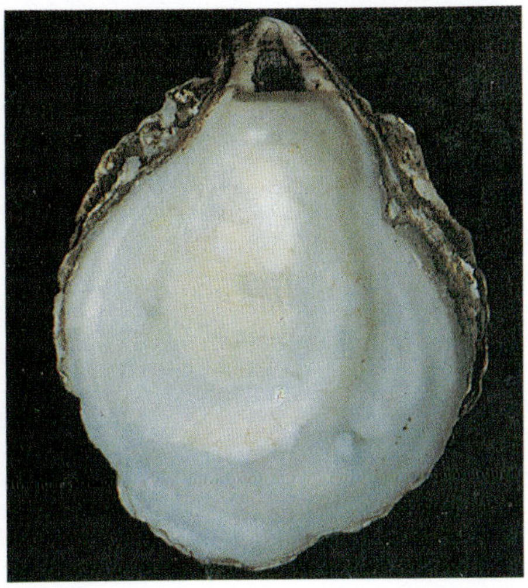

225 牡荊油

Mujingyou

Negundo Chastetree Oil

OLEUM VITICIS NEGUNDO

本品為馬鞭草科植物牡荊 Vitex negundo L. var. cannabifolia (Sieb. et Zucc.)Hand. -Mazz. 的新鮮葉經水蒸氣蒸餾得到的揮髮油。

〔**原植物**〕見224牡荊葉。

〔**藥材性狀**〕本品為淡黃色至橙黃色的澄清液體，具特殊的香氣，味微辛辣。本品能與無水乙醇，氯仿或乙醚任意混合，在水中幾乎不溶。

相對密度：在25℃時應為0.890～0.910。折光率：應為1.485～1.500。

〔**功能與主治**〕祛痰，止咳，平喘。用於慢性支氣管炎。

〔**用法與用量**〕口服，一次20～40mg，一日3次。

Negundo Chastetree Oil is the volatile oil obtained by steam distillation from the fresh leaf of *Vitex negundo* L. var. *cannabifolia* (Sieb. et Zucc.) Hand. -Mazz. (Fam. Verbenaceae).

Action To promote expectoration, and relieve cough and asthma.

Indications Chronic bronchitis.

Dosage 20～40mg, three times a day.

226 牡蠣

Muli

Oyster Shell

CONCHA OSTREAE

本品為牡蠣科動物長牡蠣 Ostrea gigas Thunberg、大連灣牡蠣 Ostreatalienwhanensis Crosse 或近江牡蠣 Ostrea rivularis Gould 的貝殼。

〔**原動物**〕①長牡蠣：貝殼長而厚，呈長條形或長卵形，背、腹緣幾乎平行，殼長一般為殼高的3倍。殼表面較平坦或有數個大而淺的凹陷，自殼頂向後緣環生排列稀疏的鱗片，沒有明顯的放射肋。殼外面淡紫色、灰白色或黃褐色，閉殼肌痕呈馬蹄形，棕黃色。②大連灣牡蠣：貝殼近三角形或長三角形，右殼較扁平，殼頂的鱗片趨向愈合，其他各區有稀疏的同心鱗片，鱗片起伏成波狀，殼表面淡黃色，間有紫色條紋或斑點。左殼較凸，自殼頂射出放射肋數個，明顯，內面凹入如盒狀。③近江牡蠣：貝殼呈圓形、卵圓形或不規則三角形。右殼略扁平，較左殼小，表面環生極薄的黃褐色或暗紫色鱗片。1～2年生個體鱗片薄而脆，多年生的鱗片層層相叠，堅厚如石。貝殼內面白色，邊緣為灰紫色，韌帶槽呈牛角形，韌帶紫黑色。閉殼肌痕多為卵圓形或腎形。

〔**藥材性狀**〕①長牡蠣：呈長片狀，背腹緣幾平行，長10～50cm，高4～15cm。右殼較小，鱗片堅厚，層狀或層紋狀排列，殼外面平坦或具數個凹陷，淡紫色，灰白色或黃褐色，內面瓷白色，殼頂二側無小齒。左殼凹下很深，鱗片較右殼粗大，殼頂附着面小。質硬，斷面層狀，潔白。②大連灣牡蠣：呈類三角形，背腹緣呈八字形。右殼外面淡黃色，具疏鬆的同心鱗片，鱗片起伏成波浪狀，內面白色。左殼同心鱗片堅厚，自殼頂部放射肋數個，明顯，內面凹下呈盒狀，鉸合面小。③近江牡蠣：呈圓形、卵圓形或三角形等。右殼外面稍不平，有灰、紫、棕、黃等色，環生同心鱗片，幼體者鱗片薄而脆，多年生長後鱗片層層相叠，內面白色，邊緣有時淡紫色。

〔**性味功能與主治**〕鹹、微寒。重鎮安神，潛陽補陰，軟堅散結，收斂固澀。用於驚悸失眠，眩暈耳鳴，瘰癧痰核，癥瘕痞塊，自汗盜汗，遺精崩帶，胃痛泛酸。煅牡蠣收斂固澀。用於自汗盜汗，遺精崩帶，胃痛吞酸。

〔**用法與用量**〕9～30g，先煎。

Oyster Shell is the shell of *Ostrea gigas* Thunberg, *Ostrea talienwhanensis* Crosse or *Ostrea rivularis* Gould (Fam. Osteridae).

Action To nourish *yin* and subdue the overflowing of *yang*, to induce sedaton, to soften hard masses and eliminate nodulation, and to arrest discharges.

Concha Ostreae (*calcined*): To arrest discharges.

Indications Palpitaton, insomnia, dizziness and tinnitus; scrofula, mall formation in the abdomen; spontaneous sweating and night sweating; seminal emission; abnormal uterine bleeding, excessive leukorrhea; epigastric pain with acid regurgitaton.

Concha Ostreae (*calcined*): Spontaneous sweating, night sweating; seminal emission; abnormal uterine bleeding, excessive

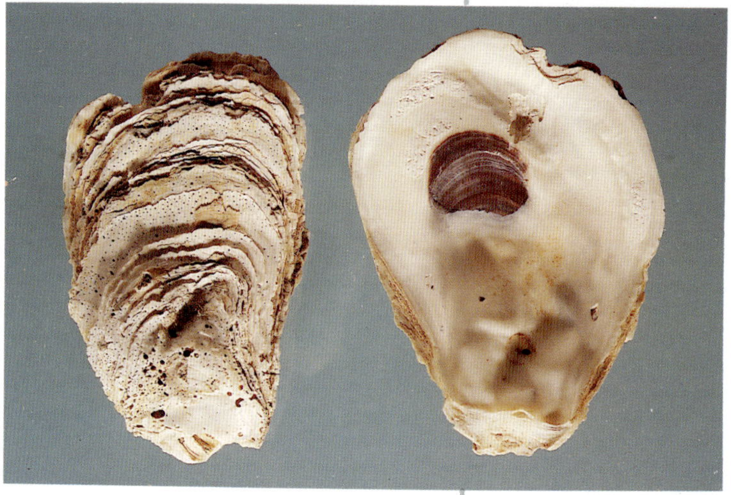

◀ 藥材牡蠣

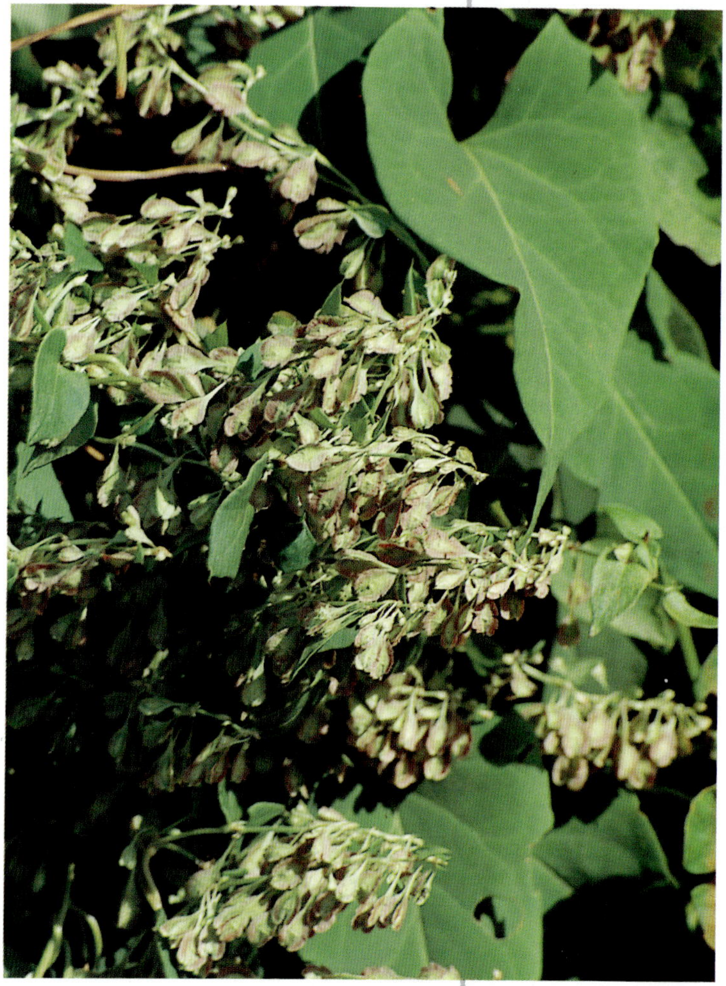

◀ 何首烏

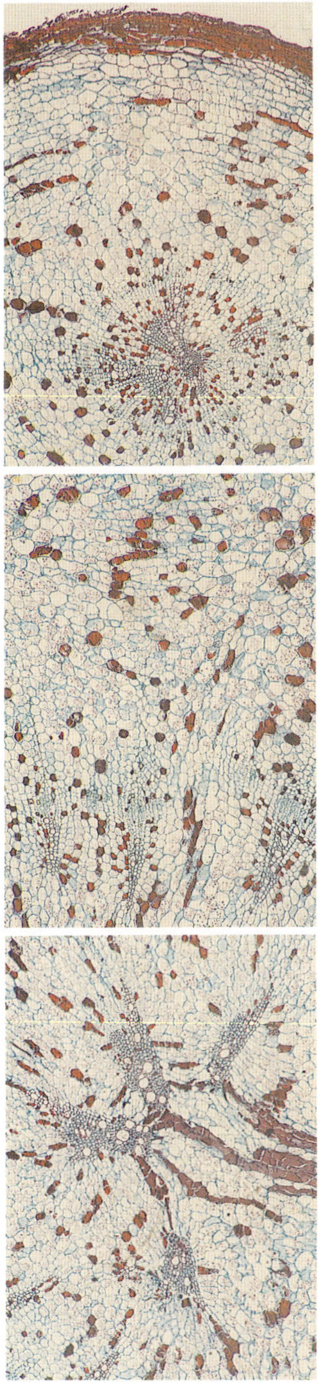

◀ 藥材何首烏橫切面

▼ 偏振光下

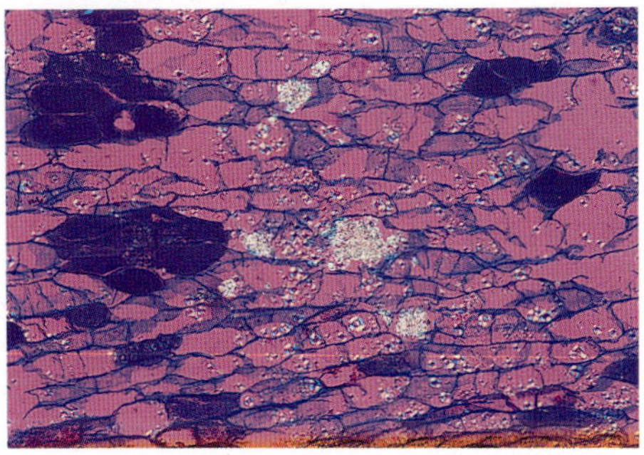

▼ 藥材何首烏

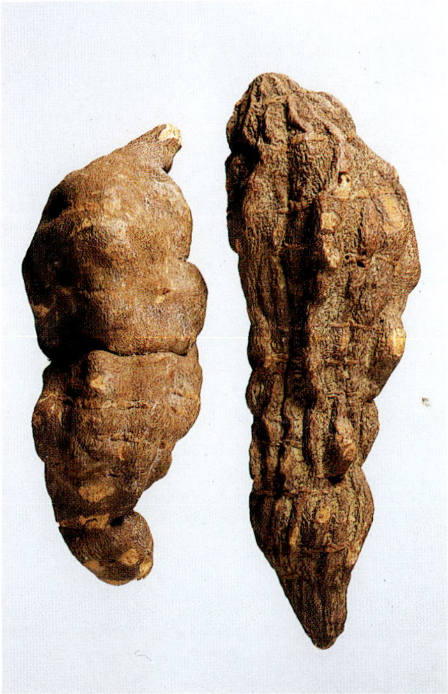

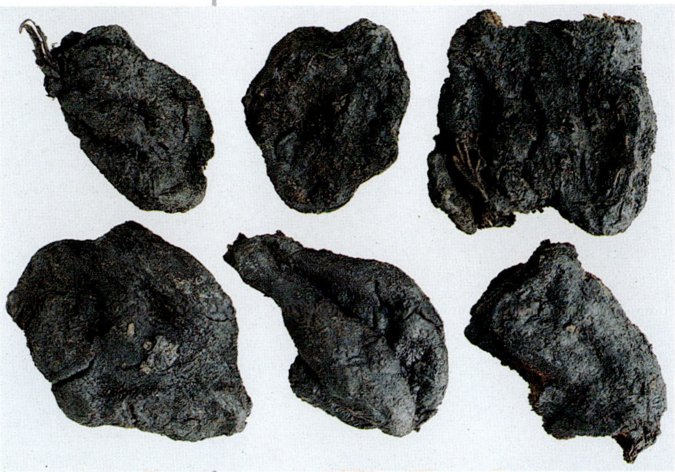

藥材製何首烏 ▶

leukorrhea; epigastric pain with acid regurgitation.

Usage and dosage 9～30g; to be decocted before other ingredients.

227 何首烏

Heshouwu

Fleeceflower Root

RADIX POLYGONI MULTIFLORI

本品為蓼科植物何首烏 Polygonum multiflorum Thunb. 的乾燥塊根。

〔**原植物**〕多年生草質藤本，莖纏繞，長3～5m，地下具塊根。單葉互生，葉片卵形至心形；托葉鞘乾膜質，棕色，易破裂。圓錐花序生於枝頂或腋生；苞片卵狀披針形；花被5深裂，外面3片肥厚，背部有翅；雄蕊8，較花被短。翅果橢圓形，具三棱，包於宿存的花被內，黑色，有光澤。

〔**藥材性狀**〕本品呈團塊狀或不規則紡錘形，長6～15cm，直徑4～12cm。表面紅棕色或紅褐色，皺縮不平，有淺溝，並有橫長皮孔及細根痕。體重，質堅實，不易折斷，斷面淺黃棕色或淺紅棕色，顯粉性，皮部有4～11個類圓形異型維管束，環列，呈雲錦狀花紋，中央木部較大，有的呈木心。

〔**橫切面**〕見圖。

〔**性味功能與主治**〕苦、甘、澀，溫。解毒，消癰，潤腸通便。用於瘰癧瘡癰，風疹瘙癢，腸燥便秘；高血脂症。

〔**用法與用量**〕6～12g。

Fleeceflower Root is the root tuber of *Polygonum multiflorum* Thunb. (Fam. Polygonaceae).

Action To counteract toxicity, to cure carbuncles, and to relax bowels.

Indications Lymphadentitis, carbuncles, urticaria with itching; constipation; hyperlipemia.

Dosage 6～12g.

228 製何首烏

Zhiheshouwu

Prepared Fleeceflower Root

RADIX POLYGONI MULTIFLORI PREPARATA

本品為何首烏的炮製加工品。

〔**藥材性狀**〕本品為不規則皺縮狀的塊

片，厚約1cm。表面黑褐色或棕褐色，凹凸不平。質堅硬，斷面角質樣，棕褐色或黑色。

〔**性味功能與主治**〕苦、甘、澀，溫。補肝腎，益精血，烏鬚髮，強筋骨。用於血虛萎黃，眩暈耳鳴，鬚髮早白，腰膝酸軟，肢體麻木，崩漏帶下，久瘧體虛；高血脂症。

〔**用法與用量**〕同何首烏。

The drug is the processed Radix Polygoni Multiflori.

Action To replenish the *liver* and the *kidney* with *vital essence* and blood, to blacken the hair, and to strengthen the tendons and bones.

Indications Anemia; dizziness and tinnitus; premature greying of the hair and beard; soreness and weakness of the loins and the knees; abnormal uterine bleeding and excessive leukorrhea; general debility in chronic malaria; hyperlipemia.

Dosage As described under Radix Polygoni Munltiflori.

229 伸筋草

Shenjincao

Common Clubmoss Herb

HERBA LYCOPODTI

本品為石松科植物石松 Lycopodium japonicum Thunb. 的乾燥全草。

〔**原植物**〕多年生草本。匍匐莖橫走，分枝；直立莖營養枝常為兩歧分枝。葉小，多列密生，綫狀鑽形，長3～5mm，先端芒狀；孢子枝從第二或第三年營養枝上長出，高出營養枝；孢子囊穗單生或2～6個着生於孢子枝上部；孢子葉卵狀三角形，邊緣有不規則鋸齒，孢子囊腎形。

〔**藥材性狀**〕本品匍匐莖呈細圓柱形，略彎曲，長可達2m，直徑1～3mm，其下有黃白色細根。直立莖作二叉分枝。葉密生莖上，螺旋狀排列，皺縮彎曲，綫形或針形，長3～5mm，黃綠色至淡黃棕色，無毛，先端芒狀，全緣，易碎斷。質柔軟，斷面皮部淺黃色，木部類白色。

〔**莖橫切面**〕見圖。

〔**性味功能與主治**〕微苦、辛，溫。祛風除濕，舒筋活絡。用於關節酸痛，屈伸不利。

〔**用法與用量**〕9～12g。

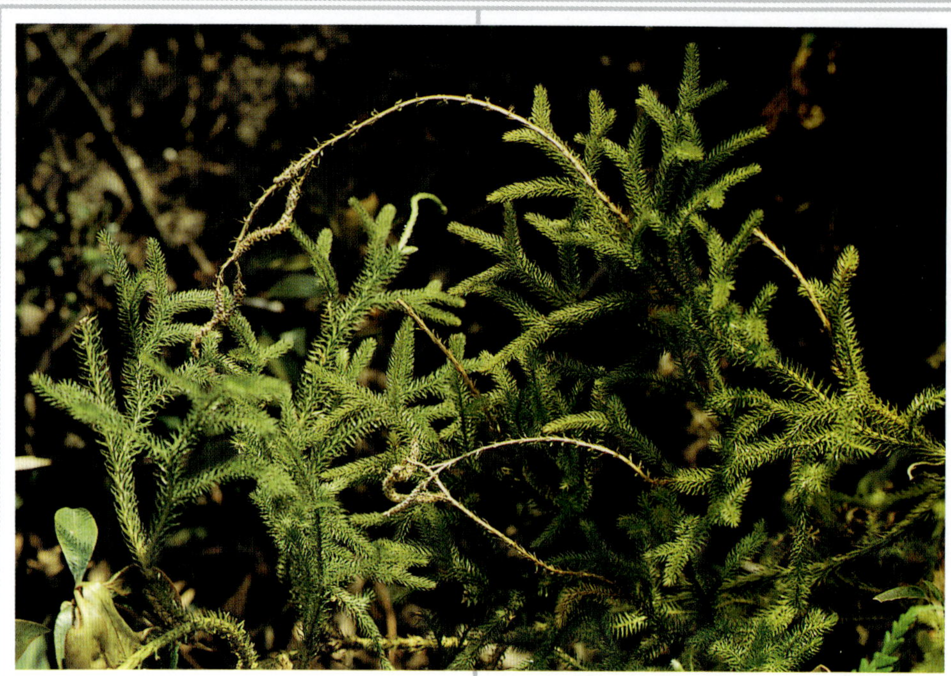

▲ 石松

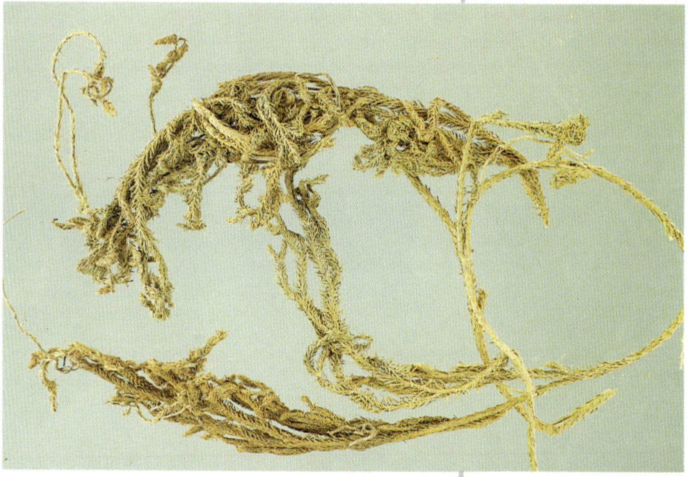

◀ 藥材伸筋草

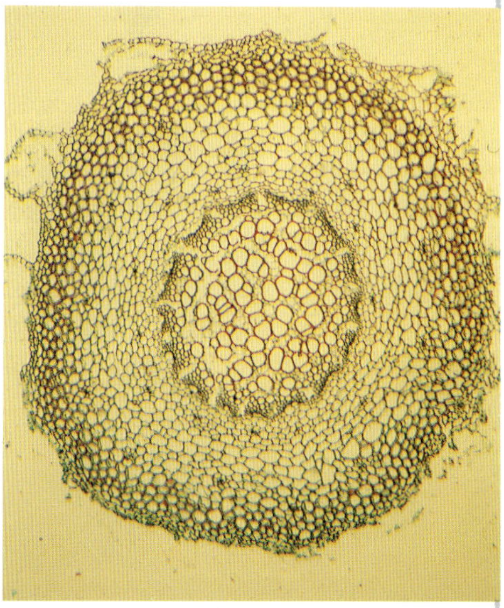

◀ 藥材伸筋草莖橫切面

佛手 ▼ ▶

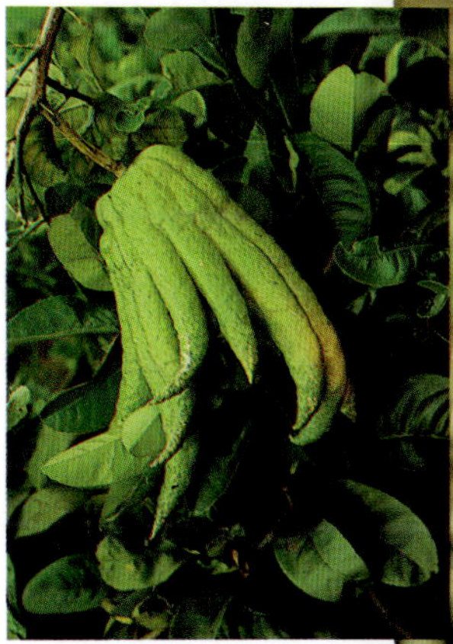

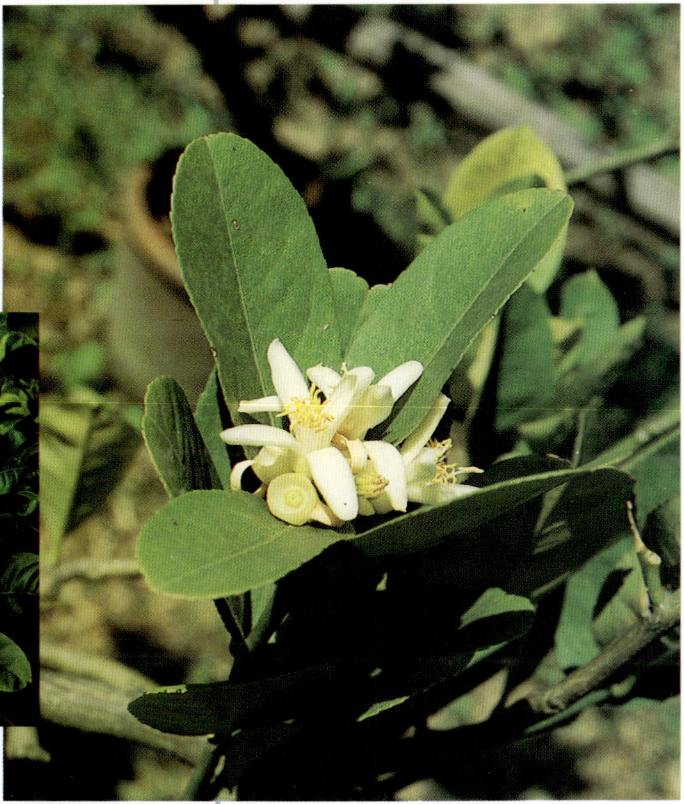

Common Clubmoss Herb is the dried whole plant of *Lycopodium japonicum* Thunb. (Fam. Lycopodiaceae).

Action To relieve rheumatic conditions and muscular contracture.

Indications Arthralgia with limited mobility of the joints.

Dosage 9～12g.

230 佛手

Foshou

Finger Citron

FRUCTUS CITRI SARCODACTYLIS

本品為芸香科植物佛手 Citrus medica L. var. sarcodactylis Swingle 的乾燥果實。

〔**原植物**〕小喬木或灌木，枝有刺，幼枝帶紫紅色。單葉互生，葉柄短而無翅；葉片長橢圓形或倒卵形，先端鈍或有時微凹，側脈明顯，葉緣具波狀鈍鋸齒。花單生，簇生或為短總狀花序；萼片5；花瓣5，內面白色，外面紫色；雄蕊30枚以上；子房上部窄尖。果實分裂如拳或張開如指，橙黃色，皮粗糙。種子7～8粒。

〔**藥材性狀**〕本品為類橢圓形或卵圓形的薄片，常皺縮或卷曲。長6～10cm，寬3～7cm，厚0.2～0.4cm。頂端稍寬，常有3～5個手指狀的裂瓣，基部略窄，有的可見果梗痕。外皮黃綠色或橙黃色，有皺紋及油點。果肉淺黃白色，散有凹凸不平的綫狀或點狀維管束。

〔**性味功能與主治**〕辛、苦、酸，溫。舒肝理氣，和胃止痛。用於肝胃氣滯，胸脅脹痛，胃脘痞滿，食少嘔吐。

〔**用法與用量**〕3～9g。

Finger Citron is the dried fruit of *Citrus medica* L. var. *sarcodactylis* Swingle (Fam. Rutaceae).

Action To regulate the *qi* of the *liver* and stomach, and relieve pain.

Indications Stagnation of *qi* of the *liver* and stomach marked by distension and pain in the chest and hypochondriac regions, stuffiness feeling in the stomach, anorexia and vomiting.

Dosage 3～9g.

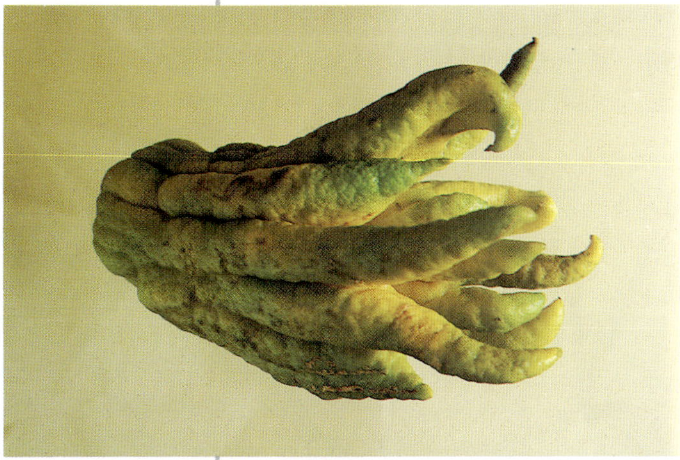

鮮佛手 ▶

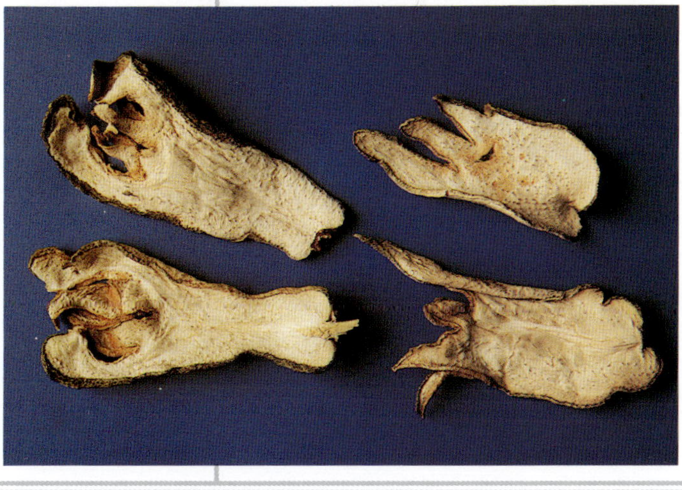

藥材佛手 ▶

231 皂角刺

Zaojiaoci

Chinese Honeylocust Spine

SPINA GLEDITSIAE

本品為豆科植物皂莢 Gleditsia sinensis Lam. 的乾燥棘刺。

〔**原植物**〕落葉喬木，高可達15m，莖刺粗壯，並常分枝。偶數羽狀複葉簇生，有小葉6～16枚，小葉長卵形，長橢圓形至卵狀披針形，邊緣具細鋸齒。總狀花序腋生或頂生，花雜性；花萼4裂；花瓣4，淡黃色；雄蕊6～8；子房沿縫綫有毛。正常莢果呈條形，長12～30cm，畸形果實小，鐮形。

〔**藥材性狀**〕本品為主刺及1～2次分枝的棘刺。主刺長3～15cm 或更長，直徑0.3～1cm；分枝刺長1～6cm，刺端銳尖。表面紫棕色或棕褐色。體輕，質堅硬，不易折斷。切片厚0.1～0.3cm，常帶有尖細的刺端；木部黃白色，髓部疏鬆，淡紅棕色。

〔**性味功能與主治**〕辛，溫。消腫托毒，排膿，殺蟲。用於癰疽初起或膿成不潰；外治疥癬麻風。

〔**用法與用量**〕3～9g；外用適量，醋蒸塗患處。

Chinese Honeylocust Spine is the dried spine of *Gleditisia sinensis* Lam. (Fam. Leguminosae).

Action To cause subsidence of swelling, to draw out of pus, and to kill parasites.

Indications Caruncle and boil at the early stage or formation of abscess difficult to burst; external use for scabies and leprosy.

Usage and dosage 3 ~ 9g; for external use, appropriate quantity to be steamed with vinegar and applied topically.

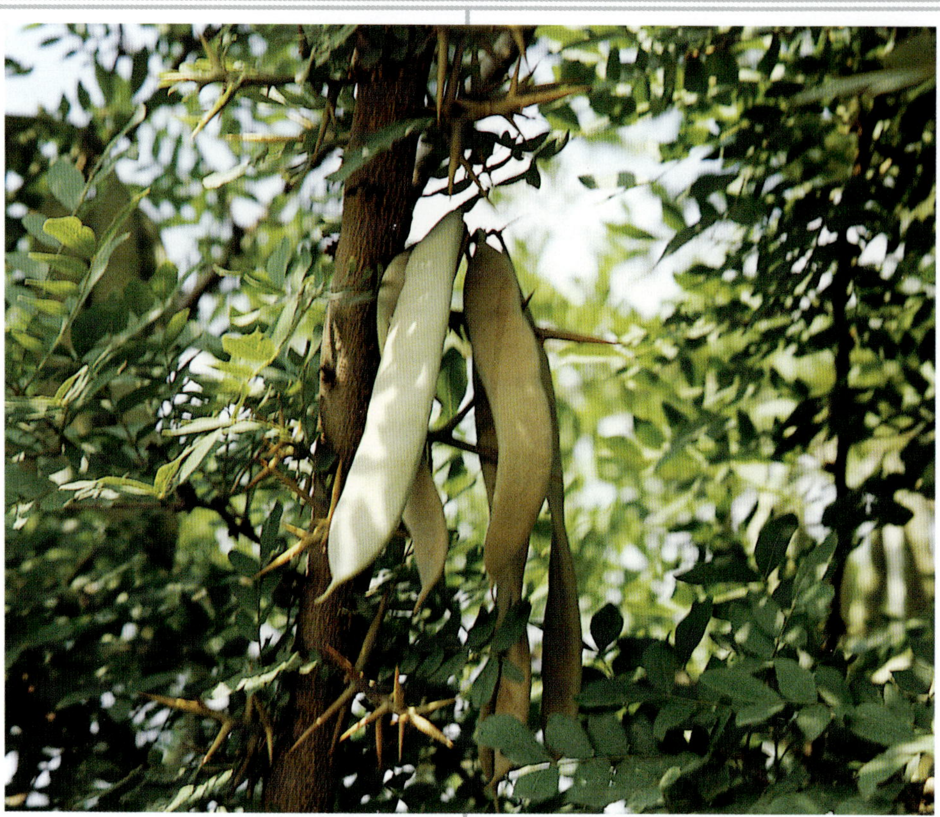

▲ 皂莢

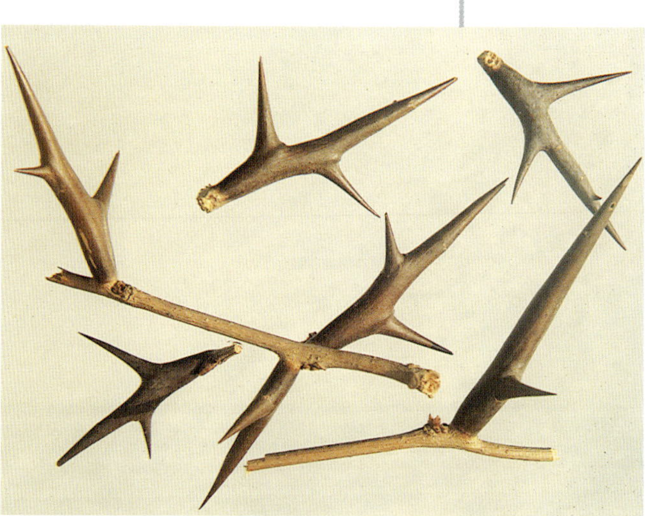

◀ 藥材皂角刺

232 餘甘子

Yuganzi

Emblic Leafflower Fruit

FRUCTUS PHYLLANTHI

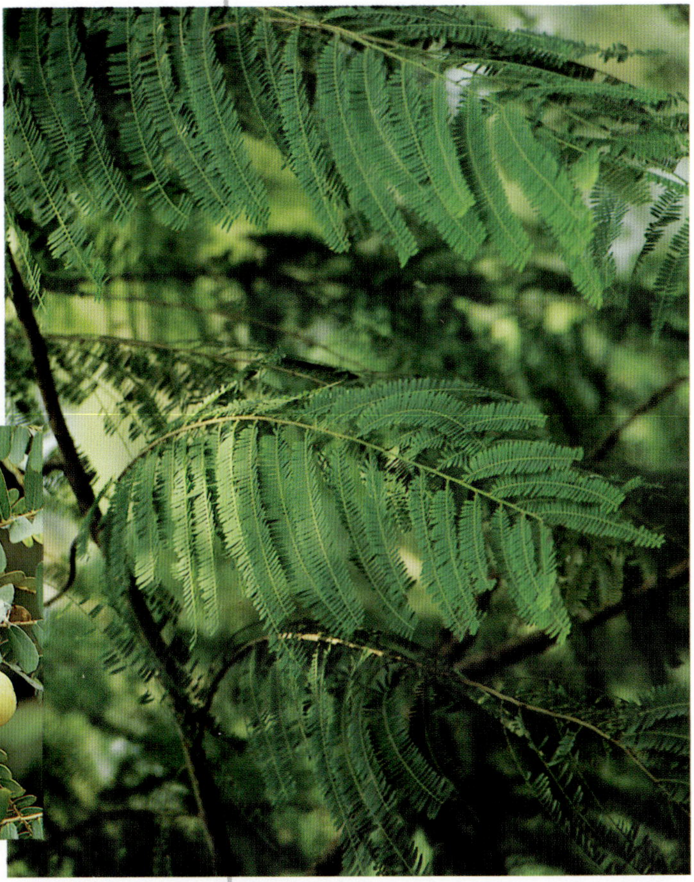

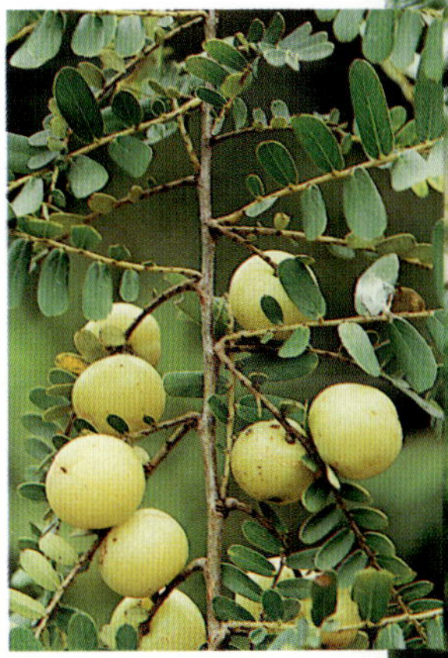

餘甘子 ▼▶

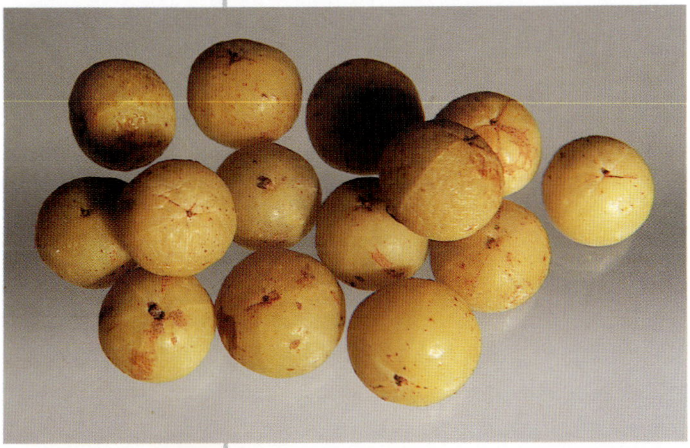

藥材餘甘子（鮮果）▶

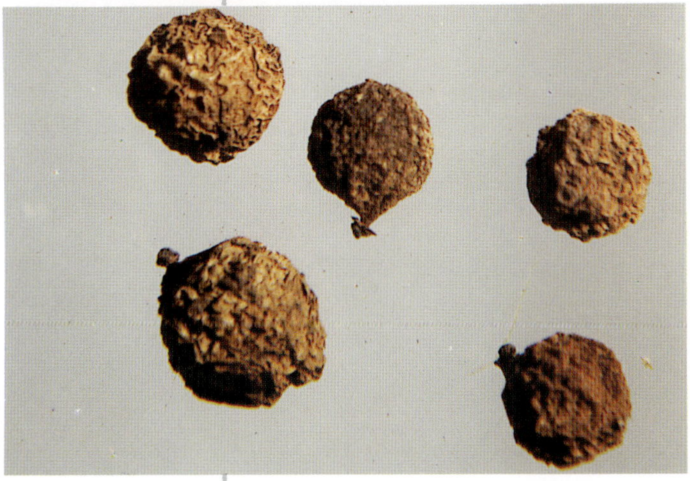

藥材餘甘子 ▶

本品係藏族習用藥材，為大戟科植物餘甘子 Phyllanthus emblica L. 的乾燥成熟果實。

〔**原植物**〕落葉灌木或小喬木，高2～8m。樹皮灰白色，易脫落，小枝常1～3條自節上髮出，並一起脫落。葉互生，2列，形似複葉；葉片長矩圓形，長1～2cm；托葉小，棕紅色。花單性同株，無花瓣，3～6朵簇生於葉腋；萼片6；雄花花盤成6個小形腺體，雄蕊3，合生；雌花花盤杯狀，包圍子房。蒴果球形，熟時帶紅色。味先酸後甜。

〔**藥材性狀**〕本品呈球形或扁球形，直徑1.2～2cm。表面棕褐色至墨綠色，有淺黃色顆粒狀突起，具皺紋及不明顯的6棱，果梗長約1mm。中果皮厚1～4mm，質硬而脆。內果皮黃白色，硬核樣，表面略具6棱，背縫綫的偏上部有數條維管束，乾後可裂成6瓣。種子6，近三棱形，棕色。

〔**性味功能與主治**〕甘、酸、澀，涼。清熱涼血，消食健胃，生津止咳。用於血熱血瘀，肝膽病，消化不良，腹痛，咳嗽，喉痛，口乾。

〔**用法與用量**〕3～9g，多入丸散服。

Emblic Leafflower Fruit is the dried ripe fruit of *Phyllanthus emblica* L. (Fam. Euphorbiaceae), used commonly by Tibetan nationality.

Action To remove *heat* from blood, to promote digestion and the production of body fluid, and to relieve cough.

Indications *Heat* in the blood and *blood stasis*; liver and gall bladder diseases; dyspepsia, abdominal pain; cough, sore throat, dryness of the mouth.

Usage and Dosage 3～9g, usually made into pills or powder.

233 穀芽（粟芽）

Guya

Millet Sprout

FRUCTUS SETARIAE GERMINATUS

本品為禾本科植物粟 Setaria italica (L.) Beauv. 的成熟果實經髮芽處理而得。

〔**原植物**〕一年生草本。高1～1.5m。稈直立，光滑，葉條狀披針形，粗糙；葉鞘光滑無毛，葉舌略具纖毛。穗狀圓錐花序緊密而下垂，長10～40cm，徑2～5cm，穗軸密被柔毛。

〔**藥材性狀**〕本品呈類圓球形，直徑約2mm，頂端鈍圓，基部略尖。外殼為革質的稃片，淡黃色，具點狀皺紋，下端有初生的細鬚根，長約2～5mm，剝去稃片，內含淡黃色或黃白色穎果（小米）1粒。

〔**性味功能與主治**〕甘，溫。消食和中，健脾開胃。用於食積不消，腹脹口臭，脾胃虛弱，不饑食少。炒穀芽偏於消食。用於不饑食少。焦穀芽善化積滯。用於積滯不消。

〔**用法與用量**〕9～15g。

Millet Sprout is the dried germinated ripe fruit of *Setaria italica* (L.) Beauv. (Fam. Gramineae).

Action To promote digestion, invigorate the function of the *spleen* and improve appetite.

Fructus Setariae Germinatus (*stir-fried*): To promote digestion.

Fructus Setariae Germinatus (*charred*): To remove the retained food.

Indications Retention of undigested food with abdominal distension and foul breath; weakness of the *spleen* and the stomach with anorexia.

Fructus Setariae Germinatus (*stir-fried*): Anorexia.

Fructus Setariae Germinatus (*charred*): Retention of undigested food.

Dosage 9～15g.

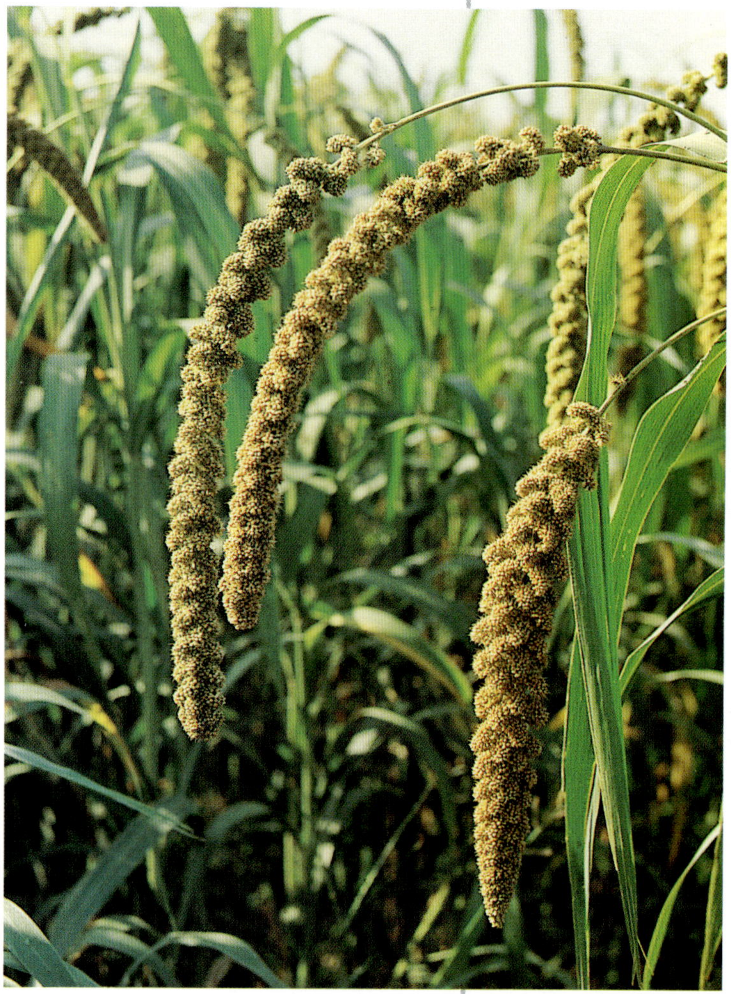

◀ 粟

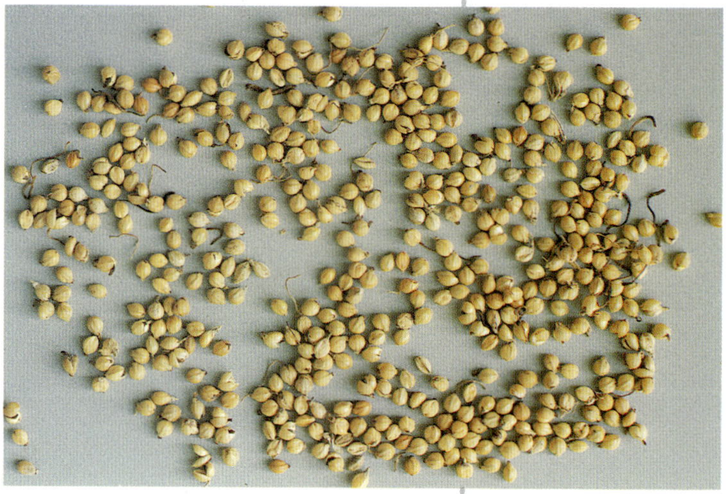

◀ 藥材穀芽

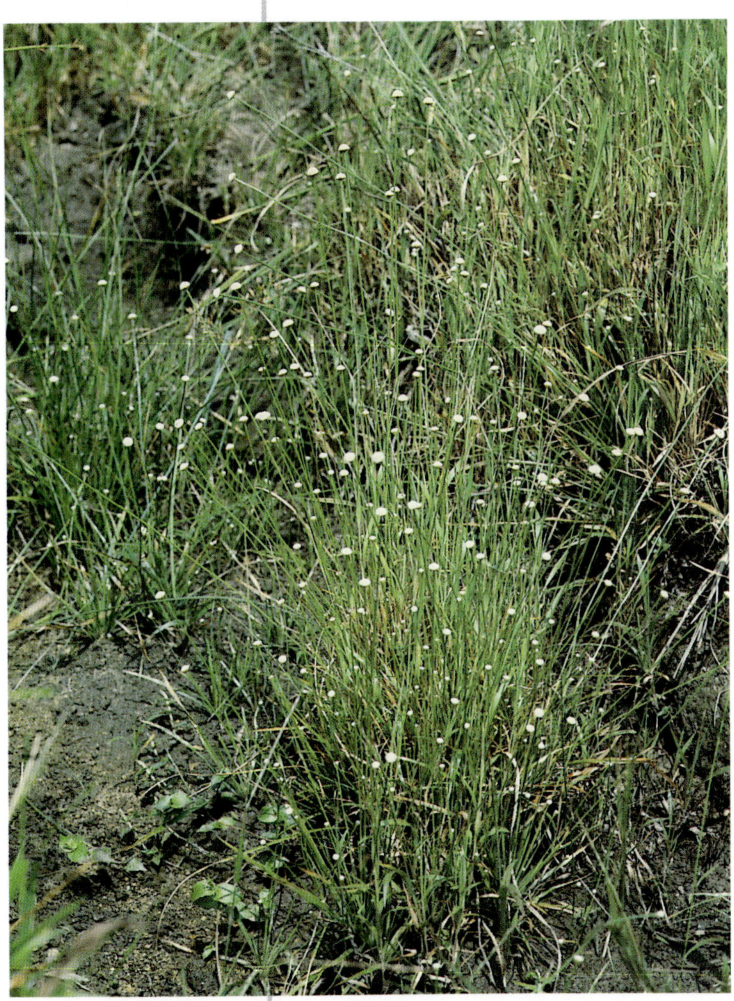

穀精草▶

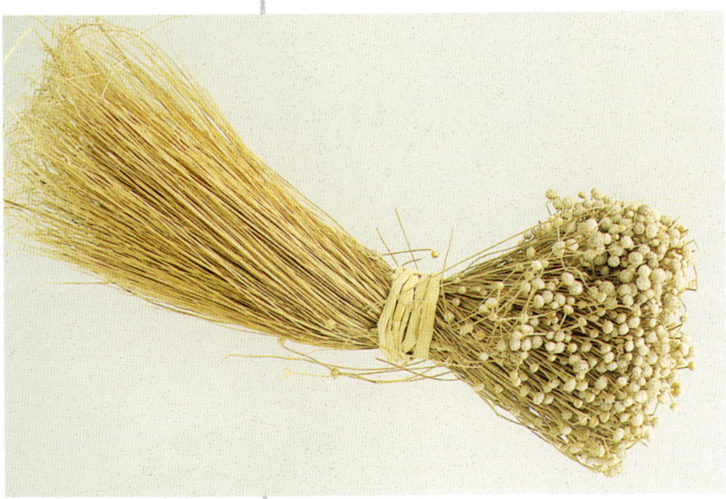

藥材穀精草▶

234 穀精草

Gujingcao

Pipewort Flower

FLOS ERIOCAULI

本品為穀精草科植物穀精草 Eriocaulon buergerianum Koern. 的乾燥帶花莖的頭狀花序。

〔**原植物**〕一年生瀼生草本，鬚根細軟而稠密。葉叢生，條狀披針形，有横脈。花葶多數，長短不一，頭狀花序近球形，直徑4～6mm；花單性，生於苞片腋內，雌雄花同生於頭狀花序之上；雄花少數，生於花序中央，花藥黑色；雌花生於花序周圍。蒴果3裂，長約1mm。

〔**藥材性狀**〕本品頭狀花序呈半球形，直徑4～5mm；底部有苞片層層緊密排列，苞片淡黃綠色，有光澤，上部邊緣密生白色短毛；花序頂部灰白色。揉碎花序，可見多數黑色花藥及細小黃綠色未成熟的果實。花莖纖細，長短不一，直徑不及1mm，淡黃綠色，有數條扭曲的棱綫。

〔**性味功能與主治**〕辛、甘，平。疏散風熱，明目；退翳。用於風熱目赤，腫痛羞明，眼生翳膜，風熱頭痛。

〔**用法與用量**〕4.5～9g。

Pipewort Flower is the dried capitulum with peduncle of *Eriocaulon buergerianum* Koern. (Fam. Eriocaulaceae).

Action To expel *wind* and *heat* and to clear the eye of corneal opacity.

Indications Inflammation of the eye with photophobia and headache caused by *wind heat*, nebula.

Dosage 4.5～9g.

235 龜甲（龜板）

Guijia

Tortoise Shell

CARAPAX ET PLASTRUMTESTUDINIS

本品為龜科動物烏龜 Chinemys reevesii (Gray) 的背甲和腹甲。

〔**原動物**〕爬行動物。頭部光滑，上、下頜無齒而具角質硬喙。軀體背、腹兩面均披硬甲，背甲棕褐色，中央脊鱗甲5枚，兩側各有肋鱗甲4枚，緣鱗甲每側11枚，肛鱗甲2枚；腹甲由6對鱗甲片組成，淡黃色。尾短而尖細，四肢較扁平，指、趾間具蹼，後肢第五趾無爪，餘皆有爪。

〔**藥材性狀**〕本品背甲及腹甲由甲橋相連，背甲稍長於腹甲。背甲呈長橢圓形拱狀，前部略窄於後部，外表面棕褐色或黑色，前端有頸角板1塊，脊背中央有椎角板5塊，兩側各有對稱肋角板4塊，邊緣每側具緣角板11塊，尾部具臀角板2塊。腹甲呈板片狀，近長方橢圓形，外表面淡黃棕色至棕色，角板12塊，每塊具紫褐色放射狀紋理，內表面黃白色至灰白色，有的略帶血迹或殘肉，除淨後可見骨板9塊，呈鋸齒狀嵌接。前端鈍圓或平截，後端具三角形缺刻，兩側均有呈翼狀向斜上方彎曲的甲橋（牆板）。

〔**性味功能與主治**〕鹹、甘，微寒。滋陰潛陽，益腎強骨，養血補心。用於陰虛潮熱，骨蒸盜汗，頭暈目眩，虛風內動，筋骨痿軟，心虛健忘。

〔**用法與用量**〕9～24g，先煎。

Tortoise Shell is the carapace and plastron of *Chinemys reevesii* (Gray) (Fam. Emydidae).

Action To nourish *yin* and subdue the overflowing of *yang*, to replenish the *kidney* and strengthen the bones, and to enrich blood and benefit the mentality.

Indications Consumptive feverand night sweating due to *deficiency of yin*; vertigo, tremors, weakness of legs; forgetfulness.

Usage and dosage 9～24g, to be decocted before other ingredients.

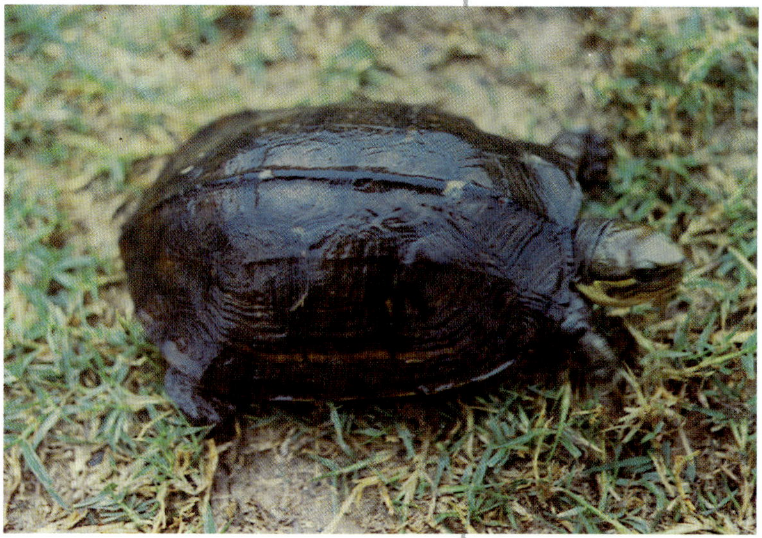

◀ 烏龜

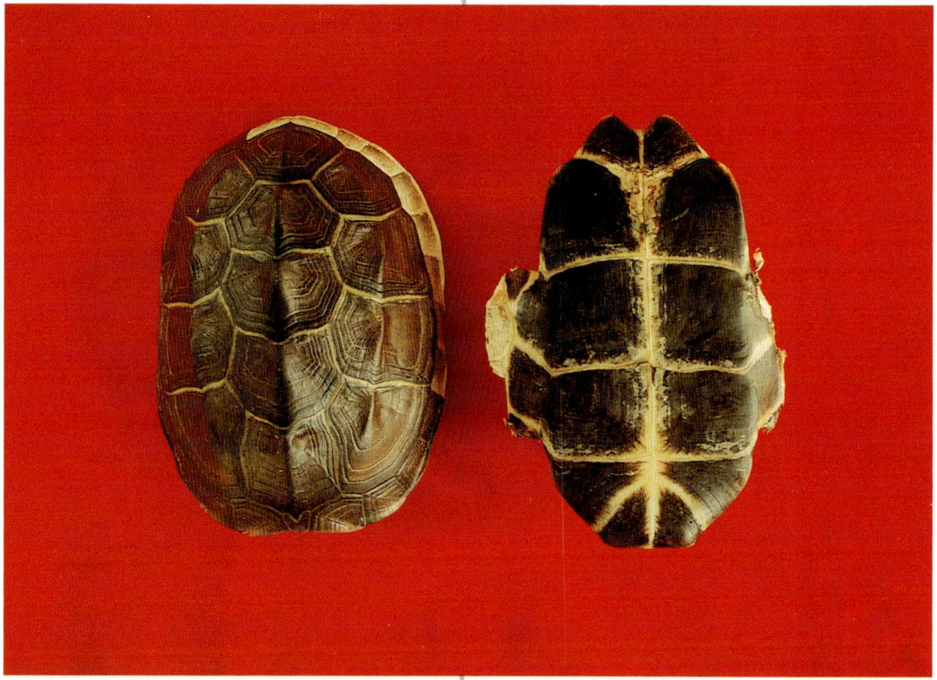

▲ 藥材龜甲

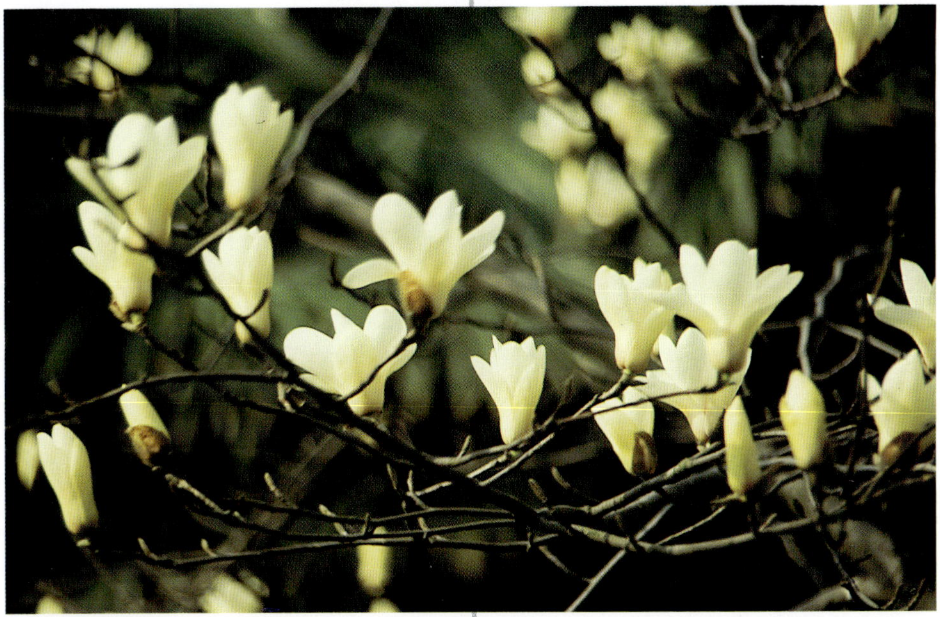

▲玉蘭

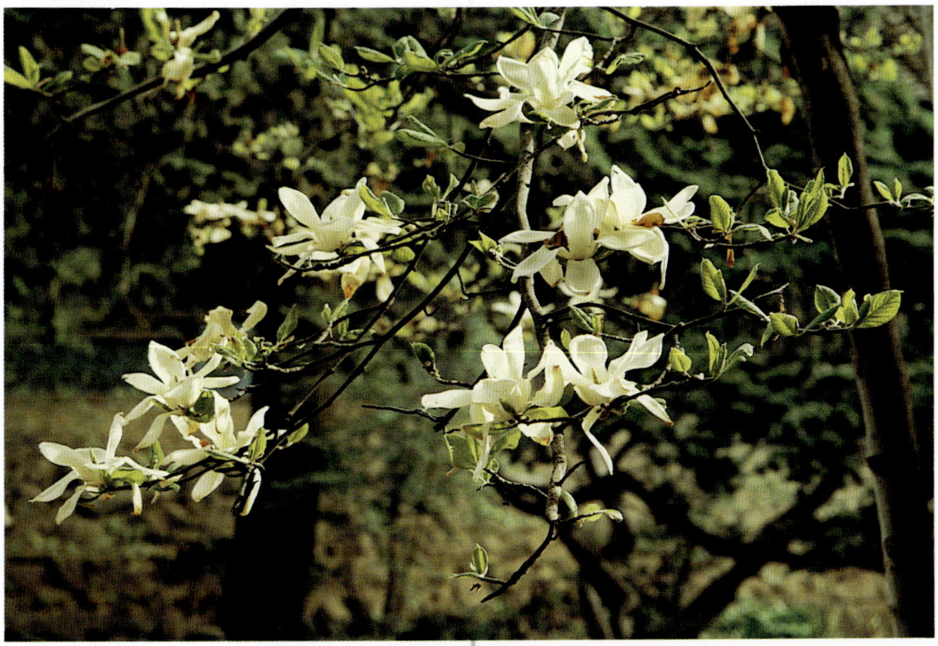

▲望春花

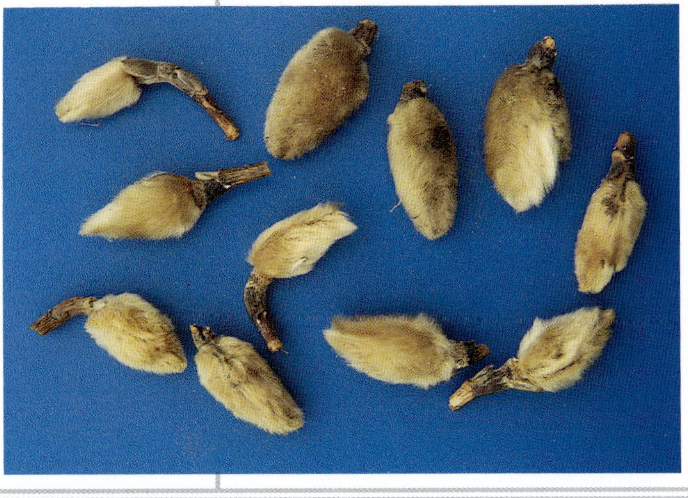

藥材辛夷▶

236 辛夷

Xinyi

Biond Magnolia Flower

FLOS MAGNOLIAE

本品為木蘭科植物望春花 Magnolia biondii Pamp.、玉蘭 Magnolia denudata Desr. 或武當玉蘭 Magnolia sprengeri Pamp. 的乾燥花蕾。

〔**原植物**〕①望春花：落葉喬木。單葉互生；葉片長圓狀披針形或卵狀披針形，長10～18cm，寬3.5～6.5cm，先端漸尖，基部圓形或楔形，全緣，下面沿脈有疏毛。花先葉開放，外輪花被3，近綫形，內輪花被6，紅色，外基部帶紫紅色，雄蕊、雌蕊多數。聚合蓇葖果圓柱形稍扭曲。②玉蘭：葉倒卵形至倒卵狀長圓形，先端有短急尖頭，花被片9枚，白色。③武當玉蘭：花較大，直徑達20cm，花被片12枚。

〔**藥材性狀**〕①望春花：本品呈長卵形，似毛筆頭，長1.2～2.5cm，直徑0.8～1.5cm。基部常具短梗。苞片2～3層，每層2片，兩層苞片間有小鱗芽，苞片外表面密被灰白色或灰綠色茸毛。花被片9，類棕色，外輪花被片3，條形，約為內兩輪長的1/4，呈萼片狀，內兩輪花被片6，每輪3。雄蕊和雌蕊多數，螺旋狀排列。質脆。②玉蘭：長1.5～3cm，直徑1～1.5cm。基部枝梗較粗壯。苞片外表面密被灰白色或灰綠色茸毛。花被片9，內外輪同型。③武當玉蘭：長2～4cm，直徑1～2cm。枝梗粗壯。苞片外表面密被淡黃色或淡黃綠色茸毛，有的最外層苞片茸毛已脫落而呈黑褐色。花被片10～12～15，內外輪無顯著差異。

〔**性味功能與主治**〕辛，溫。散風寒，通鼻竅。用於風寒頭痛，鼻塞，鼻淵，鼻流濁涕。

〔**用法與用量**〕3～9g；外用適量。

Biond Magnolia Flower is the dried flower bud of *Magnolia biondii* Pamp., *Magnolia denudata* Desr. or *Magnolia sprengeri* Pamp. (Fam. Magnoliaceae).

Action To dispel *wind-cold* and relieve nasal obstruction.

Indications Headache and nasal obstruction in colds; sinusitis with purulent discharge.

Usage and dosage 3～9g; appropriate quantity for external use.

237 沙苑子

Shayuanzi

Flatstem Milkvetch Seed

SEMEN ASTRAGALI COMPLANATI

本品為豆科植物扁莖黃芪 Astragalus complanatus R. Br. 的乾燥成熟種子。

〔**原植物**〕多年生草本，高50～100cm，通體被柔毛。莖略扁，較細弱，基部常傾卧，有分枝。單數羽狀複葉，小葉9～21。長圓狀橢圓形。總狀花序腋生，花3～7朵，淺黃色，子房密生白色柔毛。莢果紡錘形。膨脹，先端有喙，表面被黑色硬毛，里面具假隔膜。種子圓腎形。

〔**藥材性狀**〕本品略呈腎形而稍扁，長2～2.5mm，寬1.5～2mm，厚約1mm。表面光滑，褐綠色或灰褐色，邊緣一側微凹處具圓形種臍。質堅硬，不易破碎。子葉2，淡黃色，胚根彎曲，長約1mm。

〔**性味功能與主治**〕甘，溫。溫補肝腎，固精，縮尿，明目。用於腎虛腰痛，遺精早泄，白濁帶下，小便餘瀝，眩暈目昏。

〔**用法與用量**〕9～15g。

Flatstem Milkvetch Seed is the dried ripe seed of *Astragalus complanatus* R. Br. (Fam. Leguminosae).

Action To benefit the *liver* and the *kidney*, arrest seminal discharge, restrain urination and improve eyesight.

Indications Back pain, nocturnal emission and premature ejaculation in deficiency syndromes of the *kidney*; turbid discharge with urination, excessive leukorrhea; dribbling of urine after urination; dizziness and blurred vision.

Dosage 9～15g.

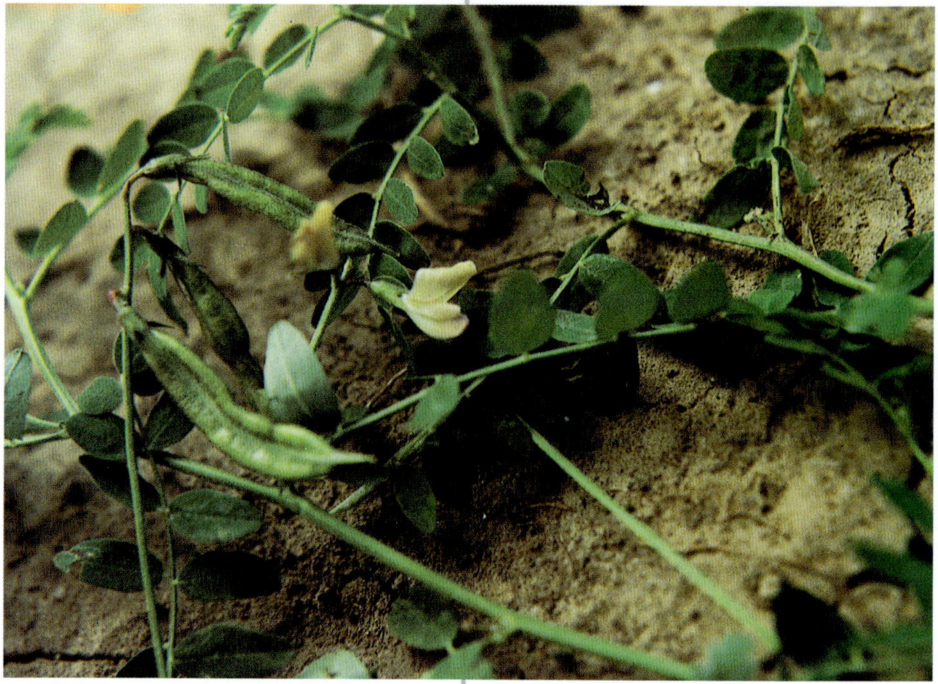

▲扁莖黃芪

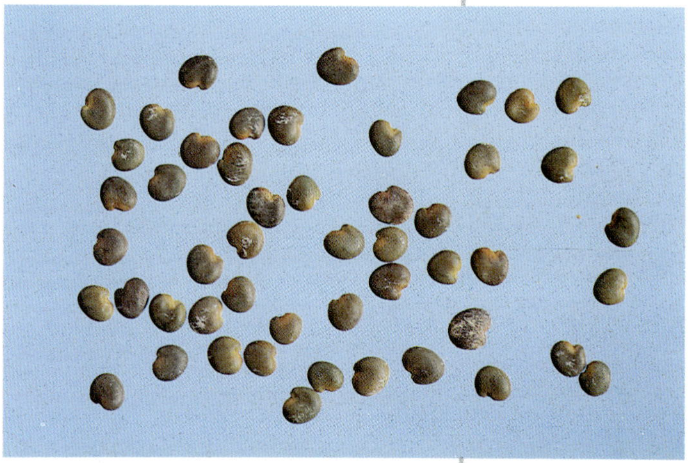

◀ 藥材沙苑子

238 沙棘

Shaji

Seabuckthorn Fruit

FRUCTUS HIPPOPHAE

本品係蒙古族、藏族習用藥材，為胡頹子科植物沙棘 Hippophae rhamnoides L. 的乾燥成熟果實。

〔**原植物**〕落葉喬木或灌木，高可達8m，小枝常具粗壯棘刺，幼時密被銹褐色鱗片。葉互生或近對生，條狀披針形。花先葉開放，雌雄異株，着生小枝

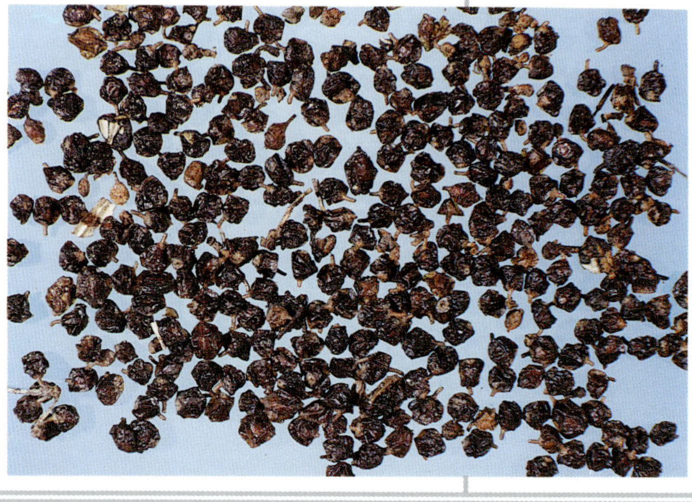

◀ 藥材沙棘

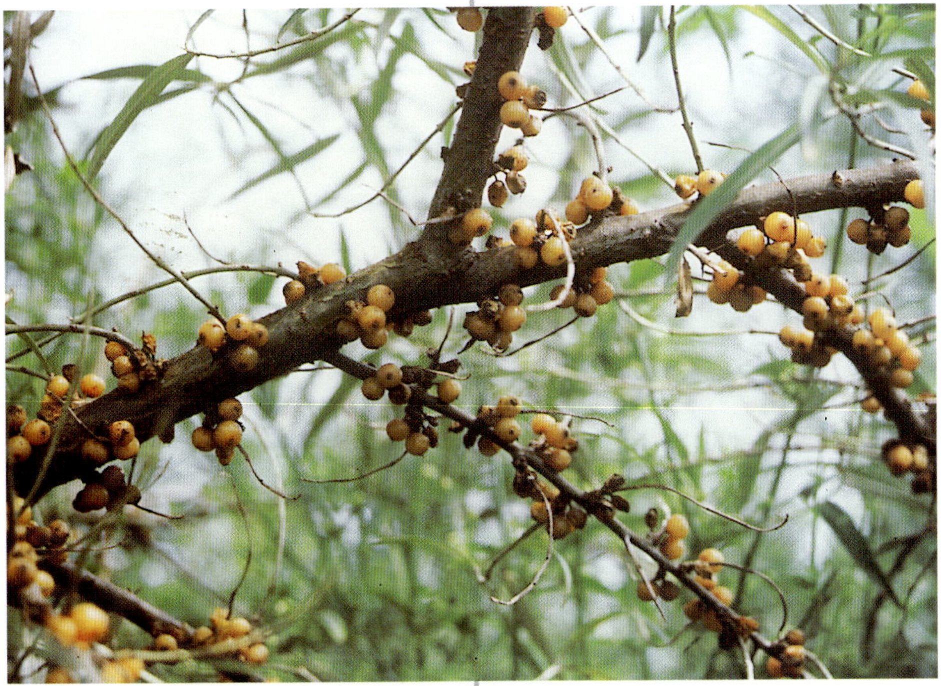

▲ 沙棘

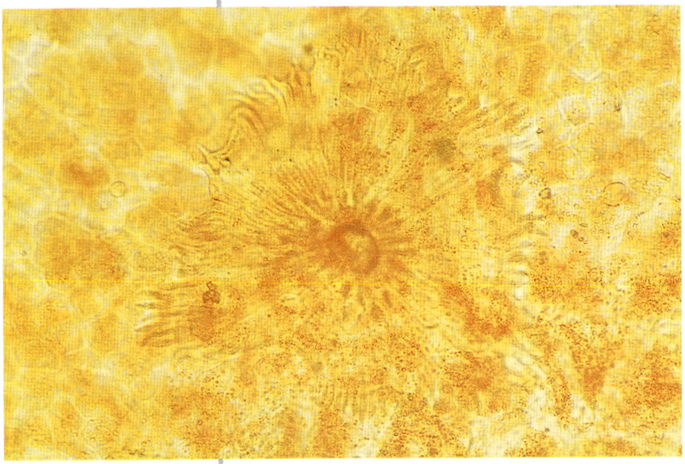

藥材沙棘橫切面 ▶

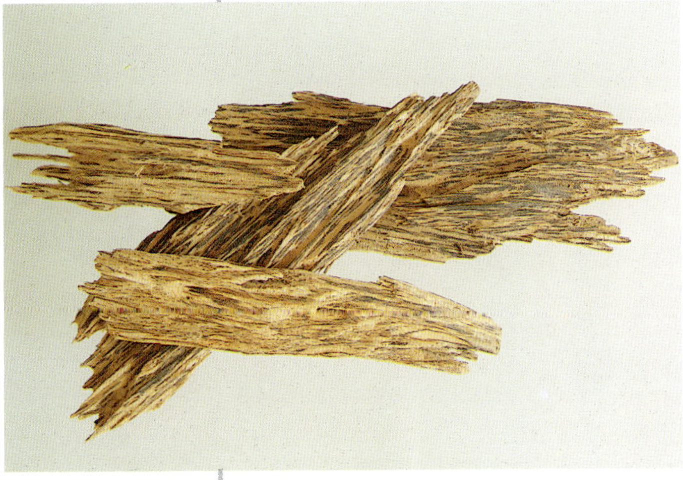

藥材沉香 ▶

基部，成短總狀花序；花小，淡黃色，雌花比雄花後開放。漿果近球形或卵球形，為橙黃色肉質花被管包圍，直徑5～10mm。

〔**藥材性狀**〕本品呈類球形或扁球形，有的數個黏連，單個直徑5～8mm。表面橙黃色或棕紅色，皺縮，頂端有殘存花柱，基部具短小果梗或果梗痕，果肉油潤，質柔軟。種子斜卵形，長約4mm，寬約2mm；表面褐色，有光澤，中間有1縱溝；種皮較硬，種仁乳白色，有油性。

〔**果皮表面觀**〕見圖。

〔**性味功能與主治**〕酸、澀，溫。止咳祛痰，消食化滯，活血散瘀。用於咳嗽痰多，消化不良，食積腹痛，跌撲瘀腫，瘀血經閉。

〔**用法與用量**〕3～9g。

Seabuckthorn Fruit is the dried ripe fruit of *Hippophae rhamnoides* L. (Fam. Flaeagnaceae), used commonly by the Mongolian and Tibetan nationalities.

Action To relieve cough and promote expectoration, to promote digestion and remove stagnancy of food, and to promote blood circulation and remove *blood stasis*.

Indications Cough with profuse expectoration; indigestion, stagnancy of food with abdominal pain; traumatic swelling and ecchymoses; amenorrhea due to *blood stasis*.

Dosage 3～9g.

239 沉香

Chenxiang

Chinese Eaglewood Wood

LIGNUM AQUILARIAE RESINATUM

本品為瑞香科植物白木香 Aquilaria sinensis (Lour.) Gilg 含有樹脂的木材。

〔**原植物**〕常綠喬木，高可達20m。根和莖有香氣，幼枝疏被柔毛。單葉互生，葉片橢圓形或卵形，全緣。傘形花序頂生或腋生，花黃綠色，有香氣；花萼淺鐘狀，裂片5，花瓣10，鱗片狀；雄蕊

10，子房卵狀，2室。蒴果木質，倒卵形，具宿存萼。

〔**藥材性狀**〕本品呈不規則塊、片狀或盔帽狀，有的為小碎塊。表面凹凸不平，有刀痕，偶有孔洞，可見黑褐色樹脂與黃白色木部相間的斑紋。孔洞及凹窩表面多呈朽木狀。質較堅實，斷面刺狀。

〔**橫切面**〕見圖。

〔**性味功能與主治**〕辛、苦，微溫。行氣止痛，溫中止嘔，納氣平喘。用於胸腹脹悶疼痛，胃寒嘔吐呃逆，腎虛氣逆喘急。

〔**用法與用量**〕1.5～4.5g，入煎劑宜後下。

Chinese Eaglewood Wood is the wood containing resin of *Aquilaria sinensis* (Lour.) Gilg (Fam. Thymelaeaceae).

Action To promote the flow of *qi* and relieve pain, to arrest vomiting by warming the stomach, and to relieve asthma.

Indications Distension and pain in the chest and abdomen; vomiting or hiccup due to *cold* in the stomach; asthma in *deficiency syndrome of the kidney*.

Usage and dosage 1.5 ～ 4.5g, to be added when the decoction is nearly done.

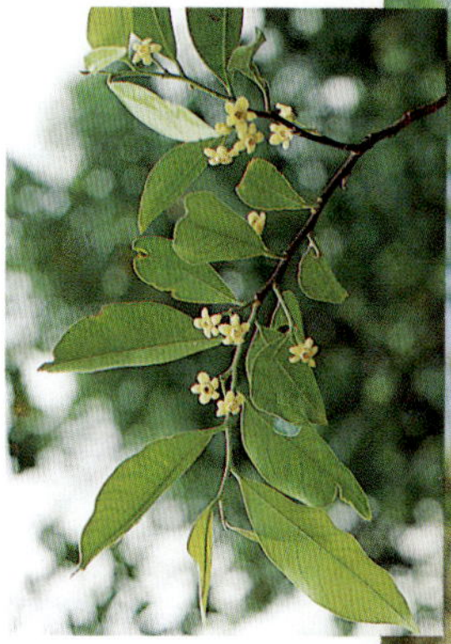

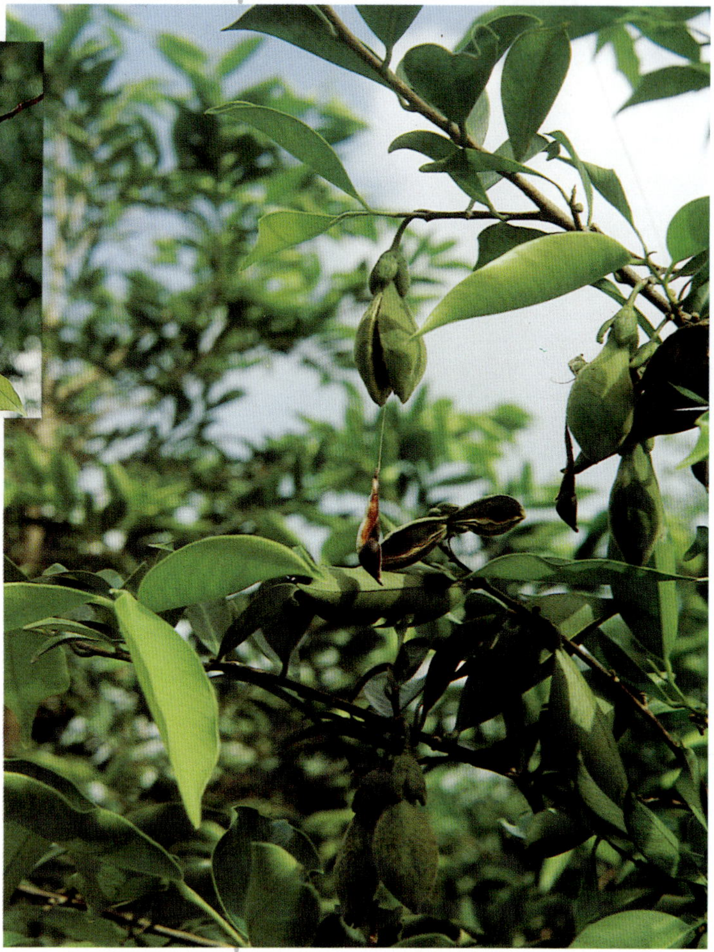

白木香▲▶

▼ 藥材沉香橫切面

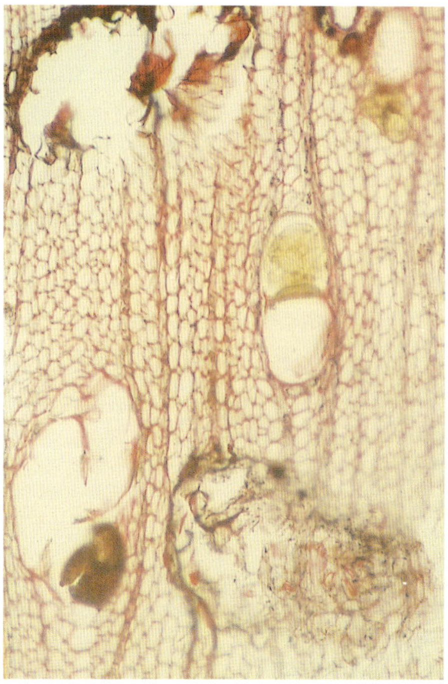

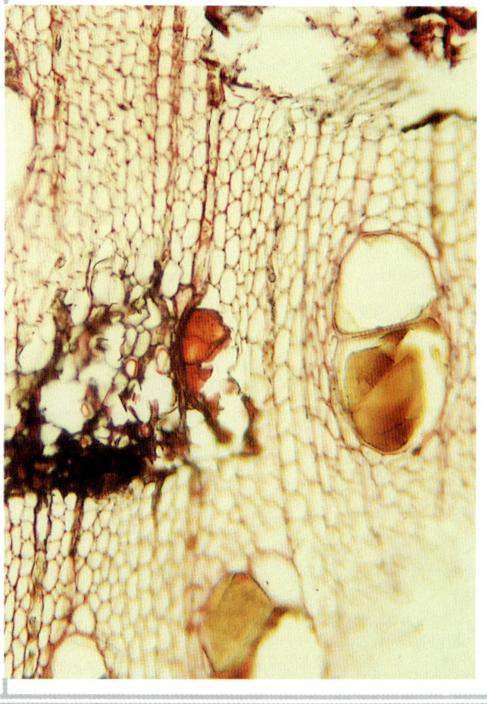

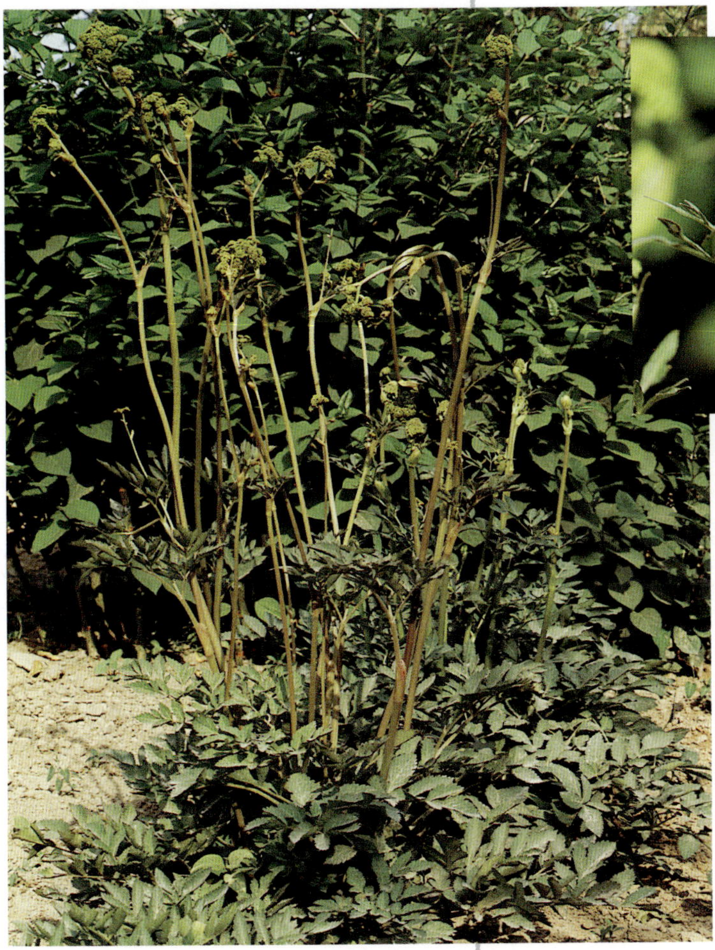

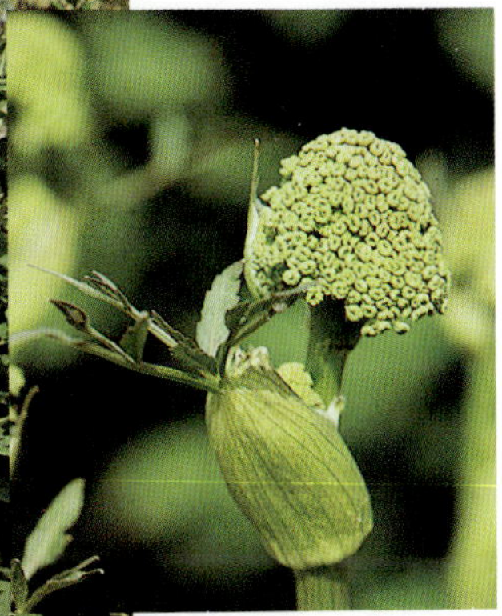

◄▲羌活

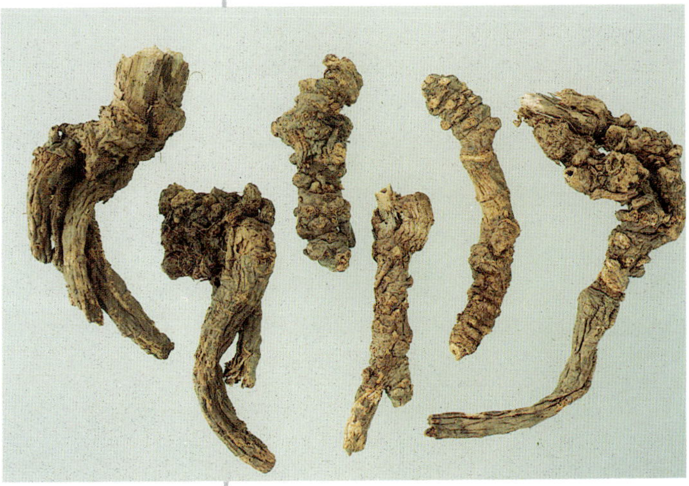

藥材羌活 ►

240 羌活

Qianghuo

Incised Notopterygium Rhizome or Root

RHIZOMA SEU RADIX NOTOPTERYGII

本品為傘形科植物羌活 Notopterygium incisum Ting ex H. T. Chang 或寬葉羌活 Notopterygium forbesii Boiss. 的乾燥根莖及根。

〔**原植物**〕①羌活：多年生草本。基生葉和下部葉二至三回單數羽狀複葉，最終裂片披針形，邊緣有不等的鈍鋸齒。複傘形花序無總苞片。雙懸果卵形，背棱及側棱有翅，接合面有5～6油管。②寬葉羌活：莖基部紫紅色；多為三出式三回羽狀複葉，最終小葉（裂）片較寬，卵狀披針形。花黃色。雙懸果稍圓形，接合面有油管4個。

〔**藥材性狀**〕①羌活：為圓柱狀略彎曲的根莖，長4～13cm，直徑0.6～2.5cm。表面棕褐色至黑褐色。節間呈密隆起的環狀，形似蠶（習稱蠶羌）；或節間延長，形如竹節狀（習稱“竹節羌”）。節上有多數點狀或瘤狀突起的根痕及棕色破碎鱗片。質脆，易折斷。斷面皮部黃棕色至暗棕色，有棕色油點，木部黃白色，髓部黃棕色。②寬葉羌活：為根莖及根。根莖類圓柱形，頂端具莖及葉鞘殘基；根類圓錐形，有縱皺紋及皮孔；長8～15cm，直徑1～3cm（習稱“條羌”）。有的根莖粗大，呈結節狀，頂部具數個莖基，根較細（習稱“大頭羌”）。質鬆脆。易折斷。

〔**性味功能與主治**〕辛、苦，溫。散寒，祛風，除濕，止痛。用於風寒感冒頭痛，風濕痹痛，肩背酸痛。

〔**用法與用量**〕3～9g。

Incised Notopterygium Rhizome or Root is the dried rhizome of *Notopterygium incisum* Ting ex H. T. Chang or the dried rhizome and root of *Notopterygium forbesii* Boiss. (Fam. Umbelliferae).

Action To relieve pain and rheumatic conditions.

Indications Headache in common *cold*, rheumatic arthralgia and aching of the back and shoulders.

Dosage 3～9g.

241 訶子

Hezi

Medicine Terminalia Fruit

FRUCTUS CHEBULAE

本品為使君子科植物訶子 Terminalia chebula Retz. 或絨毛訶子 Terminalia chebula Retz. var. tomentella Kurt. 的乾燥成熟果實。

〔**原植物**〕①訶子：落葉大喬木。小枝、幼葉被棕色毛。單葉互生或近對生，稍革質，葉柄頂端常有2腺體，葉片橢圓形或卵形。圓錐花序頂生，由數個穗狀花序組成。花兩性，無梗，花萼杯狀，5裂，內面有棕黃色長毛；無花瓣；雄蕊10；子房下位，1室。核果。②絨毛訶子：幼枝被銅色伏長柔毛；苞片長過於花；果卵形，長不足2.5cm。

〔**藥材性狀**〕本品為長圓形或卵圓形，長2～4cm，直徑2～2.5cm。表面黃棕色或暗棕色，略具光澤，有5～6條縱棱綫及不規則的皺紋，基部有圓形果梗痕。質堅實。果肉厚0.2～0.4cm，黃棕色或黃褐色。果核長1.5～2.5cm，直徑1～1.5cm，淺黃色，粗糙，堅硬。種子狹長紡錘形，長約1cm，直徑0.2～0.4cm；種皮黃棕色，子葉2，白色，相互重叠卷旋。

〔**性味功能與主治**〕苦、酸、澀，平。澀腸斂肺，降火利咽。用於久瀉久痢，便血脫肛，肺虛喘咳，久嗽不止，咽痛音啞。

〔**用法與用量**〕3～9g。

Medicine Terminalia Fruit is the dried ripe fruit of *Terminalia chebula* Retz. or *Terminalia chebula* Retz. var. *tomentella* Kurt. (Fam. Combretaceae).

Action To check diarrhea and chronic cough, and to soothe the sore throat.

Indications Protracted diarrhea with hematochezia and prolapse of the rectum; chronic cough with sore throat and hoarseness of voice.

Dosage 3～9g.

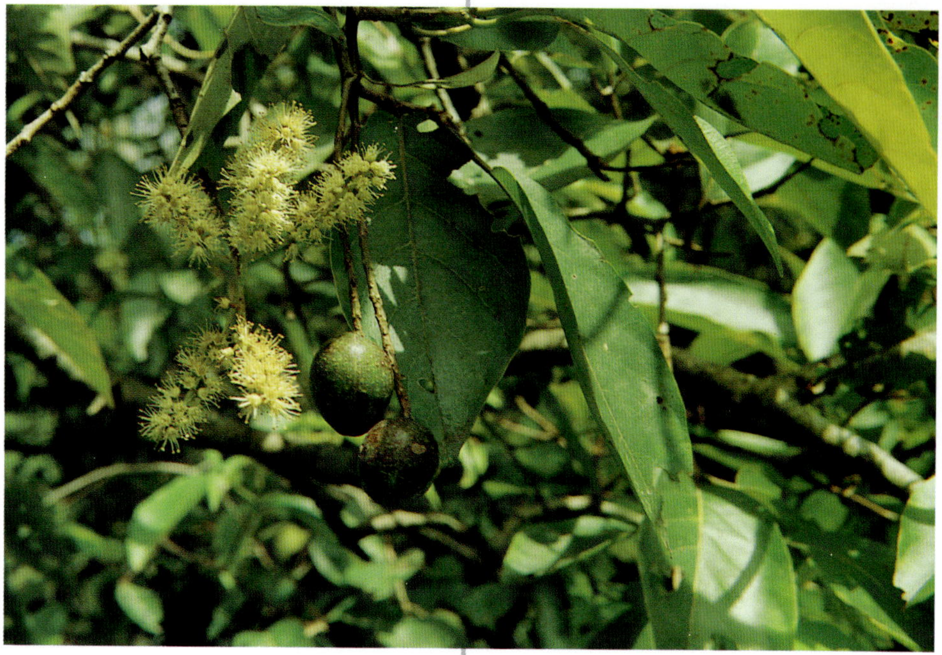

▲ 訶子

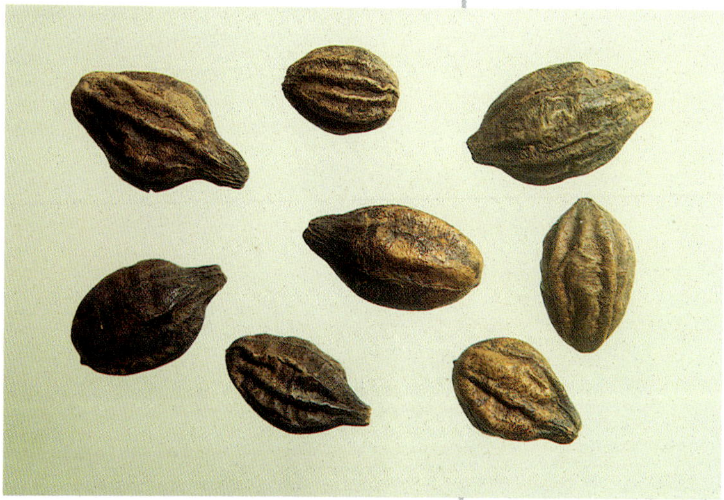

◀ 藥材訶子

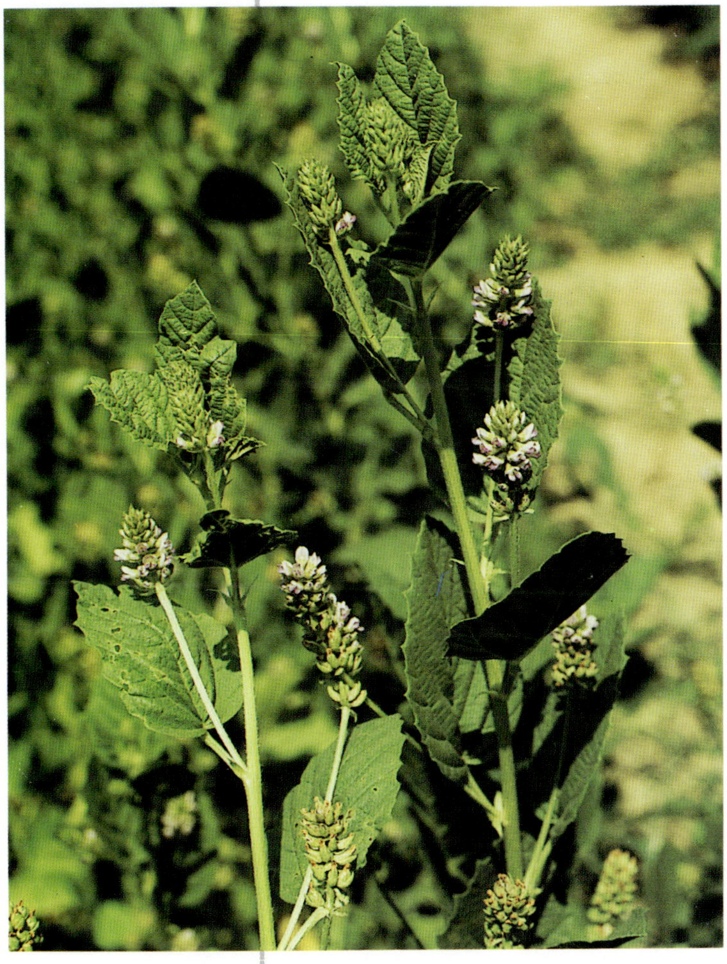

補骨脂 ▶

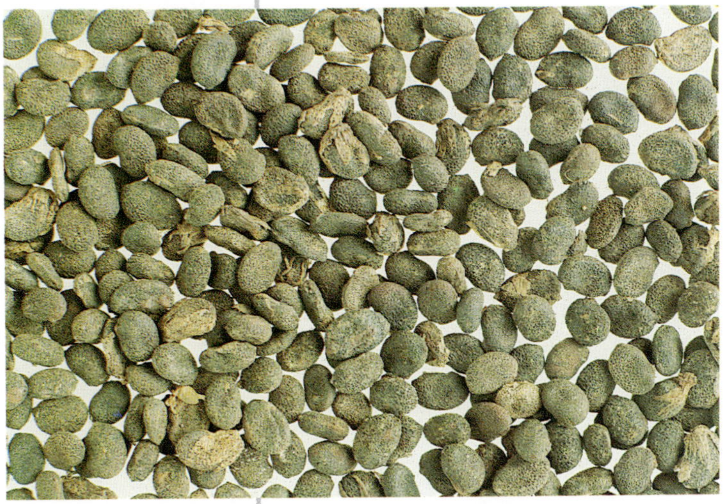

藥材補骨脂 ▶

242 補骨脂

Buguzhi

Malaytea Scurfpea Fruit

FRUCTUS PSORALEAE

本品為豆科植物補骨脂 Psoralea corylifolia L. 的乾燥成熟果實。

〔**原植物**〕一年生草本，高60～150cm，全體被黑棕色腺點及白色柔毛。單葉互生，葉片寬卵圓形，邊緣有粗而不規則的鋸齒。花密集成近頭狀的總狀花序，腋生；蝶形花冠淡紫色或白色。莢果卵形，不開裂，果皮黑色，與種子黏貼；種子1，有香氣。

〔**藥材性狀**〕本品呈腎形，略扁，長3～5mm，寬2～4mm，厚約1.5mm。表面黑色、黑褐色或灰褐色，具細微網狀皺紋。頂端圓鈍，有1小突起，凹側有果梗痕。質硬。果皮薄，與種子不易分離；種子1枚，子葉2，黃白色，有油性。

〔**性味功能與主治**〕辛、苦，溫。溫腎助陽，納氣，止瀉。用於陽痿遺精，遺尿尿頻，腰膝冷痛，腎虛作喘，五更泄瀉；外用治白癜風，斑禿。

〔**用法與用量**〕6～9g；外用20%～30%酊劑塗患處。

Malaytea Scurfpea Fruit is the dried ripe fruit of *Psoralea corylifolia* L. (Fam. Leguminosae).

Action To invigorate the function of the *kidney*, to alleviate asthma, and to relieve diarrhea.

Indications Impotence, seminal emission; enuresis, frequent urination; aching of the loins and knees with cold sensation; asthma in *deficiency syndromes of the kidney*; diarrhea occurring before dawn daily. External use for vitiligo and alpecia areata.

Usage and dosage 6～9g; for external use, tincture of Fructus Psoraleae of 20%～30% in concentration to be applied topically.

243 阿魏

Awei

Chinese Asafetida

RESINA FERULAE

本品為傘形科植物新疆阿魏 Ferula sinkiangensis K. M. Shen 或阜康阿魏 Ferula fukanensis K. M. Shen 的樹脂。

〔原植物〕 ①新疆阿魏：多年生一次結果的草本植物，具葱蒜樣臭味。主根粗大，圓錐形。莖高0.5～1.5m，有毛，基部分枝互生，上面枝輪生。葉柔軟，基生葉較大，葉柄基部鞘狀，葉片三回羽狀全裂，有柔毛，最終裂片廣披針形；莖生葉較小；上部無葉，只有葉鞘。複傘形花序生於枝端；小傘形花序具花10～20，花瓣黃色，長2mm，橢圓形，內彎，外面有毛。果實橢圓狀球形，有疏毛，具突起果棱。②阜康阿魏：葉的最終裂片較寬，多為三淺裂；花瓣長圓狀披針形；果實長卵形，有乳狀突起。

〔藥材性狀〕 本品為不規則的塊狀和脂膏狀。顏色深淺不一，表面蠟黃色至棕黃色。塊狀者體輕、質地似蠟，斷面稍有孔隙；新鮮切面顏色較淺，放置後色漸深。脂膏狀者黏稠，灰白色。具強烈而持久的蒜樣特異臭氣。

〔性味功能與主治〕 苦、辛，溫。消積，散痞，殺蟲。用於肉食積滯，瘀血癥瘕，腹中痞塊，蟲積腹痛。

〔用法與用量〕 1～1.5g。

〔注意〕 孕婦禁用。

Chinese Asafetida is the resin of *Ferula sinkiangensis* K. M. Shen or *Ferula fukanensis* K. M. Shen (Fam. Umbelliferae).

Action To remove food stagnancy, to disintegrate masses, and to kill worms.

Indications Stagnation of undigested meat, mass in the abdomen due to *blood stasis*, abdominal pain due to intestinal parasitonis.

Dosage 1～1.5g.

Precaution Contraindicated in pregnancy.

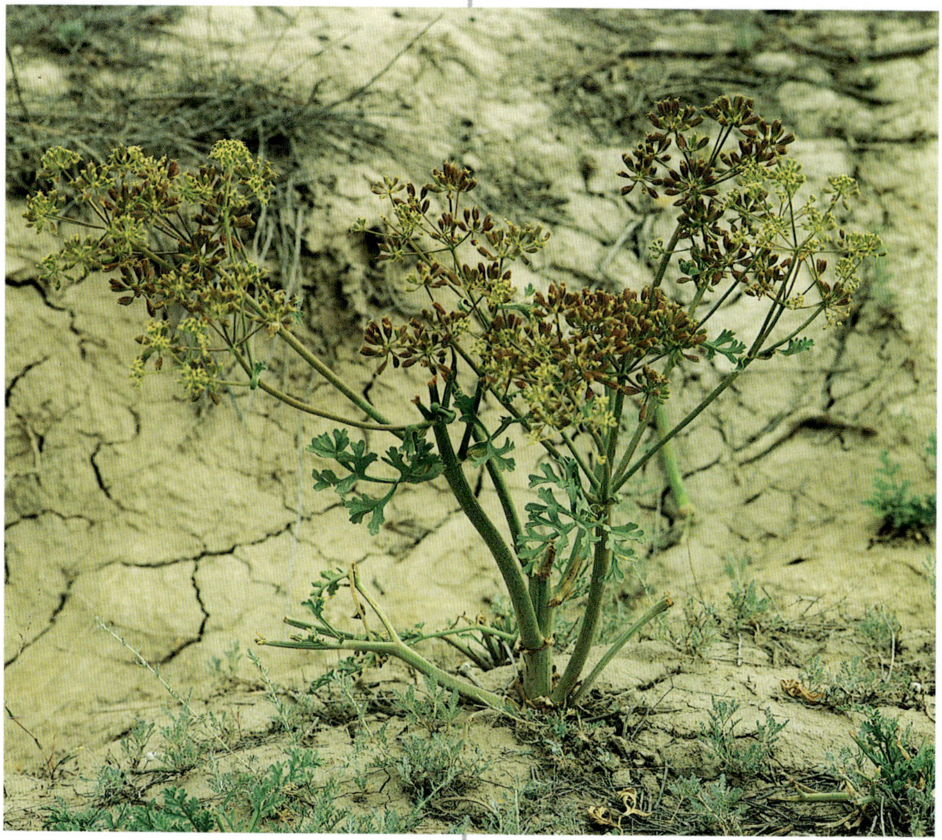

▲ 阜康阿魏

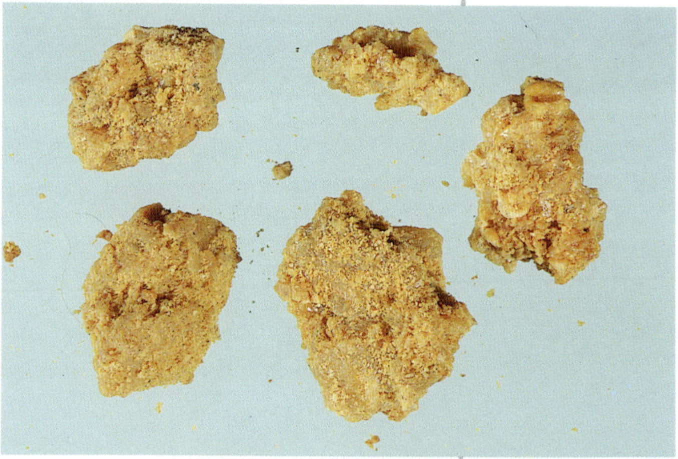

◀ 藥材阜康阿魏

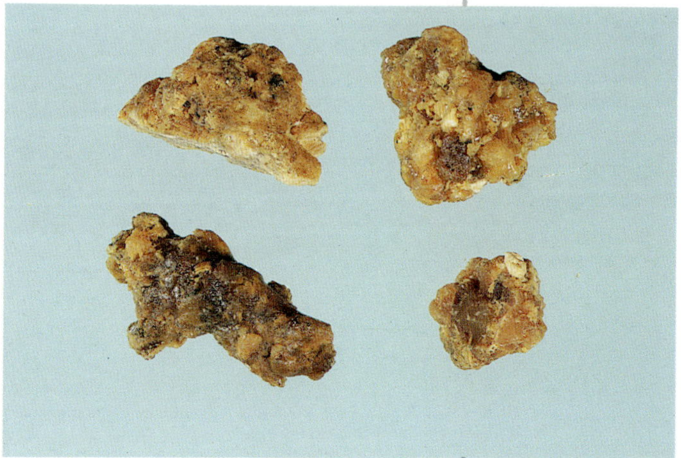

◀ 藥材新疆阿魏

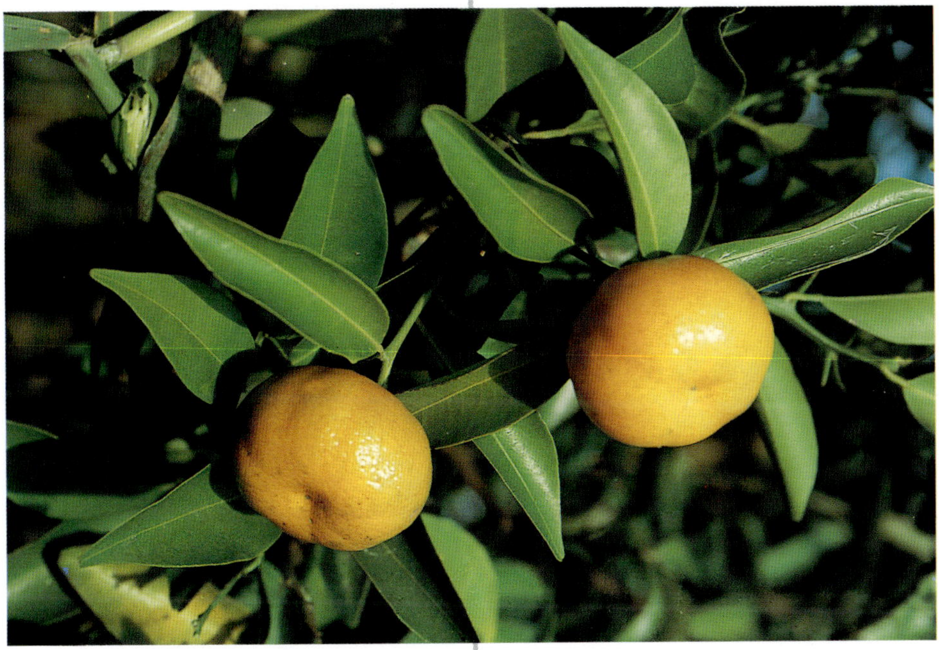

橘

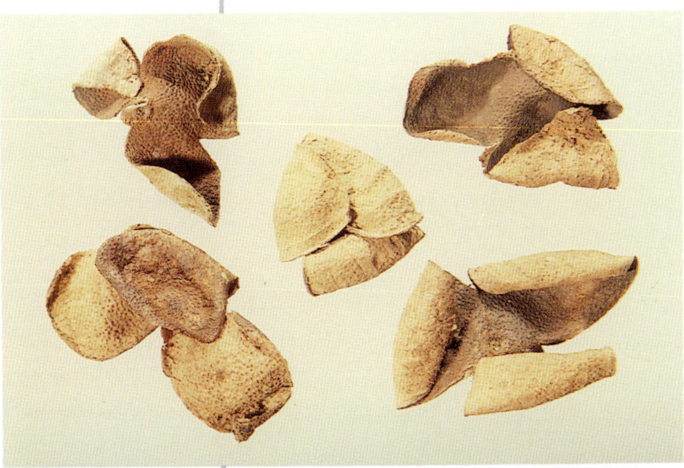

藥材廣陳皮▶

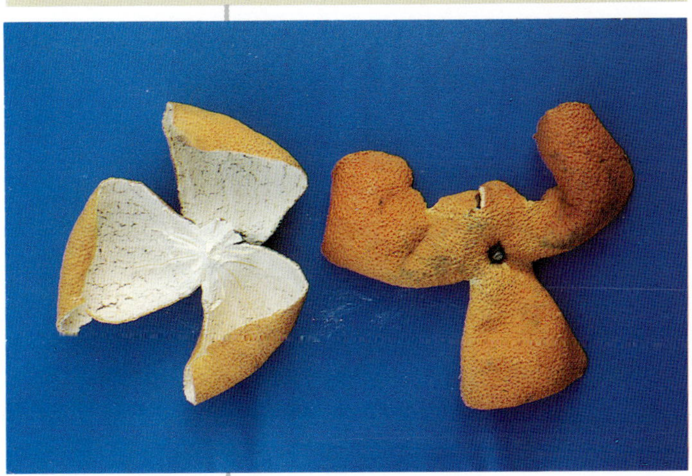

藥材陳皮▶

244 陳皮

Dried Tangerine Peel

Chenpi

PERICARPIUM CITRI RETICULATAE

本品為芸香科植物橘 Citrus reticulata Blanco 及其栽培變種的乾燥成熟果皮。

〔**原植物**〕常綠小喬木，高約3m，莖枝常有刺，葉互生，葉柄細長，翅不明顯；葉片革質，卵狀披針形或長橢圓形，全緣或有波狀齒。花單生或簇生於葉腋；萼片5；花瓣5，黃白色；雄蕊18～24，花絲常3～5枚合生；子房9～15室。柑果扁球形，直徑5～7cm，橙黃色或紅黃色，果皮與肉瓤易分離。種子黃白色。栽培品種很多。

〔**藥材性狀**〕①陳皮：常剝成數瓣，基部相連，有的呈不規則的片狀，厚1～4mm。外表面橙紅色或紅棕色，有細皺紋及凹下的點狀油室；內表面淺黃白色，粗糙，附黃白色或黃棕色筋絡狀維管束。質稍硬而脆。②廣陳皮：常3瓣相連，形狀整齊，厚度均勻，約1mm。點狀油室較大，對光照視，透明清晰。質較柔軟。

〔**性味功能與主治**〕苦、辛，溫。理氣健脾，燥濕化痰。用於胸脘脹滿，食少吐瀉，咳嗽痰多。

〔**用法與用量**〕3～9g。

Dried Tangerine Peel is the dried pericarp of the ripe fruit of *Citrus reticulata* Balanco or its cultivars (Fam. Rutaceae).

Action To regulate the flow of *qi*, to invigorate the *spleen* function, to eliminate *dame*, and to resolve *phlegm*.

Indications Distension and fullness sensation in the chest and epigastrium with anorexia, vomiting and diarrhea; cough with copious *phlegm*.

Dosage 3～9g.

245 附子

Fuzi

Prepared Common Monkshood Daughter Root

RADIX ACONITI LATERALIS PREPARATA

本品為毛茛科植物烏頭 Aconitum carmichaeli Debx. 的子根的加工品。根據加工方法不同而分成“鹽附子”、“黑順片”和“白附片”。

〔**原植物**〕見 043 川烏。

〔**藥材性狀**〕①鹽附子：呈圓錐形，長 4～7cm，直徑 3～5cm。表面灰黑色，被鹽霜，頂端有凹陷的芽痕，周圍有瘤狀突起的支根或支根痕。體重。橫切面灰褐色，可見充滿鹽霜的小空隙及多角形，形成層環紋，環紋內側導管束排列不整齊。②黑順片：為縱切片，上寬下窄，長 1.7～5cm，寬 0.9～3cm，厚 0.2～0.5cm。外皮黑褐色，切面暗黃色，油潤具光澤，半透明狀，並有縱向導管束。③白附片：無外皮，黃白色，半透明，厚約 0.3cm。

〔**性味功能與主治**〕辛、甘，大熱；有毒。回陽救逆，補火助陽，逐風寒濕邪。用於亡陽虛脫，肢冷脈微，陽痿，宮冷，心腹冷痛，虛寒吐瀉，陰寒水腫，陽虛外感，寒濕痹痛。

〔**用法與用量**〕3～15g。

〔**注意**〕孕婦禁用。不宜與半夏、瓜蔞、貝母、白及同用。

Prepared Common Monkshood Daughter Root is the processed daughter root of *Aconitum carmichacli* Debx. (Fam. Ranunculaceae). The drug "Yan Fuzi", "Hei Shunpian", "Bai Fupian".

Action To cause restoration from collapse, to supplement body *fire* and reinforce *yang*, and to dispel *wind*, *cold* and *damp*.

Indications Collapse with cold limbs and faint pulse; impotence, frigidity; precordial and abdominal pain with *cold* sensation; vomiting and diarrhea or edema accompanied by aversion to cold and cold extremities; colds in patients with *yang deficiency*; chronic arthritis due to attack of *cold* and *damp* (marked by persistent severe joint pain, fixed in place and accompanied by heaviness sensation and numbness).

Dosage 3～15g.

▼藥材附子（鹽附子）

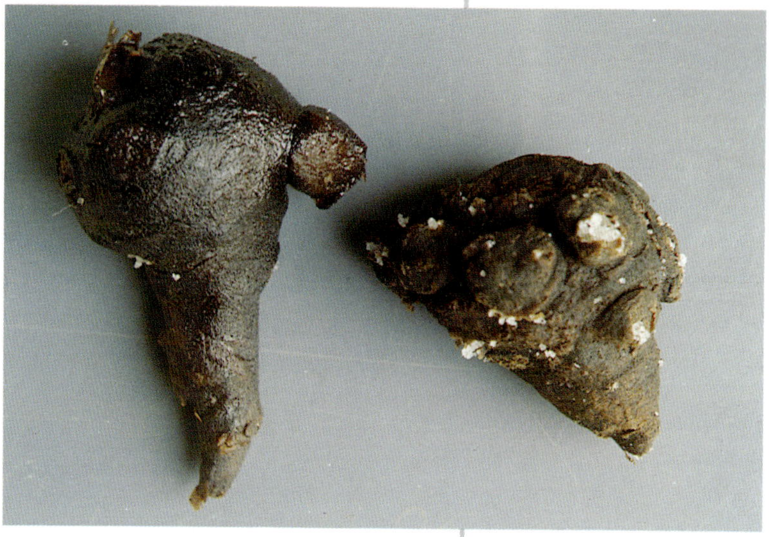

▼藥材附子（黑順片）

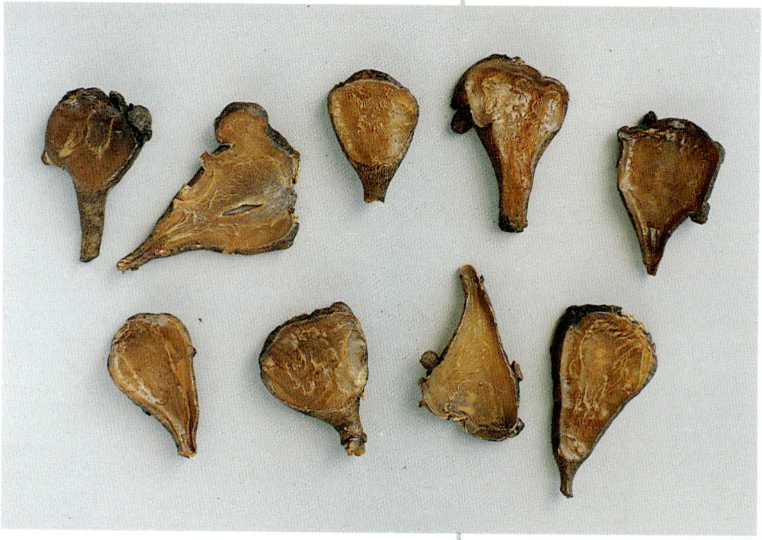

▼藥材附子（白附片）

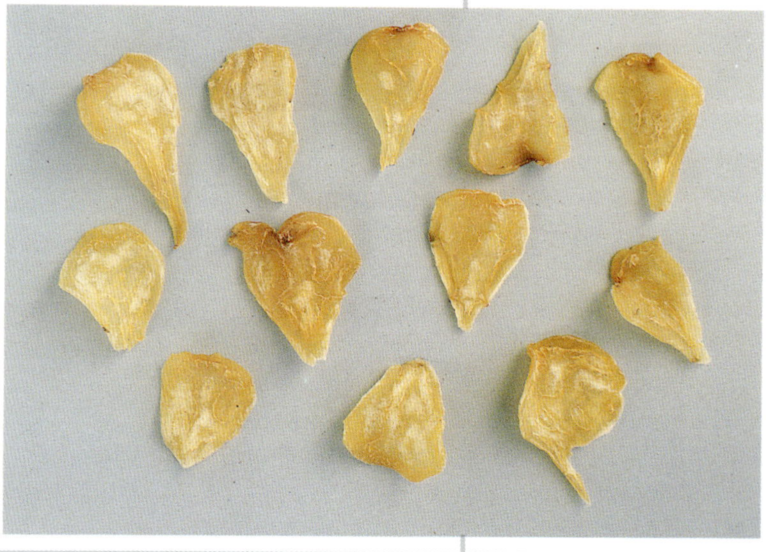

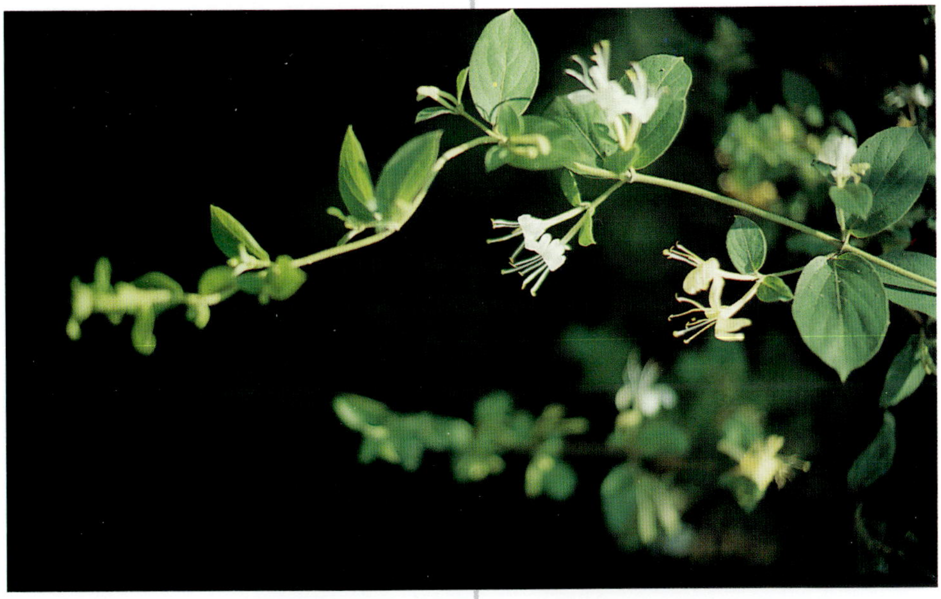

▲ 忍冬

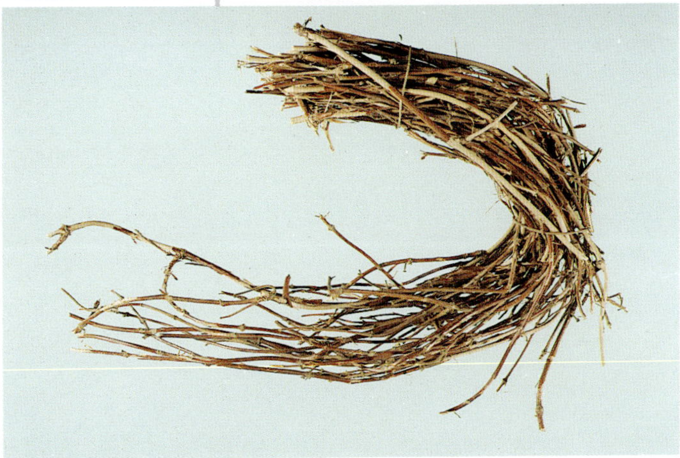

藥材忍冬藤 ▶

▼ 家鷄

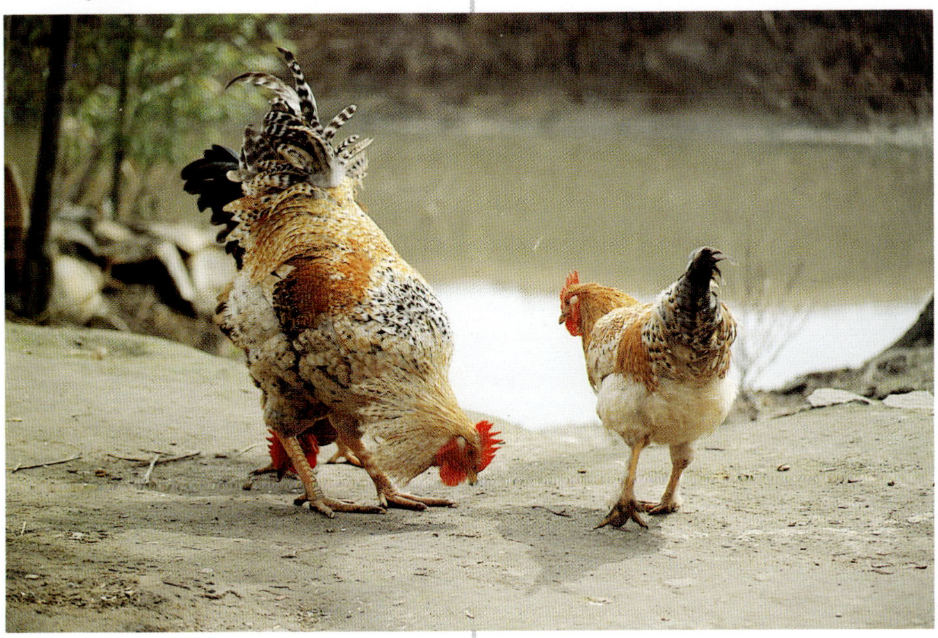

Precaution Contraindicated in pregnancy. Incompatible with Rhizoma Pinelliae, Fructus Trichosanthis, Bulbus Fritillariae and Rhizoma Bletillae.

246 忍冬藤

Rendongteng

Honeysuckle Stem

CAULIS LONICERAE

本品為忍冬科植物忍冬 Lonicera japonica Thunb. 的乾燥莖枝。

〔**原植物**〕半常綠纏繞性藤本，莖中空，外皮呈條狀剝離，幼時密被短柔毛和腺毛。葉對生，卵形至長卵形，全緣，幼時兩面有毛，後上面無毛。花成對腋生；苞片葉狀；花萼5裂；花冠長3～4cm，管部與瓣近等長，初開時白色，後變黃色，二唇形，上唇4裂，下唇不裂而狹；雄蕊5；子房無毛，花柱和雄蕊略長於花冠。漿果球形，熟時黑色。

〔**藥材性狀**〕本品呈長圓柱形，多分枝，常纏繞成束，或切成短段，直徑1.5～6mm。表面棕紅色至暗棕色，有的灰綠色，光滑或被茸毛；外皮易剝落。幼枝多節，節間長6～9cm，有殘葉及葉痕。斷面黃白色，中空。

〔**性味功能與主治**〕甘，寒。清熱解毒，疏風通絡。用於溫病發熱，熱毒血痢，癰腫瘡瘍，風濕熱痹，關節紅腫熱痛。

〔**用法與用量**〕 9～30g。

Honeysuckle Stem is the dried stem and branch of *Lonicera japonica* Thunb. (Fam. Caprifoliaceae).

Action To remove toxic *heat*, and to dispel *wind* from the *channels* and *collaterals*.

Indications Epidemic febrile diseases, acute dysentery, carbuncles, sores, acute arthritis with redness, swelling and pain of the joint.

Dosage 9～30g.

247 鷄内金

Jineijin

Chicken's Gizzard-skin

ENDOTHELIUM CORNEUM GIGERIAE GALLI

本品為雉科動物家鷄 Gallus gallus domesticus Brisson 的乾燥沙囊內壁。

〔**原動物**〕家禽。嘴略呈圓錐狀，上嘴稍彎曲，鼻孔被有鱗狀瓣。眼有瞬膜。頭上有肉冠，雄者較雌者大，喉部兩側有肉垂，均呈褐紅色。翼短，雄者羽色較雌者美麗，並有長而鮮麗的尾羽。足健壯，跗、跖及趾均被有鱗板；趾4，前3後1。雄者跗跖部後方有距。本種因人工飼養雜交，品種繁多，體型、大小、毛色不一。

〔**藥材性狀**〕本品為不規則卷片，厚約2mm。表面黃色、黃綠色或黃褐色，薄而半透明，具明顯的條狀皺紋。質脆，易碎，斷面角質樣，有光澤。

〔**性味功能與主治**〕甘，平。健胃消食，澀精止遺。用於食積不消，嘔吐瀉痢，小兒疳積，遺尿，遺精。

〔**用法與用量**〕3～9g。

Chicken's Gizzard-skin is the dried inner wall of the gizzard of *Gallus gallus domesticus* Brisson (Fam. Phasianidae).

Action To promote digestion, to arrest seminal emission, and to cure enuresis.

Indications Vomiting and diarrhea due to indigestion, malnutrition due to improper feeding, and enuresis in children; seminal emission.

Dosage 3～9g.

248 雞血藤

Jixueteng

Suberect Spatholobus Stem

CAULIS SPATHOLOBI

本品為豆科植物密花豆 Spatholobus suberectus Dunn 的乾燥藤莖。

〔**原植物**〕木質藤本，老莖扁柱形，折斷後流出紅色汁液。三出複葉互生，托葉和小托葉早落；葉片寬橢圓形或寬卵形，先端短漸尖，基部圓形，全緣，下面脈間有毛茸。圓錐花序腋生；花序軸及總花梗均有黃色短柔毛；萼二唇形，肉質；花冠白色，肉質，蝶形，長1cm；二體雄蕊。莢果扁平，刀狀，具黃色絨毛；種子1粒。

〔**藥材性狀**〕本品為橢圓形，長矩圓形或不規則的斜切片，厚0.3～1cm。栓皮灰棕色，有的可見灰白色斑，栓皮脫落處現紅棕色。切面木部紅棕色或棕色，道管孔多數；韌皮部有樹脂狀分泌物呈紅棕色至黑棕色，與木部相間排列呈3～8個偏心性半圓形環；髓部偏向一側。

〔**橫切面**〕見圖。

〔**性味功能與主治**〕苦、甘，溫。補血，

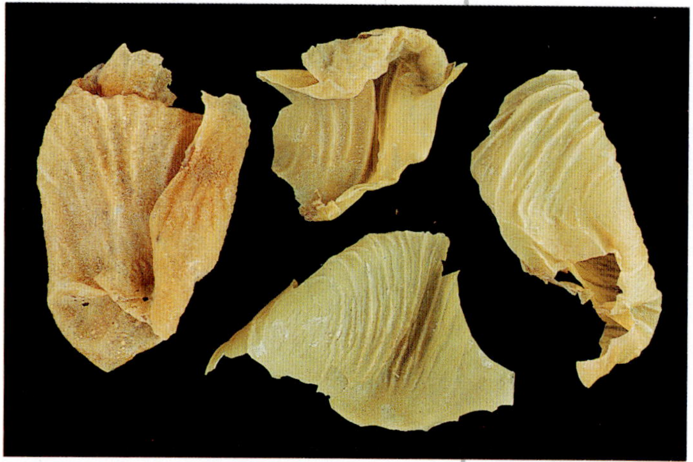

◀藥材雞內金

▼密花豆

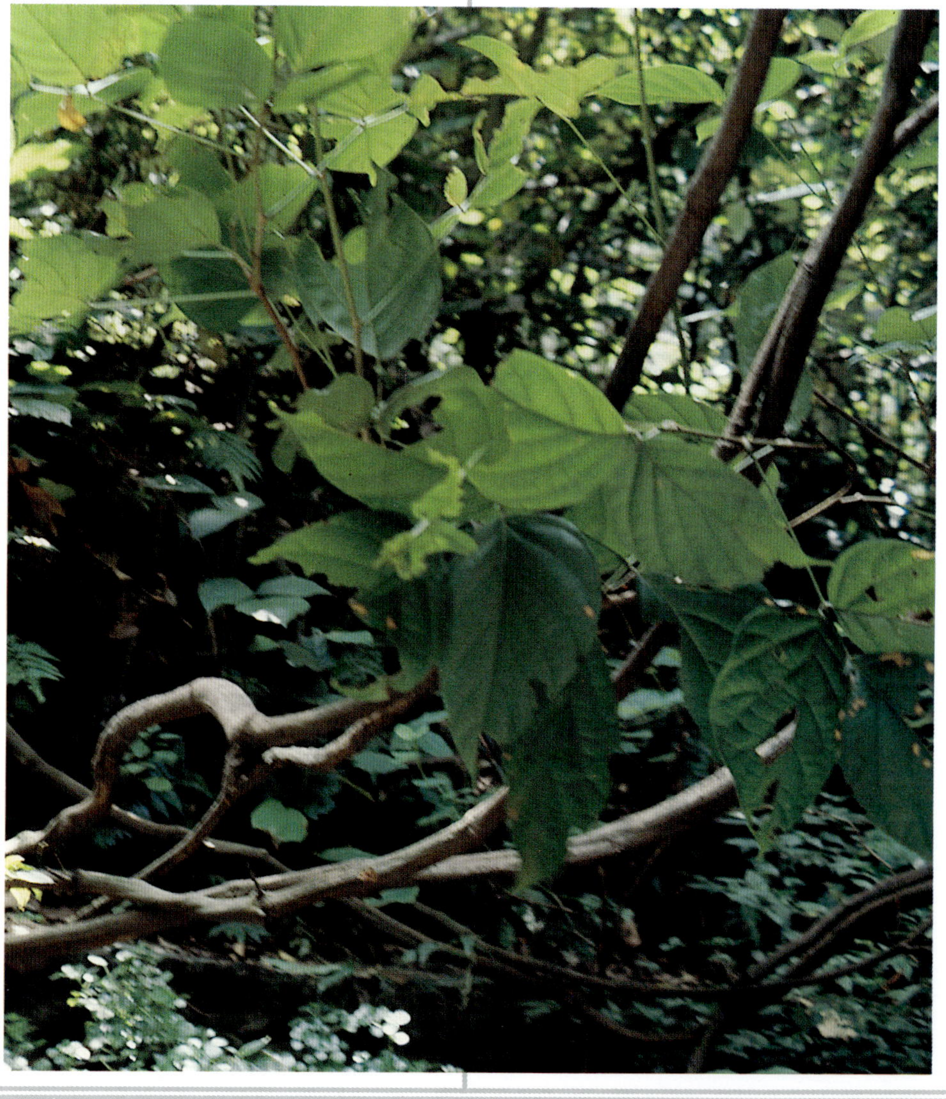

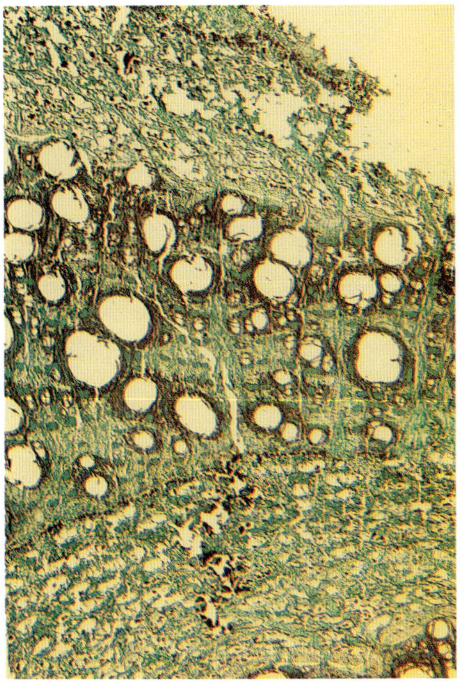

▲ 藥材鷄血藤橫切面

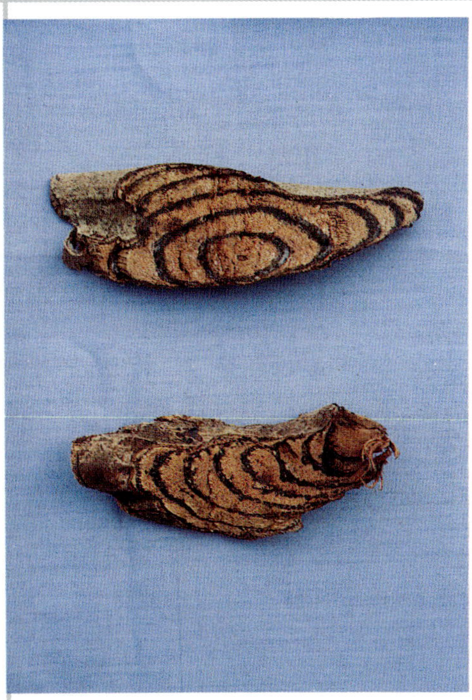

▲藥材鷄血藤

活血，通絡。用於月經不調，血虛萎黃，麻木癱瘓，風濕痹痛。

〔**用法與用量**〕 9～15g.

Suberect Spatholobus Stem is the dried stem of *Spatholobus suberectus* Dunn (Fam. Leguminosae).

Action To enrich the blood, to activate blood circulation, and to remove obstruction of the *channels* and *collaterals*.

Indications Menstrual disorders; anemia; numbness and paralysis; rheumatic arthralgia.

Dosage 9～15g.

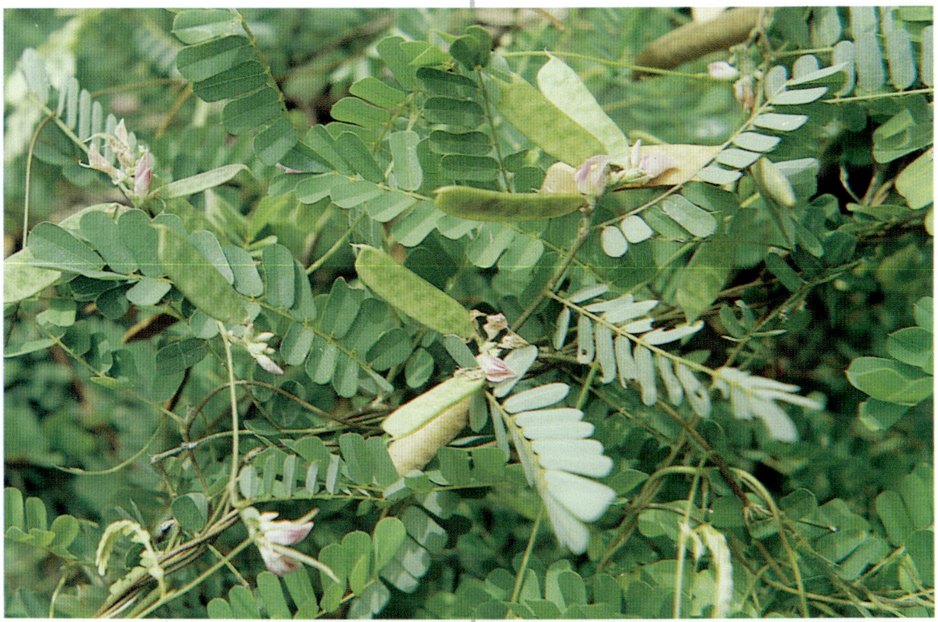

▲ 廣州相思子

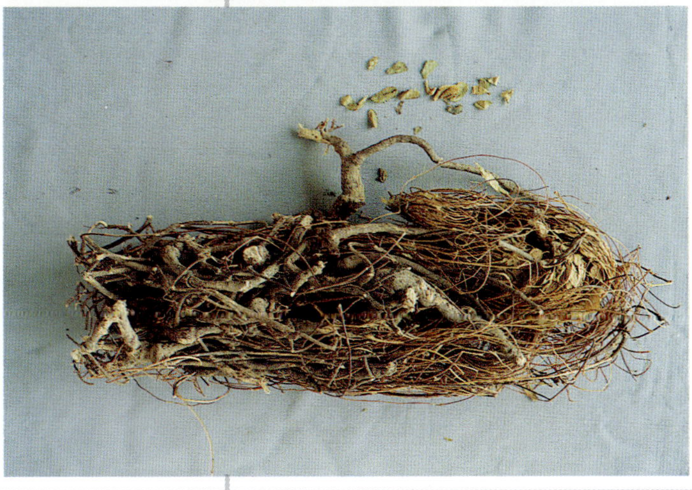

藥材鷄骨草▶

249 鷄骨草

Jigucao

Canton Love-pes Vine

HERBA ABRI

本品為豆科植物廣州相思子 Abrus cantoniensis Hance 的乾燥全株。

〔**原植物**〕 藤狀小灌木，長 1～2m，莖細瘦，被淺棕色短毛。偶數羽狀複葉互生，托葉狹披針形，小葉 16～24 枚，倒卵狀長圓形，長 0.7～1.2cm，先端具小尖刺，全緣。總狀花序，總花梗密被棕黃色長絨毛；蝶形花冠，淡紅紫色，長約 8mm。莢果矩圓形，扁平。種子 4～6 粒，黑棕色，光滑。

〔**藥材性狀**〕 本品根多呈圓錐形，上粗下細，有分枝，長短不一，直徑 0.5～1.5cm；表面灰棕色，粗糙，有細縱紋，支根極細，有的斷落或留有殘基；質硬。莖叢生，長 50～100cm，直徑約 0.2cm；灰棕色至紫褐色，小枝纖細，疏被短柔毛。羽狀複葉互生，小葉 8～11 對，多脫落，小葉矩圓形，長 0.8～1.2cm，先端平截，有小突尖，下表面被伏毛。

〔**性味功能與主治**〕 甘、微苦，涼。清熱解毒，舒肝止痛。用於黃疸，脅肋不舒，胃脘脹痛，急、慢性肝炎，乳腺炎。

〔**用法與用量**〕 15～30g。

Canton Love-pea Vine is the dried whole plant of *Abrus cantoniensis* Hance (Fam.

Leuminosae).
Action To remove *toxic heat*, and to relieve the depressed *liver* and alleviate pain.
Indications Jaundice with hypochondriac distress and epigastric distension and pain; acute and chronic hepatitis; mastitis.
Dosage 15～30g.

250 鷄冠花

Jiguanhua
Cockcomb Flower
FLOS CELOSIAE CRISTATAE

本品為莧科植物鷄冠花 Celosia cristata L. 的乾燥花序。

〔**原植物**〕一年生草本，高 40～80cm。莖直立，近上部扁平，綠色或帶紅色。單葉互生，葉片長卵形或卵狀披針形，先端漸尖或長尖，全緣。穗狀花序頂生或莖上部腋生，扁平似鷄冠狀；苞片、小苞片和花被片紫紅色、黃色、黃白色或淡紅色，干膜質，宿存；雄蕊 5，花絲下部合生成環狀。胞果卵形，蓋裂，包於宿存花被內。

〔**藥材性狀**〕本品為穗狀花序，多扁平而肥厚，呈鷄冠狀。長 8～25cm，寬 5～20cm。上緣寬，具皺褶，密生綫狀鱗片，下端漸窄，常殘留扁平的莖。表面紅色，紫紅色或黃白色；中部以下密生多數小花，每花宿存的苞片及花被片均呈膜質。果實蓋裂，種子扁圓腎形，黑色，有光澤。

〔**性味功能與主治**〕甘、澀，涼。收澀止血，止帶，止痢。用於吐血，崩漏，便血，痔血，赤白帶下，久痢不止。

〔**用法與用量**〕6～12g。

Cockcomb Flower is the dried capitulum of *Celosia cristata* L. (Fam. Amaranthaceae).
Action To arrest discharge (bleeding leukorrhea and diarrhea) as an astringent.
Indications Hematemesis, abnormal uterine bleeding hematochezia, hemorrhoidal bleeding, morbid leukorrhea, chronic dysentery with persistent diarrhea.
Dosage 6～12g.

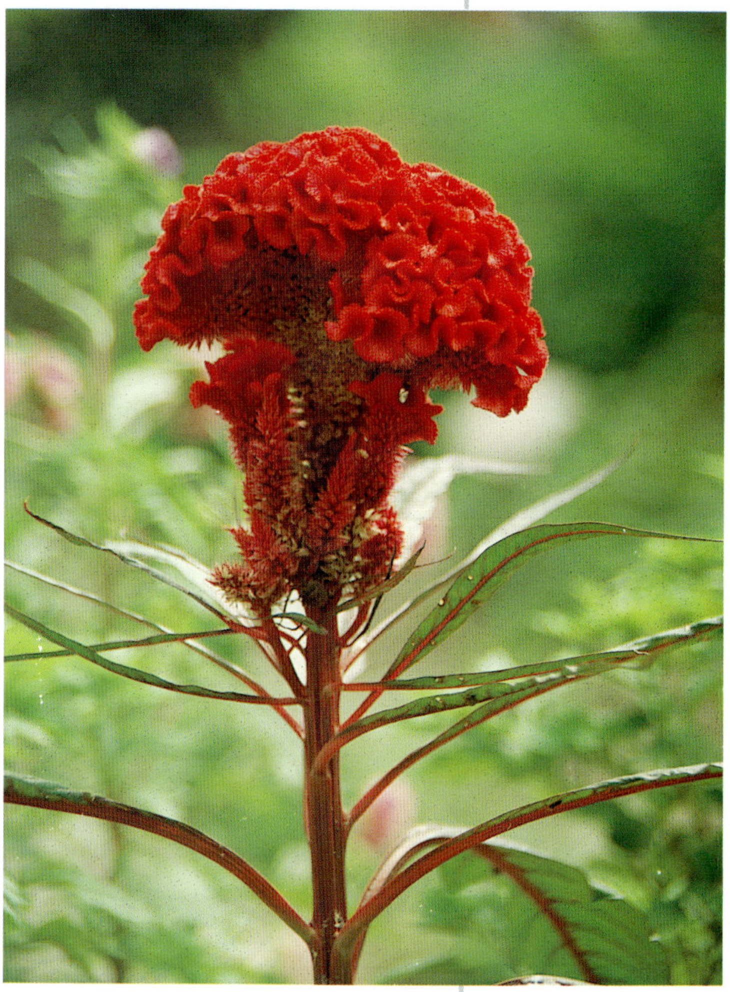

◀ 鷄冠花

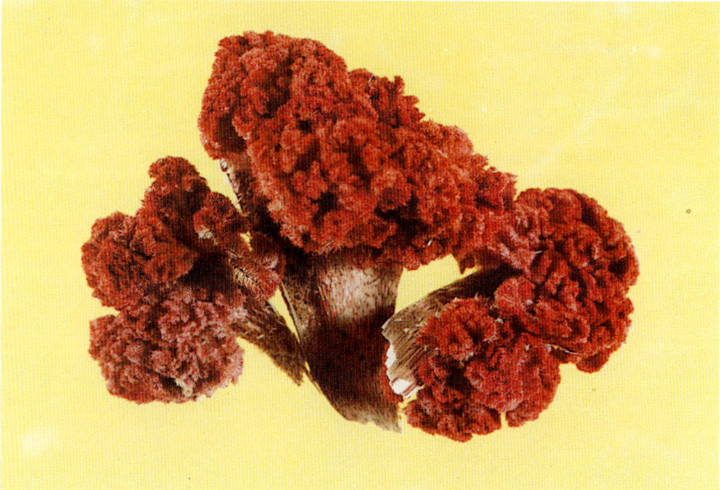

◀ 藥材鷄冠花

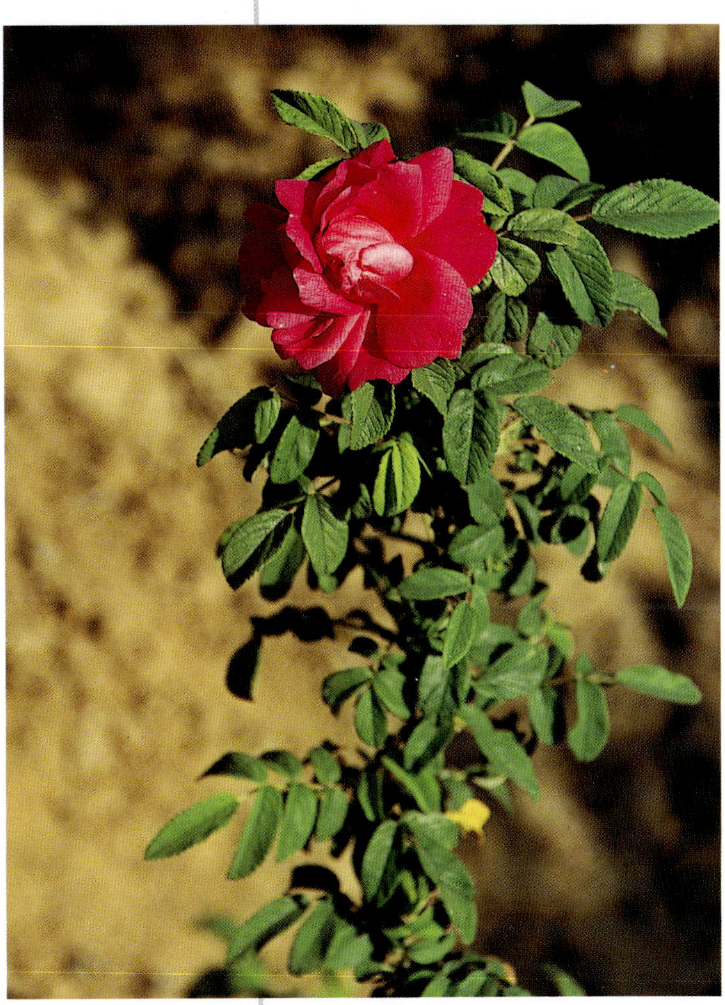

玫瑰 ▶

▼ 藥材玫瑰花

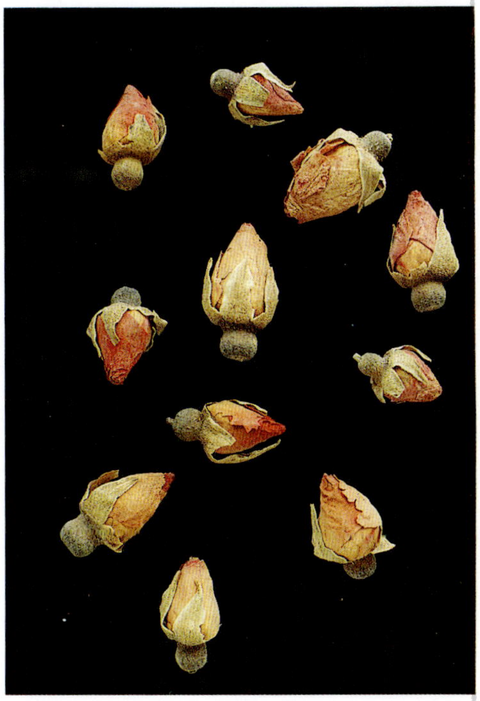

▼ 藥材玫瑰花萼片表面觀示非腺毛，腺毛和草酸鈣簇晶

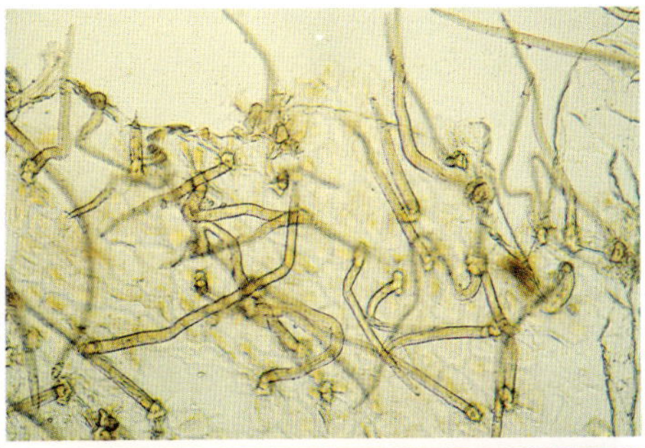

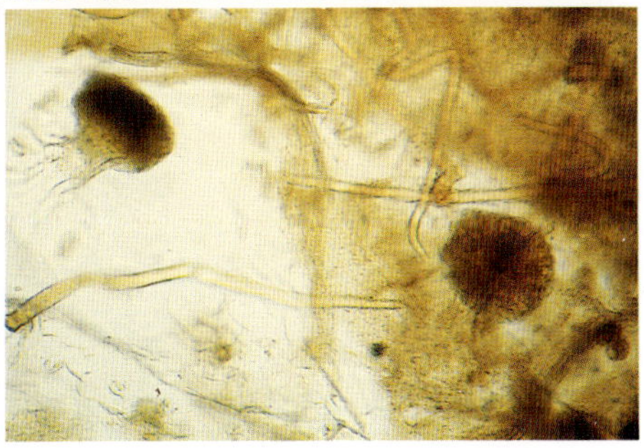

251 玫瑰花

Meiguihua

Rose Flower

FLOS ROSAE RUGOSAE

本品為薔薇科植物玫瑰 Rosa rugosa Thunb. 的乾燥花蕾。

〔**原植物**〕灌木。莖枝有皮刺和刺毛，小枝密被絨毛。單數羽狀複葉互生，小葉5～9，橢圓形或橢圓狀倒卵形，邊緣有鈍鋸齒，上面光亮，多皺，無毛，下面有柔毛和腺體，葉柄和葉軸有絨毛，疏生小皮刺和刺毛；托葉大部附着於葉柄，邊緣有腺點；葉柄基部的刺常成對着生。花單生或數朵聚生；花冠鮮艷，紫紅色，芳香；花梗有絨毛和腺體。薔薇果扁球形，熟時紅色，內有多數小瘦果，萼片宿存。

〔**藥材性狀**〕本品略呈半球形或不規則團狀，直徑1～2.5cm。花托半球形，與花萼基部合生；萼片5，披針形，黃綠色或棕綠色，被有細柔毛；花瓣多皺縮，展平後寬卵形，呈覆瓦狀排列，紫紅色，有的黃棕色；雄蕊多數，黃褐色。

〔**萼片表面觀**〕見圖。

〔**性味功能與主治**〕甘、微苦，溫。行氣解鬱，和血，止痛。用於肝胃氣痛，食少嘔惡，月經不調，跌撲傷痛。

〔**用法與用量**〕1.5～6g。

Rose Flower is the dried flower bud of *Rosa rugosa* Thunb. (Fam. Rosaceae).

Action To relieve stagnation of *qi*, regulate blood circulation, and to arrest pain.

Indications Epigastric pain, anorexia, nausea and vomiting caused by stagnated *qi*; menstrual disorders; traumatic pain.

Dosage 1.5～6g.

252 青木香

Qingmuxiang

Slender Dutchmanspipe Root

RADIX ARISTOLOCHIAE

本品為馬兜鈴科植物馬兜鈴 Aristolochia debilis Sieb. et Zucc. 的乾燥根。

〔**原植物**〕見 060 馬兜鈴。

〔**藥材性狀**〕本品呈圓柱形或扁圓柱形，略彎曲，長 3～15cm，直徑 0.5～1.5cm。表面黄褐色或灰棕色，粗糙不平，有縱皺紋及鬚根痕。質脆，易折斷，斷面不平坦，皮部淡黄色，木部寬廣，射綫類白色，放射狀排列，形成層環明顯，黄棕色。

〔**横切面**〕見圖。

〔**性味功能與主治**〕辛、苦，寒。平肝止痛，解毒消腫。用於眩暈頭痛，胸腹脹痛，癰腫疔瘡，蛇蟲咬傷。

〔**用法與用量**〕3～9g；外用適量，研末敷患處。

Slender Dutchmanspipe Root is the dried root of *Aristolochia debilis* Sieb. et Zucc. (Fam. Aristolochiaceae).

Action To relieve pain by subduing hyperactivity of the *liver*, and to counteract toxicity and cause subsidence of swelling.

Indications Dizziness, headache and distending pain in the chest and abdomen; carbuncles, boils, snake bite and insect bite.

Usage and dosage 3～9g; for external use, approriate quantity to be ground into powder for topical application.

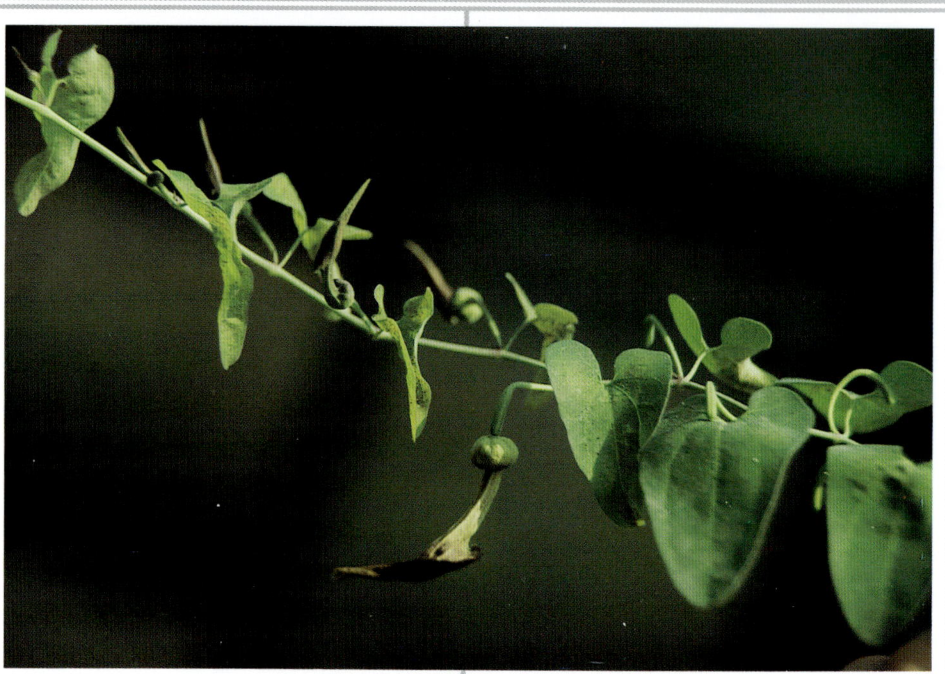

▲ 馬兜鈴

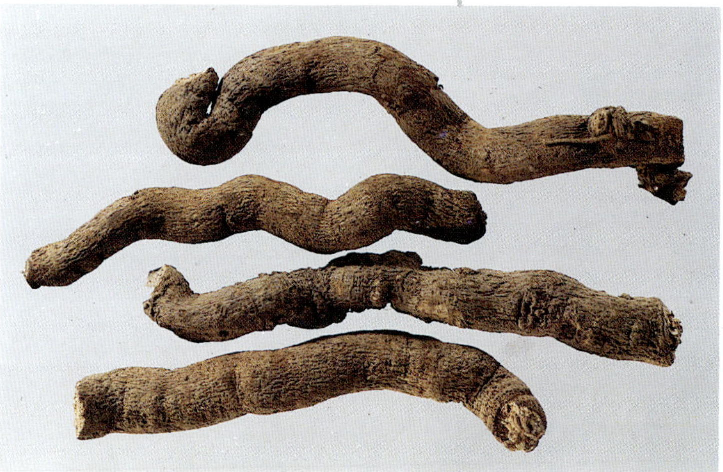

◀ 藥材青木香

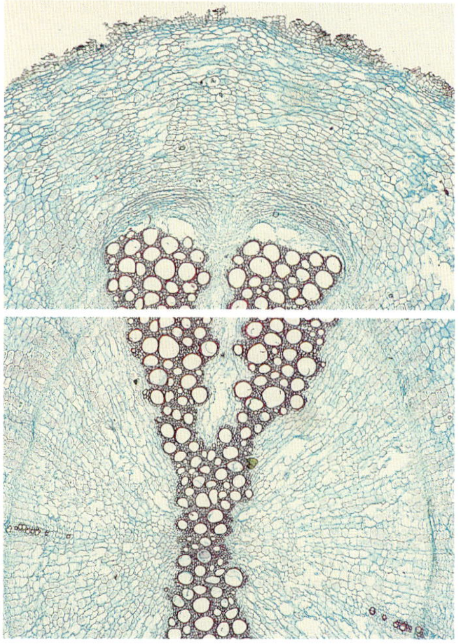

◀ 藥材青木香横切面

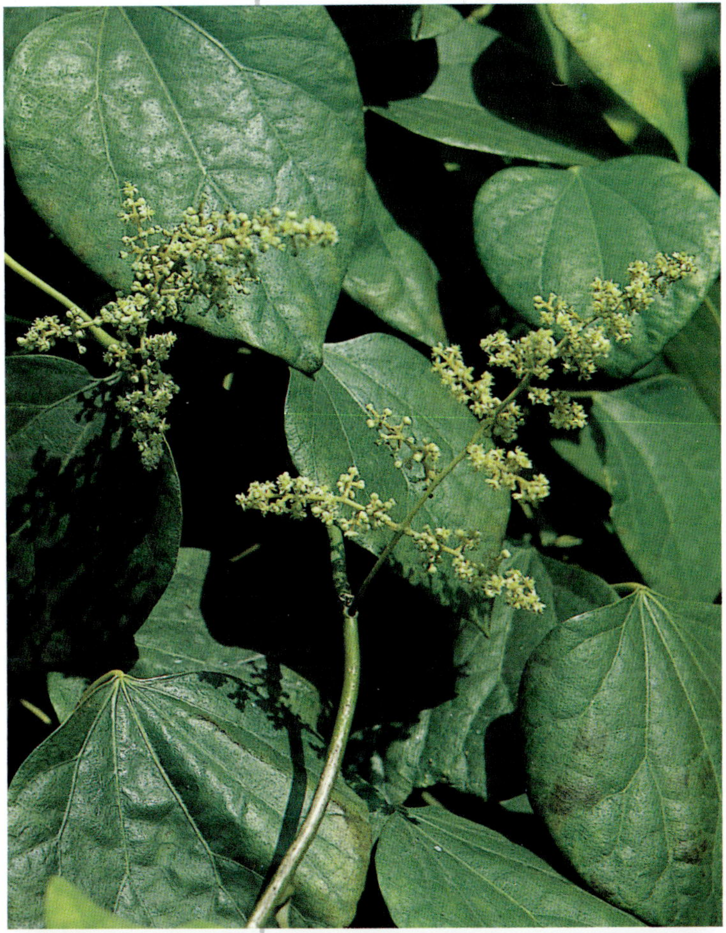

青藤▶

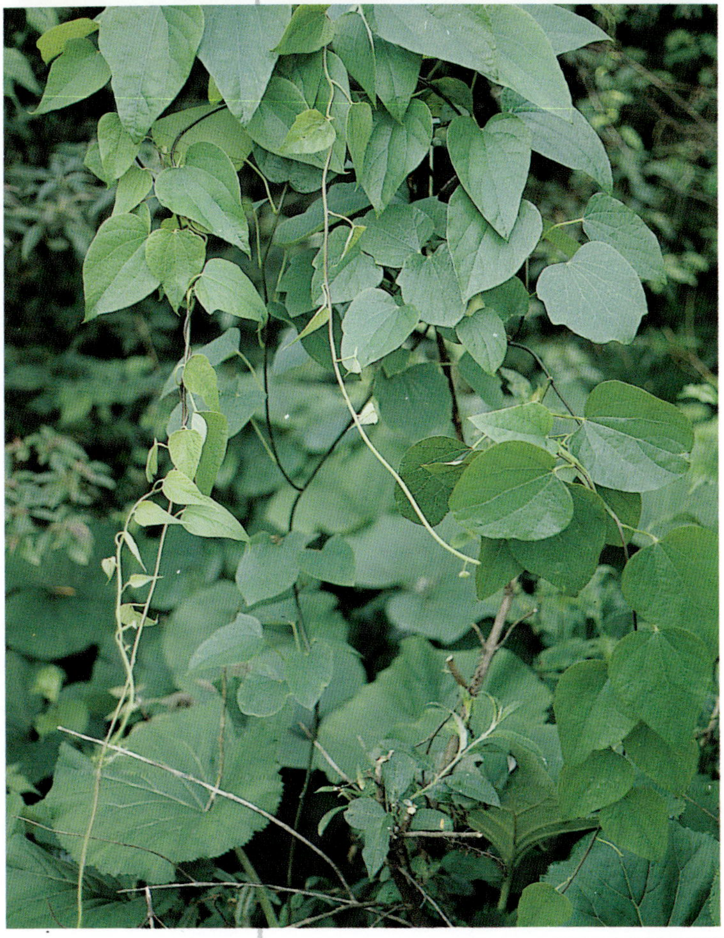

毛青藤▶

253 青風藤

Qingfengteng

Orientvine Stem

CAULIS SINOMENI

本品為防己科植物青藤 Sinomenium acutum (Thunb.) Rehd. et Wils. 及毛青藤 Sinomenium acutum (Thunb.) Rehd. et Wils var. cinereum Rehd. et Wils. 的乾燥藤莖。

〔**原植物**〕①青藤：落葉藤本。枝條灰褐色，具細溝紋。葉互生，厚紙質或革質，寬卵形，頂端漸尖，基部圓形、截形或心形，全緣，基部葉常5～7裂，葉柄長。花雌雄異株，圓錐花序，腋生。核果扁球形，藍黑色。②毛青藤：葉上面具短絨毛，下面灰色，密被絨毛。

〔**藥材性狀**〕本品呈長圓柱形，常微彎曲，長20～70cm或更長，直徑0.5～2cm。表面綠褐色至棕褐色，有的灰褐色，有細縱紋及皮孔。節部稍膨大，有分枝。體輕，質硬而脆，易折斷，斷面不平坦，灰黃色或淡灰棕色，皮部窄，木部射綫呈放射狀排列，髓部淡黃白色或黃棕色。

〔**橫切面**〕見圖。

〔**性味功能與主治**〕苦、辛、平。祛風濕，通經絡，利小便。用於風濕痹痛，關節腫脹，麻痹瘙癢。

〔**用法與用量**〕6～12g。

Orientvine Stem is the dried lianoid stem of *Sinomenium acutum* (Thunb.) Rehd. et Wils. or *Sinomenium acutum* (Thunb.) Rehd. et Wils, var. *cinereum* Rehd. et Wils. (Fam. Menispermaceae).

Action To relieve rheumatic conditions, to remove obstruction of the *channels* and *collaterals*, and to cause diuresis.

Indications Rheumatic joint pain and swelling; paralysis, itching.

Dosage 6～12g.

藥材青風藤 ▶

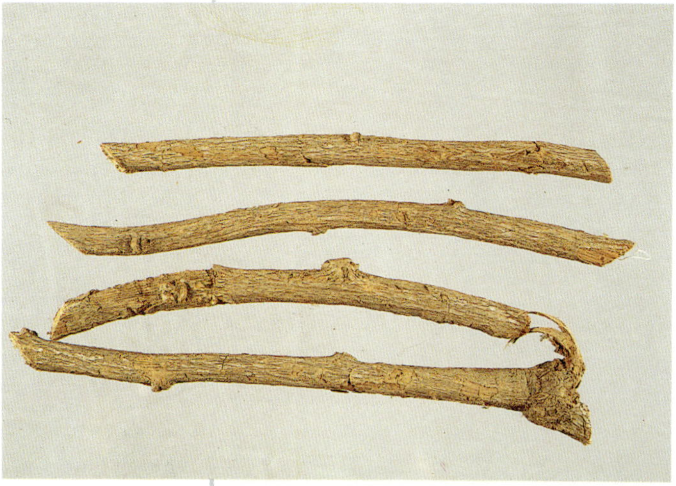

藥材青風藤（青藤）▶

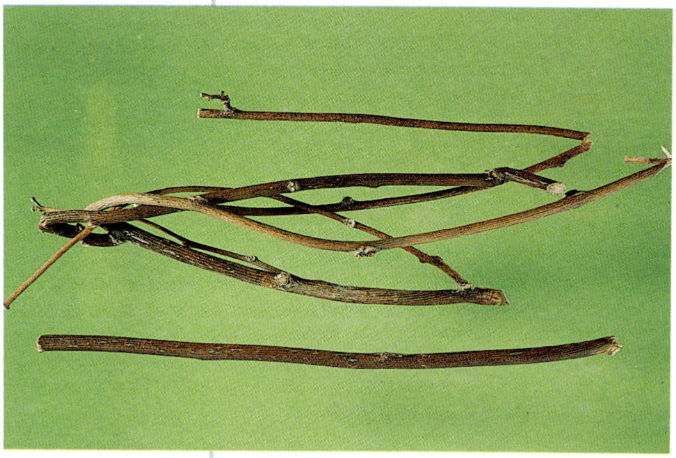

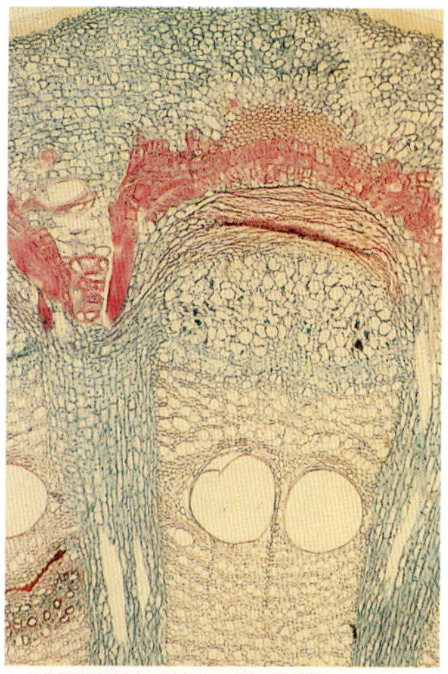

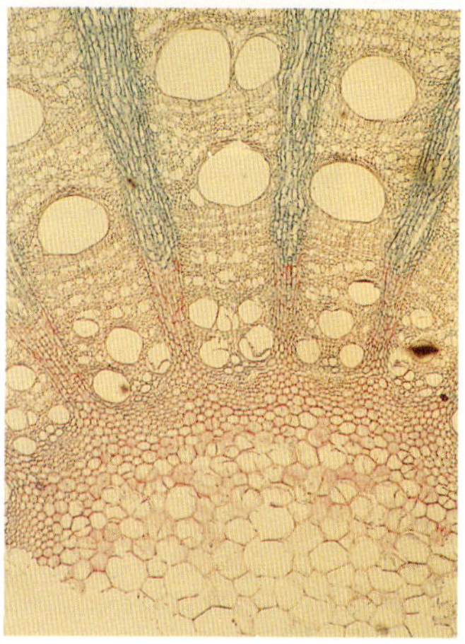

▲ 藥材青風藤橫切面

254 青葉膽

Qingyedan

Mile Swertia Herb

HERBA SWERTIAE MILEENSIS

本品為龍膽科植物青葉膽 Swertia mileensis T. N. Ho et W. L. Shih 的乾燥全草。

〔**原植物**〕一年生草本，莖四棱形，具窄翅，下部常紫色，葉對生，無柄，披針形至綫形，具 3 脈。圓錐狀聚傘花序多花，花 4 數，花萼綠色，花冠淡藍色，裂片卵狀披針形，下部具 2 腺窩，腺窩頂端具短柔毛狀流蘇。蒴果橢圓形或長橢圓形，種子棕褐色，卵球形。

〔**藥材性狀**〕本品長 15～45cm。根長圓錐形，長 2～7cm，直徑約 2mm，有的有分枝；表面黃色或黃棕色。莖四棱形，棱角具極狹的翅，直徑 1～2mm；表面黃綠色或黃棕色，下部常顯紅紫色，斷面中空。葉對生，無柄；葉片多皺縮或破碎，完整者展平後呈條形或狹披針形，長 1～4cm，寬 0.2～0.7cm。圓錐狀聚傘花序，萼片 4，條形，黃綠

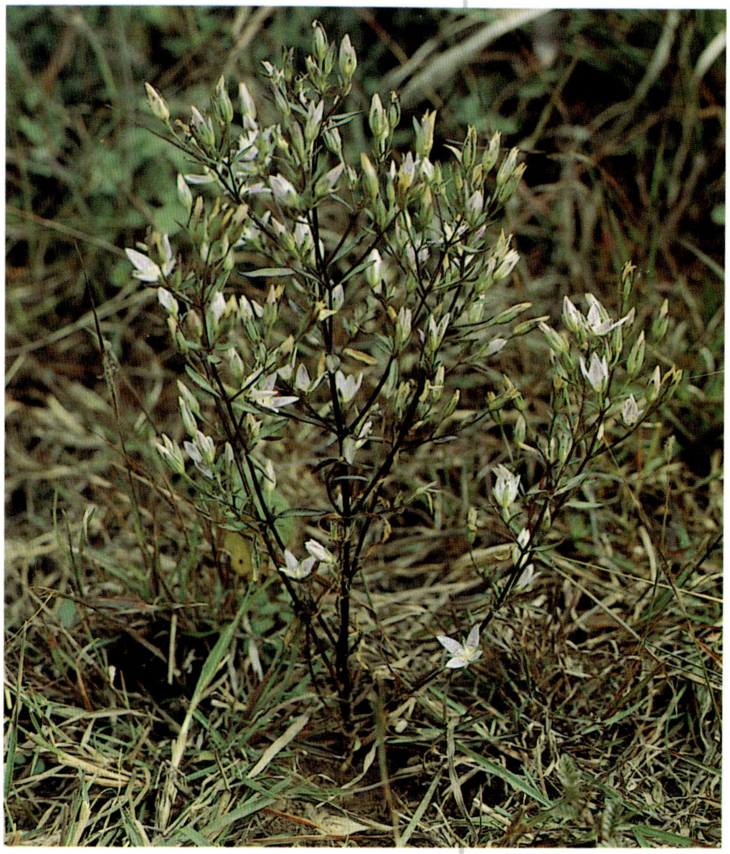

◀ 青葉膽

藥材青葉膽 ▶

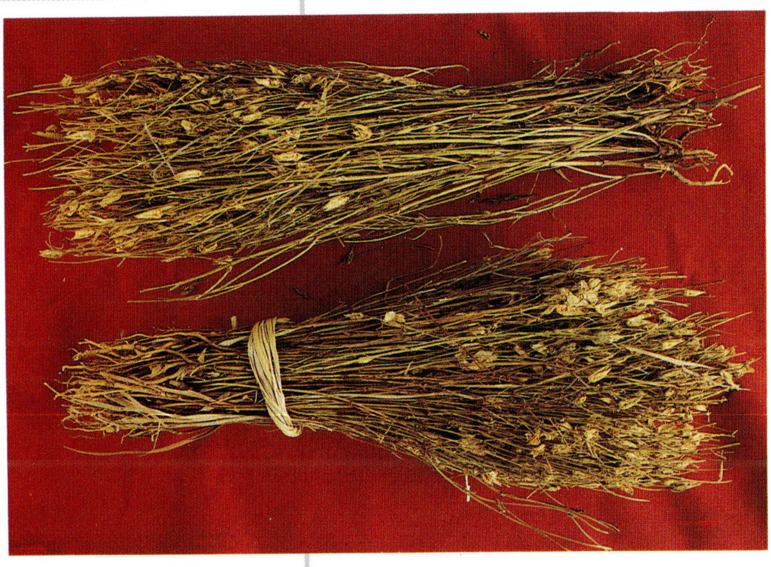

藥材青皮（四花青皮）▼

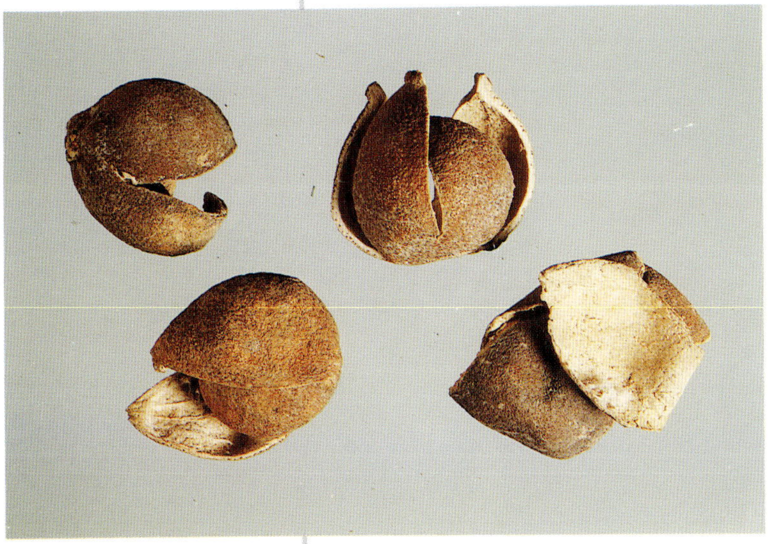

藥材青皮（個青皮）▼

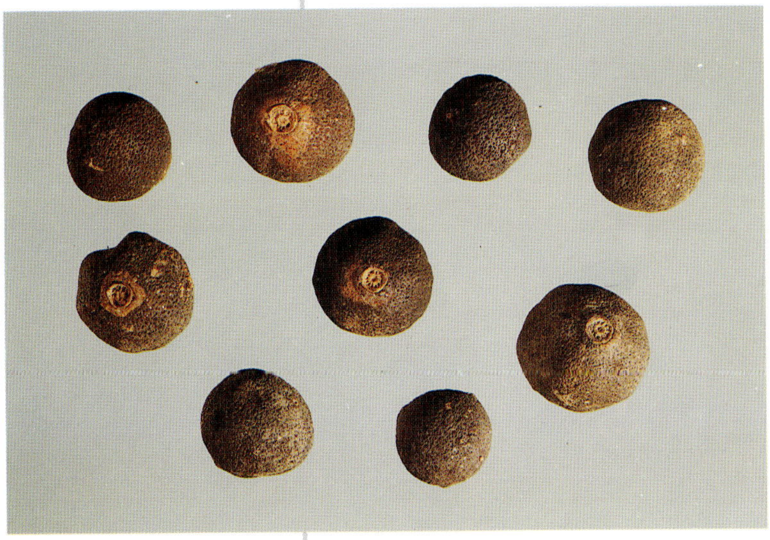

色；花冠 4 深裂，黃色，裂片卵狀披針形，內側基部具 2 腺窩；花蕊 4；蒴果狹卵形，種子多數，細小，棕褐色。

〔**性味功能與主治**〕苦、甘，寒。清肝利膽，清熱利濕。用於黃疸尿赤，熱淋澀痛。

〔**用法與用量**〕10～15g。

〔**注意**〕虛寒者慎服。

Mile Swertia Herb is the dried whole plant of *Swertia mileensis* T. N. Ho et W. L. Shih (Fam. Gentianaceae).

Action To increase the flow of bile, and to remove *heat* and *damp*.

Indications Jaundice with dark urine; acute urinary infection with difficult painful urination.

Dosage 10～15g.

Precaution Used with caution to patients with *deficiency-cold*.

255 青皮

Qingpi

Green Tangerine Peel

PERICARPIUM CITRI RETICULATAE VIRIDE

本品為芸香科植物橘 Citrus reticulata Blanco 及其栽培變種的乾燥幼果或未成熟果實的果皮。5～6 月收集自落的幼果，曬乾，習稱“個青皮”；7～8 月採收未成熟的果實，在果皮上縱剖成四瓣至基部，除盡瓤瓣，曬乾，習稱“四花青皮”。

〔**原植物**〕見 244 陳皮。

〔**藥材性狀**〕①四花青皮：果皮剖成 4 裂片，裂片長橢圓形，長 4～6cm，厚 0.1～0.2cm。外表面灰綠色或黑綠色，密生多數油室；內表面類白色或黃白色，粗糙，附黃白色或黃棕色小筋絡。質稍硬，易折斷，斷面外緣有油室 1～2 列。氣香，味苦辛。②個青皮：呈類球形，直徑 0.5～2cm。表面灰綠色或黑綠色，微粗糙，有細密凹下的油室，頂端有稍突起的柱基，基部有圓形果梗痕。質硬，斷面果皮黃白色或淡黃棕色，厚 1～2mm，外緣有油室 1～2 列。瓤囊 8～10 瓣，淡棕色。

〔**性味功能與主治**〕苦、辛，溫。疏肝破氣，消積化滯。用於胸脅脹痛，疝氣，乳核，乳癰，食積腹痛。

〔**用法與用量**〕3～9g。

Green Tangerine Peel is the dried pericarp

of the young or immature fruits of *Citrus reticulata* Blanco and its cultivars (Fam. Rutaceae). The fallen young fruit is collected in May and June, dried in the sun and this drug is known commonly as "Geqingpi", the immature fruit is collected in July and August, cut longitudinally into four-valved but connected at the base, removed from the emergence completely and dried in the sun, this drug is known commonly as "Sihuaqingpi".

Action To soothe the *liver*, disintegrate stagnated *qi*, and remove retained food.

Indications Distending pain in the chest and costal regions; hernia; mass formation in the breast mastitis; abdominal pain due to retention of undigested food.

Dosage 3～9g.

256 青果

Qingguo

Chinese White Olive

FRUCTUS CANARII

本品為橄欖科植物橄欖 Canarium album Raeusch. 的乾燥成熟果實。

〔**原植物**〕常綠喬木，有黏性的芳香樹脂。單數羽狀複葉互生，小葉 5～15，對生，具短柄，葉片革質，心卵狀長圓形，先端漸尖，基部偏斜，下面網脈上有小窩點。圓錐花序頂生或腋生，略短於複葉；花小；萼杯狀，3 淺裂，花瓣 3～5，雄蕊 6。核果卵狀長圓形，青黃色。

〔**藥材性狀**〕本品呈紡錘形，兩端鈍尖，長 2.5～4cm，直徑 1～1.5cm。表面棕黃色或黑褐色，有不規則皺紋。果肉灰棕色或棕褐色，質硬。果核梭形，暗紅棕色，具縱棱；內分 3 室，各有種子 1 粒。

〔**性味功能與主治**〕甘、酸、平。清熱，利咽，生津，解毒。用於咽喉腫痛。咳嗽，煩渴，魚蟹中毒。

〔**用法與用量**〕4.5～9g。

Chinese White Olive is the dried ripe fruit of *Canarium album* Raeusch. (Fam. Bruseraceae).

Action To remove *heat* and cure sore throat, to promote the production of body fluid, and counteract toxicity.

Indications Pain and swelling of the throat, cough; dire thirst; fish or crab poisoning.

Dosage 4.5～9g.

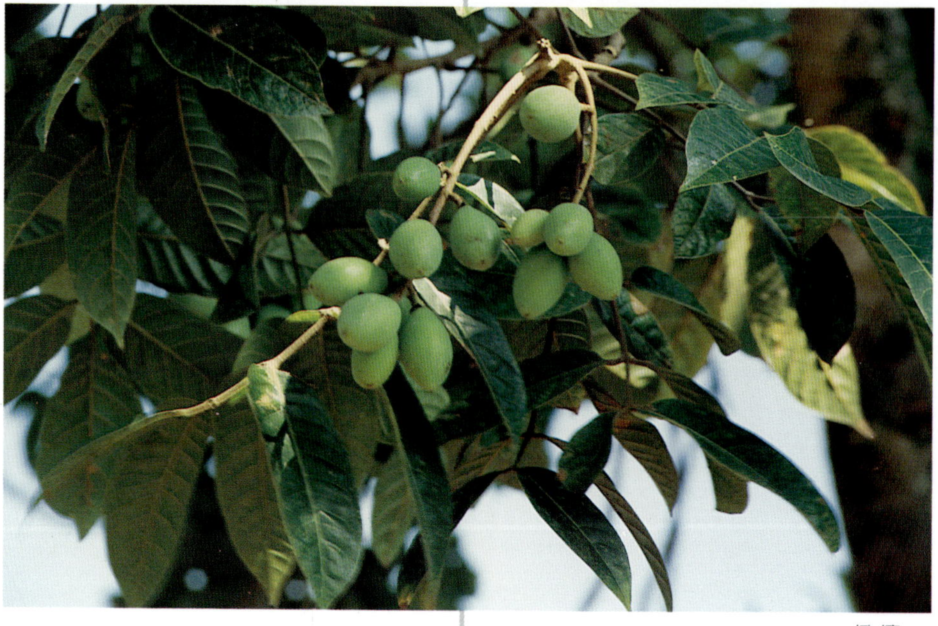

▲ 橄欖

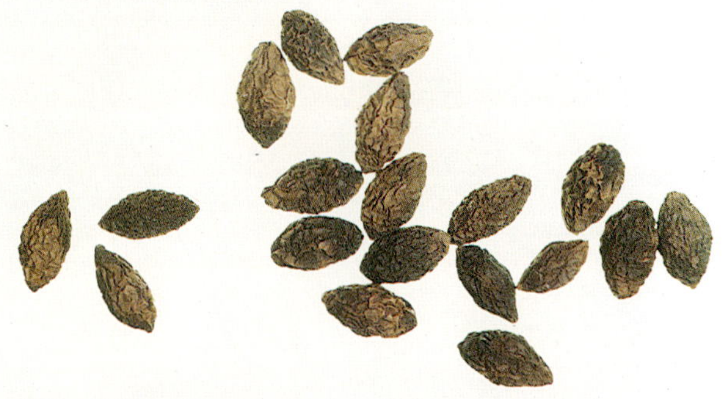

◀ 藥材青果

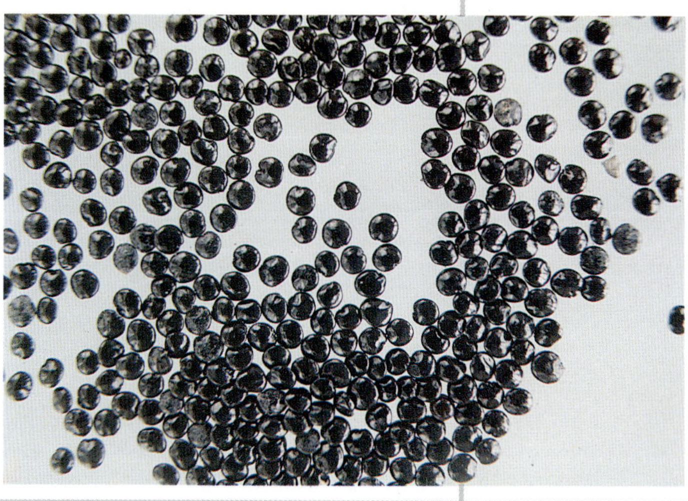

◀ 藥材青葙子

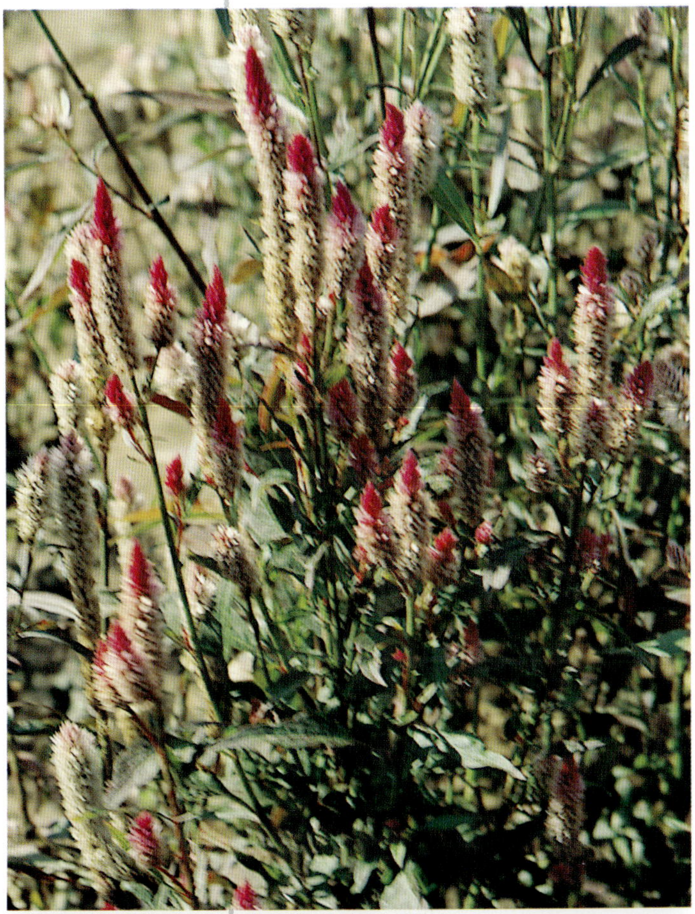

青葙▶

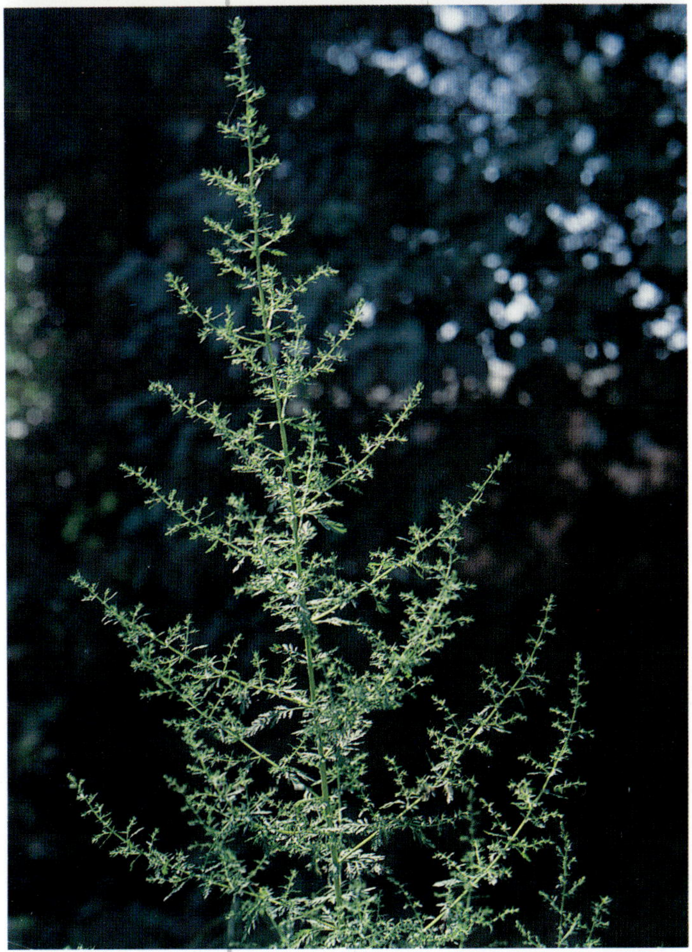

黃花蒿▶

257 青葙子

Qingxiangzi

Feather Cockscomb Seed

SEMEN SELOSIAE

本品為莧科植物青葙 Celosia argentea L. 的乾燥成熟種子。

〔**原植物**〕一年生草本。莖綠色或帶紅紫色，有縱條紋。葉互生，橢圓狀披針形至披針形。穗狀花序單生於莖頂或分枝頂，呈圓柱形或圓錐狀；苞片、小苞片和花被片乾膜質，淡紅色，後變白色，雄蕊花絲下部合生成環狀。胞果卵形，蓋裂。種子腎圓形，黑色，有光澤。

〔**藥材性狀**〕本品呈扁圓形，少數呈圓腎形，直徑 1～1.5mm。表面黑色或紅黑色，光亮，中間微隆起，側邊微凹處有種臍。種皮薄而脆。

〔**性味功能與主治**〕苦，微寒。清肝，明目，退翳。用於肝熱目赤，眼生羽膜，視物昏花，肝火眩暈。

〔**用法與用量**〕9～15g。

Feather Cockscomb Seed is the dried ripe seed of *Celosia argentea* L. (Fam. Amaranthaceae).

Action To remove *heat* from the *liver*, and to clear the eye of corneal opacity.

Indications Redness of the eye and dizziness due to excessive *heat* or *fire* in the *liver*; nebula with blurred vision.

Dosage 9～15g.

258 青蒿

Qinghao

Sweet Wormwood Herb

HERBA ARTEMISIAE ANNUAE

本品為菊科植物黃花蒿 Artemisia annua L. 的乾燥地上部分。

〔**原植物**〕一年生草本。全株黃綠色，有臭氣。莖多分枝。基部及下部葉在花期枯萎，中部葉卵形，三次羽狀深裂，小裂片綫形，先端尖，兩面微被短毛，葉軸兩側具窄翅；上部葉小。頭狀花序多數，球形，有短梗，排成圓錐狀，常有條形苞葉；總苞片 2～3 層；花筒狀，全為管狀花，外層雌性，中央的兩性。瘦果矩圓形。

〔**藥材性狀**〕本品莖呈圓柱形，上部多分枝，長 30～80cm，直徑 0.2～0.6cm；表面黃綠色或棕黃色，具縱棱綫；質略硬，易折斷，斷面中部有髓。葉互生，暗綠色或棕綠色，卷縮易碎，完整者展平後為三回羽狀深裂，裂片及小裂片矩圓形或長橢圓形，兩面被短毛。

〔**性味功能與主治**〕苦、辛，寒。清熱解暑，除蒸，截瘧。用於暑邪發熱，陰虛發熱，夜熱早涼，骨蒸勞熱，瘧疾寒熱，濕熱黃疸。

〔**用法與用量**〕4.5～9g。

Sweet Wormwood Herb is the dried aerial part of *Artemisia annua* L. (Fam. Compositae).

Action To remove *summer-heat*, to relieve consumptive fever, and to stop malarial attacks.

Indications Fever caused by *summer-heat*; afternoon fever in *deficiency of yin* or in consumptive diseases; malaria with chills and fever; jaundice.

Dosage 4.5～9g.

259 青黛

Qingdai

Natural Indigo

INDIGO NATURALIS

本品為爵床科植物馬藍 Baphicacanthus cusia (Nees) Bremek.、蓼科植物蓼藍 Polygonum tinctorium Ait. 或十字花科植物菘藍 Isatis indigotica Fort. 的葉或莖葉經加工製得的乾燥粉末或團塊。

〔**原植物**〕①馬藍：多年生草本。莖基部稍木質化，常成對分枝，幼嫩部分及花序均被褐色柔毛。葉對生，橢圓形或卵形，邊緣有粗齒，乾時變黑色。穗狀花序，通常具 2～3 節，每節對生 2 朵淡紫色花；苞片葉狀，早落；花萼 5 裂，其中一片較長；花冠筒喉部窄鐘形，裂片 5。蒴果棒狀，稍具 4 棱。種子有微毛。②蓼藍：見 493 蓼大青葉。③菘藍：見 024 大青葉。

〔**藥材性狀**〕本品為深藍色的粉末，體輕，易飛揚；或呈不規則多孔性的團塊，用手搓捻即成細末。

〔**性味功能與主治**〕鹹，寒。清熱解毒，涼血，定驚。用於溫毒發斑，血熱吐衄，胸痛咳血，口瘡，痄腮，喉痹，小兒驚癇。

〔**用法與用量**〕1.5～3g，宜入丸散用；外用適量。

Natural Indigo is the dried powder or mass prepared from the leaf or the stem and leaf

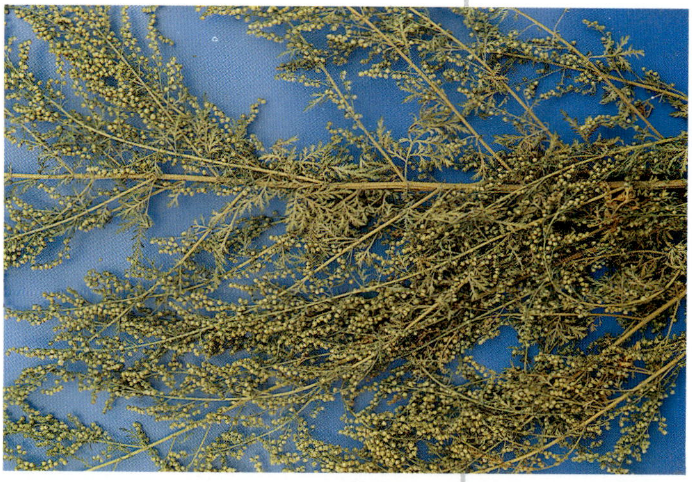

◀ 藥材青蒿

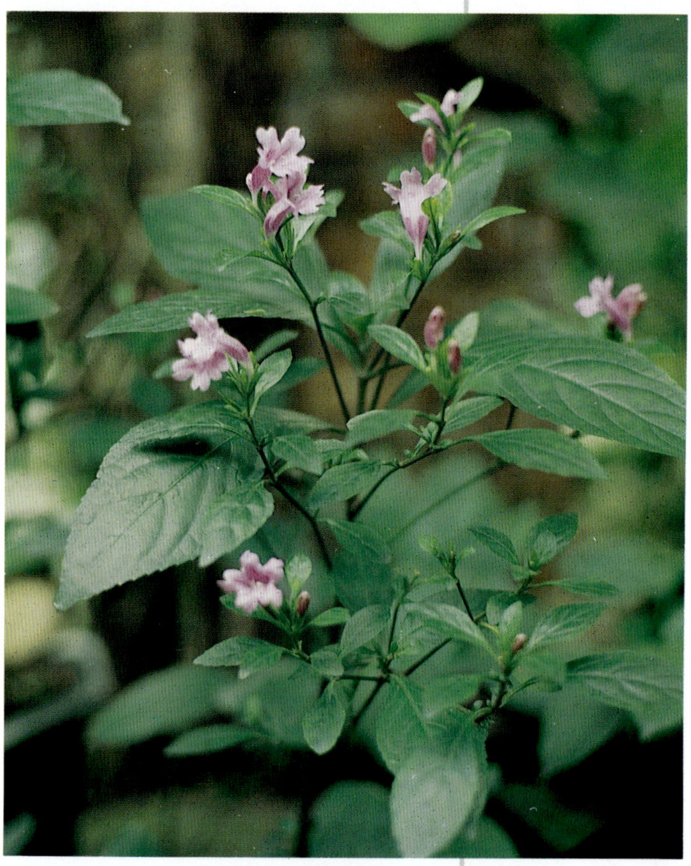

◀ 馬藍

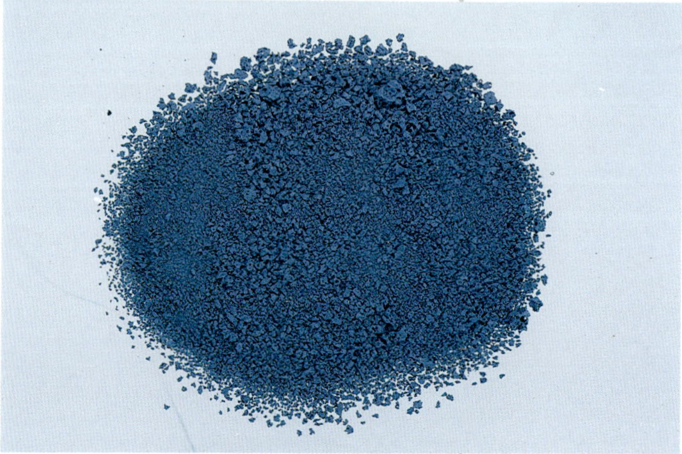

◀ 藥材青黛

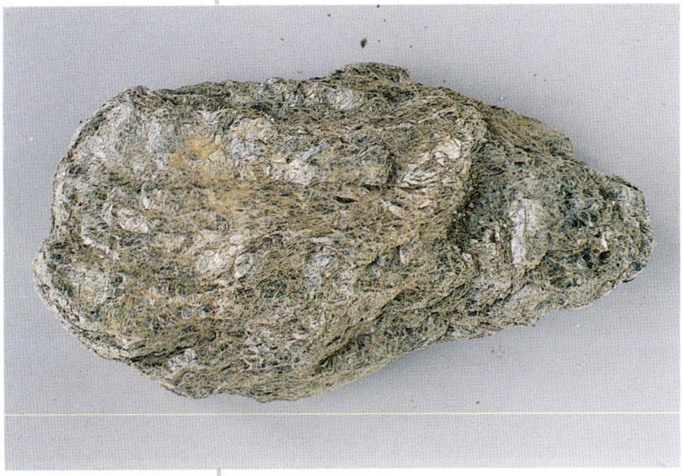

藥材青礞石▶

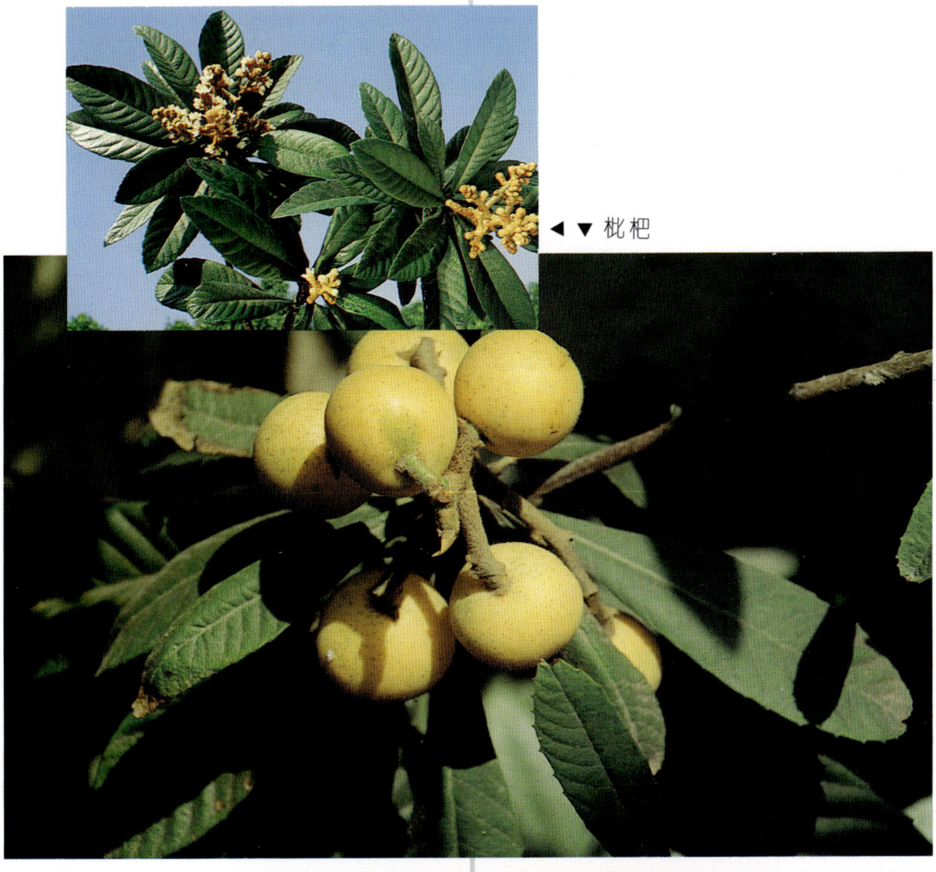

◀▼枇杷

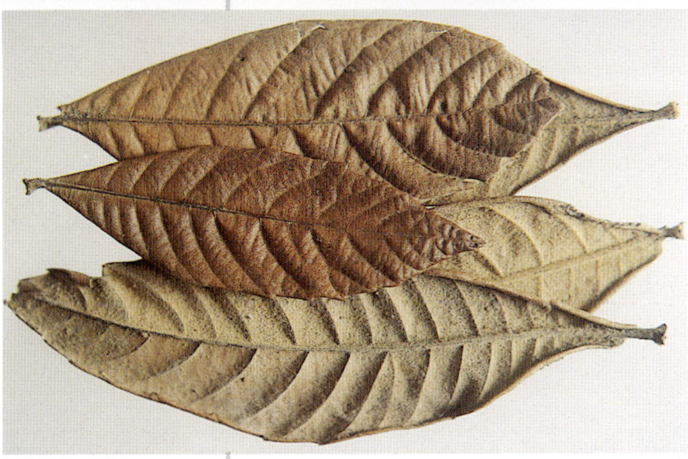

藥材枇杷葉▶

of *Baphicacanthus cusia* (Nees) Bremek. (Fam. Acanthaceae), *Polygonum thinctorium* Ait. (Fam. Polygonaceae) or *Isatis indigotica* Fort. (Fam. Cruciferae).

Action To remove *toxic heat*, to reduce *heat* in blood, and to relieve convulsions.

Indications Eruptive epidemic diseases; spitting of blood and epistaxis due to *heat* in the blood chest pain and hemoptysis; ulcers in the mouth; mumps; pharyngitis, karyngitis; infantile convulsion.

Usage and dosage 1. 5～3g, used for making pills or powder, appropriate quantity for external use.

260 青礞石

Qingmengshi

Chlorite Schist

LAPIS CHLORITI

本品為變質岩類黑雲母片岩或綠泥石化雲母碳酸鹽片岩。

〔**藥材性狀**〕①黑雲母片岩：主為鱗片狀或片狀集合體。呈不規則扁塊狀或長斜塊狀，無明顯棱角。褐黑色或綠黑色，具玻璃樣光澤。質軟，易碎，斷面呈較明顯的層片狀。碎粉主為綠黑色鱗片（黑雲母），有似星點樣的閃光。②綠泥石化雲母碳酸鹽片岩：為片狀和粒狀集合體。呈灰色或綠灰色。夾有銀色或淡黃色鱗片，具光澤。質鬆，易碎，粉末為灰綠色鱗片（綠泥石化雲母片）和顆粒（主為碳酸鹽），片狀者具星點樣閃光。遇稀鹽酸發生氣泡，加熱後泡沸激烈。

〔**性味功能與主治**〕甘、鹹，平。墜痰下氣，平肝鎮驚。用於頑痰膠結，咳逆喘急，癲癇發狂，煩躁胸悶，驚風抽搐。

〔**用法與用量**〕3～6g，多入丸散服。

Chlorite Schist is a black mica schist or a carbonate schist of chlorite mica of metamorphic group.

Action To eliminate *phlegm* to relieve cough and dyspnea, and to subdue the hyperactivity of the *liver* to arrest convulsions.

Indications Cough and dyspnea due to retained phlegm; epilepsy, mania, restlessness with distress in the chest, convulsions.

Usage and dosage 3～6g, usually made in pills or powder for oral administration.

261 枇杷葉

Pipaye

Loquat Leat

FOLIUM ERIOBOTRYAE

本品為薔薇科植物枇杷 Eriobotrya japonica (Thunb.) Lindl. 的乾燥葉。

〔**原植物**〕常綠喬木。小枝密生銹色絨毛。葉互生，長倒卵形至長橢圓形，先端尖，基部楔形或漸狹成葉柄，邊緣上部有疏鋸齒，上面多皺，下面及葉柄密被絨毛。圓錐花序頂生；花白色，芳香。梨果球形或矩圓形，肉質，黃色。

〔**藥材性狀**〕本品呈長圓形或倒卵形，長 12～30cm，寬 4～9cm。先端尖，基部楔形，邊緣有疏鋸齒，近基部全緣。上表面灰綠色、黃棕色或紅棕色，較光滑；下表面密被黃色絨毛，主脈於下表面顯著突起，側脈羽狀；葉柄極短，被棕黃色絨毛。

〔**橫切面**〕見圖。

〔**性味功能與主治**〕苦，微寒。清肺止咳，降逆止嘔。用於肺熱咳嗽，氣逆喘急，胃熱嘔逆，煩熱口渴。

〔**用法與用量**〕4.5～9g。

Loquat Leaf is the dried leaf of *Eriobotrya japonica* (Thunb.) Lindl. (Fam. Rosaceae).

Action To remove *heat* from the *lung* and the stomach, and to relieve cough and vomiting.

Indications Cough and dyspnea caused by *heat in the lung*; vomiting, fever and thirst caused by *heat* in the stomach.

Dosage 4.5～9g.

262 板藍根

Banlangen

Isatis Root

RADIX ISATIDIS

本品為十字花科植物菘藍 Isatis indigotica Fort. 的乾燥根。

〔**原植物**〕見 024 大青葉。

〔**藥材性狀**〕本品呈圓柱形，稍扭曲，長 10～20cm，直徑 0.5～1cm。表面淡灰黃色或淡棕黃色，有縱皺紋及橫生皮孔，並有支根或支根痕。可見暗綠色或暗棕色輪狀排列的葉柄殘基和密集的疣狀突起。質略軟韌，斷面皮部黃白色，木部黃色。

〔**橫切面**〕見圖。

〔**性味功能與主治**〕苦，寒。清熱解毒，涼血利咽。用於溫毒發斑，舌絳紫暗，痄腮，喉痹，爛喉丹痧，大頭瘟疫，丹毒，癰腫。

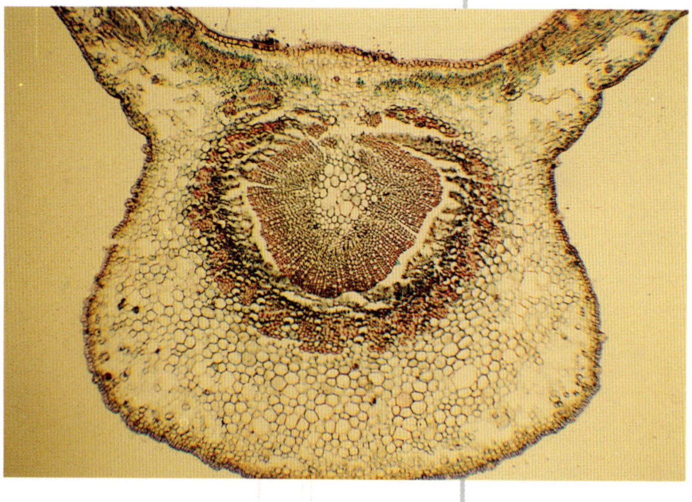

◀ 藥材枇杷葉橫切面

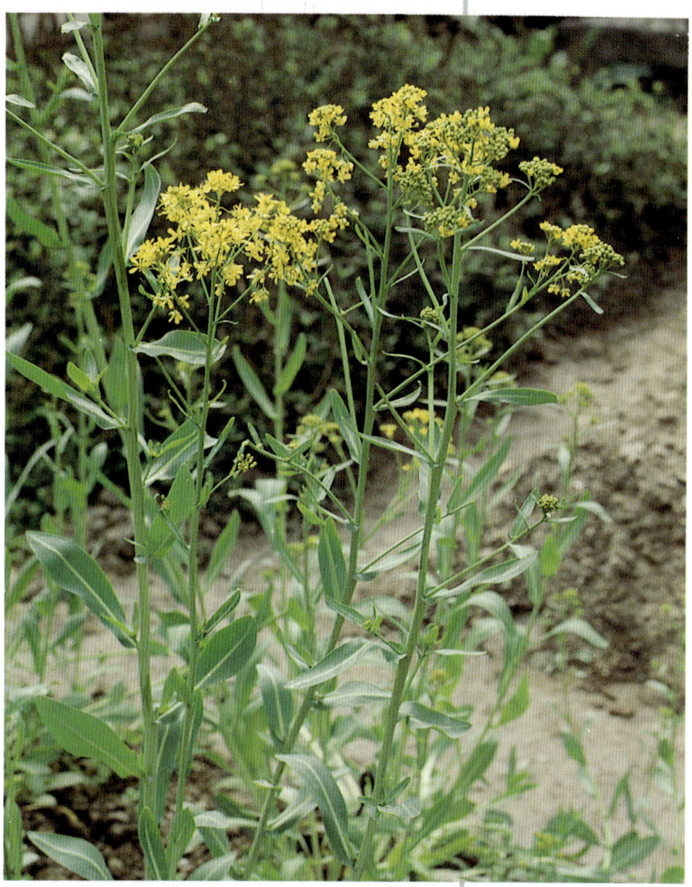

◀ 菘藍

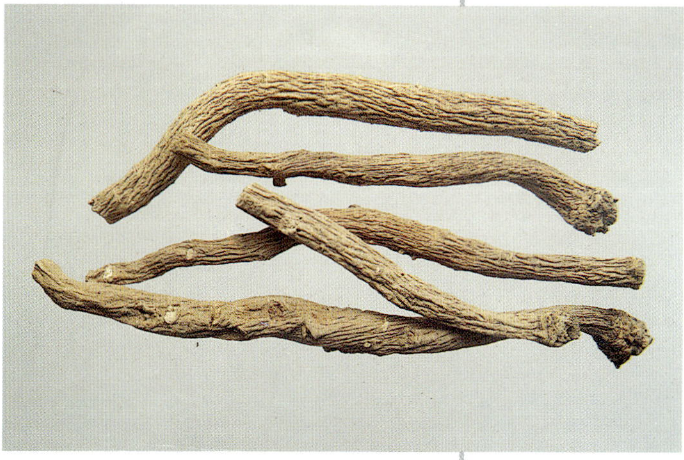

◀ 藥材板藍根

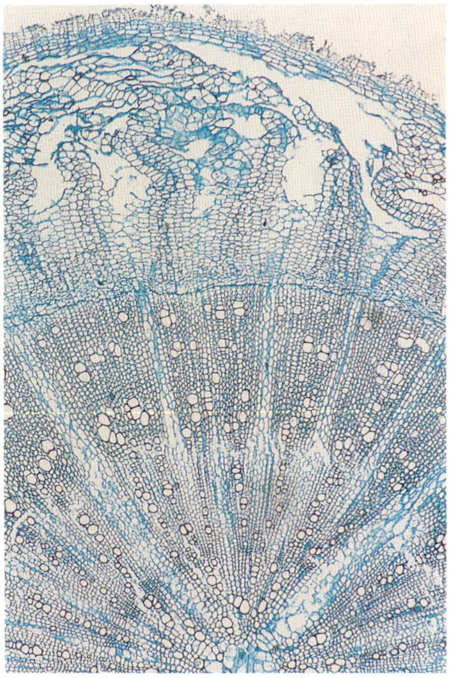

藥材板藍根橫切面▶

〔用法與用量〕9～15g。

Isatis Root is the dried root of *Isatis indigotica* Fort. (Fam. Cruciferae).

Action To remove *toxic heat*, to reduce *heat* in blood, and to soothe the sore throat.

Indications Eruptive epidemic diseases with dark red or purplish tongue; mumps; pharyngitis, laryngitis, scarlet fever; erysipelas; carbuncle.

Dosage 9～15g.

263 松節油

Songjieyou

Turpentine Oil

OLEUM TEREBINTHINAE

本品為松科松屬若干植物中滲出的油樹脂經蒸餾或提取得到的揮髮油。

〔**原植物**〕見 264 松花粉。

〔**藥材性狀**〕本品為無色至微黃色的澄清液體；臭特異；久貯或暴露空氣中，臭漸增強，色漸變黃；本品易燃，燃燒時髮生濃烟。

本品在乙醇中易溶，與氯仿、乙醚或冰醋酸能任意混合，在水中不溶。

相對密度：應為 0.850～0.870。沸程：取本品，照沸程測定法測定，在 154～165℃餾出的數量不得少於 90.0%(ml/ml)。折光率：應為 1.466～1.477。

〔**功能與主治**〕皮膚刺激藥。用於肌肉痛或關節痛等。

〔**用法與用量**〕外用適量，塗擦患處。

Turpentine Oil is the volatile oil obtained by distilling or extracting from the oleoresin of several species of *Pinus* (Fam. Pinaceae).

Action Skin stimulant.

Indications Myalgia, arthralgia.

Usage and dosage For external use, appropriate quantity of the oil for topical application.

藥材松節油▶

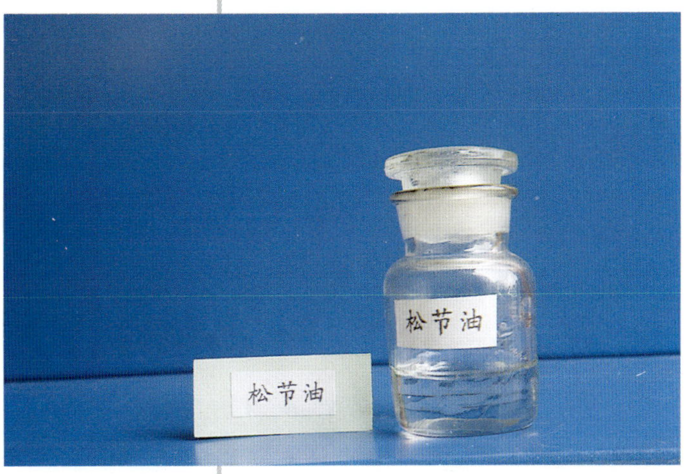

▼馬尾松

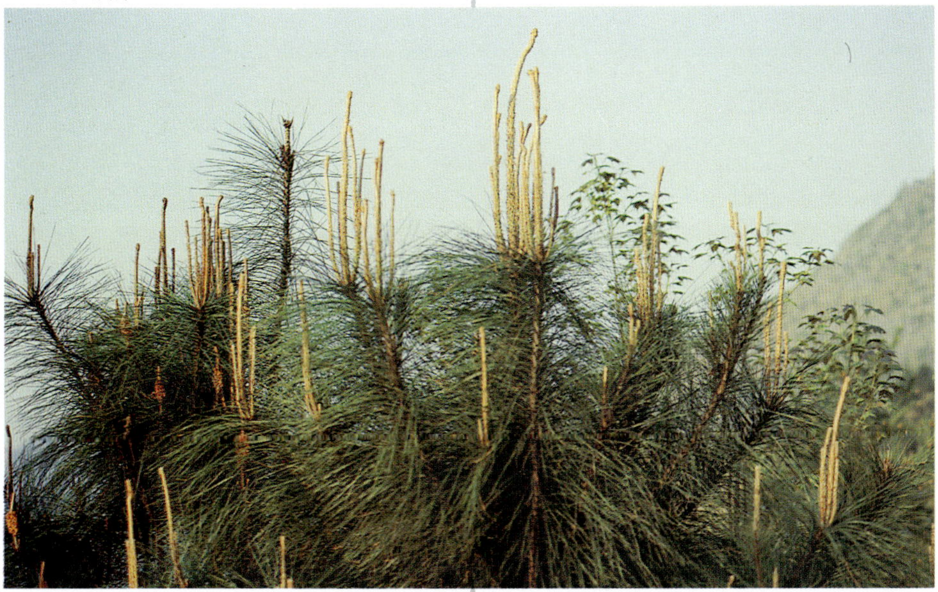

264 松花粉

Songhuafen

Pine Pollen

POLLEN PINI

本品為松科植物馬尾松 Pinus massoniana Lamb. 油松 Pinus tabulae formis Carr. 或同屬數種植物的乾燥花粉。

〔**原植物**〕①馬尾松：常綠喬木。針葉長 13～20cm，2 枚一束，細柔；樹脂管

4～7 個，邊生；葉鞘宿存。花單性同株；雄球花叢生於當年枝基部，雌球花 2～3 個聚生於當年枝頂端。球果卵形，熟時栗褐色，鱗盾平或略肥厚，微具橫脊，鱗臍微凹，無刺尖。種子有翅。②油松：葉短而粗硬，長 10～15cm；樹脂管約 10 個。鱗盾肥厚，橫脊顯著，鱗臍凸起，有刺尖。

〔**藥材性狀**〕本品為淡黃色的細粉。體輕，易飛揚，手捻有滑潤感。

〔**表面觀**〕見圖。

〔**性味功能與主治**〕甘，溫。燥濕，收斂止血。用於濕疹，黃水瘡，皮膚糜爛，膿水淋灕，外傷出血；尿布性皮炎。

〔**用法與用量**〕外用適量，撒敷患處。

Pine Pollen is the dried pollen of *Pinus massoniana* Lamb., *Pinus tabulaeformis* Carr. or several other plants of the same genus (Fam. Pinaceae).

Action To arrest discharges and stop bleeding.

Indications Eczema, impetigo, erosion of the skin with exudation, traumatic bleeding, diaper dermatitis.

Usage and dosage Appropriate quantity to be spread over the lesion.

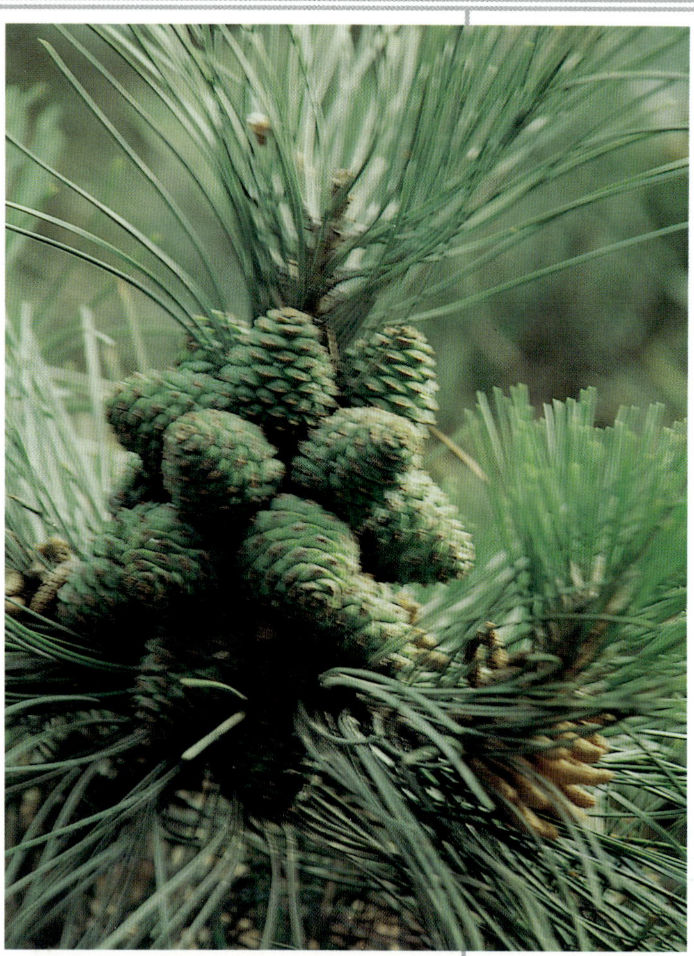

◀ 油松

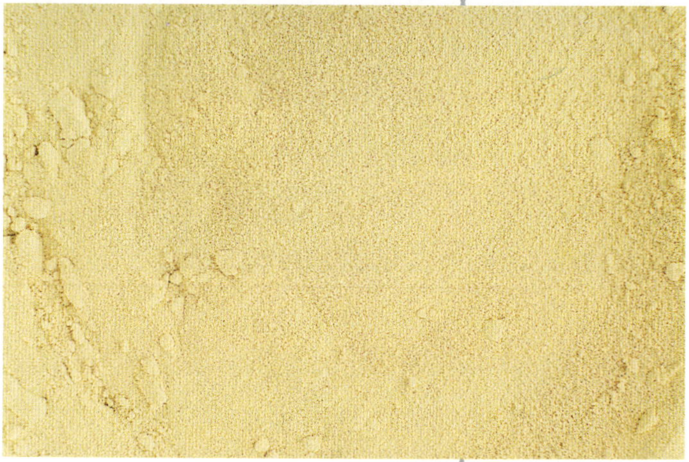

◀ 藥材松花粉

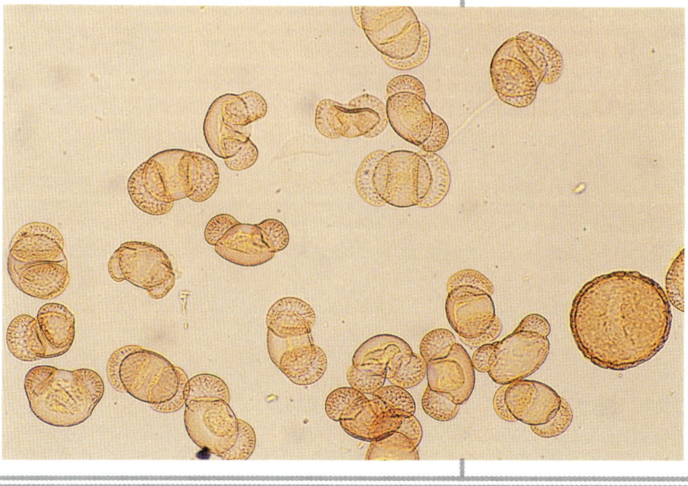

◀ 藥材松花粉顯微

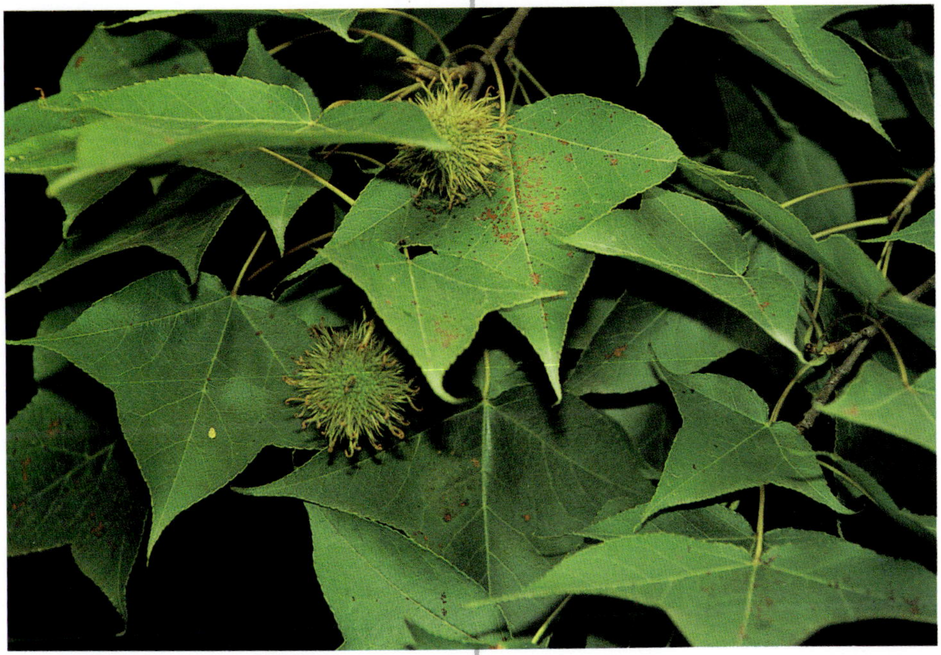

▲楓香樹

265 楓香脂

Fengxiangzhi

Beautiful Sweetgum Resin

RESINA LIQUIDAMBARIS

本品為金縷梅科植物楓香樹 Liquidambar formosana Hance 的乾燥樹脂。

〔**原植物**〕喬木。小枝有柔毛。葉互生，掌狀 3 裂，邊緣有鋸齒；葉柄長。花單性同株，無花被，雄花排成柔荑花序；雌花集成球形頭狀花序，萼齒 5，花後增大。頭狀果序圓球形，宿存花柱和萼齒針刺狀。

〔**藥材性狀**〕本品呈不規則塊狀，淡黃色至黃棕色，半透明或不透明。質脆，斷面具光澤。

〔**性味功能與主治**〕辛、微苦，平。活血止痛，解毒，生肌，涼血。用於跌撲損傷，癰疽腫痛，吐血，衄血，外傷出血。

〔**用法與用量**〕1.5～3g，宜入丸散服；外用適量。

Beautiful Sweetgum Resin is the dried resin of *Liquidambar formosana* Hance. (Fam. Hamaelidaceae).

Action To promote blood circulation and relieve pain, to counteract toxicity, to stimulate tissue regeneration, and to reduce *heat* from blood.

Indications Traumatic injuries, swelling and pain of carbuncle and boil, spitting of blood, epistaxis and traumatic hemorrhage.

Usage and dosage 1.5～3g, used in making pills or powder; appropriate quantity for external use.

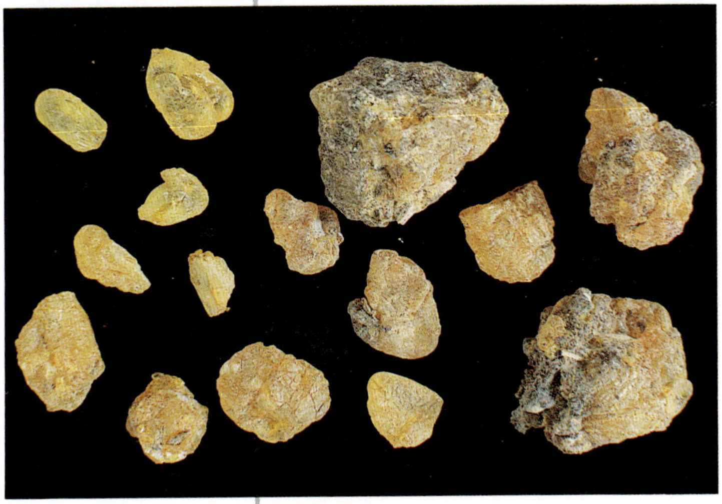

藥材楓香脂 ▶

266 刺五加

Ciwujia

Manyprickle Acanthopanax Root

RADIX ACANTHOPANACIS SENTICOSI

本品為五加科植物刺五加 Acanthopanax senticosus (Rupr. et Maxim.) Harms 的乾燥根及根莖。

〔**原植物**〕灌木。莖枝密生細刺。掌狀複葉，小葉 5，有短柄，橢圓狀倒卵形至矩圓形，邊緣有銳尖重鋸齒。傘形花序單個頂生或 2～4 個聚生，具多花；花單性異株或雜株。果實近球形，有 5 稜。

〔**藥材性狀**〕本品根莖呈結節狀不規則圓柱形，直徑 1.4～4.2cm。根呈圓柱形，多扭曲，長 3.5～12cm，直徑 0.3～1.5cm；表面灰褐色或黑褐色，粗糙，有細縱溝及皺紋，皮較薄，有的剝落，剝落處呈灰黃色。質硬，斷面黃白色，纖維性。

〔**根橫切面**〕見圖。

〔**性味功能與主治**〕辛、微苦，溫。益氣健脾，補腎安神。用於脾腎陽虛，體虛乏力，食欲不振，腰膝酸痛，失眠多夢。

〔**用法與用量**〕9～27g。

Manyprickle Acanthopanax Root is the dried root and rhizome of *Acanthopanax senticosus* (Rupr. et Maxim.) Harms (Fam. Araliaceae).

Action To reinforce *qi*, to invigorate the function of the *spleen* and the *kidney*, and to calm the nerves.

Indications Hypofunction of the *spleen* and *kidney* marked by general weakness, lassitude, anorexia, aching of the loins and knees; insomnia and dream-disturbed sleep.

Dosage 9～27g.

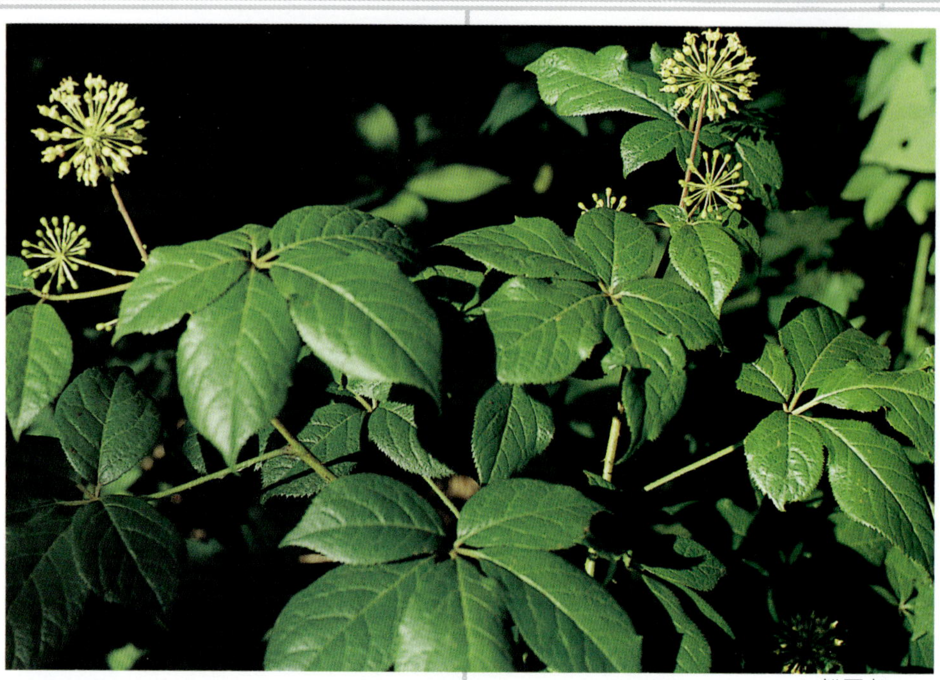

▲刺五加

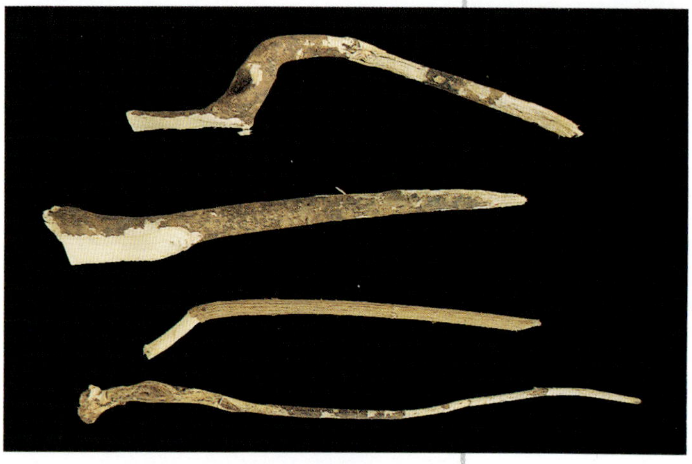

◀ 藥材刺五加

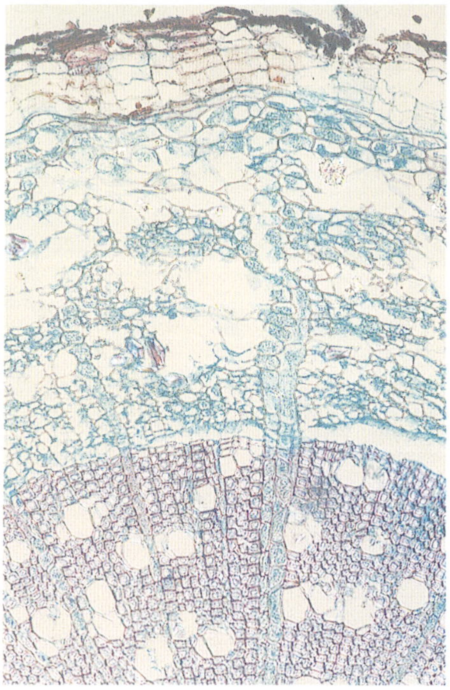

◀ 藥材刺五加根橫切面

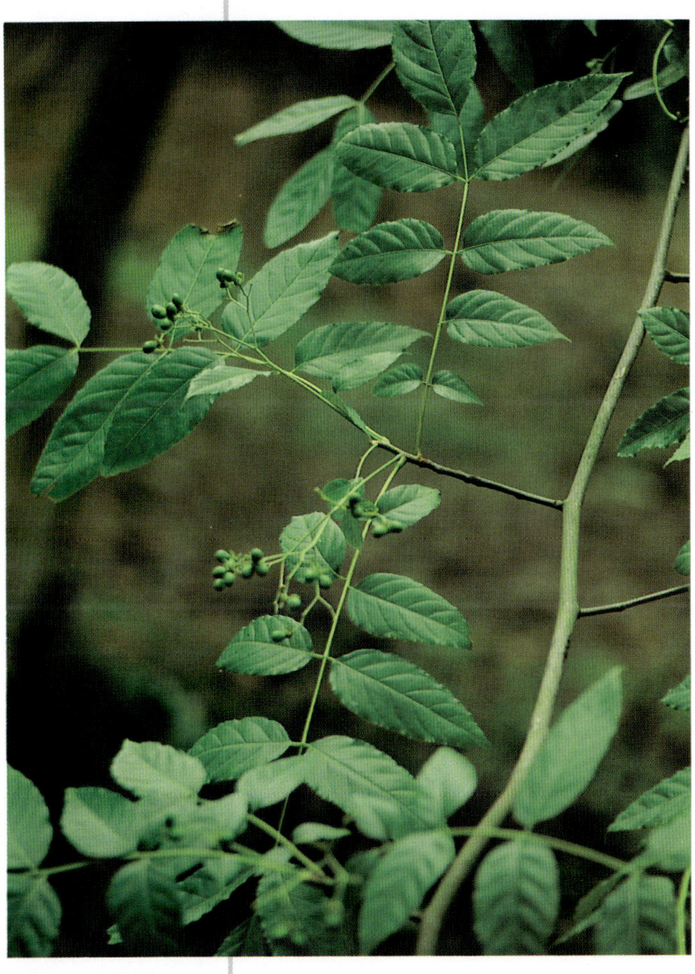

苦木 ▶

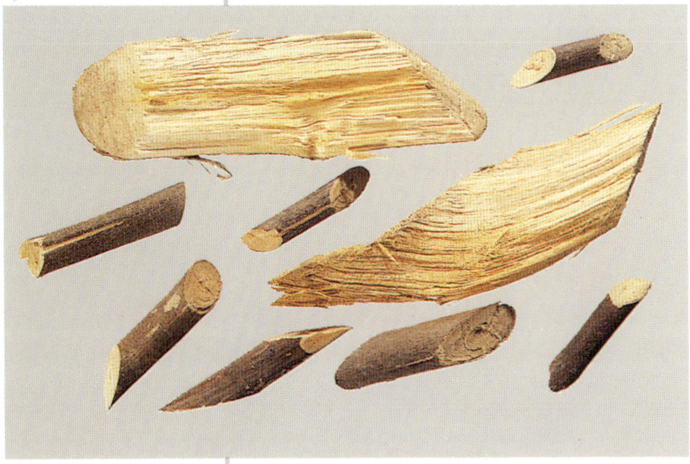

藥材苦木 ▶

267 苦木

Kumu

Indian Quassiawood

RAMULUS ET FOLIUM PICRASMAE

本品為苦木科植物苦木 Picrasma quassioides (D. Don) Benn. 的乾燥枝及葉。

〔**原植物**〕灌木或小喬木。小枝有黃色皮孔。單數羽狀複葉互生；小葉 9～15，卵形至長圓狀卵形。聚傘花序腋生，總花梗長，被柔毛；花雜性異株，黃綠色。核果倒卵形，3～4 個並生，藍色至紅色，萼宿存。

〔**藥材性狀**〕本品枝呈圓柱形，長短不一，直徑 0.5～2cm；表面灰綠色或棕綠色，有細密的縱紋及多數點狀皮孔；斷面不平整，淡黃色，嫩枝色較淺且髓部較大。葉為單數羽狀複葉，易脫落；小葉卵狀長橢圓形或卵狀披針形，近無柄，長 4～16cm，寬 1.5～6cm；先端銳尖，基部偏斜或稍圓，邊緣具鈍齒；兩面通常綠色，有的下表面淡紫紅色，沿中脈有柔毛。

〔**性味功能與主治**〕苦，寒；有小毒。抗菌消炎，祛濕解毒。用於感冒，急性扁桃體炎，咽喉炎，腸炎，細菌性痢疾，濕疹，瘡癤，毒蛇咬傷。

〔**用法與用量**〕枝 3～4.5g；葉 1～3g。外用適量。

Indian Quassiawood is the dried stem and leaf of *Picrasma quassioides* (D. Don) Benn. (Fam. Simarubaceae).

Action To act against bacteria and relieve inflammation, to remove *damp*, and to counteract toxicity.

Indications Colds, acute tonsilitis, pharyngitis, colitis, bacillary dysentery, eczema, boils, venomous snake bite.

Usage and dosage 3～4.5g of its branches or 1～3g of its leave; appropriate quantity for external use.

268 苦杏仁

Kuxingren

Bitter Apricot Seed

SEMEN ARMENIACAE AMARUM

本品為薔薇科植物山杏 Prunus armeniaca L. var. ansu Maxim.、西伯利亞杏 Prunus sibirica L.、東北杏 Prunus mandshurica (Maxim.) Koehne 或杏 Prunus armeniaca L. 的乾燥成熟種子。

〔**原植物**〕①山杏：喬木。葉互生，卵形至近圓形，長 4～5cm，先端尖，基部闊楔形。花單生，先葉開放，幾無花梗。核果球形，黃白色或黃紅色，常有紅暈，有溝，果肉較薄；核平滑，邊緣薄而銳利。種子味苦。②西伯利亞杏：灌木或小喬木，葉先端長尾漸尖。果小而干，熟時開裂；核邊緣扁而銳利。③東北杏：葉緣有深而銳的重鋸齒。花梗明顯。果核邊緣圓鈍。④杏：葉廣卵形或卵圓形，長 5～10cm，基部圓形。果肉多汁。

〔**藥材性狀**〕本品呈扁心形，長 1～1.9cm，寬 0.8～1.5cm，厚 0.5～0.8cm。表面黃棕色至深棕色，一端尖，另端鈍圓，肥厚，左右不對稱。尖端一側有短綫形種臍，圓端合點處向上具多數深棕色的脈紋。種皮薄，子葉 2，乳白色，富油性。

〔**性味功能與主治**〕苦，微溫；有小毒。降氣止咳平喘，潤腸通便。用於咳嗽氣喘，胸滿痰多，血虛津枯，腸燥便秘。

〔**用法與用量**〕4.5～9g，入煎劑宜後下。

〔**注意**〕內服不宜過量，以免中毒。

Bitter Apricot Seed is the dried ripe seed of *Prunus armeniaca* L. var. *ansu* Maxim., *Prunus sibirica* L., *Prunus mandshurica* (Maxim.) Koehne or *Prunus armeniaca* L. (Fam. Rosaceae).

Action To relieve cough and asthma, and to relax bowels.

Indications Cough and asthma accompanied by stuffiness in the chest and profuse expectoration; constipation due to *deficiency of blood* and fluid.

Usage and dosage 4.5～9g, to be added when the decoction is nearly done.

Precaution Overdosage may cause intoxication.

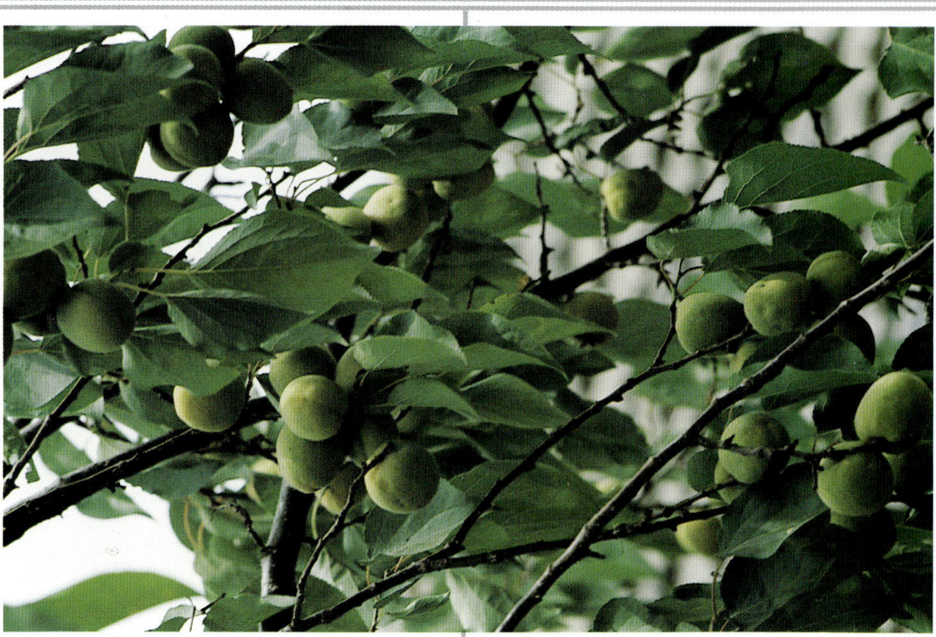

▲杏

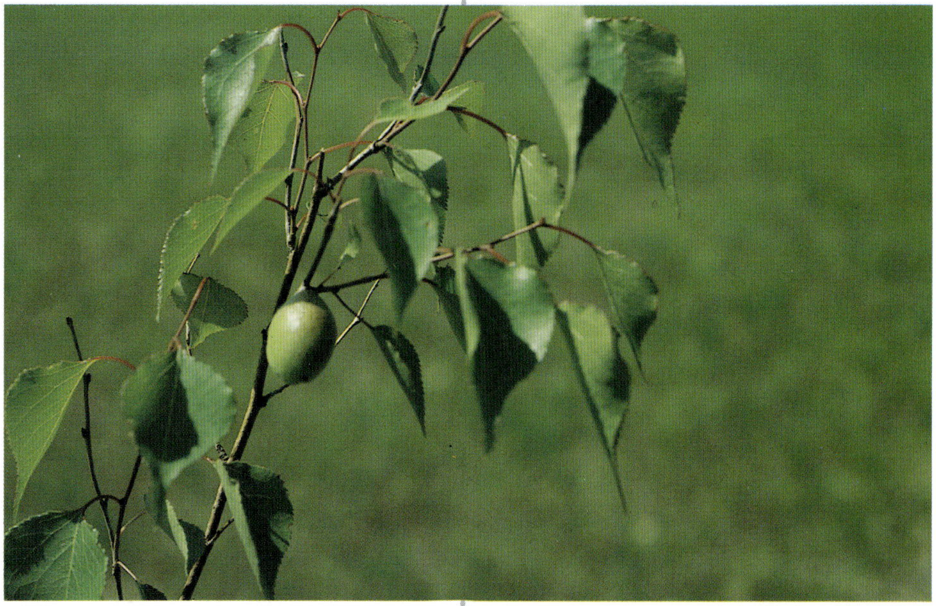

▲西伯利亞杏

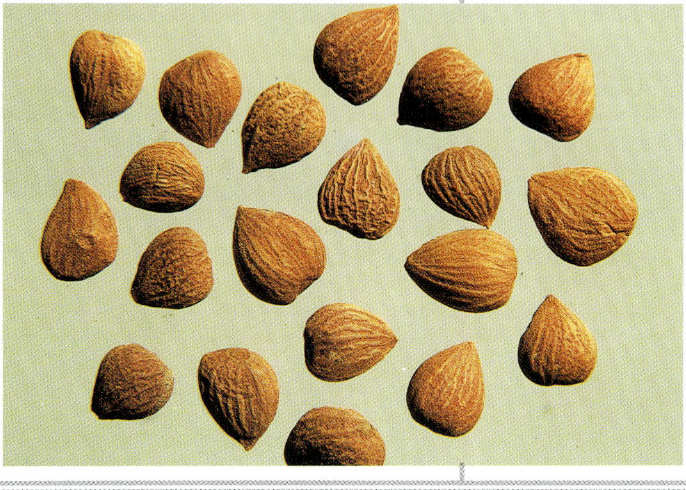

◄ 藥材苦杏仁

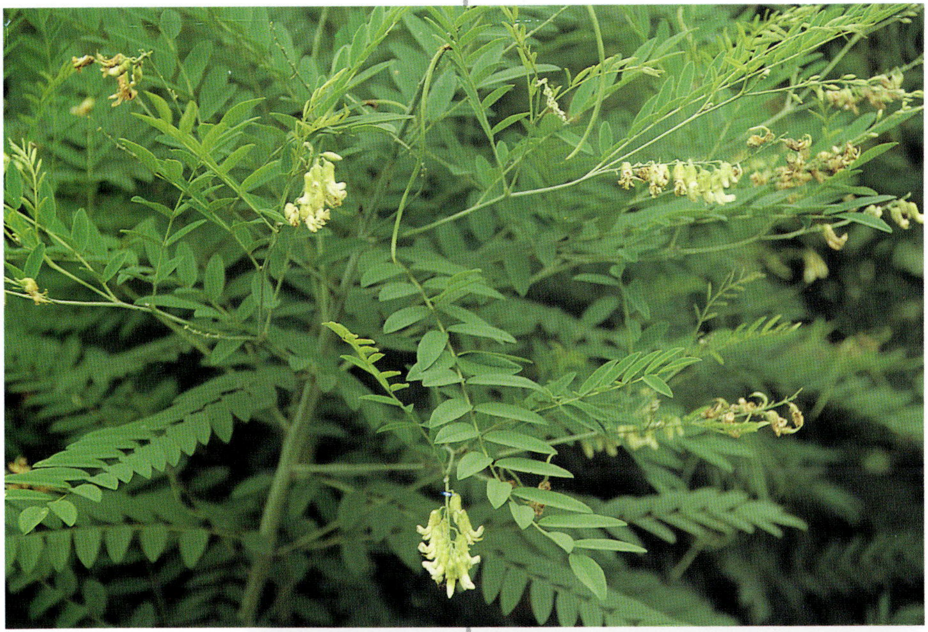

▲苦參

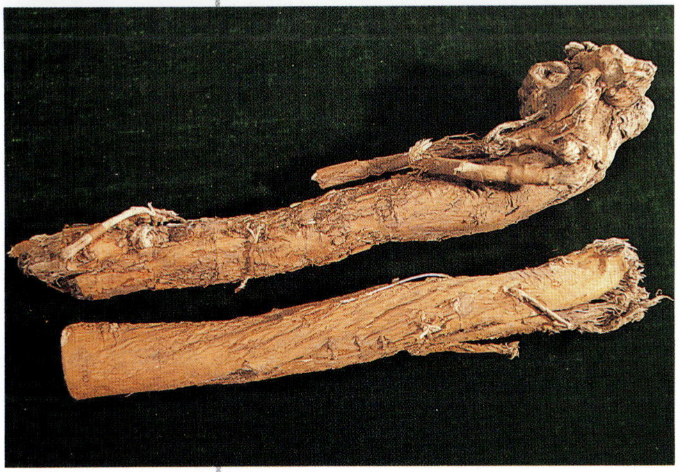

藥材苦參 ▶

▼楝

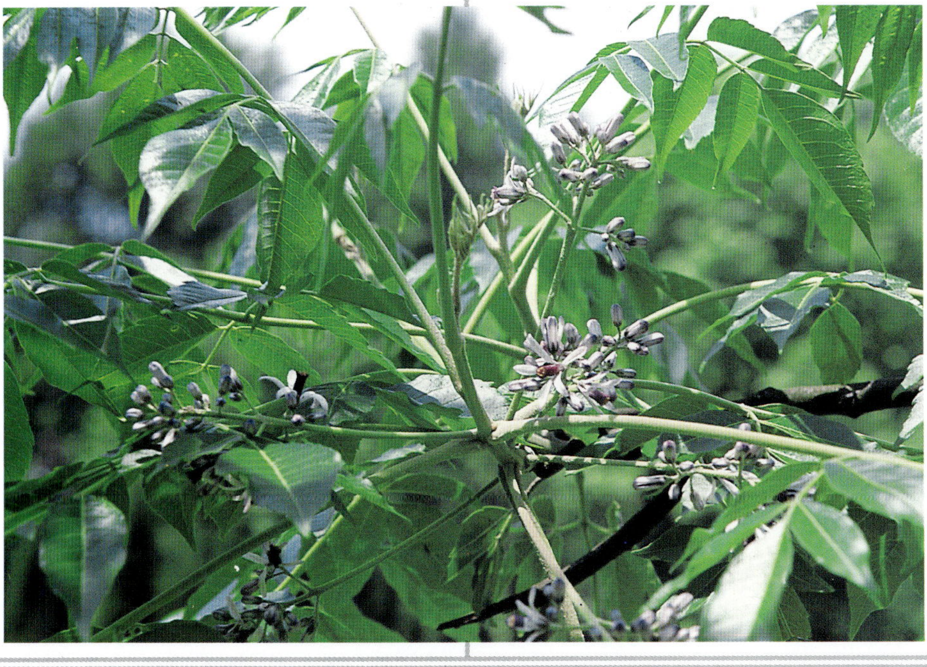

269 苦參

Kushen

Lightyellow Sophora Root

RADIX SOPHORAE FLAVESCENTIS

本品為豆科植物苦參 Sophora flavescens Ait. 的乾燥根。

〔**原植物**〕灌木。根圓柱形，黃色，味苦，氣刺鼻。小枝綠色，幼時有柔毛。單數羽狀複葉互生，小葉 25～29，披針形至條狀披針形，先端漸尖，基部圓形，下面密生平貼柔毛。總狀花序頂生；苞片綫形；萼鐘狀；花冠淡黃色，蝶形。莢果綫形，於種子間微縊縮，先端有長喙。種子 1～5 粒。

〔**藥材性狀**〕本品呈長圓柱形，下部常有分枝，長 10～30cm，直徑 1～2cm。表面灰棕色或棕黃色，具縱皺紋及橫長皮孔。外皮薄，多破裂反卷，易剝落，剝落處顯黃色，光滑。不易折斷，斷面纖維性。切片厚 3～6mm，切面黃白色，具放射狀紋理及裂隙，有的可見同心性環紋。

〔**性味功能與主治**〕苦，寒。清熱燥濕，殺蟲，利尿。用於熱痢，便血，黃疸尿閉，赤白帶下，陰腫陰癢，濕疹，濕瘡，皮膚瘙癢，疥癬麻風；外治滴蟲性陰道炎。

〔**用法與用量**〕4.5～9g；外用適量，煎湯洗患處。

〔**注意**〕不宜與藜蘆同用。

Lightyellow Sophora Root is the dried root of *Sophora flavescens* Ait. (Fam. Leguminosae).

Action To remove *heat* and *damp*, to kill parasites, and to cause diuresis.

Indications Acute dysentery with bloody stools; jaundice with oliguria; bloody and purulent leukorrhea; pudendal swelling and itching; eczema, sores with exudation, itching of the skin, scabies, and leprosy. External use for trichomonas vaginitis.

Usage and dosage 4.5～9g; for external use, appropriate quantity to be decocted for washing.

Precaution Incompatible with Rhizoma et Radix Veratri.

270 苦楝皮

Szechwan Chinaberry Bark

Kulianpi

CORTEX MELIAE

本品為楝科植物川楝 Melia toosendan Sieb. et Zucc. 或楝 Melia azedarach L. 的乾燥樹皮及根皮。

〔**原植物**〕①川楝：見 046 川楝子。②楝：喬木。樹皮縱裂，幼枝綠色，被星狀細毛，老枝紫褐色，有多數灰白色皮孔。二至三回單數羽狀複葉互生，小葉卵形至橢圓形，先端長尖，基部圓形，兩側常不等，邊緣具深淺不一的鈍齒。圓錐花序腋生，花紫色或淡紫色。核果近球形，黃棕色，有光澤；核堅硬木質，有棱；4～5 室，每室有種子 1 枚。

〔**藥材性狀**〕本品呈不規則板片狀、槽狀或半卷筒狀，長寬不一，厚 2～6mm。外表面灰棕色或灰褐色，粗糙，有交織的縱皺紋及點狀灰棕色皮孔，除去粗皮者淡黃色；內表面類白色或淡黃色。斷面纖維性並呈層片狀。

〔**性味功能與主治**〕苦，寒；有毒。驅蟲療癬。用於蛔蟯蟲病，蟲積腹痛；外治疥癬瘙癢。

〔**用法與用量**〕4.5～9g；外用適量，研末，用豬脂調敷患處。

〔**注意**〕肝炎、腎炎患者慎服。

Szechwan Chinaberry Bark is the dried stem bark or root bark of *Melia toosendan* Sieb. et Zucc. or *Melia azedarch* L. (Fam. Meliaceae).

Action To repel worms and cure dermatosis.

Indications Ascariasis, oxyutiasis, abdomina pain due to intestinal parasitosis. External use for scabies and tinea.

Usage and dosage 4.5～9g; for external use, appropriate quantity to be ground into powder and applies topically after mixing with lard.

Precaution Used with caution in patients with hepatitis or nephritis.

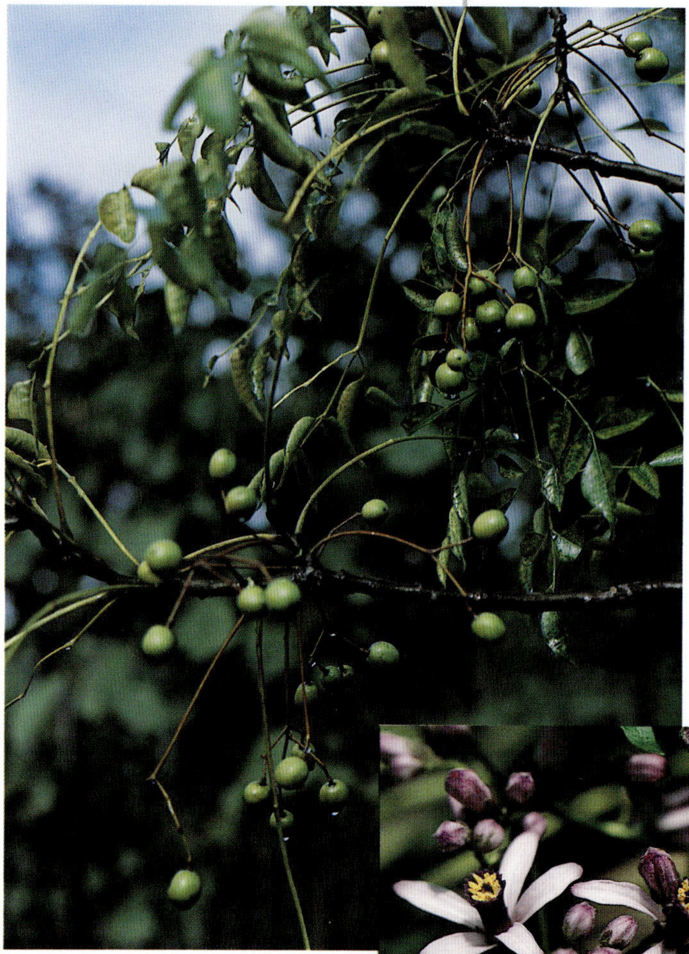

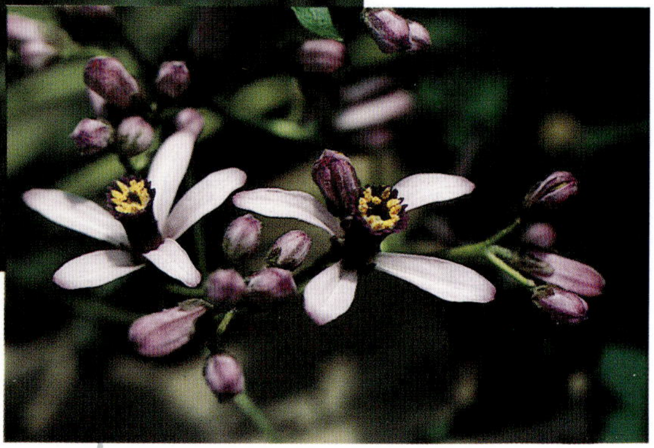

◀▼楝

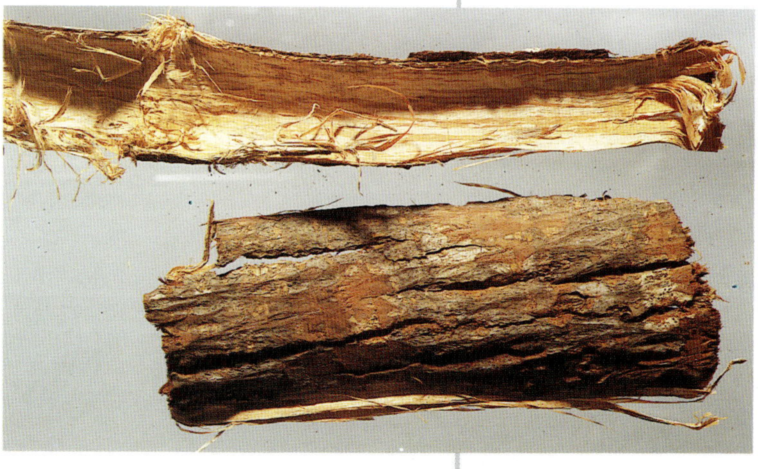

◀ 藥材苦楝皮

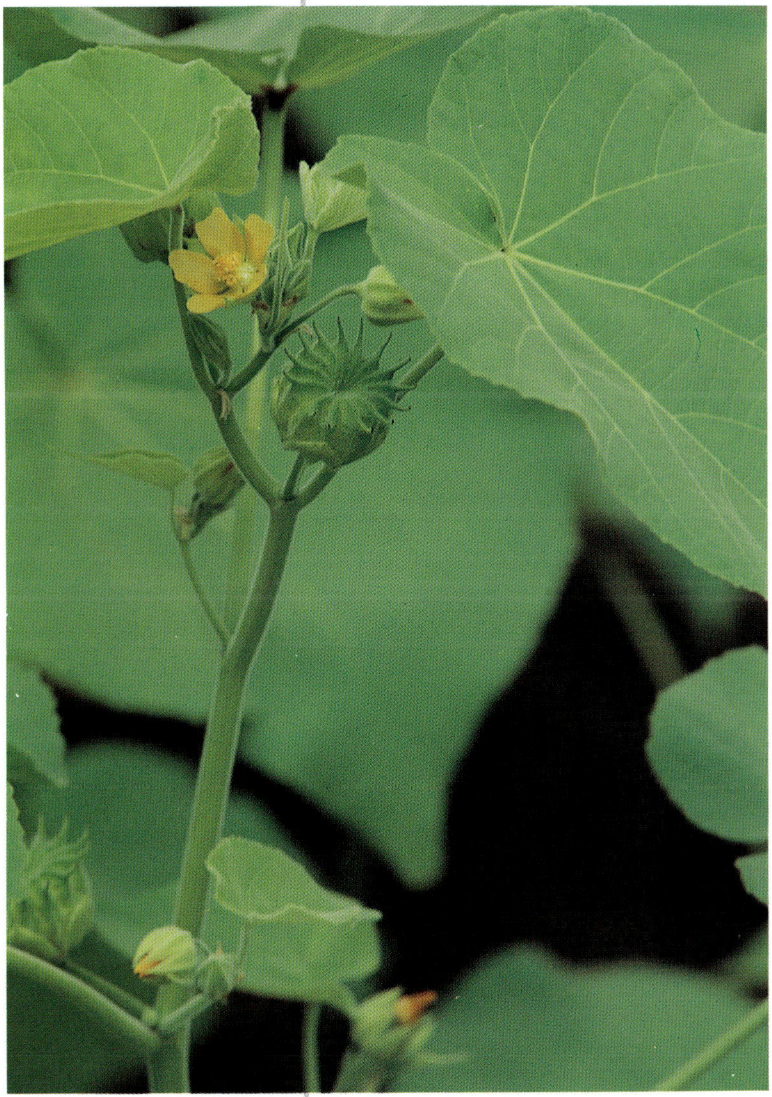
苘麻 ▶

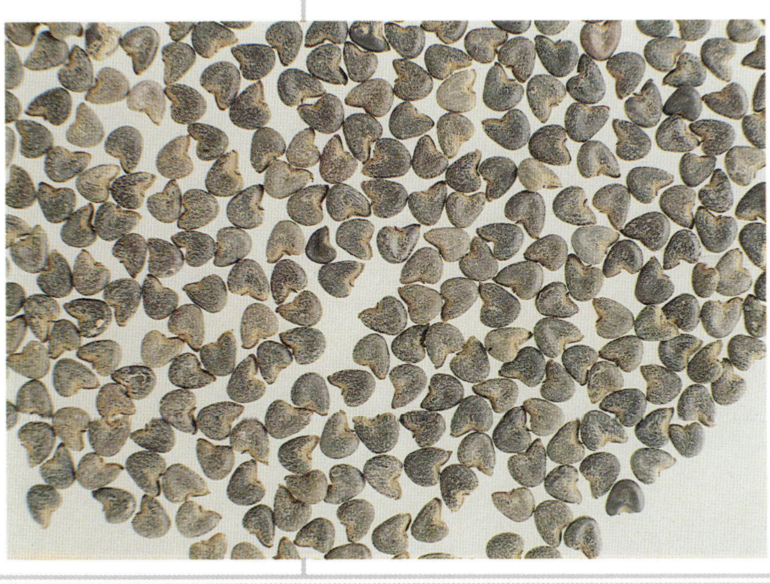
藥材苘麻子 ▶

271 苘麻子

Qingmazi

Chingma Abutilon Seed

SEMEN ABUTILI

本品為錦葵科植物苘麻 Abutilon theophrastii Medic. 的乾燥成熟種子。

〔**原植物**〕一年生草本。全株密生絨毛狀星狀毛。葉互生，具長柄；葉片圓心形，先端長尖，邊緣具粗鋸齒。花單生葉腋，花梗近端處有節，花萼杯狀，5裂；花瓣黃色，倒卵形，頂端平凹，基部與雄蕊筒合生。蒴果半球形，熟後形成分果，頂端具2長芒。

〔**藥材性狀**〕本品呈三角狀腎形，長3.5～6mm，寬2.5～4.5mm，厚1～2mm。表面灰黑色或暗褐色，有白色稀疏絨毛，凹陷處有類橢圓狀種臍，淡棕色，四周有放射狀細紋。種皮堅硬，子葉2，重疊折曲，富油性。

〔**橫切面**〕見圖。

〔**性味功能與主治**〕苦，平。清熱利濕，解毒，退翳。用於赤白痢疾，淋病澀痛，癰腫目翳。

〔**用法與用量**〕3～9g。

Chingma Abutilon Seed is the dried ripe seed of *Abutilon theophrastii* Medic. (Fam. Malvaceae).

Action To remove *heat* and *damp*, to counteract toxicity, and to cure nebula.

Indications Dysentery with bloody purulent stools; urinary infection with painful difficult urination; carbuncles and boils; nebula.

Dosage 3～9g.

272 鬱李仁

Yuliren

Chinese Dwarf Cherry Seed

SEMEN PRUNI

本品為薔薇科植物歐李 Prunus humilis Bge.、鬱李 Prunus japonica Thunb. 或長柄扁桃 Prunus pedunculata Maxim. 的乾燥成熟種子。

〔**原植物**〕①歐李：灌木。葉互生，矩圓狀倒卵形或長橢圓形，先端尖，基部寬楔形，邊緣有淺細鋸齒。花與葉同時開放，1～2朵腋生；花梗有稀疏短柔毛。核果近球形，直徑約1.5cm，熟時鮮紅色。②鬱李：葉卵圓形或橢圓狀卵形，先端長尾狀，基部圓形，邊緣有規則而淺的重鋸齒。花先葉或同時開放，2～3朵聚生；花梗無毛。核果直徑約1cm，暗紅色。③長柄扁桃：葉倒卵形或倒披針形，邊緣鋸齒粗銳下面密生絨毛。花單生，花梗有毛。核果外面有溝，常被蠟粉，熟時深紅色。

〔**藥材性狀**〕①小李仁：呈卵形，長5～8mm，直徑3～5mm。表面黃白色或淺棕色，一端尖，另端鈍圓。尖端一側有綫形種臍，圓端中央有深色合點，自合點處向上具多條縱向維管束脈紋。種皮薄，子葉2，乳白色，富油性。②大李仁：長6～10mm，直徑5～7mm，表面黃棕色。

〔**性味功能與主治**〕辛、苦、甘，平。潤燥滑腸，下氣，利水。用於津枯腸燥，食積氣滯，腹脹便秘，水腫，腳氣，小便不利。

〔**用法與用量**〕3～9g。

〔**注意**〕孕婦慎用。

Chinese Dwarf Cherry Seed is the dried ripe seed of *Prunus humilis Bge.*, *Prunus japonica* Thunb. or *Prunus pedunculata* Maxim. (Fam. Rosaceae).

Action To relax the bowles, and to cause diuresis.

Indications Stagnancy of undigested food with abdominal distension and constipation; weakness and edema of the legs with oliguria.

Dosage 3～9g.

Precaution Used with caution in pregnancy.

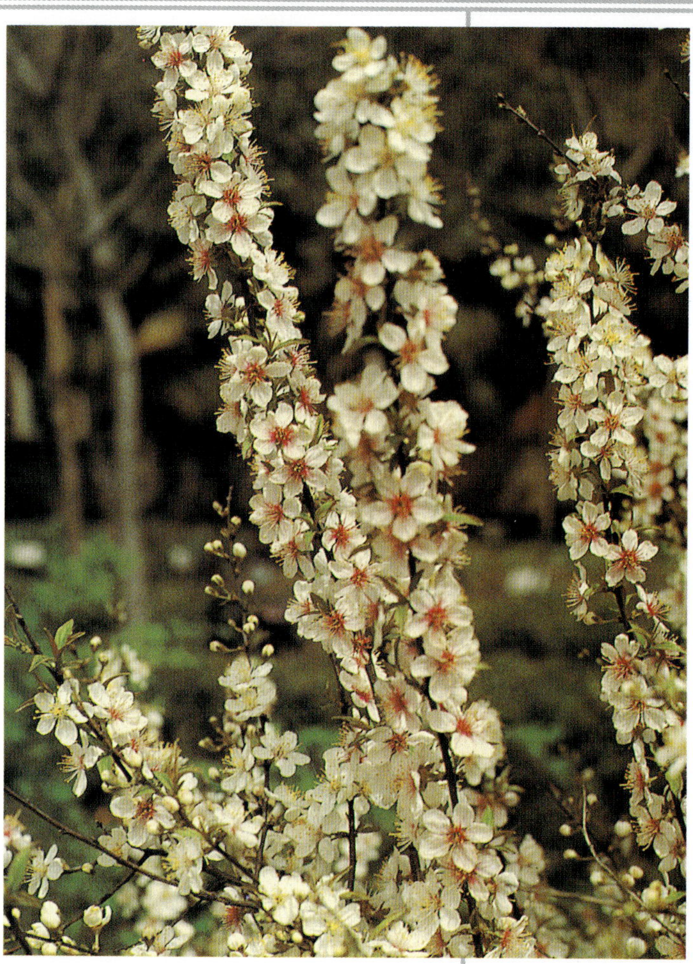

◀ 鬱李

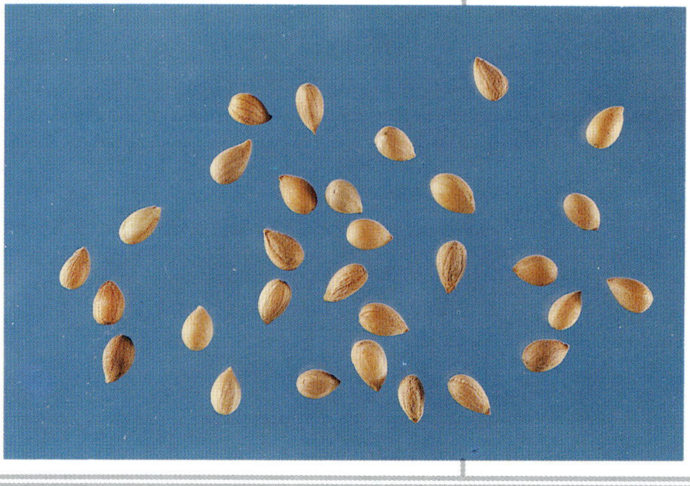

◀ 藥材鬱李仁

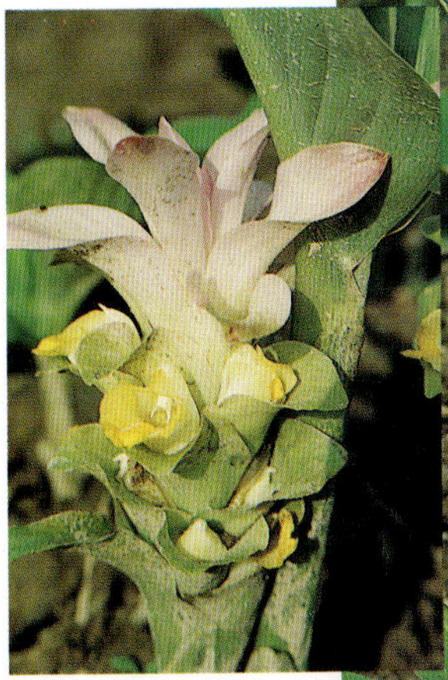

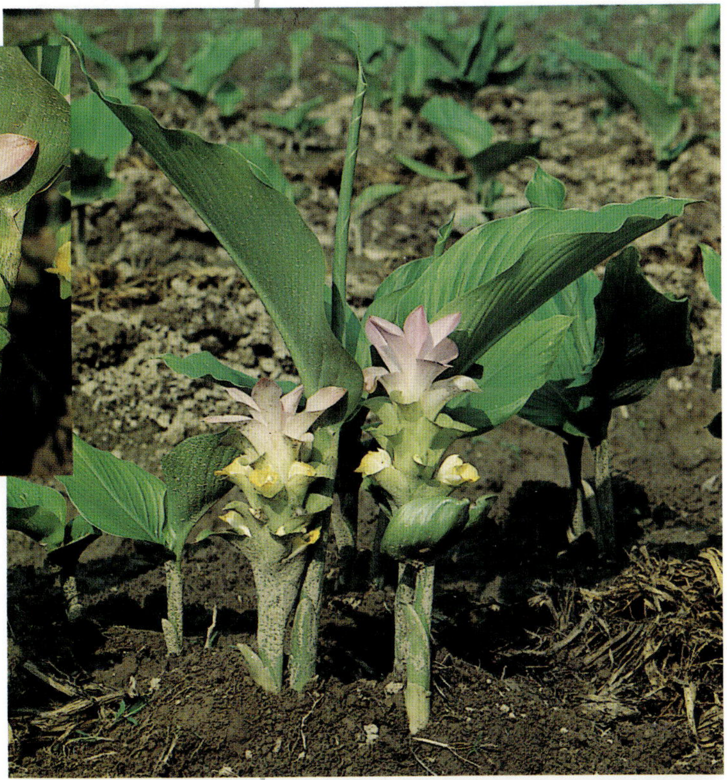

溫鬱金 ▲▶

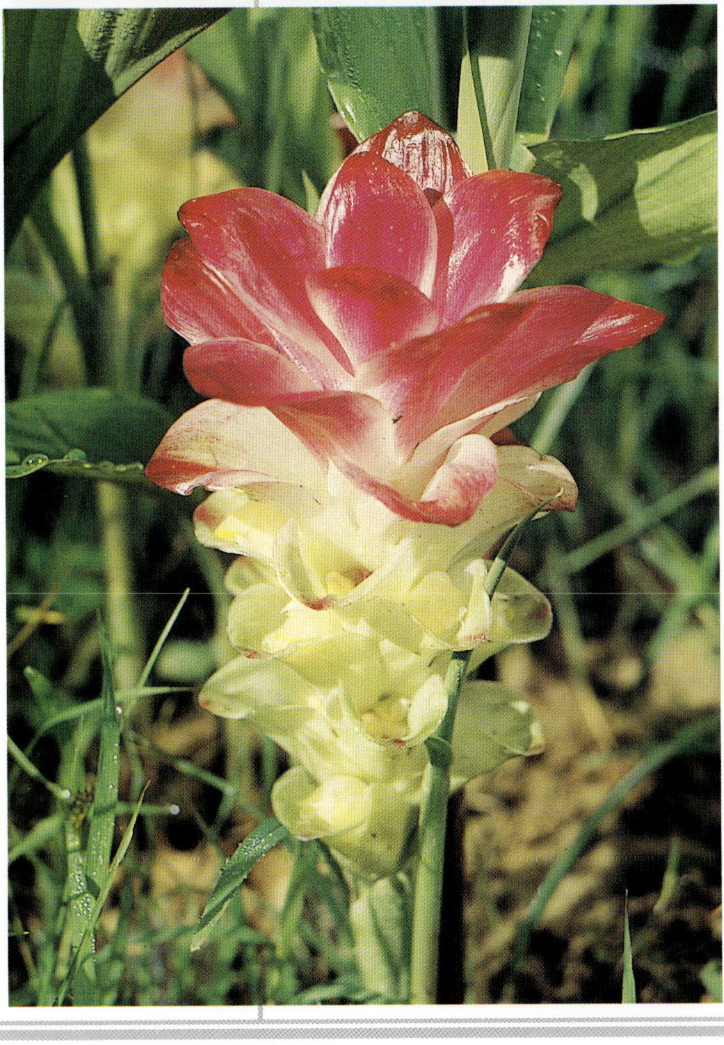

薑黃 ▶

273 鬱金

Yujin

Turmeric Root-tuber

RADIX CURCUMAE

本品為薑科植物溫鬱金 Curcuma wenyujin Y. H. Chen et C. Ling、薑黃 Curcuma longa L. 廣西莪术 Curcuma kwangsiensis S. G. Lee et C. F. Liang 或蓬莪术 Crucuma phaeocaulis Val. 的乾燥塊根。

〔**原植物**〕①溫鬱金：多年生草本。主根莖粗壯，寬卵狀圓柱形，側根莖指狀，斷面中心檸檬黃色，稍有香氣。塊根紡錘形，斷面白色。葉基生，2 列，幼葉卷旋而出，外面包有 3～4 片鞘狀鱗葉；葉綠色，寬卵形或長橢圓形，先端漸尖或短尾尖，基部下延至葉柄，全緣，兩面無毛。花葶先葉或與葉同時從根莖抽出，穗狀花序，苞片大，中部苞片淡綠色，艇狀，腋內生花，上部苞片紫紅色，花被狀；花冠裂片白色。產地一般不結果。②薑黃：根莖斷面深黃色。花序從葉鞘中抽出。③廣西莪术：根莖斷面淡黃色。葉兩面密被柔毛。④蓬莪术：根莖斷面綠色或藍綠色。葉中脈兩側有紫色或褐色暈。

〔**藥材性狀**〕①溫鬱金：呈長圓形或卵圓形，稍扁，有的微彎曲，兩端漸尖。長 3.5～7cm，直徑 1.2～2.5cm。表面灰褐色或灰棕色，具不規則的縱皺紋，縱紋隆起處色較淺。斷面灰棕色，角質樣；內皮層環明顯。②黃絲鬱金：呈紡錘形，有的一端細長，長 2.5～4.5cm，直徑 1～1.5cm。表面棕灰色或灰黃色，具細皺紋。斷面橙黃色，外周棕黃色至棕紅色。③桂鬱金：呈長圓錐形或長圓形，長 2～6.5cm，直徑 1～1.8cm。表面具疏淺縱紋或較粗糙網狀皺紋。④綠絲鬱金：呈長橢圓形，較粗壯，長 1.5～3.5cm，直徑 1～1.2cm。

〔**橫切面**〕見圖。

〔**性味功能與主治**〕辛、苦，寒。行氣化痰，清心解鬱，利膽退黃。用於經閉痛經，胸腹脹痛，刺痛，熱病神昏，癲癇發狂，黃疸尿赤。

〔**用法與用量**〕3～9g。

Turmeric Root-tuber is the dried root tuber of *Curcuma wenyujin* Y. H. Lee et C. Ling. *Curcuma longa* L., *Curcuma kwangsiensis*

S. Lee et C. F. Liang, or *Curcuma phaeocaulis* Val. (Fam. Zingiberaceae).

Action To promote the flow of *qi*, to eliminate *blood stasis*, to calm the nerves and ease the mind, and to increase the flow of bile.

Indications Amenorrhea, dysmenorrhea, distending or pricking pain in the chest and abdomen; impairment of consciousness in febrile disases, epilepsy, mania; jaundice with dark urine.

Dosage 3～9g.

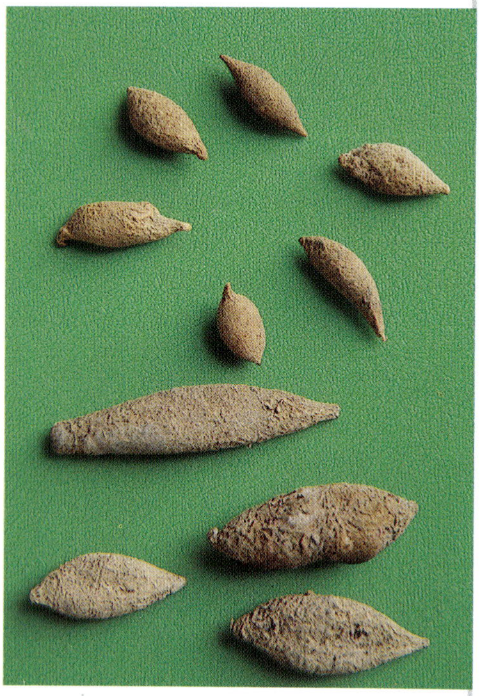

◀ 藥材鬱金

▼藥材鬱金橫切面

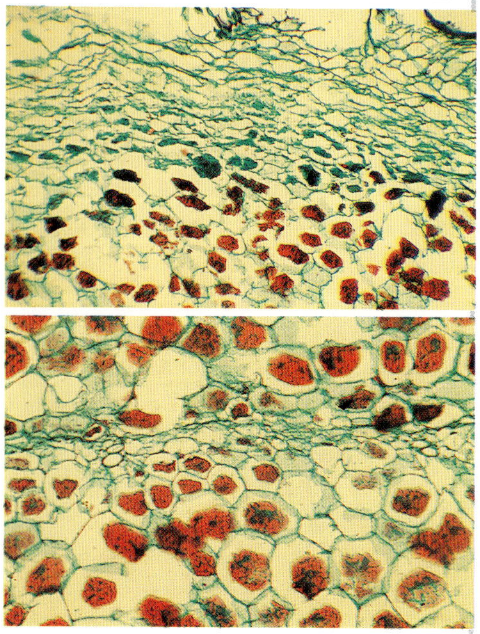

蓬莪术 ▼▶

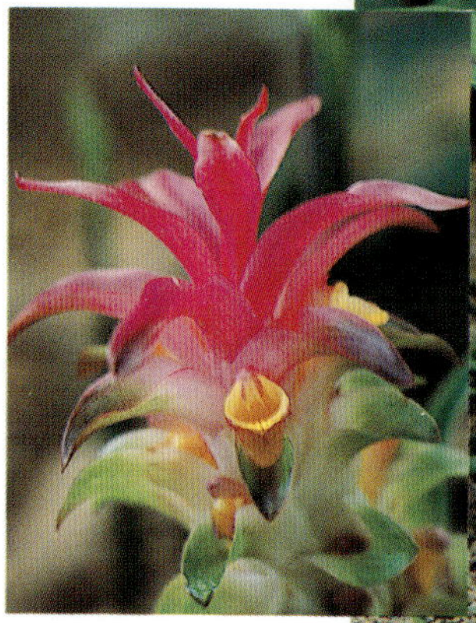

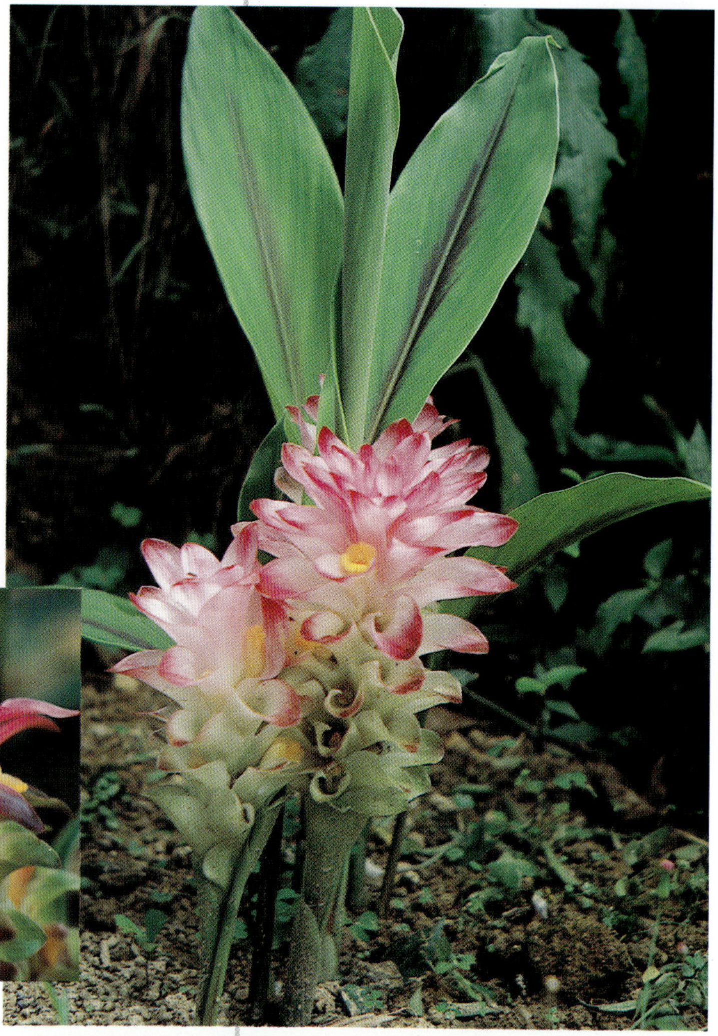

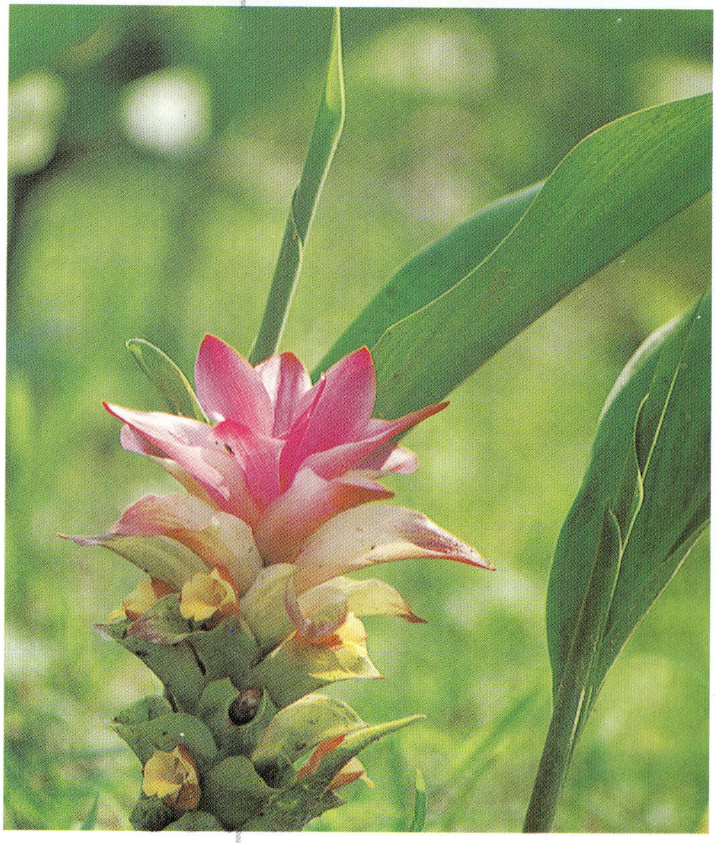

廣西莪术 ▶

▼ 虎杖

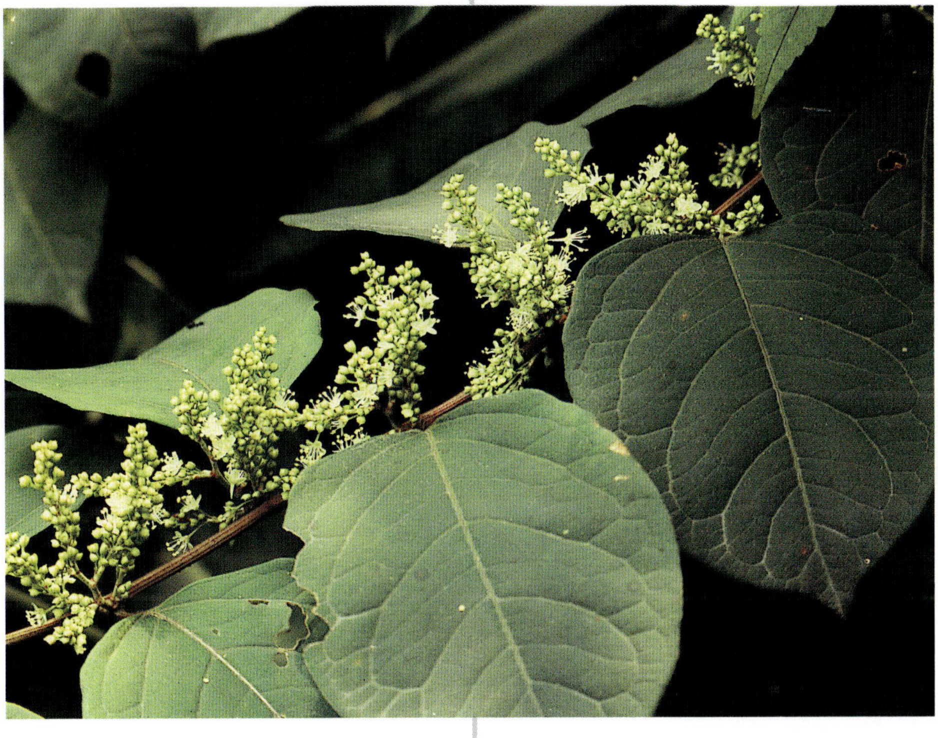

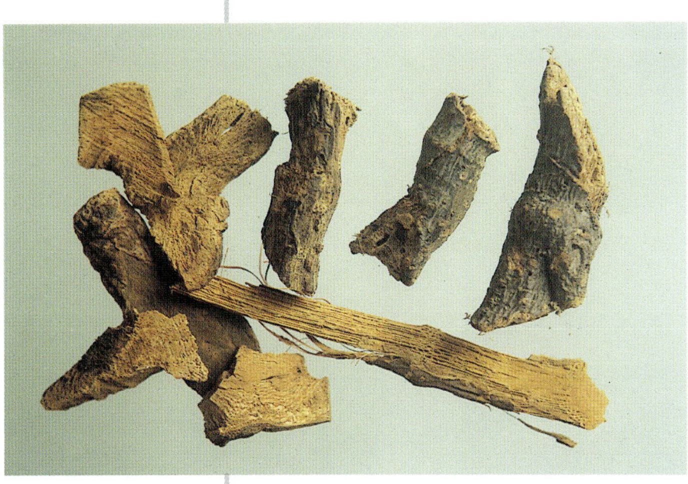

▲▼ 藥材虎杖

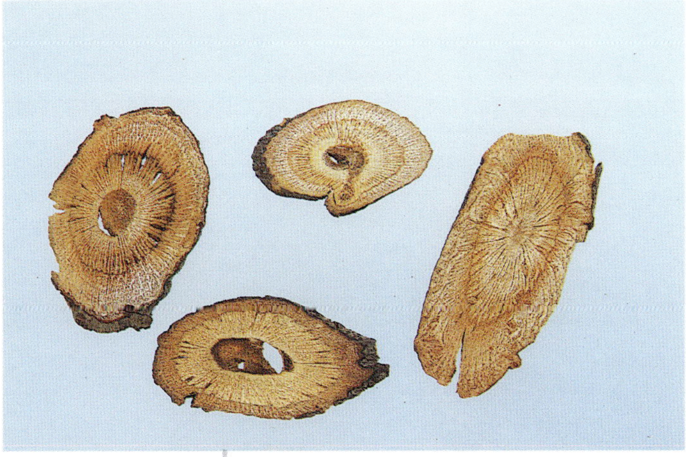

274 虎杖

Huzhang

Giant Knotweed Rhizome

RHIZOMA POLYGONI CUSPIDATI

本品為蓼科植物虎杖 Polygonum cuspidatum Sieb. et Zucc. 的乾燥根莖和根。

〔**原植物**〕多年生草本。莖中空，散生紅色或紫紅色斑點，節稍膨大。葉互生，寬卵形或卵狀橢圓形，先端短尖；托葉鞘膜質，早落。花單性異株，成腋生圓錐花序；花被白色或紅色，5深裂，外輪3片，背部有翅。瘦果三角狀，黑褐色，光亮，包於增大的翅狀花被內。

〔**藥材性狀**〕本品多為圓柱形短段或不規則厚片，長1～7cm，直徑0.5～2.5cm。外皮棕褐色，有縱皺紋及鬚根痕。切面皮部較薄，木部寬廣，棕黃色，射綫放射狀，皮部與木部較易分離。根莖髓中有隔或呈空洞狀。

〔**性味功能與主治**〕微苦，微寒。祛風利濕，散瘀定痛，止咳化痰。用於關節痹痛，濕熱黃疸，經閉，癥瘕，咳嗽痰多，水火燙傷，跌撲損傷，癰腫瘡毒。

〔**用法與用量**〕9～15g；外用適量，製成煎液或油膏塗敷。

〔**注意**〕孕婦慎用。

Giant Knotweed Rhizome is the dried rhizome and root of *Polygonum cuspidatum* Sibe. et Zuce. (Fam. Polygonaceae).

Action To dispel *wind* and *damp*, to eliminate *blood stasis* and alleviate pain, to relieve cough, and to resolve *phlegm*.

Indications Arthralgia; jaundice caused by *damp-heat*; amenorrhea; mass formation in the abdomen; cough with profuse expectoration; scalds and burns; traumatic injuries; carbuncles and sores.

Usage and dosage 9～15g; for external use, appropriate quantity to be made into decoction or ointment and applied topically.

Precaution Used with caution in pregnancy.

275 明黨参

Mingdangshen

Medicinal Changium Root

RADIX CHANGII

本品為傘形科植物明黨參 Changium smyrnioides Wolff 的乾燥根。

〔**原植物**〕多年生草本。根二型，粗短的紡錘形或橢圓形以及細長的圓柱形。莖中空，具粉霜。基生葉為三出式二至三回羽狀全裂，最終裂片披針形，葉柄長，基部鞘狀；莖上部葉鱗片狀或鞘狀。複傘形花序無總苞；花白色，側生花序的都不孕。雙懸果卵狀矩圓形，僅具縱紋，果棱不明顯。

〔**藥材性狀**〕本品呈細長圓柱形，長紡錘形或不規則條塊，長 6～20cm，直徑 0.5～2cm。表面黃白色或淡棕色，光滑或有縱溝紋及鬚根痕，有的具紅棕色斑點。斷面角質樣，皮部較薄，黃白色，有的易與木部剝離，木部類白色。

〔**性味功能與主治**〕甘、微苦，微寒。潤肺化痰，養陰和胃，平肝，解毒。用於肺熱咳嗽，嘔吐反胃，食少口乾，目赤眩暈，疔毒瘡瘍。

〔**用法與用量**〕6～12g。

Medicinal Changium Root is the dried root of *Changium smyrnioides* Wolff (Fam. Umbelliferae).

Action To moisten the *lung* and resolve *phlegm*, nourish *yin* and regulate the function of the stomach, to subdue hyperactivity of the *liver*, and to counteract toxicity.

Indications Cough caused by *heat* in the *lung*; vomiting, regurgitation, anorexia and dryness of the mouth; bloodshot eyes and vertigo; boils and sores.

Dosage 6～12g.

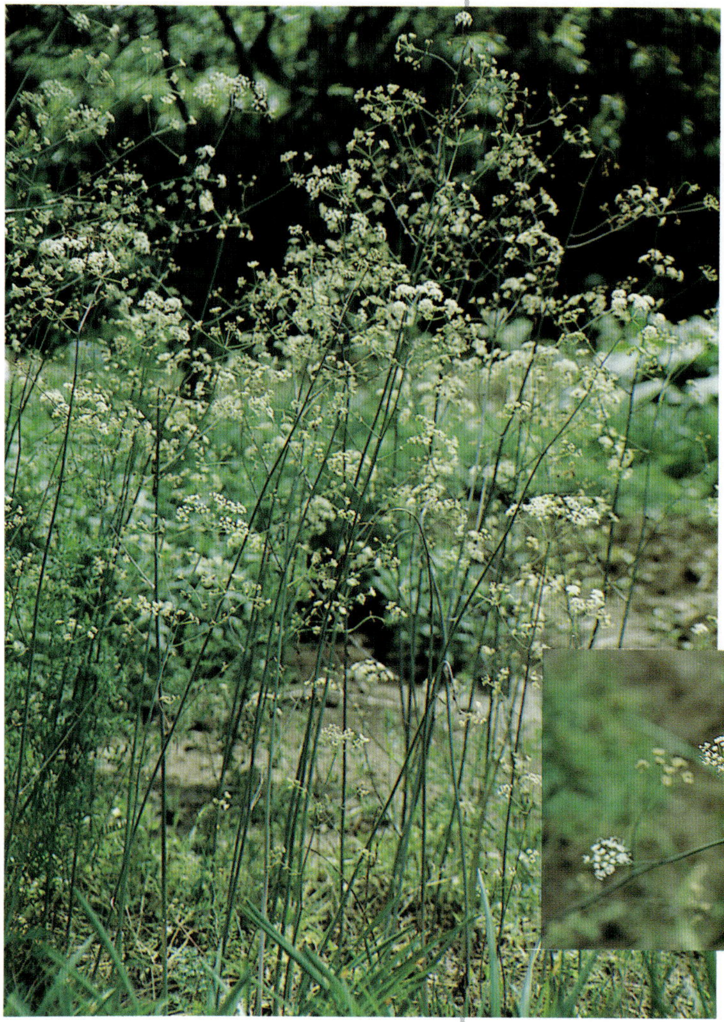

◀▼ 明黨参

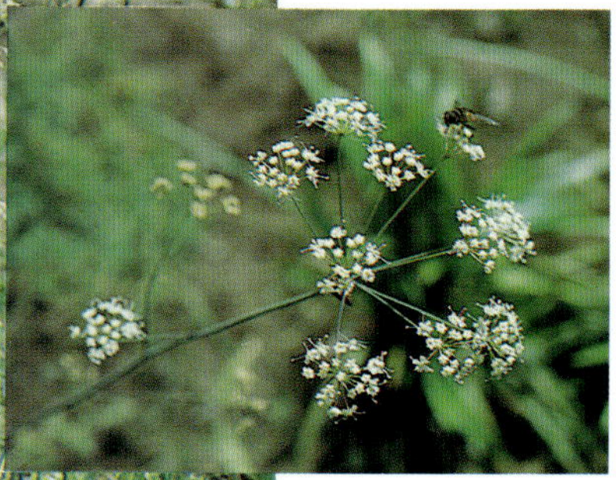

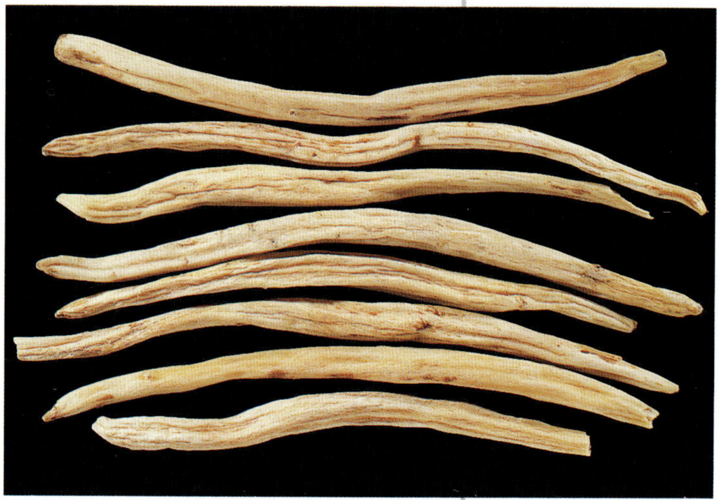

◀ 藥材明黨参

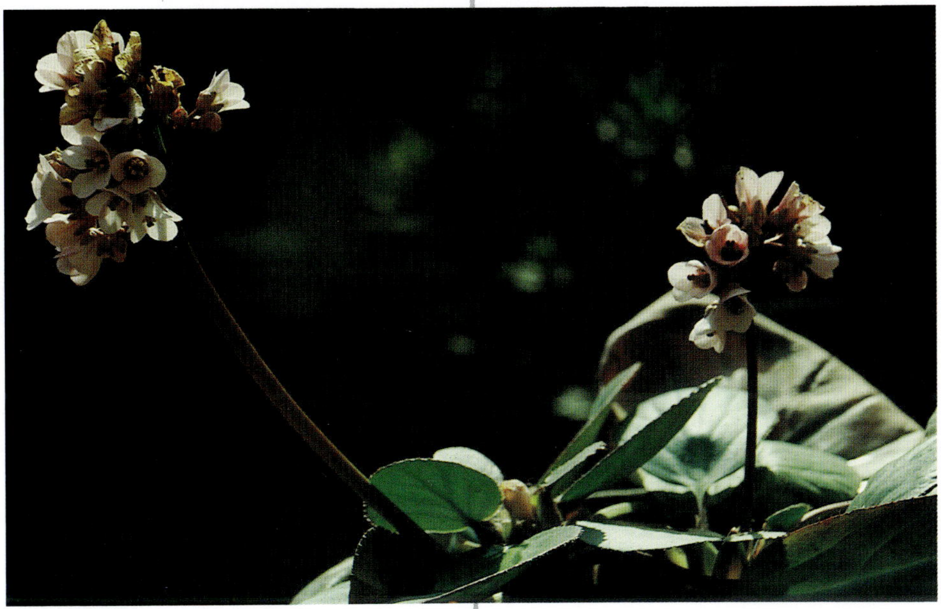

▲ 岩白菜

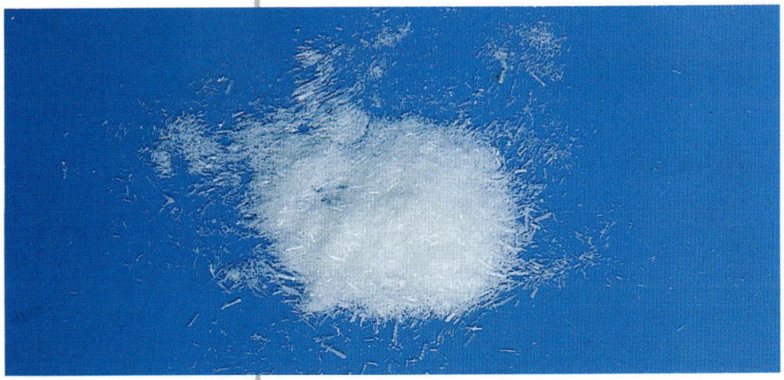

岩白菜素 ▶

276 岩白菜素

Yanbaicaisu

Bergenin

BERGENINUM

本品為提取物。係從虎耳草科植物岩白菜 Bergenia pupurascens (Hook. f. et Thoms.) Engl. 的乾燥根莖或全草以及其他含岩白菜素的植物中提取精製而得。

〔**原植物**〕多年生常綠草本。根莖粗壯。節間短，每節有擴大成鞘的葉柄基部殘餘物宿存。葉基生，肉質而厚，有柄。夏初花葶由葉叢抽出，帶赤紅色。花紫紅或暗紫色。蓇葖果直立。

〔**藥材性狀**〕本品為白色疏鬆的針狀結晶或結晶性粉末；無臭，味苦；遇光和熱漸變色。

本品在甲醇中溶解，在水或乙醇中微溶。

熔點：取本品，在 130℃乾燥後，依法測定，熔點為 232～240℃。比旋度：取本品，精密稱定，加甲醇製成每 1ml 含 20mg 的溶液，依法測定，按乾燥品計算，比旋度為－38°至－45°。

〔**性味功能與主治**〕鎮咳祛痰。用於慢性支氣管炎。

〔**用法與用量**〕口服，一次 0.125g，一日 3 次。

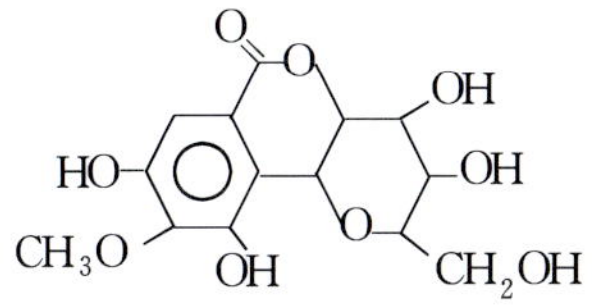

$C_{14}H_{16}O_9$　328.27

Action　Antitussive and expectorant.

Indications　Chronic bronchitis.

Dosage　0.125g, three times a day.

277 昆布

Kunbu

Kelp or Tangle

THALLUS LAMINARIAE

THALLUS ECKLONIAE

本品為海帶科植物海帶 Laminaria japonica Aresch. 或翅藻科植物昆布 Ecklonia kurome Okam. 的乾燥葉狀體。

〔**原植物**〕①海帶：多年生大型褐藻，革質，藻體可區分為根狀固着器、柄部和片部三部分，成熟時呈橄欖褐色，乾後黑褐色。片部狹長帶狀，全緣，中央較厚，向兩緣漸薄，且有被狀褶皺。孢子囊群在片部形成，呈近圓形疤斑。②昆布：片部卵形或扁圓形，兩側羽狀深裂，裂片呈長舌形，邊緣有疏齒或全緣。

〔**藥材性狀**〕①海帶：卷曲折叠成團狀，或纏結成扎。全體呈黑褐色或綠褐色，表面附有白霜。用水浸軟則膨脹成扁平長帶狀，長 50～150cm，寬 10～40cm，中部較厚，邊緣較薄而呈波狀，殘存柄部扁圓柱狀。②昆布：卷曲皺縮成不規則團狀。全體呈黑色，用水浸軟則膨脹呈扁平的葉狀，長寬均為 16～26cm，厚約 1.6mm；呈羽狀深裂，裂片長舌狀，邊緣有小齒或全緣。

〔**性味功能與主治**〕鹹，寒。軟堅散結，消痰，利水。用於癭瘤，瘰癧，睾丸腫痛，痰飲水腫。

〔**用法與用量**〕 6～12g。

Kelp or Tangle is the dried thalline of *Laminaria japonica* Aresch. (Fam. Laminariaceae) or *Ecklonia kurome* Okam. (Fam. Alariaceae).

Action To eliminate *phlegm*, soften hard masses and dissolve lumps, and to cause diuresis.

Indications Goiter, scrofula, swelling and pain of the testis; edema.

Dosage 6～12g.

▼海帶

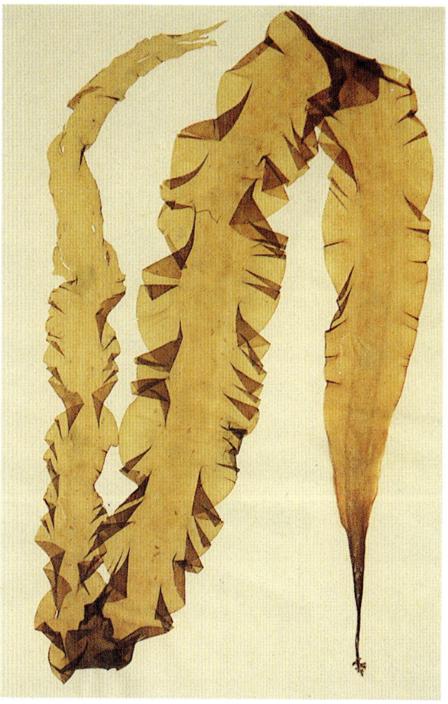

▼昆布

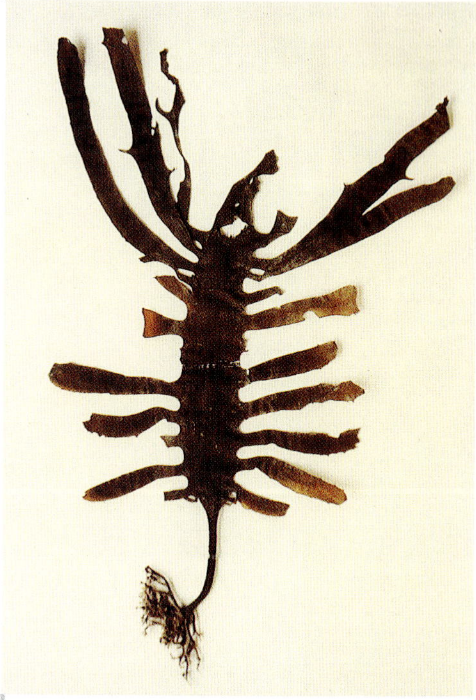

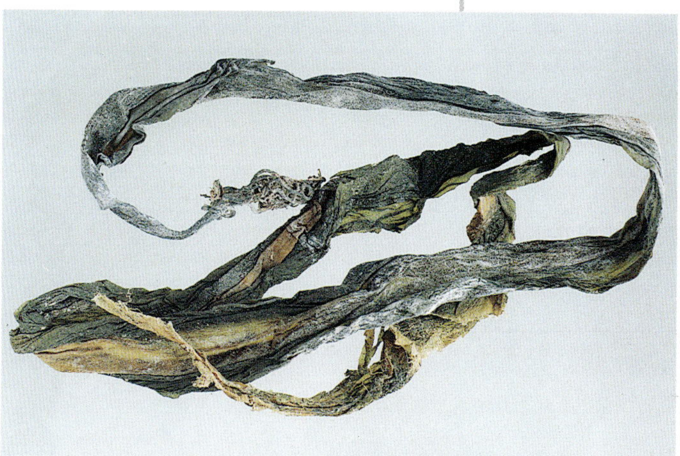

▲▼ 藥材昆布（上：海帶 下：昆布）

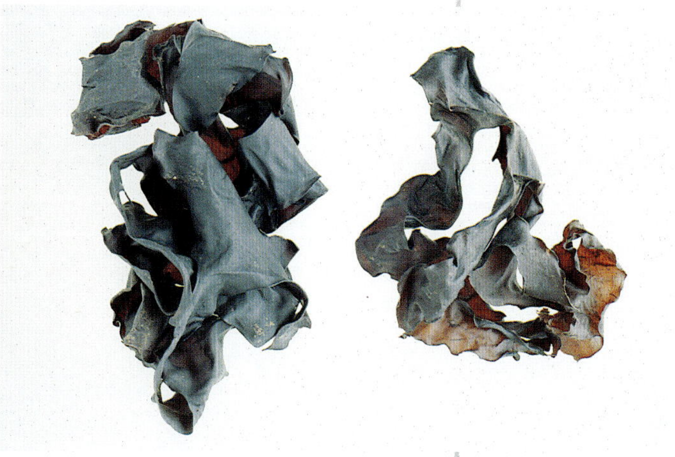

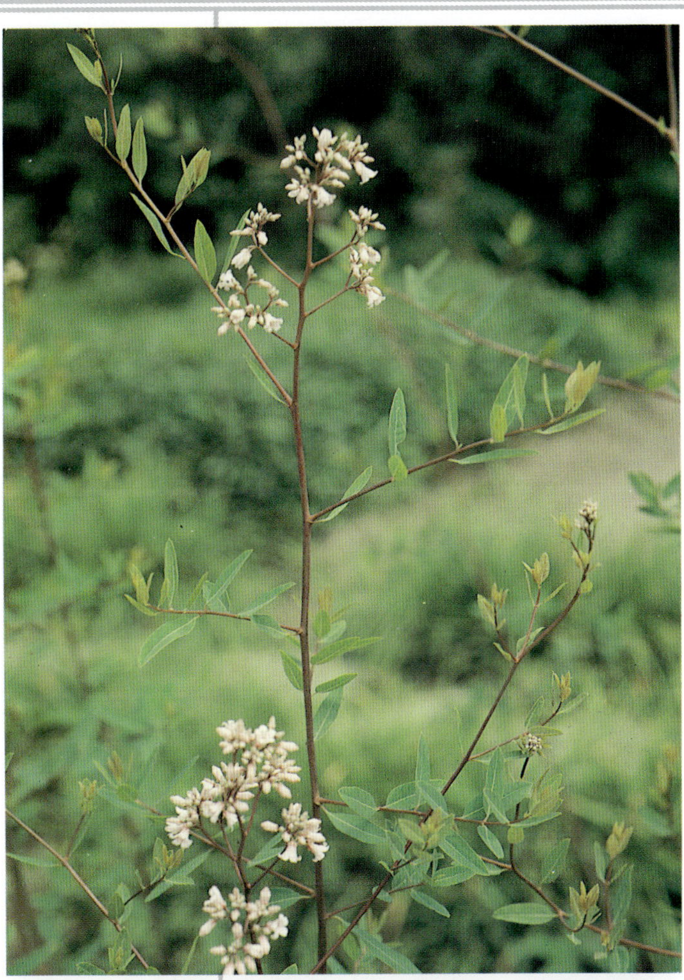

羅布麻 ▶

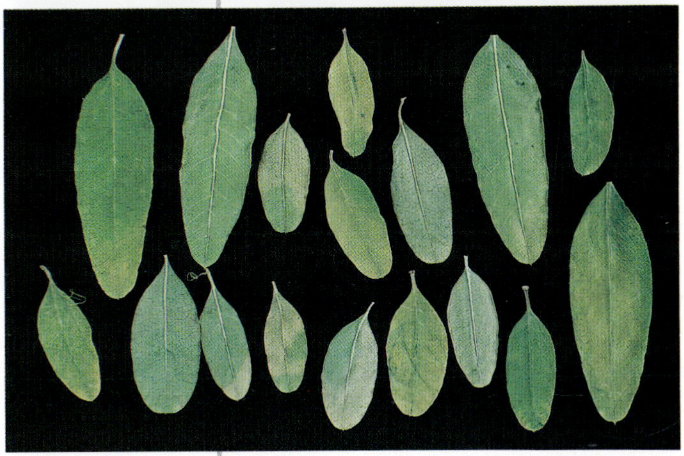

藥材羅布麻葉 ▶

278 羅布麻葉

Luobumaye

Dogbane Leaf

FOLIUM APOCYNI VENETI

本品為夾竹桃科植物羅布麻 Apocynum venetum L. 的乾燥葉。

〔**原植物**〕直立半灌木，有乳汁。枝常對生，紫紅色或淡紅色。葉對生，橢圓狀披針形至卵圓狀長圓形，葉緣具細齒。聚傘花序；花萼5深裂；花冠粉紅色或淡紫色，鐘形，先端5裂，兩面具顆粒突起，具副花冠。蓇葖果叉生，下垂。種子頂端簇生白色細長毛。

〔**藥材性狀**〕本品多皺縮卷曲，有的破碎，完整葉片展平後呈橢圓狀披針形或卵圓狀披針形，長2～5cm，寬0.5～2cm，淡綠色或灰綠色，先端鈍，有小芒尖，基部鈍圓或楔形，邊緣具細齒，常反卷，兩面無毛，葉脈於下表面突起；葉柄細，長約4mm。

〔**表面觀**〕見圖。

〔**橫切面**〕見圖。

〔**性味功能與主治**〕甘、苦，涼。平肝安神，清熱利水。用於肝陽眩暈，心悸失眠，浮腫尿少；高血壓病，神經衰弱，腎炎浮腫。

〔**用法與用量**〕6～12g。

Dogbane Leaf is the dried leaf of *Apocynum venetum* L. (Fam. Apocynaceae). The drug is collected in summer, removed from foreign matter, and dried.

Action To subdue hyperactivity of the *liver* and soothe the nerves, to remove *heat*, and to induce diuresis.

Indications Dizziness, palpitation and insomnia due to hyperactivity of the *liver*; edema with oliguria; hyperten-sion; neurasthenia; nephritic edema.

Dosage 6～12g.

▼藥材羅布麻葉橫切面

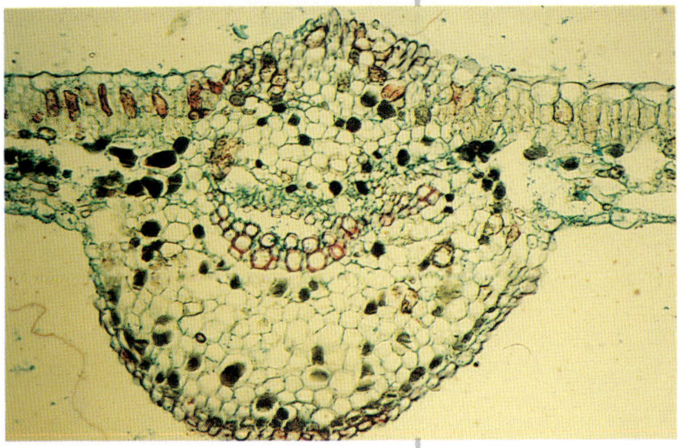

▼藥材羅布麻葉表面觀

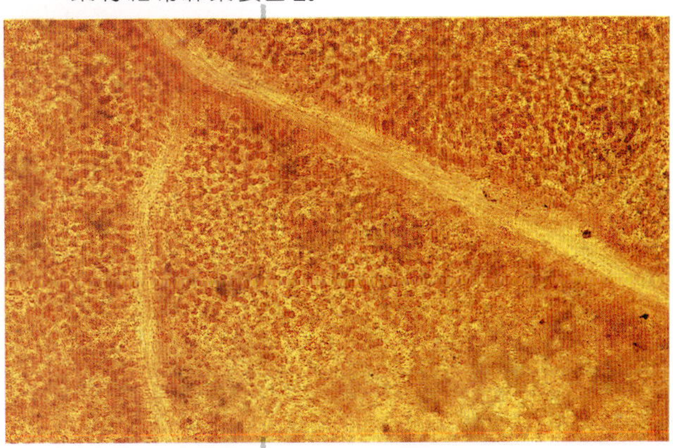

279 羅漢果

Luohanguo

Grosvenor Momordica Fruit

FRUCTUS MOMORDICAE

本品為葫蘆科植物羅漢果 Momordica grosvenori Swingle 的乾燥果實。

〔**原植物**〕多年生草質藤木。根塊狀。莖纖細，暗紫色，卷鬚 2 分叉幾達中部。葉互生，具柄，稍扭曲；葉片心狀卵形，全緣，兩面均被白色柔毛，背面尚有紅棕色腺毛。花單性，雌雄異株；雄花序總狀，苞片極小；花冠橙黃色，5 全裂。果實圓形或長圓形，外被柔毛。

〔**藥材性狀**〕本品呈卵形。橢圓形或球形，長 4.5～8.5cm，直徑 3.5～6cm。表面褐色、黃褐色或綠褐色，有深色斑塊及黃色柔毛，有的有 6～11 條縱紋。頂端有花柱殘痕，基部有果梗痕。體輕，質脆，皮薄，易破。果瓤（中、内果皮）海綿狀，淺棕色。種子扁圓形，多數，長約 1.5cm，寬約 1.2cm；淺紅色至棕紅色，兩面中間微凹陷，四周有放射狀溝紋，邊緣有槽。

〔**性味功能與主治**〕甘，涼。清熱潤肺，滑腸通便。用於肺火燥咳，咽痛失音，腸燥便秘。

〔**用法與用量**〕9～15g。

Grosvenor Momordica Fruit is the dried fruit of *Momordica grosvenori* Swingle (Fam. Cucurbitaceae).

Action To remove *heat*, moisten the *lung* and relax the bowels.

Indications Dry cough, sore throat and hoarseness of voice due to *heat in the lung*; constipation.

Dosage 9～15g.

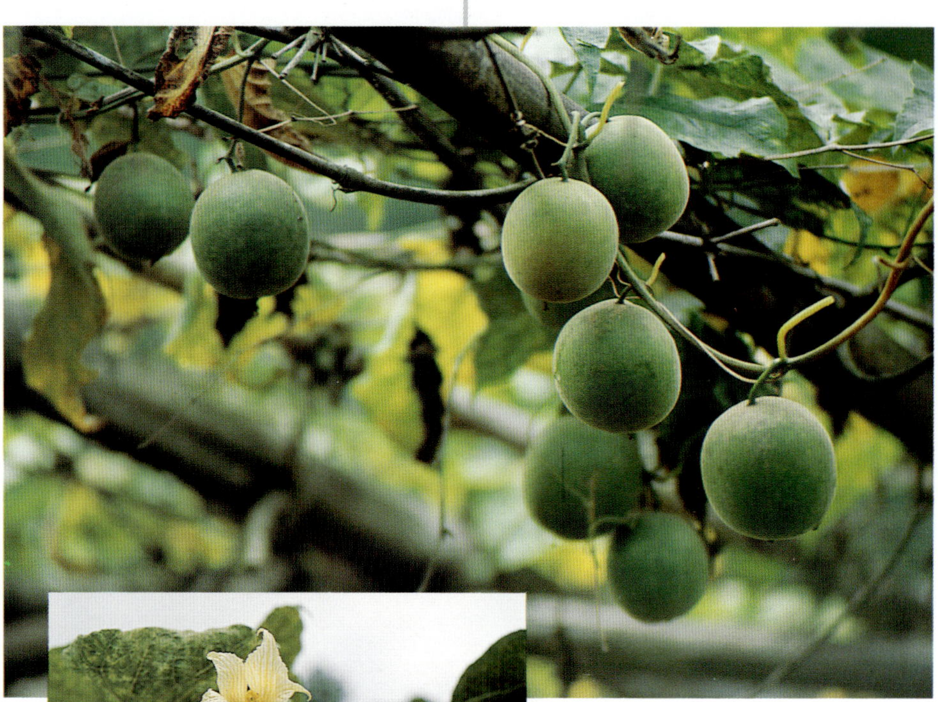

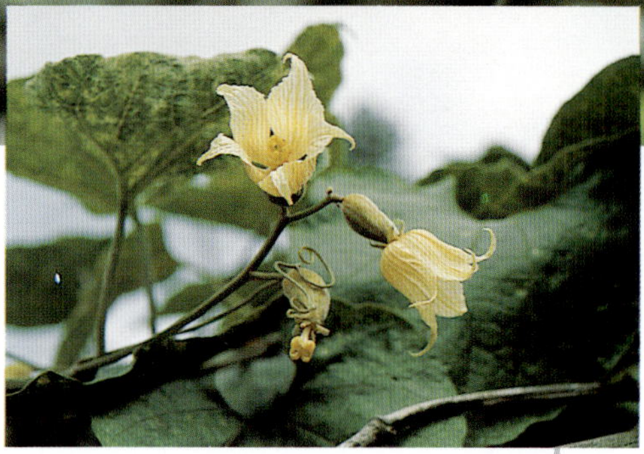

◀▲羅漢果

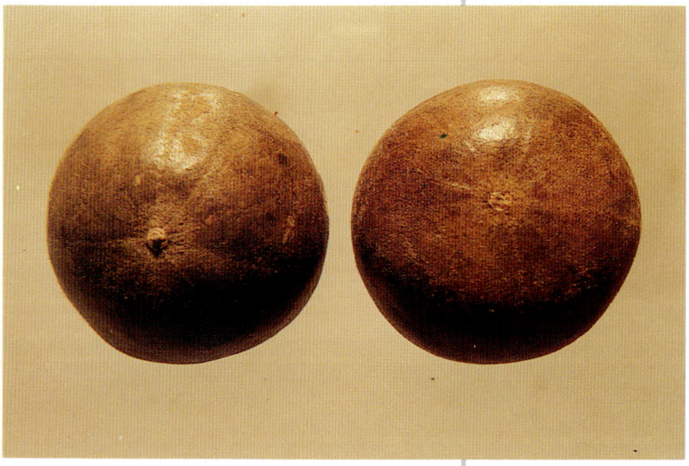

◀ 藥材羅漢果

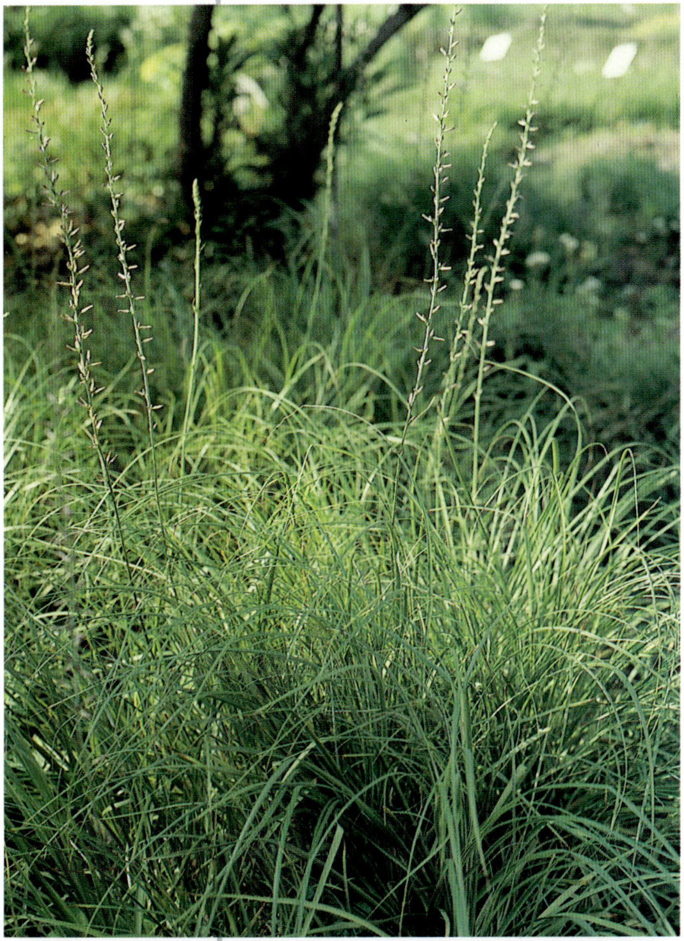

知母 ▶

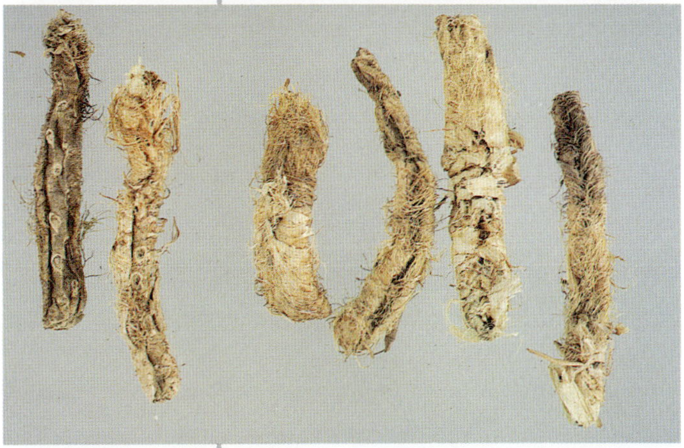

藥材知母 ▶
（毛知母）

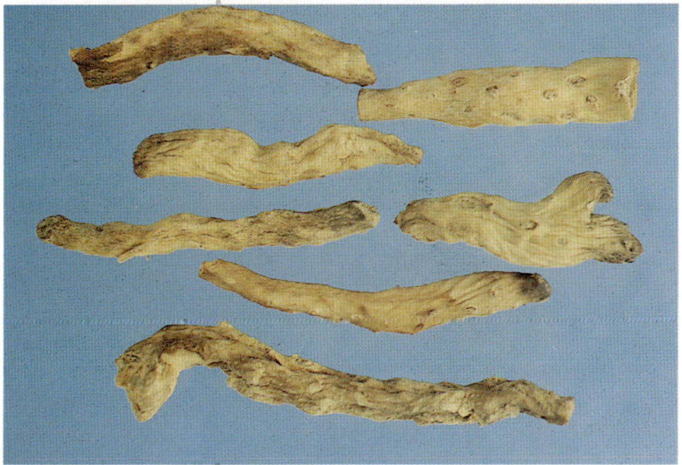

藥材知母 ▶
（知母肉）

280 知母

Zhimu

Common Anemarrhena Rhizome

RHIZOMA ANEMARRHENAE

本品為百合科植物知母 Anemarrhena asphodeloides Bge. 的乾燥根莖。春、秋二季採挖，除去鬚根及泥沙，曬乾，習稱“毛知母”；除去外皮，曬乾，習稱“知母肉”。

〔**原植物**〕多年生草本。根莖橫走，略呈扁圓柱形，上面殘存黃褐色葉基纖維，下側生有多數鬚根。葉基生，綫形，質稍硬。花莖上散生鱗片狀小苞片，總狀花序，每 2～6 朵成簇，花黃色或紫堇色。蒴果長卵形，具 6 棱。種子黑色，三棱形，兩端尖。

〔**藥材性狀**〕①毛知母：呈長條狀，微彎曲，略扁，偶有分枝，長 3～15cm，直徑 0.8～1.5cm。一端有淺黃色的莖葉殘痕。表面黃棕色至棕色，上面有一凹溝，具緊密排列的環狀節，節上密生黃棕色的殘存葉基，由兩側向根莖上方生長；下面隆起而略皺縮，並有凹陷或突起的點狀根痕。斷面黃白色。②知母肉：已除去殘存葉基。表面黃白色，有扭曲的溝紋，有的可見葉痕及根痕。

〔**性味功能與主治**〕苦、甘，寒。清熱瀉火，生津潤燥。用於外感熱病，高熱煩渴，肺熱燥咳，骨蒸潮熱，內熱消渴，腸燥便秘。

〔**用法與用量**〕6～12g。

Common Anemarrhena Rhizome is the dried rhizome of *Anemarrhena asphodeloides* Bge. (Fam. Liliaceae).

Action To remove *heat* and quench *fire*, and to promote the production of body fluid and relieve dryness syndromes.

Indications Febrile diseases with high fever and dire thirst; *heat in the lung* with dry cough; consumptive fever; diabetes due to *internal heat*; constipation.

Dosage 6～12g.

281 委陵菜

Weilingcai

Chinese Cinquefoil

HERBA POTENTILLAE CHINENSIS

本品為薔薇科植物委陵菜 Potentilla chinensis Ser. 的乾燥全草。

〔**原植物**〕多年生草本。莖叢生，有白色柔毛。單數羽狀複葉互生，小葉 15～31，狹長橢圓形，羽狀深裂，裂片三角狀披針形，下面密生白色綿毛；托葉和葉柄基部合生。聚傘花序頂生，總花梗和花梗有白色絨毛或柔毛；花黃色。瘦果卵形，聚生於有綿毛的花托上。

〔**藥材性狀**〕本品根呈圓柱形或類圓錐形，略扭曲，有的有分枝，長 5～17cm，直徑 0.5～1cm；表面暗棕色或暗紫紅色，有縱紋，粗皮易成片狀剝落，根頭部稍膨大；質硬，易折斷，斷面皮部薄，暗棕色，常與木部分離，射綫呈放射狀排列。葉基生，單數羽狀複葉，有柄；小葉狹長橢圓形，邊緣羽狀深裂，下表面及葉柄均密被灰白色柔毛。

〔**性味功能與主治**〕苦，寒。清熱解毒，涼血止痢。用於赤痢腹痛，久痢不止，痔瘡出血，癰腫瘡毒。

〔**用法與用量**〕9～15g；外用鮮品適量，煎水洗或搗爛敷患處。

Chinese Cinquefoil is the dried herb of *Potentilla chinensis* Ser. (Fam. Rosaceae).

Action To remove *toxic heat* and reduce *heat* in blood, and to relieve dysentery.

Indications Dysentery with bloody stools, chronic dysentery; hemorrhoidal bleeding; carbuncles and sores.

Usage and dosage 9～15g; for external use, appropriate quantity of the fresh herb to be decocted for washing or pounded into paste for topical application.

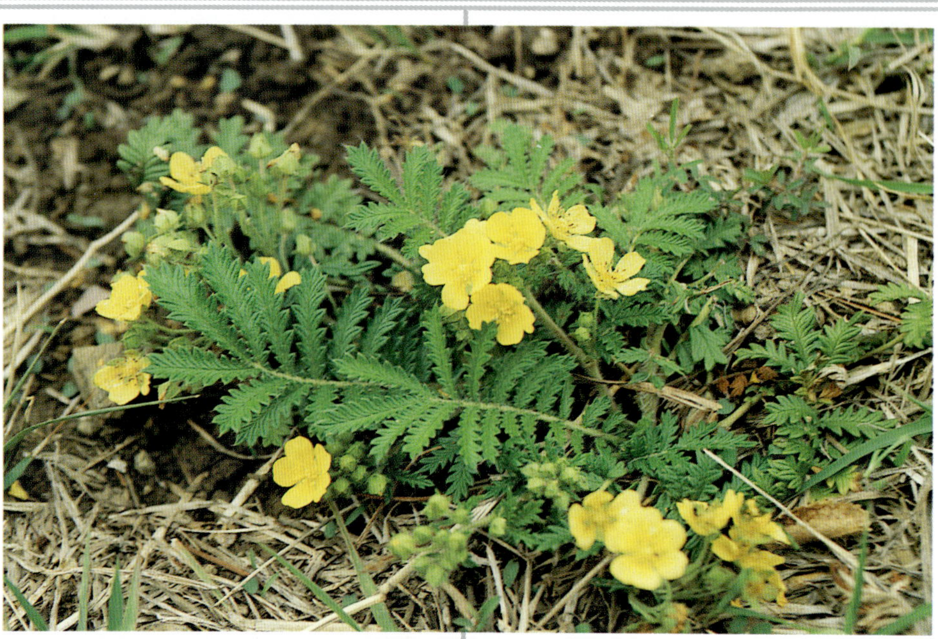

▲委陵菜

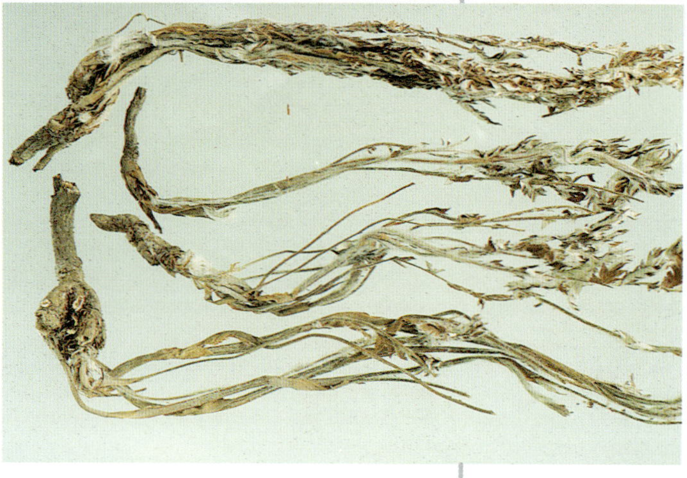

◀ 藥材委陵菜

▼垂盆草

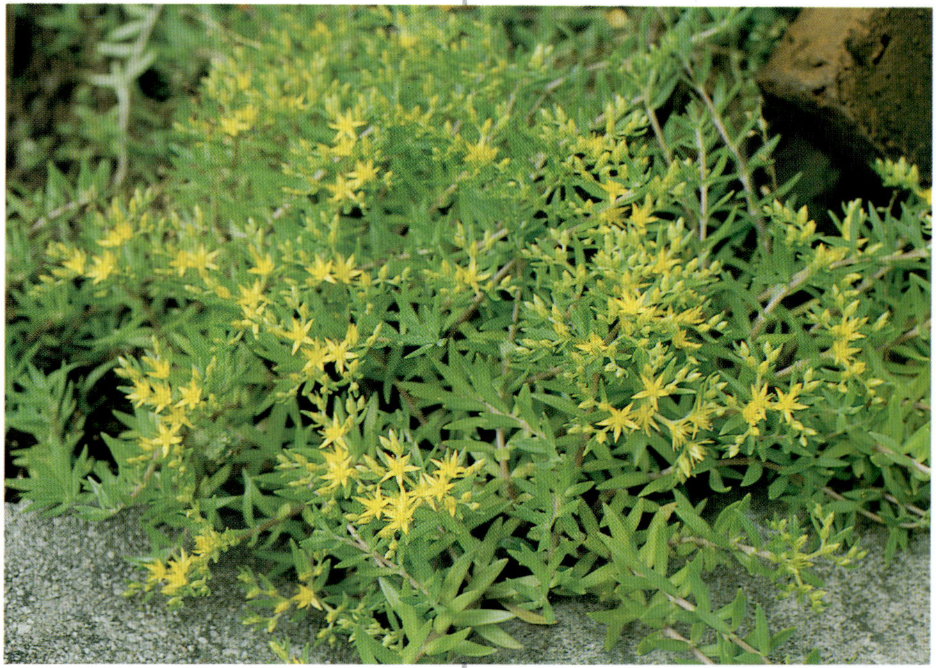

282 垂盆草

Chuipencao

Stringy Stonecrop Herb

HERBA SEDI

本品為景天科植物垂盆草 Sedum sarmentosum Bunge 的新鮮或乾燥全草。

〔**原植物**〕多年生肉質草本。莖匍匐，易生根。3 葉輪生，無柄，葉片倒披針形至長圓形，先端尖，基部有距，全緣。花序聚傘狀，頂生，花少，無梗，花瓣 5，淡黃色，頂端有短尖。蓇葖果 5 個。

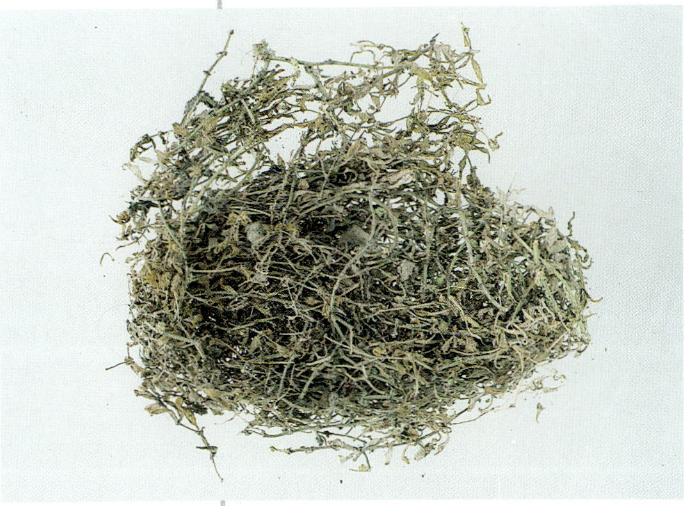

藥材垂盆草 ▶

〔藥材性狀〕莖纖細，長可達 20cm 以上，部分節上可見纖細的不定根。3 葉輪生，葉片倒披針形至矩圓形，綠色，肉質，長 15～28cm，寬 3～7mm，先端近急尖，基部急狹，有距。

〔性味功能與主治〕甘、淡，涼。清利濕熱，解毒。用於濕熱黃疸，小便不利，癰腫瘡瘍，急慢性肝炎。

〔用法與用量〕鮮品 250g，乾品 15～30g。

Stringy Stonecrop Herb is the fresh or dried whole plant of *Sedum sarmentosum* Bunge (Fam. Crassulaceae).

Action To remove *damp-heat*, and to counteract toxicity.

Indications Jaundice with oliguria caused by *damp-heat*, acute and chronic hepatitis; carbuncles and sores.

Dosage 250g of the fresh herb or 15～30g of the dried herb.

▼使君子

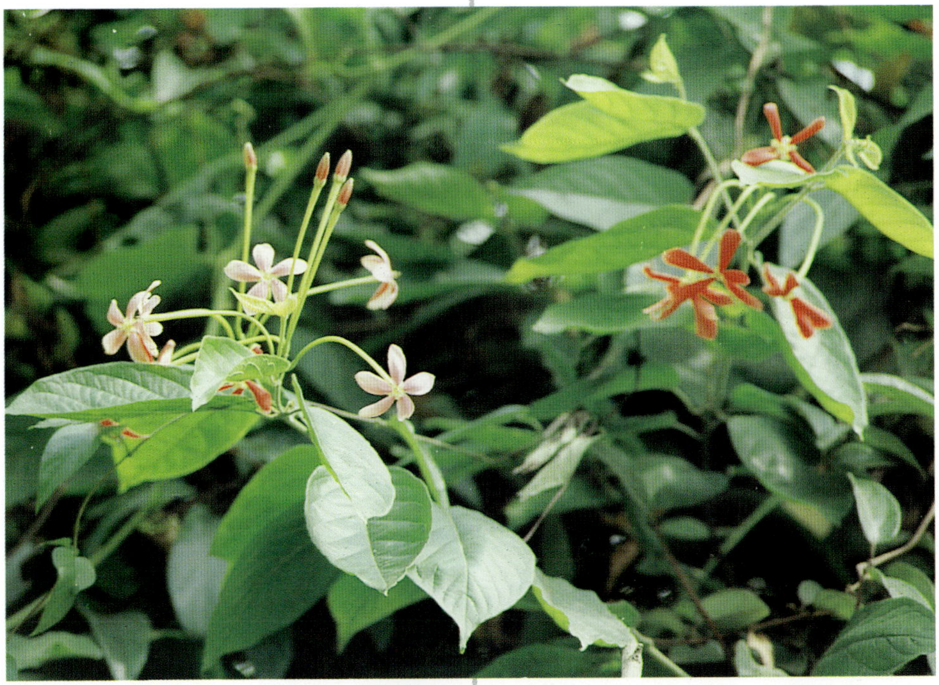

283 使君子

Shijunzi

Rangooncreeper Fruit

FRUCTUS QUISQUALIS

本品為使君子科植物使君子 Quisqualis indica L. 的乾燥成熟果實。

〔原植物〕藤狀灌木，幼株被銹色毛。葉對生，長橢圓形至橢圓狀披針形，先端漸尖，基部圓或略呈心形，兩面有黃褐色短柔毛，宿存葉柄下部呈刺狀。傘房狀穗狀花序頂生；萼筒細管狀；花瓣白色後變紅色，芳香。果實欖核狀，黑褐色，有 5 棱，乾燥革質。

〔藥材性狀〕本品呈橢圓形或卵圓形，具 5 條縱棱，偶有 4～9 棱，長 2.5～4cm，直徑約 2cm。表面黑褐色至紫黑色，平滑，微具光澤。頂端狹尖，基部鈍圓，有明顯圓形的果梗痕。質堅硬，橫切面多呈五角星形，棱角處殼較厚，中間呈類圓形空腔。種子長橢圓形或紡錘形，長約 2cm，直徑約 1cm；表面棕褐色或黑褐色，有多數縱皺紋；種皮薄，易剝離；子葉 2，黃白色，有油性，斷面有裂紋。

〔性味功能與主治〕甘，溫。殺蟲消積。用於蛔蟲、蟯蟲病，蟲積腹痛，小兒疳積。

〔用法與用量〕使君子 9～12g，搗碎入煎劑；使群子仁 6～9g，多入丸散用或單用作 1～2 次分服。

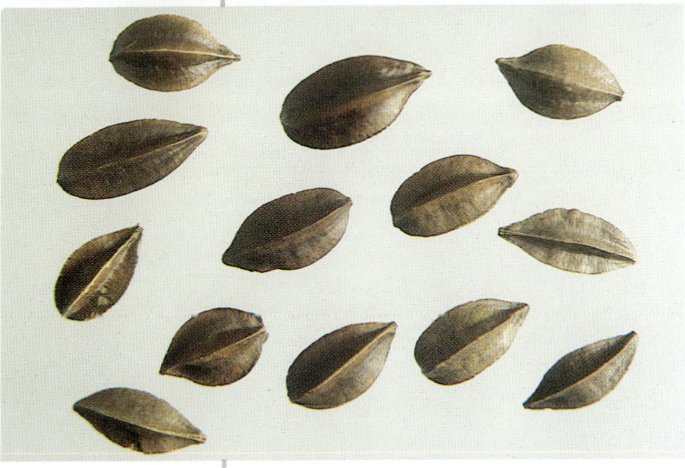

藥材使君子 ▶

〔**注意**〕服藥時忌飲濃茶。

Rangooncreeper Fruit is the dried ripe fruit of *Quisqualis indica* L. (Fam. Combretaceae).

Action To kill worms.

Indications Ascariasis, oxyuriasis, abdominal pain or infantile malnutrition due to intestinal parasitosis.

Usage and dosage 9～12g to be broken to pieces for making decoction; 6～9g of the seeds mostly used in making pills or powder, or to be taken alone in 1～2 divided doses.

Precaution Incompatible with strong tea.

284 側柏葉

Cebaiye

Chinese Arborvitae Twig and Leaf

CACUMEN PLATYCLADI

本品為柏科植物側柏 Platycladus orientalis (L.) Franco. 的乾燥枝梢及葉。

〔**原植物**〕常綠喬木，樹皮薄，深灰褐色，常裂成條狀；分枝密，小枝扁平，排成一平面，直展。葉鱗形，質厚，交互對生，正面一對通常扁平，側面葉龍骨狀，覆蓋着正面基部兩側，露出正面葉的倒卵狀菱形部分，葉背中部有腺槽。雌雄同株，球花單生於上年短枝頂端。球果卵狀橢圓形，初時綠色，肉質，被白粉，熟後深褐色，木質，張開。種鱗4對，扁平，背部近頂端有反曲的尖頭，中部種鱗各有種子1～2；種子卵圓形或長卵形，無翅或有棱脊。

〔**藥材性狀**〕本品多分枝，小枝扁平。葉細小，鱗片狀，交互對生，貼伏於枝上，深綠色或黃綠色。

〔**性味功能與主治**〕苦、澀，寒。涼血止血，生髮烏髮。用於吐血衄血，咯血，便血，崩漏下血，血熱脫髮，鬚髮早白。

〔**用法與用量**〕6～12g；外用適量。

Chinese Arborvitae Twig and Leaf is the dried twig and leaf of *Platycladus orientalis* (L.) Franco (Fam. Cupressaceae).

Action To arrest bleeding by removing *heat* from blood, and to promote the growth of black hair.

Indications Epistaxis, hematemesis, hemptysis, hematochezia, abnormal uterine bleeding; loss of hair due to *heat* in the blood; premature greying of hair and beard.

Usage and dosage 6～12g; appropriate quantity for external use.

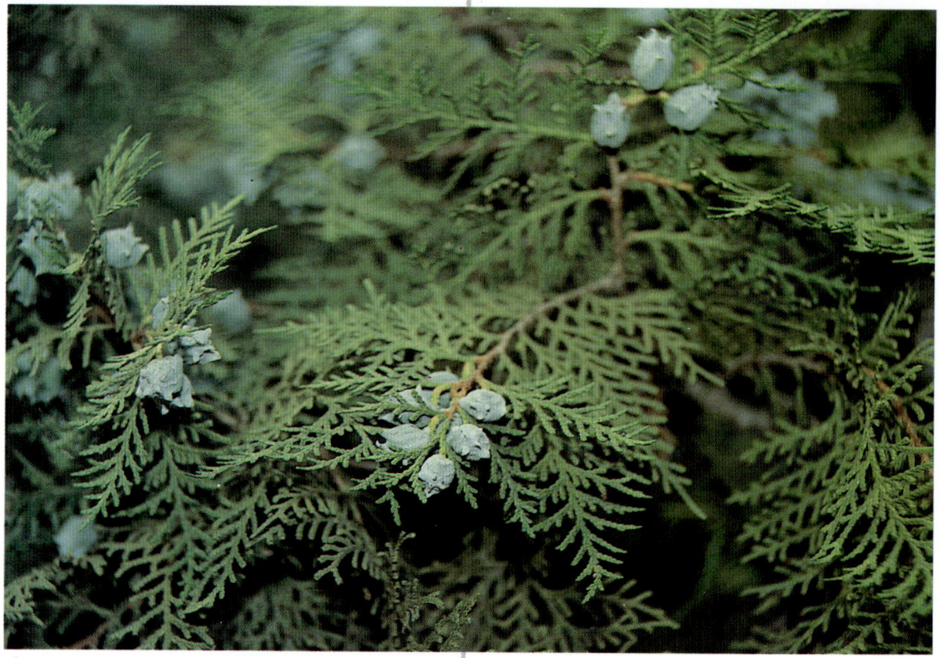

▲ 側柏

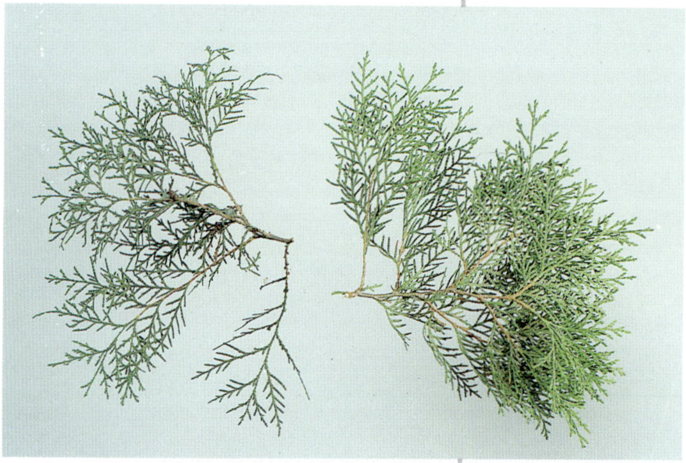

◀ 藥材側柏葉

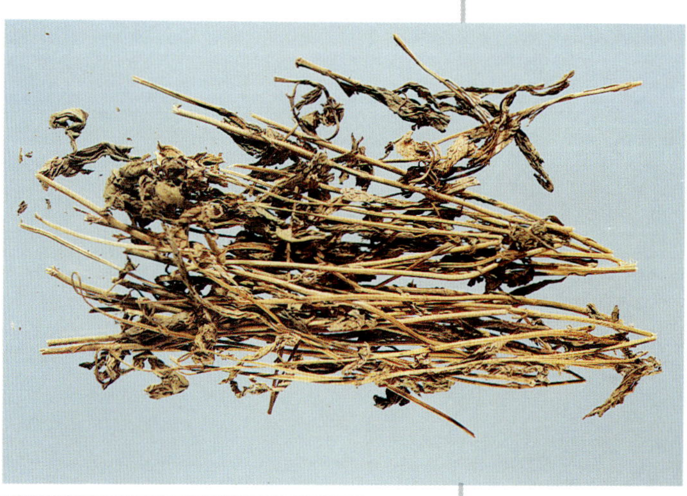

◀ 藥材佩蘭

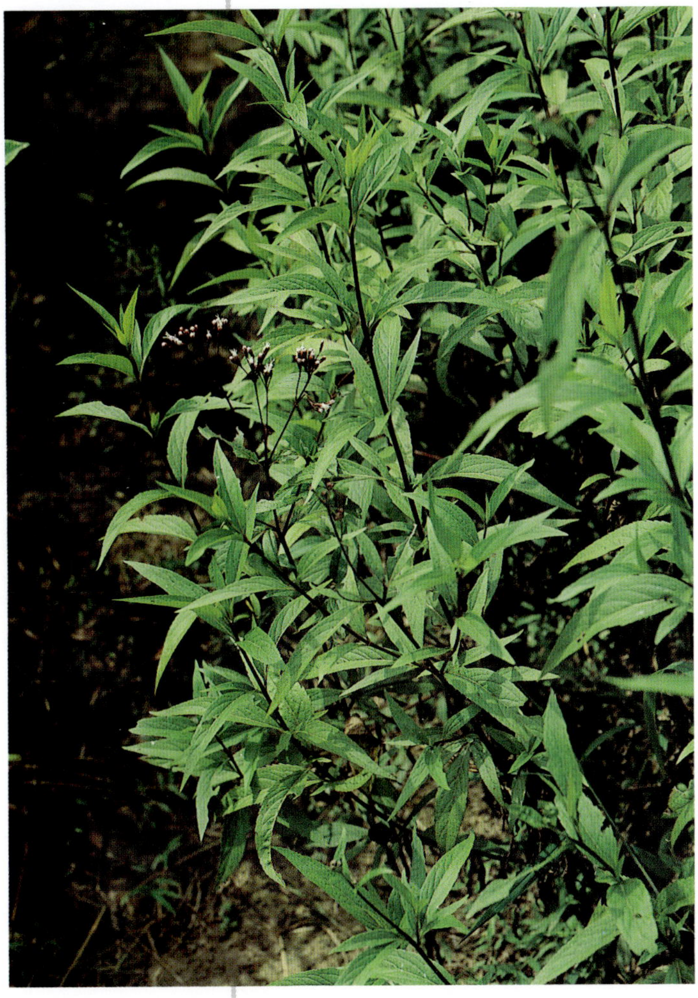

佩蘭▶

285 佩蘭

Peilan

Fortune Eupatorium Herb

HERBA EUPATORII

本品為菊科植物佩蘭 Eupatorium fortunei Turcz. 的乾燥地上部分。

〔**原植物**〕多年生草本。莖被短柔毛，上部毛較密。葉對生，具長柄；葉片常3深裂，中裂片長橢圓形或矩圓狀披針形，邊緣有鋸齒。頭狀花序排成複傘房狀；總苞片常帶紫紅色；花兩性，全為管狀花，白色。瘦果圓柱形，有5棱。

〔**藥材性狀**〕本品莖呈圓柱形，長30～100cm，直徑0.2～0.5cm；表面黃棕色或黃綠色，有的帶紫色，有明顯的節及縱棱綫；質脆，斷面髓部白色或中空。葉對生，有柄，葉片多皺縮、破碎，綠褐色；完整葉片3裂或不分裂，分裂者中間裂片較大，展平後呈披針形或長圓狀披針形，基部狹窄，邊緣有鋸齒；不分裂者展平後呈卵圓形、卵狀披針形或橢圓形。

〔**性味功能與主治**〕辛、平。芳香化濕，醒脾開胃，發表解暑。用於濕濁中阻，脘痞嘔惡，口中甜膩，口臭，多涎，暑濕表症，頭脹胸悶。

〔**用法與用量**〕3～9g。

Fortune Eupatorium Herb is the dried aerial part of *Eupatorium fortunei* Turcz. (Fam. Compositae).

Action To resolve *damp*, invigorate the function of the *spleen* and improve appetite by its spicy fragrance, and to expel *summer heat* from the body surface.

Indications Accumulation of *damp in the spleen* and stomach marked by stuffiness in the epigastrium, nausea, sweet taste and sticky sensation in the mouth, foul breath and salivation; affection by *summer heat* and *damp* marked by sensation of distension in the head and stuffiness in the chest.

Dosage 3～9g.

▼條葉旋覆花

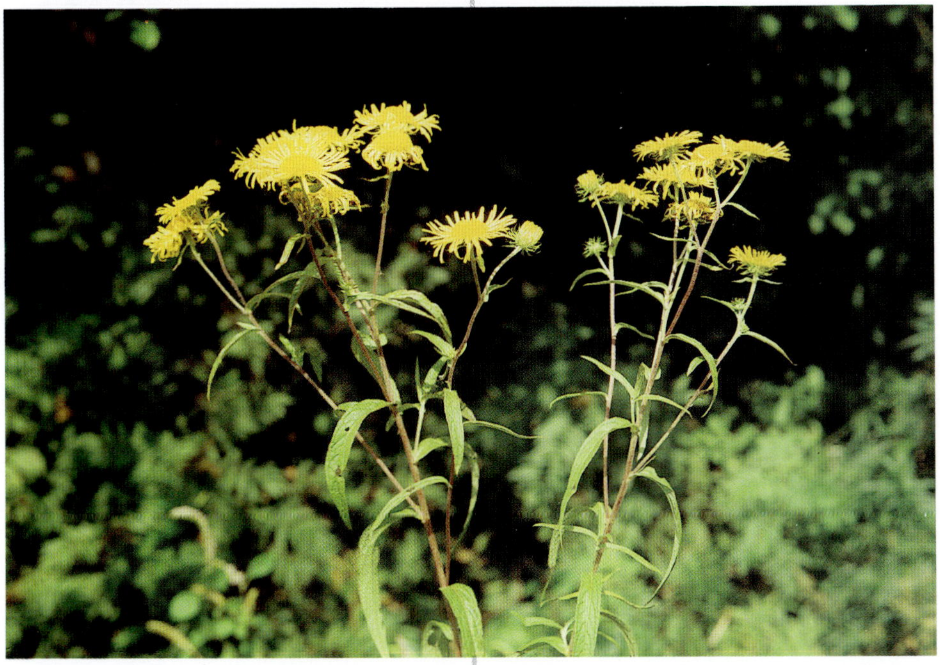

286 金沸草

Jinfeicao

Inula Herb

HERBA INULAE

本品為菊科植物條葉旋覆花 Inula linariifolia Turcz. 或旋覆花 Inula japonica Thunb. 的乾燥地上部分。

〔**原植物**〕①條葉旋覆花：多年生草本。

葉互生，條狀披針表，下部漸狹成長葉柄，邊緣常反卷，下面有腺點及蜘蛛絲狀柔毛或長伏毛。頭狀花序，直徑 1.8～2.5cm，總苞半球形，苞片 4 層，被腺毛和柔毛；舌狀花和筒狀花外面均有腺點。②旋覆花：葉狹橢圓形或披針形，基部漸狹或有半抱莖的小耳，下面伏毛和腺點較疏。頭狀花序直徑 3～4cm；總苞片 5 層。

〔**藥材性狀**〕①條葉旋覆花：莖呈圓柱形，上部分枝，長 30～70cm，直徑 0.2～0.5cm；表面綠褐色或棕褐色，疏被短柔毛，有多數細縱紋；質脆。葉互生，葉片條形或條狀披針形；先端尖，基部抱莖，全緣，邊緣反卷；上表面近無毛，下表面被短柔毛。②旋覆花：葉片橢圓狀披針形，寬 1～2.5cm，邊緣不反卷。頭狀花序較大。

〔**性味功能與主治**〕苦、辛、鹹，溫。降氣，消痰，行水。用於風寒咳嗽，痰飲蓄結，痰壅氣逆，胸膈痞滿，喘咳痰多；外治疔瘡腫毒。

〔**用法與用量**〕4.5～9g；外用鮮品適量，搗汁塗患處。

Inula Herb is the dried aerial part of *Inula linariifolia* Turcz. or *Inula japonica* Thunb. (Fam. Compositae).

Action To relieve cough and dyspnea, and eliminate retained *phlegm*.

Indications Cough in colds with retention of *phlegm* marked by dyspnea, profuse expectoration and feeling of stuffiness in the chest; external use for pyogenic infections of the skin.

Usage and Dosage 4.5～9g; appropriate quantity of the fresh herb to be pounded for juice for topical application.

287 金果欖

Jinguolan

Tinospora Root

RADIX TINOSPORAE

本品為防已科植物青牛膽 Tinospora sagittata (Oliv.) Gagnep. 或金果欖 Tinospora capillipes Gagnep. 的乾燥塊根。

〔**原植物**〕①青牛膽：纏繞藤本。塊根黃色，常數個結節相連。莖粗糙，有槽紋。葉互生，長橢圓狀披針形，先端漸尖，基部箭形或戟狀箭形，全緣，兩面被短硬毛。總狀花序，雌雄異株，花近

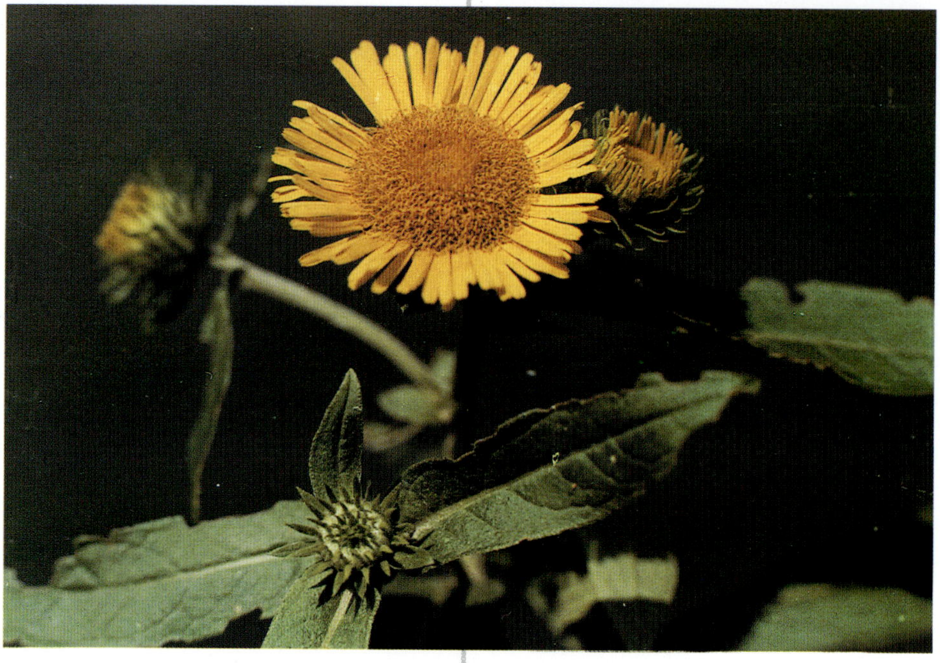

▲旋覆花

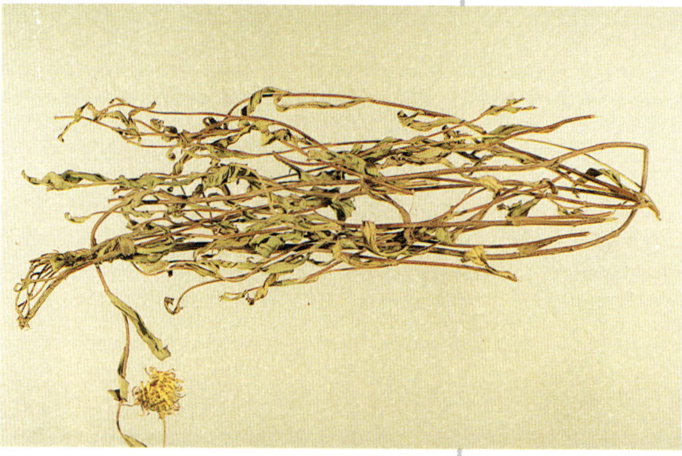

◀藥材金沸草

▼金果欖

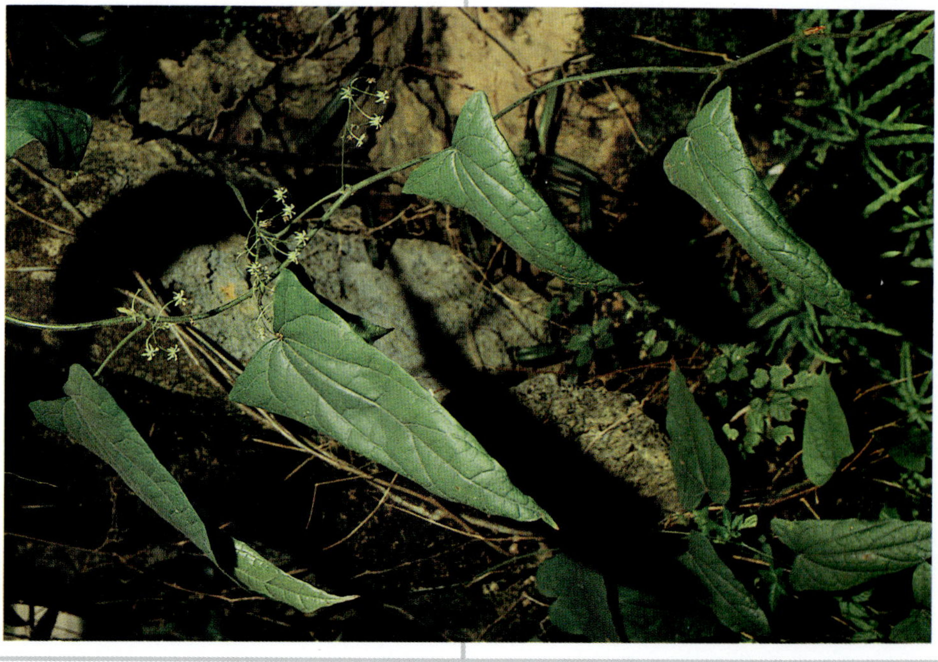

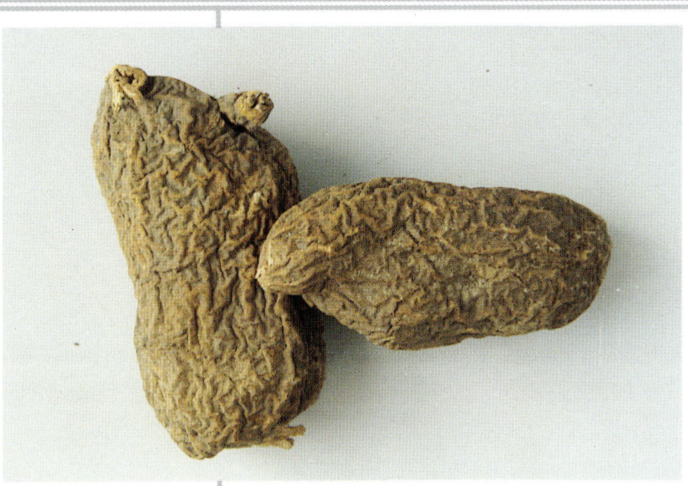

藥材金果欖 ▶

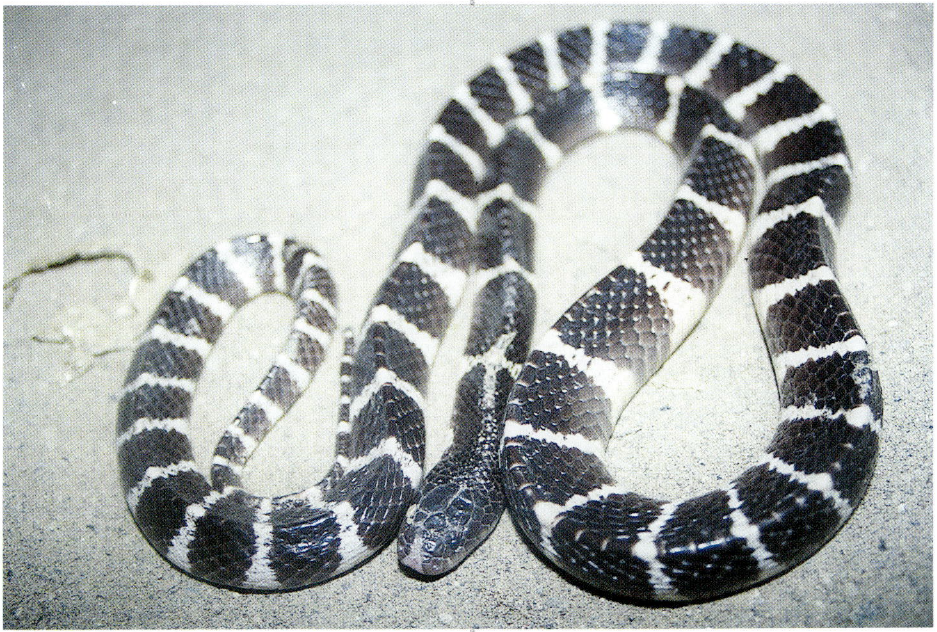

▲銀環蛇

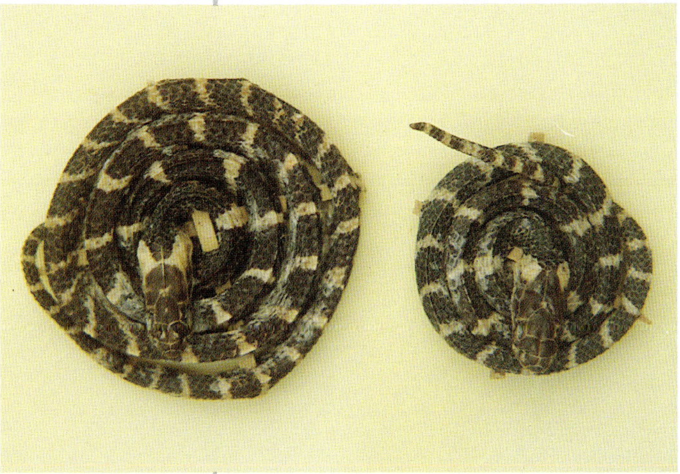

藥材金錢白花蛇 ▶

白色。核果球形，紅色，背部隆起。②金果欖：葉卵形至長卵形，先端銳尖，基部圓耳狀箭形，下面有疏毛。圓錐花序腋生。核果近橢圓形。

〔**藥材性狀**〕本品呈不規則圓塊狀，長5～10cm，直徑3～6cm。表面棕黃色或淡褐色，粗糙不平，有深皺紋。質硬不易破碎。斷面淡黃白色，導管束略呈放射狀排列，色較深。

〔**性味功能與主治**〕苦，寒。清熱解毒，利咽，止痛。用於咽喉腫痛，癰疽疔毒，泄瀉，痢疾，脘腹熱痛。

〔**用法與用量**〕3～9g；外用適量，研末吹喉或醋磨塗敷患處。

Tinospora Root is the dried root tuber of *Tinospora sagittata* (Oliv.) Gagnep. or *Tinospora capillipes* Gagnep. (Fam. Menispermaceae).

Action To remove *toxic heat*, to cure sore throat and to relieve pain.

Indications Swelling and pain of the throat, carbuncles and boils; diarrhea, dysentery; epigastric pain of *heat* type.

Usage and dosage 3～9g; for external use, appropriate quantity to be ground into powder and insufflated into the throat, or to be ground together with vinegar and applied topically.

288 金錢白花蛇

Jinqian Baihuashe

Coin-like White-banded Snake

BUNGARUS PARVUS

本品為眼鏡蛇科動物銀環蛇 Bungarus multicinctus multicinctus Blyth 的乾燥體。

〔**原動物**〕蛇體全長600～1200mm。頭部稍大於頸部。眼小，橢圓形。鼻鱗2片，鼻孔橢圓形，位於二鱗之間。無頰鱗。上唇鱗常7片。眼前鱗1片，眼後鱗2片。前顳鱗1片，少數2片，後顳鱗2片。體鱗光滑，背鱗15列。腹鱗200～211片，肛鱗單一，尾下鱗單列，41～51片。體背面黑色，有多數白色橫帶，腹部白色。

〔**藥材性狀**〕本品呈圓盤狀，盤徑3～15cm，蛇體直徑0.3～2cm。頭盤在中間，尾細，常納口內。背部黑色或灰黑色，有多數白色環紋，並有1條顯著突起的脊棱，鱗片細密，有光澤。腹部黃白色，鱗片稍大。

〔**性味功能與主治**〕甘、鹹，溫。祛風，通絡，止痙。用於風濕頑痹，麻木拘攣，中風口喎，半身不遂，抽搐痙攣，破傷風症，麻風疥癬，瘰癧惡瘡。

〔**用法與用量**〕3～4.5g。研粉吞服1～1.5g。

Coin-like White-banded Snake is the dried body of *Bungarus multicinctus multicinctus* Blyth (Fam. Elapidae).

Action To dispel wind, to remove obstruction of the *collaterals*, and to relieve spasm.

Indications Chronic rheumatiod arthritis with numbness and muscula contracture; apoplectic hemiplegia and facial paralysis; convulsion, tetanus; festered scrofula.

Usage and dosage 3～4.5g; 1～1.5g to be ground into powder and taken with water.

289 **金錢草**

Jinqiancao

Christina Loosestrife

HERBA LYSIMACHIAE

本品為報春花科植物過路黃 Lysimachia christinae Hance 的乾燥全草。

〔**原植物**〕多年生匍匐草本。莖、花萼、花冠均有黑色腺條。葉對生，具長柄；葉片卵形或心形，全緣，主脈1條，於葉背面隆起。花成對腋生，花梗長達葉端，花萼5深裂，花冠黃色，雄蕊5，與花瓣相對生。蒴果球形，有黑色短腺條。

〔**藥材性狀**〕本品常纏結成團，無毛或被疏柔毛。莖扭曲，表面棕色或暗棕紅色，有縱紋，下部莖節上有時具鬚根。葉對生，多皺縮，展平後呈寬卵形或心形，長1～4cm，寬1～5cm，基部微凹，全緣；上表面灰綠色或棕褐色，下表面色較淺，主脈明顯突起，用水浸後，對光透視可見黑色或褐色條紋；葉柄長1～4cm。有的帶花，花黃色，單生葉腋；具長梗。蒴果球形。

〔**橫切面**〕見圖。

〔**表面觀**〕見圖。

〔**性味功能與主治**〕甘、鹹，微寒。清利濕熱，通淋，消腫。用於熱淋，沙淋，尿澀作痛，黃疸尿赤，癰腫疔瘡，毒蛇咬傷，肝膽結石，尿路結石。

〔**用法與用量**〕15～60g，鮮品加倍。

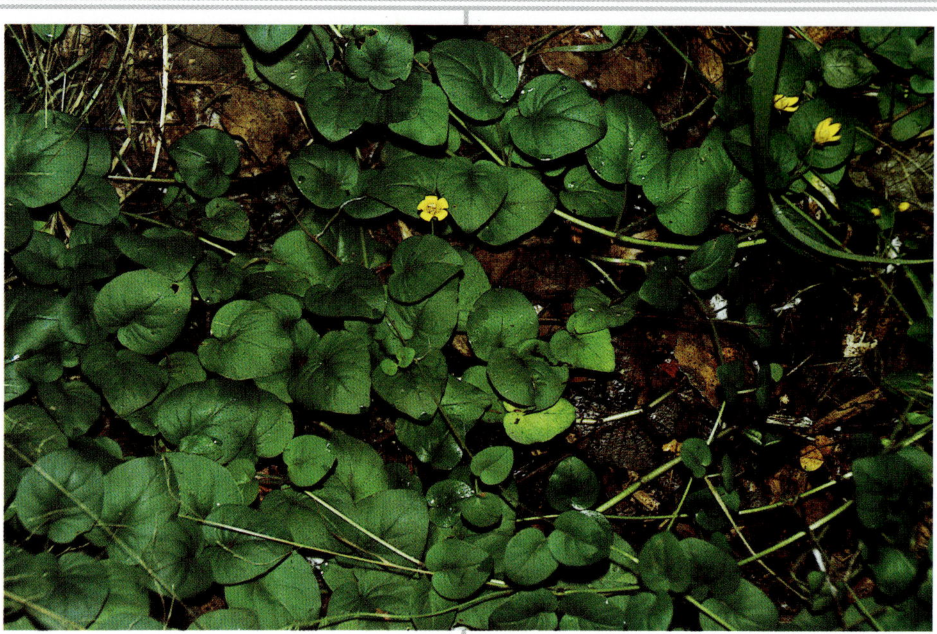

▲過路黃

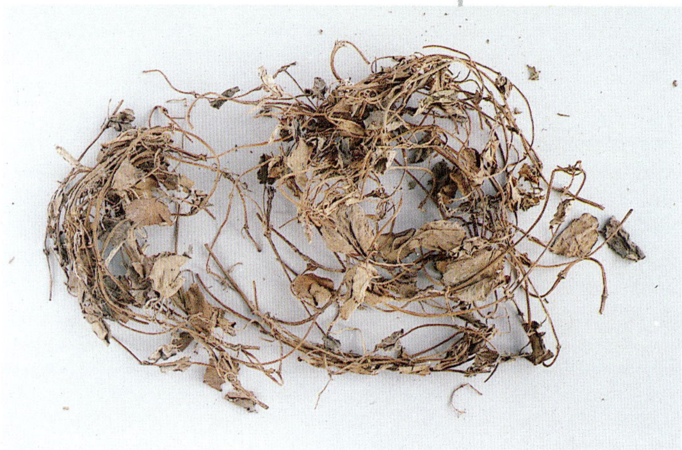

◀藥材金錢草

▼藥材金錢草莖橫切面

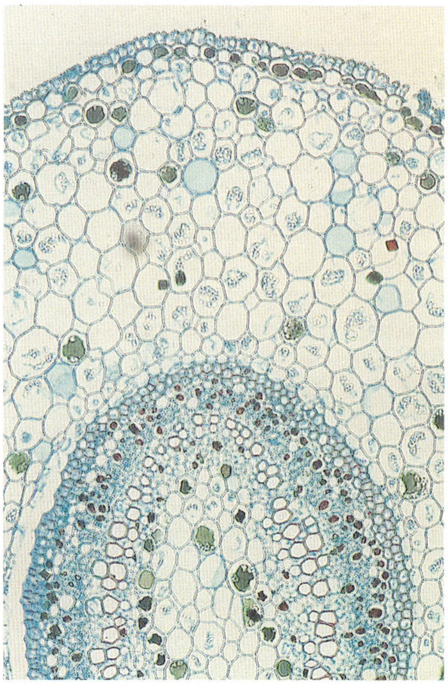

▼藥材金錢草葉表面觀示腺毛和分泌道

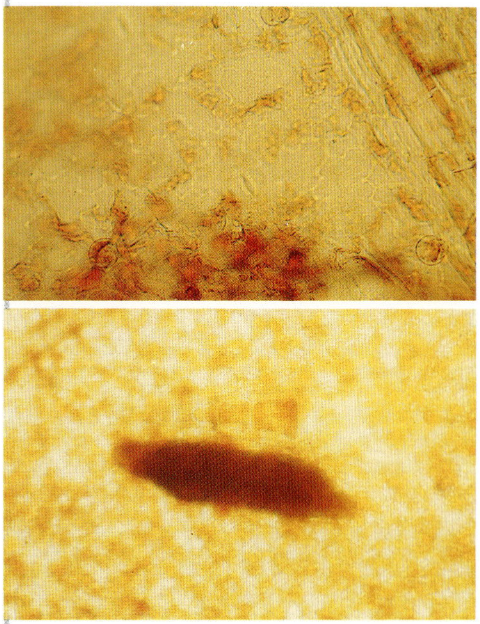

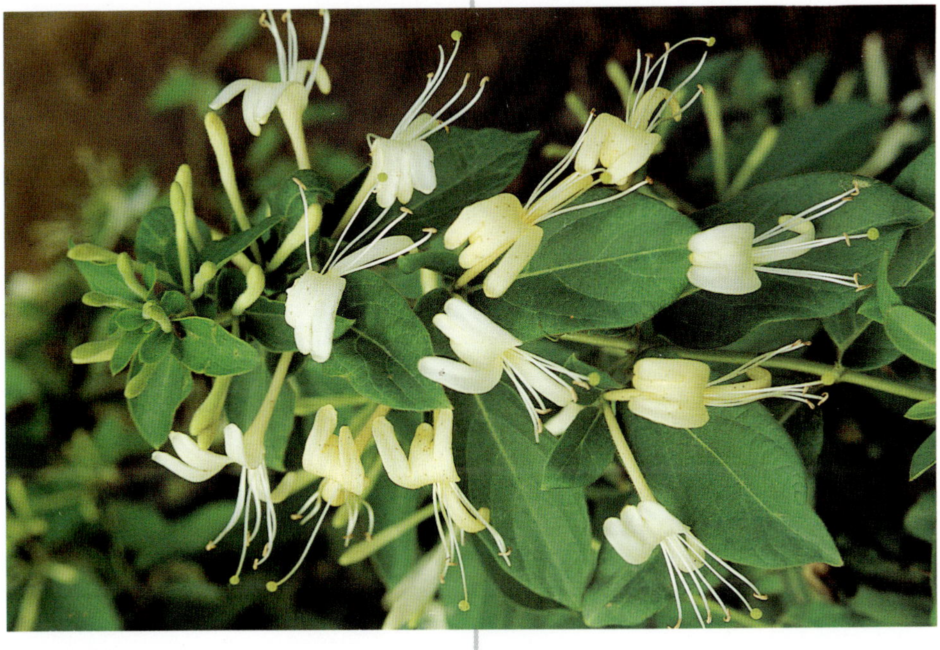

▲忍冬

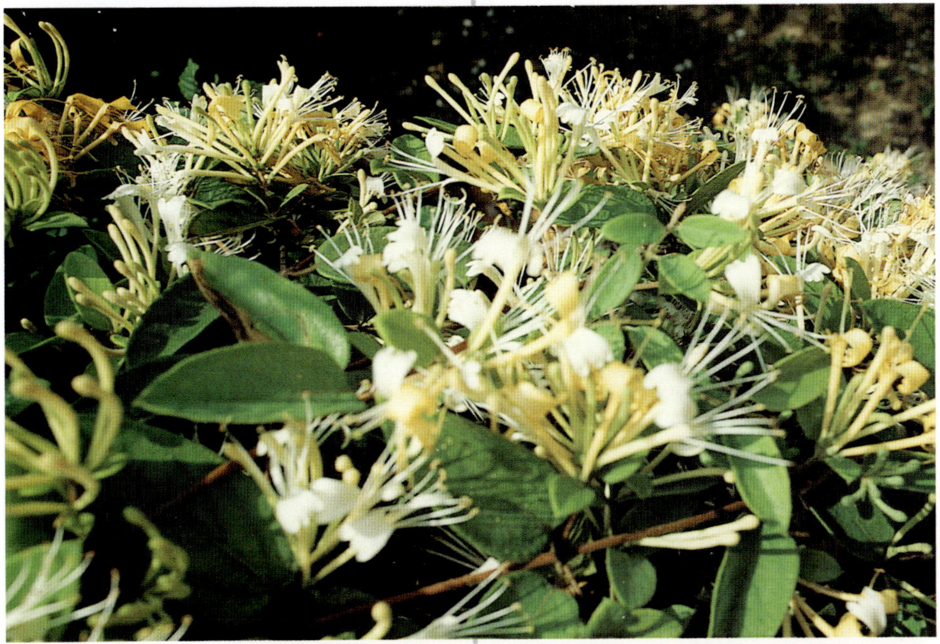

▲山銀花

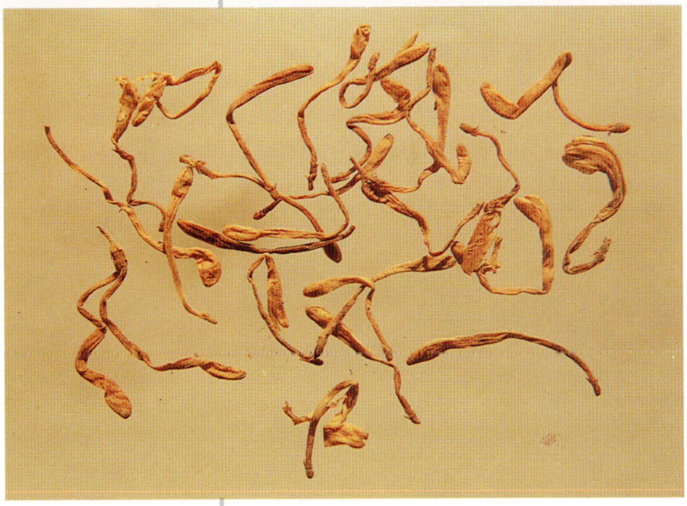

藥材金銀花 ▶
（忍冬）

Christina Loosestrife is the dried herb of *Lysimachia christinae* Hance (Fam. Primulaceae).

Action To remove *damp-heat*, relieve dysuria, and to promote subsidence of swelling.

Indications Acute urinary infection or urolithiasis with difficult painful urination; jaundice with dark urine, hepatic or biliary calculus; carbuncles, sores, venomous snake bite.

Dosage 15～60g of the dried herb or 30～120g of the fresh herb.

290 金銀花

Jinyinhua

Honeysuckle Flower

FLOS LONICERAE

本品為忍冬科植物忍冬 Lonicera japonica Thunb.、紅腺忍冬 Lonicera hypoglauca Miq.、山銀花 Lonicera confusa DC. 或毛花柱忍冬 Lonicera dasystyla Rehd. 的乾燥花蕾或帶初開的花。

〔**原植物**〕①忍冬：見 246 忍冬藤。②紅腺忍冬：苞片鑽形。葉下面密生微毛並雜有紅褐色腺點。③山銀花：苞片不為葉狀，萼筒橢圓形，密生小硬毛。④毛花柱忍冬：花淡黃色，常帶紫暈，花萼筒口縊縮。

〔**藥材性狀**〕①忍冬：呈棒狀，上粗下細，略彎曲，長 2～3cm，上部直徑約 3mm，下部直徑約 1.5mm。表面黃白色或綠白色，貯久色漸深，密被短柔毛。偶見葉狀苞片。花萼綠色，先端 5 裂，裂片有毛，長約 2mm。開放者花冠筒狀，先端二唇形；雄蕊 5 個，附於筒壁，黃色；雌蕊 1 個，子房無毛。②紅腺忍冬：長 2.5～4.5cm，直徑 0.8～2mm。表面黃白色至黃棕色，無毛或疏被毛。萼筒無毛，先端 5 裂，裂片長三角形，被毛。開放者，花冠下唇反轉。花柱無毛。③山銀花：長 1.6～3.5cm，直徑 0.5～2mm。萼筒和花冠密被灰白色毛。子房有毛。④毛花柱忍冬：長 2.5～4cm，直徑 1～2.5mm。表面淡黃色微帶紫色，無毛。花萼裂片短三角形。開放者花冠上唇常不整齊，花柱下部多密被長柔毛。

〔**性味功能與主治**〕甘，寒。清熱解毒，涼散風熱。用於癰腫疔瘡，喉痹，丹毒，熱血毒痢，風熱感冒，溫病發熱。

〔**用法與用量**〕6～15g。

Honeysuckle Flower is the dried flower bud or opening flower of *Lonicera japonica* Thunb., *Lonicera hypoglauca* Miq., *Lonicera confusa* DC. or *Lonicera dasystyla* Rehd. (Fam. Caprifoliaceae).

Action To remove toxic *heat* and dispel *wind-heat*.

Indications Carbuncles, boils, erysipelas, acute dysentery, pharyngitis, upper respiratory infection, epidemic, febrile diseases.

Dosage 6～15g.

291 金櫻子

Jinyingzi

Cherokee Rose Fruit

FRUCTUS ROSAE LAEVIGATAE

本品為薔薇科植物金櫻子 Rosa laevigata Michx. 的乾燥成熟果實。

〔**原植物**〕常綠攀援灌木，有鈎狀皮刺和刺毛。三出複葉互生，小葉橢圓狀卵形至卵狀披針形，先端尖，基部近圓形或寬楔形，邊緣有細銳鋸齒，下面脈紋明顯。花單生於側枝頂端，白色。薔薇果青黃色轉紅色，長梨形，有直刺，頂端具長展而外彎的宿萼裂片。瘦果多數。

〔**藥材性狀**〕本品為花托髮育而成的假果，呈倒卵形，長 2～3.5cm，直徑 1～2cm。表面紅黃色或紅棕色，有突起的棕色小點，係毛刺脫落後的殘基。頂端有盤狀花萼殘基，中央有黃色柱基，下部漸尖。質硬。切開後，花托壁厚 1～2mm，內有多數堅硬的小瘦果，內壁及瘦果均有淡黃色絨毛。

〔**性味功能與主治**〕酸、甘、澀，平。固精縮尿，澀腸止瀉。用於遺精滑精，遺尿尿頻，崩漏帶下，久瀉久痢。

〔**用法與用量**〕6～12g。

Cherokee Rose Fruit is the dried ripe fruit of *Rosa laevigata* Michx. (Fam. Rosaceae).

Action To arrest seminal emission, to restrain urination, and to check diarrhea.

Indications Nocturnal emission, spermatorrhea; enuresis, frequent urination; abnormal uterine bleeding; excessive leukorrhea; protracted diarrhea; chronic dysentery.

Dosage 6～12g.

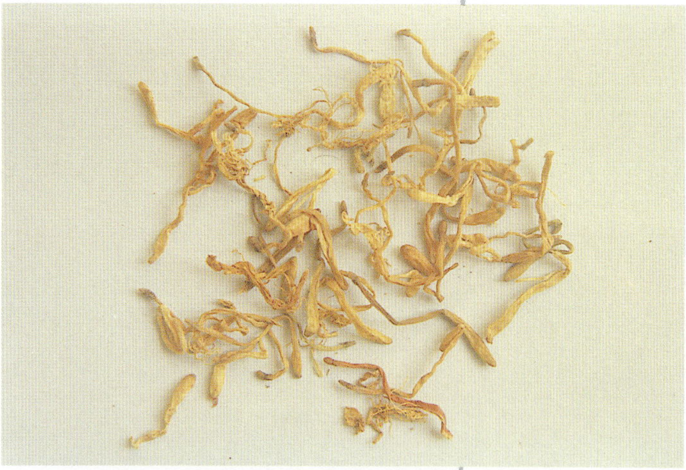

◀ 藥材金銀花（山銀花）

▼ 金櫻子

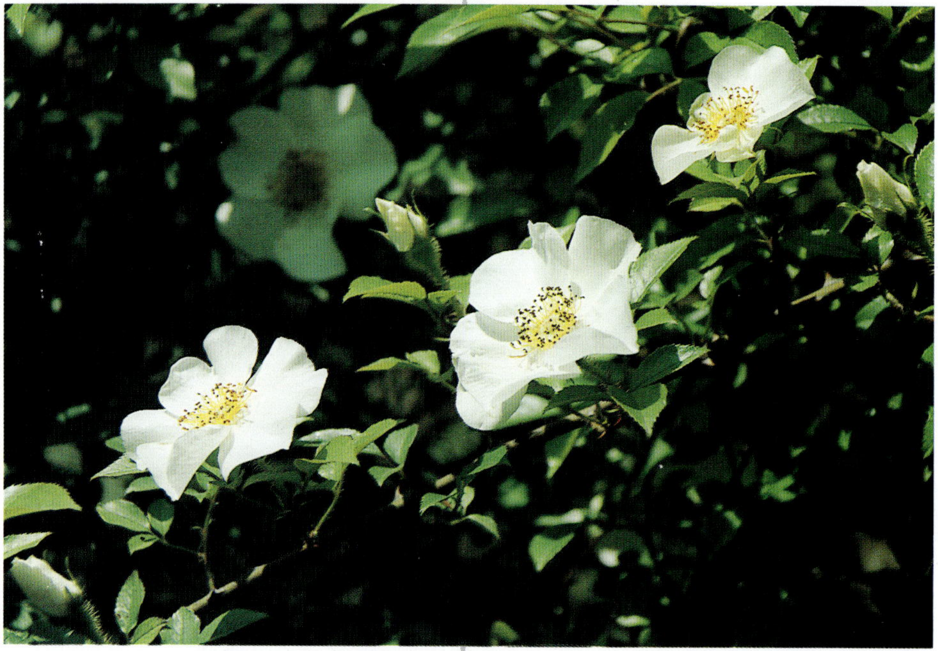

▼ 藥材金櫻子

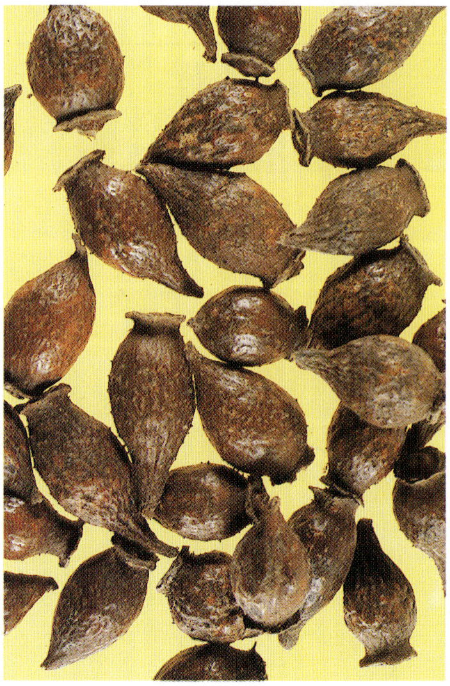

▼ 藥材金櫻子花托壁橫切面

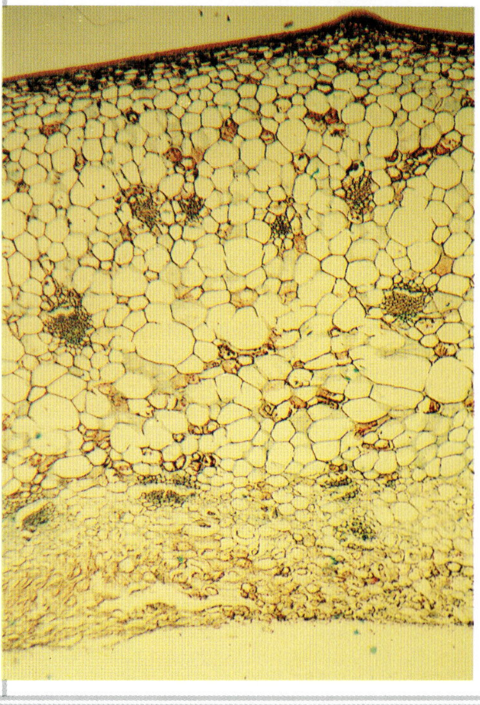

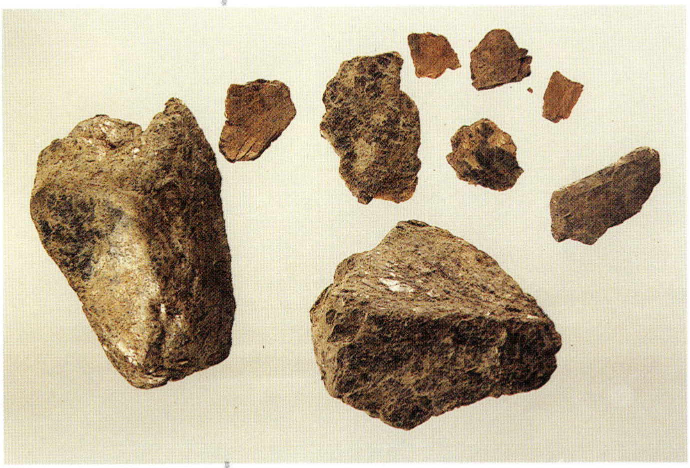

藥材金礞石 ▶

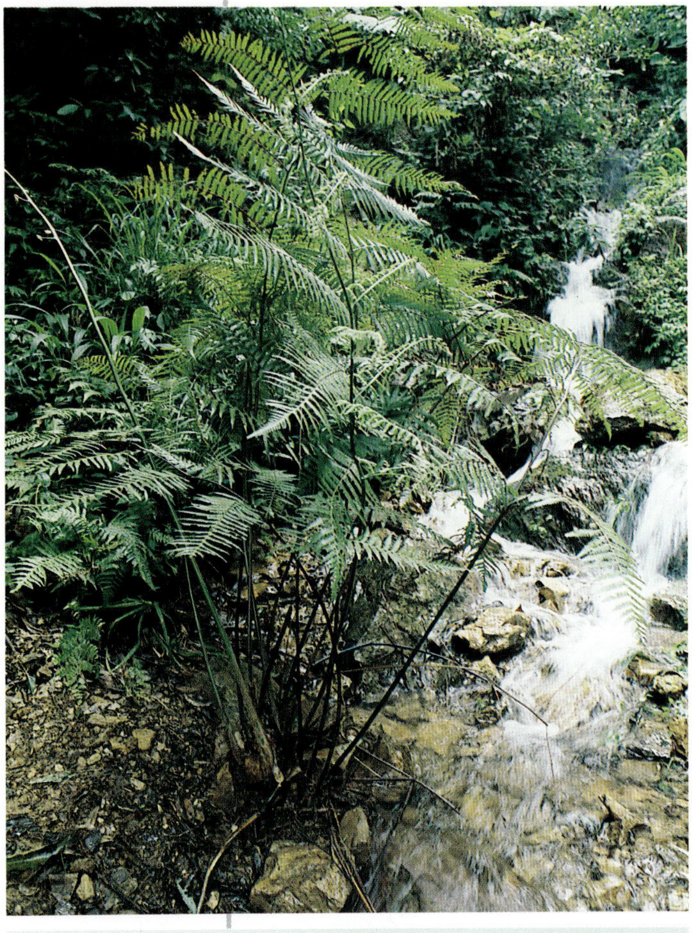

金毛狗脊 ▶

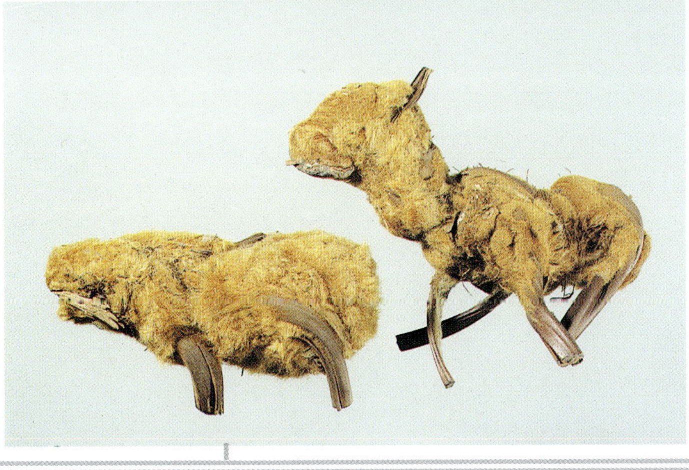

藥材狗脊（原藥材）▶

292 金礞石

Jinmengshi

Mica-schist

LAPIS MICAE AUREUS

本品為變質岩類蛭石片岩或水黑雲母片岩。

〔**藥材性狀**〕本品為鱗片狀集合體。呈不規則塊狀或碎片，碎片直徑 0.1～0.8cm；塊狀者直徑 2～10cm，厚 0.6～1.5cm，無明顯棱角。棕黃色或黃褐色，帶有金黃色或銀白色光澤。質脆，用手捻之，易碎成金黃色閃光小片。具滑膩感。

〔**性味功能與主治**〕甘、鹹，平。墜痰下氣，平肝鎮驚。用於頑痰膠結，咳逆喘急，癲癇發狂，煩躁胸悶，驚風抽搐。

〔**用法與用量**〕3～6g，多入丸散服。

Mica-schist is a rock schist or black mica schist of metamorphic group.

Action To eliminate *phlegm* and relieve cough and dyspnea, to subdue hyperactivity of the *liver* and arrest convulsions.

Indications Cough and dyspnea due to retention of sticky *phlegm*, irritability and oppressed feeling in the chest; epilepsy, mania, convulsions.

Usage and dosage 3～6g, mostly used in making pills or powder.

293 狗脊

Gouji

Cibot Rhizome

RHIZOMA CIBOTII

本品為蚌殼蕨科植物金毛狗脊 Cibotium barometz (L.) J. Sm. 的乾燥根莖。秋、冬二季採挖，除去泥沙，乾燥；或去硬根、葉柄及金黃色絨毛，切厚片，乾燥，為"生狗脊片"；蒸後，曬至六、七成乾，切厚片，乾燥，為"熟狗脊片"。

〔**原植物**〕植株樹狀，高 2～3m。根莖粗短，密被金黃色長柔毛。葉叢生於根莖頂端，三回羽裂，末回裂片鐮狀披針形，尖頭，邊緣有淺鋸齒，側脈單一，或在不育裂片上為二叉，革質；葉柄粗壯，基部被金黃色長柔毛及披針形鱗片。孢子囊群生於小脈頂端，每裂片 1～6 對，囊群蓋兩瓣，形如蚌殼。

〔**藥材性狀**〕本品呈不規則的長塊狀，長 10～30cm，直徑 2～20cm。表面深棕色，殘留金黃色絨毛；上面有數個紅棕色的木質葉柄，下面殘存黑色細根。質堅硬，不易折斷。生狗脊片呈不規則長條形或圓形，長 5～20cm，直徑 2～10cm，厚 1.5～5mm；切面淺棕色，較平滑，近邊緣 1～4mm 處有 1 條棕黃色隆起的木質部環紋或條紋，邊緣不整齊，偶有金黃色絨毛殘留；質脆，易折斷，有粉性。熟狗脊片呈黑棕色，質堅硬。

〔**性味功能與主治**〕苦、甘，溫。補肝腎，強腰脊，祛風濕。用於腰脊酸軟，下肢無力，風濕痹痛。

〔**用法與用量**〕6～12g。

Cibot Rhizome is the dried rhizome of *Cibotium barometz* (L.) J. Sm. (Fam. Dicksoniaceae).

Action To replenish the *liver* and the *kidney*, to strengthen the back, and to relieve rheumatic conditions.

Indications Weakness and aching of the back and loins, limpness of the legs, rheumatic arthralgia.

Dosage 6～12g.

294 魚腥草

Yuxingcao

Heartleaf Houttuynia Herb

HERBA HOUTTUYNIAE

本品為三白草科植物蕺菜 Houttuynia cordata Thunb. 的乾燥地上部分。

〔**原植物**〕多年生草本，有魚腥臭。根莖橫走。葉互生，心形或寬卵形，有細腺點，兩面脈上有柔毛，下面常紫色；托葉膜質，條形，下部常與葉柄合生成鞘狀。穗狀花序生於莖上部，與葉對生，基部有花瓣狀苞片 4 片，白色；花小，無被，僅有 1 綫狀小苞。蒴果卵圓形，頂端開裂。

〔**藥材性狀**〕本品莖呈扁圓柱形，扭曲，長 20～35cm，直徑 0.2～0.3cm；表面棕黃色，具縱棱數條，節明顯，下部節上有殘存鬚根；質脆，易折斷。葉互生，葉片卷折皺縮，展平後呈心形，長 3～5cm，寬 3～4.5cm；先端漸尖，全緣；上表面暗黃綠色至暗棕色，下表面灰綠色或灰棕色；葉柄細長，基部與托葉合生成鞘狀。穗狀花序頂生，黃棕色。搓碎有魚腥氣。

〔**性味功能與主治**〕辛，微寒。清熱解

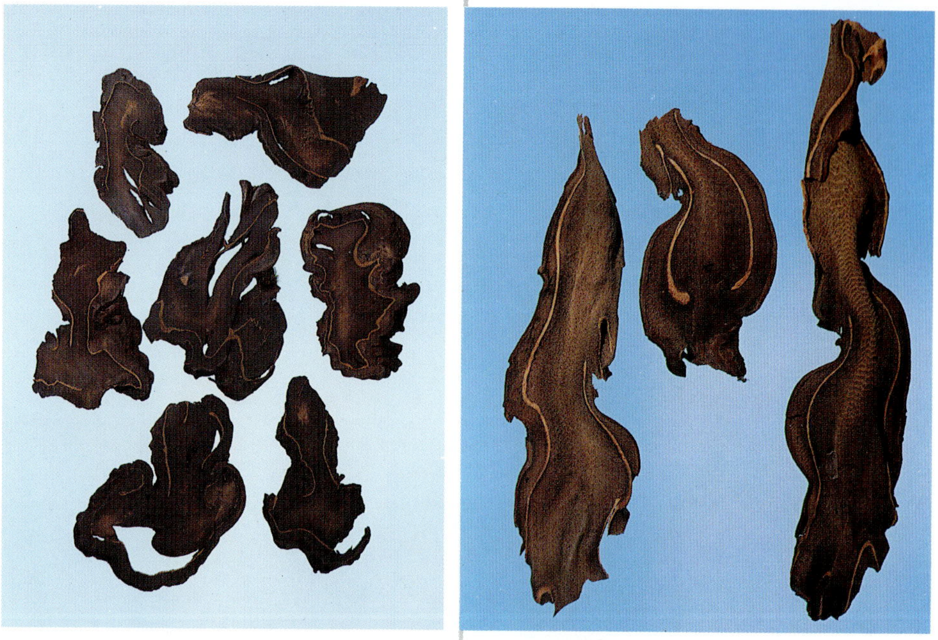

▲ 藥材狗脊（右：生狗脊 左：熟狗脊）

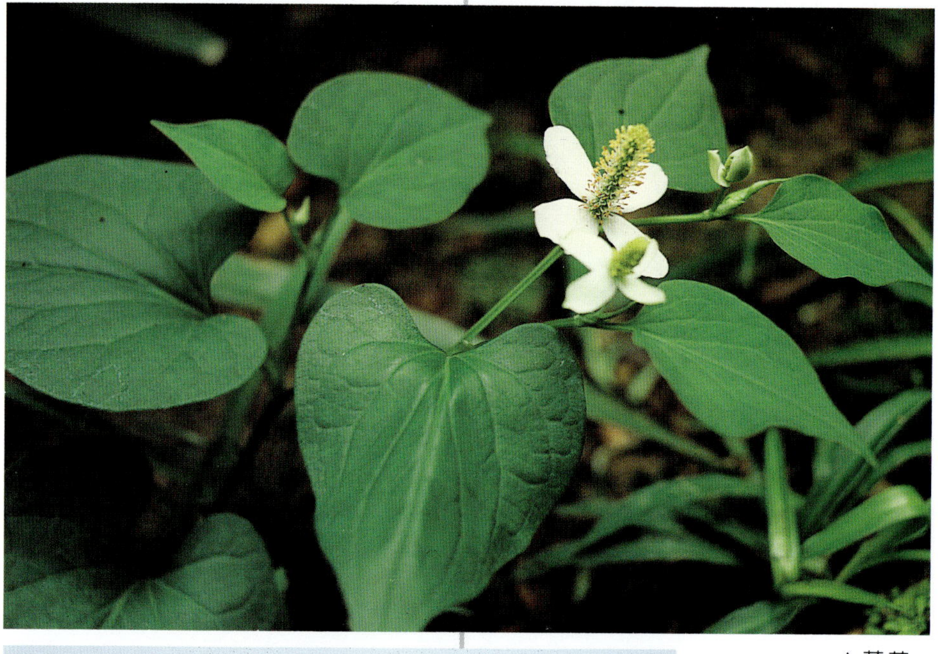

▲ 蕺菜

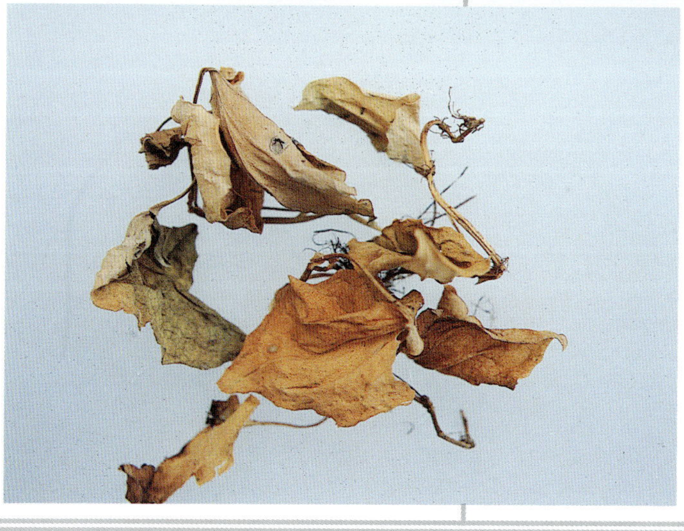

◀ 藥材魚腥草

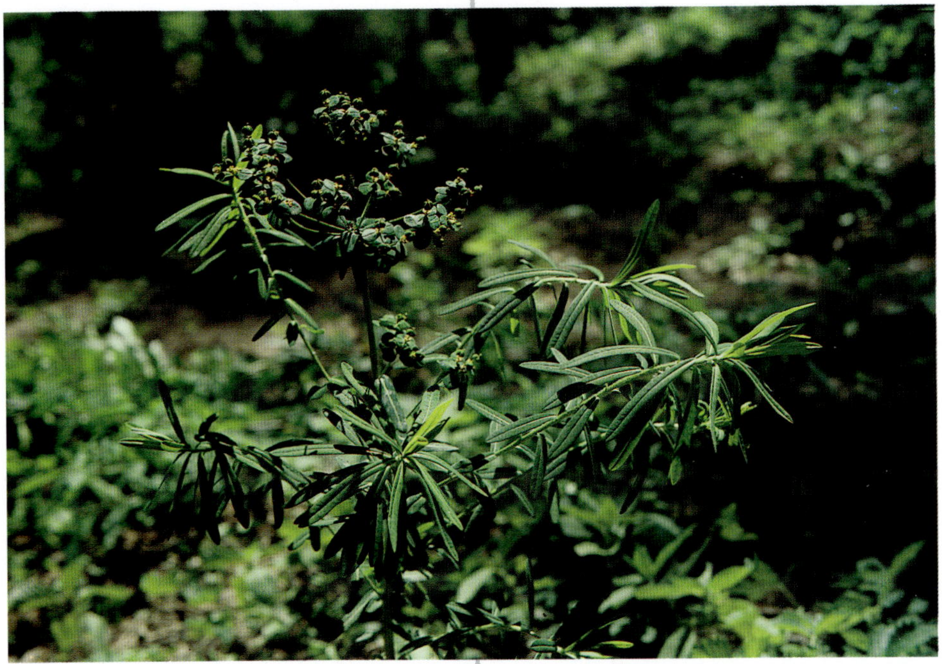

▲ 大戟

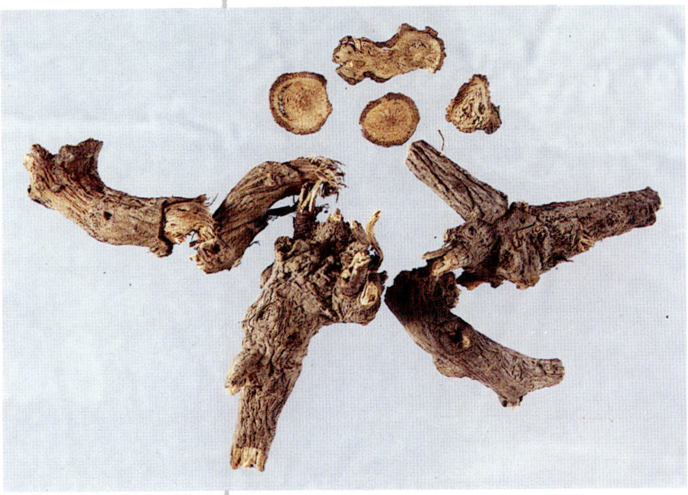

藥材京大戟 ▶

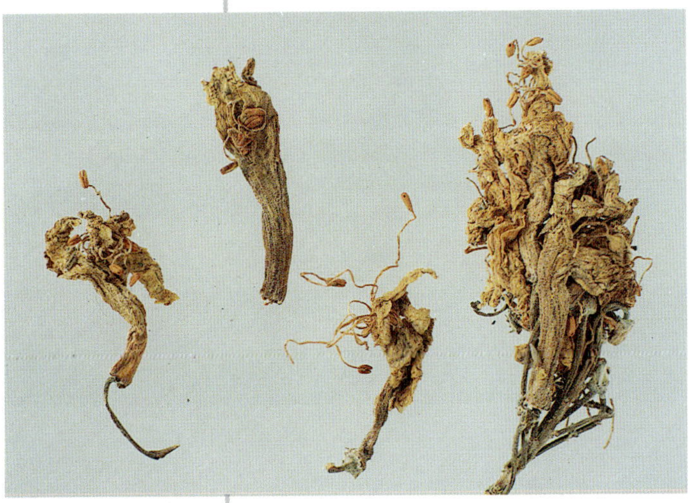

藥材鬧羊花 ▶

毒。消癰排膿，利尿通淋。用於肺癰吐膿，痰熱喘咳，熱痢，熱淋，癰腫瘡毒。

〔**用法與用量**〕15～25g，不宜久煎；鮮品用量加倍，水煎或搗汁服。外用適量，搗敷或煎湯熏洗患處。

Heartleaf Houttuynia Herb is the dried aerial part of *Houttuynia cordata* Thunb. (Fam. Saururaceae).

Action To remove toxic *heat*, to promote the drainange of pus, and to relieve dysuria.

Indications Lung abscess with purulent expectoration; *heat in the lung* with cough and dyspnea; acute dysentery; acute urinary infection; carbuncles and sores.

Usage and dosage 15～25g to be boiled briefly; 30～50g of the fresh herb to be decocted or pounded to make juice for oral administration. For external use, appropriate quantity to be pounded into paste for topical application or made into hot decoction for fuming and washing of the lesion.

295 京大戟

Jingdaji

Peking Euphorbia Root

RADIX EUPHORBIAE PEKINENSIS

本品為大戟科植物大戟 Euphorbia pekinensis Rupr. 的乾燥根。

〔**原植物**〕多年生草本，全株含乳汁。莖被白色短毛，基部微帶紫色，上部分枝。葉互生，長圓狀披針形至披針形，全緣，下面稍被白粉。總花序通常有 5 傘梗，基部輪生苞片 5 枚，杯狀聚傘花序，總苞壇形，頂端 4 裂，腺體 4，腎形。蒴果三棱狀球形，有疣狀突起。種子卵形。

〔**藥材性狀**〕本品呈不整齊的長圓錐形，略彎曲，常有分枝，長 10～20cm，直徑 1.5～4cm。表面灰棕色或棕褐色，粗糙，有縱皺紋，橫向皮孔及支根痕。頂端略膨大，有多數莖基及芽痕。斷面類白色或淡黃色，纖維性。

〔**性味功能與主治**〕苦，寒；有毒。瀉水逐飲。用於水腫脹滿，胸腹積水，痰飲積聚，氣逆喘咳，二便不利。

〔**用法與用量**〕1.5～3g。

〔**注意**〕孕婦禁用；不宜與甘草同用。

Peking Euphorbia Root is the dried root of *Euphorbia pekinensis* Rupr. (Fam. Euphorbiaceae).

Action To cause drastic purgation.

Indications Anasarca, hydrothorax and ascites with dyspnea, constipation and oliguria.
Dosage 1.5～3g.
Precaution Contraindicated in pregnancy. Incompatible with Radix Glycyrrhizae.

296 鬧羊花

Naoyanghua

Yellow Azalea Flower

FLOS RHODODENDRI MOLLIS

本品為杜鵑花科植物羊躑躅 Rhododendron molle G. Don 的乾燥花。

〔**原植物**〕灌木。幼株有柔毛及剛毛。葉紙質，常簇生枝頂，長圓形至長圓狀披針形，先端鈍，有短尖，基部楔形，邊緣有睫毛。傘形總狀花序頂生，有花達9朵，花先於葉或同時開放；花梗有短柔毛，花萼小，有柔毛和長睫毛，花冠寬鐘狀，金黃色，外面有絨毛。蒴果長橢圓形，被疏剛毛。

〔**藥材性狀**〕本品數朵花簇生於一總柄上，多脫落為單朵，灰黃色至黃褐色，皺縮。萼片5裂，半圓形至三角形，邊緣有較長的細毛；花冠鐘狀，筒部較長，約至2.5cm，頂端卷折，5裂，花瓣寬卵形，先端鈍或微凹；雄蕊5，花絲卷曲，等長或略長於花冠，中部以下有茸毛，花藥紅棕色，頂孔裂；雌蕊1，柱頭頭狀；花梗1～2.8cm，棕褐色，有短茸毛。

〔**性味功能與主治**〕辛，溫；有大毒。祛風除濕，散瘀定痛。用於風濕痹痛，跌打損傷，皮膚頑癬。

〔**用法與用量**〕0.6～1.5g，浸酒或入丸散；外用適量，煎水洗或鮮品搗敷。

〔**注意**〕不宜多服、久服。體虛者及孕婦禁用。

Yellow Azalea Flower is the dried flower of *Rhododendron molle* G. Don (Fam. Ericaceae).

Action To relieve rheumatic conditions, and to eliminate *blood stasis* and alleviate pain.

Indications Rheumatic arthralgia; traumatic injuries; wingworm.

Usage and dosage 0.5～1.5g, to be made into infusion with wine or into pills or powder; for external use, appropriate quantity to be decocted for washing or the fresh flower to be pounded into paste for topical application.

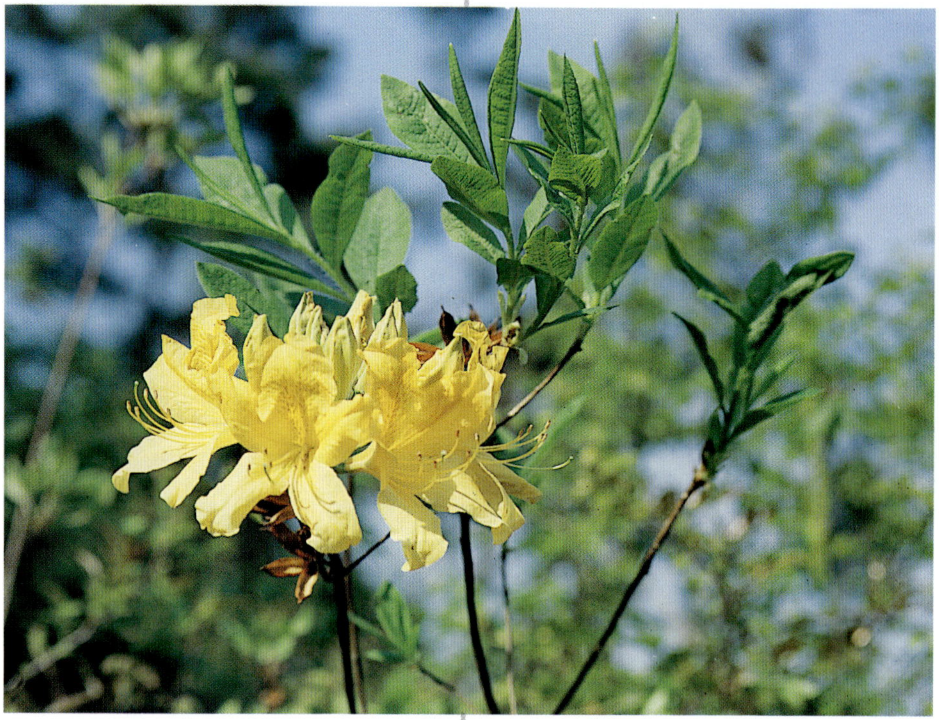

▲羊躑躅

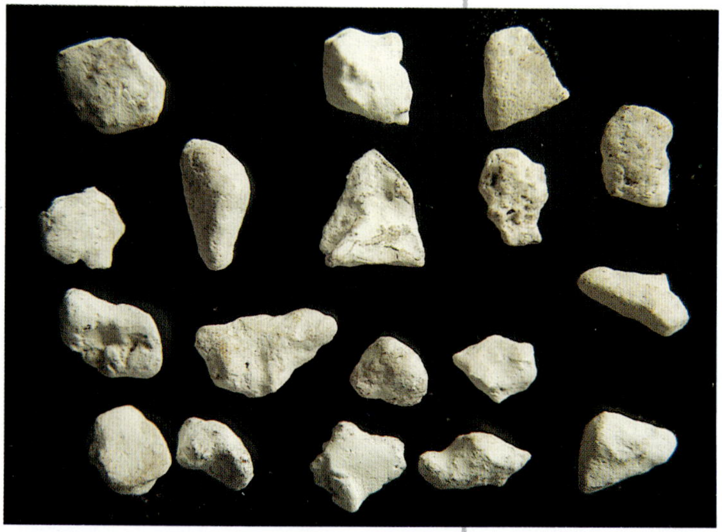

◀藥材爐甘石

毛葉地瓜兒苗 ▶

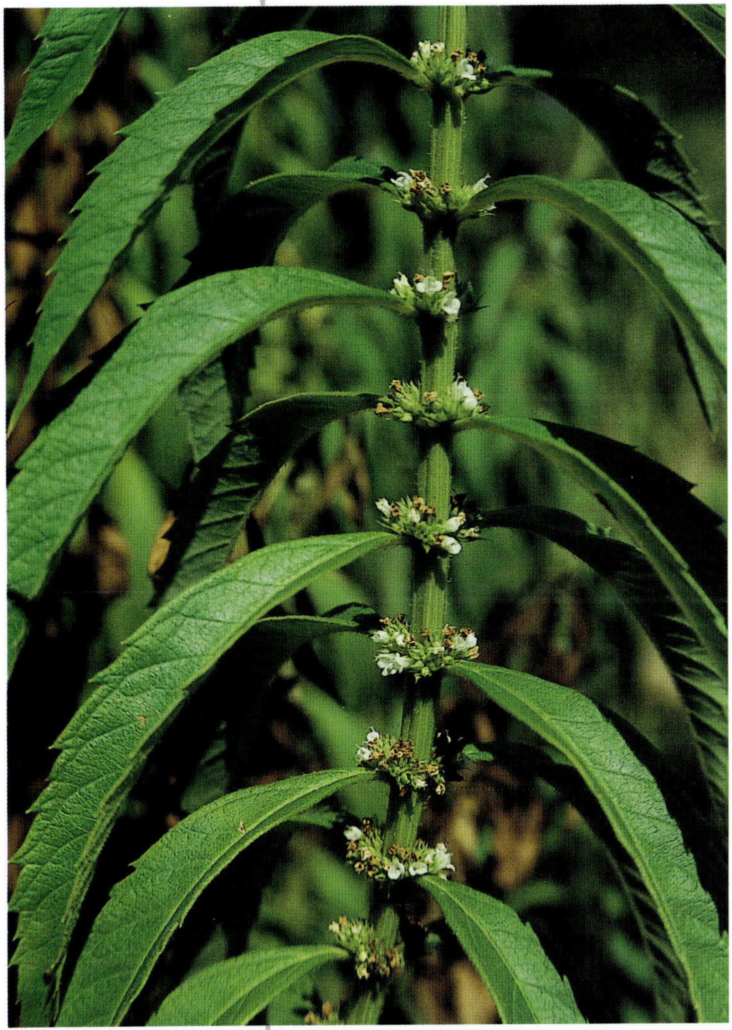

藥材澤蘭 ▶

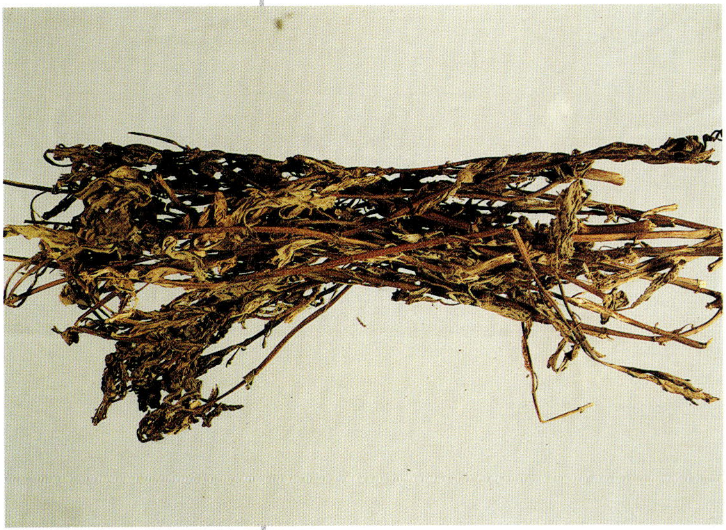

Precaution Overdosage or long-term administration should be avoided. Contraindicated in debility and pregnancy.

297 爐甘石

Luganshi

Calamine

CALAMINA

本品為碳酸鹽類礦物方解石族菱鋅礦，主含碳酸鋅（$ZnCO_3$）。

〔**原礦物**〕三方晶係。晶形呈菱面體，但少見，一般多為土塊狀、鐘乳狀和多孔塊狀等。顏色因雜質而不同，純淨者白色，含鉛者深綠色，含鎘者黃色，含鐵者褐色。條痕為白色。具玻璃光澤，半透明至不透明。解理依菱面成 107°斜角，僅顯晶集合體始有之。斷口參差狀。硬度 5。比重 4．1～4．5。性脆。常見於閃鋅礦氧化帶中。

〔**藥材性狀**〕本品為塊狀集合體，呈不規則的塊狀，灰白色或淡紅色。表面粉性，無光澤，凹凸不平，多孔，似蜂窩狀。體輕，易碎。

〔**性味功能與主治**〕甘，平。解毒明目退翳，收濕止癢斂瘡。用於目赤腫痛，眼緣赤爛，翳膜胬肉，潰瘍不斂，膿水淋漓，濕瘡，皮膚瘙癢。

〔**用法與用量**〕外用適量。

Calamine is a smithsonite of carbonate of calcite group containing mainly zinc carbonate ($ZnCO_3$).

Action To counteract toxicity, to clear the eye of corneal opacity, to arrest discharges, and to relieve itching.

Indications Inflammation of the eye, tarsitis, pterygium, corneals opacity; skin ulceration with purulent discharge or exudation; pruritus.

Usage and dosage Appropriate quantity for external use.

298 澤蘭

Zelan

Hirsute Shiny Bugleweed Herb

HERBA LYCOPI

本品為唇形科植物毛葉地瓜兒苗 Lycopus lucidus Turcz. var. hirtus Regel 的乾燥地上部分。

〔**原植物**〕多年生草本。地下莖橫走，頂端膨大成紡錘狀肉質塊莖。莖方形，沿棱及節上有白色細軟毛。葉對生，矩圓狀披針形，先端漸尖，基部楔形，邊緣有銳鋸齒，上面有短柔毛，下面有長毛及腺點。輪傘花序腋生，每輪有花 6～10 朵；花冠白色。小堅果倒卵圓狀三棱形。

〔**藥材性狀**〕本品莖呈方柱形，少分枝，四面均有淺縱溝，長 50～100cm，直徑 0.2～0.6cm；表面黃綠色或帶紫色，節處紫色明顯，有白色茸毛；質脆。葉對生，有短柄；葉片多皺縮，展平後呈披針形或長圓形，長 5～10cm；上表面黑綠色，下表面灰綠色，密具腺點，兩面均有短毛；先端尖，邊緣有鋸齒。花簇生葉腋成輪狀，花冠多脫落，苞片及花萼宿存，黃褐色。

〔**性味功能與主治**〕苦、辛，微溫。活血化瘀，行水消腫。用於月經不調，經閉，痛經，產後瘀血腹痛，水腫。

〔**用法與用量**〕6～12g。

Hirsute Shiny Bugleweed Herb is the dried aerial part of *Lycopus lucidus* Turcz. var. *hirtus* Regel (Fam. Labiatae).

Action To activate blood circulation and eliminate *blood stasis*, and to induce diuresis.

Indications Menstrual disorders, amenorrhea, dysmenorrhea, postpatum abdominal pain due to *blood stasis*; edema.

Dosage 6～12g.

299 **澤瀉**

Zexie

Oriental Waterplantain Rhizome

RHIZOMA ALISMATIS

本品為澤瀉科植物澤瀉 Alisma orientalis (Sam.) Juzep. 的乾燥塊莖。

〔**原植物**〕多年生沼澤草本。塊莖球形。葉基生，具長柄；葉片長橢圓形至廣卵形，先端短尖，基部楔形或心形；葉鞘邊緣膜質。花莖高 1m 多，花集成輪生狀圓錐花序，萼片 3，綠色，花瓣 3，白色，雄蕊 6，雌蕊多數，離生。瘦果倒卵形，扁平。

〔**藥材性狀**〕本品呈類球形、橢圓形或卵圓形，長 2～7cm，直徑 2～6cm。表面黃白色或淡黃棕色，有不規則的橫向環狀淺溝紋及多數細小突起的鬚根痕，底部有的有瘤狀芽痕。質堅實。斷面黃白色，粉性，有多數細孔。

〔**性味功能與主治**〕甘，寒。利小便，清濕熱。用於小便不利，水腫脹滿，泄瀉尿少，痰飲眩暈，熱淋澀痛；高血脂症。

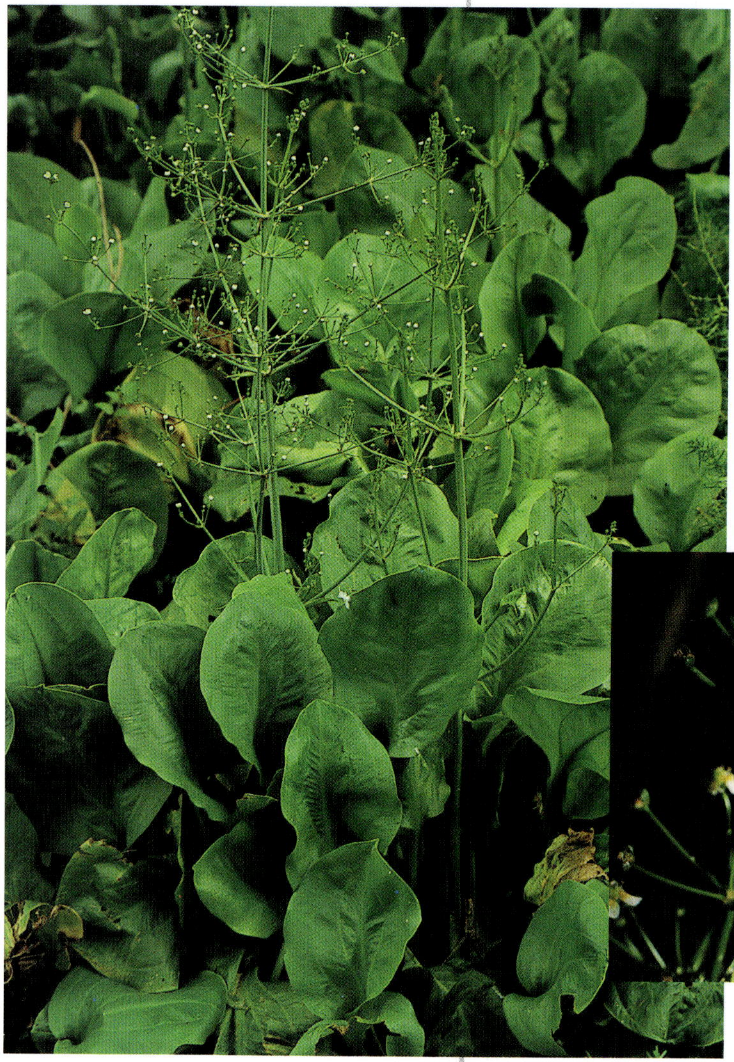

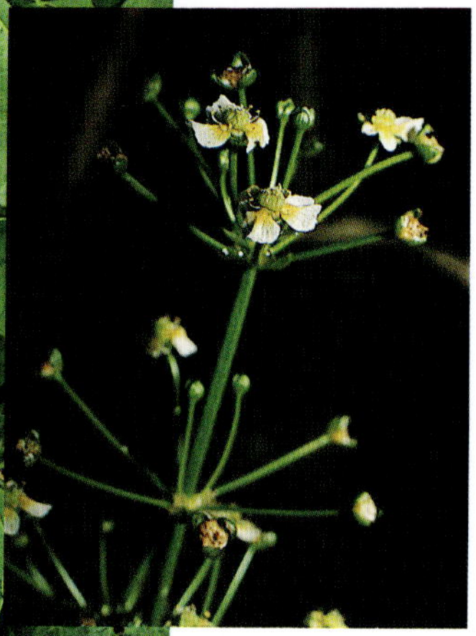

◀▼澤瀉

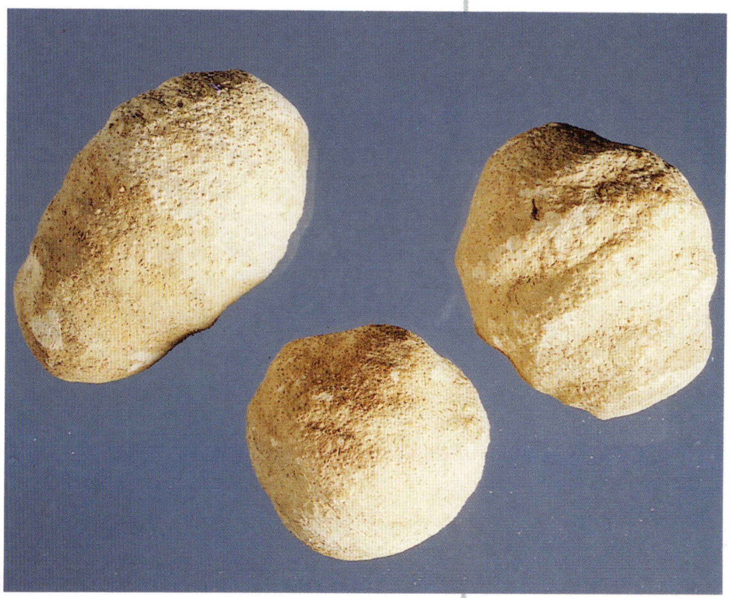

◀ 藥材澤瀉

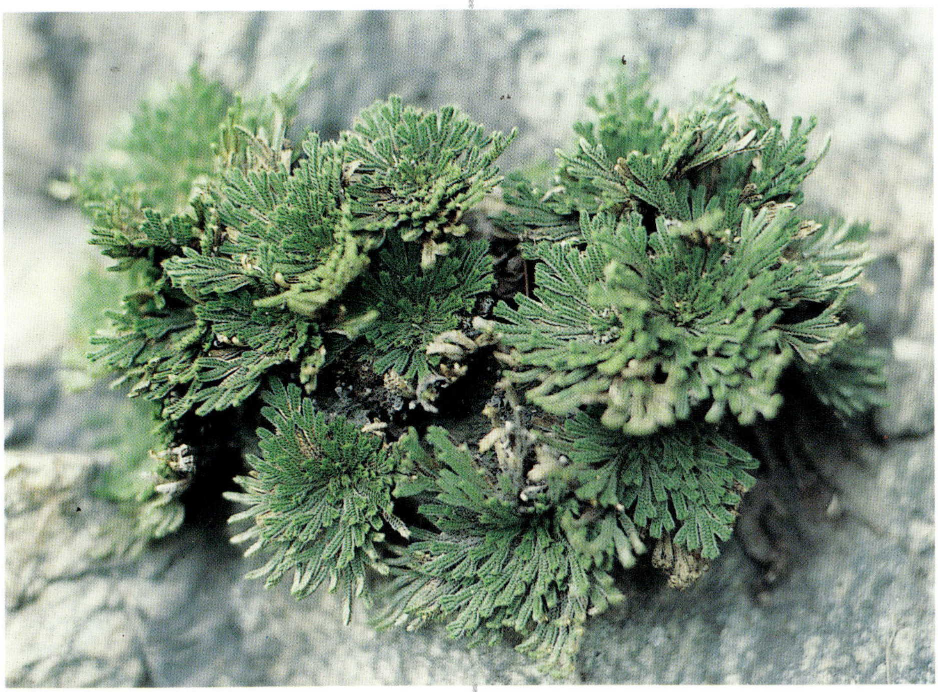

▲卷柏

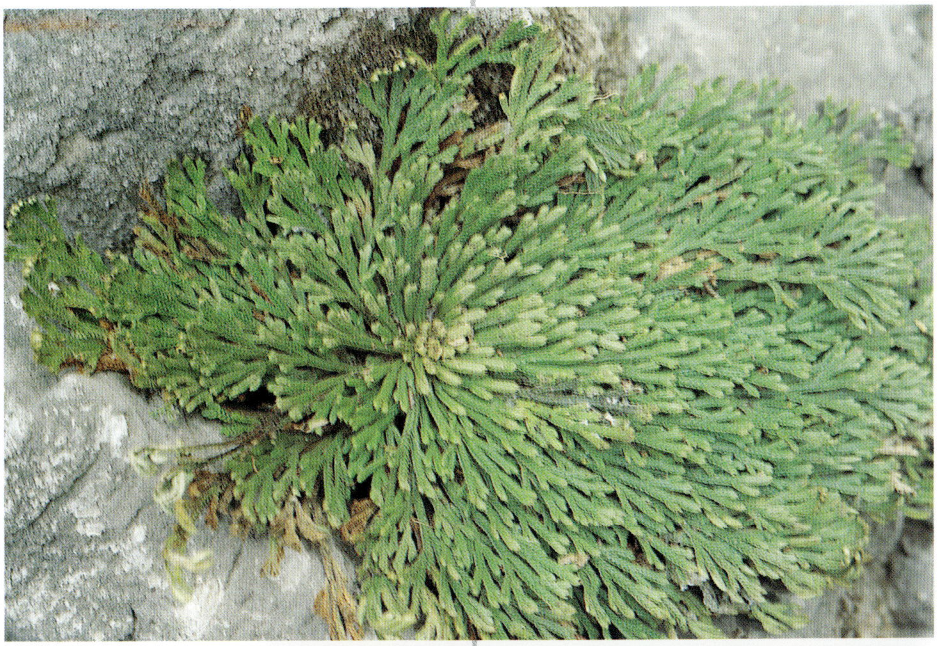

▲墊狀卷柏

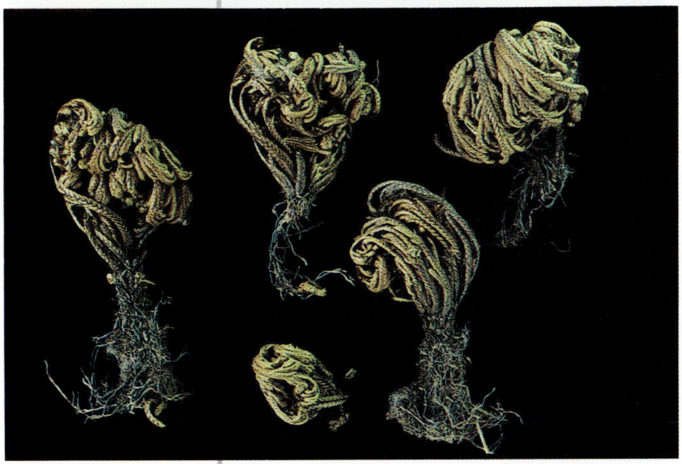

藥材卷柏 ▶

〔**用法與用量**〕6～9g。

Oriental Waterplantian Rhizome is the dried tuber of *Alisma orientalis* (Sam.) Juzep. (Fam. Alismataceae).

Action To cause diuresis, and to remove *damp-heat*.

Indications Edema with oliguria; diarrhea with diminished discharge of urine; vertigo due to retention of fluid; acute urinary infection with difficult painful urination; hyperlipemia.

Dosage 6～9g.

300 卷柏

Juanbai

Spikemoss

HERBA SELAGINELLAE

本品為卷柏科植物卷柏 Selaginella tamariscina (Beauv.) Spring. 或墊狀卷柏 Selaginella puluinata (Hook. et Grev.) 的乾燥全草。

〔**原植物**〕①卷柏：多年生常綠草本，高5～15cm，全株成蓮座狀，乾後內卷如拳。主莖短或長，直立，上部分枝多而叢生，各枝為二叉或扇狀分枝到二至三回羽狀分枝。葉二型，覆瓦狀排成4列，側生葉斜展，中葉2列，鱗片狀。孢子囊穗生於枝頂，四棱形；孢子葉卵狀三角形；孢子囊圓腎形。②墊狀卷柏：根散生，不聚生成乾。主莖短，分枝多而密，中葉先端直向，形成2平行綫，葉緣厚，全緣。

〔**藥材性狀**〕①卷柏：本品卷縮似拳狀，長3～10cm。枝叢生，扁而有分枝，綠色或棕黃色，向內卷曲，枝上密生鱗片狀小葉，葉先端具長芒，中葉（腹葉）兩行，卵狀矩圓形，斜向上排列，葉緣膜質，有不整齊的細鋸齒。背葉（側葉）背面的膜質邊緣常呈棕黑色。基部殘留棕色至棕褐色的鬚根，散生或聚生成短幹狀。②墊狀卷柏：性狀與卷柏基本相同，但鬚根多散生。中葉（腹葉）兩行，卵狀披針形，直向上排列。葉片左右兩側不等，內緣較平直。外緣常因內折而加厚，呈全緣狀。

〔**性味功能與主治**〕辛、平。活血通經。用於經閉痛經，癥瘕痞塊，跌撲損傷。卷柏炭化瘀止血。用於吐血，崩漏，便血，脫肛。

〔**用法與用量**〕4.5～9g。

〔**注意**〕孕婦慎用。

Spikemoss is the dried whole plant of *Selaginella tamariscina* (Beauv.) Spring or *Selaginella puluinata* (Hook. et Grev.) Maxim. (Fam. Selaginellaceae).

Action To promote blood circulation and stimulate menstrual discharge.

Herba Selaginellae (*carbonized*): To remove *blood stasis* and arrest bleeding.

Indications Amenorrhea, dysmenorrhea, mass formation in the abdomen.

Herba Selaginellae (*carbonized*): Spitting of blood, abnormal uterine bleeding, hematochezia, prolapse of rectum.

Usage and Dosage 4.5～9g.

Precaution Used with caution in pregnancy.

301 降香

Jiangxiang

Rosewood

LIGNI DALBERGIAE ODORIFERAE

本品為豆科植物降香檀 Dalbergia odorifera T. Chen 樹幹和根的乾燥心材。

〔**原植物**〕喬木。單數羽狀複葉互生，小葉 9～13，近革質，卵形或橢圓形，基部小葉較小，寬卵形，先端急尖，基部圓或寬楔形。圓錐花序腋生，由多數聚傘花序組成，花初時密集於花序上部，後稍疏散；花冠淡黃色或乳白色。莢果扁平，舌狀長橢圓形，先端鈍或急尖，基部楔形，果皮革質，含種子部分明顯隆起。種子 1 粒。

〔**藥材性狀**〕本品呈類圓柱形或不規則塊狀。表面紫紅色或紅褐色，切面有致密的紋理。質硬，有油性。

〔**性味功能與主治**〕辛，溫。行氣活血，止痛，止血。用於脘腹疼痛，肝鬱脅痛，胸痹刺痛，跌撲損傷，外傷出血。

〔**用法與用量**〕9～15g，入煎劑宜後下；外用適量，研細末敷患處。

Rosewood is the dried heart wood of trunk and root of *Dalbergia odorifera* T. Chen (Fam. Leguminosae).

Action To relieve pain by promoting the circulation of *qi* and blood, and to arrest bleeding.

Indications Epigastric pain, costal and hypochondriac pains due to stagnancy of *qi of the liver*, angina pectoris, traumatic injuries and bleeding.

Usage and dosage 9～15g, to be added when the decoction is nearly done; for ex-

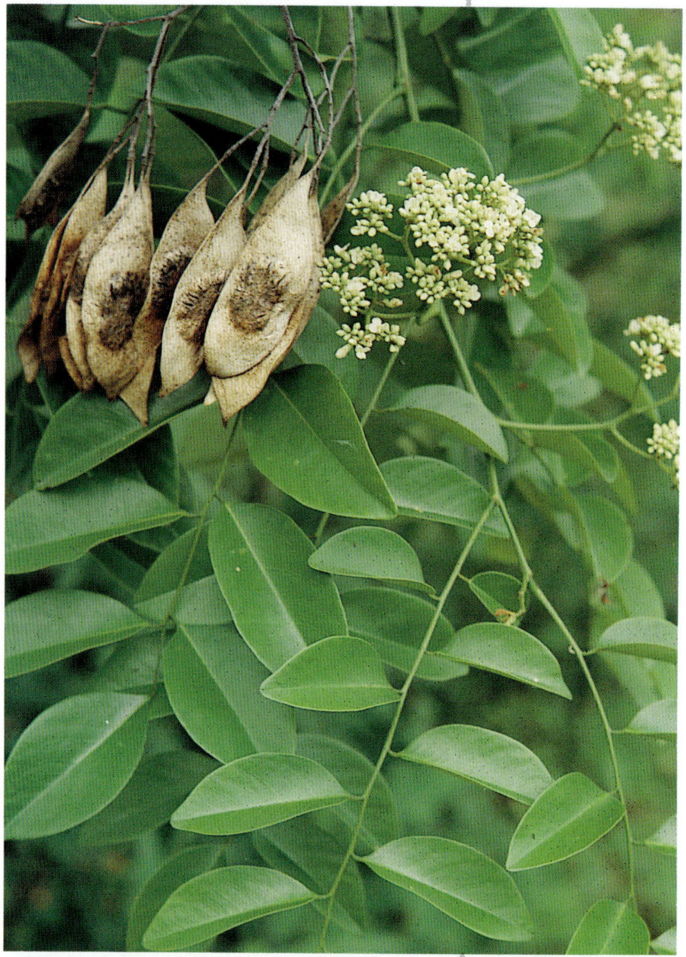

◀ 降香檀

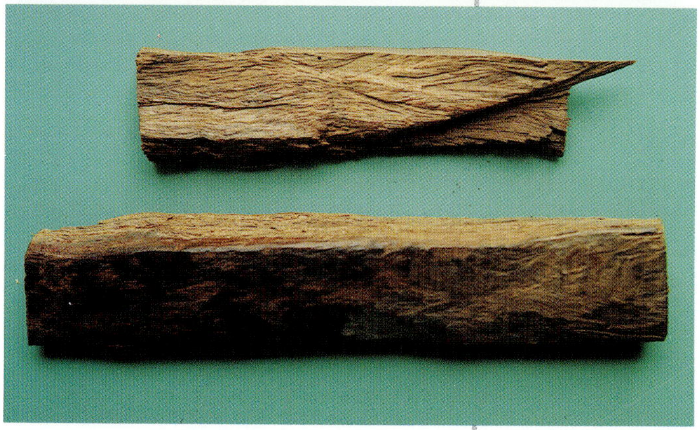

◀ 藥材降香

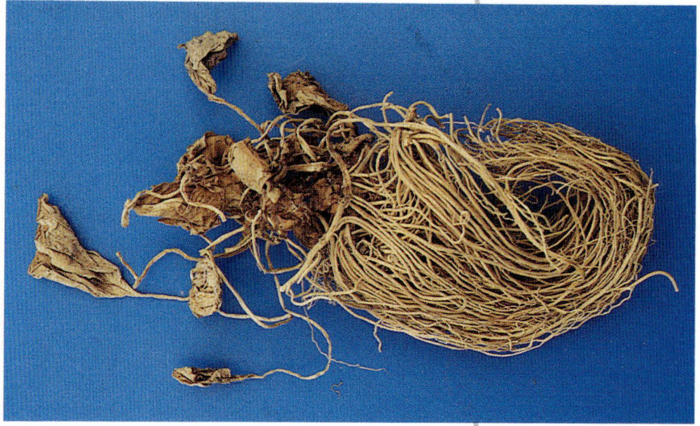

◀ 藥材細辛

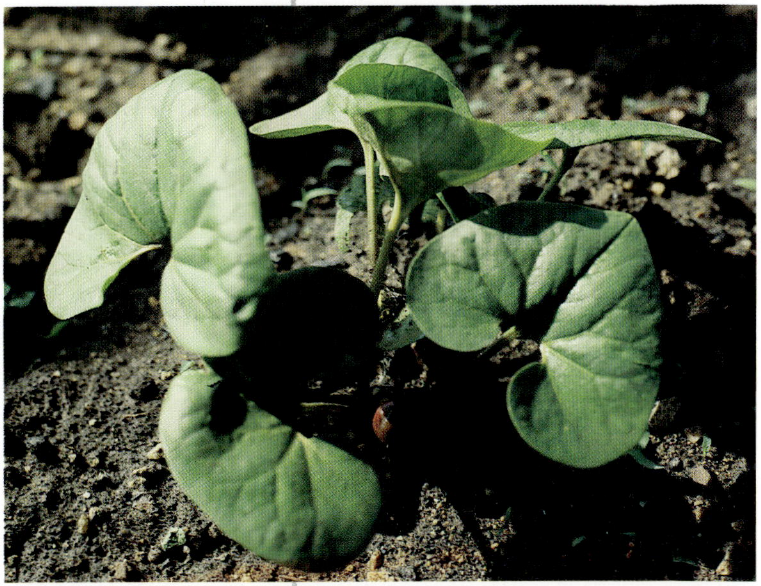

北細辛 ▶

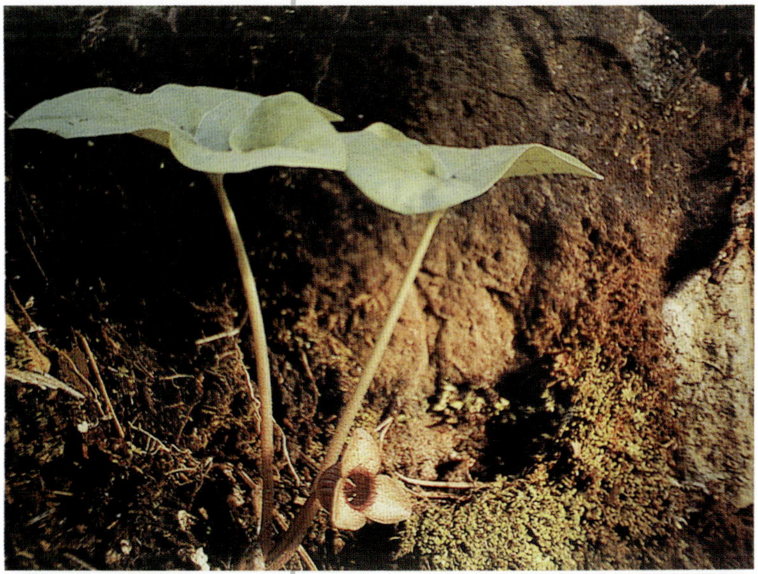

漢城細辛 ▶

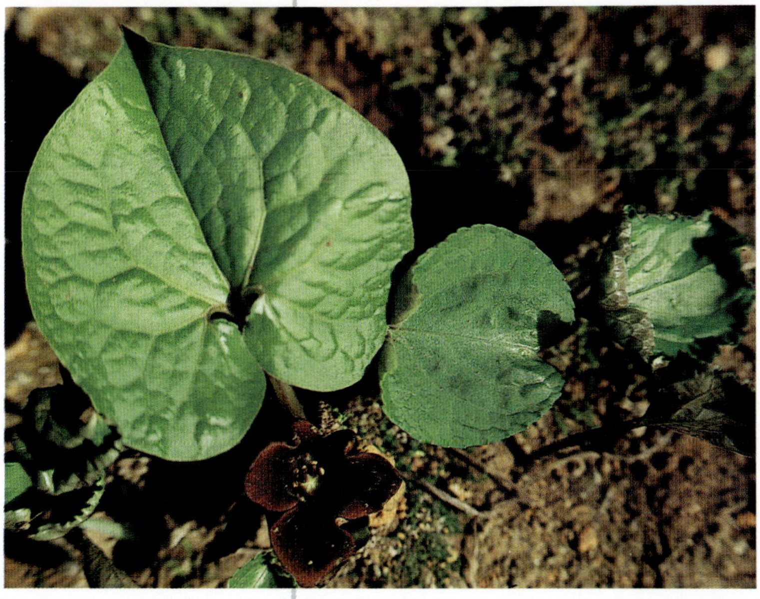

華細辛 ▶

ternal use, appropriate quantity to be ground into fine powder and applied topically.

302 細辛

Xixin

Manchurian Wildginger

HERBA ASARI

本品為馬兜鈴科植物北細辛 Asarum heterotropoides Fr. var. mandshuricum (Maxim.) Kitag.、漢城細辛 Asarum sieboldii Miq. var. seoulense Nakai 或華細辛 Asarum sieboldii Miq. 的乾燥全草。

〔**原植物**〕①北細辛：多年生草本。根莖橫走，有多數肉質根，芳香。葉 2～3 片，略革質，葉片心形或腎狀心形，上面脈上有短毛，下面疏生短柔毛或近無毛，先端短銳尖或鈍，基部深心狀耳形。花紫褐色，花被筒壺形，頂端 3 裂，蒴果肉質。②漢城細辛：葉上面散生短毛，下面密生較長的毛，葉柄有毛。花被裂片開展。③華細辛：葉 1～2 片，先端銳尖至長銳尖，下面僅脈上生較長的毛。花被質厚，暗紫色，蒴果近球形。

〔**藥材性狀**〕①北細辛：常卷縮成團。根莖橫生呈不規則圓柱形，具短分枝，長 1～10cm，直徑 0.2～0.4cm；表面灰棕色，節間長 0.2～0.3cm，分枝頂端有碗狀的莖痕。根細長，密生節上；表面灰黃色，有鬚根及鬚根痕。基生葉 1～3，表面光滑；心形至腎狀心形，全緣，先端急尖，基部深心形，表面淡綠色。鐘形，暗紫色，果實半球形。栽培品的根莖多分枝，長 5～15cm，直徑 0.2～0.6cm。根長 15～40cm，直徑 0.1～0.2cm。葉甚多。②漢城細辛：根莖直徑 0.1～0.5cm，節間長 0.1～1cm。基生葉多為 2，葉柄有毛，葉片較厚，花被裂片開展。果實半球形。③華細辛：根莖長 5～20cm，直徑 0.1～0.2cm，節間長 0.2～1cm，基生葉 1～2，葉片較薄，心形，先端漸尖。花被裂片開展。果實近球形。氣味較弱。

〔**性味功能與主治**〕辛、溫。祛風散寒，通竅止痛，溫肺化飲。用於風寒感冒，頭痛，牙痛，鼻塞鼻淵，風濕痹痛，痰飲喘咳。

〔**用法與用量**〕1～3g；外用適量。

〔**注意**〕不宜與藜蘆同用。

Manchurian Wildginger is the dried herb of *Asarum heterotropoides* Fr. var. *mandshuricum* (Maxim.) Kitag., *Asarum sieboldii* Miq. var. *seoulense* Nakai or *Asarum sieboldii* Miq. (Fam. Aristolochiaceae).

Action To dispel *wind-cold* to relieve nasal obstruction, to alleviate pain and to remove retained fluid.

Indications Common cold, headache, toothache; sinusitis with nasal obstruction; rheumatic arthralgia; cough and dyspnea due to retention of *phlegm* and fluid.

Usage and dosage 1～3g; appropriate quantity for external use.

Precaution Incompatible with Rhizoma et Radix Verstri.

303 珍珠

Zhenzhu

Pearl

MARGARITA

本品為珍珠貝科動物馬氏珍珠貝 Pteria martensii (Dunker)、蚌科動物三角帆蚌 Hyriopsis cumingii (Lea) 或褶紋冠蚌 Cristaria plicata (Leach) 等雙殼類動物受刺激形成的珍珠。

〔**原動物**〕①馬氏珍珠貝：貝殼斜四方形，大而堅厚。殼頂位於背緣中部靠前，背緣平直，腹緣圓，末端稍翹起，右殼前耳下方有一明顯凹陷的足絲出孔。殼面淡黃色，生長輪紋明顯，密具鱗片，薄而脆，極易脫落。貝殼內面珍珠層厚，光澤強。閉殼肌痕長圓形。②三角帆蚌：貝殼略呈三角形，左右兩殼頂緊接，前背緣短小呈尖角狀，後背緣長，並向上突起形成大的三角形帆狀後翼。生長輪紋距離較寬。③褶紋冠蚌：貝殼略呈不等邊三角形。後背緣向上斜出，伸展成為大形的冠。殼的後背部自殼頂起向後有一係列逐漸粗大的縱脊。腹緣長，近直綫。殼面深黃綠色至黑褐色。

〔**藥材性狀**〕本品呈類球形、長圓形、卵圓形或棒形，直徑 1.5～8mm。表面類白色、淺粉紅色、淺黃綠色或淺藍色，半透明，光滑或微有凹凸，具特有的彩色光澤。質堅硬，破碎面現層紋。

〔**性味功能與主治**〕甘、鹹，寒。安神定驚，明目消翳，解毒生肌。用於驚悸失眠，驚風癲癇，目生雲翳，瘡瘍不斂。

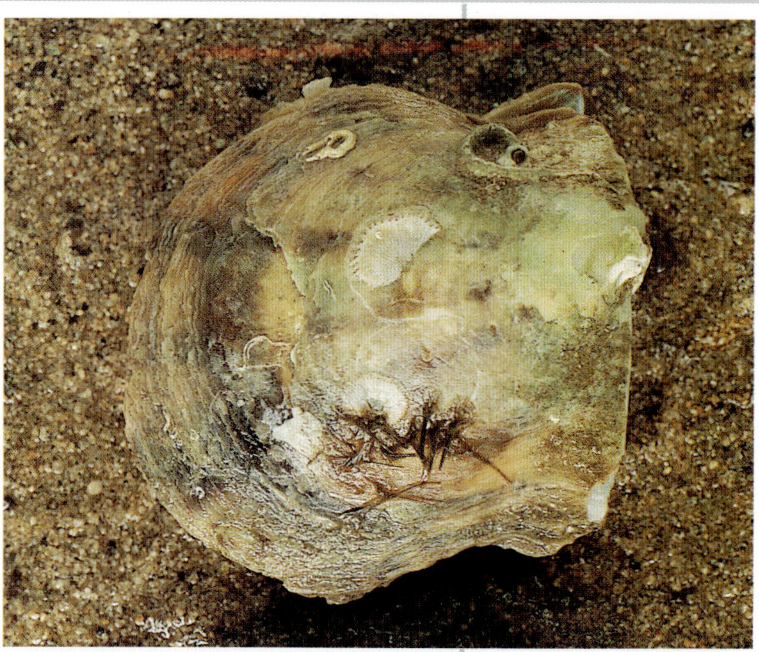

◀ 馬氏珍珠貝

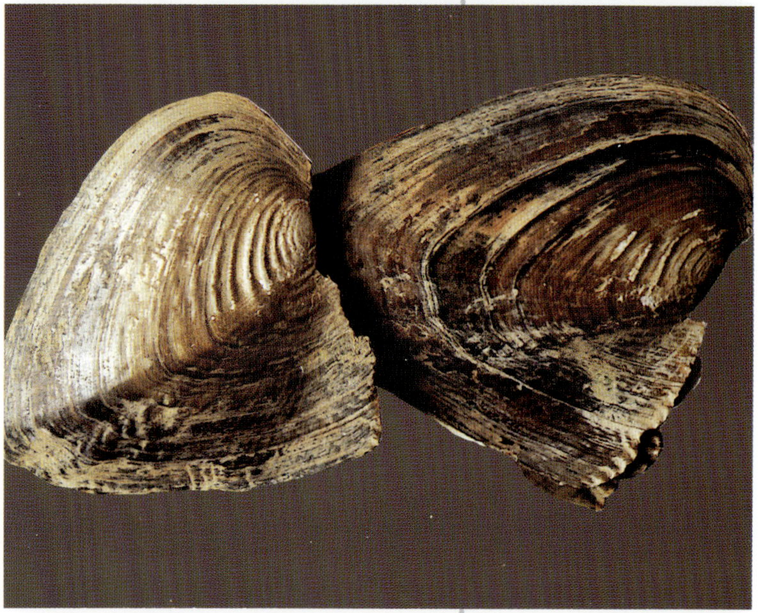

◀ 三角帆蚌

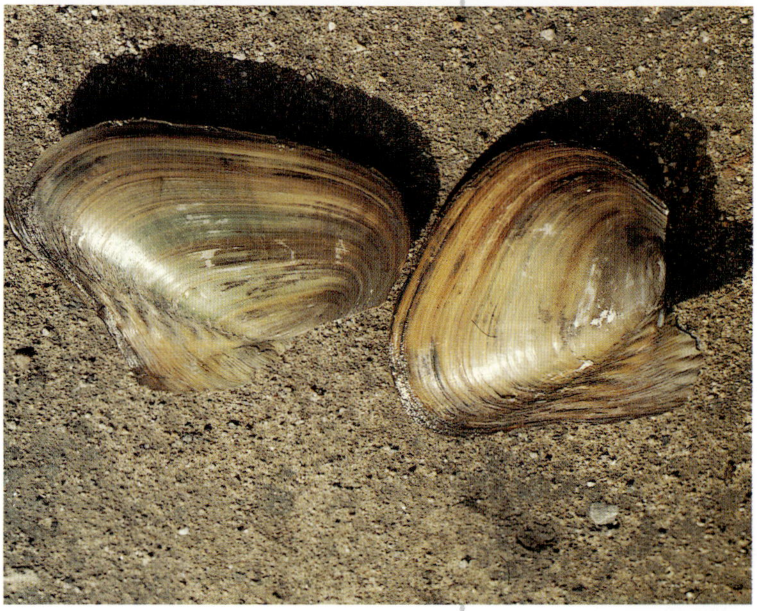

◀ 褶紋冠蚌

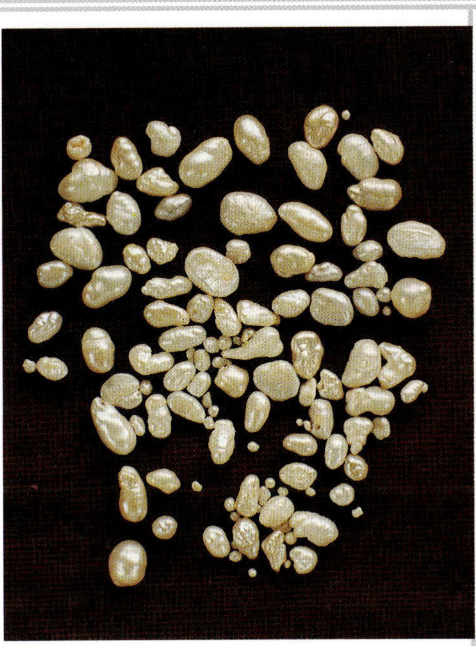

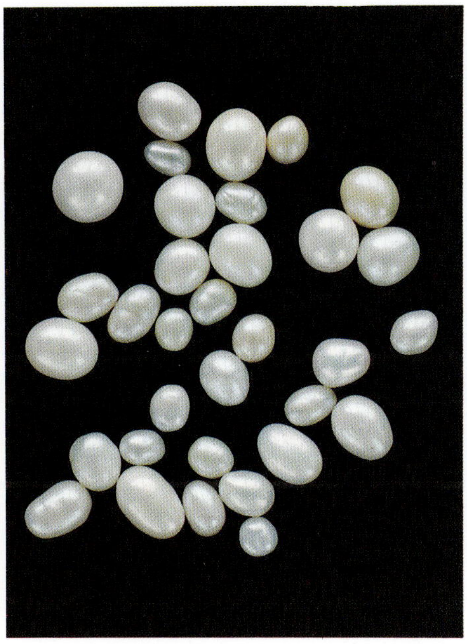

▲ 藥材珍珠

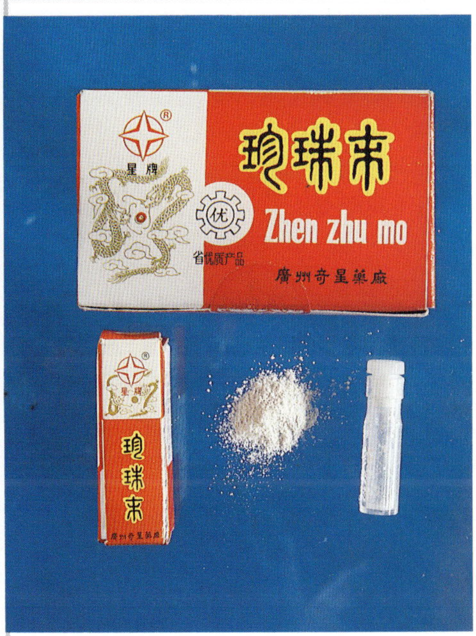

▲ 珍珠末

▼藥材珍珠母(三角帆蚌)

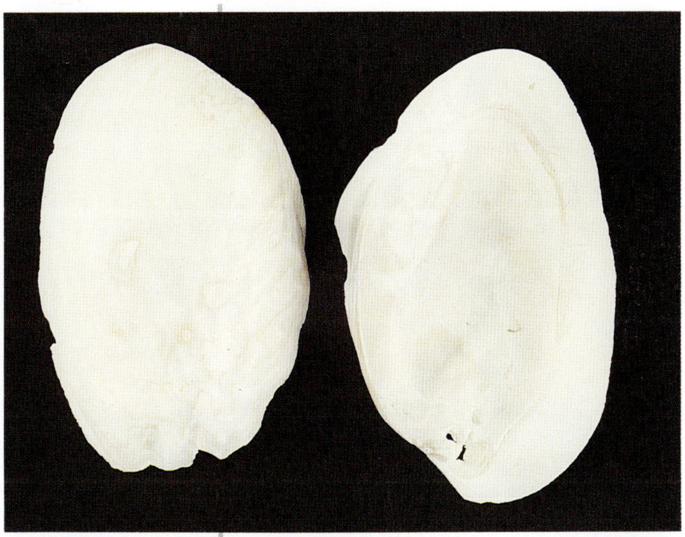

▼藥材珍珠母(褶紋冠蚌 左：腹 右：背)

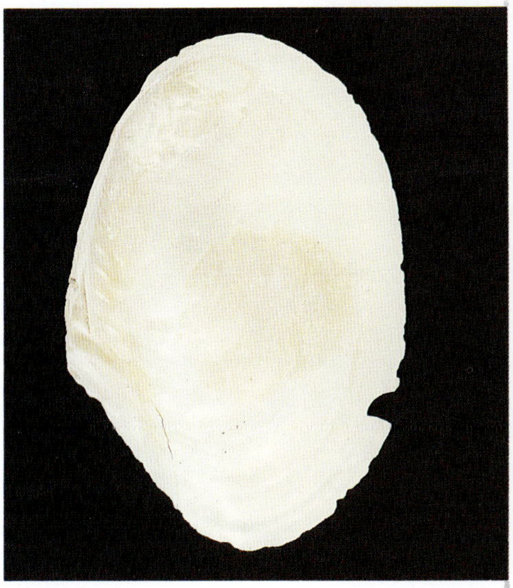

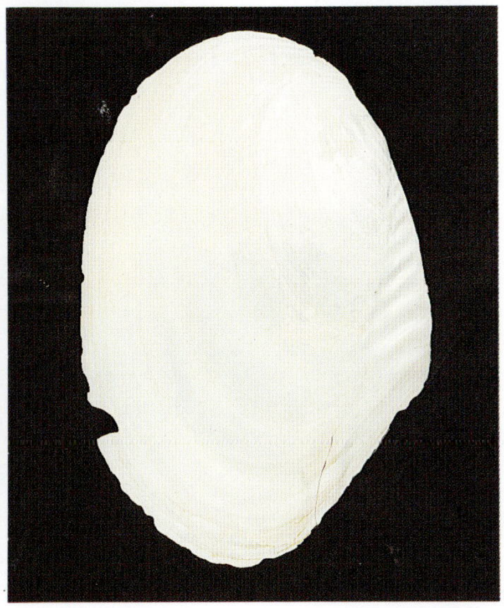

〔**用法與用量**〕 0.1～0.3g，多入丸散用；外用適量。

Pearl is the pearl formed in such bivalve as *Pteria martensii* (Dunker) (Fam. Peteriidae), *Hyriopsis cumingii* (Lea) or *Cristaria plicata* (Leach) (Fam. Unionidae), etc., when it is irritated by foreign substance.

Action To calm the nerves, to eliminate corneal opacity, to counteract toxicity and promote the growth of new tissue.

Indications Palpitation and insomnia; convulsion, epilepsy; nebula; skin ulcerations difficult to heal.

Usage and dosage 0.1～0.3g, mostly used in making pills or powders; appropriate quantity for external use.

304 珍珠母

Zhenzhumu

Nacre

CONCHA MARGARITIFERA USTA

本品為蚌科動物三角帆蚌 Hyriopsis cumingii (Lea)、褶紋冠蚌 Cristaria plicata (Leach) 的蚌殼或珍珠貝科動物馬氏珍珠貝 Pteria martensii (Dunder) 除去角質層的貝殼經煅燒而成。

〔**原動物**〕 見 303 珍珠。

〔**藥材性狀**〕 本品為不規則的薄片，凹凸不平，大小不一，厚 1～5mm。表面黃玉白色、淡黃褐色或銀灰白色，常具有光彩；凸面常可見生長層紋，並可片片剝離，凹面較平滑。質脆，折斷時成粉屑或小片狀，半透明。

〔**性味功能與主治**〕鹹，寒。平肝潛陽，定驚明目。用於頭痛眩暈，煩躁失眠，肝熱目赤，肝虛目昏。

〔**用法與用量**〕10～25g，先煎。

Nacre is made of the shell of fresh-water clams, *Hyriopsis cumingii* (Lea) and *Cristaria plicata* (Leach) (Fam. Unionidae) or peral oyster, *Pteria martensii* (Dunder) (Fam. Peteriidae) by calcination after removal of the curticle.

Action To subdue hyperactivity of the *liver*, to calm the nerves, and to improve vision.

Indications Headache, dizziness, fidgetness and insomnia; inflammation of the eye due to *heat in the liver*; blurred vision in *deficiency* conditions of the *liver*.

Usage and dosage 10～25g, to be decocted before other ingredients.

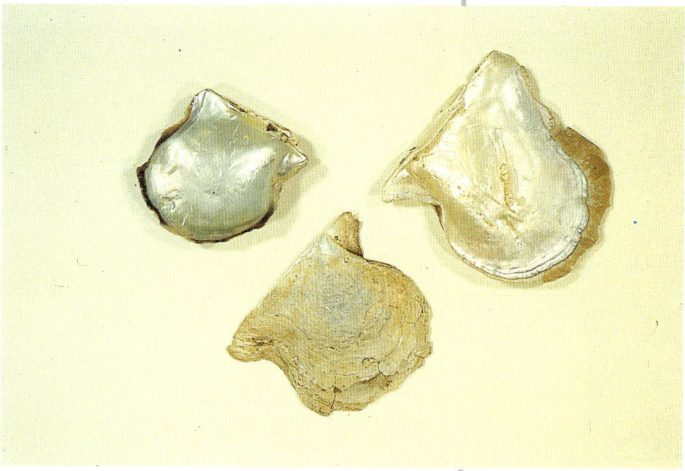

◀ 藥材珍珠母（馬氏珍珠母）

305 枳殼

Zhiqiao

Orange Fruit

FRUCTUS AURANTII

本品為芸香科植物酸橙 Citrus aurantium L. 及其栽培變種的乾燥未成熟果實。

〔**原植物**〕常綠小喬木。枝三棱狀，有刺。單身複葉互生，卵狀矩圓形或倒卵形，近全緣，有油點；葉翅狹長形或倒心形。花單生或數朵聚生當年新枝葉腋；花瓣白色，略反卷，芳香。雄蕊約25枚，花絲基部部分愈合。柑果球形或稍扁，熟時橙黃色，果皮粗糙，外層果皮不易剝離，瓤肉味酸。

〔**藥材性狀**〕本品呈半球形，直徑3～5cm。外果皮褐色或棕褐色，有顆粒狀突起，突起的頂端有凹點狀油室；有明顯的花柱殘迹或果梗痕。切面中果皮黃白色，光滑而稍隆起，厚0.4～1.3cm，邊緣散有1～2列油室。質堅硬，不易折斷。瓤囊7～12瓣，少數至15瓣，汁囊乾縮呈棕色至棕褐色，內藏種子。

〔**性味功能與主治**〕苦、辛、酸，微寒。理氣寬中，行滯消脹。用於胸脅氣滯，脹滿疼痛，食積不化，痰飲內停；胃下垂，脫肛，子宮脫垂。

〔**用法與用量**〕3～9g。

〔**注意**〕孕婦慎用。

Orange Fruit is the dried, immature fruit

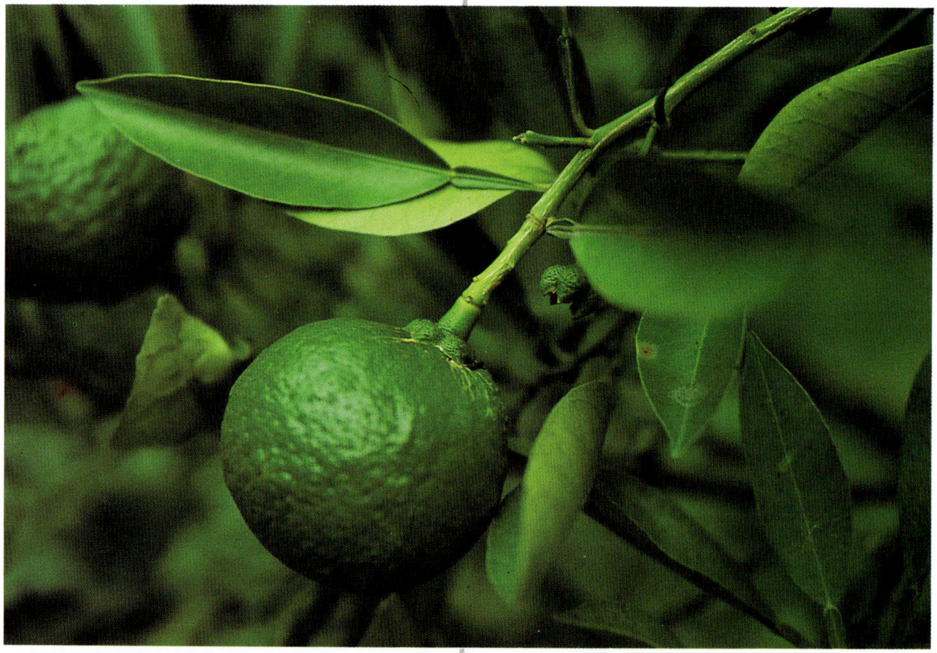

▲ 朱欒（酸橙的一種栽培變種）

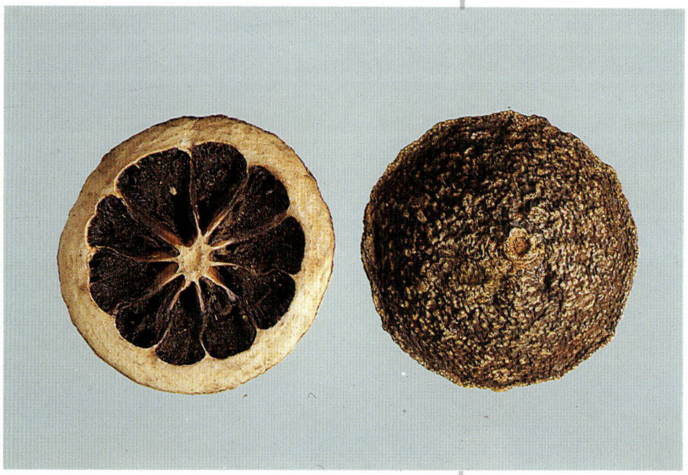

◀ 藥材枳殼

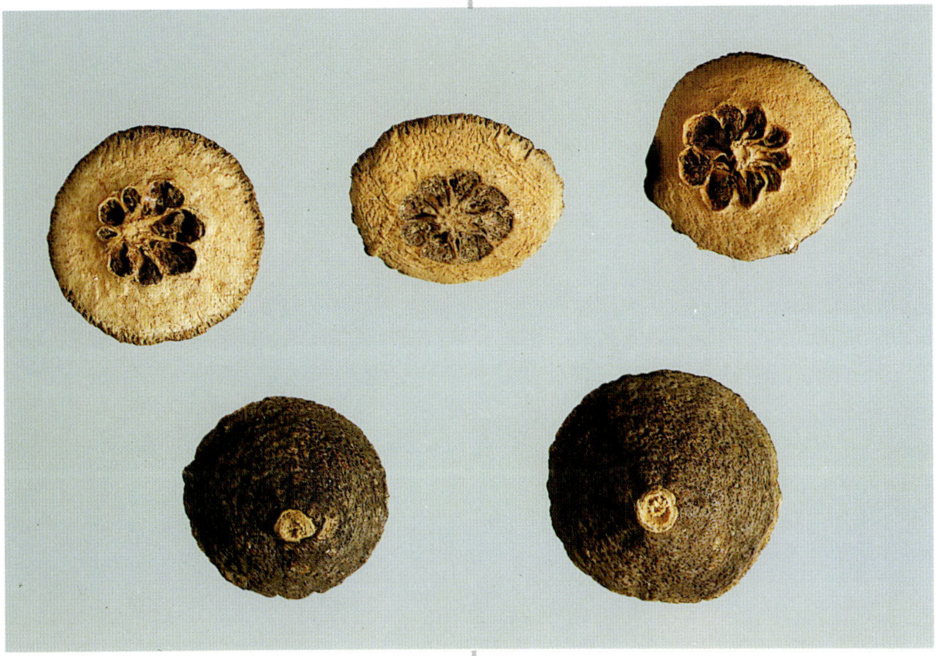

▲ 藥材枳實

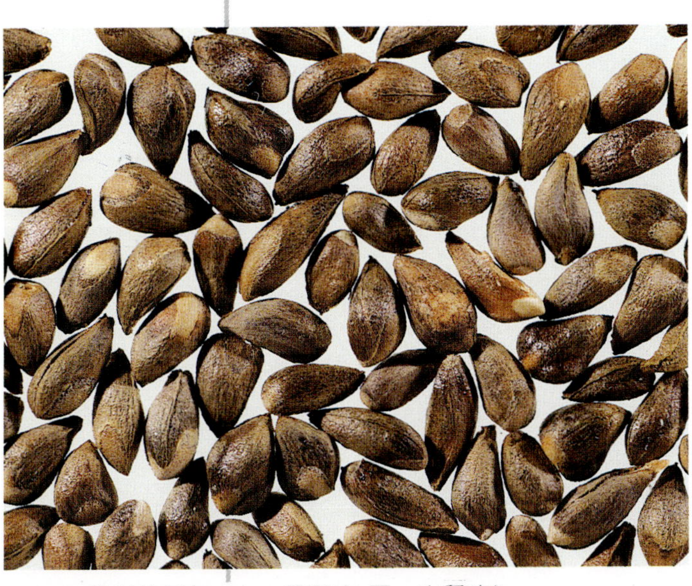

▲▼ 藥材柏子仁（上：帶種皮 下：去種皮）

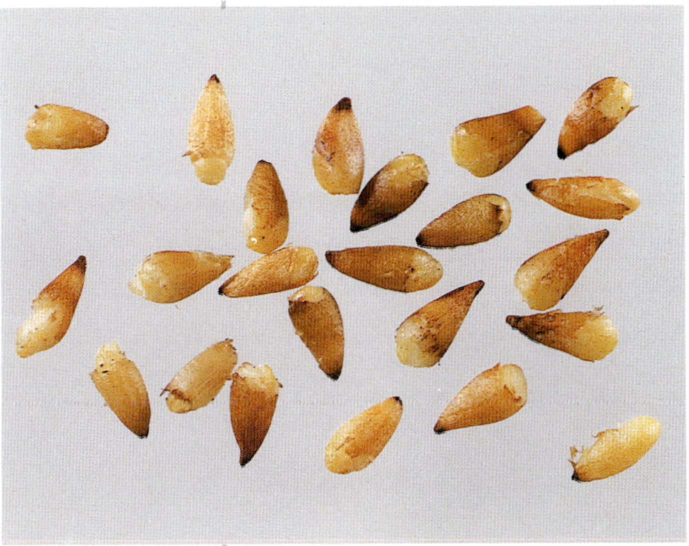

of *Citrus aurantium* L. and its cultivated varieties (Fam. Rutaceae).

Action To regulate the flow of *qi*, remove its stagnation, and alleviate distension.

Indications Distension and pain in the chest and hypochondriac regions due to stagnation of *qi*; indigestion with retention of *phlegm* and fluid; gastroptosis, prolapse of the rectum, prolapse of the uterus.

Dosage 3～9g.

Precaution Used with caution in pregnancy.

306 **枳實**

Zhishi

Immature Orange Fruit

FRUCTUS AURANTII IMMATURUS

本品為芸香科植物酸橙 Citrus aurantium L. 及其栽培變種或甜橙 Citrus sinenesis Osbeck 的乾燥幼果。

〔**原植物**〕①酸橙：見 305 枳殼。②甜橙：小枝扁而有棱，刺少或無。葉片橢圓形，邊緣微有波狀齒，葉翅窄。柑果油室圓大凸出，汁多而甜。

〔**藥材性狀**〕本品呈半球形，少數為球形，直徑 0.5～2.5cm。外果皮黑綠色或暗棕綠色，具顆粒狀突起和皺紋，有明顯的花柱殘迹或果梗痕。切面中果皮略隆起，黃白色或黃褐色，厚 0.3～1.2cm，邊緣有 1～2 列油室，瓤囊棕褐色。質堅硬。

〔**性味功能與主治**〕苦、辛、酸，微寒。破氣消積，化痰散痞。用於積滯內停，痞滿脹痛，瀉痢後重，大便不通，痰滯氣阻胸痹，結胸；胃下垂，脫肛，子宮脫垂。

〔**用法與用量**〕3～9g。

〔**注意**〕孕婦慎用。

Immature Orange Fruit is the dried young fruit of *Citrus aurantium* L. and its cultivars or *Citrus sinensis* Osbeck (Fam. Rutaceae).

Action To eliminate stagnation of *qi*, resolve *phlegm* and relieve stuffiness sensation in the chest and abdomen.

Indications Stagnation of *qi* marked by feeling of stuffiness, fullness and distending pain, tenesmus in dysentery, or constipation; pectoral pain and stuffiness sensation due to stagnation of *phlegm* and *qi*; tenderness and feeling of fullness in the costal regions or from the epigastrium down to the lower abdomen accompanied by constipation; gastroptosis, prolapse of the rectum, prolapse of the uterus.

Dosage 3～9g.

Precaution Used with caution in pregnancy.

307 柏子仁

Baiziren

Chinese Arborvitae Kernel

SEMEN PLATYCLADI

本品為柏科植物側柏 Platycladus orientalis (L.) Franco 的乾燥成熟種仁。

〔**原植物**〕描述見 284 側柏葉。

〔**藥材性狀**〕本品呈長卵形或長橢圓形，長 4～7mm，直徑 1.5～3mm。表面黃白色或淡黃棕色，外包膜質內種皮，頂端略尖，有深褐色的小點，基部鈍圓。質軟，富油性。

〔**性味功能與主治**〕甘，平。養心安神，止汗，潤腸。用於虛煩失眠，心悸怔忡，陰虛盜汗，腸燥便秘。

〔**用法與用量**〕3～9g。

Chinese Arborvitae Kernel is the dried ripe kernel of *platycladus orientalis* (L.) Franco (Fam. Cupressaceae).

Action To calm the nerves, to check excessive perspiration, and to relax the bowels.

Indications Insomnia with fidgetness and palpitation; night sweating due to *deficiency* of *yin*; constipation.

Dosage 3～9g.

308 梔子

Zhizi

Cape Jasmine Fruit

FRUCTUS GARDENIAE

本品為茜草科植物梔子 Gardenia jasminoides Ellis 的乾燥成熟果實。

〔**原植物**〕常綠灌木，嫩枝有細毛。葉對生，葉片長卵圓形，全緣；葉柄短，托葉鞘狀。花單生於枝頂，萼筒有棱，萼端裂片綫形；花冠高腳蝶狀，通常 6 瓣，白色，未開時旋卷，有濃郁香氣。果實側卵形或橢圓形，有翅狀縱棱 5～8 條，頂端有宿存花萼。

〔**藥材性狀**〕本品呈長卵圓形或橢圓形，長 1.5～3.5cm，直徑 1～1.5cm。表面紅黃色或棕紅色，具 6 條翅狀縱棱，棱間常有 1 條明顯的縱脈紋，並有分枝。頂端殘存萼片，基部稍尖，有殘

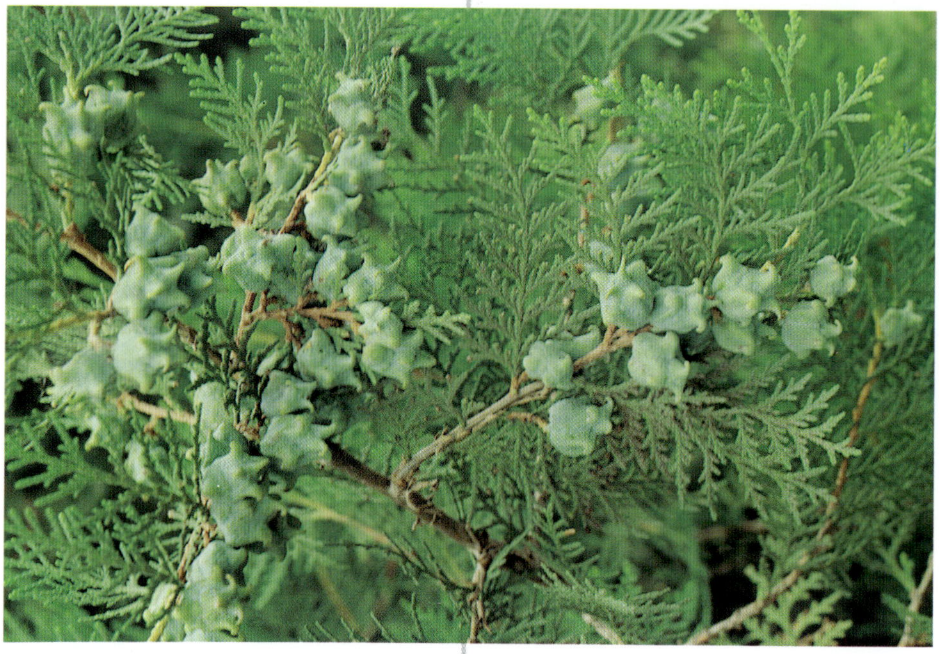

▲ 側柏

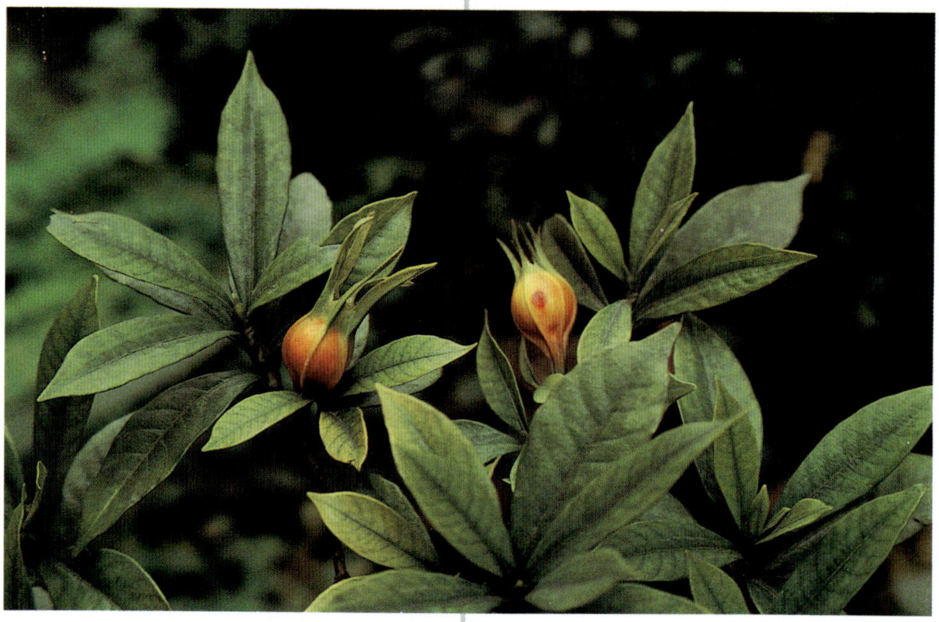

▲ 梔子

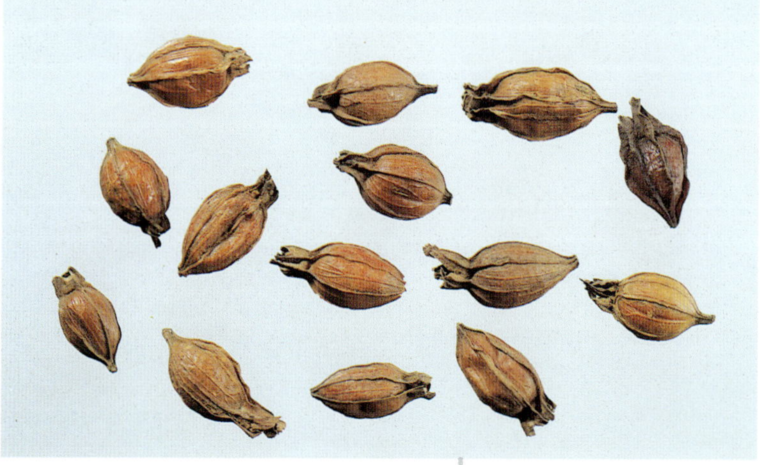

◀ 藥材梔子

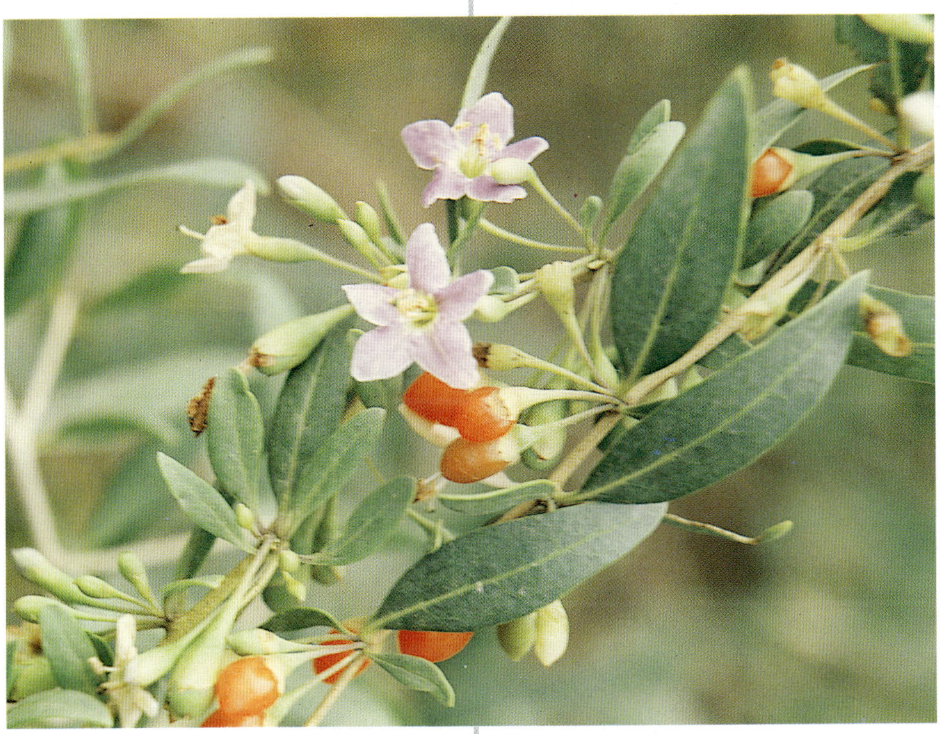

▲寧夏枸杞

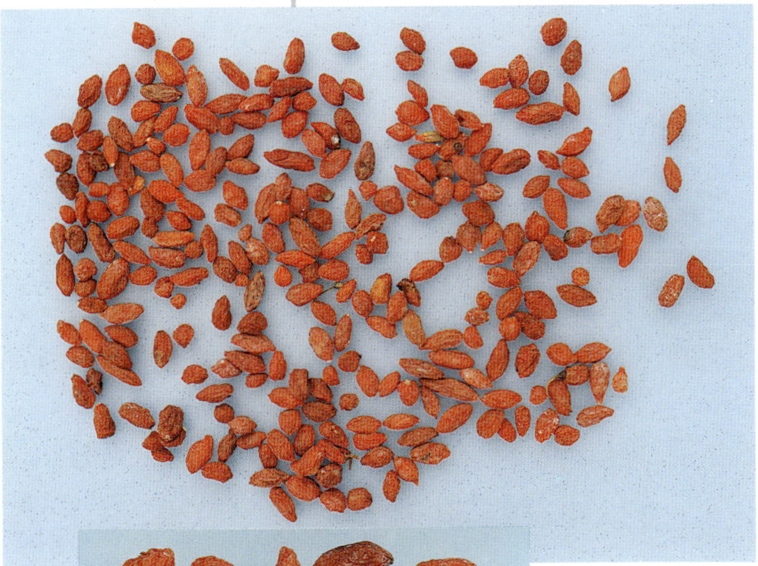

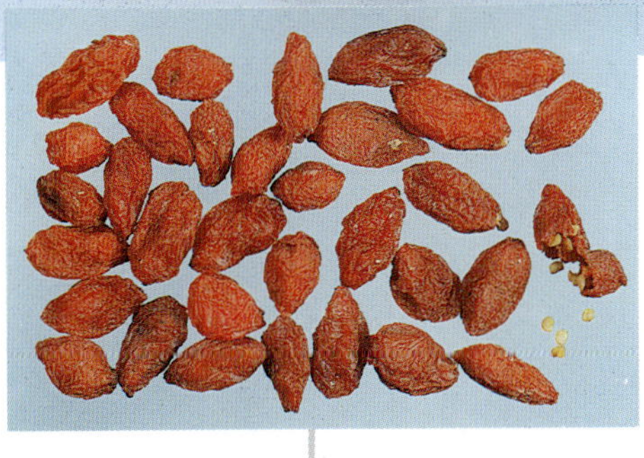

藥材枸杞子▲▶

留果梗。果皮薄而脆，略有光澤，內表面色較淺，有光澤，具2～3條隆起的假隔膜。種子多數，扁卵圓形，集結成團，深紅色或紅黃色，表面密具細小疣狀突起。

〔**性味功能與主治**〕苦，寒。瀉火除煩，清熱利尿，涼血解毒。用於熱病心煩，黃疸尿赤，血淋澀痛，血熱吐衄，目赤腫痛，火毒瘡瘍；外治扭挫傷痛。焦梔子涼血止血。用於血熱吐衄，尿血崩漏。

〔**用法與用量**〕6～9g；外用生品適量，研末調敷。

Cape Jasmine Fruit is the dried ripe fruit of *Gardenia jasminoides* Ellis (Fam. Rubiaceae).

Action To reduce *fire* and ease the mind, to eliminate *damp-heat*, and to remove *heat* from blood and counteract toxicity.

Fructus Gardeniae (*charred*): To arrest bleeding by removing *heat* from blood.

Indications Febrile diseases with restlessness; jaundice with dark urine; hematuria with difficult painful urination; hemoptysis and epistaxis caused by *heat* in the blood; inflammation of the eye; boils and sores; external use for sprains and bruises.

Fructus Gardeniae (*charred*): Hemoptysis, epistaxis, hematuria and abnormal uterine bleeding caused by *heat* in the blood.

Usage and dosage 6～9g; for external use, appropriate quantity of unprocessed fruit to be ground into powder and applies topically after mixed with a liquid.

309 枸杞子

Gouqizi

Barbary Wolfberry Fruit

FRUCTUS LYCII

本品為茄科植物寧夏枸杞 Lycium barbarum L. 的乾燥成熟果實。

〔**原植物**〕灌木，高50～150cm，樹冠圓形，小枝常變為刺狀。葉互生或簇生，卵狀披針形，全緣，葉端銳尖，厚紙質或稍呈肉質。花簇生於葉腋，淡紫色，鐘狀，5淺裂，花冠管部約8mm，較冠片為長，花梗細。漿果長卵形或橢圓形，紅色或橘紅色。

〔**藥材性狀**〕本品呈類紡錘形，略扁，長6～18mm，直徑3～8mm。表面鮮紅色或暗紅色，頂端有小凸起狀的花柱痕，基部有白色的果梗痕。果皮柔韌，皺縮；果肉肉質，柔潤而有黏性，種子多數，扁腎形。

〔**性味功能與主治**〕甘，平。滋補肝腎，益精明目。用於虛勞精虧，腰膝酸痛，眩暈耳鳴，內熱消渴，血虛萎黃，目昏不明。

〔**用法與用量**〕6～12g。

Barbary Wolfberry Fruit is the dried ripe fruit of *Lycium barbarum* L. (Fam. Solanaceae).

Action To benefit the *liver* and *kidney*, to replenish vital essence and to improve eyesight.

Indications General debility with deficiency of *vital essence* manifested by aching of the loins and *knees*, dizziness and tinnitus; diabetes caused by internal *heat*; anemia; impaired vision.

Dosage 6～12g.

310 枸骨葉

Gouguye

Chinese Holly Leaf

FOLIUM ILICIS CORNUTAE

本品為冬青科植物枸骨 Ilex cornuta Lindl. 的乾燥葉。

〔**原植物**〕常綠小喬木或叢生呈灌木狀。葉互生，具短柄；葉片硬革質，近長方形，先端擴大，有尖硬刺齒 3，中央的刺向下反卷，基部平截，兩側各有刺 1～2。花黃綠色，雌雄異株，簇生於二年生枝上；花萼、花冠裂片 4，雄蕊 4，子房上位，4 室。果實球形，熟時鮮紅色。

〔**藥材性狀**〕本品呈類長方形或矩圓狀長方形，偶有長卵圓形，長 3～8cm，寬 1.5～4cm。先端具 3 枚較大的硬刺齒，頂端 1 枚常反曲，基部平截或寬楔形，兩側有時各具刺齒 1～3 枚，邊緣稍反卷；長卵圓形葉常無刺齒。上表面黃綠色或綠褐色，有光澤，下表面灰黃色或灰綠色。葉脈羽狀，葉柄較短。革質，硬而厚。

〔**橫切面**〕見圖。

〔**性味功能與主治**〕苦，涼。清熱養陰，平肝，益腎。用於肺癆咯血，骨蒸潮熱，頭暈目眩；高血壓症。

〔**用法與用量**〕9～15g。

Chinese Holly Leaf is the dried leaf of *Ilex cornuta* Lindl. (Fam. Aquifoliaceae).

Action To remove *heat*, to subdue the hyperactivity of the *liver*, and to replenish

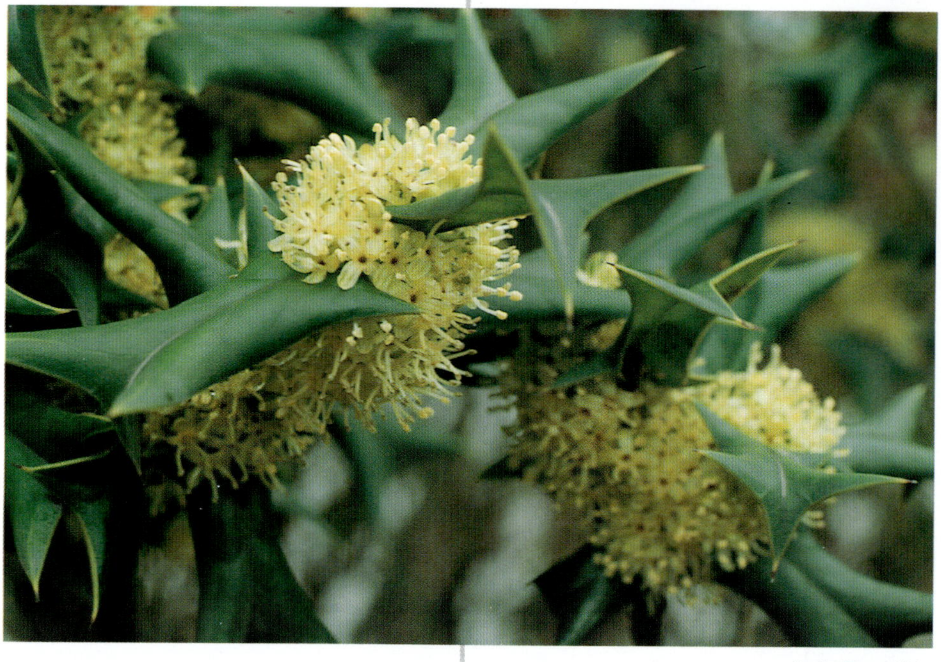

▲ 枸骨（花）

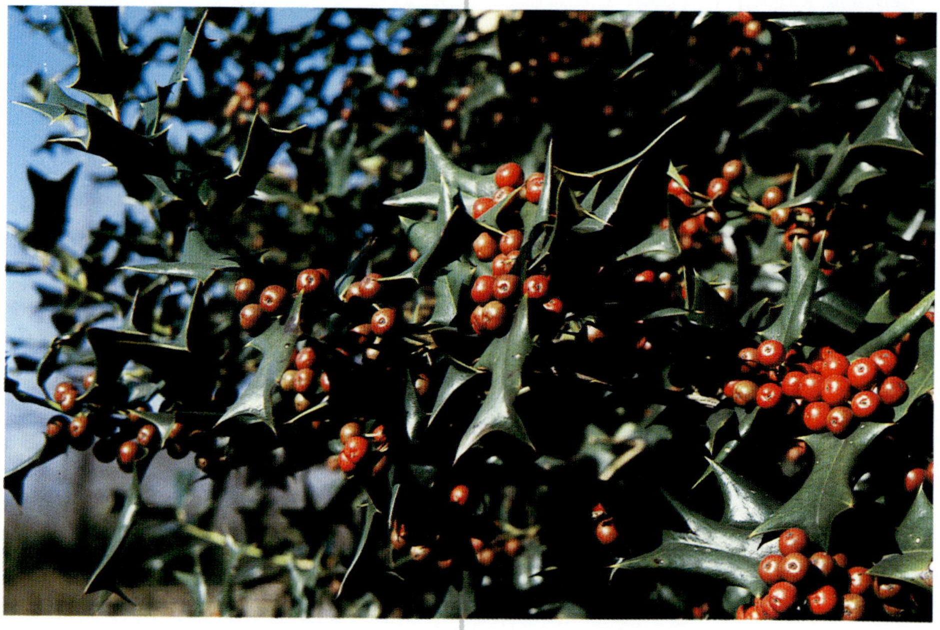

▲ 枸骨（果）

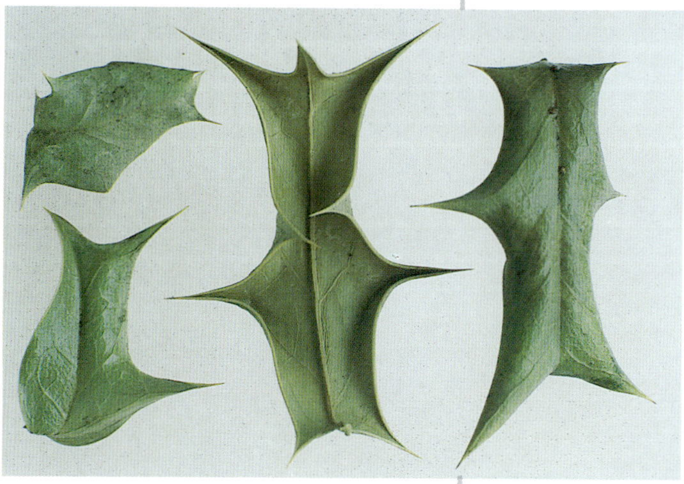

◀ 藥材枸骨葉

藥材枸骨葉橫切面 ▶

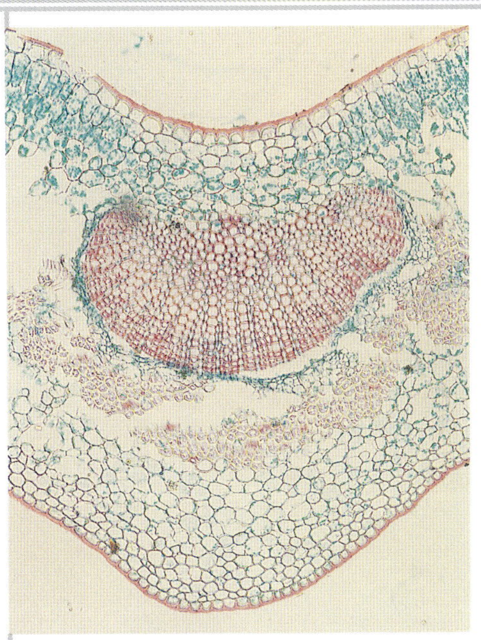

the *kidney yin*.

Indications Hemoptysis and afternoon fever in phthisis; dizziness, hypertension.

Dosage 9～15g.

▼ 柿

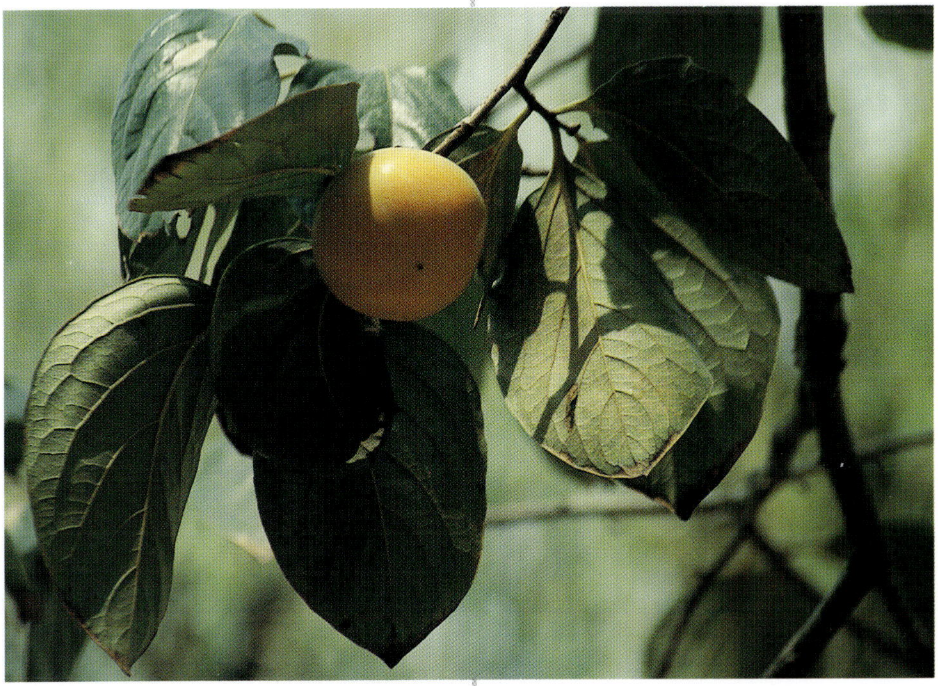

311 柿蒂

Shidi

Persimmon Calyx

CALYX KAKI

本品為柿樹科植物柿 Diospyros kaki L. f. 的乾燥宿萼。

〔**原植物**〕落葉喬木，高可達 15m。單葉互生；葉片薄革質，橢圓狀卵形或倒卵形，先端短尖，基部闊楔形或近圓形，全緣，上面深綠色，有光澤，下面淡綠色，有短柔毛。花雜性，雄花成短聚傘花序，雌花單生葉腋；花萼 4 深裂，果熟時增大；花冠鐘形或壇狀，黃白色，4 裂。漿果卵圓形或扁球形，橙黃色、紅色或深黃色，具宿存的木質花萼。

〔**藥材性狀**〕本品呈扁圓形，直徑 1.5～2.5cm。中央較厚，微隆起，有果實脫落後的圓形疤痕，邊緣較薄，4 裂，裂片多反卷，易碎；基部有果梗或圓孔狀的果梗痕。外表面黃褐色或紅棕色，內表面黃棕色，密被細絨毛。質硬而脆。

〔**性味功能與主治**〕苦、澀，平。降逆下氣，用於呃逆。

〔**用法與用量**〕4.5～9g。

Persimmon Calyx is the dried persistent calyx of *Dioxpyros kaki* L. f. (Fam. Ebenaceae).

Action To check the upward flow of the stomach *qi*.

Indications Hiccup.

Dosage 4.5～9g.

藥材柿蒂 ▶

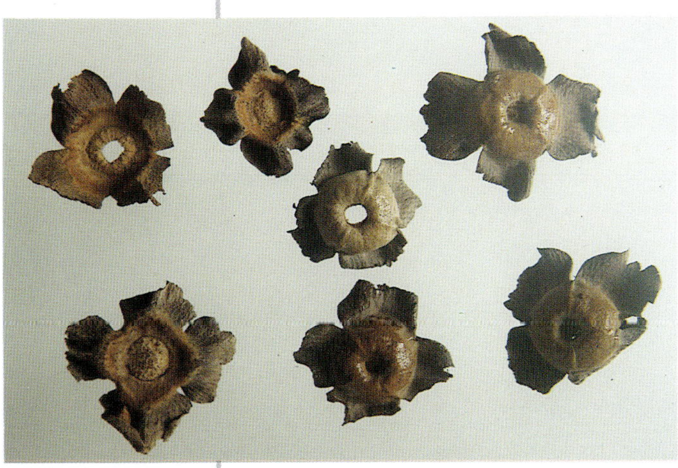

312 胡蘆巴

Huluba

Common Fenugreek Seed

SEMEN TRIGONELLAE

本品為豆科植物胡蘆巴 Trigonella foenum-graecum L. 的乾燥成熟種子。

〔**原植物**〕一年生草本，高 40～80cm，全株有香氣。莖直立，中空。葉互生，具柄，托葉與葉柄相連合；三出羽狀複葉，小葉片卵形或卵狀披針形，上部邊緣有鋸齒，下部全緣，兩面均疏生柔毛。花 1～2 朵生於葉腋，淡黃白色或白色，花萼筒狀，有白色柔毛，花冠蝶形，基部稍帶堇色。莢果條狀圓筒形，先端成尾狀。種子長圓形，黃棕色。

〔**藥材性狀**〕本品略呈斜方形或矩形，長 3～4mm，寬 2～3mm，厚約 2mm。表面黃綠色或黃棕色，平滑，兩側各具深斜溝 1 條，相交處有點狀種臍。質堅硬，不易破碎。種皮薄，胚乳呈半透明狀，具黏性。子葉 2，淡黃色，胚根彎曲，肥大而長。

〔**橫切面**〕見圖。

〔**性味功能與主治**〕苦，溫。溫腎，祛寒，止痛。用於腎臟虛冷，小腹冷痛，小腸疝氣，寒濕腳氣。

〔**用法與用量**〕4.5～9g。

Common Fenugreek Seed is the dried ripe seed of *Trigonella foenum-graecum* L. (Fam. Leguminosae).

Action To warm the *kidney*, dispel *cold*, and relieve pain.

Indications *Cold syndrome of the kidney* due to *yang deficiency* marked by pain and coldness in the lower abdomen; hernia; weakness and edema of the legs caused by *cold-damp*.

Dosage 4.5～9g.

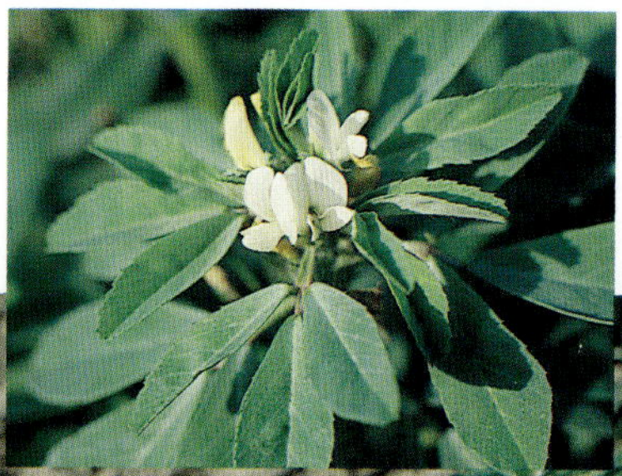

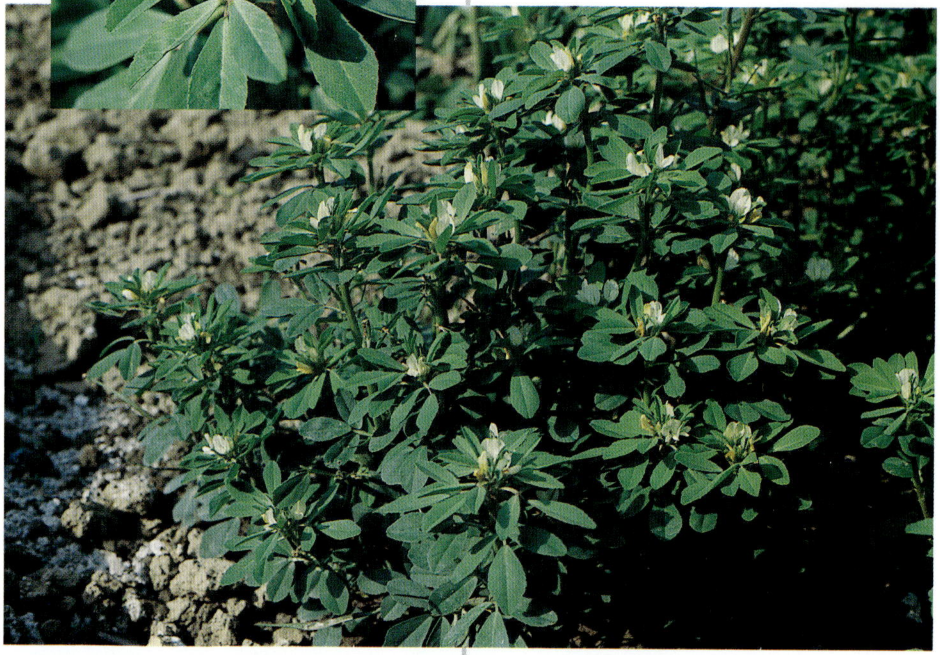

◀▼胡蘆巴

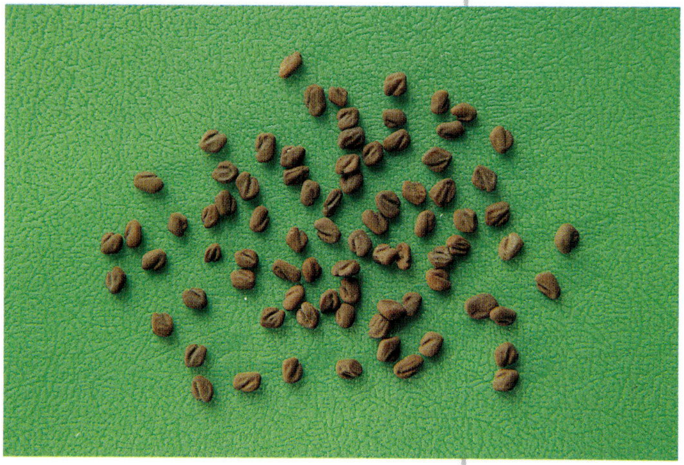

◀ 藥材胡蘆巴

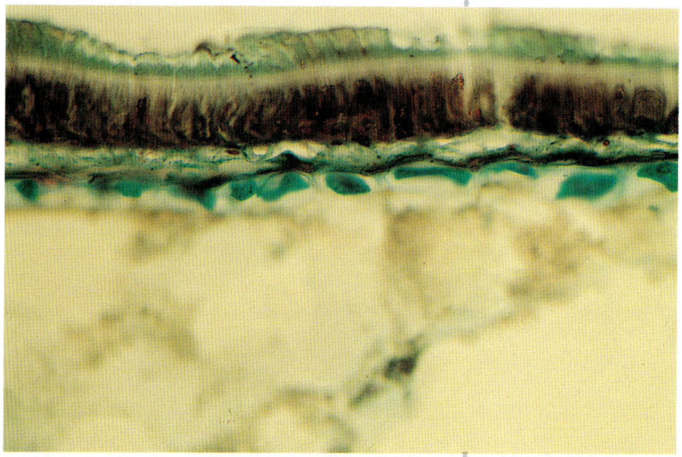

◀ 藥材胡蘆巴橫切面

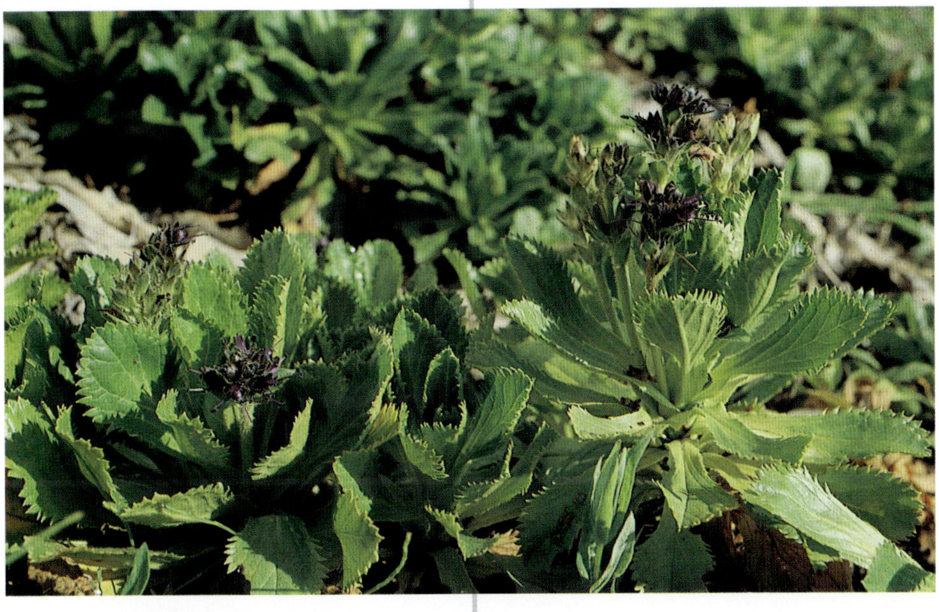

▲▼胡黃連

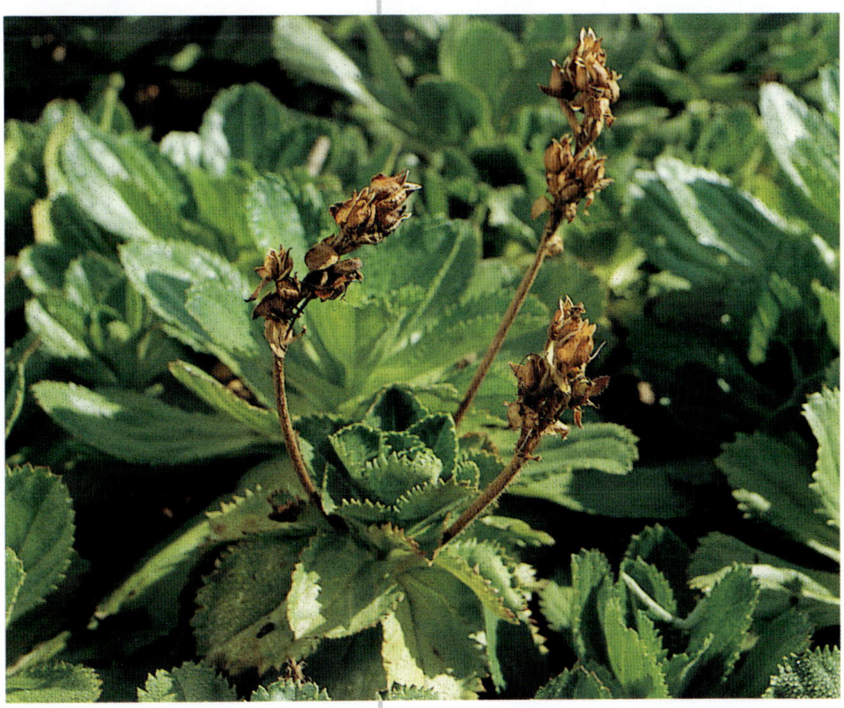

藥材胡黃連 ▶

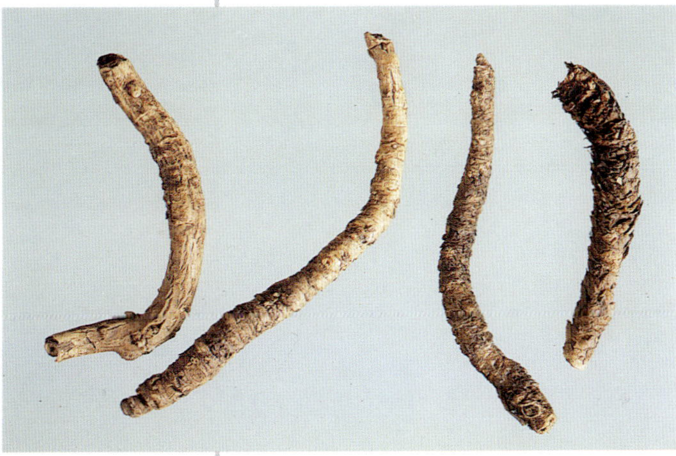

313 胡黃連

Huhuanglian

Figwortflower Picrorhiza Rhizome

RHIZOMA PICRORHIZAE

本品為玄參科植物胡黃連 Picrorhiza scrophulariiflora Pennell 的乾燥根莖。

〔**原植物**〕多年生草本。根莖粗壯，橫走，節間緊密，常有暗棕色鱗片狀老葉及圓柱形的支根。葉近基生，常集成蓮座狀，葉片匙形，有時為倒披針形、倒卵形至長橢圓形。花葶自葉叢中生出，被腺毛，花密集成頂生穗狀的圓錐聚傘花序；花萼5深裂，一片較窄小，花冠暗紫色或淺藍色，二唇形；雄蕊4，二強，子房2室。蒴果卵圓形。種子多數，黑色，光亮。

〔**藥材性狀**〕本品呈圓柱形，略彎曲，偶有分枝，長3～12cm，直徑0.3～1cm。表面灰棕色至暗棕色，粗糙，有較密的環狀節，具稍隆起的芽痕或根痕，上端密被暗棕色鱗片狀的葉柄殘基。易折斷，斷面略平坦，淡棕色至暗棕色，木部有4～10個類白色點狀維管束排列成環。

〔**性味功能與主治**〕苦，寒。清濕熱，除骨蒸，消疳熱。用於濕熱瀉痢，黃疸，痔疾，骨蒸潮熱，小兒疳熱。

〔**用法與用量**〕1.5～9g。

Figwortflower Picrorhiza Rhizome is the dried rhizome of *Picrorhiza scrophulariiflora* Pennell (Fam. Scrophulariaceae).

Action To remove *damp-heat*, and to relieve comsumptive fever.

Indications Dysentery or jaundice caused by *damp-heat*; hemorrhoids; consumptive fever and fever in infantile malnutrition due to digestive disturbance.

Dosage 1.5～9g.

314 胡椒

Hujiao

Pepper Fruit

FRUCTUS PIPERIS

本品為胡椒科植物胡椒 Piper nigrum L. 的乾燥近成熟或成熟果實。果實呈暗綠色（未成熟）時採收，曬乾，為黑胡椒；果實變紅（成熟）時採收，擦去中果皮後，曬乾，為白胡椒。

〔**原植物**〕攀援狀藤本。莖長 2～4m 或更長，節顯著膨大，常生不定根。葉互生，近革質；葉鞘延長，常長為葉柄之半，葉片闊卵形，卵狀長圓形或橢圓形，基部稍偏斜，全緣，葉脈 5～7 條，稀 9 條。無花被，雜性，通常雌雄同株，排成與葉對生的穗狀花序，苞片匙狀長圓形，呈淺杯狀；雄蕊 2；子房上位，近球形。漿果球形。

〔**藥材性狀**〕①黑胡椒：呈球形，直徑 3.5～5mm。表面黑褐色，具隆起網狀皺紋，頂端有細小花柱殘迹，基部有自果軸脫落的疤痕。質硬，外果皮可剝離，內果皮灰白色或淡黃色。斷面黃白色，粉性，中有小空隙。②白胡椒：表面灰白色或淡黃白色，平滑，頂端與基部間有多數淺色綫狀條紋。

〔**性味功能與主治**〕辛，熱。溫中散寒，下氣，消痰。用於胃寒嘔吐，腹痛泄瀉，食欲不振，癲癇痰多。

〔**用法與用量**〕0.6～1.5g，研粉吞服；外用適量。

Pepper Fruit is the dried nearly ripe or ripe fruit of *Piper nigrum* L. (Fam. Piperaceae).

Action To dispel *cold* from the stomach, and to eliminate *phlegm*.

Indications Vomiting, abdominal pain diarrhea and anorexia due to *cold* in the stomach; epilepsy with much *phlegm*.

Usage and dosage 0.6～1.5g, to be ground into powder for oral administration; appropriate quantity for external use.

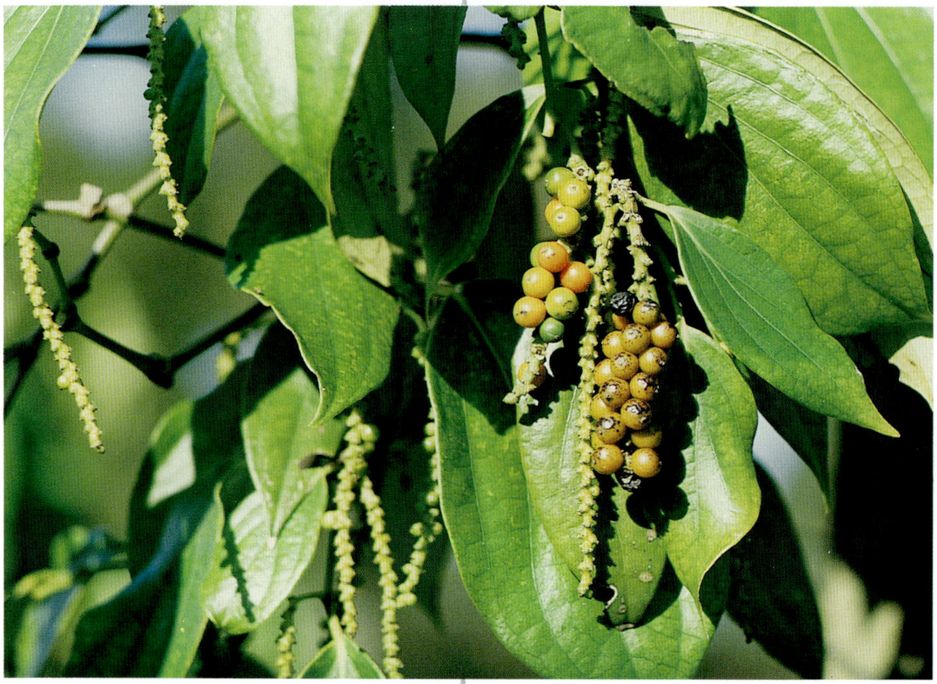

▲胡椒

▼藥材胡椒（左：黑胡椒 右：白胡椒）

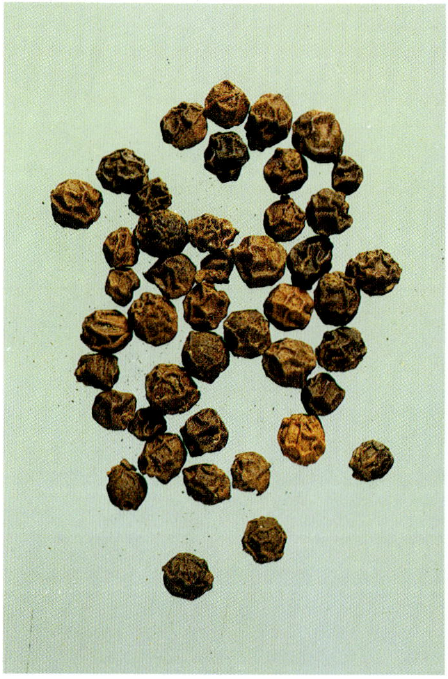

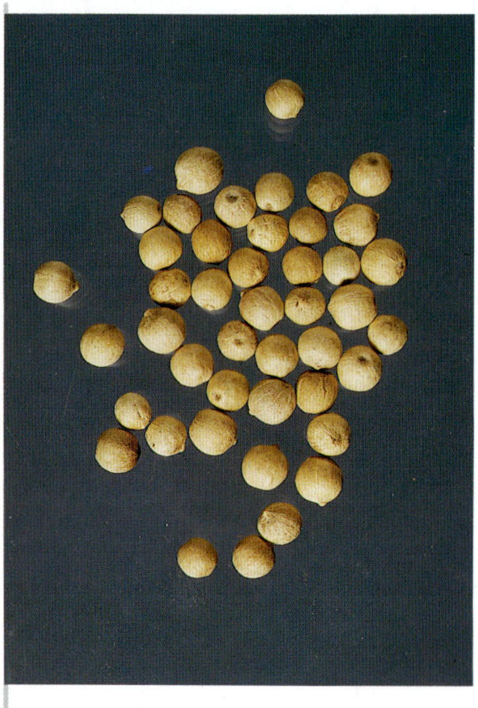

荊芥 ▶

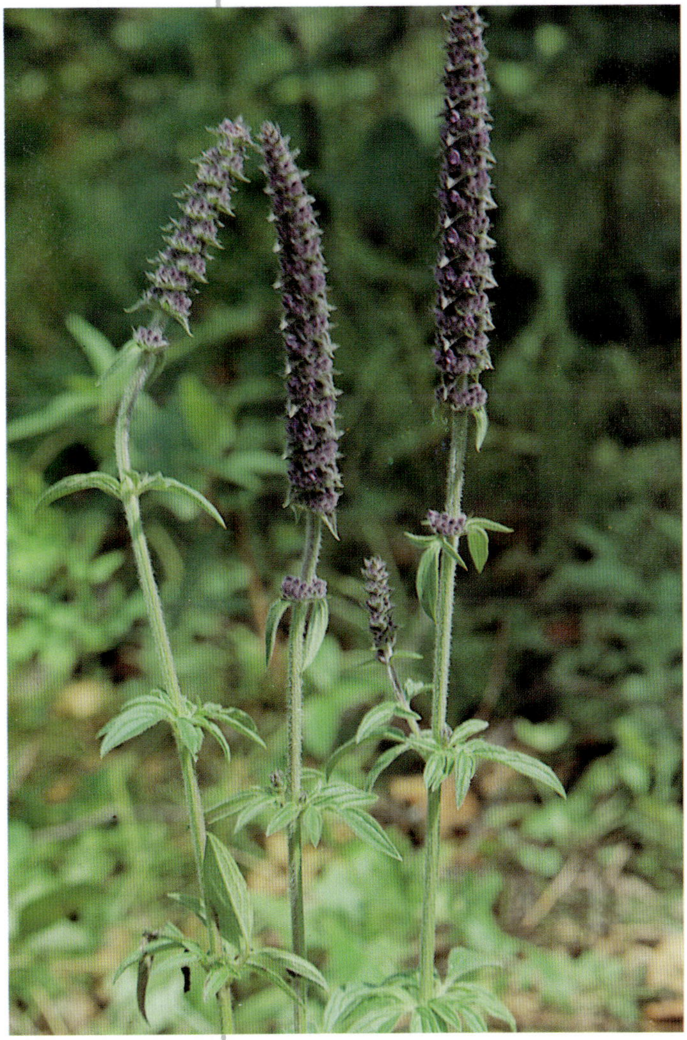

▼ 藥材荊芥

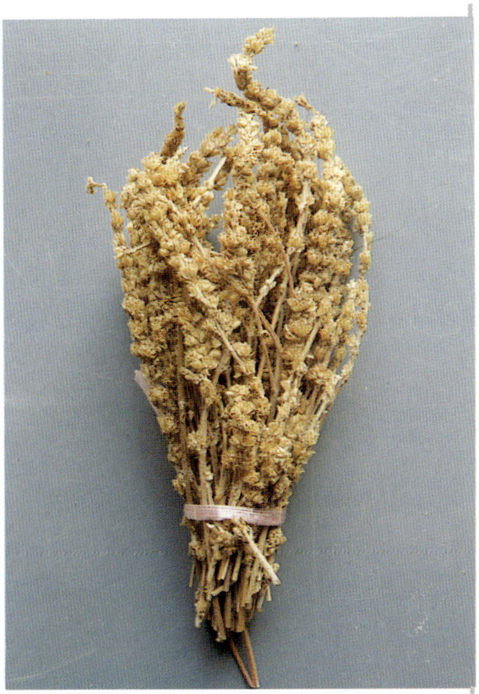

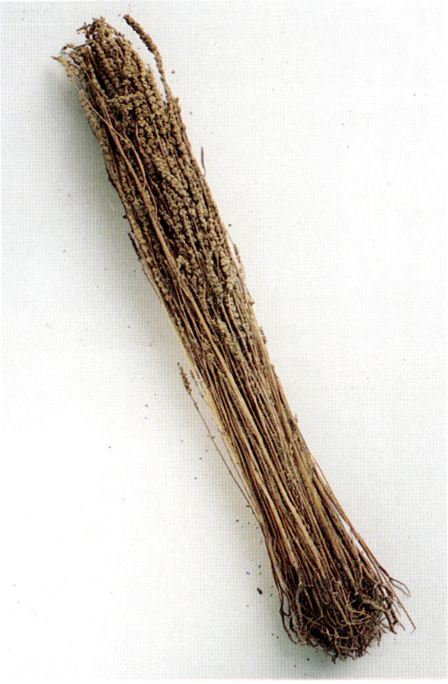

315 荊芥

Jingjie

Fineleaf Schizonepeta Herb

HERBA SCHIZONEPETAE

本品為唇形科植物荊芥 Schizonepeta tenuifolia Briq. 的乾燥地上部分。

〔**原植物**〕一年生草本，高 60～80cm。有強烈香氣。莖直立，四棱形，全株被灰白色短柔毛。葉對生，莖基部的葉無柄或近無柄，葉片羽狀深裂，裂片 3～5，中部及上部葉無柄。輪傘花序，多輪密集生於枝端而形成穗狀。花小，淺紅紫色。花冠二唇形，上唇較小，呈凹頭匙形，下唇較大，3 裂。雄蕊 4，二強。子房 4 縱裂。小堅果 4，卵形或橢圓形。

〔**藥材性狀**〕本品莖呈方柱形，上部有分枝，長 50～80cm，直徑 0.2～0.4cm；表面淡黃綠色或淡紫紅色，被短柔毛；體輕，質脆。葉對生，多已脫落，葉片 3～5 羽狀分裂，裂片細長。穗狀輪傘花序頂生，長 2～9cm，直徑約 7mm。花冠多脫落，宿萼鐘狀，先端 5 齒裂，淡棕色或黃綠色，被短柔毛；小堅果棕黑色。

〔**性味功能與主治**〕辛，微溫。解表散風，透疹，用於感冒，頭痛，麻疹，風疹，瘡瘍初起。炒炭治便血，崩漏，產後血暈。

〔**用法與用量**〕4.5～9g。

Fineleaf Schizonepeta Herb is the dried aerial part of *Schizonepeta tenuifolia* Briq. (Fam. Labiatae).

Action To induce diaphoresis, to dispel *wind*, and to promote eruptions.

Indications Common cold, headache, measles rubella, sores at the early stage. *Carbonized Herba Schizonepetae*: Hematochezia, abnormal uterine bleeding, fainting after delivery due to excessive bleeding.

Dosage 4.5～9g.

316 南沙參

Nanshashen

Fourleaf Ladybell Root

RADIX ADENOPHORAE

本品為桔梗科植物輪葉沙參 Adenophora tetraphylla (Thunb.) Fisch. 或杏葉沙參 Adenophora stricta Miq. 的乾燥根。

〔**原植物**〕①輪葉沙參：莖高大，可達1.5m。莖生葉 3～6 枚，輪生，葉片卵圓形至綫狀披針形，邊緣有鋸齒。聚傘花序，大多集成數輪，成窄而長的圓錐狀；花萼筒部倒圓錐狀；花冠壇狀鐘形，藍色或藍紫色，雄蕊 5；子房上部具肉質花盤。蒴果球形、圓錐形或卵狀圓錐形。種子黃棕色。②杏葉沙參：莖生葉互生，形如杏葉，葉片卵形或窄卵形。花為總狀花序，略有分枝，花鐘形，長寬幾相等。

〔**藥材性狀**〕本品呈圓錐形或圓柱形，略彎曲，長 7～27cm，直徑 0.8～3cm。表面黃白色或淡棕黃色，凹陷處常有殘留粗皮，上部多有深陷橫紋，呈斷續的環狀，下部有縱紋及縱溝。頂端具 1 或 2 個根莖。質鬆泡，易折斷。斷面不平坦，黃白色，多裂隙。

〔**性味功能與主治**〕甘，微寒。養陰清肺，化痰，益氣。用於肺熱燥咳，陰虛勞嗽，乾咳痰黏，氣陰不足，煩熱口乾。

〔**用法與用量**〕9～15g。

〔**注意**〕不宜與藜蘆同用。

Fourleaf Ladybell Root is the dried root of *Adenophora tetraphylla* (Thunb.) Fisch. or *Adenophora stricta Miq.* (Fam. Campanulaceae).

Action To nourish *yin* and remove *heat* from the *lung*, to resolve *phlegm*, and to reinforce *qi*.

Indications *Heat in the lung* with dry cough; cough with scanty sticky sputum in phthisis with *deficiency of yin*; *deficiency of both qi* and *yin* with feverishness and thirst.

Dosage 9～15g.

Precaution Incompatible with Rhizoma et Radix Veratri.

317 南板藍根

Nanbanlangen

Baphicacanthus Root

RADIX ET CAULIS BAPHICACANTHIS CUSIAE

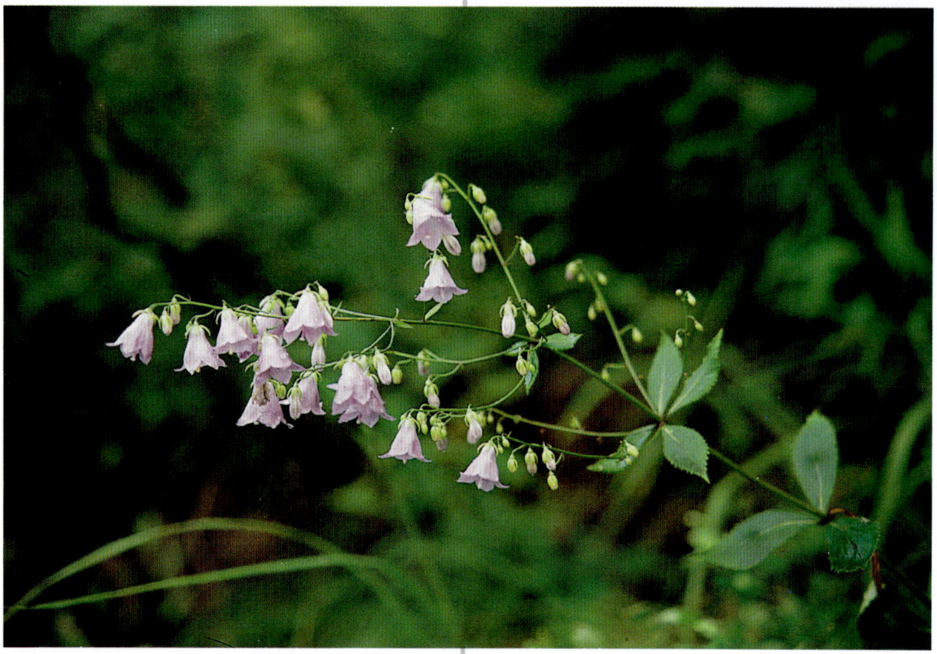

▲輪葉沙參

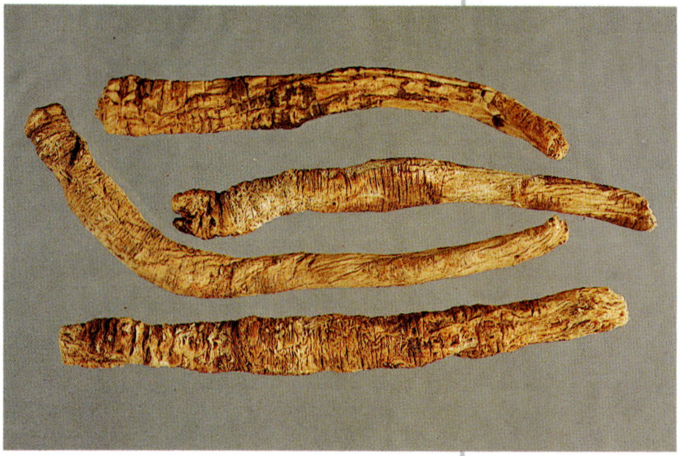

◀ 藥材南沙參

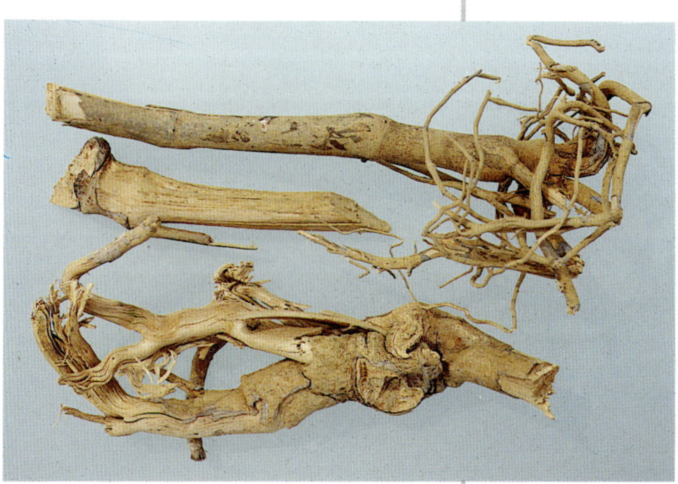

◀ 藥材南板藍根

蓽茇▼▶

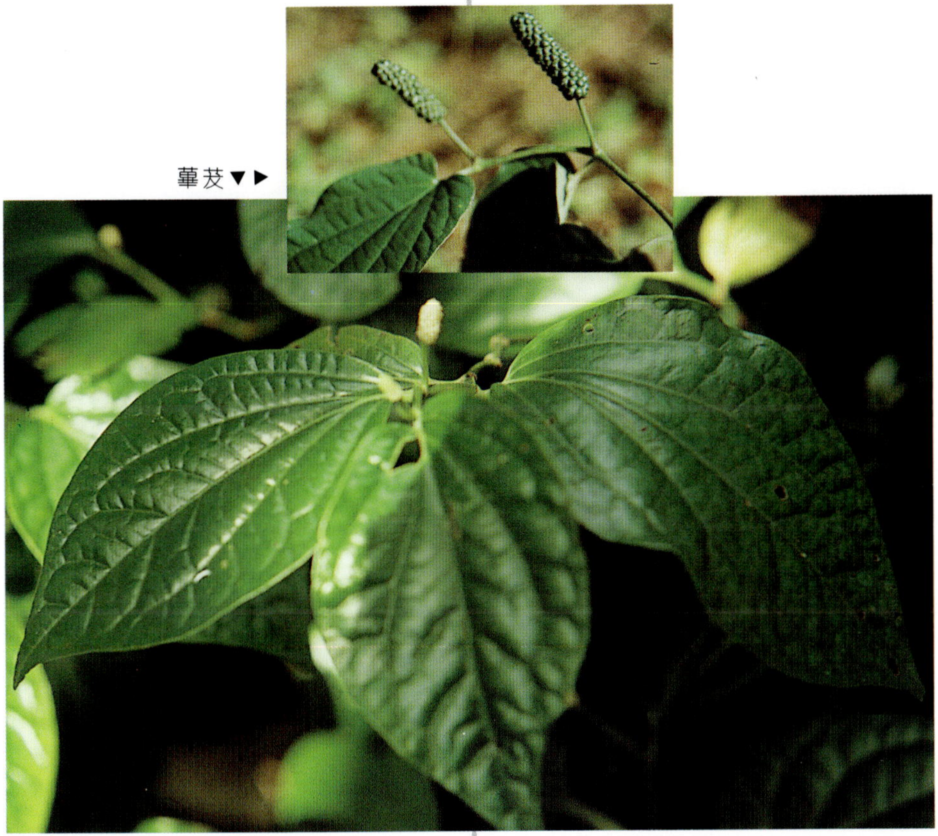

藥材蓽茇▶

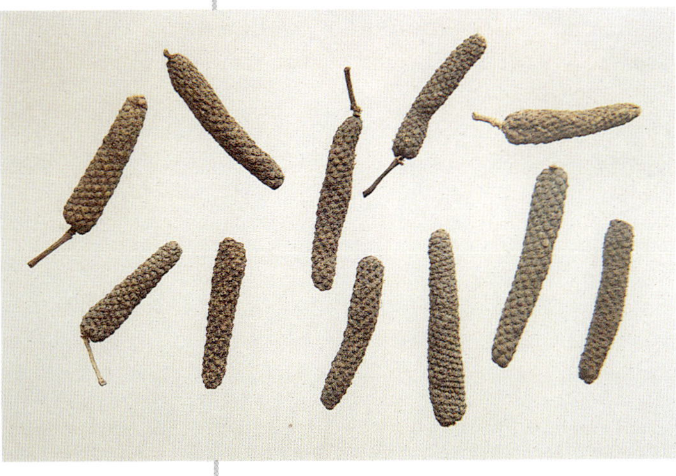

藥材蓽澄茄▶

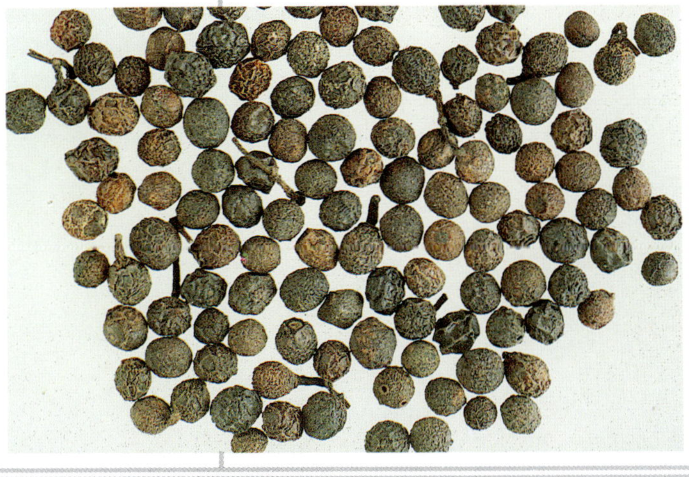

漏下血，外傷出血，經閉瘀阻，關節痹痛，跌撲腫痛。

〔**用法與用量**〕6～9g。

India Madder Root is the dried root and rhizome of *Rubia cordifolia* L. (Fam. Rubiaceae).

Action To remove *heat* from blood and arrest bleeding, to eliminate *blood stasis*, and to stimulate menstrual discharge.

Indications Spitting of blood, epistaxis, abnormal uterine bleeding, traumatic bleeding; amenorrhea with *blood stasis*; arthralgia, traumatic swelling and pain.

Dosage 6～9g.

320 蓽茇

Bibo

Long Pepper

FRUCTUS PIPERIS LONGI

本品為胡椒科植物蓽茇 Piper longum L. 的乾燥近成熟或成熟果穗。

〔**原植物**〕多年生攀援狀藤本，長達數米，莖下部匍匐，枝有粗縱棱和溝槽。葉互生，紙質，卵圓形，卵形或卵狀長圓形，先端具短尖，基部心形或耳狀，基出脈通常5～7條。花單性。雌雄異株，排成與葉對生的穗狀花序，無花被；雄花序長4～5cm，花小，苞片1，雄蕊2；雌花序長1.5～2.5cm，於果期延長，苞片較小，子房上位。漿果卵形，基部嵌生於花序軸內。

〔**藥材性狀**〕本品呈圓柱形，稍彎曲，由多數小漿果集合而成，長1.5～3.5cm，直徑0.3～0.5cm。表面黑褐色或棕色，有斜向排列整齊的小突起，基部有果穗梗殘存或脫落。質硬而脆。易折斷。小漿果球形，直徑約1mm。有特異香氣。

〔**性味功能與主治**〕辛，熱。溫中散寒，下氣止痛。用於脘腹冷痛，嘔吐，泄瀉，偏頭痛；外治牙痛。

〔**用法與用量**〕1.5～3g；外用適量，研末塞齲齒孔中。

Long Pepper is the dried almost ripe or ripe fruitspike of *Piper longum* L. (Fam. Piperaceae).

Action To dispel *cold* from the *spleen* and the stomach, and to relieve pain.

Indications Epigastric pain, vomiting and diarrhea caused by *cold*; migraine; external use for toothache.

Usage and dosage 1.5～3g; for external

use, appropriate quantity to be ground into powder and filled in the cavity of dental caries.

321 蓽澄茄

Bichengqie

Mountain Spicy Fruit

FRUCTUS LISTEAE

本品為樟科植物山鷄椒 Lisea cubeba (Lour.) Pers. 的乾燥成熟果實。

〔**原植物**〕落葉灌木或小喬木，高 3～10m。葉互生，薄紙質，葉片披針形或長橢圓形，全緣，上面深綠色，下面帶綠蒼白色，有香氣。雌雄異株，傘形花序腋生，先葉而出；花小，花被片 6，雄花具能育雄蕊 9，內向，3 輪，每輪 3 枚，第 3 輪雄蕊莖部有 2 腺體，花藥 4 室，瓣裂；雌花有退化雄蕊 6～12。漿果狀核果近球形，熟時黑色。

〔**藥材性狀**〕本品呈類球形，直徑 4～6mm。表面棕褐色至黑褐色，有網狀皺紋。基部偶有宿萼及細果梗。除去外皮可見硬脆的果核，種子 1，子葉 2，黃棕色，富油性。

〔**性味功能與主治**〕辛，溫。溫中散寒，行氣止痛。用於胃寒嘔逆，脘腹冷痛，寒疝腹痛，寒濕，小便渾濁。

〔**用法與用量**〕1.5～3g。

Mountain Spicy Fruit is the dried ripe fruit of *Litseae cubeba* (Lour.) Pers. (Fam. Lauraceae).

Action To warm the *spleen* and stomach and promote the flow of *qi* to relieve pain.

Indications Nausea and vomiting due to *cold* in the stomach, epigastirc pain accompained by feeling of cold; abdominal colic of cold type; turbid urine caused by *cold-damp*.

Dosage 1.5～3g.

322 草烏

Caowu

Kusnezoff Monkshood Root

RADIX ACONITI KUSNEZOFFII

本品為毛茛科植物北烏頭 Aconitum kusnezoffii Reichb. 的乾燥塊根。

〔**原植物**〕多年生草本，高 70～150cm。塊根倒圓錐形，外皮黑色。莖直立。葉互生，葉片堅紙質，輪廓卵圓形，3 全裂幾達基部，裂片棱形，再作深淺不等的羽狀分裂，最終裂片三角狀披針形

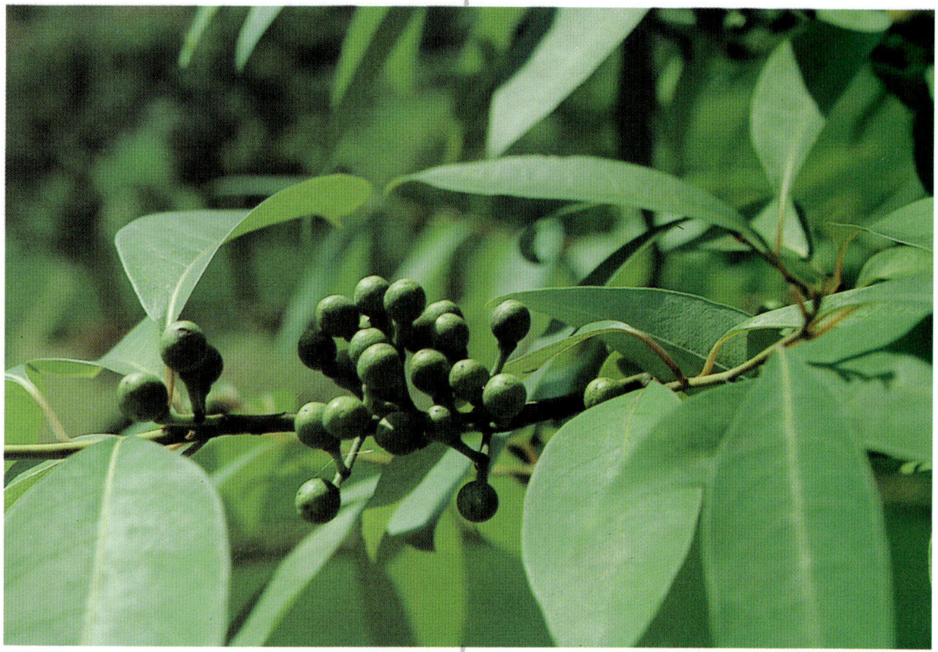

▲ 山鷄椒

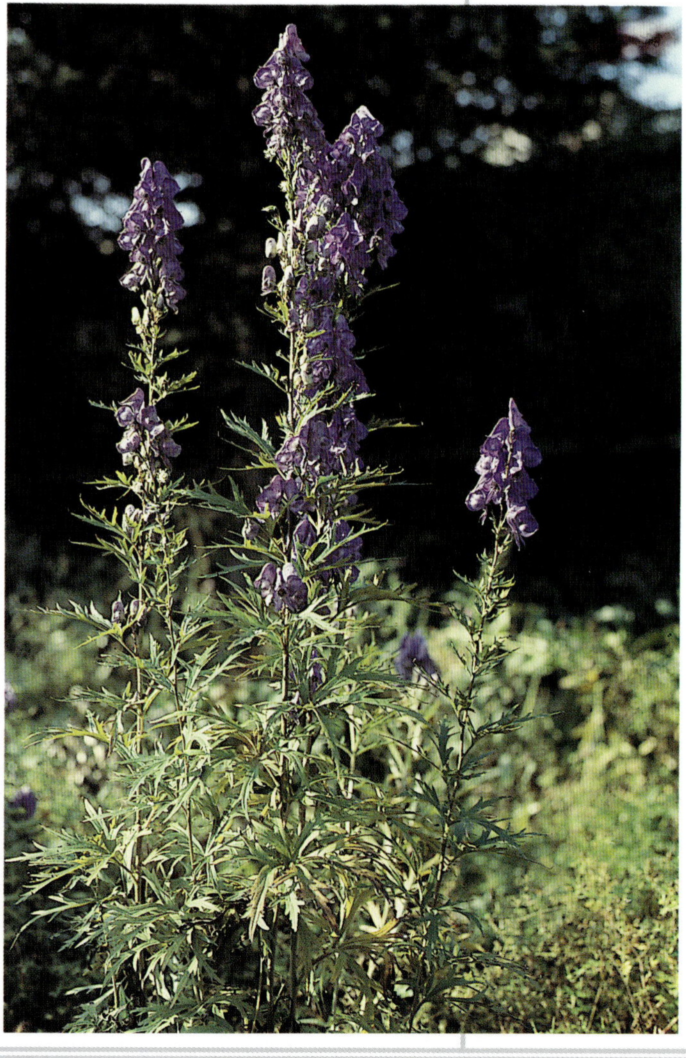

◀ 北烏頭

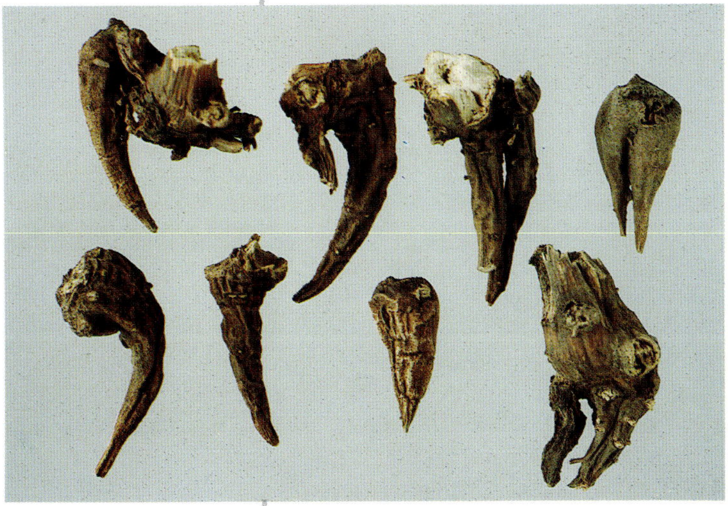
藥材草烏 ▶

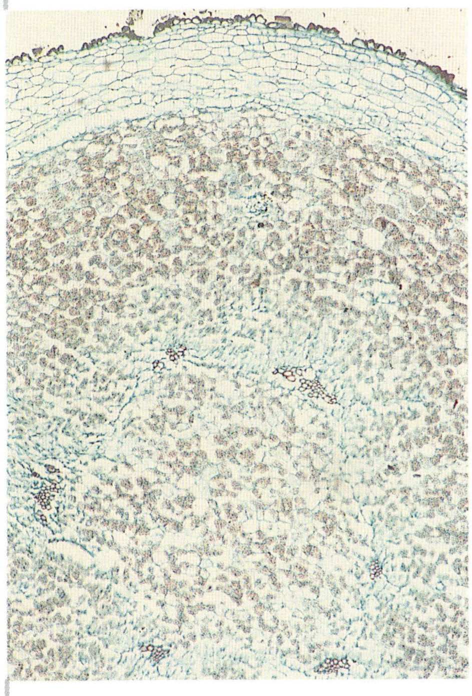
藥材草烏橫切面 ▶

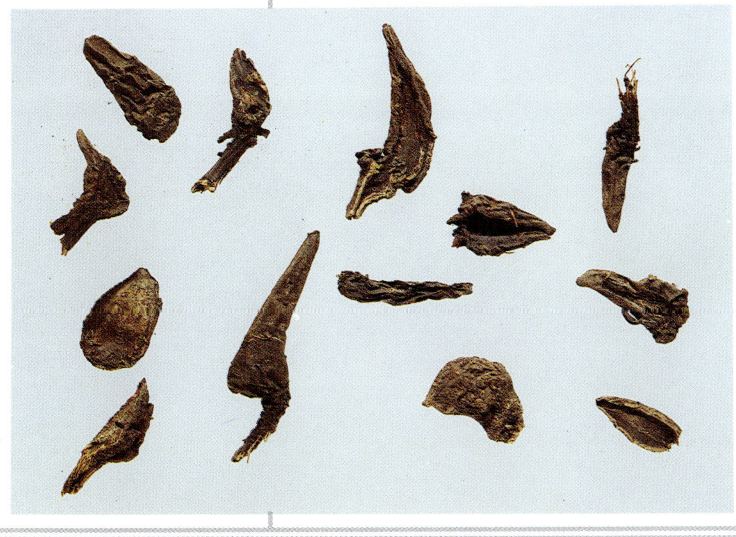
藥材製草烏 ▶

至綫狀披針形。花序總狀，或有時成窄圓錐花序；花萼藍紫色，上萼片盔形，側萼片倒卵狀圓形，稍偏斜，下萼片長圓形，花瓣 2，有長爪，距拳卷；雄蕊多數，心皮通常 5。蓇葖果。種子有膜質翅。

〔藥材性狀〕 本品呈不規則長圓錐形，略彎曲，長 2～7cm，直徑 0.6～1.8cm。頂端常有殘莖和少數不定根殘基；有的頂端一側有一枯萎的芽，一側有一圓形或扁圓形不定根殘莖。表面灰褐色或黑棕褐色，皺縮，有縱皺紋、點狀鬚根痕和數個瘤突狀側根。斷面灰白色或暗灰色，有裂隙，形成層環紋多角形或類圓形，髓部較大或中空。

〔橫切面〕 見圖。

〔性味功能與主治〕 辛、苦，熱；有大毒。祛風除濕，溫經止痛。用於風寒濕痹，關節疼痛，心腹冷痛，寒疝作痛，麻醉止痛。

〔用法與用量〕 一般炮製後用。

〔注意〕 生品内服宜慎。不宜與貝母、半夏、白及、白蘞、天花粉、瓜蔞同用。

Kusnezoff Monkshood Root is the dried root tuber of *Aconitum Kusnezoffii* Reichb. (Fam. Rununcu-laceae).

Action To relieve rheumatic conditions, to warm the *channels* and to alleviate pain.

Indications Rheumatic and rheumatoid arthralgia; precordial and abdominal pain with cold sensation; abdominal colic caused by cold; anaethesia.

Usage Usually used being processed.

Precaution Be cautious when the unprocessed root is taken orally. Incompatible with Bulbus Fritillariae, Rhizoma Pinelliae, Rhizoma Bletillae, Radix Ampelopsis, Radix Trichosanthis, Fructus Trichosanthis.

323 製草烏

Zhicaowu

Prepared Kusnezoff Monkshood Root

RADIX ACONITI KUSNEZOFFII PREPARATA

本品為草烏的炮製加工品。

〔藥材性狀〕 本品為不規則圓形或近三角形的片。表面黑褐色，有灰白色多角形形成層環及點狀維管束，並有空隙，周邊皺縮或彎曲。質脆。

〔性味功能與主治〕 辛、苦，熱；有毒。

同草烏。

〔**用法與用量**〕1.5～3g，宜先煎、久煎。

〔**注意**〕同製川烏。

The drug is the processed Radix Aconiti Kusnezoffii.

Action, Indications As described under Radix Aconiti Kusnezoffii.

Usage and dosage 1.5～3g; to be decocted for a long time before adding other ingredients.

Precaution, Storage As described under Radix Aconiti Preparata.

324 草烏葉

Caowuye

Kusnezoff Monkshood Leaf

FOLIUM ACONITI KUSNEZOFFII

本品係蒙古族習用藥材，為毛茛科植物北烏頭 Aconitum kusnezoffii Reichb. 的乾燥莖。

〔**原植物**〕見 322 草烏。

〔**藥材性狀**〕本品多皺縮卷曲、破碎，完整葉片展平後卵圓形，3 全裂，長 5～12cm，寬 10～17cm，灰綠色或黃綠色。中間裂片菱形，漸尖，近羽狀深裂，側裂片 2 深裂；小裂片披針形或卵狀披針形。上表面微被柔毛，下表面無毛。葉柄長 2～6cm。質脆。

〔**表面觀**〕見圖。

〔**性味功能與主治**〕辛、澀，平；有小毒。清熱，解毒，止痛。用於熱病發熱，泄瀉腹痛，頭痛，牙痛。

〔**用法與用量**〕1～1.2g，多入丸散用。

〔**注意**〕孕婦慎用。

Kusnezoff Monkshood Leaf. a habitually used drug of the Mongol nathionality, is the dried leaf of *Aconitum kusnezoffii* Reichb. (Fam. Ranunculaceae).

Action To remove *toxic heat* and to relieve pain.

Indications Fever in febrile disease; diarrhea and abdominal pain, headach, toothache.

Usage and dosage 1～1.2g; mostly used in making pills and powder.

Precaution Used with caution in pregnancy.

325 草豆蔻

Caodoukou

Katsumada Galangal Seed

SEMEN ALPINIAE KATSUMADAI

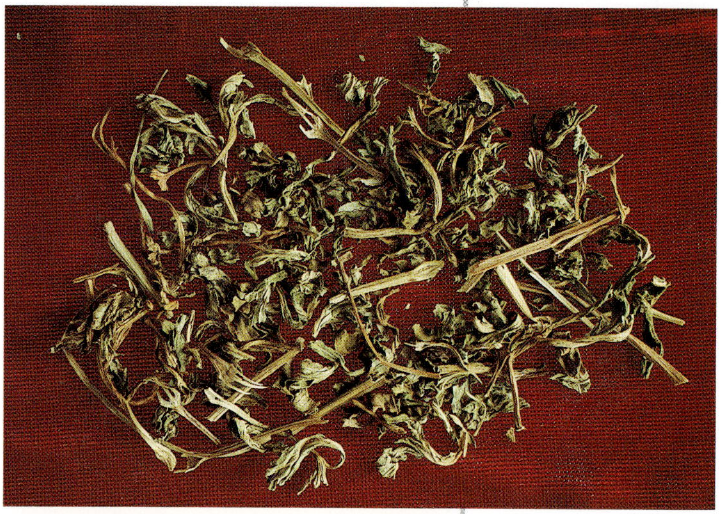

◀ 藥材草烏葉

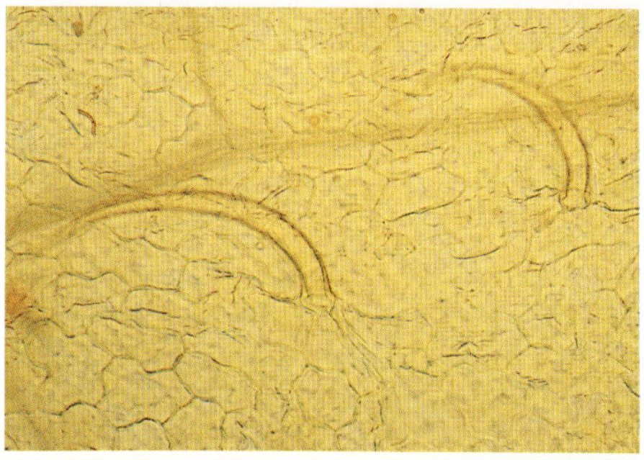

◀ 藥材草烏葉表面觀示
（上：上表皮　下：非腺毛、下表皮和氣孔）

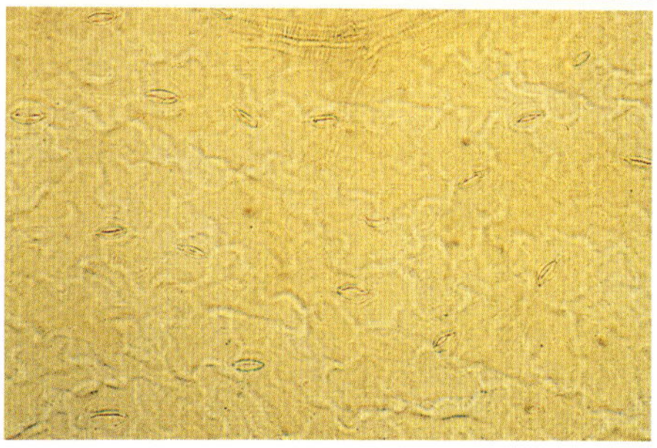

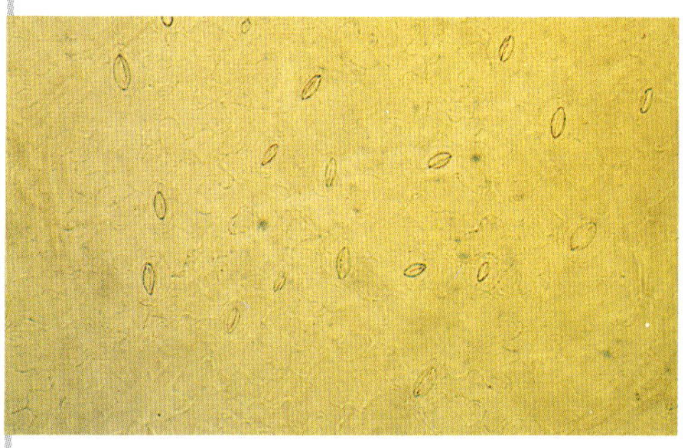

▼草豆蔻

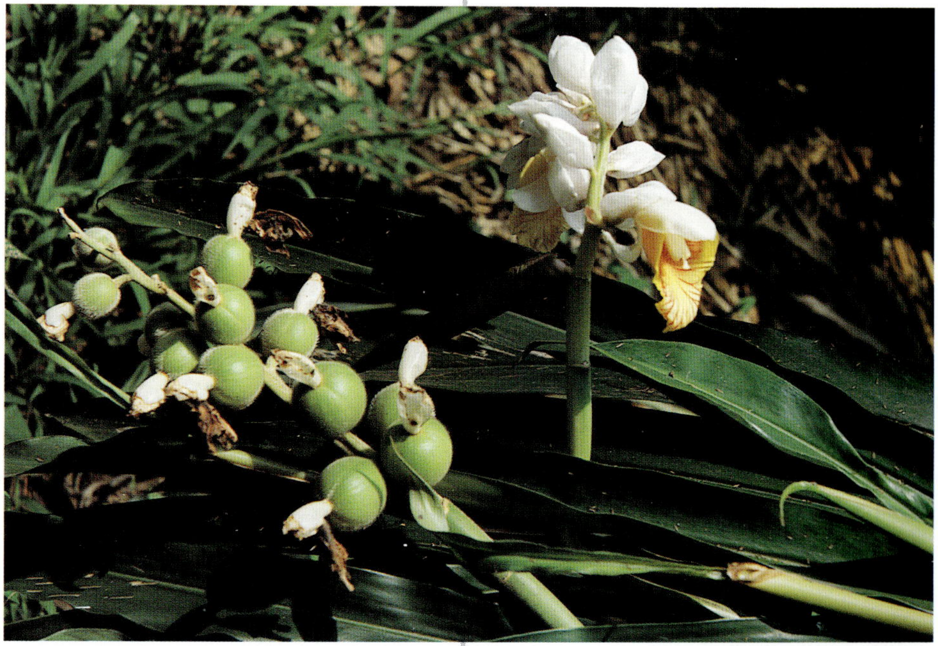

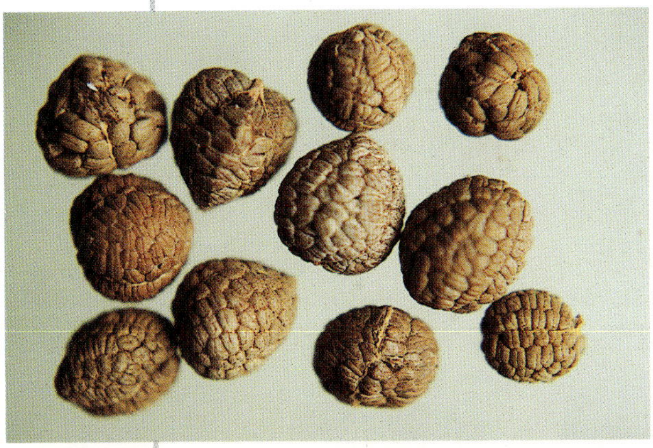

藥材草豆蔻 ▶

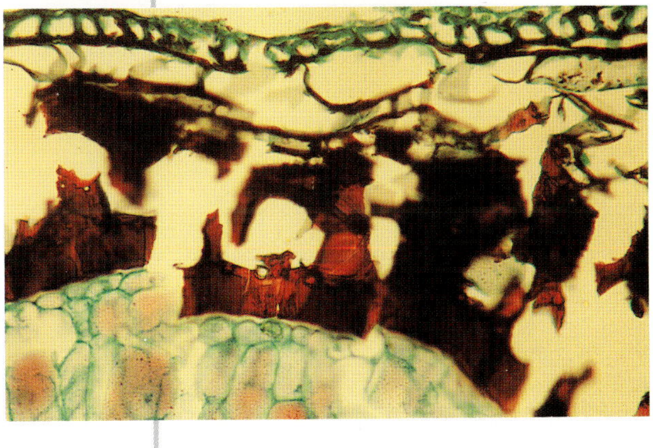

藥材草豆蔻橫切面 ▶

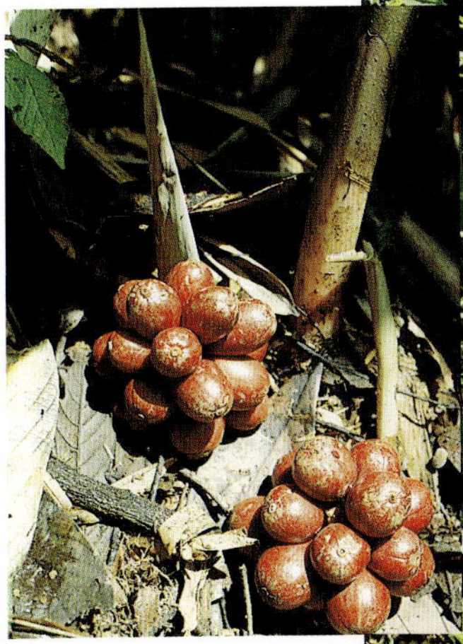

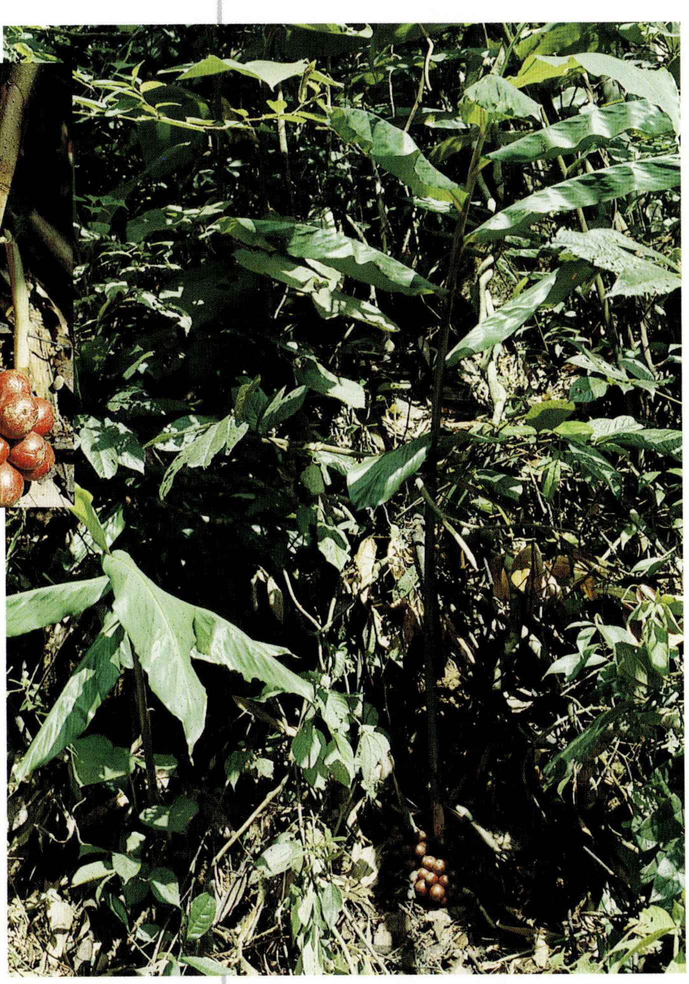

草果 ▲▶

本品為薑科植物草豆蔻 Alpinia katsumadai Hayata 的乾燥近成熟種子。

〔**原植物**〕多年生叢生草本。根莖粗短。莖綠色，粗壯。葉二列；葉舌卵形，革質；葉片狹橢圓形或披針形。總狀花序頂生，花序軸上密被黃白色粗柔毛；花疏生，苞片白色；萼鐘形，白色，宿存；花冠白色，裂片 3，長圓形，上方裂片較大，唇瓣三角狀卵形，白色。蒴果近圓形，不開裂，外被粗毛，熟時黃綠色。

〔**藥材性狀**〕本品為類球形的種子團，直徑 1.5～2.7cm。表面灰褐色，中間有黃白色的隔膜，將種子團分成 3 瓣，每瓣有種子多數，黏連緊密，種子團略光滑。種子為卵圓狀多面體，長 3～5mm，直徑約 3mm，外被淡棕色膜質假種皮，種脊為 1 條縱溝，一端有種臍；質硬。將種子沿種脊縱剖兩瓣，縱斷面呈斜心形，種皮沿種脊向內伸入部分約佔整個表面的 1/2；胚乳灰白色。

〔**橫切面**〕見圖。

〔**性味功能與主治**〕辛，溫。燥濕健脾，溫胃止嘔。用於寒濕內阻，脘腹脹滿冷痛，噯氣嘔逆，不思飲食。

〔**用法與用量**〕3～6g。

Katsumada Galangal Seed is the dried almost ripe seed of *Alpinia katsumadai Hayata* (Fam. Zingiberaceae).

Action To remove *damp*, to invigorate the *spleen* function, to warm the stomach and to arrest vomiting.

Indication Accumulation of *damp-cold* in the spleen and the stomach manifested by epigastric distension, pain and cold feeling accompanied with belching, nausea, vomiting and anorexia.

Dosage 3～6g.

326 草果

Caoguo

Caoguo

FRUCTUS TSAOKO

本品為薑科植物草果 Amomum tsaoko Crevost et Lemaire 的乾燥成熟果實。

〔**原植物**〕多年生叢生草本，高 2～3m，全株有辛辣氣味。根莖短粗，橫走，綠白色。莖粗壯。葉二列；葉鞘開放，抱莖，邊緣膜質；葉舌先端圓形；葉片長橢圓形或披針狀長圓形，全緣，邊緣乾膜質。花序從莖基部抽出，卵形或長圓形；花冠白色；唇瓣中肋兩側具紫紅條紋。蒴果長圓形或卵狀橢圓形。

〔**藥材性狀**〕本品呈長橢圓形，具三鈍棱，長 2～4cm，直徑 1～2.5cm。表面灰棕色至紅棕色，具縱溝及棱綫，頂端有圓形突起的柱基，基部有果梗或果梗痕。果皮質堅韌，易縱向撕裂。剝去外皮，中間有黃棕色隔膜，將種子團分成 3 瓣，每瓣有種子多為 8～11 粒。種子呈圓錐狀多面體，直徑約 5mm；表面紅棕色，外被灰白色膜質的假種皮，種脊為 1 條縱溝，尖端有凹狀的種臍；胚乳灰白色。

〔**性味功能與主治**〕辛、溫。燥濕溫中，除痰截瘧。用於寒濕內阻，脘腹脹痛，痞滿嘔吐，瘧疾寒熱。

〔**用法與用量**〕3～6g。

Caoguo is the dried ripe fruit of *Amomum tsaoko* Crevost et Lemaire (Fam. Zingiberaceae).

Action To remove *cold-damp* from the *spleen* and the stomach, and to stop malarial attacks.

Indications Accumulation of *Cold-damp* in the *spleen* and the stomach manifested by epigastric distension, fullness and pain accompained by vomiting; malaria with paroxysms of chills and fever.

Dosage 3～6g.

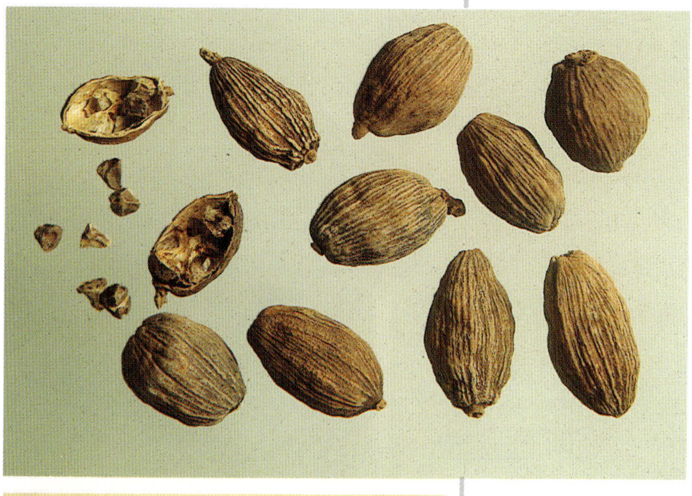

◀ 藥材草果

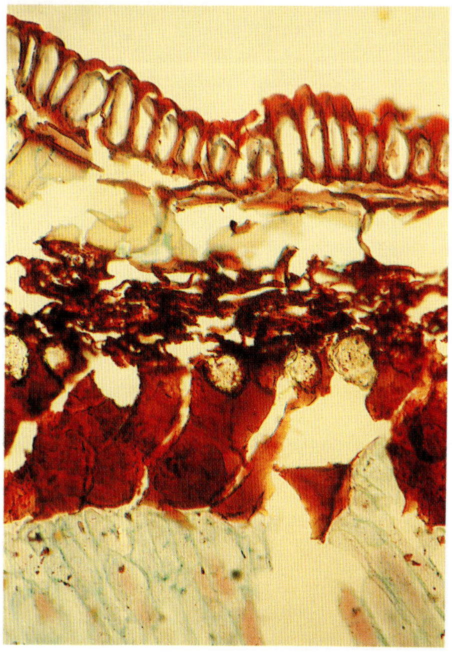

◀ 藥材草果種子橫切面

327 茵陳

Yinchen

Virgate Wormwood Herb

HERBA ARTEMISIAE SCOPARIAE

本品為菊科植物濱蒿 Artemisia scoparia Waldst. et Kit. 或茵陳蒿 Artemisia capillaris Thunb. 的乾燥地上部分。

〔**原植物**〕①濱蒿：一或二年生草本。全植物幼時被灰白色絹毛，成長後高 45～100cm。莖常單一，基部稍木化。葉密集；下部葉與不育枝的葉同形，葉片長圓形，二或三回羽狀全裂，最終裂片倒披針形或綫形；中部葉 1～2 回羽狀全裂；上部葉 3 裂或不裂，裂片短。頭狀花成複總狀花序，花均為管狀花；外層者為雌花 5～15，以 10～12 個為多

▼ 茵陳蒿（幼苗）

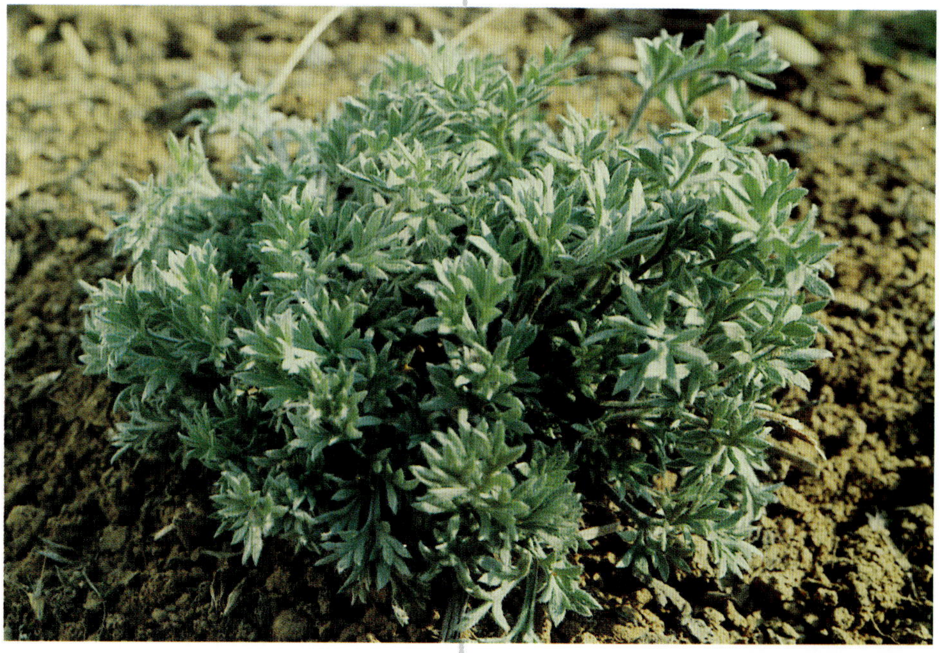

茵陳蒿 ▶

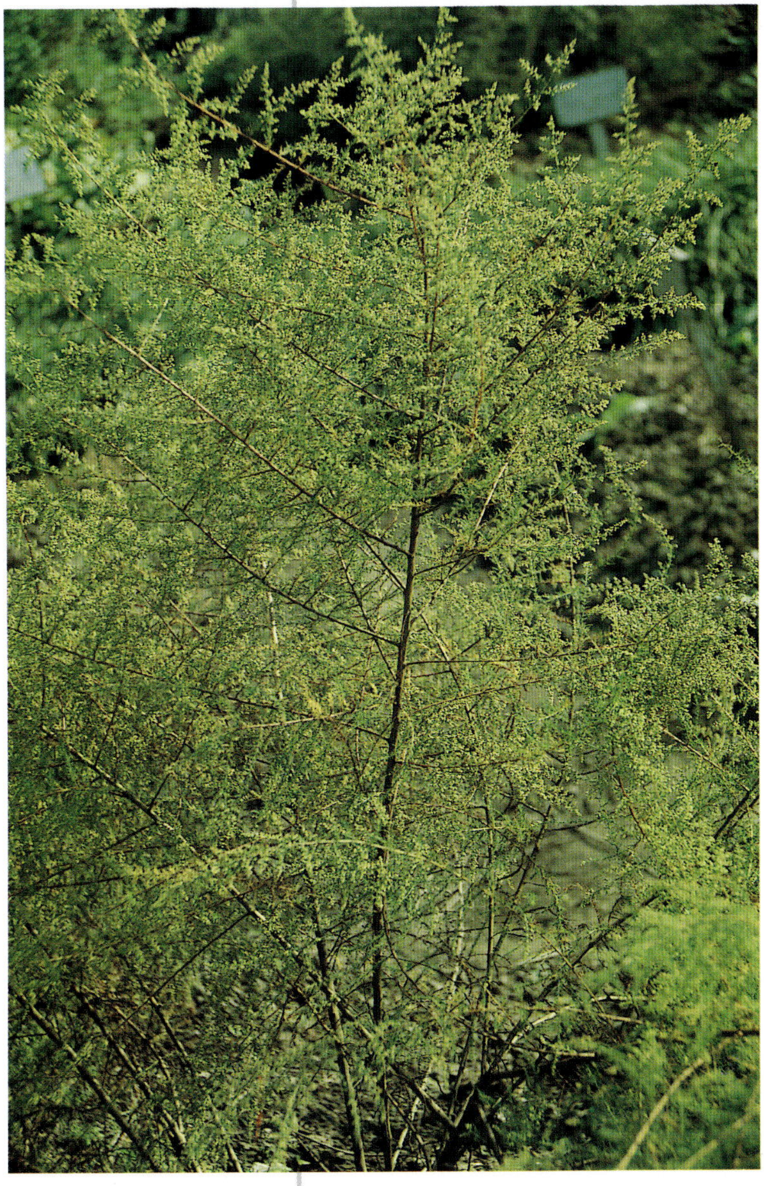

藥材茵陳 ▶

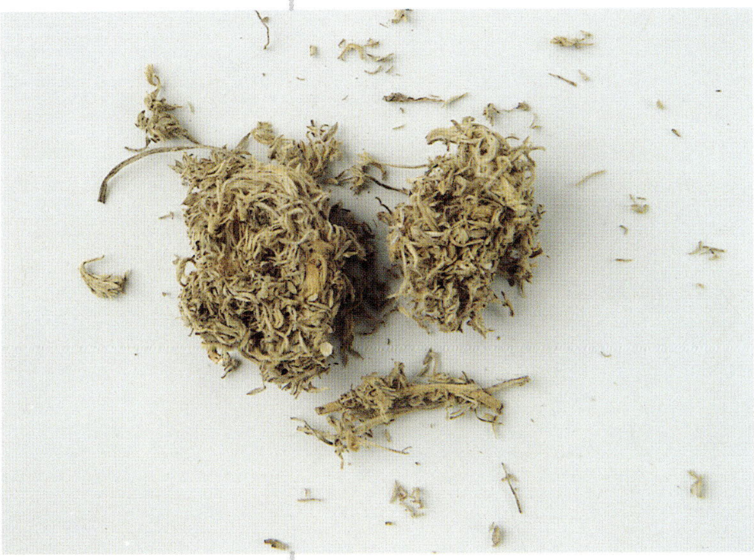

見，能育；內層為兩性花 3～9，有時帶紫色。瘦果小。②茵陳蒿：為半灌木狀多年生草本。莖通常數個叢生，基部強木化。外層雌花 4～12 個，以 7 個左右為常見。

〔**藥材性狀**〕①綿茵陳：多卷曲成團狀，灰白色或灰綠色，全體密被白色茸毛，綿軟如絨。莖細小，長 1.5～2.5cm，直徑 0.1～0.2cm，除去表面白色茸毛後可見明顯縱紋；質脆，易折斷。葉具柄，展平後葉片呈一至三回羽狀分裂，葉片長 1～3cm，寬約 1cm；小裂片卵形或稍呈倒披針形、條形，先端銳尖。②茵陳蒿：莖呈圓柱形，多分枝，長 30～100cm，直徑 2～8mm；表面淡紫色或紫色，有縱條紋，被短柔毛；體輕，質脆，斷面類白色。葉密集，或多脫落。下部葉二至三回羽狀深裂，裂片條形或細條形，兩面密被白色柔毛；莖生葉一至二回羽狀全裂，基部抱莖，裂片細絲狀；頭狀花序多集成圓錐狀；總苞片 3～4 層；外層雌花 6～10 個，可多達 15 個，內層兩性花 2～10 個；瘦果長圓形。

〔**性味功能與主治**〕苦、辛，微寒。清濕熱，退黃疸。用於黃疸尿少，濕瘡瘙癢；傳染性黃疸型肝炎。

〔**用法與用量**〕6～15g；外用適量，煎湯熏洗。

Virgate Wormwood Herb is the dried seedling of *Artemisia scoparia* Waldst. et Kit. or *Artemisia capillaris* Thunb. (Fam. Compositae).

Action To remove *damp-heat* and relieve jaundice.

Indications Infectious icteric hepatitis; sores with exudation and itching.

Usage and dosage 6～15g; for external use, appropriate quantity to be made into hot decoction for fuming and washing.

328 茯苓

Fuling

Indian Bread

PORIA

本品為多孔菌科真菌茯苓 Poria cocos (Schw.) Wolf 的乾燥菌核。多於 7～9 月採挖，挖出後除去泥沙，堆置“發汗”後，攤開曬至表面乾燥，再“發汗”、反覆數次至現皺紋、內部水分大部散失後，陰乾，稱為“茯苓個”；或將鮮茯苓按不同部位切製，陰乾，分別稱為“茯苓皮”及“茯苓塊”。

〔**原植物**〕菌核類球形，橢圓或不規則形，直徑 10～30cm 或更大，常生於鬆樹等根上，新鮮時軟，乾後漸硬，有深褐色、多皺的皮殼，內部粉粒狀，白色或淡粉紅色；子實體傘形，生於菌核表面，平伏，近無柄，白色或黃白色，乾後變淡褐色；菌管單層，生於子實體下面。孢子長方形至近圓柱形。

〔**藥材性狀**〕①茯苓個：呈類球形、橢圓形、扁圓形或不規則團塊，大小不一。外皮薄而粗糙，棕褐色至黑褐色，有明顯的皺縮紋理。斷面顆粒性，有的具裂隙，外層淡棕色，內部白色，少數淡紅色，有的中間抱有鬆根。②茯苓皮：為削下的茯苓外皮，形狀大小不一。外面棕褐色至黑褐色，內面白色或淡棕色。質較鬆軟，略具彈性。③茯苓塊：為去皮後切製的茯苓，呈塊片狀，大小不一。白色、淡紅色或淡棕色。

〔**性味功能與主治**〕甘、淡，平。利水滲濕，健脾寧心。用於水腫尿少，痰飲眩悸，脾虛食少，便溏泄瀉，心神不安，驚悸失眠。

〔**用法與用量**〕9～15g。

Indian Bread is the dried sclerotium of the fungus, *Poria cocos* (Schw.) Wolf (Fam. Polyporaceae). The drug is collected mostly in July to September, removed from soil, piled up, spread, and air-dried on the surface. Repeat this operation for several times until wrinkles appears and the inside water evaporated, then dired in the shade. It is known as "Fulingge". Or the fresh sclerotium is cut and dried in the air. According to the cut portions, and known as "Fulingpi" and "Fulingkuai", respectively.

Action To cause diuresis, to invigorate the *spleen* function and to calm the mind.

Indications Edema with oliguria; dizzi-

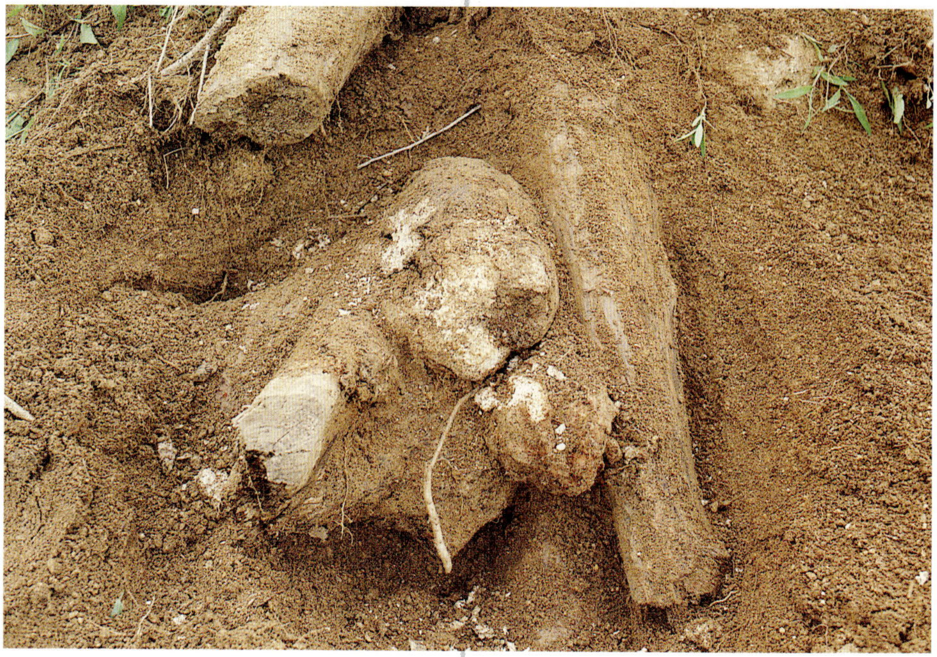

▲茯苓菌核

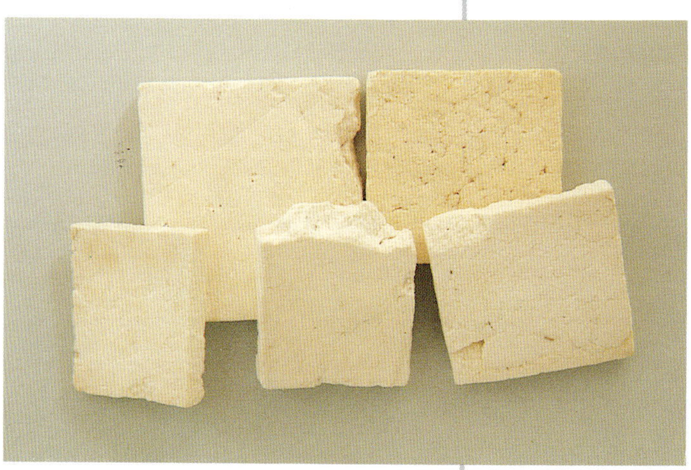

◀ 藥材茯苓（茯苓塊）

▼ 藥材茯苓（茯苓個）

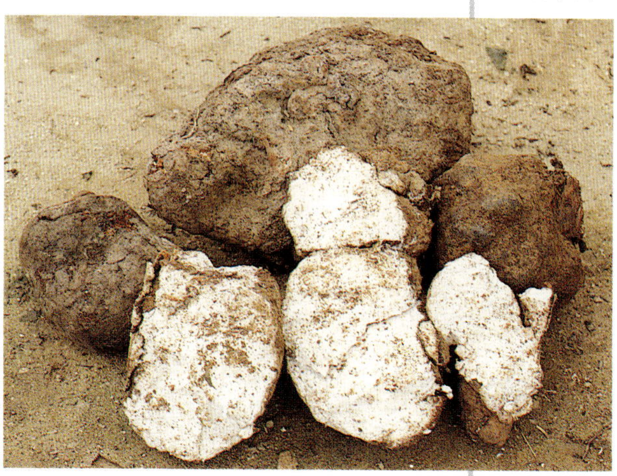

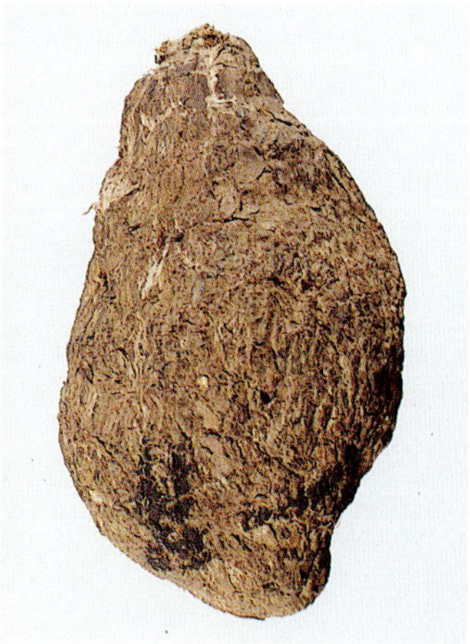

ness and palpitation caused by retained fluid; diminished function of the *spleen* marked by anorexia, loose stools or diarrhea; restlessness and insomnia.

Dosage 9～15g.

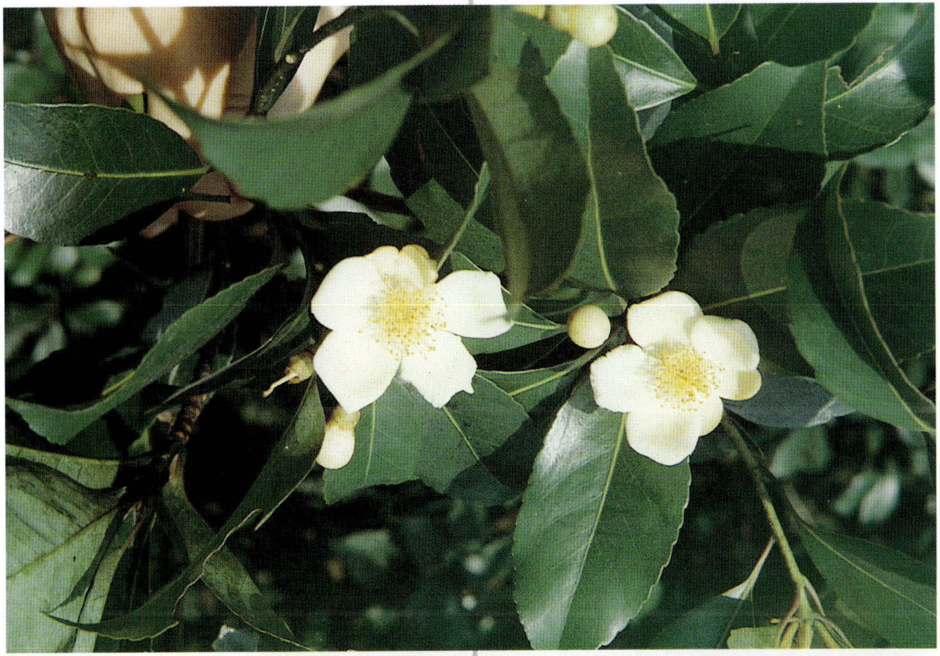

▲油茶

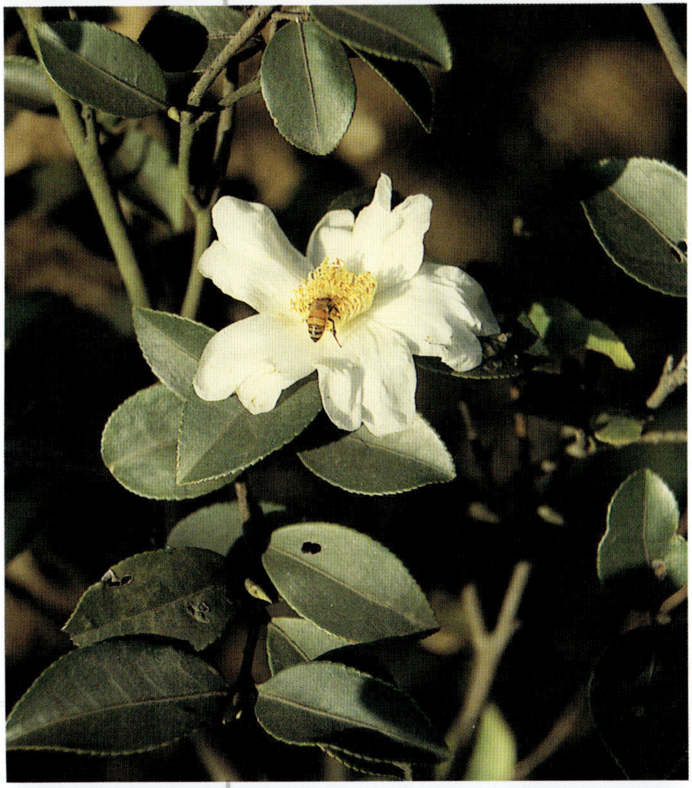

小葉油茶 ▶

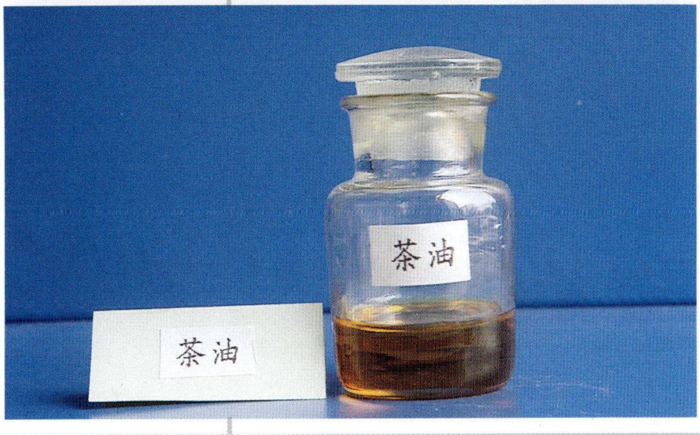

藥材茶油 ▶

329 茶油

Chayou

Tea-seed Oil

OLEUM CAMELLIAE

本品為山茶科植物油茶 Camellia oleifera Abel 或小葉油茶 Camellia meiocarpa Hu. ms. 的成熟種子用壓榨法得到的脂肪油。

〔**原植物**〕油茶：灌木或小喬木，高可達 7m。葉革質，橢圓形，邊緣有小鋸齒，嫩時疏生茸毛。花白色，頂生，單生或並生；花瓣 5～7，分離，倒卵形至披針形，先端多少深 2 裂，雄蕊多數，外輪花絲僅基部合生。蒴果近球形，頂端有或無長柔毛，果瓣厚木質；種子背圓腹扁。

〔**藥材性狀**〕本品為淡黃色的澄清液體。在氯仿、乙醚或二硫化碳中易溶，在乙醇中微溶。

相對密度：在 25℃時應為 0.909～0.915。折光率：在 25℃時應為 1.466～1.470。酸值：應不大於 3。皂化值：應為 185～196。碘值：應為 80～88。

〔**用途**〕作為注射用茶油的原料及軟膏基質。

Tea-seed Oil is the fatty oil obtained by squeeze from the ripe seed of *Camellia oleifera* Abel or *Camellia meiocarpa* Hu. ms. (Fam. Theaceae).

Usage Used as the raw material of injectable Tea-seed oil and the ointment base.

330 茺蔚子

Chongweizi

Motherwort Fruit

FRUCTUS LEONURI

本品為唇形科植物益母草 Leonurus heterophyllus Sweet 的乾燥成熟果實。

〔**原植物**〕一年生或二年生草本。莖直立，鈍四棱形，有倒向糙伏毛。葉對生；莖下部葉輪廓為卵形，掌狀 3 裂；莖中部葉輪廓為菱形，通常分裂成 3 個或偶有多個長圓狀綫形裂片。輪傘花序腋生，具 8～15 朵花，唇形，花冠粉紅至淡紫紅色，雄蕊 4，二強。小堅果長圓狀三棱形，淡褐色。

〔**藥材性狀**〕本品呈三棱形，長 2～3mm，寬約 1.5mm。表面灰棕色至灰褐色，有深色斑點，一端稍寬，平截狀，另一端漸窄而鈍尖。果皮薄，子葉類白色，富油性。

〔**性味功能與主治**〕辛、苦，微寒。活血調經，清肝明目。用於月經不調，經閉，痛經，目赤翳障，頭暈脹痛。

〔**用法與用量**〕4.5～9g。

〔**注意**〕瞳孔散大慎用。

Motherwort Fruit is the dried ripe fruit of *Leonurus heterophyllus* Sweet (Fam. Labiatae).

Action To activate blood circulation and regulate menstruation, to subdue hyperactivity of the *liver*, and to clear the eye of opacity.

Indications menstrual disorders, amenorrhea, hysmenorrhea, inflammation of the eye with formation of corneal opacity; dizziness and headache.

Dosage 4.5～9g.

Precaution Used with caution for pupil dilation.

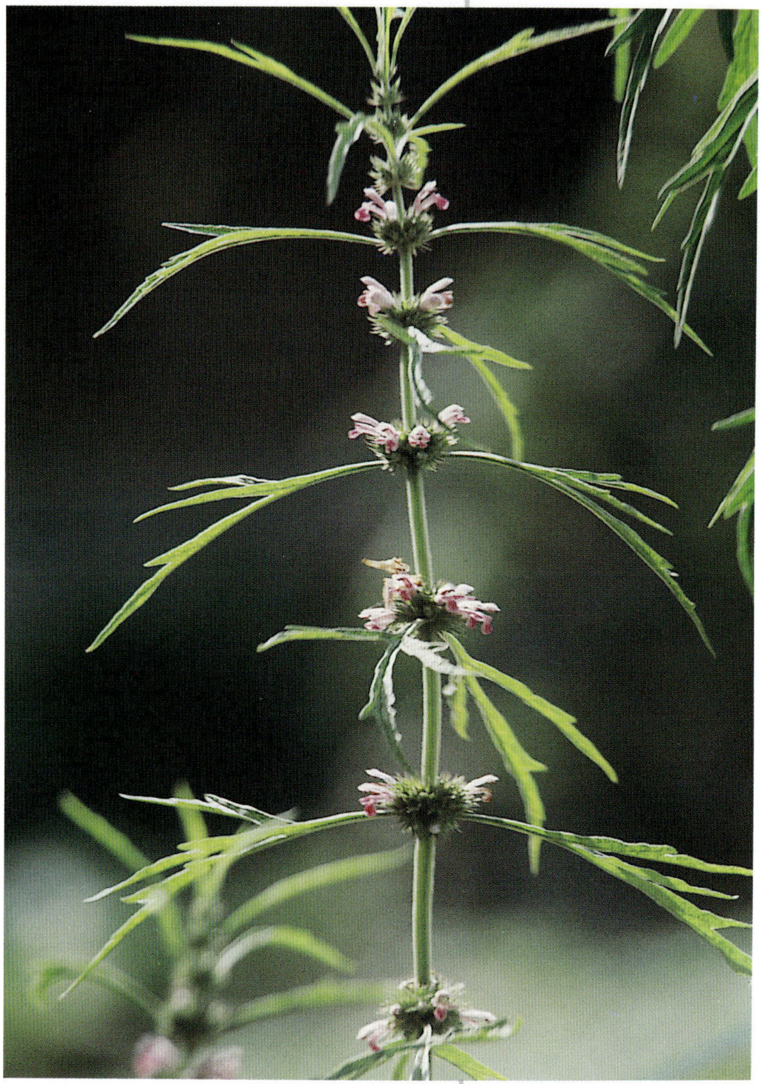

◀ 益母草

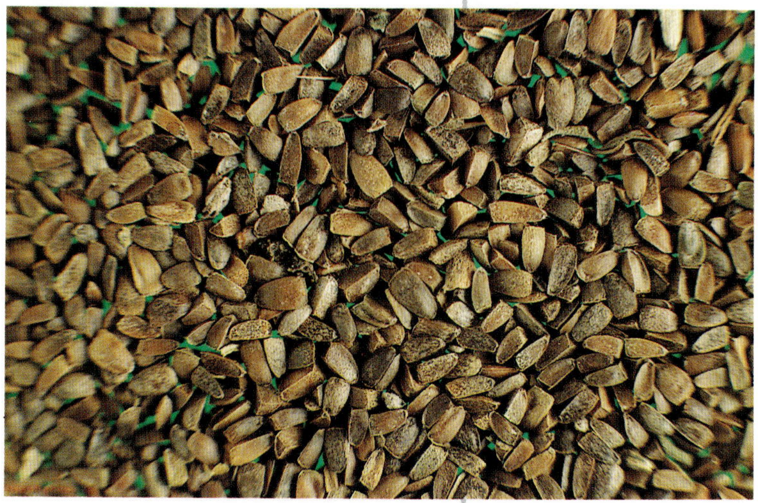

◀ 藥材茺蔚子

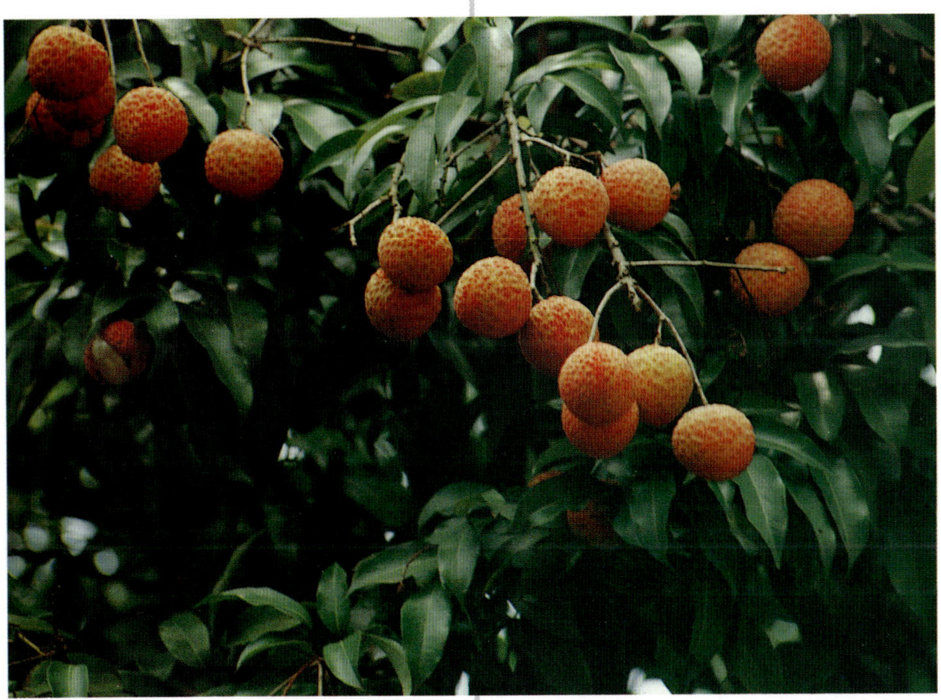

▲荔枝

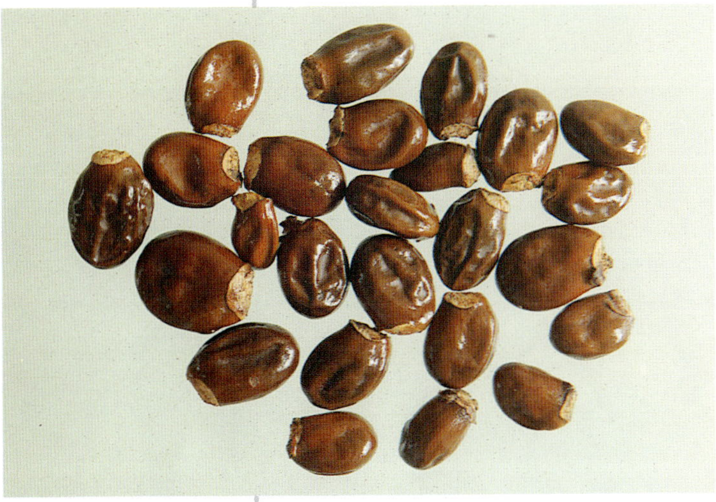

藥材荔枝核 ▶

331 荔枝核

Lizhihe

Lychee Seed

SEMEN LITCHI

本品為無患子科植物荔枝 Litchi chinensis Sonn. 的乾燥成熟種子。

〔**原植物**〕常綠喬木，高 8～20m。偶數羽狀複葉，2～5 對，小葉片革質，長橢圓形至矩圓狀披針形，全緣。圓錐花序頂生，花小，雜性，綠白色或淡黃色，花被杯狀，淡綠色，4 裂；花盤環狀，肉質，雄蕊 6～10，通常多為 8。核果近圓形，表面有瘤狀突起，成熟時鮮紅色至暗紅色。種子外被白色假種皮，種子矩圓形，褐色至黑紅色。

〔**藥材性狀**〕本品呈長圓形或卵圓形，略扁，長 1.5～2.2cm，直徑 1～1.5cm。表面棕紅色或紫棕色，平滑，有光澤，略有凹陷及細波紋。一端有類圓形黃棕色的種臍，直徑約 7mm。質硬，子葉 2，棕黃色。

〔**性味功能與主治**〕甘、微苦，溫。行氣散結，祛寒止痛。用於寒疝腹痛，睾丸腫痛。

〔**用法與用量**〕4.5～9g。

Lychee Seed is the dried ripe seed of *Litchi chinensis* Sonn. (Fam. Sapindaceae).

Action To promote the flow of *qi* and the subsidence of induration, and to dispel *cold* and relieve pain.

Indications Hernial pain of cold type, swelling and pain of the testis.

Dosage 4.5～9g.

332 砂仁

Sharen

Villous Amomum Fruit

FRUCTUS AMOMI

本品為薑科植物陽春砂 Amomum villosum Lour.、綠殼砂 Amomum villosum Lour. var. xanthioides T. L. Wu et Senjen 或海南砂 Amomum longiligulare T. L. Wu 的乾燥成熟果實。

〔**原植物**〕①陽春砂：多年生草本。葉二列，披針形或長圓狀披針形，先端漸尖成尾狀，基部近圓形，葉舌長 1～2mm，邊緣有疏短毛，淺棕色。穗狀花序生自根莖，球形，花萼白色；花冠筒細長，3 裂，先端兜狀；唇瓣匙形，白色，中部有淡黃色及紅色的斑點，先端有不整齊缺刻，基部有爪。蒴果橢圓形或卵圓形，乾時紅棕色，有柔刺凸起。種子團直徑 8～10mm。②綠殼砂：葉綫狀披針形，葉舌長 4mm，花萼被絹毛。③海南砂：葉舌長 2～4.5cm。蒴果凸刺片狀，較短。種子團直徑約 6mm。

〔**藥材性狀**〕①陽春砂、綠殼砂：呈橢圓形或卵圓形，有不明顯的三棱，長 1.5～2cm，直徑 1～1.5cm。表面棕褐色，密生刺狀突起，頂端有花被殘基，基部常有果梗。果皮薄而軟。種子結集成團，具三鈍棱，中有白色隔膜，將種子團分成 3 瓣，每瓣有種子 5～26 粒。種子為不規則多面體，直徑 2～3mm；表面棕紅色或暗褐色，有細皺紋，外被淡棕色膜質假種皮；胚乳灰白色。②海南砂：呈長橢圓形或卵圓形，有明顯的三棱，長 1.5～2cm，直徑 0.8～1.2cm。表面被片狀、分枝的軟刺，基部具果梗痕。果皮厚而硬。種子團較小，每瓣有種子 3～24 粒；種子直徑 1.5～2mm。

〔**性味功能與主治**〕辛、溫。化濕開胃，溫脾止瀉，理氣安胎。用於濕濁中阻，脘痞不饑，脾胃虛寒，嘔吐泄瀉，妊娠惡阻，胎動不安。

〔**用法與用量**〕3～6g，入煎劑宜後下。

Villous Amomum Fruit is the dried ripe fruit of *Amomum villosum* Lour. *Amomum villosum* Lour. var. *xanthioides* T. L. Wu et Senjen or *Amomum longiligulare* T. L. Wu (Fam. Zingiberaceae).

Action To eliminate *damp* and imporve

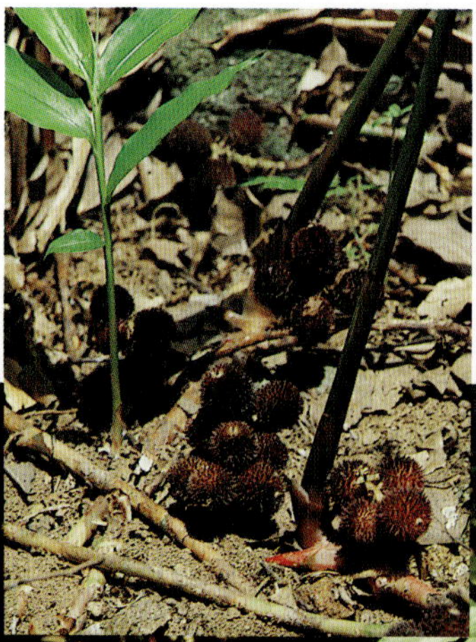

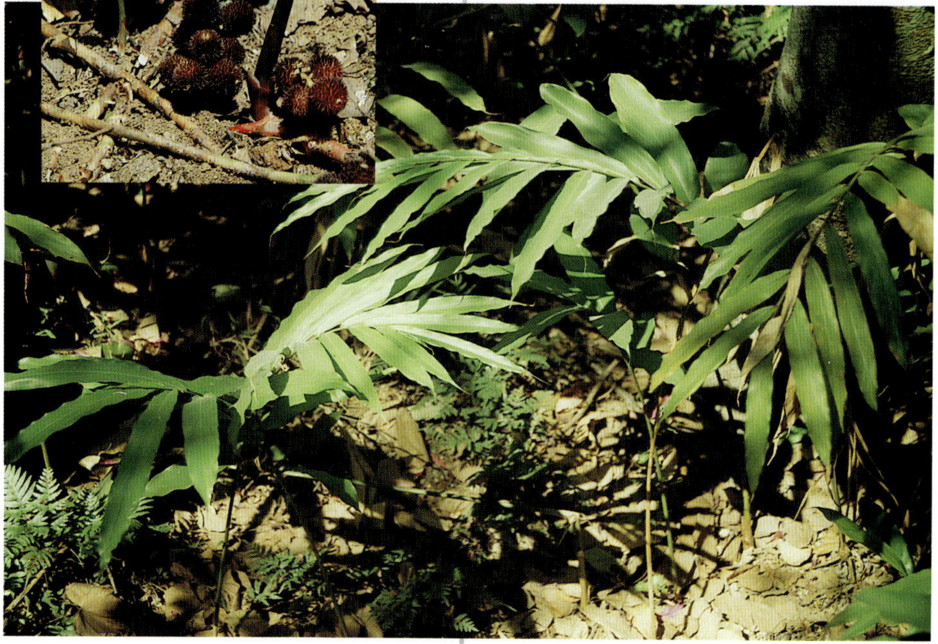

◄▼ 陽春砂

▼ 海南砂

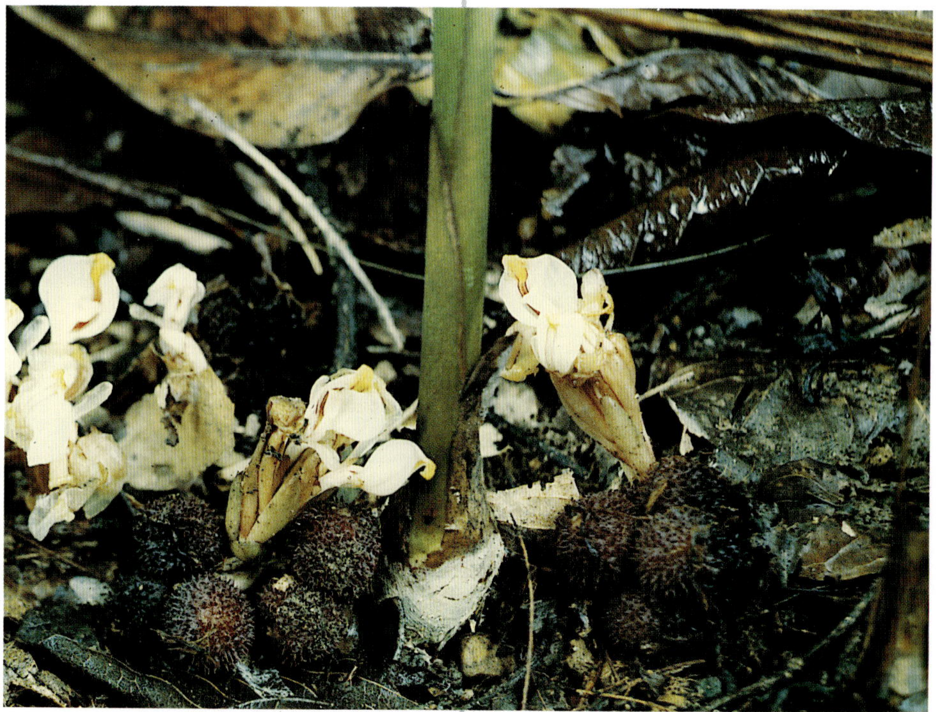

藥材砂仁（陽春砂）▼

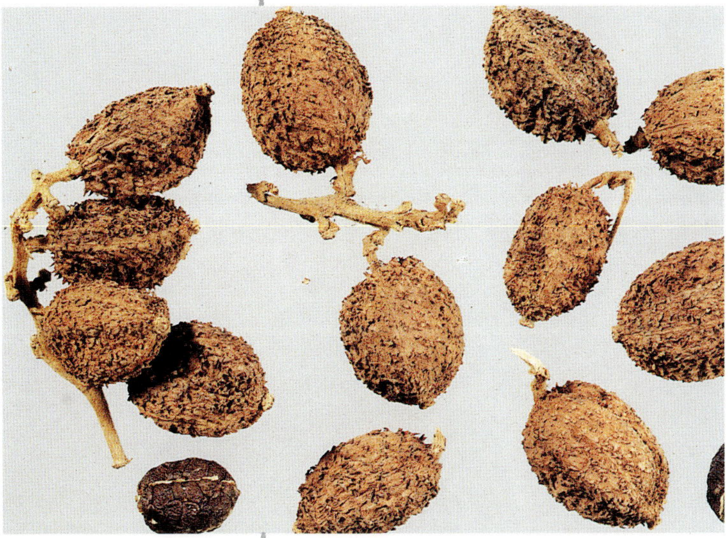

藥材砂仁（绿壳砂）▼

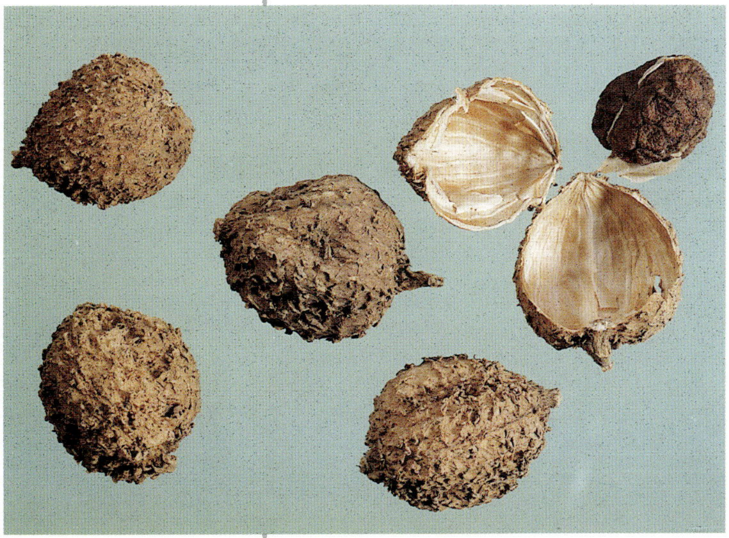

藥材砂仁（海南砂）▼

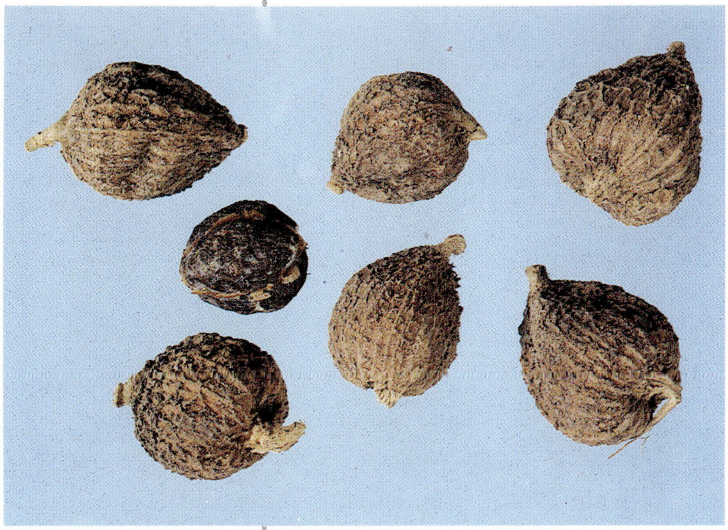

appetite, to warm the *spleen* and check diarrhea, and to prevent abortion.

Indications Accumulation of *damp* in the *spleen* and the stomach marked by epigastric stuffiness and anorexia; vomiting and diarrhea in *deficiency-cold syndrome of the spleen* and the stomach; pernicious vomiting of pregnancy; threatened abortion.

Usage and dosage 3～6g, added when the decoction is nearly done.

▼藥材陽春砂種子橫切面

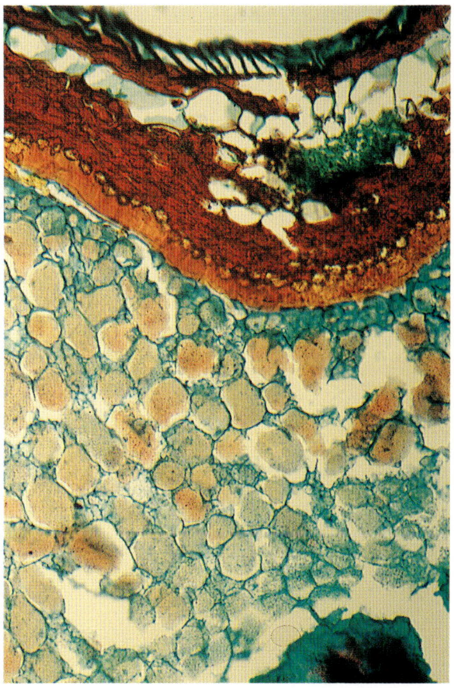

333 牽牛子

Qianniuzi

Pharbitis Seed

SEMEN PHARBITIDIS

本品為旋花科植物裂葉牽牛 Pharbitis nil (L.) Choisy 或圓葉牽牛 Pharbitis purpurea (L.) Voigt 的乾燥成熟種子。

〔**原植物**〕①裂葉牽牛：一年生纏繞草本，全株被粗硬毛。葉互生，具長柄；葉片近卵狀心形，常 3 裂，裂口寬而圓，先端尖，基部心形。花序有花 1～3 朵，萼片 5，條狀披針形。先端尾尖；花冠白色、藍紫色或紫紅色，漏斗狀；長 5～8cm。蒴果球形。種子 5～6 粒，卵圓形，黑色或淡黃白色。②圓葉牽牛：葉心形而不裂。花序有花 1～5 朵，萼片卵狀披針形，先端鈍尖；花冠紫色、淡紅色或白色，長 4～5cm。

〔**藥材性狀**〕本品似橘瓣狀，長 4～8mm 寬 3～5mm。表面灰黑色（黑丑）或淡黃白色（白丑）。背面有 1 條淺縱溝，腹面棱綫的下端有 1 點狀種臍，微凹。橫切面可見淡黃色或黃綠色皺縮折疊的子葉，微顯油性。

〔**性味功能與主治**〕苦、寒；有毒。瀉水通便，消痰滌飲，殺蟲攻積。用於水腫脹滿，二便不通，痰飲積聚，氣逆喘咳，蟲積腹痛，蛔蟲、絛蟲病。

〔**用法與用量**〕3～6g。

〔**注意**〕孕婦禁用，不宜與巴豆同用。

Pharbitis Seed is the dried ripe seed of *Pharbitis nil* (L.) Choisy or *Pharbitis pupurea* (L.) Voigt (Fam. Convolvulaceae).

Action To cause drastic purgation for clearing away retained fluid, and to kill worms.

Indications Anasarca with constipation and oliguria; dyspnea and cough caused by retained fluid; abdominal pain due to intestinal parasitosis; ascariasis, taeniasis.

Dosage 3～6g.

Precaution Contraindicated in pregnancy. Incompatible with Fructus Crotonis.

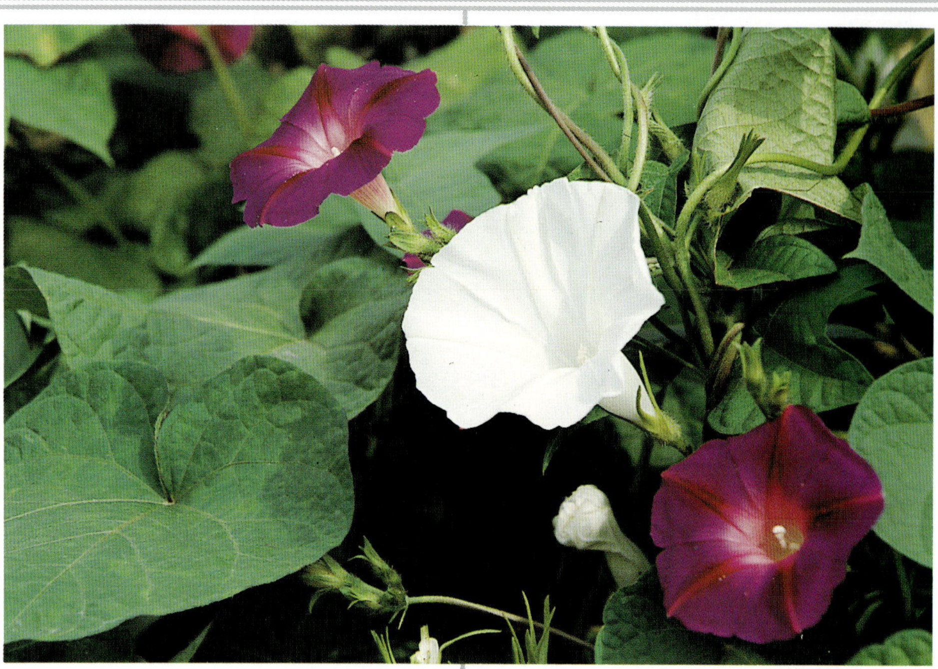

▲圓葉牽牛

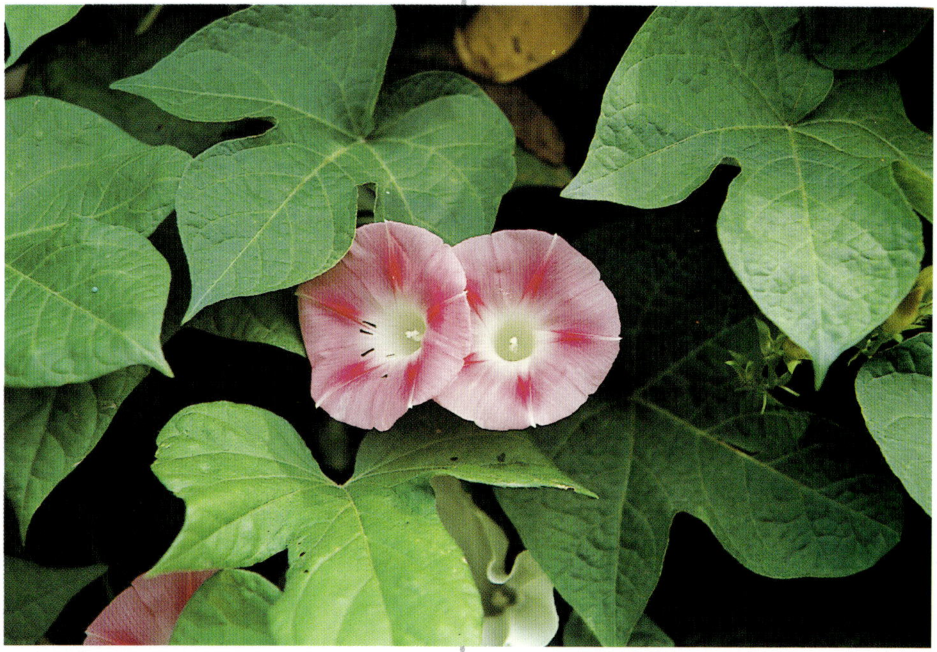

▲裂葉牽牛

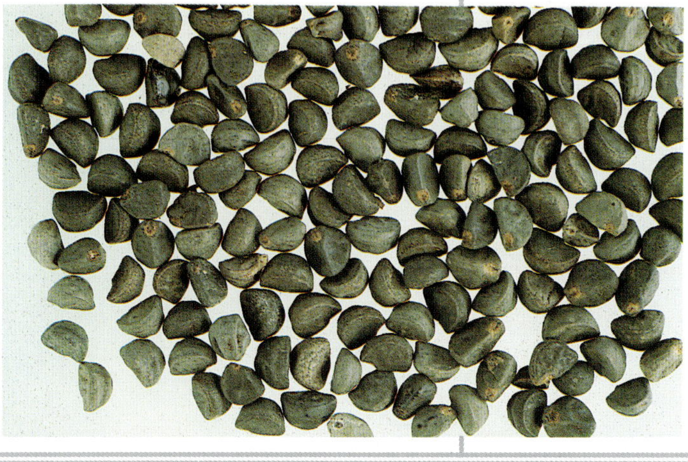

◀藥材牽牛子

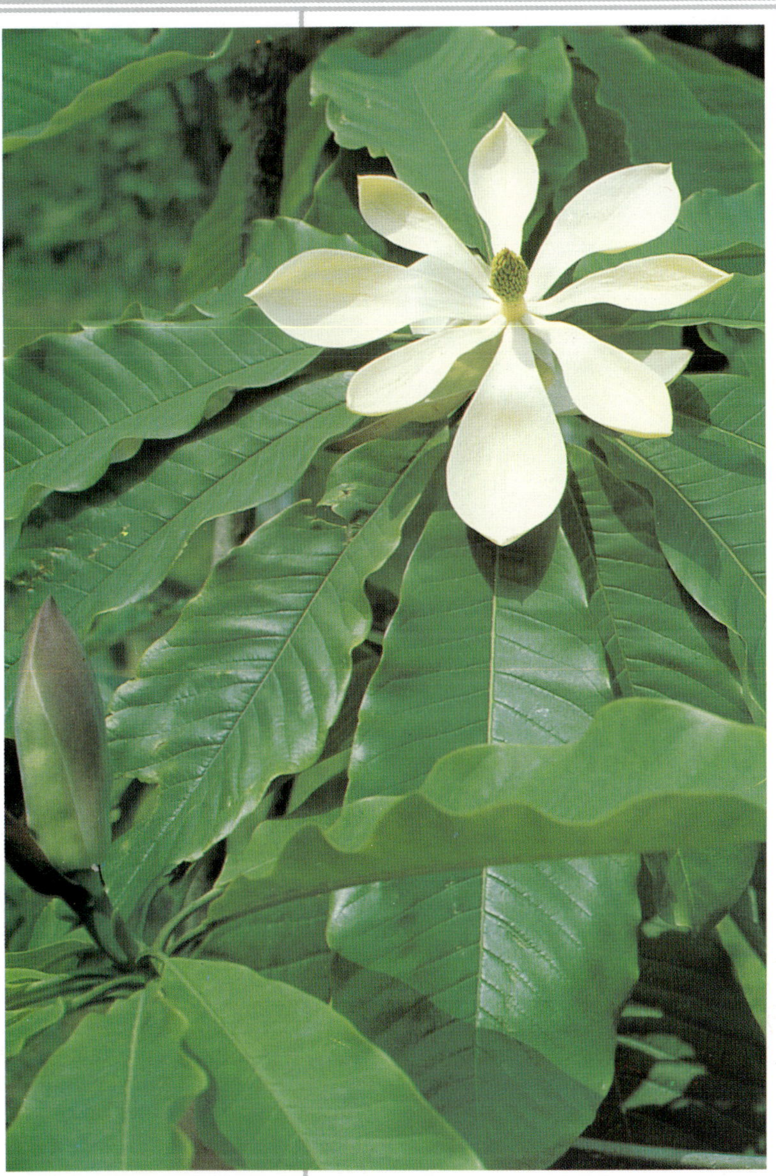

厚樸 ▶

334 厚樸

Houpo

Officinal Magnolia Bark

CORTEX MAGNOLIAE OFFICINALIS

本品為木蘭科植物厚樸 Magnolia officinalis Rehd. et Wils. 或凹葉厚樸 Magnolia officinalis Rehd. et Wils. var. biloba Rehd. et Wils. 的乾燥幹皮、根皮及枝皮。

〔**原植物**〕①厚樸：喬木。樹皮紫褐色，幼枝淡黃色，帶絹毛。葉互生，革質，倒卵形或倒卵狀橢圓形，先端鈍圓或短尖，基部楔形，全緣或微波狀，下面有白色粉狀物。花與葉同時開放，單生幼枝頂端，白色，芳香；花梗粗短，有毛。蓇葖果木質，螺旋狀排列於延長的果托上，形成長橢圓形卵形的聚合果。②凹葉厚樸：樹皮淡褐色。葉常集生枝梢，先端凹缺，形成 2 圓裂。蓇葖果有短尖頭。

〔**藥材性狀**〕①幹皮：呈卷筒狀或雙卷筒狀，長 30～35cm，厚 0.2～0.7cm，習稱“筒樸”；近根部的幹皮一端展開如喇叭口，長 13～25cm，厚 0.3～0.8cm，習稱“靴筒樸”。外表面灰棕色或灰褐色，粗糙，有時呈鱗片狀，較易剝落，有明顯橢圓形皮孔和縱皺紋，刮去粗皮者顯黃棕色；內表面紫棕色或深紫褐色，較平滑，具細密縱紋，劃之顯油痕。不易折斷。斷面顆粒性，外層灰棕色，內層紫褐色或棕色，有油性，有的可見多數小亮星。②根皮（根樸）：呈單筒狀或不規則塊片；有的彎曲似雞腸，習稱“雞腸樸”。較易折斷。③

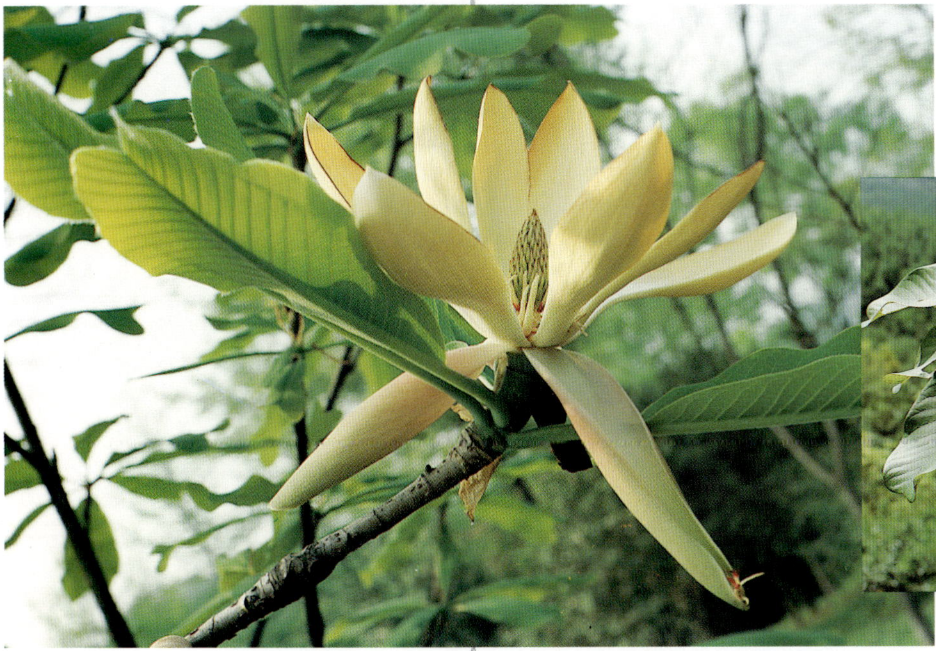

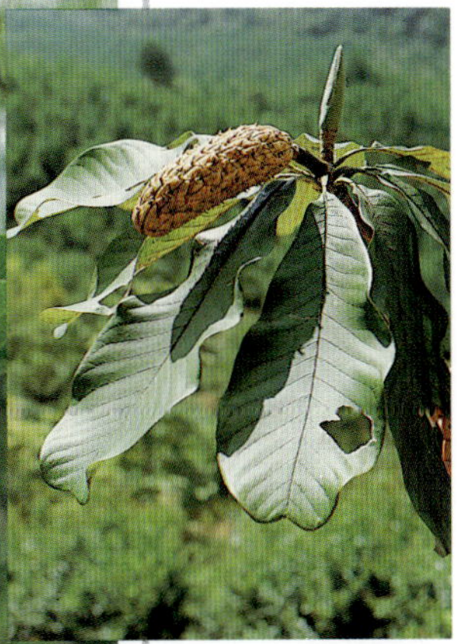

◀ ▲ 凹葉厚樸

枝皮（枝樸）：呈單筒狀，長10～20cm，厚0.1～0.2cm。易折斷。斷面纖維性。

〔横切面〕 見圖。

〔性味功能與主治〕 苦、辛，溫。燥濕消痰，下氣除滿。用於濕滯傷中，脘痞吐瀉，食積氣滯，腹脹便秘，痰飲喘咳。

〔用法與用量〕 3～9g。

Officinal Magnolia Bark is the dried stem bark, root bark and branch bark of *Magnolia officinalis* Rehd. et Wils, or *Magnolia officinalis* Rehd. et Wils. var. *biloba* Rehd. et Wils. (Fam. Magnoliaceae).

Action To eliminate *damp* and relieve distension.

Indications Accumulation of *damp* in the *spleen* and the stomach marked by epigastric stuffiness, vomiting and diarrhea; abdominal distension and constipation due to retention of undigested food; cough and dyspnea caused by retained *damp*.

Dosage 3～9g.

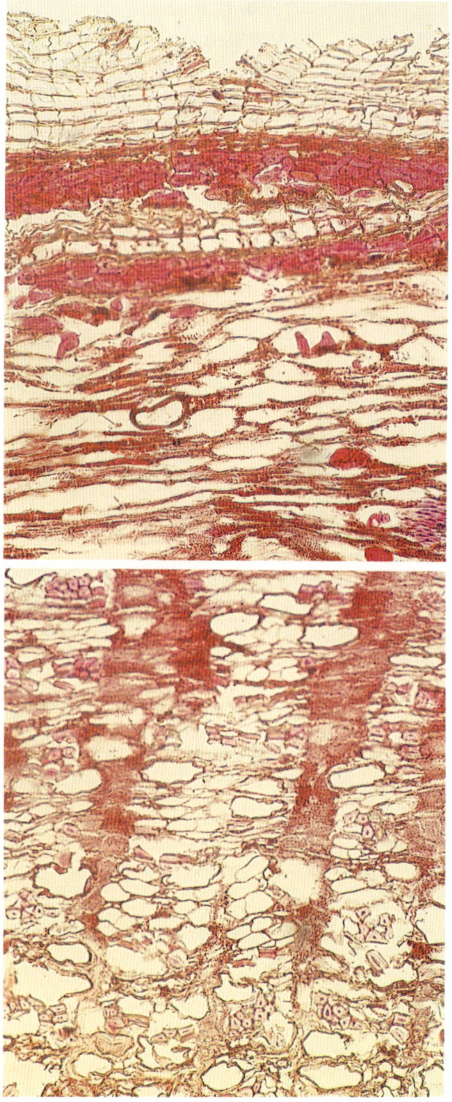

◀ 藥材厚樸橫切面

▼藥材厚樸橫切面（凹葉厚樸）

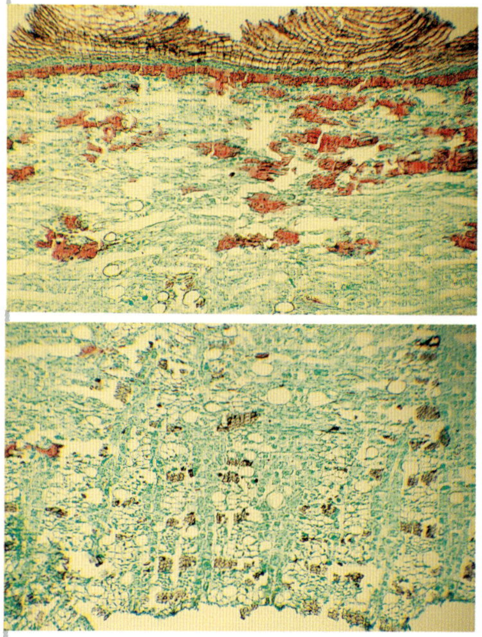

▼藥材厚樸（幹皮）

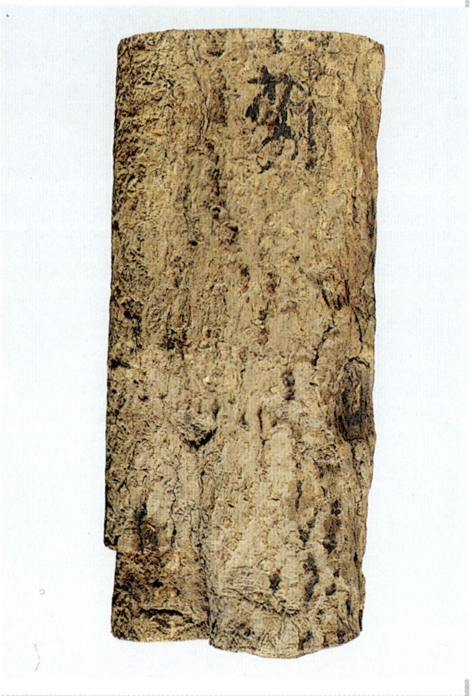

▼藥材厚樸（根皮）

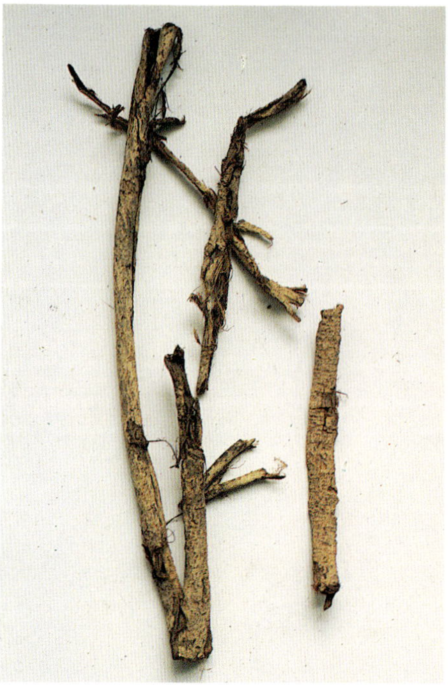

▼藥材厚樸（枝皮）

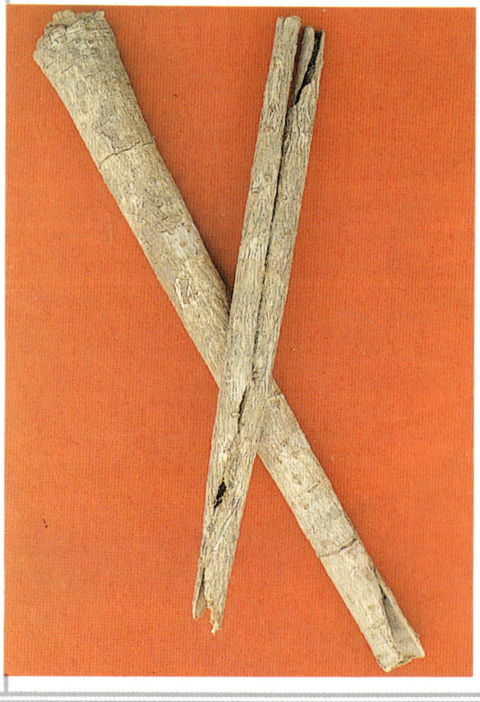

藥材厚樸花▶

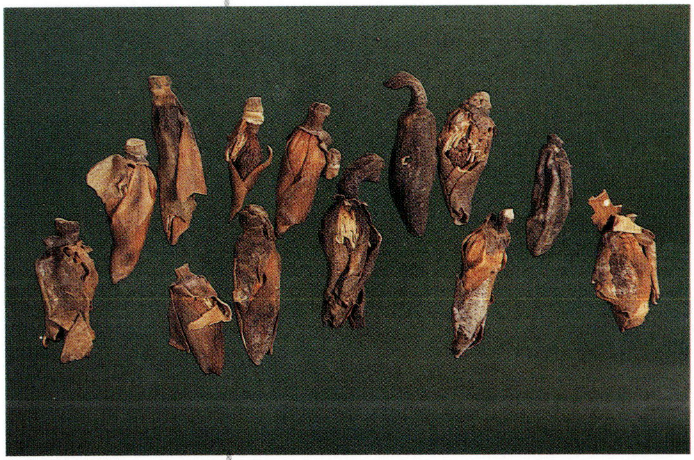

▼威靈仙

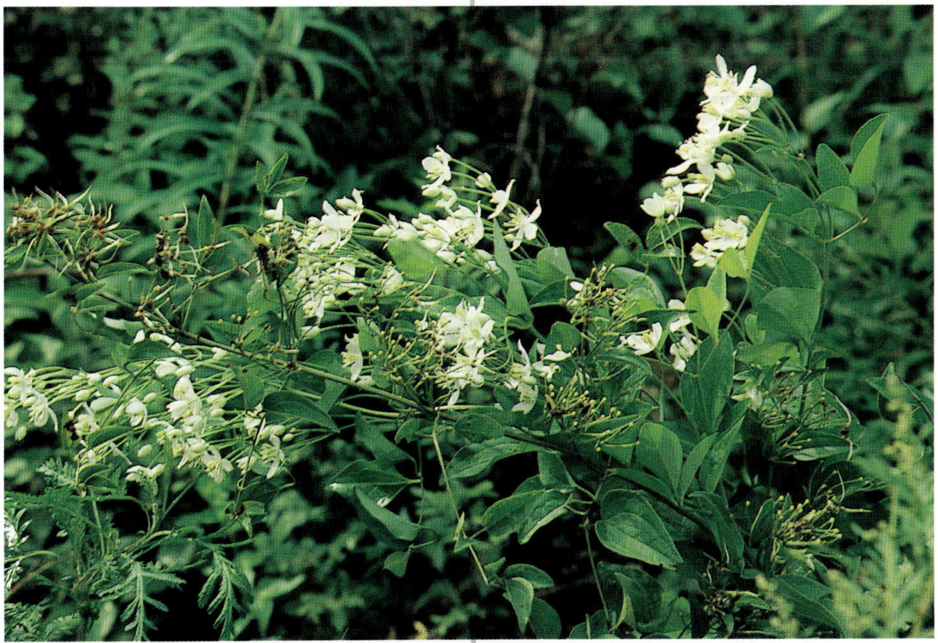

▼東北威靈仙

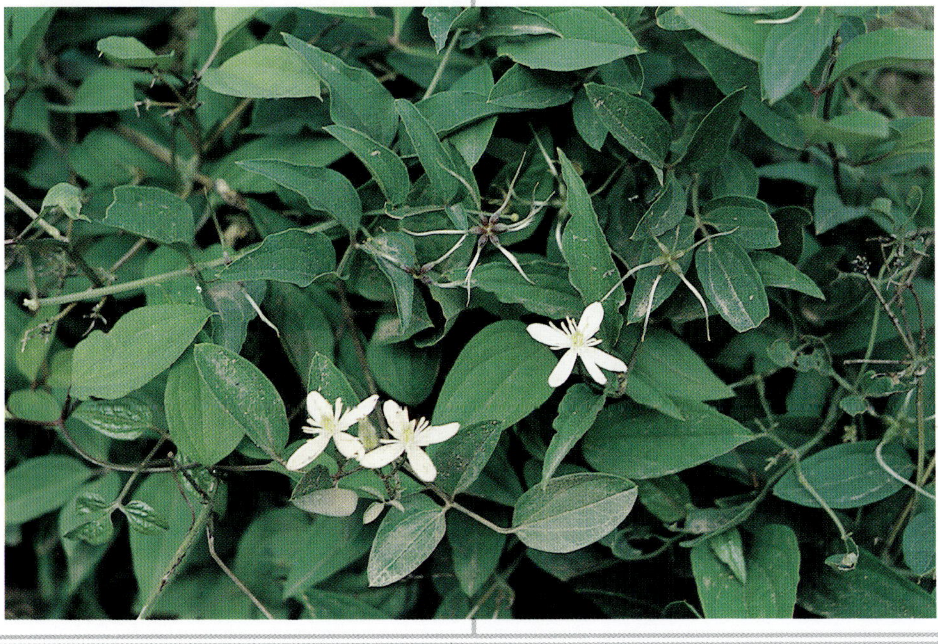

335 厚樸花

Houpohua

Officinal Magnolia Flower

FLOS MAGNOLIAE OFFICINALIS

本品為木蘭科植物厚樸 Magnolia officinalis Rehd. et Wils. 或凹葉厚樸 Magnolia officinalis Rehd. et Wils. var. biloba Rehd. et Wils. 的乾燥花蕾。

〔**原植物**〕見 334 厚樸。

〔**藥材性狀**〕本品呈長圓錐形，長 4～7cm，基部直徑 1.5～2.5cm。紅棕色至棕褐色。花被多為 12 片，肉質，外層的呈長方倒卵形，內層的呈匙形。雄蕊多數，花藥條形，淡黃棕色，花絲寬而短。心皮多數，分離，螺旋狀排列於圓錐形的花托上。花梗長 0.5～2cm，密被灰黃色絨毛。質脆，易破碎。

〔**性味功能與主治**〕苦，微溫。理氣，化濕。用於胸脘痞悶脹滿，納穀不香。

〔**用法與用量**〕3～9g。

Officinal Magnolia Flower is the dried flower bud of *Magnolia officinalis* Rehd. et Wils. or *Magnolia officinalis* Rehd. et Wils. var. *biloba* Rehd. et Wils. (Fam. Magnoliaceae).

Action To regulate the flow of *qi* and eliminate *damp*.

Indications Feeling of stuffiness and distension in the chest and epigastrium with loss of appetite.

Dosage 3～9g.

336 威靈仙

Weilingxian

Chinese Clematis Root

RADIX CLEMATIDIS

本品為毛茛科植物威靈仙 Clematis chinensis Osbeck、棉團鐵綫蓮 Clematis hexapetala Pall. 或東北鐵綫蓮 Clematis manshurica Rupr. 的乾燥根及根莖。

〔**原植物**〕①威靈仙：多年生攀援藤本，莖、葉乾後變黑色。一回羽狀複葉對生，小葉 5，狹卵形至三角狀卵形，先端鈍或漸尖，基部圓形或寬楔形。圓錐花序腋生或頂生，花多數，花被片 4，白色，外面邊緣密生短柔毛。瘦果狹卵形，疏生緊貼的柔毛，花柱宿存，羽狀，長 1.8cm。②棉團鐵綫蓮：直立草本。莖有縱棱。葉革質，羽狀深裂，裂片綫狀披針形。聚傘花序，萼片 6，白色，外面密生白色綿毛。瘦果有緊貼的柔毛，羽狀花柱長約 2.2cm。③東北鐵綫蓮：藤本，植株乾後變黃褐色，小葉卵形或卵狀披針形。瘦果，羽狀花柱長達 3cm。

〔**藥材性狀**〕①威靈仙：根莖呈柱狀，長 1.5～10cm，直徑 0.3～1.5cm，表面淡棕黃色，頂端殘留莖基；質較堅韌，斷面纖維性，下側着生多數細根。根呈細長圓柱形，稍彎曲，長 7～15cm，直徑 0.1～0.3cm；表面黑褐色，有細縱紋，有的皮部脫落，露出黃白色木部。易折斷，斷面皮部較廣，木部淡黃色，略呈方形，皮部與木部間常有裂隙。②棉團鐵綫蓮：根莖呈短柱狀，長 1～4cm，直徑 0.5～1cm。根長 4～20cm，直徑 0.1～0.2cm；表面棕褐色至棕黑色。③東北鐵綫蓮：根莖呈柱狀，長 1～11cm，直徑 0.5～2.5cm。根較密集，長 5～23cm，直徑 0.1～0.4cm；表面棕黑色。

〔**橫切面**〕見圖。

〔**性味功能與主治**〕辛、鹹，溫。祛風除濕，通絡止痛。用於風濕痹痛，肢體麻木，筋脈拘攣，屈伸不利，骨哽咽喉。

〔**用法與用量**〕6～9g。

Chinese Clematis Root is the dried root and rhizome of *Clematis chinensis* Osbeck., *Clematis hexapetala* Pall. or *Clematis manshurica* Rupr. (Fam. Ranunculaceae).

Action To relieve rheumatic conditions, to remove obstruction of *collaterals*, and to alleviate pain.

Indications Rheumatic or rheumatoid arthralgia with numbness of the limbs, muscle contracture and limitation of motion; fish bone stuck in the throat.

Dosage 6～9g.

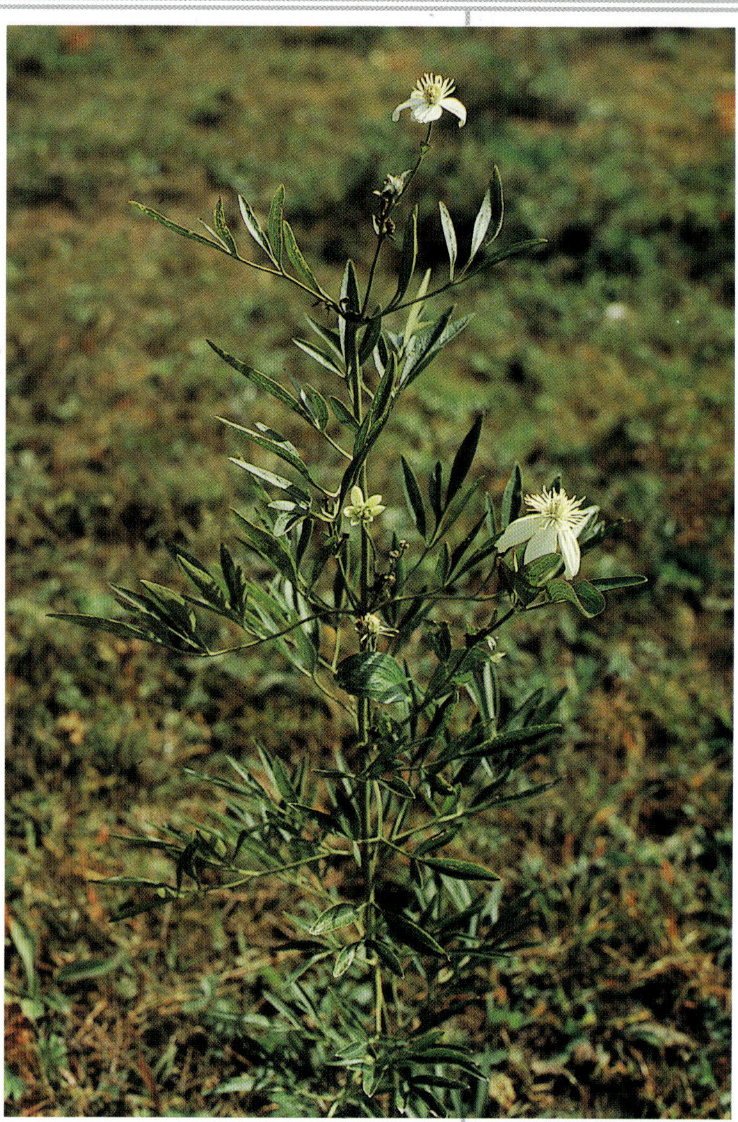

◀ 棉團威靈仙

▼ 藥材威靈仙

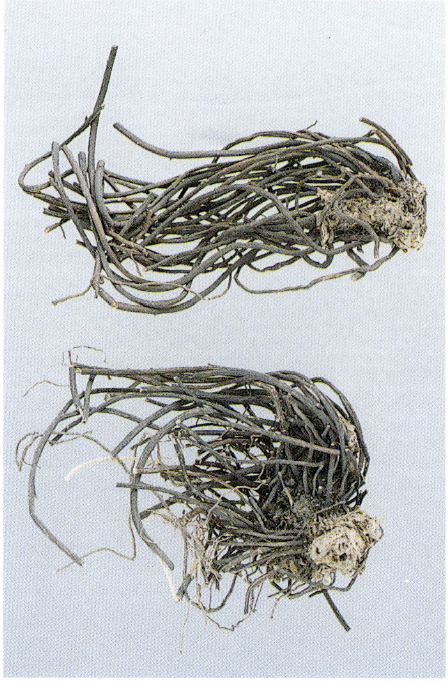

▼ 藥材威靈仙橫切面

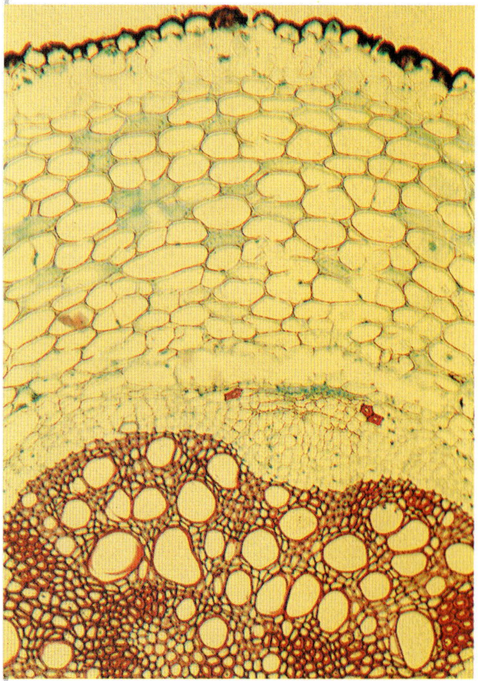

藥材輕粉▶

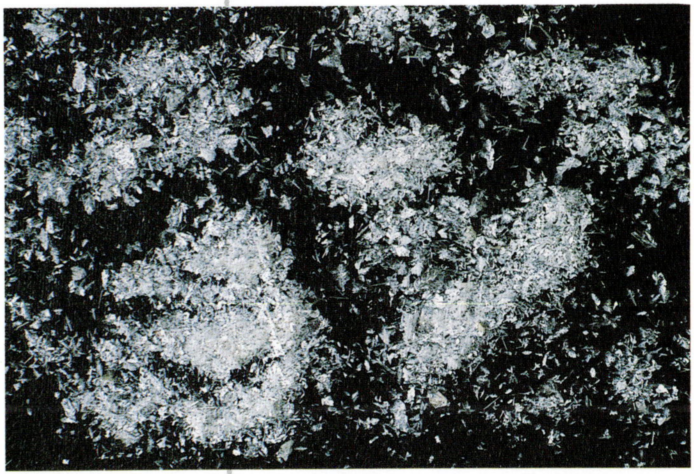

藥材鴉膽子▶

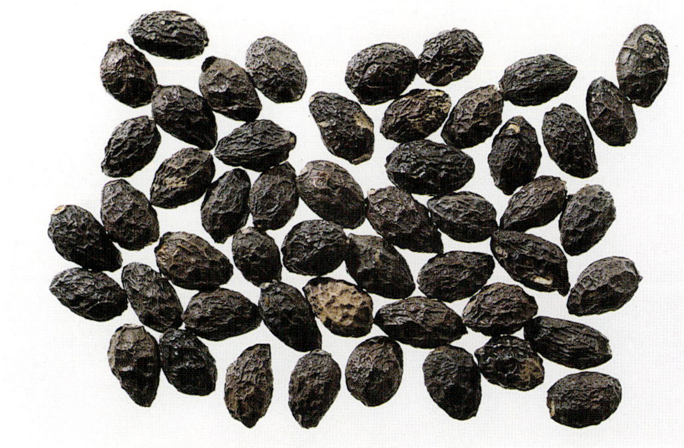

鴉膽子（雄株）▼

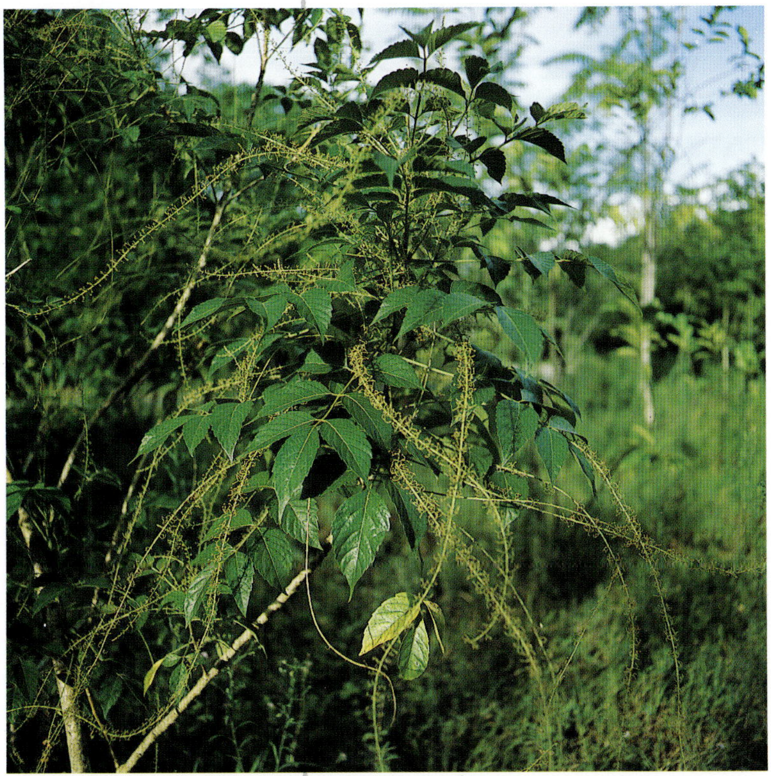

337 輕粉（甘汞）

Qingfen

Calomel

CALOMELAS

本品為氯化亞汞（Hg_2Cl_2）。

〔**藥材性狀**〕本品為白色有光澤的鱗片狀或雪花狀結晶，或結晶性粉末。遇光顏色緩緩變暗。

〔**性味功能與主治**〕辛，寒；有毒。外用殺蟲，攻毒，斂瘡；內服祛痰消積，逐水通便。外治用於疥瘡，頑癬，臁瘡，梅毒，瘡瘍，濕疹；內服用於痰涎積滯，水腫膨脹，二便不利。

〔**用法與用量**〕外用適量，研末摻敷患處；內服每次 0.1～0.2g，一日 1～2 次，多入丸劑或裝膠囊服，服後漱口。

〔**注意**〕本品有毒，不可過量，內服慎用，孕婦禁服。

Calomel is a mercurous chloride (Hg_2Cl_2).

Action External use: to kill parasites, to counteract toxicity, and to promote the healing of ulcers. Internal use: to remove *phlegm* and cause drastic purgation.

Indications For external use: scabies, ringworm, ulcus cruris, syphilis, ulcers, eczema.

For oral aministration: edema and abdominal distension with oliguria and constipation.

Usage and dosage For extenal use, appropriate quantity to be ground into powder and apply topically.

For oral use, 0.1～0.2g, 1～2 times a day, mostly to be made into pills or capsules. Gargle after taking the drug.

Precaution Because of its toxicity, overdosage should be avoided, caution should be used when it is taken orally, and it is contraindicated in pregnancy.

338 鴉膽子

Yadanzi

Java Brucea Fruit

FRUCTUS BRUCEAE

本品為苦木科植物鴉膽子 Brucea javanica (L.) Merr. 的乾燥成熟果實。

〔**原植物**〕灌木或小喬木，高 2～3m，全株被黃色柔毛。單數羽狀複葉互生，小葉 5～11，卵狀披針形，先端漸尖，基部楔形而偏斜，邊緣有粗齒，兩面被柔毛。圓錐狀聚傘花序腋生，雌雄異株；雄花序長 15～25cm，雌花序長為雄花序之半，花小，暗紫色；萼片、花瓣、雄蕊均 4 數，子房 4 深裂。核果橢圓形，黑色，具突起的網紋。

〔**藥材性狀**〕本品呈卵形，長 6～10mm，直徑 4～7mm。表面黑色或棕色，有隆起的網狀皺紋，網眼呈不規則的多角形，兩側有明顯的棱綫，頂端漸尖，基部有凹陷的果梗痕。果殼質硬而脆，種子卵形，長 5～6mm，直徑 3～5mm，表面類白色或黃白色，具網紋；種皮薄，子葉乳白色，富油性。

〔**性味功能與主治**〕苦，寒；有小毒。清熱解毒，截瘧，止痢，腐蝕贅疣。用於痢疾，瘧疾；外治贅疣，雞眼。

〔**用法與用量**〕0.5～2g，用龍眼肉包裹或裝入膠囊吞服；外用適量。

Java Brucea Fruit is the dried ripe fruit of *Brucea javanica* (L.) Merr. (Fam. Simarubaceae).

Action To remove *toxic heat*, to stop malarial attacks, to relieve dysentery, and to cauterize vegetations.

Indications Dysentery, malaria; external use for vegetation, corn.

Usage and dosage 0.5～2g to be taken after wrapped in Arillus Longan or in capsules; appropriate quantity for external use.

339 韭菜子

Jiucaizi

Tuber Onion Seed

SEMEN ALLII TUBEROSI

本品為百合科植物韭菜 Allium tuberosum Rottl. 的乾燥成熟種子。

〔**原植物**〕多年生草本，有葱蒜味。鱗莖 1～3 個，根叢生於根莖上。葉基生，長綫形，扁平，長 10～35cm，寬 3～8mm。花莖自葉叢抽出，傘形花序成球狀；總苞 2 裂，宿存；花被裂片、雄蕊均 6。花白色或微帶紅色，花梗長。蒴果具 3 枚倒心形的果瓣。種子黑色，邊緣具棱。

〔**藥材性狀**〕本品呈半圓形或半卵圓形，略扁，長 2～4mm，寬 1.5～3mm。表面黑色，一面凸起，粗糙，有細密的網狀皺紋，另一面微凹，皺紋不甚明顯。頂端鈍，基部稍尖，有點狀突起的種臍。質硬。

〔**性味功能與主治**〕辛、甘，溫。溫補肝腎，壯陽固精。用於陽痿遺精，腰膝

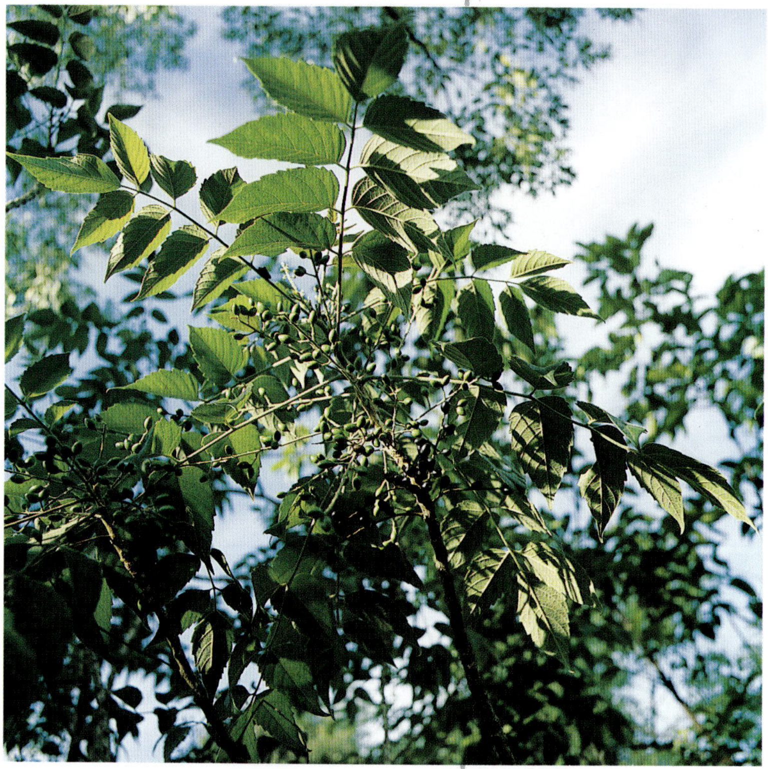

▲ 鴉膽子（雌株）

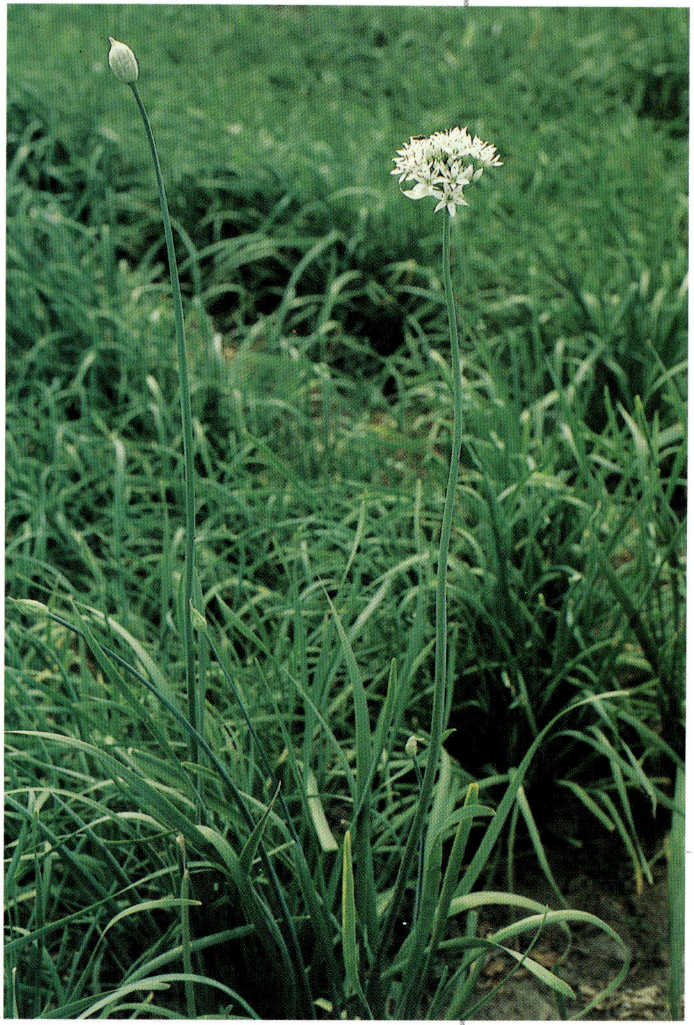

◀ 韭菜

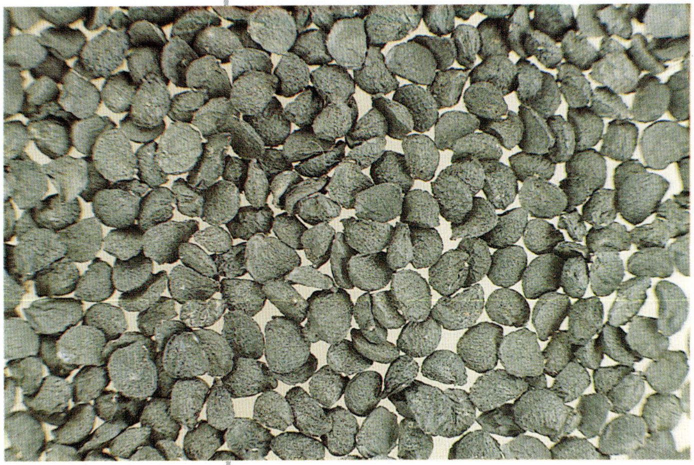

藥材韭菜子▶

酸痛，遺尿尿頻，白濁帶下。

〔**用法與用量**〕3～9g。

Tuber Onion Seed is the dried ripe seed of *Allium tuberosum* Rottl. (Fam. Liliaceae).

Action To tonify the *liver* and *kidney*, to promote virility, and to arrest spontaneous emission.

Indications Impotence, seminal emission, aching of the loins and knee; enuresis, frequent urination; morbid leukorrhea.

Dosage 3～9g.

340 蛤蟆油

Hamayou

Forest Frog's Oviduct

OVIDUCTUS RANAE

本品為蛙科動物中國林蛙 Rana temporaria chensinensis David 雌蛙的乾燥輸卵管。

〔**原動物**〕蛙體外形如青蛙。頭長寬相等；吻端略突出於下頜，鼓膜大於眼徑之半。後肢脛長超過體長 1/2。脛跗關節一般都超過眼，蹼髮達。兩側褶間有少數分散的疣粒，在肩部排成“∧”。雌蛙腹部皮膚紅黃色。兩眼間深色橫紋及鼓膜處三角斑清晰，背面與體側有分散的黑斑點，一般都在疣粒上。

〔**藥材性狀**〕本品呈不規則塊狀，彎曲而重疊，長 1.5～2cm，厚 1.5～5mm。表面黃白色，呈脂肪樣光澤，偶有帶灰白色薄膜狀乾皮。摸之有滑膩感，在溫水中浸泡體積可膨脹。

〔**性味功能與主治**〕甘、鹹，平。補腎益精，養陰潤肺。用於身體虛弱，病後失調，精神不足，心悸失眠，盜汗不止，癆嗽咳血。

〔**用法與用量**〕5～15g，用水浸泡，燉湯加糖調服，或作丸劑服。

Forest Frog's Oviduct is the dried oviduct of female *Rana temporaria* chensinensis David (Fam. Ranidae).

Action To replenish the *kidney essence*, to nourish *yin*, and to moisten the *lung*.

Indications Listlessness cardiac papitation, insomnia and night sweating in debility or in convalescence; hemoptysis in phthisis.

Usage and dosage 5～15g, to be taken after soaked with water and stewed with sugar added, or to make pills.

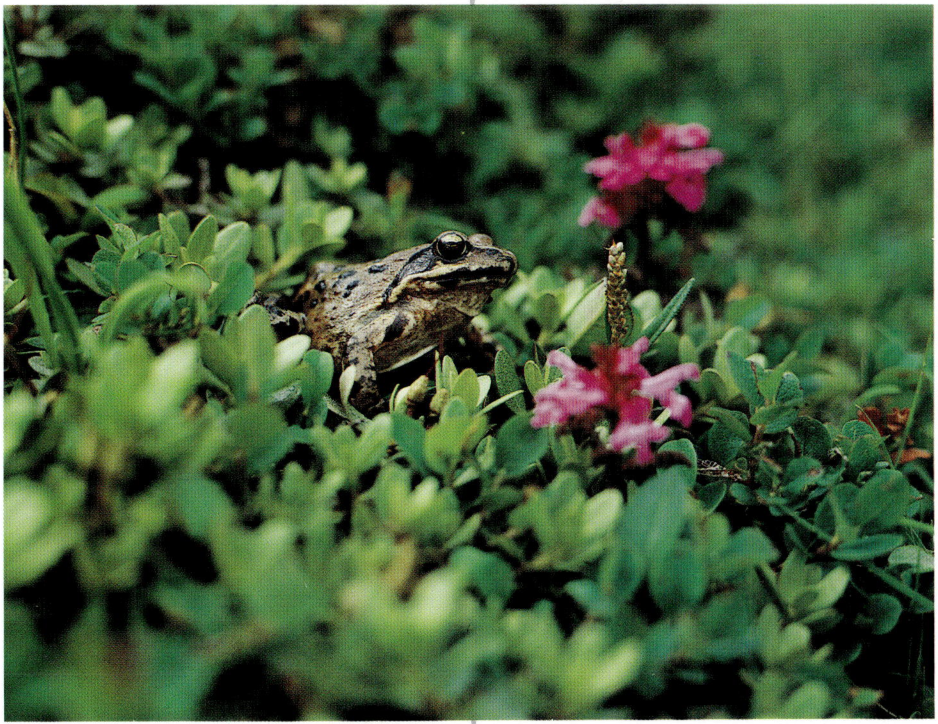

▲中國林蛙

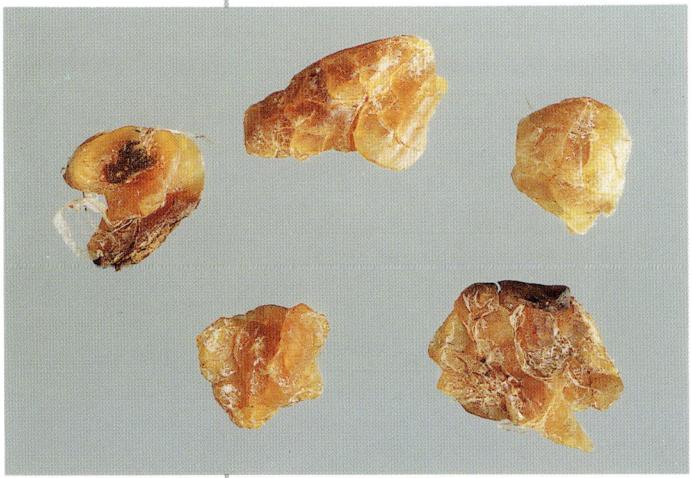

藥材蛤蟆油（鮮品）▶

341 骨碎補

Gushuibu

Fortune's Drynaria Rhizome

RHIZOMA DRYNARIAE

本品為水龍骨科植物槲蕨 Drynaria fortunei (Kunze) J. Sm. 根莖。

〔**原植物**〕 槲蕨：多年生草本。根莖近肉質，密生鑽狀披針形有睫毛的鱗片。葉二型，營養葉灰棕色，革質，卵形，邊緣淺裂，無柄，覆瓦狀疊生在孢子葉柄的基部；孢子葉綠色，紙質，長橢圓形，羽狀深裂，裂片互生，基部裂片變狹而呈波狀，下延成有翅的短柄，葉脈網狀，粗而凸出。孢子囊群圓形，生於內藏小脈交叉點，在主脈兩側各2～3行，無蓋。

〔**藥材性狀**〕 槲蕨：呈扁平長條狀，多彎曲，有分枝，長5～15cm，寬1～1.5cm，厚0.2～0.5cm。表面密被深棕色至暗棕色的小鱗片，柔軟如毛，經火燎者呈棕褐色或暗褐色，兩側及上表面均具凸起或凹下的圓形葉痕，少數有葉柄殘基及鬚根殘留。易折斷，斷面紅棕色，維管束呈黃色點狀，排列成環。

〔**性味功能與主治**〕苦，溫。補腎強骨，續傷止痛。用於腎虛腰痛，耳鳴耳聾，牙齒鬆動，跌撲閃挫，筋骨折傷；外治斑禿，白癜風。

〔**用法與用量**〕3～9g，鮮品6～15g；外用鮮品適量。

Fortune's Drynaria Rhizome is the dried rhizome of *Drynaria fortunei* (Kunze) J. Sm. (Fam. Polypodiaceae).

Action To replenish the *kidney*, to strengthen the bones, to promote the healing of fracture, and to relieve pain.

Indications *Deficiency syndrome of the kidney* marked by back pain, tinnitus, impairment of hearing and looseness of teeth; traumatic injury, bone fracture; external use for alopecia areata, vitiligo.

Usage and dosage 3～9g, or 6～15g of the fresh rhizome; for external use, appropriate quantity of the fresh rhizome.

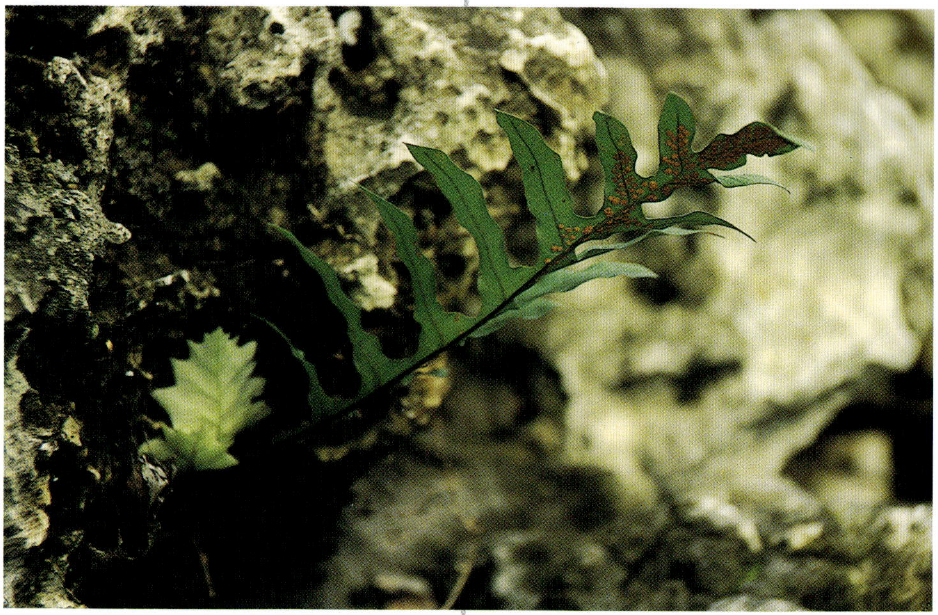

▲槲蕨

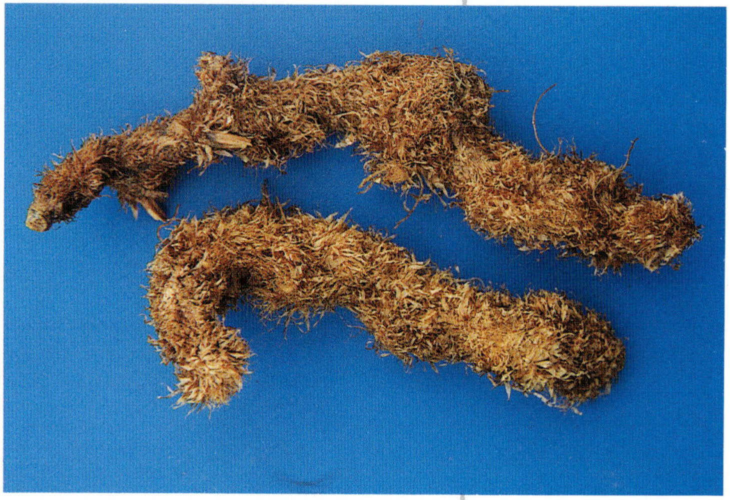

▼▲藥材骨碎補

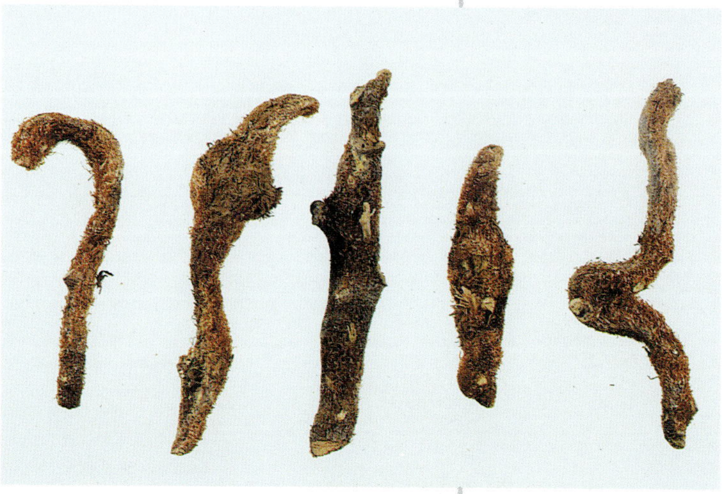

藥材鐘乳石 ▶

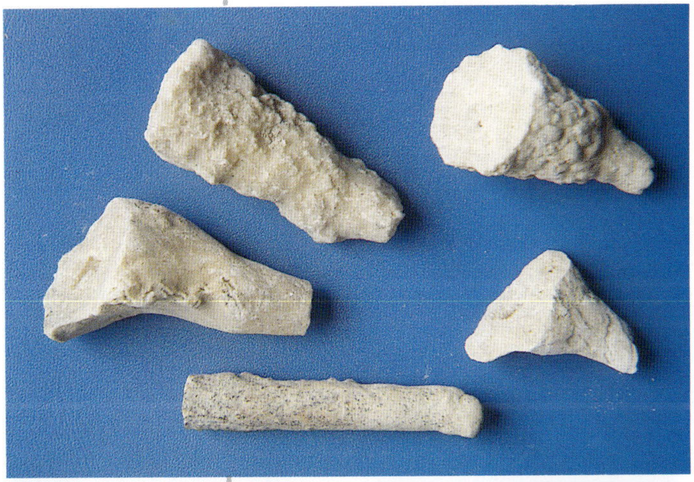

▼ 鐘乳石

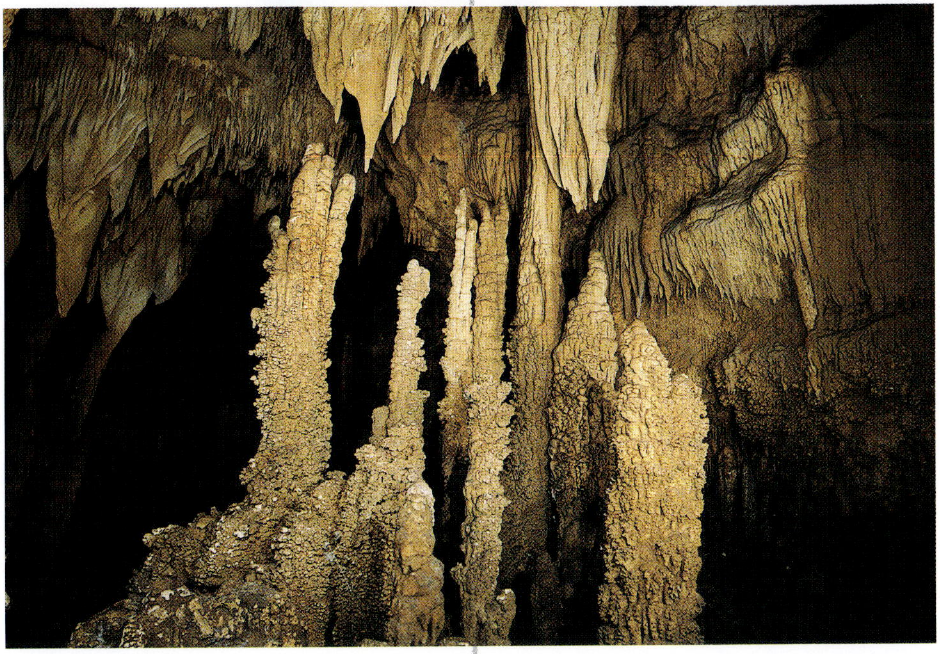

▼ 鈎藤

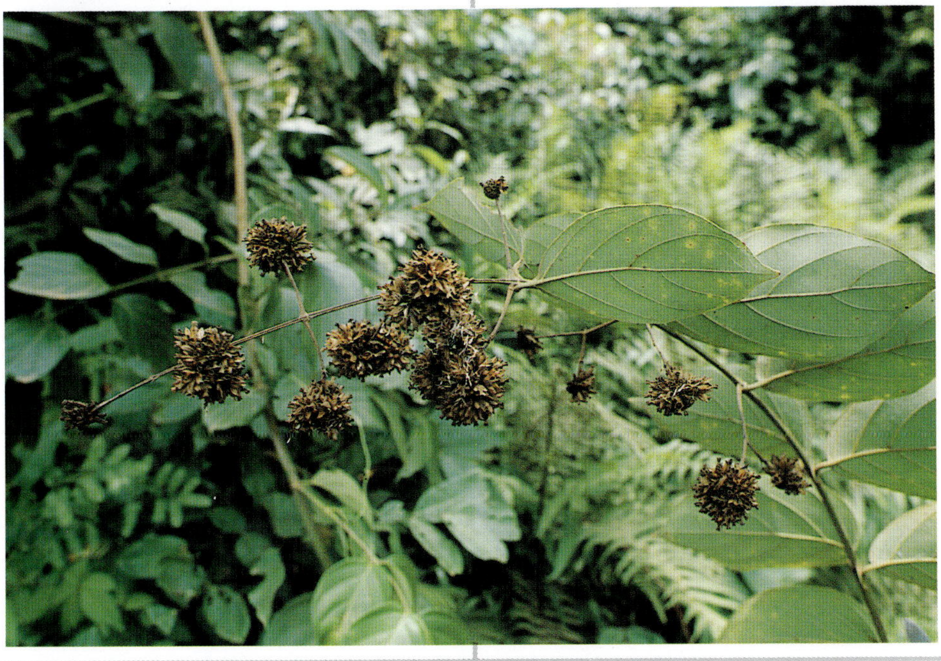

342 鐘乳石

Zhongrushi

Stalactite

STALACTITUM

本品為碳酸鹽類礦物方解石族方解石，主含碳酸鈣（$CaCO_3$）。

〔**原礦物**〕為方解石類中的一種鐘乳狀集合體，呈圓柱形或圓錐形，常見於石灰岩山洞中。係含碳酸鈣的水溶液從岩石裂隙滴下，經水分蒸發後沉積而成，自上而下逐漸增長並倒懸於洞頂。

〔**藥材性狀**〕本品為鐘乳狀集合體。略呈圓錐形或圓柱形。表面白色、灰白色或棕黃色，粗糙，凹凸不平。體重，質硬，斷面較平整，白色至淺灰白色，對光觀察具閃星狀的亮光，近中心常有1圓孔，圓孔周圍有多數淺橙黃色同心環層。

〔**性味功能與主治**〕甘，溫。溫肺，助陽，平喘，製酸。用於寒痰喘咳，陽虛冷喘，腰膝冷痛，胃痛泛酸，乳汁不通。

〔**用法與用量**〕3～9g。

Stalactite is a calcite of Calcite group, containing mainly calcium carbonate ($CaCO_3$).

Action To warm the *lung*, to relieve asthma, and to inhibit acid secretion.

Indications Asthma and cough caused by *cold phlegm*; feeling of coldness and pain in the loins and knees; gastric pain with acid regurgitation; cessation of the milk secretion.

Dosage 3～9g.

343 鈎藤

Gouteng

Gambir Plant

RAMULUS UNCARIAE CUM UNCIS

本品為茜草科植物鈎藤 Uncaria rhynchophylla (Miq.) Jacks.、大葉鈎藤 Uncaria macrophylla Wall.、毛鈎藤 Uncaria hirsuta Havil.、華鈎藤 Uncaria sinensis (Oliv.) Havil. 或無柄果鈎藤 Uncaria sessilifructus Roxb. 的乾燥帶鈎莖枝。

〔**原植物**〕①鈎藤：常綠攀援狀灌木。小枝四棱形；變態枝成對或單生於葉腋，鈎狀，向下彎曲，光滑無毛，淡褐色至褐色，乾後紫紅色。葉對生，紙質，卵狀披針形或橢圓形，長6～10cm，寬3

～6cm，全緣，下面稍帶白粉，脈腋有短毛；葉柄短；托葉2深裂，綫形。頭狀花序球形，頂生或腋生；花冠黃色，漏斗狀。蒴果倒圓錐形，被疏柔毛，2裂，具宿萼。種子兩端有翅。②大葉鈎藤：葉革質，廣橢圓形或長橢圓形，長10～16cm，寬6～12cm。蒴果紡錘形。③毛鈎藤：小枝、鈎、葉下面以及花外面均被粗毛。葉革質。花冠淡黃或淡紅色。蒴果紡錘形。④華鈎藤：葉膜質，橢圓形或卵狀橢圓形；托葉近圓形，長可達3.5cm，通常外反。蒴果棒狀。⑤無柄果鈎藤：鈎黃褐色。葉薄革質。花冠白色或淡黃色。蒴果無柄。

〔**藥材性狀**〕本品莖枝呈圓柱形或類方柱形，長2～3cm，直徑0.2～0.5cm；表面紅棕色至紫紅色者具細縱紋，光滑無毛，黃綠色至灰褐色者有時可見白色點狀皮孔，被黃褐色柔毛。多數枝節上對生兩個向下彎曲的鈎（不育花序梗），或僅一側有鈎，另一側為凸起的疤痕；鈎略扁或稍圓，先端細尖，基部較闊；鈎基部的枝上可見葉柄脫落後的窩點狀痕迹和環狀的托葉痕。斷面黃棕色，皮部纖維性，髓部黃白色或中空。

〔**性味功能與主治**〕甘，涼。清熱平肝，熄風定驚。用於頭痛眩暈，感冒夾驚，驚癇抽搐，妊娠子癇；高血壓症。

〔**用法與用量**〕3～12g，入煎劑宜後下。

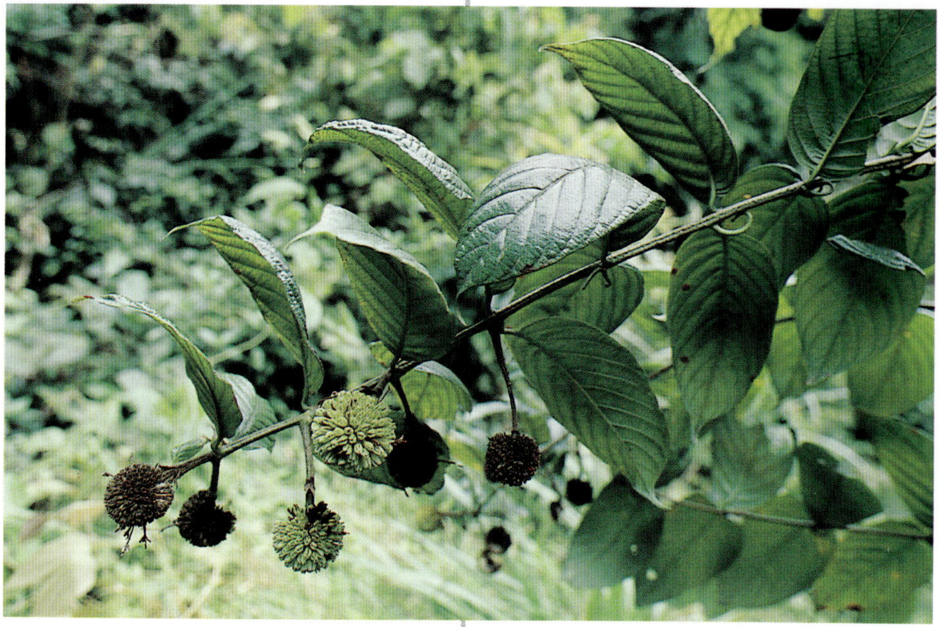

▲毛鈎藤

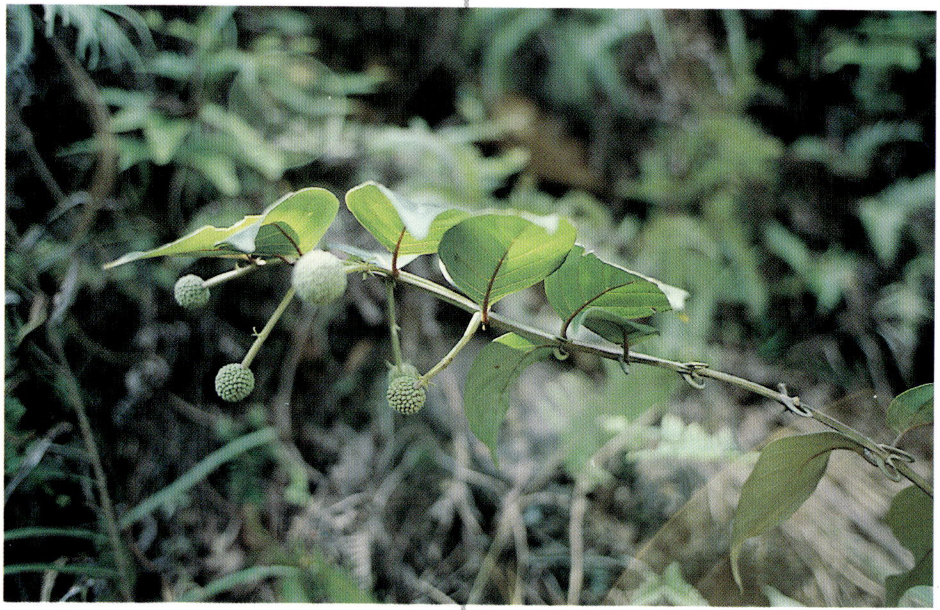

▲華鈎藤

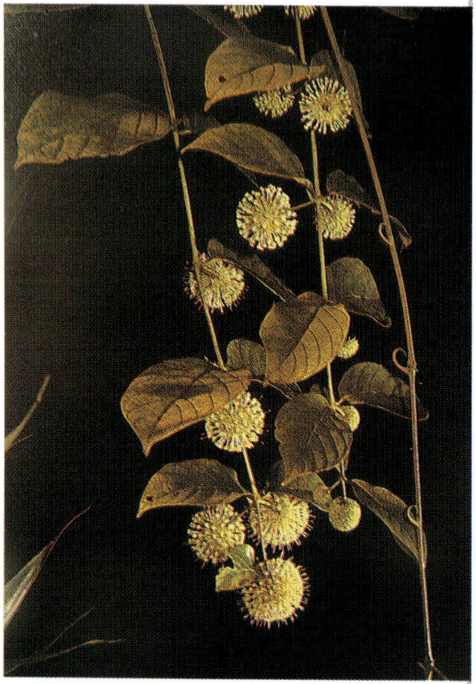

◀大葉鈎藤

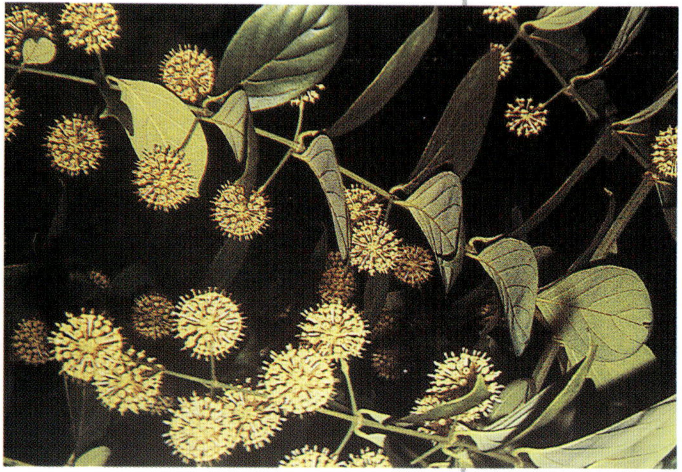

◀無柄果鈎藤

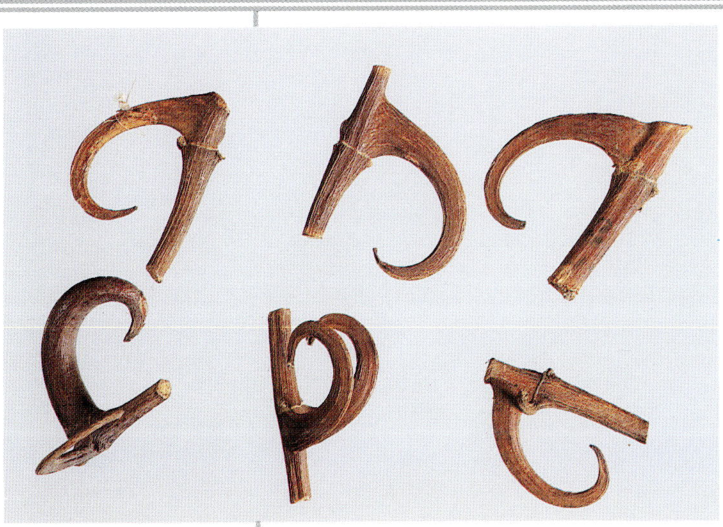

藥材鈎藤 ▶

Gambir Plant is the dried hook-bearing stem branch of *Uncaria rhynchophylla* (Miq.) Jacks., *Uncaria macrophylla* Wall., *Uncaria hirsuta* Havil., *Uncaria sinensis* (Oliv.) Havil, or *Uncaria sessilifructus* Roxb. (Fam. Rubiaceae).

Action To remove *heat*, subdue hyperactivity of the *liver*, and arrest convulsions.

Indications Headache, dizziness, convulsion, eclampsia, hypertension.

Usage and dosage 3～12g, to be added when the decoction is nearly done.

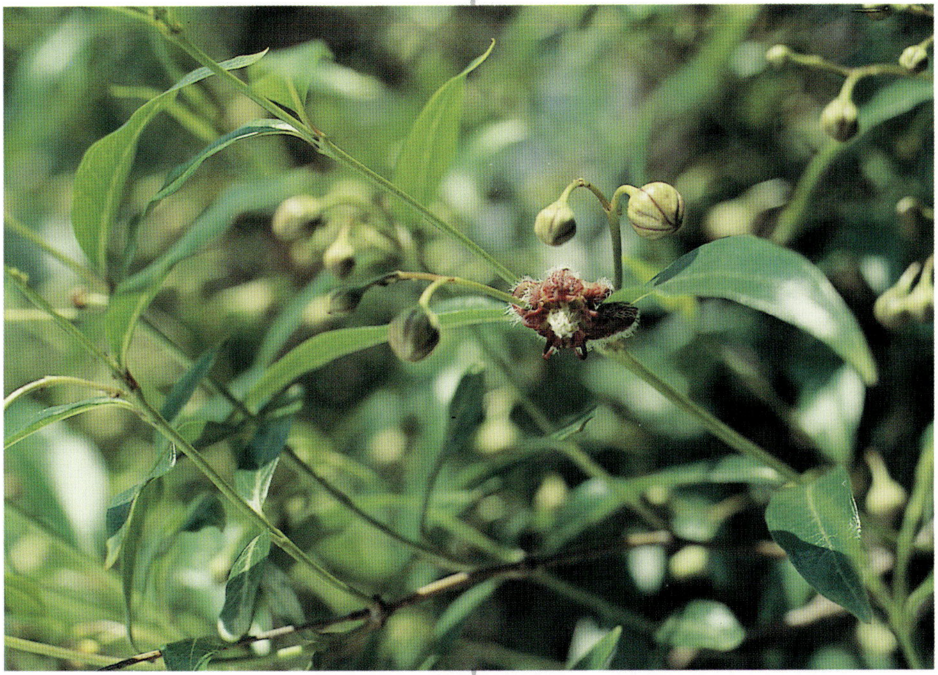

▲ 杠柳

344 香加皮

Xiangjiapi

Chinese Silkvine Root-bark

CORTEX PERIPLOCAE

本品為蘿藦科植物杠柳 Periploca sepium Bge. 的乾燥根皮。

〔**原植物**〕蔓性灌木，具乳汁。根皮灰棕色，內皮淡黃色，有香氣。葉對生，膜質，披針形或長圓狀披針形，先端漸尖，基部近圓形。聚傘花序腋生；花冠紫紅色，裂片中間加厚，向外反卷，副花冠環狀，裂片條狀伸長，先端鈎狀；雄蕊5，花粉顆粒狀，藏在直立的匙形載粉器內。蓇葖果雙生，圓柱狀，內彎。種子長圓形，頂端叢生白色長絹毛。

〔**藥材性狀**〕本品呈卷筒狀或槽狀，少數呈不規則的塊片狀，長3～30cm，直徑1～2cm，厚0.2～0.4cm。外表面灰棕色或黃棕色，栓皮鬆軟常呈鱗片狀，易剝落；內表面淡黃色或淡黃棕色，較平滑，有細縱紋。易折斷，斷面不整齊，黃白色。

〔**性味功能與主治**〕辛、苦，溫；有毒。祛風濕，強筋骨。用於風寒濕痹，腰膝酸軟，心悸氣短，下肢浮腫。

〔**用法與用量**〕3～6g。

〔**注意**〕本品有毒，服用不宜過量。

Chinese Silkvine Root-bark is the dried root bark of *Periploca sepium* Bge. (Fam. Araliaceae).

Action To relieve rheumatic conditions and to strengthen tendons and bones.

Indications Rheumatic arthritis with aching and weakness of the loins and knees, cardiac palpitation, shortness of breath and edema of the lower extremities.

Dosage 3～6g.

Precaution Overdosage should be avoided because of its toxicity.

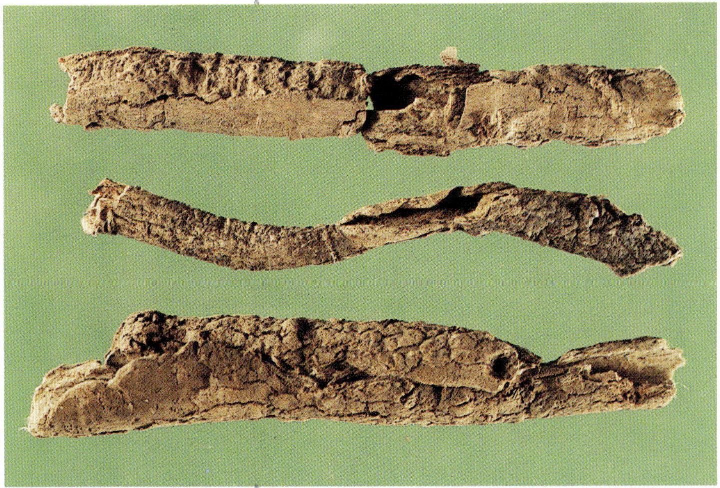

藥材香加皮 ▶

345 香附

Xiangfu

Nutgrass Galingale Rhizome

RHIZOMA CYPERI

本品為莎草科植物莎草 Cyperus rotundus L. 的乾燥根莖。

〔**原植物**〕多年生草本。根莖橫走，末端膨大成橢圓狀塊莖。芳香。稈單生，有三銳棱。葉短於稈，基生，窄綫形；鞘棕色，常裂成纖維狀。花序複穗狀，3～10 個在莖頂排成傘形，基部有總苞，苞片 2～5 枚，葉狀；小穗寬綫形，小穗軸有白色透明的翅；鱗片緊密，2 列，膜質，中間綠色，兩側紫紅色或紅棕色。小堅果長圓狀倒卵形，有 3 棱。

〔**藥材性狀**〕本品多呈紡錘形，有的略彎曲，長 2～3.5cm，直徑 0.5～1cm。表面棕褐色或黑褐色，有縱皺紋，並有 6～10 個略隆起的環節，節上有棕色的毛鬚，並殘留根痕；去淨毛鬚者較光滑，環節不明顯。經蒸煮者斷面黃棕色或紅棕色。角質樣；生曬者斷面色白而顯粉性，內皮層環紋明顯，中柱色較深，點狀維管束散在。

〔**性味功能與主治**〕辛、微苦、微甘，平。行氣解鬱，調經止痛。用於肝鬱氣滯，胸、脅、脘腹脹痛，消化不良，胸脘痞悶，寒疝腹痛，乳房脹痛，月經不調，經閉痛經。

〔**用法與用量**〕6～9g。

Nutgrass Galingale Rhizome is the dried rhizome of *Cyperus rotundus* L. (Fam. Cyperaceae).

Action To remove stagnation of *qi*, regulate menstruation and relieve pain.

Indications Stagnation of the *liver qi* characterized by distending pain in the chest, hypochondria and epigastrium, indigestion, feeling of stuffiness in the chest and epigastrium, abdominal colic, distending pain in the breast, menstrual disorders, amenorrhea or dysmenorrhea.

Dosage 6～9g.

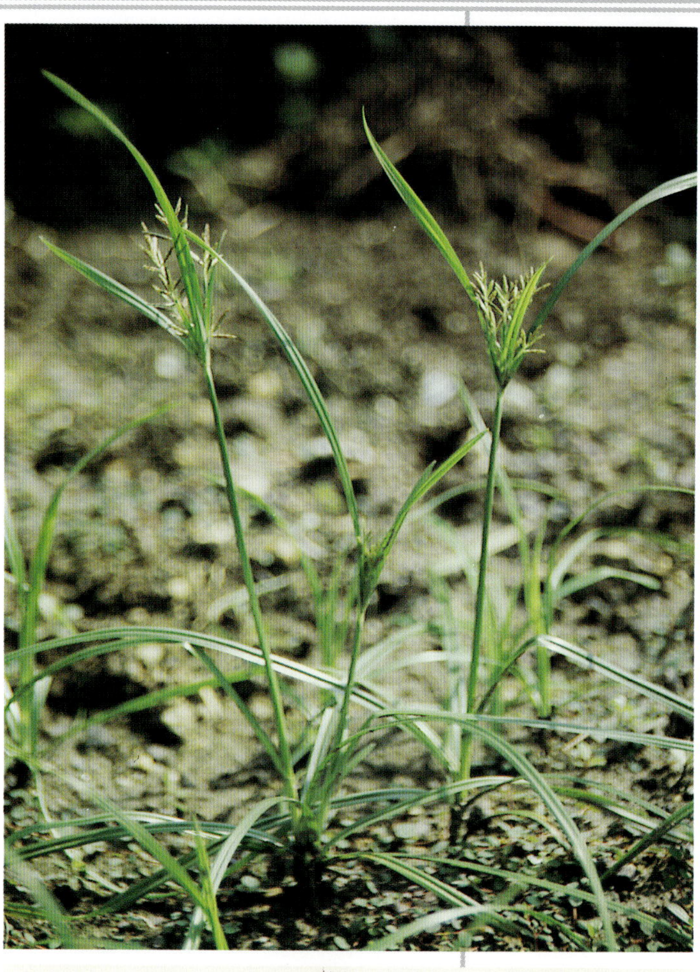

◀ 莎草

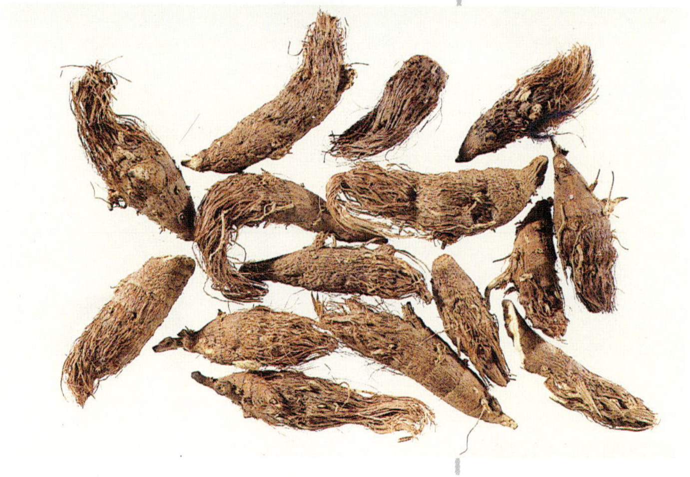

◀ 藥材香附

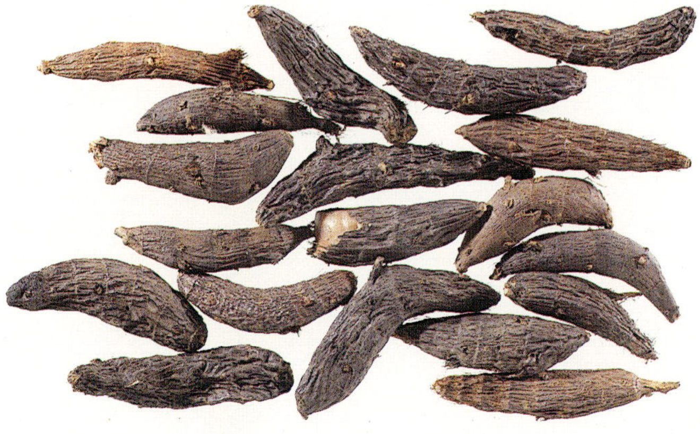

◀ 藥材香附
（已去淨毛鬚）

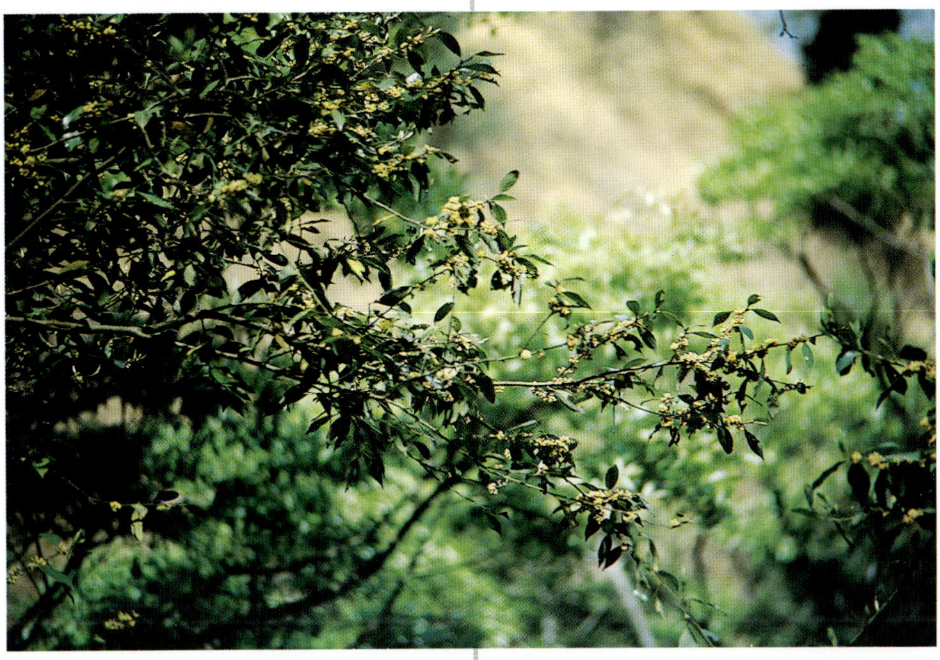

▲香果樹

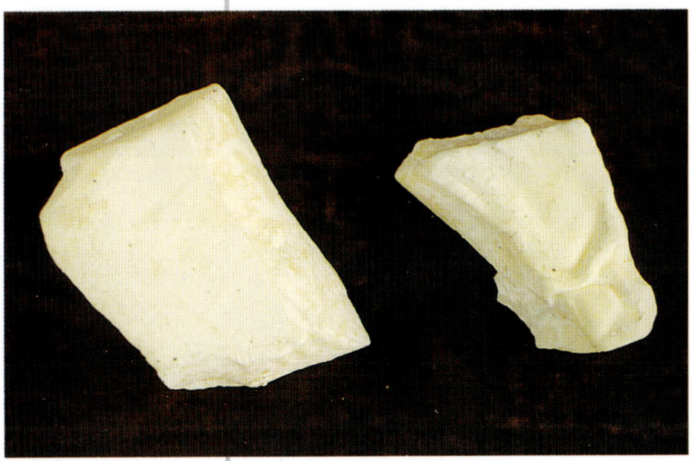

藥材香果脂 ▶

346 香果脂

Xiangguozhi

Spiceleaf Kernal Oil

OLEUM LINDERAE

本品為樟科植物香果樹 Lindera communis Hemsl. 的成熟種仁壓榨提取得到的固體脂肪，或成熟的種子壓榨提取的油脂經氫化後精製而成。

〔**原植物**〕灌木或小喬木。葉互生，厚革質，橢圓形、卵形或寬卵形，先端尖，基部通常寬楔形，葉脈上面凹下，下面隆起。雌雄異株；傘形花序單個或成對腋生，花黃色。核果卵形，熟時紅色，基部具杯狀果托。

〔**藥材性狀**〕本品為白色結晶性粉末或淡黃白色塊狀物，質輕。在氯仿或乙醚中易溶，在無水乙醇中溶解，在乙醇中極微溶解，在水中不溶。

熔點：應為 30～36℃。酸值：應不大於 3。皂化值：應為 255～280。碘值：應為 1～5。

〔**用途**〕用作栓劑基質。

Spiceleaf Kernal Oil is the solid fat obtained by squeeze from the ripe kernal of *Lindera communis* Hemsl. (Fam. Lauraceae), or by hydrogenation and purification of the fat obtained by squeeze from the ripe seed.

Usage Suppository base.

▼枸櫞

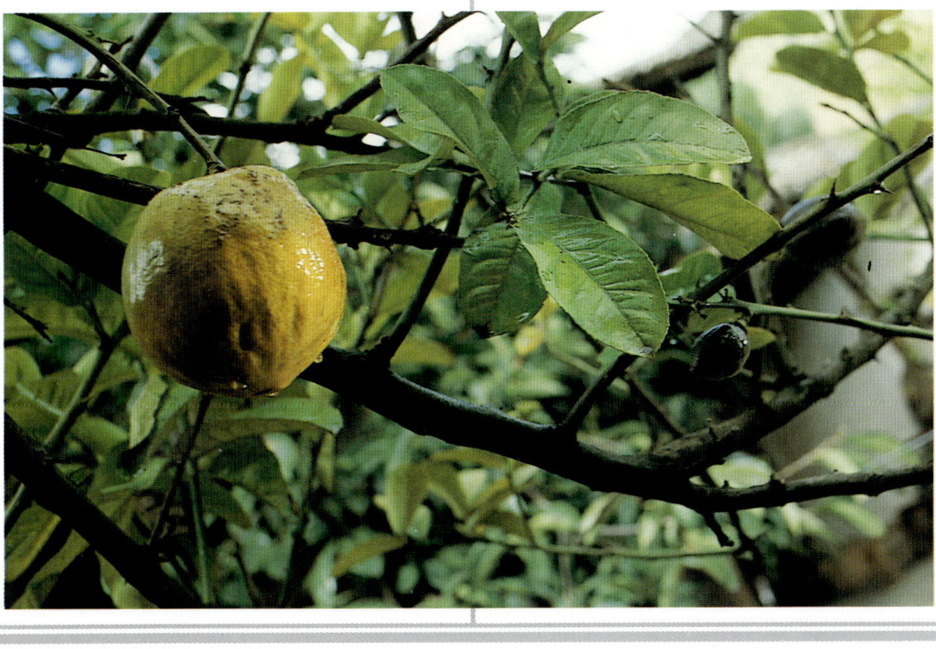

347 香櫞

Xiangyuan

Citron Fruit

FRUCTUS CITRI

本品為芸香科植物枸櫞 Citrus medica L. 或香圓 Citrus wilsonii Tanaka 的乾燥成熟果實。

〔**原植物**〕①枸櫞：小喬木或灌木。枝有短刺，嫩枝紫紅色。葉互生，長圓形或倒卵狀長圓形，先端鈍或短銳尖，基部寬楔形，邊緣有鋸齒；葉柄短，無翅，頂端幾無關節。總狀花序腋生；花萼杯狀，5 裂；花瓣 5，內白而外紫，雄蕊 30 個以上。柑果卵形、長圓形或近球形，檸檬黃色，頂端有一乳頭狀突起，果皮粗厚，芳香。②香圓：常綠喬木。單身複葉，革質，葉片橢圓形或長圓形，有油點；葉柄有倒心形寬翅。柑果長圓形，熟時橙黃色，頂端有明顯的花柱基痕，其周圍常有一圓環，表面特別粗糙，有香氣。

〔**藥材性狀**〕①枸櫞：為圓形或長圓形片，直徑 4～10cm，厚 0.2～0.5cm。橫切片外果皮黃色或黃綠色，邊緣呈波狀，散有凹入的油點；中果皮厚 1～3cm，黃白色，有不規則的網狀突起的維管束；瓤囊 10～17 室。縱切片中心柱較粗壯。②香圓：為類球形、半球形或圓片，直徑 4～7cm。表面黑綠色或黃棕色，密被凹陷的小油點及網狀隆起的粗皺紋，頂端有花柱殘痕及隆起的環圈，基部有果梗殘基。剖面或橫切薄片，邊緣油點明顯，中果皮厚約 0.5cm，瓤囊 9～11 室，棕色或淡紅棕色，間或有黃白色種子。

〔**性味功能與主治**〕辛，苦，酸，溫。舒肝理氣，寬中，化痰。用於肝胃氣滯，胸脅脹痛，脘腹痞滿，嘔吐噫氣，痰多咳嗽。

〔**用法與用量**〕 3～9g。

Citron Fruit is the dried ripe fruit of *Citrus medica* L. or *Citrus wilsonii* Tanaka (Fam. Rutaceae).

Action To regulate the flow of *qi in the liver*, *spleen* and stomach, and to resolve *phlegm*.

Indications Stagnation of *qi in the liver* and stomach manifested by distending pain in the chest and hypochondria, fullness and stuffiness sensation in the epigastrium, vomiting and belching; cough with copious expectoration.

Dosage 3～9g.

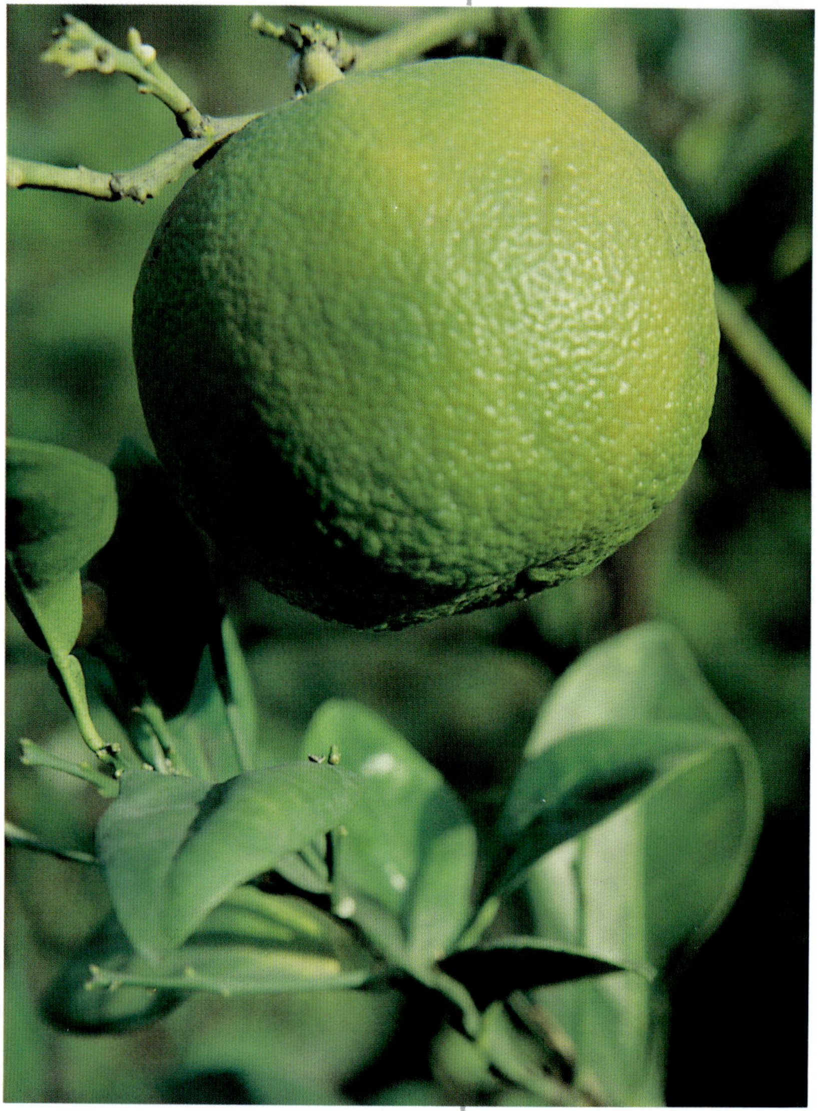

◀ 香圓

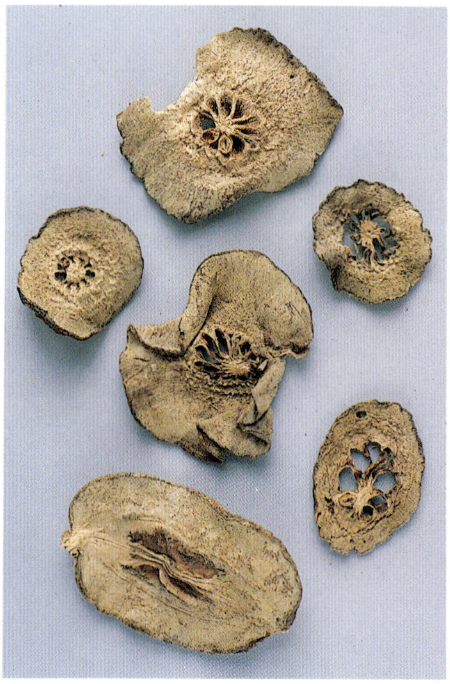

▼ 藥材香櫞（枸櫞）

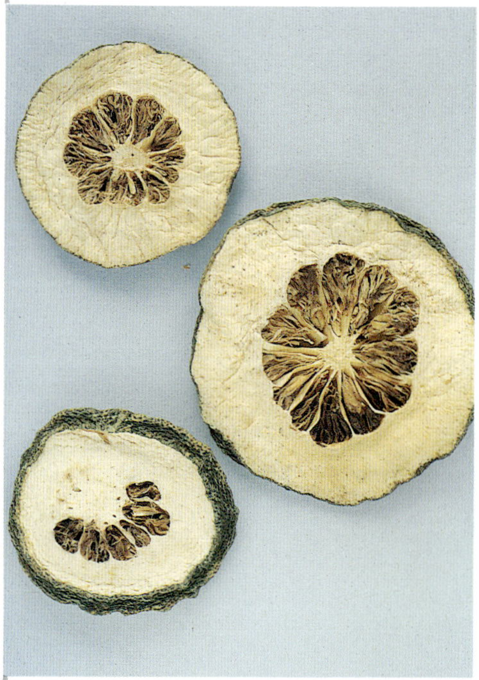

▼ 藥材香圓

石香薷 ▶

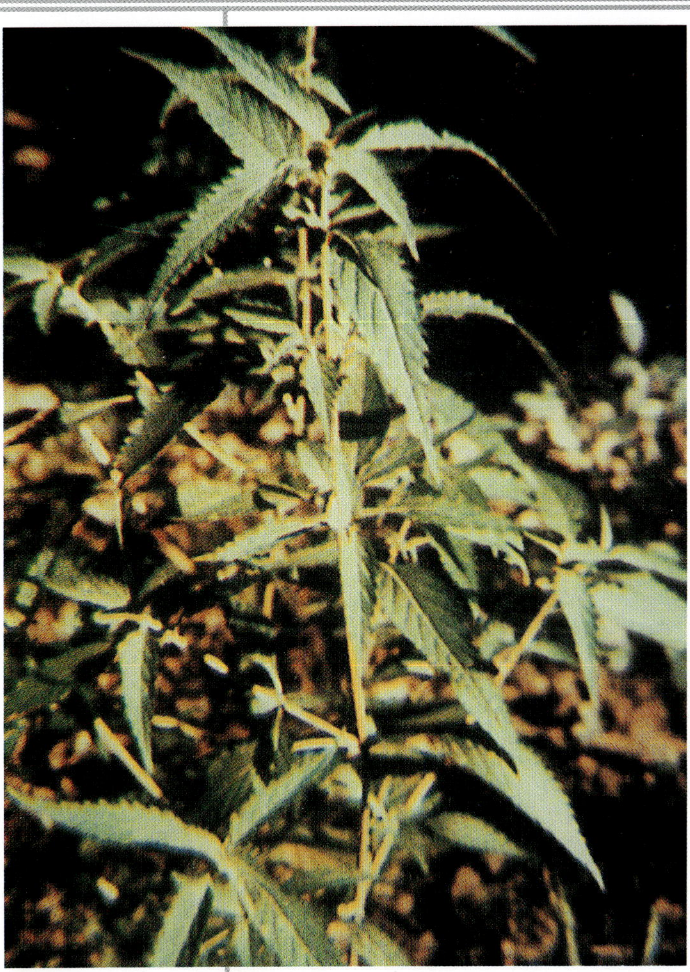

藥材江香薷 ▶

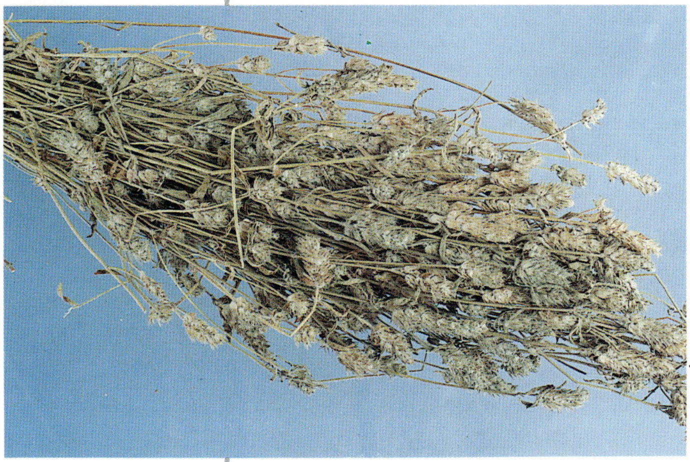

▼藥材香薷葉表面觀（左：無柄毛茸 右：葉片腺鱗）

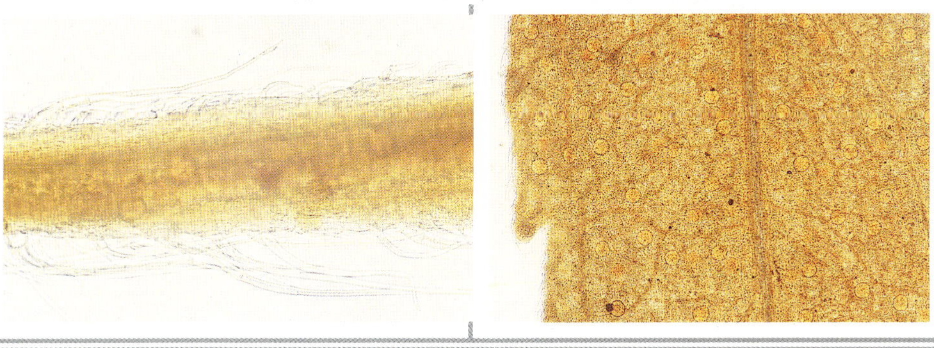

348 香薷

Xiangru

Mosla Herb

HERBA MOSLAE

本品為唇形科植物石香薷 Mosla chinensis Maxim. 的乾燥地上部分。其栽培型稱“江香薷”。野生型習稱“青香薷”。

〔**原植物**〕①江香薷：一年生草本。莖四棱形，密被短柔毛。葉對生，卵狀披針形至披針形，邊緣基部以上疏生淺鋸齒，兩面疏生短柔毛和凹陷的棕色腺點。總狀花序：苞片覆瓦狀排列，邊緣具睫毛；花冠淡紫色至近白色，略出於花萼，檐部略呈二唇形；雄蕊 4，小堅果近圓球形，棕色，具網紋。②青香薷：植株較矮小。葉片較狹小。總狀花序較短。小堅果棕褐色，具淺穴狀雕紋。

〔**藥材性狀**〕①石香薷莖長 50～100cm，基部紫紅色，上部黃綠色或淡黃色，全體密被白色茸毛。莖方柱形，直徑 1～3mm，節明顯，節間長 4～10cm；質脆，易折斷。葉對生，多皺縮或脫落，葉片展平後呈長卵形或披針形，暗綠色或黃綠色，邊緣有疏鋸齒。穗狀花序頂生及腋生；苞片複瓦狀排列，脫落或殘存；花萼宿存，鐘狀，淡紫色或灰綠色，密被茸毛。小堅果 4 近圓球狀，具網紋，網間隙下凹呈淺凹狀。②青香薷：莖長 10～50cm，葉片披針形或綫狀披針形。總狀花序長 1～2cm。小堅果具淺穴狀雕紋。

〔**葉表面觀**〕見圖。

〔**性味功能與主治**〕辛，微溫。髮汗解表，和中利濕。用於暑濕感冒，惡寒髮熱，頭痛無汗，腹痛吐瀉，小便不利。

〔**用法與用量**〕3～9g。

Mosla Herb is the dried aerial part of *Mosla chinensis Maxim.* (Fam. Labiatae).

Action To induce diaphoresis, regulate the function of the *spleen* and the stomach, and remove *damp* through diuresis.

Indications Attack of *summer heat* and *damp* manifested by chills and fever, headache, abdominal pain, vomiting, diarrhea, oliguria and no sweating.

Dosage 3～9g.

349 重樓

Chonglou

Paris Root

RHIZOMA PARIDIS

本品為百合科植物雲南重樓 Paris polyphylla Smith var. yunnanensis (Franch.) Hand-Mazz. 或七葉一枝花 Paris polyphylla Smith var. chinensis (Franch.) Hara 的乾燥根莖。

〔**原植物**〕①雲南重樓：多年生草本。根莖粗厚，黃褐色，密生環節。莖常帶紫色，基部有白色膜質鞘。葉通常 7 片，輪生莖頂，堅紙質，橢圓形或倒卵狀長圓形，先端尖，基部圓形或楔形，全緣；葉柄帶紅色。花單生莖頂；外輪花被綠色，葉狀，內輪花被條形，長僅約外輪花被的 1/2。蒴果漿果狀，近球形，黃褐色。②七葉一枝花：葉紙質或膜質；內輪花被綫形，長於外輪花被或近等長。

〔**藥材性狀**〕本品呈結節狀扁圓柱形，略彎曲，長 5～12cm，直徑 1.0～4.5cm。表面黃棕色或灰棕色，外皮脫落處呈白色；密生層狀凸起的粗環紋，一面結節明顯，結節上具橢圓形凹陷莖痕，另一面有疏生的鬚根或疣狀鬚根痕。頂端具鱗葉及莖的殘基。斷面平坦，白色至淺棕色，粉性或膠質。

〔**性味功能與主治**〕苦，微寒；有小毒。清熱解毒，消腫止痛，涼肝定驚。用於疔腫癰腫，咽喉腫痛，毒蛇咬傷，跌撲傷痛，驚風抽搐。

〔**用法與用量**〕3～9g；外用適量，研末調敷。

Paris Root is the dried rhizome of *Paris polyphylla Smith var. yunnanensis* (Franch.) Hand-Mazz. or *Paris polyphylla Smith var. chinensis* (Franch.) Hara (Fam. Liliaceae).

Action To remove *heat*, counteract toxicity, cause the subsidence of swelling and alleviate pain, and to relieve convulsions.

Indications Boils, carbuncles, sore throat, venomous snake bite, traumatic pain; convulsions.

Usage and dosage 3～9g; for external use, appropriate quantity to be ground into powder and applied after mixed with liquid.

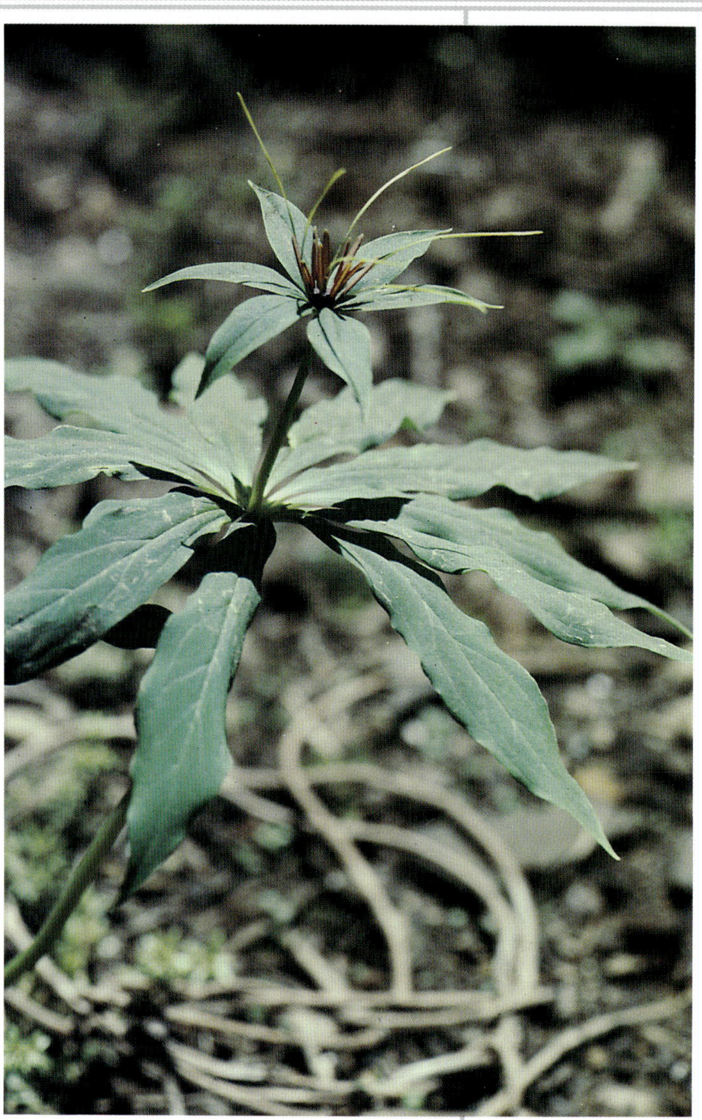

◀ 七葉一枝花

▼ 雲南重樓

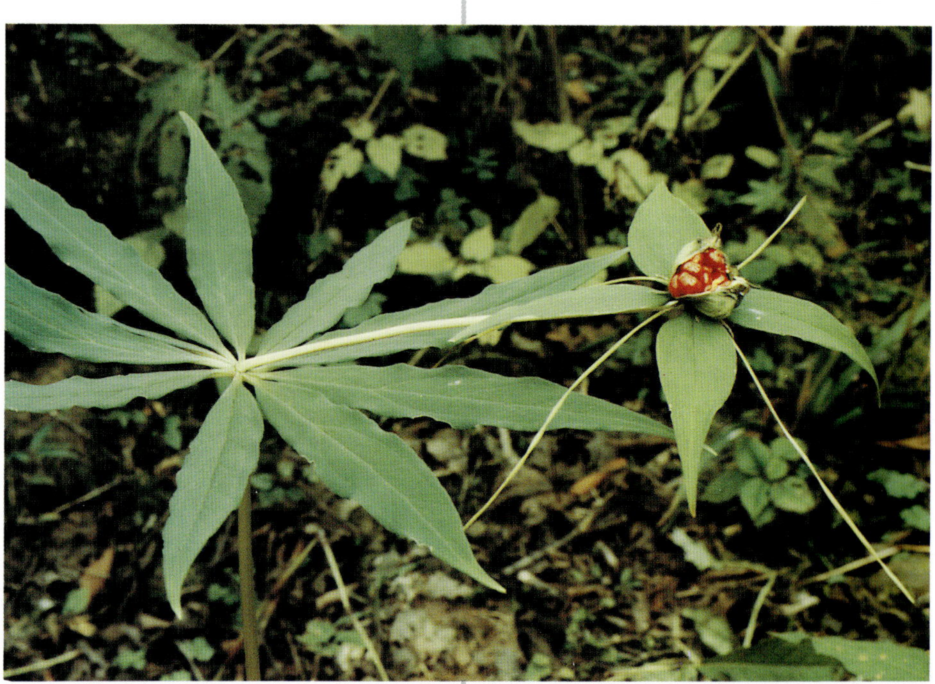

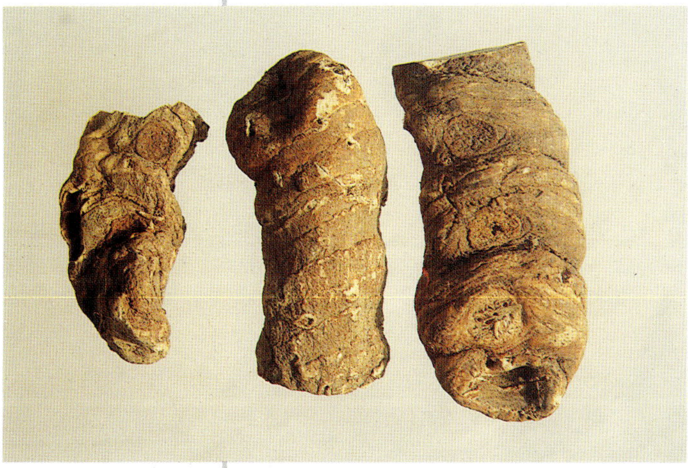

藥材重樓 ▶

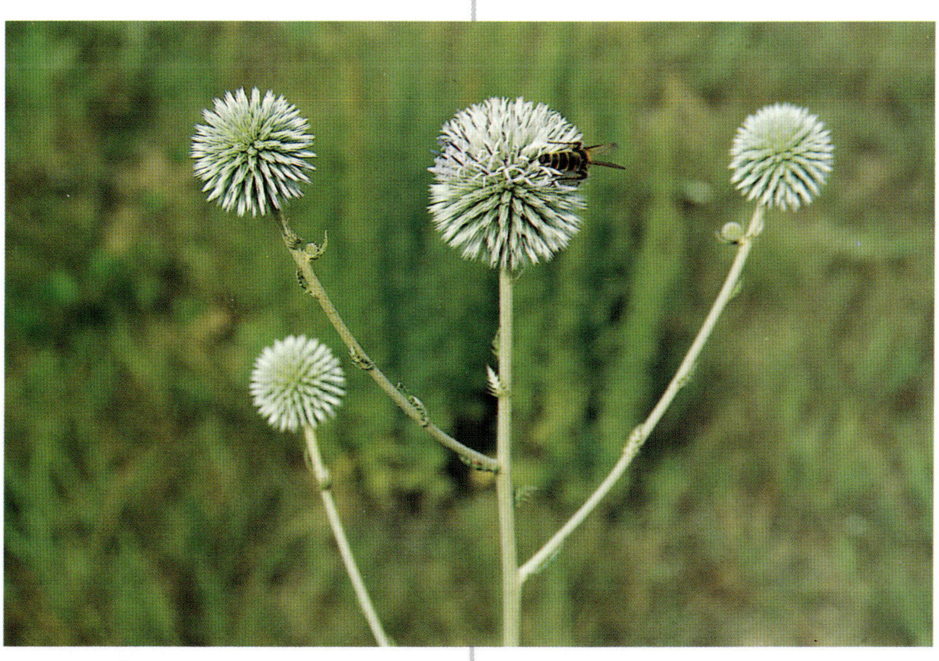

▲禹州漏蘆

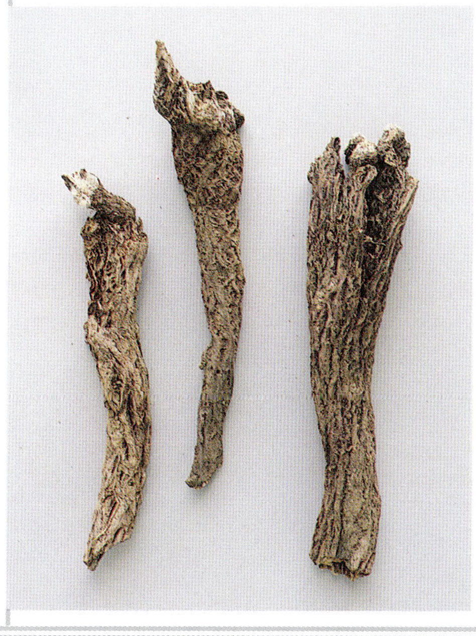

藥材禹州漏蘆 ▶

350 禹州漏蘆

Yuzhou Loulu

Broadleaf Globethistle Root

RADIX ECHINOPSIS

本品為菊科植物藍刺頭 Echinops latifolius Tausch 或華東藍刺頭 Echinops grijisii Hance 的乾燥根。

〔**原植物**〕①藍刺頭：多年生草本。主根圓柱形。莖單一，直立，下部疏生蜘絲毛，上部密生白綿毛。葉互生，二回羽狀分裂或深裂，裂片多對，三角形或卵狀披針形。基生葉長圓狀倒卵形，下面密生白綿毛，邊緣有短刺。複頭狀花序球形，外總苞片剛毛狀，內總苞片外層匙形，內層狹棱形至長圓形。花冠筒狀，裂片5，淡藍色，筒部白色。瘦果圓柱形。冠毛長約1mm，下部連合。②華東藍刺頭：葉羽狀深裂，裂片4對，卵狀橢圓形。

〔**藥材性狀**〕本品呈類圓柱形，稍扭曲，長10～25cm，直徑0.5～1.5cm，表面灰黃色或灰褐色，具縱皺紋，頂端有纖維狀棕色硬毛。質硬，不易折斷，斷面皮部褐色，木部呈黃黑相同的放射狀紋理。

〔**性味功能與主治**〕苦、寒。歸胃經。清熱解毒，排膿止血，消癰下乳。用於諸瘡癰風，乳癰腫痛，乳汁不通，瘰癧瘡毒。又用作驅蛔劑。

〔**用法與用量**〕4.5～9g。

〔**注意**〕孕婦慎用。

Broadleaf Globethistle Root is the dried root of *Echinops latifolius*. Tausch or *Echinops grijisii* Hance (Fam. Compositae).

Action To remove *toxic heat* for treating subcutaneous infections, to evacuate pus and arrest bleeding, and to promote lactation.

Indications Carbuncle; mastitis with swelling and pain; galactostasis; scrofula and ulcers. It is also used for ascariasis.

Dosage 4.5～9g.

Precaution Used with caution in pregnancy.

351 禹餘糧

Yuyuliang

Limonite

LIMONITUM

本品為氫氧化物類礦物褐鐵礦，主含鹼式氧化鐵〔FeO（OH）〕。

〔**藥材性狀**〕本品為塊狀集合體，呈不規則的斜方塊狀。長5～10cm，厚1～3cm。表面紅棕色、灰棕色或淺棕色，多凹凸不平或附有黃色粉末。斷面多顯深棕色與淡棕色或淺黃色相間的層紋，各層硬度不同，質鬆部分指甲可劃動。體重，質硬。

〔**性味功能與主治**〕甘、澀，微寒。澀腸止痛，收斂止血。用於久瀉，久痢，崩漏，白帶。

〔**用法與用量**〕9～15g，煎湯或入丸散。外用適量，研末撒於患處或調敷。

〔**注意**〕孕婦慎用。

Limonite is a mineral of limonite of hydroxide, containing mainly basic ferric oxide 〔FeO（OH）〕.

Action To relieve diarrhea and arrest bleeding as on astringent.

Indications Chronic diarrhea, chronic dysentery; abnormal uterine bleeding, morbid leukorrhea.

Usage and dosage 9～15g, to be decocted or made into pills or powder; for external use; appopriate quantity to be ground into powder to be dusted on the lesion or applied after mixing with liquid.

Precaution Used with caution in pregnancy.

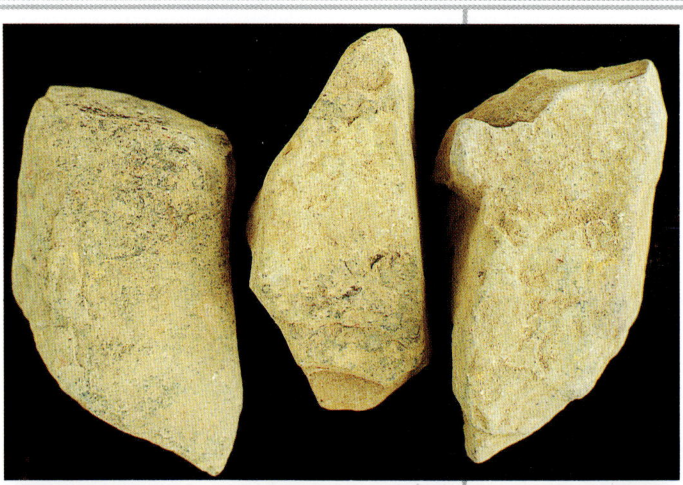

◀ 藥材禹餘糧

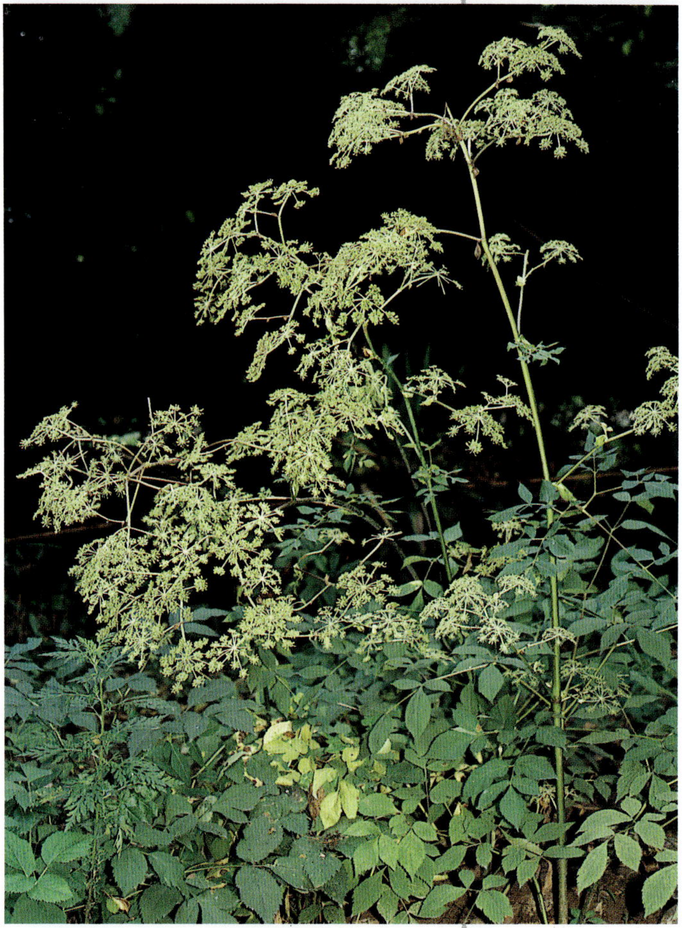

◀ 重齒毛當歸

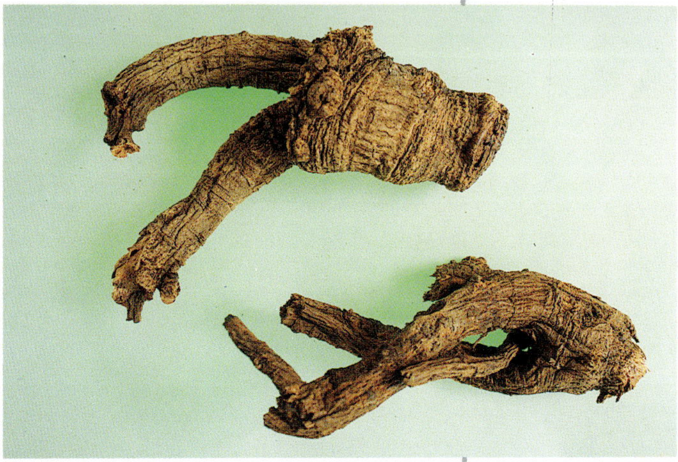

◀ 藥材獨活

352 獨活

Duhuo

Doubleteeth Pubescent Angelica Root

RADIX ANGELICAE PUBESCENTIS

本品為傘形科植物重齒毛當歸 Angelica pubescens Maxim. f. biserrata Shan et Yuan 的乾燥根。

〔**原植物**〕多年生草本。根粗大，多分枝，有香氣。莖帶紫色，有槽紋。基生葉及莖下部葉三角形，二至三回三出式羽狀全裂，最終裂片卵形，狹披針形或倒卵形，邊緣有不整齊重鋸齒，葉柄粗；莖上部葉退化成兜狀葉鞘。複傘形花序密被黃色短柔毛，傘幅不等長；花白色。雙懸果背面扁平，長圓形，側棱

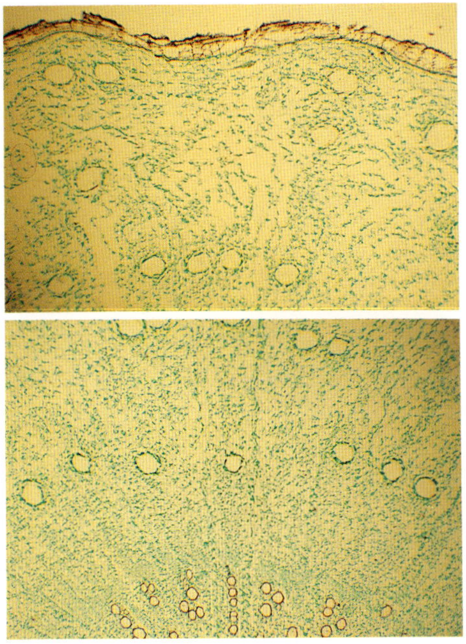

▲ 藥材獨活橫切面

翅狀，分果棱槽間有油管 1～4 個，接合面則有 4～5 個。

〔**藥材性狀**〕本品根略呈圓柱形，下部 2～3 分枝或較多，長 10～30cm。根頭部膨大，圓錐狀，多橫皺紋，直徑 1.5～3cm，頂端有莖、葉的殘基或凹陷，表面灰褐色或棕褐色，具縱皺紋，有隆起的橫長皮孔及稍突起的細根痕。斷面皮部灰白色，有多數散在的棕色油室，木部灰黃色至黃棕色，形成層環棕色。

〔**橫切面**〕見圖。

〔**性味功能與主治**〕辛、苦，微溫。祛風除濕，通痹止痛。用於風寒濕痹，腰膝疼痛，少陰伏風頭痛。

〔**用法與用量**〕3～9g。

Doubleteeth Pubescent Angelica Root is the dried root of *Angelica pubescens* Maxim. f. *biserrata* Shan et Yuan (Fam. Umbelliferae).

Action To relieve rheumatic conditions, and to remove obstruction from the channels and relieve pain.

Indications Rheumatic arthritis with pain in the lower back and knees; headache due to attack of *cold* on the Shaoyin *Channel* characterized by association of headache with precordial pain and aold legs.

Dosage 3～9g.

353 膽南星

Dannanxing

Bile Arisaema

ARISAEMA CUM BILE

本品為製天南星的細粉與牛、羊或豬膽汁經加工而成，或為生天南星細粉與牛、羊或豬膽汁經髮酵加工而成。

〔**藥材性狀**〕本品呈方塊狀或圓柱狀，棕黃色、灰棕色或棕黑色。質硬。

〔**性味功能與主治**〕苦、微辛，涼。清熱化痰，息風定驚。用於痰熱咳嗽，咯痰黃稠，中風痰迷，癲狂驚癇。

〔**用法與用量**〕3～6g。

Bile Arisaema is prepared from finely powdered *Rhizoma Arisaematis* (processed) and bile of ox, sheep or pig, or prepared by fermentation of finely powdered *Rhizoma Arisaematis* with bile of ox, sheep or pig.

Action To remove *heat* and resolve *phlegm*, and to calm the nerves.

Indications Cough with yellowish sticky expectoration, stroke, mania, epilepsy.

Dosage 3～6g.

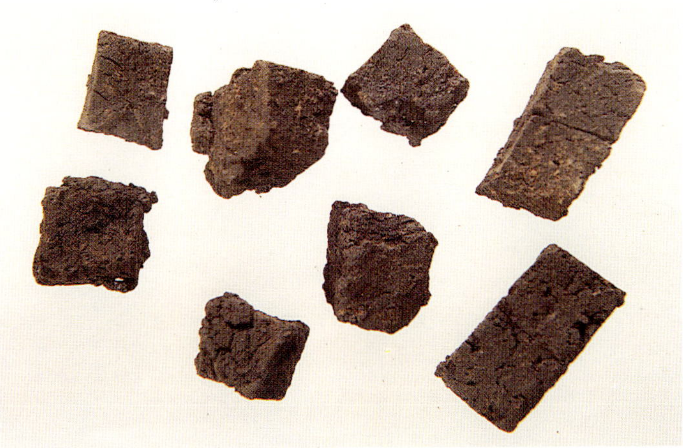

藥材膽南星 ▶

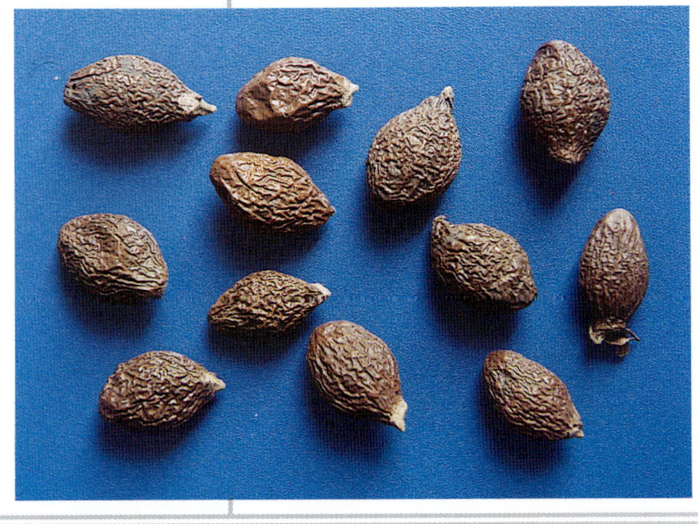

藥材胖大海 ▶

354 胖大海

Pangdahai

Boat-fruited Sterculia Seed

SEMEN STERCULIAE

LYCHNOPHORAE

本品為梧桐科植物胖大海 Sterculia lychnophora Hance 的乾燥成熟種子。

〔**原植物**〕落葉喬木，樹皮粗糙。葉互生，葉片革質，卵形或橢圓狀披針形，光滑無毛。花雜性同株，成頂生或腋生的圓錐花序；花瓣成星狀伸張。蓇葖果1～5 個，船形。

〔**藥材性狀**〕本品呈紡錘形或橢圓形，長 2～3cm，直徑 1～1.5cm。先端鈍圓，基部略尖而歪，具淺色的圓形種臍，表面棕色或暗棕色，微有光澤，具不規則的乾縮皺紋。外層種皮極薄，質脆，易脫落。中層種皮較厚，黑褐色，質鬆易碎，遇水膨脹成海綿狀。斷面可見散在的樹脂狀小點。內層種皮可與中層種皮剝離，內有 2 片肥厚胚乳，子葉 2 枚，菲薄，緊貼於胚乳內側，與胚乳等大。

〔**性味功能與主治**〕甘，寒。清熱潤肺，利咽解毒，潤腸通便。用於肺熱聲啞，乾咳無痰，咽喉乾痛，熱結便閉，頭痛目赤。

〔**用法與用量**〕2～3 枚，沸水泡脹或煎服。

Boat-fruited Sterculia Seed is the dried ripe seed of *Sterculia lychnophora* Hance (Fam. Sterculiacaeae).

Action To remove *heat* from the *lung*, to cure sore throat, to counteract toxicity, and to relax the bowels.

Indications Hoarseness of voice, dry cough, and sore, dry throat due to *heat in the lung*; constipation with headache and blood-shot eyes.

Usage and dosage 2～3 pieces, to be soaked in boiling water or decocted.

355 急性子

Jixingzi

Garden Balsam Seed

SEMEN IMPATIENTIS

本品為鳳仙花科植物鳳仙花 Impatiens balsamina L. 的乾燥成熟種子。

〔**原植物**〕一年生草本，莖肉質，粗壯。葉互生，具柄，柄兩側有腺體數個，紫紅色；葉片披針形，先端長尖，邊緣有疏鋸齒，兩面疏生稍緊貼的柔毛。圓錐花序頂生，有褐色短柔毛。花小，白色、淡紅、深紅或紫紅色；萼片 3，側生 2 片小，下方 1 片最大呈囊狀，有距，子房有黃色粗毛。蒴果橢圓形，尖頭，被粗毛，成熟時果瓣裂開，急劇旋轉，彈出種子。

〔**藥材性狀**〕本品呈橢圓形、扁圓形或卵圓形，長 2～3mm，寬 1.5～2.5mm。表面棕褐色或灰褐色，粗糙，有稀疏的

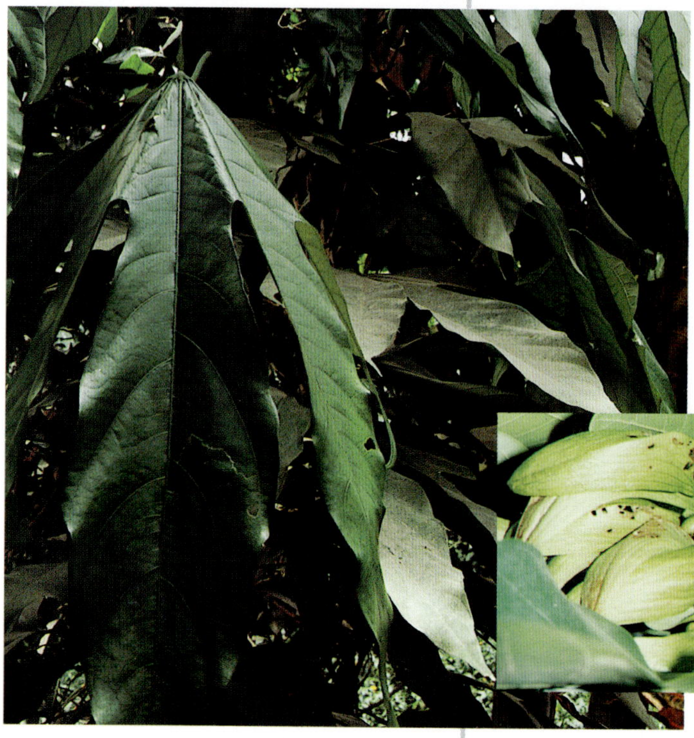

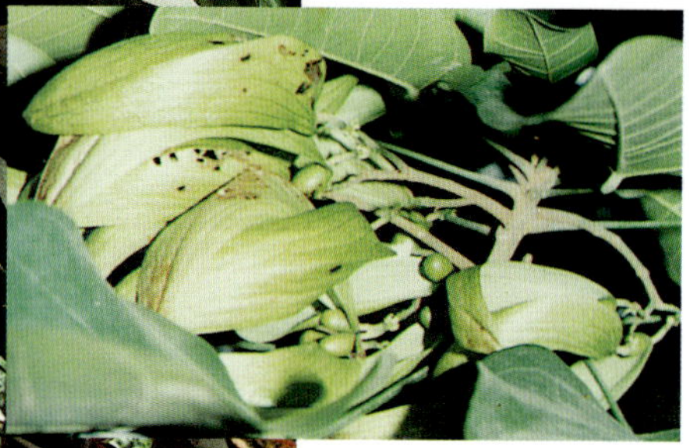

◀ ▼胖大海

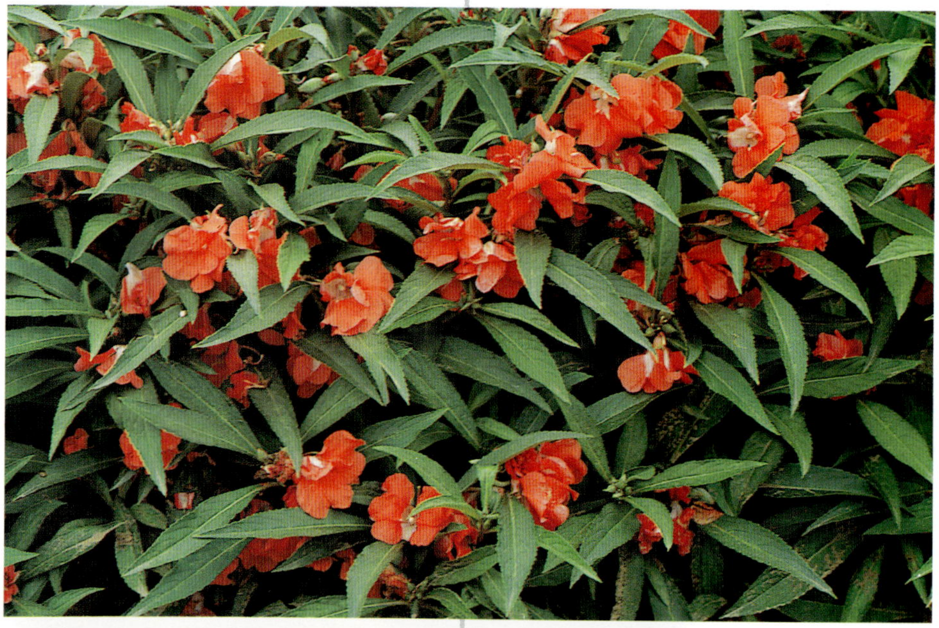

▲鳳仙花

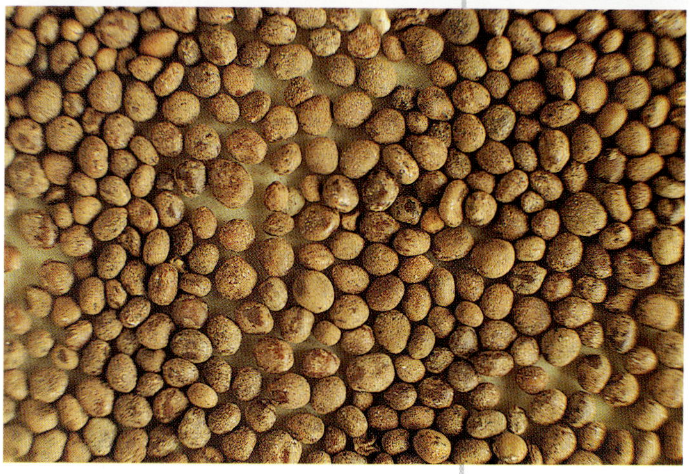

◀ 藥材急性子

紫花洋地黃 ▶

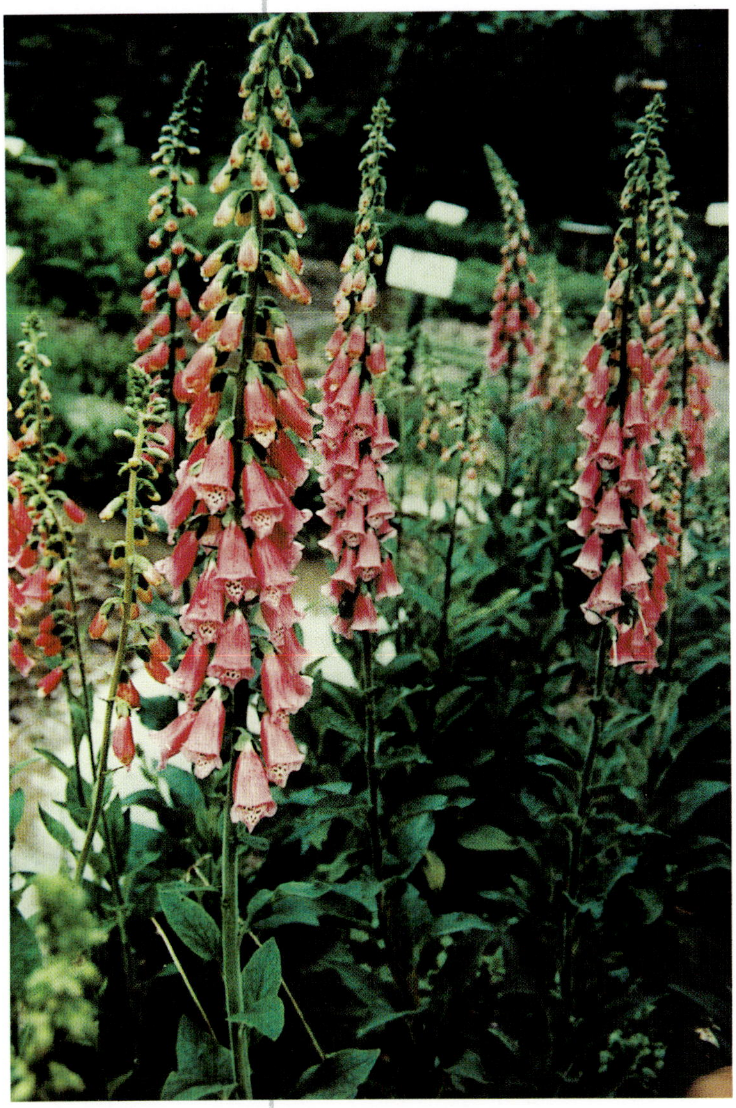

▼ 藥材洋地黃葉

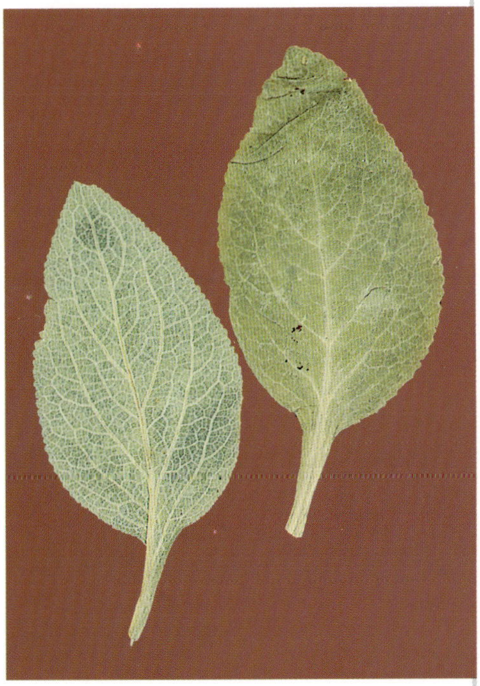

▼ 藥材洋地黃葉橫切面

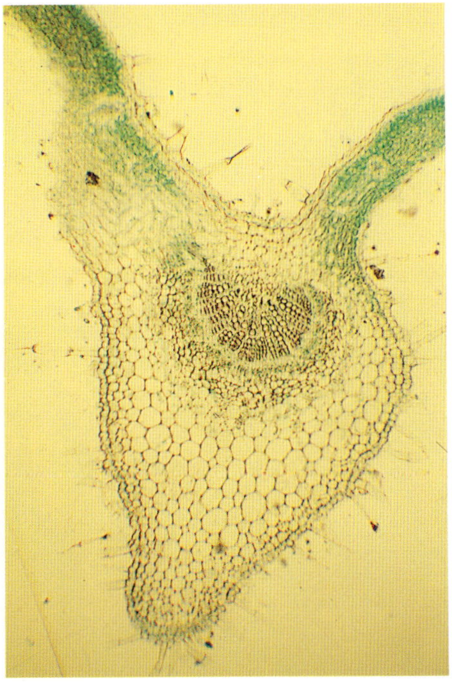

白色或淺黃棕色小點。種臍位於狹端，稍突出。質堅實，種皮薄，子葉灰白色，半透明，油質。

〔**性味功能與主治**〕 微苦、辛，溫；有小毒。破血軟堅，消積。用於癥瘕痞塊，經閉，噎膈。

〔**用法與用量**〕 3～4.5g。

〔**注意**〕 孕婦慎用。

Garden Blasam Seed is the dried ripe seed of *Impatiens Balsamina* L. (Fam. Balsaminaceae).

Action To remove stagnation of *qi*, eliminate *blood stasis*, and soften hard masses.

Indications Masses; amenorrhea; dysphasia.

Dosage 3～4.5g.

Precaution Used with caution in pregnancy.

356 洋地黃葉

Yangdihuangye

Digitalis Leaf

FOLIUM DIGITALIS

本品為玄參科植物紫花洋地黃 Digitalis purpurea L. 的乾燥葉。

〔**原植物**〕 多年生直立草本。除花冠外，全體被灰白色短柔毛和腺毛。莖單生或數枝叢生。基生葉多數成蓮座狀，葉片長卵形，莖生葉下部與基生葉同形，向上漸小。總狀花序頂生，花朝向一邊；花冠紫紅色，筒狀鐘形。蒴果卵形，密被腺毛。種子短棒狀。

〔**藥材性狀**〕 本品多皺縮、破碎，完整葉片展平後呈卵狀披針形至寬卵形，長 10～40cm，寬 4～10cm。葉緣具鈍鋸齒，上表面暗綠色，微有毛，葉脈下凹；下表面淡灰綠色，多毛，葉脈顯著突出呈網狀。基生葉有長柄，莖生葉有短柄或無柄，葉柄有翼。

〔**橫切面**〕 見圖。

〔**性味功能與主治**〕 強心藥。

〔**注意**〕 本品僅供製造製劑用。

Digitalis Leaf is the dried leaf of *Digitalis purpurea* L. (Fam. Scrophulariaceae).

Action Cardiotonic.

Precaution Used for the preparation only.

357 洋金花

Yangjinhua

Datura Flower

FLOS DATURAE

本品為茄科植物白曼陀羅 Datura metel L. 的乾燥花。

〔**原植物**〕直立草本，全體近無毛。葉互生或在莖上部呈假對生，具長柄；葉片卵形或寬卵形，基部斜心形。花單生，直立，花萼筒狀，不緊貼花冠筒；花冠漏斗狀，白色，長 14～18cm。蒴果近球形或扁球形，被較稀疏的短刺。種子淡褐色。

〔**藥材性狀**〕本品多皺縮成條狀，完整者長 9～15cm。花萼呈筒狀，長為花冠的 2/5，灰綠色或灰黃色，先端 5 裂，基部具縱脈紋 5 條，表面微有茸毛；花冠呈喇叭狀，淡黃色或黃棕色，先端 5 淺裂，裂片有短尖，短尖下有明顯的縱脈紋 3 條，兩裂片之間微凹；雄蕊 5，花絲貼生於花冠筒內，長為花冠的 3/4；雌蕊 1，柱頭棒狀。

〔**性味功能與主治**〕辛，溫；有毒。平喘止咳，鎮痛，解痙。用於哮喘咳嗽，脘腹冷痛，風濕痹痛，小兒慢驚；外科麻醉。

〔**用法與用量**〕0.3～0.6g，宜入丸散，亦可作卷烟分次燃吸（一日量不超過 1.5g）；外用適量。

〔**注意**〕外感及痰熱咳喘、青光眼、高血壓患者禁用。

Datura Flower is the dried flower of *Datura metel* L. (Fam. Solanaceae).

Action To relieve asthma and cough, to alleviate pain, and to arrest spasm.

Indications Asthma and cough; epigastric pain with cold sensation; rheumatic arthralgia; chronic infantile convulsions; anaesthesia for surgical operation.

Usage and dosage 0.3～0.6g, mostly used in making pills or powders. It may be inhaled subdivided in the dosage form of cigarettes (daily dose not exceeding 1.5g). Appropriate quantity for external use.

Precaution Contraindicated in patients with cough and asthma caused by respiratory affections, glaucoma, or hypertension.

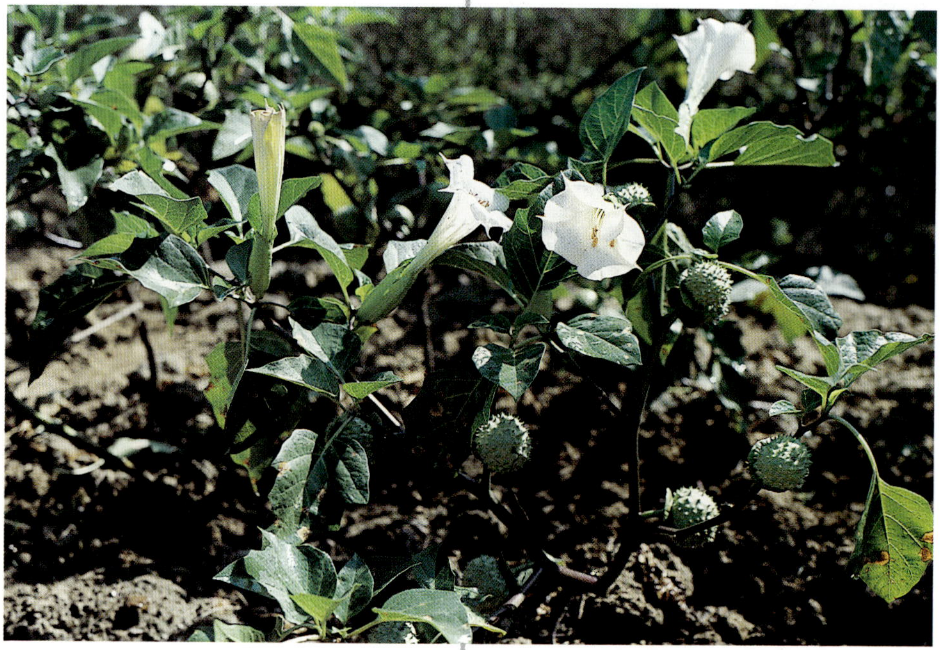

▲ 白曼陀羅

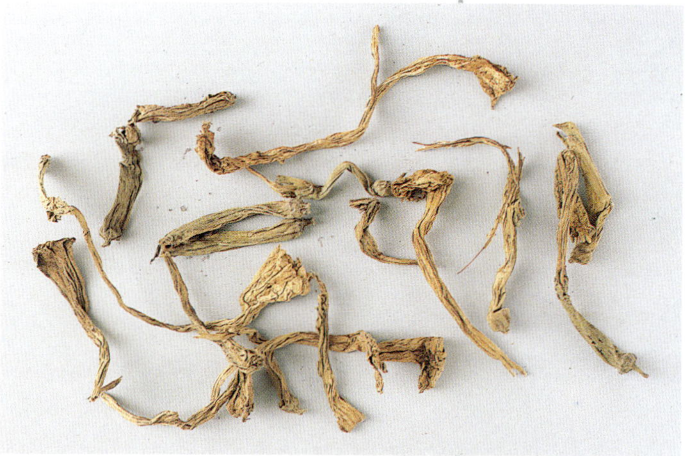

◀ 藥材洋金花

▼ 紫花前胡

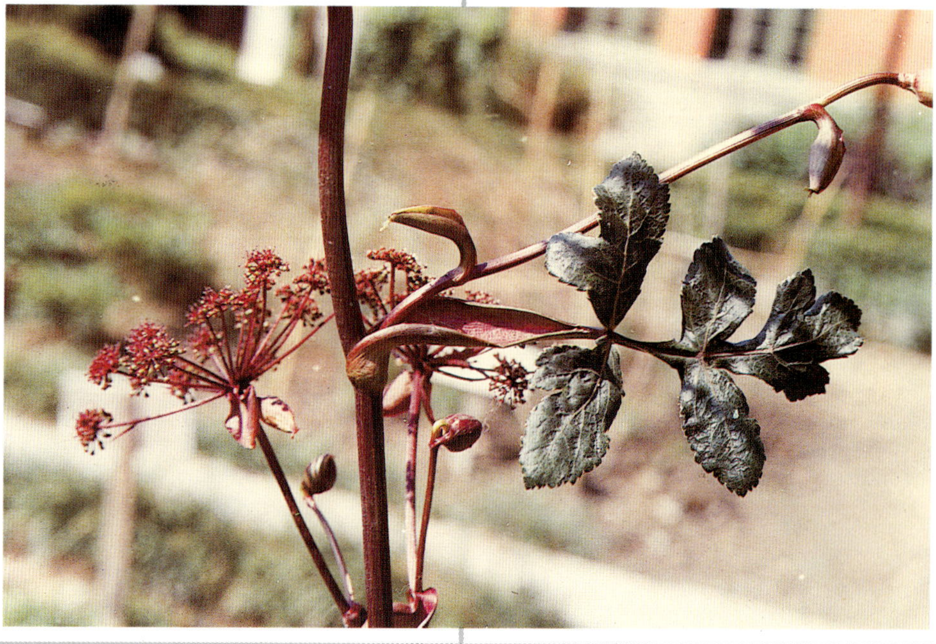

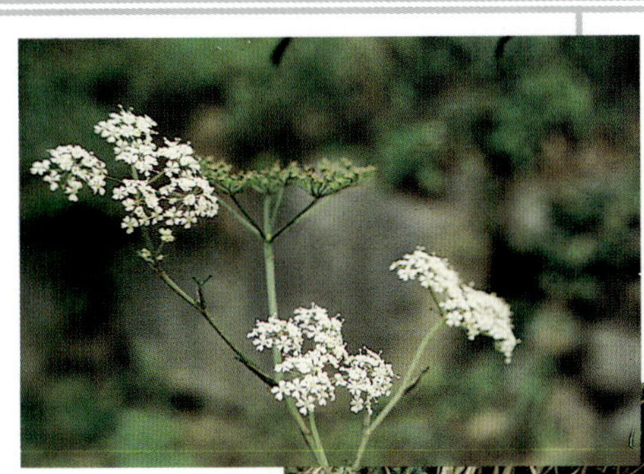

白花前胡▲▶

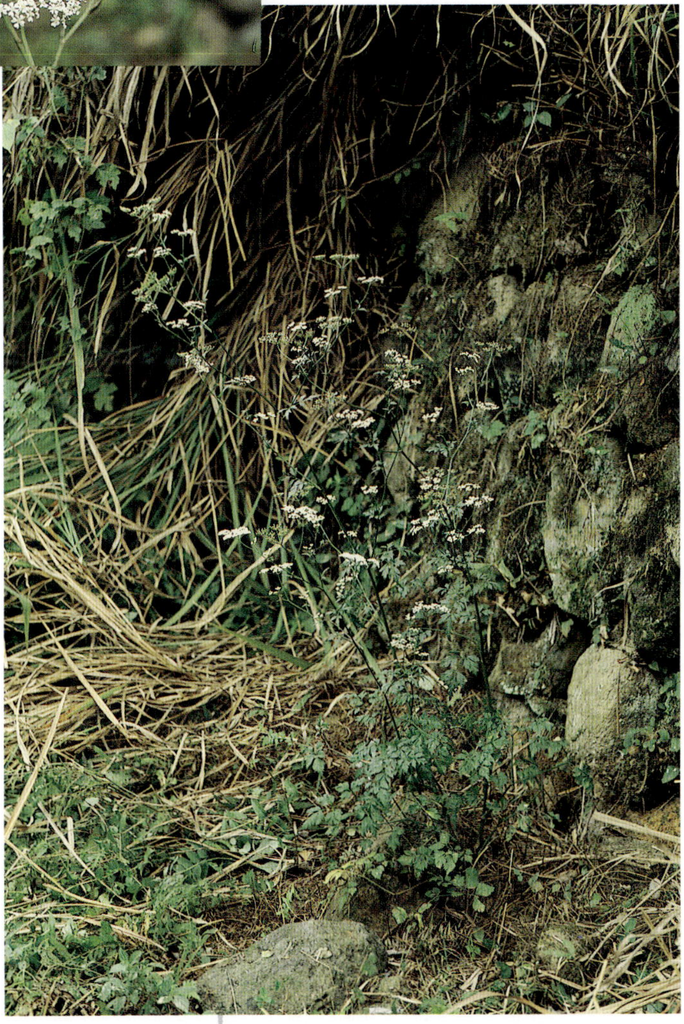

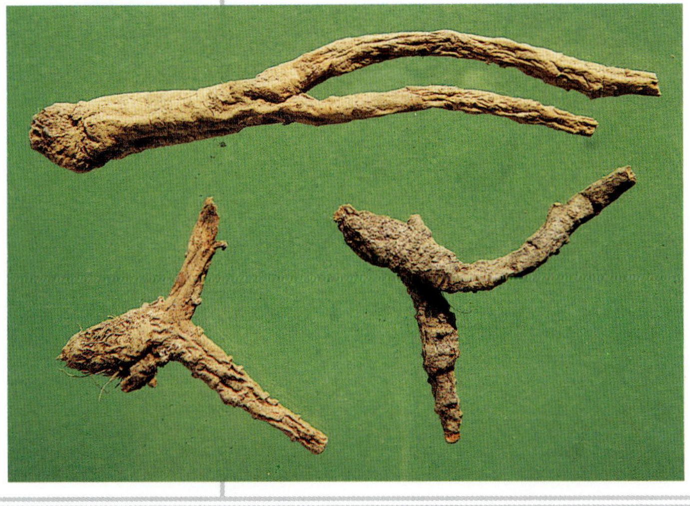

藥材前胡▶

358 前胡

Qianhu

Hogfennel Root

RADIX PEUCEDANI

本品為傘形科植物白花前胡 Peucedanum praeruptorum Dunn 或紫花前胡 Peucedanum decursivum Maxim. 的乾燥根。

〔**原植物**〕①白花前胡：多年生草本，高60～90cm，根圓錐形，莖粗大，基部有多數褐色葉鞘纖維。基生葉和下部葉紙質，二至三回三出式羽狀分裂，最終裂片菱狀倒卵形。莖生葉二回羽狀分裂。複傘形花序，無總苞；花白色。雙懸果橢圓形或卵形。②紫花前胡：高1～2米，莖單生，紫色。基生葉和下部葉一至二回羽狀全裂。總苞片1～2；花深紫色。

〔**藥材性狀**〕①白花前胡：呈不規則的圓柱形，圓錐形或紡錘形，稍扭曲，下部常有分枝，長3～15cm，直徑1～2cm。表面黑褐色或灰黃色，根頭部多有莖痕及纖維狀葉鞘殘基，上端有密集的細環紋，下部有縱溝、縱皺紋及橫向皮孔。斷面不整齊，淡黃白色，皮部散有多數棕黃色油點，形成層環紋棕色，射綫放射狀。②紫花前胡：根頭頂端有的有殘留莖基，莖基周圍常有膜狀葉鞘基部殘留。斷面類白色，射綫不明顯。

〔**性味功能與主治**〕苦、辛、微寒。散風清熱，降氣化痰。用於風熱咳嗽痰多，痰熱喘滿，咯痰黃稠。

〔**用法與用量**〕3～9g。

Hogfennel Root is the dried root of *Peucedanum praeruptorum* Dunn or *Peucedanum decursivum* Maxim. (Fam. Umbelliferae).

Action To dispel *wind* and remove *heat*, and to relieve cough and resolve *phlegm*.

Indications Cough and dyspnea in respiratory infections with copious or yellowish sticky expectoration.

Dosage 3～9g.

359 首烏藤

Shouwuteng

Tuber Fleeceflower Stem

CAULIS POLYGONI MULTIFLORI

本品為蓼科植物何首烏 Polygonum multiflorum Thunb. 的乾燥藤莖。

〔**原植物**〕見 227 何首烏。

〔**藥材性狀**〕本品呈長圓柱形，稍扭曲，具分枝，長短不一，直徑 4～7mm。表面紫紅色至紫褐色，粗糙，具扭曲的縱皺紋。節部略膨大，有側枝痕。外皮菲薄，可剝離。斷面皮部紫紅色，木部黃白色或淡棕色，管孔明顯，髓部疏鬆，類白色。

〔**横切面**〕見圖。

〔**性味功能與主治**〕甘，平。養血安神，祛風通絡。用於失眠多夢，血虛身痛，風濕痹痛，外治皮膚瘙癢。

〔**用法與用量**〕9～15g；外用適量，煎水洗患處。

Tuber Fleeceflower Stem is the dired lianoid stem of *Polygonum multiflorum* Thunb. (Fam. Polygonaceae).

Action To nourish blood, to induce tranquilization, to dispel *wind*, and to remove obstruction of *channels* and *collaterals*.

Indications Insomnia, dream-disturbed sleep; general aching in blood *deficiency*; rheumatic arthralgia; external use for itching.

Usage and dosage 9～15g; for external use, appropriate quantity to be decocted for washing.

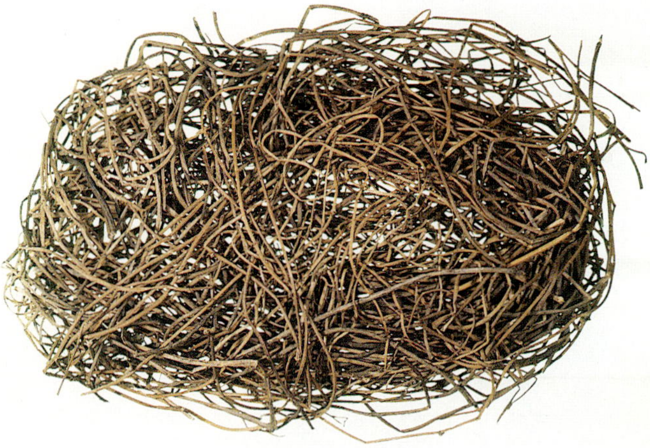

◀ 藥材首烏藤

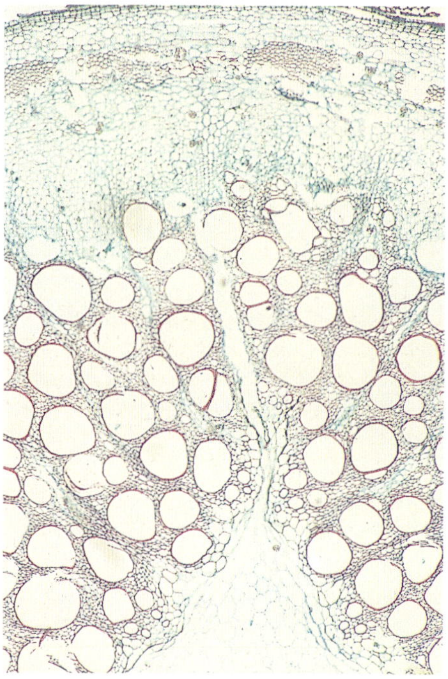

◀ 藥材首烏藤橫切面

360 穿山甲

Chuanshanjia

Pangolin Scale

SQUAMA MANITIS

本品為鯪鯉科動物穿山甲 Manispentadactyla Linnaeus 的鱗甲。

〔**原動物**〕身體狹長，頭呈圓錐形，耳小，吻尖，無齒，舌細長。前肢略長於後肢，各具 5 趾，有堅而銳利的爪。從頭、背、體側至尾端均披以覆瓦狀排列的角質鱗片。頰、眼周和耳部被毛。背部鱗片呈黑褐色或灰褐色，毛棕色。

〔**藥材性狀**〕本品呈扇面形、三角形、菱形或盾形的扁平片狀或半折合狀，中間較厚，邊緣較薄，大小不一，長寬各為 0.7～5cm。外表面黑褐色或黃褐色，有光澤，寬端有數十條排列整齊的

▼ 穿山甲

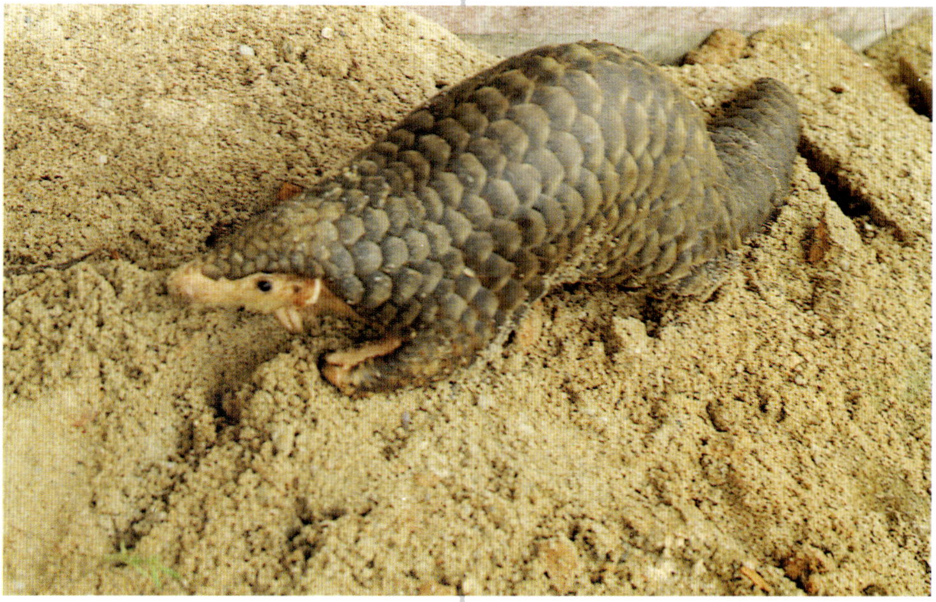

藥材穿山甲 ▶

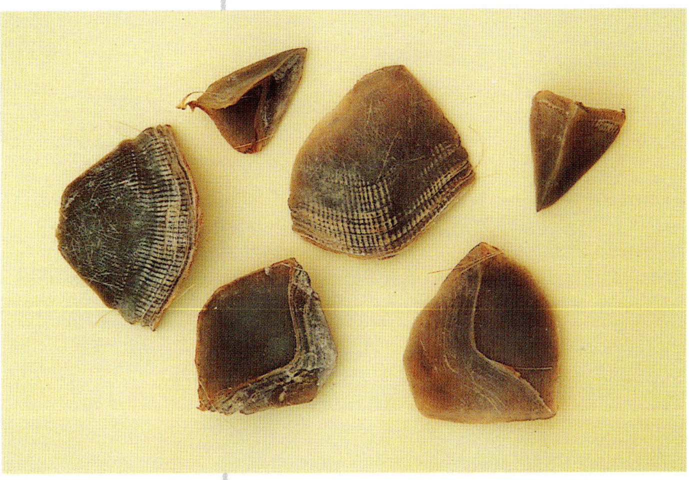

穿心蓮 ▶

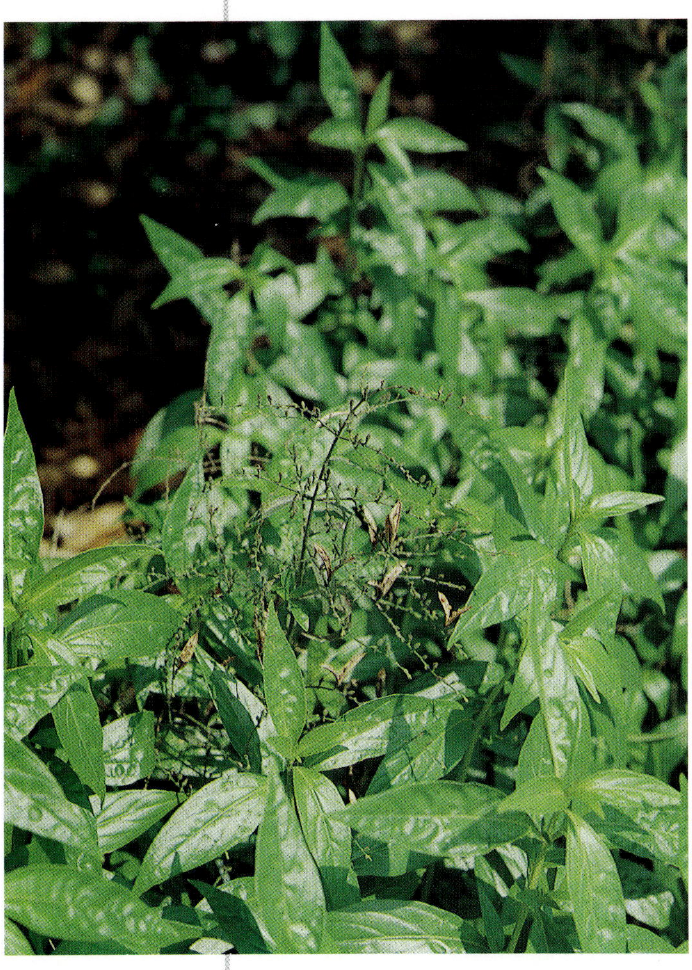

▼藥材穿心蓮葉橫切面

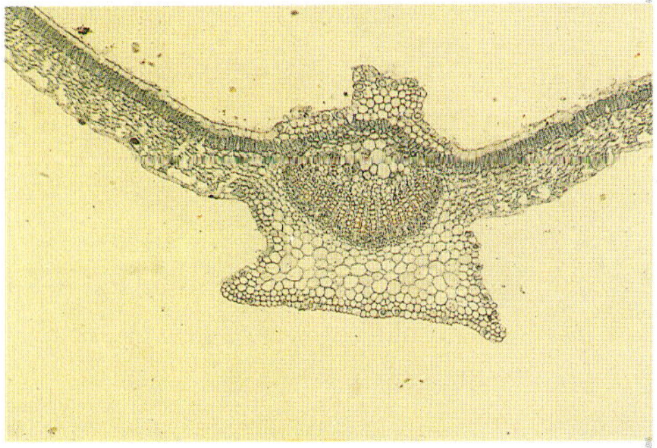

▼藥材穿心蓮葉表面觀示偏光下的鐘乳體

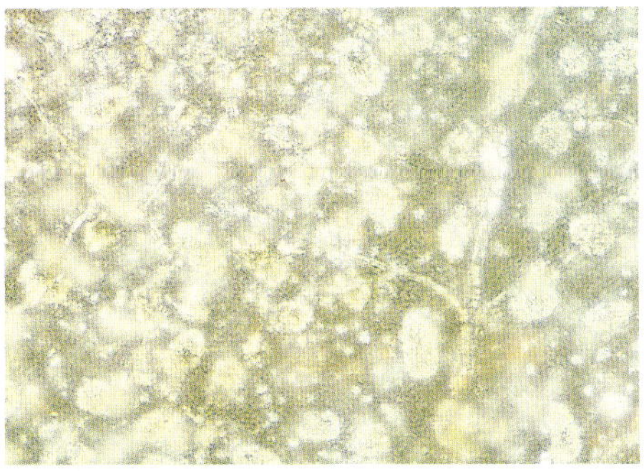

縱紋及數條橫綫紋；窄端光滑。內表面色較淺，中部有 1 條明顯突起的弓形橫向棱綫，其下方有數條與棱綫相平行的細紋。角質，半透明，堅韌而有彈性，不易折斷。

〔**性味功能與主治**〕鹹，微寒。通經下乳，消腫排膿，搜風通絡。用於經閉癥瘕，乳汁不通，癰腫瘡毒，關節痹痛，麻木拘攣。

〔**用法與用量**〕4.5～9g，一般炮炙後用。

〔**注意**〕孕婦慎用。

Pangolin Scale is the scale of *Manis pentadactyla* Linnaeus (Fam. Manidae).

Action To stimulate menstrual flow and the flow of milk, to cause the subsidence of swelling and promote the discharge of pus, and to eliminate *wind* from the *collaterals*.

Indications Amenorrhea with mass formation in the abdomen; galactostasis; carbuncles and sores; arthralgia with numbness and muscular contracture.

Usage and dosage 4.5～9g, used after being processed.

Precaution Used with caution in pregnancy.

361 穿心蓮

Chuanxinlian

Common Andrographis Herb

HERBA ANDROGRAPHITIS

本品為爵床科植物穿心蓮 Andrographis paniculata (Burm. f.) Nees 的乾燥地上部分。

〔**原植物**〕一年生草本，莖四棱形，節膨大。葉對生，紙質，葉片卵狀長圓形至長圓狀披針形。總狀花序頂生和腋生，集成大型圓錐花序，苞片和小苞片微小，花冠白色，近二唇形，下唇帶紫色斑紋，外有腺毛和短柔毛，雄蕊 2，花絲有叢毛。蒴果似橄欖核而稍扁，疏生腺毛，熟時 2 瓣裂，種子多數，棕黃色。

〔**藥材性狀**〕本品莖呈方柱形，多分枝，長 50～70cm，節稍膨大；質脆，易折斷。單葉對生，葉柄短或近無柄；葉片皺縮、易碎，完整者展開後呈披針形或卵狀披針形，長 3～12cm，寬 2～5cm，先端漸尖，基部楔形下延，全緣或波狀；上表面綠色，下表面灰綠色，兩面光滑。

〔**葉橫切面**〕見圖。

〔**葉表面觀**〕見圖。

〔**性味功能與主治**〕苦，寒。清熱解毒，涼血，消腫。用於感冒髮熱，咽喉腫痛，口舌生瘡，頓咳勞嗽，泄瀉痢疾，熱淋澀痛，癰腫瘡瘍，毒蛇咬傷。

〔**用法與用量**〕6～9g；外用適量。

Common Andrographis Herb is the dried aerial part of *Andrographis paniculata* (Burm. f.) Nees (Fam. Acanthaceae).

Action To remove *heat*, couteract toxicity, and induce subsidence of swelling.

Indications Influenza with fever, sore throat, ulcers in the mouth or on the tongue; acute or chronic cough; colitis, dysentery; urinary infection with difficult painful urination; carbuncles, sores, venomous snake bite.

Usage and dosage 6 ～ 9g; appropriate quantity for external use.

362 薑黃

Jianghuang

Turmeric

RHIZOMA CURCUMAE LONGAE

本品為薑科植物薑黃 Curcuma longa L. 的乾燥根莖。

〔**原植物**〕見 273 鬱金。

〔**藥材性狀**〕本品呈不規則卵圓形、圓柱形或紡錘形，常彎曲，有的具短叉狀分枝，長 2～5cm，直徑 1～3cm，表面深黃色、粗糙，有皺縮紋理和明顯環節，並有圓形分枝痕及鬚根痕。質堅實，斷面棕黃色至金黃色，角質樣，有蠟樣光澤。內皮層環紋明顯，維管束呈點狀散在。

〔**橫切面**〕見圖。

〔**性味功能與主治**〕辛、苦，溫。破血行氣，通經止痛。用於胸脅刺痛，閉經，癥瘕，風濕肩臂疼痛，跌撲腫痛。

〔**用法與用量**〕3～9g；外用適量。

Turmeric is the dried rhizome of *Curcuma longa* L. (Fam. Zingiberaceae).

Action To eliminate *blood stasis*, promote the flow of *qi*, stimulate menstrual discharge and relieve pain.

Indications Pricking pain in the chest and hypochondriac regions; amenorrhea; mass formation in the abdomen; rheumatic pain of the shoulders and arms; traumatic swelling and pain.

Usage and dosage 3 ～ 9g; appropriate quantity for external use.

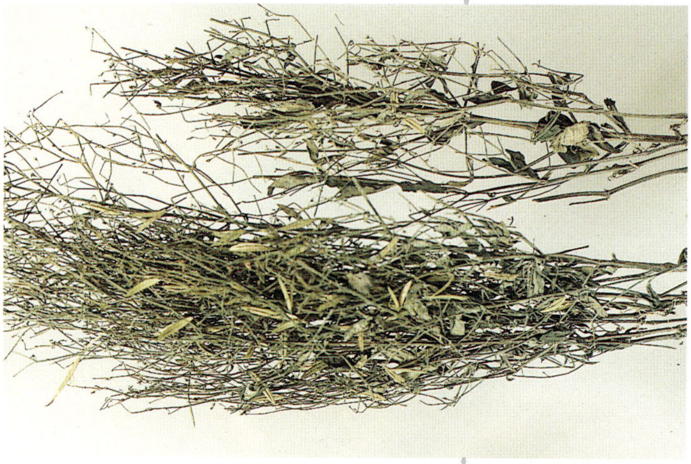

◀ 藥材穿心蓮

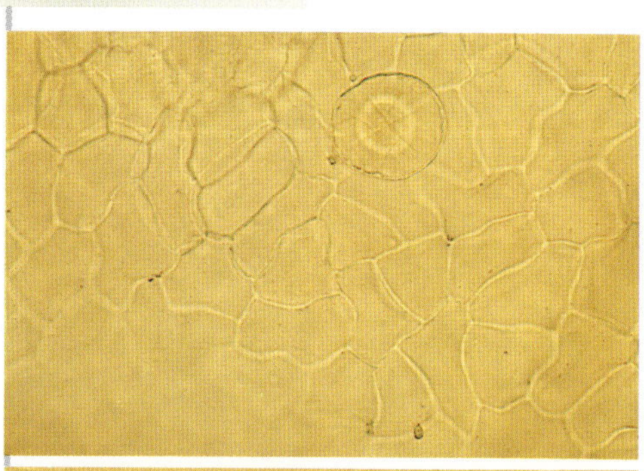

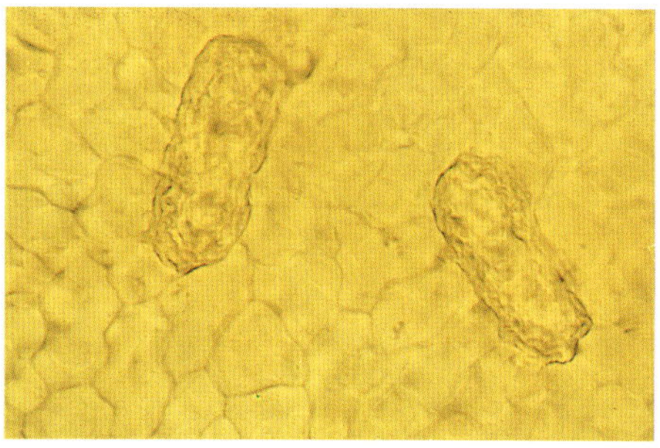

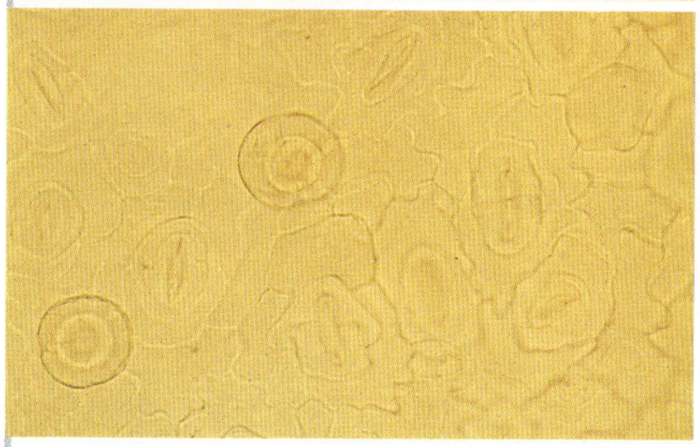

藥材穿心蓮葉表面觀示鐘乳體，上下表皮、氣孔和腺鱗 ▼ ▶

▼ 藥材薑黃橫切面

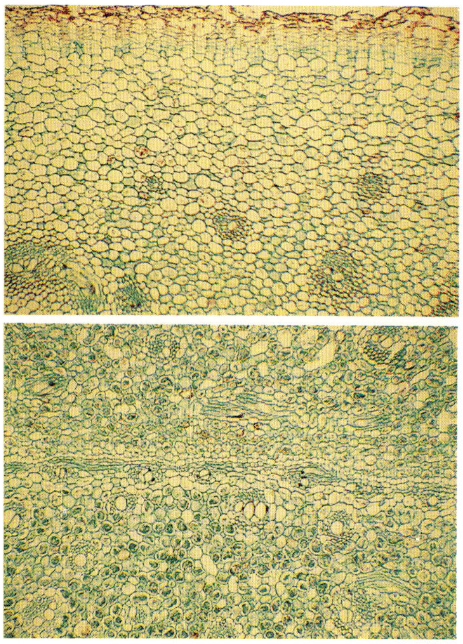

▼ 藥材薑黃

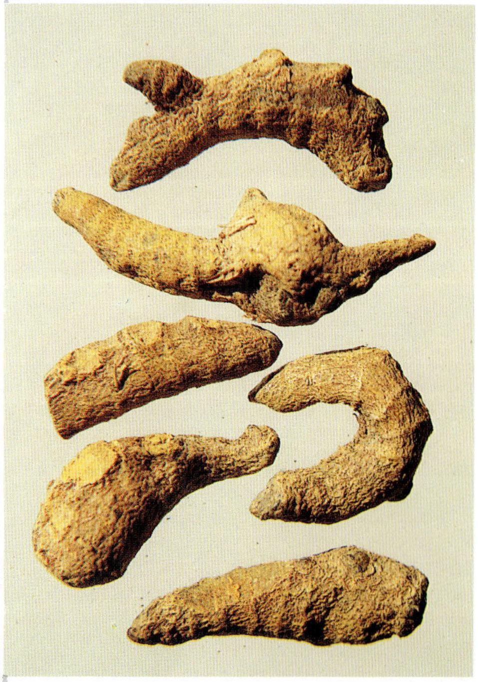

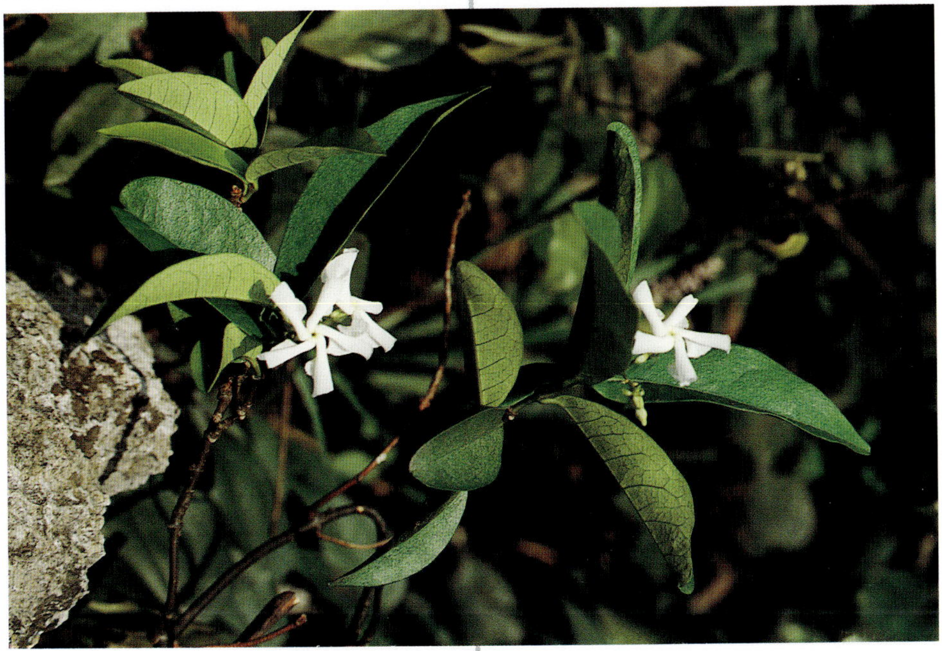

▲絡石

藥材絡石藤 ▶

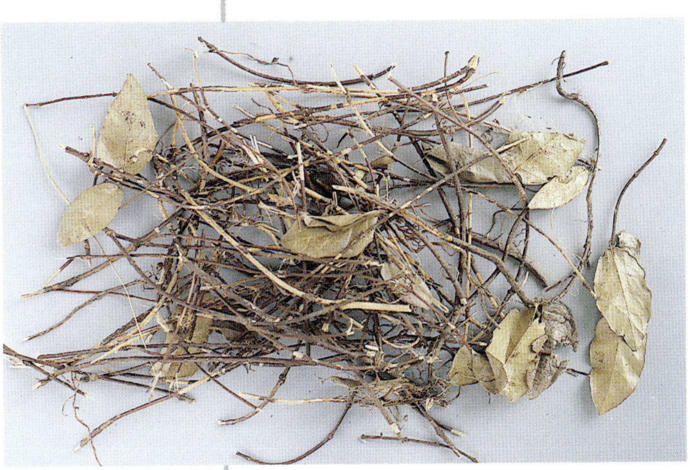

▼羽葉三七

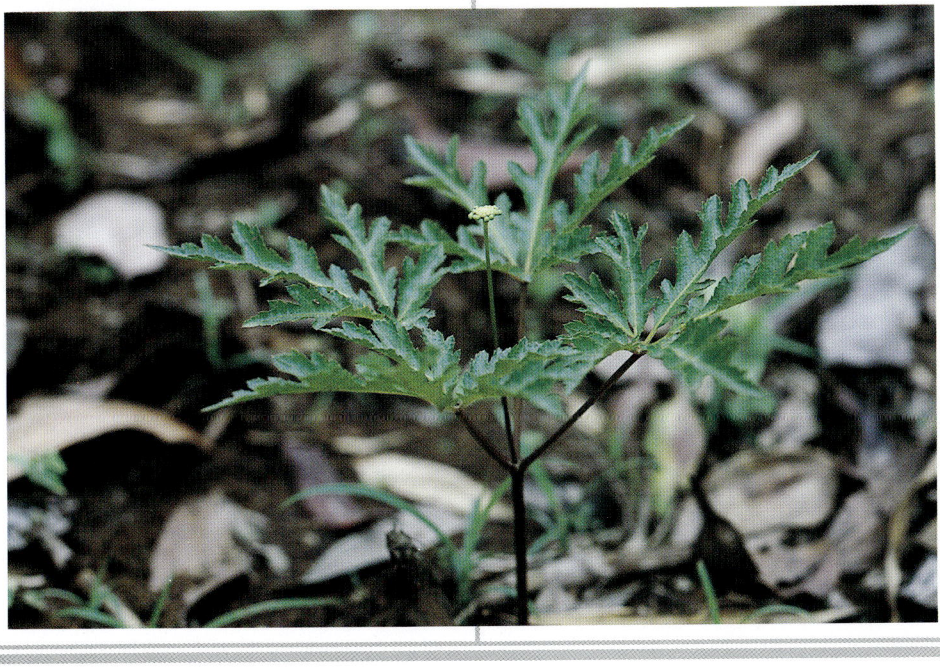

363 絡石藤

Luoshiteng

Chinese Starjasmine Stem

CAULIS TRACHELOSPERMI

本品為夾竹桃科植物絡石 Trachelospermum jasminoides (Lindl.) Lem. 的乾燥帶葉藤莖。

〔**原植物**〕常綠木質藤本，具乳汁，嫩枝被柔毛，枝條攀援樹上或牆壁上節處不生氣根。葉對生，革質，葉片橢圓形或卵狀披針形。聚傘花序腋生和頂生，花冠白色，高腳碟狀，花冠筒中部膨大。蓇葖果叉生，無毛。

〔**藥材性狀**〕本品莖呈圓柱形，彎曲，多分枝，長短不一，直徑 1～5mm；表面紅褐色，有點狀皮孔及不定根；質硬。葉對生，有短柄；展平後葉片呈橢圓形或卵狀披針形，長 1～8cm，寬 0.7～3.5cm；全緣，略反卷，上表面暗綠色或棕綠色，下表面色較淡，革質。

〔**性味功能與主治**〕苦，微寒。祛風通絡，涼血消腫。用於風濕熱痹，筋脈拘攣，腰膝酸痛，喉痹，癰腫，跌撲損傷。

〔**用法與用量**〕6～12g；外用鮮品適量，搗敷患處。

Chinese Starjasmine Stem is the dried viny stem with leaf of *Trachelospermum jasminoides* (Lindl.) Lem. (Fam Apocynaceae).

Action To dispel *wind* and remove obstruction from the *channels* and to remove *heat* from blood and cause subsidence of swelling.

Indications Rheumatic arthritis with muscular contracture, aching of the loins and knees; inflammation of the throat, carbuncle and boils; traumatic injuries.

Usage and dosage 6～12g; for external use. The fresh drug of appropriate quantity to be pounded into paste for topical application.

364 珠子參

Zhuzishen

Largeleaf Japanese Ginseng Rhizome

RHIZOMA PANACIS MAJORIS

本品為五加科植物珠子參 Panax japonicus C. A. Mey. var. major (Burk.) C. Y. Wu et K. M. Feng 或羽葉三七 Panax japonicus C. A. Mey. var. bipinnatifidus (Seem.) C. Y.

Wu. et K. M. Feng 的乾燥根莖。

〔**原植物**〕①珠子參：多年生直立草本，根莖細長，彎曲橫卧，節膨大成珠狀或紡錘狀，形似鈕扣。掌狀複葉，3～5 輪生莖頂，小葉通常 5，橢圓形或橢圓狀卵形，邊緣具細密鋸齒或呈重鋸齒狀，邊緣及兩面散生刺毛。傘形花序單一，總花梗細長，花 5 數。核果漿果狀，圓球形，紅色。②羽葉三七：根莖的節膨大呈疙瘩狀或串珠狀。莖圓柱狀，疏生刺毛。掌狀複葉，3～6 葉輪生莖頂，有長柄，小葉 5～7，長方披針形，羽狀深裂或淺裂，邊緣有鋸齒，齒及脈上疏生剛毛。

〔**藥材性狀**〕本品略呈扁球形、圓錐形或不規則菱角形，偶有呈連珠狀的，直徑 0.5～2.8cm。表面棕黃色或黃褐色，有明顯的疣狀突起及皺紋，偶有圓形凹陷的莖痕，有的一側或兩側殘存細的節間。質堅硬，斷面不平坦，淡黃白色，蒸（煮）者斷面黃白色或黃棕色，略呈角質樣。

〔**橫切面**〕見圖。

〔**性味功能與主治**〕苦、甘、微寒。補肺，養陰，活絡，止血。用於氣陰雙虧，煩熱口渴，虛勞咳嗽，跌撲損傷，關節疼痛，咳血，吐血，外傷出血。

〔**用法與用量**〕3～9g；外用適量，研末敷患處。

Largeleaf Japanese Ginseng Rhizome is the dried rhizome of *Panax japonicus* C. A. Mey. var. *major* (Burk.) C. Y. Wu et K. M. Feng or *Panax japonicus* C. A. Mey. var, bipinnatifidus (Seem.) C. Y. Wu et K. M. Feng (Fam. Araliaceae).

Action To nourish *yin* and replenish the *lung*, to promote the flow of *qi* in *collaterals*, and to arrest bleeding.

Indications *Deficiency of both qi and yin* characterized by fever and thirst, cough in consumptive diseases; traumatic injuries, joint pain; hemoptysis, hematemesis, traumatic bleeding.

Usage and dosage 3 ～ 9g; for external use, appropriate quantity to be ground into powder and applied topically.

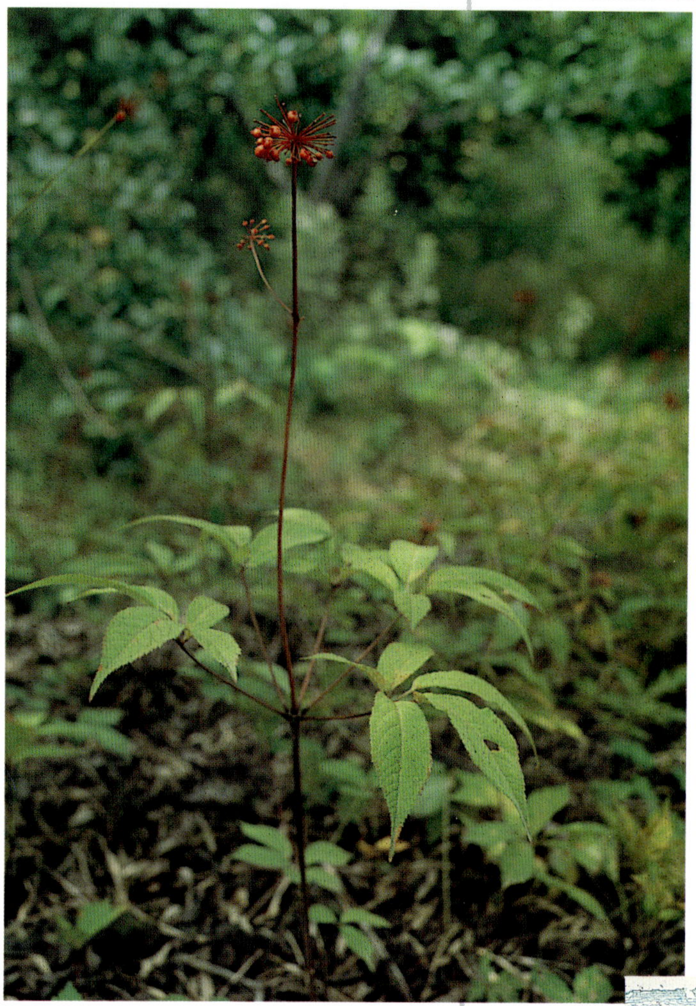

◀ 珠子參

▼藥材珠子參

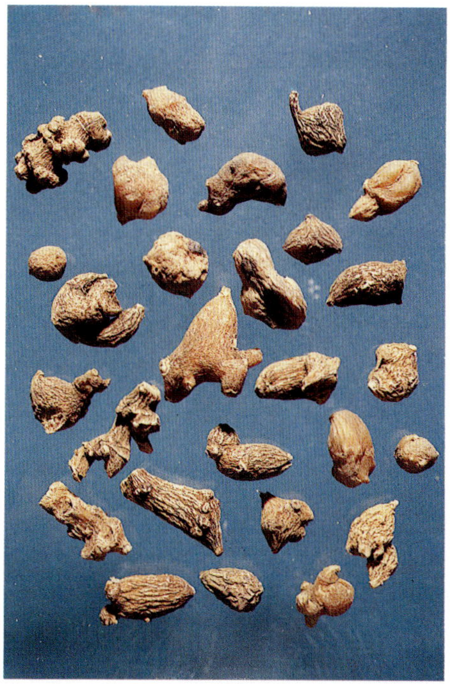

▼藥材珠子參橫切面

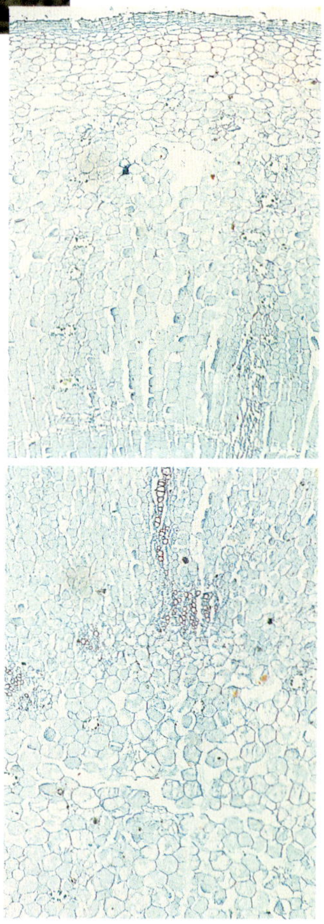

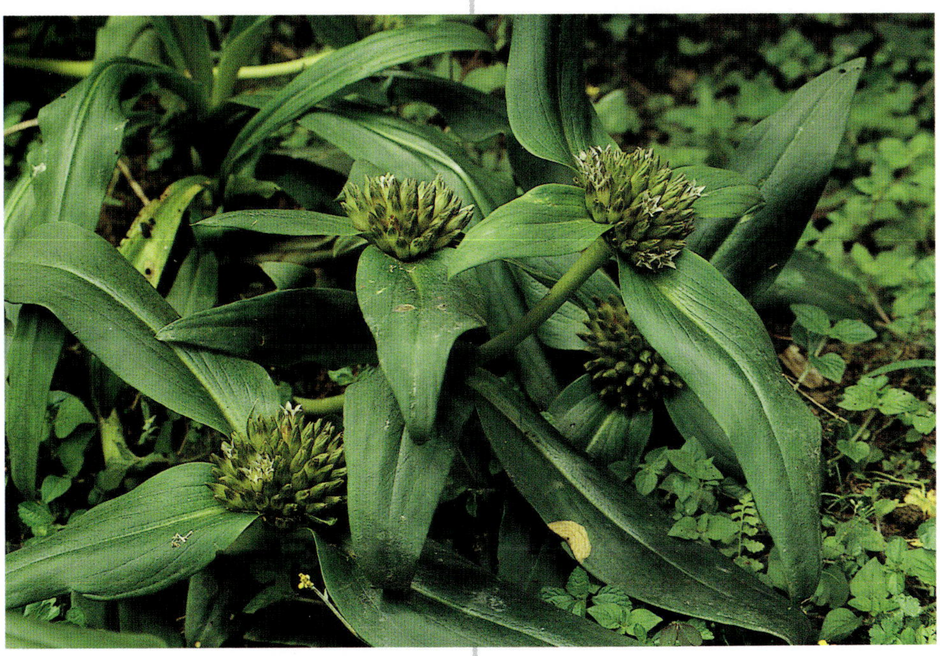

▲粗莖秦艽

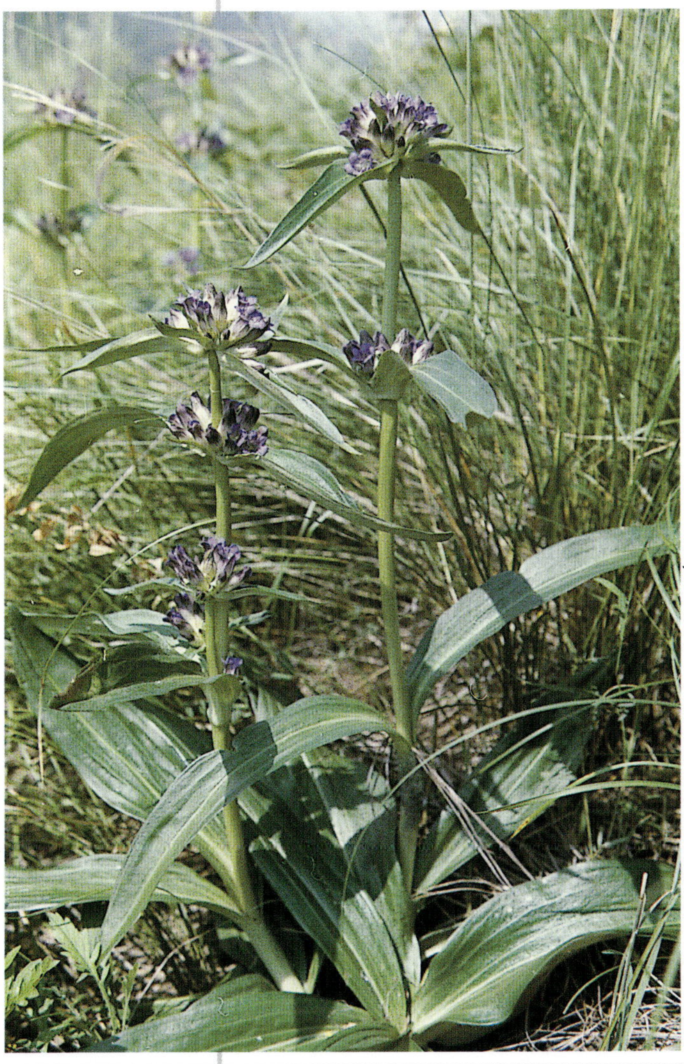

小秦艽▶

365 秦艽

Qinjiao

Largeleaf Gentian Root

RADIX GENTIANAE MACROPHYLLAE

本品為龍膽科植物秦艽 Gentiana macrophylla Pall.、麻花秦艽 Gentiana straminea Maxim.、粗莖秦艽 Gentiana crassicaulis Duthie ex Burk. 或小秦艽 Gentiana dahurica Fisch. 的乾燥根。前三種按性狀不同分別習稱“秦艽”和“麻花艽”，後一種習稱“小秦艽”。

〔**原植物**〕①秦艽：多年生草本，基部為殘葉纖維所包圍。主根粗大，長圓錐形。基生葉蓮座狀，莖生葉對生，葉片披針形或長圓狀披針形，全緣，主脈常 5 條，縱貫葉片。聚傘花序，簇生莖端，呈頭狀或腋生作輪狀；花冠筒狀鐘形，藍紫色，先端 5 裂。蒴果長圓形；種子橢圓形，深黃色。②麻花秦艽：根棕褐色，莖常斜升。營養枝的葉蓮座狀，基部聯合成鞘狀。花冠鐘狀，淡黃白色，喉部及筒的基部有綠色斑點。③粗莖秦艽：花冠黃色或藍紫色，長約 3cm。蒴果長橢圓狀卵形或狹卵形，具明顯的柄。④小秦艽：莖基部的葉較大，密集成束狀。花冠藍色。蒴果無柄。

〔**藥材性狀**〕①秦艽：呈類圓柱形，上粗下細，扭曲不直，長 10～30cm，直徑 1～3cm。表面黃棕色或灰黃色，有縱向或扭曲的縱皺紋。頂端有殘存莖基及纖維狀葉鞘。斷面皮部黃色或棕黃色，木部黃色。②麻花艽：呈類圓錐形，多由數個小根糾聚而膨大，直徑可達 7cm。表面棕褐色，粗糙，有裂隙呈網狀孔紋。斷面多呈枯朽狀。③小秦艽：呈類圓錐形或類圓柱形，長 8～15cm，直徑 0.2～1cm。表面棕黃色。主根通常 1 個，殘存的莖基有纖維狀葉鞘，下部多分枝。斷面黃白色。

〔**性味功能與主治**〕辛、苦，平。祛風濕，清濕熱，止痹痛。用於風濕痹痛，筋脈拘攣，骨節煩痛，日晡潮熱，小兒疳積發熱。

〔**用法與用量**〕3～9g。

Largeleaf Gentian Root is the dried root of *Gentiana macrophylla* Pall, *Gentiana straminea* Maxim, *Gentiana crassicaulis* Duthie ex Burk. or *Gentiana dahurica* Fisch. (Fam. Gentianaceae). The drug derived from the first three species falls into two groups and are known as "Qinjiao" and "Mahuajiao" respectively. The drug derived from the last one is commonly known as "Xiaoqinjiao". The drug is collected in spring and autumn, removed from soil. "Qinjiao" and "Mahuajiao" are then softened in the sun, piled up to evaporate the water contained in the drug until a reddish-yellow or greyish-yellow colour is developed on the surface, spread out and dried in the sun; or dried in the sun directly after collection; as for "Xiaoqinjiao", the black bark is rubbed off freshly and dried in the sun.

Action To relieve rheumatic conditions, and to remove *damp-heat*.

Indications Rheumatic or rheumatoid arthritis with muscular contracture and severe joint pain; fever recurring daily in the afternoon, fever in infants with malnutrition.

Dosage 3～9g.

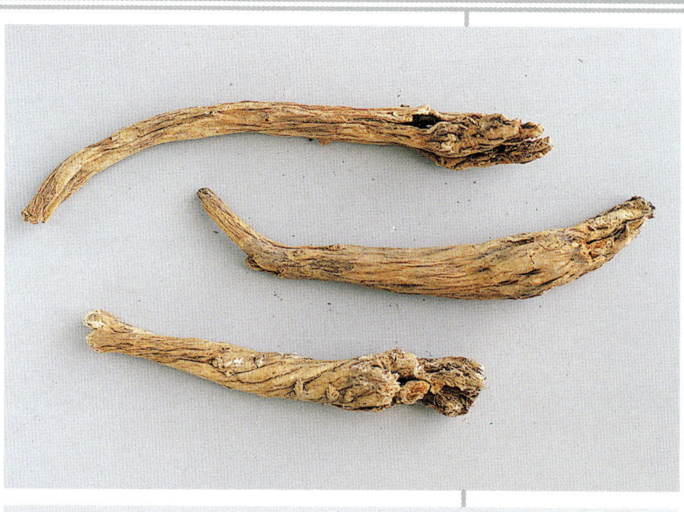

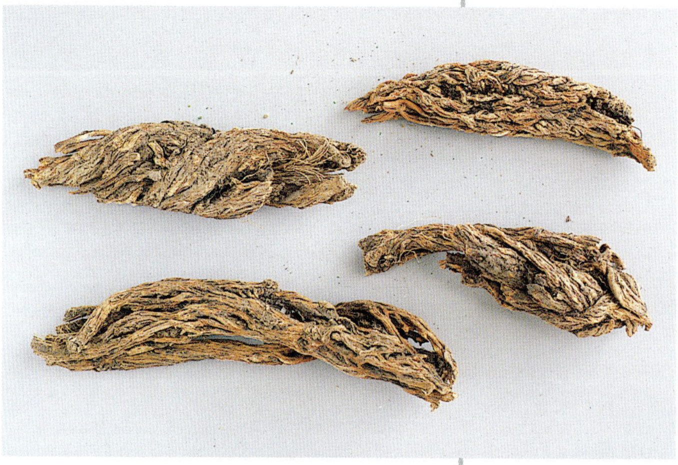

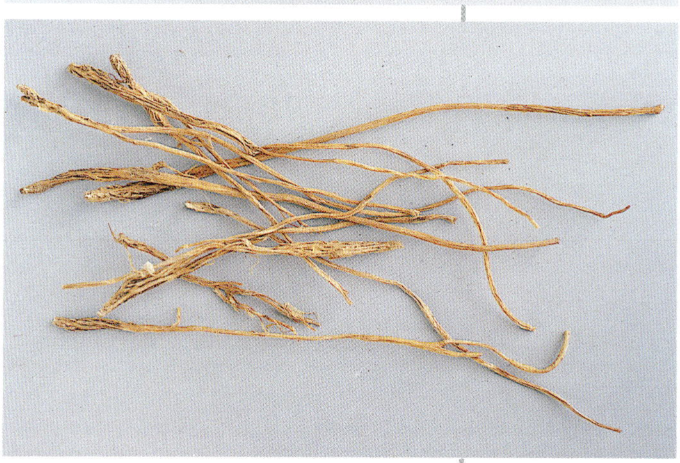

◀ 藥材秦艽
（上：秦艽
中：痲花艽
下：小秦艽）

366 秦皮

Qinpi

Ash Bark

CORTEX FRAXINI

本品為木犀科植物苦櫪白蠟樹 Fraxinus rhynchophylla Hance、白蠟樹 Fraxinus chinensis Roxb.、尖葉白蠟樹 Fraxinus chinensis Roxb. var. acuminata Lingelsh. 或宿柱白蠟樹 Fraxinus stylosa Lingelsh. 的乾燥枝皮或幹皮。

〔**原植物**〕①苦櫪白蠟樹：落葉喬木，芽

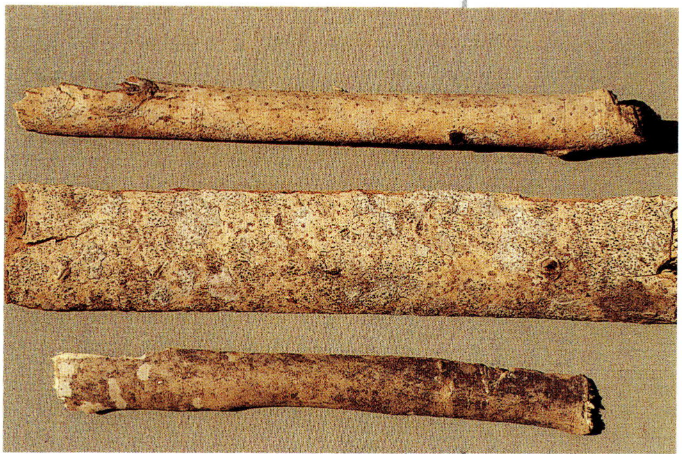

◀ 藥材秦皮

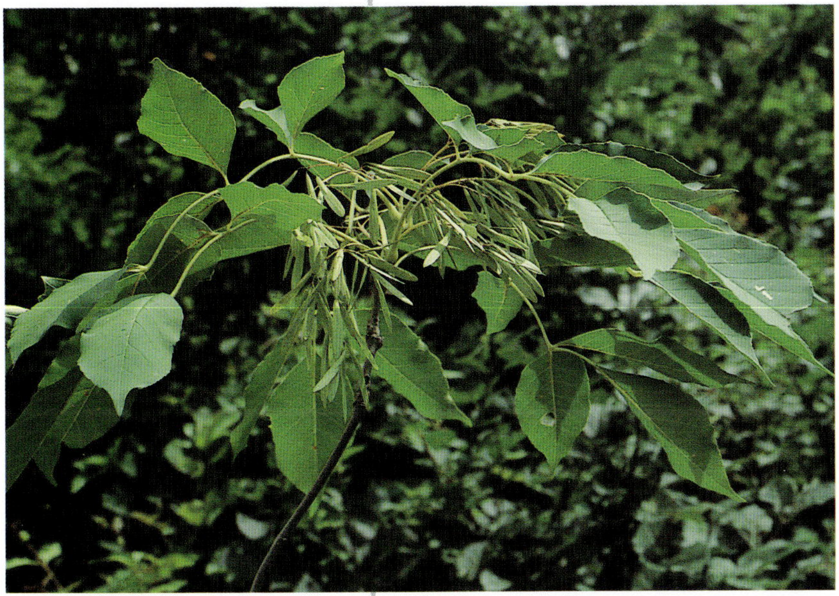

▲苦櫪白蠟樹

▼白蠟樹

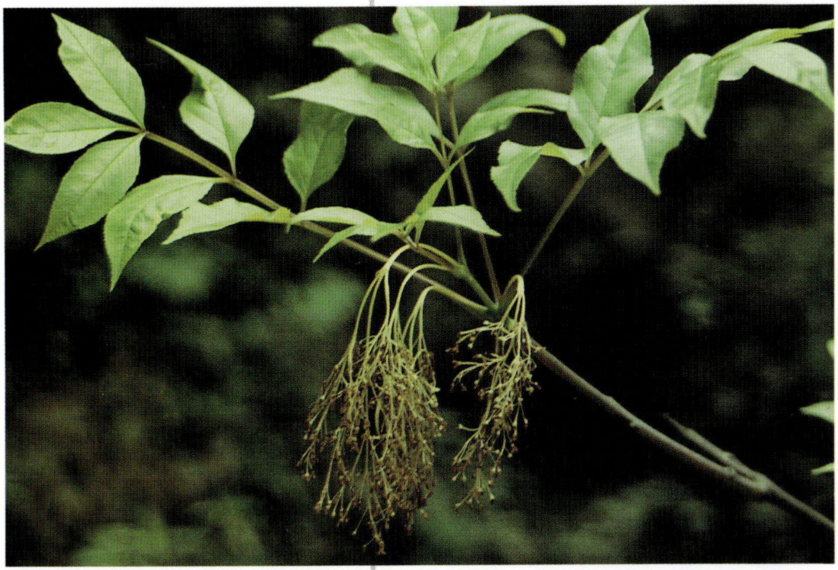

▼尖葉白蠟樹

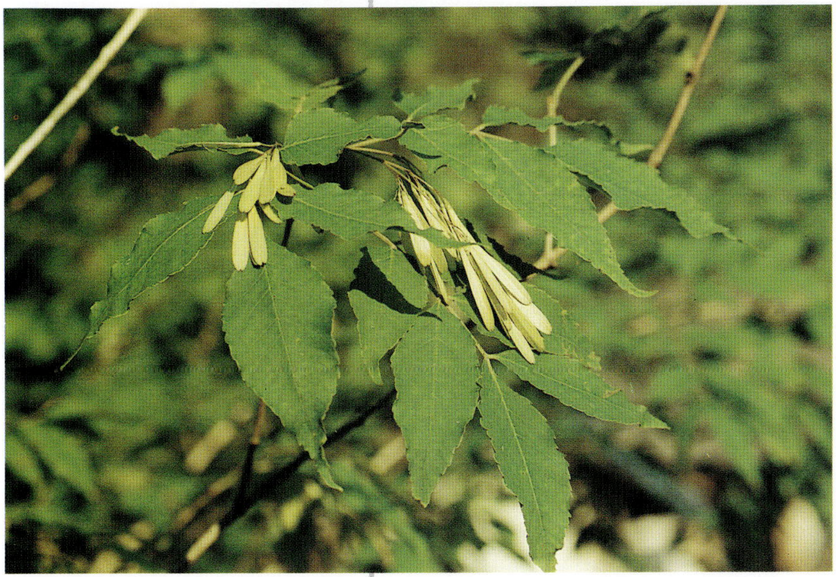

暗褐色。葉對生，單數羽狀複葉，小葉3～7枚，廣卵形或卵形，頂端小葉明顯寬大，邊緣具粗鋸齒，葉背中肋基部及葉軸關節處密生銹色毛茸。圓錐花序頂生或腋生，花兩性，花萼杯狀，無花瓣。翅果倒披針形。②白蠟樹：芽黑褐色，被絨毛。小葉5～7（～9），卵狀橢圓形或倒卵形，葉片背面中脈基部被白色短柔毛。花單性異株。翅果倒披針形。③尖葉白蠟樹：葉片卵狀披針形至披針形，先端銳尖或明顯尾尖。雄花與兩性花異株，花無花瓣。④宿柱白蠟樹：小葉披針形，葉背主脈及側脈具白色柔毛。圓錐花序，具花冠，花淡黃白色。翅果狹披針形。

〔**藥材性狀**〕①枝皮：呈卷筒狀或槽狀，長10～60cm，厚1.5～3mm。外表面灰白色、灰棕色至黑棕色或相間呈斑狀，平坦或稍粗糙，並有灰白色圓點狀皮孔及細斜皺紋，有的具分枝痕。內表面黃白色或棕色，平滑。斷面纖維性，黃白色。②幹皮：為長條狀塊片，厚3～6mm。外表面灰棕色，具龜裂狀溝紋及紅棕色圓形或橫長的皮孔。

〔**橫切面**〕見圖。

〔**性味功能與主治**〕苦、澀，寒。清熱燥濕，收澀，明目。用於熱痢，泄瀉，赤白帶下，目赤腫痛，目生翳膜。

〔**用法與用量**〕6～12g；外用適量，煎洗患處。

Ash Bark is the dried branch bark or stem bark of *Fraxinus rhynchophylla* Hance, *Fraxinus chinensis* Roxb., *Fraxinus chinensis* Roxb. var. *acuminata* Lingelsh. or *Fraxinus stylosa* Lingelsh. (Fam. Oleanaceae).

Action To remove *damp-heat*, to arrest discharges, and to improve eyesight.

Indications Acute dysentery and diarrhea; morbid leukorrhea; inflammation of the eye; nebula.

Usage and dosage 6～12g; for external use, appropriate quantity to be decocted for washing.

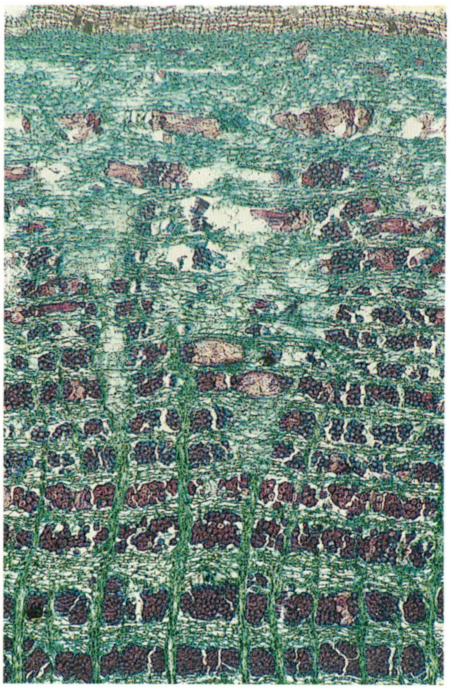

◀ 藥材秦皮橫切面

367 桂枝

Guizhi

Cassia Twig

RAMULUS CINNAMOMI

本品為樟科植物肉桂 Cinnamomum cassia Presl 的乾燥嫩枝。

〔**原植物**〕見 172 肉桂。

〔**藥材性狀**〕本品呈長圓柱形，多分枝，長 30～75cm，粗端直徑 0.3～1cm。表面棕色至紅棕色，有縱棱綫、細皺紋及小疙瘩狀的葉痕、枝痕、芽痕，皮孔點狀或點狀橢圓形。切片厚 2～4mm，斷面皮部紅棕色，木部黄白色至淺黄棕色，髓部略呈方形。

〔**橫切面**〕見圖。

〔**性味功能與主治**〕辛、甘，溫。發汗解肌，溫通經脈，助陽化氣，平冲降氣。用於風寒感冒，脘腹冷痛，血寒經閉，關節痹痛，痰飲，水腫，心悸，奔豚。

〔**用法與用量**〕3～9g。

Cassia Twig is the dired young stem of *Cinnamomum cassia* Presl (Fam. Lauraceae).

Action To induce perspiration, to warm the *channels* and stimulate menstrual discharge, to reinforce *yang*. to relieve palpitation, and to promote the descending of *qi*.

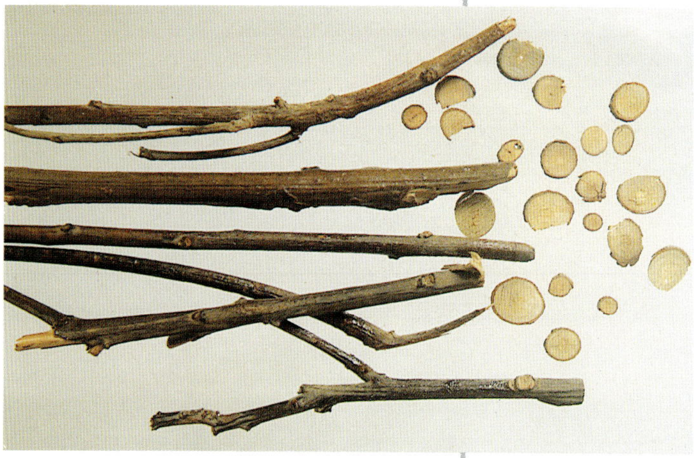

◀ 藥材桂枝

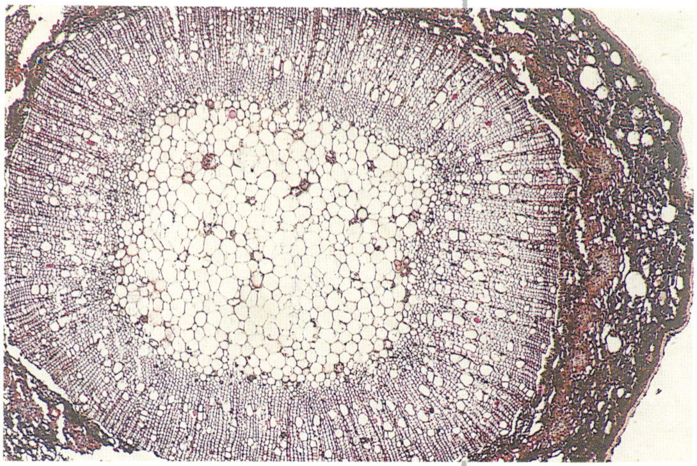

◀ 藥材桂枝橫切面

Indications Common cold; epigastric pain with cold feeling; amenorrhea due to *cold* in blood; arthralgia; edema; cardiac palpitation; gastro-intestinal neurosis with a feeling of masses of gas rushing up through the chest to the throat from the lower abdomen.

Dosage 3～9g.

368 桔梗

Jiegeng

Platycodon Root

RADIX PLATYCODI

桔梗 ▶

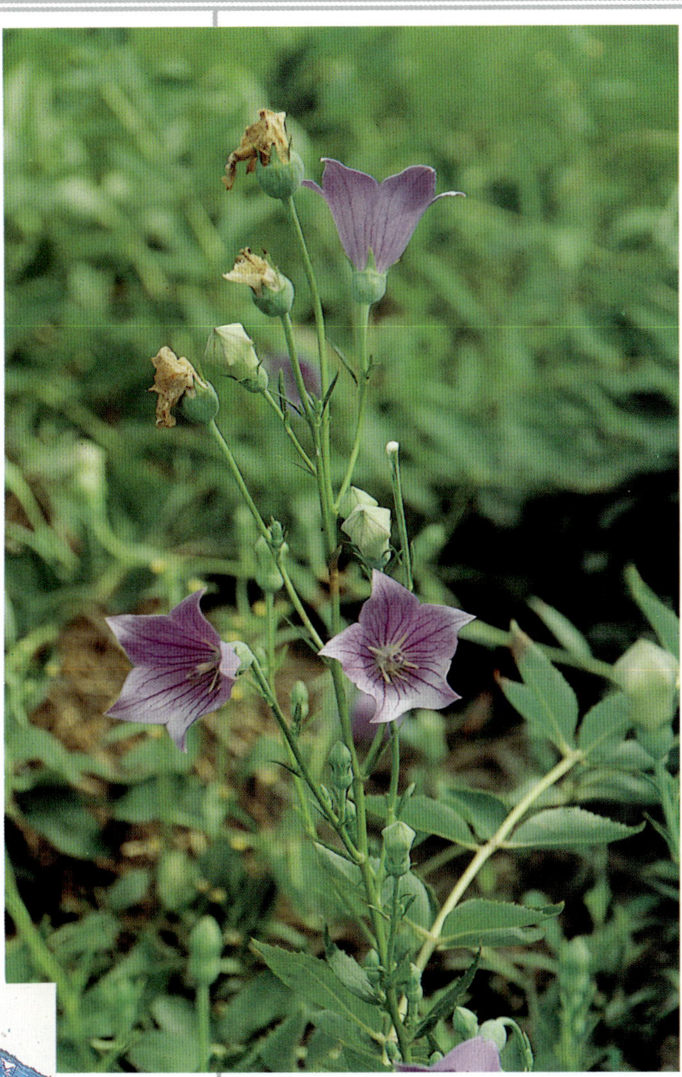

▼藥材桔梗橫切面

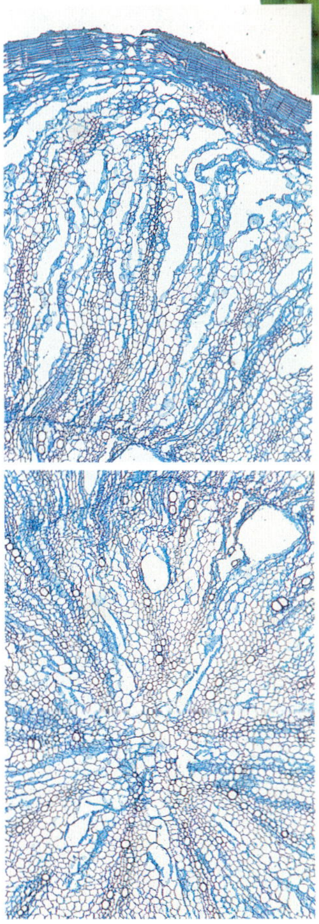

▼藥材桔梗

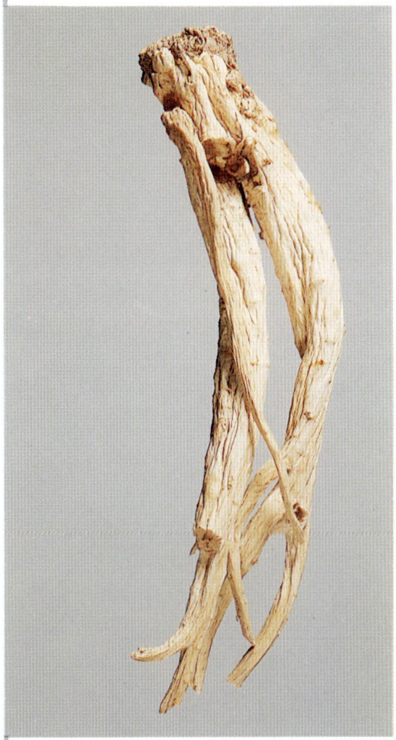

本品為桔梗科植物桔梗 Platycodon grandiflorum (Jacq.) A. DC. 的乾燥根。

〔**原植物**〕多年生草本，有白色乳汁。根為長圓錐形，莖無毛。葉 3 枚輪生、對生或互生，葉片卵形至披針形，下面被白粉。花 1 至數朵，生於莖或分枝頂端；花冠藍紫色，寬鐘狀。蒴果倒卵圓形。

〔**藥材性狀**〕本品呈圓柱形或略呈紡錘形，下部漸細，有的有分枝，略扭曲，長 7～20cm，直徑 0.7～2cm。表面白色或淡黃白色，不去外皮的表面黃棕色至灰棕色；具扭皺縱溝，並有橫長的皮孔樣斑痕及支根痕。上部有橫紋。有的頂端有較短的根莖或不明顯，其上有數個半月形莖痕。斷面不平坦，形成層環棕色，皮部類白色，有裂隙，木部淺黃白色。

〔**橫切面**〕見圖。

〔**性味功能與主治**〕苦、辛，平。宣肺，利咽，祛痰，排膿。用於咳嗽痰多，胸悶不暢，咽痛，音啞，肺癰吐膿，瘡瘍膿成不潰。

〔**用法與用量**〕3～9g。

Platycodon Root is the dried root of *Platycodon grandiflorum* (Jacq.) A. DC. (Fam. Campanulaceae).

Action To relieve cought, to soothe sore throat, and to promote expectoration and discharge of pus.

Indications Cough with much *phlegm*, sore throat hoarseness of voice, lung ab scess with purulent expectoration; absecess difficult to burst after suppuration.

Dosage 3～9g.

369 桃仁

Taoren

Peach Seed

SEMEN PERSICAE

本品為薔薇科植物桃 Prunus persica (L.) Batsch 或山桃 Prunus davidiana (Carr.) Franch. 的乾燥成熟種子。

〔**原植物**〕①桃：落葉小喬木，樹皮粗糙，葉互生，葉柄粗短，托葉綫形。葉片卵狀披針形或長圓狀披針形，中部最寬，邊緣有細鋸齒，深綠色。花先葉開放，1 朵側生，花萼外被柔毛，萼筒鐘狀，花瓣 5，粉紅色。核果圓形，肉厚。②山桃：樹皮光滑，托葉早落，葉中部以下最寬。花萼無毛。果肉薄。

〔**藥材性狀**〕①桃仁：呈扁長卵形，長 1.2～1.8cm，寬 0.8～1.2cm，厚 0.2～0.4cm。表面黄棕色至紅棕色，密佈顆粒狀突起。一端尖，中部膨大，另端鈍圓稍偏斜，邊緣較薄。尖端一側有短綫形種臍，圓端有顏色略深不甚明顯的合點，自合點處散出多數縱向維管束。種皮薄，子葉 2，類白色，富油性。②山桃仁：呈類卵圓形，較小而肥厚，長約 0.9cm，寬約 0.7cm，厚約 0.5cm。

〔**性味功能與主治**〕苦、甘，平。活血祛痰，潤腸通便。用於經閉，痛經，癥瘕痞塊，跌撲損傷，腸燥便秘。

〔**用法與用量**〕4.5～9g。

〔**注意**〕孕婦慎用。

Peach Seed is the dried ripe seed of *Prunus persica* (L.) Batsch or *Prunus davidiana* (Carr.) Franch. (Fam. Rosaceae).

Action To promote blood circulation, to eliminate *phlegm*, and to relax the bowels.

Indications Amenorrhea, dysmenorrhea, mass formation in the abdomen, traumatic injuries; constipation.

Dosage 4.5～9g.

Precaution Used with caution in pregnancy.

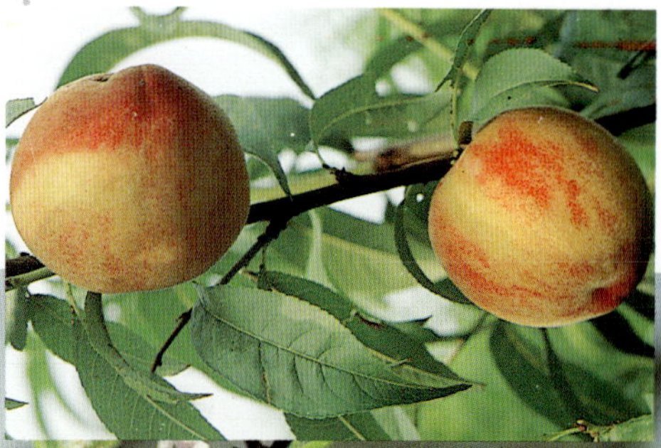

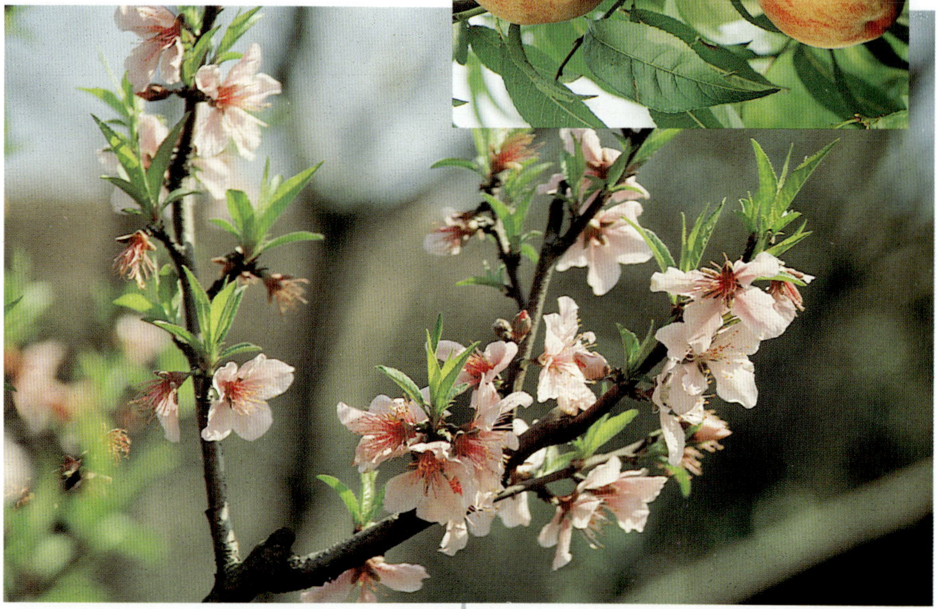

桃 ▼ ▶

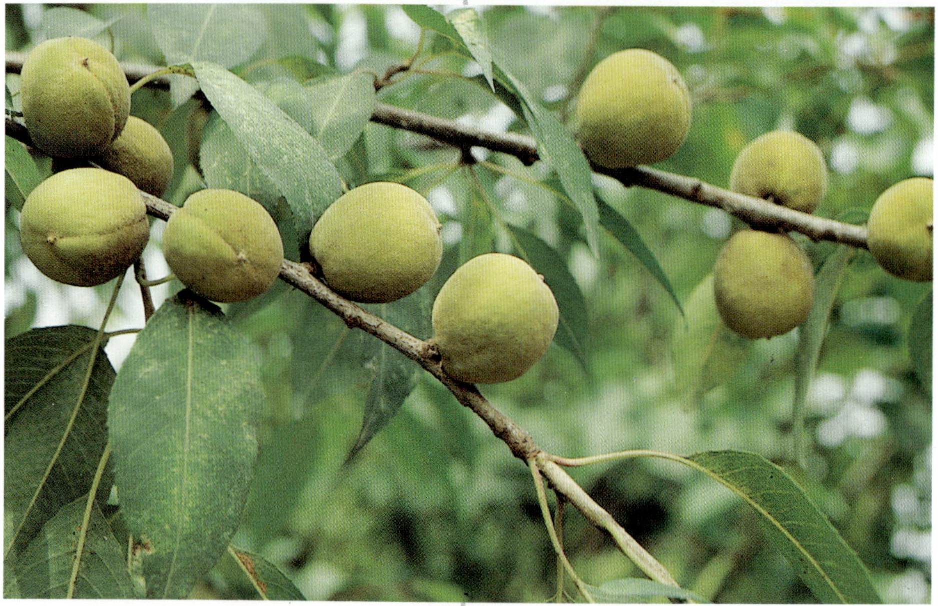

▲ 山桃

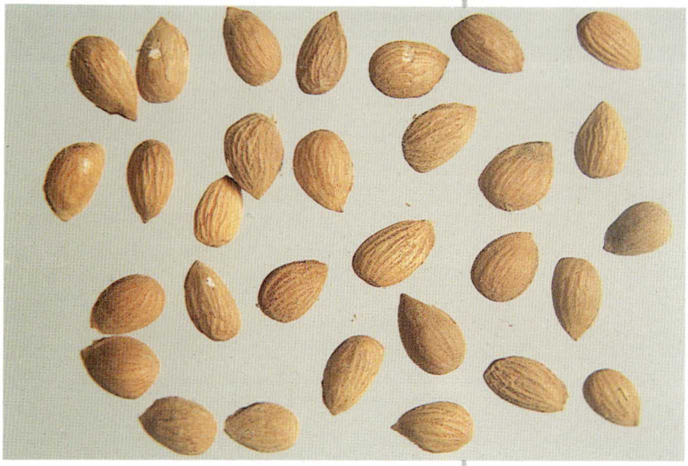

◀ 藥材桃仁

370 核桃仁

Hetaoren

English Walnut Seed

SEMEN JUGLANDIS

本品為胡桃科植物胡桃 Juglans regia L. 的乾燥成熟種子。

〔**原植物**〕喬木，髓部片狀。單數羽狀複葉，葉軸密生腺毛；小葉 5～9 枚，橢圓狀卵形至長橢圓形，上面無毛，下面僅側脈腋內有 1 簇短柔毛。花單性，雌雄同株；雄柔荑花序下垂；雌花序簇狀，直立。果序短，俯垂，果實球形，綠色，内果皮（果核）堅硬，骨質，表面凹凸或皺褶，有 2 條縱棱，黃褐色。

〔**藥材性狀**〕本品多破碎，為不規則的塊狀，有皺曲的溝槽，大小不一。完整者類球形，直徑 2～3cm。種皮淡黃色或黃褐色，膜狀，維管束脈紋深棕色。子葉類白色。質脆，富油性。

〔**性味功能與主治**〕甘，溫。補腎，溫肺，潤腸。用於腰膝酸軟，虛寒喘嗽，遺精陽痿。

〔**用法與用量**〕6～9g。

English Walnut Seed is the dried ripe seed of *Juglans regia* L. (Fam. Juglandaceae).

Action To tonify the *kidney*, to warm the *lung*, and to relax the bowels.

Indications Aching and weakness of the loins and knees; asthma and cough of *deficiency-cold* tyep; seminal emission, impotence.

Dosage 6～9g.

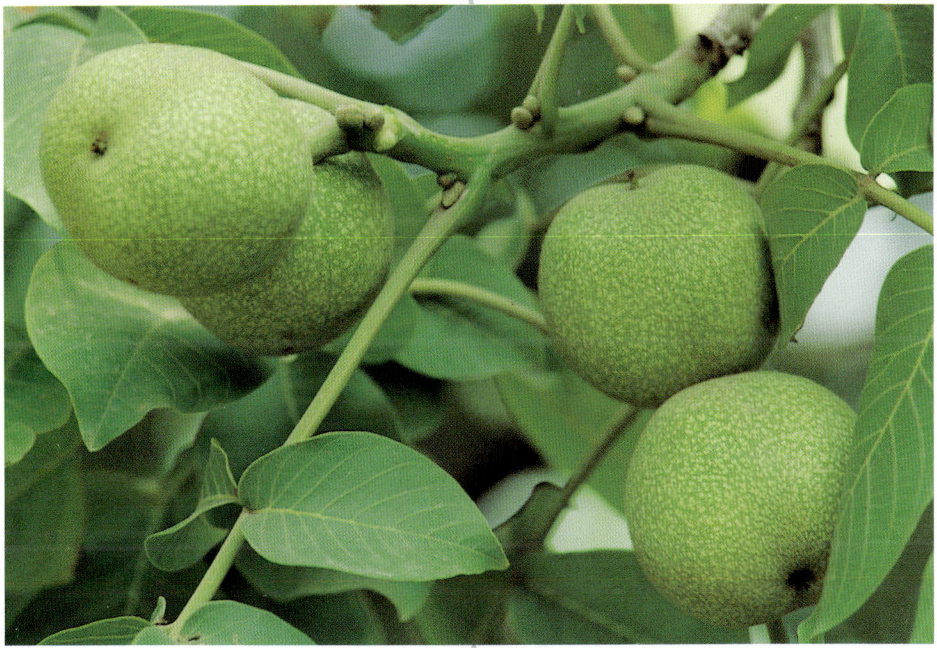

▲ 胡桃

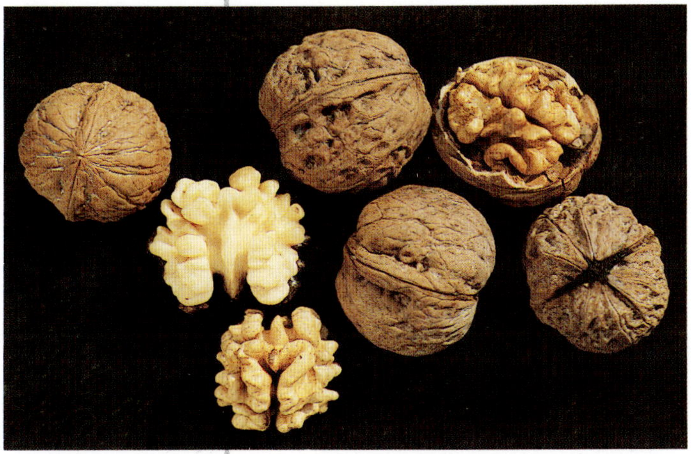

藥材核桃仁 ▶

371 桉油

Anyou

Eucalyptus Oil

OLEUM EUCALYPTI

本品為桃金娘科植物藍桉 Eucalyptus globulus Labill.、樟科植物樟 Cinnamomum camphora (L.) Sieb. 或上述兩科同屬其他植物經水蒸氣蒸餾得到的揮發油。

〔**原植物**〕①藍桉：大喬木，樹皮成片狀剝落。葉藍綠色，常被白粉；異常葉對生，長圓狀卵形；正常葉厚，披針形或鐮刀形，有明顯腺點。花通常單朵腋生；萼筒有藍白色蠟被。蒴果杯狀。②

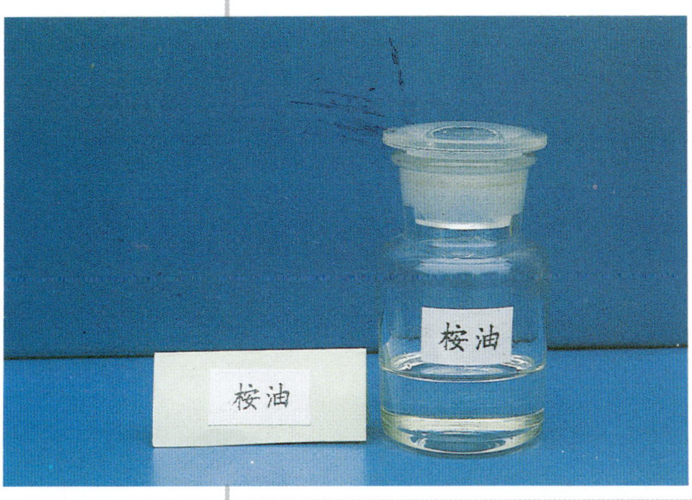

藥材桉油 ▶

樟：喬木，枝和葉都有樟腦味。葉互生，薄革質，卵形，脈腋有明顯的腺體。圓錐花序腋生；花小，淡黃綠色。果實球形，紫黑色。

〔**藥材性狀**〕本品為無色或微黃色的澄清液體；在70%乙醇中易溶。有特異的芳香氣，微似樟腦，味辛、涼；貯存日久，色稍變深。

相對密度：應為0.895～0.920。折光率：應為1.458～1.468。

〔**性味功能與主治**〕皮膚刺激藥。用於神經痛。

Eucalyptus Oil is the volatile oil obtained by steam distillation from the plants of *Eucalyptus globulus* Labill (Fam. Myrtaceae), *Cinnamomum camphora* (L.) Sieb. (Fam. Lauraceae) or other plants belong to the same genus of these two families.

Action and indications Skin irritant. Used in nerval pain.

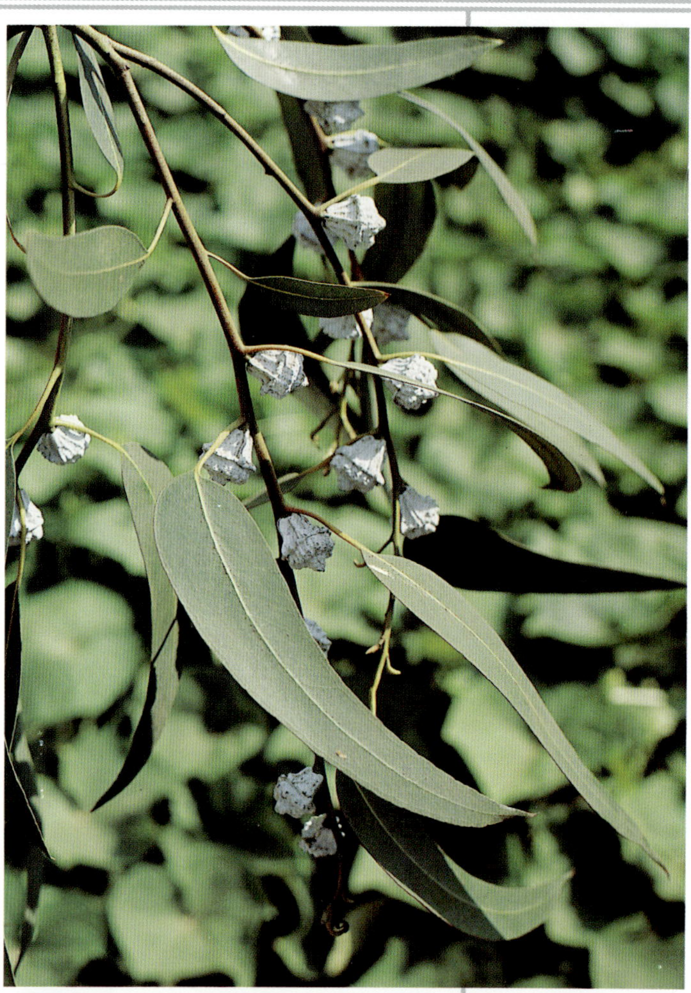

◀藍桉

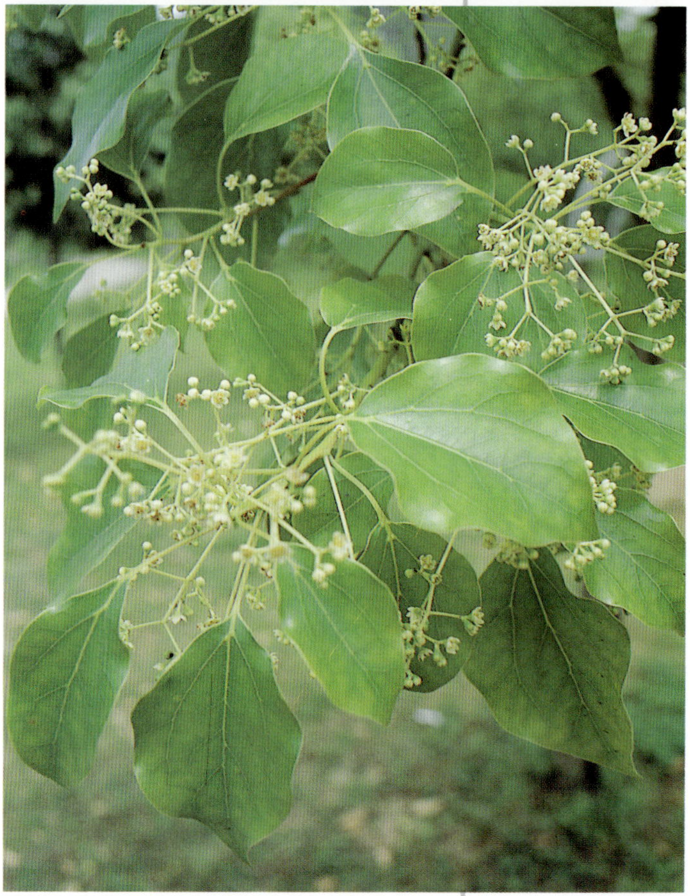

◀樟

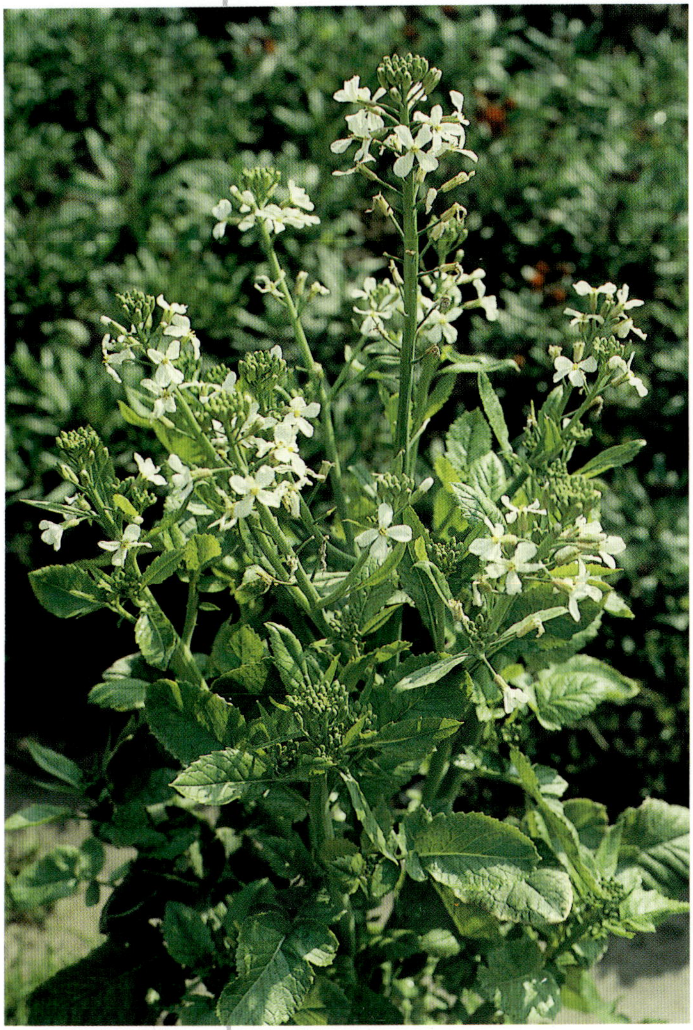

蘿蔔 ▶

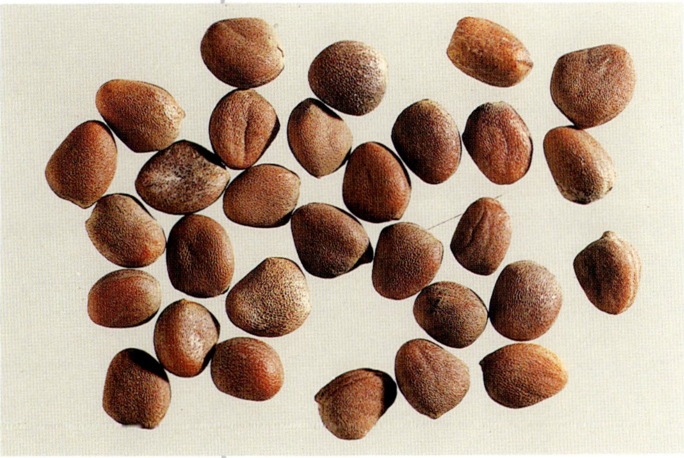

藥材萊菔子 ▶

372 萊菔子

Laifuzi

Radish Seed

SEMEN RAPHANI

本品為十字花科植物蘿蔔 Raphanus sativus L. 的乾燥成熟種子。

〔**原植物**〕二年或一年生草本，全體粗糙；直根粗狀，肉質，莖分枝。基生葉和下部葉大頭羽狀分裂，頂生裂片卵形；上部葉矩圓形。總狀花序頂生；花淡紫紅色或白色。長角果肉質，圓柱形。

〔**藥材性狀**〕本品呈類卵圓形或橢圓形，稍扁，長 2.5～4mm，寬 2～3mm。表面黃棕色、紅棕色或灰棕色。一端有深棕色圓形種臍，一側有數條縱溝。種皮薄而脆，子葉 2，黃白色，有油性。

〔**性味功能與主治**〕辛、甘，平。消食除脹，降氣化痰。用於飲食停滯，脘腹脹痛，大便秘結，積滯瀉痢，痰壅喘咳。

〔**用法與用量**〕4.5～9g。

Radish Seed is the dried ripe seed of *Raphanus sativus* L. (Fam. Cruciferae).

Action To promote digestion and relieve abdominal distension, and to relieve cough and resolve *phlegm*.

Indications Retention of undigested food with epigastric and abdominal distension and pain, and constipation; diarrhea due to stagnation of undigested food; cough and dyspnea with copious expectoration.

Dosage 4.5～9g.

373 蓮子

Lianzi

Lotus Seed

SEMEN NELUMBINIS

本品為睡蓮科植物蓮 Nelumbo nucifera Gaertn. 的乾燥成熟種子。

〔**原植物**〕多年生水生植物，根莖橫生，肥大而多節，白色，中有孔洞，俗稱“蓮藕”。葉基生，盾狀，葉柄長而多刺。花單生，大型，萼早落；花瓣多數，粉紅色或白色，雄蕊多數；心皮多數，離生。堅果橢圓形，嵌入海綿質的花托內。

〔**藥材性狀**〕本品略呈橢圓形或類球形，長 1.2～1.8cm，直徑 0.8～1.4cm。表面淺黃棕色至紅棕色，有細縱紋和較寬的脈紋。一端中心呈乳頭狀突起，深棕色，多有裂口，其周邊略下陷。質硬。種皮薄，不易剝離。子葉 2，黃白色，肥厚，中有空隙，具綠色蓮子心。

〔**性味功能與主治**〕甘、澀，平。補脾止瀉，益腎澀精，養心安神。用於脾虛久瀉，遺精帶下，心悸失眠。

〔**用法與用量**〕6～15g。

Lotus Seed is the dried ripe seed of *Nelumbo nucifera* Gaertn. (Fam. Nymphacaceae).

Action To tonify the *spleen*, to relieve diarrhea, to replenish the *kidney*, to arrest seminal emission, and to nourish the *heart*, to induce tranquillization.

Indications Protracted diarrhea due to hypofunction of the *spleen*, seminal emission, leukorrhagia; palpitation, insomnia.

Dosage 6～15g.

374 蓮子心

Lianzixin

Lotus Plumule

PLUMULA NELUMBINIS

本品為睡蓮科植物蓮 Nelumbo nucifera Gaertn. 的成熟種子中的乾燥幼葉及胚根。

〔**原植物**〕見 373 蓮子。

〔**藥材性狀**〕本品略呈細棒狀，長 1～1.4cm，直徑約 0.2cm。幼葉綠色，一長一短，卷成箭形，先端向下反折，兩幼葉間可見細小胚芽。胚根圓柱形，長約 3mm，黃白色。

〔**性味功能與主治**〕苦，寒。清心安神，交通心腎，澀精止血。用於熱入心包，

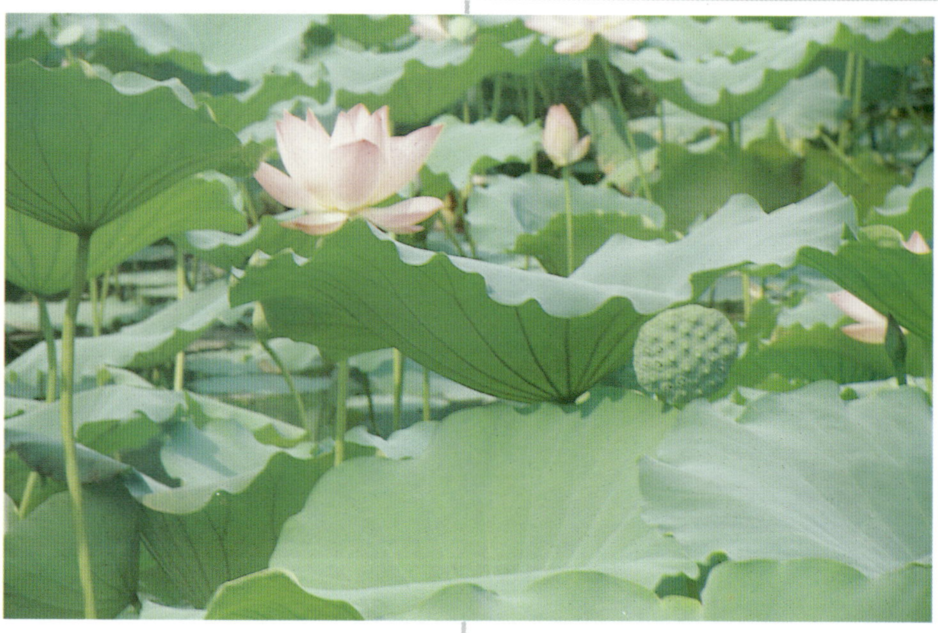

▲ 蓮

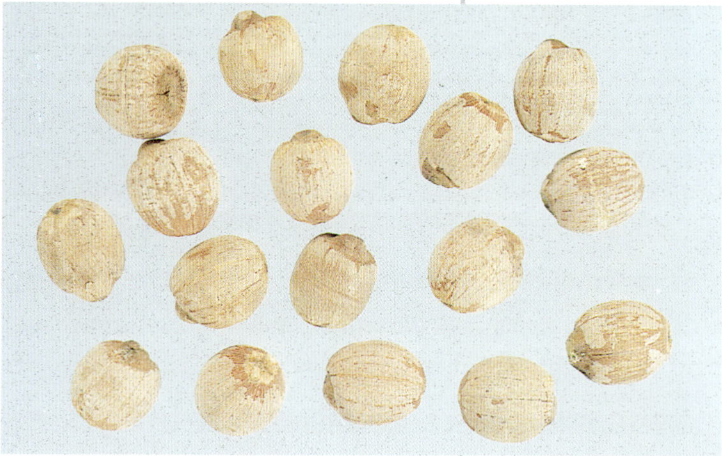

◀ 藥材蓮子

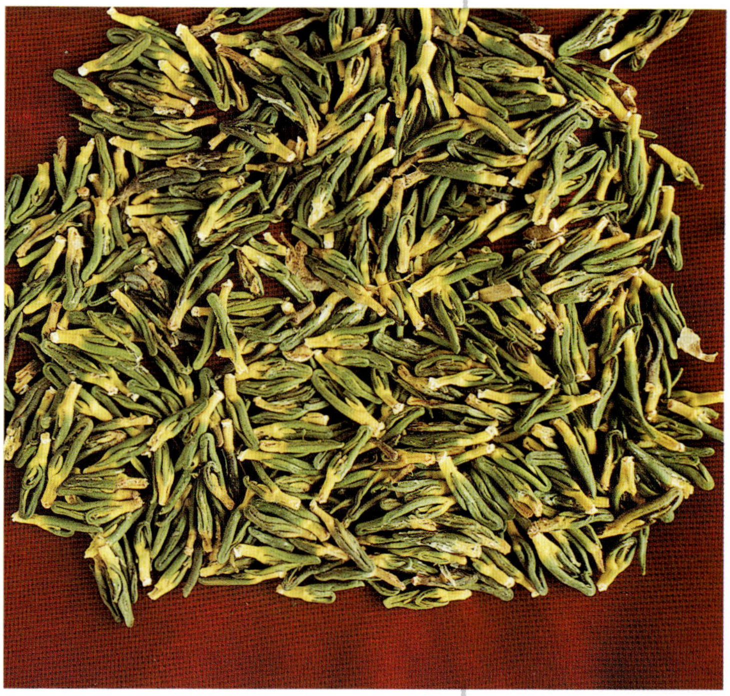

◀ 藥材蓮子心

神昏譫語，心腎不交，失眠遺精，血熱吐血。

〔**用法與用量**〕1.5～3g。

Lotus Plumule is the dried young cotyledon and radicle of ripe seed of *Nelumbo nucifera* Gaertn. (Fam. Nymphaeaceae).

Action To remove *heat* from the *heart* to calm the nerves, to restore the coordination between the *heart* and the *kidney*, to check emission, and to arrest bleeding.

Indications Deliriium due to *heat*; insomnia and seminal emission due to breakdown of the coordination between the *heart* and the *kidney*; hemoptysis due to *heat* in blood.

Dosage 1.5～3g.

375 蓮房

Lianfang

Lotus Receptacle

RECEPTACULUM NELUMBINIS

本品為睡蓮科植物蓮 Nelumbo nucifera Gaertn. 的乾燥花托。

〔**原植物**〕見 373 蓮子。

〔**藥材性狀**〕本品呈倒圓錐狀或漏斗狀，多撕裂，直徑 5～8cm，高 4.5～6cm。表面灰棕色至紫棕色，具細縱紋及皺紋，頂面有多數圓形孔穴，基部有花梗殘基。質疏鬆。破碎面海綿樣，棕色。

〔**性味功能與主治**〕苦、澀，溫。化瘀止血。用於崩漏，尿血，痔瘡出血，產後瘀阻，惡露不盡。

〔**用法與用量**〕4.5～9g。

Lotus Receptacle is the dried receptacle of *Nelumbo nucifera* Gaertn. (Fam Nymphaeaceae).

Action To remove *blood stasis* and arrest bleeding.

Indications Abnormal uterine bleeding, hematuria, hemorrhoidal bleeding, postpartum *blood stasis*, lochiorrhea.

Dosage 4.5～9g.

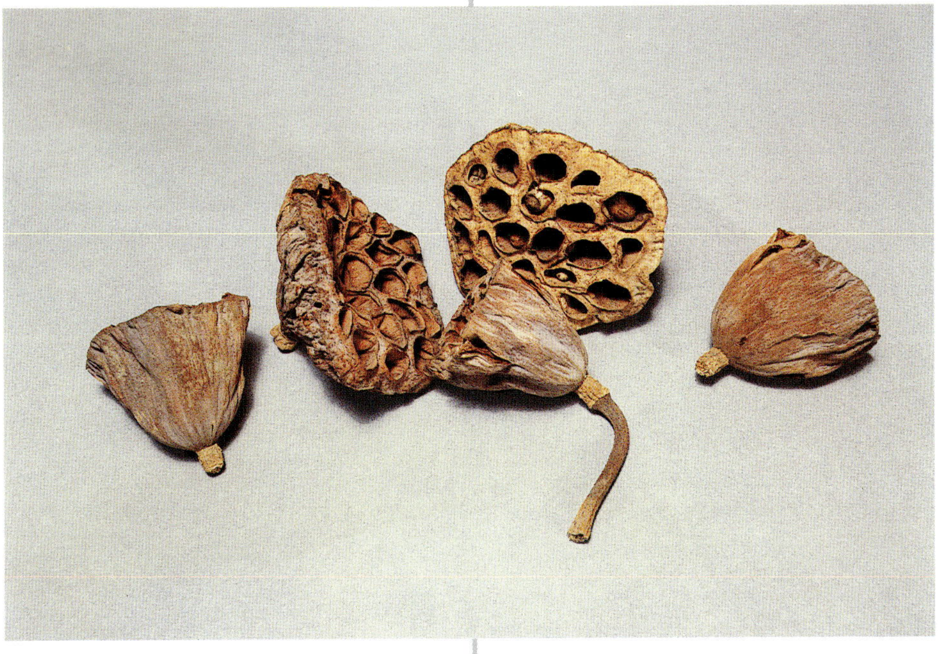

▲ 藥材蓮房

376 蓮鬚

Lianxu

Lotus Stamen

STAMEN NELUMBINIS

本品為睡蓮科植物蓮 Nelumbo nucifera Gaertn. 的乾燥雄蕊。

〔**原植物**〕見 373 蓮子。

〔**藥材性狀**〕本品呈綫形。花藥扭轉，縱裂，長 1.2～1.5cm，直徑約 0.1cm，淡

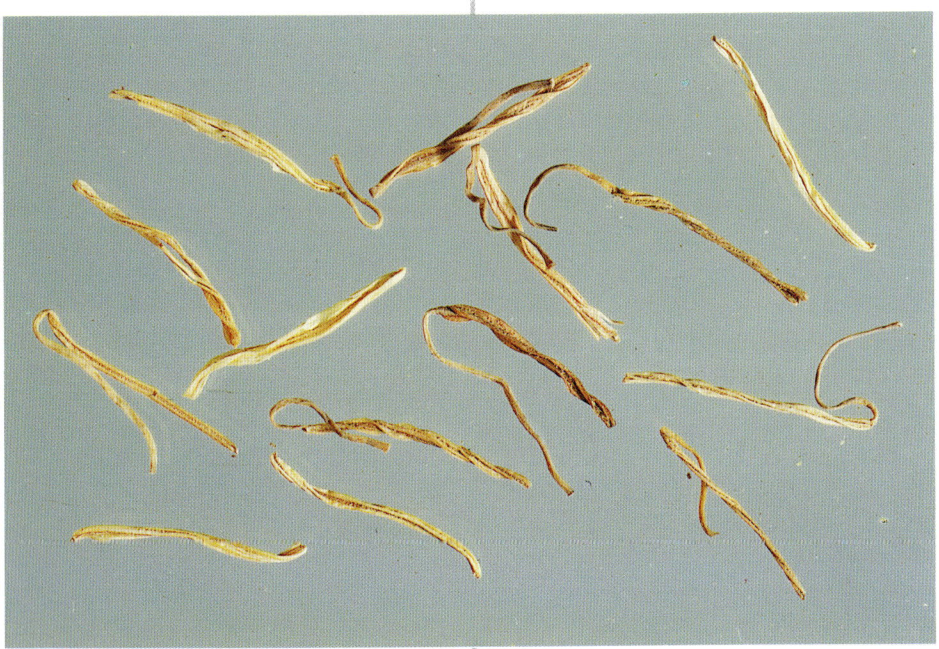

▲ 藥材蓮鬚

黃色或棕黃色。花絲纖細，稍彎曲，長1.5～1.8cm，淡紫色。

〔**性味功能與主治**〕甘、澀，平。固腎澀精。用於遺精滑精，帶下，尿頻。

〔**用法與用量**〕3～4.5g。

Lotus Stamen is the dried stamen of *Nelumbo nucifera* Gaertn. (Fam. Nymphaeaceae).

Action To astringe the *kidney* and arrest spontaneous emission.

Indications Seminal emission, spermatorrhea, excessive leukorrhea, frequent urination.

Dosage 3～4.5g.

377 莪术

Ezhu

Zedoray Rhizome

RHIZOMA CURCUMAE

本品為姜科植物蓬莪术 Curcuma phaeocaulis Valeton、廣西莪术 Curcuma kwangsiensis S. G. Lee et C. F. Liang、溫鬱金 Curcuma wenyujin Y. H. Chen et C. Ling 的乾燥根莖。

〔**原植物**〕見 273 鬱金。

〔**藥材性狀**〕①蓬莪术：呈卵圓形、長卵形、圓錐形或長紡錘形，頂端多鈍尖，基部鈍圓，長 2～8cm，直徑 1.5～4cm。表面灰黃色至灰棕色，上部環節凸起，有圓形微凹的鬚根痕或有殘留的鬚根，有的兩側各有一列下陷的芽痕和類圓形的側生根莖痕，有的可見刀削痕。斷面灰褐色至藍褐色，蠟樣，常附有灰棕色粉末。內皮層環紋棕褐色。②廣西莪术：環節稍凸起。斷面黃棕色至棕色，常附有淡黃色粉末，內皮層環紋黃白色。③溫莪术：斷面黃棕色至棕褐色，常附有淡黃色至黃棕色粉末。

〔**橫切面**〕見圖。

〔**性味功能與主治**〕辛、苦，溫。行氣破血，消積止痛。用於癥瘕痞塊，瘀血經閉，食積脹痛；早期宮頸癌。

〔**用法與用量**〕4.5～9g。

〔**注意**〕孕婦禁用。

Zedoray Rhizome is the dried rhizome of *Curcuma Phaeoculis* Valeton, *Curcuma kwangsiensis* S. G. Lee et C. F. Liang or *Curcuma wenyujin* Y. H. Chen et C. Ling (Fam. Zingiberaceae).

Action To promote the flow of *qi* and eliminate *blood stasis* with strong effect, and to relieve pain by removing the stagnation of undigested food.

Indications Mass in the abdomen, amenorrhea due to *blood stasis*; distension and pain due to stagnation of undigested food; carcinoma of cervix at early stage.

Dosage 4.5～9g.

Precaution Contraindicated in pregnancy.

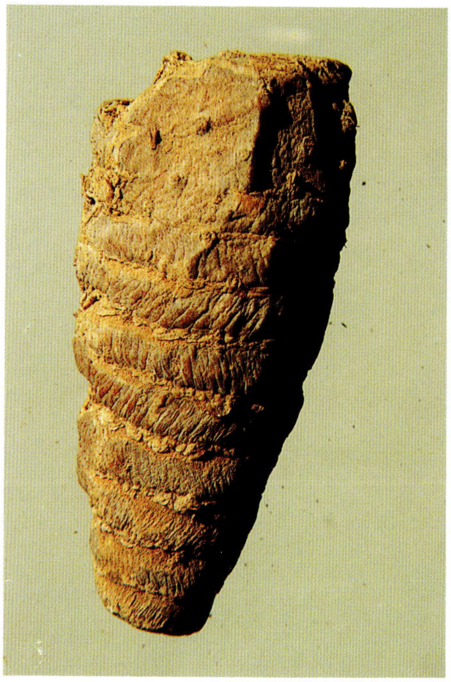

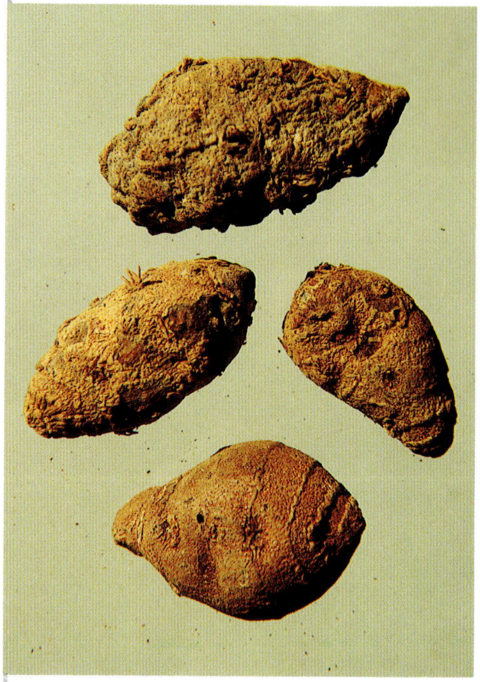

▲ 藥材莪术

藥材莪术橫切面 ▶

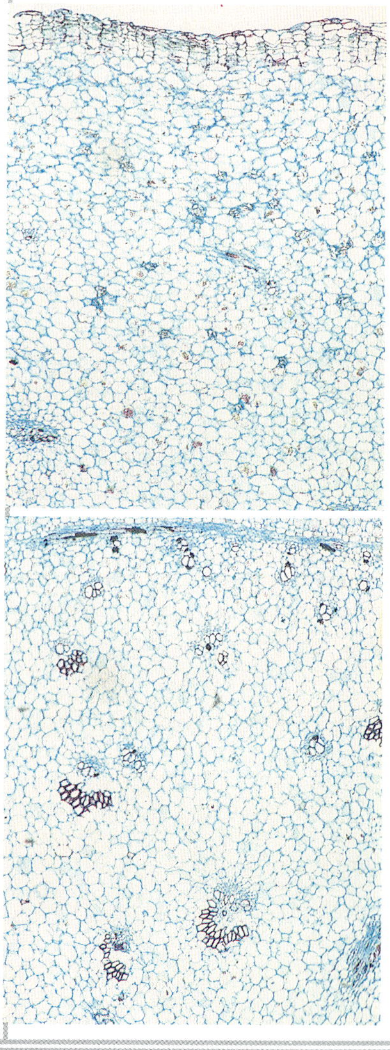

藥材荷葉 ▶

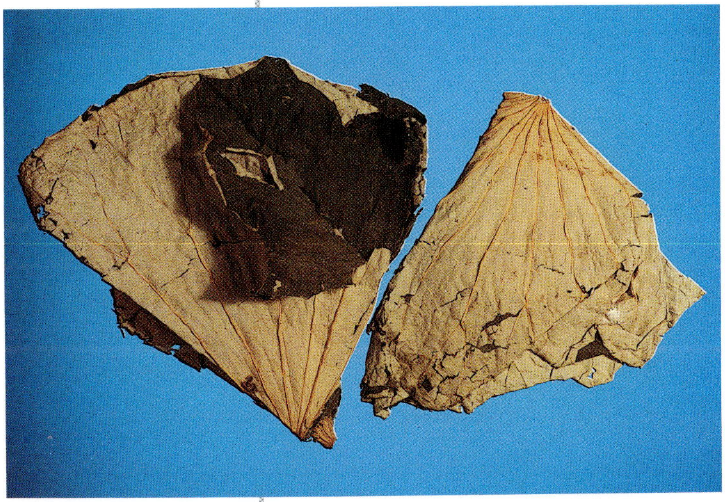

藥材夏天無 ▶

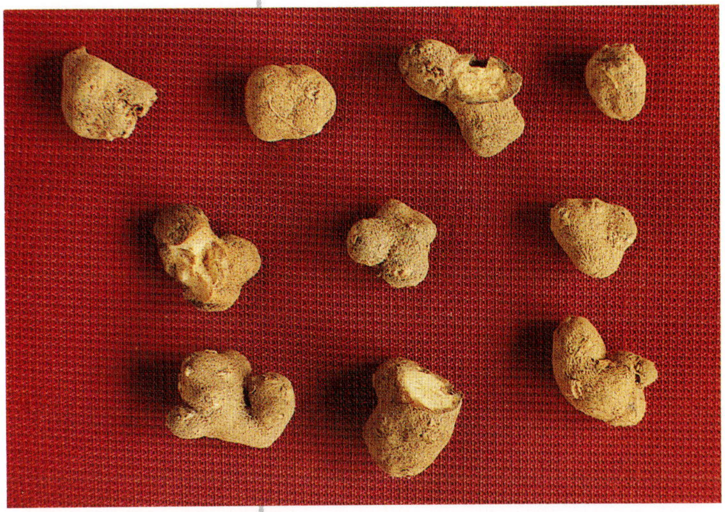

▼ 伏生紫堇

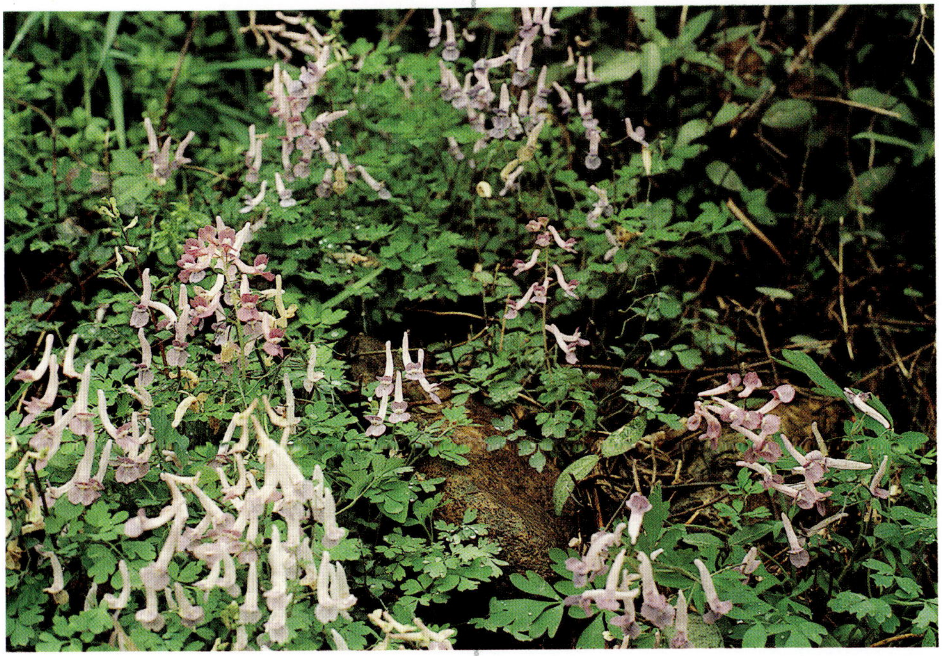

378 荷葉

Heye

Lotus Leaf

FOLIUM NELUMBINIS

本品為睡蓮科植物蓮 Nelumbo nucifera Gaertn. 的乾燥葉。

〔**原植物**〕見 373 蓮子。

〔**藥材性狀**〕本品呈半圓形或摺扇形，展開後呈類圓形，直徑 20～50cm，全緣或稍呈波狀。上表面深綠色或黃綠色，較粗糙，下表面淡灰棕色，較光滑，有粗脈 21～22 條，自中心向四周射出；中心有突起的葉柄殘基。質脆，易破碎。

〔**性味功能與主治**〕苦，平。清熱解暑，升發清陽，涼血止血。用於暑熱煩渴，暑濕泄瀉，脾虛泄瀉，血熱吐衄，便血崩漏。荷葉炭收澀化瘀止血。用於多種出血症及產後血暈。

〔**用法與用量**〕3～9g。

Lotus Leaf is the dried leaf of *Nelumbo nucifera* Gaertn. (Fam. Nymphaeaceae).

Action To relieve *summer-heat*, to invigorate the *spleen* function of the *spleen* and arrest bleeding by reducing *heat* in blood. *Folium Nelumbinis* (*carbonized*): To arrest bleeding, remove *blood stasis*.

Indications *Summer-heat* with dire thirst; diarrhea caused by *summer-damp* or hypofunction of the *spleen*; spitting of blood, epistaxis, hematochezia and abnormal uterine bleeding caused by *heat* in blood.

Folium Nelumbinis (*carbonized*): Various kind of bleeding and massive postpartion hemorrhage.

Dosage 3～9g.

379 夏天無

Xiatianwu

Decumbent Corydalis Rhizome

RHIZOMA CORYDALIS DECUMBENTIS

本品為罌粟科植物伏生紫堇 Corydalis decumbens (Thunb.) Pers. 的乾燥塊莖。

〔**原植物**〕多年生草本。莖細弱，叢生，不分枝。基生葉具長柄，葉片三角形，二回三出全裂，小裂片倒披針形。總狀花序頂生。花淡紫紅色，筒狀唇形，上面花瓣長，瓣片近圓形，一端成距。蒴果綫形；種子細小。

〔**藥材性狀**〕本品呈類球形、長圓形或不規則塊狀，長 0.5～3cm，直徑 0.5～2.5cm。表面灰黃色、暗綠色或黑褐色，有瘤狀突起和不明顯的細皺紋，頂端鈍圓，可見莖痕，四周有淡黃色點狀葉痕及鬚根痕。斷面黃白色或黃色，顆粒狀或角質樣，有的略帶粉性。

〔**性味功能與主治**〕苦、微辛，溫。行氣活血，通絡止痛。用於高血壓偏癱，小兒麻痹後遺症，坐骨神經痛，風濕性關節炎，跌撲損傷。

〔**用法與用量**〕6～12g，研末分 3 次服。

Decumbent Corydalis Rhizome is the dried tuber of *Corydalis decumbens* (Thunb.) Pers. (Fam. papaveraceae).

Action To promote the flow of *qi* and blood, to remove obstruction from the *collaterals* and to relieve pain.

Indications Hemiplegia, sequelae of infantile paralysis; sciatica, rheumatic arthritis; traumatic injuries.

Usage and dosage 6～12g, to be ground into powder and divided into 3 doses.

380 **夏枯草**

Xiakucao

Common Selfheal Fruit-Spike

SPICA PRUNELLAE

本品為唇形科植物夏枯草 Prunella vulgaris L. 的乾燥果穗。

〔**原植物**〕多年生草本。高約 30cm，全株被白色細毛。莖多不分枝，四棱，通常紫紅色。葉對生，狹卵形。花序頂生筒狀，由輪傘花序組成，花冠唇形，上唇盔形，下唇 3 裂，紫色或白色。小堅果三棱狀長橢圓形，褐色。

〔**藥材性狀**〕本品呈棒狀，略扁，長 1.5～8cm，直徑 0.8～1.5cm。淡棕色至棕紅色。全穗由數輪至 10 數輪宿萼與苞片組成，每輪有對生苞片 2 片，呈扇形，先端尖尾狀，脈紋明顯，外表面有白毛。每一苞片內有花 3 朵，花冠多已脫落，宿萼二唇形，內有小堅果 4 枚，卵圓形，棕色，尖端有白色突起。體輕。

〔**性味功能與主治**〕辛、苦，寒。清火，明目，散結，消腫。用於目赤腫痛，目珠夜痛，頭痛眩暈，瘰癧，癭瘤，乳癰腫痛；甲狀腺腫大，淋巴結結核，乳腺增生症，高血壓症。

〔**用法與用量**〕 9～15g。

Common Selfheal Fruit-Spike is the dried fruit-spike of *Prunella vulgaris* L. (Fam. Labiatae).

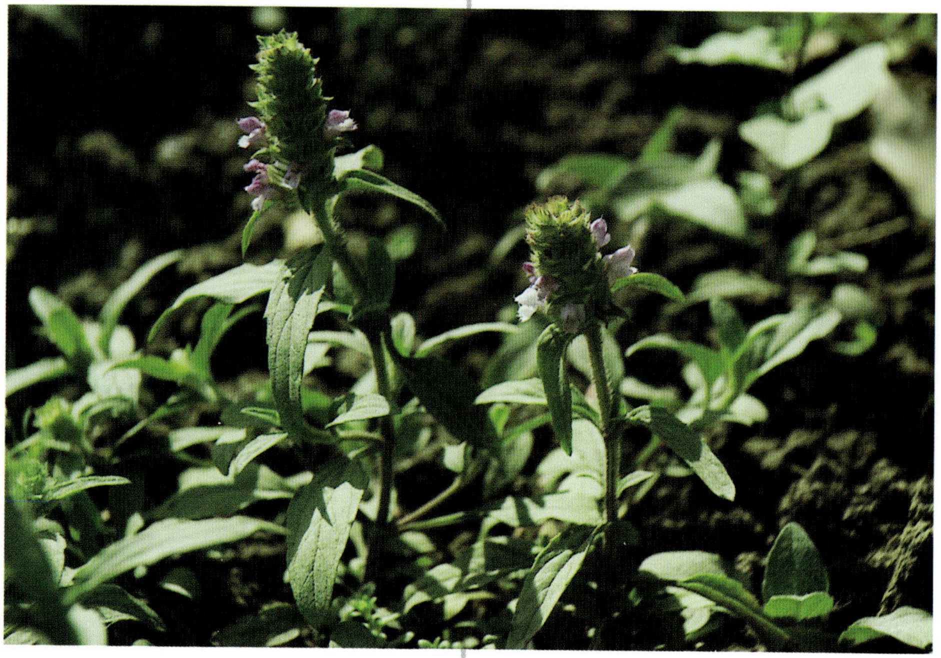

▲ 夏枯草

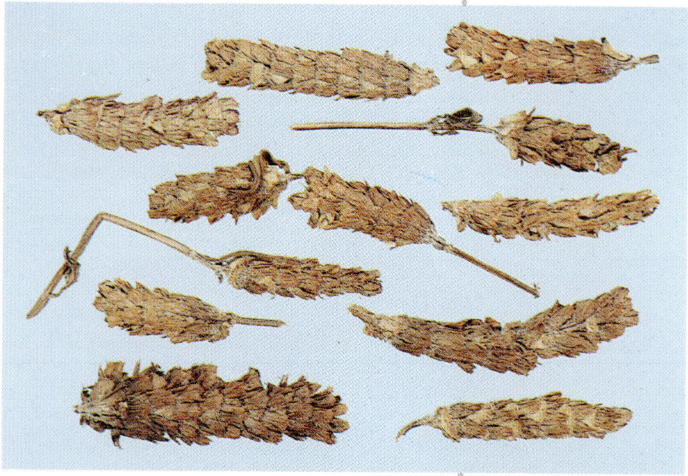

◀ 藥材夏枯草

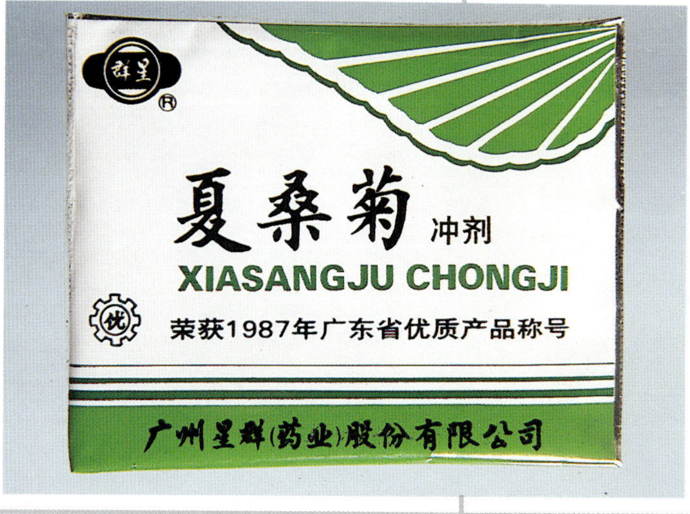

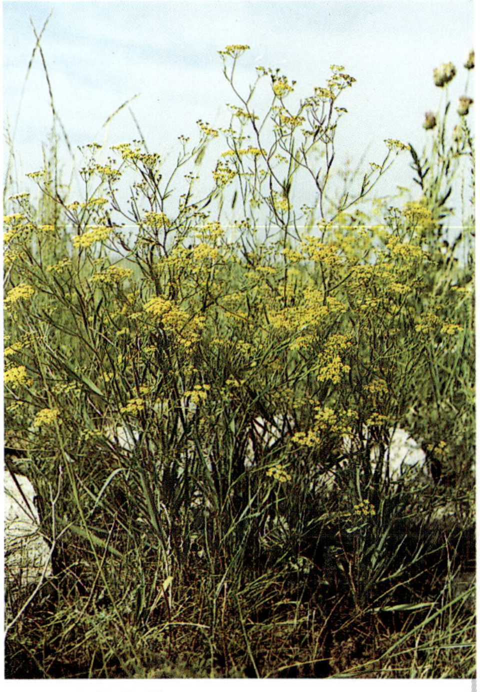

▲狹葉柴胡

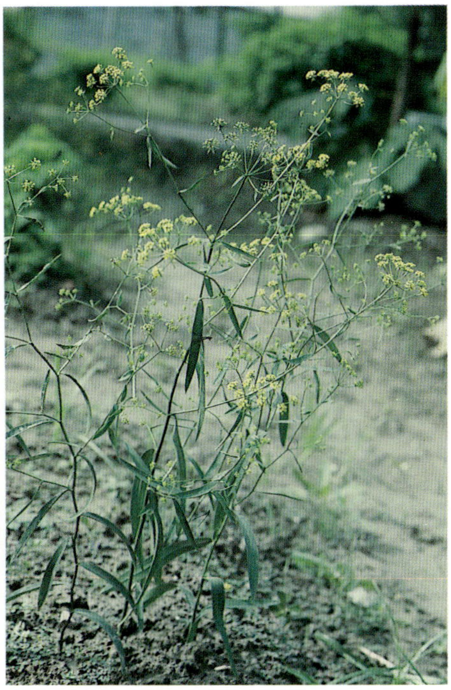

▲柴胡

藥材柴胡（左：南柴胡 右：北柴胡）▼▶

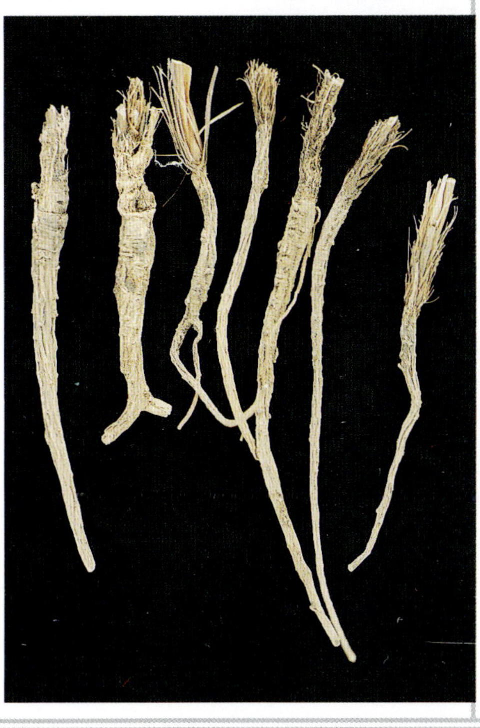

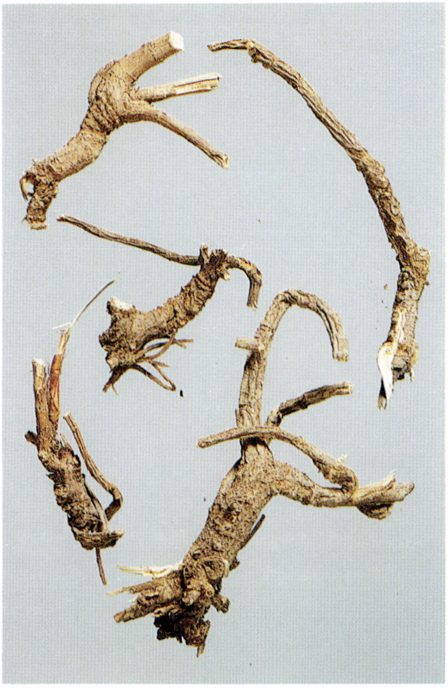

Action To quench *fire of the liver* and counteract inflammation of the eye, and to reduce nodulation and induce subsidence of swelling.

Indications Inflammation of the eye, eye pain at night, headache and dizziness; scrofula, goitre, mastitis with swelling and pain, hyperplasia of breast; hypertension.

Dosage 9～15g.

381 柴胡

Chaihu

Chinese Thorowax Root

RADIX BUPLEURI

本品為傘形科植物柴胡 Bupleurum chinense DC. 或狹葉柴胡 Bupleurum scorzonerifolium Willd. 的乾燥根。按性狀不同，分別習稱“北柴胡”及“南柴胡”。

〔**原植物**〕①柴胡：多年生草本。主根圓柱形，質硬。莖上部分枝略呈“之”字形彎曲。葉片條狀闊披針形，長 3～9cm，寬 0.6～1.3cm，具平行脈 7～9 條。複傘形花序，傘幅 3～8，小傘梗 5～10；花小，黃色。雙懸果。②狹葉柴胡：根直生，上粗下細，外皮紅褐色。基生葉及下部的葉有長柄，葉片較狹，條形或窄條形，長 7～15cm，寬 0.2～0.6cm。複傘形花序，傘幅 3～8，小傘梗 6～15。

〔**藥材性狀**〕①北柴胡：呈圓柱形或長圓錐形，長 6～15cm，直徑 0.3～0.8。根頭膨大，頂端殘留 3～15 個莖基或短纖維狀葉基，下部分枝。表面黑褐色或淺棕色，具縱皺紋、支根痕及皮孔。斷面顯片狀纖維性，皮部淺棕色，木部黃白色。②南柴胡：根較細，圓錐形，頂端有多數細毛狀枯葉纖維，下部多不分枝或稍分枝。表面紅棕色或黑棕色，靠近根頭處多具緊密環紋。斷面略平坦，不顯纖維性。

〔**性味功能與主治**〕苦，微寒。疏散退熱，舒肝，升陽。用於感冒發熱，寒熱往來，瘧疾，胸脅脹痛，月經不調，子宮脫垂，脫肛。

〔**用法與用量**〕3～9g。

〔**注意**〕大葉柴胡 Bupleurum longiradiatum Turcz. 的乾燥根莖，表面密生環節，有毒，不可當柴胡用。

Chinese Thorowax Root is the dried root of *Bupleurum chinense* DC. or *Bupleurum scorzonerifolium* Willd. (Fam. Umbelliferae). According to the difference of the origin, and description, the former is known as "Beichaihu" (Northern chinese Thorowax Root), and the latter is known as "Nanchaihu" (Southern chinese Thorowax Root).

Action To relieve fever, to soothe the *liver* and to cure drooping and ptosis.

Indications Influenza or common cold with fever; alternate chills and fever such as malaria; distending pain in the chest and hypochondriac regions; menstrual disorders; prolapse of the uterus, prolapse of the rectum.

Dosage 3～9g.

Precaution The dried rhizome of Bupleurum longiradiatum Turoz, covered with numerous annular nodes externally is poisonous and can not be used as Radix Bupleuri.

382 黨參

Dangshen

Tangshen

RADIX CODONOPSIS

本品為桔梗科植物黨參 Codonopsis pilosula (Franch.) Nannf.、素花黨參 Codonopsis pilosula Nannf. var. modesta (Nannf.) L. T. Shen 或川黨參 Codonopsis tangshen Oliv. 的乾燥根。

〔**原植物**〕①黨參：多年生蔓性草本。根頭膨大。葉互生、對生或假輪生，卵形至廣卵形，邊全緣或淺波狀，兩面有毛。花單生於枝頂。花冠廣鐘形，淺黃綠色略帶紫暈，先端5裂，雄蕊5，花絲中部膨大，子房下位，3室。蒴果圓錐形頂裂。②素花黨參：葉片近無毛，花萼裂片較小，花冠較花萼裂片長。③川黨參：莖光滑無毛。葉卵形至長圓狀卵形，基部楔形，上面幾無毛，下面生粗糙的茸毛。

〔**藥材性狀**〕①黨參：呈長圓柱形，稍彎曲，長10～35cm，直徑0.4～2cm。表面黃棕色至灰棕色，根頭部有多數疣狀突起的莖痕及芽，每個莖痕的頂端呈凹下的圓點狀；根頭下有致密的環狀橫紋，向下漸稀疏，有的達全長的一半，栽培品環狀橫紋少或無；全體有縱皺紋及散在的橫長皮孔，支根斷落處常有黑褐色膠狀物。斷面稍平坦，有裂隙及放射狀紋理，皮部淡黃白色至淡棕色，木部淡黃色。②素花黨參（西

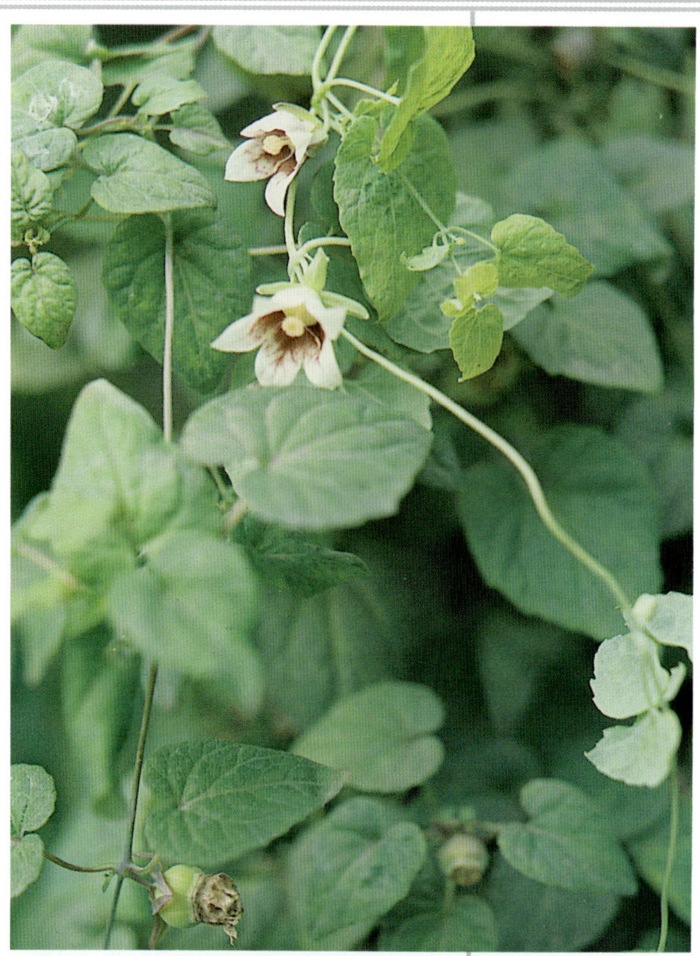

◀ 黨參

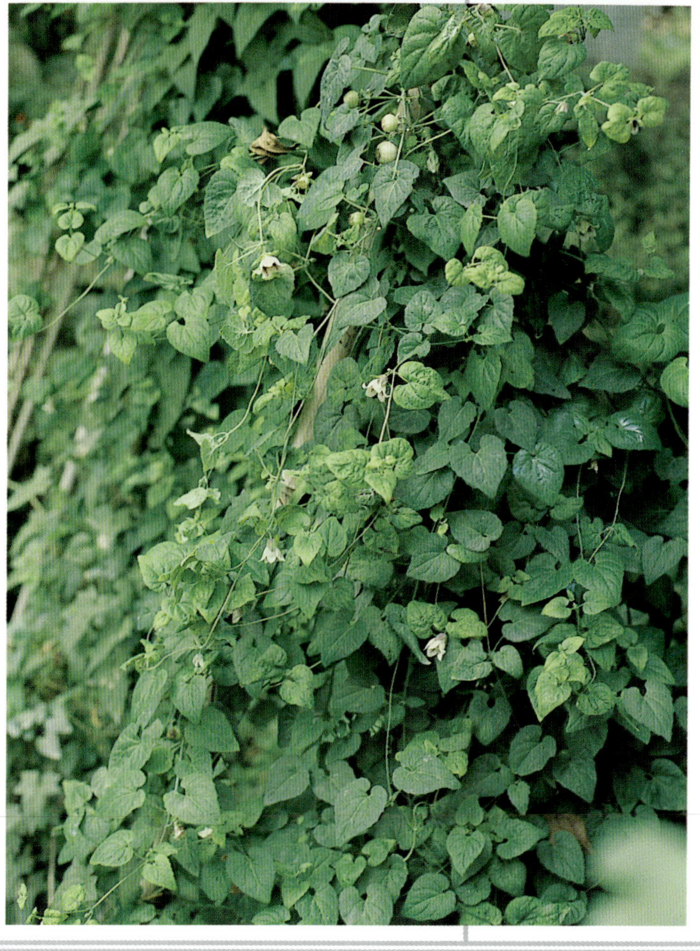

◀ 川黨參

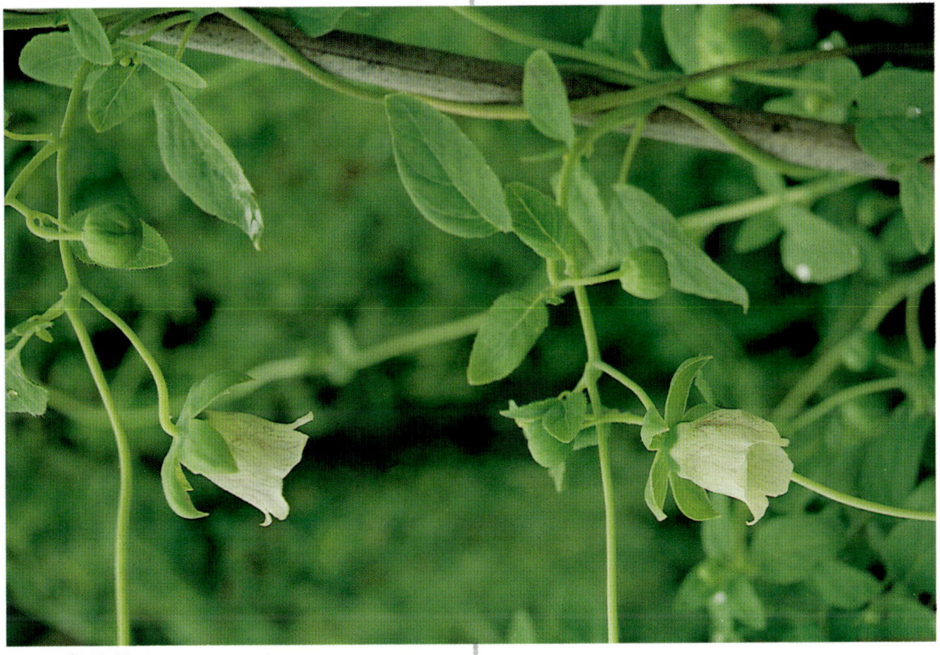

▲素花黨參

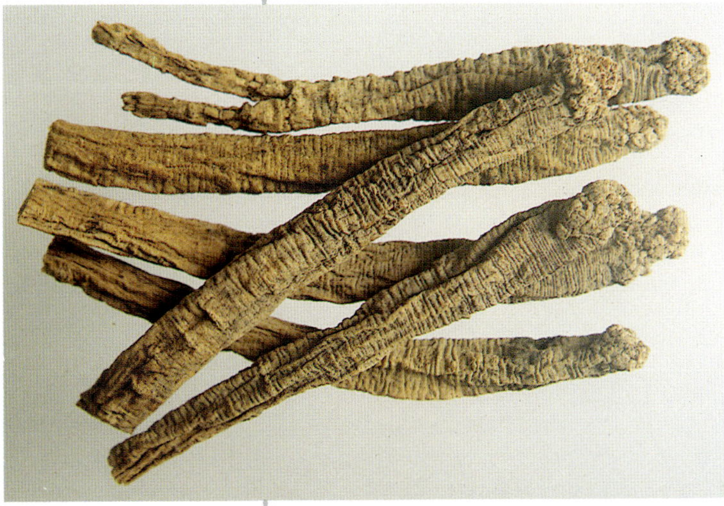

藥材黨參▶

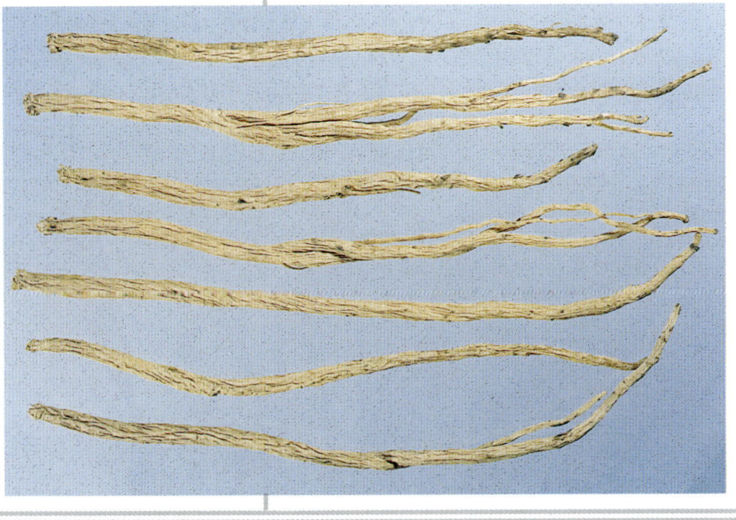

藥材黨參▶
（栽培品）

黨參）：長 10～35cm，直徑 0.5～2.5cm。表面黃白色至灰黃色，根頭下致密的環狀橫紋常達全長的一半以上。斷面裂隙較多，皮部灰白色至淡棕色，木部淡黃色。③川黨參：長 10～45cm，直徑 0.5～2cm。表面灰黃色至黃棕色，有明顯不規則的縱溝。斷面裂隙較少，皮部黃白色，木部淡黃色。

〔**橫切面**〕見圖。

〔**性味功能與主治**〕甘，平。補中益氣，健脾益肺。用於脾肺虛弱，氣短心悸，食少便溏，虛喘咳嗽，內熱消渴。

〔**用法與用量**〕9～30g。

〔**注意**〕不宜與藜蘆同用。

Tangshen is the dried root of *Codonopsis pilosula* (Franch.) Nannf., *Codonopsis pilosula* Nannf. var. *modesta* (Nannf.) L. T. Shen or *Codonopsis tangshen* Oliv. (Fam. Campanulaceae).

Action To reinforce *qi* and invigorate the function of the *spleen* and the *lung*.

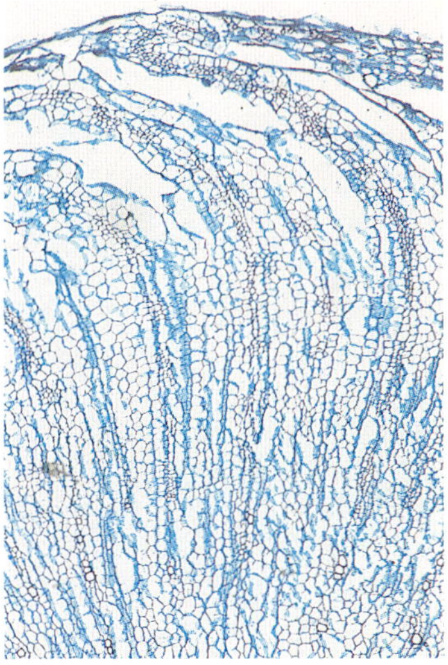

藥材黨參橫切面 ▶

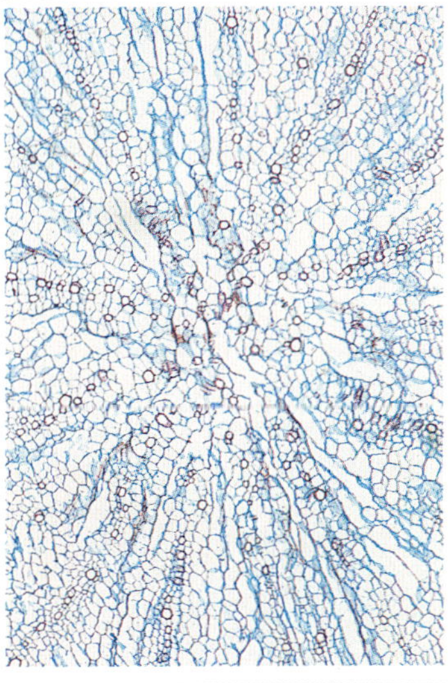

Indications Weakness of the *spleen* and the *lung* manifested by shortness of breath, cough, palpitation, anorexia, loose stools; diabetes caused by internal heat.
Dosage 9～30g.
Precaution Incompatible with Rhizoma et Radix Veratri.

383 鴨跖草

Yazhicao

Common Dayflower Herb

HERBA COMMELINAE

本品為鴨跖草科植物鴨跖草 Commelina communis L. 的乾燥地上部分。

〔**原植物**〕一年生草本，莖圓柱形，肉質，節部膨大。葉互生，披針形，基部下延成膜質鞘。花生於二叉狀聚傘花序柄上的佛焰苞內，藍色，如"蝴蝶"；佛焰苞心狀卵形，褶疊狀，稍彎。蒴果橢圓形。

〔**藥材性狀**〕本品長可達 60cm，黃綠色或黃白色，較光滑。莖有縱棱，直徑約 0.2cm，多有分枝或鬚根，節稍膨大，節間長 3～9cm；質柔軟。葉互生，多皺縮，破碎，完整葉片展平後呈卵狀披針形或披針形，長 3～9cm，寬 1～2.5cm；先端尖，全緣，基部下延成膜質葉鞘，抱莖，葉脈平行。花多脫落，總苞佛焰苞狀，心形，兩邊不相連；花瓣皺縮，藍色。

〔**葉表面觀**〕見圖。

〔**性味功能與主治**〕甘、淡，寒。清熱解毒，利水消腫。用於風熱感冒，高熱不退，咽喉腫痛，水腫尿少，熱淋澀痛，癰腫疔毒。

〔**用法與用量**〕15～30g，鮮品 60～90g；外用適量。

Common Dayflower Herb is the dried aerial part of *Commelina communis* L. (Fam. Commelinaceae).

Action To remove *toxic heat*, and to cause diuresis.

Indications Upper respiratory infection with high fever and sore throat; edema, acute urinary infection with painful difficult urination; carbuncles and boils.

Usage and dosage 15～30g; 60～90g of the fresh herb; appropriate quantity for external use.

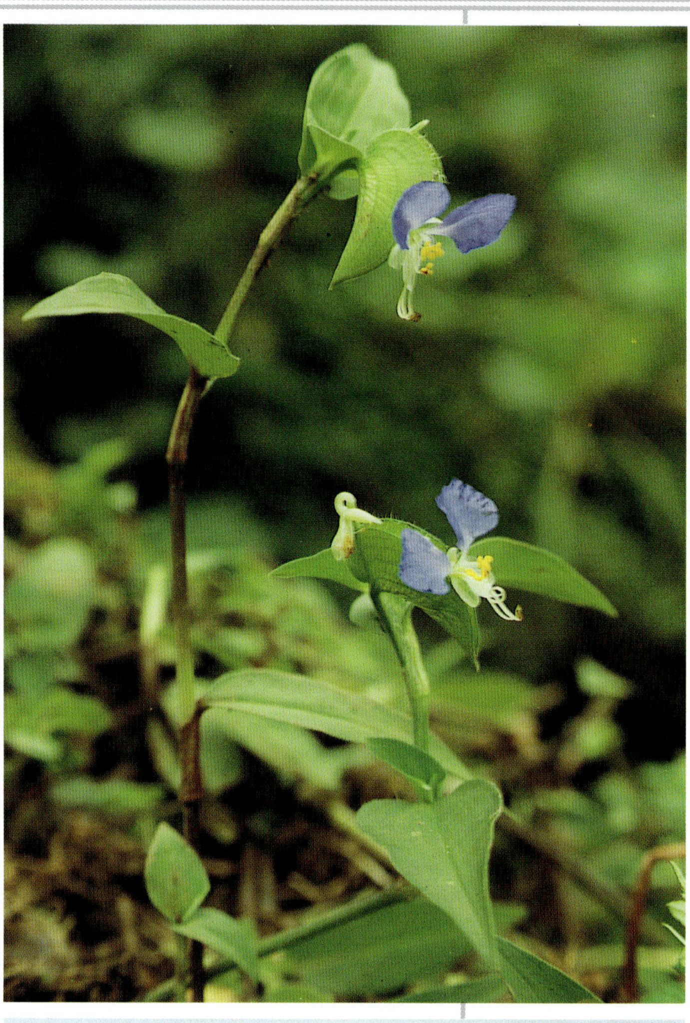

◀ 鴨跖草

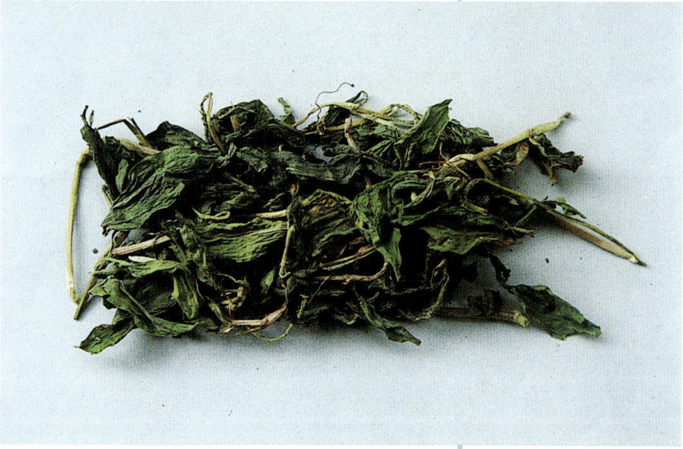

◀ 藥材鴨跖草

▼ 藥材鴨跖草表面觀示非腺毛

藥材鴨跖草葉表面觀示偏光下的草酸鈣結晶 ▼

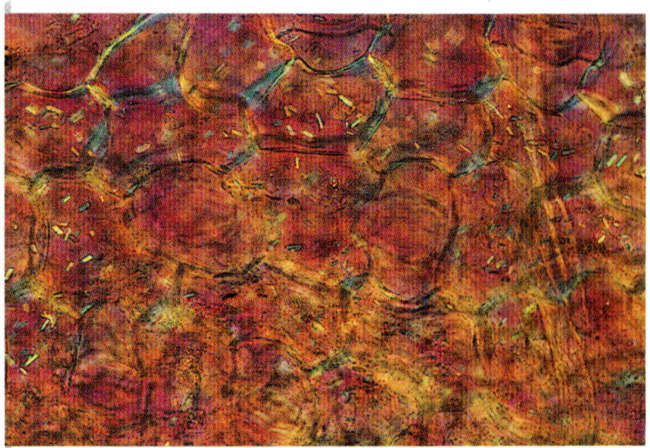

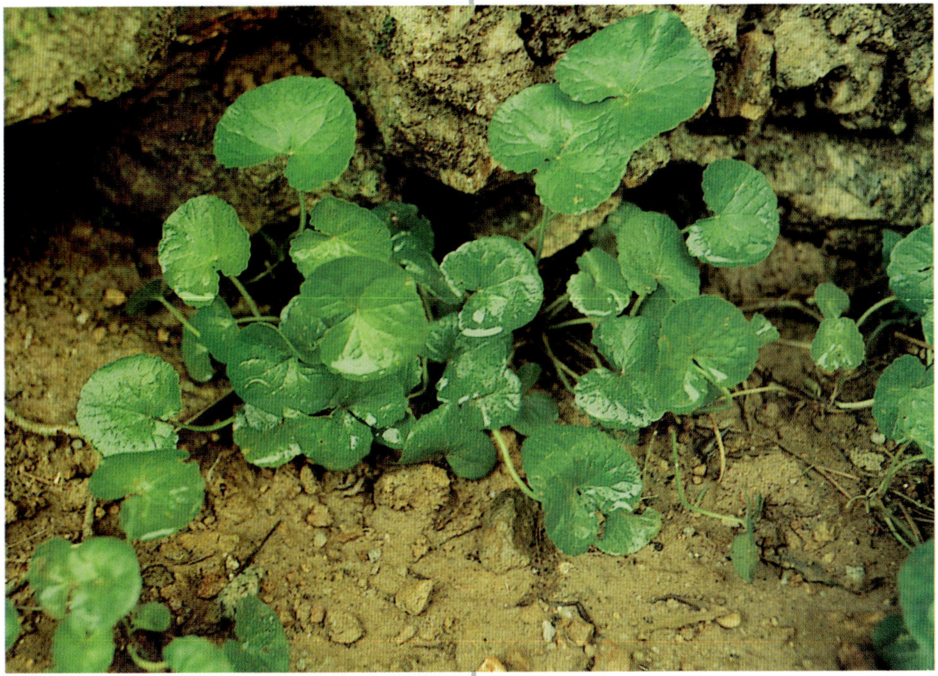

▲積雪草

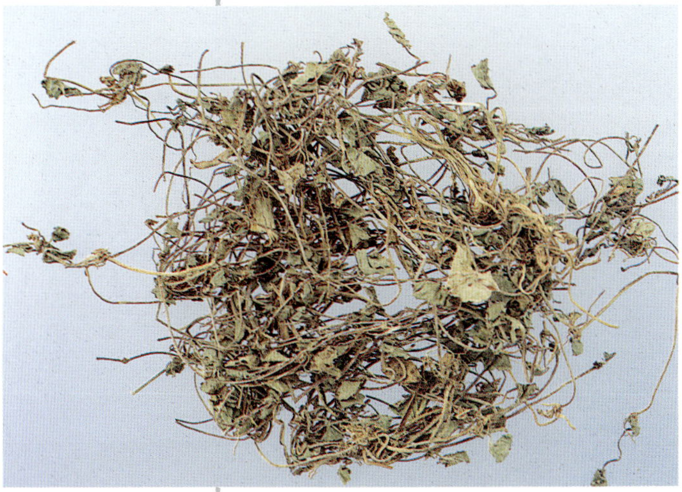

藥材積雪草▶

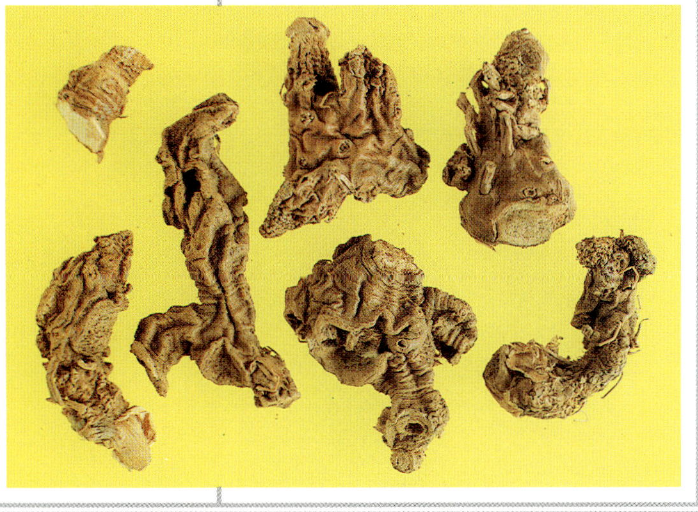

藥材射干▶

384 積雪草

Jixuecao

Asiatic Pennywort Herb

HERBA CENTELLAE

本品為傘形科植物積雪草 Centella asiatica (L.) Urb. 的乾燥全草。

〔**原植物**〕多年生匍匐草本。莖纖細伏地，節上生根。葉數片自節部叢生，具長柄，葉片圓形或腎圓形，基部深心形。花自葉腋生，傘形花序 1～4 個；花小，紫紅色；花瓣 5，卵形。雙懸果小，扁形。

〔**藥材性狀**〕本品常卷縮成團狀。根圓柱形，長 2～4cm，直徑 1～1.5mm，表面淺黃色或灰黃色。莖細長彎曲，黃棕色，有細縱皺紋，節上常着生鬚狀根。葉片多皺縮、破碎，完整者展平後呈近圓形或腎形，直徑 1～4cm，灰綠色，邊緣有粗鈍齒；葉柄長 3～6cm，扭曲。傘形花序腋生，短小。雙懸果扁圓形，有明顯隆起的縱棱及細網紋，果梗甚短。

〔**性味功能與主治**〕苦、辛、寒。清熱利濕，解毒消腫。用於濕熱黃疸，中暑腹瀉，砂淋血淋，癰腫瘡毒，跌撲損傷。

〔**用法與用量**〕15～30g；鮮品加倍。

Asiatic Pennywort Herb is the dried whole plant of *Centella asiatica* (L.) Urb. (Fam. Umbelliferae).

Action To remove *heat* and *damp*, to counteract toxicity, and to cause subsidence of swelling.

Indications Jaundice caused by *damp-heat*; heat stroke with diarrhea; urolithiasis and hematuria; carbuncles and boils, traumatic injuries.

Dosage 15～30g; or 30～60g of the fresh herb.

385 射干

Shegan

Blackberrylily Rhizome

RHIZOMA BELAMCANDAE

本品為鳶尾科植物射干 Belamcanda chinensis (L.) DC. 的乾燥根莖。

〔**原植物**〕多年生草本。地下有鮮黃色不規則結節狀根莖。莖直立，葉互生，互相嵌疊而抱莖，排二列，扁平，有平行脈多條。花序頂生，花橙黃色而有紅色斑點。蒴果三角狀倒卵形至長橢圓形。種子圓形，黑色，有光澤。

〔**藥材性狀**〕本品呈不規則結節狀，長

3～10cm，直徑1～2cm。表面黃褐色、棕褐色或黑褐色，皺縮，有排列較密的環紋。上面有數個圓盤狀凹陷的莖痕，偶有莖基殘存；下面有殘留細根及根痕。斷面黃色，顆粒性。

〔**橫切面**〕見圖。

〔**性味功能與主治**〕苦，寒。清熱解毒，消痰，利咽。用於熱毒痰火鬱結，咽喉腫痛，痰涎壅盛，咳嗽氣喘。

〔**用法與用量**〕3～9g。

Blackberrylily Rhizome is the dried rhizome of *Belamcanda chinensis* (L.) DC. (Fam. Iridaceae).

Action To remove *toxic heat*, eliminate *phlegm*, and soothe the sore throat.

Indications Sore throat, cough and dyspnea with copious expectoration due to accumulation of *toxic heat*, *phlegm* and *fire*.

Dosage 3～9g.

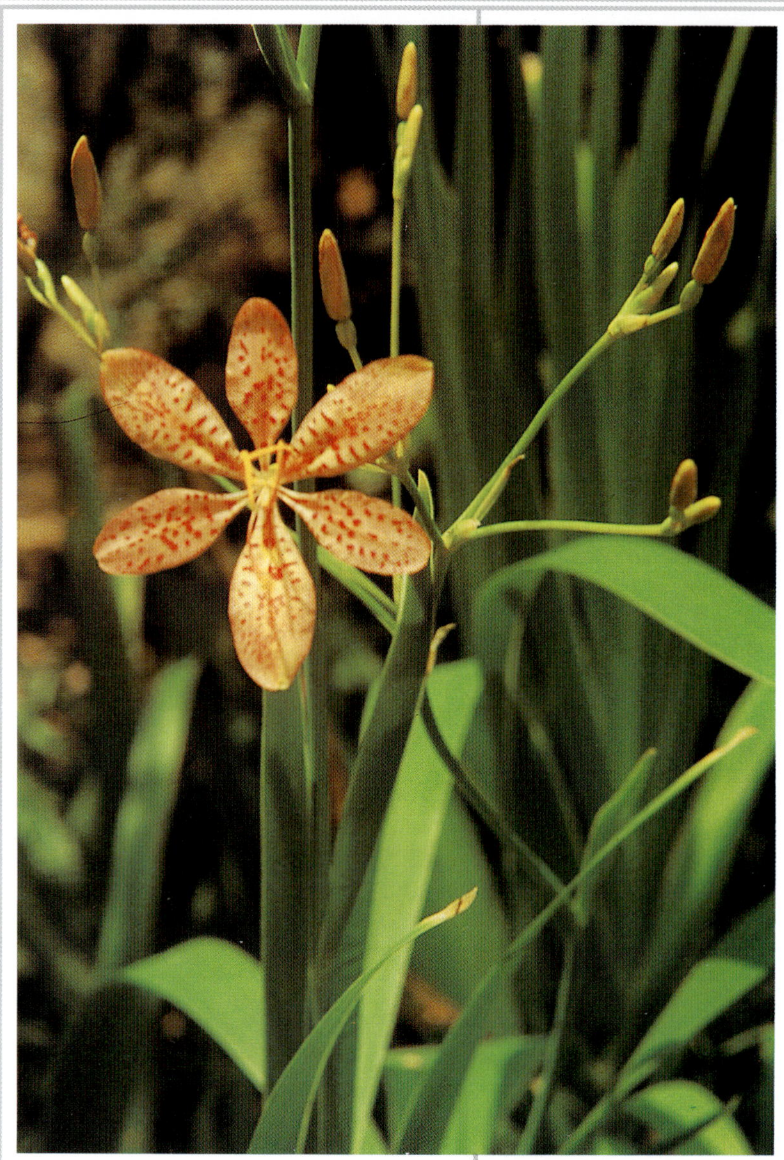

◀ 射干

▼ 藥材射干橫切面

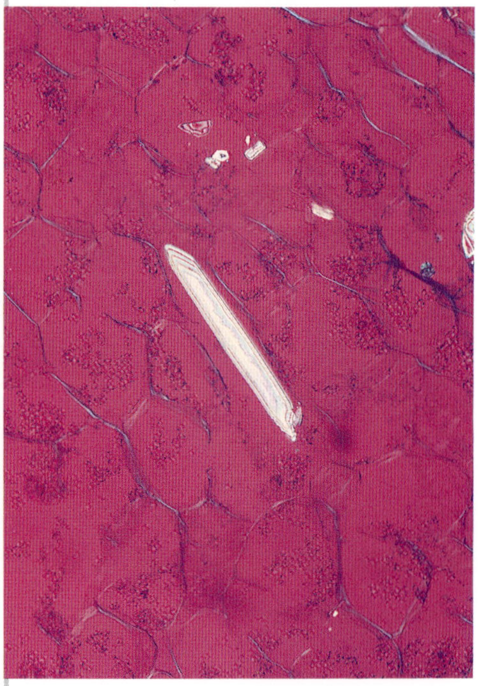

▼ 藥材射干橫切面偏振光下示柱晶

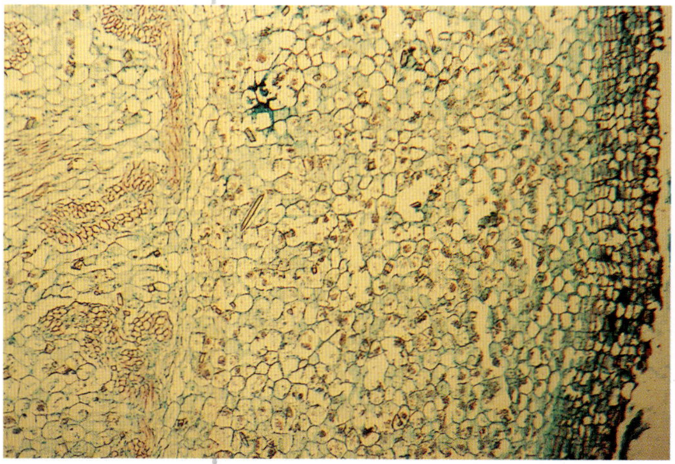

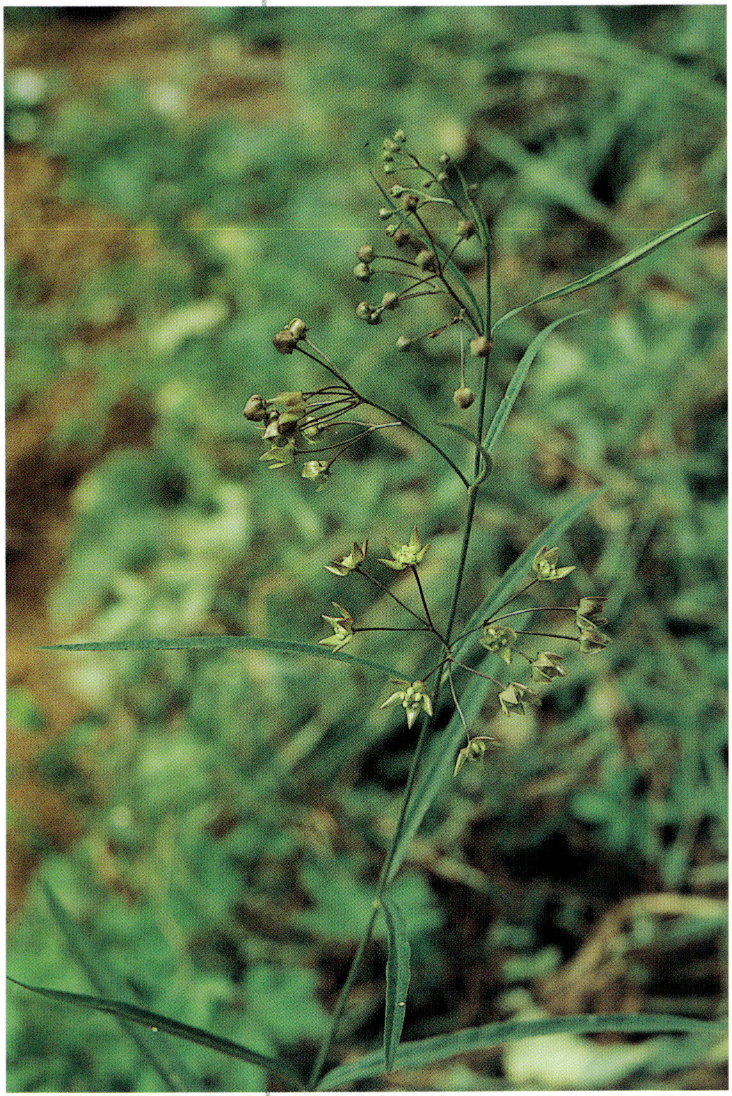

徐長卿 ▶

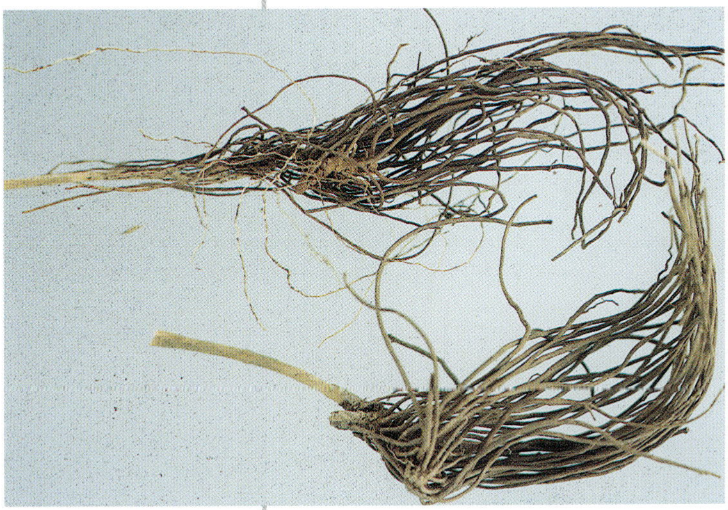

藥材徐長卿 ▶

386 徐長卿

Xuchangqing

Paniculate Swallowwort Root

RADIX CYNANCHI PANICULATI

本品為蘿藦科植物徐長卿 Cynanchum paniculatum (Bge.) kitag. 的乾燥根及根莖。

〔**原植物**〕多年生草本。莖不分枝。葉對生，披針形至綫形，葉緣反卷有睫毛。圓錐花序近頂腋生；花冠黃綠色，近輻射狀。蓇葖果單生。種子長圓形，頂端具白色絹質毛。

〔**藥材性狀**〕本品根莖呈不規則柱狀，有盤節，長 0.5～3.5cm，直徑 2～4mm。有的頂端帶有殘莖，細圓柱形，長約 2cm，直徑 1～2mm，斷面中空；根莖節處周圍着生多數根。根呈細長圓柱形，彎曲，長 10～16cm，直徑 1～1.5mm。表面淡黃白色至淡棕黃色，或棕色；具微細的縱皺紋，並有纖細的鬚根。斷面粉性。皮部類白色或黃白色，形成層環淡棕色，木部細小。

〔**性味功能與主治**〕辛，溫。祛風化濕，止痛止癢。用於風濕痹痛，胃痛脹滿，牙痛，腰痛，跌撲損傷，蕁麻疹，濕疹。

〔**用法與用量**〕3～12g，不宜久煎。

Paniculate Swallowwort Root is the dried root and rhizome of *Cynanchum paniculatum* (Bge.) Kitag. (Fam. Asclepiadaceae).

Action To relieve rheumatic conditions, and to arrest pain and itching.

Indications Rheumatic arthralgia, epigastric pain and distension, toothache, lumbago, traumatic injuries; urticaria, eczema.

Usage and dosage 3～12g, to be decocted for a short time only.

387 高良薑

Gaoliangjiang

Lesser Galangal Rhizome

RHIZOMA ALPINIAE OFFICINARUM

本品為薑科植物高良薑 Alpinia officinarum Hance 的乾燥根莖。

〔**原植物**〕多年生草本。地下根莖横走，棕色或紫紅色，多節。莖直立。葉二列，無葉柄；葉片窄條狀披針形，長 15～30cm，寬 1～3cm，先端漸尖或尾尖，兩面光滑無毛，葉鞘抱莖。圓錐花序頂生，花極密集，花淡紅色。蒴果肉質、球形，熟時橘紅色。

〔**藥材性狀**〕本品呈圓柱形，多彎曲，有分枝，長 5～9cm，直徑 1～1.5cm。表面棕紅色至暗褐色，有細密的縱皺紋及灰棕色的波狀環節，每節長 0.2～1cm，下面有圓形的根痕。斷面灰棕色或紅棕色，纖維性。中柱約佔 1/3。

〔**横切面**〕見圖。

〔**性味功能與主治**〕辛，熱。溫胃散寒，消食止痛。用於脘腹冷痛，胃寒嘔吐，噯氣吞酸。

〔**用法與用量**〕3～6g。

Lesser Galangal Rhizome is the dried rhizome of *Alpinia officinarum* Hance (Fam. Zingiberaceae).

Action To dispel *cold* from the stomach, to promote digestion and to relieve pain.

Indications Epigastric pain with cold sensation; vomiting, belching and acid regurgitation due to *cold* in the stomach.

Dosage 3～6g.

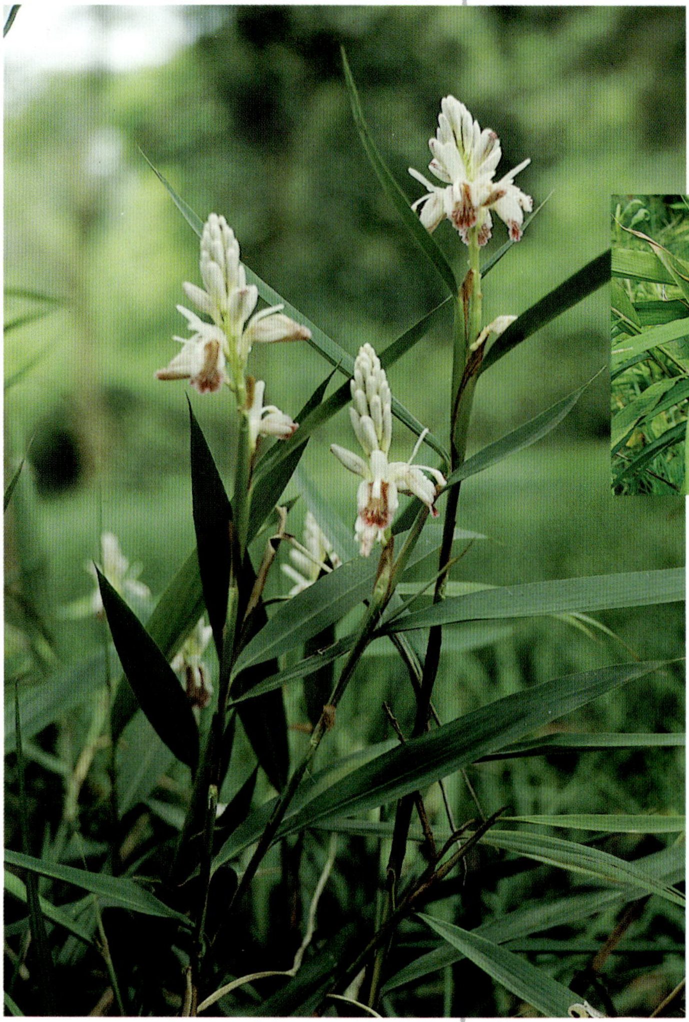

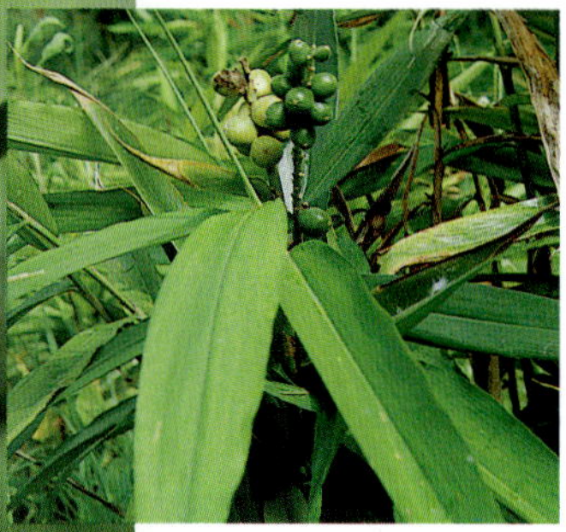

◀▲高良薑

▼藥材高良薑

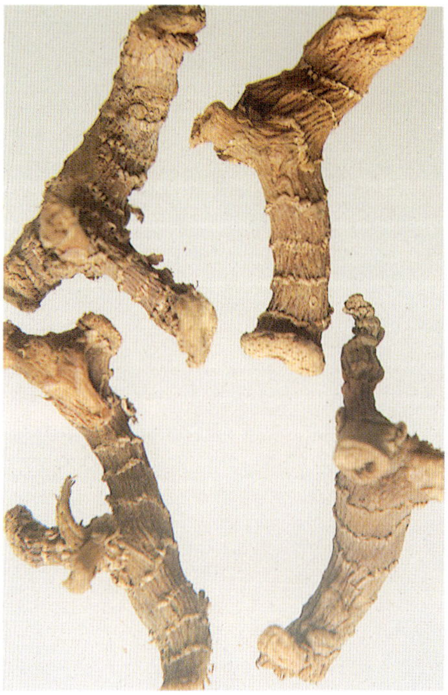

▼藥材高良薑横切面

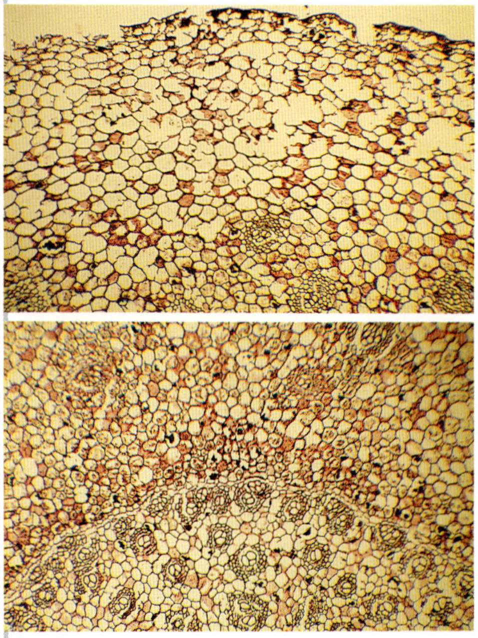

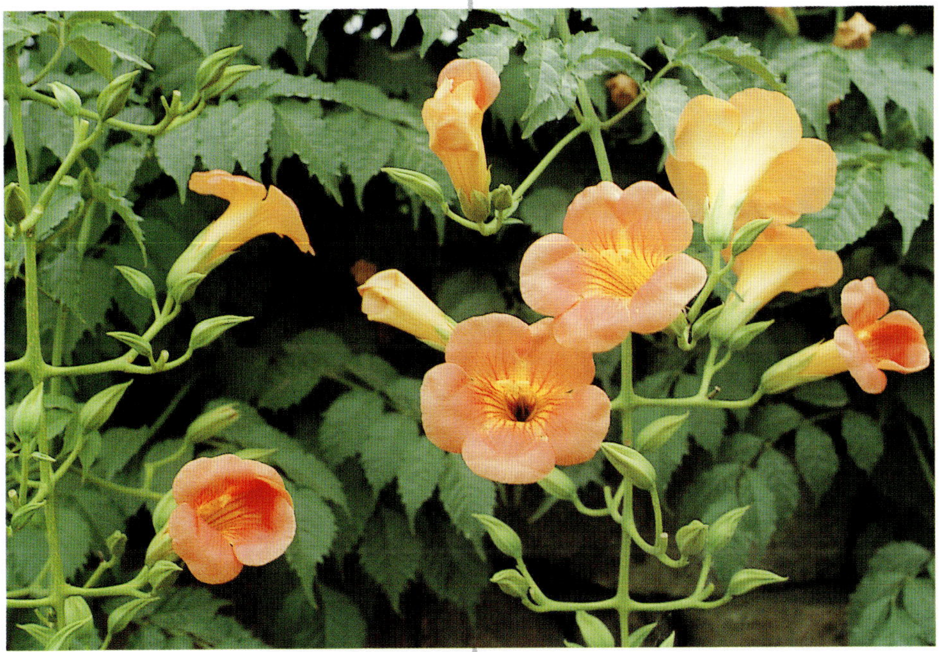

▲ 凌霄

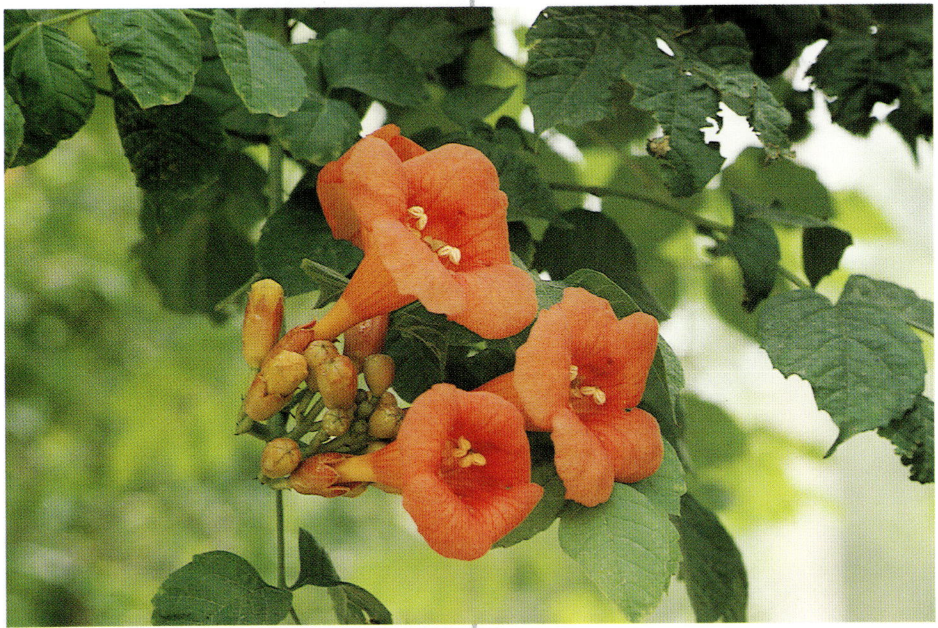

▲ 美洲凌霄

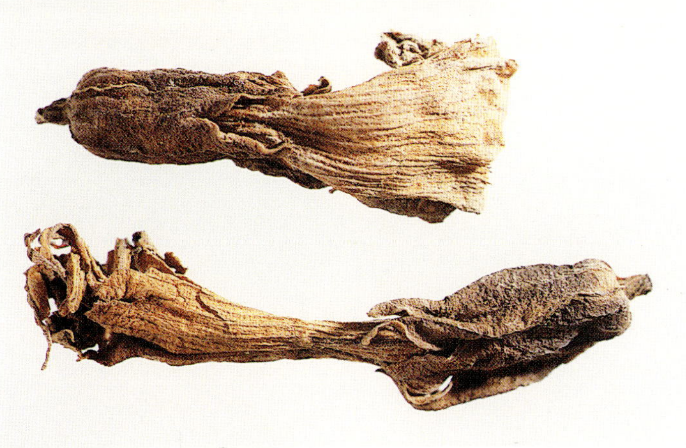

藥材凌霄花 ▶
（凌霄）

388 凌霄花

Lingxiaohua

Trumpetcreeper Flower

FLOS CAMPSIS

本品為紫葳科植物凌霄 Campsis grandiflora (Thunb.) K. Schum. 或美洲凌霄 Campsis radicans (L.) Seem. 的乾燥花。

〔**原植物**〕①凌霄：落葉木質藤本。單數羽狀葉對生，小葉 7～9 片，卵形或披針形，基部稍不對稱。聚傘圓錐花序，頂生，花大，花萼 5 裂至中部；花冠漏斗狀鐘形，鮮紅色，筒稍高；雄蕊 4 個。蒴果細長革質。②美洲凌霄：羽狀複葉，小葉 9～11，萼筒短，裂片僅佔萼的 1/3 處。花冠口較小。

〔**藥材性狀**〕①凌霄：多皺縮卷曲，黃褐色至棕褐色，完整花朵長 4～5cm。萼筒鐘狀，長 2～2.5cm，裂片 5，裂至中部，萼筒基部至萼齒尖有 5 條縱棱。花冠先端 5 裂，裂片半圓形，下部聯合呈漏斗狀，表面可見細脈紋，內表面較明顯。雄蕊 4，着生在花冠上，2 長 2 短，花藥個字形，花柱 1，柱頭扁平。②美洲凌霄：完整花朵長 6～7cm。萼筒長 1.5～2cm，硬革質，先端 5 齒裂，裂片短三角狀，長約為萼筒的 1/3，萼筒外無明顯的縱棱；花冠內表面具明顯的深棕色脈紋。

〔**性味功能與主治**〕甘、酸，寒。行血去瘀，涼血祛風。用於經閉癥瘕，產後乳腫，風疹發紅，皮膚瘙癢，痤瘡。

〔**用法與用量**〕4.5～9g。

〔**注意**〕孕婦慎用。

Trumpetcreeper Flower is the dried flower of *Campsis grandiflora* (Thunb.) K. Schum. or *Campsis radicans* (L.) Seem. (Fam. Bignoniaceae).

Action To promote blood circulation and remove *blood stasis*, to remove *heat* from the blood and dispel *wind*.

Indications Amenorrhea with mass in the abdomen; swelling of breast after childbirth; rubella red in colour; itching; acne.

Dosage 4.5～9g.

Precaution Used with caution in pregnancy.

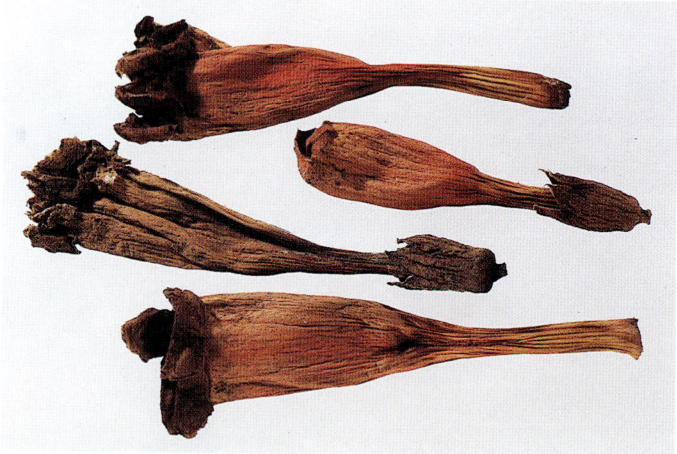

◀ 藥材凌霄花
（美洲凌霄）

389 浙貝母

Zhebeimu

Thunberg Fritillary Bulb

BULBUS FRITILLARIAE THUNBERGII

本品為百合科植物浙貝母 Fritillaria thunbergii Miq. 的乾燥鱗莖。

〔**原植物**〕多年生草本，全株光滑無毛。鱗莖半球形，上下微凹入，白色。莖單一，直立，圓柱形。單葉無柄，對生或輪生，中、上部葉先端呈卷曲狀。花生於莖頂或上部葉腋；花鐘形，俯垂，淡黃色或黃綠色。蒴果有 6 條寬的縱翼。

〔**藥材性狀**〕①大貝：為鱗莖外層的單瓣鱗葉，略呈新月形，高 1～2cm，直徑 2～3.5cm。外表面類白色至淡黃色，內表面白色或淡棕色，被有白色粉末。斷面白色至黃白色，富粉性。②珠貝：為完整的鱗莖，呈扁圓形，高 1～1.5cm，直徑 1～2.5cm。表面類白色，外層鱗葉 2 瓣，肥厚，略呈腎形，互相抱合，內有小鱗葉 2～3 枚及乾縮的殘莖。③浙貝片：為鱗莖外層的單瓣鱗葉切成的片。橢圓形或類圓形，直徑 1～2cm，邊緣表面淡黃色，切面平坦，粉白色。

〔**性味功能與主治**〕苦，寒。清熱化痰，開鬱散結。用於風熱、燥熱、痰火咳嗽，肺癰，乳癰，瘰癧，瘡毒，心胸鬱悶。

〔**用法與用量**〕4.5～9g。

Thunberg Fritillary Bulb is the dried bulb of *Fritillaria thunbergii* Miq. (Fam. Liliaceae).

Action To remove *heat* and resolve *phlegm*, to ease the mind, and to reduce nodulation.

Indications Cough caused by *wind-heat*, *dryness-heat* or *phlegm-heat*; lung abscess; mastitis; scrofula; depression.

Dosage 4.5～9g.

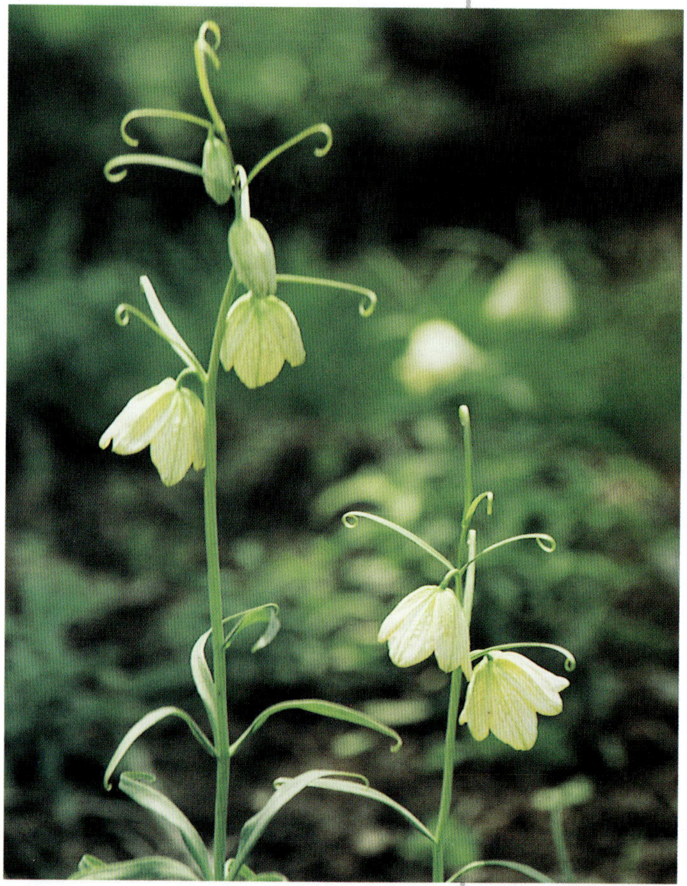

◀ 浙貝母

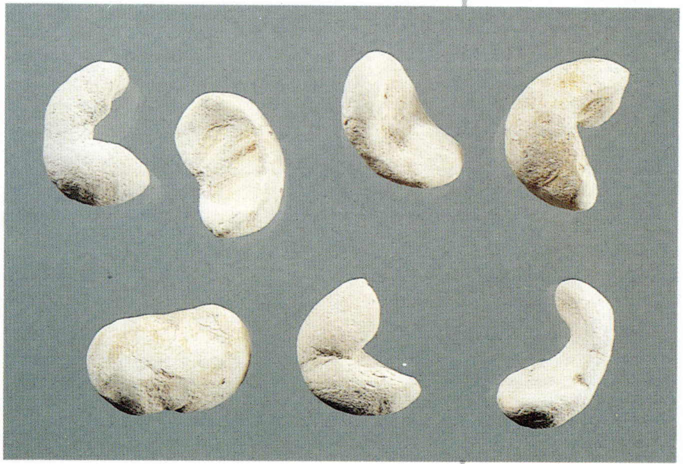

◀ 藥材浙貝母

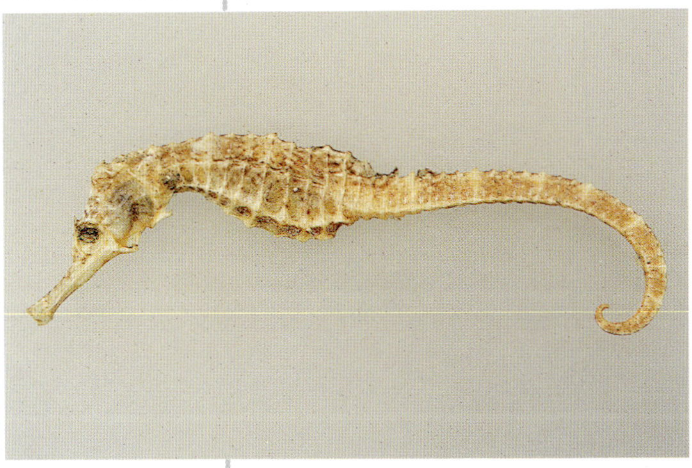

藥材綫紋海馬 ▶

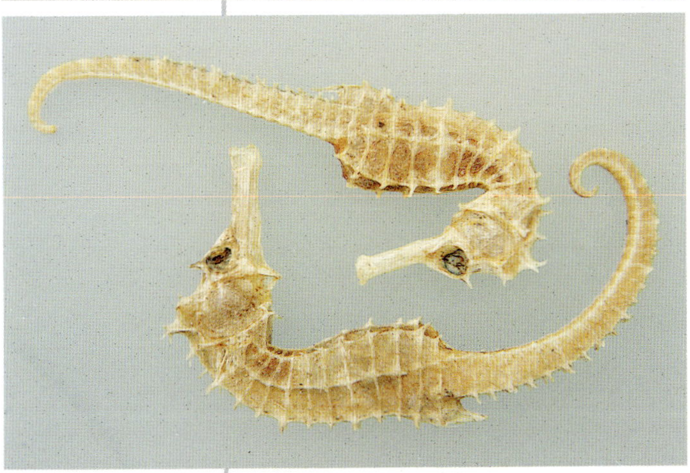

藥材刺海馬 ▶

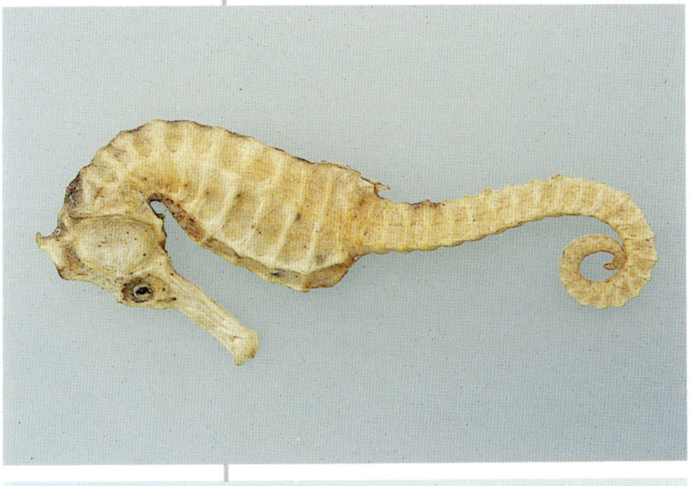

藥材大海馬 ▶

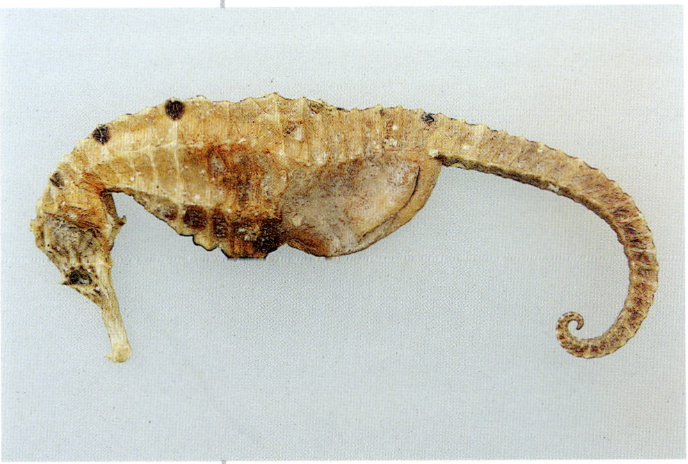

藥材三斑海馬 ▶

390 海馬

Haima

Sea-horse

HIPPOCAMPUS

本品為海龍科動物綫紋海馬 Hippocampus kelloggi Jordan et Snyder、刺海馬 Hippocampus histrix Kaup、大海馬 Hippocampus kuda Bleeker、三斑海馬 Hippocampus trimaculatus Leach 或小海馬（海蛆）Hippocampus japonicus Kaup 的乾燥體。

〔**原動物**〕①綫紋海馬：背鰭 18～19；臀鰭 4；胸鰭 18；體環 11＋39～40。體形較大，側扁，腹部頗凸出。除頭上及腹側棱發達外，其他各棱棘均較鈍，頭冠矮小，吻細長，呈管狀，眼較大。體淡黃色或暗灰色，體側具細小的白色斑點或斑紋。②刺海馬：背鰭 18；臀鰭 4；胸鰭 18；體環 11＋35。體刺、頭棘尖銳而特別發達。具 4～5 尖銳小棘。體淡黃褐色。③大海馬：背鰭 17；臀鰭 4；胸鰭 16；體環 11＋35～36。為海馬中體形最大者。頭部及體側有細小暗色斑點和白色小斑點。④三斑海馬：背鰭 20～21；臀鰭 4；胸鰭 17～18；體環 11＋40～41。尾端漸細，卷曲。頭部與軀幹部垂直，體黑褐色。第一、四、七體環的背方各具一黑色圓斑。⑤小海馬（海蛆）：背鰭 16～17；臀鰭 4；胸鰭 12～13；體環 11＋37～38。體形很小。體長僅在 45～90mm。

〔**藥材性狀**〕①綫紋海馬：體呈扁長形而彎曲，長約 30cm。黃白色。頭略似馬頭，有冠狀突起，前方有 1 管狀長吻，口小，無牙，兩眼深陷。軀幹部七棱形，尾部四棱形，漸細卷曲，體上有瓦楞形的節紋並具短棘。體輕，骨質，堅硬。②刺海馬：體長 15～20cm，黃白色頭部及體上環節間的棘細而尖。③大海馬：體長 20～30cm，黑褐色。④三斑海馬：體側背部第 1、4、7 節的短棘基部各有 1 黑斑。⑤小海馬（海蛆）：體形小，長 7～10cm，黑褐色節紋及短棘均較細小。

〔**性味功能與主治**〕甘，溫。溫腎壯陽，散結消腫。用於陽痿，遺尿，腎虛作喘，癥瘕積聚，跌撲損傷；外治癰腫疔瘡。

〔**用法與用量**〕3～9g，外用適量，研末敷患處。

Sea-horse is the dried body of *Hippocampus kelloggi* Jordan et Snyder, *Hippocampus histrix* kaup, *Hippocampus kuda* Bleeker, *Hippocampus trimaculatus* Leach or *Hippocampus japonicus* Kaup (Fam. Syngnathidae).

Action To warm the *kidney* and promote virility, to reduce nodulation, and to induce subsidence of swelling.

Indications Impotence; enuresis; dyspnea in *deficiency syndrome of the kidney*; mass in the abdomen; traumatic injuries; external use for carbuncles and boils.

Usage and dosage 3～9g; for external use, appropriate quantity to be ground into powder and applied topically.

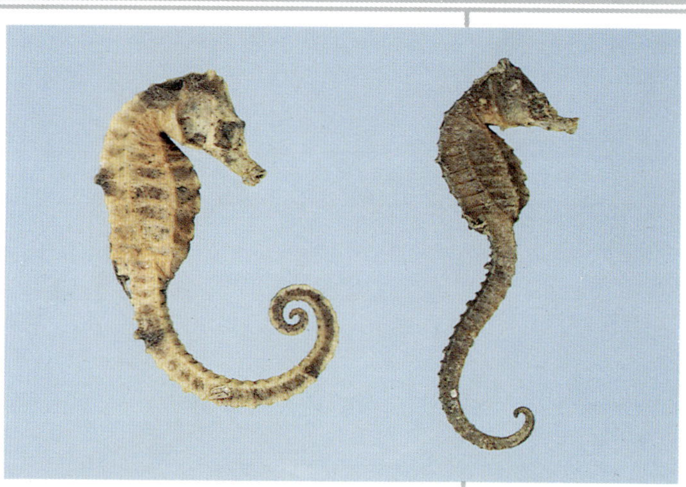

◀ 藥材小海馬

391 海風藤

Haifengteng

Kadsura Pepper Stem

CAULIS PIPERIS KADSURAE

本品為胡椒科植物風藤 Piper kadsura (Choisy) Ohwi 的乾燥藤莖。

〔**原植物**〕木質藤本。莖暗綠色，枝有縱棱，密被灰白色絨毛，節上常生不定根。單葉互生，具柄，葉片革質，卵形或卵狀披針形，先端短漸尖，基部楔形。穗狀花序；花單性，異株，無花被。雄蕊通常 3 個，子房具柱頭 3。漿果近球形，褐黃色。

〔**藥材性狀**〕本品呈扁圓柱形，微彎曲，長 15～60cm，直徑 0.3～2cm。表面灰褐色或褐色，粗糙，有縱向棱狀紋理及明顯的節。節間長 3～12cm，節部膨大，上生不定根。斷面不整齊，皮部窄，木部寬廣，灰黃色，管孔多數，射綫灰白色，放射狀排列，皮部與木部交界處常有裂隙，中心有灰褐色髓。

〔**性味功能與主治**〕辛、苦，微溫。祛風濕，通經絡，止痹痛。用於風寒濕痹，肢節疼痛，筋脈拘攣，屈伸不利。

〔**用法與用量**〕6～12g。

Kadsura Pepper Stem is the dried stem of *Piper kadsura* (Choisy) Ohwi (Fam. Piperaceae). The drug is collected in summer and autumn, removed from root and leaf, and dried in the sun.

Action To relieve rheumatic conditions.

Indications Rheumatic or rheumatoid arthritis with joint pain, muscular contracture and ankylosis.

Dosage 6～12g.

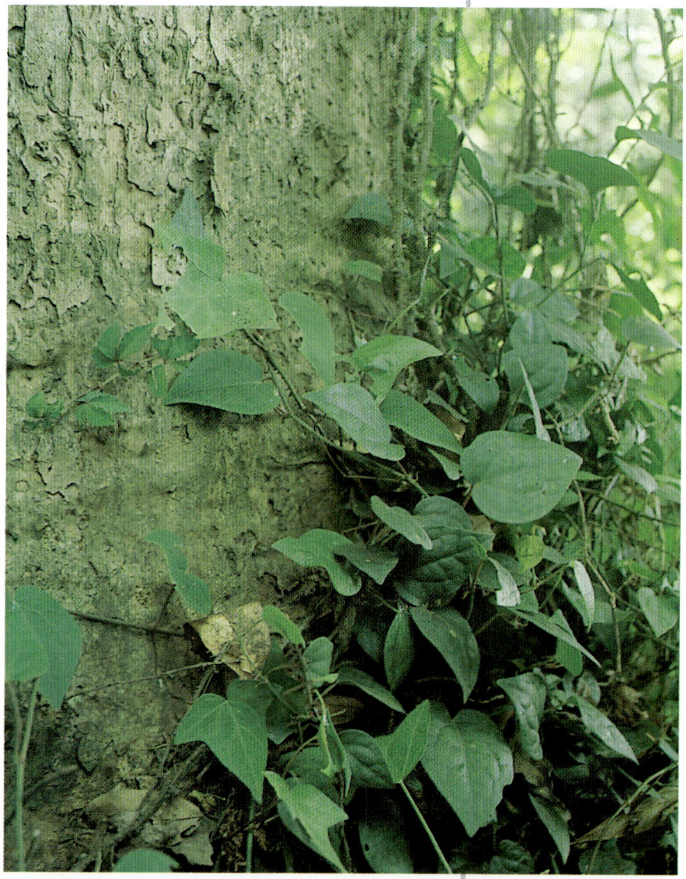

◀ 風藤

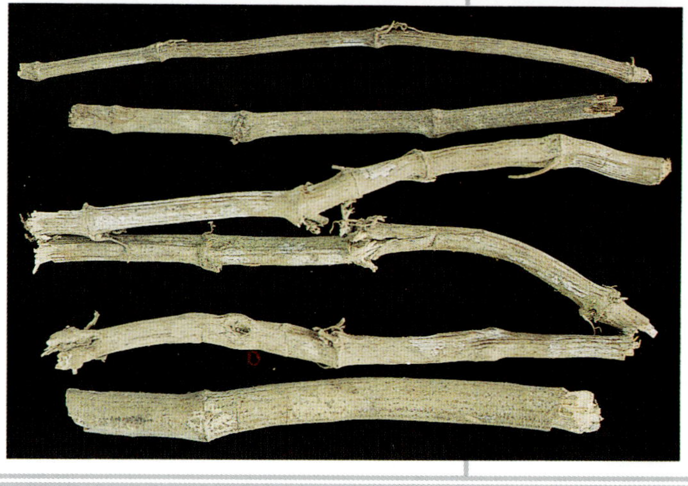

◀ 藥材海風藤

▼藥材刁海龍

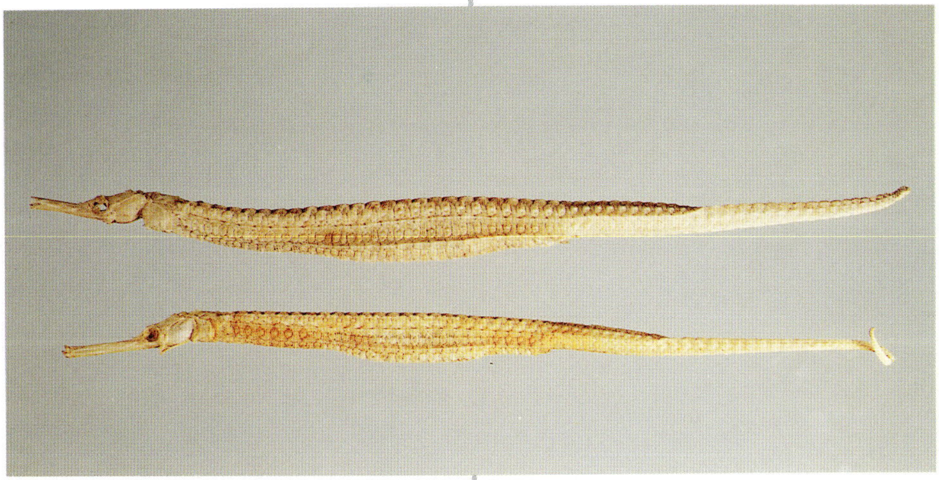

▼藥材擬海龍

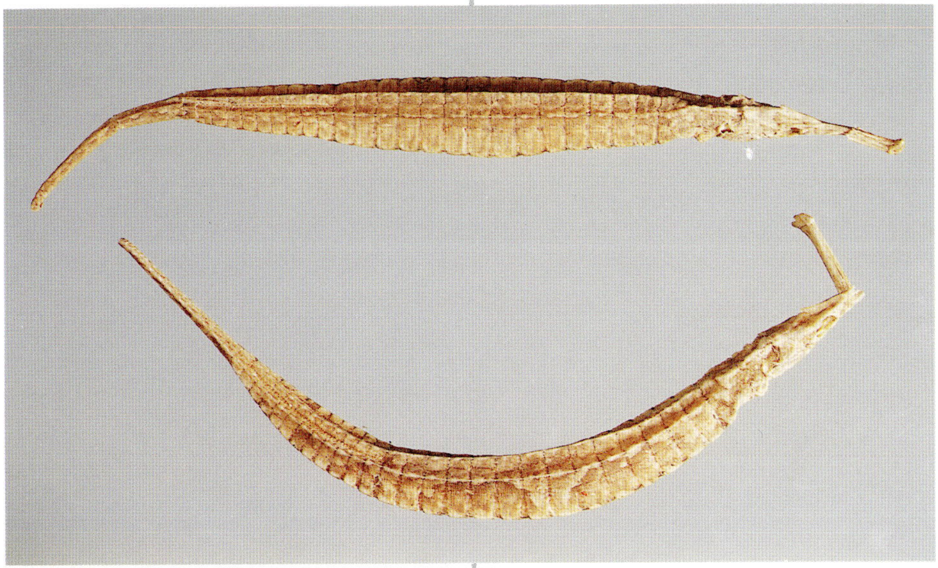

▼ 藥材尖海龍

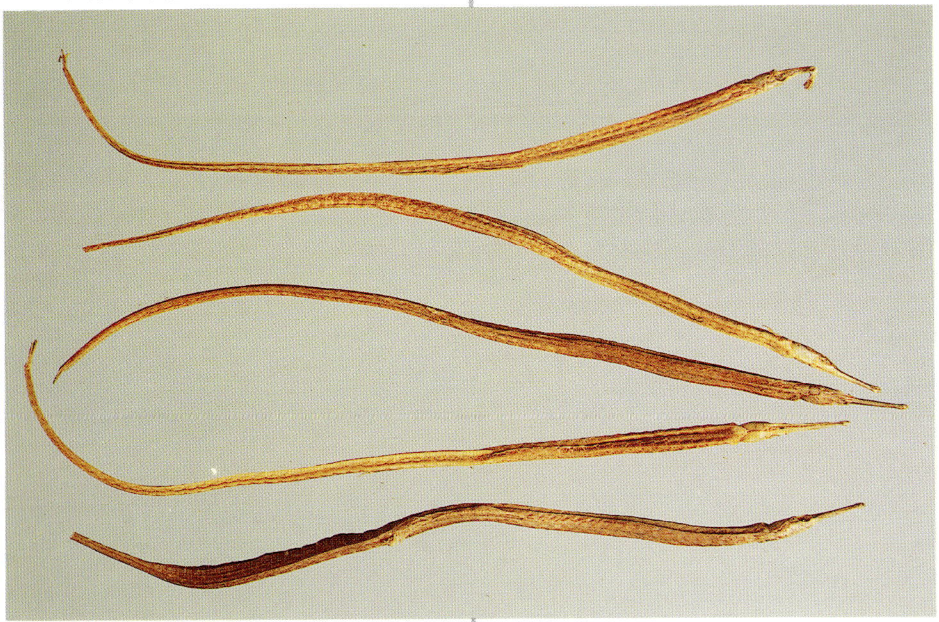

392 海龍

Hailong

Pipe Fish

SYNGNATHUS

本品為海龍科動物刁海龍 Solenognathus hardwickii (Gray)、擬海龍 Syngnathoides biaculeatus (Bloch) 或尖海龍 Syngnathus acus Linnacus 的乾燥體。

〔**原動物**〕①刁海龍：體形狹長而側扁，中部略粗。頭部具管狀長嘴，軀幹部具5條縱棱，全體有圓形突起的圖案狀花紋。②擬海龍：背面窄小，尾部細尖，卷曲。③尖海龍：體細長。頭長而細尖。吻細長，管狀。尾鰭長，後緣圓形。

〔**藥材性狀**〕①刁海龍：體狹長側扁，全長 30～50cm。表面黃白色或灰褐色。頭部前方具1管狀長吻，口小，無牙，兩眼圓而深陷，頭與體軸略呈鈍角。軀幹部寬 3cm，五棱形，尾部前方六棱形，後方漸細，四棱形，尾端卷曲。背棱兩側各有1列灰黑色斑點狀色帶。全體被以具花紋的骨環及細橫紋，各骨環內有突起粒狀棘。胸鰭短寬，背鰭較長，有的不明顯，無尾鰭。骨質，堅硬。②擬海龍：體長平扁，軀幹部略呈四棱形，全長 20～22cm。表面灰黃色，頭常與體軸成一直綫。③尖海龍：體細長，呈鞭狀，全長 10～30cm，未去皮膜。表面黃褐色，有的腹面可見育兒囊，有尾鰭。質較脆弱，易撕裂。

〔**性味功能與主治**〕甘，溫。溫腎壯陽，散結消腫。主治陽痿遺精，癥瘕積聚，瘰癧痰核，跌撲損傷；外治癰腫疔瘡。

〔**用法與用量**〕3～9g；外用適量，研末敷患處。

Pipe Fish is the dried body of *Solenognathus hardwickii* (Gray), *Syngnathoides biaculeatus* (Bloch) or *Syngnathus acus* Linnaeus (Fam. syngnathidae).

Action To warm the *kidney* and promote virility, to reduce nodulation, and to induce subsidence of swelling.

Indications Impotence and seminal emission; mass in the abdomen; scrofula; traumatic injuries; external use for carbuncles and boils.

Usage and dosage 3～9g; for external use, appropriate quantity to be ground into powder and applied topically.

393 海金沙

Haijinsha

Japanese Climbing Fern Spore

SPORA LYGODII

本品為海金沙科植物海金沙 Lygodium japonicum (Thunb.) Sw. 的乾燥成熟孢子。

〔**原植物**〕草質藤本。根莖橫生，葉多數，對生於莖上的短枝兩側，二型，能育葉羽片卵狀三角形，不育葉片三角形，二至三回羽狀複葉。小羽片 2～5 對，羽軸及葉面有毛，孢子囊穗生於孢子葉片的邊緣。孢子表面有小疣。

〔**藥材性狀**〕本品呈粉末狀，棕黃色或淺棕黃色。體輕，手捻有光滑感，置手中易由指縫滑落。

〔**性味功能與主治**〕甘、鹹，寒。清利濕熱，通淋止痛。用於熱淋，砂淋，石淋，血淋，膏淋，尿道澀痛。

〔**用法與用量**〕6～15g。

Japanese Climbing Fern Spore is the dried ripe spores of *Lygodium japonicum* (Thunb.) Sw. (Fam. Lygodiaceae).

Action To remove *damp-heat* and relieve dysuria.

Indications Acute urinary infection, urolithiasis, hematuria, chyluria, urethral pain, with difficult urination.

Dosage 6～15g.

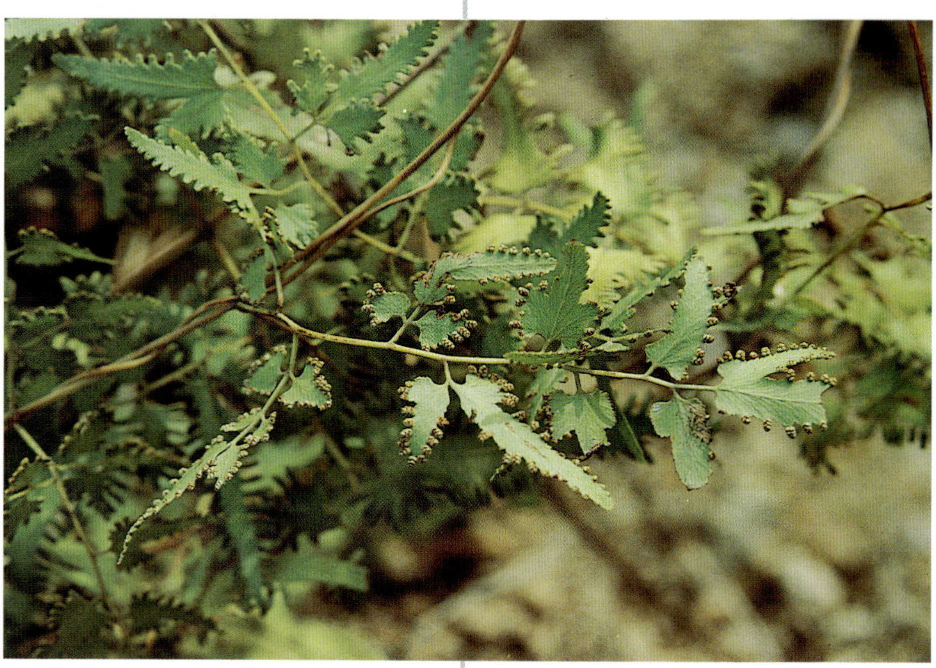

▲ 海金沙

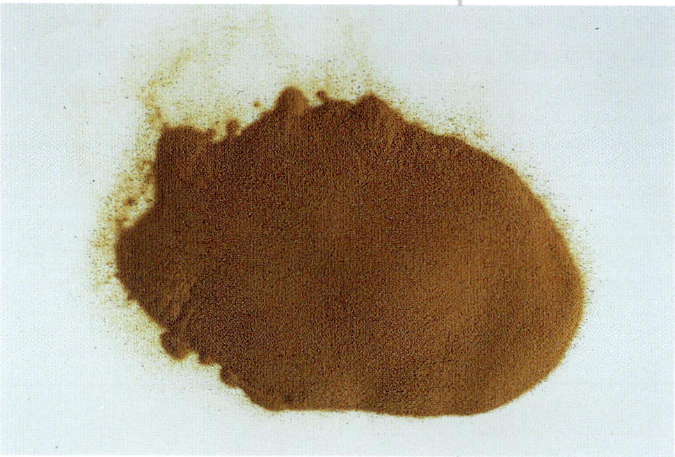

◀ 藥材海金沙

394 海螵蛸

Haipiaoxiao

Cuttlebone

OS SEPIAE

本品為烏鰂科動物無針烏賊 Sepiella maindroni de Rochebrune 或金烏賊 Sepia esculenta Hoyle 的乾燥內殼。

〔**原動物**〕①無針烏賊：頭部短，兩側各有 1 發達的眼，前中部有口，前方有腕 4 對和觸腕 1 對，胴部卵圓形，胴背有明顯的白花斑。②金烏賊：胴背有紫棕色細斑和白斑相間，雄性胴背有波條狀紋。內殼後端具粗狀骨針。

〔**藥材性狀**〕①無針烏賊：呈扁長橢圓形，中間厚，邊緣薄，長 9～14cm，寬 2.5～3.5cm，厚約 1.3cm。背有磁白色

▼金烏賊

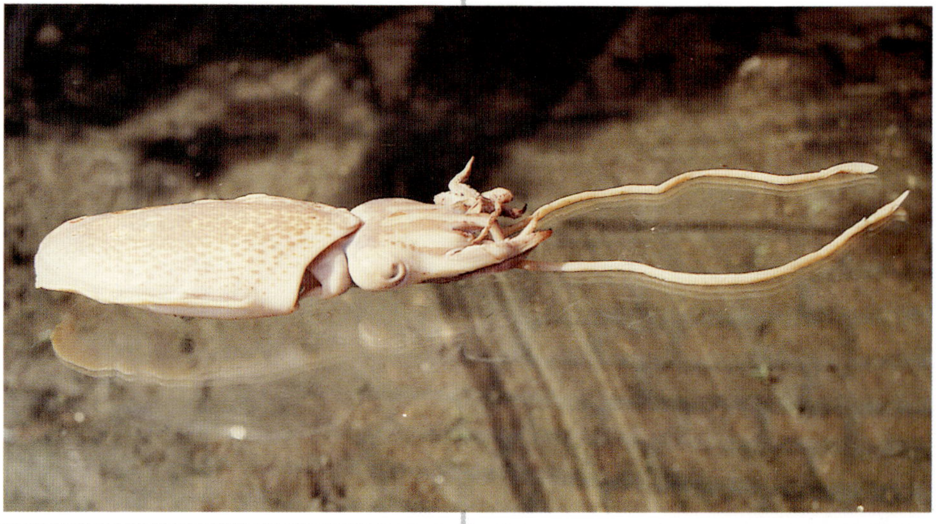

無針烏賊 ▶

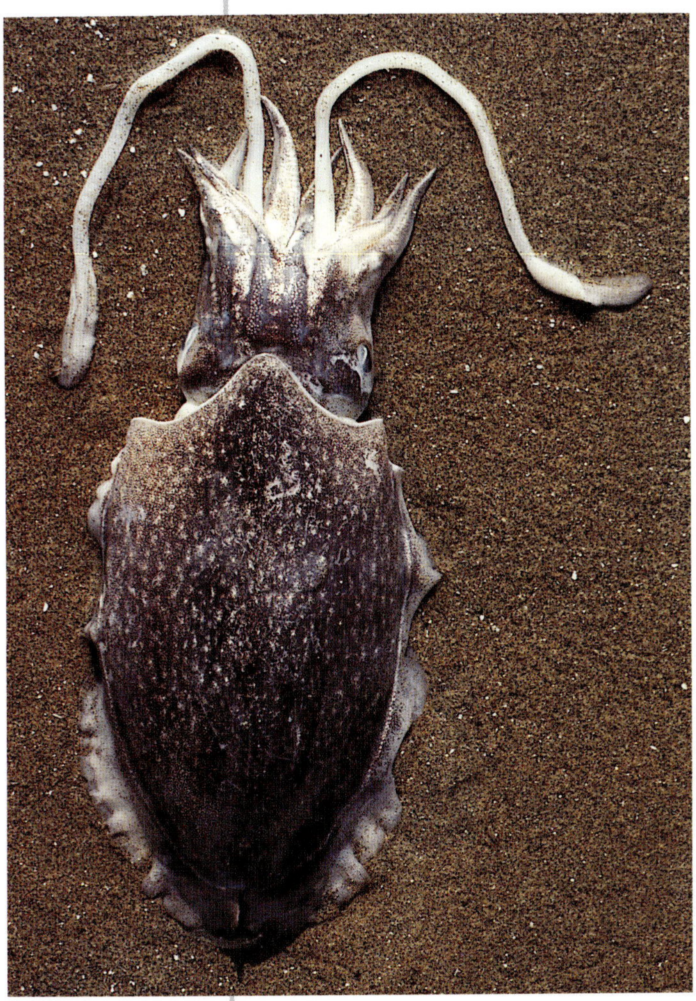

▼ 藥材海螵蛸（左：無針烏賊 右：金烏賊）

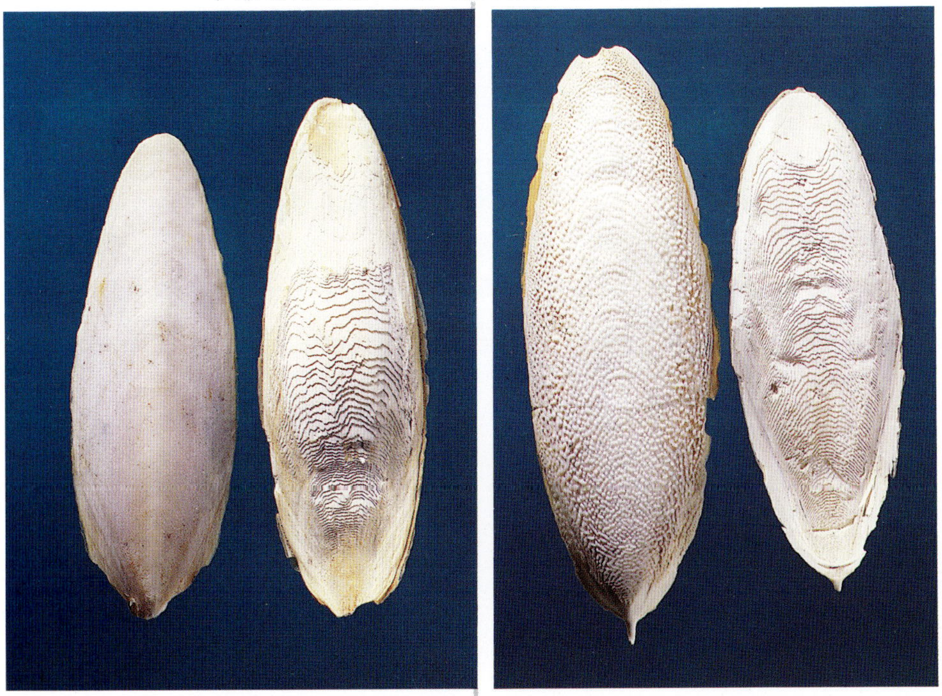

脊狀隆起，兩側略顯微紅色，有不甚明顯的細小疣點；腹面白色，自尾端到中部有細密波狀橫層紋；角質緣半透明，尾部較寬平，無骨針。體輕，質鬆，易折斷，斷面粉質，顯疏鬆層紋。②金烏賊：長 13～23cm，寬約至 6.5cm。背面疣點明顯，略呈層狀排列；腹面的細密波狀橫層紋佔全體大部分，中間有縱向淺槽；尾部角質緣漸寬，向腹面翹起，末端有 1 骨針，多已斷落。

〔**性味功能與主治**〕鹹、澀，溫。收斂止血，澀精止帶，製酸，斂瘡。用於潰瘍病，胃酸過多，吐血衄血，崩漏便血，遺精滑精，赤白帶下，胃痛吞酸；外治損傷出血，瘡多膿汁。

〔**用法與用量**〕4.5～9g；外用適量，研末敷患處。

Cuttlebone is the dried internal shell of *Sepiella maindroni* De Rochebrune or *Sepia esculenta* Hoyle (Fam. Sepiadae).

Action To stop bleeding arrest seminal discharge or leukorrhea, to inhibit gastric secretion, and to promote the healing of wound.

Indications Peptic ulcer with hyperacidity; spitting of blood, epistaxis, abnormal uterine bleeding, hematochezia; seminal emission, spermatorrhea; morbid leukorrhea; gastric pain with acid regurgitation; external use for traumatic bleeding and wound with purulent discharge.

Usage and dosage 4.5～9g; for external use, appropriate quantity to be ground into powder and applied topically.

395 海藻

Haizao

Seaweed

SARGASSUM

本品為馬尾藻科植物海蒿子 Sargassum pallidum (Turn.) C. Ag. 或羊栖菜 Sargassum fusiforme (Harv.) Setch. 的乾燥藻體。

〔**原植物**〕①海蒿子：多年生海藻，呈樹枝狀，暗褐色，高 30～100cm。軸由基部分枝，分枝再作 1～2 次二叉狀分枝，小枝上有葉狀突起，突起披針形、倒披針形或倒卵形。生殖枝具細條狀突起，突起腋部的小枝上着生氣囊和囊狀生殖器托，托上生有圓柱形的細小孢子囊。②羊栖菜：多年生海藻，肉質，黃色，高 7～40cm。主軸圓柱形，直立，從周圍長出分枝和葉突狀突起，分枝短，葉狀突棍棒狀。

〔**藥材性狀**〕①大葉海藻：皺縮卷曲，黑褐色，有的被白霜，長 30～60cm。主幹呈圓柱狀，具圓錐形突起，主枝自主幹兩側生出，側枝自主枝葉腋生出，具短小的刺狀突起。初生葉披針形或倒卵形，長 5～7cm，寬約 1cm，全緣或具粗鋸齒；次生葉條形或披針形，葉腋間有着生條狀葉的小枝。氣囊黑褐色，球形或卵圓形，有的有柄，頂端鈍圓，有的具細短尖。質脆，潮潤時柔軟；水浸後膨脹，肉質，黏滑。②小葉海藻：較小，長 15～40cm。分枝互生，無刺狀突起。葉條形或細匙形，先端稍膨大，中空。氣囊腋生，紡錘形或球形，囊柄較長。質較硬。

〔**性味功能與主治**〕苦、鹹，寒。軟堅散結，消痰，利水。用於癭瘤，瘰癧，睾丸腫痛，痰飲水腫。

〔**用法與用量**〕6～12g。

〔**注意**〕不宜與甘草同用。

Seaweed is the dried alga of *Sargassum pallidum* (Turn.) C. Ag. or *Sargassum fusiforme* (Harv.) Setch. (Fam. Sargassaceae).

Action To soften indurated mass, to eliminte *phlegm* and dissipate nodulation, and to induce diuresis.

Indications Goiter, scrofula, swelling and pain of the testis; edema.

Dosage 6～12g.

Precaution Incompatible with Radix Glycyrrhizate.

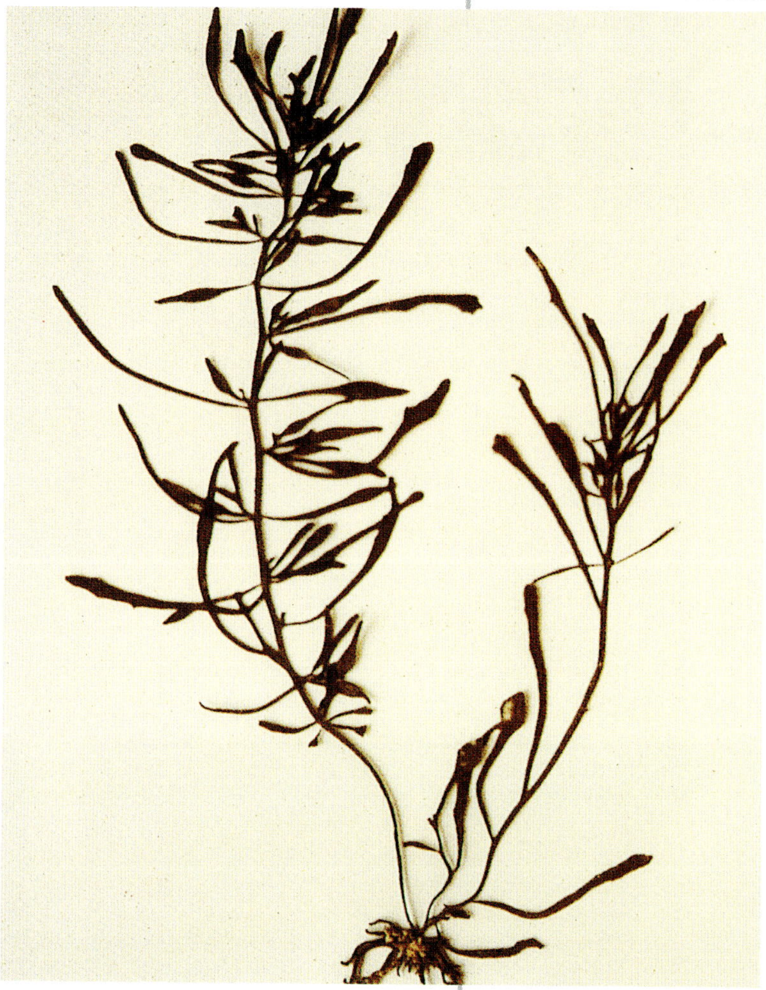

◀ 羊栖菜

▼藥材海藻（海蒿子）

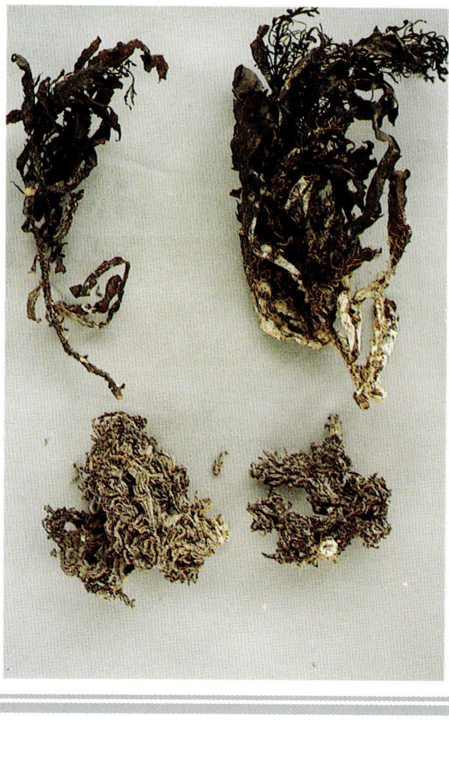

▼藥材海藻（洋栖菜）

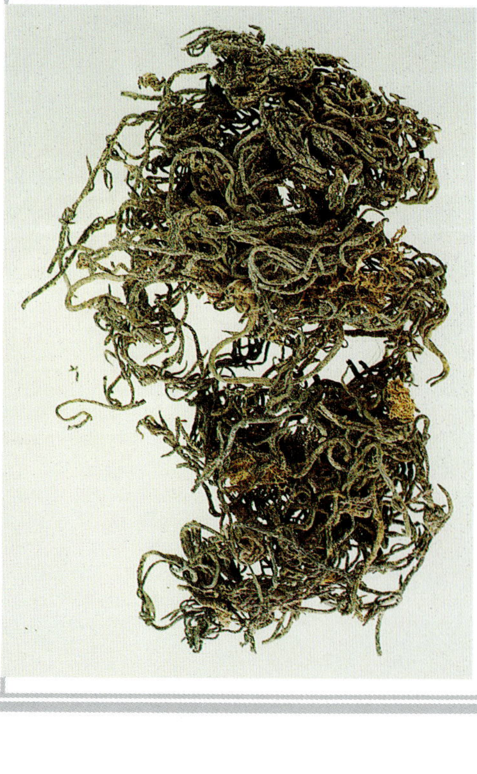

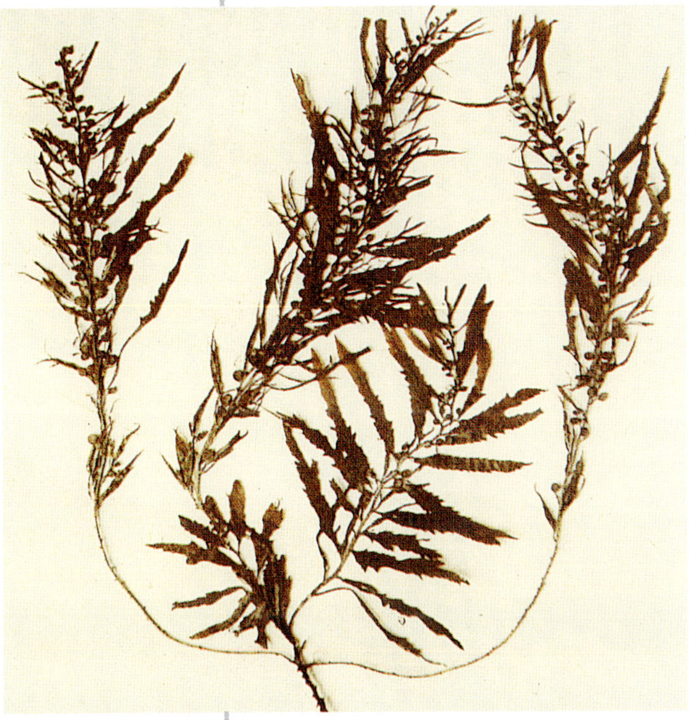

海蒿子 ▶

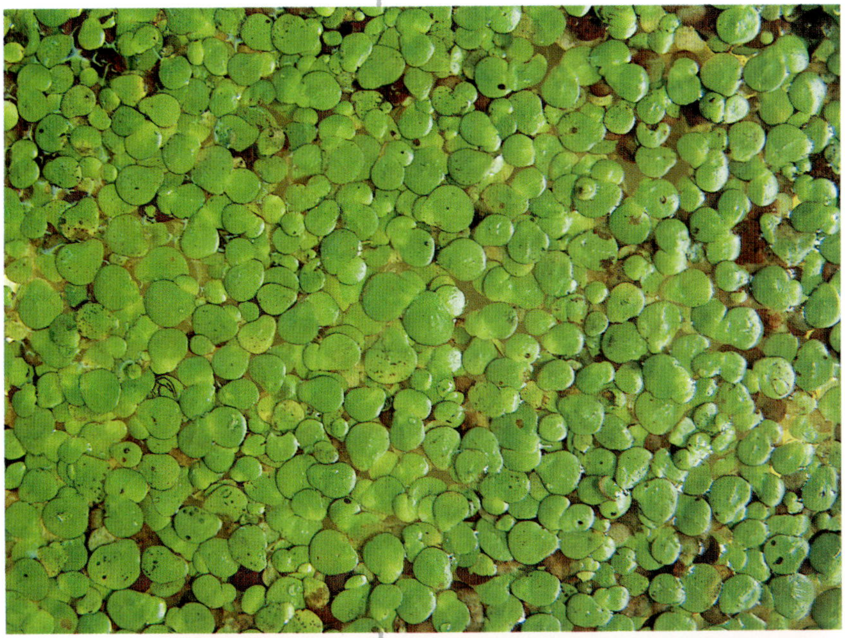

紫萍 ▶

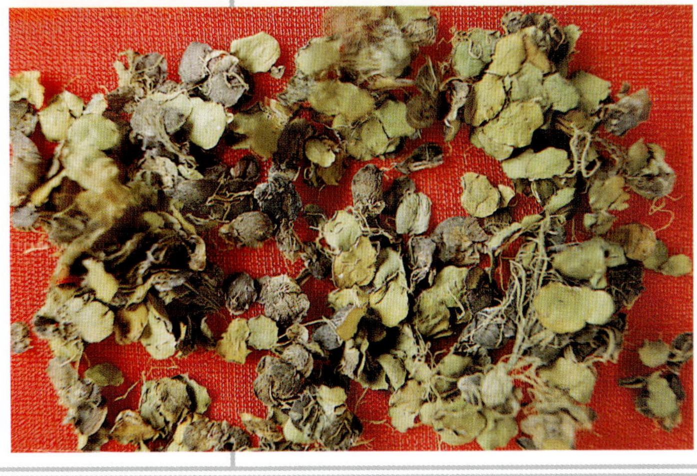

藥材浮萍 ▶

396 浮萍

Fuping

Common Ducksmeat Herb

HERBA SPIRODELAE

本品為浮萍科植物紫萍 Spirodela polyrrhiza (L.) Schleid. 的乾燥全草。

〔**原植物**〕多年生漂浮小草。葉狀體扁平，倒卵狀圓形，長 4～8mm，上面綠色，下面紫紅色。有不明顯的掌狀脈 5～11 條。根 5～11 條，束生，纖維狀。花小，白色或淡綠色，單性，雌雄同株，生於葉狀體邊緣的缺刻內。果實圓形。邊緣有翅。

〔**藥材性狀**〕本品為扁平葉狀體，呈卵形或卵圓形，長徑 2～5mm。上表面淡綠色至灰綠色，偏側有 1 小凹陷，邊緣整齊或微卷曲。下表面紫綠色至紫棕色，着生數條鬚根。體輕，手捻易碎。

〔**性味功能與主治**〕辛，寒。宣散風熱，透疹，利尿。用於麻疹不透，風疹瘙癢，水腫尿少。

〔**用法與用量**〕3～9g；外用適量，煎湯浸洗。

Common Ducksmeat Herb is the dried whole plant of *Spirodela polyrrhiza* (L.) Scheid. (Fam. Lemnaceae).

Action To dispel *wind-heat*, to promote eruption, and to cause diuresis.

Indications Measles without adequate eruption, urticaria with itching; edema with oliguria.

Usage and dosage 3～9g; for external use, appropriate quantity to be decocted for washing or immersion.

397 粉萆薢

Fenbixie

Hypoglaucous Collett Yam Rhizome

RHIZOMA DIOSCOREAE HYPOGLAUCAE

本品為薯蕷科植物粉背薯蕷 Dioscorea hypoglauca Palibin 的乾燥根莖。

〔**原植物**〕多年生纏繞草質藤本。根莖粗厚，盤結成塊狀。莖纖細，左旋。單葉互生，三角狀心形或長圓狀心形，葉中部以下邊緣呈波狀。花小，黃綠色，單性，雌雄異株。雄花花被6裂，能育雄蕊3，不育雄蕊3，無藥；雌花退化雄蕊呈絲狀體。蒴果近圓形，微被白粉，有3翅。

〔**藥材性狀**〕本品為不規則的薄片，邊緣不整齊，大小不一，厚約0.5mm。有的有棕黑色或灰棕色的外皮。切片黃白色或淡灰棕色，維管束散在。質鬆，略有彈性。

〔**性味功能與主治**〕苦，平。利濕去濁，祛風除痹。用於膏淋，白濁，白帶過多，風濕痹痛，關節不利，腰膝疼痛。

〔**用法與用量**〕9～15g。

Hypoglaucous Collett Yam Rhizome is the dried rhizome of *Dioscorea hypoglauca* Palibin (Fam. Dioscoreaceae).

Action To remove turbid *damp*, and to relieve rheumatic conditions.

Indications Chyluria, turbid urine mixed with whitish substance or whitish discharge from urethra, excessive leukorrhea; rheumatic arthralgia with limitation of motion and pain in the loins and knees.

Dosage 9～15g.

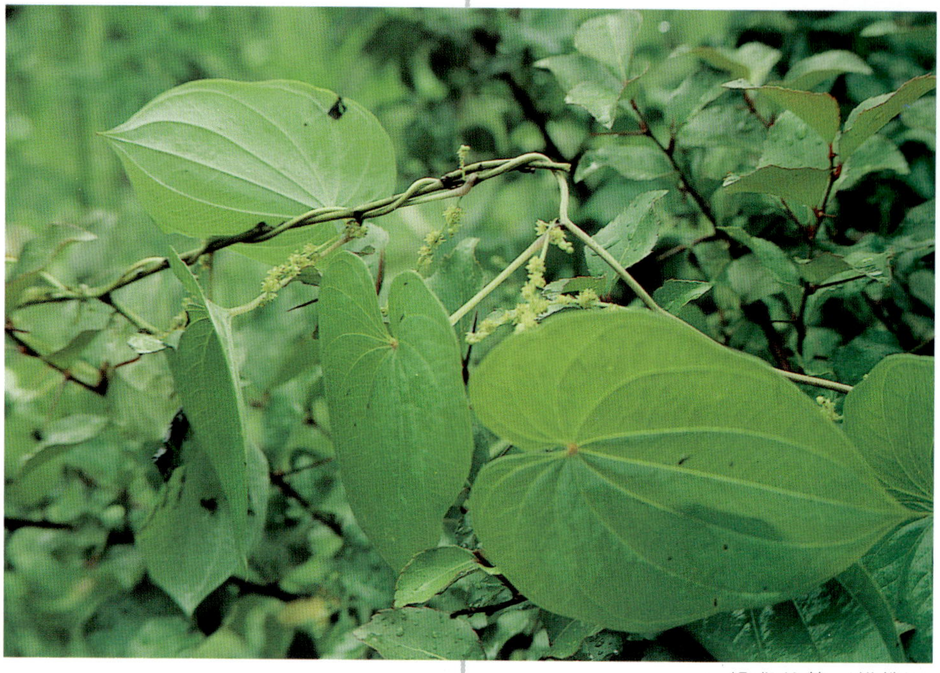

▲粉背薯蕷（雄株）

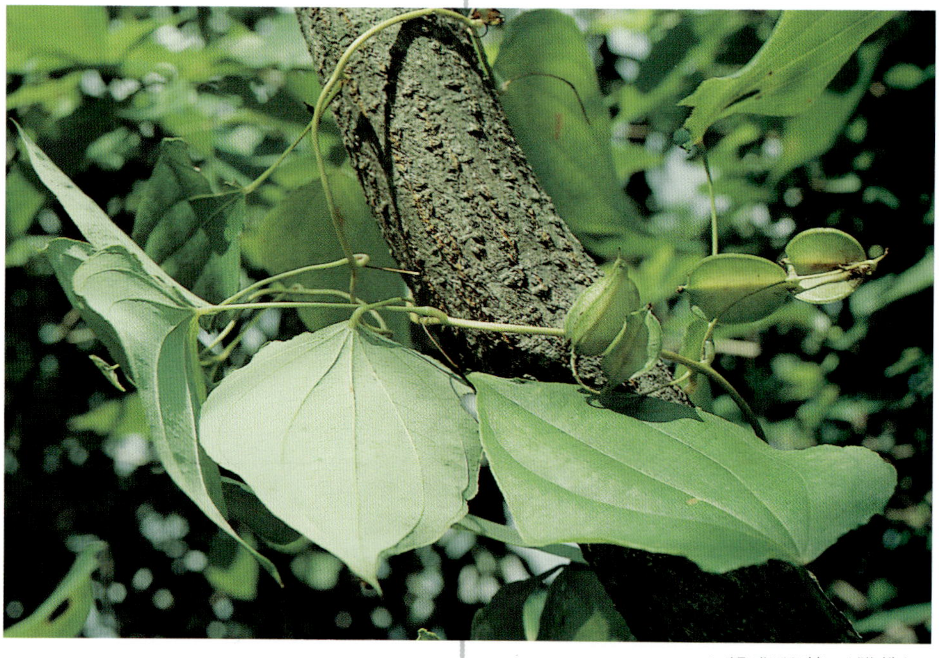

▲粉背薯蕷（雌株）

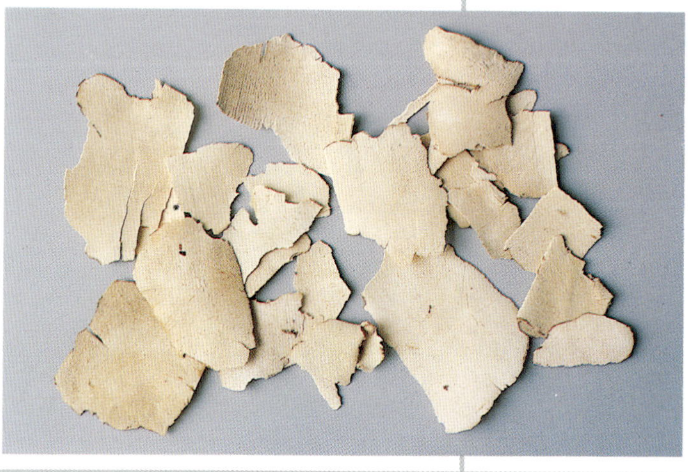

◀藥材粉萆薢

藥材益母草 ▶

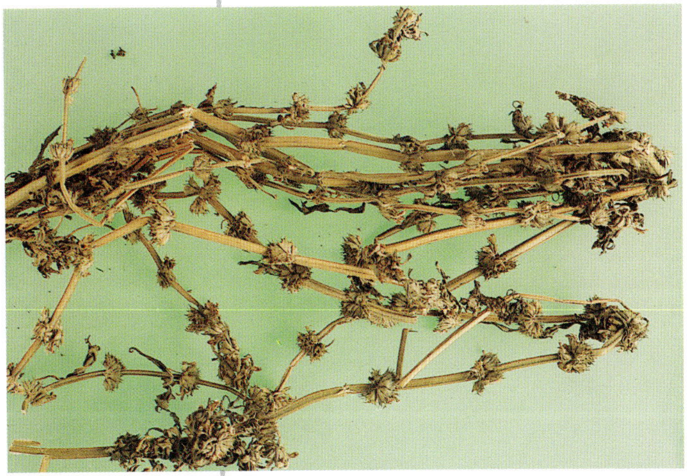

藥材益母草莖橫切面 ▼

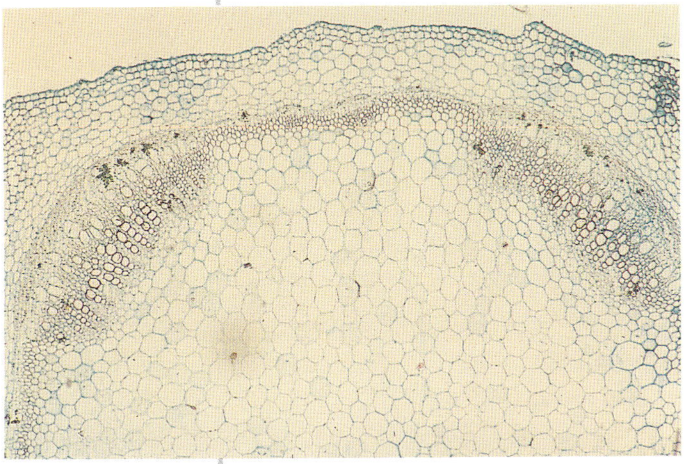

益智 ▼ ▶

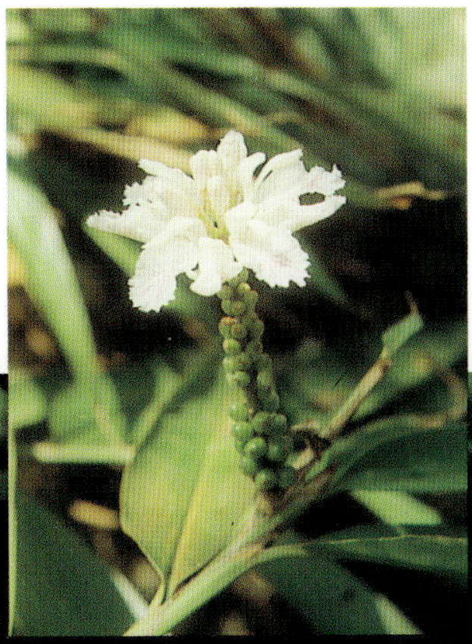

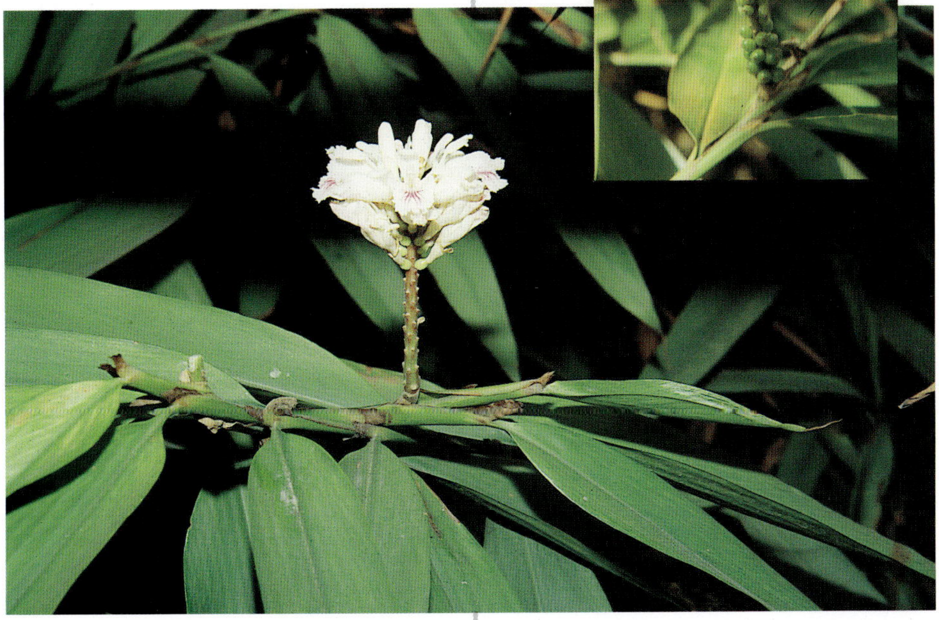

398 益母草

Yimucao

Motherwort Herb

HERBA LEONURI

本品為唇形科植物益母草 Leonurus heterophyllus Sweet 的乾燥地上部分。

〔**原植物**〕見 330 茺蔚子。

〔**藥材性狀**〕本品莖呈方柱形，上部多分枝，四面凹下成縱溝，長 30～60cm，直徑約 0.5cm；表面灰綠色或黃綠色；體輕，質韌，斷面中部有髓。葉交互對生，有柄；葉片灰綠色，多皺縮，破碎，易脫落；完整者下部葉掌狀 3 裂，上部葉羽狀深裂或淺裂成 3 片，裂片全緣或具少數鋸齒。輪傘花序腋生，小花淡紫色，花萼筒狀，花冠二唇形。切段者長約 2cm。

〔**莖橫切面**〕見圖。

〔**性味功能與主治**〕苦、辛、微寒。活血調經，利尿消腫。用於月經不調，痛經，經閉，惡露不盡，水腫尿少；急性腎炎水腫。

〔**用法與用量**〕9～30g。

〔**注意**〕孕婦禁用。

Motherwort Herb is the dried aerial part of *Leonurus heterophyllus* Sweet (Fam. Labiatae).

Action To regulate menstruation by activating blood circulation, and to induce diuresis.

Indications Menstrual disorders, dysmenorrhea, amenorrhea, incessant dripping of lochia; edema and oliguria such as edema in acute nephritis.

Dosage 9～30g.

Precaution Contraindicated in pregnancy.

399 益智

Yizhi

Sharpleaf Glangal Fruit

FRUCTUS ALPINIAE OXYPHYLLAE

本品為薑科植物益智 Alpinia oxyphylla Miq. 的乾燥成熟果實。

〔**原植物**〕多年生草本。莖直立叢生，葉兩列互生；葉片窄披針形，先端尖，基部闊楔形。圓錐花序頂生，花蕾時包藏於鞘狀苞片內，花序軸開花時稍彎曲。蒴果橢圓形，果皮有明顯的脈紋。

〔**藥材性狀**〕本品呈橢圓形，兩端略尖，長 1.2～2cm，直徑 1～1.3cm。表面棕色或灰棕色，有縱向凹凸不平的突起棱綫 13～20 條，頂端有花被殘基，基部常殘存果梗。果皮薄而稍韌，與種子緊貼，種子集結成團，中有隔膜將種子團分為 3 瓣，每瓣有種子 6～11 粒。種子呈不規則的扁圓形，略有鈍棱，直徑約 3mm，表面灰褐色或灰黃色，外被淡棕色膜質的假種皮；質硬，胚乳白色。

〔**種子橫切面**〕見圖。

〔**性味功能與主治**〕辛，溫。溫脾止瀉攝唾，暖腎固精縮尿。用於脾寒泄瀉，腹中冷痛，口多唾涎，腎虛遺尿，小便頻數，遺精白濁。

〔**用法與用量**〕3～9g。

Sharpleaf Glangal Fruit is the dried ripe fruit of *Alpinia oxyphylla* Miq. (Fam. Zingiberaceae).

Action To warm the *spleen*, relieve diarrhea and arrest excessive discharge of saliva, and to warm the *kidney*, and arrest seminal discharge and abnormal urination.

Indications *Cold* syndrome of the *spleen* characterized by diarrhea, abdominal pain with cold sensation, and salivation; *cold* syndrome of the *kidney* characterized by enuresis, frequent urination, seminal emission and whitish discharge from urethra.

Dosage 3～9g.

400 拳參

Quanshen

Bistort Rhizome

RHIZOMA BISTORTAE

本品為蓼科植物拳參 Polygonum bistorta L. 的乾燥根莖。

〔**原植物**〕多年生草本。根莖肥大，彎曲，外皮紫棕色。莖直立。單一。葉革質，長圓狀披針形或窄卵形，先端銳尖。葉鞘膜質筒狀。穗狀花序頂生，小花密集。花被 5 深裂，淡紅色或白色，雄蕊 8。瘦果三角形。

〔**藥材性狀**〕本品呈扁長條形或扁圓柱形而彎曲，兩端略尖，或一端漸細，有的對卷彎曲，長 6～13cm，直徑 1～2.5cm。表面紫褐色或紫黑色，粗糙，一面隆起，一面稍平坦或略具凹槽，全體密具粗環紋，有殘留鬚根或根痕。斷面淺棕紅色或棕紅色，維管束呈黃白色點狀，排列成環。

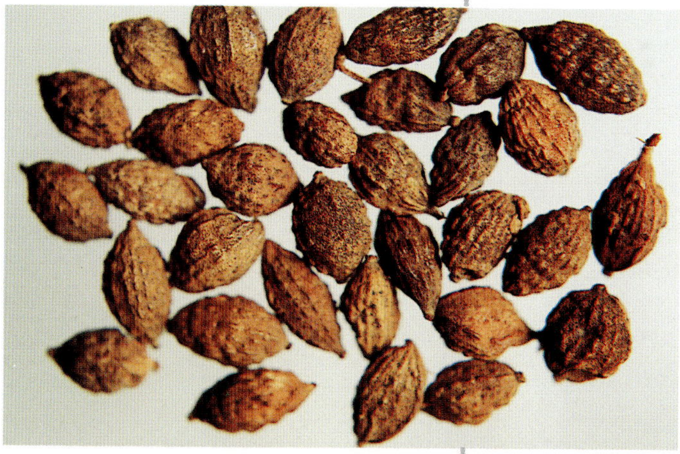

◀ 藥材益智

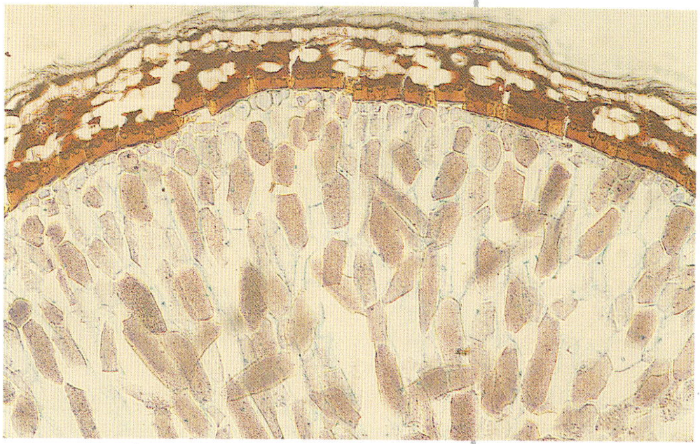

▲ 藥材益智種子橫切面

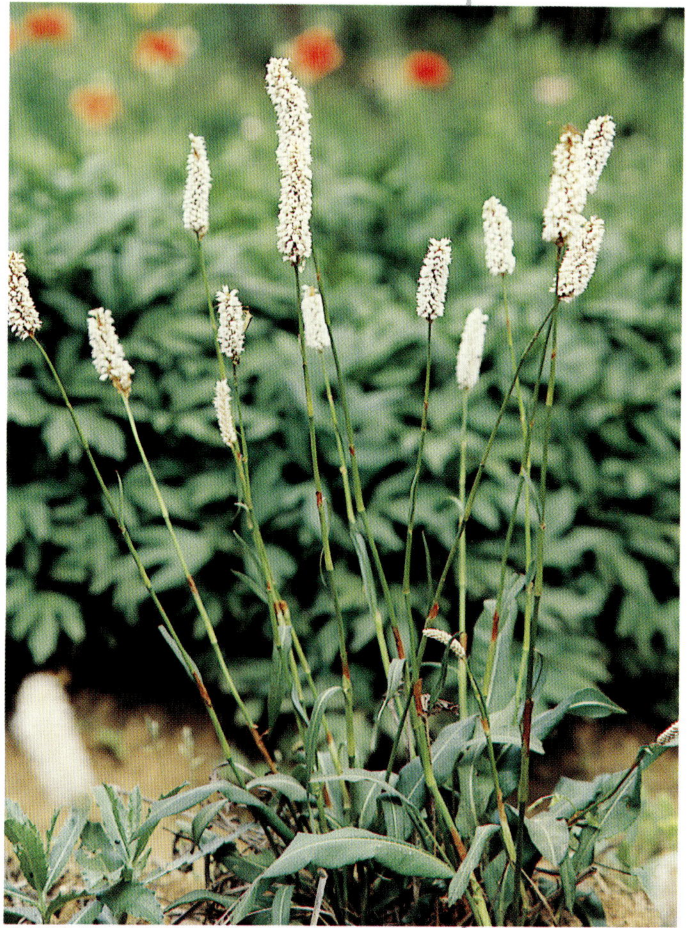

◀ 拳參

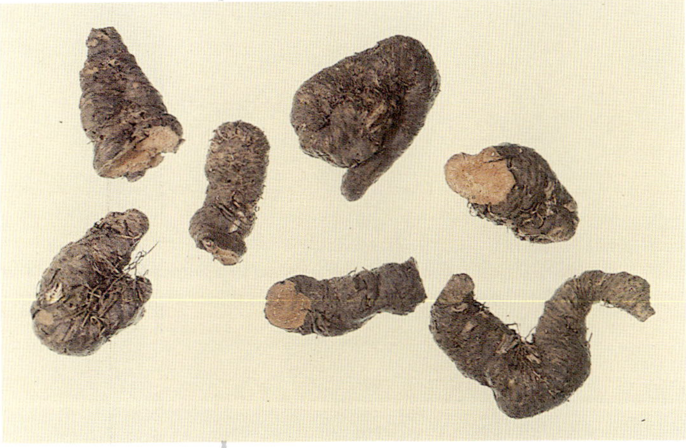

藥材拳參 ▶

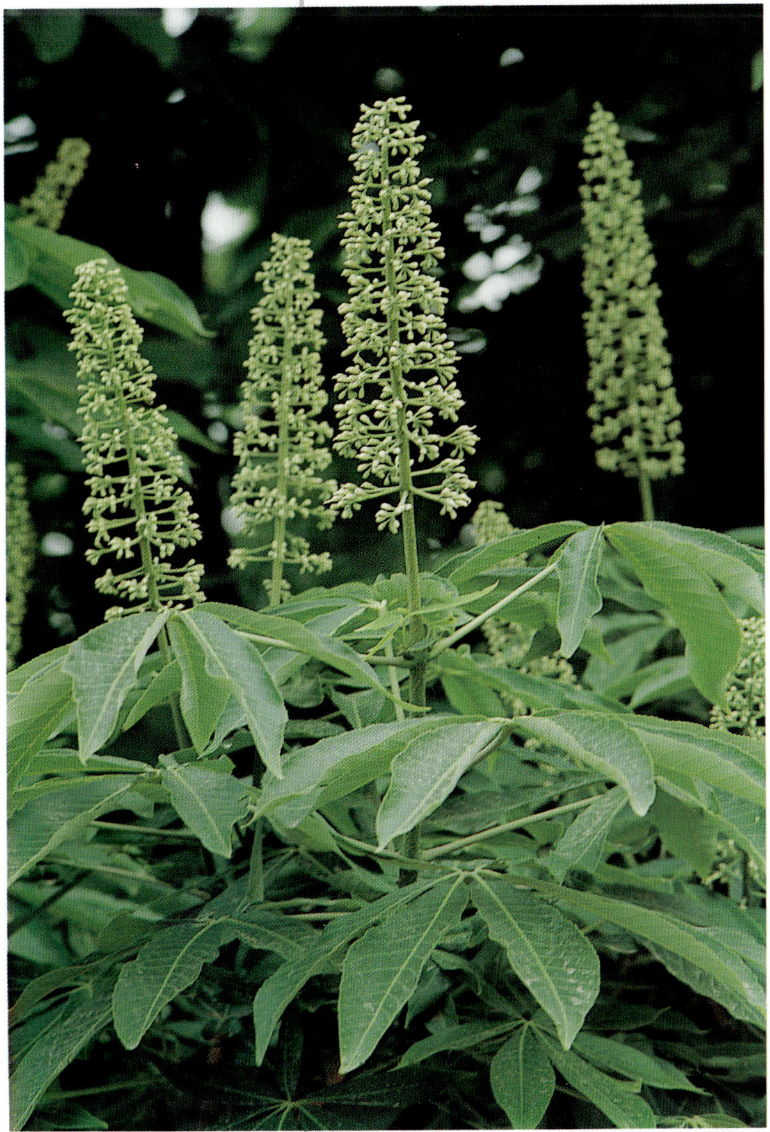

七葉樹 ▶

〔**性味功能與主治**〕苦、澀，微寒。消熱解毒，消腫，止血。用於赤痢，熱瀉，肺熱咳嗽，癰腫，瘰癧，口舌生瘡，吐血，衄血，痔瘡出血，毒蛇咬傷。

〔**用法與用量**〕4.5～9g；外用適量。

Bistort Rhizome is the dried rhizome of *Polygonum bistorta* L. (Fam. Polygonaceae).

Action To remove *toxic heat*, to promote the subsidence of swelling and to arrest bleeding.

Indications Dysentery with bloody stools, diarrhea in acute gastroenteritis, acute respiratory infection with cough; carbuncles, scrofula, ulcers in the mouth and on the tougue; spitting of blood, epistaxis, hemorrhoidal bleeding, venomous snake bite.

Usage and dosage 4.5～9g; appropriate quantity for external use.

401 娑羅子

Suoluozi

Buckeye Seed

SEMEN AESCULI

本品為七葉樹科植物七葉樹 Aesculus chinensis Bge.、浙江七葉樹 Aesculus chinensis Beg.、var. chekingensis (Hu et Fang) Fang 或天師栗 Aesculus wilsonii Rehd. 的乾燥成熟種子。

〔**原植物**〕①七葉樹：落葉高大喬木。掌狀複葉對生；小葉 5～7，上面無毛，側脈 18～22 對，長橢圓形或長橢圓狀卵形，先端尖，基部楔形，邊緣有細鋸齒。圓錐花序，頂生，基部直徑 4～5cm，花雜性；花萼具白色短柔毛；花瓣 4，白色，有爪；雄蕊 6。蒴果球形，頂端扁平，棕黃色，密生疣點。種子近球形。②浙江七葉樹：小葉側脈 18～22 對，花萼無毛。③天師栗：小葉兩面均無毛。聚傘花序較大，基部直徑 10～12cm。蒴果近球形或倒卵圓形，頂端短少或鈍圓。

〔**藥材性狀**〕本品呈扁球形或類球形，似板栗，直徑 1.5～4cm。表面棕色或棕褐色，多抽皺，凹凸不平，略具光澤；種臍色較淺，近圓形，約佔種子面積的 1/2 至 1/4；其一側有 1 條突起的種脊，有的不甚明顯。種皮硬而脆，子葉 2，肥厚，堅硬，形似栗仁，黃白色或淡棕色，粉性。

〔**性味功能與主治**〕甘，溫。理氣寬中，和胃止痛。用於胸腹脹悶。胃脘疼痛。
〔**用法與用量**〕3～9g。

Buckeye Seed is the dried ripe seed of *Aesculus chinensis* Bge. *Aesculus chinensis* Bge. var. *chekingensis* (Hu et Fang) Fang or *Aesculus wilsonii* Rehd. (Fam. Hippocastanaceae).

Action To regulate the flow of *qi*, normalize the stomach function and relieve pain.

Indications Distress in the chest, distension in the abdomen, epigastric pain.

Dosage 3～9g.

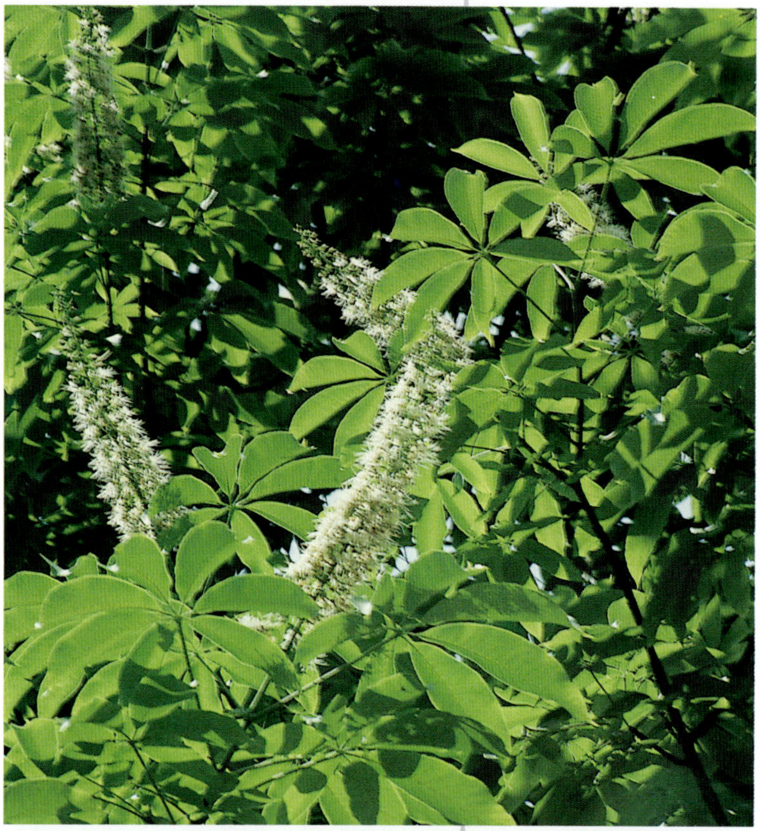
◀ 浙江七葉樹

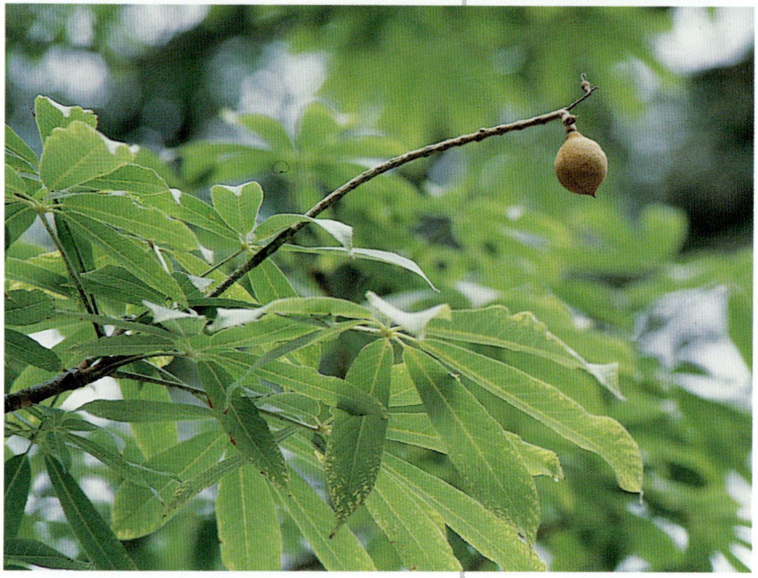
◀ 天師栗

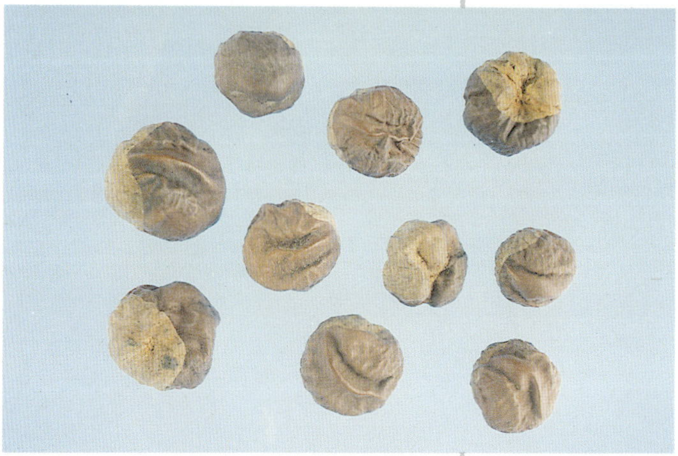
◀ 藥材娑羅子

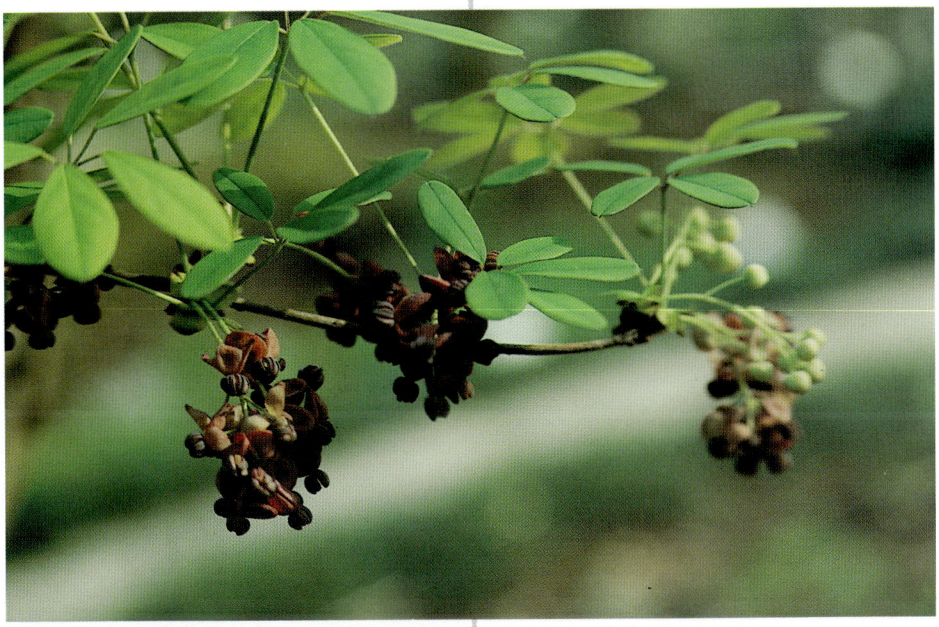

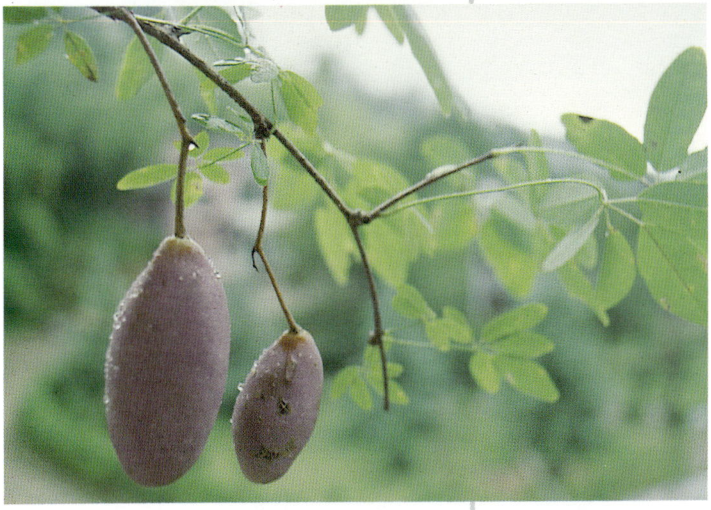

◀▲木通

▼三葉木通

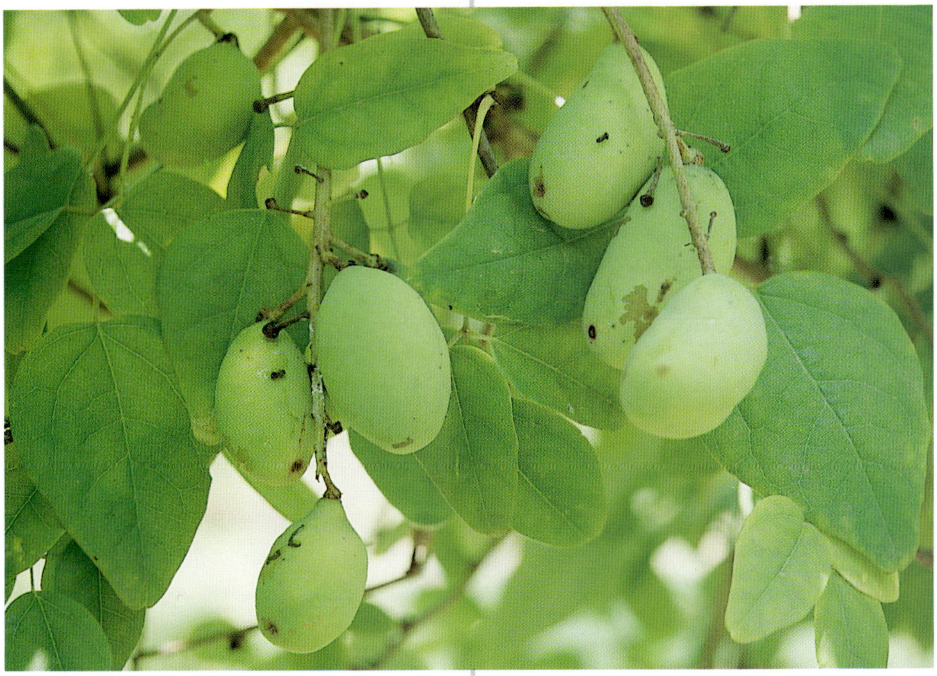

402 預知子

Yuzhizi

Akebia Fruit

FRUCTUS AKEBIAE

本品為木通科植物木通 Akebia quinata (Thunb.) Decne.、三葉木通 Akebia trifoliata (Thunb.) Koidz. 或白木通 Akebia trifoliata (Thunb.) Koidz. var. australis (Diels) Rehd. 的乾燥成熟果實。

〔**原植物**〕①木通：落葉或半常綠藤本，全體無毛。掌狀複葉簇生於短枝頂端，小葉 5，倒卵形或長卵形，先端圓或微凹至具 1 細短尖，全緣。花單性同株，總狀花序腋生，雄花生於花序上部，雌花生於花序下部，花紫色。果實肉質，漿果狀，長橢圓形，兩端圓形。②三葉木通：小葉 3，較薄，邊緣淺裂或波狀。③白木通：三出複葉 3～7 枚。葉柄細長，小葉 3，革質，全緣或略呈波狀。

〔**藥材性狀**〕本品呈腎形或長橢圓形，稍彎曲，長 3～9cm，直徑 1.5～3.5cm。表面黃棕色或黑褐色，有不規則的深皺紋，頂端鈍圓，基部有果梗痕。質硬，破開後，果瓤淡黃色或黃棕色；種子多數，扁長卵形，黃棕色或紫褐色，具光澤，有條狀紋理。

〔**性味功能與主治**〕苦，寒。舒肝理氣，活血止痛，利尿，殺蟲。用於脘脅脹痛，經閉痛經，小便不利，蛇蟲咬傷。

〔**用法與用量**〕3～9g。

Akebia Fruit is the dried nearly ripe fruit of *Akebia quinata* (Thunb.) Decne., *Akebia trifoliata* (Thunb.) Koidz. or *Akebia trifoliata* (Thunb.) Koidz. var. *australis* (Diels) Rehd. (Fam. Lardizabalaceae).

Action To regulate the flow of the *liver qi*, to promote blood circulation and relieve pain, and to cause diuresis.

Indications Epigastric and hypochondriac distension and pain; amenorrhea, dysmenorrhea; oliguria; snake-and insect-bite.

Dosage 3～9g.

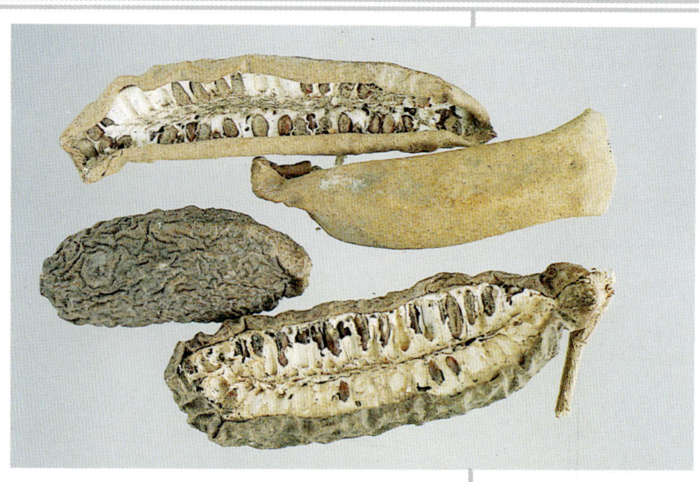

◀ 藥材預知子

403 桑葉

Sangye

Mulberry Leaf

FOLIUM MORI

本品為桑科植物桑 Morus alba L. 的乾燥葉。

〔**原植物**〕落葉灌本或小喬木。根皮紅黃色至黃棕色。葉互生，具柄；葉片卵圓形，邊緣有粗鋸齒，有時具不規則分裂。花小，綠色，單性異株，常集成穗狀花序。瘦果外包肉質花被，多數密集成圓形或長圓形聚合果，初綠色，成熟後變肉質，黑紫色，也有白色的。

〔**藥材性狀**〕本品多皺縮、破碎。完整者有柄，葉片展平後呈卵形或寬卵形，長 8～15cm，寬 7～13cm；先端漸尖，基部截形、圓形或心形，邊緣有鋸齒或鈍鋸齒，有的不規則分裂。上表面黃綠色或淺黃棕色，有的有小疣狀突起；下表面顏色稍淺，葉脈突出，小脈網狀，脈上被疏毛，脈基具簇毛。質脆。

〔**性味功能與主治**〕甘、苦，寒。疏散風熱，清肺潤燥，清肝明目。用於風熱感冒，肺熱燥咳，頭暈頭痛，目赤昏花。

〔**用法與用量**〕4.5～9g。

Mulberry Leaf is the dried leaf of *Morus alba* L. (Fam. Moraceae).

Action To dispel *wind-heat* and to remove *heat* from the *lung*, to subdue hyperactivity of the *liver* and improve eyesight.

Indications Upper respiratory infection, *heat in the lung* with dry cough; dizziness, headache, inflammation of the eye, blurred vision.

Dosage 4.5～9g.

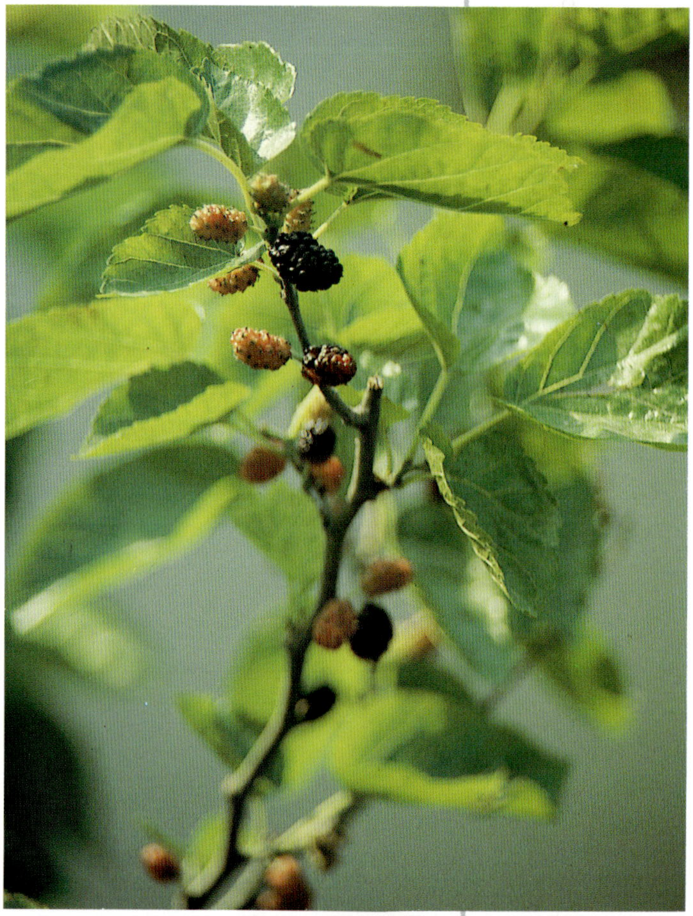

◀ 桑

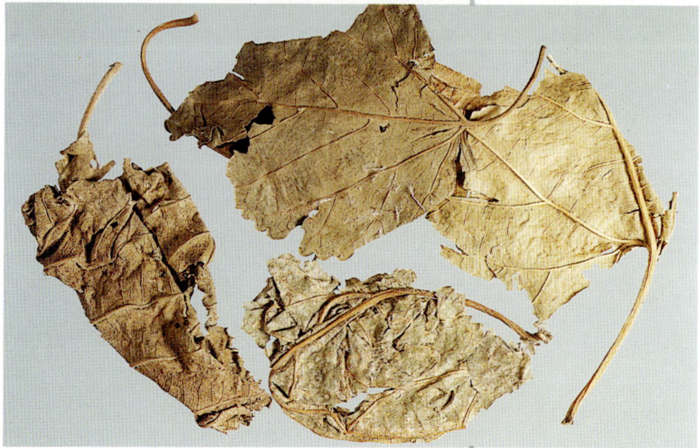

◀ 藥材桑葉

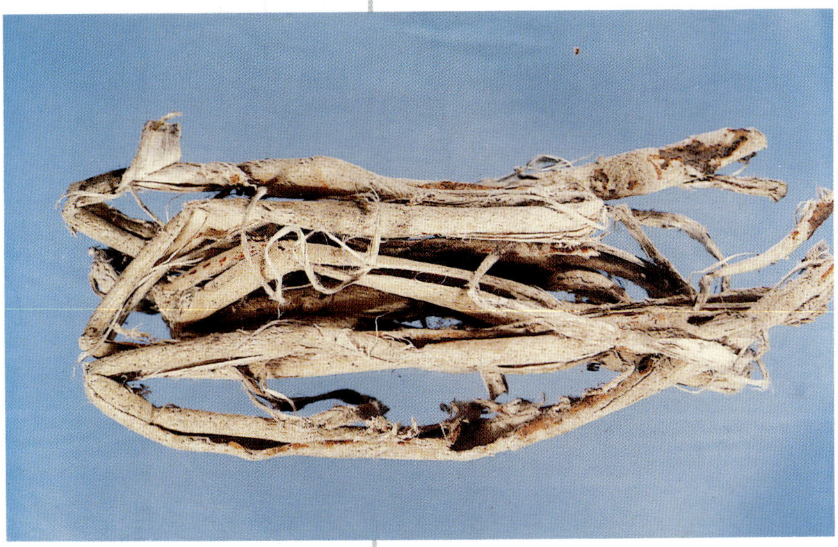

▲藥材桑白皮

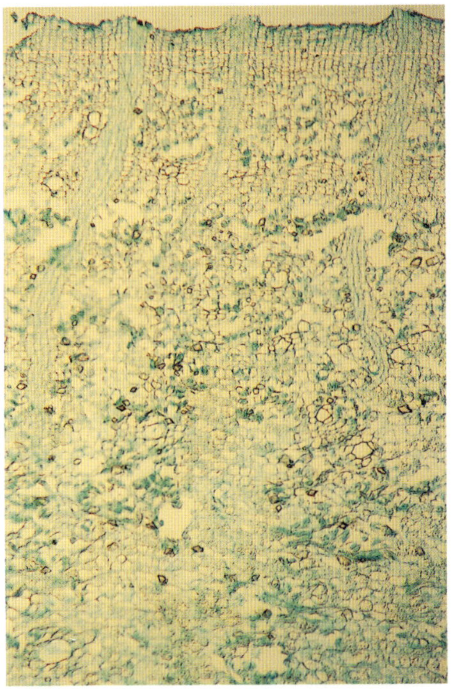

藥材桑白皮橫切面 ▶

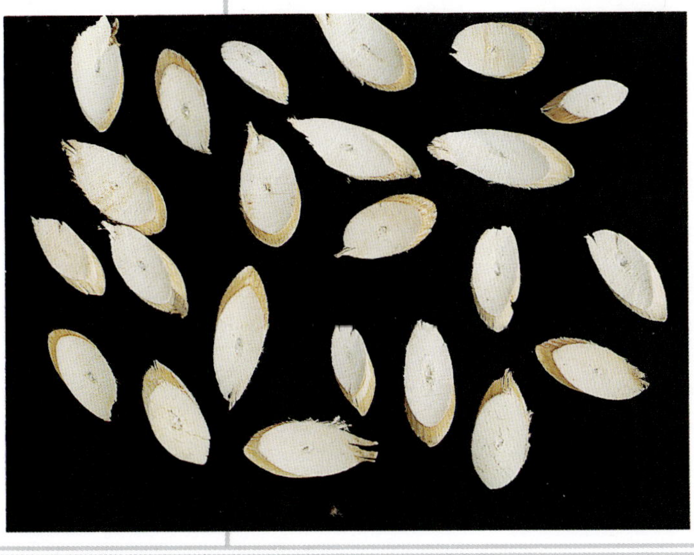

藥材桑枝 ▶

404 桑白皮

Sangbaipi

White Mulberry Root-bark

CORTEX MORI

本品為桑科植物桑 Morus alba L. 的乾燥根皮。

〔**原植物**〕見 403 桑葉。

〔**藥材性狀**〕本品呈扭曲的卷筒狀、槽狀或板片狀，長短寬窄不一，厚 1～4mm。外表面白色或淡黃白色，較平坦，有的殘留橙黃色或棕黃色鱗片狀粗皮；內表面黃白色或灰黃色，有細縱紋。質韌，纖維性強，難折斷，易縱向撕裂，撕裂時有粉塵飛揚。

〔**橫切面**〕見圖。

〔**性味功能與主治**〕苦，寒。舒肝理氣，活血止痛，利尿，殺蟲。用於脘脅脹痛，經閉痛經，小便不利，蛇蟲咬傷。

〔**用法與用量**〕3～9g。

White Mulberry Root-bark is the dried root bark of *Morus alba* L. (Fam. Moraceae).

Action To remove *heat* from the *lung*, to relieve asthma, and to induce diuresis.

Indications Cough and asthma caused by *heat in the lung*; anasarca with oliguria.

Dosage 3～9g.

405 桑枝

Sangzhi

Mulberry Twig

RAMULUS MORI

本品為桑科植物桑 Morus alba L. 的乾燥嫩枝。

〔**原植物**〕見 403 桑葉。

〔**藥材性狀**〕本品呈長圓柱形，少有分枝，長短不一，直徑 0.5～1.5cm。表面灰黃色或黃褐色，有多數黃褐色點狀皮孔及細縱紋，並有灰白色略呈半圓形的葉痕和黃棕色的腋芽。斷面纖維性。切片厚 0.2～0.5cm，皮部較薄，木部黃白色，射綫放射狀，髓部白色或黃白色。

〔**性味功能與主治**〕微苦，平。祛風濕，利關節。用於肩臂、關節酸痛麻木。

〔**用法與用量**〕9～15g。

Mulberry Twig is the dried young branch of *Morus alba* L. (Fam. Moraceae).

Action To relieve rheumatic arthralgia.

Indications Aching and numbness of joints, particularly of the shoulders and arms.

Dosage 9～15g.

406 桑寄生

Sangjisheng

Chinese Taxillus Herb

HERBA TAXILLI

本品為桑寄生科植物桑寄生 Taxillus chinensis (DC.) Danser 的乾燥帶葉莖枝。

〔**原植物**〕常綠寄生小灌木。老枝無毛或略有短毛。葉互生或對生，革質，卵圓形或長卵圓形。花兩性，紫紅色，生於葉腋；花冠長管狀，稍彎曲，頂端 4 裂。漿果橢圓形，熟時橘黃色，外具紅色小瘤體。

〔**藥材性狀**〕本品莖枝呈圓柱形，長 3～4cm，直徑 0.2～1cm；表面紅褐色或灰褐色，具細縱紋，並有多數細小凸起的棕色皮孔，嫩枝有的可見棕褐色茸毛；質堅硬，斷面不整齊，皮部紅棕色，木部色較淺。葉多卷曲，具短柄；葉片展平後呈卵形或橢圓形，長 3～8cm，寬 2～5cm；表面黃褐色，幼葉被細茸毛，先端鈍圓，基部圓形或寬楔形，全緣；革質。

〔**莖橫切面**〕見圖。

〔**性味功能與主治**〕苦、甘，平。補肝腎，強筋骨，祛風濕，安胎元。用於風濕痹痛，腰膝酸軟，筋骨無力，崩漏經多，妊娠漏血，胎動不安；高血壓症。

〔**用法與用量**〕9～15g。

Chinese Taxillus Herb is the dried stem, with leaf of *Taxillus chinensis* (DC.) Danser (Fam. Loranthaceae).

Action To replenish the *liver* and the *kidney*, to strengthen the tendons and bones, to relieve rheumatic conditions, and to prevent abortion.

Indications Rheumatic or rheumatoid arthralgia with aching and weakness of the loins and knees; abnormal uterine bleeding, excessive menstrual flow; uterine bleeding during pregnancy, threatened abortion; hypertension.

Dosage 9～15g.

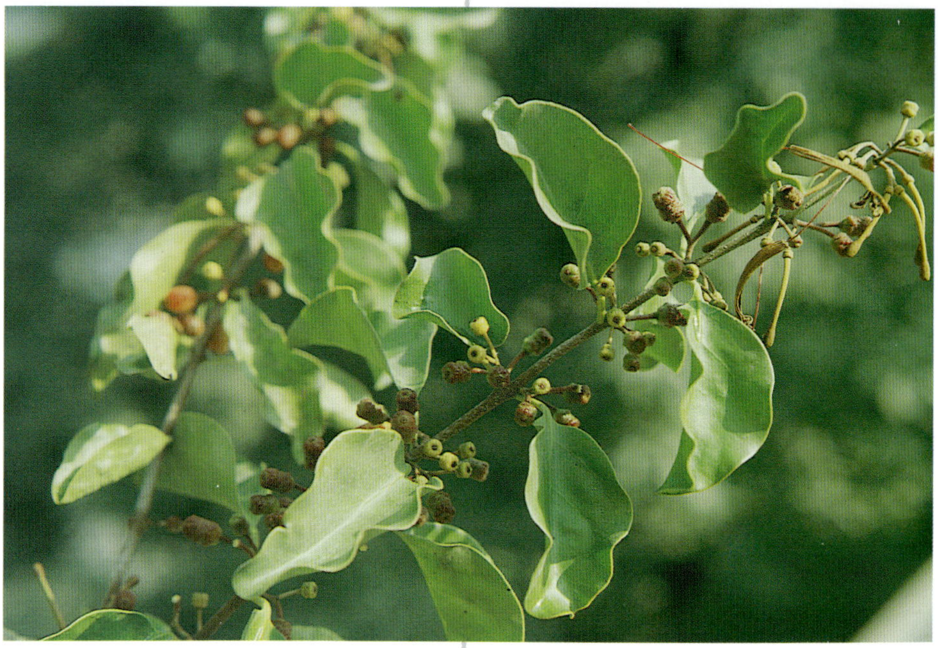

▲ 桑寄生

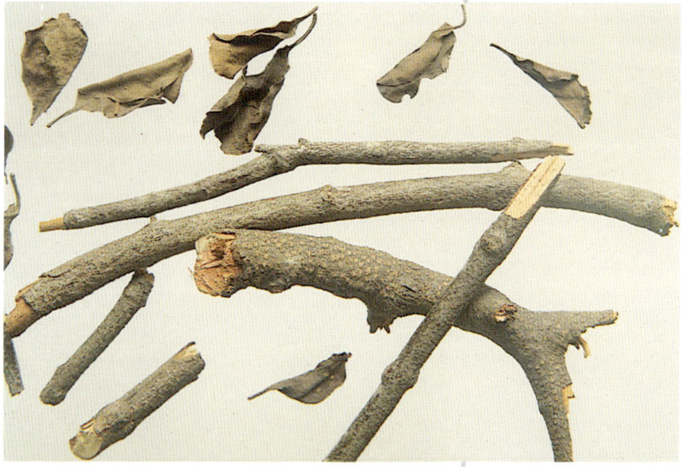

◀ 藥材桑寄生

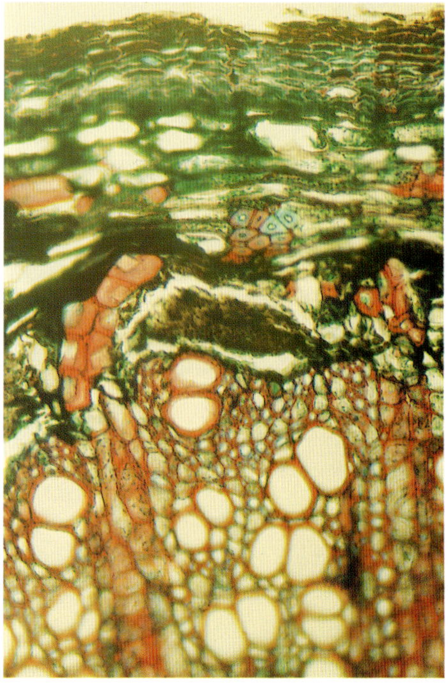

◀ 藥材桑寄生莖橫切面

藥材桑椹 ▶

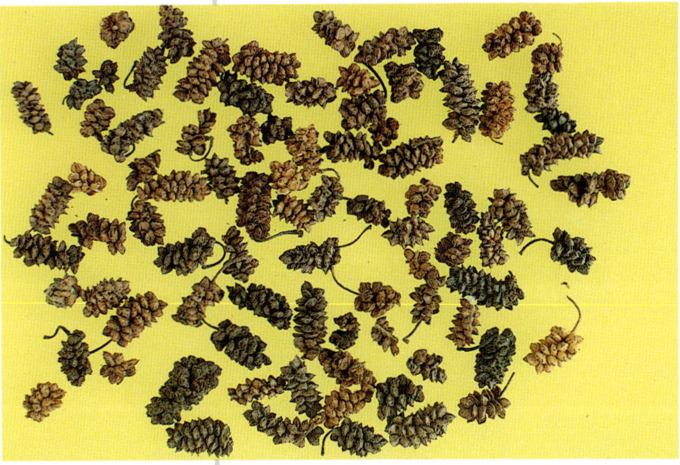

▼大刀螂

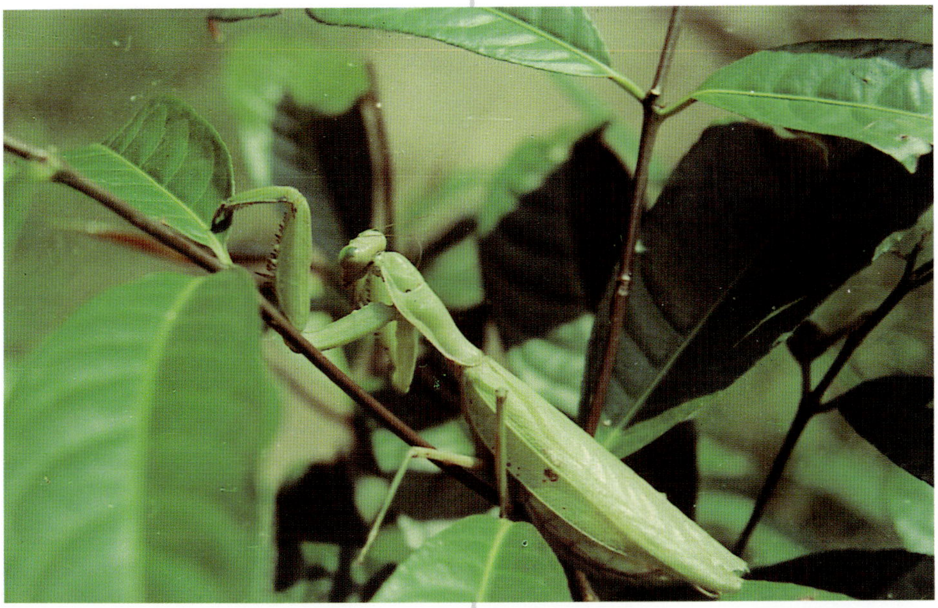

▼巨斧螳螂

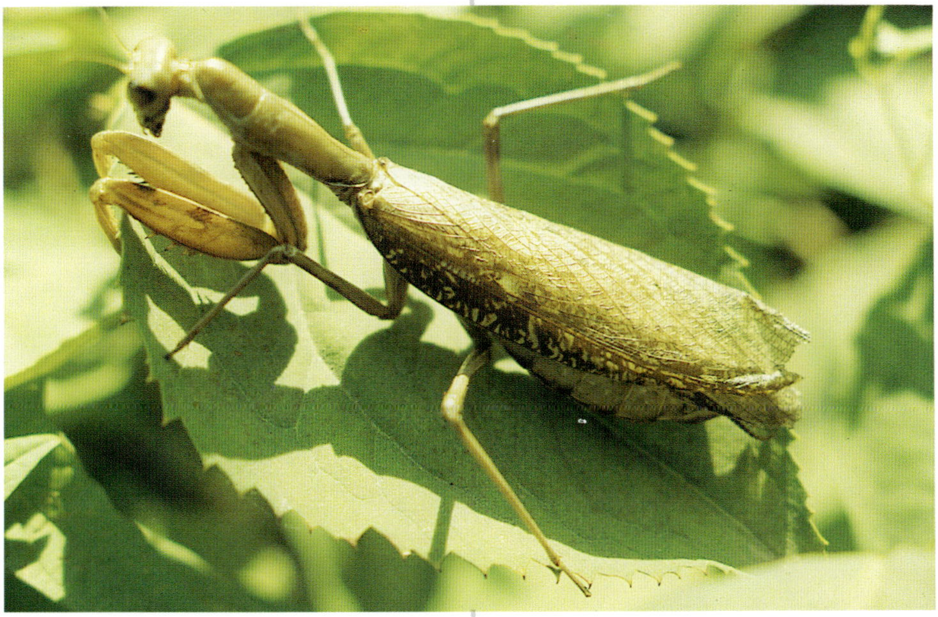

407 桑椹

Sangshen

Mulberry Fruit

FRUCTUS MORI

本品為桑科植物桑 Morus alba L. 的乾燥果穗。

〔**原植物**〕見 391 桑葉。

〔**藥材性狀**〕本品為聚花果，由多數小瘦果集合而成，呈長圓形，長 1～2cm，直徑 0.5～0.8cm。黃棕色、棕紅色至暗紫色；有短果序梗。小瘦果卵圓形，稍扁，長約 2mm，寬約 1mm，外具肉質花被片 4 枚。

〔**性味功能與主治**〕甘、酸，寒。補血滋陰，生津潤燥。用於眩暈耳鳴，心悸失眠，鬚髮早白，津傷口渴，內熱消渴，血虛便秘。

〔**用法與用量**〕9～15g。

Mulberry Fruit is the dried fruit-spike of *Morus alba* L. (Fam. Moraceae).

Action To nourish *yin* and blood and promote the production of body fluid.

Indications Vertigo and tinnitus, palpitation, insomnia, premature greying of hair and beard; thirst due to impairment of body fluid; diabetes caused by internal *heat*; constipation due to *deficiency of blood*.

Dosage 9～15g.

408 桑螵蛸

Sangpiaoxiao

Egg Capsule of Mantid

OOTHECA MANTIDIS

本品為螳螂科昆蟲大刀螂 Tenodera sinensis Saussure. 小刀螂 Statilia maculata (Thunberg) 或巨斧螳螂 Hierodula patellifera (Serville) 的乾燥卵鞘。分別習稱“團螵蛸”、“長螵蛸”及“黑螵蛸”。

〔**原動物**〕①大刀螂：體形較大，體長 75～90mm。黃褐色或綠色。頭部三角形，前胸背部長於前徑節。前翅革質，前緣帶綠色。翅薄，透明度強。後翅稍長。足 3 對，細長，前足粗大鐮刀狀。腿節下外緣有短棘 4 個，第 2 個最大。②小刀螂：體中等大小，長 45～55mm。體色灰褐至暗褐，全身散佈有不規則的黑褐色斑紋。頭較大，前胸背細長，腹部與胸部幾等長，前翅細長，末端圓，黃至黃褐；後翅暗褐至黑色，有黃

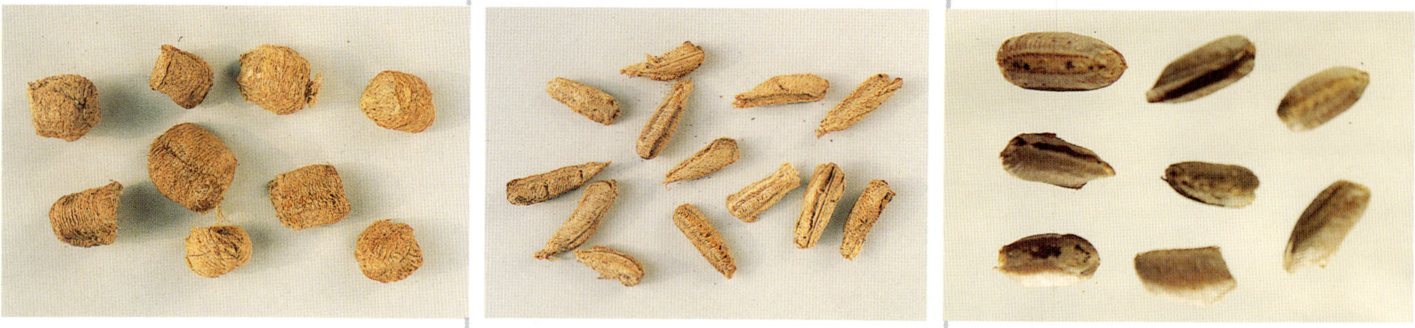

▲ 藥材桑螵蛸（左：團螵蛸　中：長螵蛸　右：黑螵蛸）

色橫脈，無斑紋。③巨斧螳螂：體長 50～70mm。綠色。頭大，胸腹均較寬闊。前翅革質，中部透明，外緣中間有淡黃色斑塊，後翅膜質。

〔**藥材性狀**〕①團螵蛸：略呈圓柱形或半圓形，由多層膜狀薄片叠成，長 2.5～4cm，寬 2～3cm。表面淺黃褐色，上面帶狀隆起不明顯，底面平坦或有凹溝。體輕，質鬆而韌。斷面外層為海綿狀，内層為許多放射狀排列的小室，室内各有 1 細小橢圓形卵，深棕色，有光澤。②長螵蛸：略呈長條形，一端較細，長 2.5～5cm，寬 1～1.5cm。表面灰黃色，上面帶狀隆起明顯，帶的兩側各有 1 條暗棕色淺溝及斜向紋理。質硬而脆。③黑螵蛸：略呈平行四邊形，長 2～4cm，寬 1.5～2cm。表面灰褐色，上面帶狀隆起明顯，兩側有斜向紋理，近尾端微向上翹。質硬而韌。

〔**性味功能與主治**〕甘、鹹，平。益腎固精，縮尿，止濁。用於遺精滑精，遺尿尿頻，小便白濁。

〔**用法與用量**〕4.5～9g。

Egg Capsule of Mantid is the dried gee capsule of *Tenodera sinensis* Saussure, *Statilia maculata* (Thunberg) or *Hierodula patellifera* (Serville) (Fam. Mantidae). commonly known as "Tuanpiaoxiao", "Changpiaoxiao", and "Heipiaoxiao" respectively.

Action To tonify the *kidney*, arrest spontaneous emission, reduce excessive urination, and cure turbid discharge from the urethra.

Indications Nocturnal emission, spermatorrhea, enuresis, frequent urination, turbid discharge with urine.

Usage and dosage 4.5～9g.

409 通草

Ricepaperplant Pith

Tongcao

MEDULLA TETRAPANACIS

本品為五加科植物通脫木 Tetrapanax papyriferus (Hook) K. Koch 的乾燥莖髓。

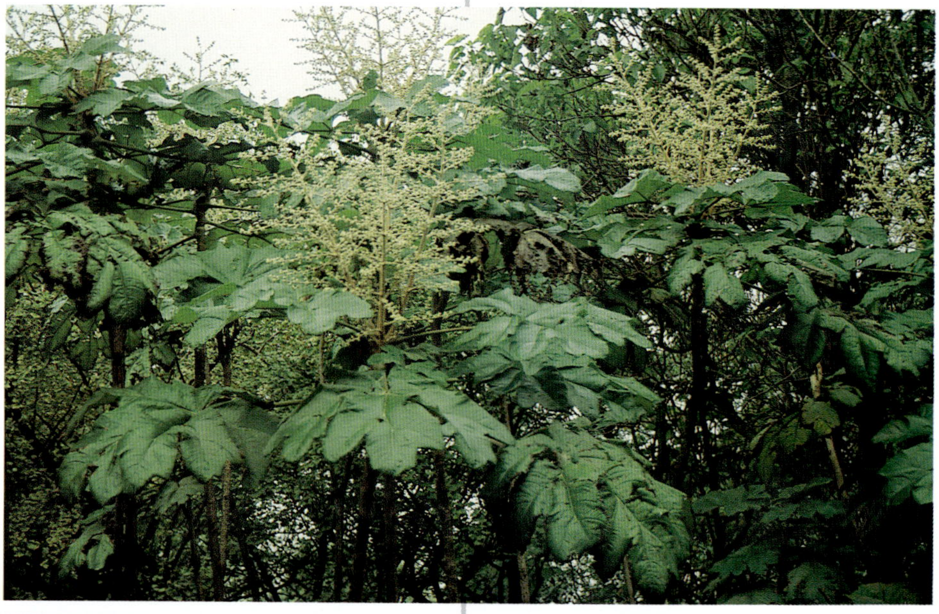

▲ 通脫木

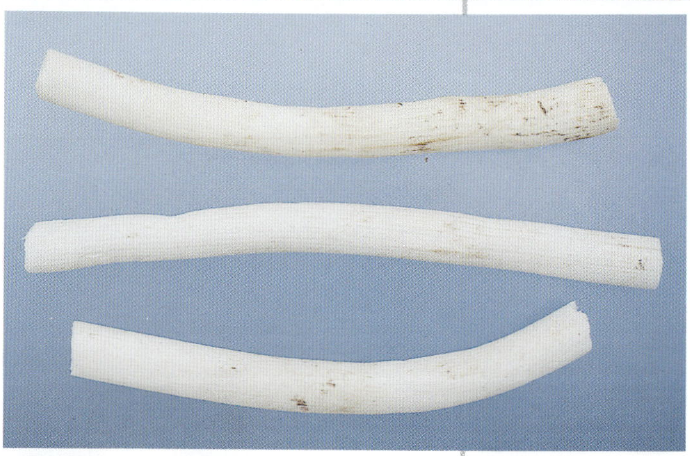

◀ 藥材通草

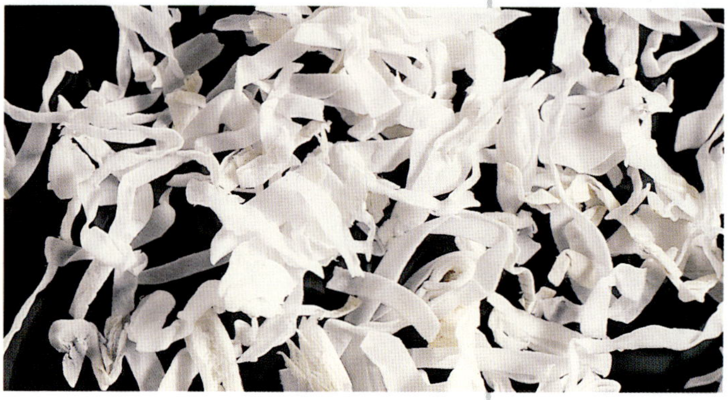

◀ 藥材通草

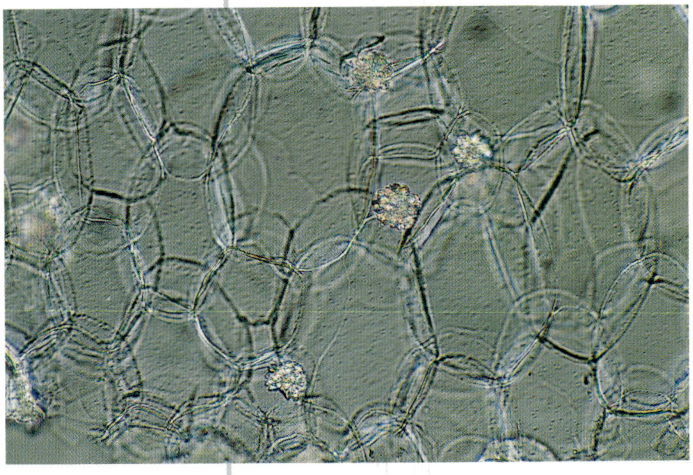

藥材通草橫切面 ▶

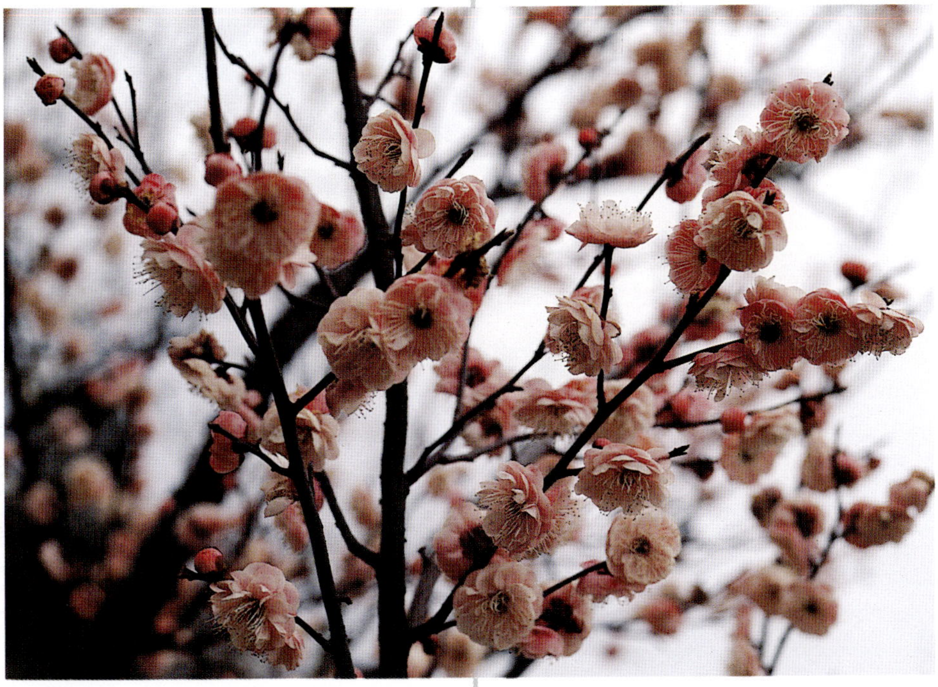

▲ 梅

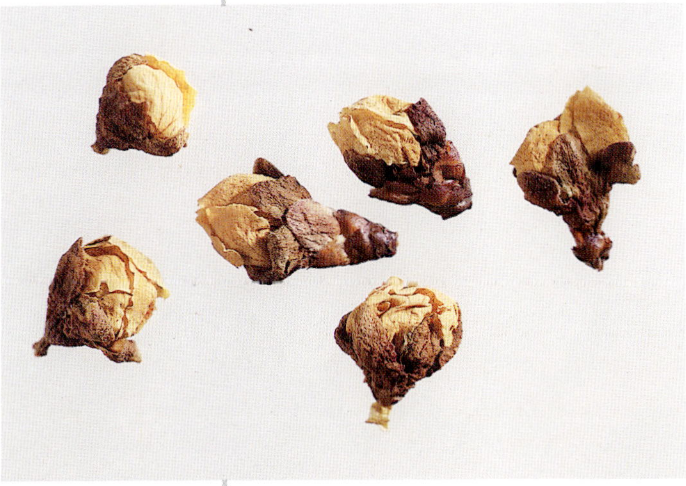

藥材梅花 ▶

〔**原植物**〕灌木或小喬木。莖粗壯，不分枝，莖髓大，白色。葉大型，集生於莖頂，葉柄粗壯；葉片 5～11，掌狀淺裂至半裂。傘形花序聚生成大型圓錐花序，頂生或近頂生，花 4 數，稀 5 數，白色或綠白色。核果狀漿果，扁球形，熟時紫黑色。

〔**藥材性狀**〕本品呈圓柱形，長 20～40cm，直徑 1～2.5cm。表面白色或淡黃色，有淺縱溝紋。體輕，質鬆軟，稍有彈性，斷面平坦，顯銀白色光澤，中部空心或半透明的薄膜，縱剖面呈梯狀排列，實心者少見。

〔**橫切面**〕見圖。

〔**性味功能與主治**〕甘、淡，微寒。清熱利尿，通氣下乳。用於濕溫尿赤，淋病澀痛，水腫尿少，乳汁不下。

〔**用法與用量**〕3～4.5g。

Ricepaperplant Pith is the dried stem pith of *Tetrapanax papyriferus* (Hook.) K. Koch (Fam. Araliaceae).

Action To remove *heat*, induce diuresis, and stimulate the flow of milk.

Indications Dysuria with difficult painful urination; edema and oliguria; lack of milk secretion.

Dosage 3～4.5g.

410 梅花

Meihua

Plum Flower

FLOS MUME

本品為薔薇科植物梅 Prunus mume (Sieb.) Sieb et Zucc. 的乾燥花蕾。

〔**原植物**〕見 92 烏梅。

〔**藥材性狀**〕本品呈類球形，直徑 3～6mm，有短梗。苞片數層，鱗片狀，棕褐色。花萼 5，灰綠色或棕紅色。花瓣 5 或多數，黃白色或淡粉紅色。雄蕊多數；雌蕊 1，子房密被細柔毛。體輕。

〔**性味功能與主治**〕微酸、澀，平。開鬱和中，化痰，解毒。用於鬱悶心煩，肝胃氣痛，梅核氣，瘰癧瘡毒。

〔**用法與用量**〕2.5～4.5g。

Plum Flower is the dried flower bud of *Prunus mume* (Sieb.) Sieb. et Zucc. (Fam. Rosaceae).

Action To ease the mind, to regulate the stomach function, to resolve *phlegm*, and counteract toxicity.

Indications Depression with fidgetness; epigastric pain, due to stagnation of *qi* of the *liver* and stomach; globus hystericus; scrofula, ulcers.

Dosage 2.5～4.5g.

411 菟絲子

Tusizi

Dodder Seed

SEMEN CUSCUTAE

本品為旋花科植物菟絲子 Cuscuta chinensis Lam. 的乾燥成熟種子。

〔**原植物**〕一年生纏繞寄生草本。莖細柔呈綫狀，左旋，黃色。葉呈鱗片狀，三角狀卵形。花簇生成近球狀的短總狀花序，花小，花冠白色，短鐘狀，5裂；雄蕊5個，花絲極短，着生於花冠裂片之間；花柱2，宿存。蒴果扁球形，成熟時全為宿存花冠包圍。種子2～4枚，淡褐色。

〔**藥材性狀**〕本品呈類球形，直徑1～1.5mm。表面灰棕色或黃棕色，具細密突起的小點，一端有微凹的綫形種臍。質堅實，不易以指甲壓碎。

〔**性味功能與主治**〕甘，溫。滋補肝腎，固精縮尿，安胎，明目，止瀉。用於陽痿遺精，尿有餘瀝，遺尿尿頻，腰膝酸軟，目昏耳鳴，腎虛胎漏，胎動不安，脾腎虛瀉；外治白癜風。

〔**用法與用量**〕6～12g；外用適量。

Dodder seed is the dried ripe seeds of *Cuscuta chinensis* Lam. (Fam. Convolvulaceae).

Action To arrest seminal discharge and abnormal urination, prevent abortion, improve eyesight and relieve diarrhea by replenishing and tonifying the *liver* and the *kidney*.

Indications Impotence, seminal emission, dripping of urine after urination, enuresis, frequent urination, aching and weakness of the loins and knees, blurred vision and tinnitus; threatened abortion due to hypofunction of the *kidney*; diarrhea due to hypofunction of the *spleen* and the *kidney*; external use for vitiligo.

Usage and dosage 6～12g, appropriate quantity for external use.

412 菊花

Juhua

Chrysanthemum Flower

FLOS CHRYSANTHEMI

本品為菊科植物菊 Chrysanthemum morifolium Ramat. 的乾燥頭狀花序。

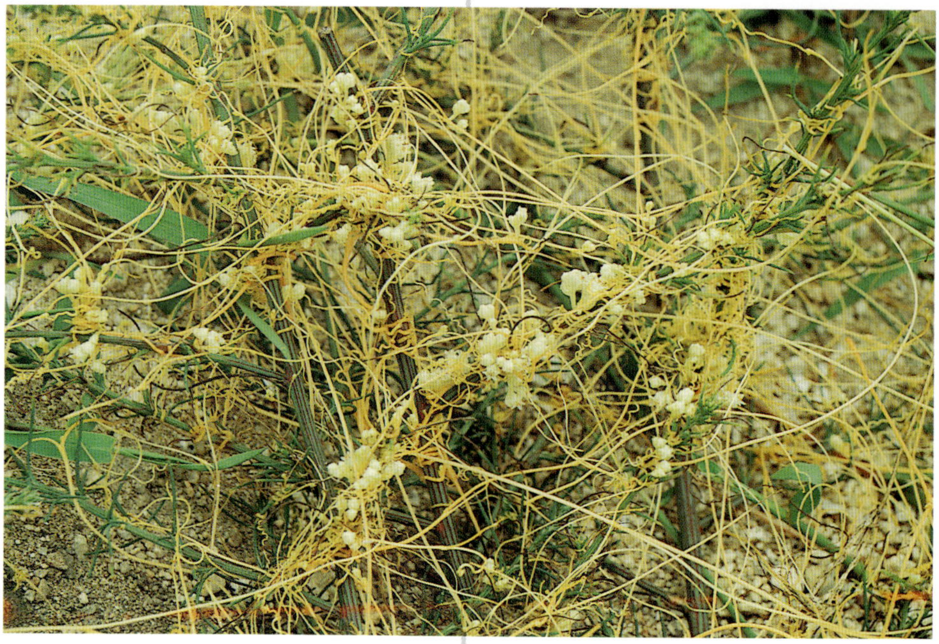

▲ 菟絲子

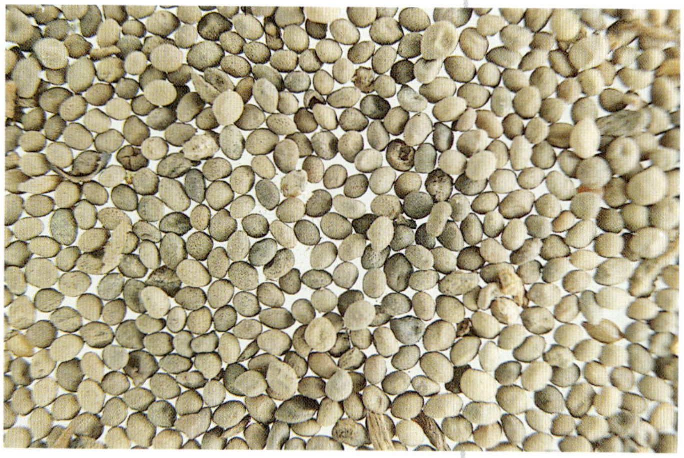

◀ 藥材菟絲子

▼ 菊（貢菊）

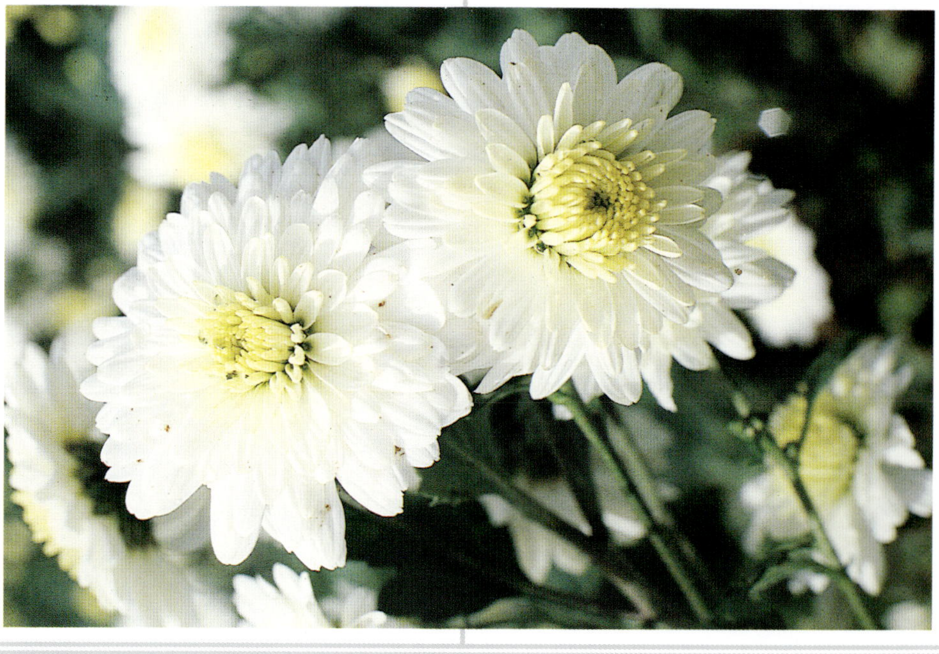

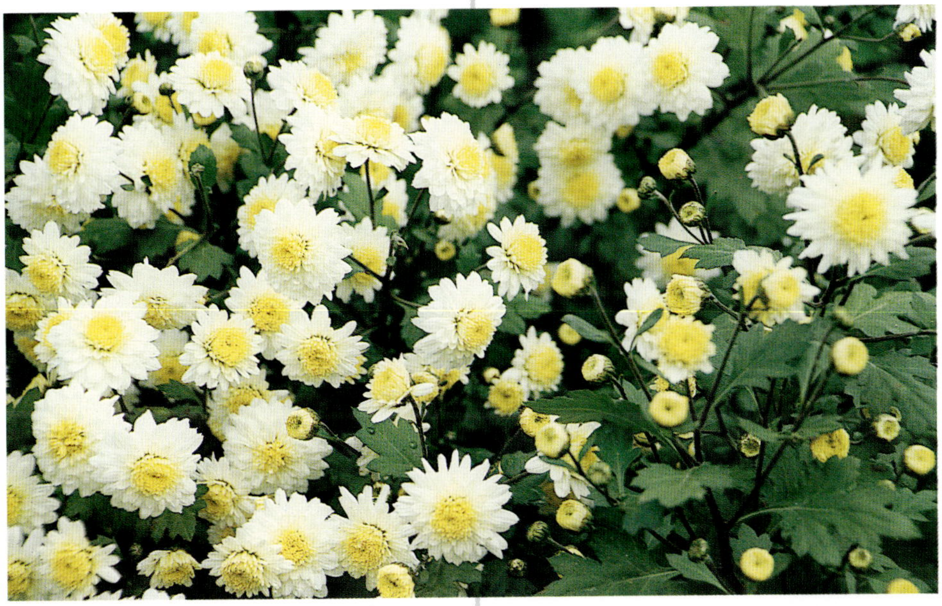

▲菊（滁菊）

▼菊（杭白菊）

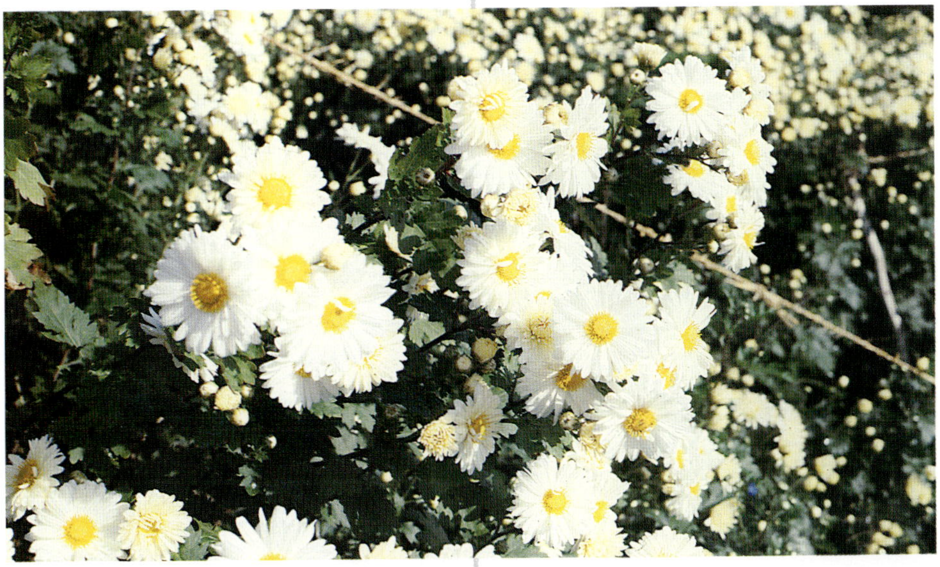

▼菊（杭黃菊）

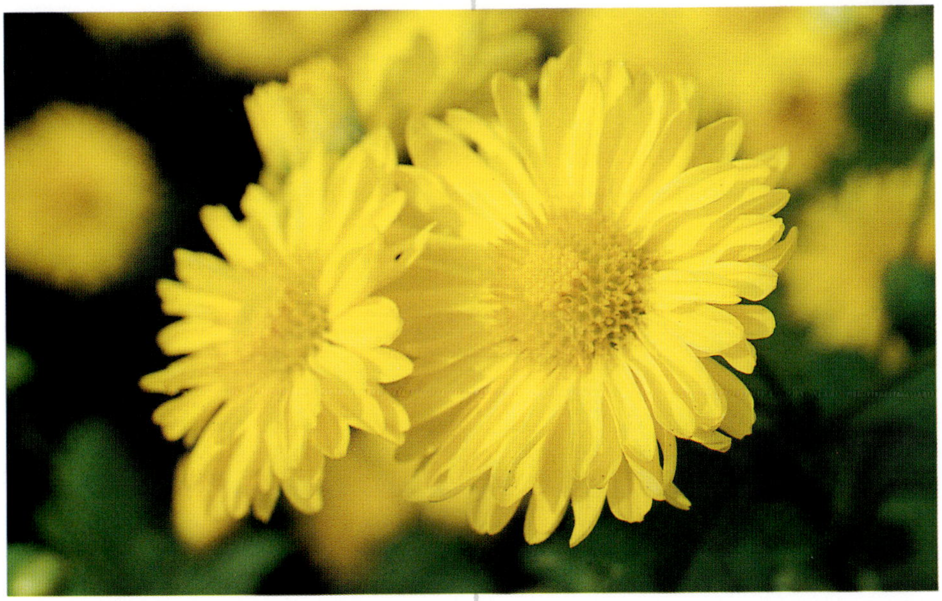

〔**原植物**〕多年生草本。全株密被白色絨毛。葉互生，具柄；葉片卵圓形至窄長圓形，羽狀淺裂，基部心形。頭狀花序頂生或腋生。總苞片3～4層；舌狀花數層，着生花序邊緣，白色或黃色，管狀花位於花序中央，黃色，兩性。也有全為舌狀花的。瘦果柱狀，無冠毛。

〔**藥材性狀**〕①亳菊：呈倒圓錐形或圓筒形，有時稍壓扁呈扇形，直徑1.5～3cm，離散。總苞碟狀；總苞片3～4層，卵形或橢圓形，革質，黃綠色或褐綠色，外面被柔毛，邊緣膜質。花托半球形，無托片或托毛。舌狀花數層，雌性，位於外圍，類白色，勁直，上舉，縱向折縮。散生金黃色腺點；管狀花多數，兩性，位於中央，為舌狀花所隱藏，黃色，頂端5齒裂。瘦果不發育，無冠毛。體輕，質柔潤，乾時鬆脆。②滁菊：呈不規則球形或扁球形，直徑1.5～2.5cm。舌狀花白色，不規則扭曲，內卷，邊緣皺縮，有時可見淡褐色腺點；管狀花大多隱藏。③貢菊：呈扁球形或不規則球形，直徑1.5～2.5cm。舌狀花白色或類白色，斜升，上部反折，邊緣稍內卷而皺縮，通常無腺點；管狀花少，外露。④杭菊：呈碟形或扁球形，直徑2.5～4cm，常數個相連成片。舌狀花類白色或黃色，平展或微折疊，彼此黏連，通常無腺點；管狀花多數，外露。

〔**性味功能與主治**〕甘、苦，微寒。散風清熱，平肝明目。用於風熱感冒，頭痛眩暈，目赤腫痛，眼目昏花。

〔**用法與用量**〕4.5～9g。

Chrysanthemum Flower is the dried capitulum of *Chrysanthemum morifolium* Ramat. (Fam. Compositae).

Action To dispel *wind-heat*. To subdue hyperactivity of the *liver*, and improve eyesight.

Indications *Wind-heat* type common cold, headache and dizziness; inflammation of the eye; blurred vision.

Dosage 4.5～9g.

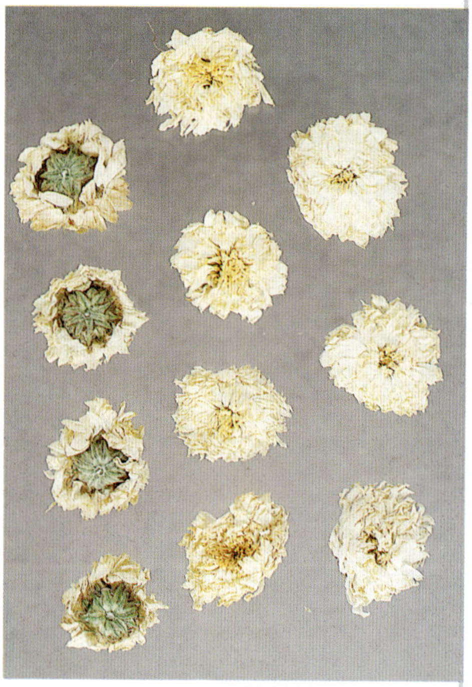
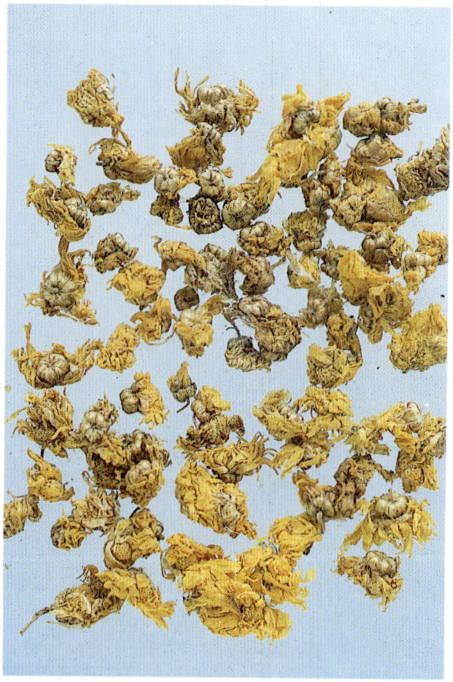
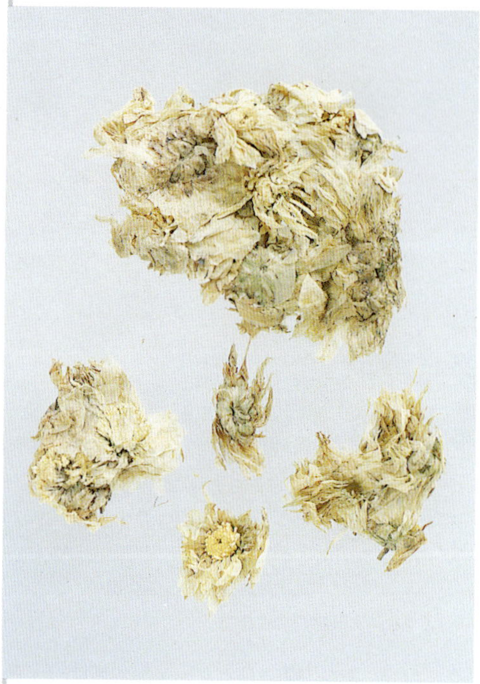

▲ 藥材菊花（左：貢菊　中：杭黃菊　右：杭白菊）

413 菊苣

Juju

Chicory Herb

HERBA CICHORII

本品為菊科植物毛菊苣 Cichorium glandulosum Boiss. et Hout 及菊苣 Cichorium intybus L. 的地上部分。

〔**原植物**〕①毛菊苣：多年生草本。莖有棱，直立，多分枝。基生葉倒長橢圓狀披針形，具不整齊的疏鋸齒，頂端裂片大。側裂片三角形，基部包莖，全緣，全體被毛。花全部舌狀，藍色。果實有棱角。②菊苣：莖生葉倒長橢圓形或披針形，具不整齊的疏齒狀及長毛。全體具疏毛。

〔**藥材性狀**〕①毛菊苣：全體被硬毛。莖呈圓柱形，稍彎曲，表面灰綠色或帶紫色，具縱棱；斷面黃白色，中空。葉多破碎，灰綠色，莖中部的完整葉片呈大頭羽裂。頭狀花序 5～13 個成短總狀排列。總苞圓筒狀，直徑 5～6mm；苞片 2 層，外層稍短或近等長，有腺毛。舌狀花藍色。瘦果倒卵形，有棱，頂端截形，被鱗片狀冠毛，長 1～2mm，黃褐色或棕褐色。②菊苣：莖近光滑。莖生葉少或退化，長圓狀披針形。頭狀花序少數，簇生；苞片 2 層，外短內長，無毛。

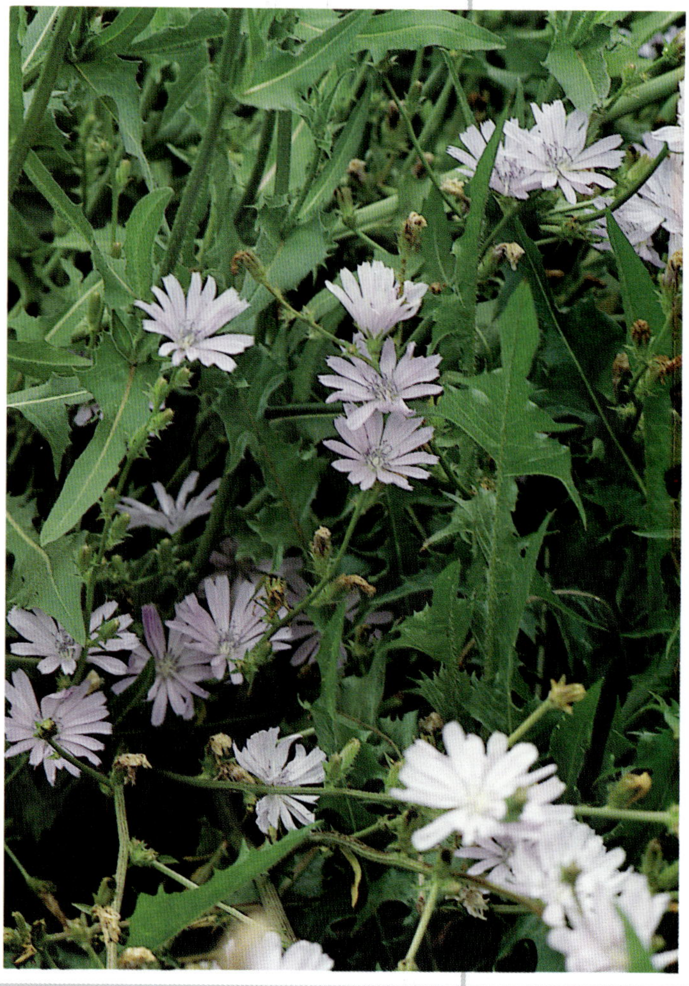

◀ 菊苣

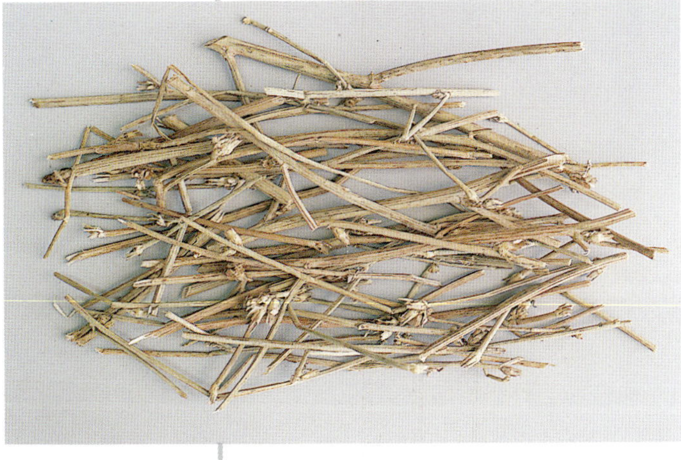

藥材菊苣 ▶

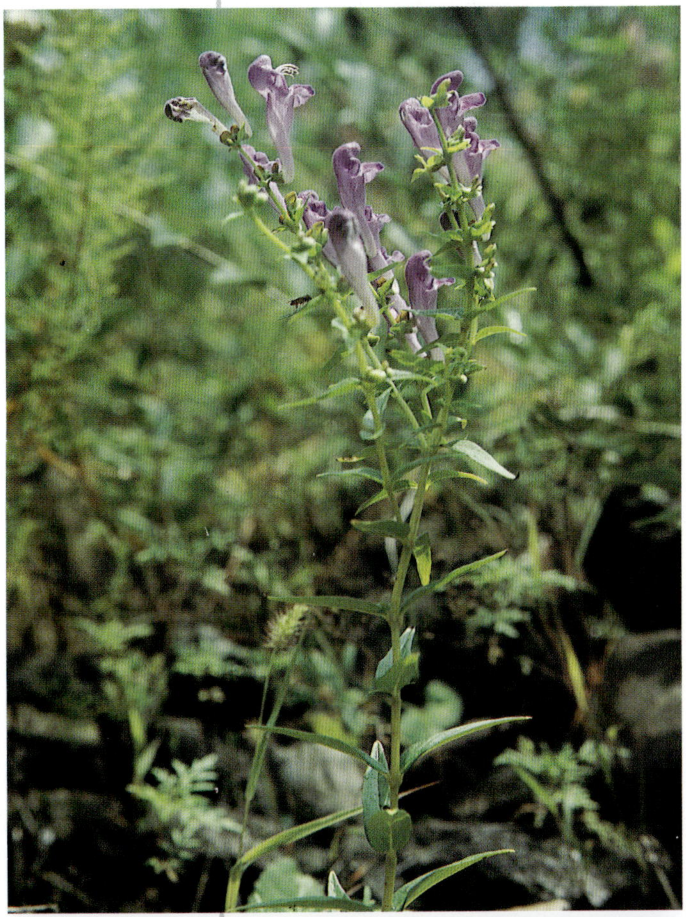

黃芩 ▶

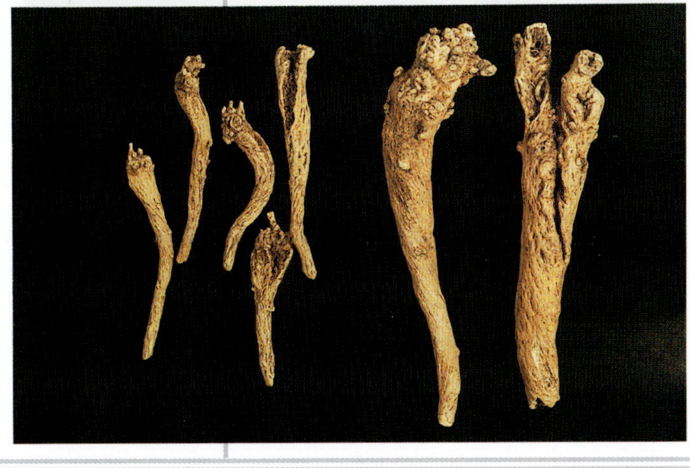

藥材黃芩 ▶

〔**性味功能與主治**〕微苦、鹹，涼。清肝利膽，健胃消食，利尿消腫。用於濕熱黃疸，胃痛食少，水腫尿少。

〔**用法與用量**〕9～18g。

Chicory Herb is the aerial part of *Cichorium glandulosum* Boiss. et Hout and *Cichorium intybus* L. (Fam. Compositae), habitually used by the Uygur nationality.

Action To remove *heat* from the *liver*, to stimulate the discharge of bile, to promote digestion and increase appetite, and to cause diuresis.

Indications Jaundice caused by *damp-heat*; epigastric pain with impairment of appetite; edema with oliguria.

Dosage 9～18g.

414 **黃芩**

Huangqin

Baical Skullcap Root

RADIX SCUTELLARIAE

本品為唇形科植物黃芩 Scutellaria baicalensis Georgi 的乾燥根。

〔**原植物**〕多年生草本。主根粗壯，外皮片狀脫落，斷面黃色。莖叢生，基部木化。葉對生，具短柄，葉片綫狀披針形，全緣，略向下卷。總狀花序頂生，花偏於一側；花冠藍紫色，二唇形。小堅果近圓形，包圍於宿萼中。

〔**藥材性狀**〕本品呈圓錐形，扭曲，長8～25cm，直徑1～3cm。表面棕黃色或深黃色，有稀疏的疣狀細根痕，上部較粗糙，有扭曲的縱皺或不規則的網紋，下部有順紋和細皺。斷面黃色，中間紅棕色；老根中間呈暗棕色或棕黑色，枯朽狀或已成空洞。

〔**性味功能與主治**〕苦，寒。清熱燥濕，瀉火解毒，止血，安胎。用於濕溫、暑溫胸悶嘔惡，濕熱痞滿，瀉痢，黃疸，肺熱咳嗽，高熱煩渴，血熱吐衄，癰腫瘡毒，胎動不安。

〔**用法與用量**〕3～9g。

Baical Skullcap Root is the dried root of *Scutellaria baicalensis* Georgi (Fam. Labiatae).

Action To remove *damp-heat*, to quench *fire* and counteract toxicity, to arrest bleeding and to prevent abortion.

Indications Discomfort in the chest, nausea and vomiting in eidemic febrile diseases caused by *damp-heat* or *summer-heat*; feeling of stuffiness in the abdomen, acute dysentery or jaundice caused by *damp-*

heat; cough due to *heat in the lung*; high fever with dire thirst; spitting of blood and epistaxis due to *heat in blood*; carbuncles and sores; threatened abortion.
Dosage 3～9g.

415 黃芪

Huangqi

Milkvetch Root

RADIX ASTRAGALI

本品為豆科植物蒙古黃芪 Astragalus membranaceus (Fisch.) Bge. var. mongholicus (Bge.) Hsiao 或膜莢黃芪 Astragalus membranaceus (Fisch.) Bge. 的乾燥根。

〔**原植物**〕①蒙古黃芪：為多年生草本。莖直立，上部有分枝。單數羽狀複葉互生，小葉 25～37 枚，廣橢圓形或長圓形，上面無毛，下面密生短柔毛。總狀花序腋生，花萼鐘狀，花冠黃色，旗瓣長圓狀倒卵形，翼瓣及龍骨瓣有長爪，子房無毛。莢果膜質，膨脹，有顯著網紋，無毛。②膜莢黃芪：小葉較少，為 21～31 枚。子房有毛。莢果有黑色短柔毛。

〔**藥材性狀**〕本品呈圓柱形，有的有分枝，上端較粗，長 30～90cm，直徑 1～3.5cm。表面淡棕黃色或淡棕褐色，有不整齊的縱皺紋或縱溝。質硬而韌，斷面纖維性強，並顯粉性，皮部黃白色，木部淡黃色有放射狀紋理及裂隙，老根中心偶有枯朽狀，黑褐色或呈空洞。

〔**橫切面**〕見圖。

〔**性味功能與主治**〕甘，溫。補氣固表，利尿托毒，排膿，斂瘡生肌。用於氣虛乏力，食少便溏，中氣下陷，久瀉脫肛，便血崩漏，表虛自汗，氣虛水腫，癰疽難潰，久潰不斂，血虛萎黃，內熱消渴；慢性腎炎蛋白尿，糖尿病。蜜製黃芪益氣補中。用於氣虛乏力，食少便溏。

〔**用法與用量**〕9～30g。

Milkvetch Root is the dried root of *Astragalus membranaceus* (Fisch.) Bge. var. *mongholicus*. (Bge.) Hsiao or *Astragalus membranaceus* (Fisch.) Bge. (Fam. Leguminosae).

Action To reinforce *qi* and strengthen the superficial resistance, and to promote the discharge of pus and the growth of new tissue.

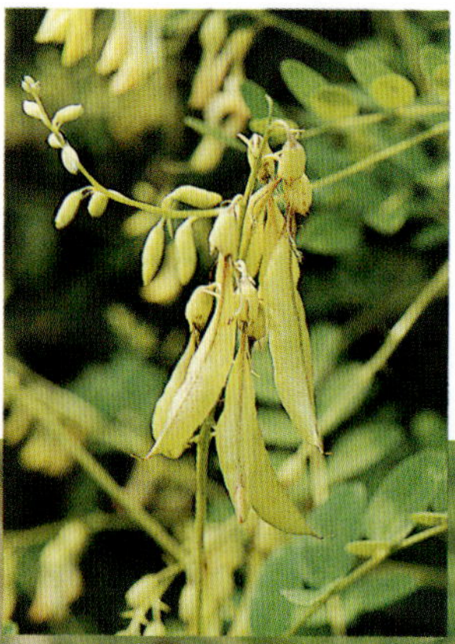

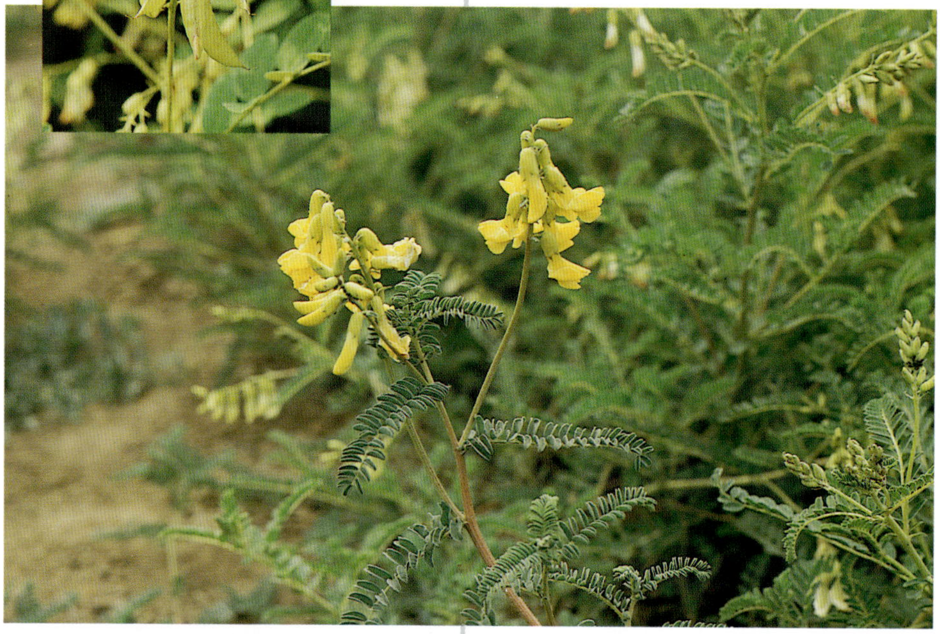

◄▼蒙古黃芪

▼藥材黃芪橫切面

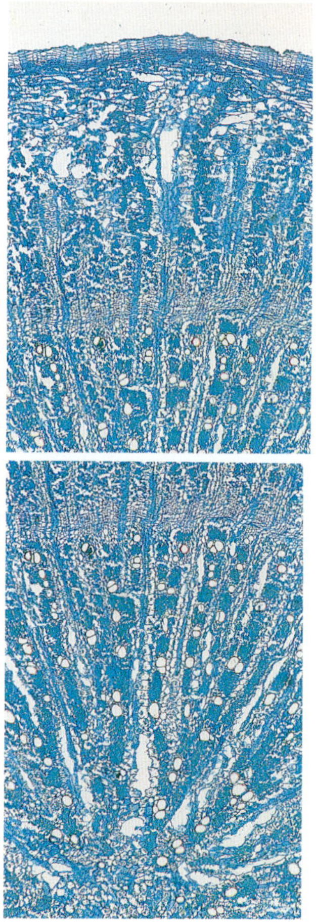

▼藥材黃芪

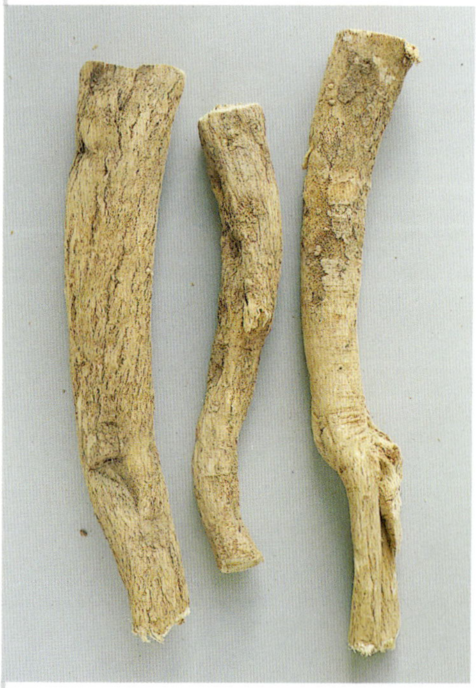

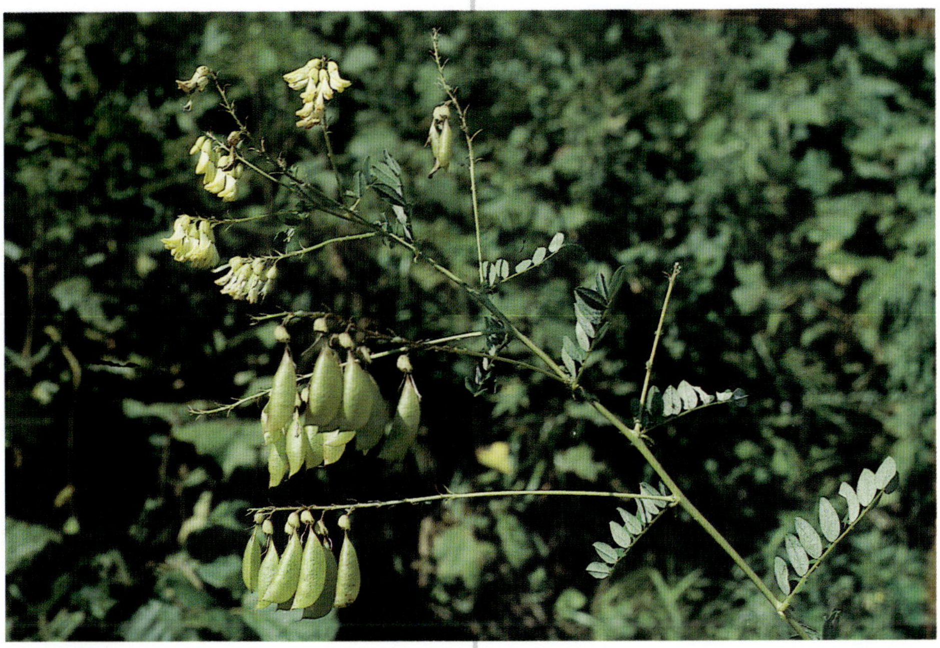

▲膜莢黃芪

Radix Astragali (*processed with honey*): To reinofore *qi* and invigorate the function of the *spleen*.

Indications *Deficiency of qi* with lack of strength, anorexia and stools, sinking of the *spleen qi* manifested by chronic diarrhea, prolapse of the rectum, hematochezi and abnormal uterine bleeding; spontaneous sweating due to weakened superficial resistance; edema due to *deficiency of qi*; abscess difficult to burst or heal; anemia; diabetes caused by *internal heat*; albuminuria in chronic nephritis; diabetes mellitus.

Radix Astragali (*processed with honey*): Deficiency of *qi* with lack of strength, anorexia and loose stools.

Dosage 9～30g.

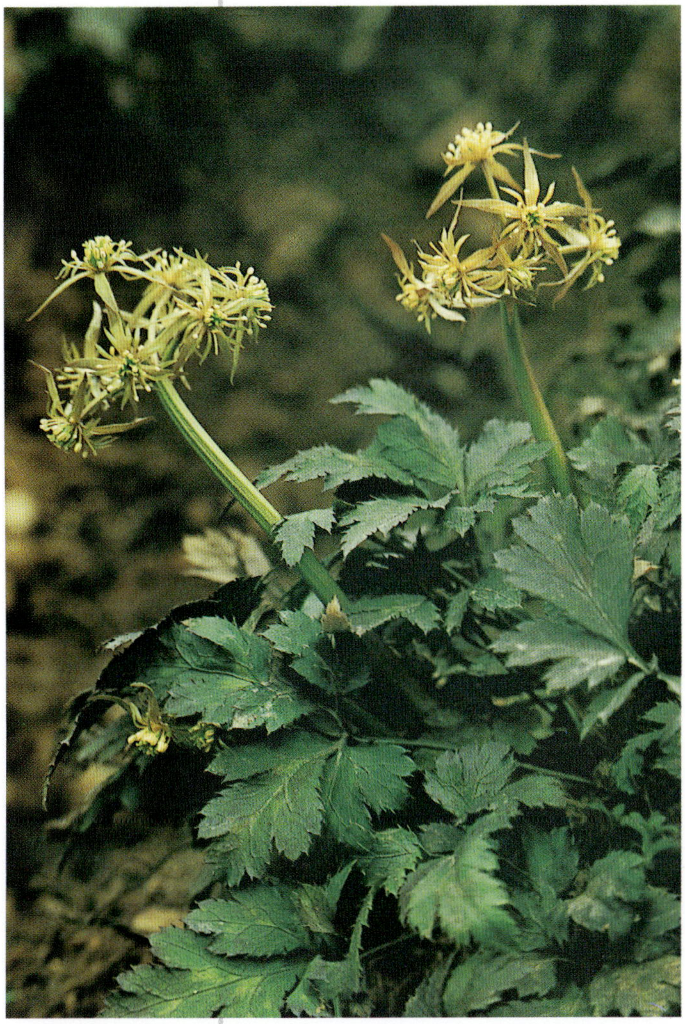

黃連 ▶

416 黃連

Huanglian

Golden Thread

RHIZOMA COPTIDIS

本品為毛茛科植物黃連 Coptis chinensis Franch.、三角葉黃連 Coptis deltoidea C. Y. Cheng et Hsiao 或雲連 Coptis teeta Wall. 的乾燥根莖。以上三種分別習稱“味連”、“雅連”、“雲連”。

〔**原植物**〕①黃連：多年生草本。根莖有分枝，形如鷄爪。葉基生，有長柄；葉片卵狀三角形，三全裂，中央裂片棱形，羽狀深裂，邊緣有銳鋸齒。花葶1～2條，頂生，聚傘花序有3～8花，花被片5，卵形，白綠色，蓇葖果，黑色，8～12個集生於增長的小花梗上。②三角葉黃連：中央裂片三角狀卵形，具明顯的葉柄。③雲連：葉中央裂片卵狀棱形或長棱形，羽狀深裂3～6對。

〔**藥材性狀**〕①味連：多集聚成簇，常彎曲，形如鷄爪，單枝根莖長3～6cm，直徑0.3～0.8cm。表面灰黃色或黃褐色，粗糙，有不規則結節狀隆起、鬚根及鬚根殘基，有的節間表面平滑如莖稈，習稱“過橋”。上部多殘留褐色鱗葉，頂端常留有殘餘的莖或葉柄。斷面不整齊，皮部橙紅色或暗棕色，木部鮮黄色或橙黄色，呈放射狀排列，髓部有時中空。②雅連：多為單枝，略呈圓柱形，微彎曲，長 4～8cm，直徑 0.5～1cm。“過橋”較長。頂端有少許殘莖。③雲連：彎曲呈鈎狀，多為單枝，較細小。

〔**性味功能與主治**〕苦，寒。清熱燥濕，瀉火解毒。用於濕熱痞滿，嘔吐，瀉痢，黃疸，高熱神昏，心火亢盛，心煩不寐，血熱吐衄，目赤吞酸，牙痛，消渴，癰腫疔瘡；外治濕疹，濕瘡，耳道流膿。酒黃連善清上焦火熱。用於目赤，口瘡。薑黃連清胃和胃止嘔。用於寒熱互結，濕熱中阻，痞滿嘔吐。萸黃連舒肝和胃止嘔。用於肝胃不和，嘔吐吞酸。

〔**用法與用量**〕1.5～4.5g；外用適量。

Golden Thread is the dried rhizome of *Coptis chinensis* Franch., *Coptis deltoidea* C. Y. Cheng et Hsiao or *Coptis teeta* Wall. (Fam. Ranunculaceae), commonly known as "Wei-lian", "Ya-lian" or "Yun-lian" respectively.

Action To remove *damp-heat*, quench *fire* and counteract toxicity.

Rhizoma Coptidis (*processed with wine*): To remove *fire* from the upper part of the body.

Rhizoma Coptidis (*processed with ginger*): To remove *fire* from the stomach, regulate the stomach function and relieve vomiting.

Rhizoma Coptidis (*processed with Fructus Evodiae*): To soothe the *liver*, regulate the stomach function and relieve vomiting.

Indications Attack of *damp-heat* manifested by stuffiness and fullness sensation in the abdomen, or causing acute dysentery of jaundice; high fever accompained by impairment of conciousness; fidgetness and insomnia due to exuberant *fire*; spitting of blood and epistaxis caused by heat in the blood; inflammation of the eye; acid regurgitation; toothache; diabetes; carbuncles and sores; external use for eczema and other skin discases with exudation; purulent discharge from the ear.

Rhizoma Coptidis (*processed with wine*): Inflammation of the eye; ulcers in the mouth.

Rhizoma Coptidis (*processed with ginger*): Stuffiness and fullness sensation in the abdomen with nausea and vomiting caused by *damp-heat* in combination with cold.

Rhizoma Coptidis (*processed with Fructus Evodia*): Nausea, vomiting and acid regurgitation in disharmony of the *liver* and the stomach.

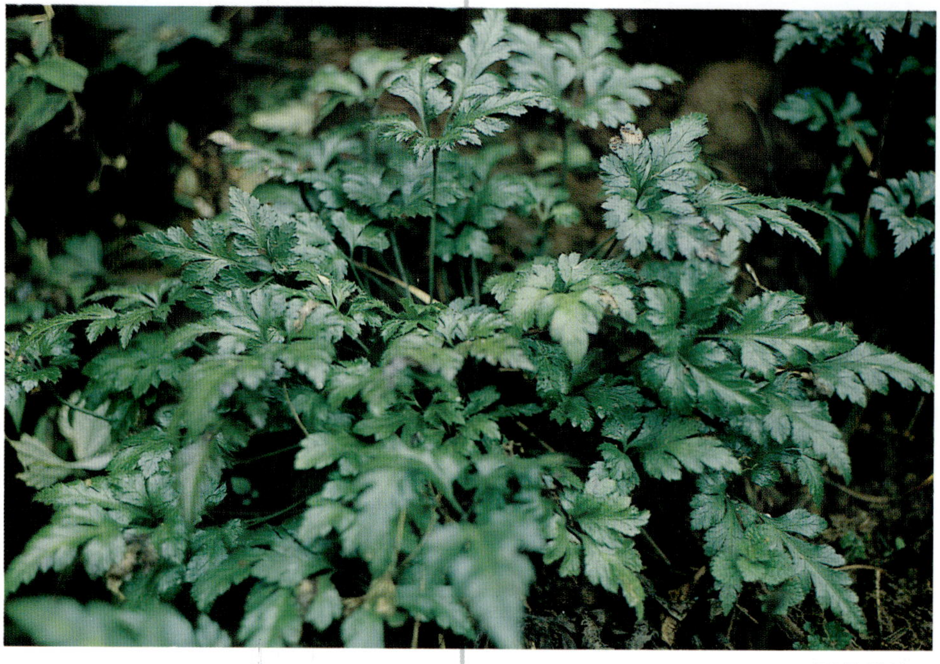

▲三角黃連

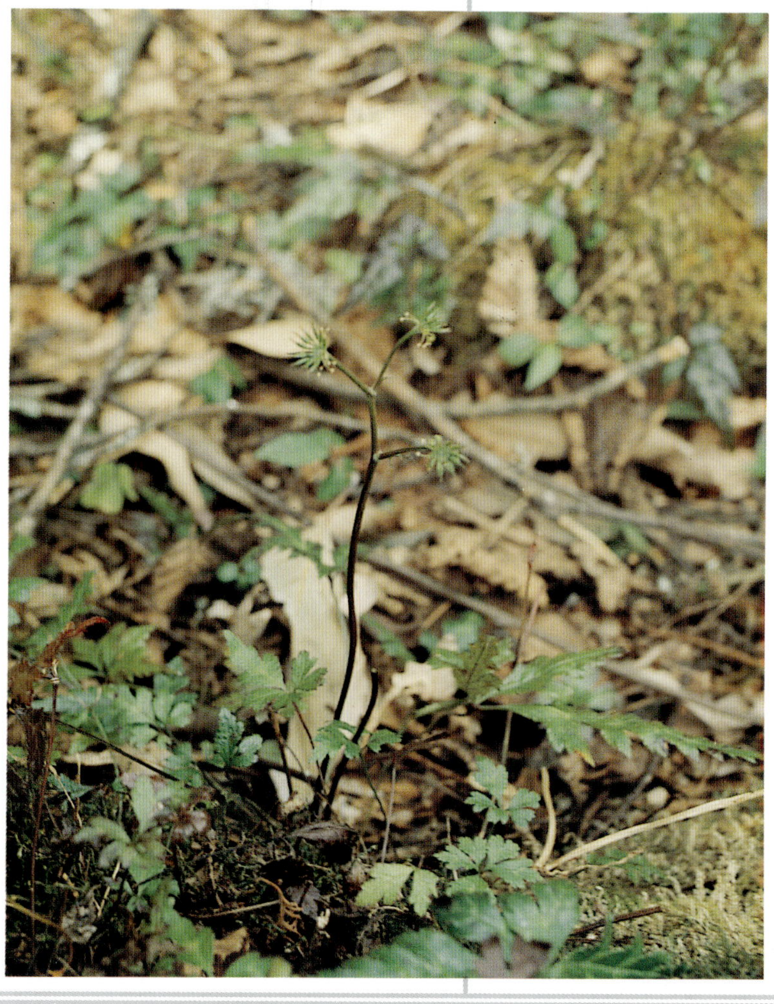

◀雲連

▼藥材黃連（左：味連 中：雅連 右：雲連）

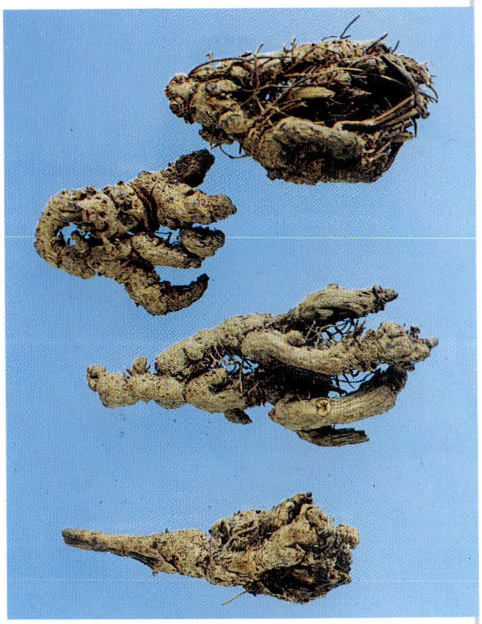

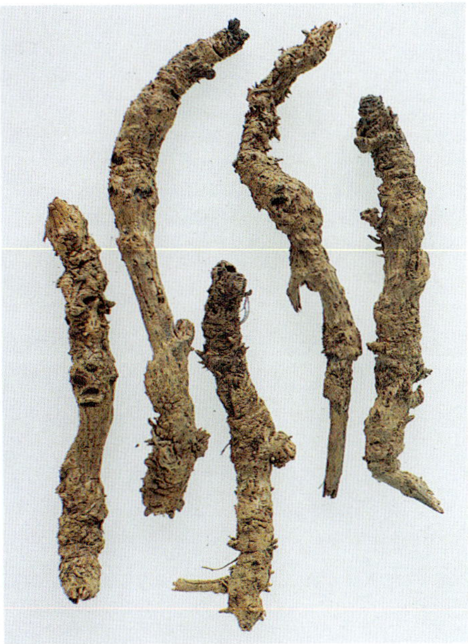

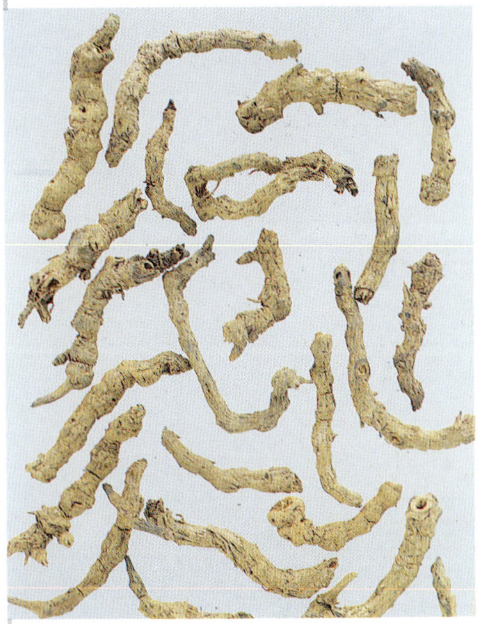

▼藥材黃連（味連）橫切面

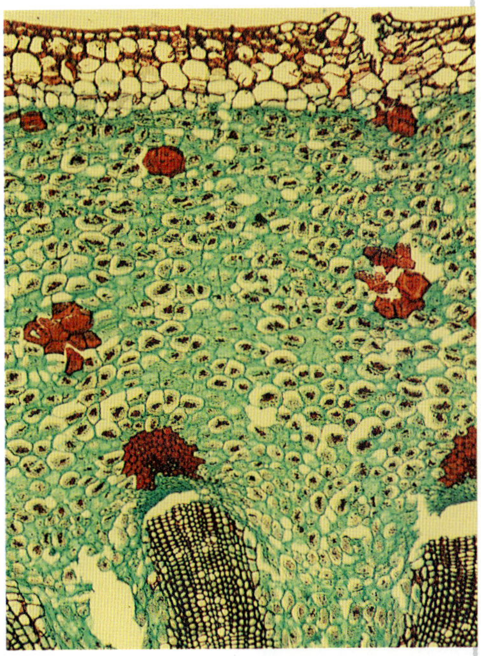

▼藥材黃連（雅連）橫切面

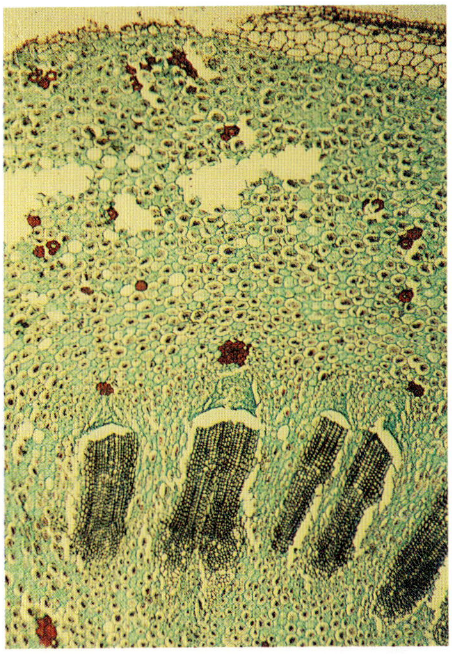

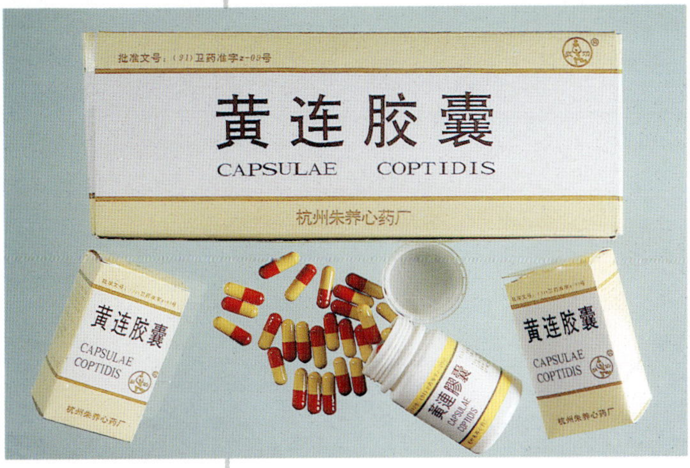

Usage and dosage 1.5～4.5g; appropriate quantity for external use.

417 黃柏

Huangbai

Amur Cork-tree

CORTEX PHELLODENDRI

本品為芸香科植物黃皮樹 Phellodendron chinense Schneid. 或黃檗 Phellodendron amurense Rupr. 的乾燥樹皮。前者習稱"川黃柏"，後者習稱"關黃柏"。

〔**原植物**〕①黃皮樹：落葉喬木。樹皮淡灰色，有較厚的木栓層，內層黃色。羽狀複葉對生，小葉7～15，長圓狀卵形或長圓狀披針形，頂端長漸尖。花單性，雌雄異株，圓錐花序頂生：花小、黃綠色。漿果狀核果球形，黑色。②黃檗：木栓層較厚。小葉5～13片，卵狀披針形或近卵形，邊緣有不明顯鈍鋸齒及緣毛。

〔**藥材性狀**〕①川黃柏：呈板片狀或淺槽狀，長寬不一，厚3～6mm。外表面黃褐色或黃棕色，平坦或具縱溝紋，有的可見皮孔痕及殘存的灰褐色粗皮。內表面暗黃色或淡棕色，具細密的縱棱紋。斷面纖維性，呈裂片狀分層，深黃色。②關黃柏：厚2～4mm。外表面黃綠色或淡棕黃色，較平坦，有不規則的縱裂紋，皮孔痕小而少見，偶有灰白色的粗皮殘留。內表面黃色或黃棕色。體輕，質較硬。

〔**性味功能與主治**〕苦，寒。清熱燥濕，瀉火除蒸，解毒療瘡。用於濕熱瀉痢，黃疸，帶下，熱淋，腳氣，痿躄，骨蒸勞熱，盜汗，遺精，瘡瘍腫毒，濕疹瘙癢。鹽黃柏滋陰降火。用於陰虛火旺，盜汗骨蒸。

〔**用法與用量**〕3～12g；外用適量。

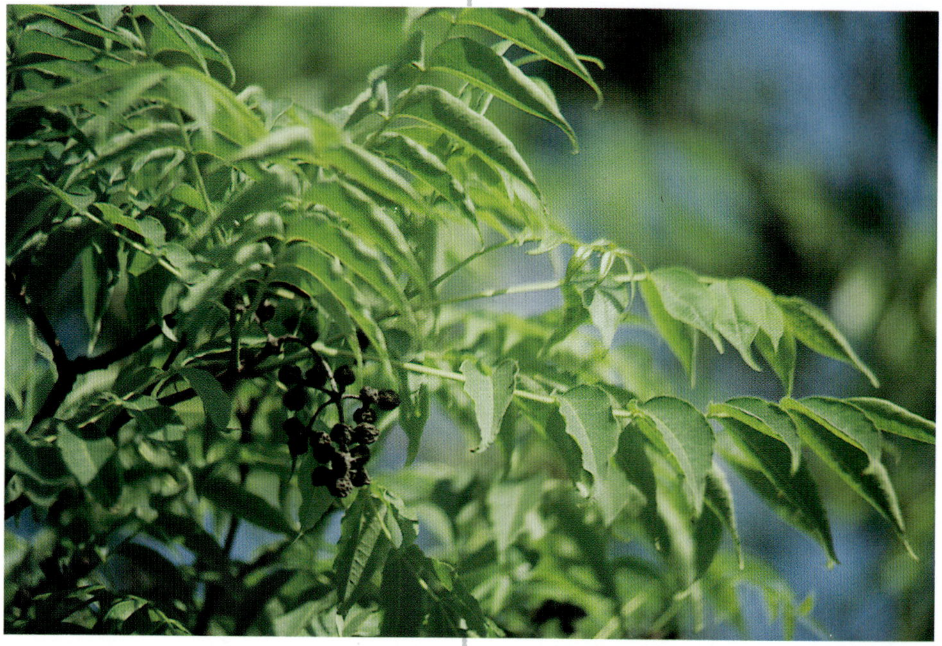

▲黃皮樹

▼黃檗

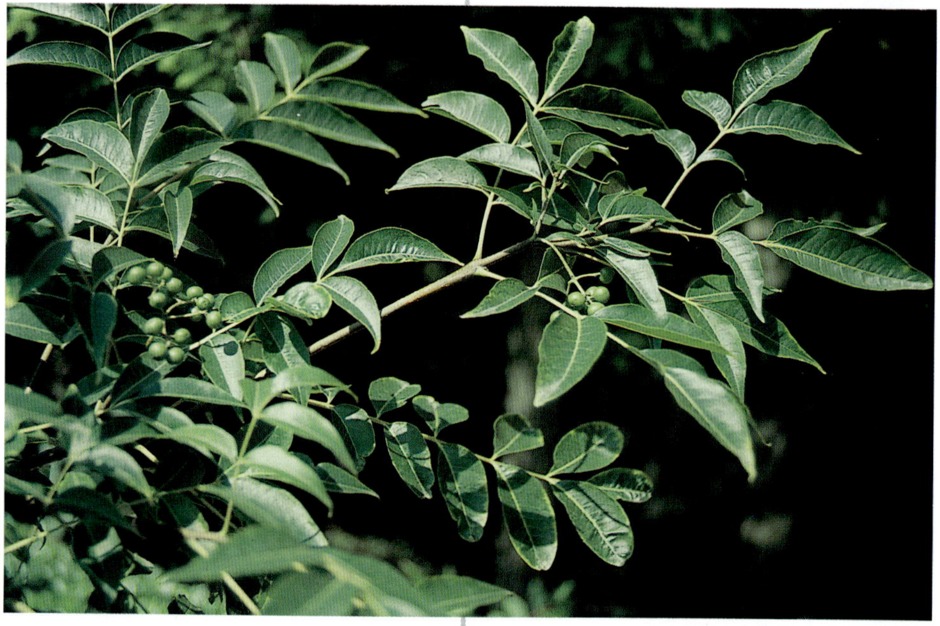

▼藥材黃柏（川黃柏）

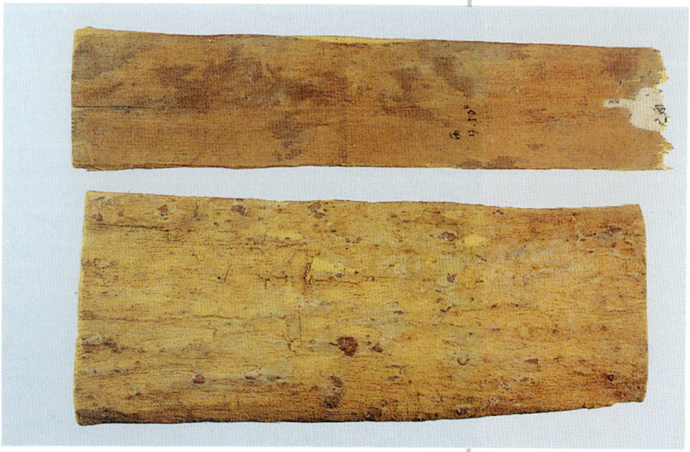

▼藥材黃柏（關黃柏）

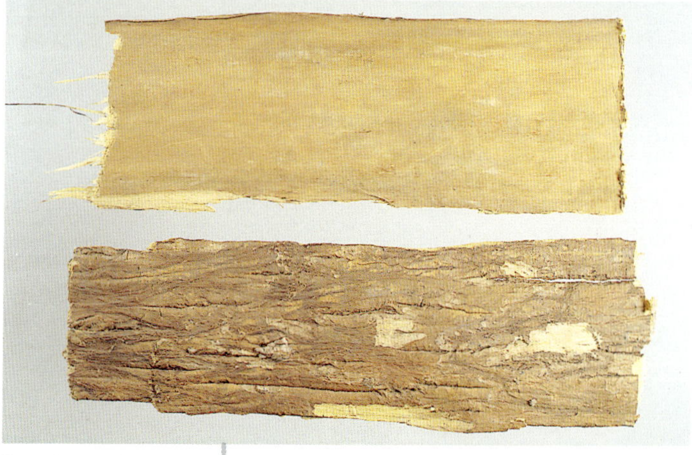

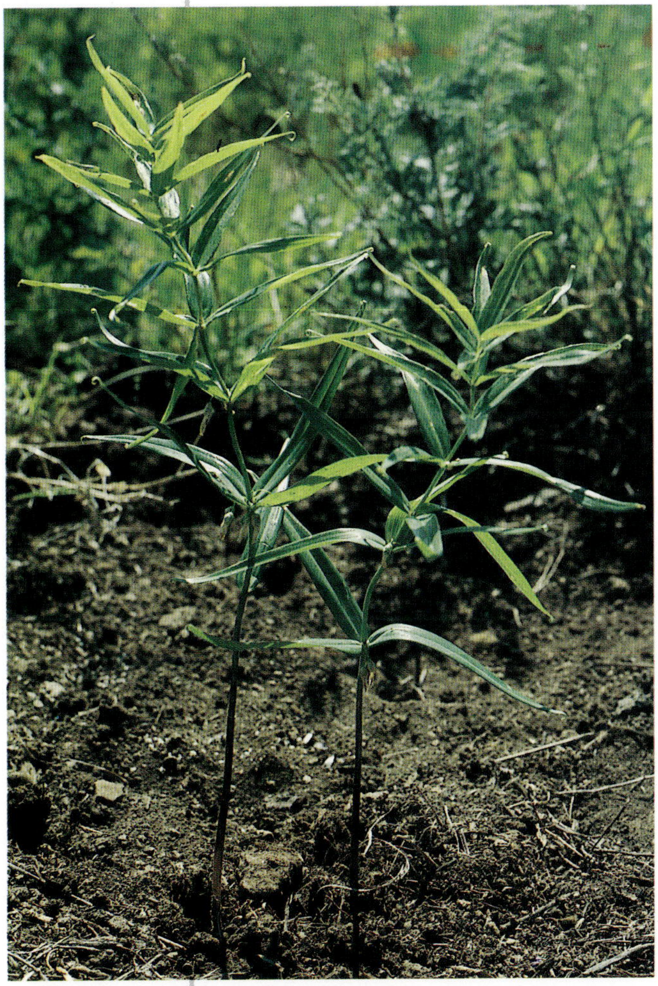

黃精 ▶

Amur Cork-tree is the dried bark of *Phellodendron chinense* Schneid. or *Phellodendron amurense* Rupr. (Fam. Rutaceae). The former is commonly called "Chuan huangbai" and the latter "Guan huangbai".

Action To remove *damp-heat*, quench *fire*, counteract toxicity, and relieve consumptive fever.

Cortex Phellodendri (processed with salt): To nourish *yin* and reduce *fire*.

Indications Dysentery, jaunice and morbid leukorrhea caused by *damp-heat*; urinary infection; weakness and edema of legs; consumptive fever and night sweating; seminal emission; sores and skin infection with local redness and swelling; eczema with itching.

Cortex Phellodendri (processed with salt): Night sweating and consumptive fever due to exuberant *fire* secondary to *deficiency of yin*.

Usage and dosag 3～12g; appropriate quantity for external use.

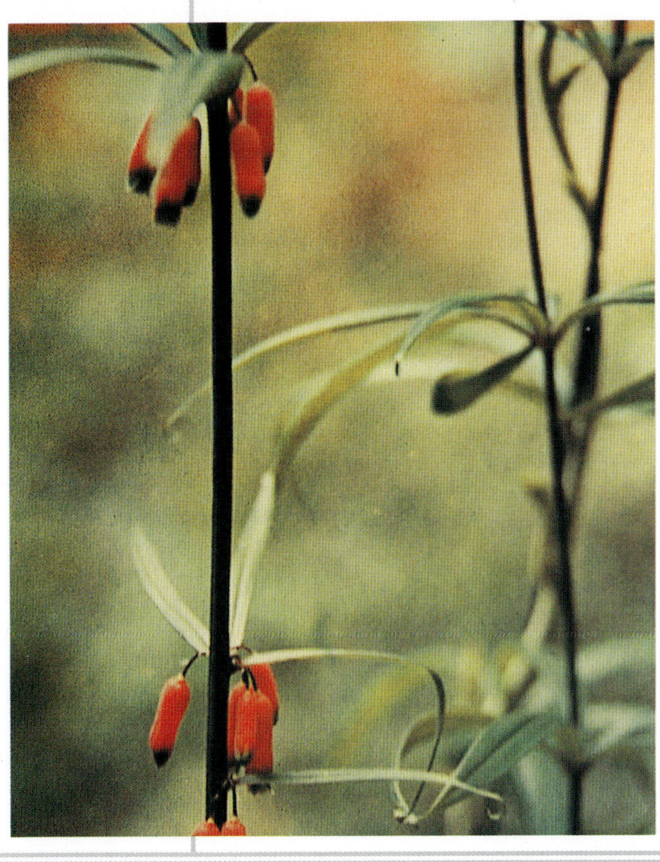

滇黃精 ▶

418 黃精

Huangjing

Solomonseal Rhizome

RHIZOMA POLYGONATI

本品為百合科植物滇黃精 Polygonatum kingianum Coll. et Hemsl.、黃精 Polygonatum sibiricum Red. 或多花黃精 Polygonatum cyrtonema Hua 的乾燥根莖。按形狀不同，習稱“大黃精”、“鷄頭黃精”、“薑形黃精”。

〔**原植物**〕①滇黃精：多年生草本。根莖肥厚横走，呈塊狀膨大或串珠狀。莖直立單一。葉無柄：4～8 片輪生，綫形，先端尖而卷曲。花序腋生，具 2～6 花；花被筒狀，長 18～25cm，粉紅色。漿果球形，近熟時橙紅色或黑色。②黃精：根莖不呈串珠狀，葉無柄，4～5 枚輪生。花被較短，全長 9～12mm，乳白色至淡黃色。漿果球形，熟時黑色。③多花黃精：葉為互生，葉片橢圓形或長圓狀橢圓形。花被長 15～35mm，花絲先端膨大呈囊狀或距狀，多少具乳頭狀突起。漿果熟後黃綠色。

〔**藥材性狀**〕①大黃精：呈肥厚肉質的結節塊狀，結節長可達 10cm 以上，寬 3～6cm，厚 2～3cm。表面淡黃色至黃棕色，具環節，有皺紋及鬚根痕，結節上側莖痕呈圓盤狀，圓周凹入，中部突出。質硬而韌。斷面角質，淡黃色至黃棕色。②鷄頭黃精：呈結節狀彎柱形，長 3～10cm，直徑 0.5～1.5cm。結節長 2～4cm，略呈圓錐形，常有分枝；表面黃白色或灰黃色，半透明，有縱皺紋，莖痕圓形，直徑 5～8mm。③薑形黃精：呈長條結節塊狀，長短不等，常數個塊狀結節相連。表面灰黃色或黃褐色，粗糙，結節上側有突出的圓盤狀莖痕，直徑 0.8～1.5cm。

〔**橫切面**〕見圖。

〔**性味功能與主治**〕甘，平。補氣養陰，健脾，潤肺，益腎。用於脾胃虛弱，體倦乏力，口乾食少，肺虛燥咳，精血不足，內熱消渴。

〔**用法與用量**〕9～15g。

Solomonseal Rhizome is the dried rhizome of *Polygonatum kingianum* Coll. et hemsl., *Polygonatum sibiricum* Red., or *Polygonatum cyrtonema* Hua. (Fam. Liliaceace). According to the shape, these are commonly known as "Dahuangjing", "Jitouhuangjing", and "Jiangxinghuangjing".

Action To reinforce *qi* and nourish *yin*, to invigorate the function of the *spleen*, to moisten the *lung*, and to benefit the *kidney*.

Indications Weakness of the *spleen* and the stomach marked by lassitude, dryness in the mouth and anorexia; dry cough due to *deficiency of yin of the lung*; deficiency of *vital essence* and blood; diabetes caused by internal *heat*.

Dosage 9～15g.

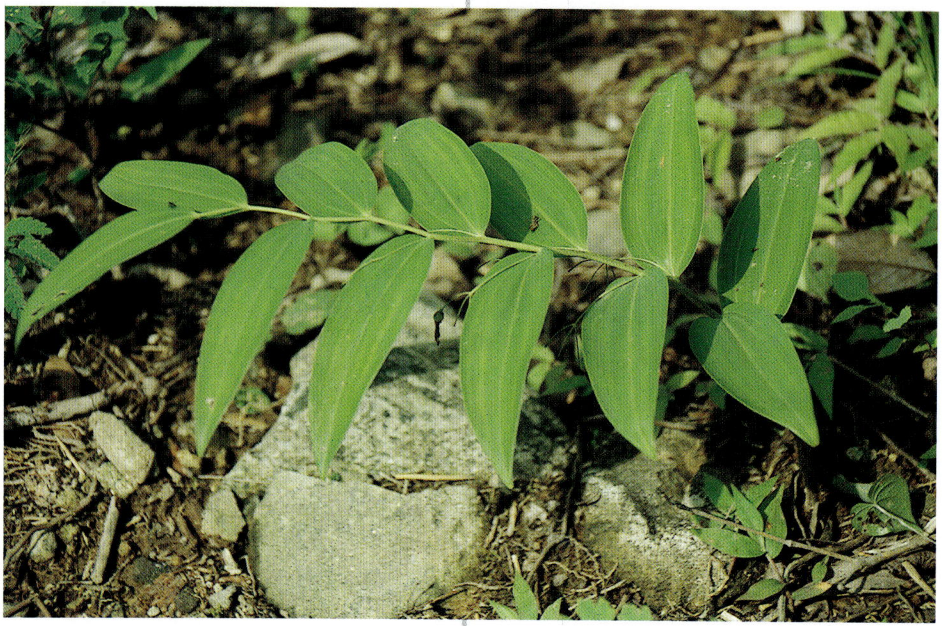

▲ 多花黃精

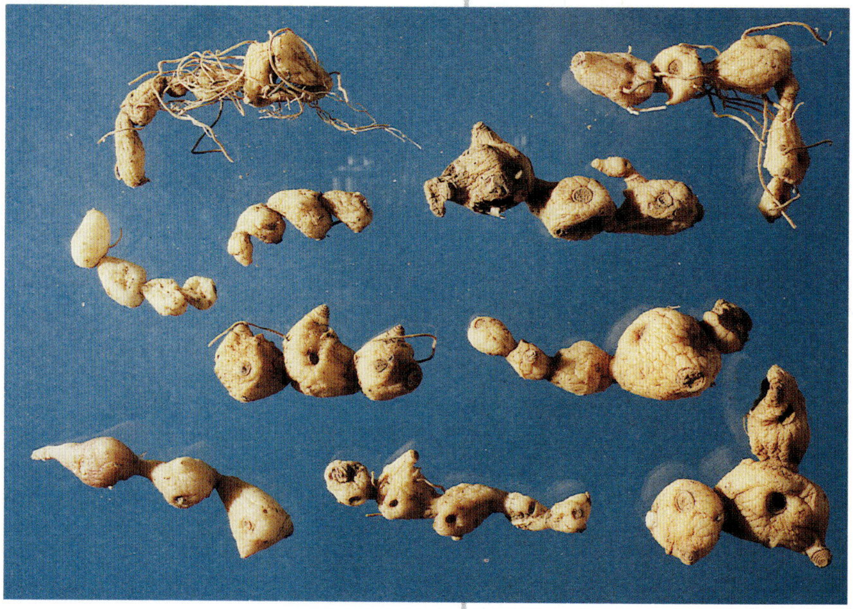

▲▼ 藥材黃精

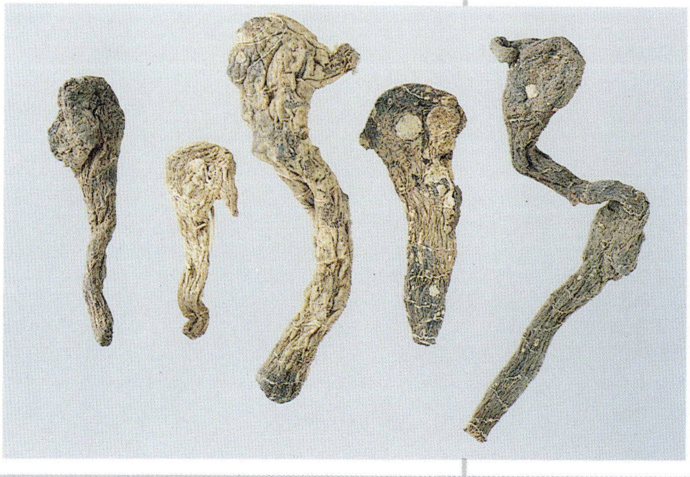

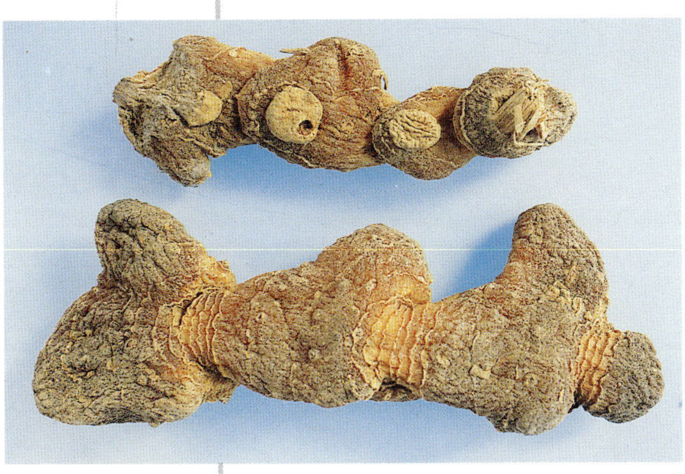

藥材黃精(薑形黃精)▶

▼ 藥材黃精橫切面(多花黃精偏振光下)

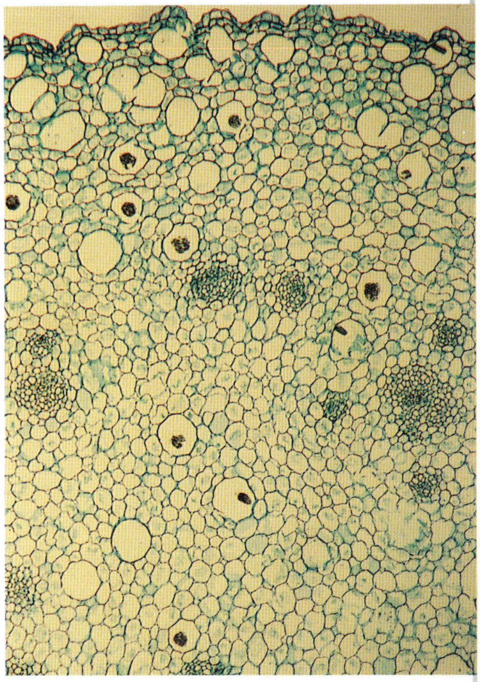

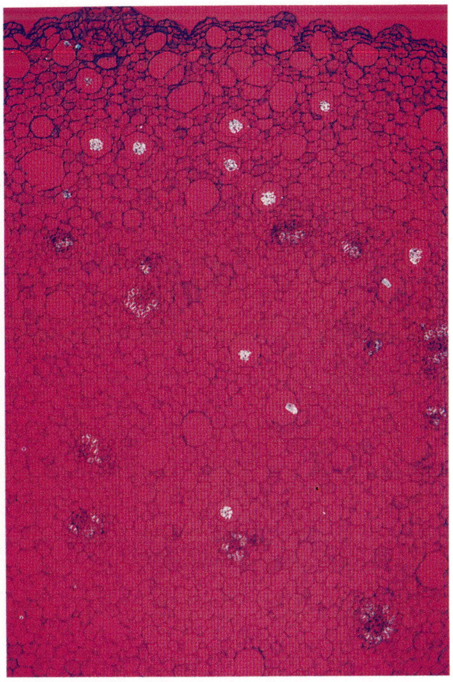

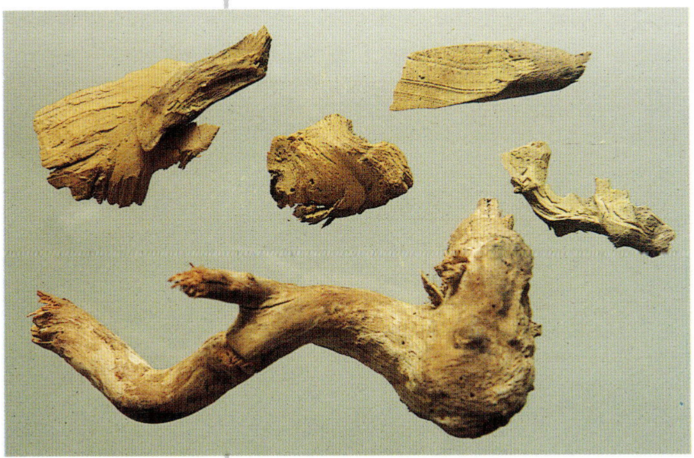

藥材常山▶

419 常山

Changshan

Antifeverile Dichroa Root

RADIX DICHROAE

本品為虎耳草科植物常山 Dichroa febrifuga Lour. 的乾燥根。

〔**原植物**〕落葉亞灌木。根木質，內部黃色，莖直立，綠色，有節，遍體着生黃色短毛。葉對生，有葉柄；葉片長橢圓形，先端長漸尖，邊緣具鋸齒。傘房狀圓錐花序着生於枝頂或上部葉腋內。萼管5～6齒裂；花瓣5～6；雄蕊10～20；花柱4～6。漿果，成熟時藍色。

〔**藥材性狀**〕本品呈圓柱形，常彎曲扭轉，或有分枝，長 9～15cm，直徑 0.5～2cm。表面棕黃色，具細縱紋，外皮易剝落，剝落處露出淡黃色木部。折斷時有粉塵飛揚。橫切面黃白色。射綫類白色，呈放射狀。

〔**橫切面**〕見圖。

〔**性味功能與主治**〕苦、辛、寒；有毒。截瘧，劫痰。用於瘧疾。

〔**用法與用量**〕4.5～9g。

〔**注意**〕有催吐的副作用，量不宜過大，孕婦慎用。

Antifeverile Dichroa Root is the dried root of *Dichroa febrifuga* Lour. (Fam. Saxifragaceae).

Action To stop malarial attacks.

Indications Malaria.

Dosage 4.5～9g.

Precaution It causes vomiting as a side effect; overdosage should be avoided. Used with caution in pregnancy.

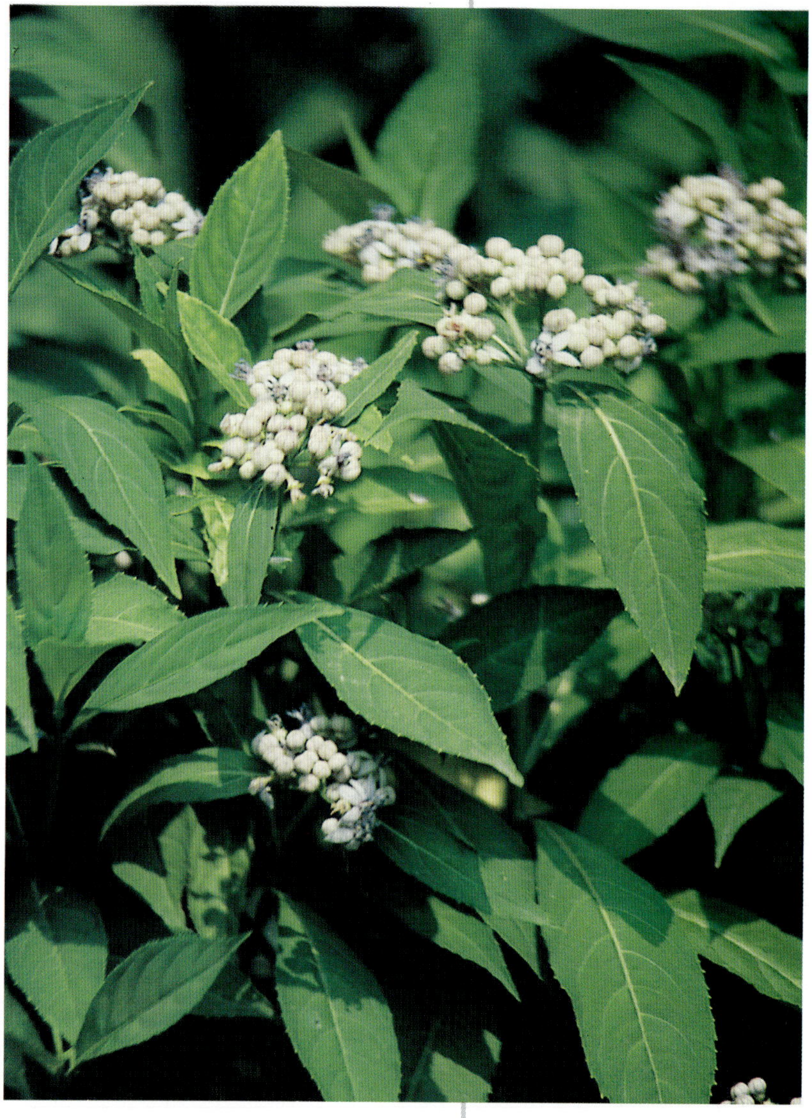

◀ 常山

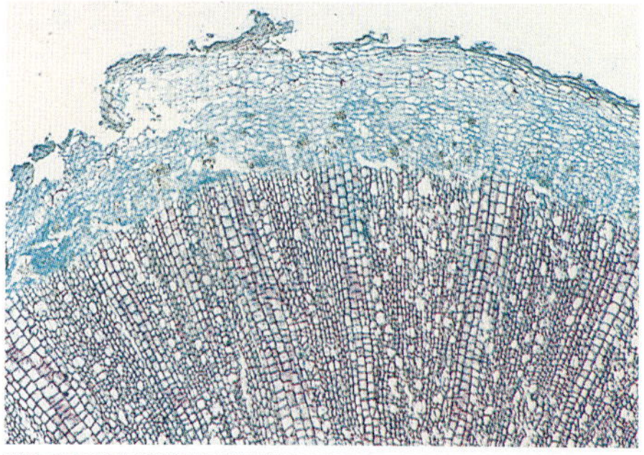

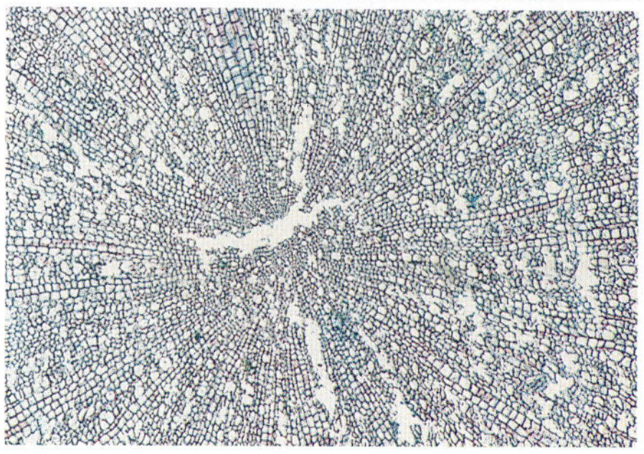

◀ ▼ 藥材常山橫切面(右：偏振光下)

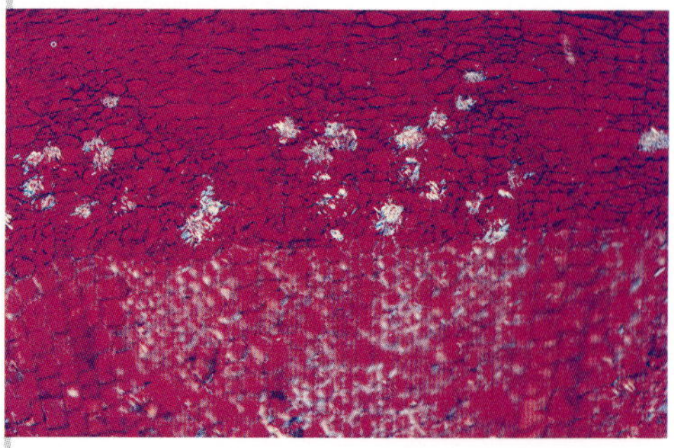

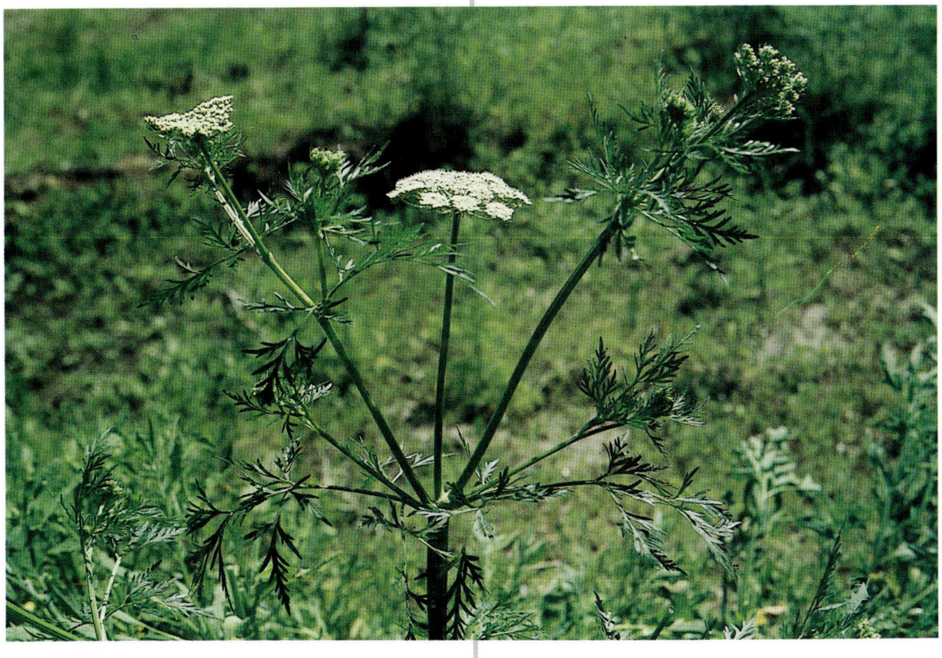

▲ 蛇床

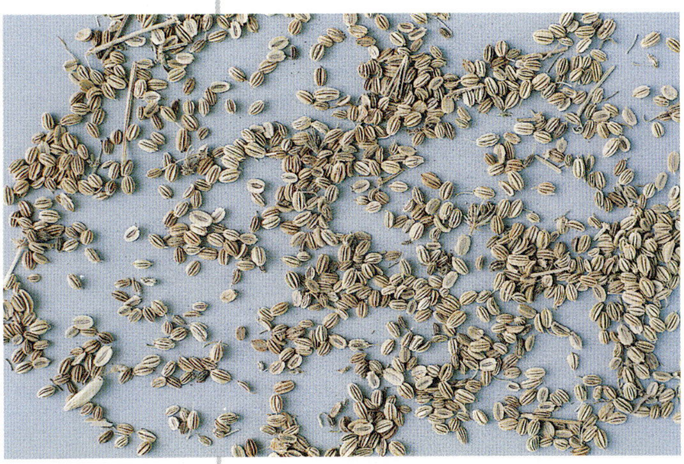

藥材蛇床子 ▶

藥材蛇床子分果橫切面 ▼

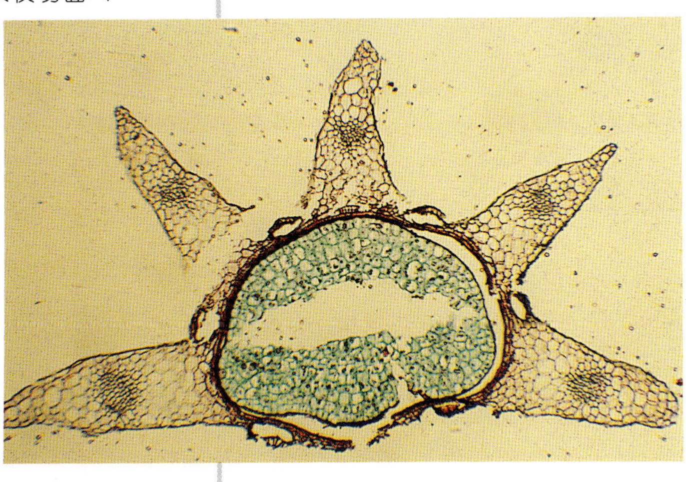

420 蛇床子

Shechuangzi

Common Cnidium Fruit

FRUCTUS CNIDII

本品為傘形科植物蛇床 Cnidium monnieri（L.）Cuss. 的乾燥成熟果實。

〔**原植物**〕一年生草本。莖直立，中空，多分枝，表面具棱。基生葉有長柄，基部膨大，葉鞘抱莖；葉為二至三回羽狀複葉，最終裂片窄條形或條狀披針形。複傘形花序，具傘幅 10～30 條，不等長；總苞片 8～10，小總苞片 2～3，均條形；花小，白色。雙懸果橢圓形，略扁，分果具 5 棱，果棱有窄翅。

〔**藥材性狀**〕本品為雙懸果，呈橢圓形，長 2～4mm，直徑約 2mm。表面灰黃色或灰褐色，頂端有 2 枚向外彎曲的柱基，基部偶有細梗。分果的背面有薄而突起的縱棱 5 條，接合面平坦，有 2 條棕色略突起的縱棱綫。果皮鬆脆，揉搓易脫落，種子細小，灰棕色，顯油性。

〔**分果橫切面**〕見圖。

〔**性味功能與主治**〕辛、苦，溫；有小毒。溫腎壯陽，燥濕，祛風，殺蟲。用於陽痿，宮冷，寒濕帶下，濕痹腰痛，外治外陰濕疹，婦人陰癢；滴蟲性陰道炎。

〔**用法與用量**〕3～9g；外用適量，多煎湯熏洗，或研末調敷。

Common Cnidium Fruit is the dried ripe fruit of *Cnidium monnieri* (L.) Cuss. (Fam. Um-belliferae).

Action To warm the *kidney* and promote virility, to remove *damp*, to dispel *wind*, and to kill parasites.

Indications Impotence, frigidity, excessive leukorrhea caused by *cold-damp*; lumbago due to attack of *damp*; external use for eczema of external genitalia, vulval itching trichomonas vaginitis.

Usage and dosage 3 ～ 9g; appropriate quantity to be made into hot decoction for fuming and washing, or to be ground into powder for topical application after mix with liquid.

421 蛇蜕
Shetui

Snake Slough

PERIOSTRACUM SERPENTIS

本品為游蛇科動物黑眉錦蛇 Elaphe taeniura Cope、錦蛇 Elaphe carinata (Guenther) 或烏梢蛇 Zaocys dhumnades (Cantor) 等蛻下的乾燥表皮膜。

〔**原動物**〕①黑眉錦蛇：體形較大，全長可達 2m 以上。頭頸區分明顯。背面黃綠、灰綠或棕灰色，體前部正中具黑色梯狀橫紋，體後黑色，縱綫延至尾末，眼後具黑色眉紋。腹部灰白。眶前鱗 1；眶後鱗 2 (3)；顳鱗 2 (1、3) +3；上唇鱗 9 片；背鱗 25—25—19 行；腹鱗 225—267；肛鱗二分；尾下鱗 76—122 對。②錦蛇：體粗壯，全長 2m 左右。頭部比頸部稍大。全身黑色，雜以黃色花斑。體前部有若干黃色橫紋，頭背棕黃，鱗緣黑色，尾下形成黑色縱綫。眶前鱗 1；眶後鱗 2 (3)；顳鱗 2 (3、1) +3 (2、4)；上唇鱗 8；背鱗 23—23—19。除最外 1～2 行外，餘均具強棱；腹鱗 203～224；肛鱗二分；尾下鱗 69～102 對。③烏梢蛇：見 086 烏梢蛇。

〔**藥材性狀**〕本品呈圓筒形，多壓扁而皺縮，完整者形似蛇，長可達 1m 以上。背部銀灰色或淡灰棕色，有光澤，鱗迹菱形或橢圓形，銜接處呈白色，略抽皺或凹下；腹部乳白色或略顯黃色，鱗迹長方形，呈覆瓦狀排列。體輕，質微韌，手捏有潤滑感和彈性，輕輕搓揉，沙沙作響。

〔**性味功能與主治**〕鹹、甘，平。祛風，定驚，解毒，退翳。用於小兒驚風，抽搐痙攣，角膜出翳，喉痹，疔腫，皮膚瘙癢。

〔**用法與用量**〕1.5～3g；研末吞服 0.3～0.6g。

Snake Slough is the dried epidermal membrane of *Elaphe taeniura* Cope, *Elaphe carinata* (Guenther) or *Zaocys dhumnades* (Cantor) (Fam. Colubridae).

Action To arrest convulsions, to counteract toxicity, and to clear the eye of corneal opacity.

Indication Infantile convulsion; nebula; inflammation of the throat, boils; cuaneous itching.

Usage and dosage 1.5～3g to be made in-

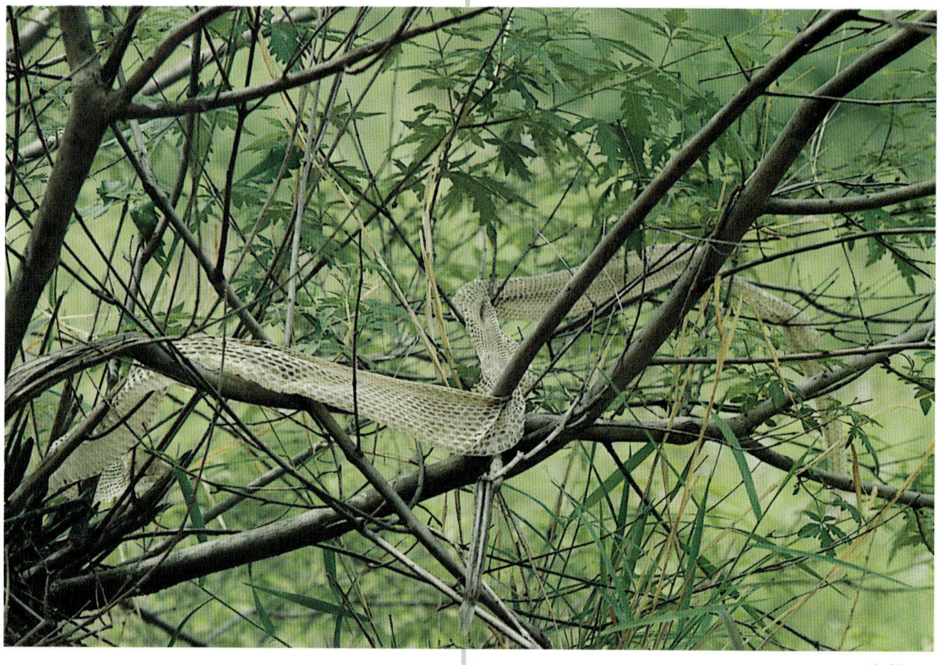

▲ 蛇蛻

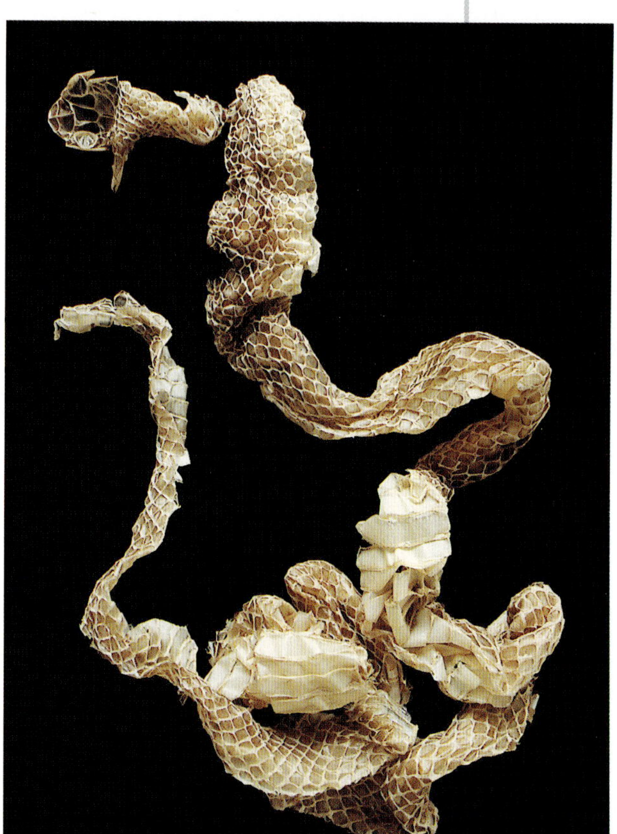

◀ 藥材蛇蛻

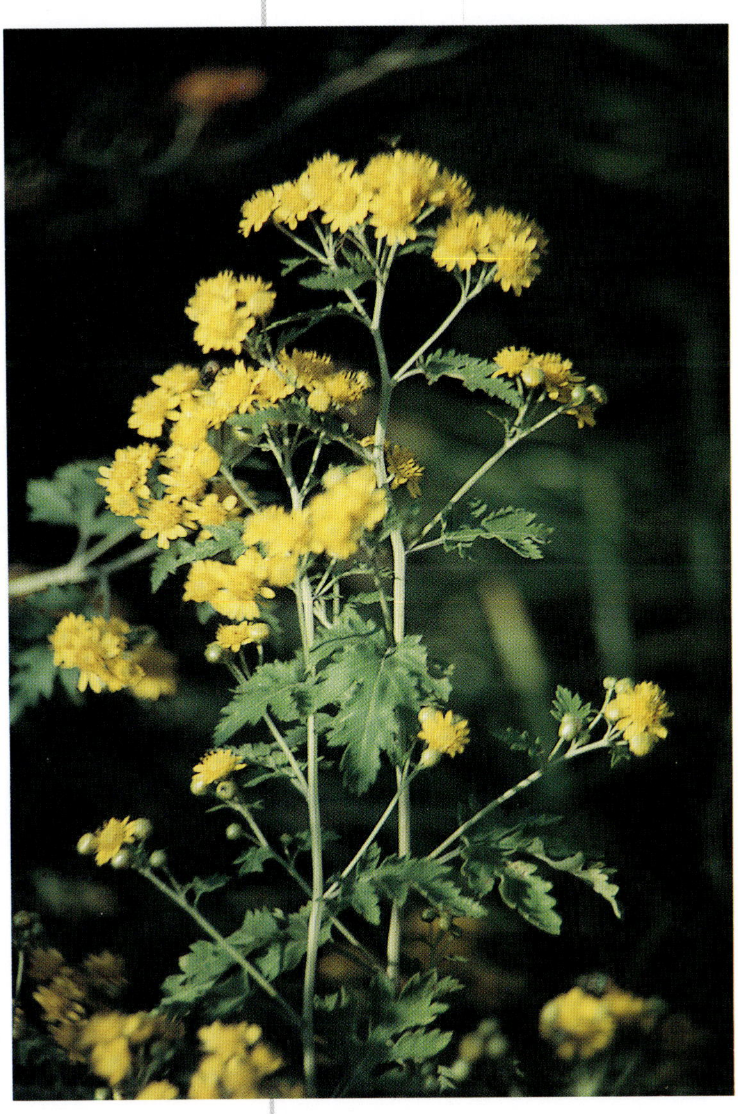

野菊 ▶

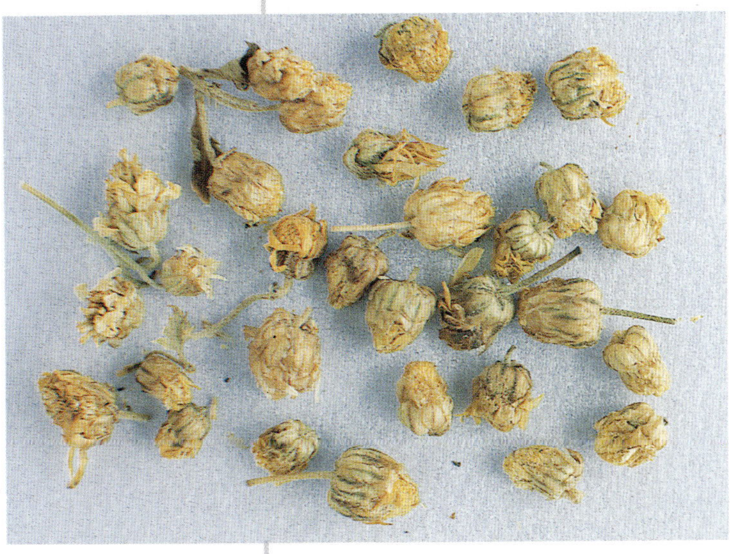

藥材野菊花 ▶

to decoction, or 0.3～0.6g to be ground into powder for oral administration.

422 野菊花

Yejuhua

Wild Chrysanthemum Flower

FLOS CHRYSANTHEMI INDICI

本品為菊科植物野菊 Chrysanthemum indicum L. 的乾燥頭狀花序。

〔**原植物**〕多年生草本。莖基部常匍匐上枝多分枝。葉互生，有柄；葉片卵狀橢圓形，羽狀淺裂，裂片邊緣有鋸齒，兩面均有細柔毛。頭狀花序排成聚傘狀，花黃色，邊緣舌狀，雌性；中央為管狀花，兩性。

〔**藥材性狀**〕本品呈類球形，直徑0.3～1cm，棕黃色。總苞由4～5層苞片組成，外層苞片卵形或條形，外表面中部灰綠色或淡棕色，通常被有白毛，邊緣膜質；內層苞片長橢圓形，膜質，外表面無毛。總苞基部有的殘留總花梗。舌狀花1輪，黃色，皺縮卷曲；管狀花多數，深黃色。

〔**性味功能與主治**〕苦、辛，微寒。清熱解毒。用於疔瘡癰腫，目赤腫痛，頭痛眩暈。

〔**用法與用量**〕9～15g；外用適量，煎湯外洗或製膏外塗。

Wild Chrysanthemum Flower is the dried capitulum of *Chrysanthemum indicum* L. (Fam. Compositae).

Action To remove toxic *heat*.

Indication Boils, carbuncles, inflammation of the eye, headache and dizziness.

Usage and dosage 9～15g; for external use, appropriate quantity to be made into decoction for washing or made into ointment for topical application.

423 銀柴胡

Yinchaihu

Starwort Root

RADIX STELLARIAE

本品為石竹科植物銀柴胡 Stellaria dichotoma L. var. lanceolata Bge. 的乾燥根。

〔**原植物**〕多年生草本。主根圓柱形。莖叢生，數回叉狀分枝，節膨大，密被短毛或腺毛。葉對生，無柄；葉片披針形，全緣。聚傘花序，花梗細；萼片5，邊緣白色；花瓣5，白色，先端2深裂。雄蕊10；子房上位。蒴果近球形，熟時先端6裂。種子1～2粒。

〔**藥材性狀**〕本品呈類圓柱形，偶有分枝，長15～40cm，直徑1～2.5cm。表面淡黃色或黃白色，有扭曲的縱皺紋及支根痕，具孔狀凹陷，習稱"沙眼"，從沙眼處折斷有粉沙散出，並可見棕色裂隙。頂端有密集的疣狀突起的莖痕，習稱"珍珠盤"。斷面有裂隙，皮部甚薄，木部有黃、白色相間的放射狀紋理。

〔**橫切面**〕見圖。

〔**性味功能與主治**〕甘，微寒。清虛熱，除疳熱。用於陰虛發熱，骨蒸勞熱，小兒疳熱。

〔**用法與用量**〕3～9g。

Starwort Root is the dried root of *Stellaria dichotoma* L. var. *Lanceolate* Bge. (Fam. Caryophyllaceae).

Action To relieve fever in *deficiency* conditions.

Indications Fever due to *deficiency* of *yin*, consumptive fever, fever in infantile malnutrition.

Dosage 3～9g.

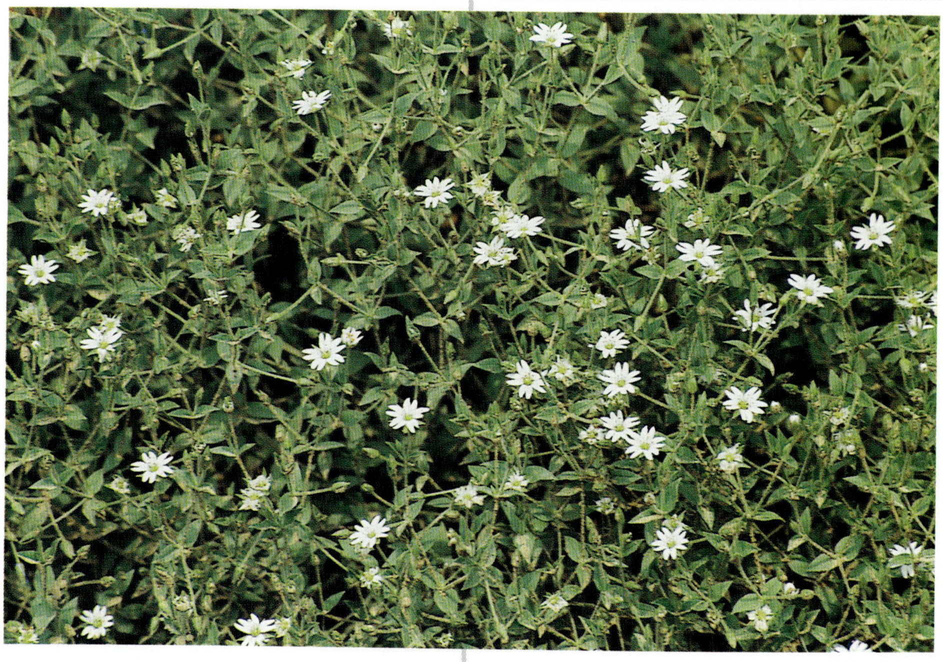

▲ 銀柴胡

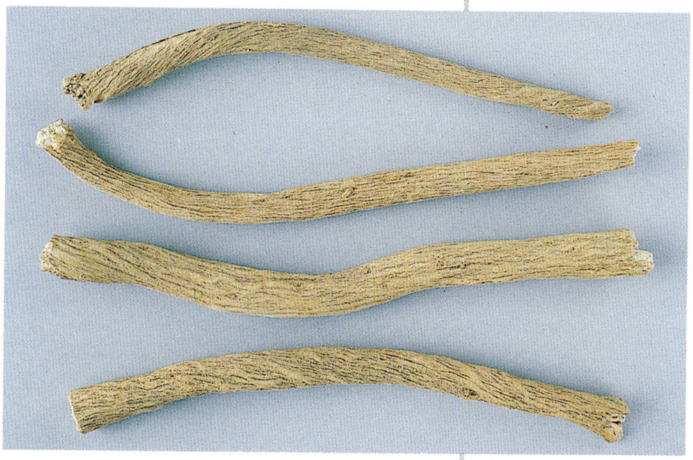

◀ 藥材銀柴胡

▼ 藥材銀柴胡橫切面

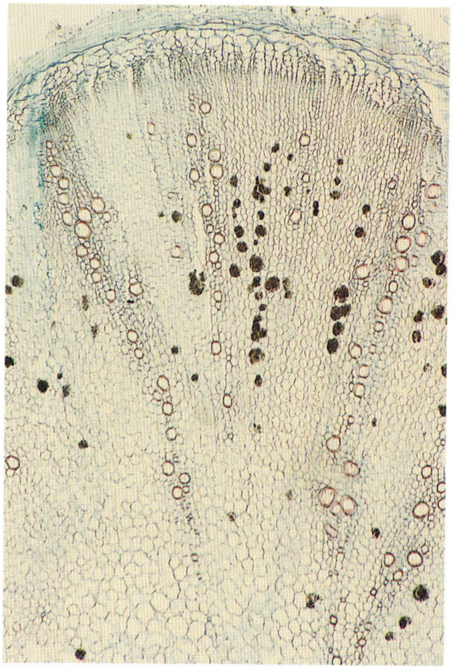

藥材銀柴胡橫切面示偏光下的草酸鈣砂晶 ▼

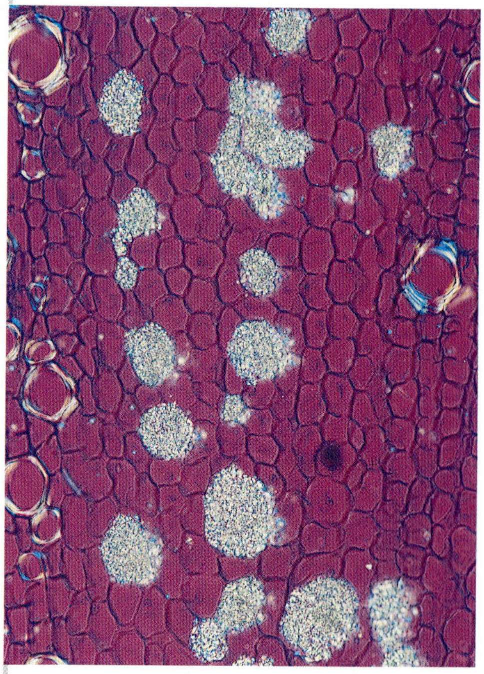

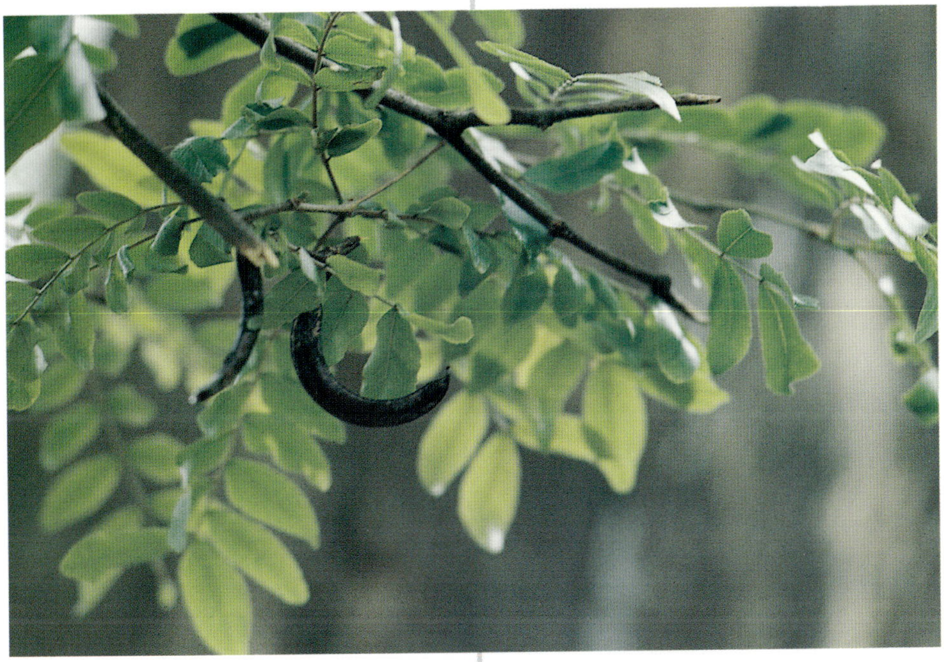

▲皂莢

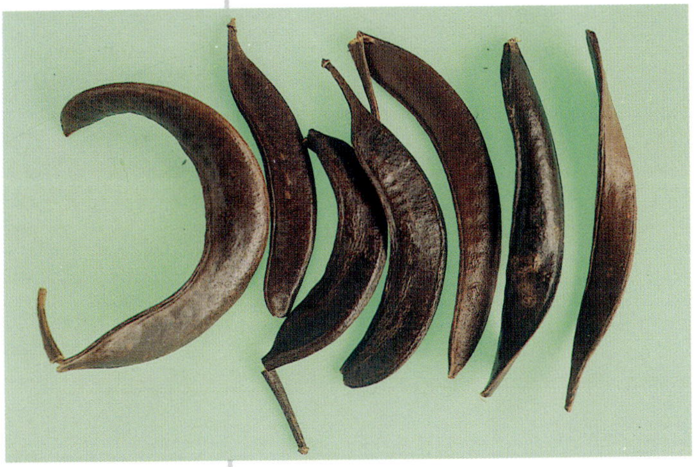

藥材豬牙皂 ▶

▼ 豬苓菌核

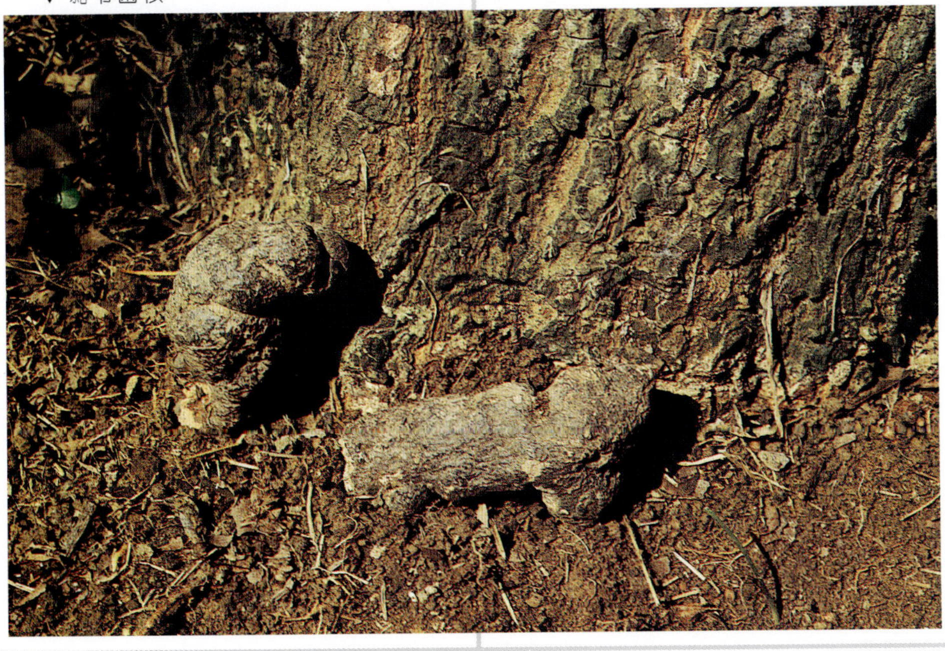

424 豬牙皂

Zhuyazao

Chinese Honeylocust Abnormal Fruit

FRUCTUS GLEDITSIAE ABNORMALIS

本品為豆科植物皂莢 Gleditsia sinensis Lam. 的乾燥不育果實。

〔**原植物**〕見 231 皂角刺。

〔**藥材性狀**〕本品呈圓柱形，略扁而彎曲，長 5～11cm，寬 0.7～1.5cm。表面紫棕色或紫褐色，被灰白色蠟質粉霜，擦去後有光澤，並有細小的疣狀突起及綫狀或網狀的裂紋。頂端有鳥喙狀花柱殘基，基部具果梗殘痕。斷面棕黃色，中間疏鬆，有淡綠色或淡棕黃色的絲狀物，偶有發育不全的種子。

〔**性味功能與主治**〕辛、鹹，溫；有小毒。祛痰開竅，散結消腫。用於中風口噤，昏迷不醒，癲癇痰盛，關竅不通，喉痹痰阻，頑痰喘咳，咯痰不爽，大便燥結；外治癰腫。

〔**用法與用量**〕1～1.5g，多入丸散用；外用適量，研末吹鼻取嚏，或研末調敷患處。

〔**注意**〕孕婦及咯血、吐血患者禁用。

Chinese Honeylocust Abnormal Fruit is the dried sterile fruit of *Gleditsia sinensis* Lam. (Fam. Leguminosae).

Action To dispel *phlegm*, to restore consciousness, and to reduce nodulation and cause the subsidence of swelling.

Indications Loss of consciousness in stroke and epilepsy; sore throat, dyspnea and cough with *phlegm* difficult to spit out; constipation; external use for subcutaneous pyogenic infections.

Usage and dosage 1～1.5g, mostly to be used in making pills or powders; for external use, appropriate quantity to be ground into powder for blowing into nostrils to induce sneezing or for topical application after mixed with liquid.

Precaution Contraindicated in pregnancy and patients with hemoptysis or hematemesis.

425 豬苓

Zhuling

Chuling

POLYPORUS

本品為多孔菌科真菌豬苓 Polyporus

umbellatus (Pers.) Fries 的乾燥菌核。

〔**原植物**〕菌核埋於地下，為不規則塊狀，表面不平，多腫疣，黑褐色，有油漆光澤。內部白色或淡黃色。子實體多數由菌核上生長，伸出地面，有柄，柄多次分枝，每枝頂端有一菌蓋；菌蓋肉質，乾後硬而脆，圓形，中部臍狀，邊緣薄而銳，常內卷。

〔**藥材性狀**〕本品呈條形、類圓形或扁塊狀，有的有分枝，長5～25cm，直徑2～6cm。表面黑色、灰黑色或棕黑色，皺縮或有瘤狀突起。斷面類白色或黃白色。略呈顆粒狀。

〔**橫切面**〕見圖。

〔**性味功能與主治**〕甘、淡，平。利水滲濕。用於小便不利，水腫，泄瀉，淋濁，帶下。

〔**用法與用量**〕6～12g。

Chuling is the dried sclerotium of *Polyporus umbellatus* (Pers.) Fires (Fam. Polyporaceae).

Action To induce diuresis and remove *damp*.

Indications Oliguria, edema, diarrhea, dysuria, excessive leukorrhea.

Dosage 6～12g.

426 貓爪草

Maozhaocao

Catclaw Buttercup Root

RADIX RANUNCULI TERNATI

本品為毛茛科植物小毛茛 Ranunculus ternatus Thunb. 的乾燥塊根。

〔**原植物**〕多年生小草本。莖高5～15cm，具分枝，基生葉為三出複葉或3深裂；莖生葉無柄，3裂，裂片綫形。花單生於莖頂端，花瓣5，黃色。聚合果球形。

〔**藥材性狀**〕本品呈紡錘形，多5～6個簇生，形似貓爪，長3～10mm，直徑2～3mm，頂端有黃褐色殘莖或莖痕。表面黃褐色或灰黃色，久存色澤變深，微有縱皺紋，並有點狀鬚根痕和殘留鬚根。斷面類白色或黃白色，空心或實心；粉性。

〔**橫切面**〕見圖。

〔**性味功能與主治**〕甘、辛，溫。散結，消腫。用於瘰癧、淋巴結結核未潰。

〔**用法與用量**〕15～30g，單味藥可用至120g。

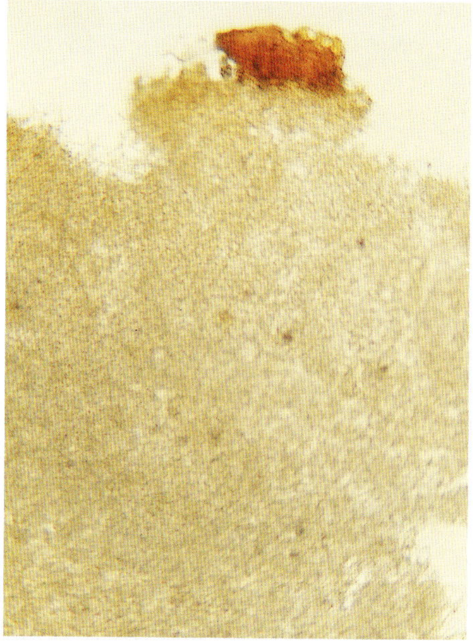

▲藥材豬苓橫切面

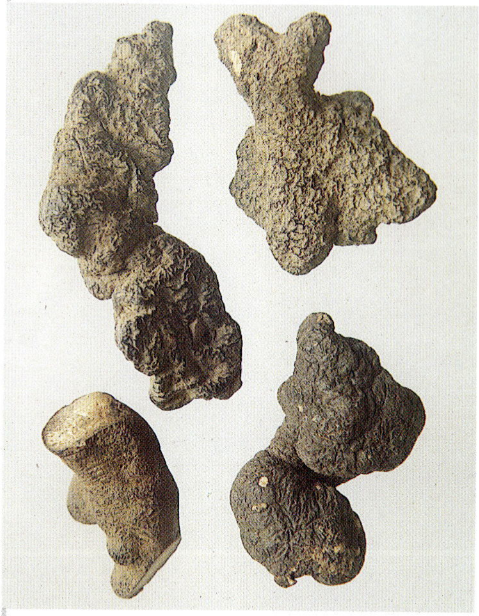

▲藥材豬苓

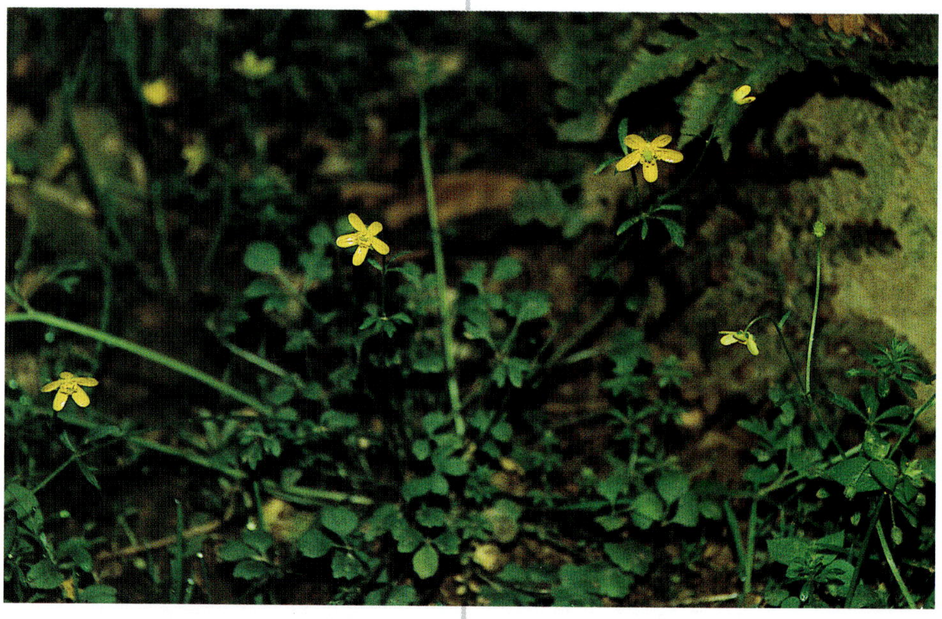

▲小毛茛

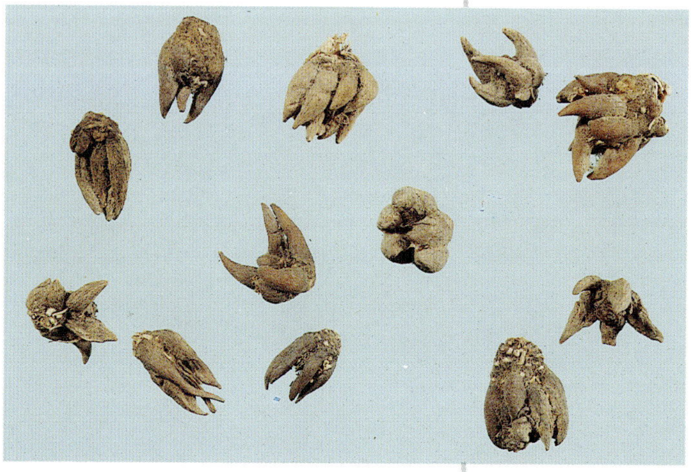

◀藥材貓爪草

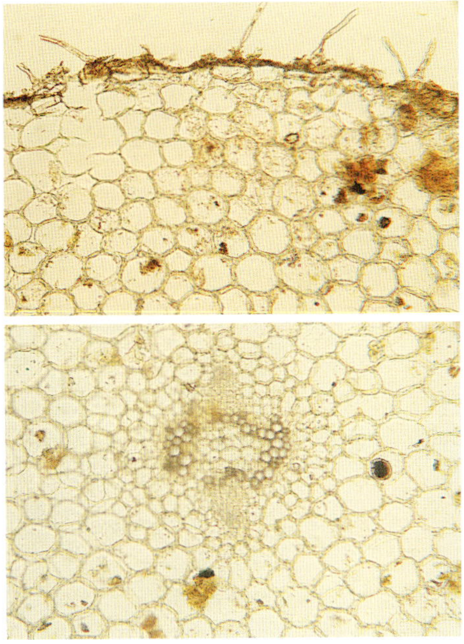

▲藥材貓爪草橫切面

Catclaw Buttercup Root is the dried root tuber of Ranunculus ternatus Thunb. (Fam. Ranunculaceae).

Action To dissolve lumps and cause subsidence of swelling.

Indications Tuberculosis of lymph nodes without ulceration.

Dosage 15～30g; up to 120g when used alone or as simple preparation.

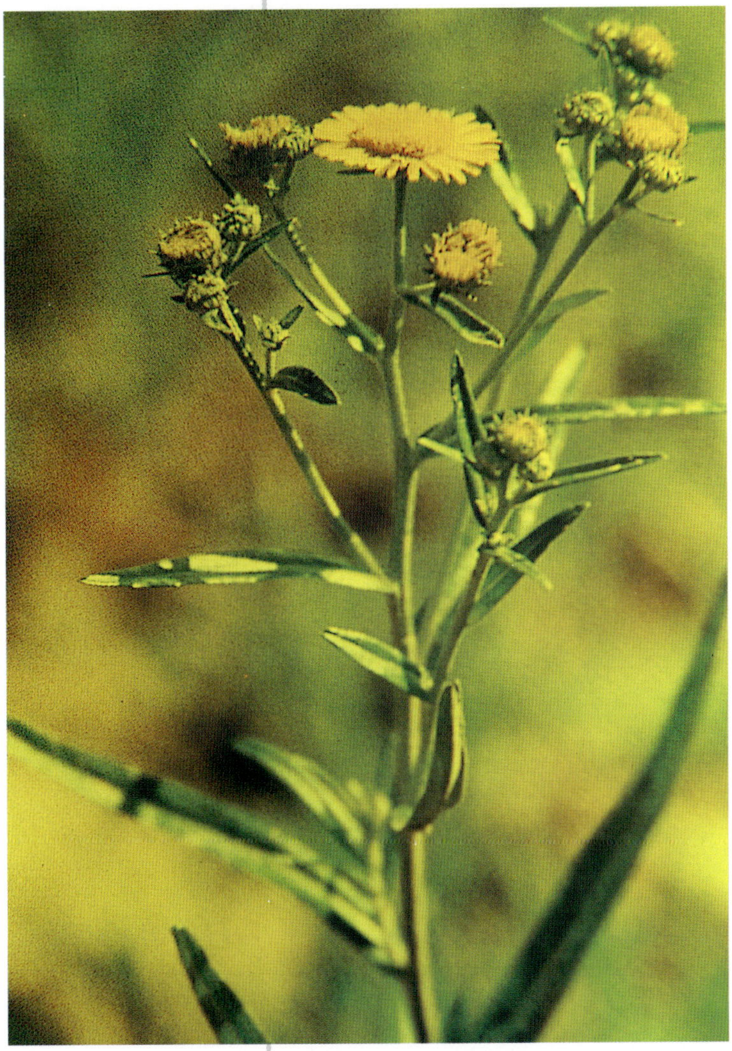

旋覆花 ▶

427 旋覆花

Xuanfuhua

Inula Flower

FLOS INULAE

本品為菊科植物旋覆花 Inula japonica Thunb. 或歐亞旋覆花 Inula britannica L. 的乾燥頭狀花序。

〔**原植物**〕旋覆花：多年生直立草本，全株被細毛。莖直立，上部有時有分枝。莖生葉互生，無柄；葉片披針形或長橢圓狀披針形，基部半抱莖，邊緣有細齒，兩面均有毛。頭狀花序多個排成傘房花序，舌狀花一層，黃色，管狀花多數，密集。②歐亞旋覆花：葉基部寬大，心形或有耳，半抱莖，頭狀花序。較前者為大。

〔**藥材性狀**〕本品呈扁球形或類球形，直徑 1～2cm。總苞由多數苞片組成，呈覆瓦狀排列，苞片披針形或條形，灰黃色，長 4～11mm；總苞基部有時殘留花梗，苞片及花梗表面被白色茸毛，舌狀花 1 列，黃色，長約 1cm，多卷曲，常脫落，先端 3 齒裂；管狀花多數，棕黃色，長約 5mm，先端 5 齒裂；子房頂端有多數白色冠毛，長 5～6cm。有的可見橢圓形小瘦果。

〔**各部表面觀**〕見圖。

〔**性味功能與主治**〕苦、辛、鹹，微溫。

降氣，消痰，行水，止嘔。用於風寒咳嗽，痰飲蓄結，胸膈痞滿，喘咳痰多，嘔吐噫氣，心下痞硬。

〔用法與用量〕 3～9g，包煎。

Inula Flower is the dried capitulum of *Inula japonica* Thunb. or *Inula briannica* L. (Fam. Compositae).

Action To relieve cough, eliminate *phlegm*, promote diuresis, and arrest vomiting.

Indications Cough in common cold; cough with dyspnea and copious expectoration due to accumulation of *phlegm*; belching, nausea and vomiting with stuffiness sensation in the epigastric region.

Usage and dosage 3～9g, to be wrapped in making decoction.

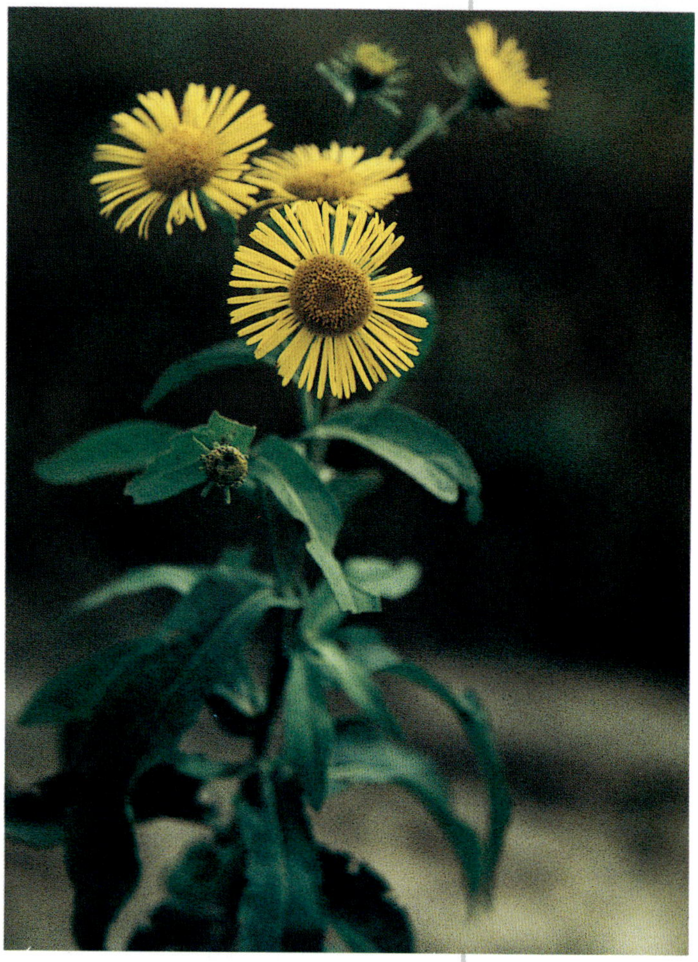

◀ 歐亞旋覆花

▼ 藥材旋覆花苞片表面觀示
上：非腺毛 下：腺毛

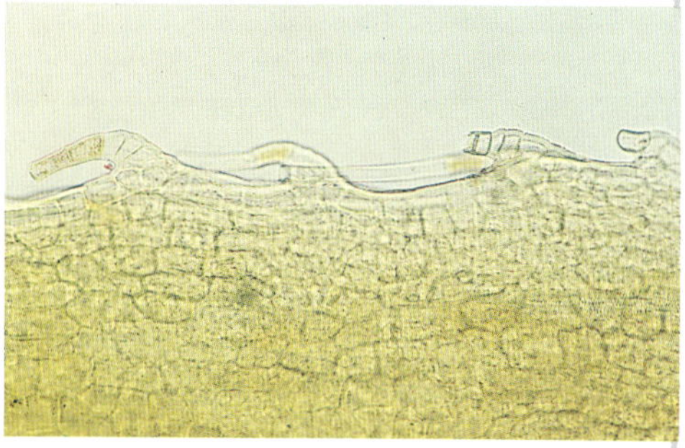

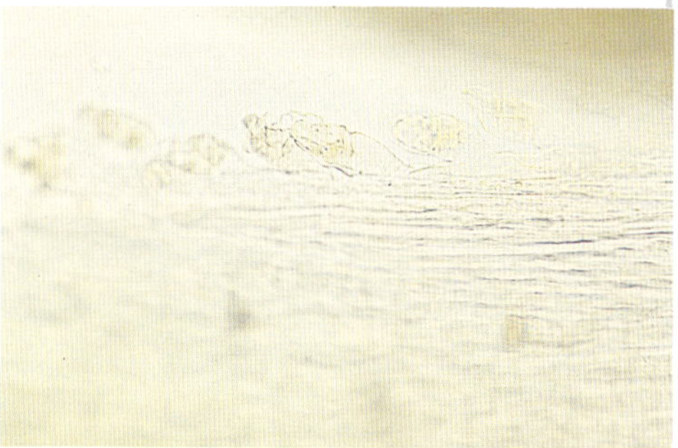

▼ 藥材旋覆花冠毛

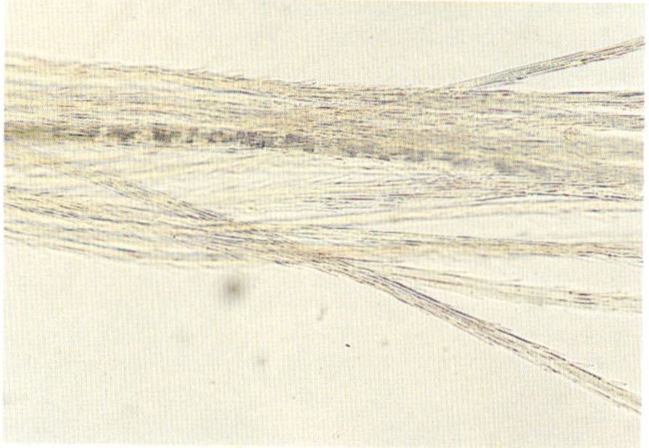

（偏振光下）

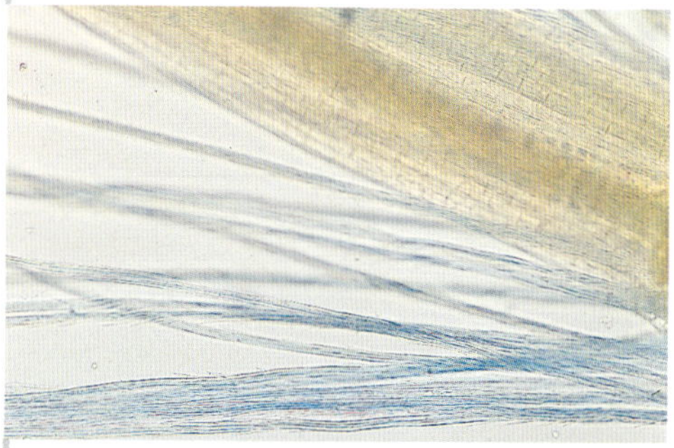

▼ 藥材旋覆花

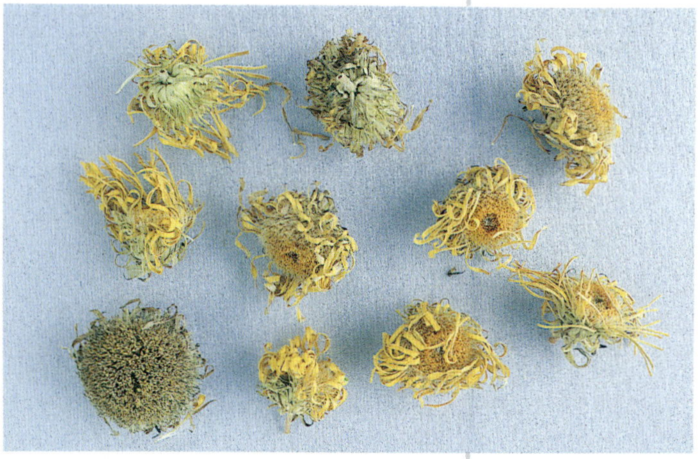

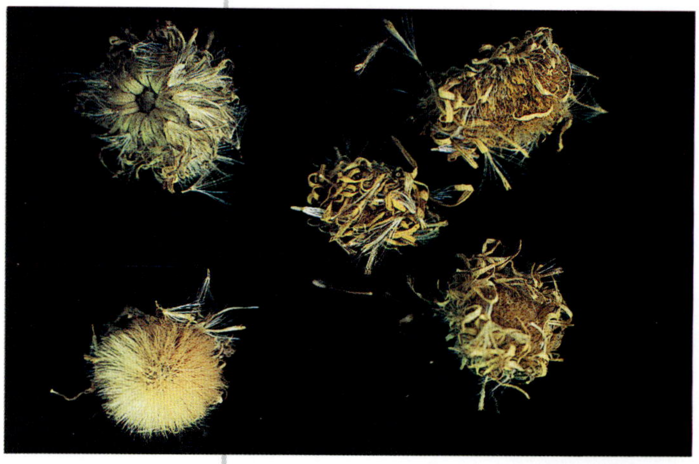

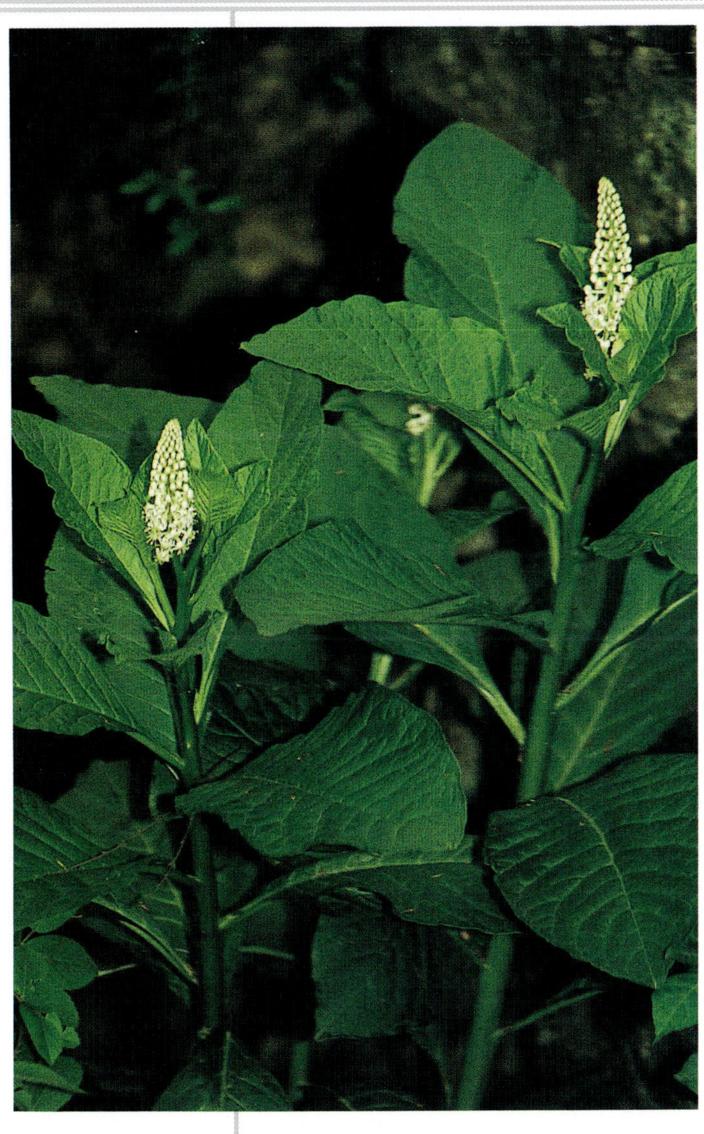

商陸 ▶

▼ 藥材商陸橫切面

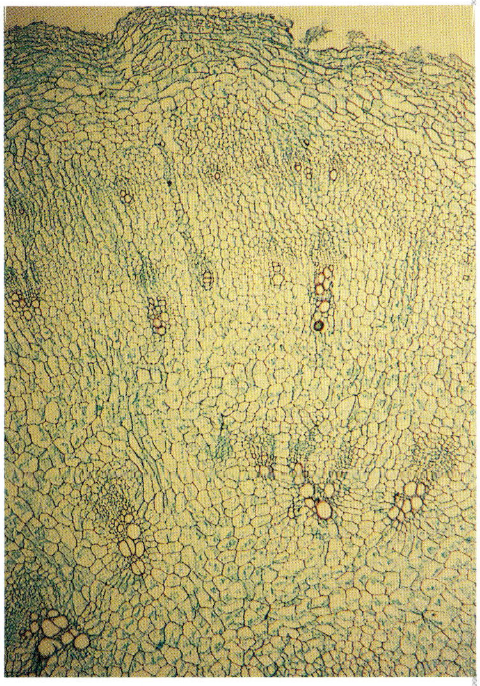

▼ 藥材商陸

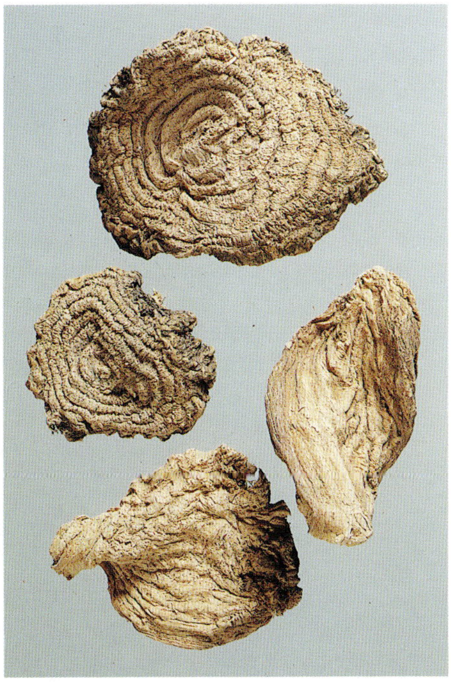

428 商陸

Shanglu

Pokeberry Root

RADIX PHYTOLACCAE

本品為商陸科植物商陸 Phytolacca acinosa Roxb. 或垂序商陸 Phytolacca americana L. 的乾燥根。

〔**原植物**〕①商陸：多年生草本，高1.5m，全體無毛。莖有時呈紫紅色。單葉互生，具柄；葉片卵狀橢圓形或橢圓形，全緣。總狀花序頂生或側出於莖上，花序直立。花初白色，後漸變為淡紅色，花被片5，雄蕊8～10個，心皮8～10個，分離，但緊密靠攏，漿果扁圓形，成熟時紅紫色或黑色。②垂序商陸：莖有棱，花序及果序下垂。

〔**藥材性狀**〕本品為橫切或縱切的不規則塊片，厚薄不等。外皮灰黃色或灰棕色。橫切片彎曲不平，邊緣皺縮，直徑2～8cm；切面淺黃棕色或黃白色，木部隆起，形成數個突起的同心性環輪。縱切片彎曲或卷曲，長5～8cm，寬1～2cm，木部呈平行條狀突起。

〔**橫切面**〕見圖。

〔**性味功能與主治**〕苦，寒；有毒。逐水消腫，通利二便，解毒散結。用於水腫脹滿，二便不通；外治癰腫瘡毒。

〔**用法與用量**〕3～9g；外用鮮品搗爛或乾品研末塗敷。

〔**注意**〕孕婦禁用。

Pokeberry Root is the dried root of *Phytolacca acinosa* Roxb. or *Phytolacca americana* L. (Fam. Phytolaccaceae).

Action To cause drastic purgation and also diuresis, to counteract toxicity, and to reduce nodulation.

Indications Anasarca with oliguria and constipation; external use for carbuncles and sores.

Usage and dosage 3～9g; for external use appropriate quantity of the fresh root to be pounded into paste or the dried root to be ground into powder, and applied topically.

Precaution Contraindicated in pregnancy.

429 鹿角

Lujiao

Deerhorn (Antler)

CORNU CERVI

本品為鹿科動物馬鹿 Cervus elaphus Linnaeus 或梅花鹿 Cervus nippon Temminck 已骨化的角或鋸茸後翌年春季脫落的角基。分別習稱"馬鹿角"、"梅花鹿角"、"鹿角脫盤"。

〔原動物〕 見 431 鹿茸。

〔藥材性狀〕 ①馬鹿角：呈分枝狀，通常分成 4～6 枝，全長 50～120cm。主枝彎曲，直徑 3～6cm，基部具盤狀突起，習稱"珍珠盤"，周邊常有稀疏細小的孔洞，側枝多向一面伸展，第一枝與珍珠盤相距較近，第二枝靠近第一枝着生。表面灰褐色或灰黃色，有光澤，角尖平滑，中、下部常具疣狀突起，習稱"骨釘"，並具有縱棱。②梅花鹿角：通常分成 3～4 枝，全長 30～60cm，直徑 2.5～5cm。側枝多向兩旁伸展。表面黃棕色或灰棕色，枝端灰白色。枝端以下具明顯骨釘，骨釘斷續排成縱棱。③鹿角脫盤：呈盔狀或扁盔狀，直徑 3～6cm（珍珠盤直徑 4.5～6.5cm），高 1.5～4cm。表面灰褐色或灰黃色，有光澤，中部具蜂窩狀細孔。底面平，蜂窩狀。珍珠盤周邊常有稀疏細小的孔洞。上面略平或呈不規則的半球形。

〔性味功能與主治〕 鹹，溫。溫腎陽，強筋骨，行血消腫。用於陽痿遺精，腰脊冷痛，陰疽瘡瘍，乳癰初起，瘀血腫痛。

〔用法與用量〕 6～15g。

Deerhorn is the ossified antler, or antler base which dropped off in the next spring after the pilose antler is cut, of *Cervus elaphus* Linnaeus or *Cervus nippon* Temminck (Fam. Cervidae), commonly known as "malujiao (red deer antler)", "Meihualujiao (sika deer antler)", "Lujiao tuopan (dropped disk of antler)" respectively.

Action To warm the *kidney* and strengthen the tendons and bones, and to promote blood circulation and cause subsidence of swelling.

Indications Impotence, seminal emission, back pain with cold sensation; chronic ulcers and sores; mastitis at early stage marked by congestion, swelling and pain.

Dosage 6～15g.

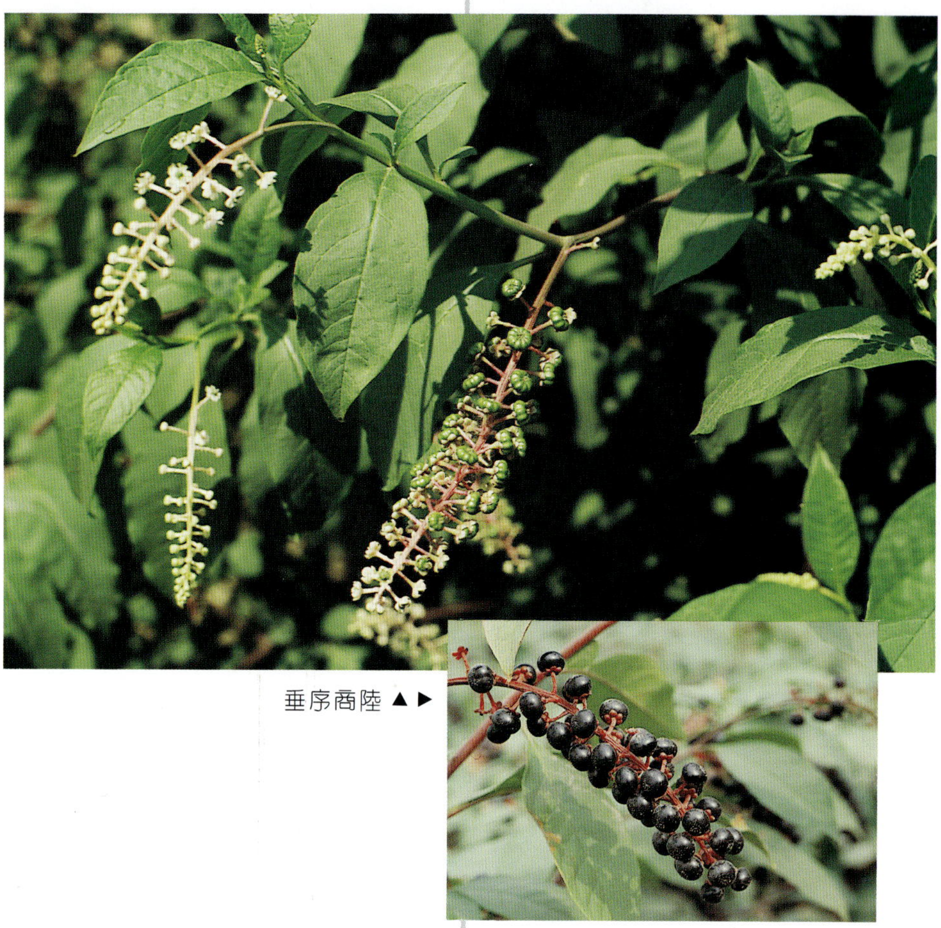

垂序商陸 ▲▶

▼ 藥材鹿角（馬鹿角）

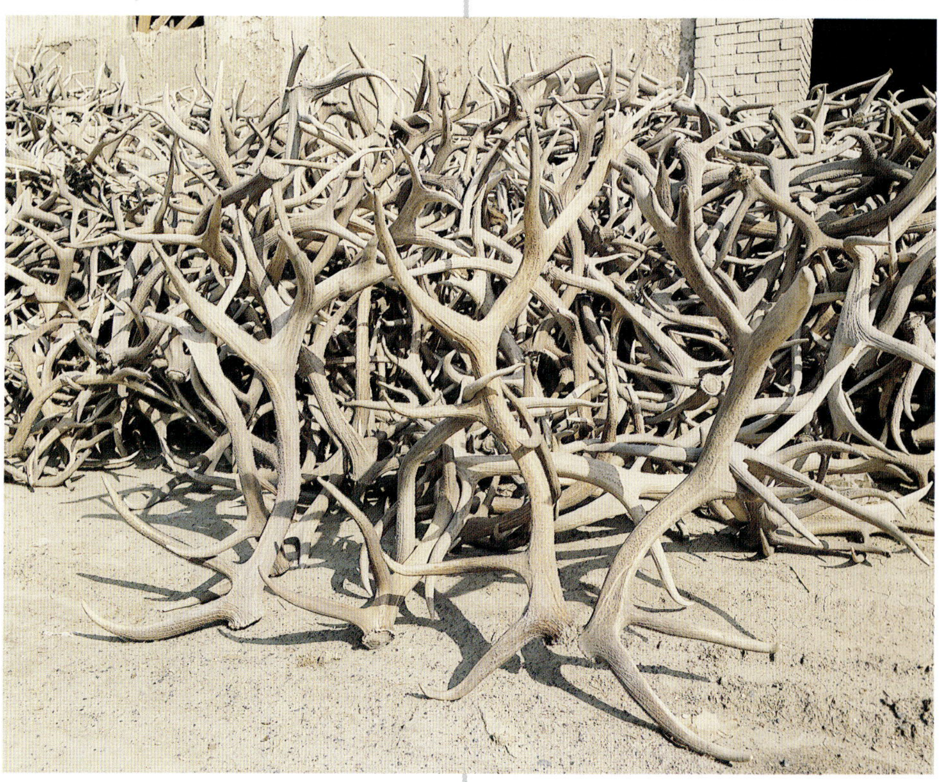

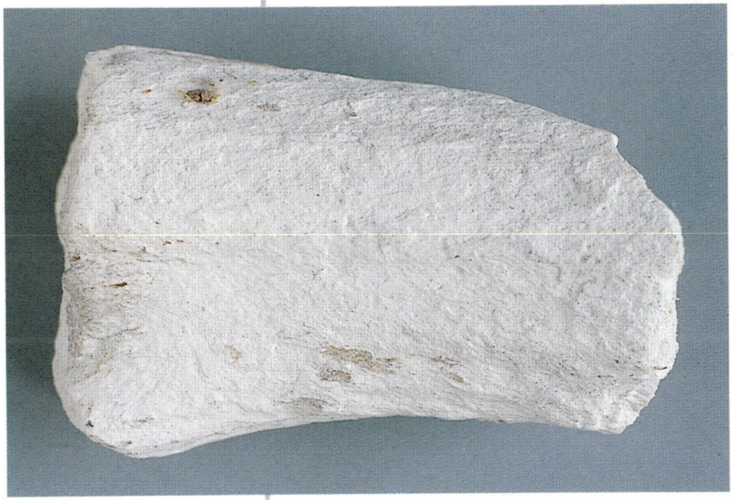

藥材鹿角霜 ▶

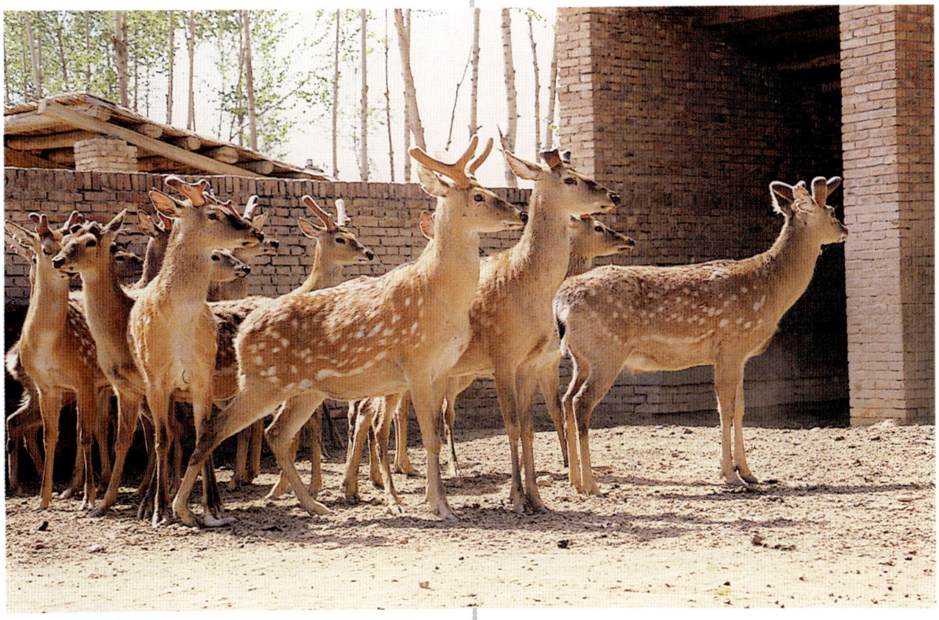

▲ 梅花鹿

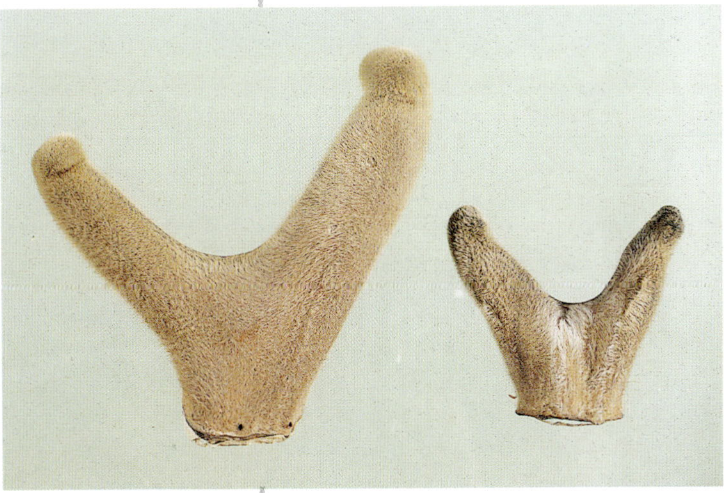

藥材梅花鹿茸 ▶

430 鹿角霜

Lujiaoshuang

Deglatined Deerhorn

CORNU CERVI

DEGELATINATUM

本品為鹿角去膠質的角塊。

〔**原動物**〕見 431 鹿茸。

〔**藥材性狀**〕本品呈長圓柱形或不規則的塊狀，大小不一。表面灰白色，顯粉性，常具縱棱，偶見灰色或灰棕色斑點。質酥。斷面外層較致密，白色或灰白色，內層有蜂窩狀小孔，灰褐色或灰黃色。

〔**性味功能與主治**〕鹹，溫。溫腎助陽，收斂止血。用於脾腎陽虛，食少吐瀉，白帶，遺尿尿頻，崩漏下血，癰疽痰核。

〔**用法與用量**〕9～15g。

Degelatined Deerhorn is the piece of anther removed off gelatin.

Action To reinforce the *kidney yang*, and to arrest bleeding.

Indications *Yang deficiency of the spleen and the kidney* characterized by anorexia, vomiting, diarrhea, excessive leukorrhea, enuresis or frequent urination; abnormal uterine bleeding; subcutaneous infections and nodulations.

Dosage 9～15g.

431 鹿茸

Lurong

Lurong (Pilose Antler)

CORNU CERVI

PANTOTRICHUM

本品為鹿科動物梅花鹿 Cervus nippon Temminck 或馬鹿 Cervus elaphus Linnaeus 的雄鹿未骨化密生茸毛的幼角。前者習稱“花鹿茸”，後者習稱“馬鹿茸”。

〔**原動物**〕①梅花鹿：一種中型鹿，體長約 1.5m，肩高約 90cm。四肢細長，前二趾踏地有蹄。眼耳皆大，耳殼能轉動。夏季毛赤褐色，有淺白色花斑，臀部白斑更明顯，冬季毛轉灰褐色，白花斑不明顯。雄鹿有角，雌者無；角實心，由皮膚下層（真皮）變成，初為瘤狀，呈紫褐色，密佈茸毛，富有血管，稱“鹿茸”，成長後為分枝狀的角，生長完全的角共四叉，眉叉斜向前伸，第二叉與眉叉相距較遠，主幹末端再分一叉。②馬鹿：體型較大，長可 2m 餘，肩高

1.2m 以上。毛棕灰色，粗而疏，臀部有一黃赭色大斑。鹿角粗大，眉叉斜向前伸，與主幹幾成直角，主幹長，稍向後傾斜並略向內彎；第二叉起點緊靠眉叉，第三叉與第二叉的距離遠，有時主幹末端複有分叉，角基有一圈隆起，表面有粗糙的嵴突。

〔**藥材性狀**〕①花鹿茸：呈圓柱狀分枝，具一個分枝者習稱“二杠”，主枝習稱“大挺”，長 17～20cm 鋸口直徑 4～5cm，離鋸口約 1cm 處分出側枝，習稱“門壓”，長 9～15cm，直徑較大挺略細。外皮紅棕色或棕色，多光潤，表面密生紅黃色或棕黃色細茸毛，上端較密，下端較疏；分岔間具 1 條灰黑色筋脈，皮茸緊貼。鋸口黃白色，外圍無骨質，中部密佈細孔。體輕。具二個分枝者，習稱“三岔”，大挺長 23～33cm，直徑較二杠細，略呈弓形，微扁，枝端略尖，下部多有縱棱筋及突起疙瘩；皮紅黃色，茸毛較稀而粗。②馬鹿茸：較花鹿茸粗大，分枝可多至四個以上。

〔**性味功能與主治**〕甘、鹹，溫。壯腎陽，益精血，強筋骨，調冲任，托瘡毒。用於陽痿滑精，宮冷不孕，羸瘦，神疲，畏寒，眩暈耳鳴耳聾，腰脊冷痛，筋骨痿軟，崩漏帶下，陰疽不斂。

〔**用法與用量**〕1～2g，研末冲服。

Lurong is the young pilose antler of male *Cervus*, *nippon* Temminck or *Cervus elaphus* Linnaeus (Fam. Cervidae). The former is known as “Hualurong (sika deer pilose antler)”, the later known as “Malurong (red deer pilose antler)”.

Action To promote virility, replenish *vital essence* and blood, and strengthen the tendons and bones, to regulate the meridians related to the uterus and conception, and promote the bursting of abscess and drainage of pus.

Indications Impotence, spermatorrhea, or frigidity and infertility; emaciation, lassitude, aversion to cold, dizziness, tinnitus, impairment of hearing, back pain accopanied by cold sensation, and weakness of the limbs; abnormal uterine bleeding and leukorrhea; chronic cores difficult to heal.

Usage and dosage 1～2g, to be ground into powder and taken liquid with it.

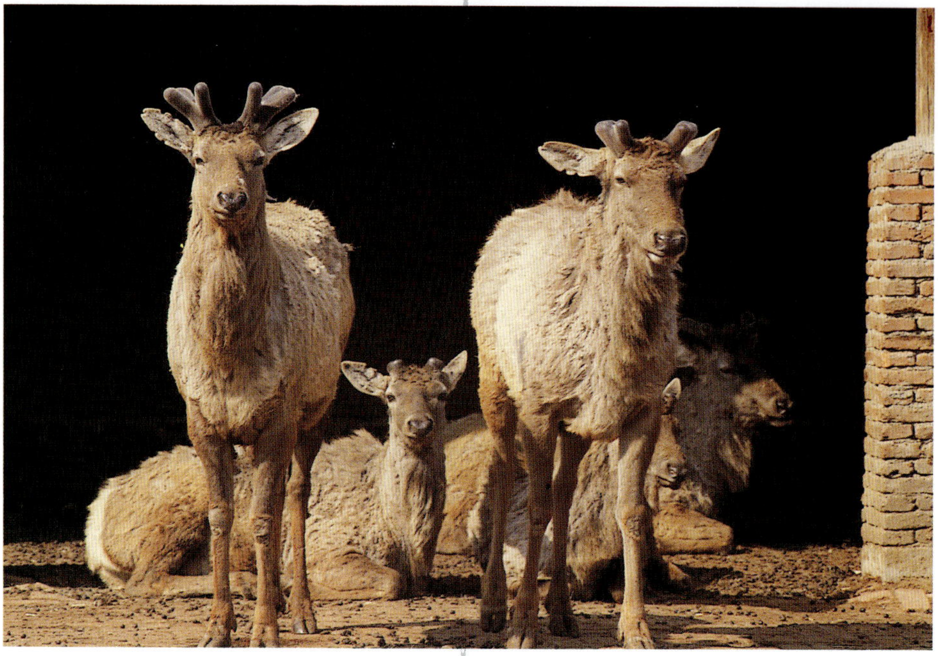

▲ 馬鹿

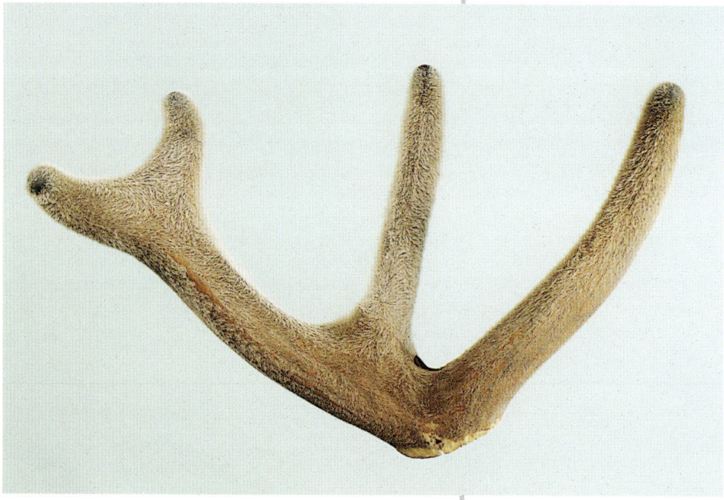

◀ 藥材馬鹿茸

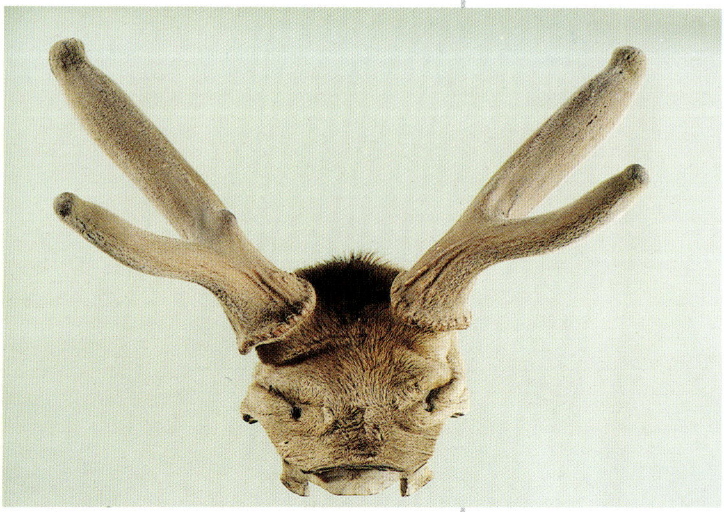

◀ 藥材鹿茸

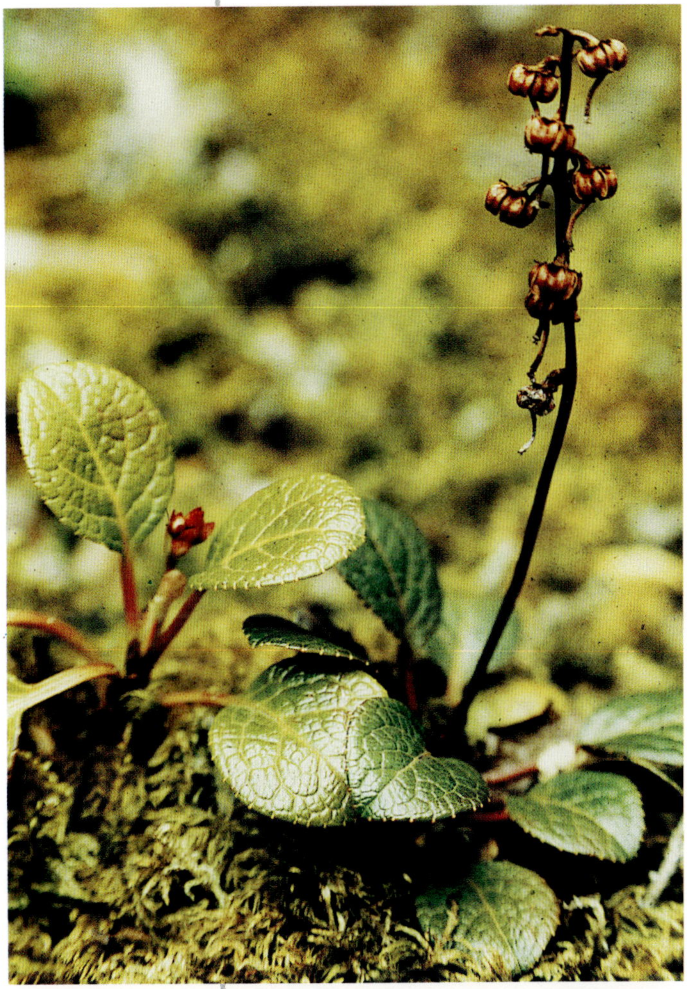

鹿蹄草 ▶

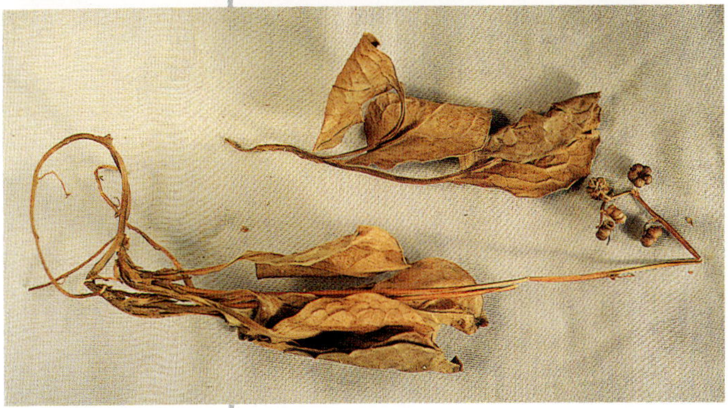

藥材鹿銜草 ▶

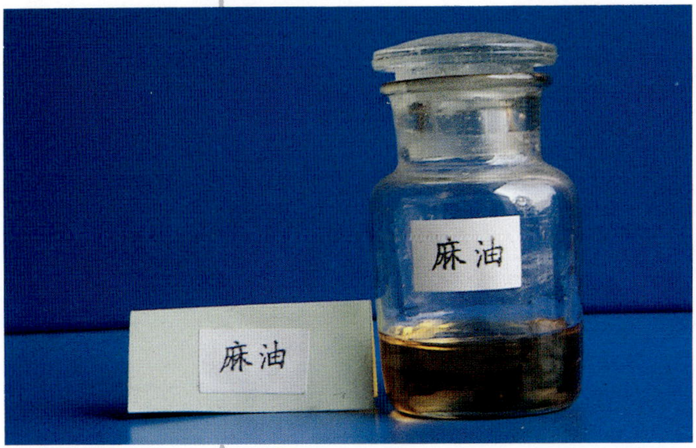

藥材麻油 ▶

432 鹿銜草

Luxiancao

Pyrola Herb

HERBA PYROLAE

本品為鹿蹄草科植物鹿蹄草 Pyrola calliantha H. Andres 或普通鹿蹄草 Pyrola decorata H. Andres 的乾燥全草。

〔**原植物**〕①鹿蹄草：多年生常綠草本，基部以上生葉 3～6 片，並有鱗片。葉薄革質，橢圓形或卵形，葉上表面沿脈有時具白色斑紋，下表面有時具白霜。總狀花序圓錐形，萼片舌形，頂端凸尖。蒴果扁圓球形。②普通鹿蹄草：萼片卵狀矩圓形，鈍尖頭。

〔**藥材性狀**〕本品根莖細長。莖圓柱形或具縱棱，長 10～30cm。葉基生，長卵圓形或近圓形，長 2～8cm，暗綠色或紫褐色，先端圓或稍尖，全緣或有稀疏的小鋸齒，邊緣略反卷，上表面有時沿脈具白色的斑紋，下表面有時具白粉。總狀花序有花 4～10 餘朵；花半下垂；萼片 5，舌形或卵狀長圓形；花瓣 5，早落，雄蕊 10，花藥基部有小角，頂孔開裂；花柱外露，有環狀突起的柱頭盤。蒴果扁球形，直徑 7～10mm，5 縱裂，裂瓣邊緣有蛛絲狀毛。

〔**性味功能與主治**〕甘、苦，溫。祛風濕，強筋骨，止血。用於風濕痹痛，腰膝無力，月經過多，久咳勞嗽。

〔**用法與用量**〕9～15g。

Pyrola herb is the dried whole plant of *Pyrola calliantha* H. Andres or *Pyrola decorata* H. Andres (Fam. Pyrolaceae).

Action To relieve rheumatic conditions, to strengthen the tendons and bones, and to arrest bleeding.

Indications Arthralgia with weakness of the loins and knees; excessive menstrual flow; chronic phthisical cough.

Dosage 9～15g.

433 麻油

Mayou

Sesame Oil

OLEUM SESAMI

本品為脂麻科植物脂麻 Sesamum indicum L. 的成熟種子用壓榨法得到的脂肪油。

〔**原植物**〕見 464 黑芝麻。

〔**藥材性狀**〕本品為淡黃色或棕黃色的澄明液體；與氯仿、乙醚、石油醚或二硫化碳能任意混合，在乙醇中微溶。相對密度：應為 0.917～0.923。折光率：應為 1.471～1.475。酸值：應不大於 2.5。皂化值：應為 188～195。碘值：應為 103～116。

〔**功能與主治**〕潤滑劑及賦形劑。內服可潤腸、潤肺；外用作為軟膏及硬膏基質。

〔**用法與用量**〕口服，一次 17～68ml。

Sesame Oil is the fatty oil obtained by squeezing from the ripe seed of *Sesamum indicum* L. (Fam. Pedaliaceae).

Action Lubricant and excipient.

Indications For relaxing the bowels and moistening the *lung* when taken orally, also used as ground substance in making ointment and plaster for external application.

Usage and dosage 17～68ml.

434 麻黃

Mahuang

Ephedra

HERBA EPHEDRAE

本品為麻黃科植物草麻黃 Ephedra sinica Stapf、中麻黃 Ephedra intermedia Schrenk et C. A. Mey. 或木賊麻黃 Ephedra equisetina Bge. 的乾燥草質莖。

〔**原植物**〕①草麻黃：草本狀小灌木，高 20～40cm，常無直立的木質莖。小枝圓，對生或輪生。葉膜質鞘狀，生於節上，上部 1/3～2/3 合生，裂片 2，銳三角形。雄花有 7～8 雄蕊；雌花單生枝頂。種子 2。②中麻黃：葉膜質鞘狀，上部 1/3 分裂，裂片 3，鈍三角形至三角形。種子 3（稀 2）。③木賊麻黃：木質莖粗壯，草質莖細瘦，節間較短，葉膜質鞘狀，大部合生，裂片鈍三角形。種子 1 枚。

〔**藥材性狀**〕①草麻黃：呈細長圓柱形，少分枝，直徑 1～2mm。有的帶少量棕色木質莖。表面淡綠色至黃綠色，有細縱脊綫，觸之微有粗糙感。節明顯，節間長 2～6cm。節上有膜質鱗葉，長 3～

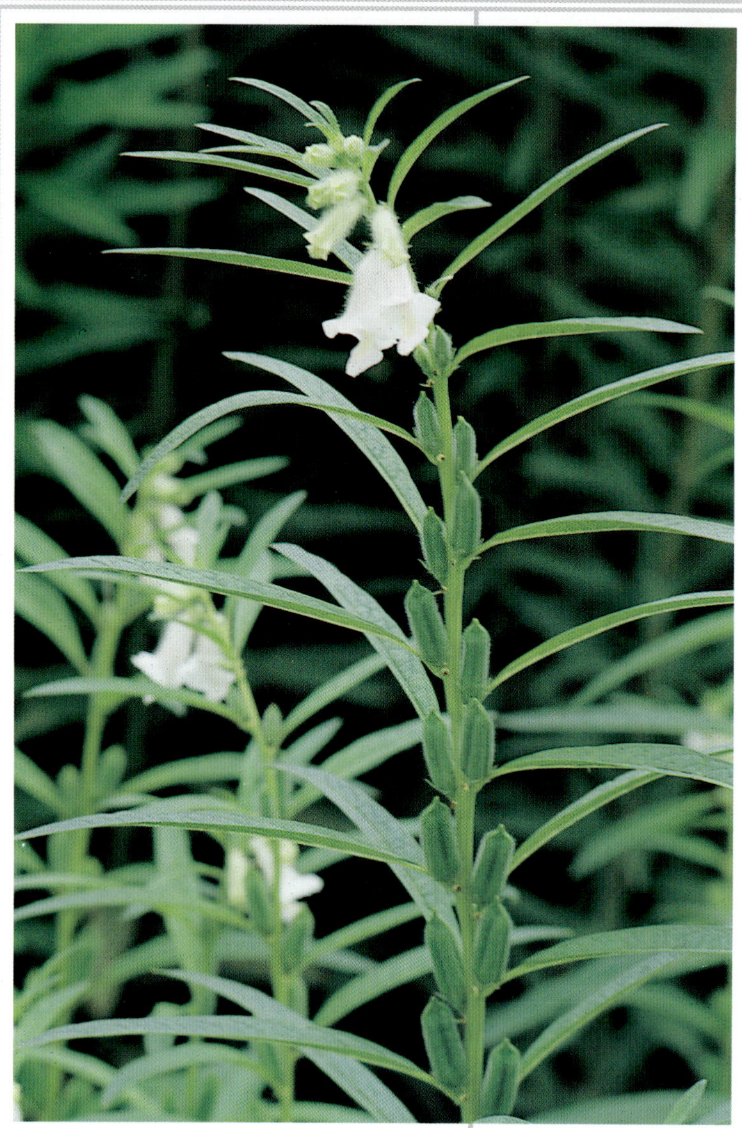

◀ 脂麻

▼ 草麻黃

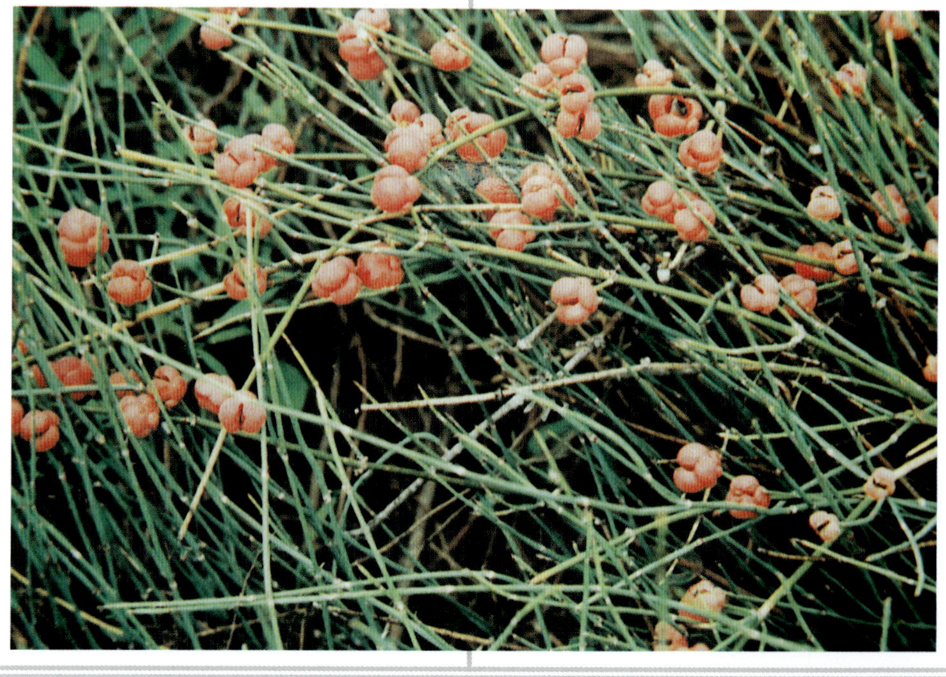

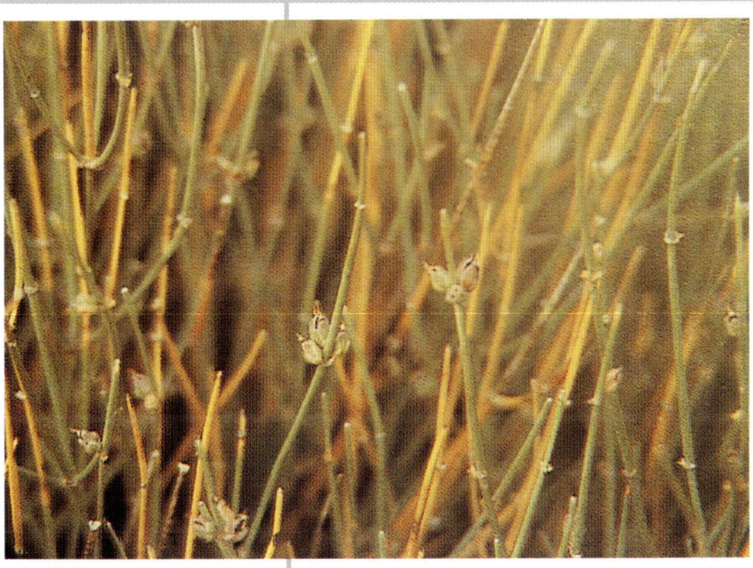

中麻黃 ▶

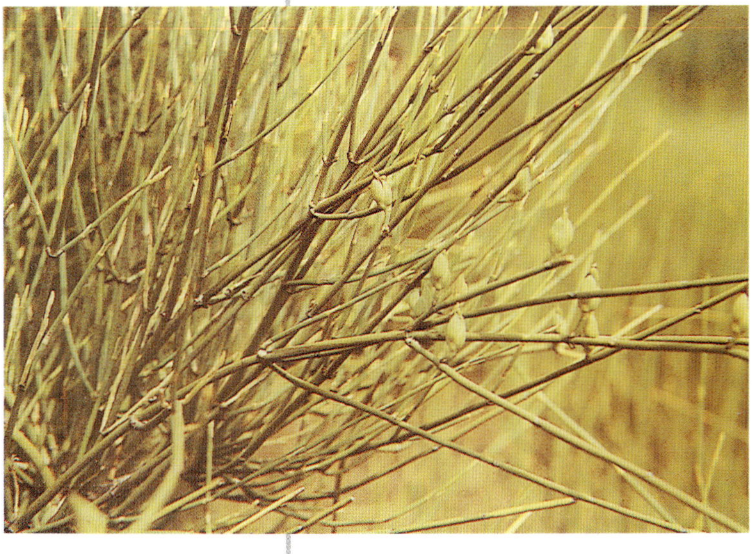

木賊麻黃 ▶

4mm；裂片 2（稀 3），銳三角形，先端灰白色，反曲，基部聯合成筒狀，紅棕色。斷面略呈纖維性，周邊綠黃色，髓部紅棕色，近圓形。②中麻黃：多分枝，直徑 1.5～3mm，有粗糙感。節間長 2～6cm，膜質鱗葉長 2～3mm，裂片 3（稀 2），先端銳尖。斷面髓部呈三角狀圓形。③木賊麻黃：較多分枝，直徑 1～1.5mm，無粗糙感。節間長 1.5～3cm。膜質鱗葉長 1～2mm；裂片 2（稀 3），上部為短三角形，灰白色，先端多不反曲，基部棕紅色至棕黑色。

〔**橫切面**〕見圖。

〔**性味功能與主治**〕辛、微苦，溫。發汗散寒，宣肺平喘，利水消腫。用於風寒感冒，胸悶喘咳，風水浮腫；支氣管哮喘。蜜麻黃潤肺止咳。多用於表症已解，氣喘咳嗽。

〔**用法與用量**〕1.5～9g。

Ephedra is the dried herbaceous stem of *Ephedra sinica* Stapf, *Ephedra intermedia* Schrenk et C. A. Mey. or *Ephedra equisetina* Bge. (Fam. Ephedraceae).

Action To induce perspiration for dispelling *cold*, to relieve asthma, and to cause diuresis.

Herba Ephedrae (*processed with honey*): To moisten the *lung* and relieve cough.

Indications Common cold with *wind-cold* syndrome (marked by chilliness and mild fever, headache, stuffed and running nose, general aching, but no sweating); edema in acute nephritis; bronchial asthma.

Herba Ephedrae (*processed with honey*): Cough in common cold at later stage when chilliness has been absent.

Dosage 1.5～9g.

▼ 藥材麻黃（草麻黃）

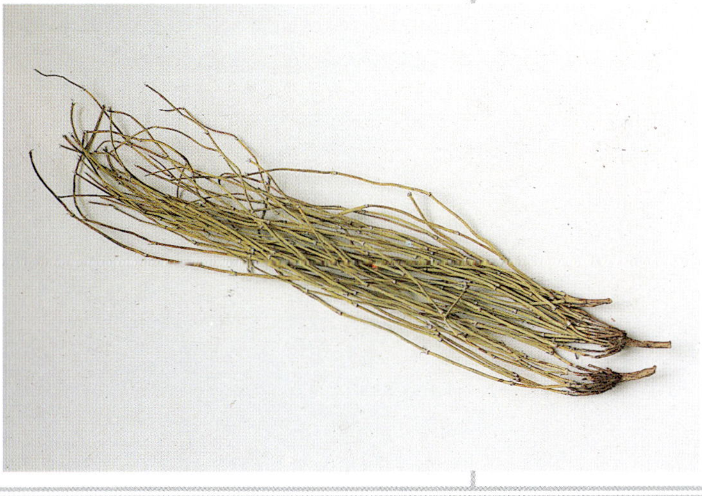

▼ 藥材麻黃（中麻黃）

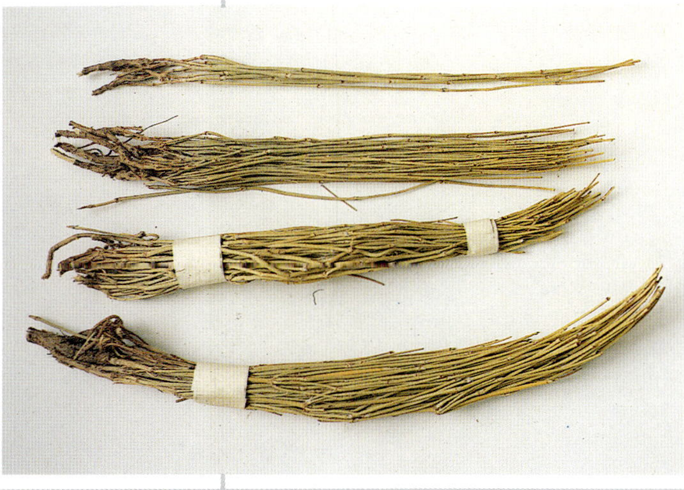

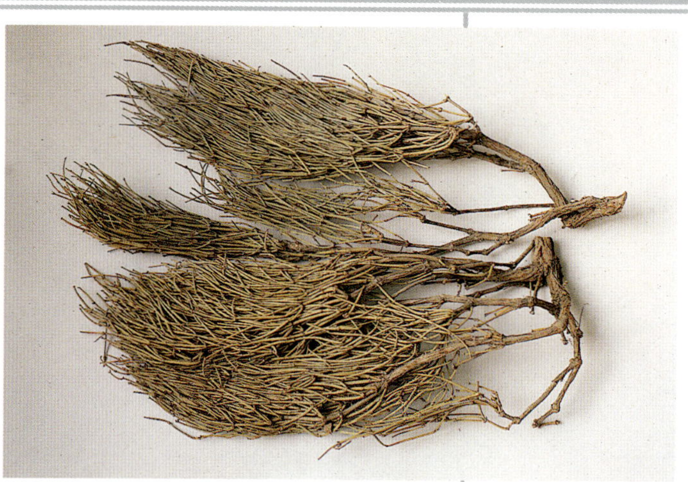

◀ 藥材麻黃（木賊麻黃）

▼ 藥材麻黃橫切面(左：草麻黃 中：中麻黃 右：木賊麻黃)

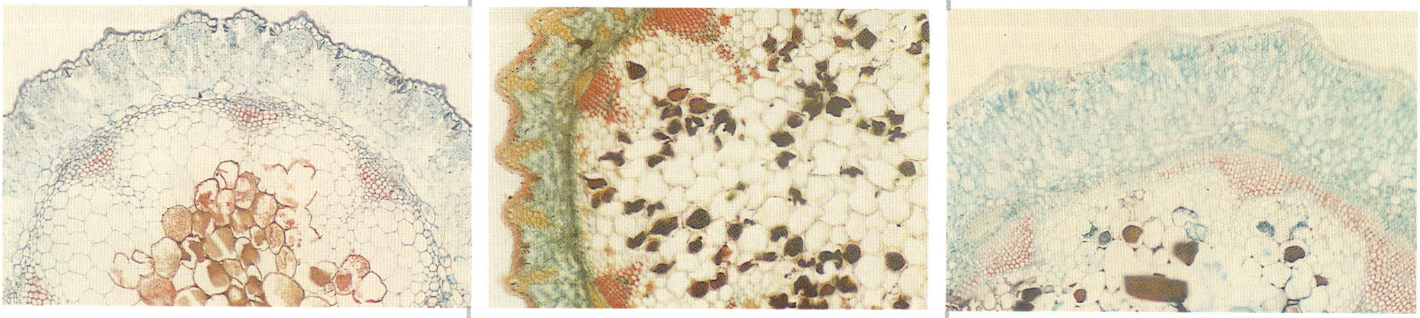

435 麻黃根

Mahuanggen

Ephedra Root

RADIX EPHEDRAE

本品為麻黃科植物草麻黃 Ephedra sinica Stapf 或中麻黃 Ephedra intermedia Schrenk et C. A. Mey. 的乾燥根及根莖。

〔**原植物**〕見 434 麻黃。

〔**藥材性狀**〕本品呈圓柱形，略彎曲，長 8～25cm，直徑 0.5～1.5cm。表面紅棕色或灰棕色，有縱皺紋及支根痕。外皮粗糙，易成片狀剝落。根莖具節，節間長 0.7～2cm，表面有橫長突起的皮孔。斷面皮部黃白色，木部淡黃色或黃色，射綫放射狀，中部有髓。

〔**根橫切面**〕見圖。

〔**性味功能與主治**〕甘、平。止汗。用於自汗，盜汗。

〔**用法與用量**〕3～9g；外用適量研粉撒撲。

Ephedra Root is the dried root and rhizome of *Ephedra sinica* Stapf or *Ephedra intermedia* Schrenk et C. A. Mey. (Fam. Ephedraceae).

Action To arrest perspiration.

Indications Spontaneous sweating, night sweating.

▼ 藥材麻黃根

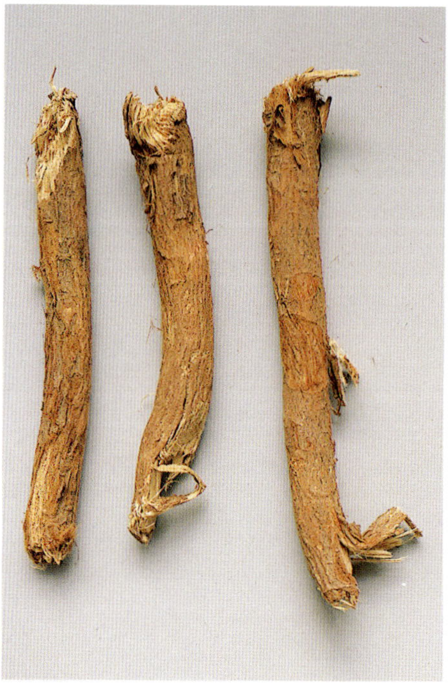

▼ 藥材麻黃根橫切面

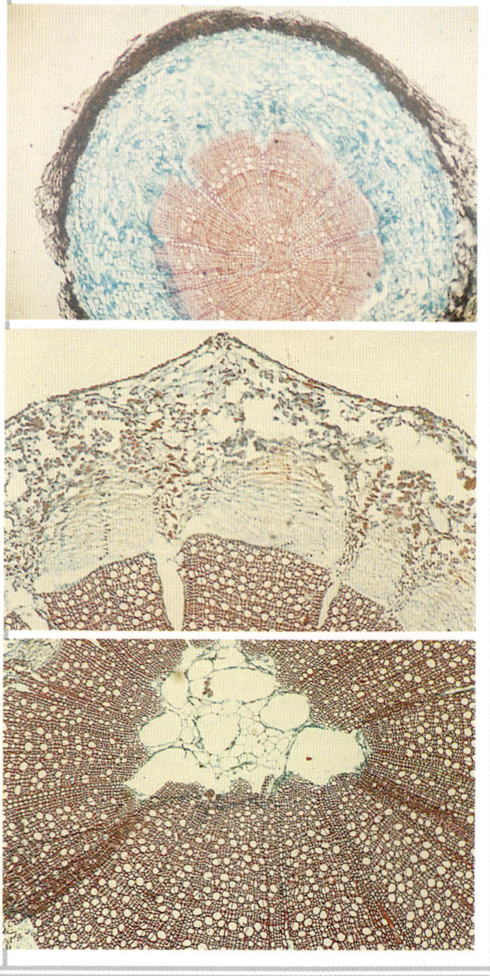

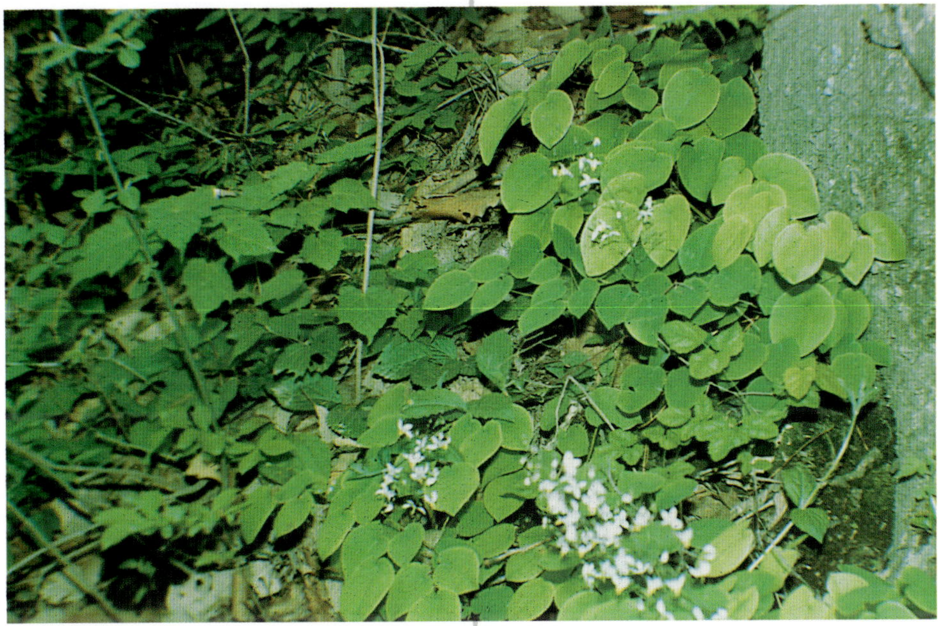

▲ 淫羊藿

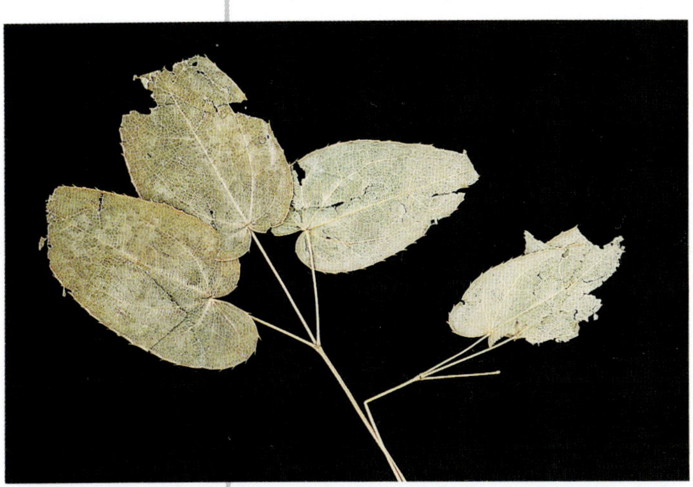

藥材淫羊藿（淫羊藿）▶

▼ 箭葉淫羊藿

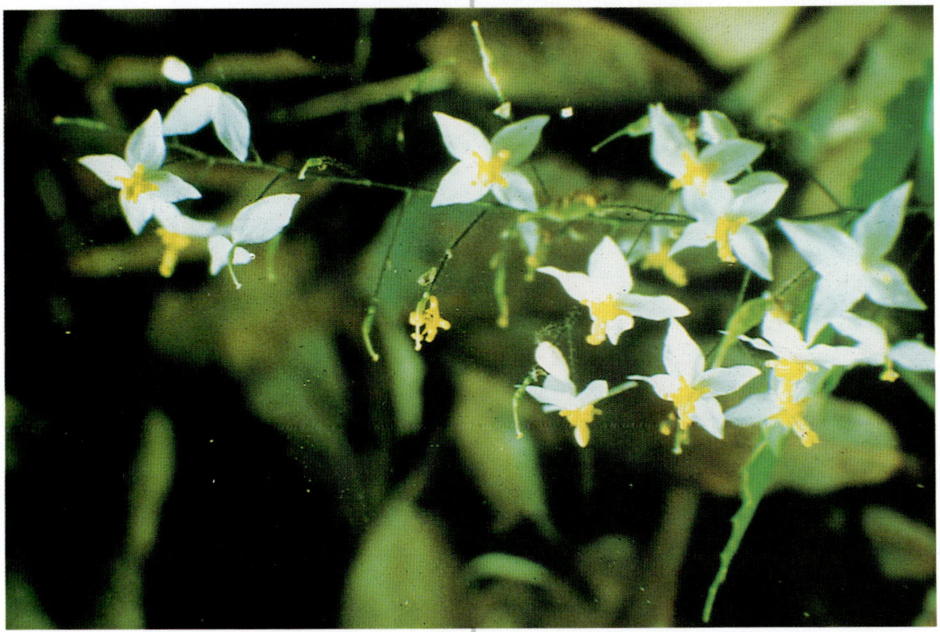

Usage and dosage 3～9g; for external use, appropriate quantity to be ground into powder and dabbed on the skin.

436 淫羊藿

Yinyanghuo

Epimedium Herb

HERBA EPIMEDII

本品為小檗科植物淫羊藿 Epimedium brevicornum Maxim、箭葉淫羊藿 Epimedium sagittatum（Sieb. et Zucc.）Maxim、柔毛淫羊藿 Epimedium pubescens Maxim.、巫山淫羊藿 Epimedium wushanense T. S. Ying 或朝鮮淫羊藿 Epimedium koreanum Nakai 的乾燥地上部分。

〔**原植物**〕①淫羊藿：多年生草本，高30～60cm。根莖呈結節狀，木質化。莖直立。二回三出複葉，頂生小葉圓形或卵圓形；兩側小葉基部不對稱，外裂片偏斜常呈耳狀。圓錐花序頂生；花白色。蓇葖果近柱形，種子暗紅色。②箭葉淫羊藿：根莖質硬。葉為三出複葉，頂生小葉卵形、狹卵形至披針形，側生小葉基部不對稱，外裂片三角形。花黃色。蓇葖果卵圓形，種子深褐色。③柔毛淫羊藿：一回三出複葉，莖葉對生，頂生小葉基部心形，兩側小葉基部裂片圓形。下面灰色，密被白色絹狀茸毛。種子 5～9 粒，深褐色。④巫山淫羊藿：一回三出複葉，頂生小葉基部具均等的圓形裂片，側生小葉基部裂片偏斜，內裂片較小，外裂片較大。⑤朝鮮淫羊藿：根莖橫生。小葉較大，卵形至卵圓形。蓇葖果紡錘形，種子 4～5 粒。

〔**藥材性狀**〕①淫羊藿：莖細圓柱形，長約 20cm，表面黃綠色或淡黃色，具光澤。莖生葉對生，二回三出複葉；小葉片卵圓形，長 3～8cm，寬 2～6cm；先端微尖，頂生小葉基部心形，兩側小葉較小，偏心形，外側較大，呈耳狀，邊緣具黃色刺毛狀細鋸齒；上表面黃綠色，下表面灰綠色，主脈 7～9 條，基部有稀疏細長毛，細脈兩面突起，網脈明顯；小葉柄長 1～5cm。葉片近革質。②箭葉淫羊藿：一回三出複葉，小葉片長卵形至卵狀披針形，長 4～12cm，寬 2.5～5cm；先端漸尖，兩側小葉基部明顯偏斜，外側呈箭形。下表面疏被粗短伏毛或近無毛。葉片革質。③柔毛淫羊藿：葉下表面及葉柄密被絨毛狀柔毛。④巫山淫羊藿：小葉片披針形至狹披針形，長 9～23cm，寬 1.8～4.5cm；先端漸尖或長漸尖，邊緣具刺齒，側生小葉基部的裂片偏斜，內邊裂片小，圓形，外邊裂片大，三角形，漸尖。下表面被綿毛或禿淨。⑤朝鮮淫羊藿：小葉較大，長 4～10cm，寬 3.5～7cm，先端長尖。葉片較薄。

〔**性味功能與主治**〕辛、甘，溫。補腎陽，強筋骨，祛風濕。用於陽痿遺精，筋骨痿軟。風濕痹痛，麻木拘攣；更年期高血壓症。

〔**用法與用量**〕3～9g。

Epimedium Herb is the dried aerial part of *Epimedium brevicornum Maxim.*, *Epimedium sagittatum* (Sieb. et Zucc.) *Maxim.*, *Epimedium Wushanense* T. S. Ying or *Epimedium koreanum* Nakai (Fam. Berberidaceae).

Action To reinforce the *kidney yang*, strengthen the tendons and bones, and relieve rheumatic conditions.

Indications Impotence, seminal emission, weakness of the limbs; rheumatic or rheumatoid arthralgia with numbness and muscle contracture; climacteric hypertension.

Dosage 3～9g.

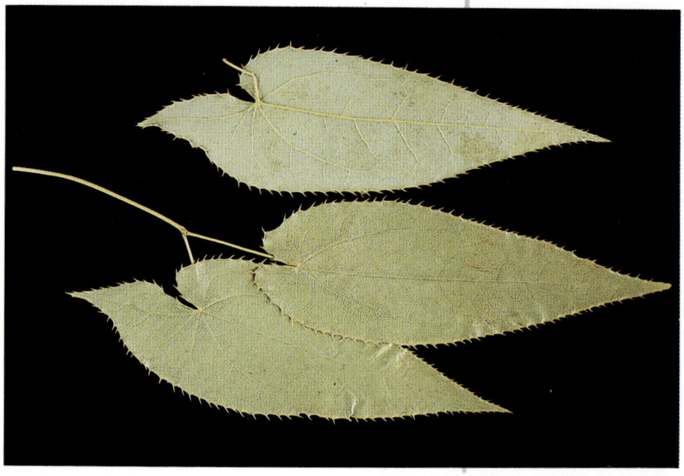

▲ 藥材淫羊藿（箭葉淫羊藿）

▼ 藥材淫羊藿（柔毛淫羊藿）

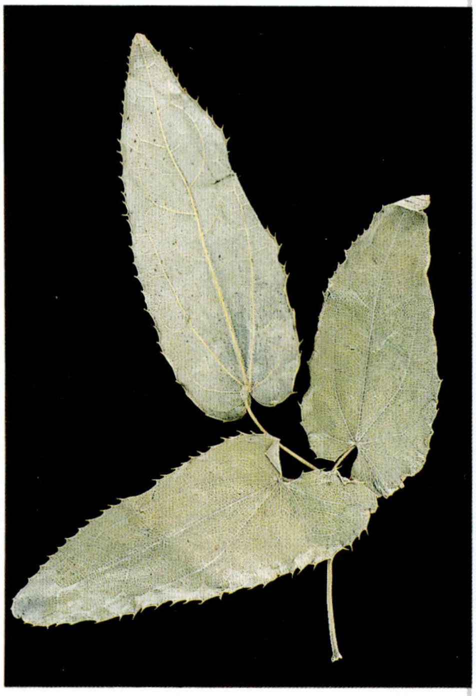

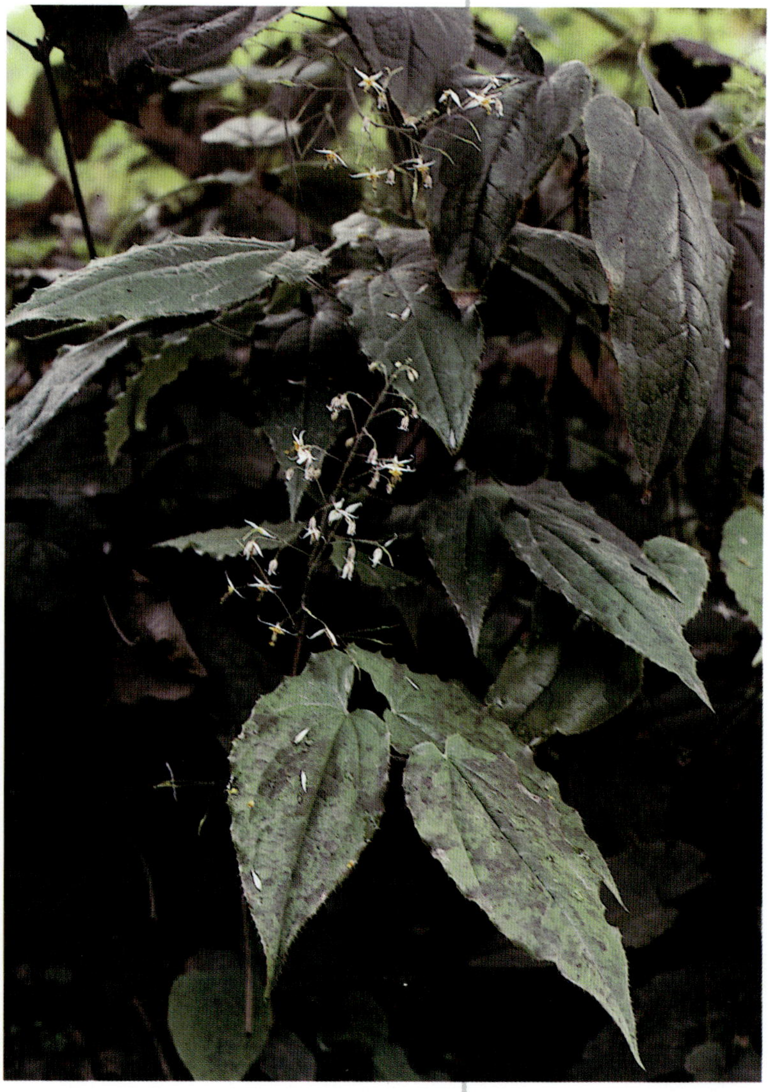

◀ 柔毛淫羊藿

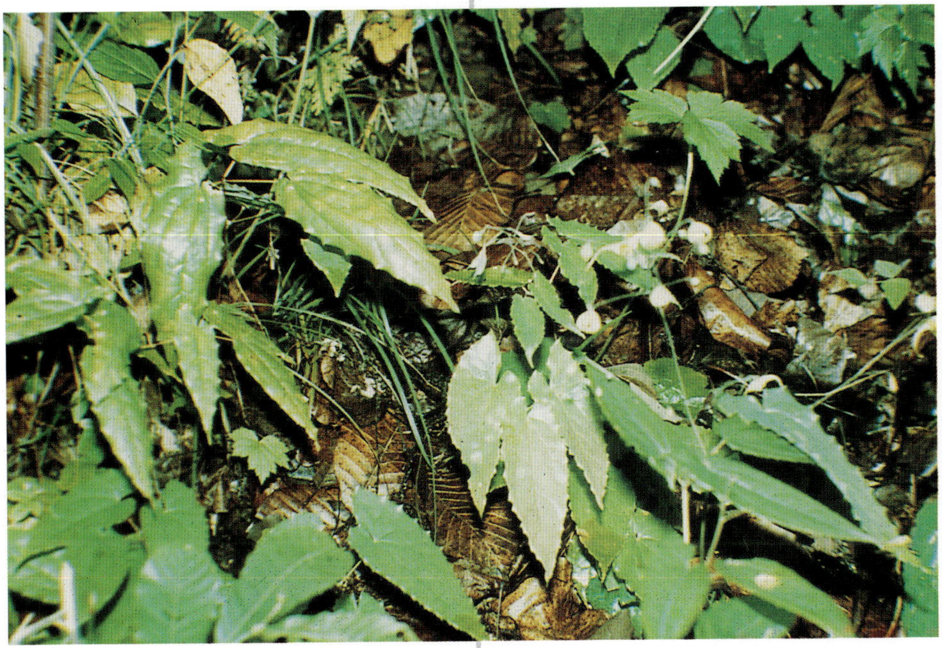

▲ 巫山淫羊藿

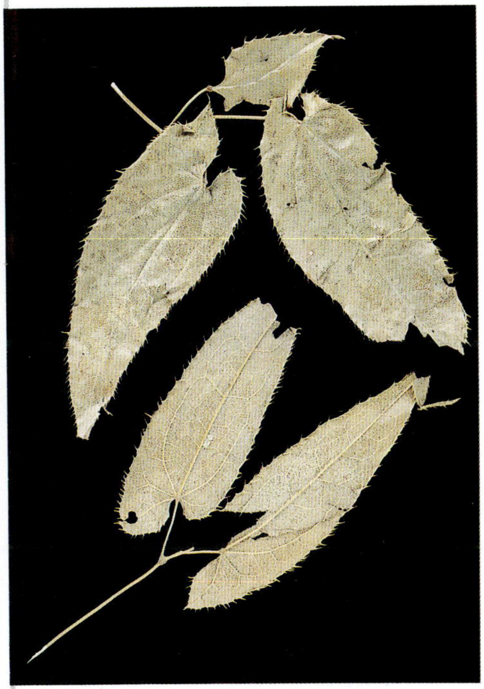

▲ 藥材淫羊藿（巫山淫羊藿）

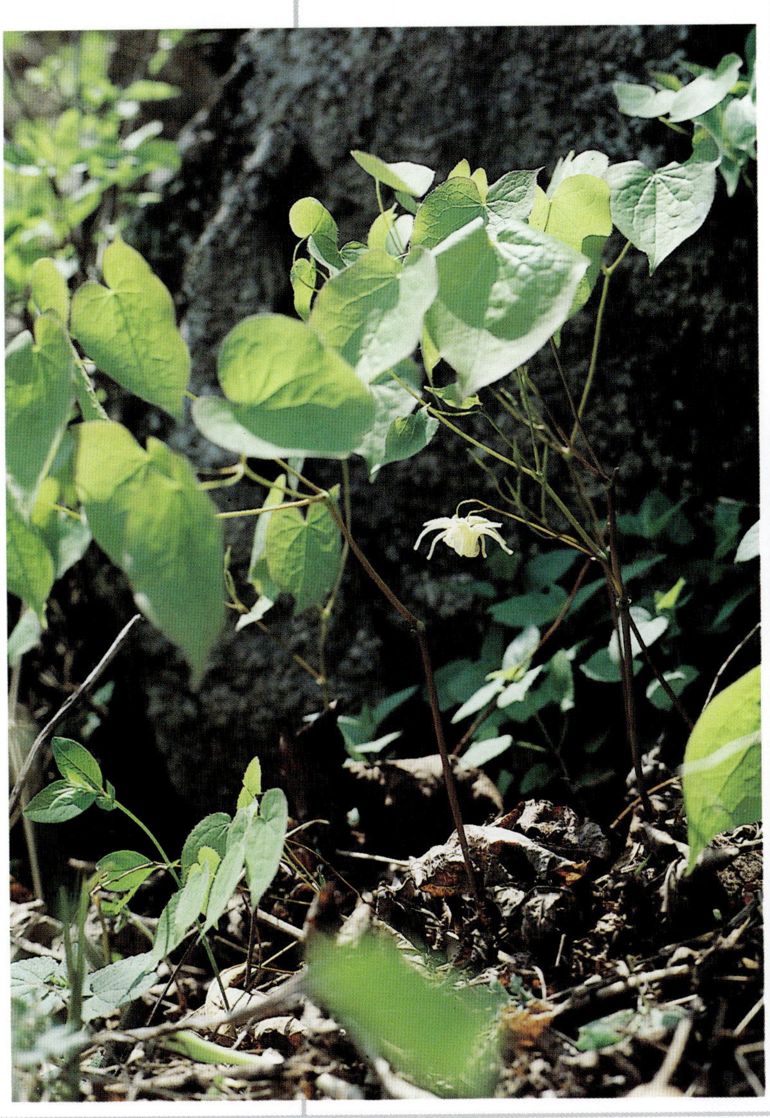

朝鮮淫羊藿 ▶

▼ 藥材淫羊藿（朝鮮淫羊藿）

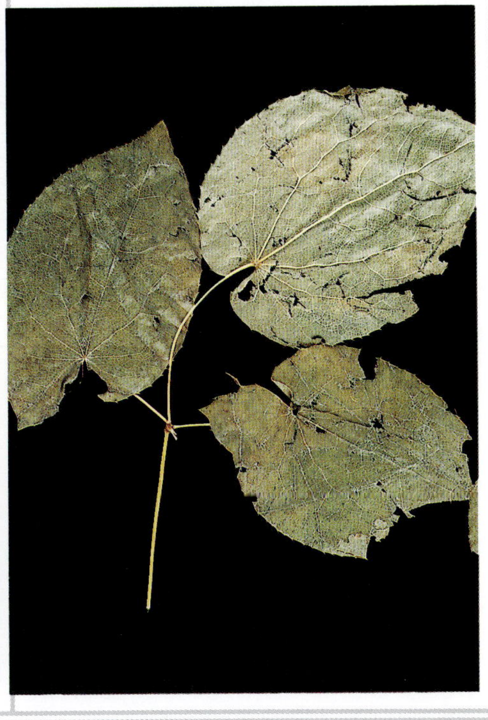

437 淡竹葉

Lophatherum Herb

Danzhuye

HERBA LOPHATHERI

本品為禾本科植物淡竹葉 Lophatherum gracile Brongn. 的乾燥莖葉。

〔**原植物**〕多年生草本，具木質短縮的根莖。稈高 40～100cm。葉互生，多無柄，葉片廣披針形，長 5～22cm，寬 1～3cm。圓錐花序頂生；小穗條狀披針形，不育外稃互相緊包並漸狹小，其頂端具 1～2mm 的短芒成束而似羽冠。穎果紡錘形。

〔**藥材性狀**〕本品長 25～75cm。莖呈圓柱形，有節，表面淡黃綠色，斷面中空。葉鞘開裂。葉片披針形，有的皺縮卷曲，長 5～20cm，寬 1～3.5cm；表面淺綠色或黃綠色。葉脈平行，具橫行小脈，形成長方形的網格狀，下表面尤為明顯。體輕，質柔韌。

〔**性味功能與主治**〕甘、淡、寒。清熱除煩，利尿。用於熱病煩渴，小便赤澀淋痛，口舌生瘡。

〔**用法與用量**〕6～9g。

Lophatherum Herb is the dried stem and leaf of *Lophatherum gracile* Brongn. (Fam. Gramineae).

Action To remove *heat*, ease the mind and cause diuresis.

Indications Fidgetness and thirst in febrile diseases; dysuria with reddened urine and painful urination, ulcers in the mouth or on the tongue.

Dosage 6～9g.

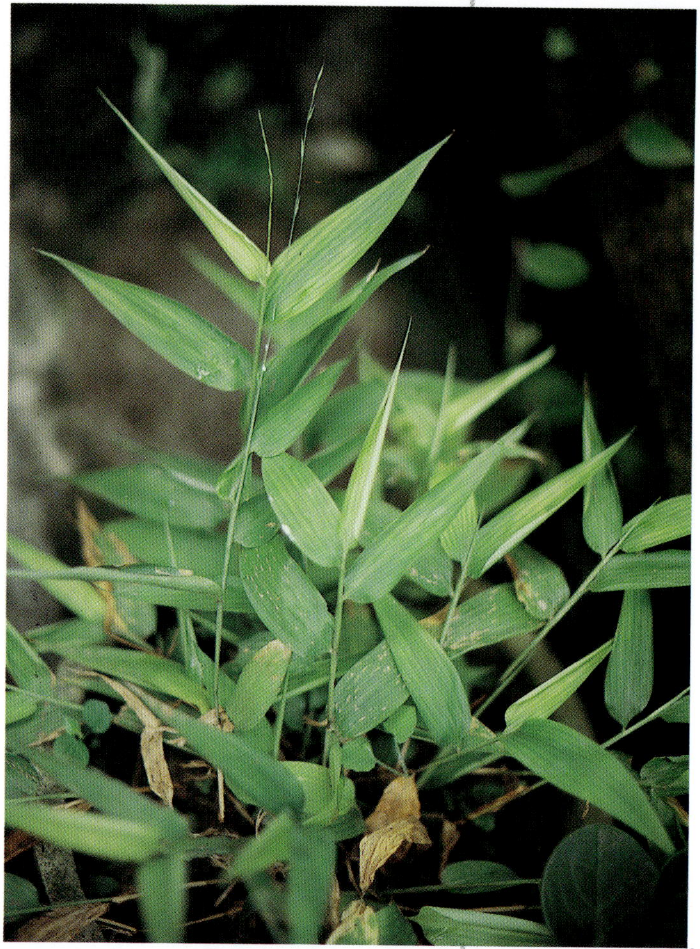

◀ 淡竹葉

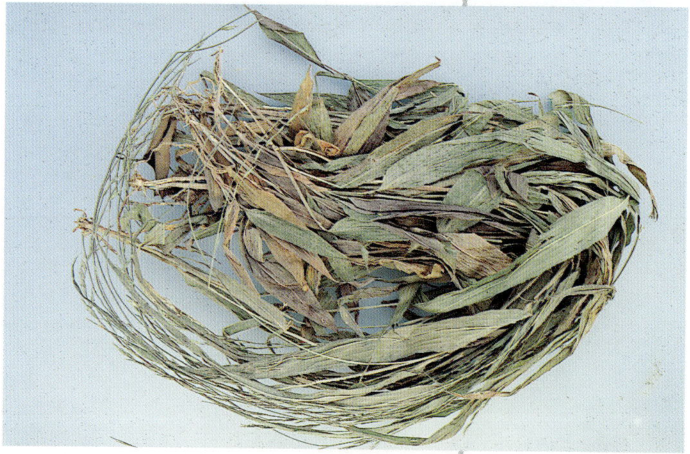

◀ 藥材淡竹葉

438 淡豆豉

Dandouchi

Fermented Soybean

SEMEN SOJAE PREPARATUM

本品為豆科植物大豆 Glycine max (L.) Merr. 的成熟種子的發酵加工品。

〔**原植物**〕一年生直立草本，莖密生褐色長硬毛，高可達 1m。小葉 3，頂生小葉棱狀卵形，側生小葉斜卵形。總狀花序腋生，萼齒 5；花冠蝶形，白色或淡紫色。種子 2～5 粒，卵形至近球形。

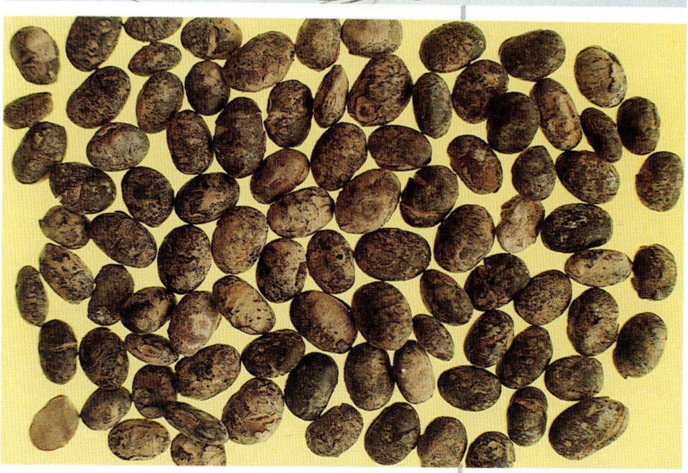

◀ 藥材淡豆豉

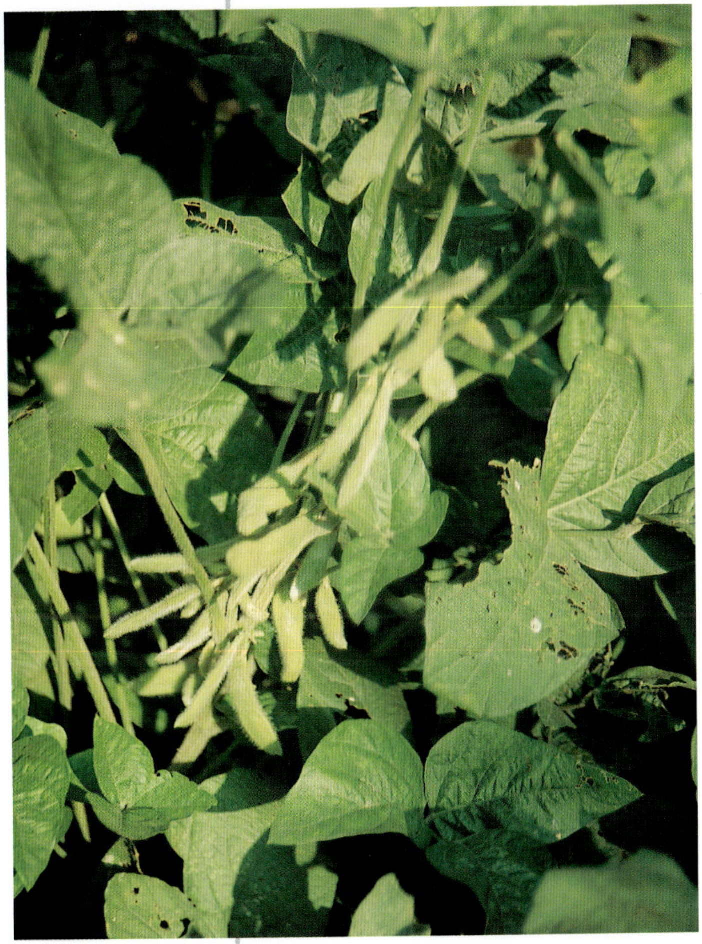

大豆 ▶

〔**藥材性狀**〕本品呈橢圓形，略扁，長0.6～1cm，直徑0.5～0.7cm。表面黑色，皺縮不平。質柔軟，斷面棕黑色。
〔**性味功能與主治**〕苦、辛，涼。解表，除煩，宣發鬱熱。用於感冒、寒熱頭痛，煩躁胸悶，虛煩不眠。
〔**用法與用量**〕6～12g。

Fermented Soybean is the fermented preparation obtained from the ripe seed *Glycine max* (L.) Merr.

Action To induce diaphoresis, to ease the mind, and to relieve fever.

Indications Chills, fever and headache in colds and influenza; vexation, oppressed feeling in the chest and insomnia.

Dosage 6～12g.

▼賽加羚羊（據世界哺乳動物名典）

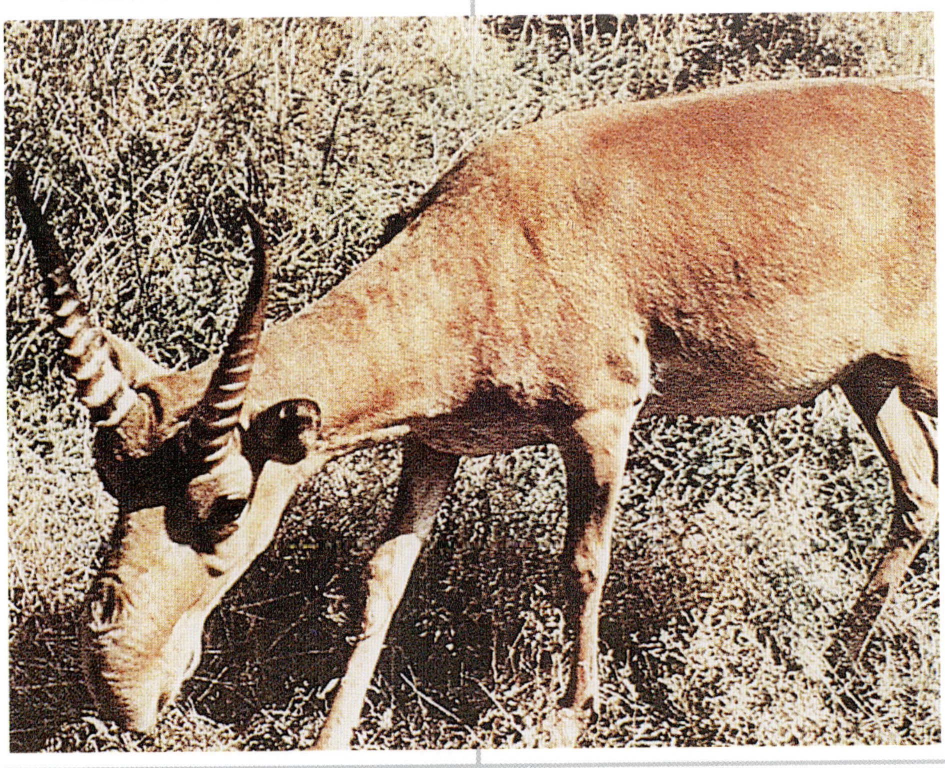

439 羚羊角

Lingyangjiao

Pronghorn

CORNU SAIGAE TATARICAE

本品為牛科動物賽加羚羊 Saiga tatarica Linnaeus 的角。

〔**原動物**〕身長100～140cm。肩高雄獸為70～83cm，雌獸為63～74cm。鼻吻膨大。額前部分較隆突。夏毛短而密，全身呈棕黃色或栗色，背脊中央有一條窄長的棕紅色帶。冬毛粗長而厚，為淡黃色或淡灰黃色。雄獸具角，雌獸無角。

〔**藥材性狀**〕本品呈長圓錐形，略呈弓形彎曲，長15～33cm，類白色或黃白色，基部稍呈青灰色。嫩枝透視有"血絲"或紫黑色斑紋，光潤如玉，無裂紋，老枝則有細縱裂紋。除尖端部分外，有10～16個隆起環脊，間距約2cm，用手握之，四指正好嵌入凹處。角的基部橫截面圓形，直徑3～4cm，內有堅硬質重的角柱，習稱"骨塞"，骨塞長約佔全角的1/2或1/3，表面有突起的縱棱與其外面角鞘內的凹溝緊密嵌合，從橫斷面觀，其結合部呈鋸齒狀。除去

"骨寒"後，角的下半段成空洞，全角呈半透明，對光透視，上半段中央有一條隱約可辨的細孔道直通角尖，習稱"通天眼"。質堅硬。

〔**橫切面**〕見圖。

〔**性味功能與主治**〕鹹，寒。平肝息風，清肝明目，散血解毒。用於高熱驚癇，神昏痙厥，子癇抽搐，癲癇發狂，頭痛眩暈，目赤翳障，溫毒發斑，癰腫瘡毒。

〔**用法與用量**〕1～3g，宜單煎 2 小時以上；磨汁或研粉服，每次 0.3～0.6g。

Pronghorn is the horn of *Saiga tatarica* Linnaeus (Fam. Bovidae).

Action To remove *heat* from *liver*, to arrest convulsion, to improve vision, and to remove toxic substances from blood.

Indications High fever with convulsion and impairment of consciousness; eclompsia, epilepsy, mamia; headache and dizziness; redness of the eye with corneal opacity; epidemic fibrile diseases with eruption; carbuncle, abscess and sores.

Usage and dosage 1～3g, to be decocted alone over 2 hours; to be ground with liquid or ground into powder, taken 0.3～0.6g each time.

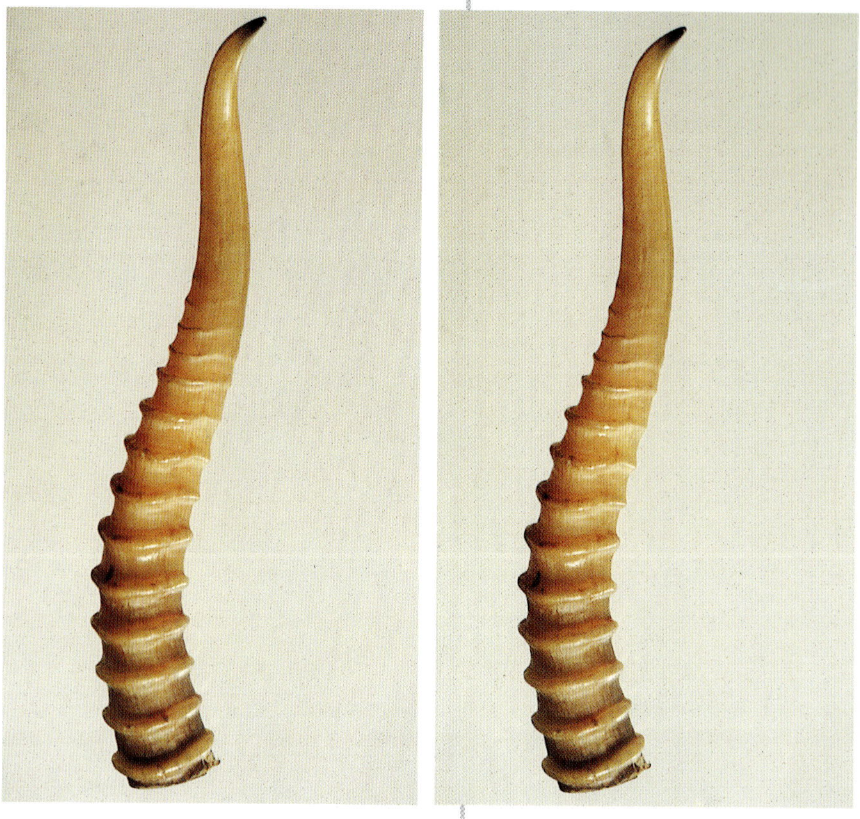

▲藥材羚羊角

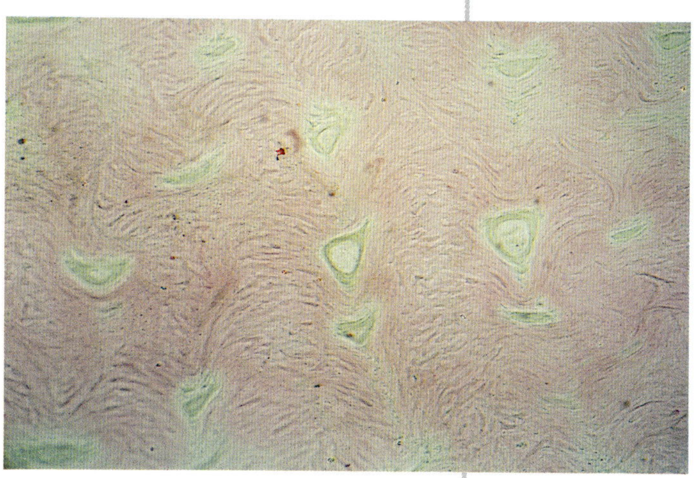

◀羚羊角橫切面

▼（羚羊角粉膠囊）

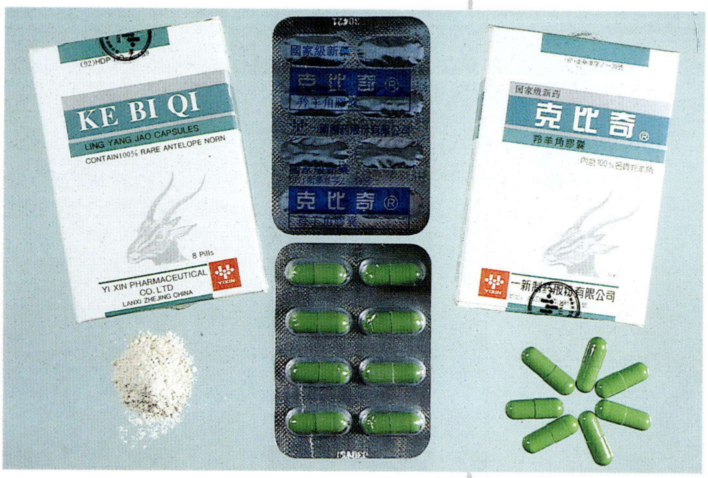

▼（羚羊角粉）

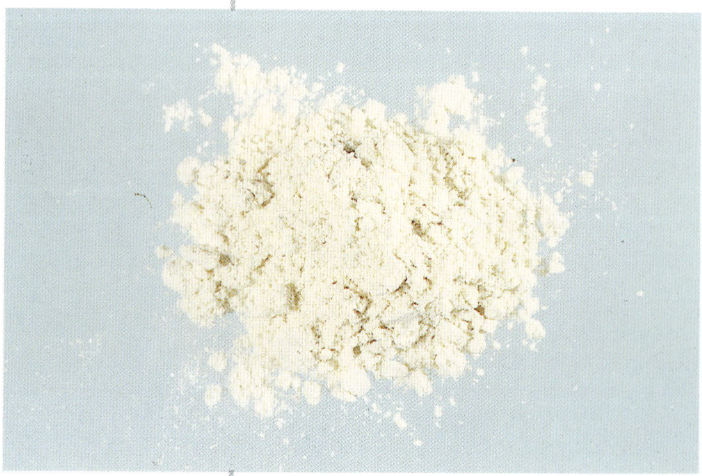

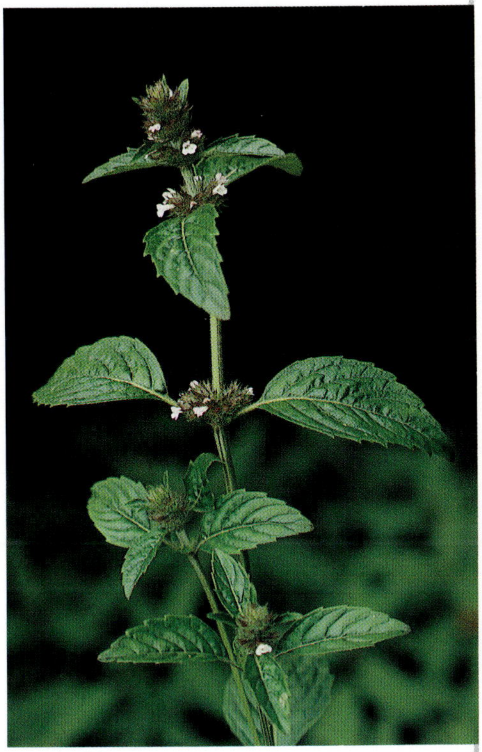

▲風輪菜

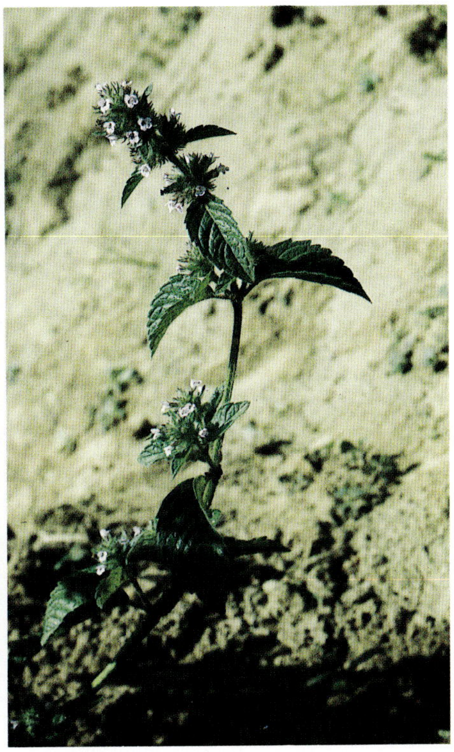

▲蔭風輪

440 斷血流
Duanxueliu

Clinopodium Herb

HERBA CLINOPODII

本品為唇形科植物蔭風輪 Clinopodium polycephalum. (Vaniot) C. Y. Wu et Hsuan ex Hsuan 或風輪菜 Clinopodium chinense (Benth.) O. kuntze 的乾燥地上部分。

〔**原植物**〕①蔭風輪：多年生草本。莖四棱形，密被毛茸。葉對生，具柄，葉片卵形，邊緣有粗鋸齒，兩面疏生粗短白毛。輪傘花序多花，密集成長圓短穗狀，花近二唇形，淡粉色。小堅果卵圓形。②風輪菜：莖、葉墨綠色，兩面毛茸較稀疏。輪傘花序多花，半球形，花冠紫紅色。小堅果卵狀三角形。

〔**藥材性狀**〕本品莖呈方柱形，四面凹下呈槽，對生分枝，長 30～90cm，直徑 1.5～4mm，上部密被灰白色茸毛，下部較稀疏或近於無毛，節間長 2～8cm，表面灰綠色或綠褐色；質脆，易折斷，斷面不整齊，中央有髓或中空。葉對生，有柄，葉片多皺縮破碎，完整者展平後呈卵形，長 2～5cm，寬 1.5～3.2cm，邊緣具疏鋸齒，上表面綠褐色，下表面灰綠色，兩面均密被白色茸毛。

〔**表面觀**〕見圖。

〔**性味功能與主治**〕微苦、辛，涼。止血。用於崩漏，子宮肌瘤出血，尿血，鼻衄，牙齦出血，創傷出血。

〔**用法與用量**〕9～15g；外用適量，研末或取鮮品搗爛敷患處。

Clinopodium Herb is the dried aerial part of *Clinopodium polycephalum* (Vaniot) C. Y. Wu et Hsuan ex Hsuan or *Clinopodium chinense* (Benth.) O. Kuntze (Fam. Labiatae).

Action To arrest bleeding.

Indications Excessive menstrual discharge, hemorrhage from hysteromyoma, hematuria, epistaxis, gingival bleeding, traumatic bleeding.

Usage and dosage 9～15g; for external use, appropriate quantity to be ground into powder or the fresh herb to be pounded into paste for topical application.

藥材斷血流 ▶

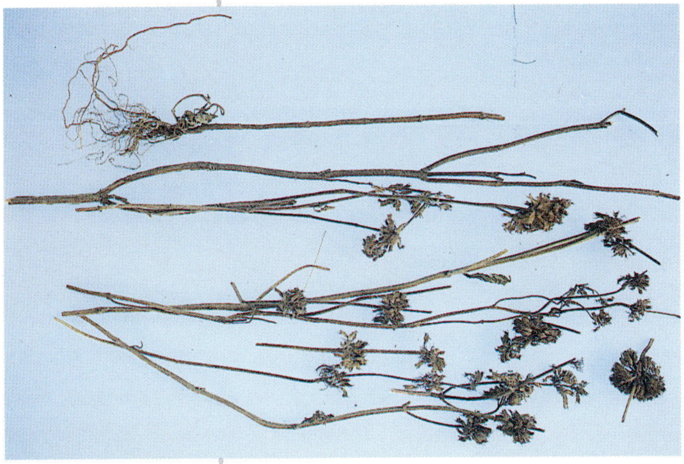

▼藥材斷血流葉表示觀示非腺毛（左）與腺鱗（右）

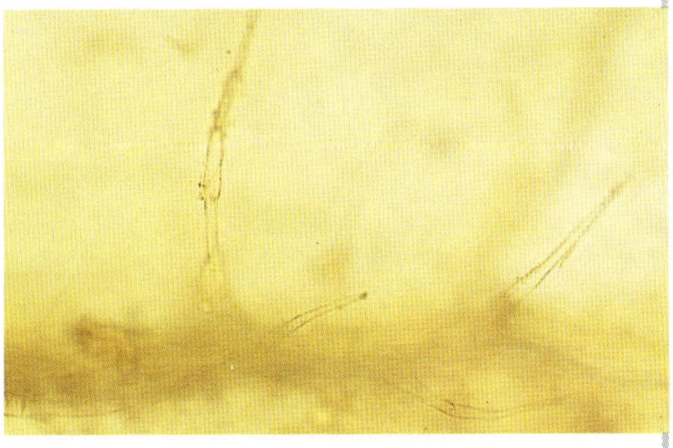

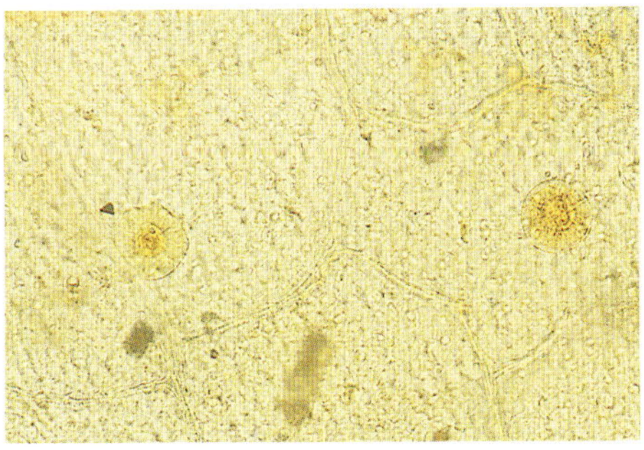

441 密蒙花

Mimenghua

Pale Butterflybush Flower

FLOS BUDDLEJAE

本品為馬錢科植物密蒙花 Buddleja officinalis Maxim. 的乾燥花蕾及其花序。

〔**原植物**〕灌木，小枝略呈四棱形，枝及葉柄、葉背、花序等均密被灰白色星狀毛及茸毛。單葉對生，具柄，葉片長圓狀披針形。聚傘圓錐花序頂生及腋生，花冠淡紫色至白色，筒狀。先端4裂，雄蕊4。蒴果卵形；種子多數。

〔**藥材性狀**〕本品多為花蕾密聚的花序小分枝，呈不規則圓錐狀，長1.5～3cm。表面灰黃色或棕黃色，密被茸毛。花蕾呈短棒狀，上端略大，長0.3～1cm，直徑0.1～0.2cm；花萼鐘狀，先端4齒裂；花冠筒狀，與萼等長或稍長，先端4裂，裂片卵形；雄蕊4，着生在花冠管中部。質柔軟。

〔**花萼及花冠表面觀**〕見圖。

〔**性味功能與主治**〕甘，微寒。清熱養肝，明目退翳。用於目赤腫痛，多淚羞明，眼生翳膜，肝虛目暗，視物昏花。

〔**用法與用量**〕3～9g。

Pale Butterflybush Flower is the dried flower bud and its inflorescence of *Buddleja officinalis* Maxim. (Fam. Loganiaceae).

Action To remove *heat*, replenish the liver and clear the eye of corneal opacity.

Indications Inflammation of the eye with lacrimination and photophobia; blurred vision in *deficiency syndrome of the liver*; nebula.

Dosage 3～9g.

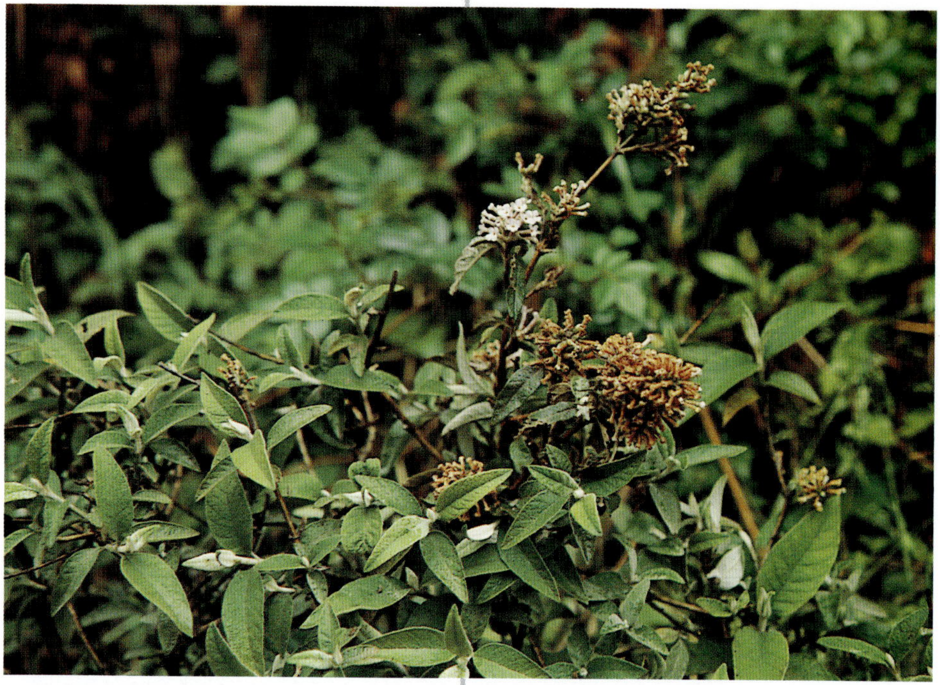

▲ 密蒙花

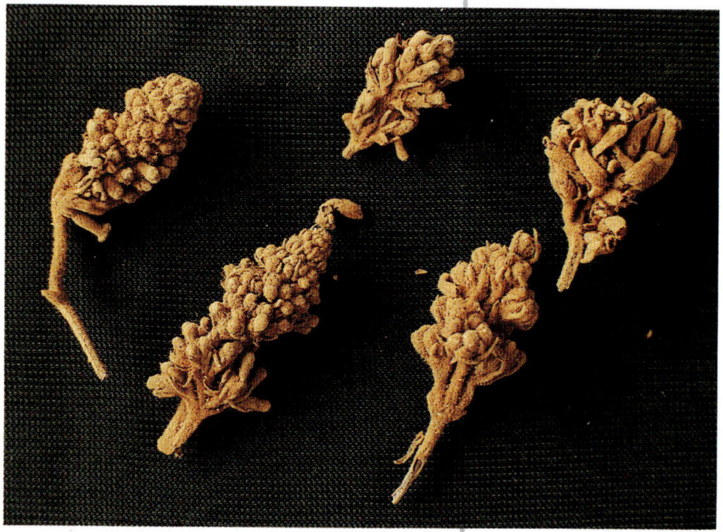

◀ 藥材密蒙花

▼藥材密蒙花花萼非腺毛

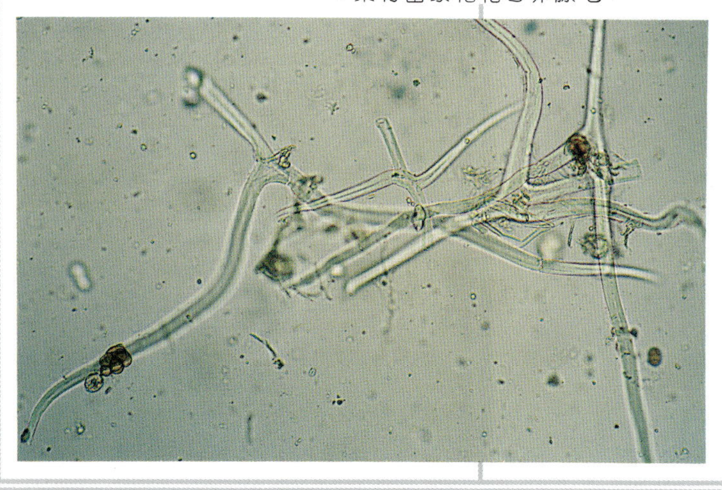

▼ 藥材密蒙花的花粉粒

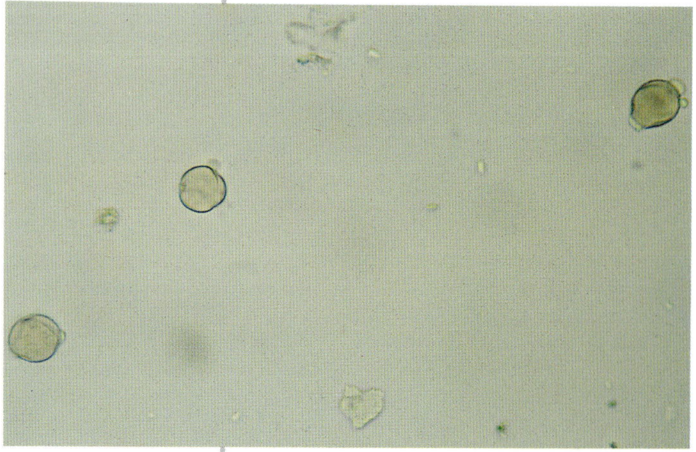

442 續斷

Xuduan

Himalayan Teasel Root

RADIX DIPSACI

本品為川續斷科植物川續斷 Dipsacus asperoides C. Y. Cheng et T. M. Ai 的乾燥根。

〔**原植物**〕多年生草本。主根 1 或數條，並生。莖具 6～8 棱，棱上有疏弱刺毛。基生葉有長柄，葉片羽狀深裂，先端裂片較大；莖生葉對生，有短柄至無柄。頭狀花序圓形，花冠白色。果實苞片頂端有刺狀長喙，小總苞 4 棱倒卵柱狀，瘦果頂端外露。

〔**藥材性狀**〕本品呈圓柱形，略扁，有的微彎曲，長 5～15cm，直徑 0.5～2cm。表面黃褐色或灰褐色，有明顯扭曲的縱皺及溝紋，可見橫裂的皮孔及少數鬚根痕。斷面不平坦，皮部墨綠色或棕色，外緣褐色或淡褐色，木部黃褐色，導管束呈放射狀排列。

〔**橫切面**〕見圖。

〔**性味功能與主治**〕苦、辛，微溫。補肝腎，強筋骨，續折傷，止崩漏。用於腰膝酸軟，風濕痹痛，崩漏經多，胎漏下血，跌撲損傷。

〔**用法與用量**〕9～15g。

Himalayan Teasel Root is the dried root of *Dipsacus asperoides* C. Y. Cheng at T. M. Ai (Fam. Dipsacaceae).

Action To replenish the *liver* and the *kidney*, to strengthen the tendons and bones, to heal bone fractures, and to arrest excessive uterine bleeding.

Indications Aching and weakness of the loins and knees; rheumatic arthralgia, abnormal uterine bleeding or excessive menstrual flow, uterine bleeding during pregnancy; traumatic injuries.

Dosage 9～15g.

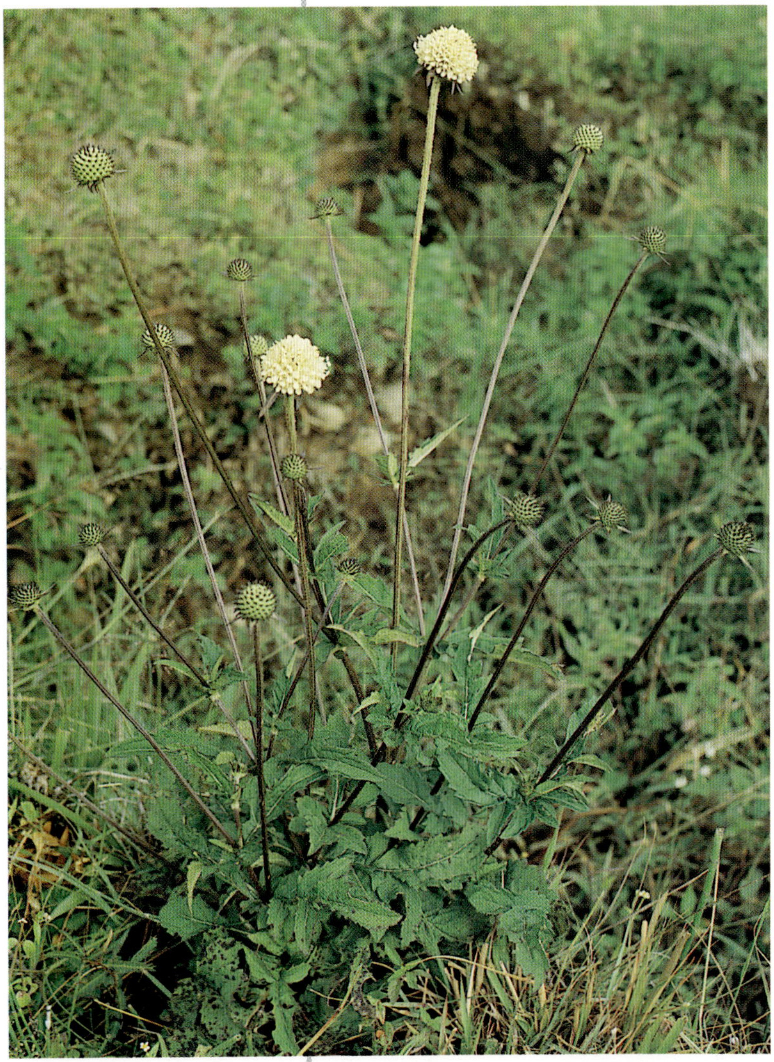

川續斷 ▶

▼ 藥材續斷橫切面

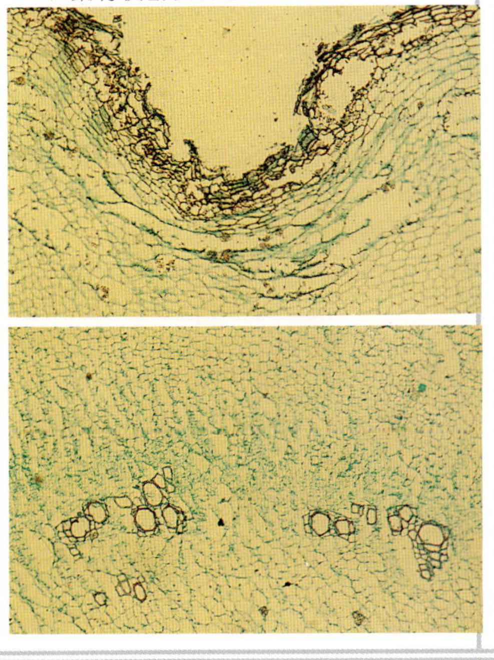

▼ 藥材續斷

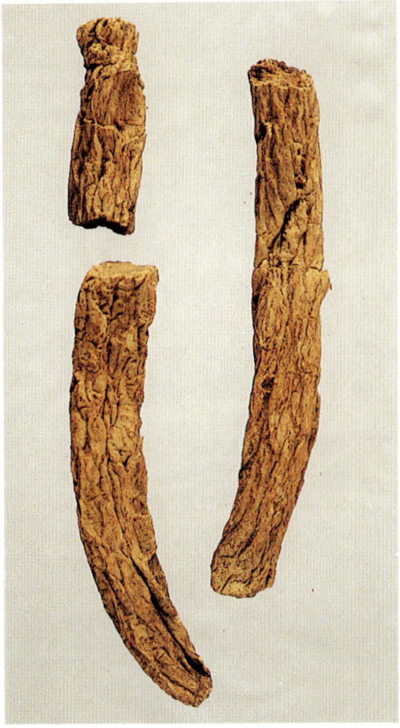

443 綿馬貫衆

Guanzhong

Basket Fern

RHIZOA DRYOPTERIS CRASSIRHIZOMAE

本品為鱗毛蕨科植物粗莖鱗毛蕨 Dryopteris crassirhizoma Nakai 的乾燥根莖及葉柄基部。

〔**原植物**〕多年生草本，高 50～100cm。地下根莖斜生，粗大塊狀，有許多堅硬的葉柄殘基及鬚根，密被銹色或深褐色的大形鱗片。葉簇生於根莖頂端，具長柄；葉片廣倒披針形，二回羽狀全裂或淺裂，中軸及葉脈上多少被褐色綫狀披針形小鱗片；羽片 20～30 對，對生或近於對生，無柄；葉表面深綠色，背面淡綠色；葉脈開放。孢子囊群圓形，着生於葉背近頂端 1/3 的部分，每片 2～4 對；囊群蓋腎形，棕色。

〔**藥材性狀**〕本品呈長倒卵形，上端鈍圓或截形，下端較尖，有的縱剖為兩半，略彎曲。表面黃棕色至黑褐色，根莖較粗，密被排列整齊的葉柄基部及鱗片，並有彎曲的鬚根；質堅硬，斷面略平坦，深綠色至棕色，有黃白色小點 5～13 個，環列。葉柄基部呈扁圓形，表面棕褐色，有縱棱綫，質硬而脆，斷面略平坦，棕色，有黃白色長圓形小點 5～13 個，環列。

〔**性味功能與主治**〕苦、微寒，有小毒。清熱解毒、驅蟲、止血。用於蟲積腹痛，瘡瘍，崩漏（炒炭）。

〔**用法與用量**〕4.5～9.0g，水煎服。

Basket Fern is the dried rhizome of *Dryopteris crassirhizoma* Nakai (Fam. Aspidiaceae).

Action To remove *toxic heat*, to expel parasites, and to stop bleeding.

Indications Abdominal pain due to intestinal parasitic disease; sore; uterine bleeding.

Dosage 4.5～9.0g.

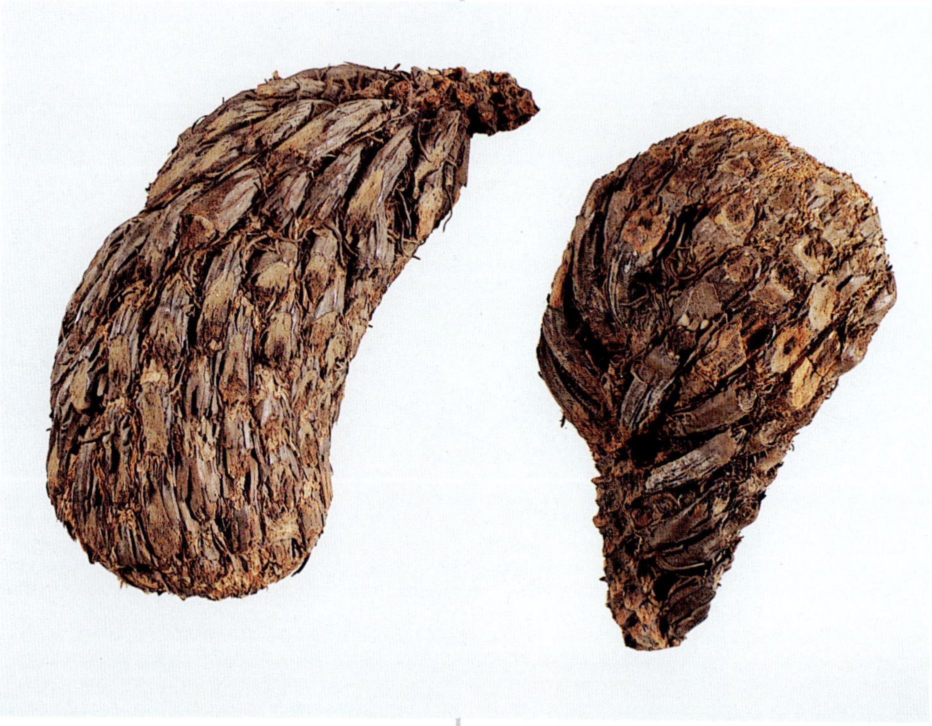

▲ 藥材綿馬貫衆

▼ 綿萆薢

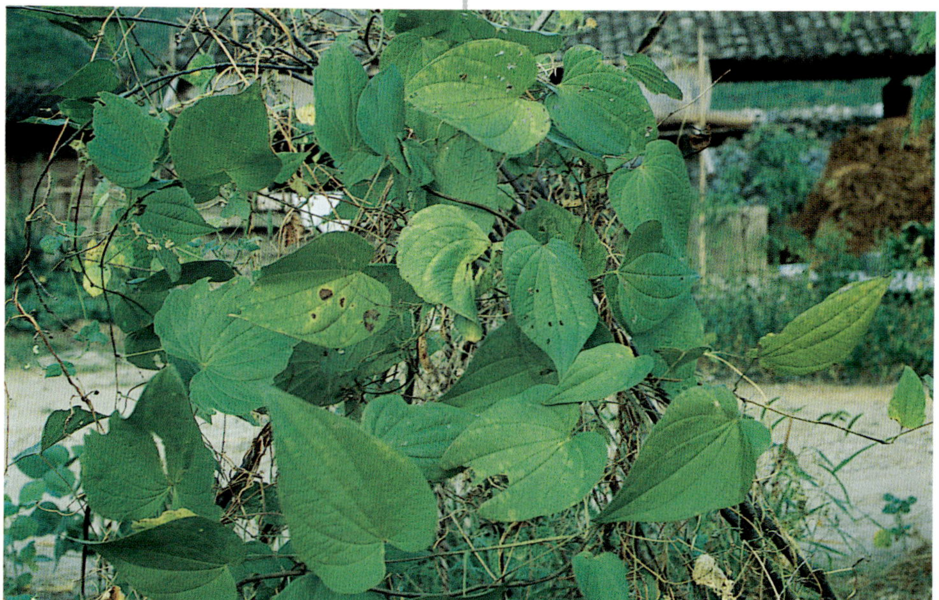

444 綿萆薢

Mianbixie

Sevenlobed Yam Rhizome

RHIZOMA DIOSCOREAE SEPTEMLOBAE

本品為薯蕷科植物綿萆薢 Dioscorea septemloba Thunb. 或福州薯蕷

藥材綿萆薢 ▶

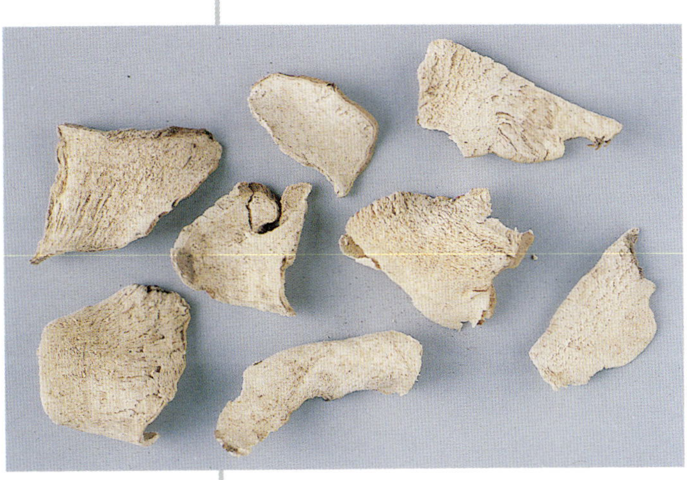

▼南方大斑蝥

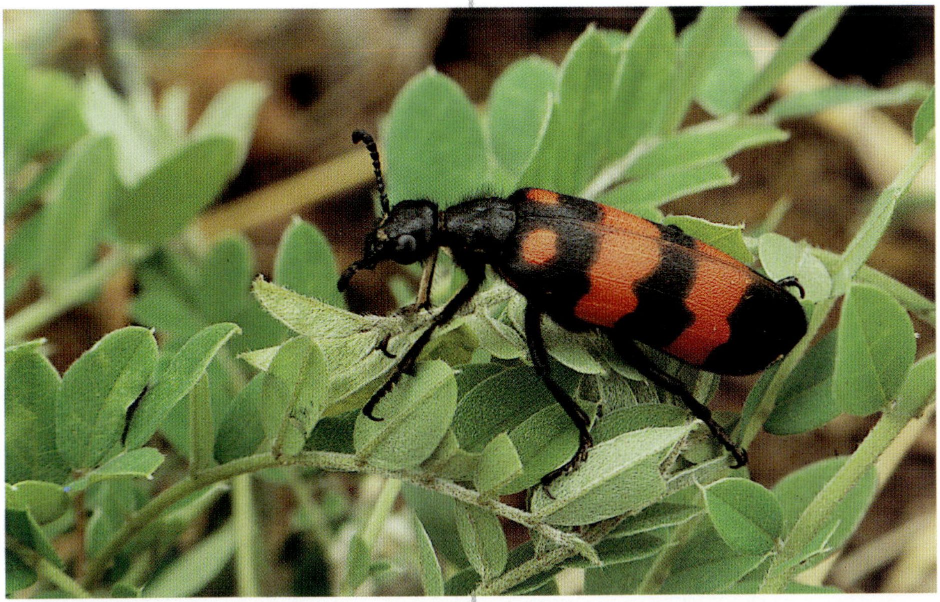

▼黃黑小斑蝥

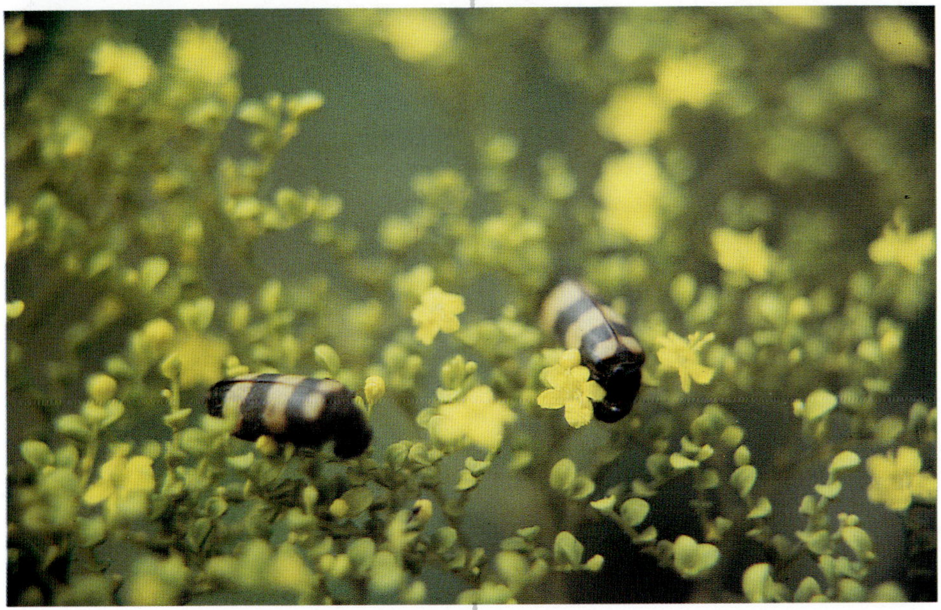

Dioscorea futschauensis Uline 的乾燥根莖。

〔**原植物**〕①綿萆薢：多年生纏繞性藤本，根莖節不明顯。單葉互生，紙質，卵形，基部寬心形，兩面被白色粗毛，主脈 9 條。雌雄異株，雄花序生於葉腋，為直立圓錐花序，花橙黃色，花被片 6；雌花序腋生，為下垂圓錐花序。蒴果寬倒卵形。種子四周具膜質翼。②福州薯蕷：多年生纏繞性藤本，葉具長柄，互生，卵形或長卵形，基部心形，葉片常為 5 淺裂，中裂片卵狀披針形，較大，葉脈於下面隆起。

〔**藥材性狀**〕本品為不規則的斜切片，邊緣不整齊，大小不一，厚 2～5mm。外皮黃棕色至黃褐色，有稀疏的鬚根殘基，呈圓錐狀凸起。切面灰白色至淺灰棕色，黃棕色點狀維管束散在。質疏鬆，略呈海綿狀。

〔**性味功能與主治**〕苦，平。利濕去濁，祛風通痹。用於淋病白濁，白帶過多，濕熱瘡毒，腰膝痹痛。

〔**用法與用量**〕9～15g。

Sevenlobed Yam Rhizome is the dried rhizome of *Dioscorea septemloba* Thunb. or *Dioscorea futschauensis* Uline (Fam. Dioscoreaceae).

Action To remove turbid *damp*, and to relieve rheumatic conditions.

Indications Gonorrhea with Whitish discharge from the urethra, excessive leukorrhea; ulcers caused by *damp-heat*; arthralgia of the lumbar spine and knees.

Dosage 9～15g.

445 斑蝥

Banmao

Blister Beetle

MYLABRIS

本品為芫青科昆蟲南方大斑蝥 Mylabris phalerata Pallas 或黃黑小斑蝥 Mylabris cichorii Linnaeus 的乾燥體。

〔**原昆蟲**〕①南方大斑蝥：皮蟲體長約 1.5～3cm，全體被黑毛，上有黃褐色橫帶。頭具刻點，複眼腎形，觸角 11 節，末端數節膨大。前胸背板中央縱溝不明顯。鞘翅有黃色橫帶。體腹部及足具黑色長絨毛。②黃黑小斑蝥：成蟲體長 11～15mm，全體被黑色長毛。前胸背板中央有縱溝一條。

〔**藥材性狀**〕①南方大斑蝥：呈長圓形，

長1.5～2.5cm，寬0.5～1cm。頭及口器向下垂，有較大的複眼及觸角各1對，觸角多已脫落。背部具革質鞘翅1對，黑色，有3條黃色或棕黃色的橫紋；鞘翅下面有棕褐色薄膜狀透明的內翅2片。胸腹部烏黑色，胸部有足3對。②黃黑小斑蝥：體型較小，長1～1.5cm。

〔**性味功能與主治**〕辛，熱，有大毒。破血消症，攻毒蝕瘡，發泡冷灸。用於癥瘕癌腫，積年頑癬，瘰癧，贅疣，癰疽不潰，惡瘡死肌。

〔**用法與用量**〕0.03～0.06g，炮製後煎服，或入丸散用；外用適量，研末或浸酒醋，或製油膏塗敷患處，不宜大面積用。

〔**注意**〕本品有大毒，內服慎用，孕婦禁用。

Blister Beetle is the dried body of *Mylabris phalerata* Pallas or *Mylabris cichorii* Linnaeus (Fam. Meloidae).

Action To eliminate *blood stasis* and masses, to induce blisters and to cauterize ulcers.

Indications Mass in the abdomen, cancer, chronic tinea, scrofula, vegetation, abscess difficult to burst, malignant sore and slough.

Usage and dosage 0.03～0.06g, decocted after processing or used for making pills or powders; for external use, appropriate quantity to be ground into powder or steeped into wine or vinegar or preparing for ointment for topical application in limited areas.

Precaution Very toxic. Be cautious for oral administration. Contraindicated in pregnancy.

446 **楮實子**

Chushizi

Papermulberry Fruit

FRUCTUS BROUSSONETIAE

本品為桑科植物構樹 Broussonetia papyrifera (L.) Vent. 的乾燥成熟果實。

〔**原植物**〕落葉喬木，高達16m，有乳汁。單葉互生，具柄；葉片寬卵形至長圓狀卵形，基部略偏斜心形，不分裂或不規則的3～5深裂，邊緣有粗鋸齒，下面密生柔毛，花單性，雌雄異株；雄花序柔荑狀；雌花序頭狀。聚花果球形，肉質，紅色。

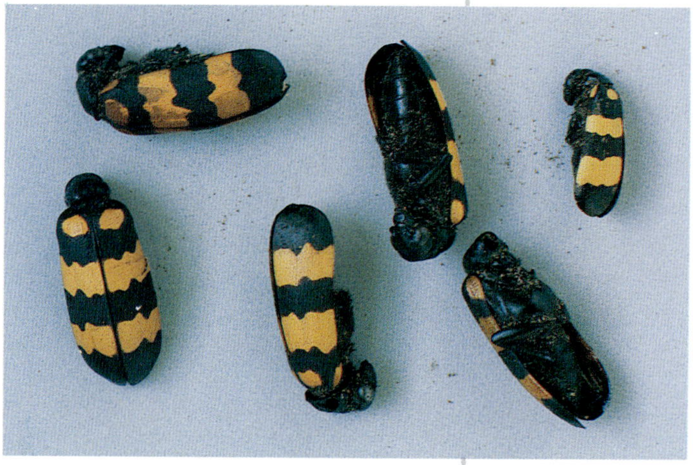

▲ 藥材斑蝥（黃黑小斑蝥）

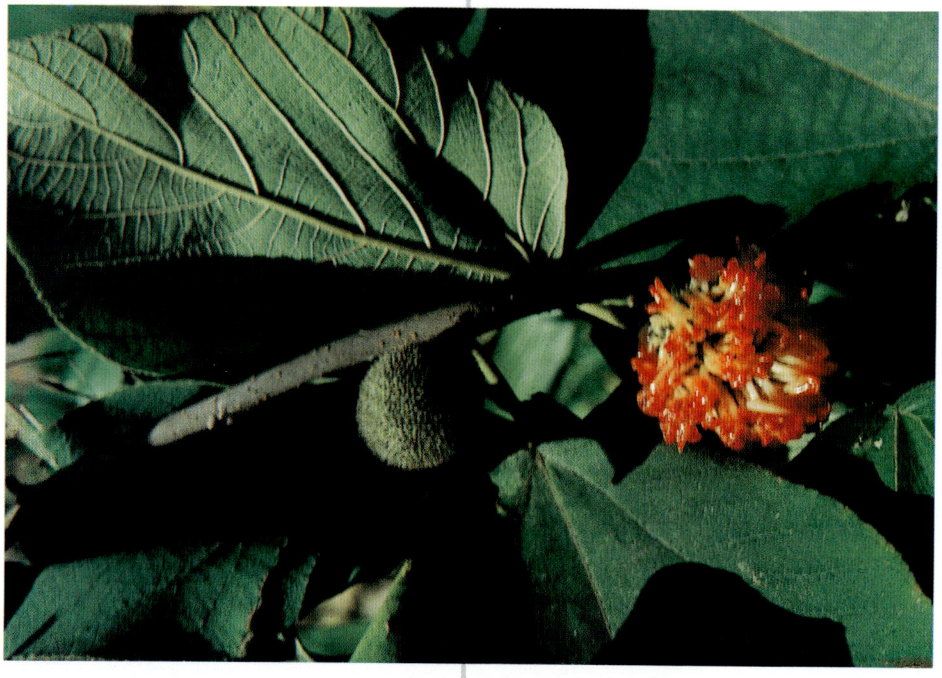

▲構樹

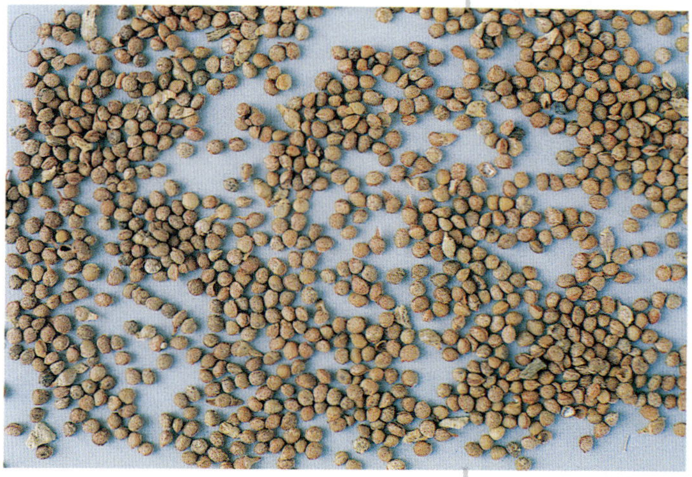

◀ 藥材楮實子

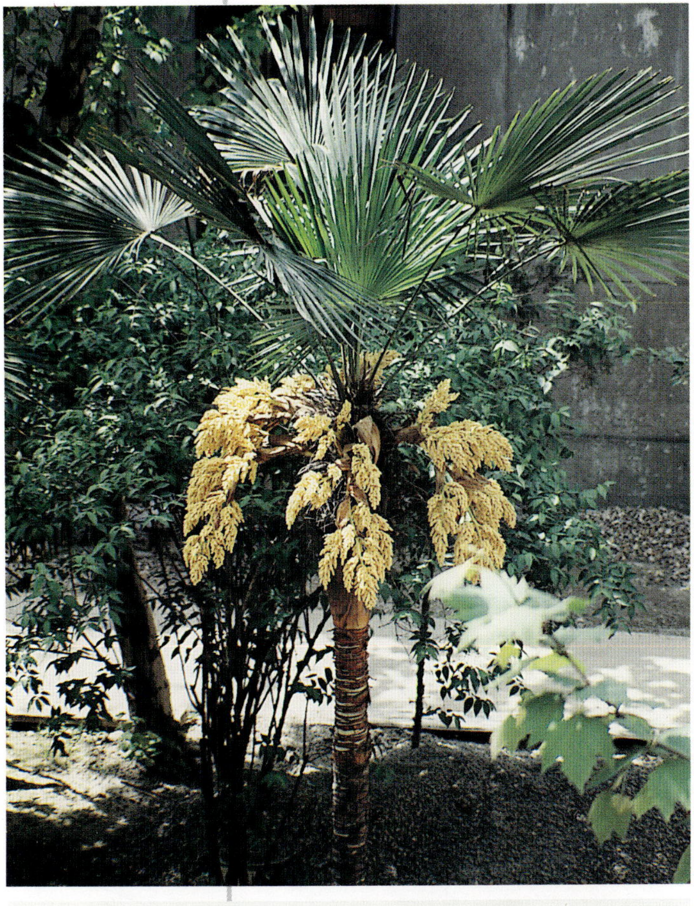

棕櫚 ▶

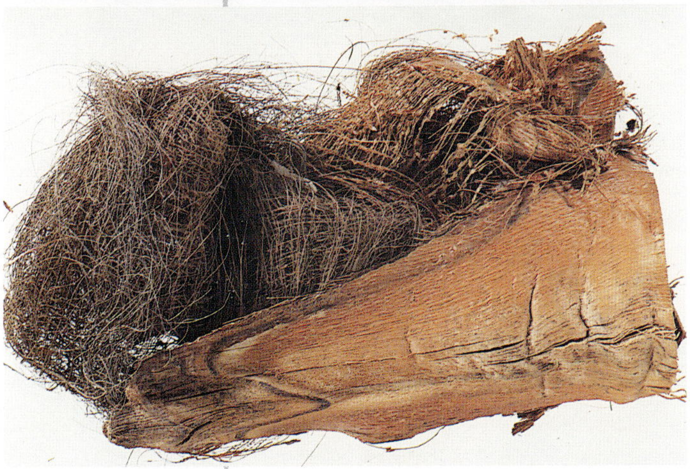

藥材棕櫚 ▶

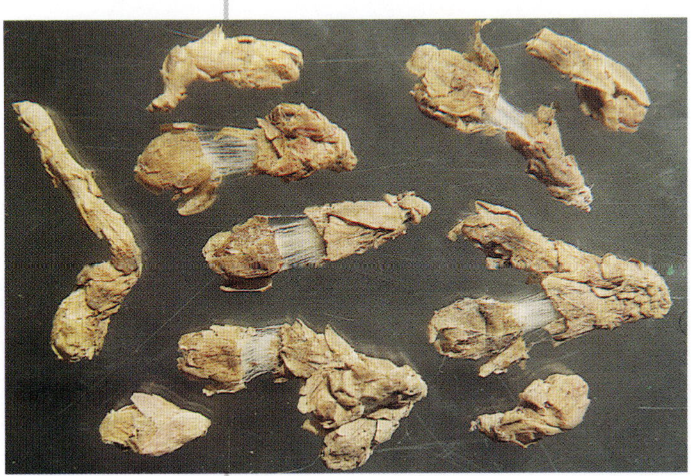

藥材款冬花 ▶

〔**藥材性狀**〕本品略呈球形或卵圓形，稍扁，直徑約1.5mm。表面紅棕色，有網狀皺紋或顆粒狀突起，一側有棱，一側有凹溝，有的具果梗。質硬而脆，易壓碎。胚乳類白色，富油性。

〔**性味功能與主治**〕甘，寒。補腎清肝，明目，利尿。用於腰膝酸軟，虛勞骨蒸，頭暈目昏，目生翳膜，水腫脹滿。

〔**用法與用量**〕6～12g。

Papermulberry Fruit is the dried ripe fruit of *Broussonetia papyrifera* (L.) Vent. (Fam. Moraceae).

Action To replenish the *kidney*, to subdue hyperactivity of the *liver*, to clear the eye of opacity, and to cause diuresis.

Indications Aching and weakness of the loins and knees, consumptive fever, dizziness and blurred vision; nebula; edema.

Dosage 6～12g.

447 棕櫚

Zonglu

Fortune Windmillpalm Petiole

PETIOLUS TRACHYCARPI

本品為棕櫚科植物棕櫚 Trachycarpus fortunei H. Wendl. 的乾燥葉柄。

〔**原植物**〕喬木，高達15m。莖有殘存不易脫落的老葉柄基部。葉叢生於幹頂，向外展開，葉片掌狀深裂，裂片多數條形，末端下垂，葉鞘纖維質。雌雄異株，肉穗花序排成圓錐花序式，腋生，總苞多數。花淡黃色，核果腎狀球形。

〔**藥材性狀**〕本品呈長條板狀，一端較窄而厚，另端較寬而稍薄，大小不等。表面紅棕色，粗糙，有縱直皺紋；一面有明顯的凸出纖維，纖維的兩側着生多數棕色茸毛。質硬而韌，不易折斷。

〔**性味功能與主治**〕苦、澀，平。收澀止血。用於吐血，衄血，尿血，便血，崩漏下血。

〔**用法與用量**〕3～9g，一般炮製後用。

Fortune Windmillpalm Petiole is the dried petiole of *Trachycarpus fortunei* H. Wendl. (Fam. palmae).

Action To arrest bleeding.

Indications Spitting of blood, epistaxis, hematuria, hematochezia, abnormal uterine bleeding.

Usage and dosage 3～9g, used after being processed.

448 款冬花

Kuandonghua

Common Coltsfoot Flower

FLOS FARFARAE

本品為菊科植物款冬 Tussilago farfara L. 的乾燥花蕾。

〔**原植物**〕多年生草本。根莖褐色，橫生地下。葉基生，具長柄；葉片圓心形或腎心形。花冬季先葉開放，頭狀花序頂生，總苞片 1～2 層，被茸毛；邊緣有多層雌花，中央為兩性筒狀花。瘦果長橢圓形，具 5～10 棱；冠毛淡黃色。

〔**藥材性狀**〕本品呈長圓棒狀。單生或 2～3 個基部連生，長 1～2.5cm，直徑 0.5～1cm。上端較粗，下端漸細或帶有短梗，外面被有多數魚鱗狀苞片。苞片外表面紫紅色或淡紅色，內表面密被白色絮狀茸毛。體輕，撕開後可見白色茸毛。

〔**性味功能與主治**〕辛、微苦，溫。潤肺下氣，止咳化痰。用於新久咳嗽，喘咳痰多，勞嗽咳血。

〔**用法與用量**〕4.5～9g。

Common Coltsfoot Flower is the dried flower bud of *Tussilago farfara* L. (Fam. Compositae).

Action To relieve cough and resolve *phlegm*, to nourish the *lung* to keep the adverse *qi* downward.

Indications Acute or chronic cough with dyspnea and copious expectoration; hemoptysis in consumptive diseases.

Dosage 4.5～9g.

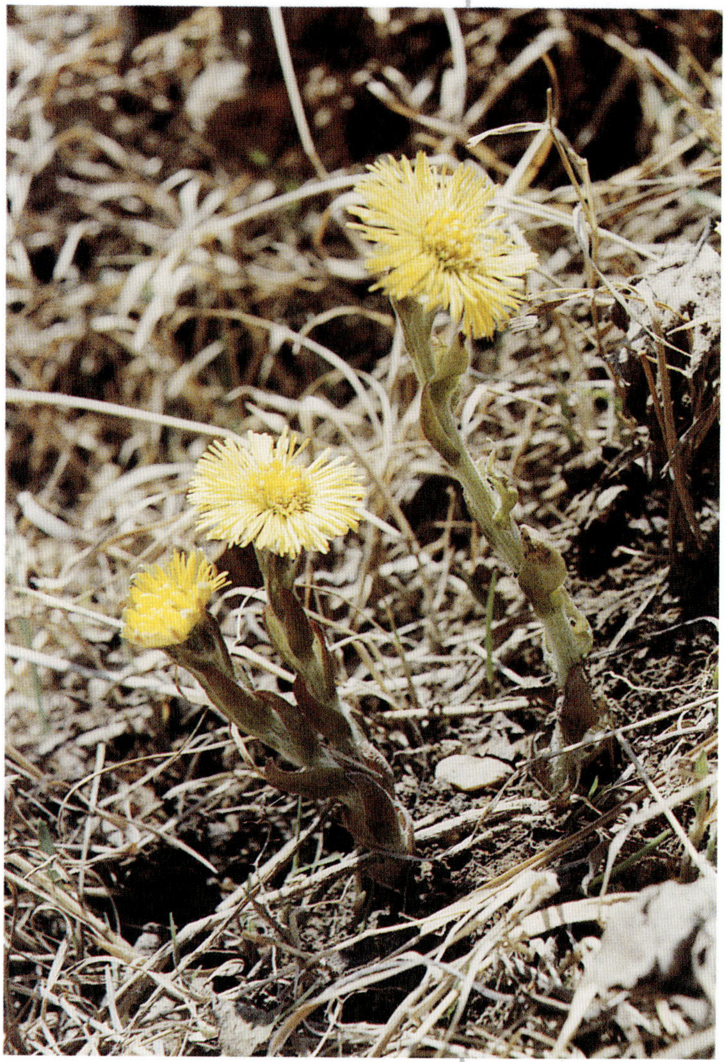

◀ 款冬

▼ 野葛

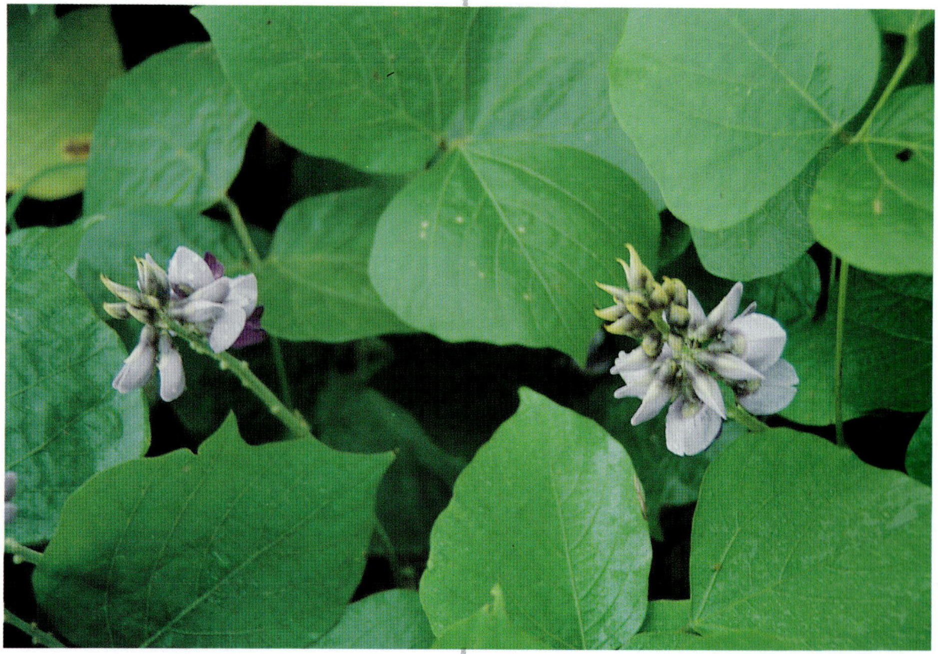

449 葛根

Gegen

Kudzuvine Root

RADIX PUERARIAE

本品為豆科植物野葛 Pueraria lobata (Willd.) Ohwi 或甘葛藤 Pueraria thomsonii Benth. 的乾燥根。後者大多除去外皮，可稱“粉葛”。

〔**原植物**〕①野葛：藤本，根圓柱狀，肥厚，纖維性強。地上各部密生棕色粗毛。小葉 3，頂生小葉棱狀卵形，側生小葉寬卵形；托葉盾形，小托葉針狀。總狀花序腋生；花冠蝶形，紫紅色。莢果條形。②甘葛藤：莖枝生褐色短毛並雜有側生的長硬毛。托葉披針狀長橢圓形。花萼的裂齒遠比萼筒為長，根內

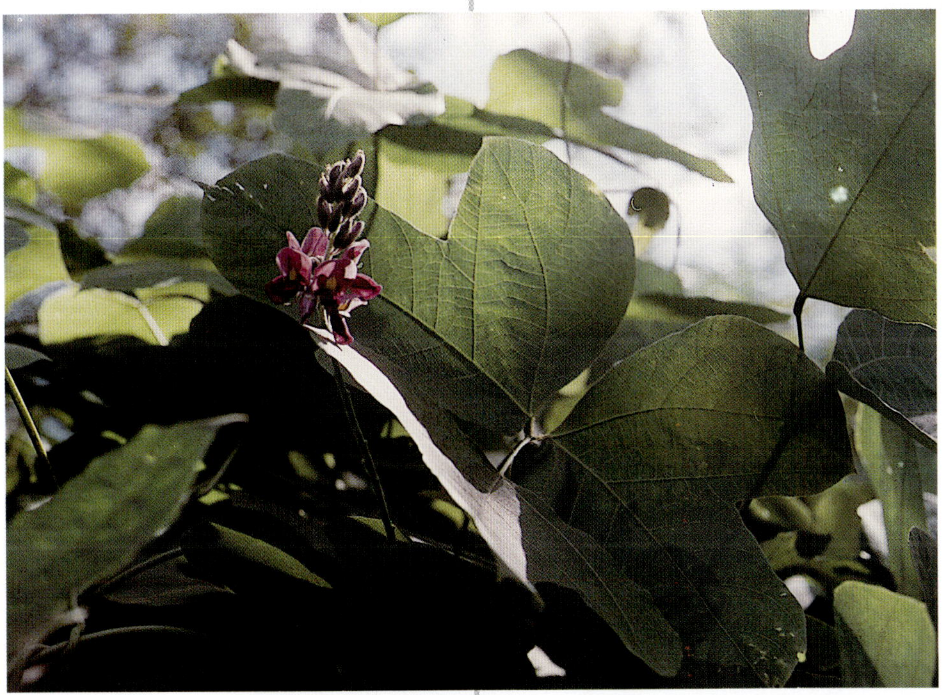

▲甘葛藤

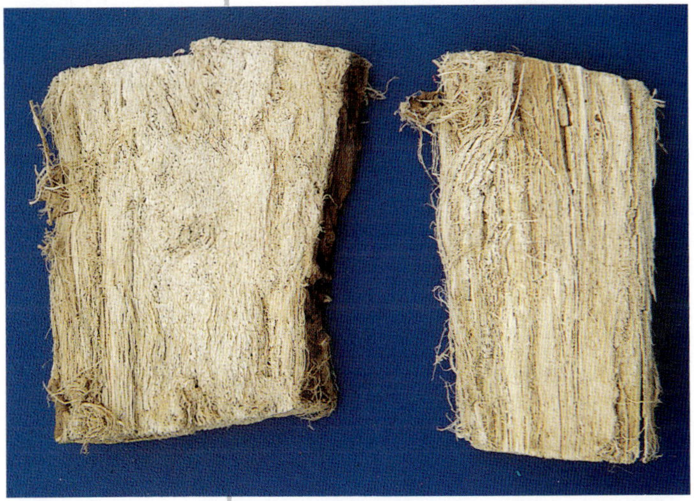

▲▼藥材葛根（上：野葛 下：粉葛）

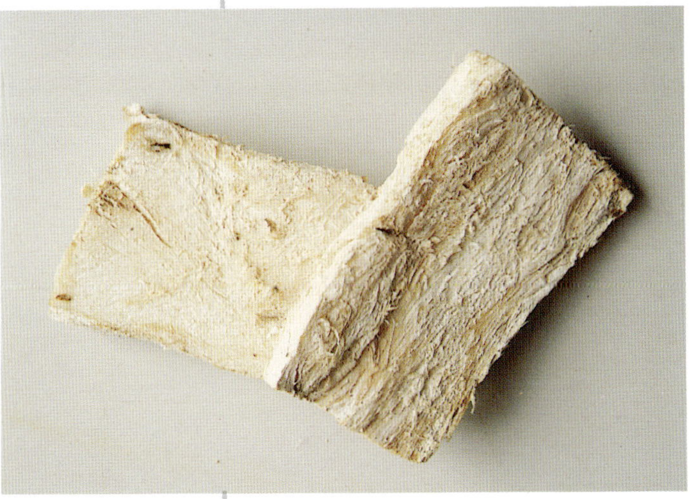

部色白粉重，纖維性較弱。

〔**藥材性狀**〕①野葛：呈縱切的長方形厚片或小方塊，長5～35cm，厚0.5～1cm。外皮淡棕色，有縱皺紋，粗糙。切面黃白色，紋理不明顯。纖維性強。②粉葛：呈圓柱形、類紡錘形或半圓柱形，長12～15cm，直徑4～8cm；有的為縱切或斜切的厚片，大小不一。表面黃白色或淡棕色，未去外皮的呈灰棕色。橫切面可見由纖維形成的淺棕色同心性環紋，縱切面可見由纖維形成的數條縱紋。富粉性。

〔**性味功能與主治**〕甘、辛，涼。解肌退熱，生津，透疹，升陽止瀉。用於外感發熱頭痛、項強，口渴，消渴，麻疹不適，熱痢，泄瀉；高血壓頸項強痛。

〔**用法與用量**〕9～15g。

Kudzuvine Root is the dried root of *Pueraria lobata* (Willd.) Ohwi or *Pueraria thomsonii* Benth. (Fam. Leguminosae). The latter is often removed from the outer bark, known as "Fenge" (Starchy Radix Puerariae).

Action To relieve fever, to promote the production of body fluid, to facilitate eruption, and to arrest diarrhea.

Indications Fever, headache and stiffness of the nape in *exogenous affections*, thirst, diabetes, measles with inadequate eruption, acute dysentery or diarrhea, stiff and painful nape in hypertension.

Dosage 9～15g.

450 葶藶子

Tinglizi

Pepperweed Seed

Tansymustard Seed

SEMEN LEPIDII

SEMEN DESCURAINIAE

本品為十字花科植物獨行菜 Lepidium apetalum Willd. 或播娘蒿 Descurainia sophia (L.) Webb ex Prantl 的乾燥成熟種子。

〔**原植物**〕①獨行菜：一年或二年生草本。莖多分枝，被極微細的頭狀毛。基生葉蓮座狀，莖生葉向上逐漸由狹披針形變至綫形。總狀花序，頂生，花白色。短角果扁平，圓形。②播娘蒿：莖圓柱形，密被白色卷毛和分歧狀短毛。莖生葉二至三回羽狀全裂或深裂。花黃色。長角果串珠狀。

〔**藥材性狀**〕①北葶藶子：呈扁卵形，長1～1.5cm，寬0.5～1mm。表面棕色或紅棕色，微有光澤，具縱溝2條，其中1條較明顯。一端鈍圓，另端尖而微凹，類白色，種臍位於凹入端。②南葶藶子：呈長圓形略扁，長約1mm，寬約0.5mm。一端鈍圓，另端微凹或較平截。

〔**種皮表面觀**〕見圖。

〔**性味功能與主治**〕辛、苦，大寒。瀉肺平喘，行水消腫。用於痰涎壅肺，喘咳痰多，胸脅脹滿，不得平卧，胸腹水腫，小便不利；肺原性心藏病水腫。

〔**用法與用量**〕3～9g。

Pepperweed Seed or Tansymustard Seed is the dried ripe seed of *Lepidium apetalum* Willd. or *Descurainia sophia* (L.) Webb ex Prantl. (Fam. Cruciferae).

Action To quench *fire in the lung*, to relieve dyspnea, and to cause diuresis.

Indications Dyspnea or orthopnea, cough with profuse expectoration and fullness sensation in the chest, accompanied by hydrothorax, ascites and oliguria; edema in pulmonary heart disease.

Dosage 3～9g.

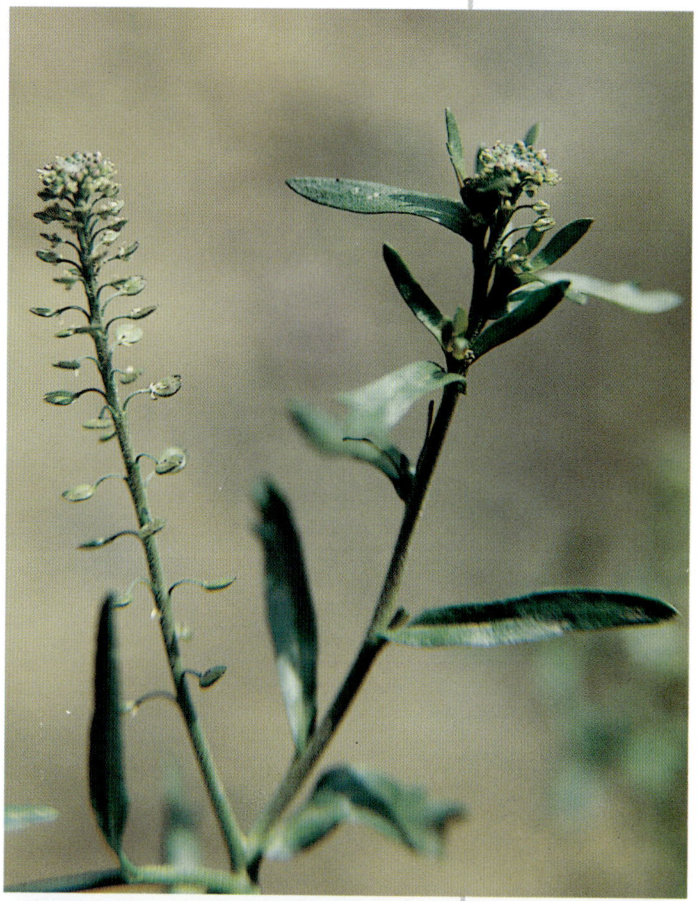

◄ 獨行菜

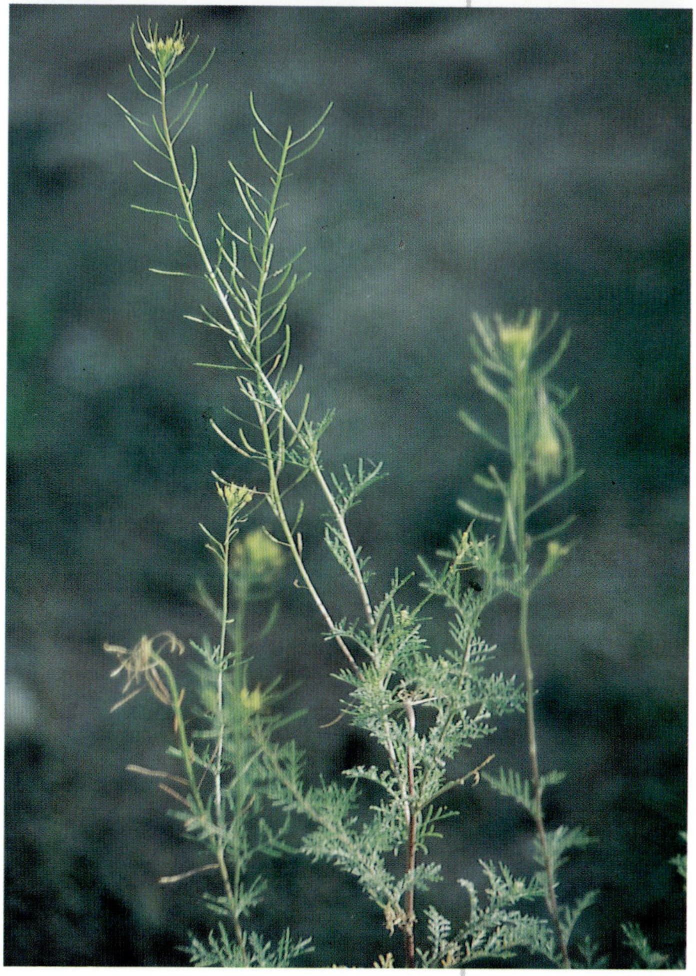

◄ 播娘蒿

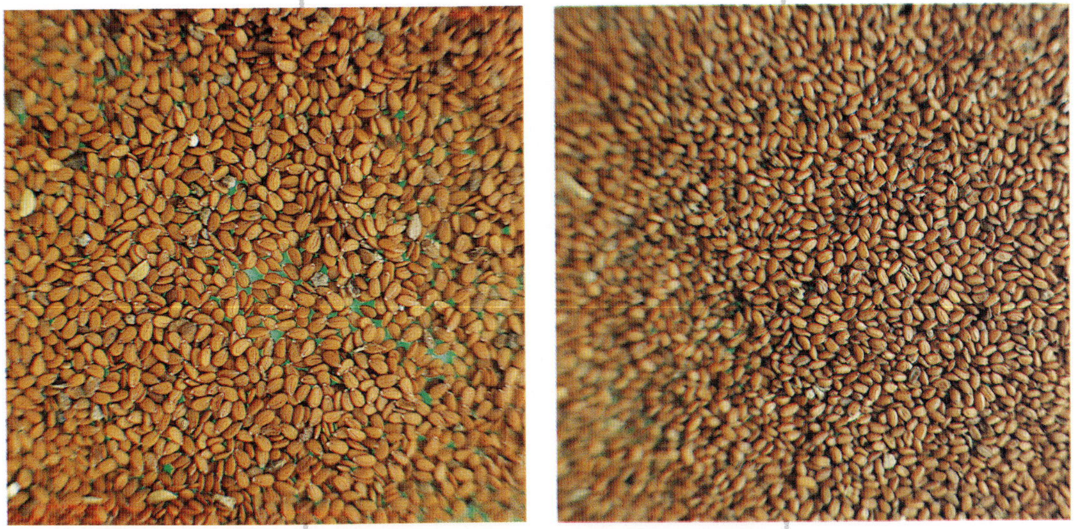

▲藥材葶藶子（左：北葶藶子 右：南葶藶子）

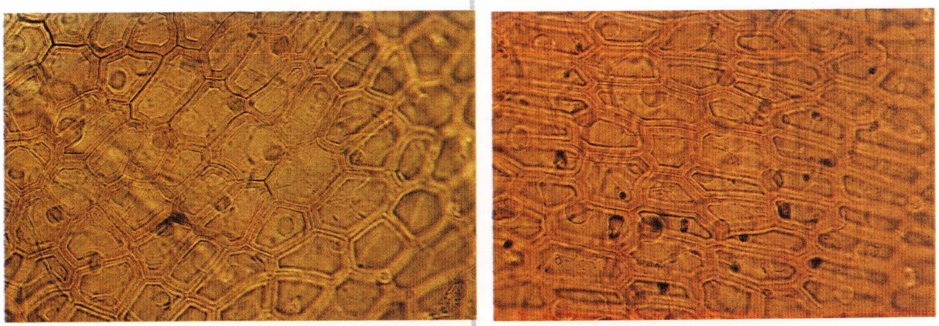

▲藥材葶藶子表面觀示種皮細胞（左：北葶藶子 右：南葶藶子）

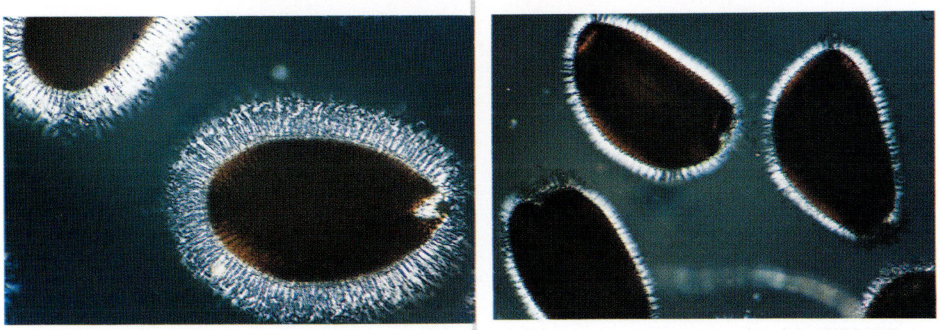

▲藥材葶藶子表面觀示偏光下的粘液層厚度（左：北葶藶子 右：南葶藶子）

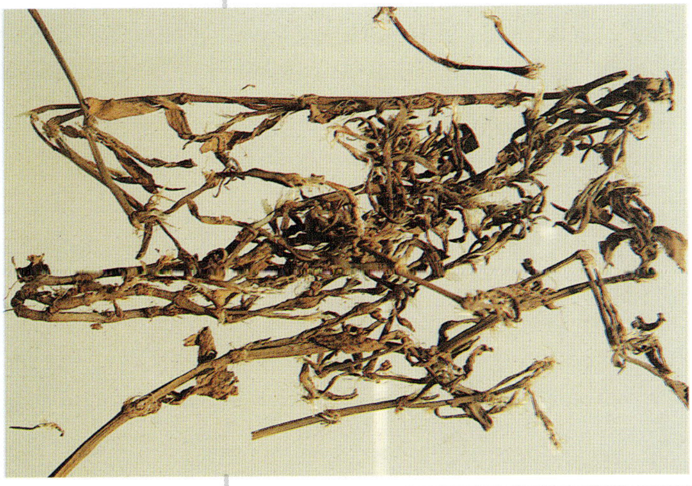

藥材萹蓄 ▶

451 萹蓄

Bianxu

Common Knotgrass Herb

HERBA POLYGONI AVICULARIS

本品為蓼科植物萹蓄 Polygonum aviculare L. 的乾燥地上部分。

〔**原植物**〕一年生草本，植物體有白色粉霜；莖平卧或上升，有棱角。葉互生，幾無柄，葉片狹卵圓形或披針形；托葉鞘膜質。花 1～5 朵簇生全株葉腋，花被 5 深裂，裂片橢圓形，綠色，邊緣白色或淡紅色。瘦果卵形，有 3 棱，黑色或褐色。

〔**藥材性狀**〕本品莖呈圓柱形而略扁，有分枝，長 15～40cm，直徑 0.2～0.3cm。表面灰綠色或棕紅色，有細密微突起的縱紋；節部稍膨大，有淺棕色膜質的托葉鞘，節間長約 3cm；質硬，易折斷，斷面髓部白色。葉互生，近無柄或具短柄，葉片多脫落或皺縮、破碎，完整者展平後呈披針形，全緣，兩面均呈棕綠色或灰綠色。

〔**性味功能與主治**〕苦，微寒。利尿通淋，殺蟲，止癢。用於膀胱熱淋，小便短赤，淋瀝澀痛，皮膚濕疹，陰癢帶下。

〔**用法與用量**〕9～15g；外用適量，煎洗患處。

Common Knotgrass Herb is the dried aerial part of *Polygonum aviculare* L. (Fam. Polygonaceae).

Action To relieve dysuria, kill parasites and alleviate itching.

Indications Urinary infection with difficult painful urination, passage of scanty reddened urine and dribbling of urine after urination; eczema; vulval itching with morbid leukorrhea.

Usage and dosage 9～15g; for external use, appropriate quantity to be decocted for irrigation.

452 硫黃

Liuhuang

Sulfur

SULFUR

本品為自然元素類礦物硫族自然硫，採挖後，加熱熔化，除去雜質；或用含硫礦物經加工製得。

〔**原礦物**〕斜方晶係。晶體的錐面發達，偶呈厚板狀。常為致密塊狀、鐘乳狀和被膜狀等。黃、淺黃、淡綠、灰黃或黑色等。斷口呈貝殼狀或參差狀。

〔**藥材性狀**〕本品呈不規則塊狀。黃色或略呈綠黃色。表面不平坦，呈脂肪光澤，常有多數小孔。用手握緊置於耳旁，可聞輕微的爆裂聲。體輕，質鬆，易碎。

〔**性味功能與主治**〕酸、溫；有毒。外用解毒殺蟲療瘡；內服補火助陽通便。外治用於疥癬，禿瘡，陰疽惡瘡；內服用於陽痿足冷，虛喘冷哮，虛寒便秘。

〔**用法與用量**〕外用適量，研末油調塗敷患處；內服1.5～3g，炮製後入丸散服。

〔**注意**〕孕婦慎用。

Sulfur is obtained from the natural sulfur of the natural elemental mineral group. The drug is collected and melted to free from foreign matter; or obtained by processing the minerals containing sulfur.

Action To counteract poisons, kill parasites and cure sores when used externally; to reniforce *yang* and relax the bowels when taken orally.

Indications External use for scabies, favus, chronic sores and malignant ulcers; oral administration for impotence with cold lower extremities; asthma or constipation of *deficiency-cold* type.

Usage and dosage For external use, appropriate quantity to be applied topically after being ground into powder and mixed with oil; for oral administration, 1.5～3g being used in making pills or powder after being processed.

Precaution Use with caution in pregnancy.

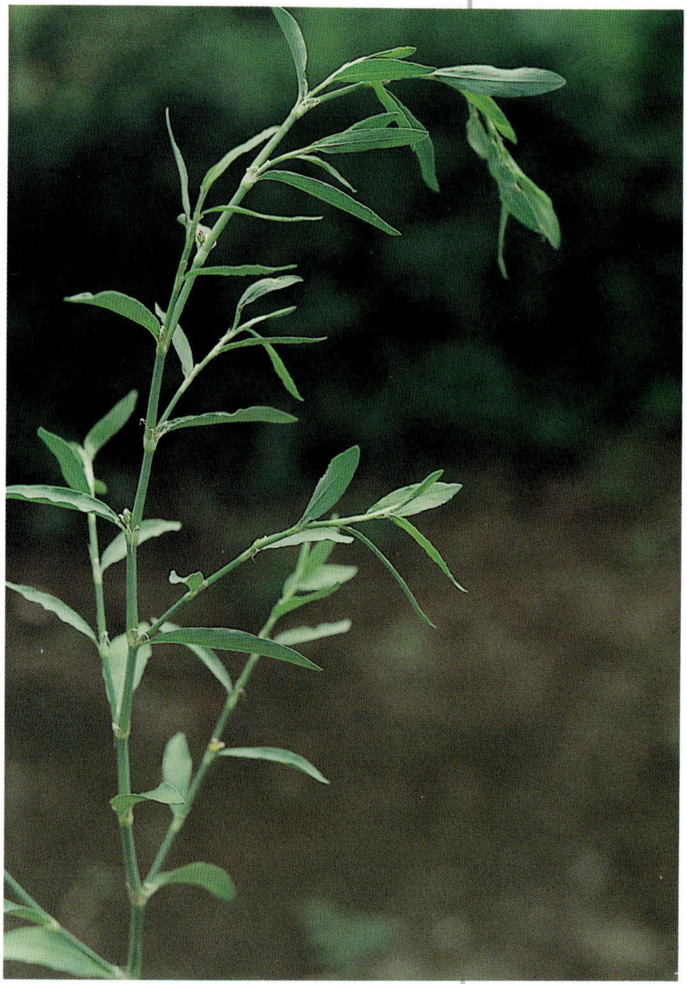

◀ 萹蓄

▼ 藥材硫黃

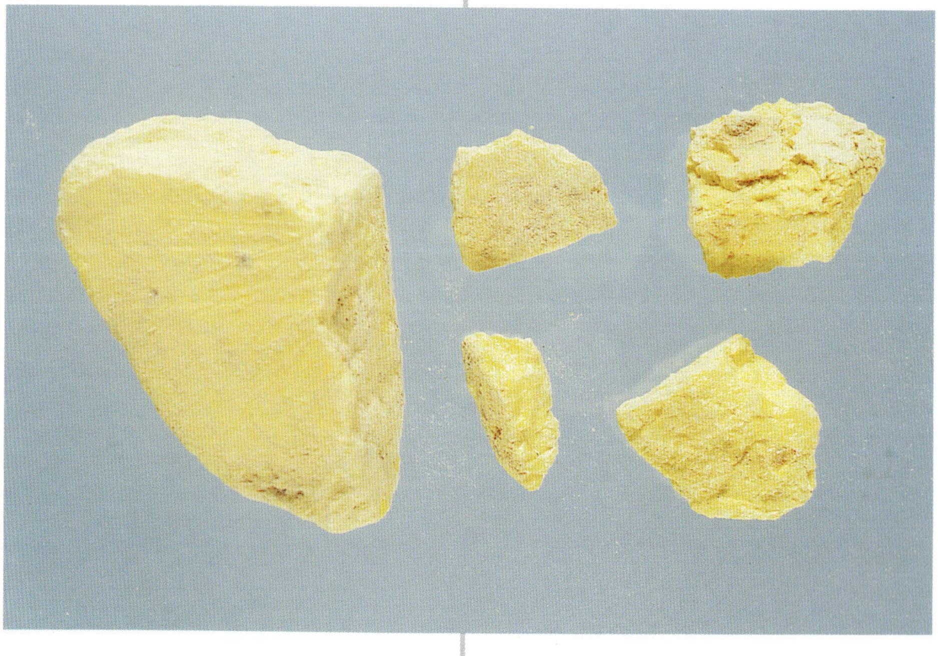

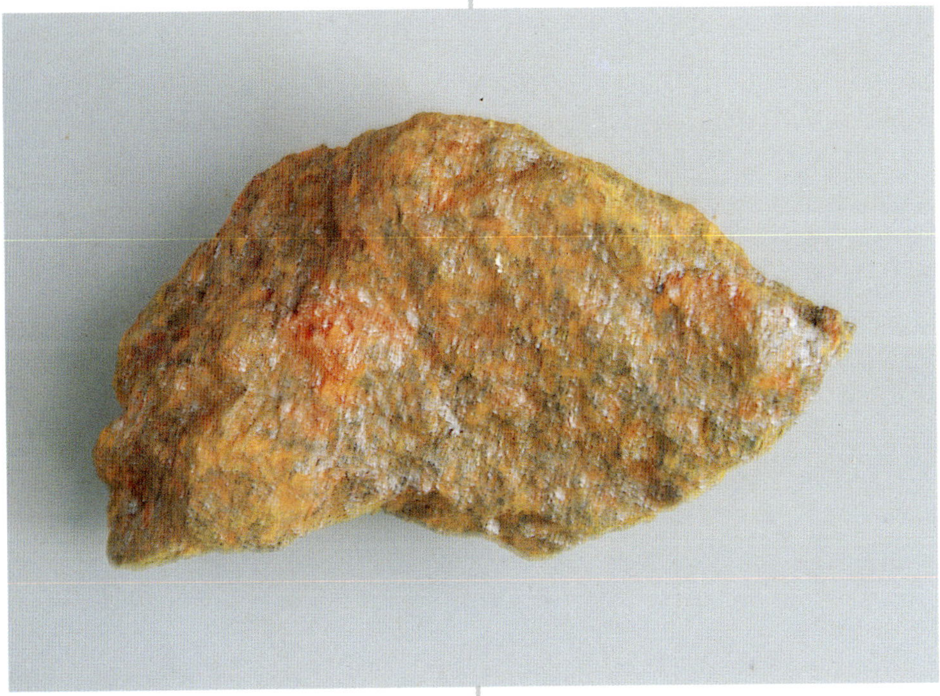

▲ 藥材雄黃

▼ 藥材紫石英

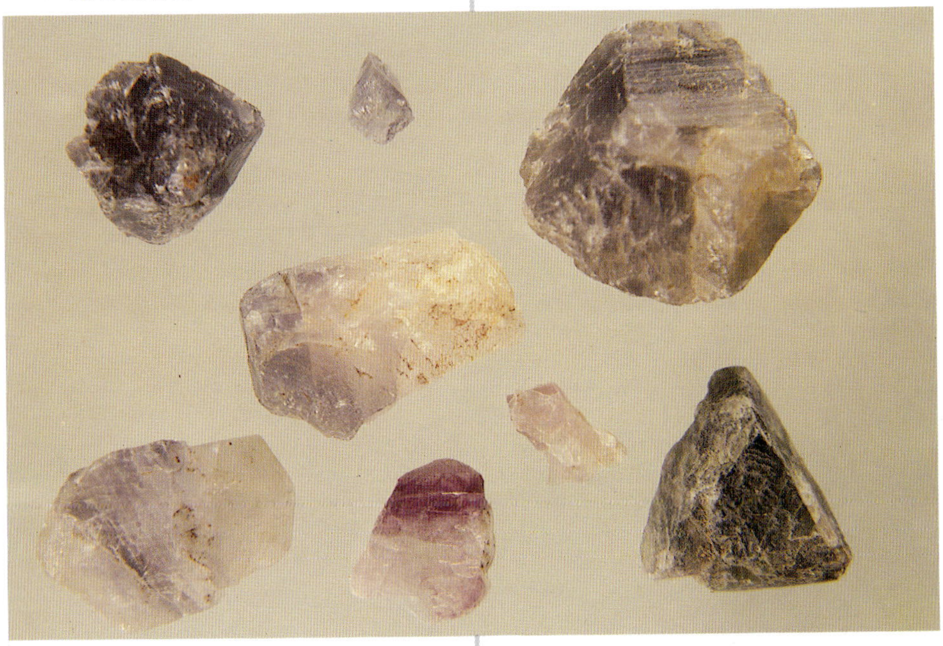

453 雄黃

Xionghuang

Realgar

REALGAR

本品為硫化物類礦物雄黃族雄黃，主含二硫化二砷（As_2S_2）。

〔**原礦物**〕單斜晶係。晶體柱狀，晶面上有縱行條紋，大多成致密塊狀或粒狀集合體。橘紅色或暗紅色。斷口貝殼狀。受光的作用，久則變為淡橘紅色粉末。

〔**藥材性狀**〕本品為塊狀或粒狀集合體，呈不規則塊狀。深紅色或橙紅色，條痕淡橘紅色，晶面有金剛石樣光澤。質脆，易碎，斷面具樹脂樣光澤。精礦粉為粉末狀或粉末集合體，質鬆脆，手捏即成粉，橙黃色，無光澤。

〔**性味功能與主治**〕辛，溫；有毒。解毒殺蟲，燥濕祛痰，截瘧。用於癰腫疔瘡，蛇蟲咬傷，蟲積腹痛，驚癇，瘧疾。

〔**用法與用量**〕0.15～0.3g，入丸散用；外用適量，熏塗患處。

〔**注意**〕內服宜慎，不可久用。孕婦禁用。

Realgar is a mineral of sulfides of Realgar group, containing mainly arsenic disulfide (As_2S_2).

Action To counteract toxicity, to kill parasites, and to stop malarial attacks.

Indications Carbuncles, boils; snake-bite, insect-bite; abdominal pain due to intestinal parasitosis; infantile convulsion; malaria.

Usage and dosage 0.15～0.3g, used in making pills or powders; for external use appropriate quantity for fuming or topical application.

Precaution Long-term oral administration should be avoided. Contraindicated in pregnancy.

454 紫石英

Zishiying

Fluorite

FLUORITUM

本品為氟化物類礦物熒石族熒石，主含氟化鈣（CaF_2）。

〔**原礦物**〕等軸晶係。晶體呈立方體、八面體、十二面體；集合體常呈致密粒狀塊體出現，大部分染成各種顏色，以淺綠和紫黑色為最常見。遇熱會失去色彩。斷口呈貝殼狀。

〔**藥材性狀**〕本品為塊狀或粒狀集合體。呈不規則塊狀，具棱角。紫色或綠色，深淺不勻，條痕白色。半透明至透明，有玻璃樣光澤。表面常有裂紋。質堅脆，易擊碎。

〔**性味功能與主治**〕甘，溫。鎮心安神，溫肺，暖宮。用於失眠多夢，心悸易驚，肺虛咳喘，宮寒不孕。

〔**用法與用量**〕9～15g。

Fluorite is a fluoride mineral of fluorite group, containing mainly calcium fluoride (CaF_2).

Action To induce sedation and to warm the *lung* and the uterus.

Indications Insomnia, dream-disturbed sleep and cardiac palpitation; cough and asthma in *deficiency syndromes of the lung*; infertility.

Dosage 9～15g.

455 紫花地丁

Zihuadiding

Tokyo Violet Herb

HERBA VIOLAE

本品為堇菜科植物紫花地丁 Viola yedoensis Makino 的乾燥全草。

〔**原植物**〕草本，地下莖很短，主根較粗。葉基生，葉柄上部兩側稍有翅，葉片狹披針形或卵葉披針形，兩面有疏柔毛；托葉膜質，花期後葉通常增大成三角狀披針形。花兩側對稱，花瓣紫堇色，花梗常較葉短。蒴果橢圓形，熟時3裂。種子多數。

〔**藥材性狀**〕本品多皺縮成團。主根長圓錐形，直徑1～3mm；淡黃棕色，有細縱皺紋。葉基生，灰綠色，展平後葉片呈披針形或卵狀披針形，長1.5～6cm，寬1～2cm；先端鈍，基部截形或稍心形，邊緣具鈍鋸齒，兩面有毛；葉柄細，長2～6cm，上部具明顯狹翅。花莖纖細；花瓣5，紫堇色或淡棕色；花距細管狀。蒴果橢圓形或3裂，種子多數，淡棕色。

〔**葉橫切面**〕見圖。

〔**性味功能與主治**〕苦、辛，寒。清熱解毒，涼血消腫。用於疔瘡腫毒，癰疽發背，丹毒，毒蛇咬傷。

〔**用法與用量**〕15～30g；外用鮮品適量，搗爛敷患處。

Tokyo Violet Herb is the dried herb of *Viola yedoensis* Makino (Fam. Violaceae).

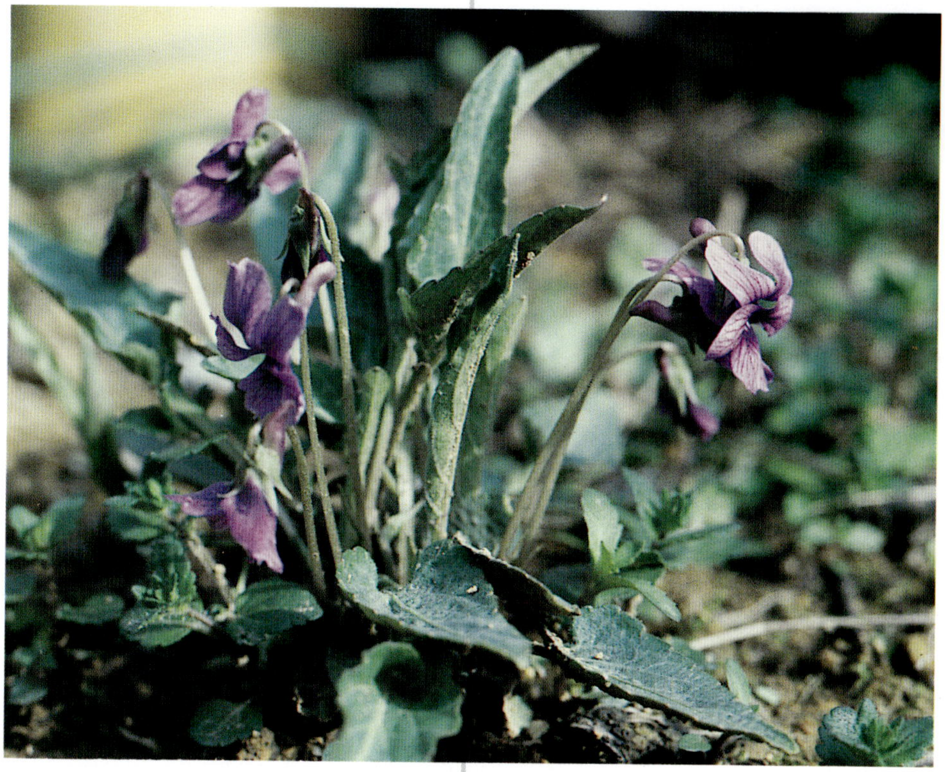

▲ 紫花地丁

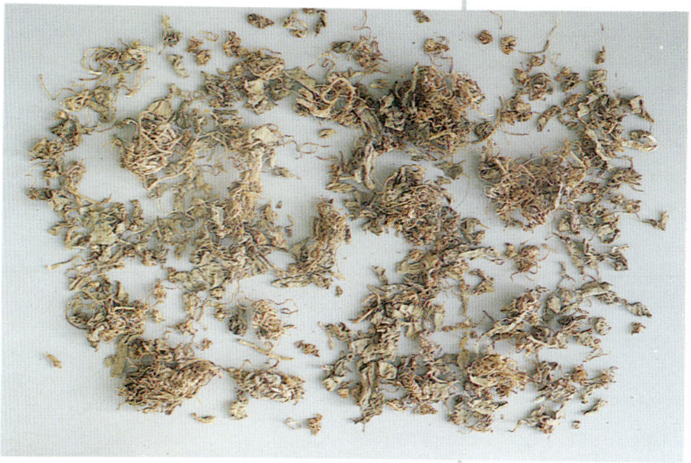

◀ 藥材紫花地丁

▼ 藥材紫花地丁葉橫切面

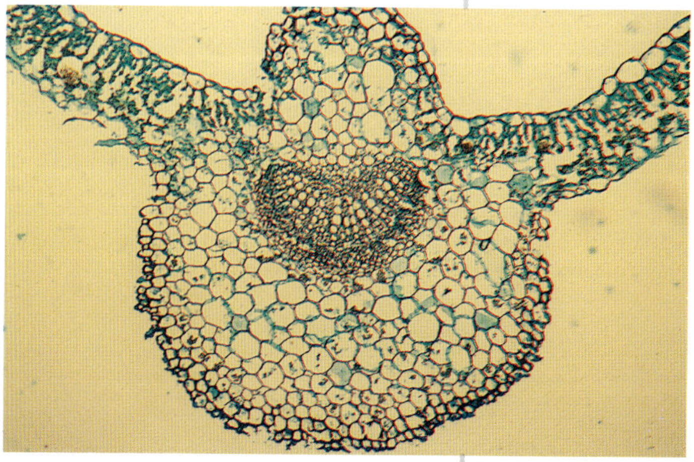

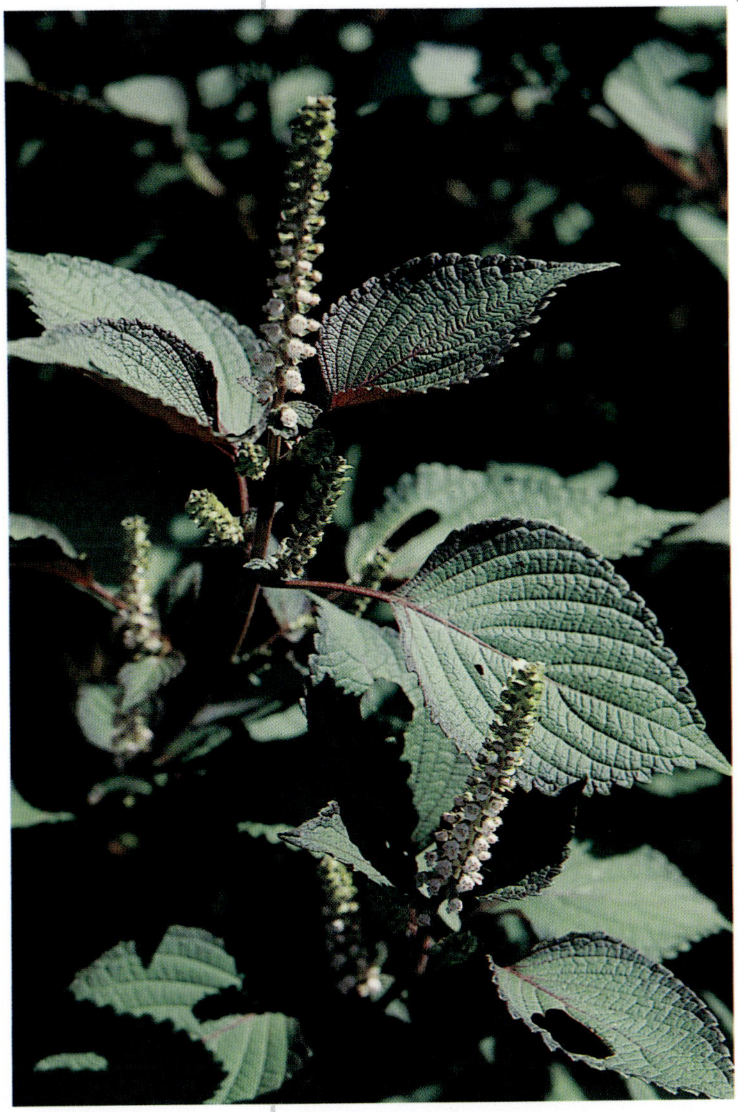

紫蘇 ▶

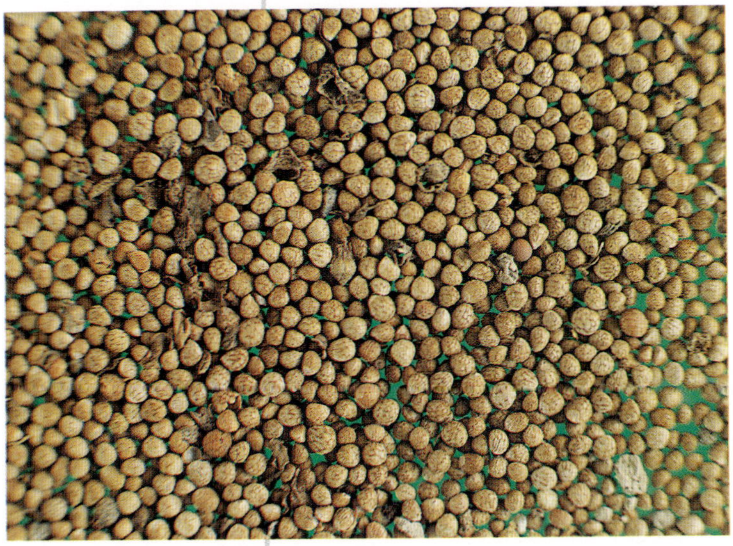

藥材紫蘇子 ▶

Action To remove *toxic heat*, reduce *heat* from blood and induce subsidence of swelling.
Indications Carbuncles, boils, erysipelas and other cutaneous and subcutaneous pyogenic infections; venomous snake-bite.
Usage and dosage 15～30g; for external use, appropriate quantity of the fresh herb to be pounded into paste and applied topically.

456 紫蘇子

Zisuzi

Perilla Fruit

FRUCTUS PERILLAE

本品為唇形科植物紫蘇 Perilla frutescens (L.) Britt. 的乾燥成熟果實。

〔**原植物**〕一年生草本。莖高 30～200cm，被長柔毛。葉片寬卵形或圓卵形，邊緣有粗圓齒，兩面紫色或僅下面紫色，兩面均疏生柔毛。輪傘花序 2 花，組成頂生和腋生密被長柔毛的假總狀花序，每花有 1 苞片；花萼鐘狀；花冠紫紅色或粉紅色至白色。小堅果近球形，灰棕色。

〔**藥材性狀**〕本品呈卵圓形或類球形，直徑約 1.5mm。表面灰棕色或灰褐色，有微隆起的暗紫色網紋，基部稍尖，有灰白色點狀果梗痕。果皮薄而脆，易壓碎。種子黃白色，種皮膜質，子葉 2，類白色，有油性。

〔**性味功能與主治**〕辛，溫。降氣消痰，平喘，潤腸。用於痰壅氣逆，咳嗽氣喘，腸燥便秘。

〔**用法與用量**〕3～9g。

Perilla Fruit is the dried ripe fruit of *Perilla frutescens* (L.) Britt. (Fam. Labiatae).
Action To relieve dyspnea and cough, to eliminate *phlegm*, and to relax bowels.
Indications Cough and dyspnea due to accumulation of *phlegm*; constipation.
Dosage 3～9g.

457 紫蘇葉

Zisuye

Perilla Leaf

FOLIUM PERILLAE

本品為唇形科植物紫蘇 Perilla frutescens (L.) Britt. 的乾燥葉(或帶嫩枝)。

〔**原植物**〕見 456 紫蘇子。

〔**藥材性狀**〕本品葉片多皺縮卷曲、破碎，完整者展平後呈卵圓形，長 4～11cm，寬 2.5～9cm。先端長尖或急尖，基部圓形或寬楔形，邊緣具圓鋸齒。兩面紫色或上表面綠色，下表面紫色，疏生灰白色毛，下表面有多數凹點狀的腺鱗。葉柄長 2～7cm，紫色或紫綠色。

〔**性味功能與主治**〕辛，溫。解表散寒，行氣和胃。用於風寒感冒，咳嗽嘔惡，妊娠嘔吐，魚蟹中毒。

〔**用法與用量**〕4.5～9g。

Perilla Leaf is the dried leaf (or bearing young branches) of *Perilla frutescens* (L.) Britt. (Fam. Labiatae).

Action To induce perspiration and dispel *cold*, and to regulate the stomach function.

Indications Common cold with cough and nausea; vomiting of pregnancy; fish or crab poisoning.

Dosage 4.5～9g.

458 紫蘇梗

Zisugeng

Perilla Stem

CAULIS PERILLAE

本品為唇形科植物紫蘇 Perilla frutescens (L.) Britt. 的乾燥莖。

〔**原植物**〕見 456 紫蘇子。

〔**藥材性狀**〕本品呈方柱形，四棱鈍圓，長短不一，直徑 0.5～1.5cm。表面紫棕色或暗紫色，四面有縱溝及細縱紋，節部稍膨大，有對生的枝痕和葉痕。斷面裂片狀。切片厚 2～5mm，常呈斜長方形，木部黃白色，射綫細密，呈放射狀，髓部白色。

〔**性味功能與主治**〕辛，溫。理氣寬中，止痛，安胎。用於胸膈痞悶，胃脘疼痛，噯氣嘔吐，胎動不安。

〔**用法與用量**〕4.5～9g。

Perilla Stem is the dried stem of *Perilla frutesces* (L.) Britt. (Fam. Labiatae).

Action To regulate the flow of *qi* and the function of the stomach, to alleviate pain, and to prevent abortion.

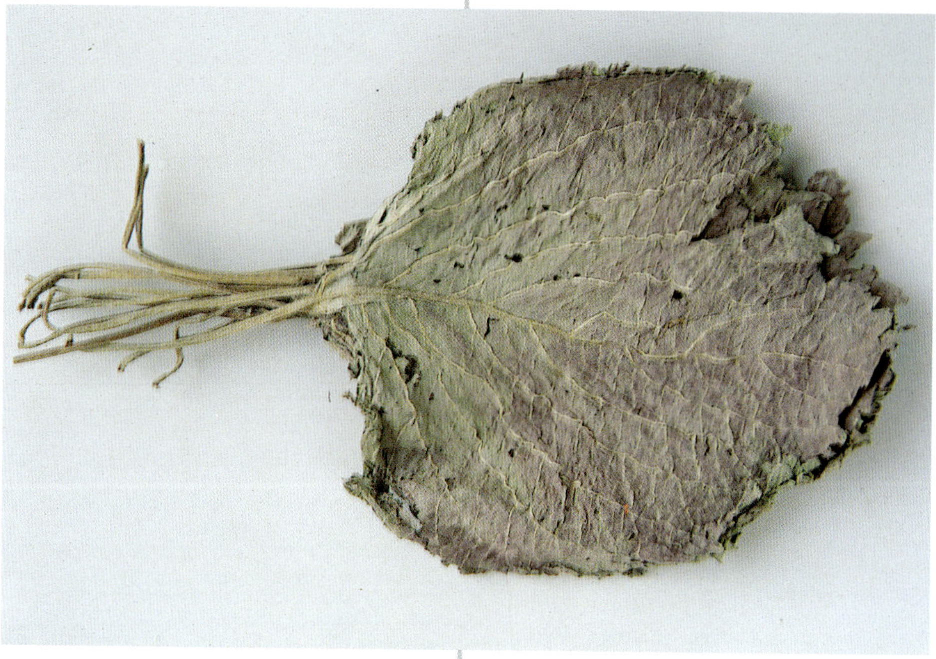

▲ 藥材紫蘇葉

▼ 藥材紫蘇梗

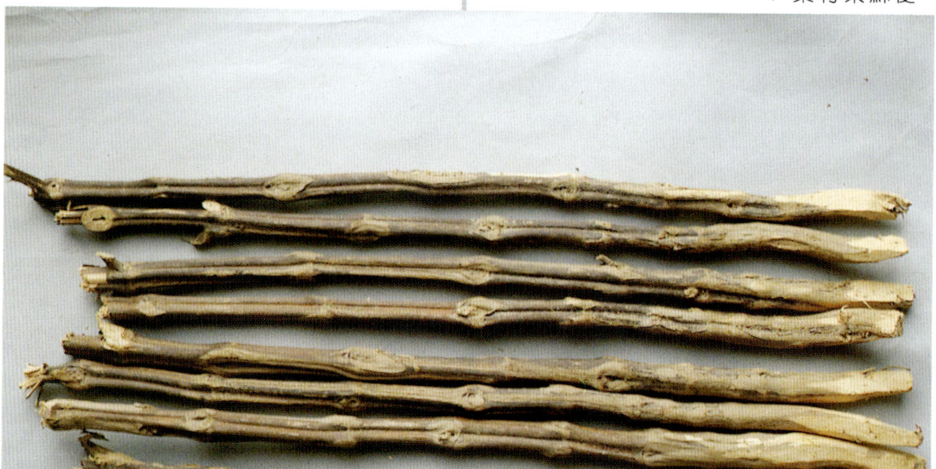

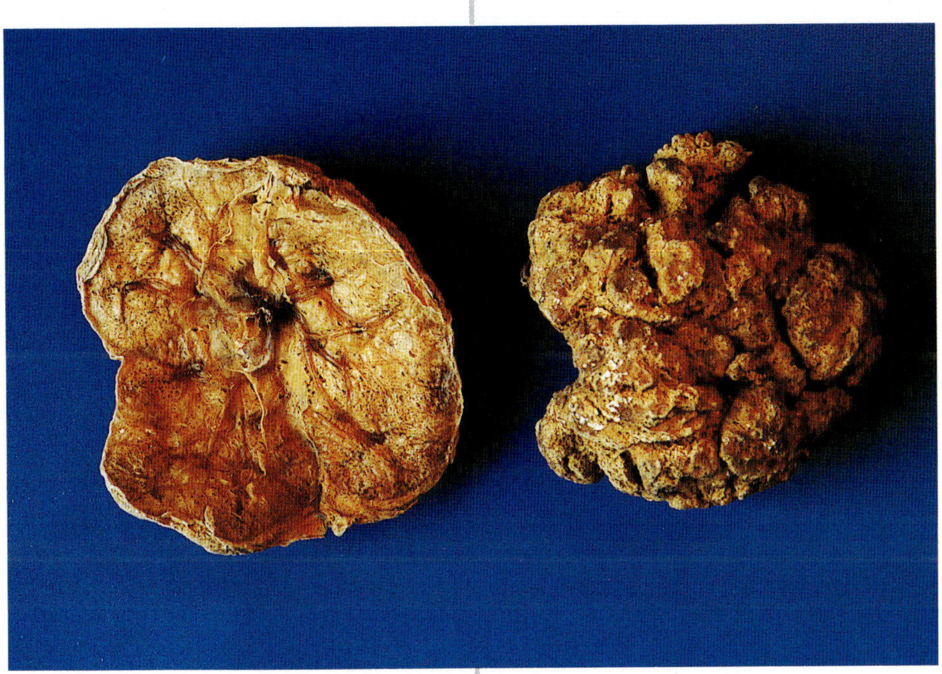

▲藥材紫河車

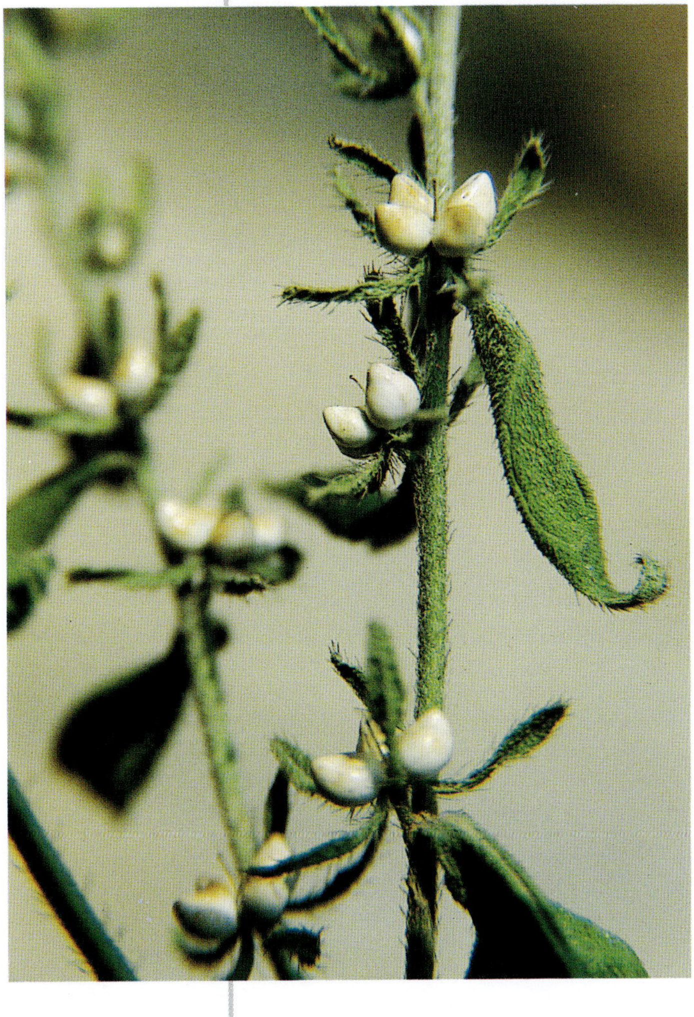

紫草 ▶

Indications Feeling of stuffiness in the chest, epigastralgia, belching and vomiting; threatened abortion.
Dosage 4.5～9g.

459 紫河車
Ziheche
Human Placenta
PLACENTA HOMINIS

本品為健康人的乾燥胎盤。

〔**藥材性狀**〕本品呈圓形或碟狀橢圓形，直徑 9～15cm，厚薄不一。黃色或黃棕色，一面凹凸不平，有不規則溝紋，另一面較平滑，常附有殘餘的臍帶，其四周有細血管。質硬脆。

〔**性味功能與主治**〕甘、鹹，溫。溫腎補精，益氣養血。用於虛勞羸瘦，骨蒸盜汗，咳嗽氣喘，食少氣短，陽痿遺精，不孕少乳。

〔**用法與用量**〕1.5～3g，研末吞服。

Human Placenta is the dried placenta of a healthy woman.
Action To warm the *kidney*, replenish *vital essence*, *qi* and blood.
Indications Emaciation, hectic fever, night sweating, cough, breath and anorexia in consumptive diseases; impotence, seminal emission; shortness of inferitility; lack of lactation.
Usage and dosage 1.5～3g, to be ground into powder for oral administration.

460 紫草
Zicao
Arnebia Root
Gromwell Root
RADIX ARNEBIAE
RADIX LITHOSPERMI

本品為紫草科植物新疆紫草 Arnebia euchroma (Royle) Johnst.、紫草 Lithospermum erythrorhizon Sieb. et Zucc. 或內蒙紫草 Arnebia guttata Bunge。

〔**原植物**〕①新疆紫草：多年生草本。根粗壯，紫色。莖高 12～25cm，花序之下不分枝，全株都密生開展的長糙毛。基生葉叢生，無柄；葉片披針狀條形或條形，莖生葉形狀與基生葉相似。花序近球形，花冠紫色。小堅果卵形，淡褐色。②紫草：莖高 45～95cm，有糙伏毛，同時還有開展的糙毛。葉披針形或狹卵形，兩面均有短糙伏毛。花序長達15cm，花冠白色，小堅果卵形，有光澤，白色帶褐色。③內蒙紫草：多年生或二年生草本。莖高8～15cm。莖下部葉狹倒披針形或匙狀倒披針形。花序密集，花冠黃色。小堅果有小疣狀突起。

〔**藥材性狀**〕①新疆紫草（軟紫草）：呈不規則的長圓柱形，多扭曲。長7～20cm，直徑1～2.5cm。表面紫紅色或紫褐色，皮部疏鬆，呈條形片狀，常10餘層重疊，易剝落。頂端有的可見分歧的莖殘基。體質鬆軟，斷面不整齊，木部較小，黃白色或黃色。②紫草（硬紫草）：呈圓錐形，扭曲，有分枝，長7～14cm，直徑1～2cm，表面紫紅色或紫黑色，粗糙有縱紋，皮部薄，易剝落。斷面皮部深紫色，木部較大，灰黃色。③內蒙紫草：呈圓錐形或圓柱形，扭曲，長6～20cm，直徑0.5～4cm。根頭部略粗大，頂端有殘莖1或多個，被短硬毛。表面紫紅色或暗紫色，皮部略薄，常數層相叠，易剝離。斷面較整齊，皮部紫紅色，木部較小，黃白色。

〔**性味功能與主治**〕甘、鹹，寒。涼血、活血，解毒透疹。用於血熱毒盛，斑疹紫黑，麻疹不透，瘡瘍，濕疹，水火燙傷。

〔**用法與用量**〕4.5～9g；外用適量，熬膏或用植物油浸泡塗擦。

Arnebia Root or Gromwell Root is the dried root of *Arnebia euchrome* (Royle) Johnst. or, *Lithospermum erythrorhizon* Sieb. et Zucc or *Arnebia gutfata* Bunge (Fam. Boraginaceae).

Action To remove *heat* from blood, to promote blood circulation, to counteract toxicity, and to facilitate eruption.

Indications Purpura dark in colour due to presnece of exuberant *toxic heat* in blood; measles with inadequate eruption; sores; eczema; scalds and burns.

Usage and dosage 4.5～9g; for external use, appropriate quantity to be stewed into soft extract or soaked in vegetable oil and applied topically.

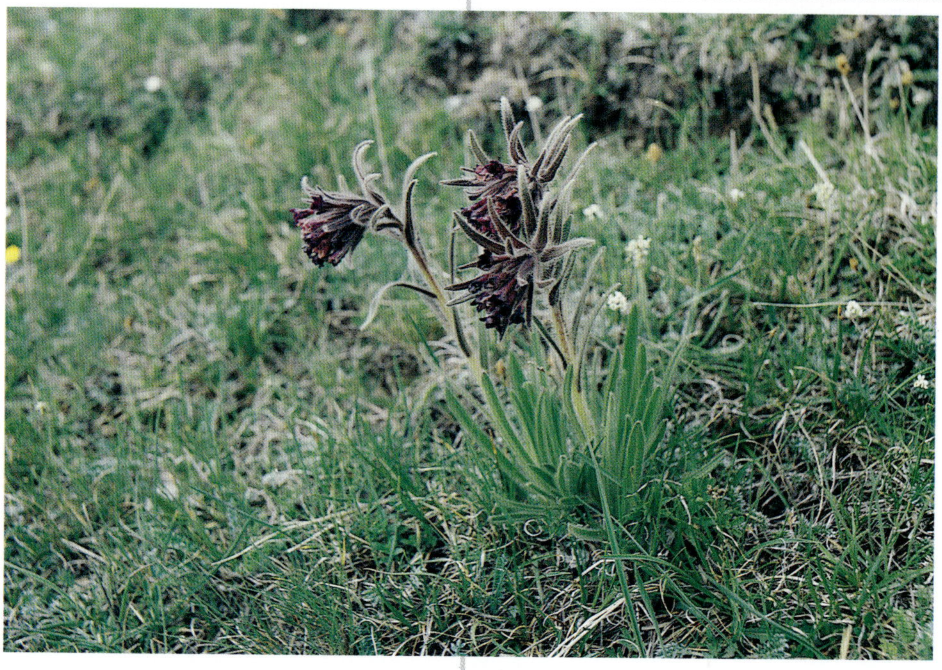

▲新疆紫草

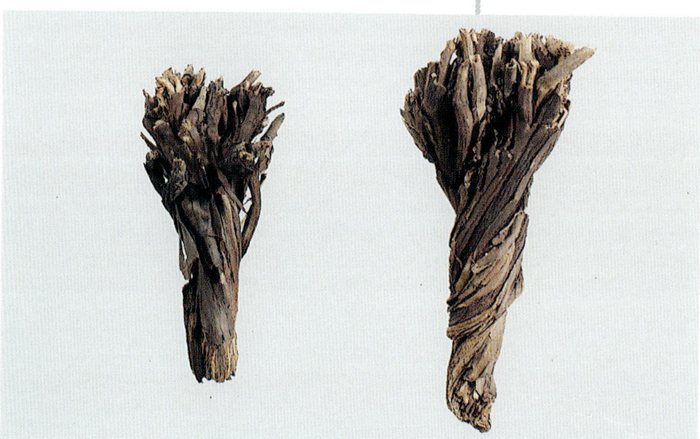

◀ 藥材紫草（內蒙紫草）

▼藥材紫草（左：紫草 右：新疆紫草）

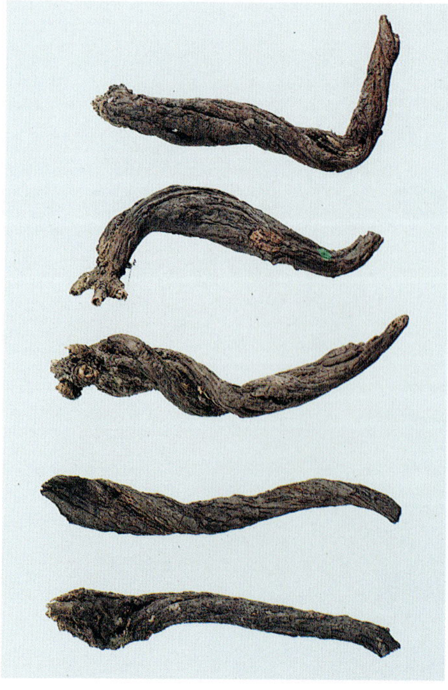

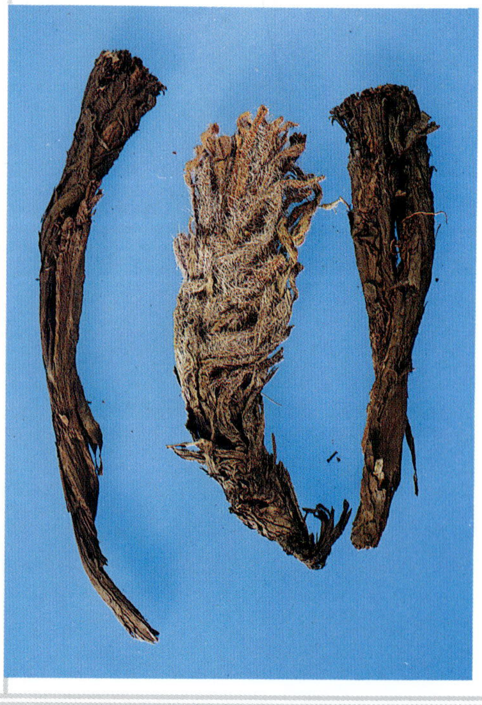

紫菀 ▶

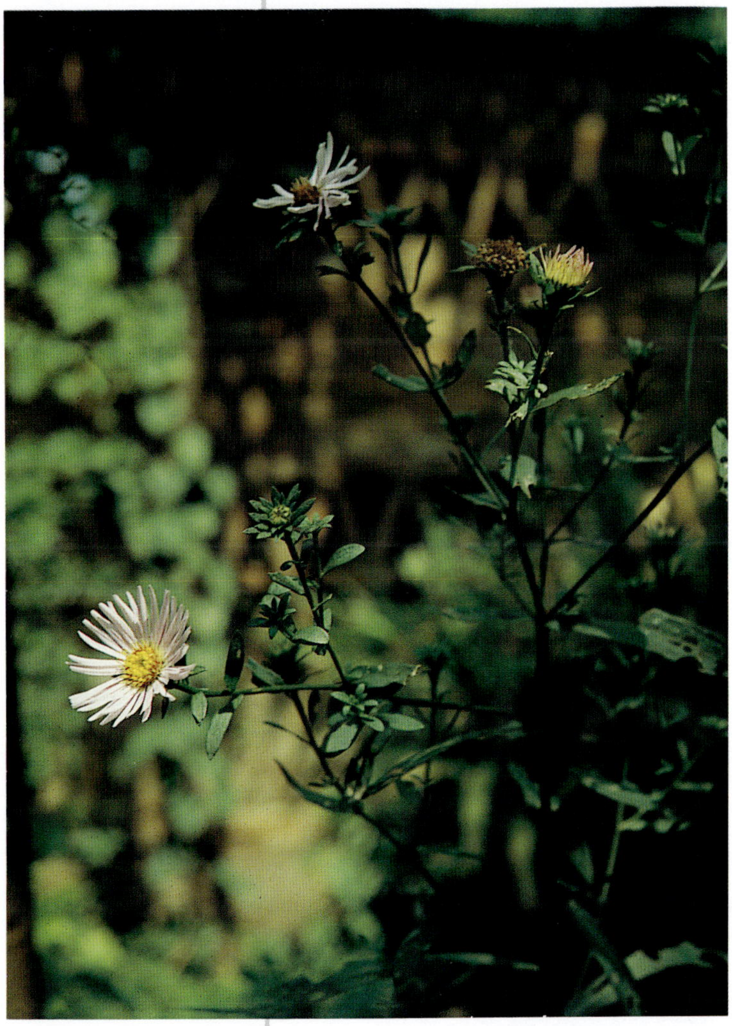

▼藥材紫菀根橫切面

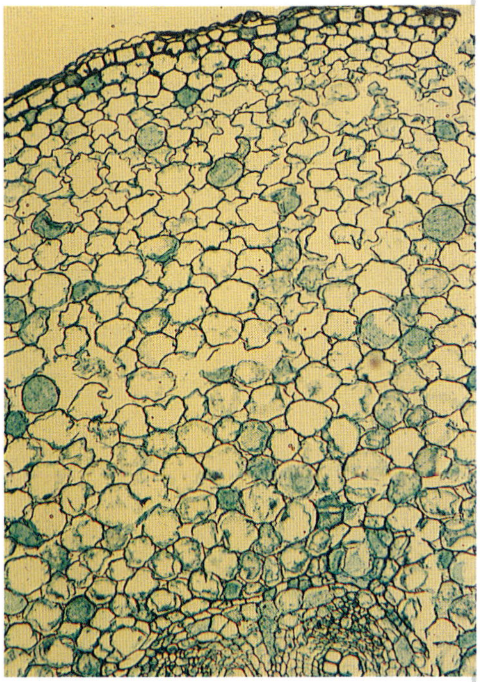

▼藥材紫菀

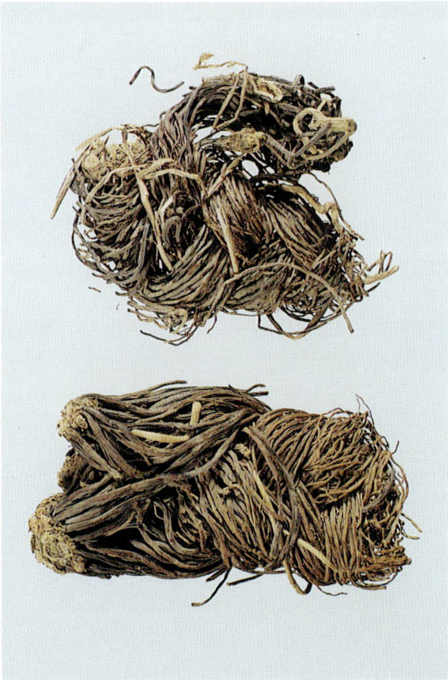

461 紫菀

Ziwan

Tatarian Aster Root

RADIX ASTERIS

本品為菊科植物紫菀 Aster tataricus L. f. 的乾燥根及根莖。

〔**原植物**〕多年生草本。莖直立，粗壯有疏粗毛。基部葉花期枯落，長圓狀或橢圓狀匙形。頭狀花序排列成複傘房狀；總苞半球形，總苞片 3 層，紫紅色；舌狀花 20 多個，藍紫色，中央有多數兩性筒狀花。瘦果倒卵狀長圓形，紫褐色。

〔**藥材性狀**〕本品根莖呈不規則塊狀，大小不一，頂端有莖、葉的殘基，質稍硬。根莖簇生多數細根，長 3～15cm，直徑 0.1～0.3cm，多編成辮狀；表面紫紅色或灰紅色，有縱皺紋；質較柔韌。

〔**橫切面**〕見圖。

〔**性味功能與主治**〕辛、苦，溫。潤肺下氣，消痰止咳。用於痰多喘咳，新久咳嗽，勞嗽咳血。

〔**用法與用量**〕4.5～9g。

Tatarian Aster Root is the dried root and rhizome of *Aster tataricus* L. f. (Fam. Compositae).

Action To eliminate *phlegm* and relieve cough.

Indications Acute or chronic cough and asthma with copious expectoration; hemoptysis in consumptive diseases.

Dosage 4.5～9g.

462 蛤殼

Geqiao

Clam Shell

CONCHA MERETRICIS SEU CYCLINAE

本品為簾蛤科動物文蛤 Meretrix meretrix Linnaeus 或青蛤 Cyclina sinensis Gmelin 的貝殼。

〔**原動物**〕①文蛤：貝殼大型，背緣略呈三角形，腹緣略呈圓形，高度約為長度的 4/5，寬度約為長度的 1/2。殼質堅厚，殼頂偏前方，兩殼頂接近。小月面不顯著，瞭面寬大。韌帶粗短，鉸合部寬，左殼主齒 3 枚，右殼主齒 3 枚。殼表面膨脹，光滑細膩。殼皮黃褐色，光亮如瓷漆，殼頂部常有齒狀花紋，色彩美麗。②青蛤：較文蛤小，殼質較薄，近圓形，高度與長度幾乎相等，為寬度的 1.5 倍。兩殼極膨脹。活體殼面為黑色或深灰色，乾後為棕色或棕黃色。

〔**藥材性狀**〕①文蛤：扇形或類圓形，背緣略呈三角形，腹緣呈圓弧形，長 3～10cm，高 2～8cm。殼頂突出，位於背面，稍靠前方。殼外面光滑，黃褐色，同心生長紋清晰，通常在背部有鋸齒狀或波紋狀褐色花紋。殼內面白色，邊緣無齒紋，前後殼緣有時略帶紫色，鉸合部較寬，右殼有主齒 3 個及前側齒 2 個；左殼有主齒 3 個及前側齒 1 個。②青蛤：類圓形，殼頂突出，位於背側近中部。殼外面淡黃色或棕紅色，同心生長紋凸出殼面略呈環肋狀。殼內面白色或淡紅色，邊緣常帶紫色並有整齊的小齒紋，鉸合部左右兩殼均具主齒 3 個，無側齒。

〔**性味功能與主治**〕苦、鹹，寒。清熱化痰，軟堅散結，製酸止痛。用於痰火咳嗽，胸脅疼痛，痰中帶血，瘰癧癭瘤，胃痛吞酸；外治濕疹，燙傷。

〔**用法與用量**〕6～15g，宜先煎，蛤粉包煎；外用適量，研極細粉撒布或油調後敷患處。

Clam Shell is the shell of *Meretrix meretrix* Linnaeus or *Cyclina sinensis* Gmelin (Fam. Veneridae).

Action To remove *heat* and resolve *phlegm*, to soften hard masses and eliminate nodulations, and to alleviate epigastric pain by inhibiting acid secretion.

Indications Cough, chest pain and bloody sputum caused by *heat in the lung*;

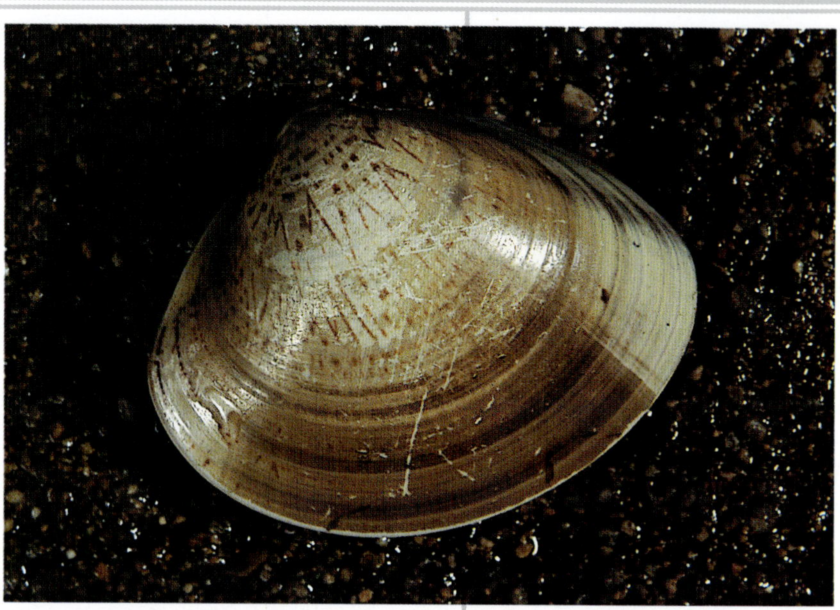

◀ 文蛤

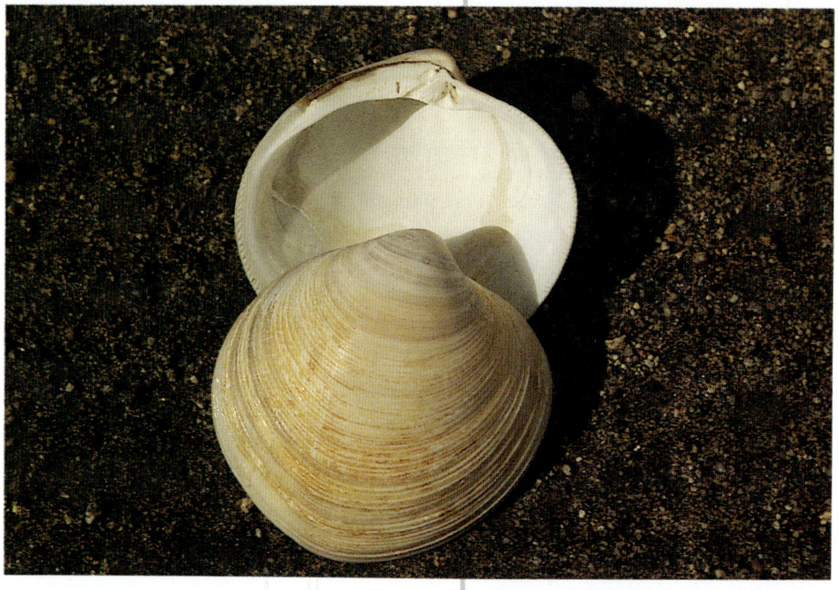

◀ 青蛤

▼ 藥材蛤殼（左：文蛤 右：青蛤）

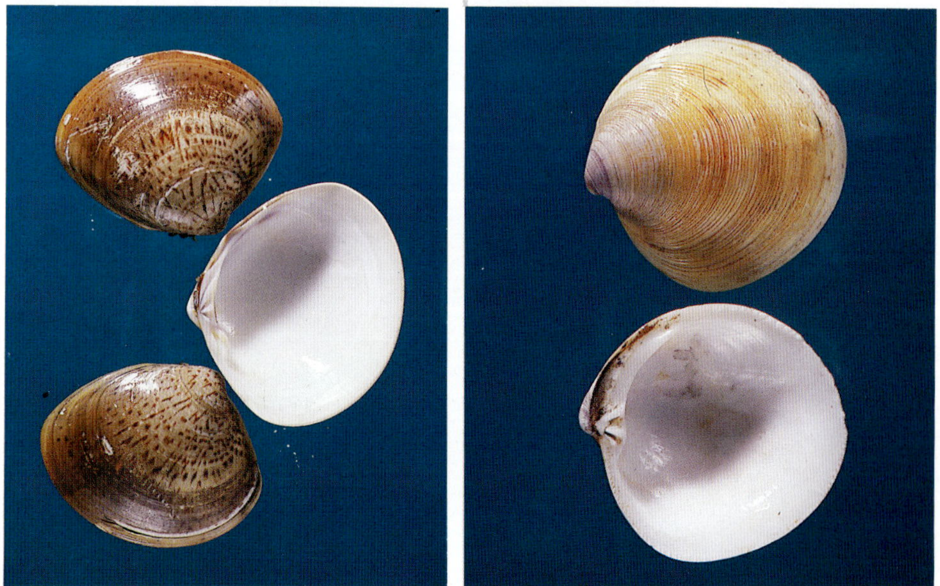

scrofula, goitre; epigastric pain associated with acid regurgitation; external use for eczema and scalds.

Usage and dosage 6～15g, to be decocted before other ingredients, and wrapped for making decoction if powdered concha is used; for external use, appropriate quantity to be ground into extremely fine powder and sprayed on the lesions or applied topically after mixing with oil.

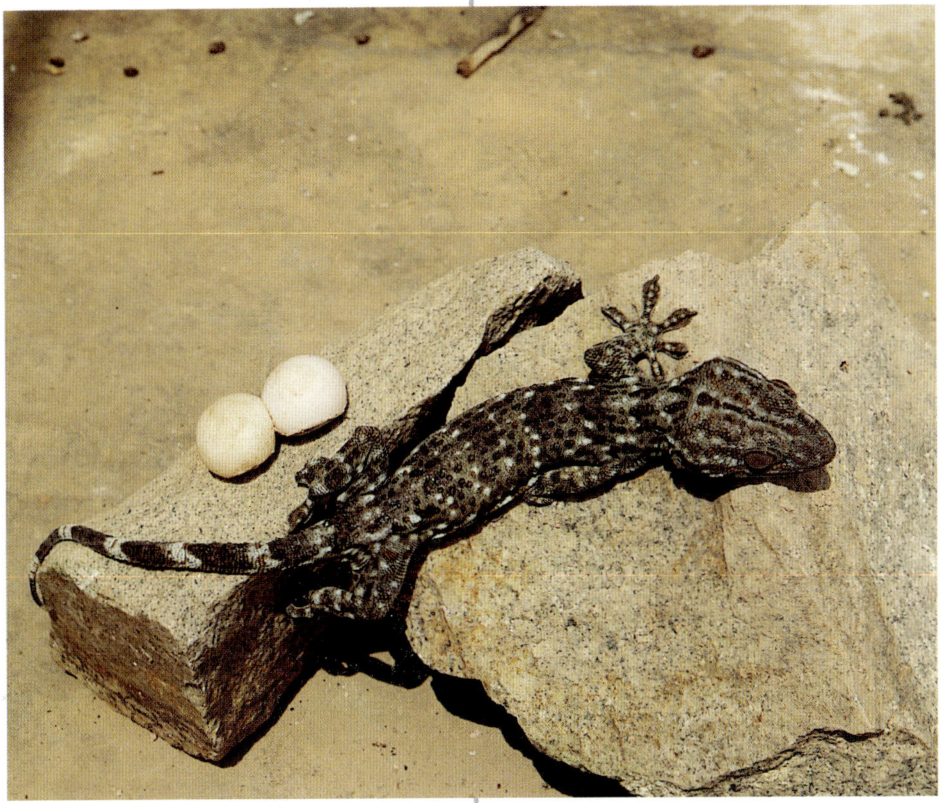

▲ 蛤蚧

▼ 藥材蛤蚧

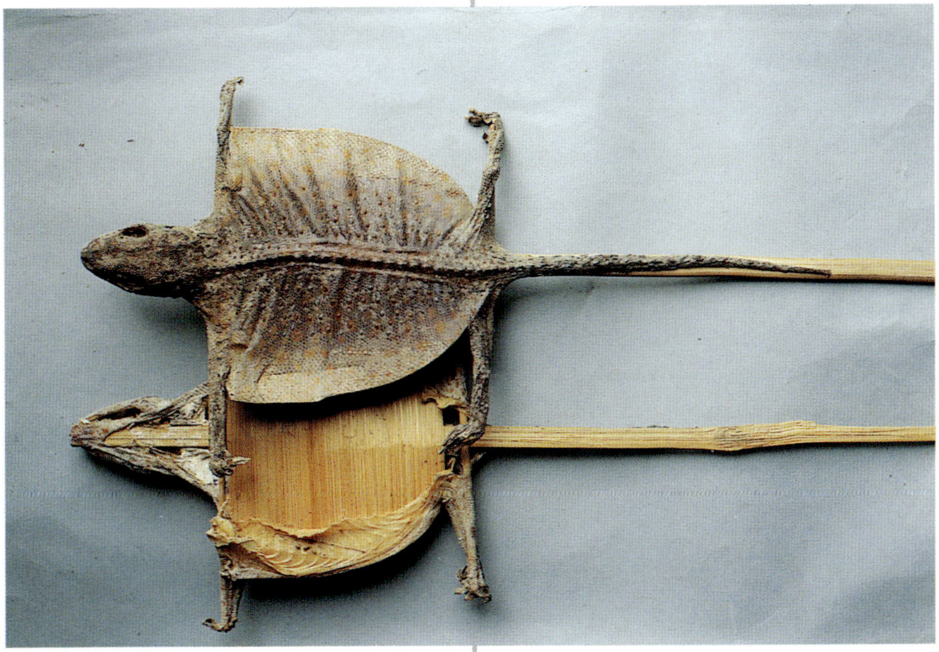

463 蛤蚧

Gejie

Tokay

GECKO

本品為壁虎科動物蛤蚧 Gekko gecko Linnaeus 的乾燥體。

〔**原動物**〕全長可達 30cm。頭類三角形，吻端突圓，鼻孔近吻端，耳孔橢圓形，眼大突出，口大，上下頜有很多細小牙齒。全身密生細鱗，背部具明顯的疣鱗。尾長和身長相等，易斷，並能再生。

〔**藥材性狀**〕本品呈扁片狀，頭頸部及軀幹部長 9～18cm，頭頸部約佔三分之一，腹背部寬 6～11cm，尾長 6～12cm。頭略呈扁三角狀，兩眼多凹陷成窟窿，口內有細齒，生於顎的邊緣，無異型大齒。吻部半圓形，吻鱗不切鼻孔，與鼻鱗相連，上鼻鱗左右各 1 片，上唇鱗 12～14 對，下唇鱗（包括頦鱗）21 片。腹背部呈橢圓形，腹薄。背部呈灰黑色或銀灰色，有黃白色或灰綠色斑點散在或密集成不顯著的斑紋，脊椎骨及兩側肋骨突起。四足均具 5 趾；趾間僅具蹼迹，足趾底有吸盤。尾細而堅實，微現骨節，與背部顏色相同，有 6～7 個明顯的銀灰色環帶。全身密被圓形或多角形微有光澤的細鱗。

〔**性味功能與主治**〕鹹，平。補肺益腎，納氣定喘，助陽益精。用於虛喘氣促，勞嗽咳血，陽痿遺精。

〔**用法與用量**〕3～6g，多入丸散或酒劑。

Tokay is the dried body of *Gekko gecko* Linnaeus (Fam. Gakkonidae).

Action To reinforce the function of the *lung* and the *kidney*, to relieve asthma, and to promote virility and replenish *vital essence*.

Indications Dyspnea or asthma in *deficiency* syndromes; cough and hemoptysis in consumptive diseases; impotence, seminal emission.

Usage and dosage 3～6g, used in making pills, powders or medicinal wines.

464 黑芝麻

Heizhima

Black Sesame

SEMEN SESAMI NIGRUM

本品為脂麻科植物脂麻 Sesamum indicum L. 的乾燥成熟種子。

〔**原植物**〕一年生草本，莖直立，四棱形，不分枝，有短柔毛，葉對生，或上部互生，卵形，長圓形或披針形，全緣。花單生或 2～3 朵生於葉腋；花冠筒狀，白色，有紫色或黃色彩暈，裂片圓形。蒴果橢圓形，多 4～8 棱，縱裂，有短柔毛；種子多數，黑色。

〔**藥材性狀**〕本品呈扁卵圓形，長約 3mm，寬約 2mm。表面黑色，平滑或有網狀皺紋。尖端有棕色點狀種臍。種皮薄，子葉 2，白色，富油性。

〔**性味功能與主治**〕甘，平。補肝腎，益精血，潤腸燥。用於頭暈眼花，耳鳴耳聾，鬚髮早白，病後脫髮，腸燥便秘。

〔**用法與用量**〕9～15g。

Black Sesame is the dried ripe seed of *Sesamum indicum* L. (Fam. Pedaliaceae).

Action To tonify the *liver* and the *kidney*, to replenish *vital essence* and blood, and to relax the bowels.

Indications Dizziness, blurred vision, tinnitus, impaired hearing, premature greying of the hair and beard; loss of hair after a serious disease; constipation.

Dosage 9～15g.

465 黑種草子

Heizhongcaozi

Fennelflower Seed

SEMEN NIGELLAE

本品係維吾爾族習用藥材，為毛茛科植物瘤果黑種草 Nigella glandulifera Freyn 的乾燥成熟種子。

〔**原植物**〕一年生草本，高 35～60cm。莖有棱，有短毛。葉為一回或二回羽狀深裂，裂片細。花單生枝頂，花萼 5，淡藍色，形如花瓣。花瓣 5，黃綠色或淡黃色，下部有蜜窩。蓇葖果膨脹似蒴果。種子多數，扁三棱形。

〔**藥材性狀**〕本品呈三棱狀卵形，長2.5～3mm，寬約 1.5mm。表面黑色，粗

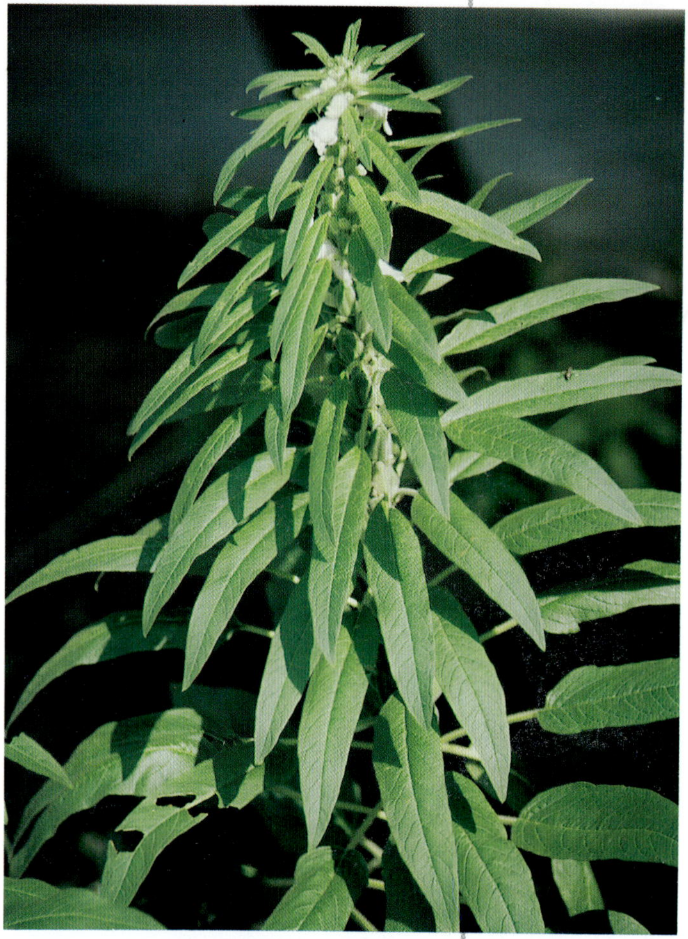

◀ 脂麻

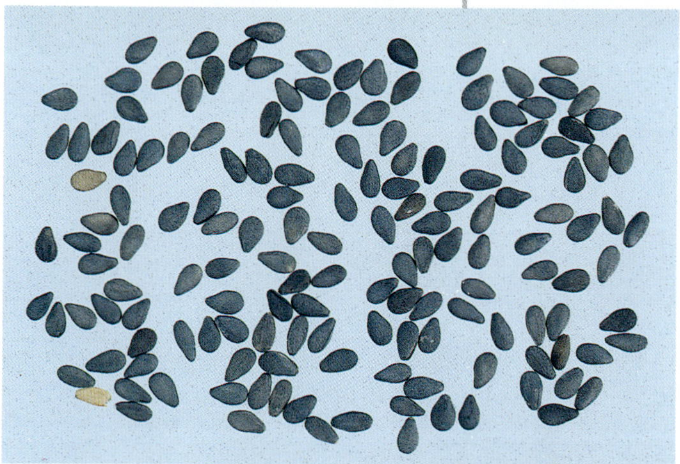

◀ 藥材黑芝麻

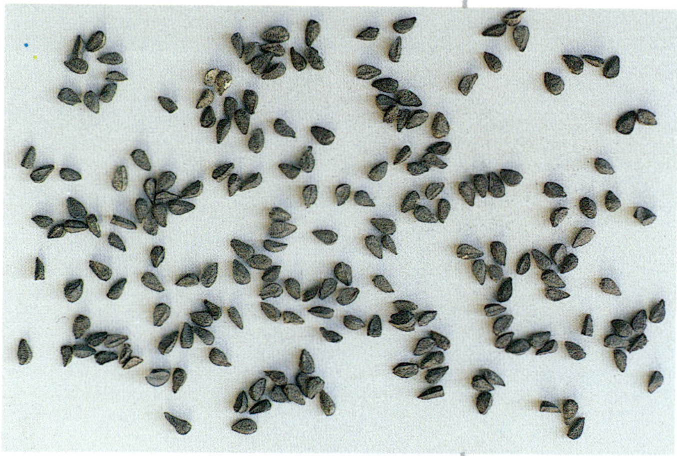

◀ 藥材黑種草子

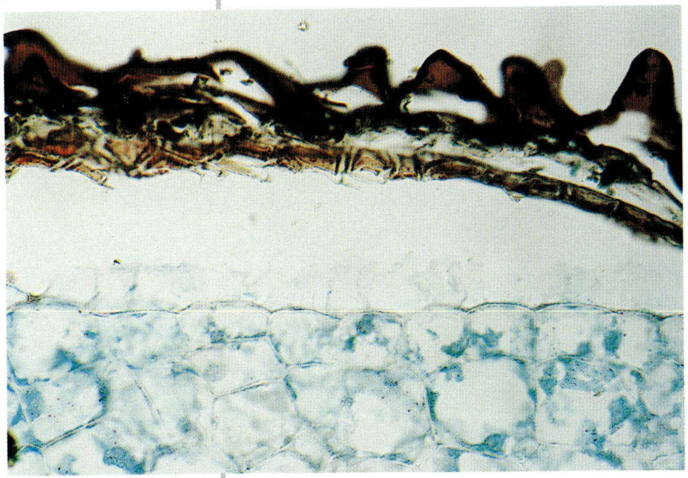

藥材黑種草子橫切面▲

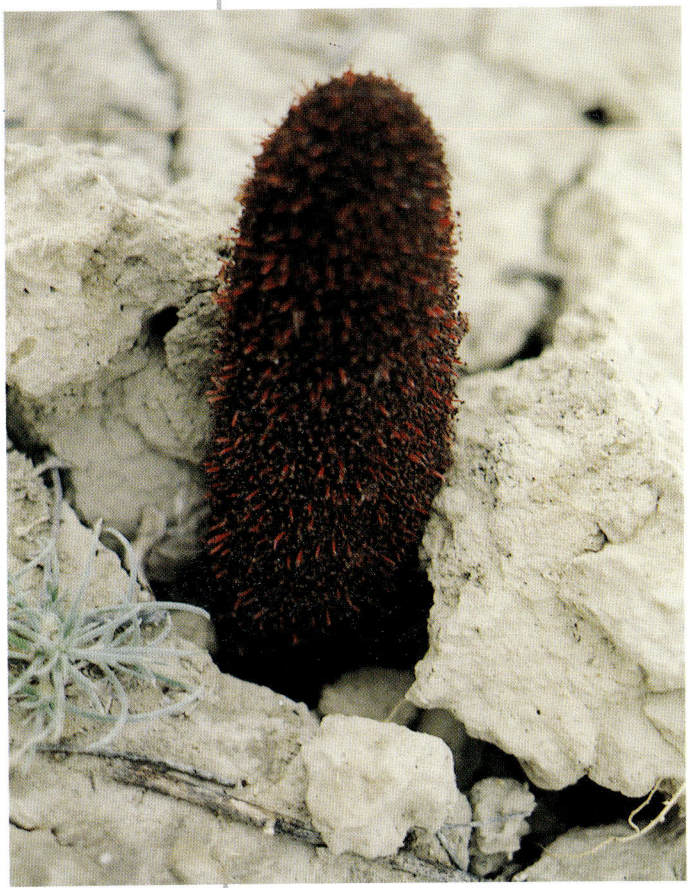

鎖陽▶

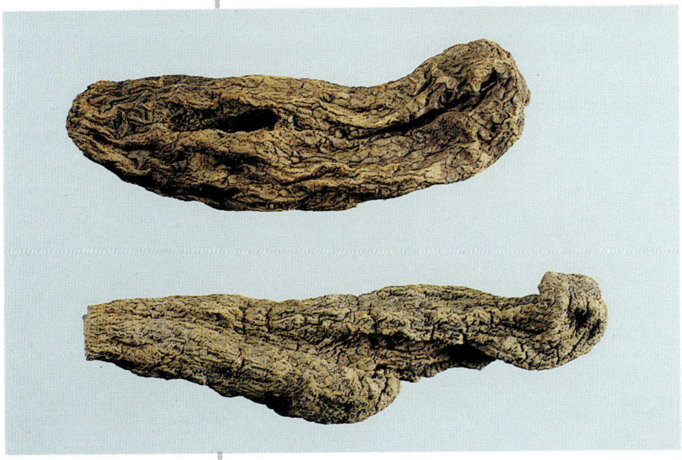

藥材鎖陽▶

糙，頂端較狹而尖，下端稍鈍，有不規則的突起。質堅硬，斷面灰白色，有油性。

〔**橫切面**〕見圖。

〔**性味功能與主治**〕甘、辛，溫。補腎健腦，通經，通乳，利尿。用於耳鳴健忘，經閉乳少，熱淋，石淋。

〔**用法與用量**〕1.5～6g。

〔**注意**〕孕婦及熱性病患者禁用。

Fennelflower Seed is the dried seed of *Nigella glandulifera* Freyn (Fam. Ranunculaceae), used commonly by the Uygur nationality.

Action To replenish the *kidney* and benefit the brain, to stimulate menstruation, to promote the flow of milk, and to induce diuresis.

Indication Tinnitus and forgetfulness; amenorrhea; inadequate secretion of milk; urinary infection, urolithiasis.

Dosage 1.5～6g.

Precaution Contraindicated in pregnancy and in patients with febrile diseases.

466 鎖陽

Suoyang

Songaria Cynomorium Herb

HERBA CYNOMORII

本品為鎖陽科植物鎖陽 Cynomorium songaricum Rupr. 的乾燥肉質莖。

〔**原植物**〕多年生寄生草本，無葉綠素，高 10～100cm。莖圓柱狀，暗紫紅色，有散生鱗片，基部膨大。穗狀花序生於莖頂，棒狀、長圓形或狹橢圓形，生密集的花和鱗片狀苞片；花雜性，暗紫色。堅果球形。

〔**藥材性狀**〕本品呈扁圓柱形，微彎曲，長 5～15cm，直徑 1.5～5cm。表面棕色或棕褐色，粗糙，具明顯縱溝及不規則凹陷，有的殘存三角形的黑棕色鱗片。體重，質硬，難折斷，斷面淺棕色或棕褐色，有黃色三角狀維管束。

〔**性味功能與主治**〕甘，溫。補腎陽，益精血，潤腸通便。用於腰膝痿軟，陽痿滑精，腸燥便秘。

〔**用法與用量**〕4.5～9g。

Songaria Cynomorium Herb is the dried fleshy stem of *Cynomorium songaricum* Rupr. (Fam. Cynomoriaceae).

Action To reinforce the *kidney yang*, to replenish *vital essence* and blood, and to relax bowels.

Indications Aching and weakness of the loins and knees, impotence, spermatorrhea, constipation.
Dosage 4.5～9g.

467 鵝不食草

Ebushicao

Small Centipeda Herb

HERBA CENTIPEDAE

本品為菊科植物鵝不食草 Centipeda minima (L.) A. Braun et Aschers. 的乾燥全草。

〔**原植物**〕一年生小草本，莖鋪散，多分枝。葉互生，葉片小，楔狀倒披針形。頭狀花序小，扁球形，單生於葉腋；總苞半球形，總苞片 2 層，橢圓狀披針形。花雜性，淡黃色或黃綠色，筒狀。瘦果橢圓形。

〔**藥材性狀**〕本品纏結成團。鬚根纖細，淡黃色。莖細，多分枝；質脆，易折斷，斷面黃白色。葉小，近無柄；葉片多皺縮、破碎，完整者展平後呈匙形，表面灰綠色或棕褐色，邊緣有 3～5 個鋸齒。頭狀花序黃色或黃褐色。

〔**性味功能與主治**〕辛，溫。通鼻竅，止咳。用於風寒頭痛，咳嗽痰多，鼻塞不通，鼻淵流涕。

〔**用法與用量**〕 6～9g，外用適量。

Small Centipeda Herb is the dried whole plant of *Centipeda minima* (L.) A. Braun et Aschers. (Fam. Compositae).

Action To relieve nasal obstruction and cough.

Indications Headache, cough, expectoration and nasal obstruction in colds; sinusitis with nasal discharge.

Dosage 6～9g; appropriate quantity for external use.

468 番瀉葉

Fanxieye

Senna Leaf

FOLIUM SENNAE

本品為豆科植物狹葉番瀉 Cassia angustifolia Vahl 或尖葉番瀉 Cassia acutifolia Delile 的乾燥小葉。

〔**原植物**〕①狹葉番瀉：小灌木，高 1m。葉互生，偶數羽狀複葉，小葉 5～8 對，卵狀披針形至綫狀披針形。總狀花序腋生或頂生，花黃色。莢果長 4～6cm，寬 1～1.7cm，背縫先端有明顯的尖

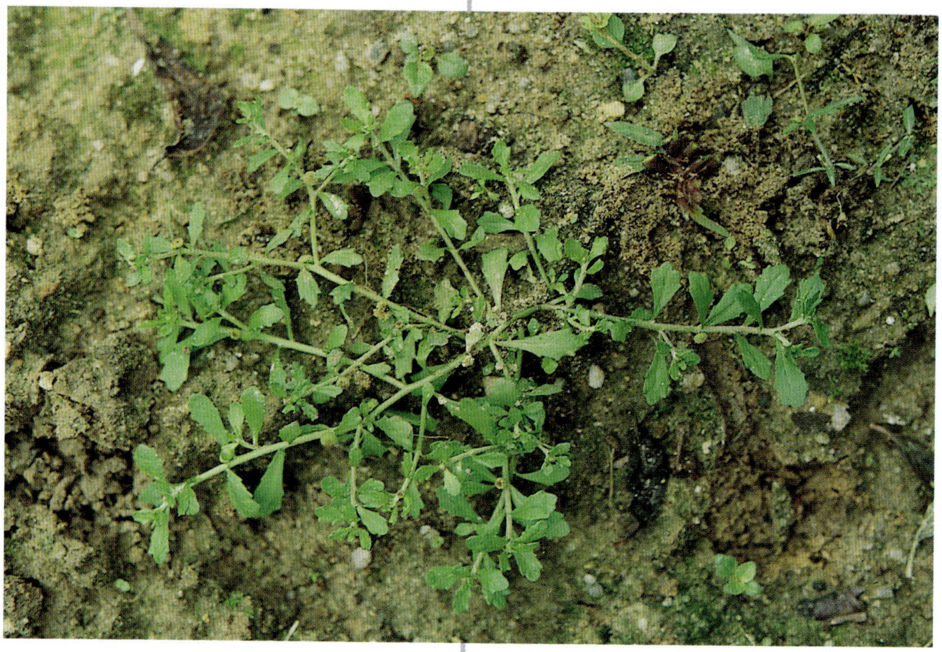

▲ 鵝不食草

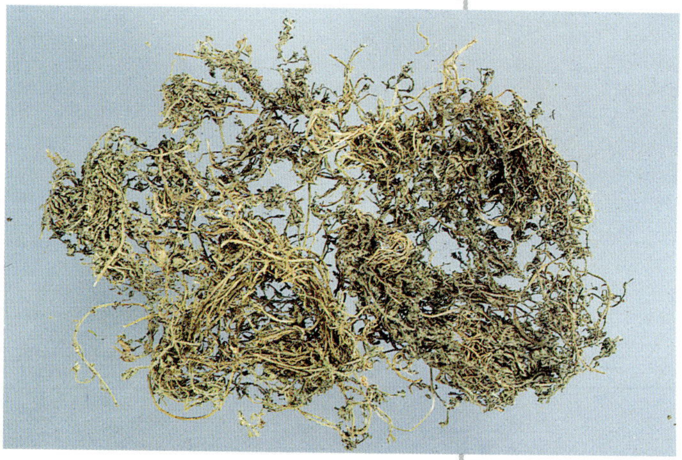

◄ 藥材鵝不食草

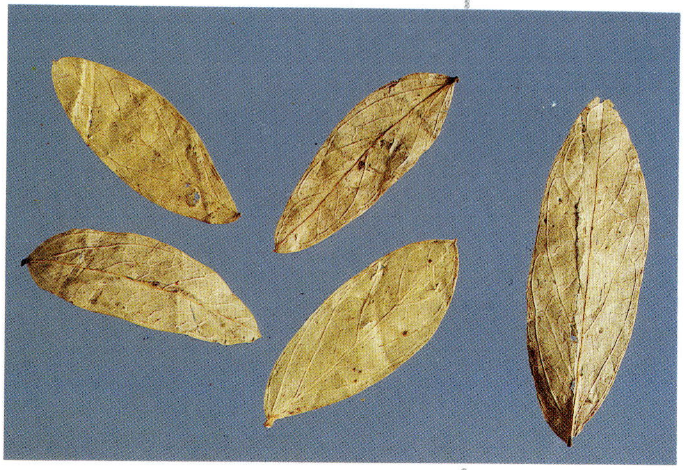

◄ 藥材番瀉葉（尖葉番瀉葉）

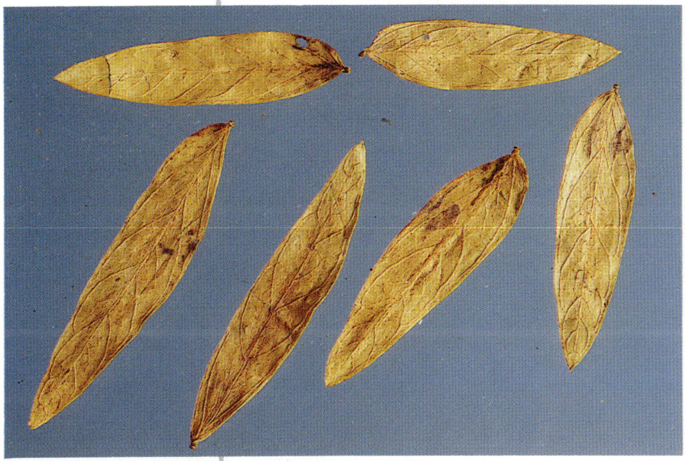

藥材番瀉葉（狹葉番瀉葉）▲

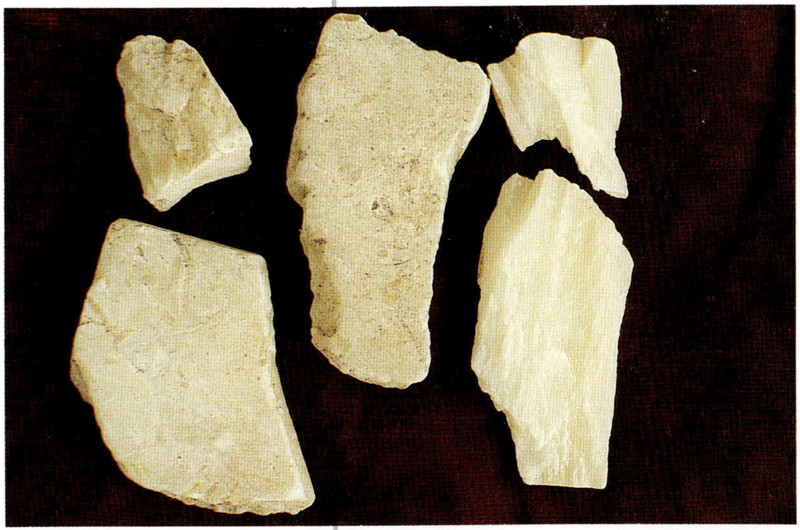

藥材滑石 ▶

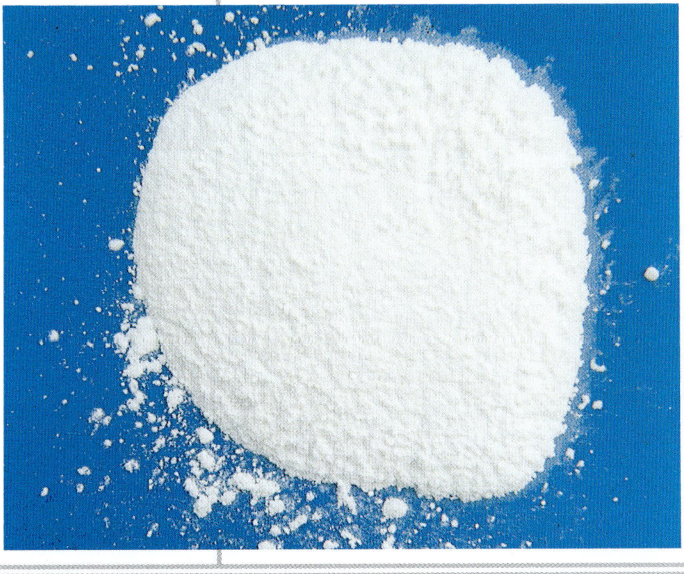

藥材滑石粉 ▶

突。種子 8。②尖葉番瀉：小葉 4～6 對，莢果寬 2～2.5cm，先端的尖突微小不明顯，種子 6～7。

〔**藥材性狀**〕①狹葉番瀉；呈長卵形或卵狀披針形，長 1.5～5cm，寬 0.4～2cm，全緣，葉端急尖，葉基稍不對稱。上表面黃綠色，下表面淺黃綠色，無毛或近無毛，葉脈稍隆起。革質。②尖葉番瀉：呈披針形或長卵形，略卷曲，葉端短尖或微凸，葉基不對稱，兩面均有細短毛茸。

〔**性味功能與主治**〕甘、苦，寒。瀉熱行滯，通便，利水。用於熱結積滯，便秘腹痛，水腫脹滿。

〔**用法與用量**〕3～9g。

〔**注意**〕孕婦慎用。

Senna Leaf is the dried leaflet of *Cassia angustifolia* Vahl or *Cassia acutifolia* Delile (Fam. Leguminosae).

Action To purge away *heat*, relax the bowels and induce diuresis.

Indications Accumulation of *heat* marked by constipation and obdominal pain; edema.

Dosage 3～9g.

Precaution Used with caution in pregnancy.

469 滑石

Huashi

Talc

TALCUM

本品為硅酸鹽類礦物滑石族滑石，主含含水硅酸鎂〔Mg_3 (Si_4O_{10}) $(OH)_2$〕。

〔**原礦物**〕單斜晶係。晶體呈六方形或棱形板狀，但完好的晶體極少見，通常為粒狀和鱗片狀的致密塊體。淡綠色、白色或灰色。光澤脂肪狀，解理面顯珍珠狀。半透明至不透明。

〔**藥材性狀**〕本品多為塊狀集合體。呈不規則的塊狀。白色、黃白色或淡藍灰色，有蠟樣光澤。質軟細膩，手摸有滑潤感，無吸濕性，置水中不崩散。

〔**性味功能與主治**〕甘、淡，寒。利尿通淋，清熱解暑，祛濕斂瘡。用於熱淋，石淋，尿熱澀痛，暑濕煩渴，濕熱水瀉，外治濕疹，濕瘡，痱子。

〔**用法與用量**〕9～24g；外用適量。

Talc is a silicates mineral of Talcum group, containing mainly hydrated magnesium silicate 〔Mg_3 (Si_4O_{10}) $(OH)_2$〕.

Action To relieve dysuria, to eliminate *summer heat* and *damp*, and to arrest discharges.
Indications Urinary infection, urolithiasis with difficult urination accompanied by burning pain; fidgetness and thirst caused by *summer damp*, diarrhea caused by *damp-heat*; external use for eczema, sores with marked exudation, miliaria.
Usage and dosage 9～24g; appropriate quantity for external use.

470 滑石粉
Huashifen
Talc Powder
PULVIS TALCI

本品係滑石經精選淨化、粉碎、乾燥製成。

〔**藥材性狀**〕本品為白色或類白色、微細、無砂性的粉末，手摸有滑膩感。本品在水、稀礦酸或稀氫氧化鹼溶液中均不溶解。

〔**性味功能與主治**〕甘，淡，寒。利尿通淋，清熱解暑，祛濕斂瘡。用於熱淋，石淋，尿熱澀痛，暑濕煩渴，濕熱水瀉；外治濕疹，濕瘡，痱子。

〔**用法與用量**〕9～24g；外用適量。

Talc Powder is a powder prepared from Talc by sorting, cleaning, pulverizing and drying.
Action and indications, Usage and dosage As described under Talcum.

471 椿皮
Chunpi
Tree-of-heaven Bark
CORTEX AILANTHI

本品為苦木科植物臭椿 Ailanthus altissima (Mill.) Swingle 的乾燥根皮或幹皮。

〔**原植物**〕落葉喬木，高可達 20m。嫩枝赤褐色，被疏柔毛。單數羽狀複葉，互生，小葉 13～35，卵狀披針形，葉緣上半部全緣，近基部常有少數粗齒，齒端背面有腺體一枚，揉搓後有奇臭。圓錐花序頂生；花雜性，白色帶綠。翅果長圓狀橢圓形。

〔**藥材性狀**〕本品根皮呈不整齊的片狀或卷片狀，長寬不一，厚 0.3～1cm。外表面灰黃色或黃褐色，粗糙，有多數突起的縱向皮孔及不規則縱、橫裂紋，除去粗皮者顯黃白色，內表面淡黃色，較平坦，密佈梭形小孔或小點。斷面外層

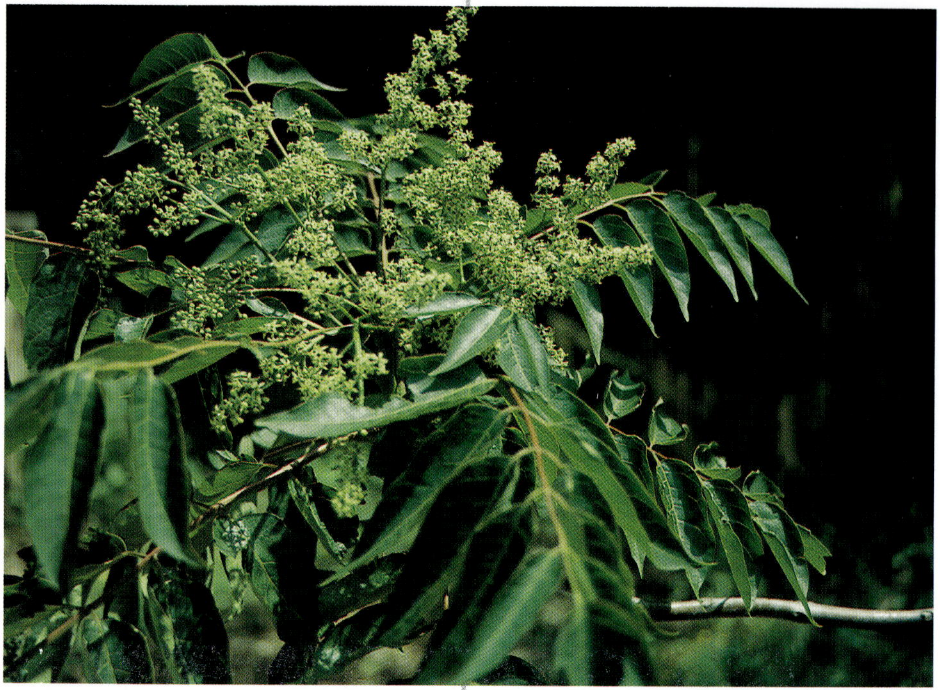

▲ 臭椿

▼ 藥材椿皮

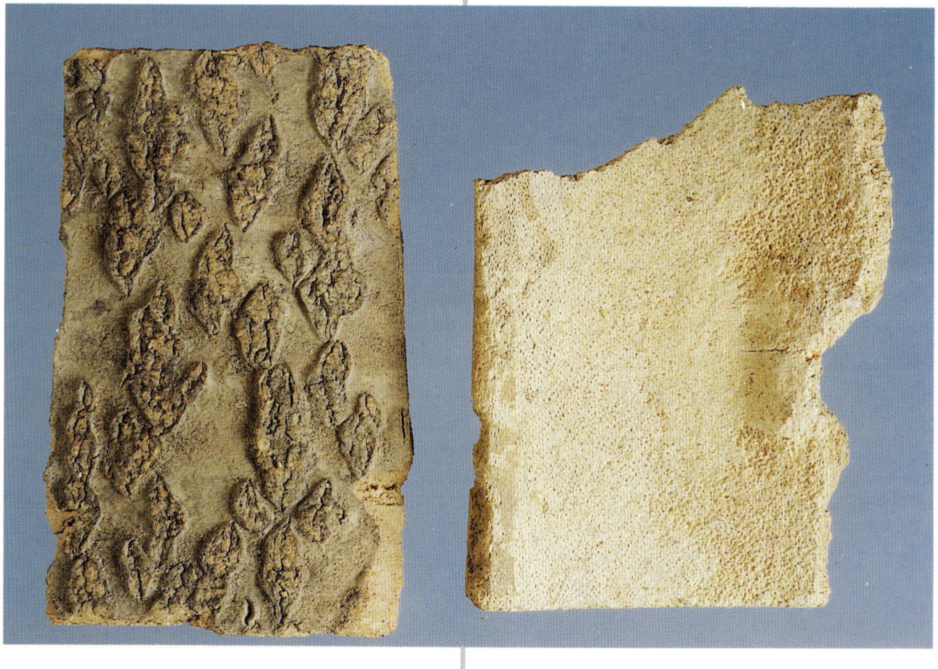

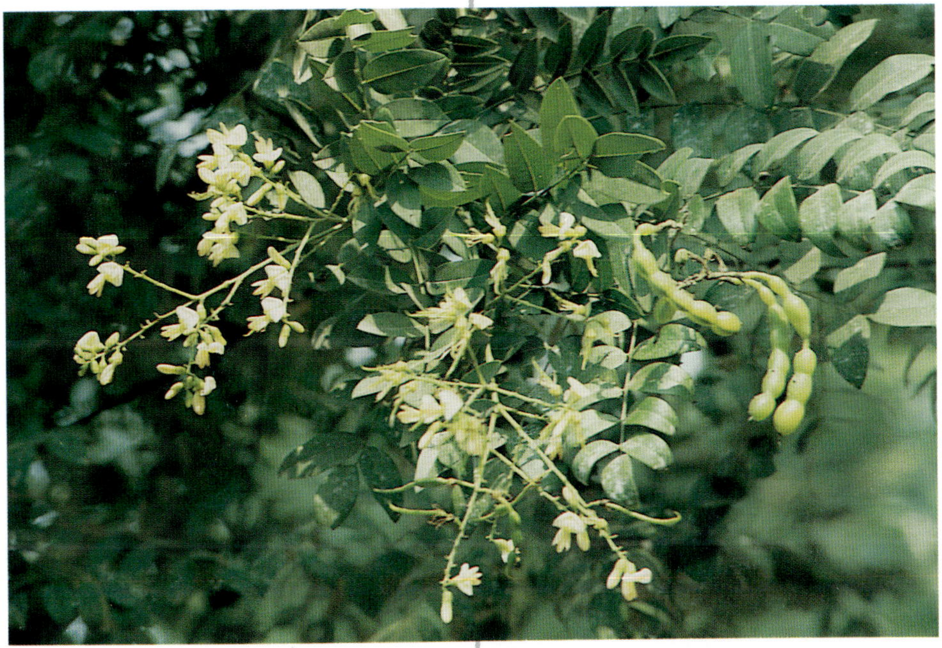

▲ 槐

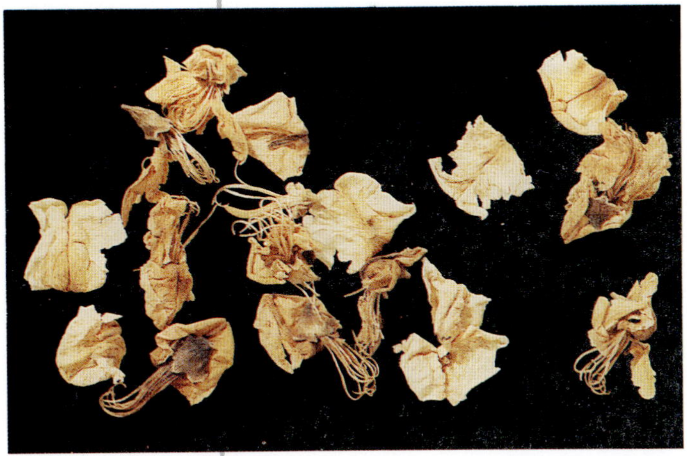

藥材槐花（槐花）▶

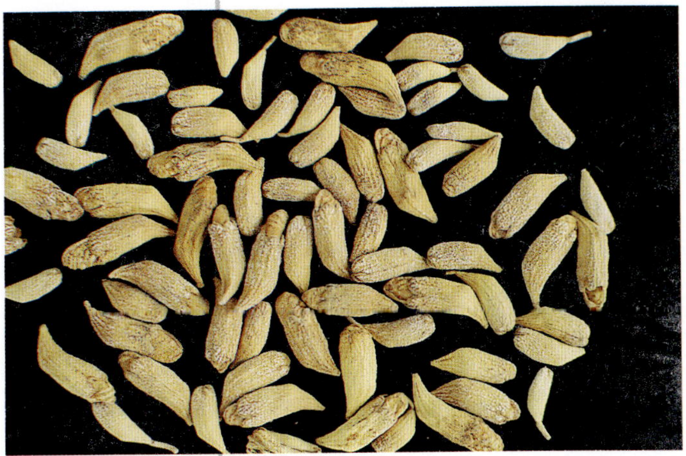

藥材槐花（槐米）▶

顆粒性，內層纖維性。幹皮呈不規則板片狀，大小不一，厚 0.5～2cm。外表面灰黑色，極粗糙，有深裂。

〔**性味功能與主治**〕苦、澀、寒。清熱燥濕，收澀止帶，止瀉，止血。用於赤白帶下，濕熱瀉痢，久瀉久痢，便血，崩漏。

〔**用法與用量**〕6～9g。

Tree-of-heaven Bark is the dried root bark or stem bark of *Alianthus altissima* (Mill.) Swingle (Fam. Simaroubaceae).

Action To remove *damp-heat* and arrest discharges (leukorrhea, diarrhea and hemorrhage).

Indications Morbid leukorrhea; diarrhea caused by *damp-heat*; chronic diarrhea, chronic dysentery; hematochezia, abnormal uterine bleeding.

Dosage 6～9g.

472 槐花

Huaihua

Pagodatree Flower

FLOS SOPHORAE

本品為豆科植物槐 Sophora japonica L. 的乾燥花及花蕾。前者習稱“槐花”，後者習稱“槐米”。

〔**原植物**〕喬木，高 15～25m。單數羽狀複葉互生，葉軸有毛，基部膨大；小葉 7～13 片，卵狀長圓形，全緣，下面有白粉及細毛。圓錐花序頂生；萼鐘狀，具 5 小齒，疏被毛；花冠蝶形，乳白色或稍帶黃色，旗瓣闊心形，有紫脈。莢果肉質，串珠狀；種子腎形。

〔**藥材性狀**〕①槐花：本品皺縮而卷曲，花瓣多散落。完整者花萼鐘狀，黃綠色，先端 5 淺裂；花瓣 5，黃色或黃白色，1 片較大，近圓形，先端微凹，其餘 4 片長圓形。雄蕊 10，其中 9 個基部連合，花絲細長。雌蕊圓柱形，彎曲。體輕。②槐米：呈卵形或橢圓形，長 2～6mm，直徑約 2mm。花萼下部有數條縱紋。萼的上方為黃白色未開放的花瓣。花梗細小。體輕，手捻即碎。

〔**性味功能與主治**〕苦，微寒。涼血止血，清肝瀉火。用於便血，痔血，血痢，崩漏，吐血，衄血，肝熱目赤，頭痛眩暈。

〔**用法與用量**〕4.5～9g。

Pagodatree Flower is the dried flower and flower bud of *Sophora japonica* L. (Fam.

Leguminosae). The former is known as "Huaihua", and the latter, "Huaimi".

Action To arrest bleeding by reducing *heat* in blood, and to quench excess *fire* in the *liver*.

Indications Hematochezia, hemorrhoidal bleeding, dysentery with bloody stools, abnormal uterine bleeding, spitting of blood, epistaxis; redness of the eyes, headache and dizziness due to excess *fire* in the *liver*.

Dosage 4.5～9g.

473 槐角

Huaijiao

Japanese Pagodatree Pod

FRUCTUS SOPHORAE

本品為豆科植物槐 Sophora japonica L. 的乾燥成熟果實。

〔**原植物**〕見 472 槐花。

〔**藥材性狀**〕本品呈連珠狀，長 1～6cm，直徑 0.6～1cm。表面黃綠色或黃褐色，皺縮而粗糙，背縫綫一側呈黃色。質柔潤，乾燥皺縮，易在收縮處折斷，斷面黃綠色，有黏性。種子 1～6 粒，腎形，長約 8mm，表面光滑，棕黑色，一側有灰白色圓形種臍；質堅硬，子葉 2，黃綠色。

〔**性味功能與主治**〕苦，寒。清熱瀉火，涼血止血。用於腸熱便血，痔腫出血，肝熱頭痛，眩暈目赤。

〔**用法與用量**〕6～9g。

Japanese Pagodatree Pod is the dried ripe fruit of *Sophora japonica* L. (Fam. Leguminosae).

Action To remove *heat* and quench excess *fire*, and to arrest bleeding by reducing *heat* in blood.

Indications Hematochezia caused by *heat* in the large intestine, hemorrhoidal bleeding; headache, dizziness and congestion of the eyes due to *heat in the liver*.

Dosage 6～9g.

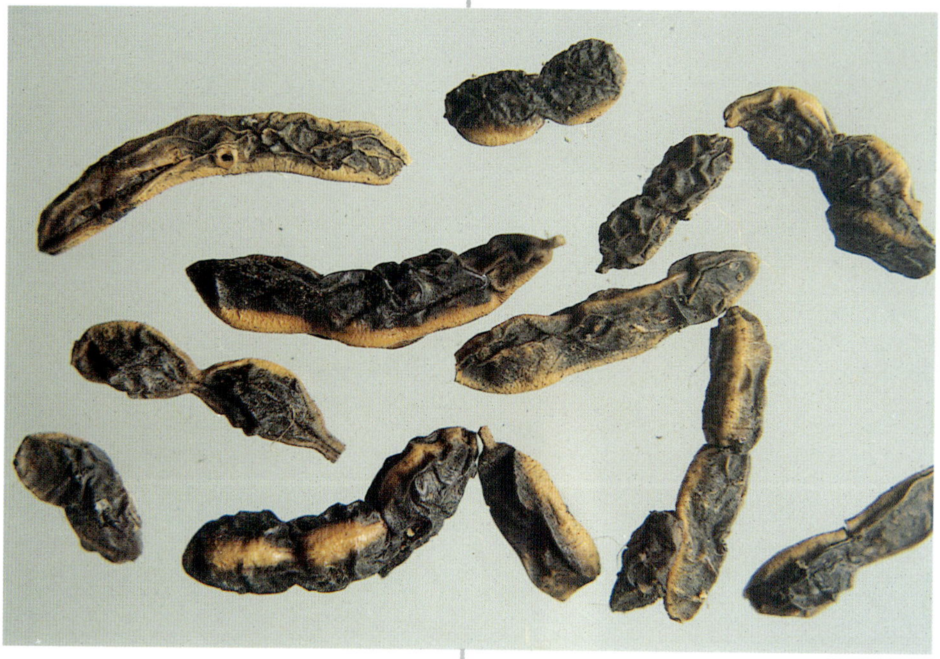

▲藥材槐角

▼蓖麻

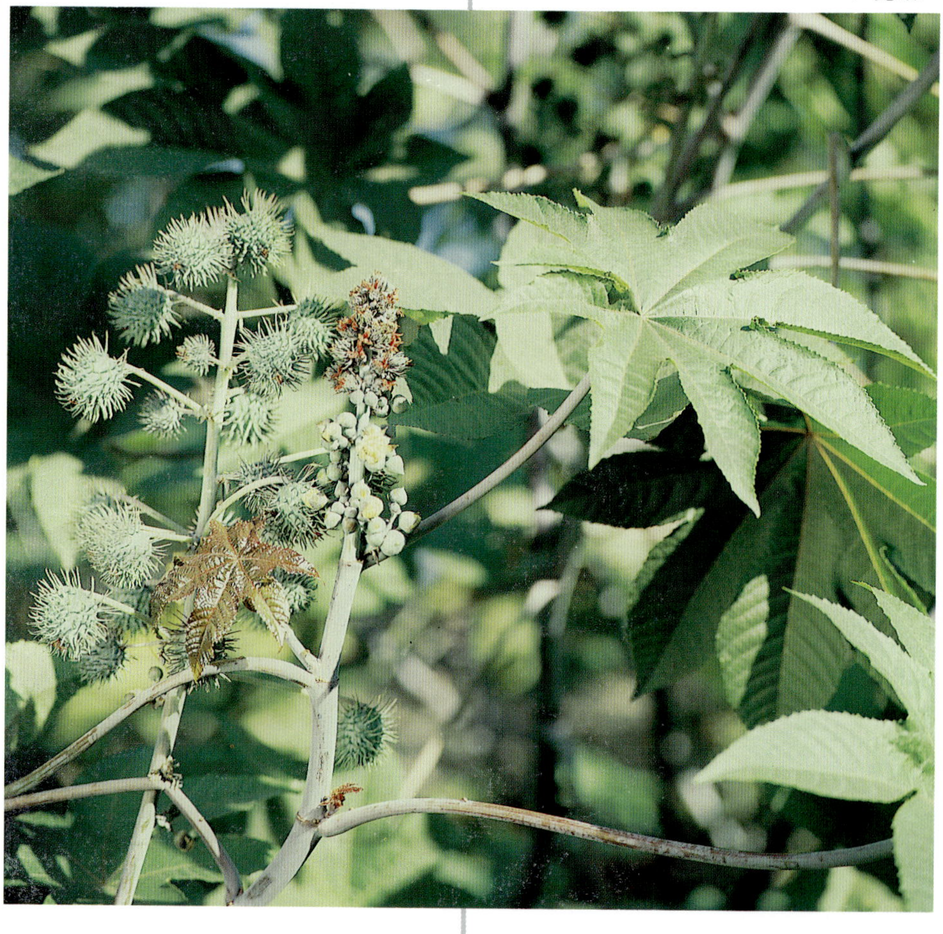

474 蓖麻子

Bimazi

Castor Seed

SEMEN RICINI

本品為大戟科植物蓖麻 Ricinus communis L. 的乾燥成熟種子。

〔**原植物**〕高大一年生草本或小喬本，幼嫩部分被白粉。葉互生，具長柄，葉片圓形，盾狀着生，掌狀中裂，裂片卵

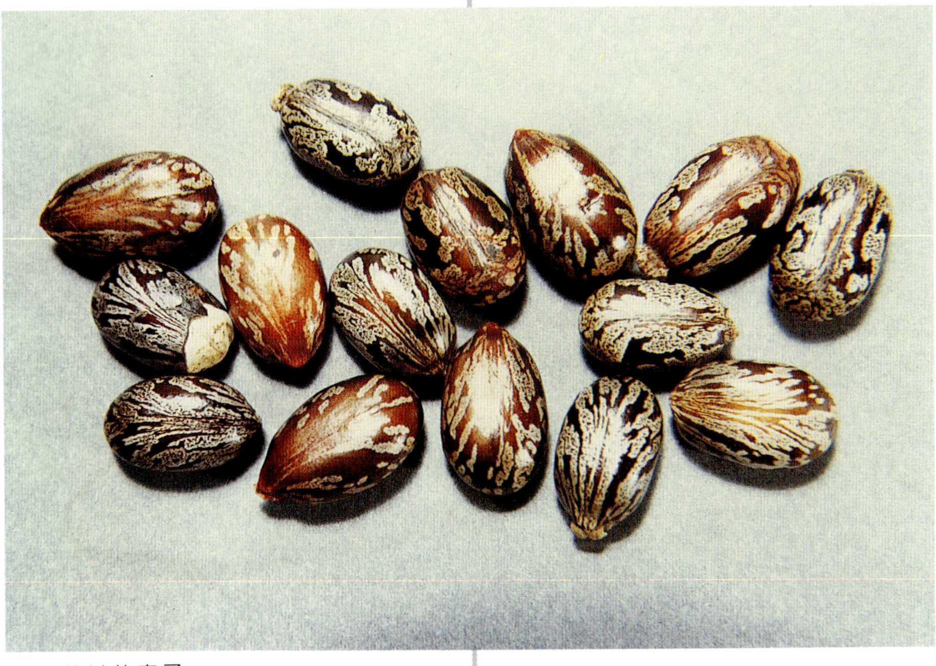

▲藥材蓖麻子

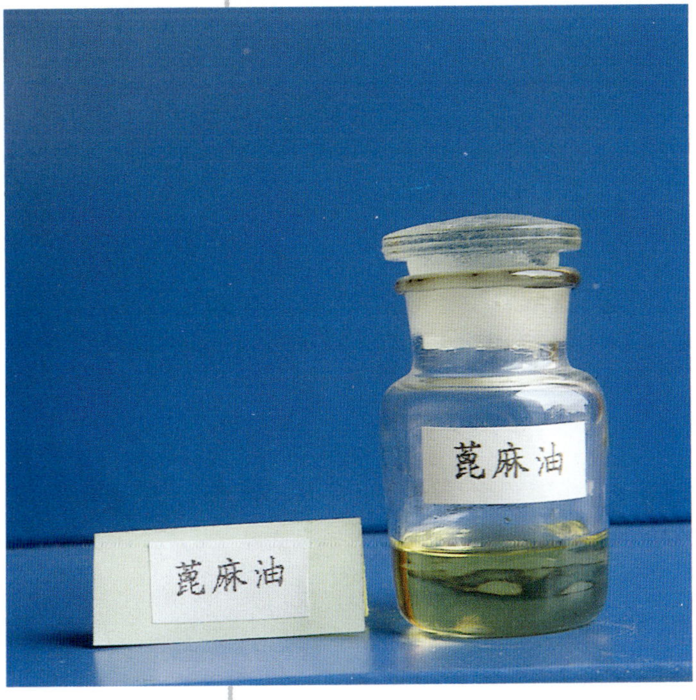

藥材蓖麻油▶

狀披針形至長圓形。花單性，同株，無花瓣，圓錐花序與葉對生，下部雄花，上部雌花。蒴果球形，有軟刺。

〔**藥材性狀**〕本品呈橢圓形或卵形，稍扁，長 0.9～1.8cm，寬 0.5～1cm。表面光滑，有灰白色與黑褐色或黃棕色與紅棕色相間的花斑紋。一面較平，一面較隆起，較平的一面有 1 條隆起的種脊；一端有灰白色或淺棕色突起的種阜。種皮薄而脆，胚乳肥厚，白色，富油性，子葉 2，菲薄。

〔**性味功能與主治**〕甘、辛，平；有毒。消腫拔毒，瀉下通滯。用於癰疽腫毒，喉痹，瘰癧，大便燥結。

〔**用法與用量**〕外用適量，搗爛敷患處，亦可入丸劑內服。

Castor Seed is the dried ripe seed of *Ricinus communis* L. (Fam. Euphorbiaceae).

Action To induce subsidence of swelling and remove toxic substances, to cause purgation.

Indications Carbuncle, boil and other pyogenic infections of the skin, sore throat, scrofula; constipation.

Usage and dosage For external use, appropriate quantity to be pounded into paste and applied topically; also used in making pills for oral administration.

475 蓖麻油

Bimayou

Castor Oil

OLEUM RICINI

本品為大戟科植物蓖麻 Ricinus communis L. 的成熟種子經榨取並精製得到的脂肪油。

〔**原植物**〕見 474 蓖麻子。

〔**藥材性狀**〕本品為幾乎無色或微帶黃色的澄清黏稠液體；氣微；味淡而後微辛。本品在乙醇中易溶，與無水乙醇、氯仿、乙醚或冰醋酸能任意混合。

相對密度：在 25℃時應為 0.956～0.969。折光率：應為 1.478～1.480。酸值：應不大於 2.0。皂化值：應為 176～186。碘值：應為 82～90。

〔**功能與主治**〕刺激性瀉藥。用於導瀉。

〔**用法與用量**〕口服，一次 10～20ml。

〔**注意**〕忌與脂溶性驅腸蟲藥同用。孕婦忌服。

Castor Oil is the fatty oil obtained by squeezing and purification from the ripe seed of *Ricinus communis* L. (Fam. Euphorbiaceae).

Action Purgative by stimulating intestinal peristalsis.

Indications Used for evacuation from the bowels.

Dosage 10～20ml.

Precaution Incompatible with fat-soluble anthelmintics. Contraindicated in pregnancy.

476 蒺藜

Jili

Puncturevine Caltrop Fruit

FRUCTUS TRIBULI

本品為蒺藜科植物蒺藜 Tribulus terrestris L. 的乾燥成熟果實。

〔原植物〕一年生草本，莖由基部分枝，平臥，淡褐色；全體被絹絲狀柔毛。偶數羽狀複葉互生，小葉對生，6～14 枚，長圓形，全緣。花小，黃色，單生葉腋，萼片、花瓣均為 5，雄蕊 10 個。離果為 5 個分果瓣組成，每果瓣具長短棘刺各 1 對，背面有短硬毛及瘤狀突起。

〔藥材性狀〕 本品由 5 個分果瓣組成，呈放射狀排列，直徑 7～12mm。常裂為單一的分果瓣，分果瓣呈斧狀，長 3～6mm；背部黃綠色，隆起，有縱棱及多數小刺，並有對稱的長刺和短刺各 1 對，兩側面粗糙，有網紋，灰白色。質堅硬。

〔性味功能與主治〕 辛、苦，微溫；有小毒。平肝解鬱，活血祛風，明目，止癢。用於頭痛眩暈，胸脅脹痛，乳閉乳癰，目赤翳障，風疹瘙癢。

〔用法與用量〕 6～9g。

Puncturevine Caltrop Fruit is the dried ripe fruit of *Tribulus terrestris* L. (Fam. Zygophyllaceae).

Action To subdue hyperactivity of the *liver*, to promote blood circulation, to dispel *wind*, to clear the eye of opacity, and to arrest itching.

Indications Headache and dizziness, distending pain in the chest and costal regions; cessation of milk secretion, mastitis; redness of the eye with formation of nebula; urticaria with itching.

Dosage 6～9g.

477 蒲公英

Pugongying

Dandelion

HERBA TARAXACI

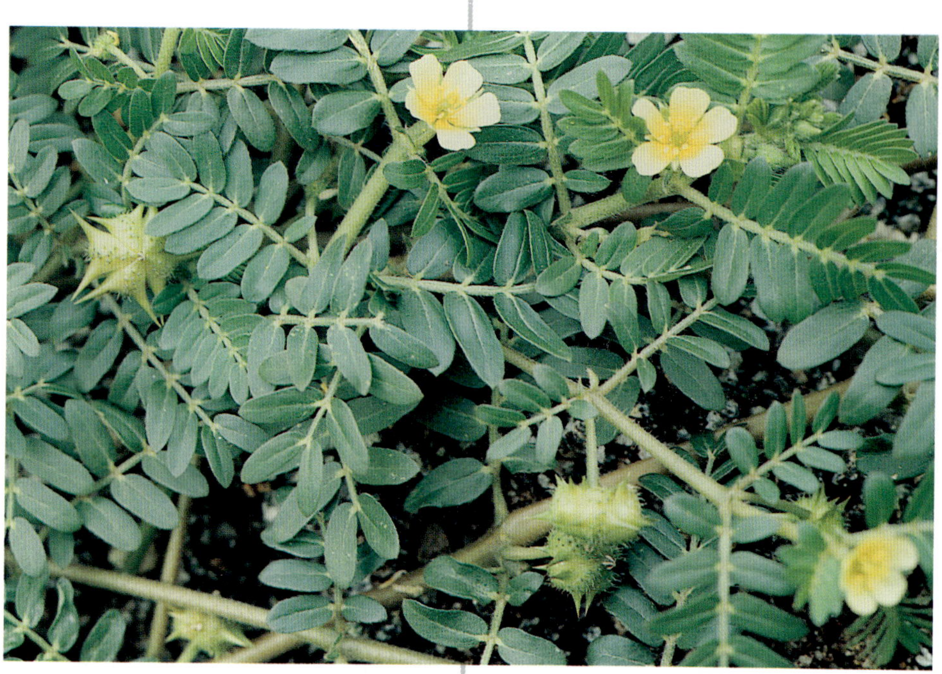

▲ 蒺藜

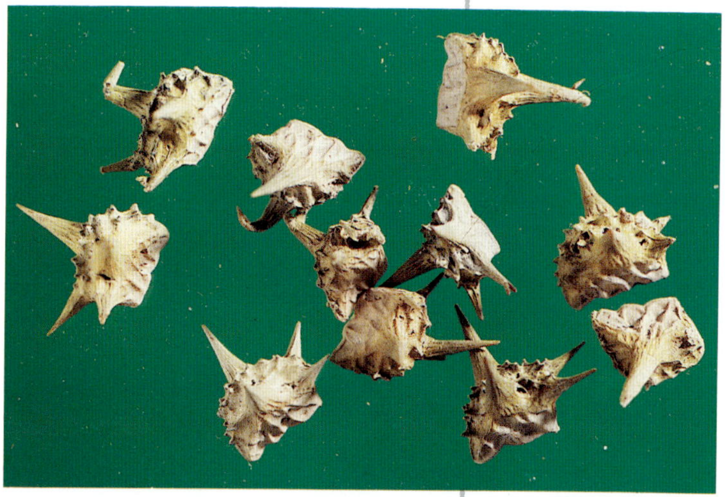

◀ 藥材蒺藜

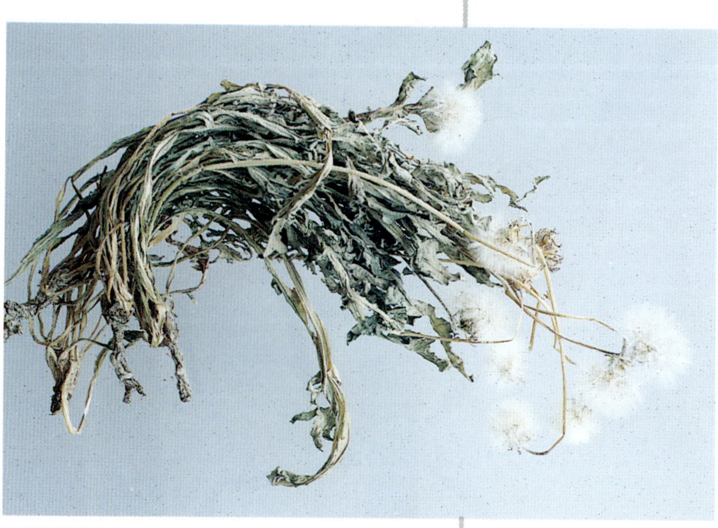

◀ 藥材蒲公英

蒲公英 ▶

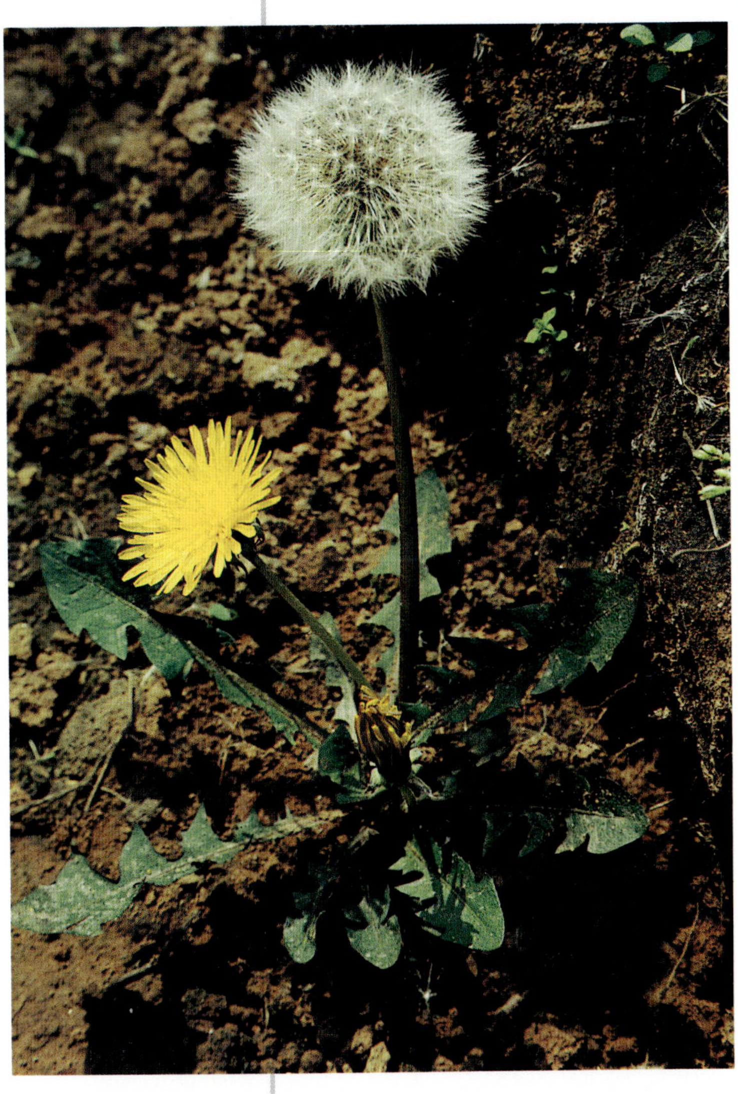

本品為菊科植物蒲公英 Taraxacum mongolicum Hand. -Mazz.、碱地蒲公英 Taraxacum sinicum Kitag. 或同屬數種植物的乾燥全草。

〔**原植物**〕①蒲公英：多年生草本。根垂直。葉基生，蓮座狀平展，長圓狀倒披針形或倒披針形，羽狀深裂，側裂片長圓狀披針形或三角形，頂裂片戟狀長圓形。花葶數個，與葉多少等長，上端被密蛛絲狀毛。總苞淡綠色。舌狀花黃色，瘦果褐色。喙長 6～8mm。②碱地蒲公英：根頸部有褐色殘葉基。葉倒卵狀披針形或狹披針形。側裂片狹披針形，頂裂片長三角形或戟狀三角形。花葶 1 至數個，長於葉。瘦果喙長 3～4. 5mm。

〔**藥材性狀**〕本品呈皺縮卷曲的團塊。根呈圓錐狀，多彎曲，長 3～7cm；表面棕褐色，抽皺；根頭部有棕褐色或黃白色的茸毛，有的已脫落。葉基生，多皺縮破碎，完整葉片呈倒披針形，綠褐色或暗灰色，先端尖或鈍，邊緣淺裂或羽狀分裂，基部漸狹，下延呈柄狀，下表面主脈明顯。花莖 1 至數條，每條頂生頭狀花序，總苞片多層，內面一層較長，花冠黃褐色或淡黃白色。有的可見多數具白色冠毛的長橢圓形瘦果。

〔**葉表面觀**〕〔**根橫切面**〕見圖。

〔**性味功能與主治**〕苦、甘，寒。清熱解毒，消腫散結，利尿通淋。用於疔瘡腫毒，乳癰，瘰癧，目赤，咽痛，肺癰，腸癰，濕熱黃疸，熱淋澀痛。

〔**用法與用量**〕9～15g；外用鮮品適量，搗爛或煎湯熏洗患處。

Dandelion is the dried herb of *Taraxacum mongolicum* Hand. -Mazz., *Taraxacum sinicum* Kitag. or several other species of the same genus (Fam. Compositae).

Action To remove *toxic heat*, to cause subsidence of swelling and nodulation, and to relieve dysuria.

Indications Boils and sores, mastitis, lymphadenitis, inflammation of the eye, sore throat, lung abscess, appendicitis, jaundice caused by *damp-heat*, urinary infection with difficult painful urination.

Usage and dosage 9～15g; for external use, appropriate quantity of the fresh herb to be pounded into paste for topical application or made into hot decoction for fumigation and irrigation.

▼ 藥材蒲公英葉表面觀示非腺毛

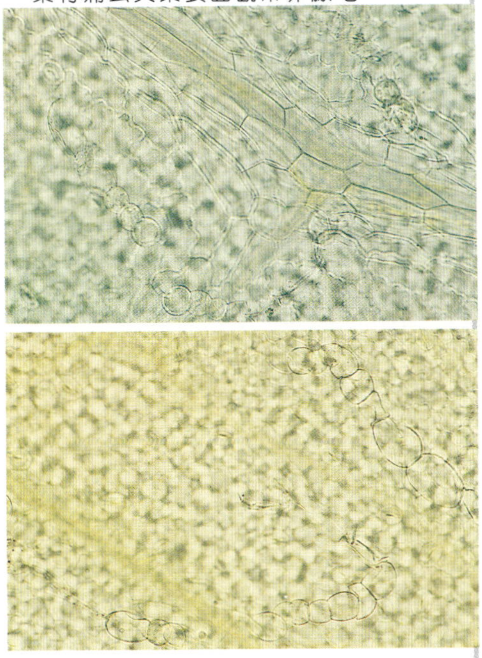

▼ 藥材蒲公英根橫切面

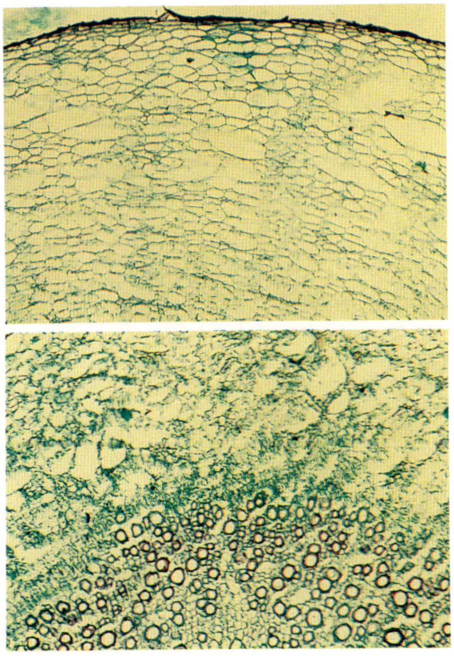

478 蒲黃

Puhuang

Cattail Pollen

POLLEN TYPHAE

本品為香蒲科植物水燭香蒲 Typha angustifolia L. 東方香蒲 Typha orientalis Presl 或同屬植物的乾燥花粉。

〔**原植物**〕①水燭香蒲：多年生沼生草本，高 1.5～3m。葉狹條形，寬 5～8mm。穗狀花序圓柱形，雌雄花序不連接，雄花序在上，雌花序在下；雌花的小苞片比柱頭短，柱頭條狀長圓形，毛與小苞片近等長而比柱頭短。小堅果無溝。②東方香蒲：地下根莖粗壯，有節。葉條形，較上種為寬，基部鞘狀，抱莖。雄花序與雌花序彼此連接，雌花無小苞片，柱頭匙形，不育雌蕊棍棒狀。小堅果有 1 縱溝。

〔**藥材性狀**〕本品為黃色粉末。體輕，放水中則飄浮水面。手捻有滑膩感，易附着手指上。

〔**性味功能與主治**〕甘，平。止血，化瘀，通淋。用於吐血，衄血，咯血，崩漏，外傷出血，經閉痛經，脘腹刺痛，跌撲腫痛，血淋澀痛。

〔**用法與用量**〕4.5～9g；外用適量，敷患處。

〔**注意**〕孕婦慎用。

Cattail Pollen is the dried pollen of *Typha angustifolia* L., *Typha orientalis* Presl or other plants of the same genus (Fam. Typhaceae).

Action To arrest bleeding, to remove *blood stasis*, and to relieve dysuria.

Indications Hematemesis, epistaxis, hemoptysis, abnormal uterine bleeding, traumatic bleeding; amenorrhea, dysmenorrhea, pricking pain in the epigastrium, traumatic swelling and pain; dysuria with difficult painful passage of bloody urine.

Usage and dosage 4.5～9g; for external use, appropriate quantity to be applied topically.

Precaution Used with caution in pregnancy.

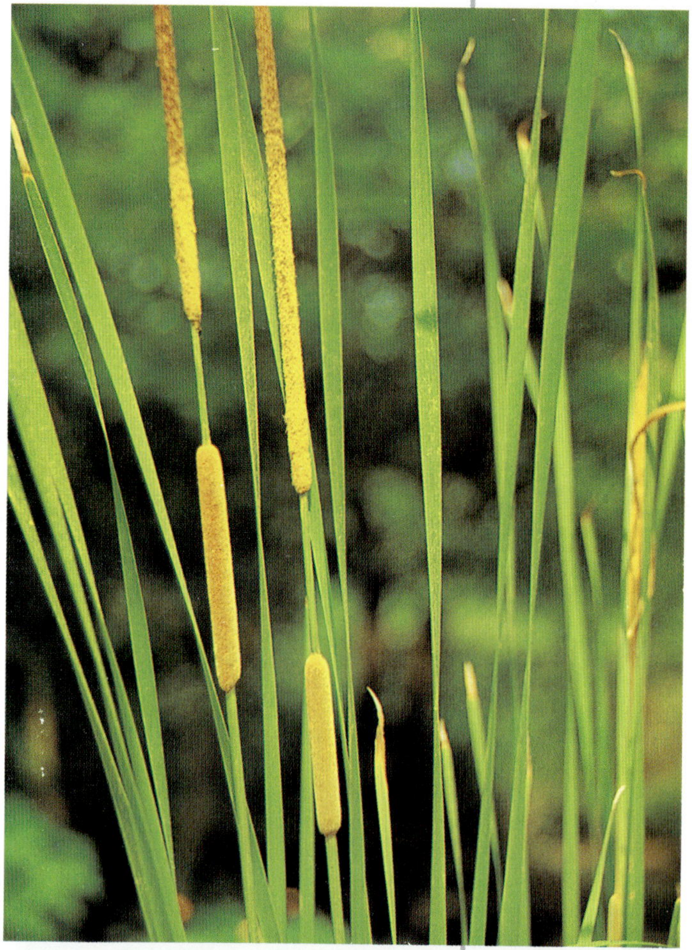

◀ 水燭香蒲

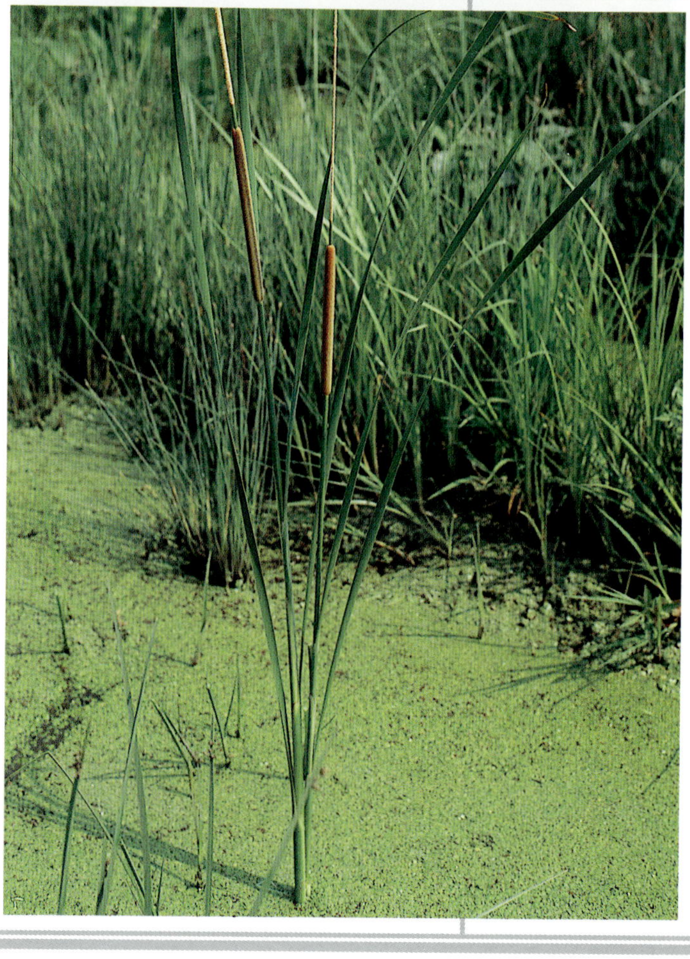

◀ 東方香蒲

藥材蒲黃 ▶

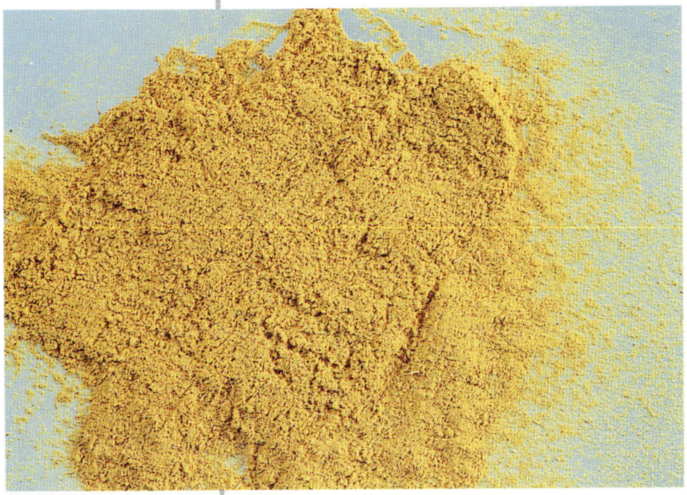

▼ 雷丸

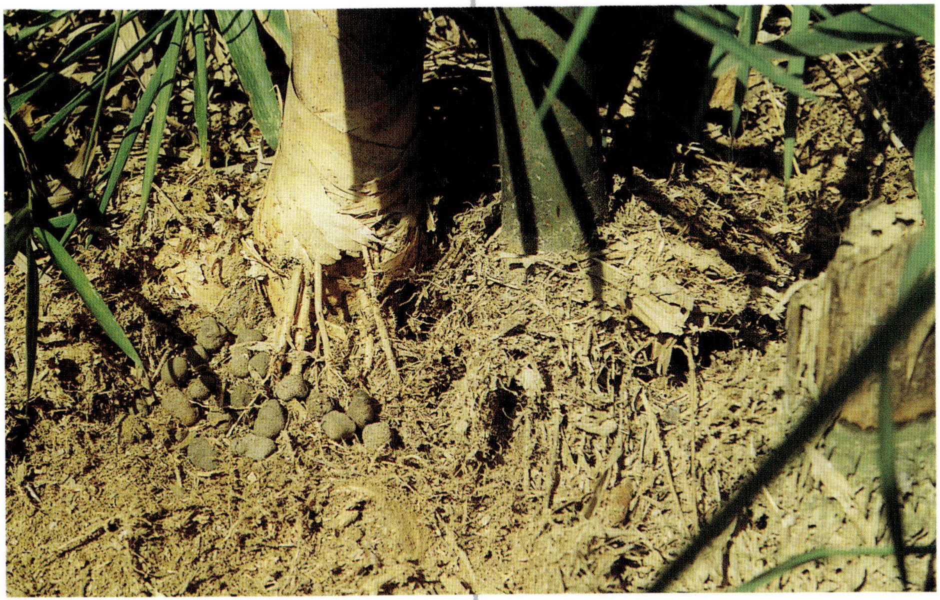

藥材雷丸 ▶

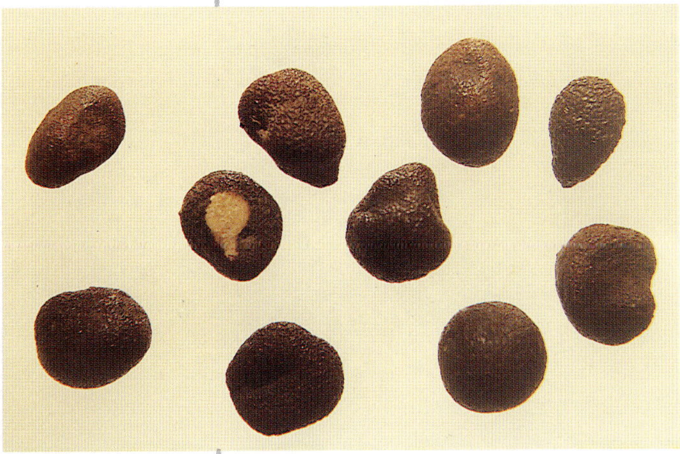

479 雷丸

Leiwan

Thunder Ball

OMPHALIA

本品為白蘑科真菌雷丸 Omphalia lapidescens Schroet. 的乾燥菌核。

〔**原植物**〕菌核呈不規則的堅硬塊狀，歪球形或歪卵形，直徑 0.8～2.5cm。表面黑棕色，具細密的縱紋；內面為緊密交織的菌絲體，白色，半透明而略帶黏性，具同色的紋理。

〔**藥材性狀**〕本品為類球形或不規則團塊，直徑 1～3cm。表面黑褐色或灰褐色，有略隆起的網狀細紋。質堅實，不易破裂，斷面不平坦，白色或淺灰黃色，似粉狀或顆粒狀，常有黃棕色大理石樣紋理。

〔**性味功能與主治**〕微苦，寒。殺蟲消積。用於絛蟲、鈎蟲、蛔蟲病，蟲積腹痛，小兒疳積。

〔**用法與用量**〕不宜入煎劑，多研粉服用 15～21g，每日 2～3 次，飯後開水調服，連服三天。

Thunder Ball is the dried sclerotium of *Omphalia lapidescens* Schroet. (Fam. Polyporaceae).

Action To kill worms.

Indications Taeniasis, ancylostomiasis, ascariasis; intestinal parasitosis with abdominal pain or with infantile malnutrition.

Usage and dosage 15～21g of powdered Omphalia to be taken with hot water after meal, two or three times daily on three consecutive days.

480 蜈蚣

Wugong

Centipede

SCOLOPENDRA

本品為蜈蚣科動物少棘巨蜈蚣 Scolopendra subspinipes mutilans L. Koch 的乾燥體。

〔**原動物**〕頭部背板略似心臟形，有 1 對細長多節的觸角，觸角基部有 4 個單眼。口在頭前方偏腹面的地方，外圍有 1 對大顎和 2 對小顎。體部由 21 體節組成，每個體節上各有腳 1 對，第 1 對腳形成鐮形的毒顎，末端有毒腺開口。

〔**藥材性狀**〕本品呈扁平長條形，長 9～17cm，寬 0.5～1cm。全體由 22 個環節組成，最後一節略細小。頭部兩節暗紅色，有觸角及毒鈎各 1 對；背部棕綠色或墨綠色，有光澤，並有縱棱 2 條；腹部淡黃色或棕黃色，皺縮；自第二節起每體節有脚 1 對，生於兩側，黃色或紅褐色，彎作鈎形。質脆。

〔**性味功能與主治**〕辛，溫；有毒。息風鎮痙，攻毒散結，通絡止痛。用於小兒驚風，抽搐痙攣，中風口喎，半身不遂，破傷風症，風濕頑痹，瘡瘍，瘰癧，毒蛇咬傷。

〔**用法與用量**〕2.5～4.5g。

Centipede is the dried body of *Scolopendra subspinipes mutilans* L. Koch (Fam. Scolopendridae).

Action To relieve convulsions, to combat poisons and cause subsidence of nodulation, and to remove obstruction of *collaterals* and alleviate pain.

Indications Infantile convulsion, tetanus, apoplectic hemiplegia; chronic rheumatic or rheumatoid arthritis; sores, lymphadenitis, venomous snake-bite.

Dosage 2.5～4.5g.

481 蜂房

Fengfang

Honeycomb

NIDUS VESPAE

本品為胡蜂科昆蟲果馬蜂 Polistes olivaceous (DeGeer)、日本長脚胡蜂 Polistes japonicus Saussure 或異腹胡蜂 Parapolybia varia Fabricius 的巢。

〔**原昆蟲**〕①果馬蜂：頭略等於胸部。額部黃色，前單眼黑色，後單眼處有一弧形黑斑。顱頂及頰部黃色。前胸背板前緣領狀突起，黃色，兩側各有一棕色帶。腹背呈暗黃色，於近中部有一凹形棕色橫紋。②日本長脚胡蜂：體細長，黑色，顏面、後頭及前胸背板紅褐色；中胸背板有 4 條紅褐色縱紋。③異腹胡蜂：腹部第一節柄狀，後翅有臂葉，巢孔細，其房為細蜂房。

〔**藥材性狀**〕本品呈圓盤狀或不規則的扁塊狀，有的似蓮房狀，大小不一。表面灰白色或灰褐色。腹面有多數整齊的六角形房孔，孔徑 3～4mm 或 6～8mm；背面有 1 個或數個黑色短柄。體輕，質韌，略有彈性。質酥脆或堅硬者不可供藥用。

〔**性味功能與主治**〕甘，平。祛風，攻

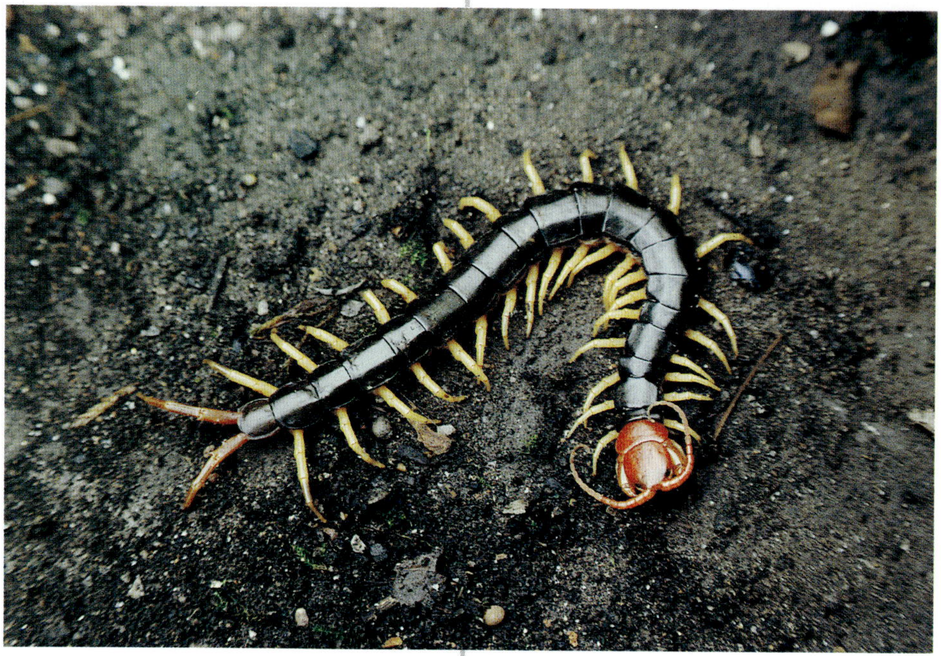

▲ 少棘巨蜈蚣

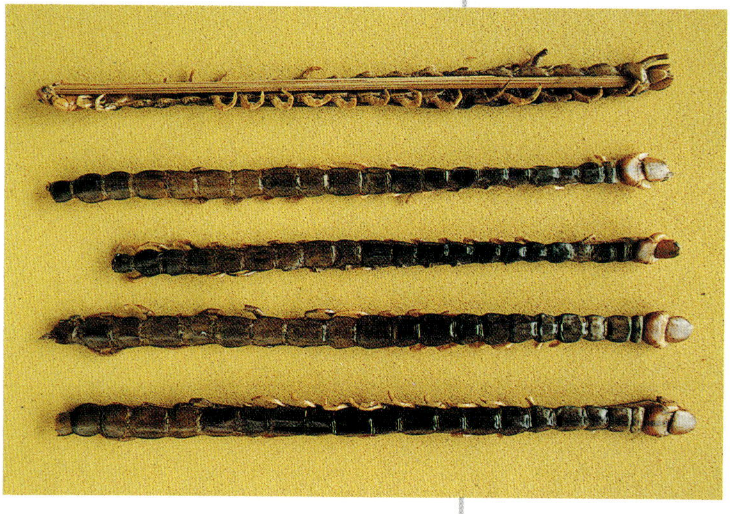

◀ 藥材蜈蚣

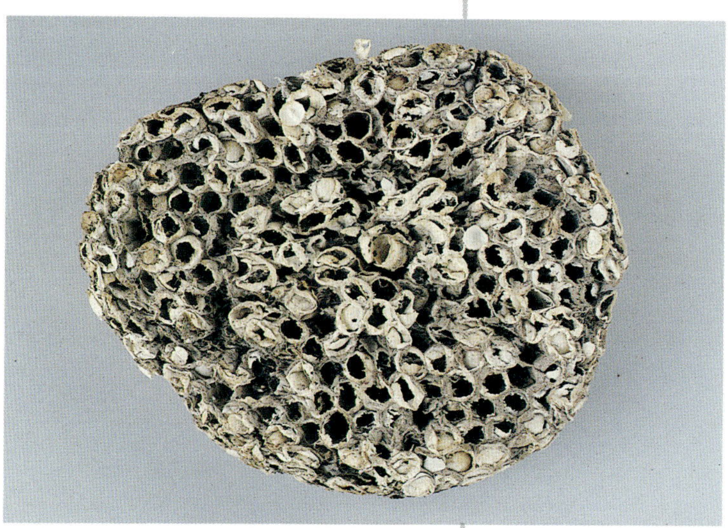

◀ 藥材蜂房

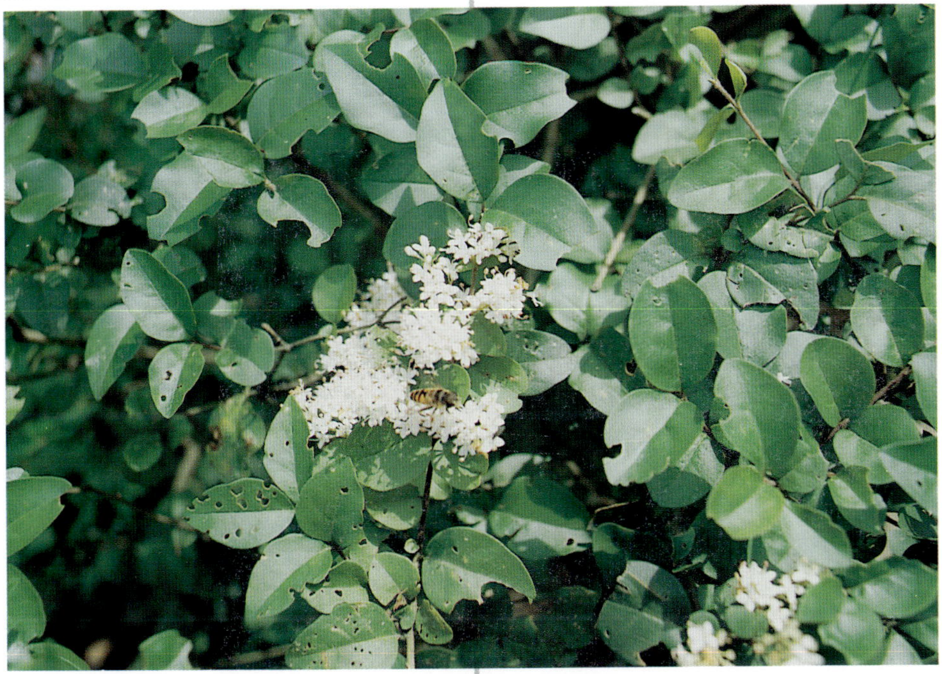

▲ 中華蜜蜂

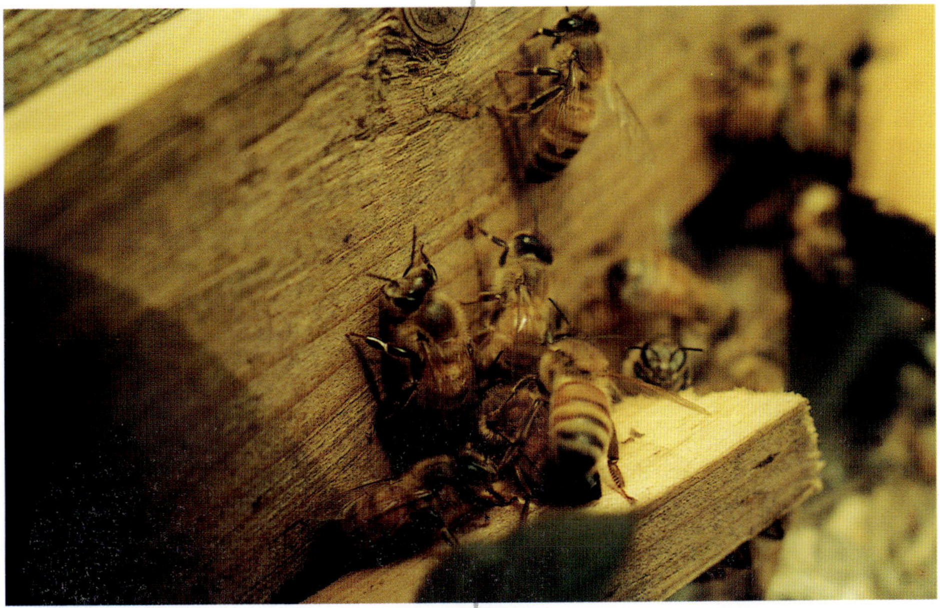

▲ 意大利蜂

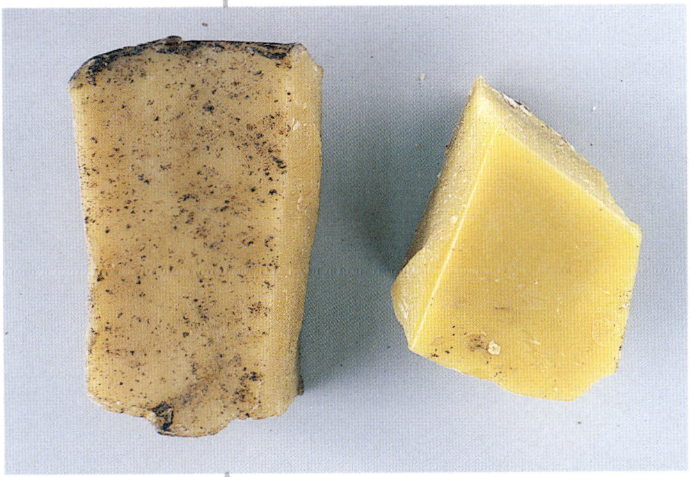

藥材蜂蠟 ▶

毒，殺蟲，止痛。用於齲齒牙痛，瘡瘍腫毒，乳癰，瘰癧，皮膚頑癬，鵝掌風。

〔**用法與用量**〕2.5～4.5g，煎服或燒存性研末服；外用適量，研末油調敷或煎水漱、洗患處。

Honeycomb is the honeycomb of *Polistes olivaceous* (Degeer), *Polistes japonicus* Saussure or *Parapolybia varia* Fabricius (Fam. Vespidae).

Action To dispel *wind*, to counteract toxicity, to kill parasites, and to relieve itching.

Indications Toothache due to caries; sores, ulcers, mastitis, scrofula; ringworm, tinea unguium.

Usage and doage 2.5～4.5g, to be decocted or scorched; for external use, appropriate quantity to be ground into powder and applied topically after mixing with oil or to be made into decoction for gargling and washing.

482 蜂蠟

Fengla

Beeswax

CERA FLAVA

本品為蜜蜂科昆蟲中華蜜蜂 Apis cerana Fabricius 或意大利蜂 Apis mellifera Linnaeus 分泌的蠟。

〔**原昆蟲**〕①中華蜜蜂：蜂王（雌蜂）體長 13～16mm，褐黑色，頭部心藏形，複眼小而分離，觸角鞭節為 11 節。足無採粉器。腹末端有螯刺。雄蜂體長 11～13mm，頭部近圓形，複眼大而接近，觸角鞭節為 12 節，無採粉器和螯刺。工蜂為發育不完全的雌蜂。體長 10～13mm，頭部三角形，觸角膝狀，有具剛毛的“花粉筐”。②意大利蜂：個體稍大，黃色。蜂王體長 16～17mm；腹部一般為金黃色至暗棕色，尾部黑色。雄蜂體長 14～16mm。工蜂體長 12～13mm，腹部前三節有三個黃色環，頭、胸和後腹部黑色。

〔**藥材性狀**〕本品為不規則團塊，大小不一。呈黃色、淡黃棕色或黃白色，不透明或微透明，表面光滑。體較輕，蠟質，斷面砂粒狀，用手搓捏能軟化。

〔**性味功能與主治**〕甘，微溫。收澀，斂瘡，生肌，止痛。外用於潰瘍不斂，臁瘡糜爛，創傷，燒、燙傷。

〔**用法與用量**〕外用適量，熔化敷患處；常作成藥賦型劑及油膏基質。

Beeswax is the wax secreted by *Apis cerana* Fabricius or *Apis mellifera* Linnaeus (Fam. Apidae).

Action To arrest discharges, promote healing of wounds and tissue regeneration, and alleviate pain.

Indications Ulcer difficulty to heal, wounds, burns and scalds.

Usage and dosage For external use, appropriate quantity to be melted and applied topically; often used as excipient and ground substanse of ointments.

483 蜂蜜

Fengmi

Honey

MEL

本品為蜜蜂科昆蟲中華蜜蜂 Apis cerana Fabricius 或意大利蜂 Apis mellifera Linnaeus 所釀的蜜。

〔原昆蟲〕 見 482 蜂蠟。

〔藥材性狀〕 本品為半透明、帶光澤、濃稠的液體，白色至淡黃色或橘黃色至黃褐色，放久或遇冷漸有白色顆粒狀結晶析出。氣芳香，味極甜。相對密度：本品如有結晶析出，可置於不超過60℃的水浴中，待結晶全部融化後，攪勻，冷至25℃，照相對密度測定法項下的韋氏比重秤法測定，相對密度應在1.349以上。

〔性味功能與主治〕 甘，平。補中，潤燥，止痛，解毒。用於脘腹虛痛，肺燥乾咳，腸燥便秘；外治瘡瘍不斂，水火燙傷。

〔用法與用量〕 15～30g。

Honey is a saccharine fluid deposited by *Apis cerana* Fabricus or *Apis mellifera* Linnaeus (Fam. Apidae).

Action To replenish the *spleen* and stomach, to relieve dryness, to alleviate pain, and to counteract toxicity.

Indications Epigastric pain alleviated after meal or by pressing; dry cough; constipation; external use for sores, scalds and burns.

Dosage 15～30g.

484 路路通

Lulutong

Beautiful Sweetgum Fruit

FRUCTUS LIQUIDAMBARIS

本品為金縷梅科植物楓香樹 Liquidambar formosana Hance 的乾燥成熟果子。

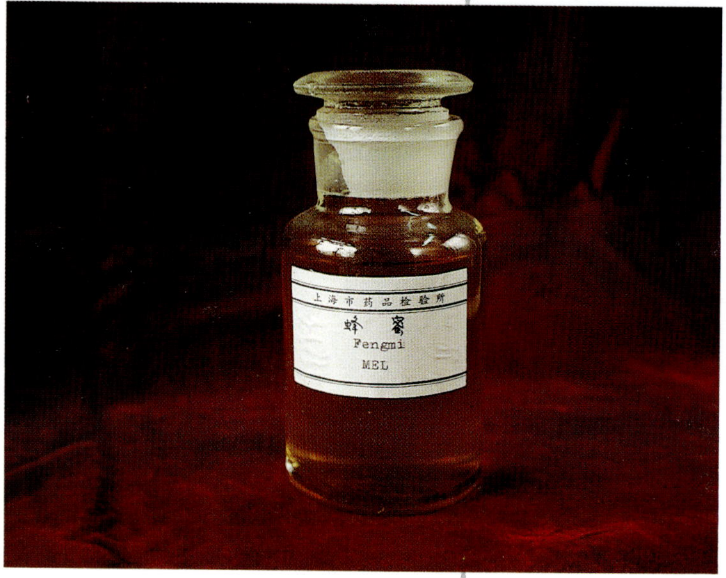

◀ 藥材蜂蜜

▼ 藥材路路通

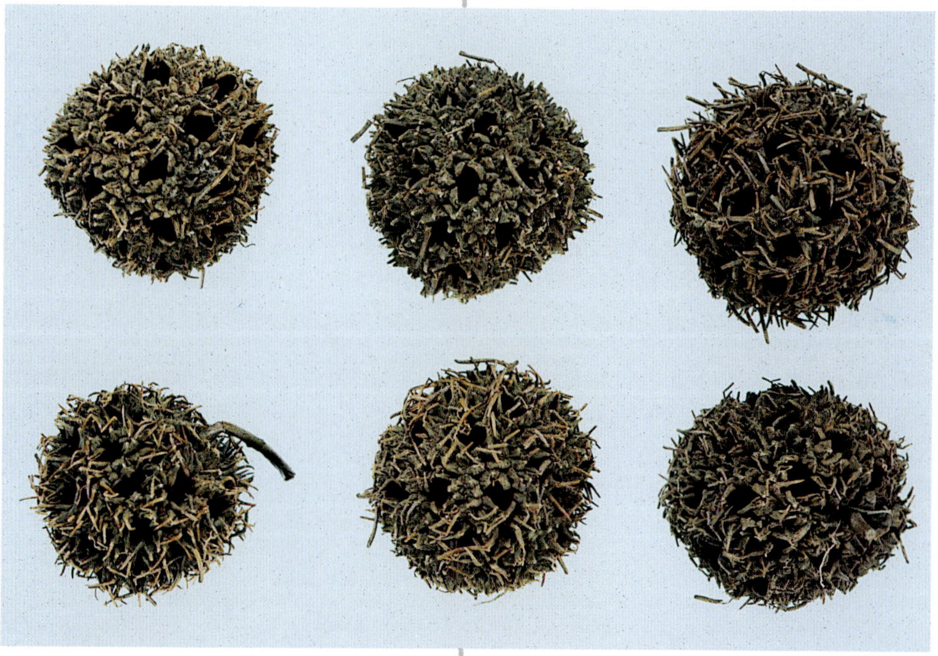

〔**原植物**〕見 265 楓香脂。

〔**藥材性狀**〕本品為聚花果，由多數小蒴果集合而成，呈球形，直徑 2～3cm。基部有總果梗。表面灰棕色或棕褐色，有多數尖刺及喙狀小鈍刺，長 0.5～1mm，常折斷，小蒴果頂部開裂，呈蜂窩狀小孔。體輕，質硬，不易破開。

〔**性味功能與主治**〕苦，平。祛風活絡，利水通經。用於關節痹痛，麻木拘攣，水腫脹滿，乳少經閉。

〔**用法與用量**〕4.5～9g。

Beautiful Sweetgum Fruit is the dried ripe infructescenes of *Liquidambar formosana* Hance (Fam. Hamaelidaceae).

Action To dispel *wind* and remove obstruction from the *collaterals*, to cause diuresis, and to stimulate menstrual discharge.

Indications Arthralgia with numbness and muscular contracture; edema; lack of lactation; amenorrhea.

Dosage 4.5～9g.

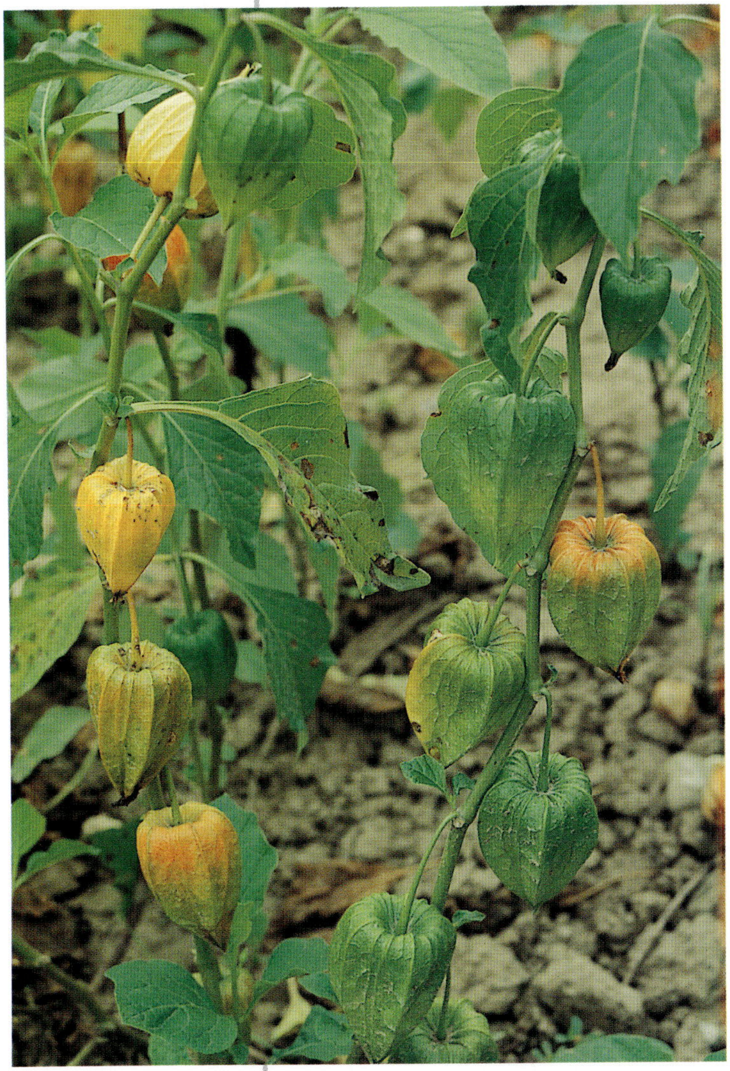

酸漿 ▶

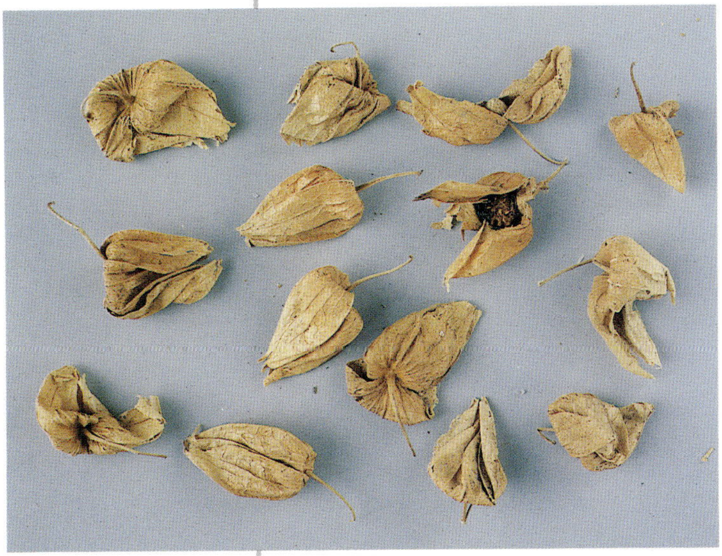

藥材錦燈籠 ▶

485 錦燈籠

Jindenglong

Franchet Groundcherry Fruit

CALYX SEU FRUCTUS PHYSALIS

本品為茄科植物酸漿 Physalis alkekengi L. var. franchetii (Mast.) Makino 的乾燥宿萼或帶果實的宿萼。

〔**原植物**〕一年生或多年生草本，高 20～100cm。莖直立，節稍膨大。葉互生，常 2 片生於一節，葉片長卵形，寬卵形或菱狀卵形，基部偏斜，全緣或淺波狀。花單生於葉腋，花萼鐘狀；花冠輻狀，白色略帶紫暈。漿果球形，橙紅色，被膨大呈燈籠狀的宿萼所包。

〔**藥材性狀**〕本品略呈燈籠狀，多壓扁，長 3～4.5cm，寬 2.5～4cm。表面橙紅色或橙黃色，有 5 條明顯的縱棱，棱間有網狀的細脈紋。頂端漸尖，微 5 裂，基部略平截，中心凹陷有果梗。體輕，質柔韌，中空，或內有棕紅色或橙紅色果實。果實球形，多壓扁，直徑 1～1.5cm，果皮皺縮，內含種子多數。

〔**性味功能與主治**〕苦，寒。清熱解毒，利咽，化痰，利尿。用於咽痛音啞，痰熱咳嗽，小便不利；外治天疱瘡，濕疹。

〔**用法與用量**〕4.5～9g；外用適量，搗敷患處。

Franchet Groundcherry Fruit is the dried persistent calyx or the persistent calyx with fruit of *Physalis alkekengi* L. var. *franchetii* (Mast.) Makino (Fam. Solanaceae).

Action To remove *toxic heat*, to soothe the sore throat, to resolve *phlegm*, and to relieve dysuria.

Indications Sore throat and hoarsenese of voice; cough with yellow sticky sputum; dysuria; external use for pemphigus and eczema.

Usage and dosage 4.5～9g; for external use, appropriate quantity to be pounded into paste and applied topically.

486 滿山紅

Manshanhong

Dahurian Rhododendron Leaf

FOLIUM RHODODENDRI DAURICI

本品為杜鵑花科植物興安杜鵑 Rhododendron dauricum L. 的乾燥葉。

〔**原植物**〕為半常綠灌木，高 1～2m，小枝有鱗片和柔毛。葉近革質，散生，橢圓形，上面深綠色，有疏鱗片，下面淡綠色，有密鱗片，彼此接觸成覆瓦狀。花序側生枝端，有花 1～2 朵。先花後葉，花冠寬漏斗狀，粉紅色。蒴果長圓形，有鱗片。

〔**藥材性狀**〕本品多反卷成筒狀，有的皺縮破碎。完整葉片展平後呈橢圓形或長倒卵形，長 2～7.5cm，寬 1～3cm；先端鈍，基部近圓形或寬楔形，全緣；上表面暗綠色至褐綠色，散生淺黃色腺鱗；下表面灰綠色，腺鱗甚多，葉柄長 3～10mm。近革質。

〔**性味功能與主治**〕辛、苦，溫。止咳，祛痰。用於急、慢性支氣管炎。

〔**用法與用量**〕水煎服，25～50g；用 40％乙醇浸服，6～12g。

Dahurian Rhododendron Leaf is the dried leaf of *Rhododendron dauricum* L. (Fam. Ericaceae).

Action Antitussive and expectorant.

Indications Acute and chronic bronchitis.

Dosage 25～50 g in aqueous decoction; 6～12 g macerated with 40％ ethanol.

487 滿山紅油

Manshanhongyou

Daurian Rhododendron Oil

OLEUM RHODODENDRI DAURICI

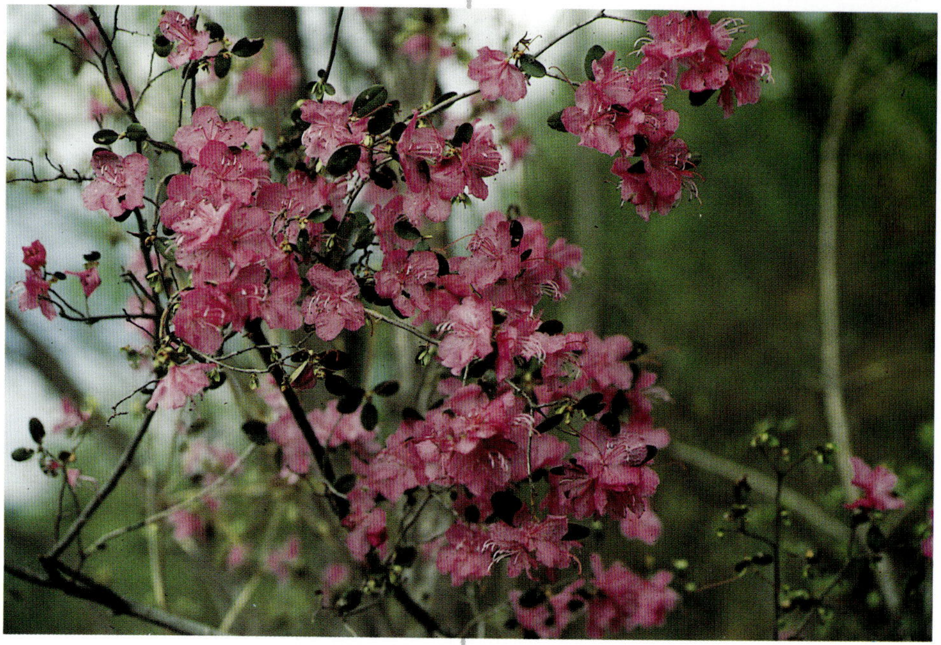

▲ 興安杜鵑

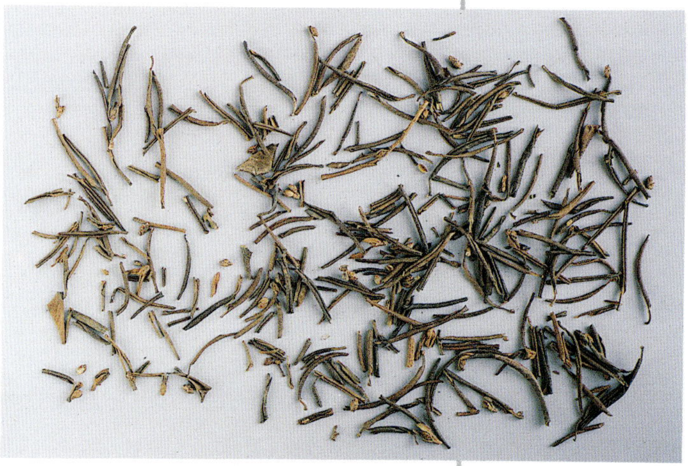

◀ 藥材滿山紅

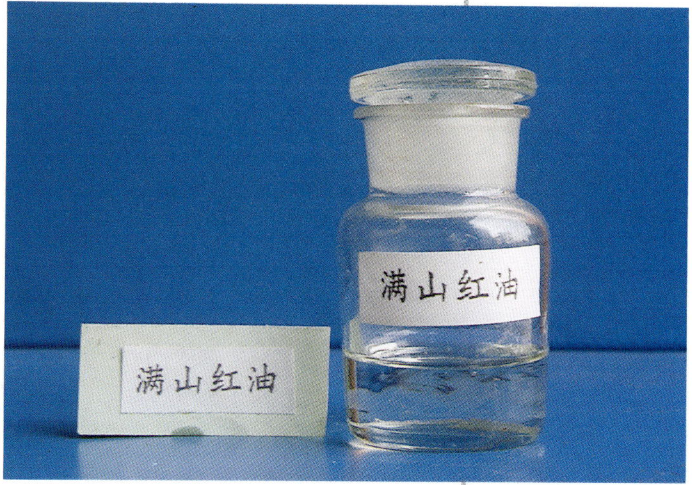

◀ 藥材滿山紅油

榧 ▼ ▶

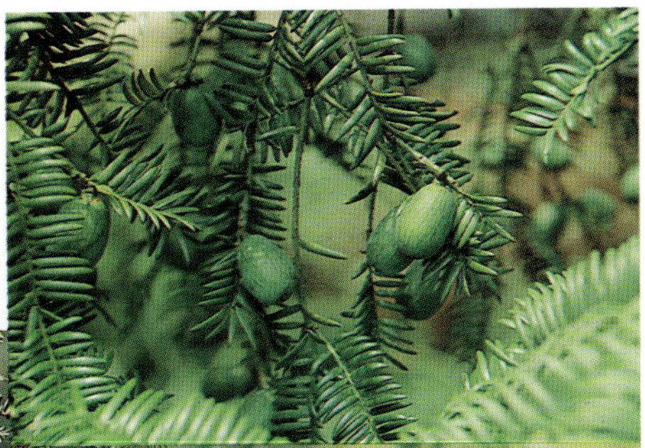

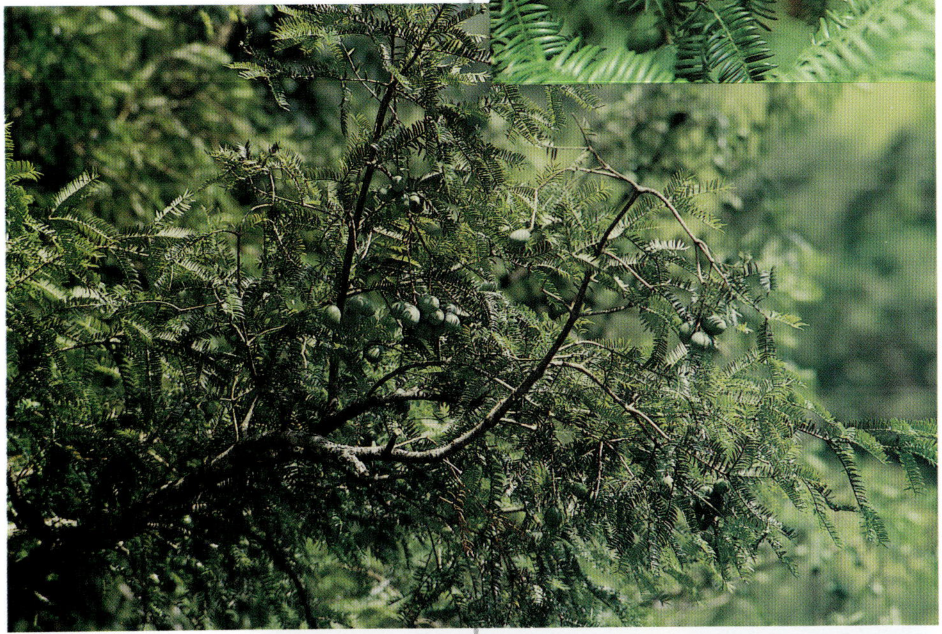

藥材榧子 ▶

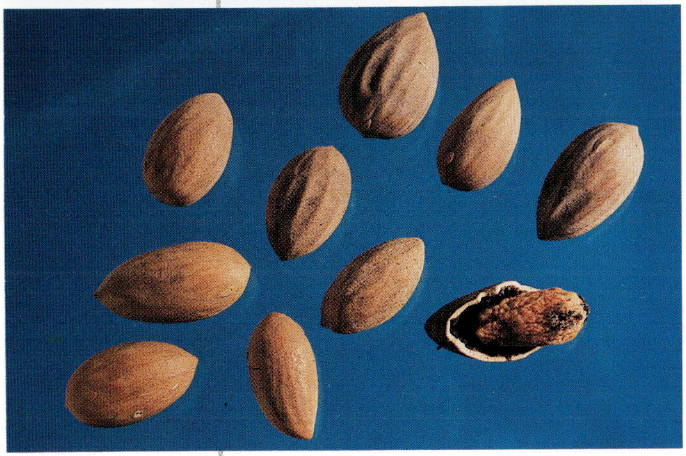

藥材檳榔 ▶

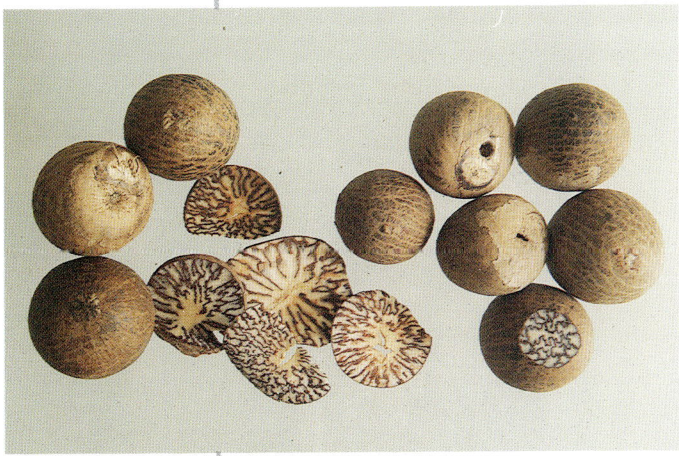

本品為杜鵑花科植物興安杜鵑 Rhododendron dauricum L. 的乾燥葉經水蒸氣蒸餾得到的揮發油。

〔**原植物**〕見 486 滿山紅。

〔**藥材性狀**〕本品為淡黃綠色至黃棕色的澄清液體；有強烈刺激性香氣，味清涼而辛辣。放冷至－10℃以下，即析出結晶。

本品能與甲醇、乙醇、丙酮、氯仿或乙醚任意混合，在水中微溶。

相對密度：應為 0.935～0.950。折光率：應為 1.500～1.520。

〔**功能與主治**〕止咳，祛痰。用於急、慢性支氣管炎。

〔**用法與用量**〕口服，一次 0.05～0.1g，一日 2～3 次。

Daurian Rhododendron Oil is the volatile oil obtained by steam distillation from the dried leaf of *Rhododendron dauricum* L. (Fam. Ericaceae).

Action Antitussive and expectorant.

Indications Acute and chronic bronchitis.

Dosage 0.05～0.1g, two or three times a day.

488 榧子

Feizi

Grand Torreya Seed

SEMEN TORREYAE

本品為紅豆杉科植物榧 Torreya grandis Fort. 的乾燥成熟種子。

〔**原植物**〕常綠喬木；小枝近對生或近輪生。葉螺旋狀着生，2 列，條形，先端急尖，有刺狀短尖，上面微凸，下面有兩條與中脈近等寬的窄氣孔帶。雌雄異株；雄球花單生於葉腋；雌球花成對生於葉腋。種子橢圓形，倒卵形或卵圓形，假種皮淡紫紅色。

〔**藥材性狀**〕本品呈卵圓形或長卵圓形，長 2～3.5cm，直徑 1.3～2cm。表面灰黃色或淡黃棕色，有縱皺紋，一端鈍圓，可見橢圓形的種臍，另端稍尖。種皮質硬，厚約 1mm。種仁表面皺縮，外胚乳灰褐色，膜質；內胚乳黃白色，肥大，富油性。

〔**性味功能與主治**〕甘，平。殺蟲消積，潤燥通便。用於鉤蟲、蛔蟲、縧蟲病，蟲積腹痛，小兒疳積，大便秘結。

〔**用法與用量**〕9～15g。

Grand Torreya Seed is the dried ripe seed of *Torreya grandis* Fort. (Fam. Taxaceae).
Action To kill worms and to relax bowels.
Indications Ankylostomiasis, ascariasis, taeniasis; abdominal pain and malnutrition caused by intestinal parasitosis in children; constipations.
Dosage 9～15g.

489 檳榔
Binglang
Areca Seed
SEMEN ARECAE

本品為棕櫚科植物檳榔 Areca catechu L. 的乾燥成熟種子。
〔**原植物**〕見 028 大腹皮。
〔**藥材性狀**〕本品呈扁球形或圓錐形，高 1.5～3.5cm，底部直徑 1.5～3cm。表面淡黃棕色或淡紅棕色，具稍凹下的網狀溝紋，底部中心有圓形凹陷的珠孔，其旁有 1 明顯疤痕狀種臍。質堅硬，不易破碎，斷面可見棕色種皮與白色胚乳相間的大理石樣花紋。
〔**橫切面**〕見圖。
〔**性味功能與主治**〕苦、辛，溫。殺蟲消積，降氣，行水，截瘧。用於絛蟲、蛔蟲、薑片蟲病，蟲積腹痛，積滯瀉痢，裹急後重，水腫腳氣，瘧疾。
〔**用法與用量**〕3～9g；驅絛蟲、薑片蟲 30～60g。

Areca Seed is the dried ripe seed of *Areca catechu* L. (Fam. Palmae).
Action To kill worms, to remove undigested food, to promote the flow of *qi*, and to stop malarial attacks.
Indications Taeniasis, ascariasis, fasciolopsiasis; abdominal pain due to intestinal parasitosis; diarrhea and tenesmus due to accumulation of undigested food; edema and weakness of the legs; malaria.
Dosage 3～9g; for the treatment of taeniasis and fasciolopsiasis, 30～60g.

490 焦檳榔
Jiaobinglang
Areca Seed (charred)
SEMEN ARECAE PREPARETA

本品為檳榔的炮製加工品。

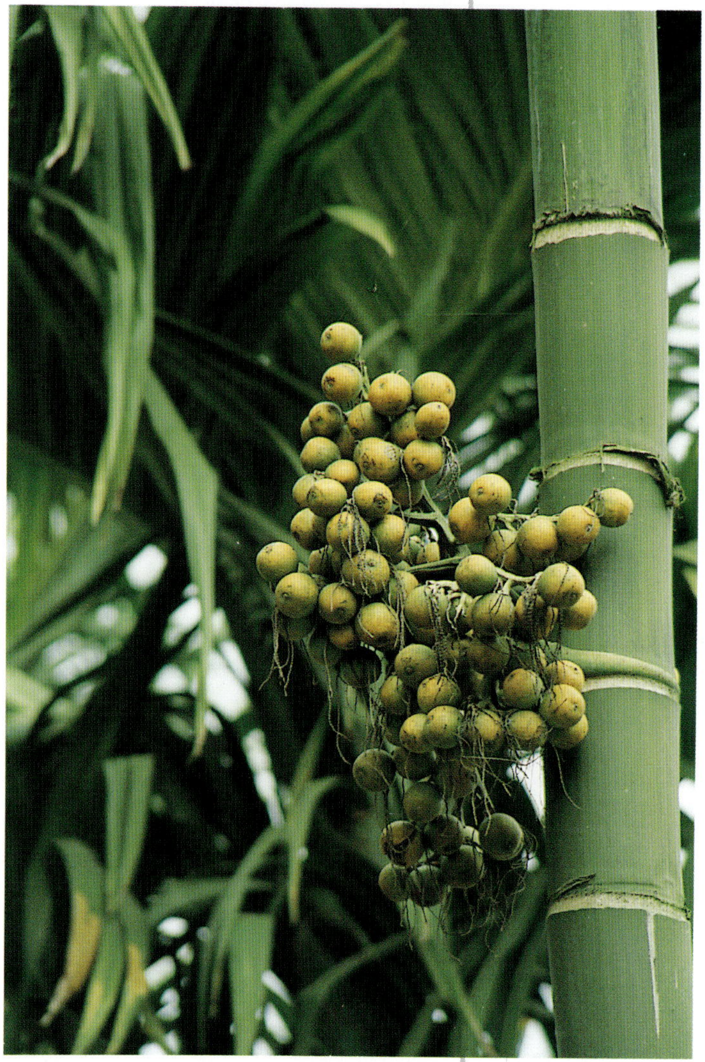
◀ 檳榔

▼ 藥材檳榔橫切面
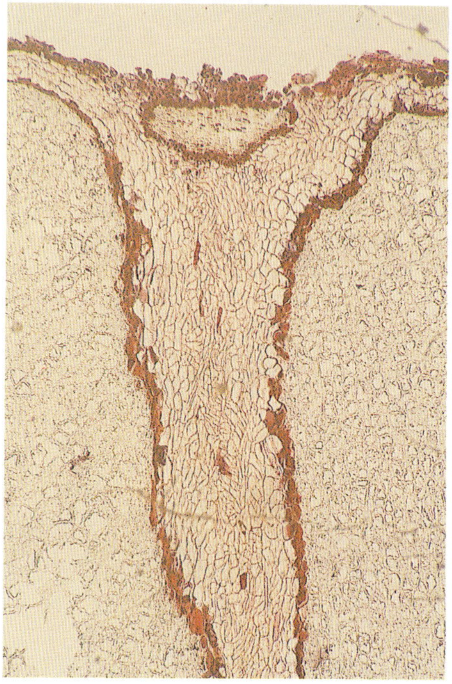

▼藥材檳榔橫切面(上：外胚乳下：內胚乳)
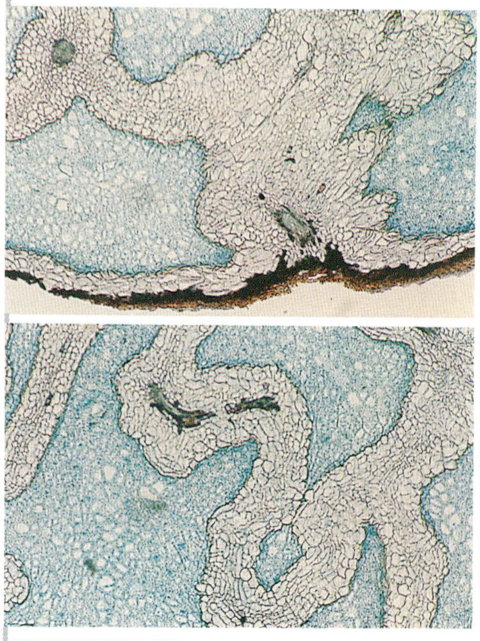

藥材焦檳榔 ▶

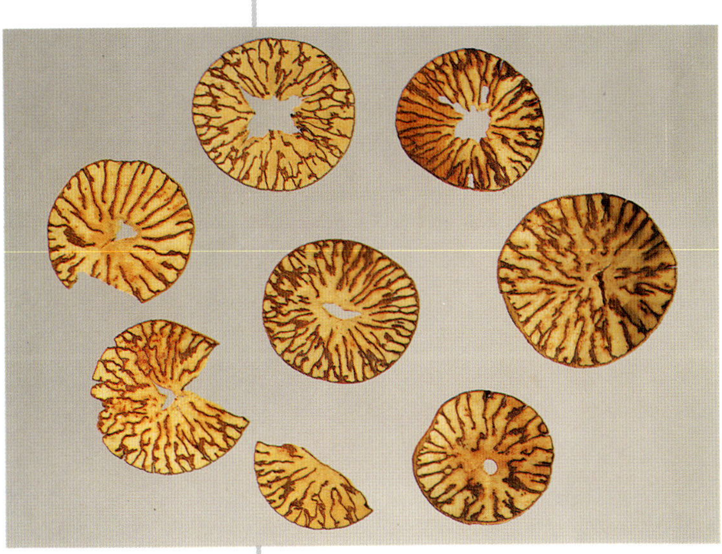

▼ 酸棗

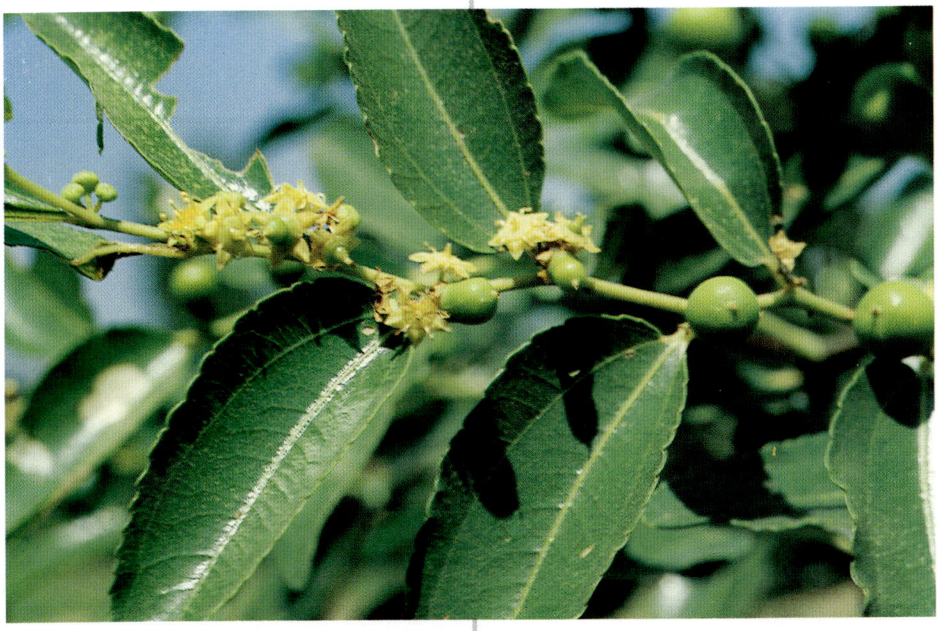

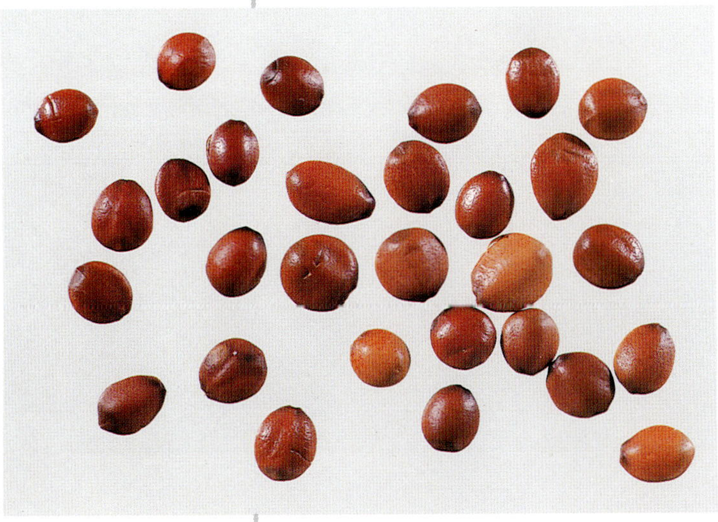

藥材酸棗仁 ▶

〔**藥材性狀**〕本品呈類圓形薄片，直徑1.5～3cm，厚1～2mm。表面焦黃色，可見大理石樣花紋。質脆，易碎。

〔**性味功能與主治**〕苦、辛、溫。消食導滯。用於積食不消，瀉痢後重。

〔**用法與用量**〕3～9g。

Areca Seed (charred) is the processed Semen Arecae.

Action To promote digestion.

Indications Indigestion, diarrhea with tenesmus.

Dosage 3～9g.

491 酸棗仁

Suanzaoren

Spine Date Seed

SEMEN ZIZIPHI SPINOSAE

本品為鼠李科植物酸棗 Ziziphus jujuba Mill. var. spinosa (Bunge) Hu ex H. F. Chou 的乾燥成熟種子。

〔**原植物**〕常為灌木，枝直立，具刺。葉互生，卵形或卵狀橢圓形，下面無毛或近無毛，托葉常為針刺狀。聚傘花序腋生，花小，黃綠色，兩性，萼片5，卵狀三角形，花瓣5，雄蕊5，花盤10淺裂。核果小，近球形或廣卵形，果肉薄，有酸味，核兩端鈍。

〔**藥材性狀**〕本品呈扁圓形或扁橢圓形，長5～9mm，寬5～7mm，厚約3mm。表面紫紅色或紫褐色，平滑有光澤，有的有裂紋。一面較平坦，中間有1條隆起的縱綫紋；另一面稍凸起。一端凹陷，可見綫形種臍；另端有細小凸起的合點。種皮較脆，胚乳白色，子葉2，淺黃色，富油性。氣微，味淡。

〔**性味功能與主治**〕甘、酸，平。補肝，寧心，斂汗，生津。用於虛煩不眠，驚悸多夢，體虛多汗，津傷口渴。

〔**用法與用量**〕9～15g。

Spine Date Seed is the dried ripe seed of Ziziphus *jujuba* Mill. Var. *spinosa* (Bunge) Hu ex H. F. Chou (Fam. Rhamnaceae).

Action To replenish the *liver*, to cause tranquilizations, to arrest excessive perspiration, and to promote the production of body fluid.

Indications Insomnia, dream-disturbed sleep; excessive sweating due to debility; thirst due to consumption of body fluid.

Dosage 9～15g.

492 蔓荊子

Manjingzi

Shrub Chastetree Fruit

FRUCTUS VITICIS

本品為馬鞭草科植物單葉蔓荊 Vitex-trifolia L. var. simplicifolia Cham. 或蔓荊 Vitex trifolia L. 的乾燥成熟果實。

〔**原植物**〕①單葉蔓荊：落葉灌木或小喬木，幼枝方形，密生細柔毛；老枝漸變圓，毛亦脫落。單葉對生，葉卵形至倒卵形，上面綠色，下面白色。圓錐花序窄長，頂生，花萼鐘狀，綠白色；花冠二唇形，淡紫色。漿果球形，為宿萼所包圍。②蔓荊：葉為三出複葉，由 3 小葉組成，小葉片倒卵形和倒披針形。聚傘圓錐花序較短，花較小，長 1cm 以下。

〔**藥材性狀**〕本品呈球形，直徑 4～6mm。表面灰黑色或黑褐色，被灰白色粉霜狀茸毛，有縱向淺溝 4 條，頂端微凹，基部有灰白色宿萼及短果梗。萼長為果實的 1/3～2/3，5 齒裂，其中 2 裂較深，密被茸毛。體輕，質堅韌，不易破碎。橫切面可見 4 室，每室有種子 1 枚。

〔**性味功能與主治**〕辛、苦，微寒。疏散風熱，清利頭目。用於風熱感冒頭痛，齒齦腫痛，目赤多淚，目暗不明，頭暈目眩。

〔**用法與用量**〕4.5～9g。

Shrub Chastetree Fruit is the dried ripe fruit of *Vitex trifolia* L. var. *simplicifolia* Cham. or *Vitex trifolia* L. (Fam. Verbenaceae).

Action To dispel *wind-heat* from the head and eyes.

Indications Headache in upper respiratory infection; painful swelling of the gums; inflammation of the eye with lacrimation, blurring of vision and dizziness.

Dosage 4.5～9g.

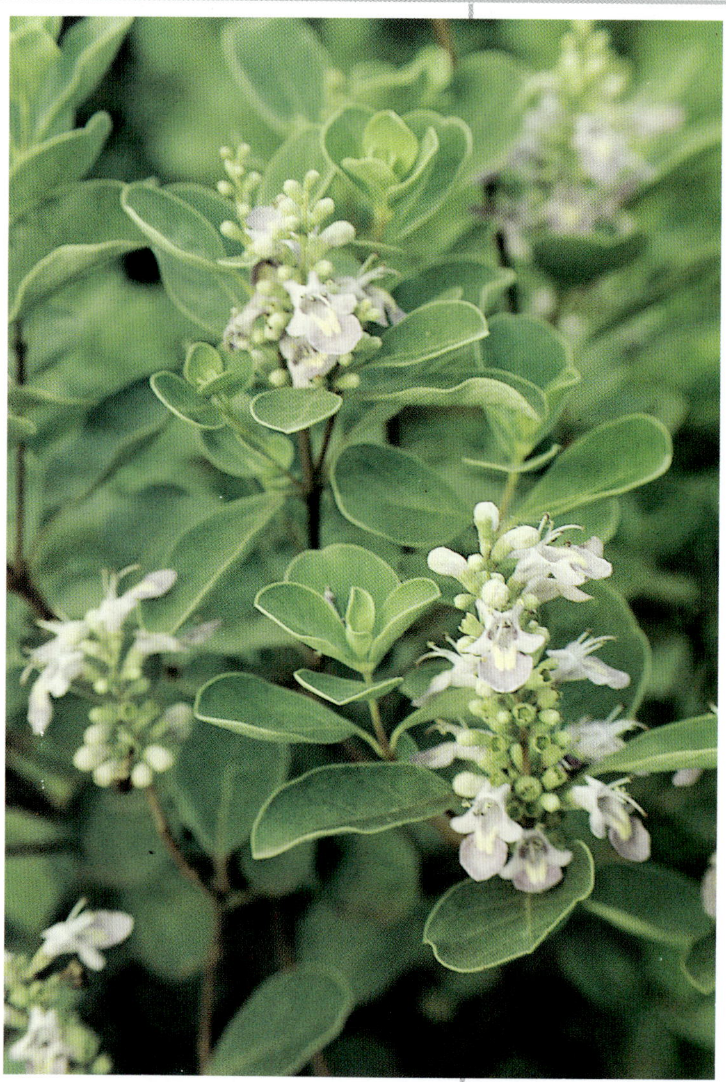

◀ 單葉蔓荊

▼ 蔓荊

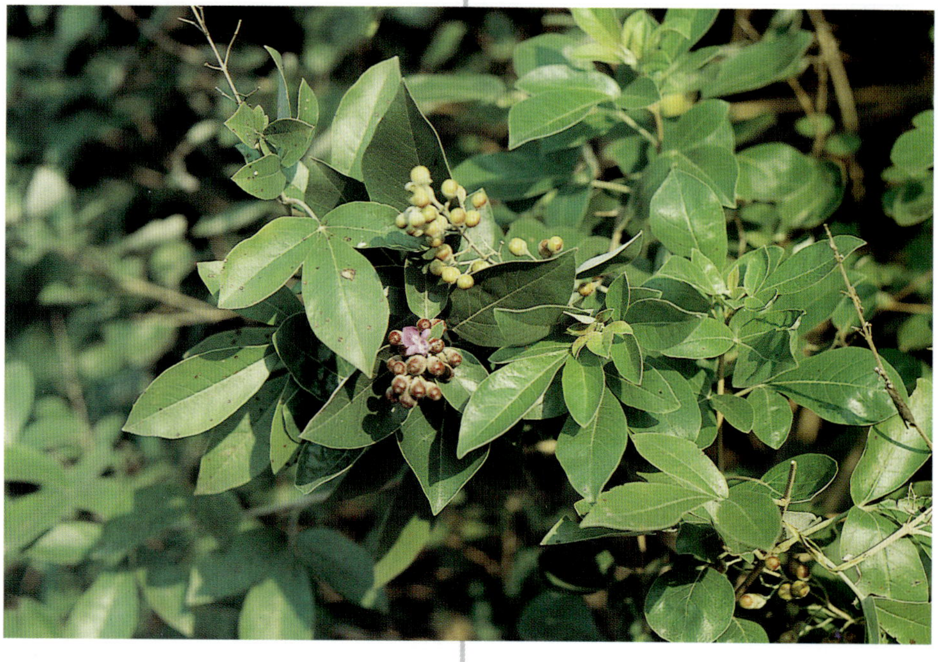

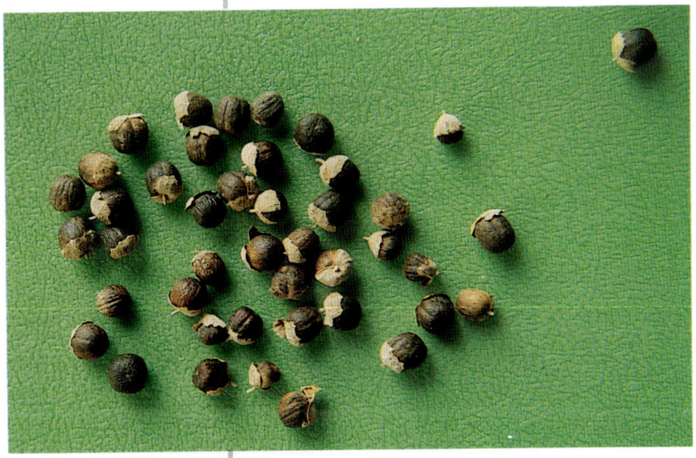

藥材蔓荆子 ▶

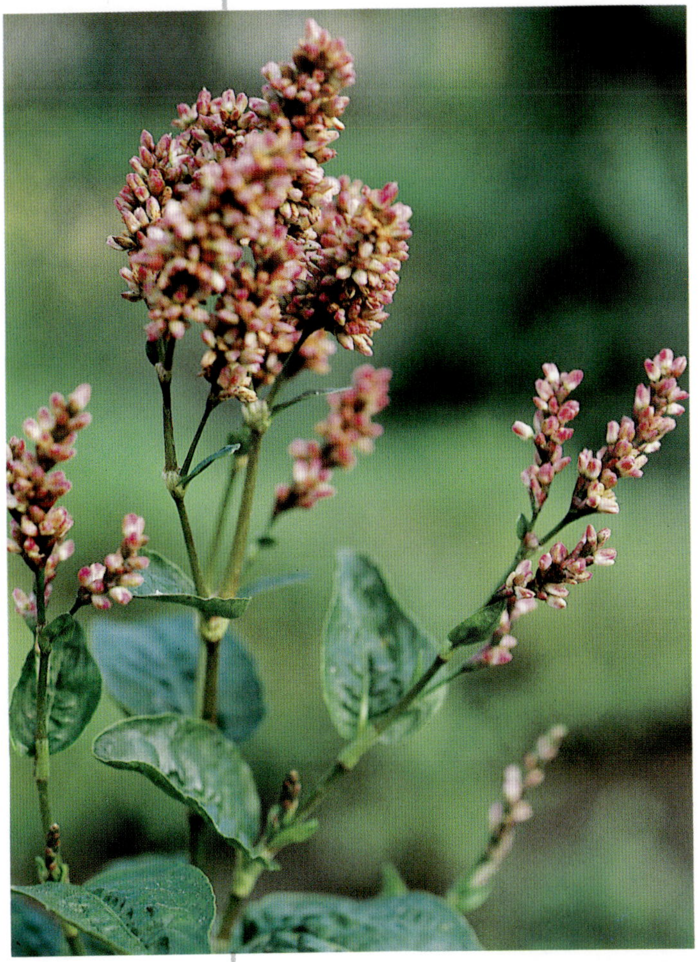

蓼藍 ▶

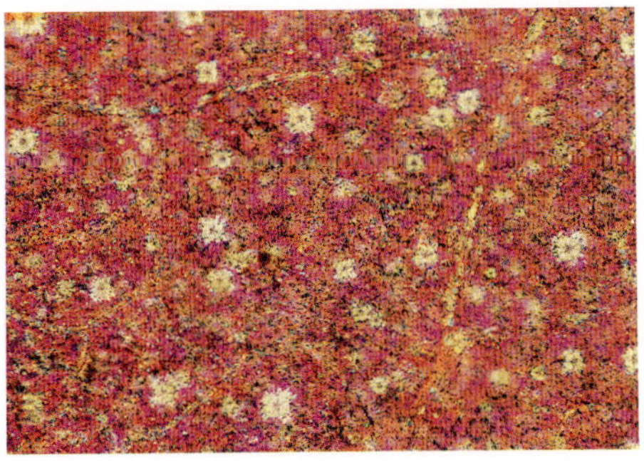

藥材蓼大青葉表面觀示偏光下的草酸鈣結晶 ▶

493 蓼大青葉

Liaodaqingye

Indigoplant Leaf

FOLIUM POLYGONI TINCTORII

本品為蓼科植物蓼藍 Polygonum tinctorium Ait. 的乾燥葉。

〔**原植物**〕一年生草本，莖直立，有分枝。葉互生，具柄；葉片卵形或寬橢圓形，先端圓鈍，全緣，沿葉脈有短毛，灰綠色，乾後變暗藍色。托葉鞘膜質，圓筒狀，有長睫毛。花序穗狀，頂生或腋生；苞片膜質；花淡紅色，密集；花被 5 深裂，雄蕊 6～8，花柱 3。瘦果卵形，有 3 棱，褐色，包於宿存的花被內。

〔**藥材性狀**〕本品多皺縮、破碎，完整者展平後呈橢圓形，長 3～8cm，寬 2～5cm。藍綠色或黑藍色，先端鈍，基部漸狹，全緣。葉脈淺黃棕色，於下表面略突起。葉柄扁平，偶帶膜質托葉鞘。質脆。

〔**葉表面觀**〕見圖。

〔**性味功能與主治**〕苦，寒。清熱解毒，涼血消斑。用於溫病發熱，發斑發疹，肺熱喘咳，喉痹，痄腮，丹毒，癰腫。

〔**用法與用量**〕9～15g；外用鮮品適量，搗爛敷患處。

Indigoplant Leaf is the dried leaf of *Polygonum tinctorium* Ait. (Fam. Polygonaceae).

Action To remove *toxic heat*, and to cause subsidence of eruptions by reducing *heat* in blood.

Indications Fever and eruptions in epidemic diseases; cough and asthma due to *heat in the lung*; inflammation of the throat, mumps, erysipelas, carbuncle.

Usage and dosage 9～15g; for external use, appropriate quantity of the fresh leaves to be pounded into paste and applied topically.

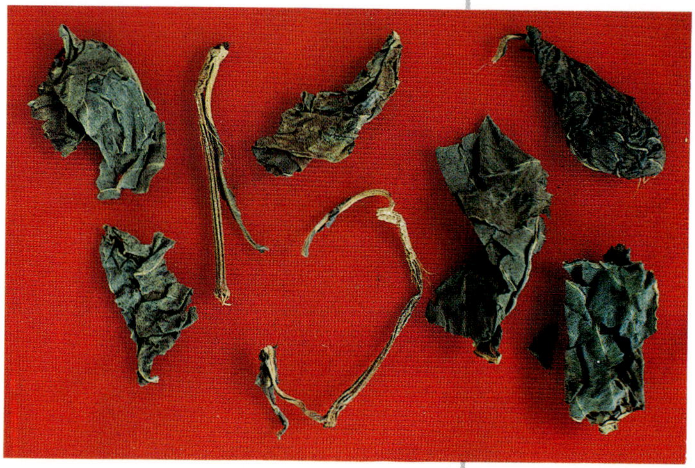

◀ 藥材蓼大青葉

▼ 藥材蓼大青葉表面觀示（表皮、氣孔、腺毛、非腺毛及藍黑色色素顆粒）

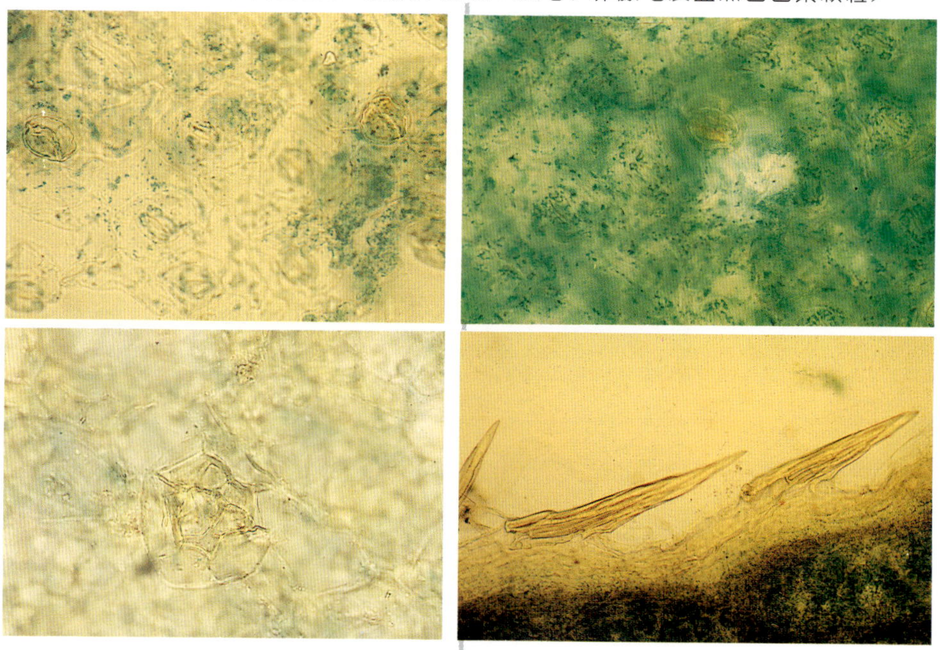

494 磁石

Cishi

Magnetite

MAGNETITUM

本品為氧化物類礦物尖晶石族磁鐵礦，主含四氧化三鐵（Fe_3O_4）。

〔**原礦物**〕等軸晶係。晶體常為八面體，少數為棱形十二面體，晶面上常有平行條紋，通常為柱狀或致密塊狀。鐵黑色，有時帶淺藍靛色。斷口呈貝殼狀或參差狀。

〔**藥材性狀**〕本品為塊狀集合體，呈不規則塊狀，或略帶方形，多具棱角。灰黑色或棕褐色，條痕黑色，具金屬光澤。體重，質堅硬。斷面不整齊。具磁性。

〔**性味功能與主治**〕鹹，寒。平肝潛陽，聰耳明目，鎮驚安神，納氣平喘。用於頭暈目眩，視物昏花，耳鳴耳聾，驚悸失眠，腎虛氣喘。

〔**用法與用量**〕9～30g，先煎。

Magnetite is a mineral of oxide of Spinel group, containing mainly of ferriferrous oxide (Fe_3O_4).

Action To subdue hyperactivity of the *liver*, to improve hearing and eyesight, to calm the nerves, and to alleviate dyspnea.

Indications Dizziness, blurring of vision, tinnitus, impairment of hearing, palpitation, insomnia, dyspnea due to diminished function of the *kidney*.

Usage and dosage 9～30g, to be decocted before other ingredients.

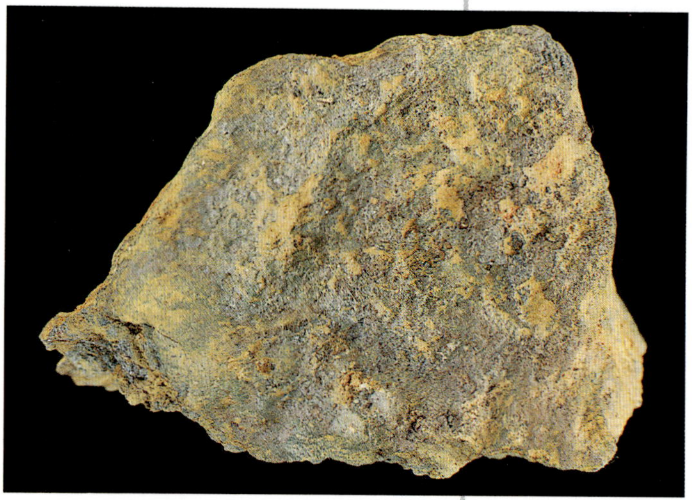

◀ 藥材磁石

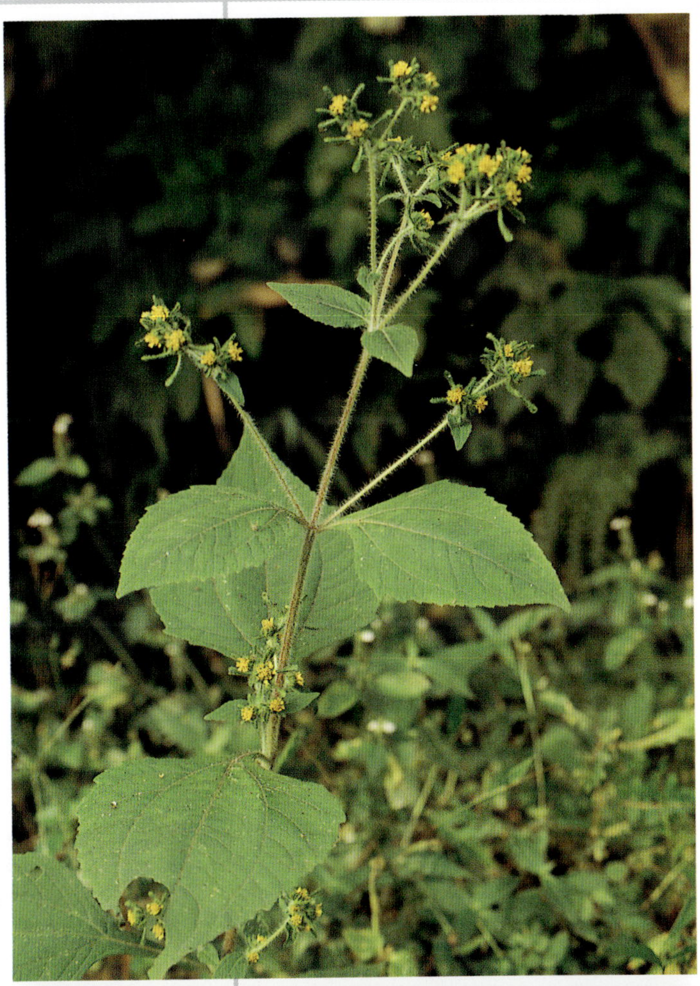

腺梗豨薟 ▶

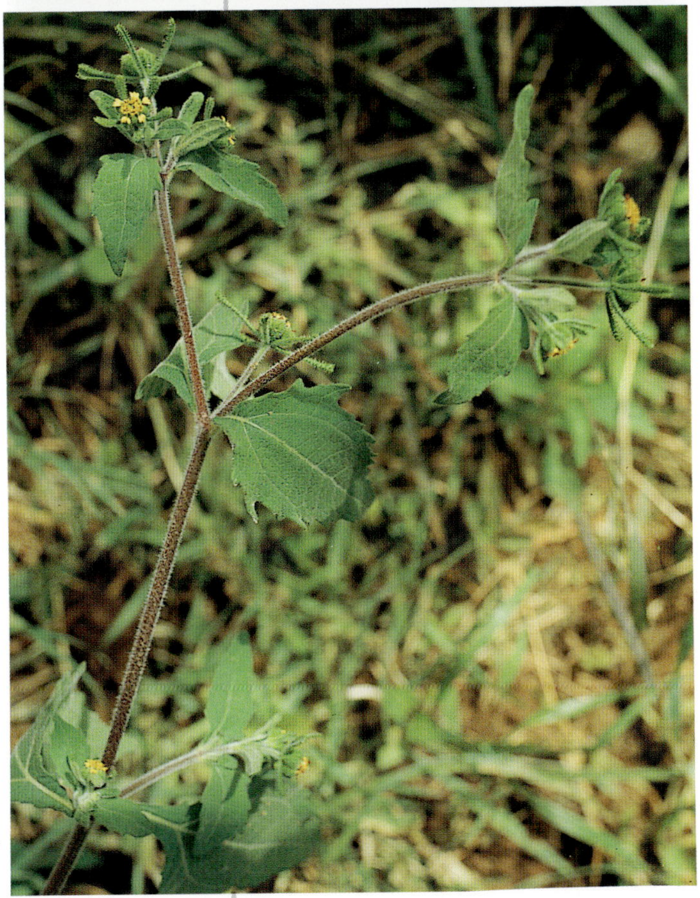

豨薟 ▶

495 豨薟草

Xixiancao

Siegesbeckia Herb

HERBA SIEGESBECKIAE

本品為菊科植物豨薟 Siegesbeckia orientalis L.、腺梗豨薟 Siegesbeckia pubescens Makino 或毛梗豨薟 Siegesbeckia glabrescens Makino 的乾燥地上部分。

〔**原植物**〕①豨薟：一年生草本，被白色短柔毛。葉對生，莖中部葉闊卵狀三角形至披針形，先端尖，基部楔形，下延成翼柄，邊緣有不規則的鋸齒，主脈3出，兩面被毛，下面有腺點。頭狀花序多數在莖頂排成圓錐狀，總苞片2列，均有腺毛，有黏手感；花雜性，黃色，邊花舌狀，中央兩性花管狀。瘦果具4棱，無冠毛。②腺梗豨薟：莖常帶紫色，全株密被灰白色長柔毛和紫褐色腺毛，分泌黏液，葉寬卵形或卵狀三角形，通常上部葉逐漸變小，成長橢圓狀披針形。③毛梗豨薟：花梗和莖上部疏生平伏灰白色短柔毛，葉片和瘦果較小。

〔**藥材性狀**〕本品莖略呈方柱形，多分枝，長30～110cm，直徑0.3～1cm；表面灰綠色、黃棕色或紫棕色，有縱溝及細縱紋，被灰色柔毛；節明顯，略膨大；斷面黃白色或帶綠色，髓部寬廣，類白色，中空。葉對生，葉片多皺縮、卷曲，展平後呈卵圓形，灰綠色，邊緣有鈍鋸齒，兩面皆有白色柔毛，主脈3出。有的可見黃色頭狀花序，總苞片匙形。

〔**性味功能與主治**〕辛、苦，寒。祛風濕，利關節，解毒。用於風濕痹痛，筋骨無力，腰膝酸軟，四肢麻痹，半身不遂，風疹濕瘡。

〔**用法與用量**〕9～12g。

Siegesbeckia Herb is the dried aerial part of *Siegesbeckia orientalis* L., *Siegesbeckia pubescens* Makino or *Siegesbeckia glabrescens* Makino (Fam. Compositae).

Action To relieve rheumatic conditions, to improve the motility of joints, and to counteract toxicity.

Indications Rheumatic arthralgia with aching and weakness of the loins and knees, and numbness of the limbs; hemiplegia; rubella, sores with exudation.

Dosage 9～12g.

496 蟬蛻

Chantui

Cicada Slough

PERIOSTRACUM CICADAE

本品為蟬科昆蟲黑蚱 Cryptotympana pustulata Fabricius 的若蟲羽化時脫落的皮殼。

〔**原昆蟲**〕全體有光澤，黑色，被有金黃色的細毛。複眼 1 對，大形，兩複眼間有單眼 3 只。觸角 1 對。口器發達，上唇寬短，下唇延長成管狀，長可達到第 3 對足的基部。足 3 對。翅 2 對，膜質，黑褐色。

〔**藥材性狀**〕本品略呈橢圓形而彎曲，長約 3.5cm，寬約 2cm。表面黃棕色，半透明，有光澤。頭部有絲狀觸角 1 對，多已斷落，複眼突出。額部先端突出，口吻發達，上唇寬短，下唇伸長成管狀。胸部背面呈十字形裂開，裂口向內卷曲，脊背兩旁具小翅 2 對；腹面有足 3 對，被黃棕色細毛。腹部鈍圓，共 9 節。體輕，中空，易碎。

〔**性味功能與主治**〕甘，寒，散風除熱，利咽，透疹，退翳，解痙。用於風熱感冒，咽痛，音啞，麻疹不透，風疹瘙癢，目赤翳障，驚風抽搐，破傷風。

〔**用法與用量**〕3～6g。

Cicada Slough is the slough of *Cryptotympana pustulata* Fabricius (Fam. Cicadidae) dropped off the nymph during emergence.

Action To dispel *wind-heat*, to soothe sore throat, to promote eruption, to clear the eye of corneal opacity, and to arrest spasm.

Indications Upper respiratory infection with sore throat, hoarseness of voice; measles with inadequate eruption; urticaria with itching; inflammation of the eye with formation of corneal opacity; convulsion, tetanus.

Dosage 3～6g.

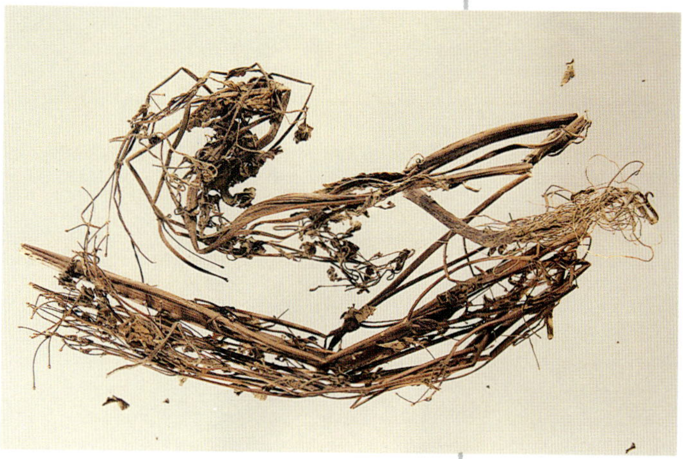

◀ 藥材豨薟草

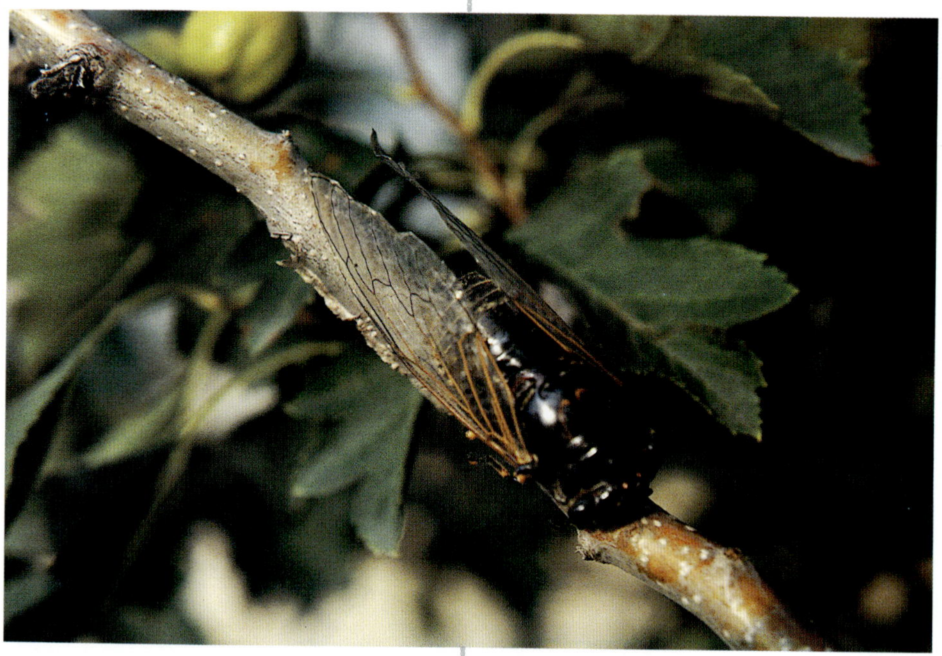

▲ 黑蚱

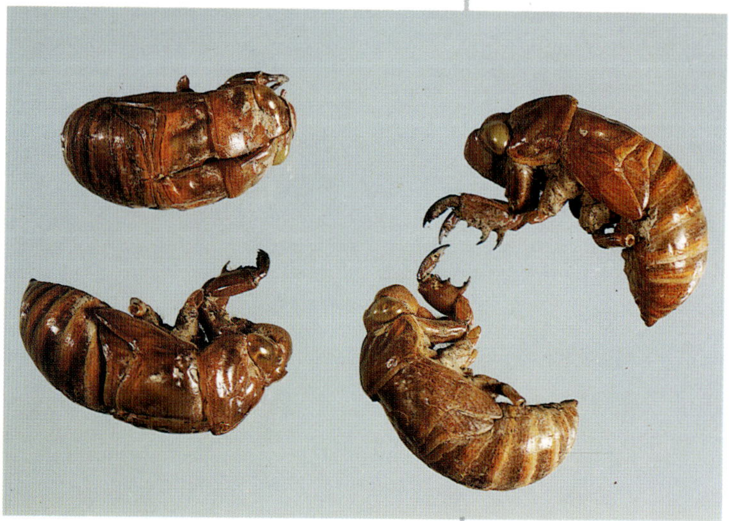

◀ 藥材蟬蛻

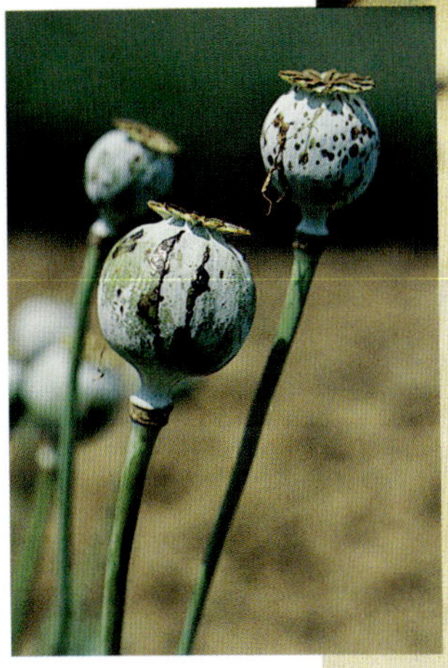

罌粟 ▲ ▶

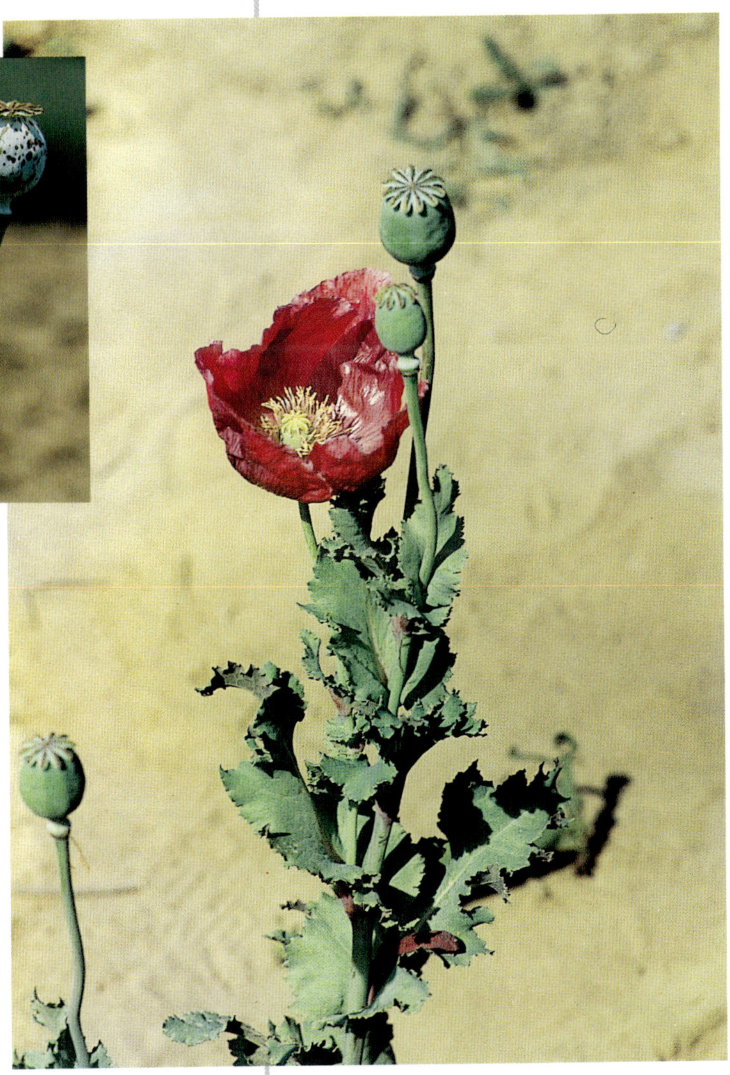

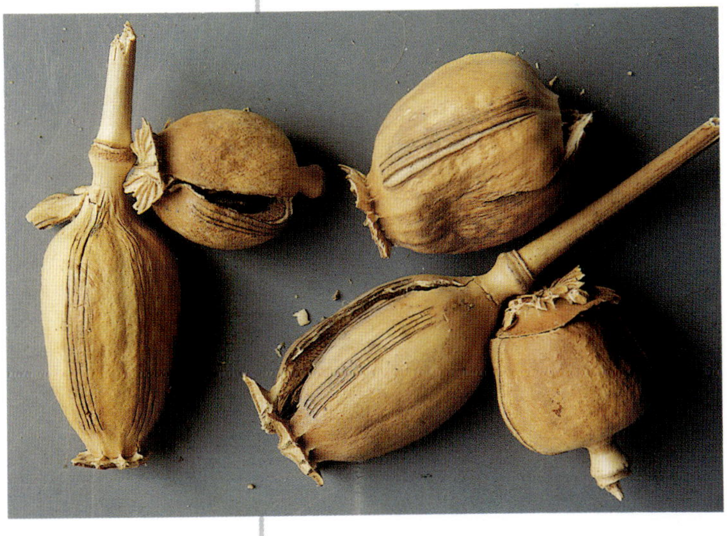

藥材罌粟殼 ▶

497 罌粟殼

Yingsuqiao

Poppy Capsule

PERICARPIUM PAPAVERIS

本品為罌粟科植物罌粟 Papaver, somniferum L. 的乾燥成熟果殼。

〔**原植物**〕一年生或二年生草本，全株光滑無毛。莖直立。葉互生，下部葉有短柄，葉片長卵形或狹長橢圓形，兩面均被白粉成灰綠色。花單一頂生，具長梗。萼片 2，早落；花瓣 4，白色，粉紅色或紫紅色，雄蕊多數。蒴果卵狀球形或長橢圓形，孔裂。種子多數，略呈腎形。

〔**藥材性狀**〕本品呈橢圓形或瓶狀卵形，多已破碎成片狀，直徑 1.5～5cm，長 3～7cm。外表面黃白色、淺棕色至淡紫色，平滑，略有光澤，有縱向或横向的割痕。頂端有 6～14 條放射狀排列呈圓盤狀的殘留柱頭；基部有短柄。體輕，質脆。内表面淡黃色，微有光澤。有縱向排列的假隔膜，棕黃色，上面密布略突起的棕褐色小點。

〔**性味功能與主治**〕酸、澀，平；有毒。斂肺、澀腸、止痛。用於久咳、久瀉，脫肛，脘腹疼痛。

〔**用法與用量**〕3～6g。

〔**注意**〕本品易成癮，不宜常服。

Poppy Capsule is the dried pericarp of ripe fruit of *Papaver somniferum* L. (Fam. Papaveraceae).

Action To relieve cough, to arrest diarrhea, and to alleviate pain.

Indications Chronic cough; chronic diarrhea with prolapse of the rectum; epigastric and abdominal pain.

Dosage 3～6g.

Precaution Long-term administration is prohibited for prevention of addiction.

498 漏蘆

Loulu

Uniflower Swisscentaury Root

RADIX RHAPONTICI

本品為菊科植物祁州漏蘆 Rhaponticum uniflorum（L.）DC. 的乾燥根。

〔**原植物**〕多年生草本。主根圓柱形。莖直立，單生或數個同生一根上，具白色綿毛或短毛。葉羽狀深裂至淺裂，裂片長圓形，頭狀花序單生莖頂，總苞寬鐘狀，多層，外層卵形；中層附片寬，成掌狀分裂；內層披針形。花冠淡紫色。瘦果倒圓錐形。

〔**藥材性狀**〕本品呈圓錐形或破裂成片塊狀，多扭曲，長短不一，直徑 1～2cm。表面灰褐色或暗棕色，粗糙，具縱溝及菱形的網狀裂隙。外皮易剝落。根頭部膨大，有殘莖及鱗片狀葉基，頂端有灰白色絨毛。體輕，質脆，易折斷，斷面不整齊，灰黃色，有裂隙，中心灰黑色或棕黑色。

〔**性味功能與主治**〕苦，寒。清熱解毒，消癰，下乳，舒筋通脈。用於乳癰腫痛，癰疽發背，瘰癧瘡毒，乳汁不通，濕痹拘攣。

〔**用法與用量**〕4.5～9g。

〔**注意**〕孕婦慎用。

Uniflower Swisscentaury Root is the dried root of Rhaponticum uniflorum（L.）DC (Fam. Compositae).

Action To remove *toxic heat* for treating subcutaneous infections, to promote lactation, and to relieve muscular contracture.

Indications Mastitis with swelling and pain, carbuncle, scrofula and ulcers; galactostasis; arthritis with ankylosis.

Dosage 4.5～9g.

Precaution Used with caution in pregnancy.

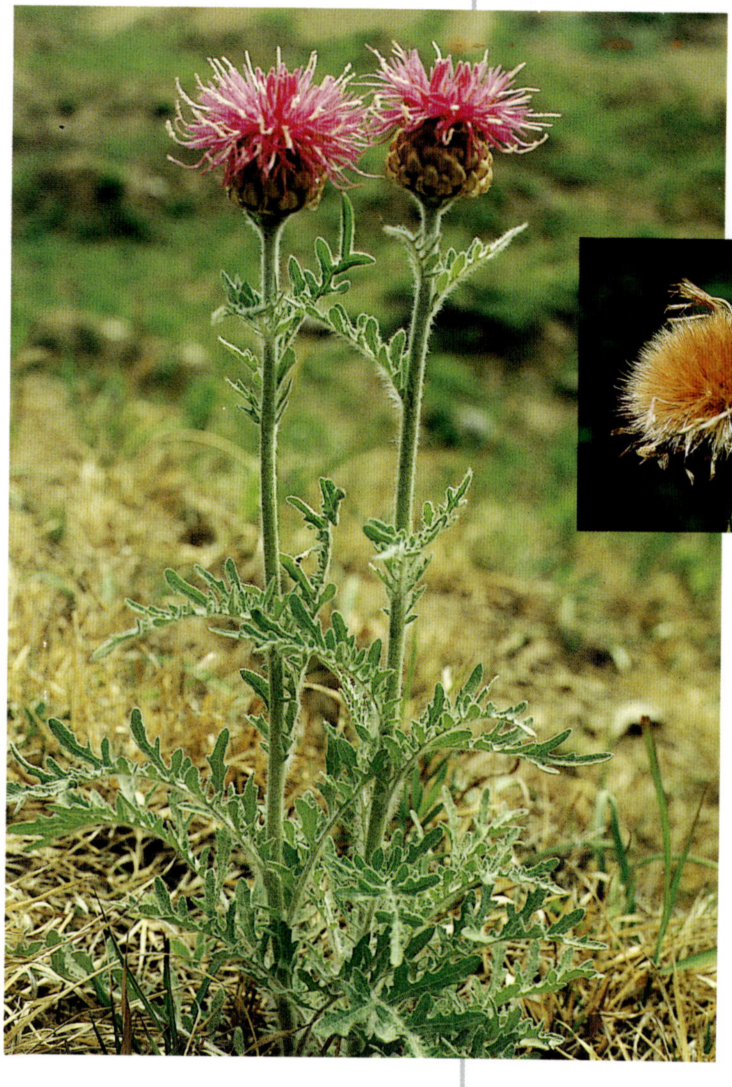

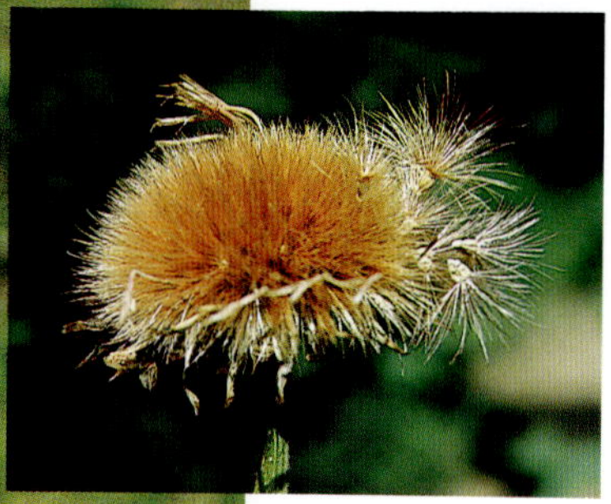

◄▲ 祁州漏蘆

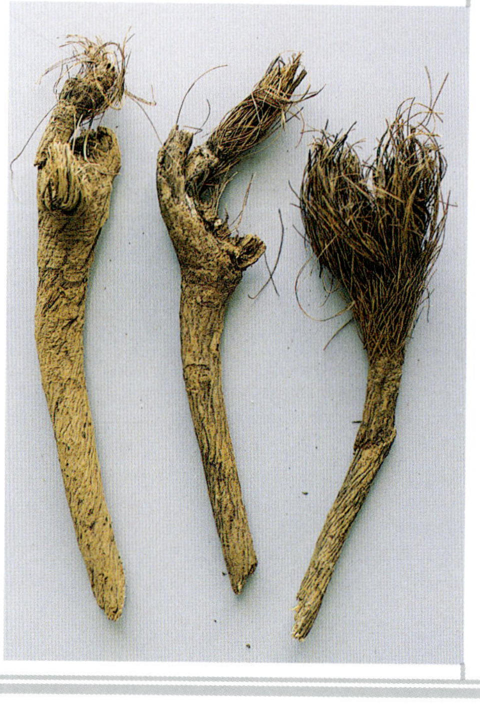

◄ 藥材漏蘆

槲寄生 ▶

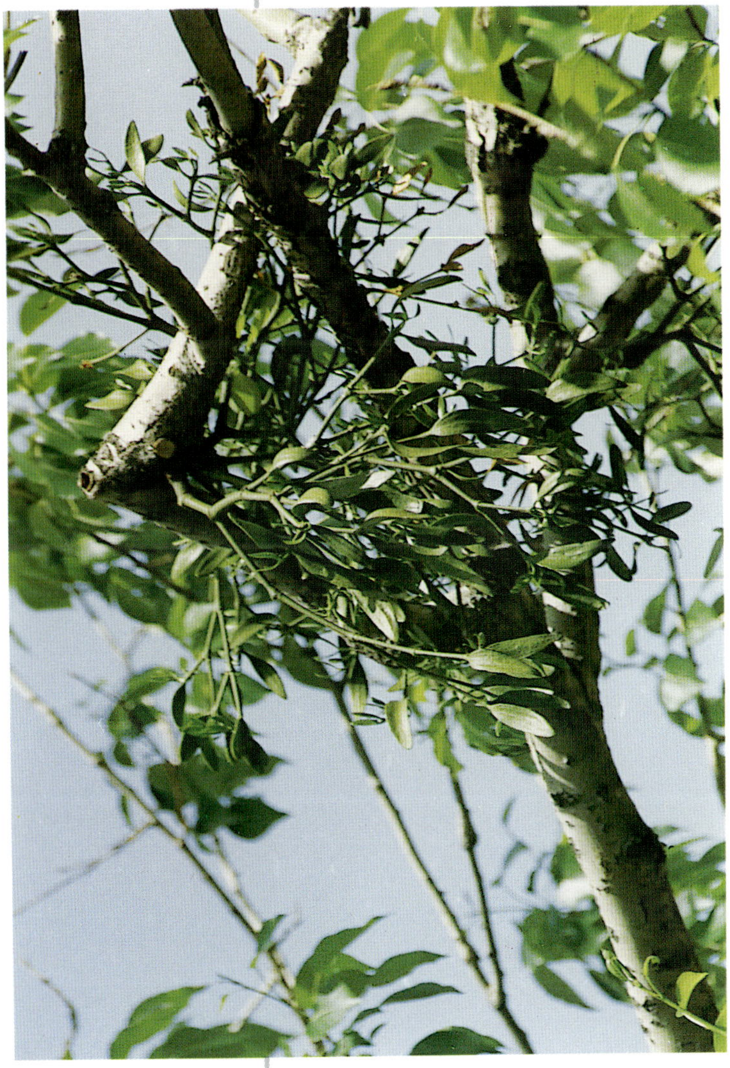

▼ 藥材槲寄生莖橫切面

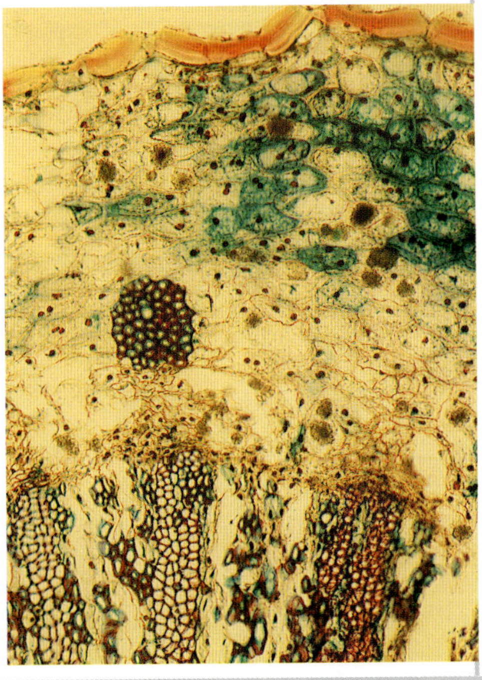

▼ 藥材槲寄生

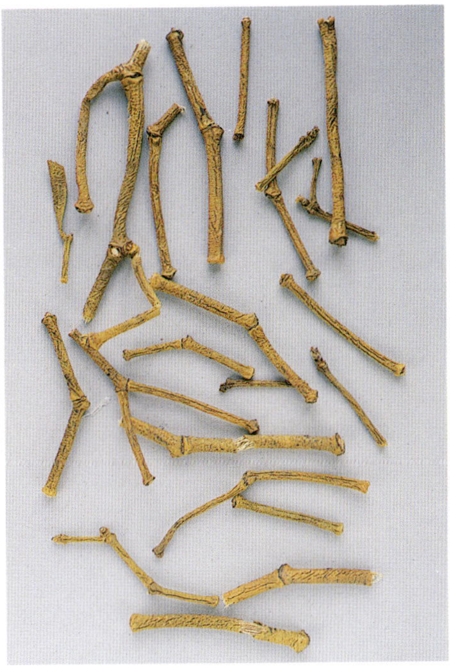

499 槲寄生

Hujisheng

Colored Mistletoe Herb

HERBA VISCI

本品為桑寄生科植物槲寄生 Viscum coloratum (Komar.) Nakai 的乾燥帶葉莖枝。

〔**原植物**〕常綠半寄生小灌木。莖圓柱形，黃綠色，常成二至三回叉狀分枝。葉對生，生於枝頂，肥厚，倒披針形，兩面無毛，有光澤，主脈 5 出，中間 3 條顯著。花單性，雌雄異株，生於枝頂或分叉處，綠黃色。雄花花被 4 裂；雌花花被鐘形。漿果球形，熟時橙紅色，富有黏液質。

〔**藥材性狀**〕本品莖枝呈圓柱形，2～5 叉狀分枝，長約 30cm，直徑 0.3～1cm；表面黃綠色、金黃色或黃棕色，有縱皺紋；節膨大，節上有分枝或枝痕。斷面不平坦，皮部黃色，木部色較淺，射綫放射狀，髓部常偏向一邊。葉對生於枝梢，易脫落，無柄；葉片呈長橢圓狀披針形，長 2～7cm，寬 0.5～1.5cm；先端鈍圓，基部楔形，全緣；表面黃綠色，有細皺紋，主脈 5 出，中間 3 條明顯。革質。漿果球形，皺縮。

〔**莖橫切面**〕見圖。

〔**性味功能與主治**〕苦，平。祛風濕，補肝腎，強筋骨，安胎。用於風濕痹痛，腰膝酸軟，胎動不安。

〔**用法與用量**〕9～15g。

Colored Mistletoe Herb is the dried stem and branch with leaves of *Viscum coloratum* (Komar.) Nakai (Fam. Loranthaceae).

Action To relieve rheumatic conditions, to replenish the *liver* and the *kidney*, to strengthen the tendons and the bones, and to prevent abortion.

Indications Rheumatic arthralgia, aching and weakness of the loins and knees; threatened abortion.

Dosage 9～15g.

500 赭石

Zheshi

Hematite

HAEMATITUM

本品為氧化物類礦物剛玉族赤鐵礦，主含三氧化二鐵（Fe_2O_3）。

〔**原礦物**〕三方晶係。晶體呈薄片狀、板狀。一般為致密塊狀、腎狀、豆狀等。結晶者呈鐵黑色或鋼灰色；土狀或粉末狀者呈鮮紅色。結晶者呈金屬光澤，土狀者有土樣色澤。

〔**藥材性狀**〕本品為鮞狀、豆狀、腎狀集合體，多呈不規則的扁平塊狀。暗棕紅色或灰黑色，條痕櫻紅色或紅棕色，有的有金屬光澤。一面多有圓形的突起，習稱“釘頭”，另一面與突起相對應處有同樣大小的凹窩。體重，質硬。砸碎後斷面顯層疊狀。

〔**性味功能與主治**〕苦，寒。平肝潛陽，降逆，止血。用於眩暈耳鳴，嘔吐，噫氣，呃逆，喘息，吐血，衄血，崩漏下血。

〔**用法與用量**〕9～30g，先煎。

〔**注意**〕孕婦慎用。

Hematite is a mineral of oxide of corundum group, containing mainly ferric oxide (Fe_2O_3).

Action To subdue hyperactivity of the *liver*, to relieve vomiting, belching and hiccup, and to arrest bleeding.

Indications Vertigo, tinnitus, vomiting, belching, hiccup, dyspnea, spitting of blood, epistaxis, abnormal uterine bleeding.

Usage and dosage 9～30g, to be decocted before other ingredients.

Precaution Used with caution in pregnancy.

501 蕤仁

Ruiren

Hedge Prinsepia Nut

NUX PRINSEPIAE

本品為薔薇科植物蕤核 Prinsepia uniflora Batal. 或齒葉扁核木 Prinsepia uniflora Batal. var. serrata Rehd. 的乾燥成熟果核。

〔**原植物**〕①蕤核：落葉灌木，莖多分枝，葉腋有短刺。單葉互生或叢生，葉片長圓形或卵狀披針形，先端圓鈍有短尖頭，全緣或有不明顯鋸齒。花單生或 2～3 朵簇生葉腋，萼筒杯狀，花冠

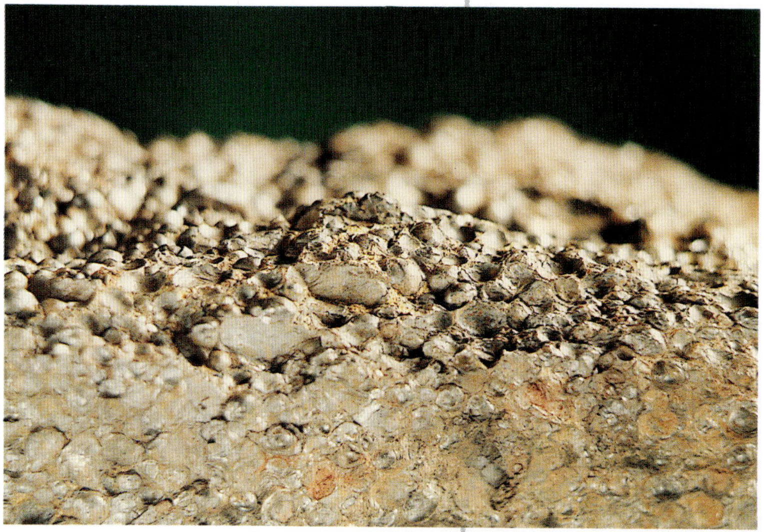

◀ 赤鐵礦

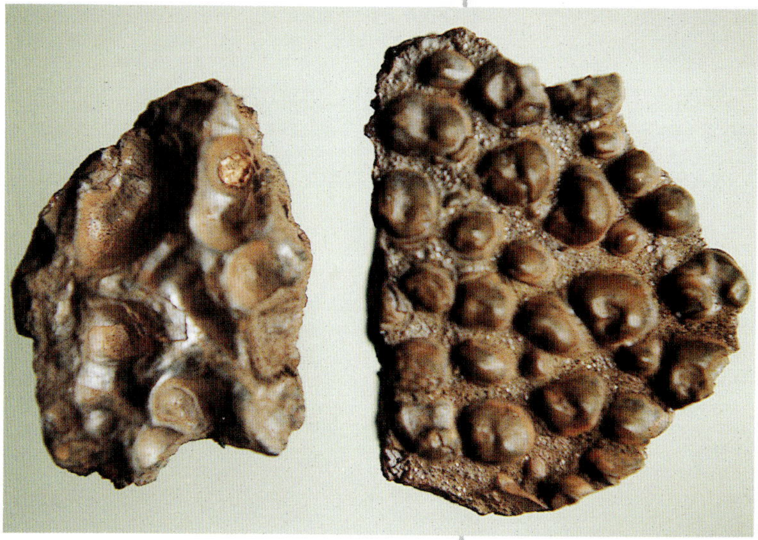

◀ 藥材赭石

▼ 齒葉扁核木

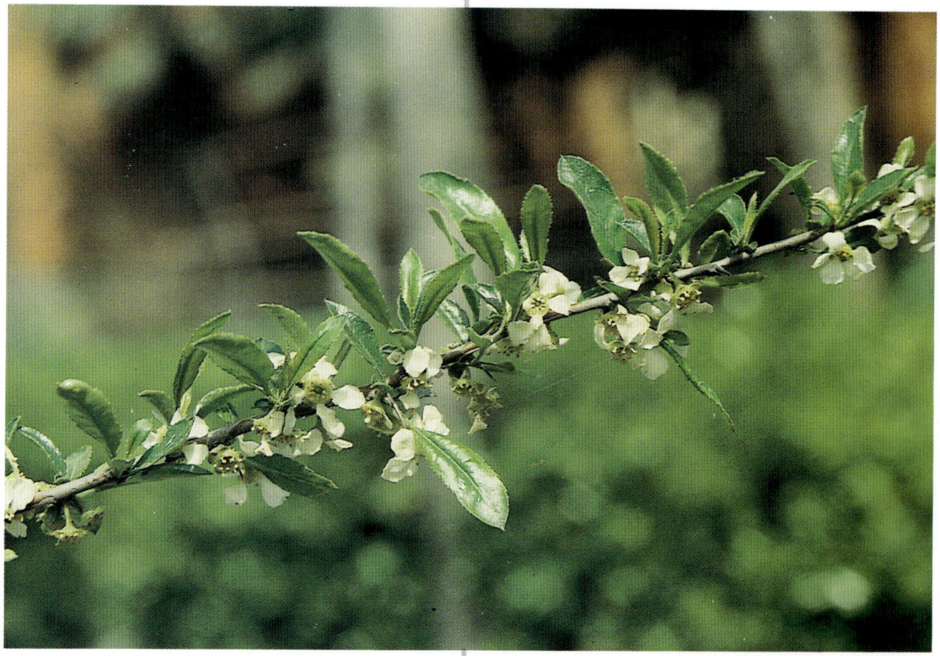

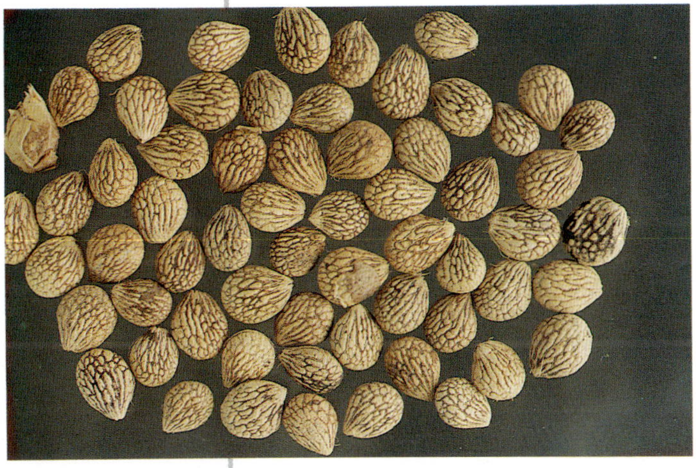

藥材蕤仁 ▶

▼ 五步蛇

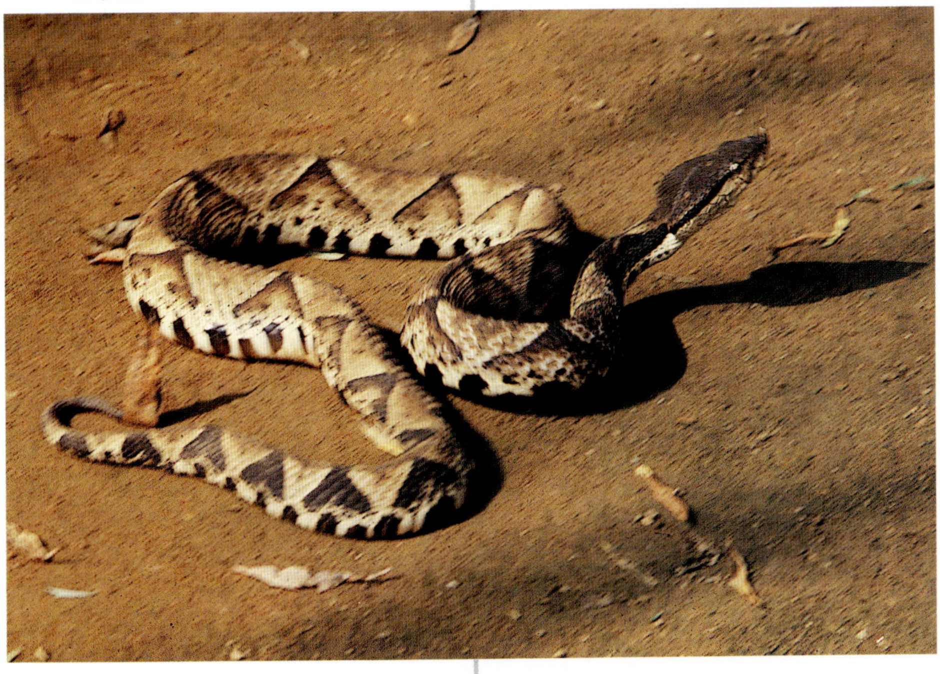

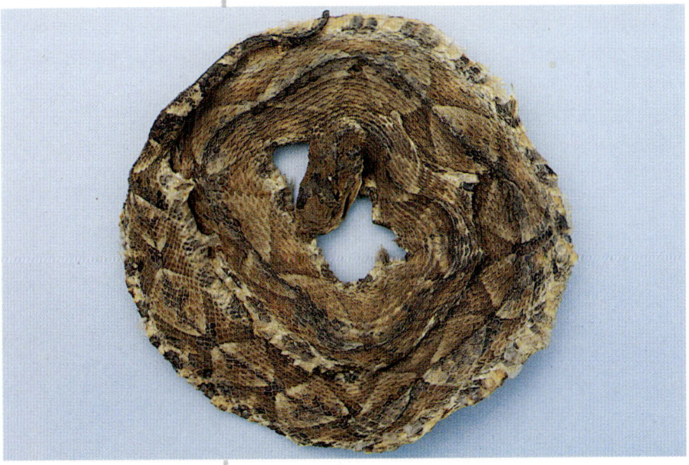

藥材蘄蛇 ▶

多白色。核果球形，有蠟粉。②齒葉扁核木：葉片邊緣有明顯鋸齒，不育枝上葉片卵狀披針形或卵狀長圓形，先端急尖或短漸尖；花枝上葉片長圓形或窄橢圓形。

〔**藥材性狀**〕本品呈類卵圓形，稍扁，長 7～10mm，寬 6～8mm，厚 3～5mm。表面淡黃棕色或深棕色，有明顯的網狀溝紋，間有棕褐色果肉殘留，頂端尖，兩側略不對稱。質堅硬。種子扁平卵圓形，種皮薄，淺棕色或紅棕色，易剝落；子葉 2，乳白色。

〔**性味功能與主治**〕甘，微寒。養肝明目，疏風散熱。用於目赤腫痛，瞼弦赤爛，目暗羞明。

〔**用法與用量**〕4.5～9g。

Hedge Prinsepia Nut is the dried ripe kernel of *Prinsepia uniflors* Batal. or *Prinsepia uniflora* Batal var. serrata Rehd. (Fam. Rosaceae).

Action To nourish the *liver* and improve eyesight, and to dispel *wind-heat*.

Indications Conjuntivitis and blepharitis marginalis with impaired vision and photophobia.

Dosage 4.5～9g.

502 蘄蛇

Qishe

Long-noded Pit Viper

AGKISTRODON

本品為蝰科動物五步蛇 Agkistrodon acutus (Guenther) 的乾燥體。

〔**原動物**〕體長可達 2m，頭扁平三角形。吻端向上突出。尾端側扁，尖銳。體色背面灰褐色，腹面黃白色。頭部背面暗褐色，側面灰黃色，兩者之間有一條黑色的斑紋，從眼後一直延伸到頸側。體鱗 21～23 行，起棱並有鱗孔和小疣。

〔**藥材性狀**〕本品卷呈圓盤狀，盤徑 17～34cm，體長可達 2m。頭在中間稍向上，呈三角形而扁平，吻端向上，習稱“翹鼻頭”。背部兩側各有黑褐色與淺棕色組成的“V”形斑紋 17～25 個，其“V”形的兩上端在背中綫上相接，習稱“方勝紋”，有的左右不相接，呈交錯排列。腹部撐開或不撐開，灰白色，鱗片較大，有黑色類圓形的斑點，習稱“連珠斑”，腹內壁黃白色，脊椎骨顯露突起，兩側具有多數肋骨。尾部驟細，末端有三角形深灰色的角質鱗片 1 枚。

〔**性味功能與主治**〕甘、鹹，溫；有毒。祛風，通絡，止痙。用於風濕頑痹，麻木拘攣，中風口眼喎斜，半身不遂，抽搐痙攣，破傷風症，麻風疥癬。

〔**用法與用量**〕3～9g，研末吞服 1～1.5g。

Long-noded Pit Viper is the dried body of *Agkistrodon acutus* (Guenther) (Fam. Viperidae).

Action To dispel *wind*, to remove obstruction of *channels* and *collaterals*, and to arrest spasm.

Indications Chronic rheumatic or rheumatoid arthritis with numbness and contracture; hemiplegia in stroke; convulsion, tetanus; leprosy, scabies ringworm.

Usage and dosage 3～9g; 1～1.5g to be ground into powder and taken with water.

503 墨旱蓮

Mohanlian

Yerbadetajo Herb

HERBA ECLIPTAE

本品為菊科植物鱧腸 Eclipta prostrata L. 的乾燥地上部分。

〔**原植物**〕一年生草本，莖直立或平卧，被伏毛。葉對生，無柄或有短柄；葉片披針形、橢圓狀披針形或條狀披針形，全緣或有細鋸齒。頭狀花序腋生或頂生，花雜性；舌狀花雌性，白色；筒狀花兩性，黃綠色。舌狀花的瘦果扁四棱形，筒狀花的瘦果 3 棱狀，表面具瘤狀突起，無冠毛。

〔**藥材性狀**〕本品全體被白色茸毛。莖呈圓柱形，有縱棱，直徑 2～5mm；表面綠褐色或墨綠色。葉對生，近無柄，葉片皺縮卷曲或破碎，完整者展平後呈長披針形，全緣或具淺齒，墨綠色。頭狀花序直徑 2～6mm。瘦果橢圓形而扁，長 2～3mm，棕色或淺褐色。

〔**葉表面觀**〕見圖。

〔**性味功能與主治**〕甘、酸，寒。滋補肝腎，涼血止血。用於牙齒鬆動，鬚髮早白，眩暈耳鳴，腰膝酸軟，陰虛血熱、吐血、衄血、尿血、血痢，崩漏下血，外傷出血。

〔**用法與用量**〕6～12g；外用鮮品適量。

Yerbadetajo Herb is the dried aerial part of *Eclipta prostrata* L. (Fam. Compositae).

Action To replenish the *liver* and the *kidney*, and to arrest bleeding by removing *heat* from blood.

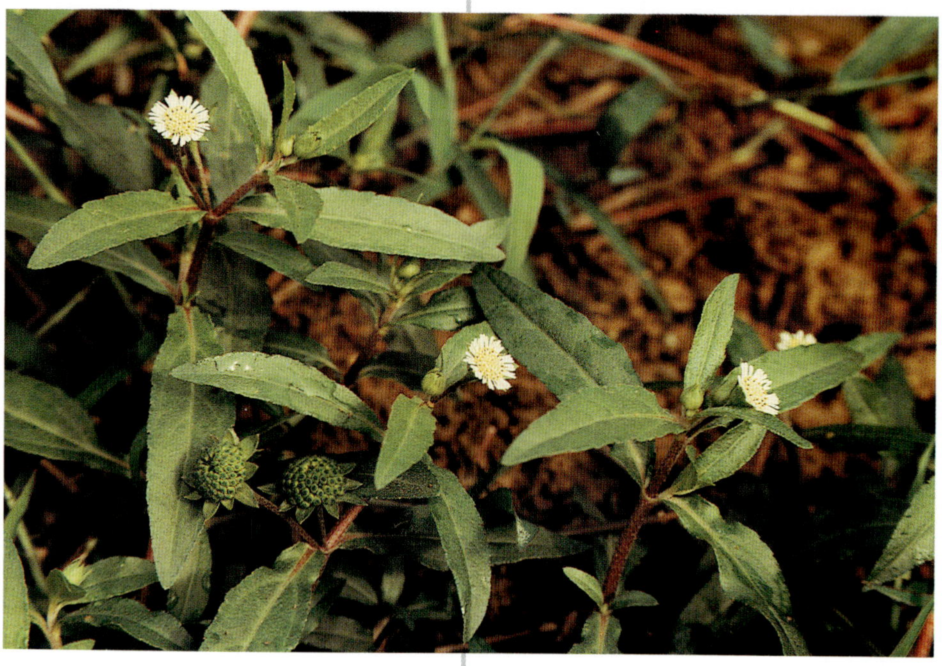

▲ 鱧腸

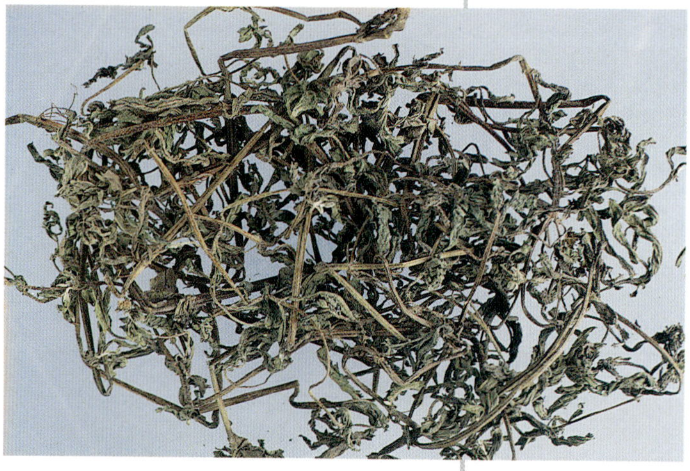

◀ 藥材墨旱蓮

▼ 藥材墨旱蓮葉表面觀示（非腺毛）

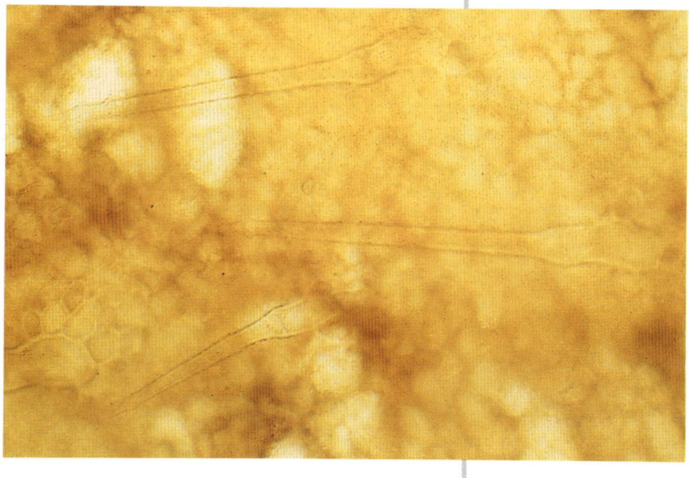

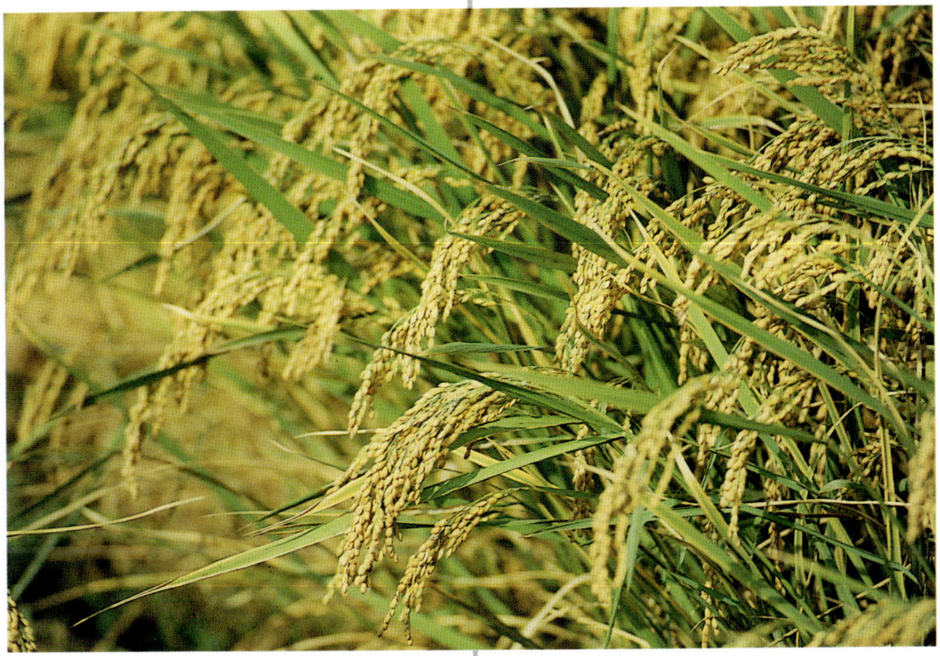

▲ 稻

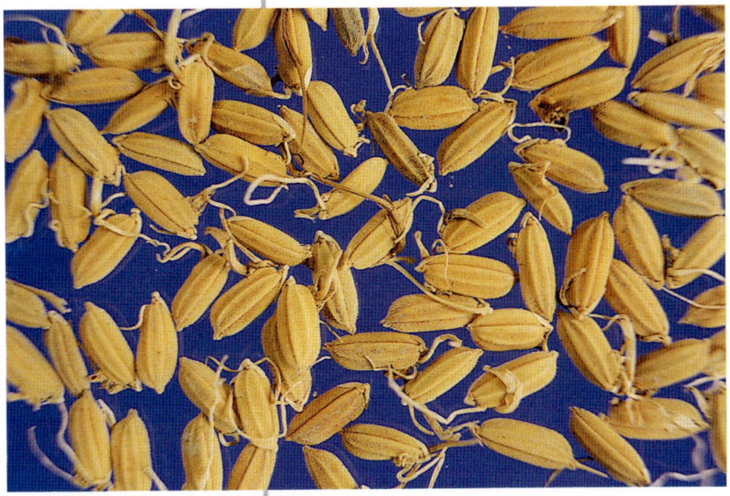

藥材稻芽 ▶

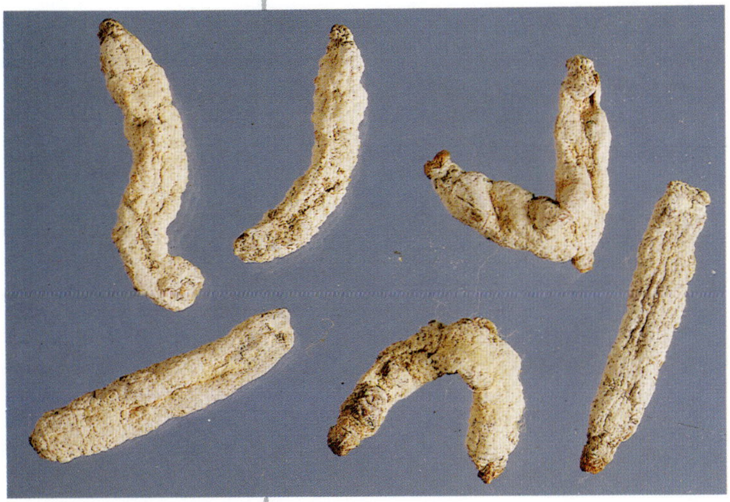

藥材僵蠶 ▶

Indications Looseness of teeth, premature greying of hair and beard; dizziness, tinnitus, aching and weakness of the loins and knees; spitting of blood, epistaxis, hematuria and diarrhea with bloody stools due to *heat* in the blood; abnormal uterine bleeding, traumatic bleeding.

Usage and dosage 6～12g; appropriate quantity of the fresh herb for external use.

504 稻芽

Daoya

Rice-grain Sprout

FRUCTUS ORYZAE GERMINATUS

本品為禾本科植物稻 Oryza sativa L. 的成熟果實經發芽乾燥而得。

〔**原植物**〕一年生，稈直立。葉舌膜質，披針形，幼時有明顯的葉耳；葉片披針形至條狀披針形。圓錐花序疏鬆，小穗長圓形，兩側壓扁，含 3 小花，下方 2 小花退化；穎強烈退化，在小穗柄的頂端呈半月狀的痕迹。

〔**藥材性狀**〕本品呈扁長橢圓形，兩端略尖，長 7～9mm，直徑約 3mm。外稃黃色，有白色細茸毛，具 5 脈。一端有 2 枚對稱的白色條形漿片，長 2～3mm，於一個漿片內側伸出彎曲的鬚根 1～3 條，長 0.5～1.2cm。斷面白色，粉性。

〔**性味功能與主治**〕甘，溫。消食和中，健脾開胃。用於食積不消，腹脹口臭，脾胃虛弱，不饑食少。炒稻芽偏於消食。用於不饑食少。焦稻芽善化積滯。用於積滯不消。

〔**用法與用量**〕9～15g。

Rice-grain Sprout is the dried germinated ripe fruit of *Oryza sativa* L. (Fam. Gramineae).

Action To promote digestion, invigorate the function of the *spleen* and improve appetite.

Fructus Oryzae Germinatus (*stir-fried*): To promote digestion.

Fructus Oryzae Germinatus (*charred*): To remove the ratained food.

Indications Retention of undigested food with abdominal distension and foul breath; weakness of the *spleen* and the stomach with anorexia.

Fructus Oryzae Germinatus (*stir-fried*): Anorexia.

Fructus Oryzae Germinatus (*charred*): Retention of undigested food.

Dosage 9～15g.

505 僵蠶

Jiangcan

Stiff Silkworm

BOMBYX BATRYTICATUS

本品為蠶蛾科昆蟲家蠶 Bombyx mori L. 4～5 齡的幼蟲感染（或人工接種）白僵菌 Beauveria bassiana（Bals.）Vuill. 而致死的乾燥體。

〔**原動物**〕家蠶幼蟲呈圓柱形，頭部單眼 12 個，分列於頭兩側，頭下方有吐絲孔。胸部 3 節，各節腹面生有胸足 1 對，足端有尖爪 1 枚。腹部 10 節，在第三至第六腹節的腹面各有腹足 1 對，第十腹節腹面有尾足 1 對，第一至第八腹節的兩側各有黑色橢圓形氣門 1 對。

〔**藥材性狀**〕本品略呈圓柱形，多彎曲皺縮。長 2～5cm，直徑 0.5～0.7cm。表面灰黃色，被有白色粉霜狀的氣生菌絲和分生孢子。頭部較圓，足 8 對，體節明顯，尾部略呈二分歧狀。質脆，易折斷。斷面平坦，外層白色，中間有亮棕色或亮黑色的絲腺環 4 個。

〔**性味功能與主治**〕鹹、辛，平。祛風定驚，化痰散結。用於驚風抽搐，咽喉腫痛，頜下淋巴結炎，面神經麻痹，皮膚瘙癢。

〔**用法與用量**〕4.5～9g。

Stiff Silkworm is the dried body of 4th～5th stage larva of *Bombyx mori* L. (Fam. bombycidae) died of infection (or artificial infection) of *Beauveria bassiana* (Bals.) Vuill.

Action To dispel wind, to relieve convulsions, and to dissolve lumps.

Indications Convulsions; sore throat with submaxillary lymphadenitis; facial paralysis, cutaneous itching.

Usage and dosage 4.5～9g.

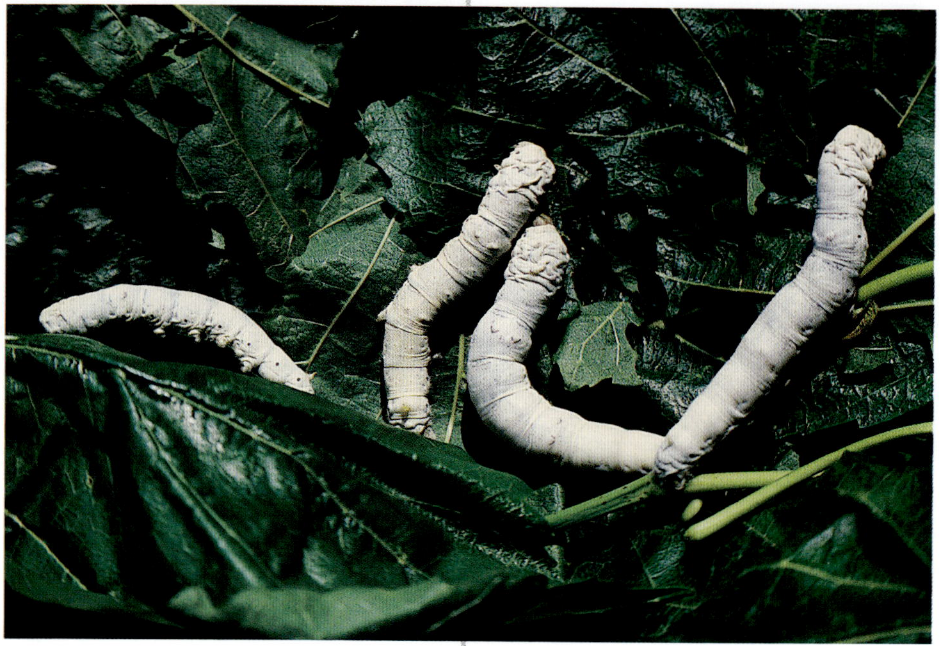

▲ 家蠶

506 鶴虱

Heshi

Common Carpesium Fruit

FRUCTUS CARPESII

本品為菊科植物天名精 Carpesium abrotanoides L. 的乾燥成熟果實。

〔**原植物**〕多年生草本，莖直立，上部多分枝，密生短柔毛，下部近無毛。下部葉寬橢圓形或長圓形，基部狹成具翅的葉柄；上部葉漸小，長圓形，無葉柄。頭狀花序多數，沿莖枝腋生，總苞

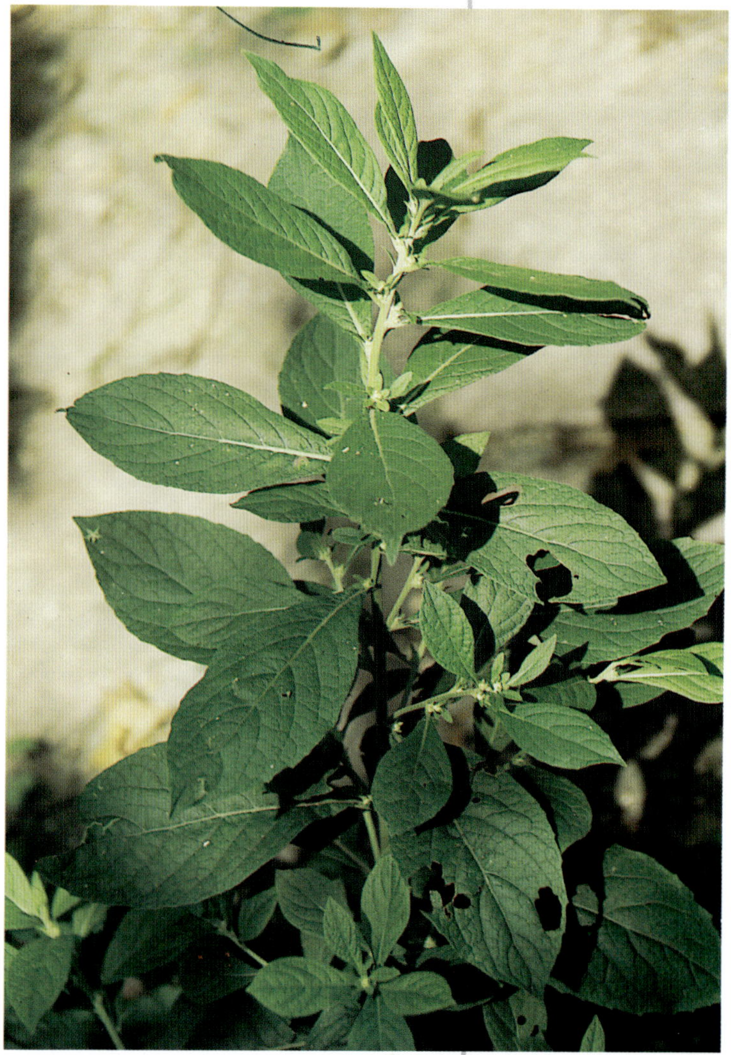

◀ 天名精

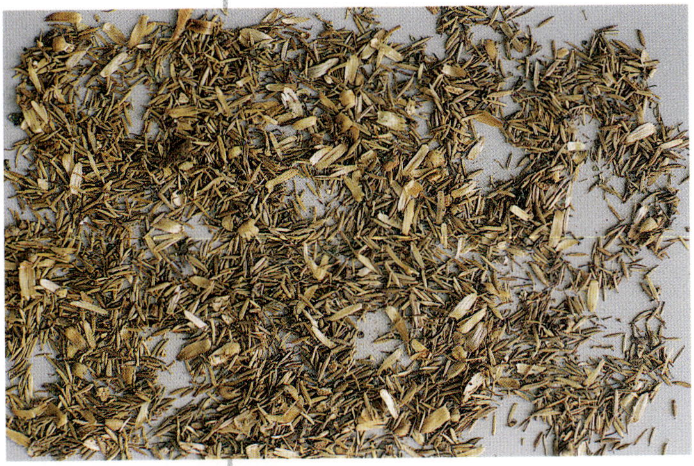

藥材鶴虱 ▶

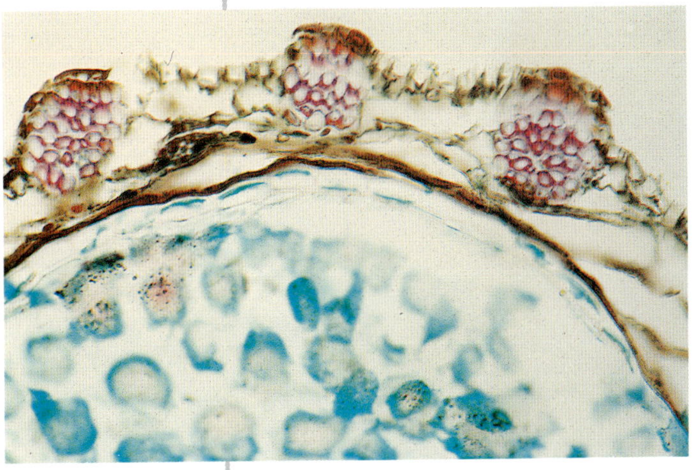

藥材鶴虱橫切面 ▶

▼ 藥材橘紅

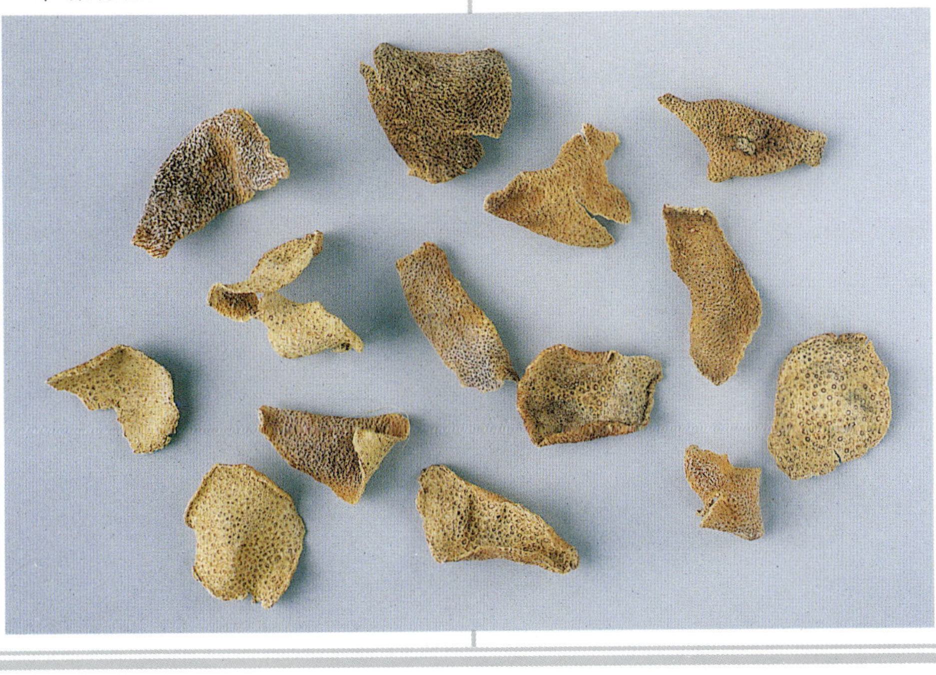

鐘狀球形，總苞片 3 層，花黃色。瘦果條形。

〔**藥材性狀**〕本品呈圓柱狀，細小，長 3～4mm，直徑不及 1mm。表面黃褐色或暗褐色，具多數縱棱。一端收縮呈細喙狀，先端擴展成灰白色圓環；另端稍尖，有着生痕迹。果皮薄，纖維性，種皮菲薄透明，子葉 2，類白色，稍有油性。

〔**橫切面**〕見圖。

〔**性味功能與主治**〕苦、辛，平；有小毒。殺蟲消積。用於蛔蟲、蟯蟲、絛蟲病，蟲積腹痛，小兒疳積。

〔**用法與用量**〕3～9g。

Common Carpesium Fruit is the dried ripe fruit of *Carpesium abrotanoides* L. (Fam. Compositae).

Action To kill worms.

Indications Ascarisis, oxyuriasis, taeniasis; abdominal pain or infantile malnutrition due to intestinal parasitosis.

Dosage 3～9g.

507 橘紅

Juhong

Red Tangerine Peel

EXOCARPIUM CITRI RUBRUM

本品為芸香科植物橘 Citrus reticulata Blanco 及其栽培變種的乾燥外層果皮。

〔**原植物**〕見 244 陳皮。

〔**藥材性狀**〕本品呈長條形或不規則薄片狀，邊緣皺縮向內卷曲。外表面黃棕色或橙紅色，存放後呈棕褐色，密佈黃白色突起或凹下的油室。內表面黃白色，密佈凹下透光小圓點。質脆易碎。

〔**性味功能與主治**〕辛、苦，溫。散寒，燥濕，利氣，消痰。用於風寒咳嗽，喉癢痰多，食積傷酒，嘔惡痞悶。

〔**用法與用量**〕3～9g。

Red Tangerine Peel is the dried exocarp of *Citrus reticulata* Blanco and its cultivars (Fam. Rutaceae).

Action To dispel cold, eliminate *damp* and *phlegm*, and to arrest emesis or nausea.

Indications Cough, itching of the throat and profuse expectoration in colds; nausea, vomiting and epigastric distension caused by improper diet or excessive drinking.

Dosage 3～9g.

508 橘核

Juhe

Tangerine Seed

SEMEN CITRI RETICULATAE

本品為芸香科植物橘 Citrus reticulata Blanco 及其栽培變種的乾燥成熟種子。

〔**原植物**〕見 244 陳皮。

〔**藥材性狀**〕本品略呈卵形，長 0.8～1.2cm，直徑 0.4～0.6cm。表面淡黃白色或淡灰白色，光滑，一側有種脊棱綫，一端鈍圓，另端漸尖成小柄狀。外種皮薄而韌，內種皮菲薄，淡棕色，子葉 2，黃綠色，有油性。

〔**橫切面**〕見圖。

〔**性味功能與主治**〕苦，平。理氣散結止痛。用於小腸疝氣，睾丸腫痛，乳癰腫痛。

〔**用法與用量**〕3～9g。

Tangerine Seed is the dried ripe seed of *Citrus reticulata* Blanco and its other cultivats (Fam. Rutaceae).

Action To regulate the flow of *qi*, cause subsidence of nodulation, and relieve pain.

Indications Hernia; painful swelling of the testis; mastitis with formation of painful nodules.

Dosage 3～9g.

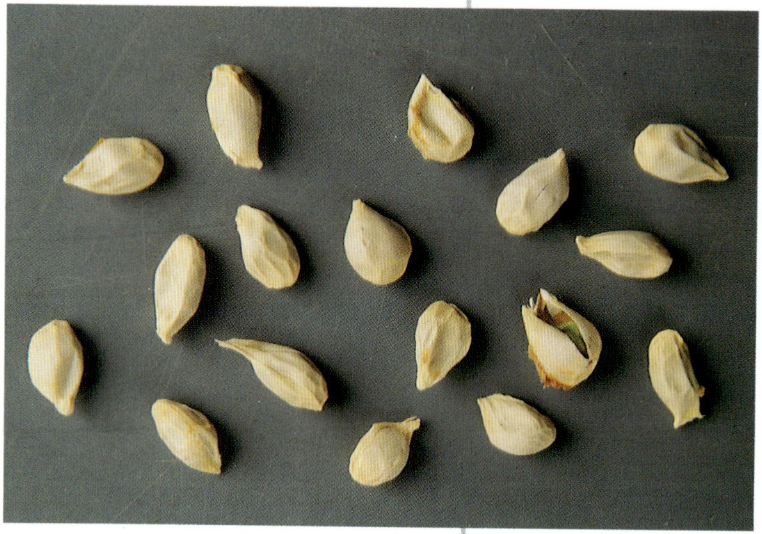

◀ 藥材橘核

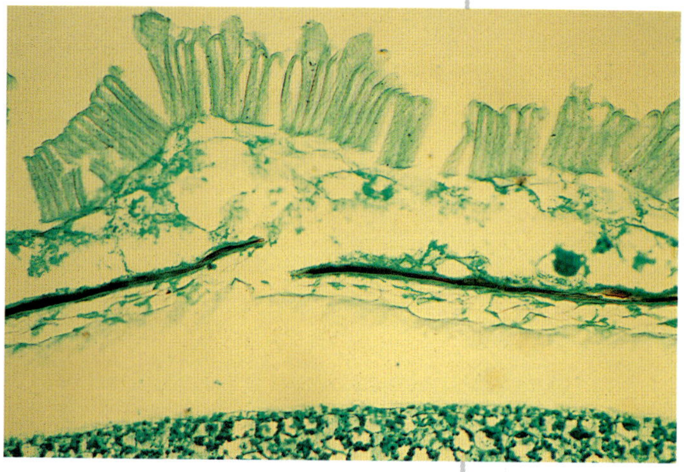

◀ 藥材橘核橫切面

509 顛茄草

Dianqiecao

Belladonna Herb

HERBA BELLADONNAE

本品為茄科植物顛茄 Atropa belladonna L. 的乾燥全草。

〔**原植物**〕多年生草本，根莖粗壯，莖直立，上部分枝。葉在莖下部互生，上部一大一小成雙生，草質，卵形、長橢圓狀卵形或橢圓形。花單生於葉腋；花萼鐘狀，花冠筒狀鐘形，淡紫褐色。漿果球狀。種子腎形。

〔**藥材性狀**〕本品根呈圓柱形，直徑 5～15mm，表面淺灰棕色，具縱皺紋；老根木質，細根易折斷。斷面平坦，皮部狹，灰白色，木部寬廣，棕黃色，形成

▼ 藥材顛茄草（右：顛茄草 左：顛茄根）

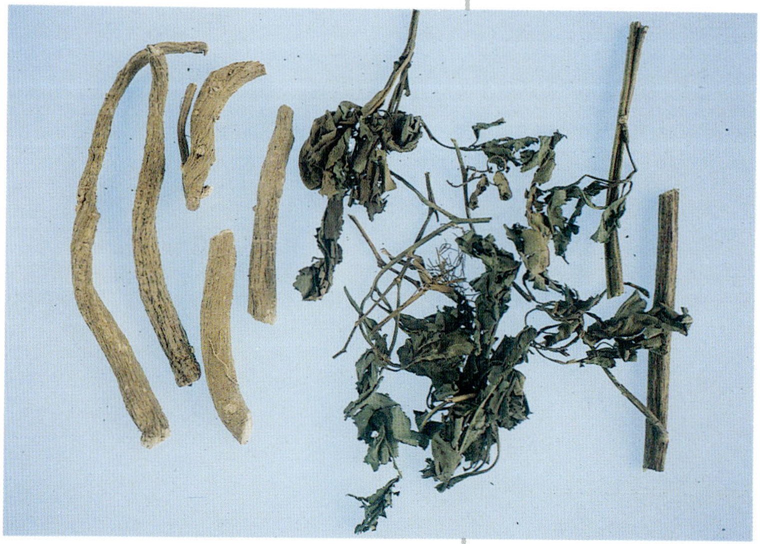

層環紋明顯。髓部白色。莖扁圓柱形，直徑 3～6mm，表面黃綠色，有細縱皺紋及稀疏的細點狀皮孔，中空，幼莖有毛。葉多皺縮破碎，完整葉片卵狀橢圓形，黃綠色至深棕色。花萼 5 裂，花冠鐘狀。果實球形，直徑 5～8mm，具長梗，種子多數。

〔**功能與主治**〕抗膽鹼藥。

Belladonna Herb is the dried herb of *Atropa belladonna* L. (Fam. Solanaceae).

Action Anticholinergics.

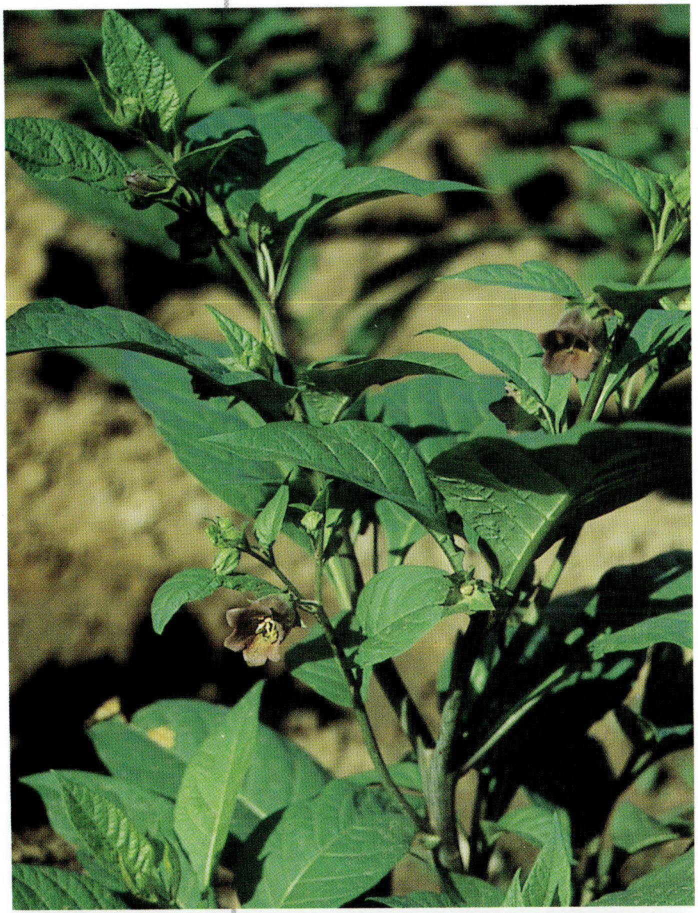

顛茄 ▶

510 薤白

Xiebai

Longstamen Onion Bulb

BULBUS ALLII MACROSTEMI

本品為百合科植物小根蒜 Allium macrostemon Bge. 的乾燥鱗莖。

〔**原植物**〕草本，鱗莖近球形。花葶高 30～60（～90）cm，1/4～1/3 具葉鞘。葉半圓柱形或條形。傘形花序半球形或球形，密聚珠芽，間有數朵花或全為花。花被寬針狀，紅色至粉紅色，花柱伸出花被。

〔**藥材性狀**〕本品呈不規則卵圓形，高 0.5～1.5cm，直徑 0.5～1.8cm。表面黃白色或淡黃棕色，皺縮，半透明，有類白色膜質鱗片包被，底部有突起的鱗莖盤。質硬，角質樣。

〔**性味功能與主治**〕辛、苦，溫。通陽散結，行氣導滯。用於胸痹疼痛，痰飲咳喘，泄痢後重。

〔**用法與用量**〕4.5～9g。

Longstamen Onion Bulb is the dried bulb of *Allium macrostemon* Bge. (Fam. Liliaceae).

Action To remove the retained *phlegm* from the chest, promote the flow of *qi* and relieve its stagnation.

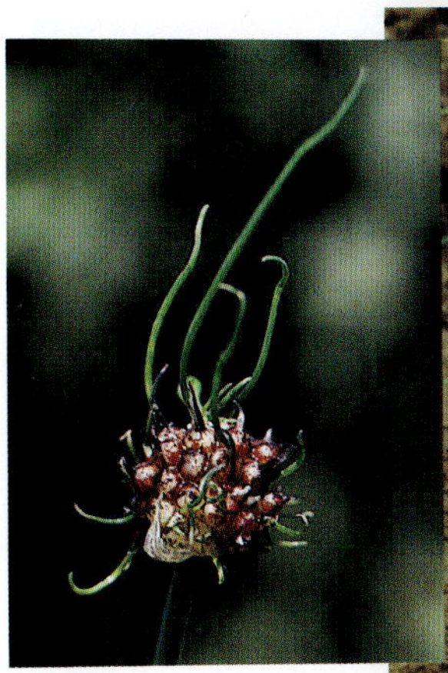

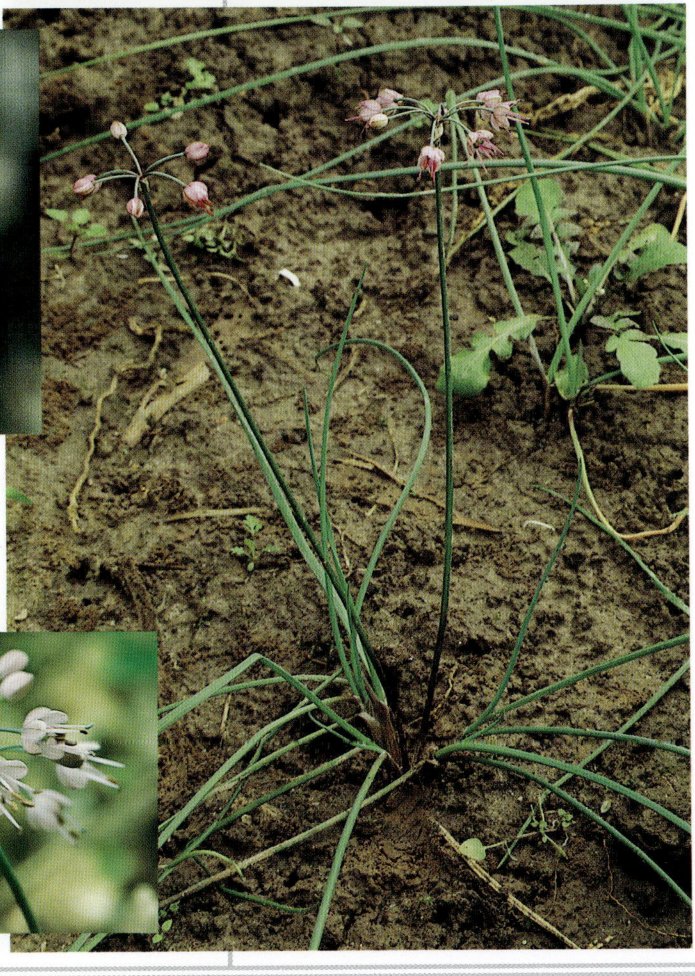

小根蒜 ▲▼▶

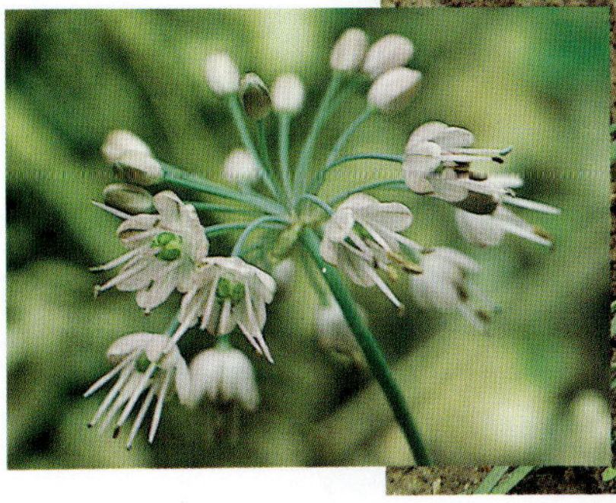

Indications Angina pectoris; cough and dyspnea caused by retained phlegm; *tenesmus* in dysentery.
Dosage 4.5～9g.

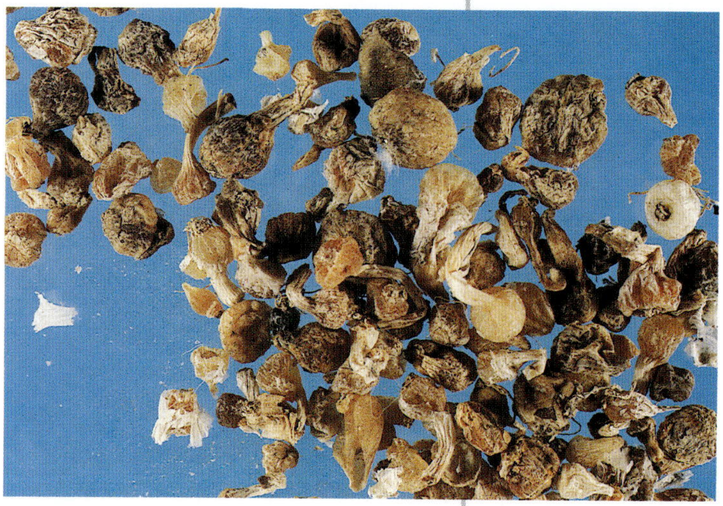

◀ 藥材薤白

511 薏苡仁

Yiyiren
Coix Seed
SEMEN COICIS

本品為禾本科植物薏苡 Coix lacryma-jobi L. var. ma-yuan (Roman.) Stapf 的乾燥成熟種仁。

〔**原植物**〕一年生或多年生。葉互生，條狀披針形，長 10～40cm，寬 1.5～3cm。總狀花序成束腋生；小穗單性，雄小穗覆瓦狀排列於總狀花序上部，自琺瑯質呈球形或卵形的總苞中抽出；雌小穗位於總狀花序的基部，包藏於總苞中，只 1 枚結實，成熟時變成珠子狀，灰白色，堅硬而光滑。

〔**藥材性狀**〕本品呈寬卵形或長橢圓形，長 4～8mm，寬 3～6mm。表面乳白色，光滑，偶有殘存的黃褐色種皮。一端鈍圓，另端較寬而微凹，有 1 淡棕色點狀種臍。背面圓凸，腹面有 1 條較寬而深的縱溝。質堅實，斷面白色，粉性。

〔**性味功能與主治**〕甘、淡，涼。健脾滲濕，除痹止瀉，清熱排膿。用於水腫，腳氣，小便不利，濕痹拘攣，脾虛泄瀉，肺癰，腸癰；扁平疣。

〔**用法與用量**〕9～30g。

Coix Seed is the dried ripe kernel of *Coix lacrymajobi* L. var. *ma-yuen* (Roman.) Stapf (Fam. Gramineae).

Action To invigorate the *spleen* function and promote diuresis, to alleviate arthritis, to arrest diarrhea, to remove heat and facilitate the drainage of pus.

Indications Edema, oliguria; arthritis with contracture of joints; diarrhea due to diminished function of the *spleen*; lung abscess, appendicitis; verruca plana.

Dosage 9～30g.

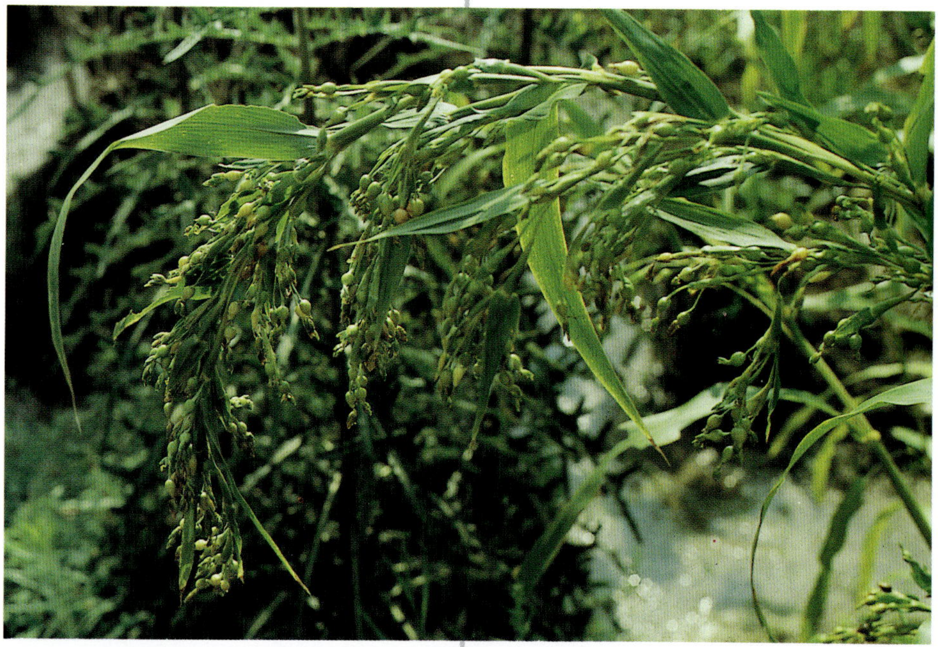

▲ 薏苡

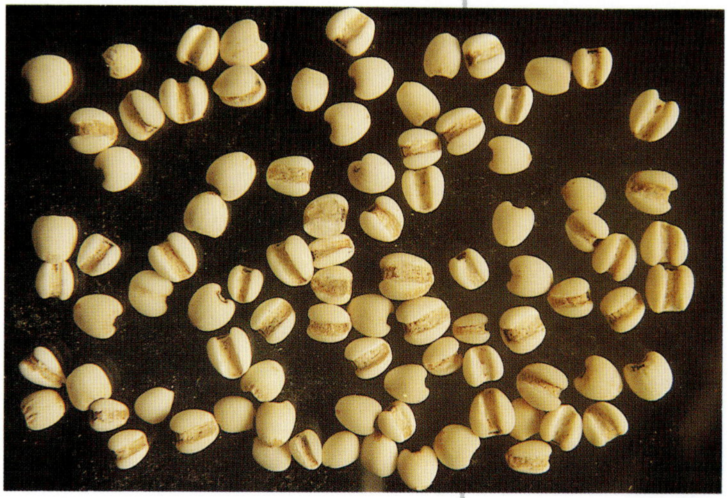

◀ 藥材薏苡仁

512 薄荷

Bohe

Peppermint

HERBA MENTHAE

本品為唇形科植物薄荷 Mentha haplocalyx Briq. 的乾燥地上部分。

〔**原植物**〕多年生草本，莖上部具倒向微柔毛，下部僅沿棱上具微柔毛。葉對生，長圓狀披針形至披針狀橢圓形，邊緣具尖鋸齒，兩面有疏短毛。輪傘花序腋生，球形；花萼筒狀鐘形；花冠二唇形，淡紫色，外被毛。小堅果卵球形。

〔**藥材性狀**〕本品莖呈方柱形，有對生分枝，長 15～40cm，直徑 0.2～0.4cm；表面紫棕色或淡綠色，棱角處具茸毛，節間長 2～5cm；質脆。葉對生；有短柄；葉片皺縮卷曲，完整者展平後呈寬披針形，長橢圓形或卵形，長 2～7cm，寬 1～3cm；上表面深綠色，下表面灰綠色，稀被茸毛，有凹點狀腺鱗。輪傘花序腋生，花萼鐘狀，先端 5 齒裂，花冠淡紫色。

〔**葉表面觀**〕見圖。

〔**性味功能與主治**〕辛，涼。宣散風熱，清頭目，透疹。用於風熱感冒，風濕初起，頭痛，目赤，喉痹，口瘡，風疹，麻疹，胸脅脹悶。

〔**用法與用量**〕3～6g，入煎劑宜後下。

Peppermint is the dried aerial part of *Mentha haplocalyx* Briq. (Fam. Labiatae).

Action To dispel *wind-heat* from the head and eyes, and to promote eruption.

Indications Headache in influenza, upper respiratory infection and other epidemic febrile diseases at the initial stage; inflammation of the eye, sore throat, ulcers in the mouth; rubella measles; discomfort with feeling of distension in the chest and hypochondriac regions.

Usage and dosage 3～6g, to be added when the decoction is nearly done.

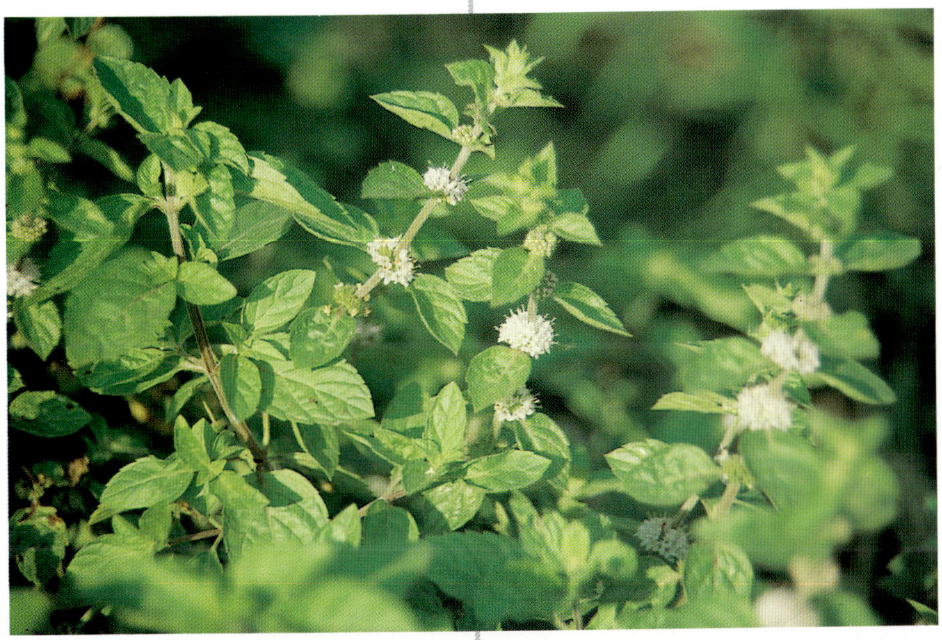

▲ 薄荷

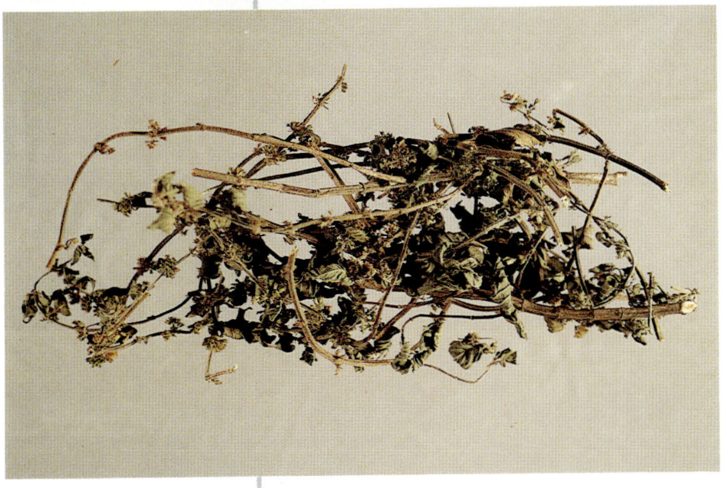

藥材薄荷 ▶

藥材薄荷葉表面觀示（腺鱗、小腺毛、表皮、氣孔及非腺毛）▼ ▶

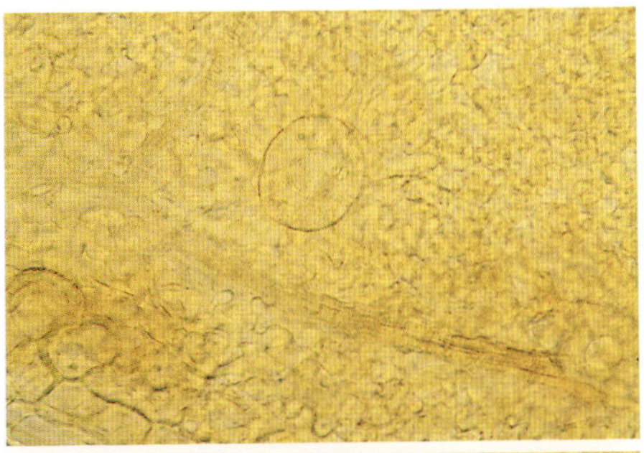

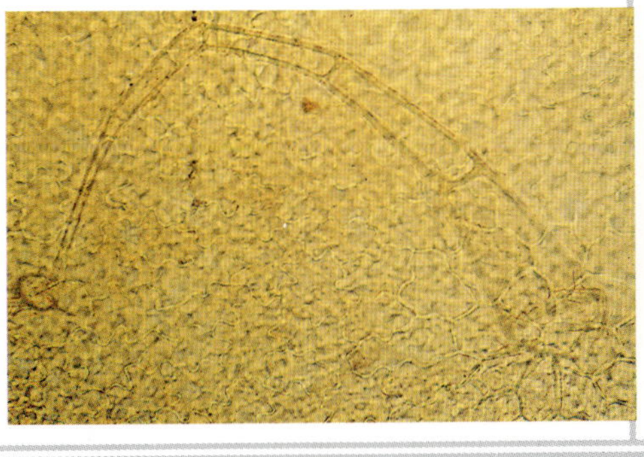

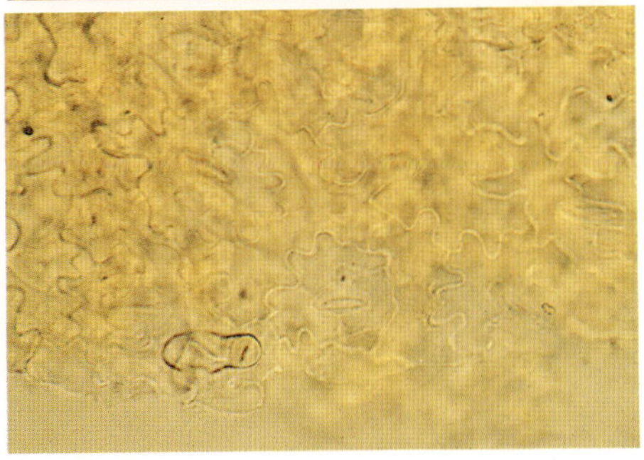

513 薄荷油

Boheyou

Peppermint Oil

OLEUM MENTHAE

本品為唇形科植物薄荷 Mentha haplocalyx Briq. 的新鮮莖和葉經水蒸氣蒸餾，再冷凍，部分脫腦加工得到的揮發油。

〔**原植物**〕見 512 薄荷。

〔**藥材性狀**〕本品為無色或淡黃色的澄清液體。

〔**功能與主治**〕芳香藥、調味藥及驅風藥。可用於皮膚或黏膜產生清涼感以減輕不適及疼痛。

〔**用法與用量**〕口服，一次 0.02～0.2ml，一日 0.06～0.6ml。

Peppermint Oil is the volatile oil obtained by steam distillation from the fresh stem and leaf of *Metha haplocalyx* Briq. (Fam. Labiatae). The oil obtained is cooled, removed partly from menthol.

Action and indications Aromatic, flavouring agent, carminative. Apply to the skin or mucous membrane to give cooling feeling and to relieve pain or other uncomfortable symptoms.

Dosage 0.02～0.2ml; 0.06～0.6ml, daily.

514 薄荷腦

Bohenao

Menthol

MENTHOLUM

本品為薄荷油中得到的一種飽和的環狀醇。

〔**原植物**〕見 512 薄荷。

〔**藥材性狀**〕本品為無色針狀或棱柱狀結晶或白色結晶性粉末；有薄荷的特殊香氣，味初灼熱後清涼；乙醇溶液顯中性反應。

本品在乙醇、氯仿、乙醚、液狀石蠟或揮發油中極易溶解，在水中極微溶解。熔點：為 42～44℃。比旋度：取本品，精密稱定，加乙醇製成每 1ml 中含 0.1g 的溶液，依法測定，比旋度為 －49°至－50°。

〔**功能與主治**〕同薄荷油。

〔**用法與用量**〕0.02～0.1g，多入片劑含服；或入酊劑、軟膏劑，外用塗患處。

Menthol is a saturated, cyclic alcohol obtained from peppermint oil.

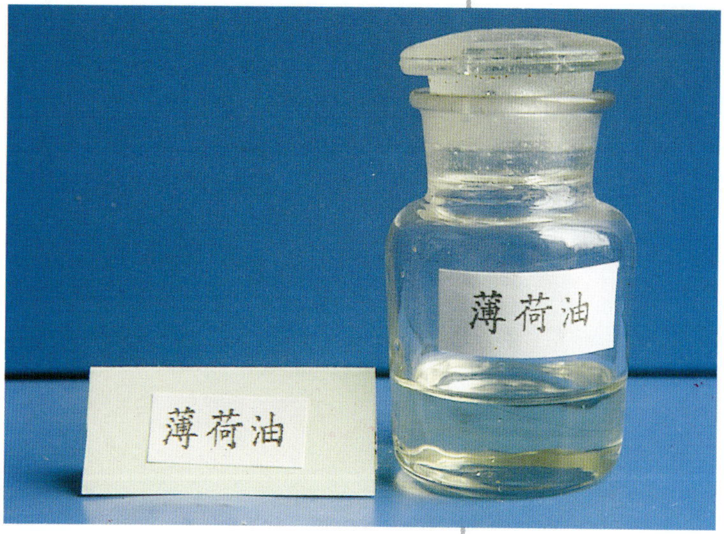

◀ 藥材薄荷油

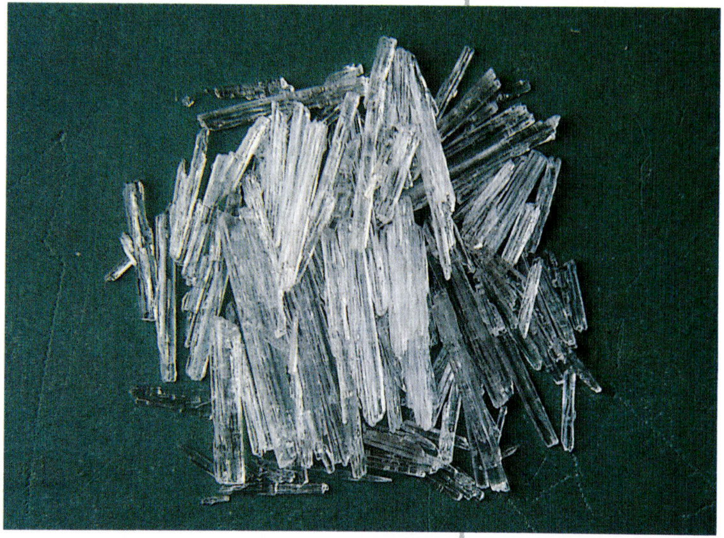

◀ 薄荷腦

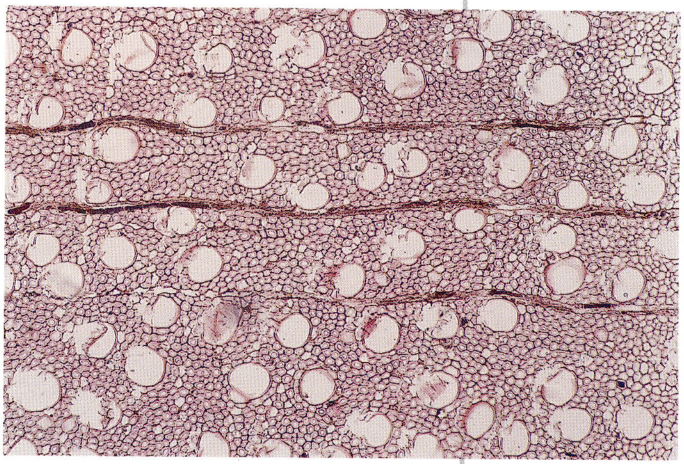

◀ 藥材檀香橫切面

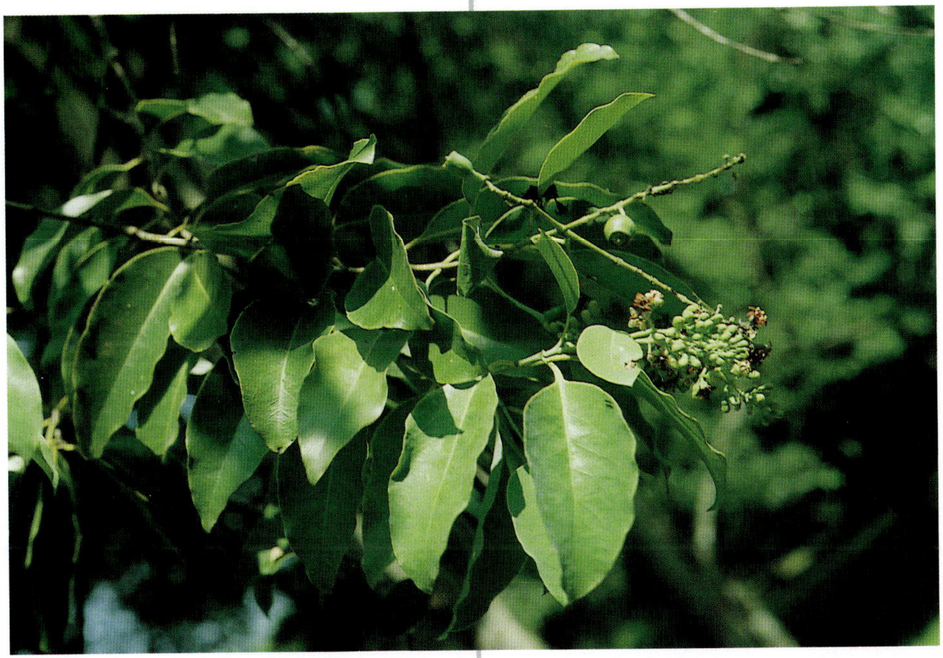

▲ 檀香

▼藥材檀香

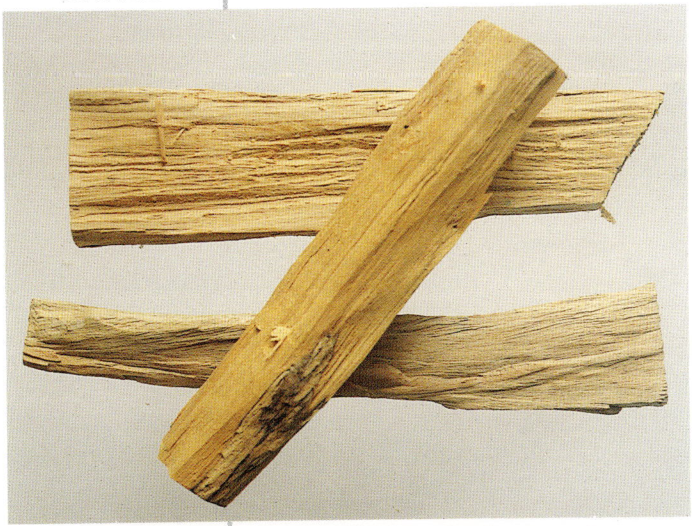

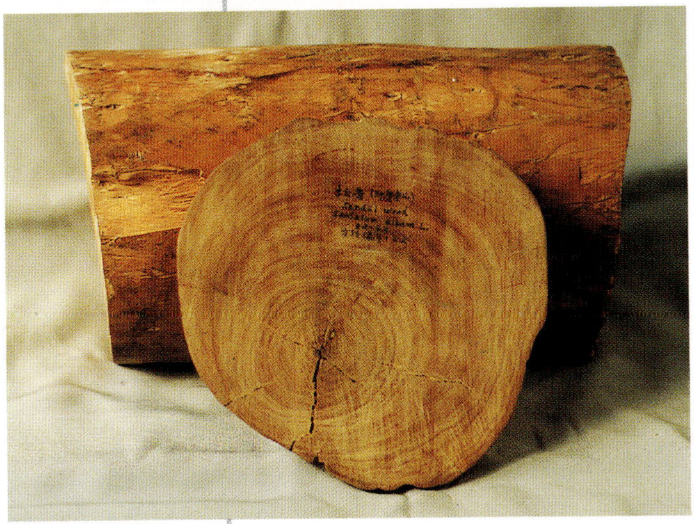

Action and indications As described under Peppermint Oil.

Usage and dosage 0.02～0.1g, often in tablet; or for topical application in spirit, or ointment.

515 檀香

Tanxiang

Sandalwood

LIGNUM SANTALI ALBI

本品為檀香科植物檀香 Santalum album L. 樹幹的心材。

〔**原植物**〕常綠小喬木，具寄生根，莖多分枝，枝柔軟，開展，幼枝圓形，光滑無毛。單葉對生，葉片革質，橢圓狀卵形或卵狀披針形。三歧或聚傘狀圓錐花序叢生頂部，花梗約與花被管相等；花被鐘形；蜜腺 4 枚。核果球形。

〔**藥材性狀**〕本品為長短不一的圓柱形木段，有的略彎曲，一般長約 1m，直徑 10～30cm。外表面灰黃色或黃褐色，光滑細膩，有的具疤節或縱裂，橫截面呈棕黃色，顯油迹；棕色年輪明顯或不明顯，縱向劈開紋理順直。質堅實，不易折斷。

〔**橫切面**〕見圖。

〔**性味功能與主治**〕辛，溫。行心溫中，開胃止痛。用於寒凝氣滯，胸痛，腹痛，胃痛食少；冠心病，心絞痛。

〔**用法與用量**〕1.5～3g。

Sandalwood is the dried heart wood of trunk of *Santalum album* L. (Fam. Santalaceae).

Action To promote the flow of *qi* in the *heart*, to warm the *spleen* and stomach, to increse appetite, and to relieve pain.

Indications Pectoral and abdominal pain due to stagnation of *qi* by *cold*; epigastric pain with anorexia; angina pectoris in coronary heart disease.

Dosage 1.5～3g.

516 藁本

Gaoben

Chinese Lovage

RHIZOMA LIGUSTICI

本品為傘形科植物藁本 Ligusticum sinense Oliv. 或遼藁本 Ligusticum jeholense Nakai et Kitag. 的乾燥根莖及根。

〔**原植物**〕①藁本：多年生草本，根莖呈不規則的團塊。基生葉三角形，二回羽狀全裂；莖上部葉具擴展葉鞘。複傘形花序有乳頭狀粗毛；總苞片數個，狹條形；小總苞片絲狀條形；花白色。雙懸果寬卵形。②遼藁本：根莖短，莖單生，有分枝，常帶紫色。莖生葉寬三角形，二至三回三出式羽狀全裂，最終裂片卵形或寬卵形。複傘形花序有短柔毛，無總苞或有1片，小總苞片鑽形。雙懸果橢圓形。

〔**藥材性狀**〕①藁本：根莖呈不規則結節狀圓柱形，稍扭曲，有分枝，長3～10cm，直徑1～2cm。表面棕褐色或暗棕色，粗糙，有縱皺紋，上側殘留數個凹陷的圓形莖基，下側有多數點狀突起的根痕及殘根。斷面黃色或黃白色，纖維狀。②遼藁本：較小，根莖呈不規則的團塊狀或柱狀，有多數細長彎曲的根。

〔**性味功能與主治**〕辛，溫。祛風，散寒，除濕，止痛。用於風寒感冒，巔頂疼痛，風濕肢節痹痛。

〔**用法與用量**〕3～9g。

Chinese Lovage is the dried rhizome and root of *Ligusticum sinense* Oliv. or *Ligusticum jeholense* Nakai et Kitag. (Fam. Umbelliferae).

Action To relieve pain by dispelling *wind*, *cold* and *damp*.

Indications Pain at the top of the head in colds; rheumatic arthralgia.

Dosage 3～9g.

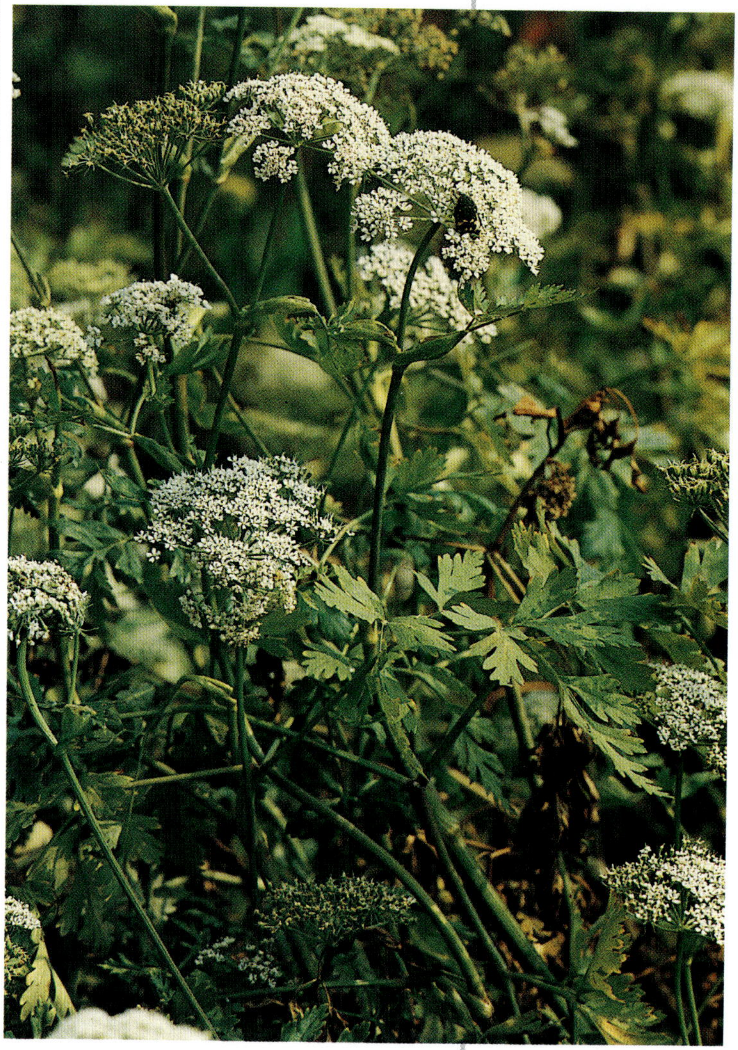

◀ 遼藁本

▼ 藥材藁本（左：藁本　右：遼藁本）

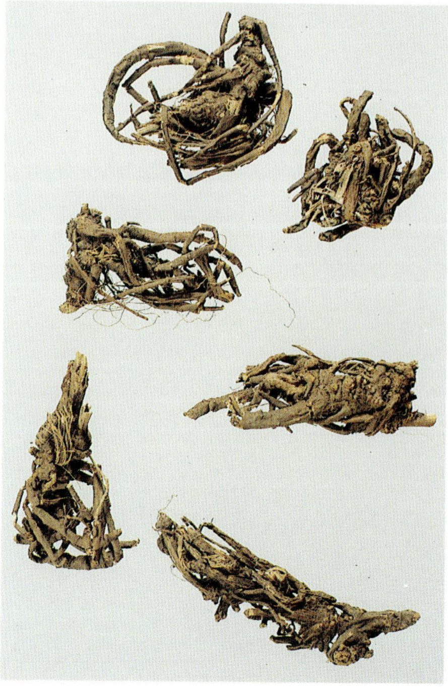

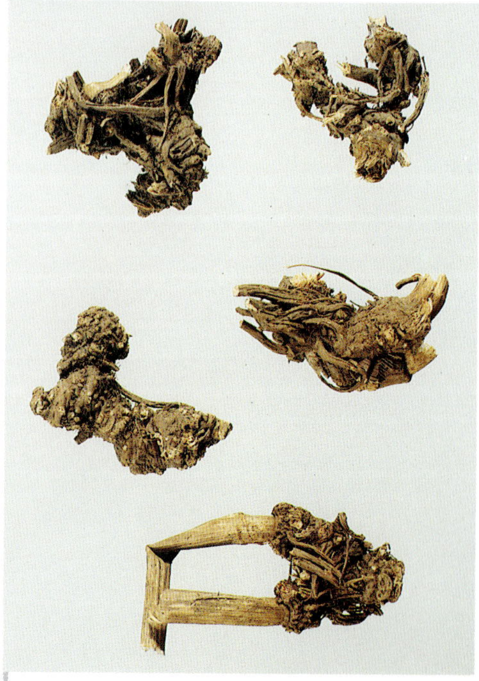

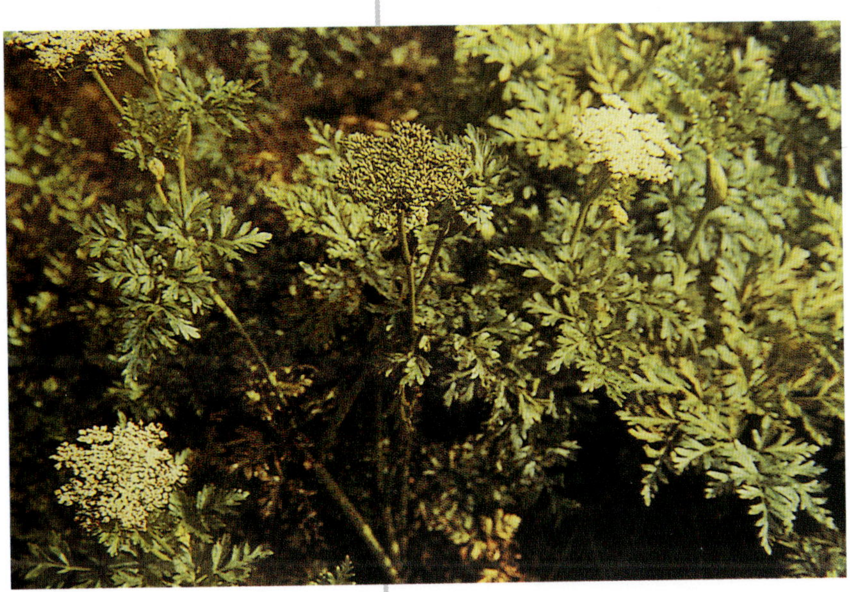

▲藁本

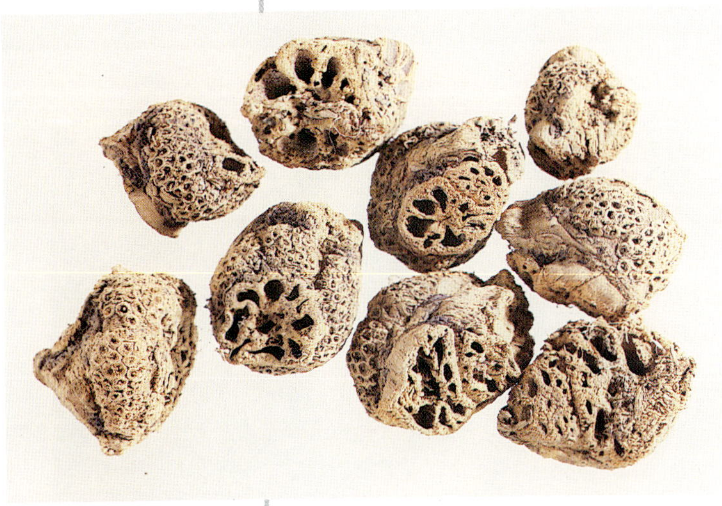

藥材藕節 ▶

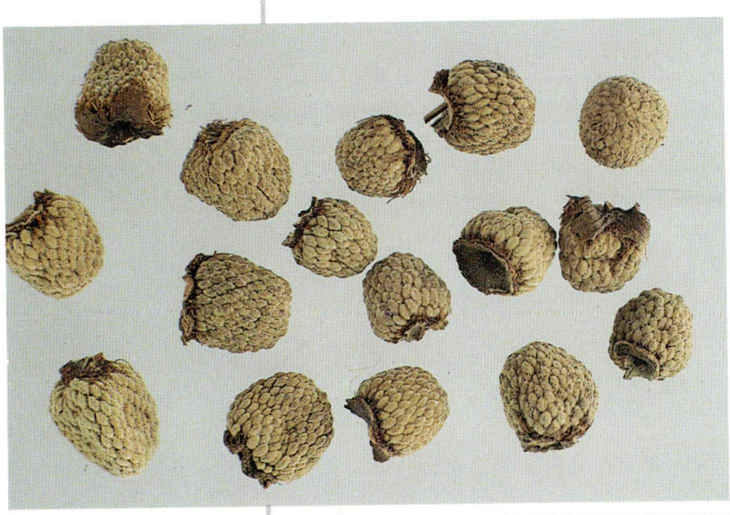

藥材覆盆子 ▶

517 藕節

Oujie

Lotus Rhizome Node

NODUS NELUMBINIS RHIZOMATIS

本品為睡蓮科植物蓮 Nelumbo nucifera Gaertn. 的乾燥根莖節部。

〔**原植物**〕見 373 蓮子。

〔**藥材性狀**〕本品呈短圓柱形，中部稍膨大，長 2～4cm，直徑約 2cm。表面灰黃色至灰棕色，有殘存的鬚根及鬚根痕，偶見暗紅棕色的鱗葉殘基。兩端有殘留的藕，表面皺縮有縱紋。斷面有多數類圓形的孔。

〔**性味功能與主治**〕甘、澀，平。止血，消瘀。用於吐血，咯血，尿血，崩漏。

〔**用法與用量**〕9～15g。

Lotus Rhizome Node is the dried node of *Nelumbo nucifera* Gaertn. (Fam. Nymphaeaceae).

Action To arrest bleeding and remove *blood stasis*.

Indications Hematemesis, hemoptysis, hematuria, abnormal uterine bleeding.

Dosage 9～15g.

518 覆盆子

Fupenzi

Palmleaf Raspberry Pruit

FRUCTUS RUBI

本品為薔薇科植物華東覆盆子 Rubus chingii Hu 的乾燥果實。

〔**原植物**〕落葉灌木，幼枝綠色，有白粉和少數倒刺。單葉互生，具長柄；葉片掌狀 5 深裂，中裂片棱狀卵形，邊緣有重鋸齒；托葉條形。花單生於短枝的頂端，白色；萼裂片兩面有短柔毛；花瓣 5 枚；雄蕊多數；雌蕊有多數離生心皮，着生於凸起的花托上。聚合果卵球形，小核果密生灰白色柔毛。

〔**藥材性狀**〕本品為聚合果，由多數小核果聚合而成，呈圓錐形或扁圓錐形，高 0.6～1.3cm，直徑 0.5～1.2cm。表面黃綠色或淡棕色，頂端鈍圓，基部中心凹入。宿萼棕褐色，下有果梗痕。小果易剝落，每個小果呈半月形，背面密被灰白色茸毛，兩側有明顯的網紋，腹部有突起的棱綫。體輕，質硬。

〔**性味功能與主治**〕甘、酸，溫。益腎，固精，縮尿。用於腎虛遺尿，小便頻數，陽痿早泄，遺精滑精。

〔**用法與用量**〕6～12g。

Palmleaf Raspberry Fruit is the dried fruit of *Rubus chingii* Hu (Fam. Rosaceae).

Action To benefit the *kidney*, and arrest seminal discharge and excessive urination.

Indications Enuresis, frequent urination, impotence, premature ejaculation, seminal emission and spermatorrhea in *deficiency syndrome of the kidney*.

Dosage 6～12g.

華東覆盆子 ▼ ▶

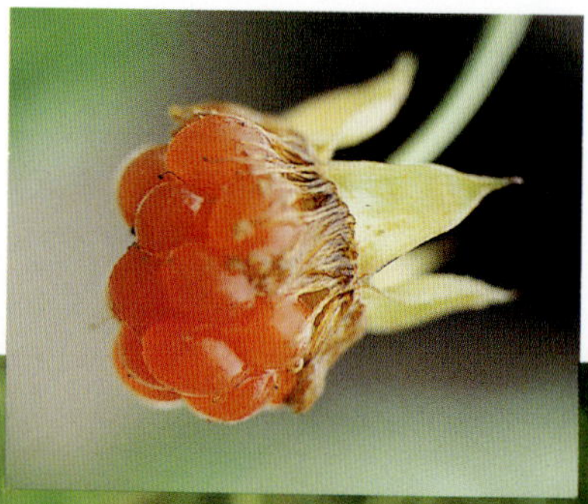

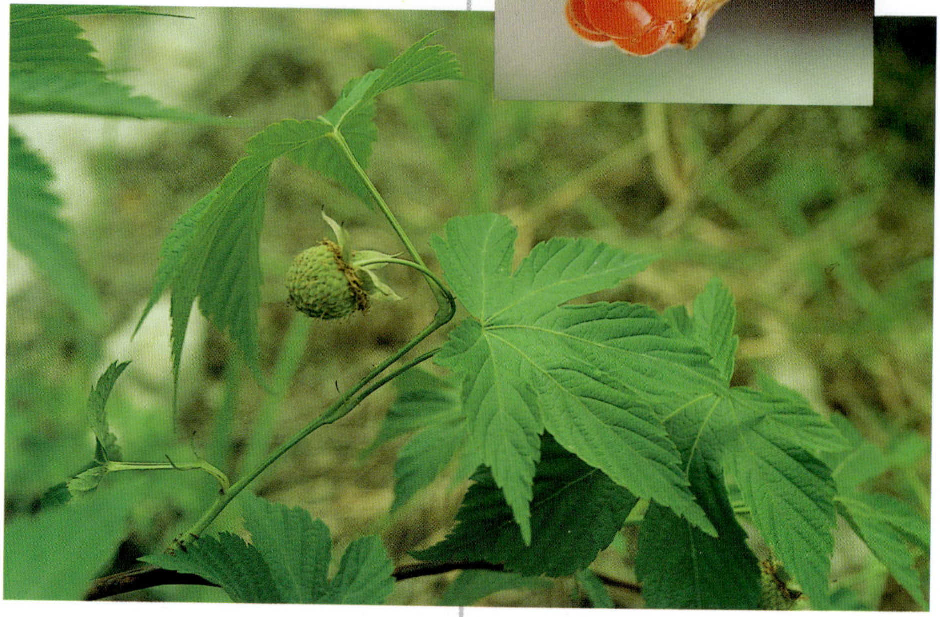

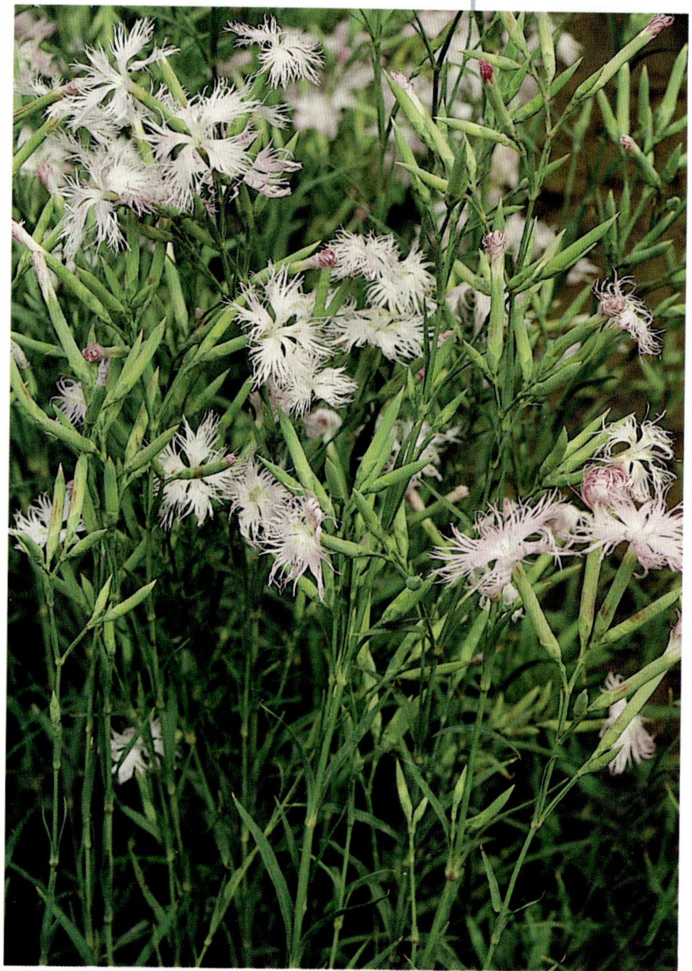

◀ 瞿麥

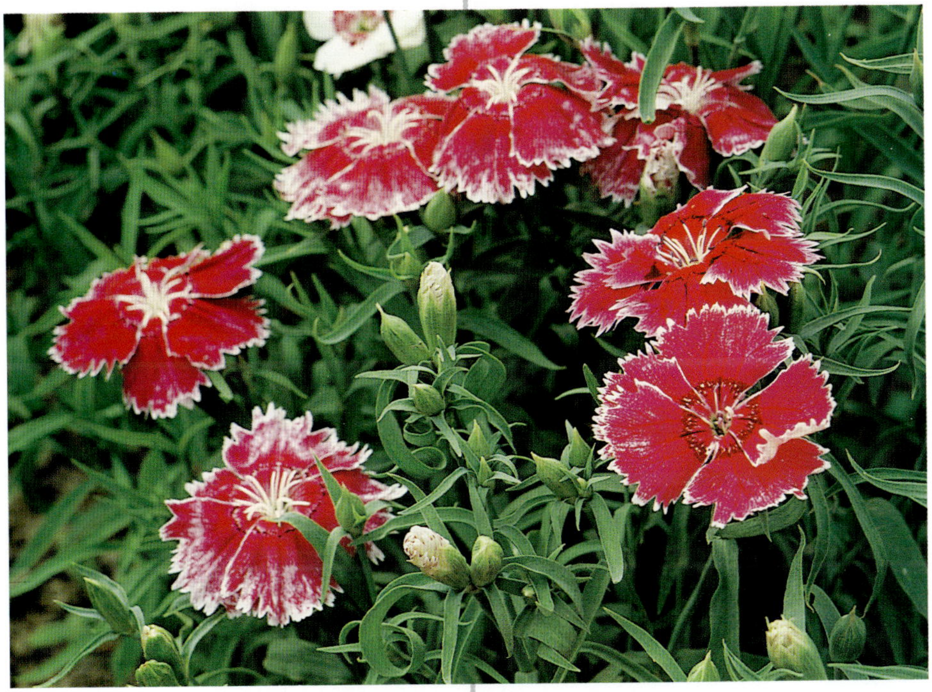

▲石竹

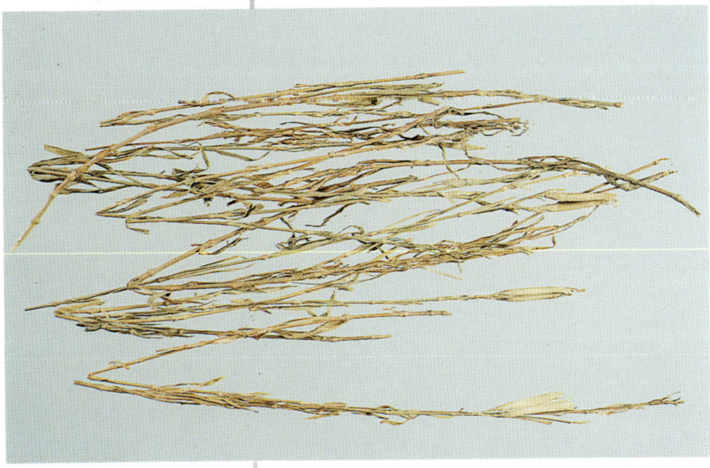

▲▼藥材瞿麥（上：瞿麥　下：石竹）

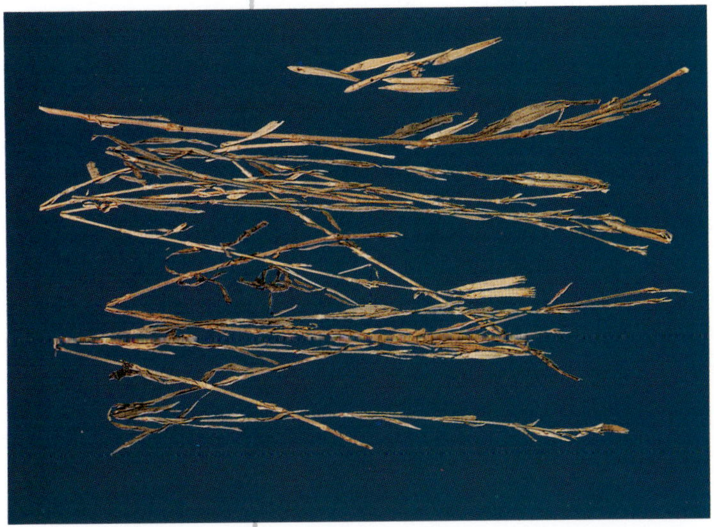

519 瞿麥

Qumai

Lilac Pink Herb

HERBA DIANTHI

本品為石竹科植物瞿麥 Dianthus superbus L. 或石竹 Dianthus chinensis L. 的乾燥地上部分。

〔**原植物**〕①瞿麥：多年生草本，莖叢生，直立，無毛，葉對生，條形至條狀披針形。花單生或成對生枝端，或數朵集生成稀疏叉狀分歧的圓錐狀聚傘花序，萼筒粉綠色或常帶紫紅色暈；花冠粉紫色，花瓣先端剪裂至中部以下成絲狀。蒴果長筒形。②石竹：莖簇生。萼筒圓筒形，花冠鮮紅色、白色或粉紅色，瓣片扇狀倒卵形，先端淺裂成鋸齒狀，基部具長爪。蒴果長圓形。

〔**藥材性狀**〕①瞿麥：莖圓柱形，上部有分枝，長 30～60cm；表面淡綠色或黃綠色，光滑無毛，節明顯，略膨大。葉對生，多皺縮，展平葉片呈條形至條狀披針形。枝端具花及果實，花萼筒狀，長 2.7～3.7cm；苞片 4～6，寬卵形，長約為萼筒的 1/4；花瓣棕紫色或棕黃色，卷曲，先端深裂成絲狀。蒴果長筒形，與宿萼等長。種子細小，多數。②石竹：萼筒長 1.4～1.8cm，苞片長約為萼筒的 1/2；花瓣先端淺齒裂。

〔**性味功能與主治**〕苦，寒。利尿通淋，破血通經。用於熱淋，血淋，石淋，小便不通，淋瀝澀痛，月經閉止。

〔**用法與用量**〕9～15g。

〔**注意**〕孕婦禁用。

Lilac Pink Herb is the dried aerial part of *Dianthus superbus* L. or *Dianthus chinensis* L. (Fam. Caryophyllaceae).

Action To relieve dysuria, and to stimulate menstrual discharge.

Indications Urinary infection and urolithiasis with difficult painful urination or hematuria; amenorrhea.

Dosage 9～15g.

Precaution Contraindicated in pregnancy.

520 蟾酥

Chansu

Toad Venom

VENENUM BUFONIS

本品為蟾蜍科動物中華大蟾蜍 Bufo bufo gargarizans Cantor 或黑眶蟾蜍 Bufo melanostictus Schneider 的乾燥分泌物。

〔**原動物**〕①中華大蟾蜍：體長一般在100mm以上，頭寬大而長；吻端圓；鼻孔近吻端，眼間距大於鼻間距。前肢長而粗壯，指、趾略扁，指側微有緣膜而無蹼；趾側有緣膜，蹼尚發達，皮膚極粗糙，頭兩側有耳後腺，全身滿佈大小不等的圓形瘰疣。體色變異較大。②黑眶蟾蜍：體長70～100mm，頭寬短，頭部沿吻棱，眼眶上緣，鼓膜前緣和上下頜緣有十分明顯的黑色骨質棱或黑色綫。趾的基部有半蹼。

〔**藥材性狀**〕本品呈扁圓形團塊狀或片狀。棕褐色或紅棕色。團塊狀者質堅，不易折斷，斷面棕褐色，角質狀，微有光澤；片狀者質脆，易碎，斷面紅棕色，半透明。

〔**性味功能與主治**〕辛，溫；有毒。解毒，止痛，開竅醒神。用於癰疽疔瘡，咽喉腫痛，中暑吐瀉，腹痛神昏，手術麻醉。

〔**用法與用量**〕0.015～0.03g，多入丸散用；外用適量。

〔**注意**〕孕婦慎用。

Toad Venom is the dried secretion of *Bufo bufo gargarizans* Cantor or *Bufo melanostictus* Schneider (Fam. Bufonidae).

Action To counteract toxicity, to relieve pain, and to restore consciousness.

Indications Carbuncles, boils, sore throat; vomiting, diarrhea, abdominal pain and impaired consciousness in heatstroke; anaesthesia for surgical operation.

Usage and dosage 0.015～0.03g, mostly used in making pills or powders; appropriate quantity for external use.

Precaution Used with caution in pregnancy.

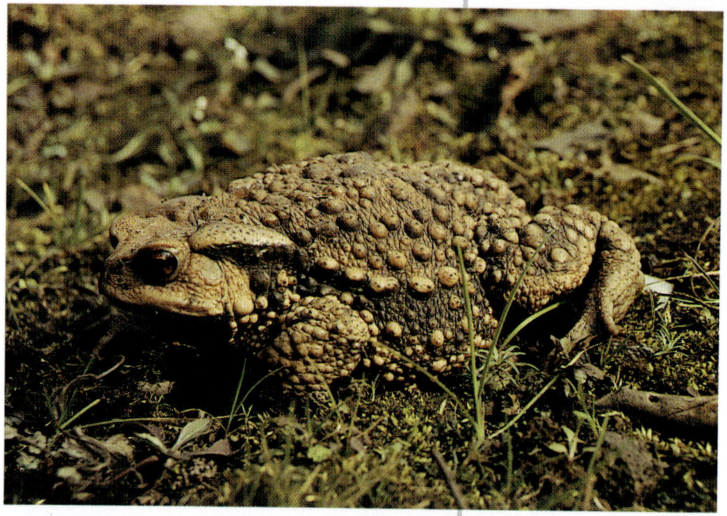

◀ 中華大蟾蜍

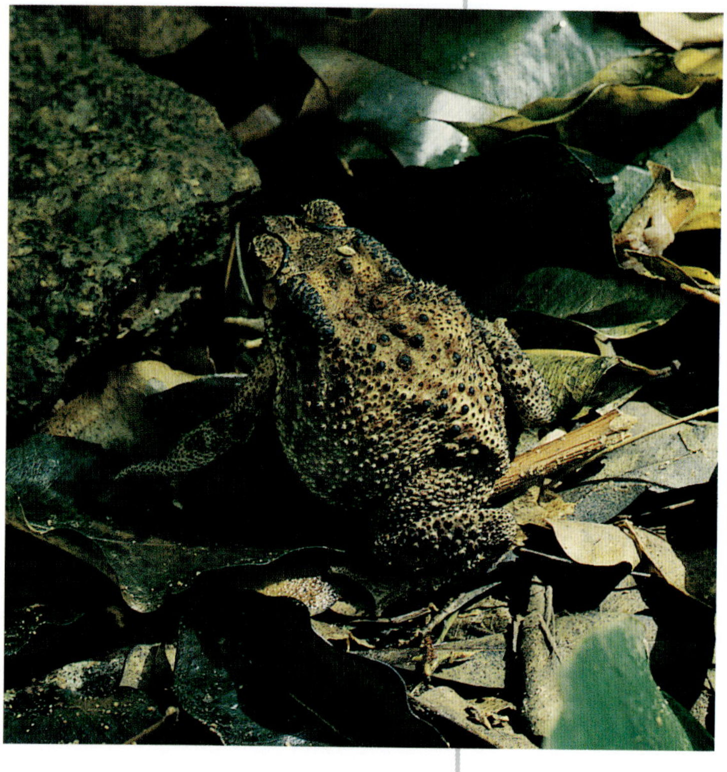

◀ 黑眶蟾酥

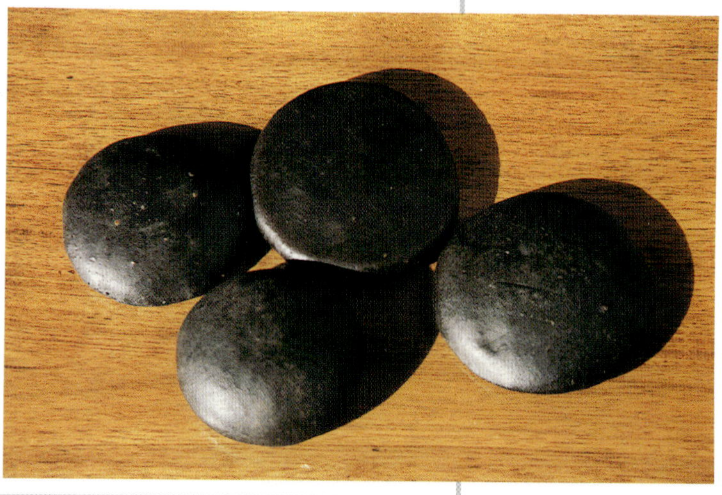

◀藥材蟾酥（團狀）

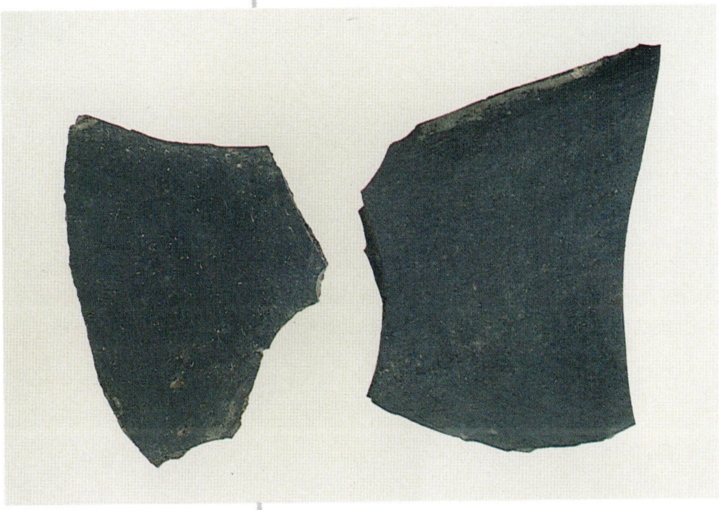

藥材蟾酥（片狀）▶

▼ 鱉

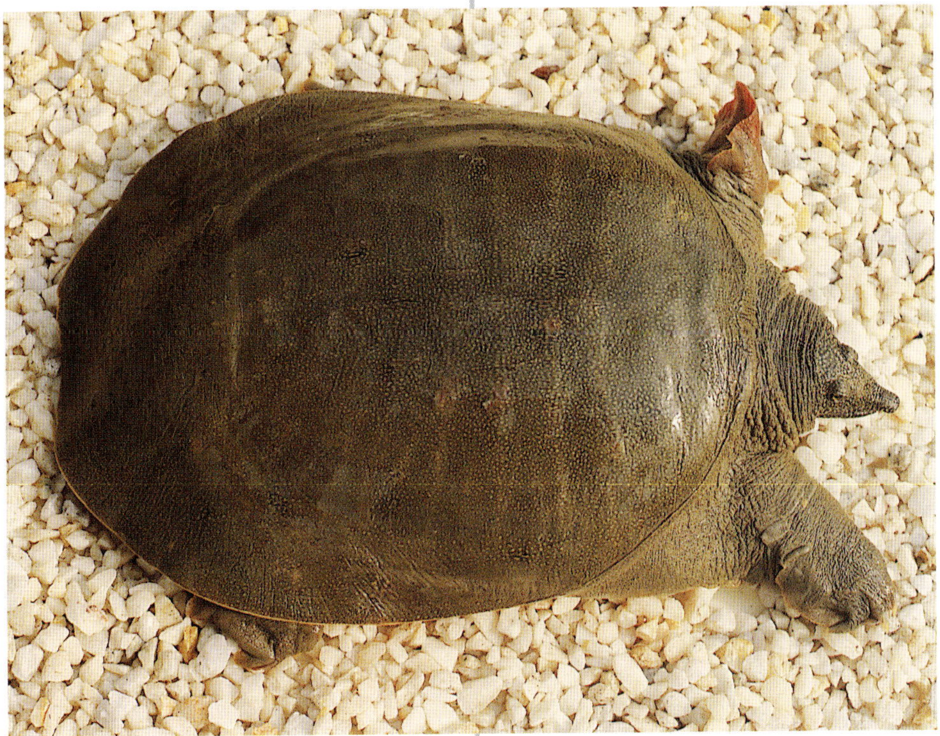

▼ 藥材鱉甲（左：正面 右：背面）

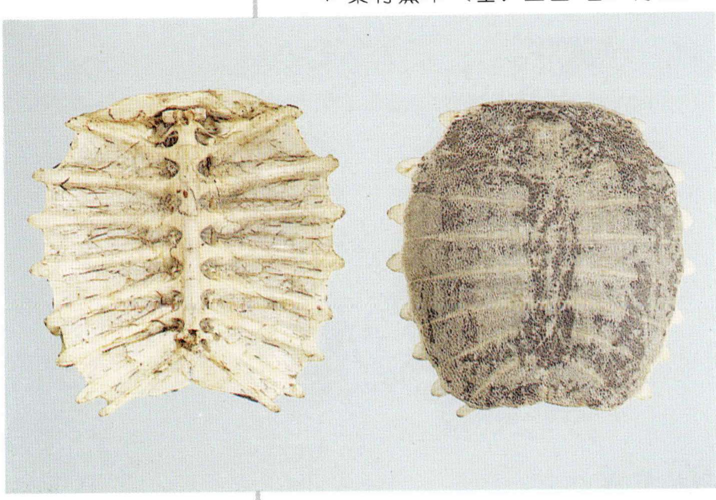

521 鱉甲

Biejia

Turtle Shell

CARAPAX TRIONYCIS

本品為鱉科動物鱉 Trionyx sinensis Wiegmann 的背甲。

〔原動物〕 體呈橢圓形或卵圓形，體長達 30～40cm。吻長，形成吻突，上下頜均無齒，頜緣覆有角質硬鞘；眼小；頸較長，頭和頸可自由伸縮於甲腔內。體表被以革質皮膚，背面褐色，腹部肉黃色；兩側及腹面有黃色條紋；指、趾間的蹼厚且發達。

〔藥材性狀〕 本品呈橢圓形或卵圓形，背面隆起，長 10～15cm，寬 9～14cm。外表面黑褐色或墨綠色，略有光澤，具細網狀皺紋及灰黃色或灰白色斑點，中間有 1 條縱棱，兩側各有左右對稱的橫凹紋 8 條，外皮脫落後，可見鋸齒狀嵌接縫。內表面類白色，中部有突起的脊椎骨，頸骨向內卷曲，兩側各有肋骨 8 條，伸出邊緣。質堅硬。氣微腥，味淡。

〔性味功能與主治〕 鹹，微寒。滋陰潛陽，軟堅散結，退熱除蒸。用於陰虛發熱，勞熱骨蒸，虛風內動，經閉，癥瘕，久瘧瘧母。

〔用法與用量〕 9～24g。

Turtle Shell is the carapace of *Trionyx sinensis* Wiegmann (Fam. Trionychidae).

Action To nourish *yin* and subdue exberant *yang*, to reduce masses and nodulations, and to relieve consumptive fever.

Indications Fever due to *deficiency of yin*; consumptive fever; dizziness, tremor or fainting due to *deficiency of yin*; amenorrhea, mass in the abdomen; chronic malaria with splenomegaly.

Dosage 9～24g.

522 麝香

Shexiang

Musk

MOSCHUS

本品為鹿科動物林麝 Moschus berezovskii Flerov、馬麝 Moschus sifanicus Przewalski 或原麝 Moschus moschiferus Linnaeus 成熟雄體香囊中的乾燥分泌物。

〔原動物〕 ①林麝：身長 70～80cm，肩高小於 50cm。吻短。全身色暗，呈橄欖褐色並染有橘紅色光澤，體後部褐黑色。下頜、喉部、頸下以至前胸間為界限分明的黃色或橘黃色區。體毛基部鉛灰色，上部棕褐色，近尖端為一黃色或銹紅色環。四肢顏色前淺後深。②馬麝：身長 85～90cm，肩高 50～60cm。吻長。全身呈淡褐色，後部棕黃色。一般頸背具一淺黑斑塊，上有少量黃點。③原麝：體型較大，身長 85cm，全身暗褐色，成體背面終生具黃色斑點，多排成 6 行。下頜白色。體毛近尖端有一白色環。

〔**藥材性狀**〕①毛殼麝香：為扁圓形或類橢圓形的囊狀體，直徑 3～7cm，厚 2～4cm。開口面的皮革質，棕褐色，略平，密生白色或灰棕色短毛，中間有 1 小囊孔。另一面為棕褐色略帶紫的皮膜，偶顯肌肉纖維，略有彈性。②麝香仁：野生者質柔，油潤，疏鬆；其中顆粒狀者習稱"當門子"，呈不規則圓球形或顆粒狀，表面多呈紫黑色，油潤光亮；粉末狀者多呈棕褐色或黃棕色，飼養者呈顆粒狀、短條形或不規則的團塊；紫黑色或深棕色，顯油性，微有光澤。

〔**性味功能與主治**〕辛，溫。開竅醒神，活血通經，消腫止痛。用於熱病神昏，中風痰厥，氣鬱暴厥，中惡昏迷，經閉，癥瘕，難產死胎，心腹暴痛，癰腫瘰癧，咽喉腫痛，跌撲傷痛，痹痛麻木。

〔**用法與用量**〕0.03～0.1g，多入丸散用；外用適量。

〔**注意**〕孕婦禁用。

Musk is the dried secretion of the musk sac of adult male *Moschus berezovskii* Flerov, *Moschus sifanicus* Przewalski or *Moschus moschiferus* Linnaeus (Fam. Cervidae).

Action To restore consciousness, to activate blood circulation and stimulate menstrual discharge, to cause subsidence of swelling, and to relieve pain.

Indications Loss of consciousness in febrile diseases, stroke, syncope and attack of noxious factors; amenorrhea, mass in the abdomen; dystocia; sudden attack of precordial and abdominal pain; carbuncles, lymphadenitis; sore throat; traumatic pain; numbness and pain in arthritis.

Usage and dosage 0.03～0.1g, mostly used in making pills or powders; appropriate quantity for external use.

Precaution Contraindicated in pregnancy.

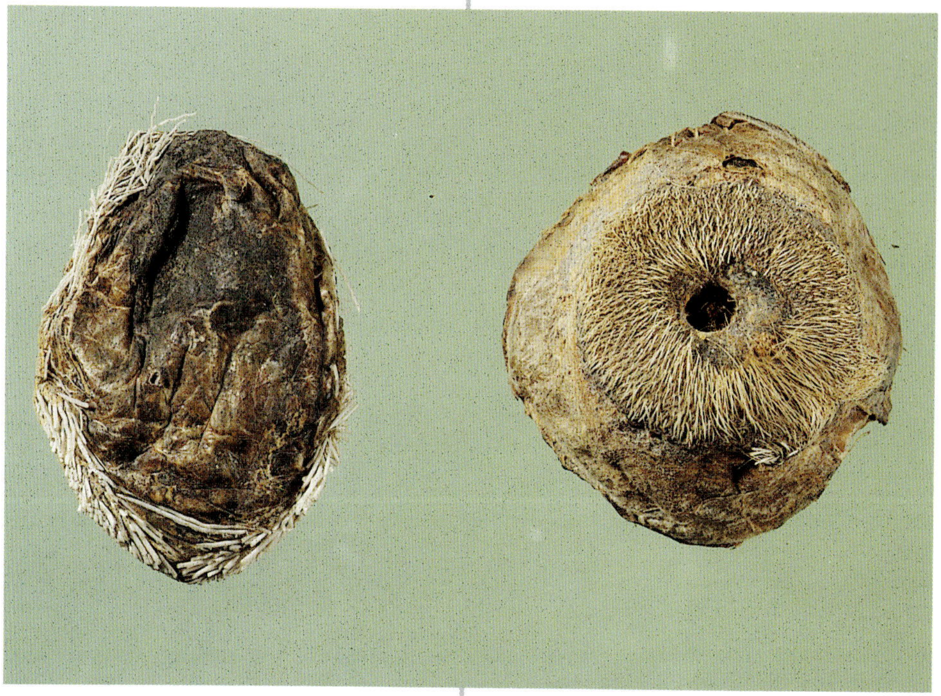

▲林麝

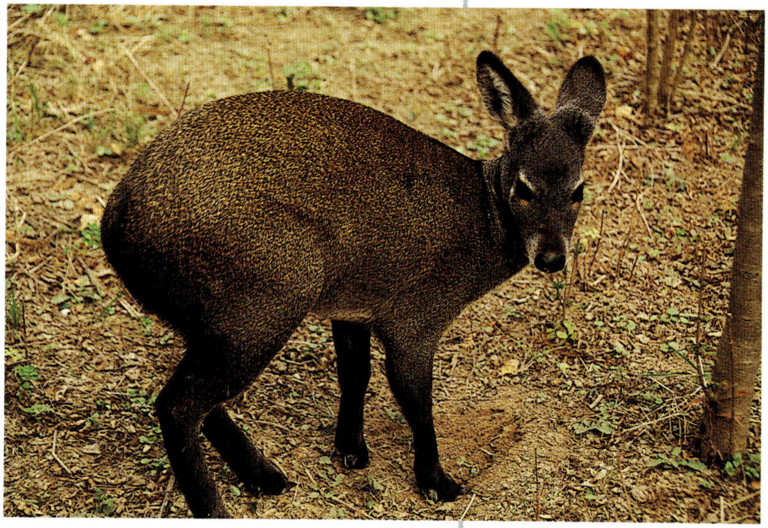

◀ 藥材麝香

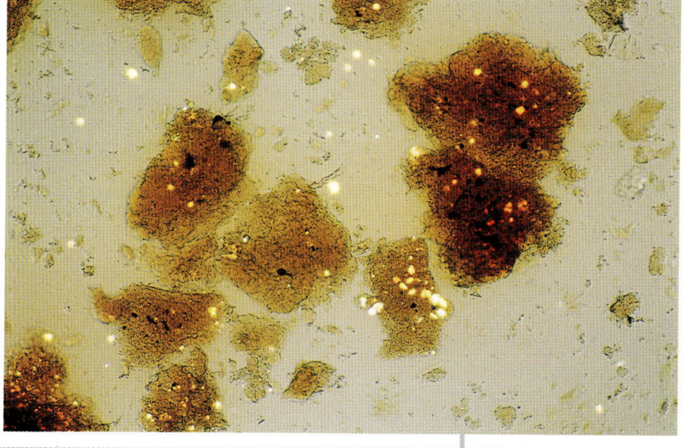

◀麝香仁顯微鏡下觀察

英文名索引

漢語拼音索引

拉丁名索引

拉丁學名索引